Dictionary

Clinical Medicine

Stephan Dressler

edition medizin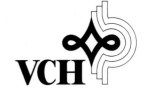

© VCH Verlagsgesellschaft mbH, D-6940 Weinheim (Federal Republic of Germany), 1991

Distribution:
VCH Verlagsgesellschaft P.O.Box 101161 D-6940 Weinheim (Federal Republic of Germany)

Switzerland: VCH Verlags-AG, P.O.-Box, CH-4020 Basel (Switzerland)

Great Britain and Ireland: VCH Publishers (UK) Ltd., 8 Wellington Court, Wellington Street, Cambridge CB 1 1HZ (Great Britain)

USA and Canada: VCH Publishers, Suite 909, 220 East 23rd Street, New York, NY 10010-4606 (USA)

ISBN 3-527-15463-9 (VCH Verlagsgesellschaft)   ISBN 0-89573-993-3 (VCH Publishers)

Dictionary
Clinical Medicine

English – German

Stephan Dressler

edition medizin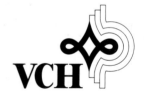

Published jointly by
VCH Verlagsgesellschaft, Weinheim (Federal Republic of Germany)
VCH Publishers, New York, NY (USA)

Editorial Director: Silvia Osteen

Composition: kühn & weyh Software GmbH, D-7800 Freiburg i. Br.
Printing: Betz-druck gmbh, D-6100 Darmstadt
Bookbinding: G. Kränkl, D-6148 Heppenheim

Library of Congress Card No 90 - 12962

British Library Cataloguing in Publication Data
Dictionary clinical medicine.
   1. Medicine
   I. Dressler, Stephan
   610.3

   ISBN 3-527-15463-9

Deutsche Bibliothek Cataloguing in Publication Data
Dressler, Stephan:
Dictionary clinical medicine / Stephan Dressler. – Weinheim ;
Basel ; Cambridge ; New York, NY : Ed. Medizin, VCH.
NE: HST

English-German. – 1990
   ISBN 3-527-15463-9

© VCH Verlagsgesellschaft mbH, D-6940 Weinheim (Federal Republic of Germany) 1991

Printed on acid-free paper / Gedruckt auf säurefreiem Papier

All rights reserved (including those of translation into other languages). No part of this book may be reproduced in any form – by photoprint, microfilm, or any other means – nor transmitted or translated into a machine language without written permission from the publishers.

The listing of registered names, trade names, trade marks, etc. in this dictionary does not imply – even in the absence of a specific statement – that such names are exempt from laws and regulations protecting trade marks, etc. and therefore free for general use.

A few wellchosen words ...

James Joyce

Preface

As far as international cooperation is concerned, understanding medical English is as important as understanding medical German. Today's international medical dialogue requires a useful and reliable communication tool. This bilingual dictionary of medicine, which covers most areas of medicine and the most important medicine-related fields, is an attempt to provide such tool.

During the work on this book much welcome assistance has been provided by Professor Dr. B. Schaeder and by S. Lüking from the University Siegen, whose expert advice on dictionary-specific problems always proved to be very helpful. Dr. med. L. Thomas and Dr. med. A. Koch performed the work of proofreading, picked out mistakes and suggested numerous improvements. My special thanks are due to the staff of VCH/edition medizin, and in particular to the editor, S. Osteen.

Berlin, July 1990   Stephan Dressler

Vorwort

Im Vordergrund der Medizin steht noch immer die klinische und praktische ärztliche Tätigkeit. Sie stellt daher naturgemäß auch den Schwerpunkt dieses englisch-deutschen Wörterbuchs der Medizin dar. Durch eine breite Stichwortauswahl wurden darüber hinaus die wichtigsten wissenschaftlichen medizinischen Grundlagenfächer und angrenzenden Fachgebiete berücksichtigt. Angesichts der beständig sich überholenden Aktualität und angesichts der zahlreichen Innovationen gerade auf dem Gebiet der Medizin bleiben Lücken im Stichwortbestand dennoch beinahe unvermeidlich.

Wenn es gelingt, mit dem vorliegenden Wörterbuch einen Beitrag zur internationalen Verständigung und damit auch zu einer über fachliche und sprachliche Grenzen hinausreichenden Kooperation zu leisten, so hätte es einen Zweck erfüllt.

Zahlreichen Fachkollegen, die mich bei dem Versuch unterstützt haben, dem Benutzer mit diesem Nachschlagewerk relevante und zuverlässige Informationen für die Praxis zur Verfügung zu stellen, danke ich an dieser Stelle für ihre wertvollen Hinweise. Die Arbeit an diesem Wörterbuch wäre nicht möglich gewesen ohne die stets hilfsbereite fachlich-lexikologische Beratung von Herrn Prof. Dr. B. Schaeder, Universität-Gesamthochschule Siegen. Mein besonderer Dank gilt Frau S. Lüking, die sich ebenfalls an der Universität Siegen mit fachlexikologischen Fragen befaßt und deren praktische Lösungsvorschläge zu zahlreichen lexikographischen Fragen stets eine wertvolle Unterstützung darstellten. Frau Dr. med. L. Thomas, Mannheim, und Herrn Dr. med. A. Koch, Heidelberg, danke ich für die gründliche Korrektur des Manuskripts, für zahlreiche Anregungen und Verbesserungsvorschläge. Last but not least gebührt mein herzlicher Dank den Mitarbeitern der edition medizin und insbesondere deren Leiterin, Frau S. Osteen.

Berlin, im Juli 1990   Stephan Dressler

Explanatory Notes

Vocabulary

The present dictionary covers entries from all areas of medicine and in particular medical practice. Vocabulary from related fields such as chemistry, physics, biology, bioengineering as well as from dentistry, psychology and biostatistics is also listed. International non-proprietary names and generic names of drugs, medicaments and medicinal agents, but not trademarks are generally listed.

Everyday English vocabulary does not, in general, rate an entry. Foreign words such as Greek, Latin or French words are not listed where their usage does not differ between English and German medical language (e.g., *encephalomyelitis disseminata*). For the same reason, the international anatomy terms (Nomina Anatomica) are not listed. University degrees, occupational titles, society names and abbreviations of professional corporations are not listed. SI units, measures and weights as well as conversion factors for British and American units to SI units are listed on the pages following these notes.

Order of Entries

All entries and subentries follow one another in strict alphabetical order in letter-by-letter sequence. The letters ä, ö and ü are regarded like ae, oe and ue, and ß like ss.

This letter-by-letter alphabetization includes all word elements and the words a, an, and, as, between, for, from, of, on, the, to, with and without. Greek prefixes are transliterated into the Roman alphabet if they are part of the entry. Prefixes of names, such as Da, Le or Mc, which form part of the name are listed in alphabetical order. Titles (e.g., *de, von*) have usually been omitted. Example: Cornelia de Lange syndrome is listed under *Lange syndrome,* but not under *deLange syndrome.*

Form of Entries

Entries are usually listed in their nominative singular form. The plurals of nouns are listed where singular usage is uncommon or where these nouns represent collective names. Verbs are listed in infinitive forms. Adjectives are shown in their uninflected non-comparative form.
Prefixes, suffixes and combining forms are listed in alphabetical order. Abbreviations are included as main entries.

Entries and Subentries

Compound entries are listed as follows: hyphenated and non-hyphenated compound entries are listed in alphabetical order according to the first compound. Thus, *after-loading* will be found under a; *albumin excretion* is listed under a, not under e. Entries consisting of an adjective and a noun are listed according to the noun. The entry *urinary tract* is found under *tract, urinary*.

Entry Groups

This dictionary groups entries composed of a noun and adjectives where the main entry is identical. Within entry groups a swung dash or tilde (~) replaces the main entry. Example:

gastritis/*n*: Gastritis *w*; **antral** ~ Antrumgastritis *w*.

Entries composed of two or more nouns and attributive nouns are not listed within entry groups but form separate entries. Example:

x-ray department: Röntgenabteilung *w*.
x-ray dermatitis: Strahlendermatitis *w*.

Spelling

English-language entries are usually listed according to American spelling (e.g., *hematology* instead of *haematology*). Differences between British-English spelling and American-English spelling are listed on the following pages. Most entries in this dictionary begin with a lowercase letter if the word is not ordinarily capitalized. Names, biographical entries and eponymous terms are usually capitalized.

Spelling of German-language translations is usually according to the Duden-Wörterbuch medizinischer Fachausdrücke. Differences arise where international non-proprietary names of medicaments and the international chemical nomenclature are preferred.

Translations and Functional Labels

The essential part of each English-language entry is it's German equivalent. Equivalents and paraphrases are given for English words and phrases which the German medical uses in the anglicized form but without proper translations (e.g., **pedestal**: Pedestal *s*, sackförmige Ausstülpung *w*.).

Functional labels in English-language entries indicate:

[*abbr*] = abbreviation
/*n* = noun
/*adj* = adjective
/*vb* = verb

Functional labels in German-language translations indicate the grammatical class (gender) of nouns:

m = male (masculinum)
w = female (femininum)
s = neuter (neutrum)

Hinweise zur Benutzung dieses Wörterbuchs

Auswahl der Stichwörter

Das Wörterbuch enthält als Kernbestand Stichwörter aus dem Gebiet der klinischen und praktischen Medizin. Bei der weiteren Auswahl wurden allgemeinmedizinisch relevante Stichwörter aus den medizinischen Grundlagenfächern Chemie, Physik, Biochemie und Biologie und aus den Gebieten Pharmakologie, Biotechnologie, Zahnmedizin, Psychologie und Statistik berücksichtigt. Bei Medikamenten sind die internationalen Freinamen (INN), nicht jedoch die Handelsnamen aufgeführt.

Nicht aufgenommen wurden Wörter, die zum allgemeinsprachlichen Wortschatz zählen; anderssprachige, z.B. lateinische, griechische oder französische Stichwörter wurden nicht aufgenommen, wenn sie sowohl in der englischen als auch in der deutschen medizinischen Fachsprache identisch verwendet werden (z.B. *Encephalomyelitis disseminata*). Die international identischen Nomina Anatomica wurden ebenfalls nicht aufgenommen. Akademische Titel, Berufsbezeichnungen, Abkürzungen und Namen von Gesellschaften bleiben in der Regel unberücksichtigt.

Die Bezeichnungen von internationalen Einheiten, Maßen und Gewichten sowie Umrechnungsfaktoren für amerikanische und englische Einheiten und die im SI-System üblichen Abkürzungen finden sich im Anschluß an diese Benutzerhinweise.

Anordnung der Stichwörter

Die Stichwörter sind strikt alphabetisch angeordnet. Dieses Prinzip gilt auch für die Anordnung von Unterstichwörtern in Wortnestern und Stichwortgruppen. Die Umlaute ä, ö und ü werden wie ae, oe und ue, ß wird wie ss behandelt.

Funktionswörter wie a, an, and, as, between, for, from, of, on, the, to, with, without sind bei der alphabetischen Anordnung berücksichtigt. Vorsilben griechischer Herkunft sind ausgeschrieben, wenn sie fester Bestandteil des Stichworts sind. Bei Eigennamen gelten Namensbestandteile wie Da, Le oder Mc als untrennbare Bestandteile des Namens. Adelsprädikate wie z.B. de oder von werden bei der Alphabetisierung nicht berücksichtigt. So findet sich das Cornelia de Lange Syndrom unter *Lange syndrome*, nicht unter *deLange syndrome*.

Form der Stichwörter

Die Stichwörter sind normalerweise im Nominativ Singular bzw. bei Sammelbezeichnungen und nicht im Singular gebrauchten Wörtern im Nominativ Plural angesetzt. Verben werden im Infinitiv, Adjektive in der unflektierten Form angesetzt.

Wie Stichwörter an der jeweiligen alphabetischen Stelle aufgenommen sind gängige Abkürzungen mit Auflösung der Abkürzung, Vorsilben, Nachsilben und andere Bestandteile von häufig verwendeten Kombinationsformen.

Zusammengesetzte Stichwörter

Für zusammengesetzte oder mehrteilige Stichwörter gilt: sind zwei Bestandteile durch einen Bindestrich verbunden, wird nach dem ersten Bestandteil alphabetisch geordnet. So steht z. B. after-loading unter a. Dasselbe gilt für unverbunden nebeneinander stehende Substantive, die zusammen ein Stichwort bilden (so ist z. B. *albumin excretion* unter *albumin* eingeordnet und nicht unter *excretion*). Besteht das Stichwort aus einem Adjektiv und einem Substantiv, so ist nur das Substantiv maßgebend für die alphabetische Einordnung, d. h. man findet *urinary tract* unter dem Eintrag *tract, urinary*.

Stichwortgruppen und Wortnester

Nur bei Stichwörtern, die aus einem identischen Substantiv und aus einem oder mehreren jeweils wechselnden Adjektiven bestehen, werden Wortnester gebildet. Dabei ersetzt innerhalb des Wortnests eine Tilde (~) jeweils das Hauptstichwort. Beispiel:

gastritis/*n*: Gastritis *w*; **antral** ~ Antrumgastritis *w*.

Mehrteilige oder zusammengesetzte Stichwörter, die aus Substantiven bestehen, sind nicht in einem Wortnest zusammengefaßt, auch wenn der erste Bestandteil wiederholt wird. Die Stichwörter bilden jeweils einen eigenen Eintrag. Beispiel:

x-ray department: Röntgenabteilung *w*.
x-ray dermatitis: Strahlendermatitis *w*.

Schreibweise der Stichwörter

Englischsprachige Stichwörter werden – mit Ausnahme der Eigennamen – prinzipiell klein geschrieben. Berücksichtigt wird in der Regel die amerikanische Schreibweise (z. B. *hematology* statt *haematology*). Die Unterschiede zwischen der britisch-englischen und der amerikanisch-englischen Schreibweise werden im alphabetischen Hauptteil nicht eigens ausgewiesen; über die prinzipiellen Abweichungen informiert eine Zusammenstellung im Anhang an diese Benutzerhinweise.

Die Schreibweise der deutschsprachigen Übersetzungen und Einträge richtet sich in der Regel nach dem Duden-Wörterbuch medizinischer Fachausdrücke. Abweichungen hiervon ergeben sich eventuell bei den internationalen Freinamen der Medikamente oder bei der internationalen chemischen Nomenklatur.

Angaben zu den einzelnen Stichwörtern

Die wichtigste Angabe zu jedem Stichwort bildet das jeweilige Äquivalent in der Zielsprache, also im vorliegenden Band die deutsche Übersetzung eines englischsprachigen Eintrags. Bei Anglizismen, die auch in der deutschen medizinischen Fachsprache verwendet werden, folgt der wörtlichen eine umschreibende Übersetzung (z. B. **pedestal**: Pedestal *s*, sackförmige Ausstülpung *w*.)

Beim Stichwort finden sich folgende Angaben:

[*abbr*] = abbreviation (Abkürzung)
/*n* = noun (Substantiv)
/*adj* = adjective (Adjektiv)
/*vb* = verb (Verb)

Bei den deutschsprachigen Äquivalenten finden sich bei den Substantiven als Genusangaben:

m = männlich (masculinum)
w = weiblich (femininum)
s = sächlich (neutrum)

Differences between American and British Spelling
Unterschiede zwischen amerikanischer und britischer Rechtschreibung

British Spelling	American Spelling
ae	e
aetiology	etiology
anaemia	anemia
anaesthesia	anesthesia
caecopexy	cecopexy
haemoglobin	hemoglobin
laevocardia	levocardia
leukaemia	leukemia
c	k
leucocyte	leukocyte
-ce	-se
defence	defense
-ical	-ic
physiological	physiologic
oe	e
oedema	edema
oesophagus	esophagus
oestrone	estrone
foetal	fetal
-our	-or
labour	labor
ph	f
sulphur	sulfur
-re	-er
centre	center
fibre	fiber
s	z
analyser	analyzer

According to American spelling, a silent e and silent endings of French origin are usually omitted (e.g., *programme – program*). Most derivates of verbs do not double the final consonant.

Entsprechend der amerikanischen Schreibweise werden ein stummes e sowie stumme Endsilben aus dem Französischen häufig weggelassen (z. B. *programme – program*). Die Verdoppelung der Endkonsonanten unterbleibt in der Regel bei Ableitungen von Verben.

SI Units* in Medicine

Parameter	Unit	Symbol	Einheit	Meßgröße
length	meter	m	Meter	Länge
area	square meter	m^2	Quadratmeter	Fläche
volume	cubic meter liter	m^3 l	Kubikmeter Liter	Volumen
mass	kilogram	kg	Kilogramm	Masse
mole	mol	mol	Mol	Stoffmenge
substance concentration	mole per cubic meter	mol/m^3	Mol durch Kubikmeter	Substanzkonzentration (Molarität)
catalytic activity	katal	kat	Katal	Katalytische Aktivität
force	newton	N	Newton	Kraft
power	watt	W	Watt	Energetische Leistung
energy, work, quantity of heat	joule	J	Joule	Energie, Arbeit, Wärmemenge
thermodynamic temperature	kelvin celsius	K C	Kelvin Celsius	thermodynamische Temperatur
pressure, stress	pascal bar standard atmosphere	Pa bar atm	Pascal Bar Physikalische Atmosphäre	Druck
time	second minute hour day	s min h d	Sekunde Minute Stunde Tag	Zeit
velocity	meter per second	m/s	Meter pro Sekunde	Geschwindigkeit
acceleration	meter per square second	m/s^2	Meter pro Sekunde	Beschleunigung
frequency	hertz	Hz	Hertz	Frequenz
radiant flux	watt	W	Watt	Energetische Leistung
electric current	ampère	A	Ampère	Elektrische Stromstärke
electric charge	coulomb	c	Coulomb	Elektrische Ladung
electrical potential	volt	V	Volt	Elektrische Spannung
capacitance	farad	F	Farad	Elektrische Kapazität
electric resistance	ohm	Ω	Ohm	Elektrischer Widerstand
electrical conductance	siemens	S	Siemens	Elektrischer Leitwert
radioactivity	becquerel curie	Bq Ci	Becquerel Curie	Radioaktivität
absorbed dose	gray rad	Gy rd	Gray Rad	Absorbierte Dosis
radiation exposure	roentgen	R	Röntgen	Strahlenexposition
luminous intensity	candela	cd	Candela	Lichtstärke
illuminance	lux	lx	Lux	Beleuchtungsstärke
wavelength	ångström	Å	Ångström	Wellenlänge

* SI: Système International d'Unités
Source: Droste C, von Planta M (1989) Memorix, 2. Auflage. Weinheim, edition medizin, VCH

Conversion of American / British Units to SI Units

U.S. Department of Commerce. National Bureau of Standards: Units of Weights and Measures.
Pub. 286, May 1967; National Bureau of Standards Handbook 102, ASTM Metric Practice Guide.
2nd ed., March 1967

From	to	Multiplication Factor
inches	m	0,0254
feet	m	0,30480
yards	m	0,91440
miles	km	1,6093
square inches	m^2	0,00064516
square feet	m^2	0,092903
cubic inches	cm^3	16,387
ounces (U.S. fluid)	cm^3	29,574
ounces (Brit. fluid)	cm^3	28,413
pints (U.S. fluid)	cm^3	473,18
pints (Brit. fluid)	cm^3	568,26
cubic feet	m^3	0,028317
pounds (avdp.)	kg	0,45359
slugs	kg	14,594
ounces-force (ozf)	N	0,27802
ounces-force (ozf)	kgp	0,028350
pounds-force (lbf)	N	4,4732
pounds-force (lbf)	kgp	0,45359
pounds-force/square inch (psi)	N/m^2	6894,8
pounds-force/square inch (psi)	n/cm^2	0,68948
pounds-force/square inch (psi)	kgp/cm^2	0,070307
foot-pounds-force	J	1,3559
ergs	J	1×10^{-7}
b.t.u.	cal (gm)	252,00
foot-pounds-force	cal (gm)	0,32405

Temperature

$$°C = \frac{°F - 32}{1,8}$$

Fahrenheit	°F	°C	Celsius
	98,6	37	
	99	37,2	
	99,5	37,5	
	100	37,8	
	100,5	38,1	
	101	38,3	
	101,5	38,6	
	102	38,9	
	102,5	39,2	
	103	39,4	
	103,5	39,7	
	104	40,0	

Prefixes of SI Units

Factor	Prefix	Symbol	Factor	Prefix	Symbol	Factor	Prefix	Symbol
10^{18}	Exa	E	10^6	Mega	M	10^{-9}	Nano	n
10^{15}	Peta	P	10^3	Kilo	k	10^{-12}	Pico	p
10^{12}	Tera	T	10^{-3}	Milli	m	10^{-15}	Femto	f
10^9	Giga	G	10^{-6}	Micro	µ	10^{-18}	Atto	a

A

a [*abbr*] 1. about; 2. absent; 3. absolute; 4. absorbent; 5. accommodation; 6. acid; 7. actin; 8. active; 9. allergy; 10. ampere; 11. ante; 12. artery; 13. asymmetry: 1. ungefähr; 2. abwesend; 3. absolut; 4. Absorbens *s*; 5. Akkomodation *w*; 6. Säure *w*; 7. Aktin *s*; 8. aktiv; 9. Allergie *w*; 10. Ampere *s*; 11. ante; 12. Arterie *w*, A.; 13. Asymmetrie *w*.
a-: A-, An-.
aa [*abbr*] arteries: Arterien, Aa.
AA [*abbr*] 1. achievement age; 2. Alcoholics Anonymous: 1. Leistungsalter *s*; 2. Anonyme Alkoholiker, AA.
Aaron sign: Aaron-Appendizitiszeichen *s*.
AAV [*abbr*] adenoassociated virus: adenoassoziierter Virus *m*.
ab [*abbr*] 1. abort, abortion; 2. about; 3. antibody: 1. Abort *m*; 2. ungefähr; 3. Antikörper *m*, Ak.
abacterial/*adj*: abakteriell.
Abadie sign: Abadie-Zeichen *s*.
A band: A-Streifen *m*.
abandonment/*n*: Aufgabe *w*, Abbruch *m*.
abapical/*adj*: apexfern.
abarognosia/*n*: Abarognosis *w*, Baragnosis *w*.
abarthrosis/*n*: Diarthrose *w*.
abasement/*n*: Erniedrigung *w*.
abasia/*n*: Abasie *w*.
abasia-astasia: Abasie-Astasie-Syndrom *s*.
abatic/*adj*: abatisch.
abaxial/*adj*: abaxial, achsenfern.
Abbe counting chamber: Thoma-Zeiss-Zählkammer *w*.
Abbe-Estlander operation: Abbe-Estlander-Operation *w*.
Abbe flap: Abbe-Lappen *m*.
Abbe-Zeiss counting chamber: Thoma-Zeiss-Zählkammer *w*.
Abbott's method: Abbott-Skoliosekorrektur *w*.
Abbott tube: Miller-Abbot-Sonde *w*.
ABC [*abbr*] antigen binding capacity: Antigenbindungskapazität *w*.
ABC-fibres: ABC-Fasern.
Abderhalden's reaction: Abderhalden-Reaktion *w*.
abdomen/*n*: Bauch *m*, Abdomen *s*; acute ~ akutes Abdomen *s*; burst ~ Platzbauch *m*; carinate ~ Kielbauch *m*; lower ~ Unterbauch *m*; navicular ~ Kahnbauch *m*; scaphoid ~ Kahnbauch *m*; surgical ~ akutes Abdomen *s*.
abdominal/*adj*: abdominal, Unterleibs-.
abdominalgia/*n*: Bauchschmerz *m*.
abdominocentesis/*n*: Bauchpunktion *w*.
abdominoperineal/*adj*: abdominoperineal.
abdominoplasty/*n*: Schönheitsoperation an der Bauchwand.
abdominothoracic/*adj*: thorakoabdominal.
abdominovesical/*adj*: abdominovesikal.
abduce/*vb*: abduzieren.
abducens paralysis: Abduzenslähmung *w*.
abducent/*adj*: abduzierend.
abduct/*vb*: abduzieren.
abduction/*n*: Abduktion *w*.
abduction fracture: Abduktionsfraktur *w*.
abduction splint: Abduktionsschiene.
abductor/*n*: Abduktor *m*.
abductor paralysis: Abduktorenlähmung *w*.
abductor weakness: Abduktorenschwäche *w*.
abembryonic/*adj*: abembryonal.
aberrance/*n*: Abirrung *w*, Abweichung *w*.
aberrant/*adj*: aberrant, atypisch, abweichend.
aberration/*n*: Aberration *m*; chromatic ~ chromatische Aberration *w*; chromosomal ~ Chromosomenaberration *w*; dioptric ~ sphärische Aberration *w*; heterosomal

~ Geschlechtschromosomenaberration *w*; **homosomal** ~ strukturelle Chromosomenaberration *w*, intrachromosomale Aberration *w*; **mental** ~ Geistesstörung *w*; **radiation induced chromosomal** ~ strahleninduzierte Chromosomenaberration *w*; **sexual** ~ abweichendes Sexualverhalten *s*; **spheric** ~ sphärische Aberration *w*; **triple-x chromosomal** ~ XXX-Syndrom *s*.

abetalipoproteinemia/*n*: Abetalipoproteinämie *w*.

abeyance/*n*: Unentschiedenheit *w*, ungewisser Zustand *m*.

A bile: A-Galle *w*.

ability/*n*: Fähigkeit *w*, Vermögen *s*; **functional** ~ Funktionsfähigkeit *w*; **impaired urinary concentrating** ~ eingeschränktes Urinkonzentrationsvermögen *s*; **verbal** ~ Sprachvermögen *s*.

ability test: Fähigkeitstest *m*; **mental** ~ Test zur Bestimmung geistiger Fähigkeiten.

abiochemistry/*n*: anorganische Chemie *w*.

abiogenesis/*n*: Urzeugung *w*, Abiogenese *w*.

abiotic/*adj*: abiotisch.

abiotrophic/*adj*: abiotrophisch.

abiotrophy/*n*: Abiotrophie *w*.

abirritant/*adj*: beruhigend.

ablactation/*n*: Abstillen *s*.

ablactation dyspepsia: Abstilldyspepsie.

ablastin/*n*: Ablastin *s*.

ablate/*vb*: amputieren, abtragen.

ablation/*n*: Ablation *w*, chirurgische Entfernung *w*, Amputation *w*; **transvenous electric** ~ Katheterablation *w*.

able/*adj*: fähig.

able-bodied/*adj*: kräftig.

ablepharous/*adj*: lidlos.

ablephary/*n*: Ablepharie *w*.

abluent/*n*: Reinigungsmittel *s*.

ablution/*n*: Waschung *w*.

abnormal/*adj*: abnorm, abnormal, anormal.

abnormality/*n*: Abnormalität *w*; **sensory** ~ Sensibilitätsstörung *w*.

AB0 blood group: ABNull-Blutgruppe *w*.

AB0 erythroblastosis: AB0-Erythroblastose *w*.

AB0 incompatibility: AB0-Inkompatibilität *w*.

aboral/*adj*: aboral.

abort/*vb*: fehlgebären, abtreiben.

abortient/*n*: Abortivum *s*.

abortifacient/*n*: Abortivum *s*.

abortigenic/*n*: Abortivum *s*.

abortion/*n*: Abort *m*, Fehlgeburt *w*, Schwangerschaftsabbruch *m*; **ampullar** ~ Tubarabort *m*; **cervical** ~ Abortus cervicalis; **complete** ~ vollständiger Abort *m*; **criminal** ~ krimineller Abort *m*; **early** ~ Frühabort *m*; **febrile** ~ febriler Abort *m*; **habitual** ~ habitueller Abort *m*; **illegal** ~ krimineller Abort *m*; **incomplete** ~ inkompletter Abort *m*, verhaltener Abort *m*; **induced** ~ induzierter Abort *m*; **infected** ~ putrider Abort *m*; **late** ~ Spätabort *m*; **legal** ~ legale Abtreibung *w*, Abtreibung aus sozialer Indikation; **missed** ~ missed abortion, verhaltener Abort *w*; **natural** ~ Spontanabort *m*, Fehlgeburt *w*; **partial** ~ inkompletter Abort *m*; **recurrent** ~ habitueller Abort *m*; **septic** ~ septischer Abort *m*; **spontaneous** ~ Spontanabort *m*, Fehlgeburt *w*; **threatened** ~ drohender Abort *m*; **tubal** ~ Tubarabort *m*.

abortive/*adj*: abortiv, unzeitig, verfrüht, vorzeitig.

abouchement/*n*: Einmündung *w*.

aboulia/*n*: Abulie *w*.

above-knee amputation: Oberschenkelamputation *w*.

above-knee prosthesis: Oberschenkelprothese *w*.

ABP [*abbr*] **arterial blood pressure**: arterieller Blutdruck *m*.

abrachia/*n*: Fehlen der Arme *s*.

abrachiocephaly/*n*: Abrachiozephalie *w*.

abrade/*vb*: abkratzen, abschürfen, abschälen, abreiben.

Abrams heart reflex: Abrams-Reflex *m*, Herzreflex *m*.

abrasion/*n*: Abschrammung *w*, Schürf-

wunde *w*, Schramme *w*, Ausschabung *w*; **dental** ~ Zahnabnutzung *w*.
abrasion collar: Abschürfungssaum *m*.
abrasion technique: Dermabrasion *w*.
abrasive/*n, adj*: 1. Abschürfung *w*, Schleifmittel *s*; 2. abschürfend.
abrasor/*n*: Kürette *w*.
abreaction/*n*: Ableitung *w*, Abreaktion *w*.
abridge/*vb*: abkürzen.
Abrikosov's tumor: Abrikossoff-Tumor *m*, Myoblastenmyom *s*.
abrin/*n*: Abrin *s*.
abruptio placentae: Plazentalösung *w*.
ABS [*abbr*] **acute brain syndrome**: akutes hirnlokales Syndrom *s*.
abs [*abbr*] **1. absolute; 2. absent**: 1. absolut; 2. fehlend.
abscess/*n*: Abszeß *m*, Geschwür *s*; **amebic** ~ Amöbenabszeß *m*; **apical** ~ Alveolarabszeß *m*; **appendiceal** ~ appendizitischer Abszeß *m*; **bartholinian** ~ Bartholini-Abszeß *m*; **biliary** ~ biliärer Abszeß *m*; **canalicular** ~ kanalikulärer Mammaabszeß *m*; **cerebellar** ~ Kleinhirnabszeß *m*; **cerebral** ~ Hirnabszeß *m*; **cholangitic** ~ Gallengangsabszeß *m*; **circumscribed** ~ gekammerter Abszeß *m*; **cold** ~ kalter Abszeß *m*; **dental** ~ Zahnabszeß *m*; **dry** ~ ausgetrockneter Abszeß *m*; **embolic** ~ embolischer Abszeß *m*; **encapsulated** ~ gekammerter Abszeß *m*; **epidural** ~ epiduraler Abszeß *m*; **extradural** ~ extraduraler Abszeß *m*; **fecal** ~ Sterkoralabszeß *m*; **gingival** ~ Zahnfleischabszeß *m*; **gummatous** ~ syphilitischer Abszeß *m*; **helminthic** ~ Helminthenabszeß *m*; **hematogenous** ~ hämatogener Abszeß *m*; **hepatic** ~ Leberabszeß *m*; **hot** ~ heißer Abszeß *m*; **hypostatic** ~ Senkungsabszeß *m*; **intracerebral** ~ Hirnabszeß *m*; **intracranial** ~ intrakranieller Abszeß *m*; **intramammary** ~ Mammaabszeß *m*; **intramedullary spinal** ~ metastatische Myelitis *w*; **intraspinal** ~ Spinalkanalabszeß *m*; **mammary** ~ Mammaabszeß *m*, Brustdrüsenabszeß *m*; **metastatic** ~ metastatischer Abszeß *m*; **migrating** ~ Senkungsabszeß *m*; **miliary** ~ Miliarabszeß *m*; **mural** ~ Bauchwandabszeß *m*; **ossifluent** ~ Osteomyelitis *w*; **otic cerebral** ~ otogener Hirnabszeß *m*; **pancreatic** ~ Pankreasabszeß *m*; **paranephric** ~ epinephritischer Abszeß *m*; **parapharyngeal** ~ parapharyngealer Abszeß *m*; **pelvirectal** ~ pelvirektaler Abszeß *m*; **periapical** ~ periapikaler Abszeß *m*; **pericemental** ~ periodontaler Abszeß *m*; **perinephric** ~ epinephritischer Abszeß *m*; **periproctic** ~ abszedierende Periproktitis *w*; **perirectal** ~ pararektaler Abszeß *m*; **peritonsillar** ~ Peritonsillarabszeß *m*; **pulmonary** ~ Lungenabszeß *m*; **pyemic** ~ septischer Abszeß *m*; **renal** ~ Nierenrindenabszeß *m*; **retromammary** ~ retromammärer Abszeß *m*; **retropharyngeal** ~ retropharyngealer Abszeß *m*; **retrotonsillar** ~ Peritonsillarabszeß *m*; **shirt-stud** ~ Knopflochabszeß *m*; **spinal** ~ Spinalabszeß *m*; **stercoral** ~ Sterkoralabszeß *m*; **sterile** ~ steriler Abszeß *m*; **subdiaphragmatic** ~ subphrenischer Abszeß *m*; **subdural** ~ Subduralabszeß *m*; **subphrenic** ~ subphrenischer Abszeß *m*; **sudoripareous** ~ Schweißdrüsenabszeß *m*; **suprahepatic** ~ subphrenischer Abszeß *m*; **thymic** ~ Dubois-Abszeß *m*; **urinary** ~ Urinphlegmone *w*; **walled** ~ abgekapselter Abszeß *m*; **wandering** ~ Senkungsabszeß *m*.
abscess cavity: Abszeßhöhle *w*.
abscess formation: Abszedierung *w*.
abscissa/*n*: Abszisse *w*, X-Achse *w*.
abscission/*n*: Abschneidung *w*, Exzision *w*.
absence/*n*: Absenz *w*, Geistesabwesenheit *w*, Fehlen *s*; **complex** ~ komplexer partieller Anfall *m*; **congenital ossicular** ~ angeborenes Fehlen der Gehörknöchelchen; **subclinical** ~ latente Epilepsie *w*.
absence of pupil: Akorie *w*.
absence status: Petit-mal-Status *m*.
absent/*adj*: abwesend, fehlend, nicht vorhanden.
absenteeism/*n*: Absentismus *m*, Abwesenheit *w*.

absentee rate: Fehlrate w.
absent-mindedness/n: Geistesabwesenheit w.
absinthe/n: Absinth m, Wermuth m.
absinthin/adj: absinthartig.
absinthism/n: Absinthismus m.
absinthol/n: Thujol s.
absolute/adj: absolut, rein.
absorb/vb: absorbieren, resorbieren, aufsaugen.
absorbance/n: Absorption w.
absorbancy/n: Absorption w.
absorbens/n: Absorber m.
absorbent/n, adj: 1. Absorbens s; 2. absorbierend.
absorptiometer/n: Absorptionsmeßgerät s.
absorption/n: Absorption w, Resorption w; **cross** ~ Kreuzabsorption w; **cutaneous** ~ kutane Aufnahme w; **disturbed** ~ Resorptionsstörung w; **individual** ~ Eigenabsorption w; **intestinal** ~ intestinale Resorption w; **parenteral** ~ parenterale Resorption w.
absorption atelectasis: Absorptionsatelektase w.
absorption coefficient: Absorptionskoeffizient m.
absorption curve: Absorptionskurve w.
absorption discontinuity: Absorptionskante w.
absorption glass: Filterglas s.
absorption-inhibition technique: Absorptionshemmtechnik w.
absorption lacuna: Resorptionslakune w, Howship-Lakune w.
absorption loss: Absorptionsverlust m.
absorption maximum: Absorptionsmaximum s.
absorption of power: Leistungsaufnahme w.
absorption photometry: Absorptionsphotometrie w.
absorption spectrometry, atomic: Atomabsorptionsspektrometrie w.
absorption spectrum: Absorptionsspektrum s.
absorptive/adj: absorbierend.

abstain/vb: sich enthalten.
abstainer/n: Abstinenzler m.
abstinence/n: Enthaltsamkeit w; **periodic** ~ Rhythmusmethode w.
abstinence phenomenon: Entzugssyndrom s.
abstinent/adj: abstinent.
abstract/n: Zusammenfassung w.
abstraction/n: Abstraktion w.
abulia/n: Abulie w.
abulic/adj: abulisch.
abundance/n: Überfluß m, Fülle w.
abuse/n, vb: 1. Mißbrauch m, Abusus m; 2. mißbrauchen.
abut/vb: angrenzen.
abutment/n: Stützzahn m.
abutment of implant: Implantatstütze w.
abutment tooth: Stützzahn m.
abzyme/n: Abzym s.
AC [abbr] **1. adrenal cortex; 2. alternating current**: 1. Nebennierenrinde w; 2. Wechselstrom m.
acalculia/n: Akalkulie w.
acanthaceous/adj: dornig, stachelig.
acanthamoeba/n: Acanthamöbe w.
acanthamoebiasis/n: Acanthamöben-Amöbiasis w.
acanthocephalus/n: Acanthocephalus, Kratzwurm m.
acanthocyte/n: Akanthozyt m.
acanthocytosis/n: Akanthozytose w.
acanthoid/adj: dornig, stachelig.
acanthokerathodermia/n: Akanthokeratose w.
acantholysis/n: Akantholyse w.
acanthoma/n: Akanthom s.
acanthosis/n: Akanthose w; **congenital** ~ Acanthosis nigricans benigna.
acapnia/n: Akapnie w, Hypokapnie w.
acarbia/n: Akarbie w.
acardius/n: Acardius m.
acariasis/n: Acariasis w.
acaricide/n: Akarizid s, Milbenbekämpfungsmittel s.
acarine/n: Acarina, Acariformes.
acarodermatitis/n: Milbendermatitis w.
acaryote/n: kernlose Zelle w.

acatalasia/*n*: Akatalasämie *w*, Takahara-Krankheit *w*.
acatalepsy/*n*: Akatalepsie *w*.
acatastatic/*adj*: unregelmäßig.
acathisia/*n*: Akathisie *w*.
ACC [*abbr*] **1. alveolar cell carcinoma; 2. anodal closure contraction**: 1. Alveolarzellkarzinom *s*; 2. Anodenschlußzuckung *w*.
acc [*abbr*] **accommodation**: Akkommodation *w*.
accelerate/*vb*: beschleunigen.
acceleration/*n*: Beschleunigung *w*, Akzeleration *w*.
acceleration concussion: Beschleunigungstrauma *s*.
acceleration fiber: Nervus accelerans.
acceleration of growth: Wachstumsbeschleunigung *w*.
acceleration period: Akzelerationsphase *w*.
accelerator/*n*: Beschleuniger *m*; **linear** ~ Linearbeschleuniger *m*.
accelerator globulin [*abbr*] **AcG**: Akzeleratorglobulin *s*, Faktor V *m*.
accentuation/*n*: Akzentuierung *w*, Betonung *w*; **presystolic** ~ präsystolische Betonung *w*.
accept/*vb*: akzeptieren, aufnehmen, annehmen.
acceptance/*n*: Akzeptanz *w*, Aufnahme *w*.
acceptor/*n*: Akzeptor *m*.
acceptor site: Akzeptorstelle *w*.
access/*n*: Zugang *m*.
accessibility/*n*: Zugänglichkeit *w*.
accessible/*adj*: zugänglich.
accessories: Zubehör *s*.
accessory/*adj*: akzessorisch, Neben-.
access time: Zugriffszeit *w*.
accident/*n*: Unglücksfall *m*, Unfall *m*, Zufall *m*; **cerebrovascular** ~ Schlaganfall *m*; **domestic** ~ Haushaltsunfall *m*; **drowning** ~ Unfall durch Ertrinken; **occupational** ~ Arbeitsunfall *m*.
accidental/*adj*: zufällig, akzidentiell.
accident care: Unfallversorgung *w*.
accident control: Unfallverhütung *w*.
accident hospital: Unfallkrankenhaus *s*.
accident insurance: Unfallversicherung *w*.
accident neurosis: Unfallneurose *w*.
accident prevention: Unfallverhütung *w*.
accident proneness: Unfallneigung *w*.
ACCl [*abbr*] **anodal closure clonus**: Anodenschlußzuckung *w*.
acclimatization/*n*: Akklimatisierung *w*.
acclimatization to altitude: Höhenanpassung *w*.
accluded/*adj*: blockiert.
accommodation/*n*: Akkommodation *w*, soziale Anpassung *w*; **histologic** ~ zelluläre Adaptation *w*; **negative** ~ negative Akkommodation *w*; **obstetric** ~ Anpassung des Kindes an die Geburtswege; **positive** ~ positive Akkomodation *w*.
accommodation mechanism: Akkommodationsmechanismus *m*.
accommodation reflex: Akkommodationsreflex *m*.
accommodative/*adj*: akkommodierend.
accompany/*vb*: begleiten.
accomplishment/*n*: Erfüllung *w*, Vollendung *w*, Fertigkeit *w*.
accordion effect: Ziehharmonikaphänomen *s*.
accoucheur/*n*: Geburtshelfer *m*.
accoucheur's hand: Geburtshelferhand *w*.
accoucheuse/*n*: Hebamme *w*.
accrementitation/*n*: Gewebewachstum *s*.
accretion/*n*: Verwachsung *w*, Zusammenwachsen *s*, Anlagerung *w*.
acculturation/*n*: Sozialisierung *w*.
accumulate/*vb*: akkumulieren, speichern.
accumulation/*n*: Speicherung *w*, Akkumulation *w*.
accuracy/*n*: Genauigkeit *w*, Genauigkeitsgrad *m*, Sorgfalt *w*; **predictive** ~ Vorhersagegenauigkeit *w*.
accuracy in measurement: Meßgenauigkeit *w*.
accuracy in reading: Ablesegenauigkeit *w*.
accuracy of adjustment: Einstellgenauigkeit *w*.

accurate/*adj*: genau, sorgfältig.
ACD solution: ACD-Stabilisator *m*.
ACE [*abbr*] angiotensin converting enzyme: Angiotensin umwandelndes Enzym *s*, ACE.
acebutolol/*n*: Acebutolol *s*.
acecarbromal/*n*: Acecarbromal *s*.
aceclidine/*n*: Aceclidin *s*.
acefylline piperazine: Acefyllinpiperazin *s*.
acellular/*adj*: azellulär.
acelomate/*n*: Azölomat *m*.
acemetacin/*n*: Acemetacin *s*.
acenocoumarol/*n*: Acenocoumarol *s*.
acentric/*adj*: azentrisch.
acephalic/*adj*: kopflos.
acephalobrachia/*n*: Abrachiozephalie *w*.
acephalocardia/*n*: Acardius acephalus.
acephalous/*adj*: kopflos.
acephalus/*n*: Azephalus *m*.
acephaly/*n*: Azephalie *w*.
acepromazine/*n*: Acepromazin *s*.
aceprometazine/*n*: Aceprometazin *s*.
acerebral/*adj*: dezerebriert.
acervuloma/*n*: Psammom *s*.
acervulus/*n*: Hirnsand *m*, Acervulus.
acesodyne/*adj*: schmerzstillend.
acetabular/*adj*: Pfannen-, acetabulus.
acetabuloplasty/*n*: Azetabulumplastik *w*.
acetabulum/*n*: Azetabulum *s*; sunken ~ Pfannenvorwölbung *w*, Protrusio acetabuli.
acetal/*n*: Acetal *s*.
acetaldehyde/*n*: Azetaldehyd *s*.
acetamide/*n*: Azetamid *s*.
acetaminophen/*n*: p-Azetaminophen *s*, Paracetamol *s*.
acetanilide/*n*: Azetanilid *s*.
acetanisidine/*n*: Acetanisidin *s*.
acetannin/*n*: Acetannin *s*.
acetarsol/*n*: Acetarsol *s*.
acetarsone/*n*: Acetarsol *s*.
acetate/*n*: Azetat *s*, Acetat *s*.
acetate kinase: Azetatkinase *w*.
acetatesterase/*n*: Azetatesterase *w*.
acetazolamide/*n*: Acetazolamid *s*.
acetcarbromal/*n*: Acetcarbromalum *s*.

acetiamine/*n*: Acetiamin *s*.
acetic/*adj*: essigsauer.
acetify/*vb*: ansäuern, in Essig umwandeln.
acetoacetate/*n*: Azetoazetat *s*.
acetoacetate decarboxylase: Azetoazetatdekarboxylase *w*.
acetoacetic/*adj*: azetessigsauer.
acetocarmine/*n*: Azetokarmin *s*.
acetoclastic/*adj*: azetoklastisch, Essigsäure abbauend.
acetoform/*n*: Methenamin *s*.
acetohexamide/*n*: Acetohexamid *s*.
acetoin/*n*: Azetoin *s*.
acetokinase/*n*: Azetatkinase *w*.
acetomorphine/*n*: Heroin *s*.
acetone/*n*: Azeton *s*.
acetone body: Azetonkörper *m*.
acetone diethylsulfone: Sulfanol *s*.
acetonemia/*n*: Azetonämie *w*.
acetonuria/*n*: Azetonurie *w*.
acetophenazine/*n*: Acetophenazin *s*.
acetophenetidin/*n*: Phenazetin *s*.
acetosulfone/*n*: Sulfadiasulfon *s*.
acetphenetidin/*n*: Phenazetin *s*.
acetriozate/*n*: Acetrizoat *s*.
acetyl-: Azetyl-, Acetyl-.
acetylaminobenzine/*n*: Azetanilid *s*.
acetylaniline/*n*: Azetanilid *s*.
acetylate/*vb*: azetylieren.
acetylation/*n*: Azetylierung *w*.
acetylcarbromal/*n*: Acetylcarbromalum *s*.
acetylcholine/*n*: Acethylcholin *s*.
acetylcholine chloride: Acetylcholinchlorid *s*.
acetylcholinesterase/*n*: Azetylcholinesterase *w*, AChE.
acetyl-CoA: Azetyl-Coenzym A *s*, Azetyl-CoA *s*.
acetylcoenzyme A/*n*: Azetyl-CoA *s*.
acetylcysteine/*n*: Acetylcystein *s*.
acetyldigitoxin/*n*: Acetyldigitoxin *s*.
acetylene/*n*: Azetylen *s*.
acetylene tetrachloride: Tetrachloräthan *s*, Azetylentetrachlorid *s*.
N-acetylgalactosamine/*n*: N-Azetylgalaktosamin *s*.
acetylglucosamine/*n*: Azetylglukosamin *s*.

acetylglucosaminidase/*n*: Azetylglukosaminidase *w*.
acetylmethadol/*n*: Acetylmethadol *s*.
acetyl-β-methacholine: Metacholin *s*.
acetylmuramyl/*n*: Azetylmuramyl *s*.
acetylphenylhydrazine/*n*: Azetylphenylhydrazin *s*.
acetyl phosphate: Azetylphosphat *s*.
acetylpromazine/*n*: Acetylpromazin *s*.
acetylsalicylamide/*n*: Salacetamid *s*, Azetylsalizylamid *s*.
acetylsalicylic/*adj*: azetylsalizylsauer.
acetylsulphanilamide/*n*: Azetylsulfanilamid *s*.
acetylsulphathiazole/*n*: Azetylsulfothiazol *s*.
AcG [*abbr*] **accelerator globulin**: Akzeleratorglobulin *s*, Faktor V *m*.
ACG [*abbr*] **1. angiocardiography; 2. apexcardiogram**: 1. Angiokardiographie *w*; 2. Apexkardiogramm *s*.
ACh [*abbr*] **acetylcholin**: Azetylcholin *s*.
achalasia/*n*: Achalasie *w*; **esophageal** ~ Ösophagusachalasie *w*.
Achard-Thiers syndrome: Achard-Thiers-Syndrom *s*, Diabète des femmes à barbe.
ache/*n, vb*: 1. Schmerz *m*; 2. schmerzen.
AChE [*abbr*] **acetylcholinesterase**: Azetylcholinesterase *w*, AChE.
acheilia/*n*: Acheilie *w*.
acheiria/*n*: Handlosigkeit *w*.
achievement/*n*: Leistung *w*, Fertigkeit *w*.
achievement age [*abbr*] **AA**: Leistungsalter *s*.
achievement evaluation: Erfolgskontrolle *w*.
achievement test: Leistungstest *m*.
Achilles bursitis: Achillobursitis *w*, Albert-Krankheit *w*.
Achilles reflex: Achillessehnenreflex *m*.
Achilles tendon: Achillessehne *w*.
Achilles tendon avulsion: Entenschnabelbruch *m*.
Achilles tendon reflex: Achillessehnenreflex *m*.
Achilles tendon rupture: Achillessehnenruptur *w*.
achillobursitis/*n*: Achillobursitis *w*, Albert-Krankheit *w*.
achillodynia/*n*: Fersenschmerz *m*.
achillorrhaphy/*n*: Achillessehnennaht *w*.
achillotenotomy/*n*: Achillotenotomie *w*, Achillessehnendurchtrennung *w*.
achillotomy/*n*: Achillotomie *w*.
aching/*adj*: schmerzhaft.
achiria/*n*: Handlosigkeit *w*.
achlorhydria/*n*: Achlorhydrie *w*.
acholia/*n*: Acholie *w*.
acholic/*adj*: acholisch.
achondrogenesis/*n*: Achondrogenesis *w*, Chondrodystrophie *w*.
achondroplasia/*n*: Achondroplasie *w*, Chondrodystrophie *w*.
achromacyte/*n*: Achromozyt *m*.
achromasia/*n*: Achromasie *w*, Albinismus *m*, Achromatopsie *w*.
achromat/*n*: Achromat *m*.
achromatic/*adj*: achromatisch, farblos.
achromatin/*n*: Achromatin *s*.
achromatism/*n*: Achromatismus *m*.
achromatocyte/*n*: Achromozyt *m*.
achromatocytosis/*n*: Achromozytose *w*.
achromatognosia/*n*: Farbenblindheit *w*.
achromatophil/*adj*: schlecht anfärbbar.
achromatophilia/*n*: schlechte Anfärbbarkeit *w*.
achromatopia/*n*: komplette Farbenblindheit *w*, Achromatopsie *w*.
achromatopsia/*n*: Achromatopsie *w*.
achromatosis/*n*: Achromoderma *s*, Leukoderm *s*.
achromatous/*adj*: achromatisch, farblos.
achromotrichia/*n*: farbloses Haar *s*.
achromaturia/*n*: farbloser Urin *m*.
achromia/*n*: Albinismus *m*, Achromasie *w*; **congenital** ~ Albinismus *m*; **cortical** ~ kortikale Achromasie *w*.
achromodermia/*n*: Achromodermie *w*, Leukodermie *w*.
achylia gastrica: Achylia gastrica, Magensaftmangel *m*.
aciclovir/*n*: Azyklovir *s*.
acicular/*adj*: nadelförmig.

acid

acid/*n, adj*: 1. Säure *w*; **abietic** ~ Abietinsäure *w*; **acetic** ~ Essigsäure *w*; **acetoacetic** ~ Azetessigsäure *w*; **acetrizoic** ~ Azetrizoesäure *w*; **acetylbromosalicylic** ~ Azetylbromosalizylsäure *w*; **acetylpropionic** ~ Lävulinsäure *w*; **acetylsalicylic** ~ Azetylsalizylsäure *w*; **acetyltannic** ~ Azetyltanninsäure *w*; **aconitic** ~ Akonitsäure *w*; **acrylic** ~ Akrylsäure *w*; **actithiazic** ~ Acidomycin *s*; **adenylic** ~ Adenylsäure *w*; **adipic** ~ Adipinsäure *w*; **agaric** ~ Agarizinsäure *w*; **aldobionic** ~ Aldobionsäure *w*; **alginic** ~ Alginsäure *w*; **aliphatic** ~ aliphatische Säure *w*; **allanturic** ~ Allantursäure *w*, Glyoxalharnstoff *m*; **allophanic** ~ Allophansäure *w*; **alloxanic** ~ Alloxansäure *w*; **alloxyproteic** ~ Alloxyproteinsäure *w*; **alluranic** ~ Alluransäure *w*; **alpha-aminobetahydroxypropionic** ~ α-Amino-β-hydroxypropionsäure *w*, Serin *s*; **alpha-aminodeltaguanidovaleric** ~ Arginin *s*; **alpha-aminoisocaproic** ~ Leuzin *s*; **alpha-hydroxypropionic** ~ Milchsäure *w;* **alphatoluic** ~ Phenylessigsäure *w;* **amalic** ~Amalinsäure *w*;Tetramethylalloxantin *s*; **amidosulfuric** ~ Amidoschwefelsäure *w*; **aminoacetic** ~ Aminoessigsäure *w*, Glyzin *s*, Glykokoll *s*; **aminobenzoic** ~ Paraaminobenzoesäure *w*; **aminobutyric** ~ Aminobuttersäure *w*; **aminocaproic** ~ Aminokapronsäure *w*; **aminoglutaric** ~ Aminoglutarsäure *w*; **aminoguadinovaleric** ~ Arginin *s*; **aminohippuric** ~ Aminohippursäure *w*; **2-amino-3-p-hydroxyphenylpropionic**~ p-Hydroxyphenyl-a-aminopropionsäure *w*, Tyrosin *s*; **2-amino-3-indole propionic** ~ α-Amino-β-indolyl-(3)-propionsäure *w*, Tryptophan *s*; **2-aminoisovaleric** ~ α-Aminoisovalerianäure *w*, Valin *s*; **δ-aminolevulinic** ~ [*abbr*] **ALA** δ-Aminolävulinsäure *w*, ALS; **2-aminopropionic** ~ Aminopropionsäure *w*, Alanin *s*; **aminopteroylglutamic** ~ Aminopteroylglutaminsäure *w*, Aminopterin *s*; **aminosalicylic** ~ Aminosalizylsäure *w*; **aminosuccinic** ~ Aminobernsteinsäure *w*, Asparaginsäure *w*; **2-amino-3-thiopropionic**~ β-Merkapto-α-aminopropionsäure *w*, Zystein *s*; **2-aminovaleric** ~ Aminovaleriansäure *w*; **amygdalic** ~ Mandelsäure *w*; **anacardic** ~ Anakardsäure *w*; **angelic** ~ Angelikasäure *w*; **anilinparasulfonic** ~ Sulfanilsäure *w*; **anisic** ~ Anissäure *w*; **anthranilic** ~ Anthranilsäure *w*; **anthropodeoxycholic** ~ Chenodeoxycholsäure *w*; **antimonic** ~ Antimonsäure *w*; **antoxyproteic** ~ Antoxyproteinsäure *w*; **arabic** ~ Arabin *s*; **arabonic** ~ Arabonsäure *w*; **arachic** ~ Arachinsäure *w*; **arachidonic** ~ Arachidonsäure *w*; **argininosuccinic** ~ Argininbernsteinsäure *w*; **aromatic** ~ aromatische Säure *w*; **arsanilic** ~ Arsanilsäure *w*; **arsenic** ~ Arsensäure *w*; **arsenous** ~ arsenige Säure *w*; **arsinic** ~ Arsinsäure *w*; **arsonic** ~ Arsonsäure *w*; **ascorbic** ~ Ascorbinsäure *w*, Vitamin C *s*; **aspartic** ~ Asparaginsäure *w*, Aminobernsteinsäure *w*; **aspergillic** ~ Aspergillsäure *w*; **auric** ~ Goldsäure *w*; **azelaic** ~ Azaleinsäure *w*; **azosalicylic** ~ Azosalizylsäure *w*; **barbituric** ~ Barbitursäure *w*, Malonylharnstoff *m*; **behenic** ~ Behensäure *w*; **benzoic** ~ Benzoesäure *w*; **benzoylaminoacetic** ~ Benzoylaminoessigsäure *w*, Hippursäure *w*; **benzoylglucuronic** ~ Benzoylglukuronsäure *w*; **beta-acetylpropionic** ~ Lävulinsäure *w*; **beta-aminobutyric** ~ β-Aminobuttersäure *w*; **beta-hydroxybutyric** ~ β-Hydroxybuttersäure *w*; **beta-ketobutyric** ~ Azetessigsäure *w*; **beta-naphtholsulfonic** ~ β-Naphthalensulfonsäure *w*; **beta-oxybutyric** ~ β-Oxybuttersäure *w*; **beta-phenylpropionic** ~ β-Hydroxyphenylpropionsäure *w*; **bichloracetic** ~ Dichloressigsäure *w*; **bilianic** ~ Biliansäure *w*; **bilirubinic** ~ Bilirubin *s*; **biliverdinic** ~ Biliverdin *s*; **binary** ~ binäre Säure *w*, Wasserstoffsäure *w*; **bionic** ~ Biotin *s*; **bismuthic** ~ Wismutsäure *w*; **boracic** ~ Borsäure *w*; **boric** ~ Borsäure *w*; **botulinic** ~ Botulinsäure *w*; **brassidic** ~ Brassidinsäure *w*; **brassilic** ~ Brassylsäure *w*; **bromauric** ~ Bromgoldsäure *w*; **bromphenylmercapturic** ~ Bromphenylmerkaptosäure *w*; **butylcarboxylic** ~ Valeriansäure *w*; **butylethylbarbituric** ~ Äthylbutylbarbitursäure *w*, Butethal *s*; **butyric** ~ Buttersäure *w*; **caffeic** ~ Kaffeinsäure *w*; **caffetannic** ~ Kaffeegerbsäure *w*; **caffuric** ~ Kaffursäure *w*; **camphoglycuronic** ~ Camphoglykuronsäure *w*; **camphoric** ~ Kampfersäure *w*; **camphoronic** ~ Camphoronsäure *w*; **camphosulphonic** ~ Kamphersulfonsäure *w*; **cantharic** ~ Cantharsäure *w*; **cantharidic** ~ Cantharidinsäure *w*; **capric** ~ Kaprinsäure *w*; **caproic** ~ Kapronsäure *w*; **carbamic** ~ Karbaminsäure *w*; **carbaminocarboxylic** ~ Karbaminokarbonsäure *w*; **carbolic** ~ Karbolsäure *w*, Phenol *s*; **carbonic** ~ Kohlensäure *w*; **carboxyglutamic** ~ Karboxiglutaminsäure *w*; **carboxylic** ~ Karbonsäure *w*; **carminic** ~ Karminsäure *w*; **carolic** ~ Carolsäure *w*; **caryphyllic** ~ Caryophyllsäure *w*, Eugenol *s*; **catechuic** ~ Katechin *s*; **cathartic** ~ Kathartinsäure *w*; **cellulosic** ~ oxydierte Zellulose *w*; **cerebronic** ~ Cerebronsäure *w*; **cerotic** ~ Cerotinsäure *w*; **cevitaminic** ~ Ascorbinsäure *w*, Vitamin C *s*; **chenic** ~ Chenooxycholsäure *w*; **chenodeoxycholic** ~ Chenodeoxycholsäure *w*; **chinovic** ~ Chinovasäure *w*; **chitonic** ~ Chitonsäure *w*; **chloracetic** ~ Chloressigsäure *w*; **chloranilic** ~ Chloranilsäure *w*; **chlorauric** ~ Chlorgoldsäure *w*; **chlorhydric** ~ Salzsäure *w*; **chloric** ~ Chlorsäure *w*; **chlorogenic** ~ Chlorogensäure *w*; **chloroplatinic** ~ Chlorplatinsäure *w*; **chlorosulfonic** ~ Chlorsulfonsäure *w*; **chlorous** ~ chlorige Säure *w*; **cholanic** ~ Cholansäure *w*; **choleic** ~ Choleinsäure *w*; **cholic** ~ Cholsäure *w*; **choloidanic** ~ Choloidansäure *w*; **chondroitic** ~ Chondroitinsäure *w*; **chromic** ~ Chromsäure *w*; **chromonucleic** ~ Desoxyribonukleinsäure *w*, DNS; **chrysophanic** ~ Chrysophansäure *w*; **cinchomeronic** ~ Cincho-

acid, dimethylacetic

meronsäure *w*, Piperidindikarbonsäure *w*; **cinchonic** ~ Cinchonsäure *w*; **cinnamic** ~ Zimtsäure *w*; **citraconic** ~ Zitrakonsäure *w*; **citric** ~ Zitronensäure *w*; **clofenamic** ~ Clofenamsäure *w*; **colchicinic** ~ Colchicinsäure *w*; **comanic** ~ Komansäure *w*; **coumaric** ~ Kumarinsäure *w*; **cresotic** ~ Kresotinsäure *w*; **cresylic** ~ Kresolsäure *w*; **croconic** ~ Krokonsäure *w*; **cromoglicic** ~ Cromoglicinsäure *w*; **crotonic** ~ Krotonsäure *w*; **cryptophanic** ~ Kryptophansäure *w*; **cumic** ~ Cuminsäure *w*; **cyanhydric** ~ Blausäure *w*; **cyanic** ~ Zyansäure *w*; **cyanuric** ~ Zyanursäure *w*; **cyclohexansulfamic** ~ Cyclaminsäure *w*; **cysteic** ~ Zysteinsäure *w*; **cytidylic** ~ Cytidylsäure *w*;

decenoic ~ Kaprinsäure *w*; **decoic** ~ Kaprinsäure *w*; **dehydroascorbic** ~ Dehydroaskorbinsäure *w*; **dehydrocholic** ~ Dehydrocholsäure *w*; **deoxyadenylic** ~ Desoxyadenylsäure *w*; **deoxycholeic** ~ Desoxycholsäure *w*; **deoxypentosenucleic** ~ Desoxyribonukleinsäure *w*; **deoxyribonucleic** ~ [*abbr*] **DNA** Desoxyribonukleinsäure *w*, DNS; **dextrotartaric** ~ Rechtsweinsäure *w*; **diacetic** ~ Azetessigsäure *w*; **diallylbarbituric** ~ Allobarbital *s*; **dialuric** ~ Dialursäure *w;* **diminoacetic** ~ Diaminoessigsäure *w*; **diaminobutyric** ~ Diaminobuttersäure *w*; **diaminocaproic** ~ Diamino-n-kapronsäure *w*, Lysin *s*; **α,δ-diaminovaleric** ~ α,δ-Diaminovaleriansäure *w*, Ornithin *s*; **diatrizoic** ~ Diatrizoesäure *w*; **diazobenzenesulfonic** ~ Diazobenzolsulfonsäure *w*; **dichloroacetic** ~ Dichloressigsäure *w*; **diethylbarbituric** ~ Barbital *s*; **digallic** ~ Tanninsäure *w*; **dihydroxyacetic** ~ Glyoxylsäure *w*; **2,5,-dihydroxyphenylacetic** ~ Dihydroxyphenylessigsäure *w*, Homogentisinsäure *w*; **dihydroxypropionic** ~ Glyzerinsäure *w*; **4,8,-dihydroxyquinaldic** ~ Xanthurensäure *w*; **dihydroxystearic** ~ Dihydroxystearinsäure *w*; **diiodosalicylic** ~ Dijodsalizylsäure *w*; **dimethylacetic** ~

acid, dimethylarsinic

Isobuttersäure *w*; **dimethylarsinic** ~ Dimethylarsinsäure *w*; **diphosphoglyceric** ~ Diphosphoglyzerinsäure *w*; **diphosphoric** ~ Diphosphorsäure *w*; **disulphonic** ~ Disulfosäure *w*; **dithioaminolactic** ~ Zystin *s*; **dracic** ~ Anissäure *w*; **durylic** ~ Durylsäure *w*; **edetic** ~ Editinsäure *w*, Ethylendiamintetraessigsäure *w*, EDTA; **elaidic** ~ Elaidinsäure *w*; **enanthic** ~ Önanthsäure *w*; **ergotinic** ~ Ergotinsäure *w*; **erucic** ~ Erukasäure *w*; **essential fatty** ~ essentielle Fettsäure *w*; **etacrynic** ~ Etacrynsäure *w*; **ethanal** ~ Glyoxalsäure *w*; **ethanedicarboxylic** ~ Bernsteinsäure *w*; **ethanoic** ~ Essigsäure *w*; **ethionic** ~ Äthionsäure *w*; **5-ethyl-5-isoamylbarbituric** ~ Amobarbital *s*; **ethylsulfonic** ~ Äthylsulfonsäure *w*; **etidronic** ~ Etidronsäure *w*; **eugenic** ~ Eugenol *s*, Caryophyllsäure *w*;
fatty ~ Fettsäure *w*; **flavispidic** ~ Flavaspidsäure *w*; **flavodic** ~ Acriflaviniumchlorid *s*; **flufenamic** ~ Flufenaminsäure *w*; **fluohydric** ~ Fluorwasserstoffsäure *w*; **fluoric** ~ Flußsäure *w*; **fluoroacetic** ~ Fluoressigsäure *w*; **fluosilic** ~ Fluorkieselsäure *w*; **folic** ~ Folsäure *w*, Vitamin B6 *s*; **folinic** ~ Folinsäure *w*; **formic** ~ Ameisensäure *w*; **formiminoglutamic** ~ [*abbr*] **FIGLU** Formiminoglutaminsäure *w*, FIGLU; **free fatty** ~ freie Fettsäure *w*; **fulminic** ~ Fulminsäure *w*, Knallsäure *w*; **fumaric** ~ Fumarsäure *w*; **fusidic** ~ Fusidinsäure *w*; **fytic** ~ Fytinsäure *w*;
gaidic ~ Gaidinsäure *w*; **galactonic** ~ Galaktonsäure *w*; **galacturonic** ~ Galakturonsäure *w*; **gallic** ~ Gallussäure *w*; **gallotannic** ~ Gerbsäure *w*, Tannin *s*; **gambogic** ~ Gambogiasäure *w*; **gamma-aminobutyric** ~ [*abbr*] **GABA** Gamma-Amino-Buttersäure *w*, GABA; **gastric** ~ Magensäure *w*; **gentianic** ~ Gentianasäure *w*; **gentisic** ~ Gentisinsäure *w*, Dihydroxybenzoesäure *w*; α-**glucoheptonic** ~ Glukoheptonsäure *w*; **gluconic** ~ Glukonsäure *w*; **glucuronic** ~ Glukuronsäure *w*; **glutamic** ~ Glutaminsäure *w*; **glutaric** ~ Glutarsäure *w*; **glyceric** ~ Glyzerinsäure *w*; **glycerophsophoric** ~ Glyzerinphosphorsäure *w*; **glycocholic** ~ Glykocholsäure *w*; **glycollic** ~ Glykolsäure *w*; **glycoluric** ~ Glykolursäure *w*; **glycosuric** ~ Glykosursäure *w*, Homogentisinsäure *w*; **glycuronic** ~ Glukuronsäure *w*; **glycyrrhizic** ~ Glycyrrhizin *s*; **glyoxylic** ~ Glyoxalsäure *w*; **gorlic** ~ Gorlsäure *w*; **guanidylacetic** ~ Guanidylessigsäure *w*; **guanylic** ~ Guanylsäure *w*; **gulonic** ~ Gulonsäure *w*; **gynocardic** ~ Gynokardsäure *w*;
haloid ~ Halogensäure *w*; **helvellic** ~ Helvellasäure *w*; **helvolic** ~ Helvolinsäure *w*; **hemipinic** ~ Hemipinsäure *w*; **heptaiodoic** ~ Perjodsäure *w*; **heptanoic** ~ Önanthensäure *w*; **heptylic** ~ Heptylsäure *w*; **hexonic** ~ Hexonsäure *w*; **hexosediphosphoric** ~ Hexosediphosphorsäure *w*; **hippuric** ~ Hippursäure *w*; **homogentisic** ~ Homogentisinsäure *w*; **homophthalmic** ~ Homophthalsäure *w*; **homopiperidinic** ~ Homopiperidinsäure *w*; **homovanillic** ~ Homovanillinsäure *w*; **humic** ~ Huminsäure *w*; **hyaluronic** ~ Hyaluronsäure *w*; **hydantoic** ~ Hydantoinsäure *w*; **hydracrylic** ~ Hydracrylsäure *w*, Äthylenacrylsäure *w*; **hydrazoic** ~ Stickstoffwasserstoffsäure *w*; **hydrobromic** ~ Bromwasserstoffsäure *w*; **hydrochloric** ~ Salzsäure *w*; **hydrocumaric** ~ Hydrokumarinsäure *w*; **hydrocyanic** ~ Blausäure *w*, Zyanwasserstoffsäure *w*; **hydrofluoric** ~ Fluorwasserstoffsäure *w*; **hydrofluosilic** ~ Kieselfluorwasserstoffsäure *w*; **hydroquinone-acetic** ~ Homogentisinsäure *w*; **hydrosulfuric** ~ Schwefelwasserstoffsäure *w*; **hydroxyacetic** ~ Hydroxyessigsäure *w*; p-**hydroxybenzoic** ~ Parahydroxybenzoesäure *w*; **hydroxybutyric** ~ Hydroxybuttersäure *w*; **hydroxy-n-decanoic** ~ Hydroxykaprinsäure *w*; **hydroxyethanoic** ~ Glykolsäure *w*; **hydroxyglutamic** ~ Hydroxyglutaminsäure *w*; **5-hydroxyindoleacetic** ~ 5-Hydroxyindolessigsäure *w*; **hydroxymethoxybenzoic** ~ Hydroxymethoxybenzoesäure

w, Vanillinsäure *w*; **hydroxynaphthoic** ~ Hydroxynaphthoesäure *w*; **hydroxyphenylaminopropionic** ~ Tyrosin *s*; **2-hydroxypropionic** ~ Milchsäure *w*; **hydroxystearic** ~ Hydroxystearinsäure *w*; **hydroxytetracosanic** ~ Hydroxytetrakosanosäure *w*; **hyodeoxycholic** ~ Hyodesochycholsäure *w*; **hypobromeous** ~ unterbromige Säure *w*; **hypochlorous** ~ unterchlorige Säure *w*; **hypogeic** ~ Hypogäasäure *w*; **hyponitrous** ~ untersalpetrige Säure *w*; **hypophosphoric** ~ unterphosphorige Säure *w*; **hyposulphorous** ~ unterschweflige Säure *w*; **hypoxanthylic** ~ Inosinsäure *w*; **ichthyolsulfonic** ~ Ichthyolsulfonsäure *w*; **idonic** ~ Idonsäure *w*; **indolacetic** ~ Indolessigsäure *w*; **indopropionic** ~ Indopropionsäure *w*; **indoxylic** ~ Indoxylsäure *w*; **infectious nucleic** ~ infektiöse Nukleinsäure *w*; **inorganic** ~ anorganische Säure *w*; **inosinic** ~ Inosinsäure *w*, Inosinmonophosphat *s*; **iobenzamic** ~ Iobenzaminsäure *w*; **iocarmic** ~ Iocarminsäure *w*; **iocetamic** ~ Iocetaminsäure *w*; **iodic** ~ Jodsäure *w*; **iodipamic** ~ Iodipamid *s*; **iodoalphionic** ~ Jodalphionsäure *w*; **iodogorgoric** ~ Jodgorgosäure *w*, Dijodtyrosin *s*; **iodopanoic** ~ Jopanoesäure *w*, Iodopansäure *w*; **iodosalicylic** ~ Jodsalizylsäure *w*; **iodoxamic** ~ Iodoxaminsäure *w*; **iodoxybenzoic** ~ Jodbenzoesäure *w*; **ioglycamic** ~ Ioglycaminsäure *w*; **ioglycic** ~ Ioglicinsäure *w*; **iopanoic** ~ Iodopansäure *w*; **iotalamic** ~ Iotalaminsäure *w*; **iotroxic** ~ Iotroxinsäure *w*; **ioxaglic** ~ Ioxaglinsäure *w*; **ioxitalamic** ~ Ioxitalaminsäure *w*; **iridic** ~ Iridinsäure *w*; **isethionic** ~ Isethionsäure *w*, Hydroxyethansulfonsäure *w*; **isoamylethylbarbituric** ~ Amobarbital *s*; **isobutylaminoacetic** ~ Leuzin *s*; **isobutyric** ~ Isobuttersäure *w*; **isocitric** ~ Isozitronensäure *w*; **isoerucic** ~ Brassidinsäure *w*; **isolysergic** ~ Isolysergsäure *w*; **isonicotinic** ~ Isonikotinsäure *w*; **isopentoic** ~ Isovaleriansäure *w*; **isopropylaminoacetic** ~ Valin *s*; **isosaccharic** ~ Isosaccharinsäure *w*; **isovaleric** ~ Isovaleriansäure *w*; **jervaic** ~ Jervasäure *w*; **juglonic** ~ Juglonsäure *w*;

kainic ~ Kainsäure *w*; **keto** ~ Ketonsäure *w*; **ketocholanic** ~ Ketocholansäure *w*; **ketoglutaric** ~ Ketoglutarsäure *w*; **ketopropionic** ~ Ketopropionsäure *w*; **ketostearic** ~ Ketostearinsäure *w*; **kinic** ~ Chinasäure *w*; **kojic** ~ Kojisäure *w*; **kynurenic** ~ Kynurensäure *w*;

lactic ~ Milchsäure *w*; **lactonic** ~ Galaktonsäure *w*; **lanoceric** ~ Lanocerinsäure *w*; **laricinolic** ~ Laricinolsäure *w*; **lauric** ~ Laurinsäure *w*; **leuconic** ~ Leuconsäure *w*; **levotartaric** ~ Linksweinsäure *w*; **levulinic** ~ Lävulinsäure *w*; **lignoceric** ~ Lignocerinsäure *w*; **linoleic** ~ Linolsäure *w*, Hanfsäure *w*; **linolic** ~ Linolsäure *w*; **lipoic** ~ Liponsäure *w*; **lithic** ~ Harnsäure *w*; **lithocholic** ~ Lithocholsäure *w*; **lysergic** ~ Lysergsäure *w*; **lyxonic** ~ Lyxonsäure *w*;

maleic ~ Maleinsäure *w*; **malic** ~ Apfelsäure *w*; **malonic** ~ Malonsäure *w*; **mandelic** ~ Mandelsäure *w*; **manganic** ~ Mangansäure *w*; **mannonic** ~ Mannonsäure *w*; **meclofenamic** ~ Meclofenaminsäure *w*; **meconic** ~ Mekonsäure *w*; **mefenamic** ~ Mefenaminsäure *w*; **melilotic** ~ Melilotsäure *w*; **melissic** ~ Melissinsäure *w*; **mellitic** ~ Mellitsäure *w*; **mercapturic** ~ Merkaptursäure *w*; **mesitylenic** ~ Mesitylensäure *w*; **mesotartaric** ~ Mesoweinsäure *w*; **metaphosphoric** ~ Metaphosphorsäure *w*; **metarsenic** ~ Metaarsensäure *w*; **metasaccharic** ~ Metazukkersäure *w*; **metastannic** ~ Metazinnsäure *w*; **methionic** ~ Methionsäure *w*; **3-methoxy-4-hydroxymandelic** ~ Vanillinmandelsäure *w*; **methyguanidinoacetic** ~ Methylguanidinoessigsäure *w*, Kreatin *s*; **methylhydantoic** ~ Methylhydantoinsäure *w*; **methylmaleic** ~ Zitrakonsäure *w*; **methylmalonic** ~ Methylmalonsäure *w*; **methylprotocatechuic** ~ Vanillinsäure *w*; **methylsuccinic** ~ Methylbernstein-

acid, molybdenic

säure *w*; **molybdenic** ~ Molybdänsäure *w*; **monoamindicarboxylic** ~ Monoaminodikarboxylsäure *w*; **monobasic** ~ monobasische Säure *w*; **monochloracetic** ~ Chloressigsäure *w*; **mucic** ~ Schleimsäure *w*; **mucoitin-sulfuric** ~ Mukoitinschwefelsäure *w*; **muconic** ~ Mukonsäure *w*; **muramic** ~ Muraminsäure *w*; **muriatic** ~ Salzsäure *w*; **mycolic** ~ Mycolsäure *w*; **myristic** ~ Myristinsäure *w*; **myronic** ~ Myronsäure *w*; **nalidixic** ~ Nalidixinsäure *w*; **naphtholdisulfonic** ~ Naphtholdisulfonsäure *w*; **naphtholsulfonic** ~ Naphtholsulfonsäure *w*; **naphthylaminosulfonic** ~ Naphthylaminosulfonsäure *w*; **nervonic** ~ Nervonsäure *w*; **neuraminic** ~ Neuraminsäure *w*; **nicotinic** ~ Nikotinsäure *w*; **nicotinuric** ~ Nikotinursäure *w*; **nitric** ~ Salpetersäure *w*; **nitrosonitric** ~ rauchende Salpetersäure *w*; **nitrous** ~ salpetrige Säure *w*; **nitroxanthic** ~ Trinitrophenol *s*; **nonesterified fatty** ~ unveresterte Fettsäure *w*; **normal** ~ Normalsäure *w*; **normal fatty** ~ normale Fettsäure *w*; **norpinic** ~ Norpinsäure *w*; **nucleic** ~ Nukleinsäure *w*; **nucleinic** ~ Nukleinsäure *w*;
octanoic ~ Kaprylsäure *w*; **oenanthylic** ~ Önanthensäure *w*; **olefinic** ~ Olefinsäure *w*; **oleic** ~ Ölsäure *w*; **opianic** ~ Narkotinsäure *w*; **organic** ~ organische Säure *w*; **ornithuric** ~ Ornithursäure *w*; **orotic** ~ Orotsäure *w*; **orsellinic** ~ Orsellinsäure *w*; **orthoarsenic** ~ Arsensäure *w*; **orthohydroxybenzoic** ~ Salizylsäure *w*; **orthooxybenzoic** ~ Salizylsäure *w*; **orthophosphoric** ~ Phosphorsäure *w*; **osmic** ~ Osmiumsäure *w*; **oxalic** ~ Oxalsäure *w*; **oxaloacetic** ~ Oxalessigsäure *w*; **oxaluric** ~ Oxalursäure *w*; **oxamic** ~ Oxaminsäure *w*; **oxomalonic** ~ Mesoxalsäure *w*; **oxolinic** ~ Oxolinsäure *w*; **oxyacetic** ~ Glykolsäure *w*; **oxybenzoic** ~ Salizylsäure *w*; **oxybutyric** ~ Hydroxybuttersäure *w*; **oxynaphthoic** ~ Oxynaphthoesäure *w*; **oxynervonic** ~ Oxynervonsäure *w*; **oxyphenylacetic** ~ Hydroxyphenylessigsäure *w*; **oxypropionic** ~ Oxypropionsäure *w*, Milchsäure *w*; **oxytoluic** ~ Kresotsäure *w*;
palmitic ~ Palmitinsäure *w*; **palmitoleic** ~ Palmitoleinsäure *w*; **pantothenic** ~ Pantothensäure *w*; **para-aminobenzoic** ~ p-Aminobenzoesäure *w*; **para-aminohippuric** ~ p-Aminohippursäure *w*; **para-aminosalicylic** ~ [*abbr*] **PAS** Para-Aminosalizylsäure *w*, PAS; **parabanic** ~ Parabansäure *w*; **parahydroxyhydratropic** ~ Hydrocumarsäure *w*; **parahydroxyphenylacetic** ~ Hydroxyphenylessigsäure *w*; **parahydroxyphenylglycolic** ~ Hydroxymandelsäure *w*; **parahydroxyphenylpropionic** ~ Parahydroxyphenylpropionsäure *w*; **paralactic** ~ Paramilchsäure *w*; **pararosolic** ~ Pararosolsäure *w*, Aurin *s*; **paratartaric** ~ Paraweinsäure *w*; **pelargonic** ~ Pelargonsäure *w*; **penicillanic** ~ Penizillansäure *w*; **penicillenic** ~ Penizillensäure *w*; **pentacosanic** ~ Pentakosansäure *w*, Tetrakosankarbonsäure *w*; **pentanoic** ~ Valeriansäure *w*; **pentosenucleic** ~ Ribonukleinsäure *w*; **peracetic** ~ Peressigsäure *w*; **perboric** ~ Perborsäure *w*; **perchloric** ~ Perchlorsäure *w*; **periodic** ~ Perjodsäure *w*; **permanganic** ~ Permangansäure *w*; **perosmic** ~ Überosmiumsäure *w*; **peroxyacetic** ~ Peressigsäure *w*; **persulfuric** ~ Perschwefelsäure *w*; **petroselinic** ~ Petroselinsäure *w*, 6-Oktadezenosäure *w*; **phenaceturic** ~ Phenacetursäure *w*; **phenic** ~ Karbolsäure *w*, Phenol *s*; **phenylacetic** ~ Phenylessigsäure; **β-phenyl-α-aminopropionic** ~ Aminophenylpropionsäure *w*, Phenylalanin *s*; **phenylcinchoninic** ~ Phenylchinolinkarbonsäure *w*, Cinchophen *s*; **phenylethylbarbituric** ~ Phenyläthylbarbitursäure *w*, Phenobarbital *s*; **phenylglycolic** ~ Mandelsäure *w*; **phenylglucuronic** ~ Phenylglukuronsäure *w*; **phenylic** ~ Phenol *s*; **phenyllactic** ~ Phenylmilchsäure *w*; **phenylmercapturic** ~ Phenylmerkaptansäure *w*; **phenylpropionic** ~ Phenylpropionsäure

acid, sulfocyanic

w; **phenylpyruvic** ~ Phenylbrenztraubensäure *w;* **phenylsalicylic** ~ Phenylsalizylsäure *w;* **phloretic** ~ Hydrocumarinsäure *w;* **phocenic** ~ Isovaleriansäure *w;* **2-phosphoglyceric** ~ Phosphoglyzerinsäure *w;* **phosphomolybdic** ~ Phosphomolybdänsäure *w;* **phosphoric** ~ Phosphorsäure *w;* **phosphorous** ~ phosphorige Säure *w;* **phosphotungstic** ~ Phosphorwolframsäure *w;* **phrenosinic** ~ Phreosinsäure *w;* **phthalic** ~ Phthalsäure *w;* **physetoleic** ~ Physetolsäure *w;* **phytic** ~ Phytinsäure *w;* **picramic** ~ Pikraminsäure *w;* **picric** ~ Pikrinsäure *w*, Trinitrophenol *s;* **picronitric** ~ Trinitrophenol *s;* **pimaric** ~ Pimarsäure *w;* **pimelic** ~ Pimelinsäure *w;* **pipecolinic** ~ Pipecolinsäure *w;* **pipemedic** ~ Pipemidsäure *w;* **piperic** ~ Piperidinsäure *w;* **piperidic** ~ Piperidinsäure *w;* **piromidic** ~ Piromidsäure *w;* **pivalic** ~ Pivalinsäure *w;* **plasmonucleic** ~ Ribonukleinsäure *w;* **polybasic** ~ polybasische Säure *w;* **polygalic** ~ Propiolsäure *w;* **polyunsaturated fatty** ~ mehrfach ungesättigte Fettsäure; **propargylic** ~ Propargylsäure *w*, Propiolsäure *w;* **propiolic** ~ Propiolsäure *w;* **propionic** ~ Propionsäure *w;* **propionylsalicylic** ~ Propionylsalizylsäure *w;* **protocatechuic** ~ Protokatechusäure *w;* **prussic** ~ Blausäure *w*, Zyanwasserstoffsäure *w;* **pseudouridylic** ~ Pseudouridylsäure *w;* **pteroic** ~ Pteroinsäure *w;* **pteroylglutamic** ~ Pteroylglutaminsäure *w;* **puberulonic** ~ Puberulonsäure *w;* **purpuric** ~ Purpursäure *w;* **pyridoxic** ~ Pyridoxinsäure *w;* **pyroarsenic** ~ Pyroarsensäure *w;* **pyroboric** ~ Pyroborsäure *w*, Tetraborsäure *w;* **pyrocinchonic** ~ Pyrocinchonsäure *w*, Dimethylmaleinsäure *w;* **pyrocitric** ~ Zitrakonsäure *w;* **pyroglutamic** ~ Pyroglutaminsäure *w*, 5-Oxoprolin *s;* **pyroligneous** ~ Holzessig *w;* **pyrophosphoric** ~ Pyrophosphorsäure *w;* **pyroracemic** ~ Benztraubensäure *w;* **pyrosulfuric** ~ rauchende Schwefelsäure *w;* **pyrotartaric** ~ Methylbernsteinsäure *w;* **pyrrolidinecarboxylic** ~ Pyrrolidinkarbonsäure *w*, Prolin *s;*
quercitannic ~ Eichengerbsäure *w;* **quillaic** ~ Quillajasäure *w;* **quinaldinic** ~ Chinaldinsäure *w;* **quinic** ~ Chinasäure *w;* **quinisatinic** ~ Chinisatinsäure *w;* **quinolinic** ~ Chinolinsäure *w;* **quinovic** ~ Chinovasäure *w;*
racemic ~ Traubensäure *w;* **retinoic** ~ Retinsäure *w;* **rhodanic** ~ Thiozyanatsäure *w*, Rhodanin *s;* **ribonic** ~ Ribonsäure *w;* **ribonucleic** ~ [*abbr*] RNA Ribonukleinsäure *w*, RNS; **ribosomal ribonucleic** ~ ribosomale Ribonukleinsäure *w;* **ricinoleic** ~ Rizinolsäure *w;* **rosolic** ~ Rosolsäure *w*, Aurin *s;* **ruberythric** ~ Ruberythrinsäure *w;*
saccharic ~ Zuckersäure *w;* **saccharonic** ~ Saccharonsäure *w;* **sacheric** ~ Sachersäure *w;* **salicylacetic** ~ Salizylessigsäure *w;* **salicylic** ~ Salizylsäure *w;* **salicyloacetic** ~ Salizylessigsäure *w;* **salicylous** ~ salizylige Säure *w;* **salicylsalicylic** ~ Disalicylsäure, Salsalat *s;* **salicylsulfonic** ~ Sulfosalizylsäure *w;* **salicyluric** ~ Salizylursäure *w;* **santoninic** ~ Santoninsäure *w*, Santonin *s;* **sarcolactic** ~ Muskelmilchsäure *w;* **saturated fatty** ~ gesättigte Fettsäure *w;* **sclerotic** ~ Sklerotinsäure *w;* **sebacic** ~ Sebacinsäure *w*, Dekandiosäure *w;* **selenic** ~ Selensäure *w;* **selenous** ~ selenige Säure *w;* **shikimic** ~ Shikimisäure *w;* **sialic** ~ Sialinsäure *w;* **silicic** ~ Kieselsäure *w;* **silicotungstic** ~ Kieselwolframsäure *w;* **sinapic** ~ Sinapinsäure; **sorbic** ~ Sorbinsäure *w;* **stannic** ~ Zinnsäure *w;* **stearic** ~ Stearinsäure *w*, Talgsäure *w;* **stearolic** ~ Stearolsäure *w*, 9-Oktadezynosäure *w;* **suberic** ~ Korksäure *w*, Oktandiosäure *w;* **succinic** ~ Bernsteinsäure *w;* **sulfacetic** ~ Azetylsalizylsäure *w;* **sulfaloxic** ~ Sulfaloxinsäure *w;* **sulfaminic** ~ Sulfaminsäure *w;* **sulfanilic** ~ p-Aminobenzensulfonsäure *w;* **sulfhydric** ~ Hydrogensulfid *s;* **sulfichthyolic** ~ Ichthyolsulfonsäure *w;* **sulfinic** ~ Sulfinsäure *w;* **sulfocyanic** ~

acid, sulfoichthyolic

Schwefelzyanwasserstoffsäure *w*; **sulfoichthyolic** ~ Ichthyolsulfonsäure *w*; **sulfonic** ~ Sulfonsäure *w*; **sulforicinic** ~ Sulforizinolsäure *w*; **sulfosalicylic** ~ Sulfosalizylsäure *w*; **sulfovinic** ~ Äthylschwefelsäure *w*; **sulfuric** ~ Schwefelsäure *w*; **sulfurous** ~ schweflige Säure *w*; **talonic** ~ Talonsäure *w*; **tannic** ~ Gerbsäure *w*; **tariric** ~ Taririnsäure *w*; **tartaric** ~ Weinsäure *w*; **tartronic** ~ Tartronsäure *w*; **taurocholic** ~ Taurocholsäure *w*; **taurylic** ~ Taurylsäure *w*; **telluric** ~ tellurige Säure *w*; **terrestric** ~ Terrestrinsäure *w*; **tetraboric** ~ Tetraborsäure *w*; **tetracosanic** ~ Tetracosansäure *w*; **tetrahydrofolic** ~ Tetrahydrofolsäure *w*; **tetraiodothyroacetic** ~ Tetrajodthyroessigsäure *w*; **thioacetic** ~ Thioessigsäure *w*; **β-thio-α- aminopropionic** ~ Zystein *s*; **thiobarbituric** ~ Thiobarbitursäure *w*; **thioctic** ~ Thioctinsäure *w*; **thiocyanic** ~ Thiozyansäure *w*; **thiolactic** ~ Thiomilchsäure *w*; **thionic** ~ Thionsäure *w*; **thiopyruvic** ~ Thiobrenztraubensäure *w*; **thiosalicylic** ~ Thiosalizylsäure *w*; **thiosulfuric** ~ Thioschwefelsäure *w*; **thiuretic** ~ Thioessigsäure *w*; **thyminic** ~ Thyminsäure *w*; **tiaprofenic** ~ Tiaprofensäure *w*; **tiglic** ~ Tiglinsäure *w*; **toluic** ~ Toluensäure *w*; **tranexamic** ~ Tranexamsäure *w*; **traumatic** ~ Dodezendiosäure *w*; **tribasic** ~ tribasische Säure *w*; **trichloroacetic** ~ Trichloressigsäure *w*; **trichloroethylglucuronic** ~ Urochloralsäure *w*; **tricyanic** ~ Trizyansäure *w*; **trihydroxybenzoic** ~ Gallsäure *w*; **trihydroxycholic** ~ Cholsäure *w*; **trimethylaminoacetic** ~ Trimethylaminoessigsäure *w*; **tropic** ~ Tropasäure *w*; **tungstic** ~ Wolframsäure *w*;
undecenoic ~ Undecylensäure *w*; **unesterified fatty** ~ freie Fettsäure *w*; **unsaturated fatty** ~ ungesättigte Fettsäure *w*; **uramilic** ~ Uramilsäure *w*; **uraminoacetic** ~ Glykolursäure *w*; **uraminobenzoic** ~ Uraminobenzoesäure *w*; **uraminotauric** ~ Uraminotaurinsäure *w*; **uric** ~ Harnsäure *w*; **uridylic** ~ Uridylsäure *w*; **urobenzoic** ~ Hippursäure *w*; **urocanic** ~ Urokaninsäure *w*; **urochloric** ~ Urochloralsäure *w*; **uroferric** ~ Uroferrinsäure *w*; **uroleucic** ~ Uroleuzinsäure *w*; **uronic** ~ Uronsäure *w*; **ursolic** ~ Ursolsäure *w*, Urson *s*; **uvitic** ~ Uvitinsäure *w*;
valerianic ~ Valeriansäure *w*; **valeric** ~ Valerinsäure *w*; **valproic** ~ Valproinsäure *w*; **vanadic** ~ Vanadinsäure *w*; **vanillic** ~ Vanillinsäure *w*; **vanillylmandelic** ~ Vanillinmandelsäure *w*; **veratric** ~ Veratrinsäure *w*; **violuric** ~ Violursäure *w*; **vitrolic** ~ Schwefelsäure *w*; **vulpic** ~ Vulpinsäure *w*, Chrysopikrin *s*;
xanthic ~ Xantheinsäure *w*; **xanthogenic** ~ Xantheinsäure *w*; **xanthoproteic** ~ Xanthoproteinsäure *w*; **xanthurenic** ~ Xanthurensäure *w*; **xanthylic** ~ Xanthylsäure *w*; **xylic** ~ Xylylsäure *w*; **yohimbic** ~ Yohimbinsäure *w*; **zoomaric** ~ Zoomarinsäure *w*; **zymonic** ~ Zymonsäure *w*; 2. sauer.

acid amide: Säureamid *s*.
acid anhydride: Säureanhydrid *s*.
acid azide: Säureazid *s*.
acid-base balance: Säure-Basen-Haushalt *m*, Säure-Basen-Gleichgewicht *s*.
acid capacity: Azidität *w*.
acid carbonate: Bikarbonat *s*.
acid cell: Belegzelle *w*.
acid chloride: Säurechlorid *s*.
acid cleavage: Säurespaltung *w*.
acid corrosion: Säureverätzung *w*.
acid dye: Säurefärbung *w*.
acidemia/*n*: Azidose *w*, Azidämie *w*; **methylmalonic** ~ Methylmalonazidurie *w*; **propionic** ~ Propionazidämie *w*.
acid-etch: absäuern.
acid exchanger: Säureaustauscher *m*.
acid-fast: säurefest.
acid fermentation: Säuregärung *w*.
acid fuchsine: Säurefuchsin *s*.
acid hydrate: Säurehydrat *s*, Hydratsäure *w*.
acid hydrolysis: Säurehydrolyse *w*, saure Hydrolyse *w*.
acidic/*adj*: sauer.

acidification/*n*: Ansäuerung *w*.
acidify/*vb*: ansäuern.
acidimeter/*n*: Azidimeter *s*.
acid-inhibiting agent: Antazidum *s*.
aciditiy/*n*: Azidität *w*.
aciditiy bacteria: Säurebakterien.
acid lability test: Säurelabilitätstest *m*.
acid-like: säureartig.
acid lithium carbonate: Lithiumbikarbonat *s*.
acid number: Säurezahl *w*.
acidocyte/*n*: Eosinophiler *m*.
acidocytopenia/*n*: Eosinopenie *w*.
acidocytosis/*n*: Eosinophilie *w*.
acidogenesis/*n*: Essigsäurebildung *w*.
acidol/*n*: Azidol *s*.
acidometer/*n*: Azidimeter *s*.
acidomycin/*n*: Acidomycin *s*.
acidophile/*n, adj*: 1. eosinophiler Leukozyt *m*; 2. azidophil, oxyphil.
acidoresistant/*adj*: säurebeständig.
acidosis/*n*: Azidose *w*; **classical renal tubular** ~ renale tubuläre Azidose *w*; **compensated** ~ kompensierte Azidose *w*; **diabetic** ~ diabetische Ketoazidose *w*; **distal renal tubular** ~ renale tubuläre Azidose *w*; **hypercapnic** ~ respiratorische Azidose *w*; **hyperchloremic** ~ hyperchlorämische Azidose *w*; **infantile renal tubular** ~ infantile tubuläre Azidose *w*; **lactic** ~ Laktatazidose *w*; **metabolic** ~ metabolische Azidose *w*; **renal tubular** ~ renale tubuläre Azidose *w*; **respiratory** ~ respiratorische Azidose *w*; **uremic** ~ urämische Azidose *w*.
acidotic/*adj*: azidotisch, Azidose-.
acidotolerant/*adj*: säurebeständig.
acid phosphatase: saure Phosphatase *w*.
acid-proof: säurefest.
acid proton: Säureproton *s*.
acid resistance: Säureresistenz *w*, Säurebeständigkeit *w*.
acid sodium citrate: Dinatriumcitrat *s*.
acid soluble: säurelöslich.
acid sulfate: Bisulfat *s*, Hydrogensulfat *s*.
acid susceptibility: Säureempfindlichkeit *w*.

acid tartrate: Bitartrat *s*.
aciduria/*n*: Azidurie *w*; **argininosuccinic** ~ Argininosukzinurie *w*; **glutaric** ~ Glutarsäureausscheidung im Urin; **glyceric** ~ Oxalose *w*; **methylmalonic** ~ Methylmalonazidurie *w*; **orotic** ~ Orotazidurie *w*; **xanthurenic** ~ Xanthurensäureausscheidung im Urin.
acid value: Säurezahl *w*.
acid vaseline, boric: Borvaseline *w*.
acinar/*adj*: Azinus-.
acinesia/*n*: Akinesie *w*.
acinic/*adj*: Azinus-.
aciniform/*adj*: azinös.
acinotubular/*adj*: tubuloazinös.
acinus/*n*: Azinus *m*.
Ackerman's tumor: Keratoakanthom *s*.
acknowledgement/*n*: Anerkennung *w*.
aclarubicin/*n*: Aclarubicin *s*.
aclasis/*n*: Aklasie *w*.
aclastic/*adj*: nicht brechend.
acleistocardia/*n*: offenes Foramen ovale *s*.
acme/*n*: Akme *w*, Höhepunkt *m*.
acme of contraction: Wehenhöhepunkt *m*.
acne/*n*: Akne *w*; **adolescent** ~ juvenile Akne *w*; **androgenetic** ~ androgenetische Akne *w*; **apocrine** ~ Hidradenitis suppurativa; **common** ~ Acne vulgaris; **systemic** ~ Acne fulminans.
acnegen/*n*: Aknegen *s*.
acne papule: Finne *w*.
acne pinealis: Pechhaut *w*.
acne rosacea: Rosacea *w*.
acnitis/*n*: Acne agminata.
acoasma/*n*: Akoasma *s*.
acoelomate/*adj*: ohne Zölom.
acognosia/*n*: Studium der Heilmittel *s*.
acoine/*n*: Akoin *s*.
acomplementemia/*n*: Komplementmangel *m*.
aconin/*n*: Akonin *s*.
aconitase/*n*: Akonitase *w*.
aconite/*n*: Akonit *s*.
aconitine/*n*: Akonitin *s*.
aconuresis/*n*: Harninkontinenz *w*.
acor/*n*: Bitterkeit *w*, Azidität *w*.
acorea/*n*: Akorie *w*.

Acosta's disease

Acosta's disease: Acosta-Krankheit *w*, Höhenkrankheit *w*.
acoumeter/*n*: Audiometer *s*.
acousma/*n*: Akoasma *s*.
acousmatognosia/*n*: akustische Agnosie *w*.
acoustic/*n, adj*: 1. Akustik *w*; 2. akustisch, Gehör-.
acoustics/*n*: Akustik *w*.
acquiescence/*n*: Zustimmung *w*.
acquire/*vb*: erwerben.
acquired/*adj*: erworben.
acquirement of tolerance: Gewöhnung *w*.
acquisition/*n*: Erwerb *m*, Aneignung *w*.
acr-: Akro-.
acragnosis/*n*: Akroagnosie *w*.
acral/*adj*: akral, Akro-.
acrania/*n*: Akranie *w*.
acraturesis/*n*: muskulär bedingte Blasenentleerungsstörung *w*.
acrid/*adj*: ätzend, scharf.
acridinamin/*n*: Akridinamin *s*.
acridine/*n*: Akridin *s*.
acridine dye: Akridinfarbstoff *m*.
acridine orange: Akridinorange *s*.
acriflavine/*n*: Akriflavin *s*; **acid** ~ Akriflavinhydrochlorid *s*.
acrimony/*n*: Schärfe *w*, Bitterkeit *w*.
acritical/*adj*: ohne Krise.
acroagnosia/*n*: Akroagnosie *w*.
acroblast/*n*: Akroblast *m*.
acrobrachycephaly/*n*: Akrobrachyzephalie *w*.
acrobystia/*n*: Vorhaut *w*, Praeputium penis.
acrocentric/*adj*: akrozentrisch.
acrocephalopolysyndactyly/*n*: Akrozephalopolysyndaktylie *w*, Apert-Syndrom *s*.
acrocephaly/*n*: Akrozephalie *w*.
acrochordon/*n*: Akrochordon *s*.
acrocinesia/*n*: anomale Beweglichkeit *w*.
acrocyanosis/*n*: Akrozyanose *w*.
acrodermatitis/*n*: Akrodermatitis *w*.
acrodermatosis/*n*: Dermatose im Bereich der Extremitäten *w*.
acrodynia/*n*: Akrodynie *w*, Feer-Krankheit *w*.
acrodysplasia/*n*: Akrodysplasie *w*.
acrogeria/*n*: Akrogerie *w*.
acrognosia/*n*: Akrognosie *w*.
acrohypothermy/*n*: Hypothermie der Extremitäten *w*.
acrokeratoelastoidosis/*n*: Akrokeratoelastoidosis *w*.
acrokeratosis/*n*: Akrokeratose *w*.
acromakria/*n*: Arachnodaktylie *w*.
acromastitis/*n*: Brustwarzenentzündung *w*.
acromegalogigantism/*n*: akromegaler Riesenwuchs *m*.
acromegaly/*n*: Akromegalie *w*, Marie-Krankheit *w*.
acromelia/*n*: Akromelie *w*.
acromioclavicular/*adj*: akromioklavikulär.
acromiocoracoid/*adj*: akromiokorakoidal.
acromiohumeral/*adj*: akromiohumeral.
acromion/*n*: Akromion *s*.
acronionectomy/*n*: Akromionresektion *w*.
acromioscapular/*adj*: akromioskapular.
acroneurosis/*n*: Akroneurose *w*.
acronym/*n*: Akronym *s*.
acroosteolysis/*n*: Akroosteolyse *w*.
acroosteolysis syndrome: Akroosteolysesyndrom *s*.
acropachy/*n*: Akropachie *w*.
acroparalysis/*n*: Lähmung einer Extremität *w*.
acroparesthesia/*n*: Akroparästhesie *w*.
acropathy/*n*: Erkrankung der Extremität.
acrophobia/*n*: Höhenangst *w*.
acrosclerosis/*n*: Akrosklerose *w*, Sklerodaktylie *w*.
acrosomal/*adj*: akrosomal.
acrosome/*n*: Akrosom *s*.
acrospiroma, eccrine: Hidroadenom *s*, ekkrines Akrospiron *s*, Porosyringom *s*.
acroteric/*adj*: Akren-.
acrotic/*adj*: pulslos.
acrotism/*n*: Pulslosigkeit *w*.
acrotrophodynia/*n*: Akrotrophodynie *w*.
acrotrophoneurosis/*n*: Akrotrophoneurose *w*.

acrylamide/*n*: Akrylamid *s*.
acrylate/*n*: Akrylharz *s*.
acrylic/*adj*: Akryl-.
acrylonitrile/*n*: Akrylnitril *s*.
act/*n, vb: 1. Akt m*, Handlung *w*; **compulsive** ~ Zwangshandlung *w*; **imperious** ~ Zwangshandlung *w*; 2. handeln.
ACTH [*abbr*] **adrenocorticotropic hormone**: adrenokortikotropes Hormon *s*, ACTH.
ACTH releasing factor: ACTH-Releasingfaktor *m*.
ACTH simulation test: ACTH-Test *m*.
ACTH syndrome, ectopic: Syndrom der ektopen ACTH-Sekretion *w*.
actin/*n*: Aktin *s*.
actin filament: Aktinfilament *s*.
actinic/*adj*: aktinisch, Strahlen-, Aktino-.
actinide/*n*: Aktinid *s*.
actiniform/*adj*: strahlenförmig.
actinin/*n*: Aktinin *s*, β-Butyrobetain *s*.
actinium [*abbr*] **Ac**: Actinium *s*, Ac.
actinobacillus/*n*: Actinobacillus *m*.
actinodermatitis/*n*: Strahlendermatitis *w*.
actinometer/*n*: Aktinometer *s*, Strahlenmesser *m*.
actinomycet: Actinomyzet *m*.
actinomycin/*n*: Actinomycin *s*, Aktinomyzin *s*.
actinomycin D: Dactinomycin *s*.
actinomycoma/*n*: Aktinomyzetom *s*.
actinomycosis/*n*: Aktinomykose *w*; **cervicofacial** ~ zervikofaziale Aktinomykose *w*.
actinon/*n*: Aktinon *s*.
actinophytosis/*n*: Botryomykose *w*.
actinotherapy/*n*: Strahlentherapie *w*, Lichttherapie *w*.
action/*n*: Aktion *w*, Handlung *w*, Tat *w*, Vorgang *w*, Wirkmechanismus *m*; **adipokinetic** ~ Adipokinese *w*; **automatic** ~ Automatismus *m*; **ciliary** ~ Flimmerbewegung *w*; **compulsive** ~ Zwangshandlung *w*; **cumulative** ~ kumulative Wirkung *w*; **electrocapillary** ~ Elektrokapillarität *w*; **nicotinic** ~ nikotinartige Wirkung *w*; **impulsive** ~ Triebhandlung *w*; **reciprocal** ~ Wechselwirkung *w*, Interaktion *w*; **specific** ~ spezifischer Effekt *m*; **synergistic** ~ synergistische Wirkung *w*.
action current: Aktionspotential *s*, AP.
action mechanism: Wirkungsweise *w*, Wirkmechanismus *m*.
action motivation: Handlungsmotivation *w*.
action pattern: Handlungsstruktur *w*.
action potential: Aktionspotential *s*, AP.
action time: Wirkdauer *w*.
action tremor: Intentionstremor *m*.
activate/*vb*: aktivieren, anregen.
activated/*adj*: aktiviert.
activation/*n*: Aktivierung *w*; **metabolic** ~ Biotransformation *w*.
activation energy: Aktivierungsenergie *w*.
activation factor: Kontaktaktivierungsfaktor *m*.
activator/*n*: Aktivator *m*; **local** ~ Induktor *m*.
active/*adj*: aktiv, lebendig.
activity/*n*: Aktivität *w*, Wirksamkeit *w*; **asynchronous** ~ asynchrone elektrische Hirnaktivität *w*; **catalytic** ~ katalytische Aktivität *w*; **gross motor** ~ Grobmotorik *w*; **higher nervous** ~ zentralnervöse Aktivität *w*; **insulinlike** ~ insulinartige Wirkung *w*; **minute motor** ~ Feinmotorik *w*; **motor** ~ Motorik *w*; **optical** ~ optische Aktivität *w*; **signalizing** ~ Signalfunktion *w*.
act of range: Affekthandlung *w*.
actomyosin/*n*: Aktomyosin *s*.
actomyosin adenosine triphosphatase: Aktomyosin-Adenosin-Triphosphatase *w*.
act out/*vb*: agieren.
actual/*adj*: wirksam, gegenwärtig, Aktual-.
actuation/*n*: Bedienung *w*.
acuity/*n*: Schärfe *w*; **auditory** ~ Hörschärfe *w*; **visual** ~ Sehschärfe *w*.
acuity of color perception: Farbtüchtigkeit *w*.
acuminate/*adj*: acuminatus.
acupression/*n*: Akupressur *w*.
acupressure/*n*: Akupressur *w*.

acupuncture/*n*: Akupunktur *w*.
acusection/*n*: Schnitt mit dem elektrischen Messer.
acustic/*adj*: akustisch.
acute/*adj*: akut.
acuteness/*n*: Spitze *w*, Schärfe *w*.
acyanoblepsia/*n*: Blaublindheit *w*.
acyanotic/*adj*: azyanotisch.
acyclic/*adj*: azyklisch.
acyclovir/*n*: Azyklovir *s*.
acyesis/*n*: weibliche Sterilität *w*, Schwangerschaftslosigkeit *w*.
acylase/*n*: Azylase *w*.
acylation/*n*: Azylierung *w*.
acyl CoA: Azyl-CoA *s*.
acyl-CoA dehydrogenase: Azyl-CoA-Dehydrogenase *w*.
acyl coenzyme A: Azyl-Coenzym A *s*, Azyl-CoA.
acyl-group: Azylgruppe *w*.
acyl phosphate: Azylphosphat *s*.
AD [*abbr*] **average deviation**: mittlere Abweichung *w*.
ADA [*abbr*] **adenosine deaminase**: Adenosindesaminase *w*, ADA.
adactylia/*n*: Adaktylie *w*.
adamantinoblastoma/*n*: Ameloblastom *s*.
adamantinocarcinoma/*n*: malignes Ameloblastom *s*.
adamantinoma/*n*: Adamantinom *s*; **pituitary** ~ Kraniopharyngeom *s*.
adamantoblast/*n*: Adamantoblast *m*, Ameloblast *m*.
Adam's apple: Adamsapfel *m*.
Adam's clasp: Adam-Klammer *w*.
Adams forceps: Adams-Zange *w*.
adamsite/*n*: Diphenylaminoarsenchlorid *s*.
Adams-Stokes attack: Adams-Stokes-Syndrom *s*.
adapt/*vb*: anpassen, adaptieren.
adaptability/*n*: Anpassungsvermögen *s*.
adaptable/*adj*: anpassungsfähig.
adaptation/*n*: Anpassung *w*, Adaptation *w*; **biological** ~ biologische Anpassung *w*; **dark** ~ Dunkeladaptation *w*; **genetic** ~ genetische Anpassung *w*; **maternal** ~ mütterliche Anpassung in graviditate; **neonatal** ~ kindliche Adaptation post partum; **ocular** ~ optische Anpassung *w*; **phenotypic** ~ phänotypische Anpassung *w*; **photopic** ~ Helladaptation *w*; **retinal** ~ Netzhautadaptation *w*; **scotopic** ~ Dunkeladaptation *w*; **social** ~ soziale Anpassung *w*.
adaptation curve: Adaptationskurve *w*.
adaptation disease: Adaptationskrankheit *w*.
adaptation level: Adaptationsniveau *s*.
adaptation reflex: Fixationsreflex *m*.
adaptation syndrome, general [*abbr*] **GAS**: allgemeines Anpassungssyndrom *s*.
adaptation time: Adaptationszeit *w*.
adapter/*n*: Adapter *m*, Verbindungsstück *s*, Stopfen *m*; **optical** ~ Zwischenoptik *w*.
adapter RNA: Transfer-RNA *w*.
adaptometer/*n*: Adaptometer *s*.
ADC [*abbr*] **analog-to-digital converter**: Analog-Digital-Umwandler *m*.
add/*vb*: addieren, hinzufügen, zusetzen.
adder/*n*: Natter *w*.
addict/*n, vb*: 1. Abhängiger *m*, Süchtiger *m*; 2. abhängig sein.
addiction/*n*: Abhängigkeit *w*, Sucht *w*.
addictive/*adj*: suchterzeugend.
Addis count: Addis-Count *m*, A-Test *m*.
Addisonian crisis: Addison-Krise *w*.
Addison's anemia: Addison-Anämie *w*, perniziöse Anämie *w*.
Addison's disease: Addison-Krankheit *w*, Bronzehautkrankheit *w*.
addition/*n*: Addition *w*, Anlagerung *w*, Zusatz *m*.
additive/*n, adj*: 1. Zusatz *m*; **flavoring** ~ Geschmackszusatz *m*; 2. zusätzlich.
adducent/*adj*: adduzierend.
adduct/*vb*: adduzieren.
adduction/*n*: Adduktion *w*.
adduction fracture: Adduktionsfraktur *w*.
adductor/*n*: Adduktor *m*.
adductor canal: Adduktorenkanal *m*.
adductor reflex: Adduktorenreflex *m*.
Ade [*abbr*] **adenine**: Adenin *s*.

Adelmann's operation: Adelmann-Operation *w*.
aden-: Adeno-.
adenase/*n*: Adenase *w*.
adendritic/*adj*: adendritisch.
adenectomy/*n*: Drüsenexstirpation *w*.
adenic/*adj*: Adeno-.
adeniform/*adj*: drüsenförmig.
adenine/*n*: Adenin *s*.
adenine arabinoside: Adeninarabinosid *s*.
adenine deaminase: Adenindesaminase *w*.
adenine nucleotide: Adeninnukleotid *s*.
adenine phosphoribosyl-transferase: Adeninphosphoribosyltransferase *w*.
adenine ribosid: Adenosin *s*.
adenitis/*n*: Adenitis *w*, Drüsenentzündung *w*; **acute infectious** ~ Mononukleose *w*; **mesenteric** ~ mesenteriale Lymphadenitis *w*; **phlegmonous** ~ Drüsenphlegmone *w*; **tropical** ~ Bubo *m*, venerisches Lymphogranulom *s*.
adenoacanthoma/*n*: Adenoakanthom *s*.
adenoamygdalectomy/*n*: Adenotonsillektomie *w*.
adenoassociated/*adj*: adenoassoziiert.
adenoblast/*n*: embryonale Drüsenzelle *w*.
adenocarcinoma/*n*: Adenokarzinom *s*; **acinar** ~ Azinuszellkarzinom *s*; **follicular** ~ follikuläres Adenokarzinom *s*; **mucinous** ~ schleimbildendes Adenokarzinom *s*; **papillary** ~ papilläres Adenokarzinom *s*; **renal** ~ Nierenzellkarzinom *s*; **scirrhous** ~ Gallertkarzinom *s*.
adenocarcinoma of infancy, testicular: Dottersacktumor *m*.
adenocele/*n*: Kystadenom *s*.
adenocellulitis/*n*: Adenitis mit Bindegewebsbeteiligung *w*.
adenochondrosarcoma/*n*: Adenochondrosarkom *s*.
adenocystic/*adj*: adenozystisch.
adenocyte/*n*: Drüsenzelle *w*.
adenocytoma/*n*: Adenokystom *s*.
adenoepithelioma/*n*: adenosquamöses Karzinom *s*.

adenoma, tubular

adenofibroma/*n*: Adenofibrom *s*.
adenogenesis/*n*: embryonale Drüsenentwicklung *w*.
adenography/*n*: Adenographie *w*.
adenohypophyseal/*adj*: adenohypophysär.
adenohypophysis/*n*: Adenohypophyse *w*.
adenoid/*n*: Rachenmandel *w*.
adenoidectomy/*n*: Adenotomie *w*.
adenoidism/*n*: Adenoidismus *m*.
adenoiditis/*n*: Rachenmandelentzündung *w*.
adenolipoma/*n*: Lipoadenom *s*.
adenolymphoma/*n*: Adenolymphom *s*, Warthin-Tumor *m*.
adenoma/*n*: Adenom *s*; **acidophil** ~ eosinophiles Adenom *s*; **adrenocortical** ~ Nebennierenadenom *s*; **apocrine** ~ Hidroadenom *s*; **basophil** ~ basophiles Adenom *s*; **bronchial** ~ Bronchusadenom *s*; **chromophobe** ~ chromophobes Adenom *s*; **cystic** ~ zystisches Adenom *s*; **embryonal** ~ Embryonalzelladenom *s*; **eosinophil** ~ eosinophiles Adenom *s*; **follicular** ~ follikuläres Adenom *s*; **hepatocellular** ~ Leberzelladenom *s*; **macrofollicular** ~ Kolloidadenom *s*; **malignant** ~ differenziertes Adenokarzinom *s*; **mucinous** ~ muzinöses Adenom *s*; **multiple endocrine** ~ multiple endokrine Neoplasie *w*; **oncocytic** ~ onkozytäres Adenom *s*, oxyphiles Adenom *s*, Hürthle-Zelltumor *m*; **oxyphilic** ~ oxyphiles Adenom *s*, onkozytäres Adenom *s*, Hürthle-Zelltumor *m*; **papillary** ~ papilläres Adenom *s*, Papillom *s*; **pituitary** ~ Hypophysenadenom *s*; **pleomorphic** ~ pleomorphes Adenom *s*; **prolactin-secreting pituitary** ~ Prolaktinom *s*; **prostatic** ~ Prostataadenom *s*; **pseudomucinous** ~ muzinöses Adenom *s*; **renal cortical** ~ Nierenrindenadenom *s*; **sebaceous** ~ Adenoma sebaceum, Nävus Pringle *m*; **testicular** ~ testikuläres Adenom *s*, tubuläres Androblastom *s*; **toxic thyroid** ~ toxisches Schilddrüsenadenom *s*; **trabecular** ~ trabekuläres Adenom *s*; **tubular** ~ tubuläres Adenom *s*;

adenoma, villous

villous ~ Zottenadenom s; **virilizing** ~ virilisierendes Adenom s.
adenomatoid/*adj*: adenomartig.
adenomatosis/*n*: Adenomatose w; **endocrine** ~ multiple endokrine Neoplasie w, pluriglanduläre Adenomatose w; **familial polyendocrine** ~ multiple endokrine Neoplasie w, pluriglanduläre Adenomatose w; **fibrosing** ~ Adenofibromatose w; **multiple endocrine** ~ [*abbr*] MEA multiple endokrine Neoplasie w; **pluriglandular** ~ pluriglanduläre Adenomatose w, multiple endokrine Neoplasie w; **polyendocrine** ~ multiple endokrine Neoplasie w; **polyglandular** ~ multiple endokrine Neoplasie w.
adenomatous/*adj*: adenomatös.
adenomyohyperplasia/*n*: Adenomyosis w, Endometriosis interna.
adenomyoma/*n*: Adenomyom s.
adenomyomatosis/*n*: Adenomyomatose w.
adenomyosis/*n*: Adenomyosis w, Endometriosis interna.
adenoneural/*adj*: Nerv und Drüse betreffend.
adenopathy/*n*: Lymphadenopathie w; **cervical** ~ zervikale Lymphadenopathie w; **hilar** ~ Hiluslymphknotenvergrößerung w; **mediastinal** ~ Mediastinallymphknotenvergrößerung w.
adenophlegmon/*n*: phlegmonöse Adenitis w.
adenosarcoma/*n*: Adenosarkom s; **embryonal** ~ Nephroblastom s.
adenose/*adj*: drüsenartig, voller Drüsen.
adenosine/*n*: Adenosin s.
adenosine 3',5'-cyclic phosphate [*abbr*] **AMP**: zyklisches Adenosinphosphat s, AMP.
adenosine deaminase [*abbr*] **ADA**: Adenosindesaminase w, ADA.
adenosine deaminase deficiency: Adenosindesaminasemangel m.
adenosine diphosphate [*abbr*] **ADP**: Adenosindiphosphat s, ADP.
adenosine kinase: Adenosinkinase w.
adenosine monophosphate [*abbr*] **AMP**: Adenosinmonophosphat s, AMP.
adenosine triphosphatase [*abbr*] **ATPase**: Adenosintriphosphatasew, ATPase.
adenosine triphosphate [*abbr*] **ATP**: Adenosintriphosphat s, ATP.
adenosine triphosphoric acid: Adenosintriphosphorsäure w.
adenosis/*n*: Adenosis w, Adenopathie w; **sclerosing** ~ sklerosierende Adenosis w, Adenosis Schimmelbusch.
adenosquamous/*adj*: adenosquamös.
adenotome/*n*: Adenotom s.
adenotomy/*n*: Adenotomie w.
adenotonsillectomy/*n*: Adenotomie w.
adenous/*adj*: Adeno-.
adenovirus/*n*: Adenovirus s.
adenyl/*n*: Adenyl s.
adenylate/*n*: Adenylat s.
adenylate cyclase/*n*: Adenylatzyklase w.
adenylate kinase: Adenylatkinase w.
adenyl cyclase: Adenylatzyklase w.
adenylyl/*n*: Adenyl s.
adephagia/*n*: Bulimie w.
adeps/*n*: Adeps m, tierisches Fett s.
adequacy/*n*: hinreichende Menge w.
adequate/*vb, adj*: 1. ausreichen; 2. ausreichend, genügend.
adermia/*n*: Fehlen der Haut s.
adermine/*n*: Pyridoxin s.
adermogenesis/*n*: Hautentwicklungsstörung w.
ADH [*abbr*] **1. alcohol dehydrogenase; 2. antidiuretic hormone**: 1. Alkoholdehydrogenase w; 2. antidiuretisches Hormon s, ADH.
adhere/*vb*: haften, kleben.
adherence/*n*: Adhärenz w, Verwachsung w; **bacterial** ~ bakterielle Adhärenz w; **immune** ~ Immunadhärenz w.
adhesiolysis/*n*: Débridement s.
adhesion/*n*: Adhäsion w, Haftfähigkeit w; **bacterial** ~ bakterielle Adhäsion w.
adhesion formation: Adhäsivprozeß m.
adhesiotomy/*n*: Adhäsiotomie w.
adhesive/*n*: Klebstoff m.
adhesiveness/*n*: Adhäsionsvermögen w.
adhesive tape: Heftpflaster s.

ADH syndrome, inappropriate: Syndrom der inappropriaten ADH-Sekretion.
adiactinic/*adj*: strahlenundurchlässig.
adiadochokinesis/*n*: Adiadochokinese *w*.
adiathermancy/*n*: Wärmeundurchlässigkeit *w*.
adicillin/*n*: Adicillin *s*, Cephalosporin N *s*.
adicity/*n*: Valenz *w*.
adient/*adj*: reizaffin.
Adie's pupil: Adie-Syndrom *s*, Pupillotonie *w*.
Adie syndrome: Adie-Syndrom *s*, Pupillotonie *w*.
adietetic/*adj*: ohne Nährwert.
adip-: Adipo-, Fett-.
adipectomy/*n*: Fettgewebsresektion *w*.
adiphenine/*n*: Adiphenin *s*.
adipic/*adj*: adipös.
adipocele/*n*: Adipozele *w*.
adipocere/*n*: Adipocire *w*, Leichenwachs *s*, Fettwachs *s*.
adipocyte/*n*: Adipozyt *m*.
adipogenesis/*n*: Fettgewebebildung *w*, Lipogenese *w*.
adipogenic/*adj*: fettbildend.
adipokinesis/*n*: Adipokinese *w*.
adipolysis/*n*: Lipolyse *w*.
adipolytic/*adj*: lipolytisch.
adipoma/*n*: Lipom *s*.
adiponecrosis/*n*: Fettgewebsnekrose *w*.
adipopexis/*n*: Fettspeicherung *w*.
adiposalgia/*n*: Adiposalgie *w*.
adipose/*adj*: fett, fettig, fetthaltig.
adiposis/*n*: Adipositas *w*, fettige Infiltration *w*.
adiposity/*n*: Adipositas *w*.
adiposogenital/*adj*: adiposogenital.
adipsia/*n*: Adipsie *w*, Durstlosigkeit *w*.
adiuretic/*adj*: adiuretisch.
adjection/*n*: Zusatz *m*.
adjoin/*adj, vb*: 1. benachbart; 2. aneinandergrenzen.
adjunct/*n, adj*: 1. Zusatz *m*; 2. benachbart.
adjunction/*n*: Kombinationstherapie *w*.
adjust/*adj*: anpassen, einstellen, justieren.
adjustable/*adj*: verstellbar.
adjuster/*n*: Justiergerät *s*.

adjustment/*n*: Anpassung *w*, Einstellung *w*; **coarse** ~ Grobeinstellung *w*; **fine** ~ Feineinstellung *w*; **occlusal** ~ Okklusionseinstellung *w*; **social** ~ soziale Anpassung *w*.
adjustment disorder: Anpassungsstörung *w*.
adjustment method: Methode des mittleren Fehlers *w*.
adjustment reaction: Anpassungsreaktion *w*.
adjuvant/*n, adj*: 1. Adjuvans *s*; 2. adjuvant.
adjuvanticity/*n*: Immunogenität *w*.
admedian/*adj*: medialwärts.
adminicle/*n*: Adminiculum.
administrate/*vb*: verabreichen, darreichen.
administration/*n*: Darreichung *w*; **cutaneous** ~ perkutane Anwendung *w*; **intranasal** ~ intranasale Applikation *w*; **intravaginal** ~ intravaginale Applikation *w*; **intravenous** ~ intravenöse Anwendung *w*; **oral** ~ orale Applikation *w*; **rectal** ~ rektale Applikation *w*; **sublingual** ~ sublinguale Anwendung *w*; **topical** ~ lokale Anwendung *w*; **vaginal** ~ intravaginale Applikation *w*.
administration schedule: Anwendungsschema *s*.
admissible/*adj*: zulässig.
admission/*n*: Aufnahme *w*.
admission department: Aufnahmeabteilung *w*.
admission index: Krankenhaushäufigkeit *w*, Aufnahmefrequenz *w*.
admission test: Aufnahmeuntersuchung *w*.
adnexectomy/*n*: Adnexektomie *w*, Adnektomie *w*.
adnexitis/*n*: Adnexitis *w*.
adolescence/*n*: Adoleszenz *w*; **delayed** ~ Pubertas tarda.
adolescent/*n, adj*: 1. Jugendlicher *m*; 2. heranwachsend, jugendlich.
adolescent crisis: Pubertätskrise *w*.
adopt/*vb*: adoptieren.

adoption/*n*: Adoption *w*.
ADP [*abbr*] **1. adenosine diphosphate; 2. automatic data processing**: 1. Adenosindiphosphat *s*, ADP; 2. automatische Datenverarbeitung *w*.
adrenal/*adj*: Nebennieren-.
adrenalectomize/*vb*: die Nebennieren entfernen.
adrenalectomy/*n*: Adrenalektomie *w*, Nebennierenentfernung *w*.
adrenaline/*n*: Adrenalin *s*, Epinephrin *s*.
adrenalotropic/*adj*: adrenotrop.
adrenarche/*n*: Adrenarche *w*.
adrenergic/*adj*: adrenerg.
adrenoceptor/*n*: adrenerger Rezeptor *m*.
adrenochrome/*n*: Adrenochrom *s*.
adrenocortical/*adj*: adrenokortikal.
adrenocorticoid/*n*: Adrenokortikoid *s*.
adrenocorticosteroid/*n*: Adrenokortikosteroid *s*.
adrenocorticotrophin/*n*: adrenokortikotropes Hormon *s*, ACTH.
adrenocorticotropic/*adj*: adrenokortikotrop.
adrenocorticotropin/*n*: adrenokortikotropes Hormon *s*, ACTH.
adrenodoxin/*n*: Adrenodoxin *s*.
adrenogenital/*adj*: adrenogenital.
adrenoglomerulotropin/*n*: Angiotensin *s*.
adrenoleukodystrophy/*n*: Adrenoleukodystrophie *w*, Schilder-Addison-Syndrom *s*.
adrenolytic/*n, adj*: 1. Adrenolytikum *s*; 2. adrenolytisch, sympatholytisch.
adrenomedullary/*adj*: Nebennierenmark-.
adrenopause/*n*: Adrenopause *w*.
adrenoprival/*adj*: adrenopriv.
adrenoreceptor/*n*: adrenerger Rezeptor *m*.
adrenostatic/*n, adj*: 1. Adrenostatikum *s*; 2. adrenostatisch.
adrenosterone/*n*: Adrenosteron *s*.
adrenosympathetic/*adj*: sympathisch.
adrenotrophin/*n*: adrenokortikotropes Hormon *s*, ACTH.
adrenotropic/*adj*: adrenotrop.
adrenotropin/*n*: adrenokortikotropes Hormon *s*, ACTH.
adriamycin/*n*: Adriamycin *s*, Doxorubicin *s*.
Adrian-Bronk law: Alles-oder-Nichts-Gesetz *s*.
Adson's test: Adson-Test *m*.
Adson syndrome: Adson-Syndrom *s*, vorderes Skalenussyndrom *s*.
adsorb/*vb*: adsorbieren.
adsorbate/*n*: Adsorbat *s*.
adsorbent/*n*: Adsorbens *s*.
adsorption/*n*: Adsorption *w*.
adsorption chromatography: Adsorptionschromatographie *w*.
adsorption-hemagglutination: Adsorptionshämagglutination *w*.
adult/*n, adj*: 1. Erwachsener *m*; 2. adult, erwachsen, ausgewachsen, reif.
adulterant/*n*: Streckmittel *s*.
adulthood/*n*: Reife *w*, Erwachsenenalter *s*.
adult onset diabetes: Erwachsenendiabetes *m*.
adult respiratory distress syndrome [*abbr*] **ARDS**: posttraumatische pulmonale Insuffizienz *w*, ARDS.
adult rickets: Osteomalazie *w*.
advance/*n, vb*: 1. Fortschritt *m*, Verbesserung *w*; 2. vordringen, fördern, verschieben.
advanced/*adj*: fortgeschritten.
advancement/*n*: Förderung *w*, Verschiebung *w*, chirurgische Reposition *w*.
advancement flap: Schwenklappenplastik *w*, Verschiebelappen *m*.
advantage/*n*: Vorteil *m*.
advehent/*adj*: afferent.
adventitial/*adj*: Adventitia-.
adventitious/*adj*: erworben, zufällig.
adverse/*adj*: nachteilig, ungünstig, gegensätzlich, schädlich.
adversive/*adj*: adversiv.
advice/*n*: Rat *m*.
advisable/*adj*: ratsam, empfehlenswert.
advise/*vb*: beraten, empfehlen.
adviser/*n*: Berater *m*.
adynamia/*n*: Adynamie *w*.
adynamic/*adj*: adynamisch, antriebslos.

aedes/*n*: Aedes, Stechmücke *w*.
-aemia: -ämie.
aerate/*vb*: oxygenieren.
aerated/*adj*: lufthaltig.
aeration/*n*: Belüftung *w*.
aeremia/*n*: Luftembolie *w*.
aeroallergen/*n*: mit der Luft übertragenes Allergen.
aerobacter/*n*: Aerobacter *m*.
aerobe/*n, adj*: 1. Aerobier *m*, Aerobiont *m*; 2. aerob.
aerobic/*adj*: aerob.
aerodontalgia/*n*: Aerodontalgie *w*.
aeroembolism/*n*: Luftembolie *w*.
aeroemphysema/*n*: Dekompressionskrankheit *w*.
aerogenesis/*n*: Gasbildung *w*.
aerogenic/*n, adj*: 1. Gasbildner *m*; 2. gasbildend.
aeromedicine/*n*: Luftfahrtmedizin *w*.
aero-otitis: Aerootitis *w*.
aeropathy/*n*: durch Luftdruckänderung verursachte Krankheit.
aerophagia/*n*: Aerophagie *w*, Luftschlukken *s*.
aerophil/*adj*: ärob.
aerosinusitis/*n*: Aerosinusitis *w*.
aerosis/*n*: Gasbildung im Gewebe *w*.
aerosol/*n*: Aerosol *s*.
aerosol propellant: Aerosoltreibmittel *s*.
aerosol therapy: Aerosoltherapie *w*, Inhalationstherapie *w*.
aerospace medicine: Raumfahrtmedizin *w*.
aerotherapy/*n*: Luftbehandlung *w*.
aerotitis/*n*: Aerootitis *w*.
aesthesia/*n*: Ästhesie *w*, Empfindung *w*.
aesthetic/*adj*: ästhetisch.
aetiological/*adj*: ätiologisch.
aetiology/*n*: Ätiologie *w*.
aetiopathogenesis/*n*: Ätiopathogenese *w*.
aetioporphyrin/*n*: Porphyrin *s*.
AF [*abbr*] **amniotic fluid**: Amnionflüssigkeit *w*.
AFB [*abbr*] **acid-fast bacterium**: säurefestes Bakterium *s*.
afebrile/*adj*: afebril.

affect/*n, vb*: 1. Affekt *m*; **associated ~** Begleiteffekt *m*; 2. affizieren.
affect-induced: affektinduziert.
affection/*n*: Affektion *w*, Erkrankung *w*, Affekt *m*.
affective/*adj*: affektiv.
afferent/*adj*: afferent, zuführend.
affiliation/*n*: Angliederung *w*, Anschluß *m*.
affinity/*n*: Verwandtschaft *w*, Affinität *w*.
affinity chromatography: Affinitätschromatographie *w*.
affinity compartition: Affinitätsverteilung *w*.
affinity constant: Affinitätskonstante *w*.
affinity labeling: Affinitätsmarkierung *w*.
affinity tail: Affinitätsanhang *m*.
afflux/*n*: Zufluß *m*, Andrang *m*.
affusion/*n*: Guß *m*, Übergießung *w*.
A fiber: A-Faser *w*.
afibrinogenemia/*n*: Afibrinogenämie *w*.
aflatoxin/*n*: Aflatoxin *s*.
AFO [*abbr*] **ankle-foot orthosis**: Berliner Schuh *m*.
AFP [*abbr*] **alpha-fetoprotein**: Alphafetoprotein *s*, AFP.
afraid/*adj*: ängstlich, besorgt.
afterbirth/*n*: Nachgeburt *w*, Plazenta *w*.
afterbrain/*n*: Metenzephalon *s*.
aftercare/*n*: Nachsorge *w*.
aftercataract/*n*: Sekundärkatarakt *w*.
afterdepolarization/*n*: Nachdepolarisation *w*.
afterdischarge/*n*: Nachentladung *w*.
aftereffect: Nachwirkung *w*, Nacheffekt *m*.
aftergilding/*n*: Vergoldung *w*.
afterglow/*n*: Nachglühen *s*.
afterglow duration: Nachleuchtdauer *w*.
afterimage/*n*: Nachbild *s*.
afterimage test: Nachbildtest *m*, Hering-Versuch *m*.
afterload/*n*: Afterload, Nachlast *w*.
afterloading/*n*: Afterloading-Verfahren *s*, Nachladetechnik *w*.
after-nystagmus: Dreh-Nachnystagmus *m*.

afterpains: Nachwehen.
afterpotential/*n*: Nachpotential *s*.
aftersensation/*n*: Nachempfindung *w*.
aftersound/*n*: Nachton *m*.
aftertaste/*n*: Nachgeschmack *m*.
aftertreatment/*n*: Nachbehandlung *w*.
aftervision/*n*: Nachbild *s*.
aftosa/*n*: Aphthen.
agalactia/*n*: Agalaktie *w*.
agametic/*adj*: ungeschlechtlich.
agamic/*adj*: ungeschlechtlich.
agammaglobulinemia/*n*: Agammaglobulinämie *w*; **lymphopenic** ~ schwerer kombinierter Immundefekt *m*.
agamocytogeny/*n*: Schizogonie *w*.
agamogenesis/*n*: Schizogonie *w*.
agamogony/*n*: Agamogonie *w*, Schizogonie *w*, ungeschlechtliche Fortpflanzung *w*.
agamont/*n*: Schizont *m*.
agamous/*adj*: ungeschlechtlich.
aganglionic/*adj*: aganglionär.
aganglionosis/*n*: Aganglionose *w*.
agar/*n*: Agar *m*.
agar-agar: Agar-Agar *m*.
agar culture: Agar *m*, Nährboden *m*.
agar diffusion method: Agardiffusionsmethode *w*.
agar dilution method: Agardilutionsmethode *w*.
agar gel diffusion test: Agargeldiffusionstest *m*.
agar gel electrophoresis: Agargelelektrophorese *w*.
agaric/*n*: Blätterpilz *m*.
agarose/*n*: Agarose *w*.
agarose gel: Agarosegel *s*.
agar plate: Agar-Gußplatte *w*.
agar slant: Schrägagar *m*.
agastric/*adj*: agastrisch, ohne Magen.
age/*n*, *vb*: 1. Alter *s*; **childbearing** ~ gebärfähiges Alter *s*; **chronologic** ~ chronologisches Alter *s*; **coital** ~ Konzeptionsalter *s*; **developmental** ~ Entwicklungsalter *s*; **educational** ~ Leistungsalter *s*; **fetal** ~ Alter des Fetus; **functional** ~ funktionelles Alter *s*; **gestational** ~ Gestationsalter *s*; **legal** ~ Volljährigkeit *w*; **mean** ~ Durchschnittsalter *s*; **menstrual** ~ Schwangerschaftsdauer post menstruationem; **mental** ~ Intelligenzalter *s*; **old** ~ hohes Alter *s*; **physiologic** ~ physiologisches Alter *s*; **reproductive** ~ fortpflanzungsfähiges Alter *s*; **skeletal** ~ Knochenalter *s*; 2. altern.
age category: Altersgruppe *w*.
aged/*n*, *adj*: 1. alte Person *w*; 2. gealtert.
age determination: Altersbestimmung *w*.
age distribution: Altersverteilung *w*.
ageing/*n*: Altern *s*, Alterung *w*.
agenesis/*n*: Agenesie *w*; **anorectal** ~ anorektale Agenesie *w*; **gonadal** ~ Gonadenagenesie *w*; **nuclear** ~ Kernagenesie *w*, Möbius-Syndrom *s*; **renal** ~ Nierenagenesie *w*.
agenesis of corpus callosum: Balkenmangel *m*, Balkenagenesie *m*.
agenitalism/*n*: Agenitalismus.
age norm: Altersnorm *w*.
agent/*n*: Agens *s*, Ursache *w*, Keim *m*, Erreger *m*; **acid-inhibiting** ~ Antazidum *s*; **activating** ~ Aktivator *m*; **alkylating** ~ Alkylantium *s*; **antibacterial** ~ Antibiotikum *s*; **antitubercular** ~ Tuberkulostatikum *s*; **causative** ~ auslösendes Agens *s*, Ursache *w*; **chelating** ~ Chelatbildner *m*; **chemotherapeutic** ~ Chemotherapeutikum *s*; **clearing** ~ Klärfaktor *m*; **coloring** ~ Farbstoff *m*; **contraceptive** ~ Kontrazeptivum *s*; **dermatologic** ~ Dermatologikum *s*; **dorsalizing** ~ Aktivator *m*; **embedding** ~ Einbettungsmittel *s*; **fibrinolytic** ~ Fibrinolytikum *s*; **fixing** ~ Fixiermittel *s*; **flavoring** ~ Geschmacksstoff *m*; **foamy** ~ Spumavirinae; **ganglionic blocking** ~ Ganglienblocker *m*; **hepatotoxic** ~ Lebergift *s*; **hypocholesterinemic** ~ Cholesterinsenker *m*; **immunosuppressive** ~ immunsuppressives Mittel *s*; **inducing** ~ Induktor *m*; **infectious** ~ Erreger *m*; **investigational** ~ Forschungspräparat *s*; **keratolytic** ~ Keratolytikum *s*; **lissive** ~ Spasmolytikum *s*; **major tranquilizing** ~ major tranquilizer, Neuroleptikum *s*; **medicinal** ~ Medikament *s*; **mucolytic** ~

Mukolytikum *s*, Expectorans *s*; **muscarinic** ~ muskarinartige Substanz; **neuromuscular blocking** ~ neuromuskulärer Blocker *m*; **non-steroidal anti-inflammatory** ~ 's [*abbr*] **NSAIS** nichtsteroidale antiinflammatorische Rheumatika, NSAIR; **oxidizing** ~ oxidierende Substanz *w*; **pharmaceutical** ~ Arzneimittel *s*, Medikament *s*; **positive cardiac inotropic** ~ positiv inotrop wirkende Substanz *w*; **radiation-protective** ~ strahlenabweisende Substanz *w*; **spermicidal** ~ Spermizid *s*; **steroidal anti-inflammatory** ~ steroidales antiinflammatorisches Antirheumatikum *s*; **surface-active** ~ oberflächenaktive Substanz *w*; **sweetening** ~ Süßstoff *m*; **sympathetic blocking** ~ Sympatholytikum *s*; **therapeutic** ~ Heilmittel *s*; **tranquilizing** ~ Tranquilizer *m*; **tuberculostatic** ~ Tuberkulostatikum *s*; **uncoupling** ~ Entkoppler *m*; **vacuolating** ~ Vakuolisierungsagens *s*; **wetting** ~ Detergens *s*.
agent change: Keimwechsel *m*.
agent content: Keimgehalt *m*.
Agent Orange: Agent Orange *s*.
age-old: uralt.
age pigment: Alterspigment *s*, Lipofuszin *s*.
age preference: Alterspräferenz *w*.
age pyramid: Alterspyramide *w*.
age range: Altersspanne *w*.
age sensitivity: Altersabhängigkeit *w*.
age-specific: altersspezifisch.
age structure: Altersstruktur *w*.
ageusia/*n*: Ageusie *w*.
ageustia/*n*: Ageusie *w*.
agger/*n*: Vorsprung *m*, Prominenz *w*.
agglomerate/*adj*: ansammeln, anhäufen.
agglomeration/*n*: Agglomeration *w*, Anhäufung *w*, Ansammlung *w*.
agglutinability/*n*: Agglutinabilität *w*.
agglutinant/*n*: Agglutinin *s*.
agglutinate/*vb*: agglutinieren, verkleben.
agglutination/*n*: Agglutination *w*; **cold** ~ Kälteagglutination *w*; **heterophil** ~ heterophile Antikörperreaktion *w*; **macro-**

agranulocyte

scopic ~ sichtbare Agglutination *w*; **passive** ~ passive Agglutination *w*; **spontaneous** ~ Spontanagglutination *w*.
agglutination test: Agglutinationstest *m*.
agglutinin/*n*: Agglutinin *s*.
aggravate/*vb*: verschlimmern, erschweren.
aggravation/*n*: Verschlimmerung *w*.
aggregate/*n, vb*: 1. Aggregat *s*; 2. ansammeln, verbinden.
aggregation/*n*: Aggregation *w*.
aggression/*n*: Aggression *w*.
aggressive/*adj*: aggressiv.
aggressivity/*n*: Aggressivität *w*.
aging/*n, adj*: 1. Altern *s*; **demographic** ~ demographische Alterung *w*; 2. alternd.
agitate/*vb*: bewegen, rühren.
agitated/*adj*: agitiert.
agitation/*n*: Agitation *w*, Agitiertheit *w*.
aglandular/*adj*: aglandulär.
aglomerular/*adj*: ohne Glomeruli.
aglossia/*n*: Aglossie *w*.
aglucon/*n*: Aglucon *s*.
aglycone/*n*: Aglykon *s*.
agminated/*adj*: geklumpt.
agmination/*n*: Zusammenklumpung *w*.
agnail/*n*: Niednagel *m*.
agnathia/*n*: Agnathie *w*.
agnathic/*adj*: kieferlos.
agnogenic/*adj*: ungeklärter Ursache.
agnosia/*n*: Agnosie *w*; **acoustic** ~ akustische Agnosie *w*; **apraxic** ~ pragmatische Agnosie *w*, Pragmatagnosie *w*; **digital** ~ Fingeragnosie *w*; **symbolic** ~ Asymbolie *w*; **tactile** ~ taktile Agnosie *w*, Stereoagnosie *w*; **visual** ~ optische Agnosie *w*, Seelenblindheit *w*.
agnosic/*adj*: agnostisch.
agonadal/*adj*: gonadenlos.
agonal/*adj*: agonal.
agonist/*n*: Agonist *m*.
agonistic/*adj*: agonistisch.
agony/*n*: Agonie *w*, Todeskampf *m*.
agoraphobia/*n*: Agoraphobie *w*.
agrammatism/*n*: Agrammatismus *m*.
agranular/*adj*: agranulär.
agranulocyte/*n*: Agranulozyt *m*.

agranulocytic

agranulocytic/*adj*: agranulozytär.
agranulocytosis/*n*: Agranulozytose *w*; **infantile genetic** ~ kongenitale Neutropenie *w*, Kostmann-Syndrom *s*.
agranulosis/*n*: Agranulozytose *w*.
agraphesthia/*n*: Graphanästhesie *w*.
agraphia/*n*: Agraphie *w*; **absolute** ~ vollständige Agraphie *w*; **literal** ~ vollständige Agraphie *w*; **verbal** ~ verbale Agraphie *w*.
agraphic/*adj*: agraphisch.
agree/*vb*: zustimmen.
agreement/*n*: Übereinkommen *s*, Vereinbarung *w*, Übereinstimmung *w*.
agremia/*n*: Hyperurikämie *w*.
agropine/*n*: Agropin *s*.
AGR triad [*abbr*] **aniridia-Wilms tumor syndrome**: Wilmstumor mit Hyperplasie und Aniridie.
agrypnia/*n*: Agrypnie *w*, Schlaflosigkeit *w*.
agrypnotic/*adj*: schlaflos.
AGS [*abbr*] **adrenogenital syndrome**: adrenogenitales Syndrom *s*, AGS.
ague/*n*: Wechselfieber *s*; **shaking** ~ Schüttelfrost *m*.
ague-cake spleen: chronische Splenomegalie bei Malaria.
aguish/*adj*: fieberhaft, zitternd.
agyria/*n*: Agyrie *w*.
AHF [*abbr*] **antihemophilic factor**: Antihämophiliefaktor *m*, Faktor VIII *m*, AHF.
AHG [*abbr*] **antiglobulin test**: Antiglobulintest *m*, Coombs-Test *m*.
Ahlfeld sign: Ahlfeld-Zeichen *s*.
Ahumada-del Castillo syndrome: Argonz-Ahumada-del-Castillo-Syndrom *s*, Galaktorrhö-Amenorrhö-Syndrom *s*.
ai [*abbr*] **artificial intelligence**: künstliche Intelligenz *w*.
AI [*abbr*] **1. aortic insufficiency; 2. artificial insemination**: 1. Aorteninsuffizienz *w*; 2. künstliche Insemination *w*.
AID [*abbr*] **artificial insemination by donor**: heterologe künstliche Insemination *w*.
aid/*n*: Hilfe *w*; **first** ~ Erste Hilfe *w*; **hearing** ~ Hörhilfe *w*; **pharmaceutic** ~ Arzneimittelhilfsstoff *m*; **speaking** ~ Sprechhilfe *w*.
aide/*n*: Hilfsperson *w*, Krankenpflegehelfer.
AIDS [*abbr*] **Acquired Immune Deficiency Syndrome**: erworbenes Immundefektsyndrom *s*, AIDS; **wet** ~ slim disease, AIDS-Auszehrungssyndrom *s*.
AIDS dementia: AIDS-Demenz-Komplex *m*.
AIDS-related complex [*abbr*] **ARC**: AIDS-related Komplex *m*, ARC.
AIH [*abbr*] **artificial insemination by husband**: homologe Insemination *w*.
ailment/*n*: Unpäßlichkeit *w*, Leiden *s*.
aim/*n, vb*: 1. Ziel *s*; 2. beabsichtigen.
aimed/*adj*: zielgerichtet.
ainhum/*n*: Ainhum *s*.
AIP [*abbr*] **acute intermittent porphyria**: akute intermittierende Porphyrie *w*.
air/*n, vb*: 1. Luft *w*; **alveolar** ~ Alveolarluft *w*; **ambient** ~ Umgebungsluft *w*; **functional residual** ~ funktionelle Residualkapazität *w*; **hot** ~ Heißluft *w*; **tidal** ~ Atemluft *w*; **vitiated** ~ verunreinigte Luft *w*; 2. belüften.
air arthrography: Luftarthrographie *w*.
air bath: Luftbad *s*.
air bladder: Luftblase *w*.
air-blast injury: Drucklufttrauma *s*.
air-block technique: Air-block-Technik *w*.
airborne/*adj*: auf dem Luftweg, inhalativ.
air bronchogram: Bronchopneumogramm *s*.
air bubble: Luftblase *w*.
air cavity: eingeschlossene Luftblase *w*.
air cell: pneumatische Zelle *w*, Alveole *w*.
air concussion: Lufterschütterung *w*.
air-conditioning: Klimaanlage *w*.
air conduction: Luftleitung *w*.
air conduction audiometry: Luftleitungsaudiometrie *w*.
air conduction threshold: Luftschalleitungsschwelle *w*.
air contamination: Luftverseuchung *w*.
air content: Luftgehalt *m*.

air contrast: Luftkontrast *m*.
air-contrast examination: Doppelkontrastuntersuchung *w*.
air cooling: Luftkühlung *w*.
air disinfection: Luftreinigung *w*.
air douche: Luftdusche *w*.
air-dry/*vb*: lufttrocknen.
air embolism: Luftembolie *w*.
air film: Luftschicht *w*.
air-fluid-level: Flüssigkeitsspiegel *m*.
air gap: Luftspalt *m*.
air hunger: Lufthunger *m*.
air insufflation: Luftfüllung *w*, Luftinsufflation *w*.
air lock: Luftschleuse *w*.
air myelography: Pneumomyelographie *w*.
airplane splint: Oberarmabduktionsschiene *w*.
air pocket: Lufteinschluß *m*.
air pollution: Luftverschmutzung *w*.
air pressure: Luftdruck *m*.
air-proof: luftdicht.
air purification: Luftreinigung *w*.
air radiography: Pneumoradiographie *w*.
air sac: Alveole *w*.
air-sick: luftkrank.
air sickness: Luftkrankheit *w*.
air splint: aufblasbare Schiene *w*.
air supply: Luftzufuhr *w*, Belüftung *w*.
air swallowing: Aerophagie *w*.
air syringe: Luftdusche *w*.
air thermometer: Luftthermometer *s*.
airtight/*adj*: luftdicht.
air-trapping: Air trapping *s*, Luftfalle *w*.
air tube: Bronchus *m*.
airway/*n*: Luftweg *m*; **anatomical** ~ anatomischer Totraum *m*; **bronchial** ~ Bronchialraum *m*; **endotracheal** ~ Endotrachealtubus *m*; **oropharyngeal** ~ Oropharyngealtubus *m*; **respiratory** ~ Atemweg *m*, Atemtubus *m*.
airway obstruction: Atemwegsobstruktion *w*.
airway pressure: Atemwegdruck *m*; **continuous positive** ~ [*abbr*] **CPAP** kontinuierlicher positiver Atemwegdruck *m*.

airway resistance: Atemwegswiderstand *m*.
airways: Atemwege, Luftwege.
ajmaline/*n*: Ajmalin *s*.
akaryocyte/*n, adj*: 1. kernlose Zelle *w*; 2. kernlos.
akaryote/*n*: kernlose Zelle *w*.
akathisia/*n*: Akathisie *w*.
Akerlund's diaphragm: Akerlund-Blende *w*.
akinesis/*n*: Akinese *w*.
akinetic/*adj*: akinetisch.
akithisia/*n*: Akathisie *w*.
akiyama/*n*: Nanukayami *s*, japanisches Siebentagefieber *s*.
aklomide/*n*: Aklomid *s*.
Akumada-del Castillo syndrome: Akumada-del Castillo-Syndrom *s*, Galaktorrhö-Amenorrhö-Syndrom *s*, Forbes-Albright-Syndrom *s*.
Al [*abbr*] **aluminium**: Aluminium *s*, Al.
ALA [*abbr*] δ-**aminolevulinic acid**: δ-Aminolävulinsäure *m*, ALS.
Ala [*abbr*] **alanine**: Alanin *s*.
alalia/*n*: Alalie *w*.
alamethicin/*n*: Alamethicin *s*.
alanine/*n*: Alanin *s*.
alanine aminotransferase: Alaninaminotransferase *w*.
alantin/*n*: Inulin *s*.
alar/*adj*: flügelförmig, alaris.
alarm device: Warneinrichtung *w*.
alarm reaction: Alarmreaktion *w*.
alarm system: Warnsystem *s*, Alarmsystem *s*.
alaryngeal/*adj*: kehlkopflos.
alastrim/*n*: Alastrim *s*.
alate/*adj*: mit Flügeln, alatus.
alb [*abbr*] **albumin**: Albumin *s*.
albaspidin/*n*: Albaspidin *s*.
albedo/*n*: Albedo *w*.
Albee saw: Albee-Säge *w*.
Albers-Schönberg disease: Albers-Schönberg-Krankheit *w*, Marmorknochenkrankheit *w*, Osteopetrosis *w*.
Albert's disease: Albert-Krankheit *w*, Achillobursitis *w*.

albinism

albinism/*n*: Albinismus *m*; **partial** ~ Albinismus partialis, Piebaldismus *m*.
Albini's nodules: Albini-Knötchen, Cruveilhier-Knötchen.
albino/*n*: Albino *m*.
albinoidism/*n*: Albinoidismus *s*.
albinoism/*n*: Albinoismus *m*.
Albright-Forbes syndrome: Albright-Forbes-Syndrom *s*, Argonz-del Castillo-Syndrom *s*, Galaktorrhö-Amenorrhö-Syndrom *s*.
Albright-McCune-Sternberg syndrome: Albright-McCune-Sternberg-Syndrom *s*.
Albright's hereditary osteodystrophy: Albright-Krankheit *w*, hereditäre Osteodystrophie *w*.
albugineous/*adj*: weißlich, albugineus.
albugo/*n*: Albugo *w*.
albumin [*abbr*] **alb**/*n*: Albumin *s*; **bovine** ~ Rinderalbumin *s*; **human** ~ Humanalbumin *s*.
albuminate/*n*: Eiweißverbindung *w*.
albumin excretion, urinary: Albuminausscheidung im Urin *w*.
albumin-globulin ratio: Albumin-Globulin-Quotient *m*.
albumin gradient: Albumingradient *m*.
albuminimetry/*n*: Albuminbestimmung *w*.
albuminoid/*adj*: albuminartig.
albuminose/*n*: Albumose *w*.
albuminuria/*n*: Albuminurie *w*; **accidental** ~ akzidentelle Albuminurie *w*; **hypostatic** ~ hypostatische Albuminurie *w*; **orthotic** ~ orthostatische Albuminurie *w*; **physiologic** ~ physiologische Albuminurie *w*; **renal** ~ renale Albuminurie *w*.
albuminuric/*adj*: albuminurisch.
albumose/*n*: Albumose *w*.
albumosuria/*n*: Albumosuria *w*.
alcaligenes: Alcaligenes.
alcapton/*n*: Homogentisinsäure *w*.
alcaptonuria/*n*: Alkaptonurie *w*.
alchemy/*n*: Alchemie *w*.
alclometasone/*n*: Alclometason *s*.
alcloxa/*n*: Alcloxa *s*.
Alcock's canal: Alcock-Kanal *m*, Canalis pudendalis.
alcohol/*n*: Alkohol *m*; **absolute** ~ absoluter Alkohol *m*; **primary** ~ primärer Alkohol *m*; **secondary** ~ sekundärer Alkohol *m*; **tertiary** ~ tertiärer Alkohol *m*.
alcohol abstinence: Alkoholabstinenz *w*.
alcohol abstinence delirium: Entzugsdelir *s*, Delirium tremens.
alcohol abuse: Alkoholabusus *m*.
alcohol addiction: Alkoholabhängigkeit *w*.
alcohol amnestic disorder: Korsakoff-Syndrom *s*.
alcoholate/*n*: Alkoholat *s*.
alcohol block: Alkoholblockade *w*.
alcohol consumption: Alkoholkonsum *m*.
alcohol content: Alkoholspiegel *m*.
alcohol dehydrogenase [*abbr*] **ADH**: Alkoholdehydrogenase *w*.
alcohol determination: Alkoholbestimmung *w*.
alcohol deterrent: Antialkoholikum *s*.
alcohol drinking: Alkoholkonsum *m*.
alcohol-free: alkoholfrei.
alcoholic/*n, adj*: 1. Alkoholiker *m*; 2. alkoholisch.
alcoholism/*n*: Alkoholismus *m*, Alkoholabusus *m*; **acute** ~ akute Alkoholintoxikation *w*; **paroxysmal** ~ periodische Trunksucht *w*.
alcoholization/*n*: Alkoholbildung *w*.
alcohol poisoning: akute Alkoholintoxikation *w*.
alcohol precipitation: Alkoholfällung *w*.
alcohol syndrome, fetal: Alkoholfetopathie *w*.
alcohol test: Alkoholprobe *w*.
alcohol thermometer: Alkoholthermometer *s*.
alcohol withdrawal syndrome: Alkoholentzugssyndrom *s*.
alcuronium chloride: Alcuroniumchlorid *s*.
aldehydase/*n*: Aldehydoxidase *w*.
aldehyde/*n*: Aldehyd *s*.
aldehyde acid: Aldehydsäure *w*.
aldehyde oxidase: Aldehydoxidase *w*.

aldehyde resin: Aldehydharz *s*.
aldehyde sugar: Aldehydzucker *m*.
aldehydic/*adj*: aldehydhaltig.
Alder's anomaly: Alder-Granulationsanomalie *w*.
aldimine/*n*: Aldimin *s*.
aldioxa/*n*: Aldioxa *s*.
aldohexose/*n*: Aldohexose *w*.
aldol/*n*: Aldol *s*.
aldolase/*n*: Aldolase *w*.
aldose/*n*: Aldose *w*.
aldosterone/*n*: Aldosteron *s*.
aldosterone antagonist: Aldosteronantagonist *m*.
aldosteronism/*n*: Aldosteronismus *m*; **idiopathic** ~ idiopathischer Aldosteronismus *m*, Mach-Syndrom *s*; **primary** ~ primärer Aldosteronismus *m*, Conn-Syndrom *s*; **secondary** ~ sekundärer Aldosteronismus *m*.
aldosteronopenia/*n*: Hypoaldosteronismus *m*.
Aldrich syndrome: Wiskott-Aldrich-Syndrom *s*.
Aldridge's operation: Aldridge-Operation *w*.
aldrin/*n*: Aldrin *s*.
alecithal/*adj*: dotterarm.
alembic/*n*: Destillierkolben *m*.
alemmal/*adj*: ohne Neurilemm.
Aleppo boil: Aleppobeule *w*, kutane Leishmaniase *w*.
alert/*adj*: wachsam.
aleukemia/*n*: aleukämische Leukämie *w*.
aleukemic/*adj*: aleukämisch.
aleukia/*n*: Aleukie *w*, Leukopenie *w*; **alimentary toxic** ~ alimentär-toxische Leukopenie *w*; **congenital** ~ kongenitale Neutropenie *w*, Kostmann-Syndrom *s*.
aleukocytosis/*n*: Aleukie *w*.
Alexander's disease: Alexander-Krankheit *w*, dysmyelogenetische Leukodystrophie *w*.
alexia/*n*: Alexie *w*; **aphasic** ~ aphasische Alexie *w*; **geometric** ~ reine Wortblindheit *w*; **semantic** ~ semantische Alexie *w*; **verbal** ~ verbale Alexie *w*, Wortblindheit *w*.
alexin/*n*: Alexin *s*, Komplement *s*.
aleydigism/*n*: Aleydigismus *m*, Leydig-Hypogonadismus *m*.
Alezzandrini syndrome: Alezzandrini-Syndrom *s*.
alfentanil/*n*: Alfentanil *s*.
ALG [*abbr*] **antilymphocyte globulin**: Antilymphozytenglobulin *s*.
alganesthesia/*n*: Analgesie *w*.
algesia/*n*: Algesie *w*.
algesiometer/*n*: Algesiometer *s*.
algetic/*adj*: algetisch.
-algia: -algie.
algid/*adj*: kühl, kalt.
algin/*n*: Algin *s*.
alginate/*n*: Alginat *s*.
alginuresis/*n*: schmerzhaftes Wasserlassen *s*, Algurie *w*.
algogenesis/*n*: Schmerzentstehung *w*.
algogenic/*adj*: schmerzerzeugend.
algolagnia/*n*: Algolagnie *w*; **active** ~ Sadismus *m*; **passive** ~ Masochismus *m*.
algomenorrhea/*n*: Dysmenorrhö *w*.
algometer/*n*: Algesiometer *s*.
algorithm/*n*: Algorithmus *m*.
ALI [*abbr*] **annual limit of intake**: Jahresgrenzwert für die Aufnahme von Radionukliden.
Alibert's disease: Alibert-Krankheit *w*.
alienation/*n*: Entfremdung *w*, Alienation *w*, Schrumpfung *w*.
alienism/*n*: Geisteskrankheit *w*.
alienist/*n*: Psychiater *m*.
aliform/*adj*: flügelförmig.
align/*vb*: abgleichen.
alignment/*n*: Abgleichung *w*, Einrichten *s*.
aliment/*n*: Nahrungsmittel *s*.
alimentary/*adj*: Nahrungs-, Ernährungs-.
alimentation/*n*: Ernährung *w*, Verpflegung *w*; **artificial** ~ künstliche Ernährung *w*; **forced** ~ Zwangsernährung *w*.
alinement/*n*: Abgleichung *w*, Einrichten *s*.
aliphatic/*adj*: aliphatisch.
alive/*adj*: lebendig.
alizarinopurpurin/*n*: Purpurin *s*.
A/L joint separation: Schultergelenkluxa-

tion *w*, Luxatio humeri.
alkalemia/*n*: Alkaliämie *w*, Alkalose *w*.
alkali/*n*: Alkali *s*, Laugensalz *s*.
alkaline/*adj*: alkalisch, basisch.
alkalinity/*n*: alkalische Beschaffenheit *w*.
alkalinuria/*n*: Alkaliurie *w*.
alkali reserve: Alkalireserve *w*.
alkalitherapy/*n*: Alkalitherapie *w*.
alkaloid/*n*: Alkaloid *s*.
alkalosis/*n*: Alkalose *w*; **acapnial** ~ respiratorische Alkalose *w*; **compensated** ~ kompensierte Alkalose *w*; **hypokalemic** ~ hypokalämische Alkalose *w*; **metabolic** ~ metabolische Alkalose *w*; **nonrespiratory** ~ metabolische Alkalose *w*; **respiratory** ~ respiratorische Alkalose *w*.
alkalotherapy/*n*: Alkalitherapie *w*.
alkalotic/*adj*: alkalotisch.
alkapton/*n*: Homogentisinsäure *w*.
alkaptonuria/*n*: Alkaptonurie *w*.
alkene/*n*: Alken *s*.
alkine/*n*: Alkin *s*.
alkoxide/*n*: Alkoholat *s*.
alkyl/*n*: Alkyl *s*.
alkylate/*vb*: alkylieren.
alkylation/*n*: Alkylierung *w*.
ALL [*abbr*] **acute lymphoblastic leukemia**: akute lymphatische Leukämie *w*, ALL.
all-: Allo-.
allantiasis/*n*: Wurstvergiftung *w*.
allantoamnion/*n*: Allantoamnion *s*.
allantochorion/*n*: Allantochorion *s*.
allantogenesis/*n*: Allantogenese *w*.
allantoic/*adj*: Allantois-.
allantoin/*n*: Allantoin *s*.
allantois/*n*: Allantois *w*.
Allarton's operation: medianer Steinschnitt *m*.
allay/*vb*: mildern, lindern.
allele/*n*: Allel *s*; **dominant** ~ dominantes Gen *s*; **leaky** ~ hypomorphes Gen *s*; **lethal** ~ letales Allel *s*; **polymorphic** ~ polymorphes Allel *s*; **recessive** ~ rezessives Gen *s*.
allelism/*n*: Allelie *w*.
allelism test: Komplementationsversuch *m*, Allelietest *m*.
allelomorph/*adj*: allelomorph.
allelotype/*n*: Allelotyp *m*.
Allen-Masters syndrom: Allen-Masters-Syndrom *s*.
allergen/*n*: Allergen *s*.
allergen challenge: Allergen-Expositionstest *m*.
allergenic/*adj*: allergen.
allergen testing: Allergentestung *w*.
allergic/*adj*: allergisch, überempfindlich.
allergization/*n*: Allergisierung *w*.
allergologist/*n*: Allergologe *m*.
allergology/*n*: Allergologie *w*.
allergometry/*n*: Allergietestung *w*.
allergy/*n*: Allergie *w*; **atopic** ~ Atopie *w*; **bacterial** ~ Bakterienallergie *w*; **bronchial** ~ Bronchialallergie *w*; **cold** ~ Kälteallergie *w*; **delayed** ~ verzögerte allergische Reaktion *w*; **gastrointestinal** ~ Allergie mit gastrointestinaler Symptomatik; **humoral** ~ humorale Allergie *w*; **immediate** ~ allergische Reaktion vom Soforttyp; **intrinsic** ~ Atopie *w*; **nasal** ~ allergische Rhinitis *w*; **seasonal nasal** ~ Heuschnupfen *m*.
allergy of infection: Infektallergie *w*.
allesthesia/*n*: Allästhesie *w*.
alleviant/*n*: Palliativum *s*.
alleviate/*adj*: erleichtern, mindern.
alleviation/*n*: Erleichterung *w*, Linderung *w*.
alleviative/*adj*: erleichternd, palliativ.
allicin/*n*: Allicin *s*.
alligation/*n*: Alligation *w*.
alliteration/*n*: Alliteration *w*.
alloantibody/*n*: Alloantikörper *m*.
alloantigen/*n*: Alloantigen *s*.
alloarthroplasty/*n*: Alloarthroplastik *w*.
allobarbital/*n*: Allobarbital *s*.
allocation/*n*: Verteilung *w*, Zuordnung *w*.
allochezia/*n*: Allochezie *w*.
allochiria/*n*: Allochirie *w*.
allochthonous/*adj*: allochthon.
alloeroticism/*n*: Alloerotizismus *m*.
alloesthesia/*n*: Alloästhesie *w*.
allogamy/*n*: Allogamie *w*.

allogeneic/*adj*: homolog, allogen.
allograft/*n*: Allograft *s*.
alloimmune/*adj*: alloimmun.
allokinesis/*n*: Allokinese *w*.
allokinetic/*adj*: allokinetisch.
allopathy/*n*: Allopathie *w*.
alloplasia/*n*: Heteroplasie *w*.
alloplasty/*n*: Alloplastik *w*.
alloploid/*n*: Allopolyploid *s*.
allopurinol/*n*: Allopurinol *s*.
all-or-none law: Alles-oder-Nichts-Gesetz *s*, Adrian-Bronk-Gesetz *s*.
allorphine/*n*: Nalorphan *s*.
allorrhythmia/*n*: Allorrhythmie *w*, Allodromie *w*.
allosome/*n*: Heterochromosom *s*; **paired** ~ Diplosom *s*; **unpaired** ~ akzessorisches Chromosom *s*.
allosteric/*adj*: allosterisch.
allostery/*n*: Allosterie *w*.
allot/*vb*: aufteilen.
allothreonine/*n*: Allothreonin *s*.
allotransplant/*n*: Allotransplantat *s*.
allotriogeustia/*n*: Allotriogeusie *w*, verfälschte Geschmackswahrnehmung *w*.
allotriophagy/*n*: Allotriophagie *w*, Pika-Syndrom *s*.
allotropy/*n*: Allotropie *w*.
allotype/*n*: Allotyp *m*.
allotypy/*n*: Allotypie *w*.
allowance, recommanded daily [*abbr*] **RDA**: empfohlene tägliche Menge *w*.
alloxan/*n*: Alloxan *s*.
alloxan diabetes: Alloxan-Diabetes *m*.
alloxazine/*n*: Alloxazin *s*.
alloxuremia/*n*: Alloxämie *w*, Purinbasenerhöhung im Blut.
alloxuria/*n*: Alloxurie *w*, Purinbasenausscheidung im Urin.
alloy/*n*: Legierung *w*; **dental** ~ Dentallegierung *w*, stomatologische Legierung *w*.
allozygote/*adj*: heterozygot.
allyl bromide: Allylbromid *s*.
allyl estranol: Allylöstranol *s*.
allylestrenol/*n*: Allylestrenol *s*.
allylic/*adj*: Allyl-.
allyl prodine: Allylprodin *s*.
allylsulfocarbamide/*n*: Thiosinamin *s*.
allyl thiourea: Allylthioharnstoff *m*.
Almeida's disease: südamerikanische Blastomykose *w*.
Almen's test: Almen-Probe *w*, Guajaktest *m*.
almitrine/*n*: Almitrin *s*.
almond/*n*: Mandel *w*.
aloe/*n*: Aloe *w*.
alogognosia/*n*: Logagnosie *w*.
alopecia/*n*: Alopezie *w*, Haarausfall *m*; **atrophic** ~ atrophische Alopezie *w*, Brocq-Krankheit *w*; **congenital** ~ kongenitale Alopezie *w*; **favic** ~ Favusalopezie *w*, Kopfgrind *m*; **male pattern** ~ Calvities *w*; **marginal traumatic** ~ Traktionsalopezie *w*, Alopecia liminaris; **patchy** ~ Pseudopelade *w*; **senile** ~ Altersalopezie *w*; **traumatic** ~ mechanische Alopezie *w*.
Alpers syndrome: Alpers-Syndrom *s*.
alpha-activation: Alphaaktivierung *w*.
alpha-adrenoceptor: Alpharezeptor *m*, adrenerger Rezeptor *m*.
alpha-alpha-packing/*n*: alpha-alpha-packing *s*.
alphabet, genetic: genetischer Kode *m*.
alpha blocking: Alphablockade *w*.
alpha cell: Alphazelle *w*.
alpha cell tumor: Glukagonom *s*.
alpha chain disease: Alphakettenerkrankung *w*.
alpha coefficient: Interitem-Konsistenzkoeffizient *m*.
alpha decay: Alphazerfall *m*.
alpha fetoprotein [*abbr*] **AFP**: Alphafetoprotein *s*.
alpha globulin: Alphaglobulin *s*.
alpha-glucosidase: Alphaglukosidase *w*.
alpha-helix: Alphahelix *w*.
alpha hemolysis: Alphahämolyse *w*.
alpha-ketodecarboxylase/*n*: Alpha-Ketodekarboxylase *w*.
alpha-ketoglutaric acid: Alpha-Ketoglutarsäure *w*.
alpha-lipoprotein: Alpha-Lipoprotein *s*.
alpha-lipoprotein deficiency: Alpha-Lipoproteinmangel *m*, Tangier-Krankheit

alphamimetic

w, Hypoalphalipoproteinämie *w*.
alphamimetic/*adj*: alphamimetisch.
alpha movement: Alphaphänomen *s*.
alpha particle: Alphateilchen *s*.
alphaprodine/*n*: Alphaprodin *s*.
alpha ray: Alphastrahl *m*.
alpha-receptor: Alpharezeptor *m*.
alpha rhythm: Alpharhythmus *m*.
alphavirus/*n*: Alphavirus *m*.
alpha-wave: Alphawelle *w*.
Alport syndrome: Alport-Syndrom *s*, hereditäre chronische Nephritis *w*.
alprazolam/*n*: Alprazolam *s*.
alprenolol/*n*: Alprenolol *s*.
alprostadil/*n*: Alprostadil *s*.
ALS [*abbr*] **1. amyotrophic lateral sclerosis; 2. antilymphocyte serum**: 1. amyotrophe Lateralsklerose *w*, ALS; 2. antilymphozytäres Serum *s*.
alseroxylon/*n*: Alseroxylon *s*.
alstonine/*n*: Alstonin *s*.
ALT [*abbr*] **alanine transaminase**: Alanintransaminase *w*.
alteplase/*n*: Gewebsplasminogenaktivator *m*.
alter/*vb*: abändern, verändern.
alteration/*n*: Abänderung *w*, Veränderung *w*.
altered/*adj*: verändert.
alternating/*adj*: wechselnd, alternierend.
alternation/*n*: Änderung *w*, Veränderung *w*; **cardiac** ~ Pulsus alternans.
alternation of generations: Generationswechsel *m*.
alternative/*adj*: alternativ.
altitude/*n*: Höhe *w*.
altitude anoxia: Höhenkrankheit *w*.
altitude sickness: Höhenkrankheit *w*.
Altmann-Gersh method: Altmann-Gefrierverfahren *s*.
Altmann's granules: Altmann-Granula.
altretamine/*n*: Altretamin *s*.
altruism/*n*: Altruismus *m*.
alum/*n*: Alaun *m*.
alum earth: Alaunerde *w*, Tonerde *w*.
alum hematoxylin: Hämaulin *s*.
aluminate/*n*: Aluminat *s*.
aluminium/*n*: Aluminium *s*.
aluminium acetate: Aluminiumazetat *s*.
aluminium clofibrate: Aluminiumclofibrat *s*.
aluminium hydroxide: Aluminiumhydroxid *s*.
aluminum/*n*: Aluminium *s*.
aluminum carbonate: Aluminiumkarbonat *s*.
aluminum chloride: Aluminiumchlorid *s*.
aluminum penicillin: Aluminiumpenicillin *s*.
alurate/*n*: Alurat *s*.
alveol-: Alveolo-.
alveolar/*adj*: alveolär, Alveolar-.
alveolate/*adj*: mit kleinen Fächern, alveolär.
alveolectomy/*n*: Alveolektomie *w*.
alveolitis/*n*: Alveolitis *w*; **allergic** ~ allergische Alveolitis *w*; **extrinsic allergic** ~ exogene allergische Alveolitis *w*; **fibrosing** ~ fibrosierende Alveolitis *w*.
alveolitis with honeycomb: Alveolitis mit Fibrose.
alveolocapillary/*adj*: alveolokapillär.
alveololingual/*adj*: alveololingual.
alveolopalatal/*adj*: alveolopalatinal.
alveoloplasty/*n*: Alveolarplastik *w*.
alveolus/*n*: Lungenalveole *w*, Zahnfach *s*, Alveole *w*.
alymphocytosis/*n*: Alymphozytose *w*.
alymphoplasia/*n*: Alymphoplasie *w*.
Alzheimer cell: Alzheimer-Zelle *w*.
Alzheimer's disease: Alzheimer-Krankheit *w*.
Alzheimer's fibril: Alzheimer-Fibrille *w*.
AMA [*abbr*] **against medical advice**: gegen medizinischen Rat.
amaas/*n*: Alastrim *s*, Variola minor.
amacrine/*adj*: amakrin.
Amadori rearrangement: Amadori-Umlagerung *w*.
amalgam/*n*: Amalgam *s*; **dental** ~ Zahnamalgam *s*.
amalgamate/*vb*: amalgamieren, verschmelzen.
amalgamator/*n*: Amalgammischer *m*.

amalgam capsule: Amalgamkapsel *w*.
amalgam carrier: Amalgamträger *m*.
amalgam carver: Amalgamschneider *m*.
amalgam condenser: Amalgamstopfer *m*.
amalgam dispenser: Amalgamspender *m*.
amalgam matrix: Amalgamformband *s*.
amalgam milling: Amalgamkneten *s*.
amalgam mixer: Amalgammischer *m*.
amalgam plugger: Amalgamstopfer *m*.
amalgam squeeze cloth: Amalgamauspreßtuch *s*.
amanita/*n*: Amanita *w*.
amanitin/*n*: Amanitin *s*.
amanitotoxin/*n*: Aminitin *s*.
amantadine/*n*: Amantadin *s*.
amara: Bitterstoffe.
amastia/*n*: Amastie *w*.
Amato's body: Doehle-Körperchen *s*.
amaurosis/*n*: Amaurose *w*; cerebral ~ zentrale Amaurose *w*.
amaurotic/*adj*: amaurotisch.
amb [*abbr*] 1. ambulance; 2. ambulatory: 1. Krankenwagen *m*; 2. beweglich, ambulant, Geh-.
ambazone/*n*: Ambazon *s*.
ambenonium chloride: Ambenoniumchlorid *s*.
amber/*n*: Bernstein *m*.
amber codon: Amberkodon *s*.
amber mutant: Ambermutante *w*.
ambidexterity/*n*: Ambidextrie *w*, Beidhändigkeit *w*.
ambidextrality/*n*: Beidhändigkeit *w*.
ambidextrous/*adj*: beidhändig.
ambiguity/*n*: Zweideutigkeit *w*.
ambilateral/*adj*: bilateral.
ambiocularity/*n*: binokulares Sehen *s*.
ambisexual/*adj*: bisexuell.
ambisexuality/*n*: Ambisexualität *w*, Bisexualität *w*.
ambitendancy/*n*: Ambitendenz *w*.
ambition/*n*: Ambition *w*.
ambivalence/*n*: Ambivalenz *w*.
ambivalent/*adj*: ambivalent.
ambiversion/*n*: Ambiversion *w*.
ambly-: Amblyo-.
amblyacusis/*n*: Hörverlust *m*.

amblyomma: Amblyomma.
amblyope/*adj*: amblyop.
amblyopia/*n*: Amblyopie *w*; strabistic ~ Schielamblyopie *w*; toxic ~ toxische Amblyopie *w*.
amblyoscope/*n*: Amblyoskop *s*.
amboceptor/*n*: Ambozeptor *m*.
ambomycin/*n*: Ambomycin *s*.
ambon/*n*: Gelenkrand *m*.
ambos/*n*: Amboß *m*, Incus *m*.
ambosexual/*adj*: bisexuell.
ambroxol/*n*: Ambroxol *s*.
ambucetamide/*n*: Ambucetamid *s*.
ambulance/*n*: Krankenwagen *m*.
ambulanceman/*n*: Rettungssanitäter *m*.
ambulant/*adj*: ambulant.
ambulation, early: Frühmobilisation *w*.
ambulatory/*adj*: ambulant, ambulatorisch, beweglich, Geh-.
ambuphyllin/*n*: Ambuphyllin *s*.
ambutonium bromide: Ambutoniumbromid *s*.
amcinonide/*n*: Amcinonid *s*.
ameba/*n*: Amöbe *w*.
amebiasis/*n*: Amöbiasis *w*, Amöbenruhr *w*; hepatic ~ Amöbenhepatitis *w*; intestinal ~ Amöbenruhr *w*.
amebic/*adj*: Amöben-.
amebicide/*n*: amöbizide Substanz *w*.
amebiform/*adj*: amöbenartig.
amebiosis/*n*: Amöbiasis *w*.
amebism/*n*: Amöbeninfektion *w*.
amebocyte/*n*: amöboide Zelle *w*.
ameboid/*adj*: amöboid.
ameboma/*n*: Amebom *s*.
amebosis/*n*: Amöbiasis *w*.
ameiosis/*n*: Ameiose *w*.
amelanotic/*adj*: amelanotisch.
amelia/*n*: Amelie *w*; complete ~ Tetramelie *w*.
amelification/*n*: Zahnschmelzbildung *w*.
ameloblast/*n*: Ameloblast *m*, Adamantoblast *m*.
ameloblastoma/*n*: Ameloblastom *s*, Adamantinom *s*; malignant ~ Ameloblastosarkom *s*; melanotic ~ melanotischer ektodermaler Tumor *m*; pituitary ~ Kranio-

ameloblastosarcoma

pharyngeom *s*, Erdheim-Tumor *m*.
ameloblastosarcoma/*n*: Ameloblastosarkom *s*.
amelodentinal/*adj*: amelodentinal.
amelogenesis/*n*: Amelogenese *w*.
amelogenesis imperfecta: Amelogenesis imperfecta.
amends/*n*: Schadenersatz *m*, Entschädigung *w*.
amenia/*n*: Amenorrhö *w*.
amenorrhea/*n*: Amenorrhö *w*; **central** ~ zentrale Amenorrhö *w*; **functional** ~ funktionelle Amenorrhö *w*; **hypothalamic** ~ hypothalamische Amenorrhö *w*; **ovarian** ~ ovarielle Amenorrhö *w*; **physiological** ~ physiologische Amenorrhö *w*; **pituitary** ~ hypophysäre Amenorrhö *w*; **post-partum** ~ postpartale Amenorrhö *m*; **primary** ~ primäre Amenorrhö *w*; **psychogenic** ~ psychogene Amenorrhö *w*; **secondary** ~ sekundäre Amenorrhö *w*; **stress-induced** ~ streßbedingte Amenorrhö *w*; **traumatic** ~ traumatische Amenorrhö *w*, Asherman-Fritsch-Syndrom *s*; **uterine** ~ uterine Amenorrhö *w*.
amenorrhoic/*adj*: amenorrhoisch.
ament/*n*: Idiot *m*.
amentia/*n*: Amentia, Intelligenzdefekt *m*; **nevoid** ~ Sturge-Weber-Syndrom *s*; **phenylpyruvic** ~ Phenylketonuriedemenz *w*.
amential/*adj*: schwachsinnig.
ameristic/*adj*: unsegmentiert.
Ames test: Ames-Test *m*.
ametabolic/*adj*: ametabol.
amethocaine/*n*: Tetracain *s*.
amethopterin/*n*: Amethopterin *s*, Methotrexat *s*.
ametria/*n*: Uterusagenesie *w*.
ametropia/*n*: Ametropie *w*; **axial** ~ Achsenametropie *w*; **refractive** ~ Refraktionsanomalie *w*.
ametropic/*adj*: ametropisch.
amezinium metilsulfate: Ameziniummetilsulfat *s*.
amfepramone/*n*: Amfepramon *s*.
amfetaminil/*n*: Amfetaminil *s*.
AMI [*abbr*] **acute myocardial infarction**: akuter Myokardinfarkt *m*.
amianthosis/*n*: Asbestose *w*.
amicrobic/*adj*: keimfrei.
amicroscopic/*adj*: ultramikroskopisch.
amidase/*n*: Amidase *w*.
amide/*n*: Amid *s*.
amidine/*n*: Amidin *s*.
amidinomycin/*n*: Amidinomycin *s*.
amido-acid: Aminosäure *w*.
amidoazotoluene/*n*: Aminoazotoluen *s*.
amidobenzene: Anilin *s*.
amido black/*n*: Amidoschwarz *s*, Naphtholblau-Schwarz *s*.
amidone/*n*: Methadon *s*.
amidophosphoribosyltransferase/*n*: Amidophosphoribosyltransferase *w*.
amidopyrine/*n*: Aminopyrin *s*.
amidotransferase/*n*: Amidotransferase *w*.
amidoxime/*n*: Amidoxim *s*.
amikacin/*n*: Amikacin *s*.
amiloride/*n*: Amilorid *s*.
amimia/*n*: Amimie *w*.
aminase/*n*: Aminase *w*.
amine/*n*: Amin *s*; **adrenergic** ~ Katecholamin *s*; **biogenic** ~ biogenes Amin *s*; **vasoactive** ~ vasoaktives Amin *s*.
amine oxidase: Aminoxydase *w*.
amino acid: Aminosäure *w*, AS; **aromatic** ~ aromatische Aminosäure *w*; **basic** ~ basische Aminosäure *w*; **branched-chain** ~ verzweigtkettige Aminosäure *w*; **dibasic** ~ dibasische Aminosäure *w*; **essential** ~ essentielle Aminosäure *w*; **heterocyclic** ~ heterozyklische Aminosäure *w*; **ketogenic** ~ ketoplastische Aminosäure *w*.
aminoacetic/*adj*.: Aminoessig-.
amino acid decarboxylase: Aminsoäuredekarboxylase *w*.
aminoacidemia/*n*: Aminoazidämie *w*.
amino acid diabetes: Aminodiabetes *m*, Zystinose *w*, Abderhalden-Fanconi-Syndrom *s*, Aminosäurendiabetes *m*.
amino acid exchange: Aminosäurenaustausch *m*.
amino acid frequency: Aminosäurenfrequenz *w*.
amino acid metabolism: Aminosäure-

stoffwechsel *m*.
aminoacidopathy/*n*: Aminosäurenstoffwechselstörung *w*.
amino acid oxidase: Aminosäurenoxidase *w*.
amino acid sequence: Aminosäurensequenz *w*.
amino acid test: Ninhydrintest *m*.
aminoaciduria/*n*: Aminoazidurie *w*.
aminoacyl/*n*: Aminoacyl *s*.
aminoacyl adenylate: Aminoacyladenylat *s*.
aminoacyl-tRNA: Aminoacyl-tRNS *w*.
aminoacyl-tRNA synthetase: Aminoacyl-tRNS-Synthetase *w*.
aminobenzoate/*n*: Aminobenzoat *s*.
aminoethanol/*n*: Aminoäthanol *s*.
aminoglucose/*n*: Glukosamin *s*.
aminoglutethimide/*n*: Aminoglutethemid *s*.
aminoglycoside/*n*: Aminoglykosid *s*.
aminogroup/*n*: Aminogruppe *w*.
amino imidazole: Aminoimidazol *s*.
amino-imidazole ribonucleotide: Aminoimidazolribonukleotid *s*.
2-amino-6-mercaptopurine: Thioguanin *s*, 2-Aminopurin-6-thiol *s*.
aminomethanamidine/*n*: Aminomethanamidin *s*, Guanidin *s*.
aminometradine/*n*: Aminometradin *s*.
aminonucleoside/*n*: Aminonukleosid *s*.
aminopenicillin/*n*: Aminopenicillin *s*.
aminopeptidase/*n*: Aminopeptidase *w*.
aminophenol/*n*: Aminophenol *s*.
aminopherase/*n*: Aminopherase *w*, Transaminase *w*.
aminophylline/*n*: Aminophyllin *s*.
amino precursor uptake and decarboxylation cell [*abbr*] **APUD cell**: APUD-Zelle *w*.
aminopterin/*n*: Aminopterin *s*.
aminopurine/*n*: Aminopurin *s*.
aminopyrine/*n*: Aminopyrin *s*.
aminoquinuride/*n*: Aminoquinurid *s*.
aminosalicylic/*adj*: Aminosalizyl-.
aminosidin/*n*: Aminosidin *s*, Paromomyzin *s*.
aminosis/*n*: Aminosäurenüberproduktion *w*.
amino sugar: Aminozucker *m*.
amino-terminal: N-terminal, Aminoende *s*.
aminothiazole/*n*: Aminothiazol *s*.
aminotransferase/*n*: Aminotransferase *w*.
amiodarone/*n*: Amiodaron *s*.
amipaque/*n*: Amipaque *s*, Metrizamid *s*.
amiphenazole/*n*: Amiphenazol *s*.
amisometradine/*n*: Amisometradin *s*.
amitosis/*n*: Amitose *w*, direkte Kernteilung *w*.
amitotic/*adj*: amitotisch.
amitriptyline/*n*: Amitriptylin *s*.
amitriptylinoxide/*n*: Amitriptylinoxid *s*.
ammine/*n*: Ammin *s*.
ammonemia/*n*: Hyperammonämie *w*.
ammonia/*n*: Ammoniak *s*.
ammoniacal/*adj*: ammoniakalisch.
ammonia hemate: Alaunhämatoxylin *s*.
ammonia-lyase: Ammoniaklyase *w*.
ammonification/*n*: Ammoniakbildung *w*.
ammonium/*n*: Ammonium *s*.
ammonium acetate: Ammoniumacetat *s*.
ammonium carbonate/*n*: Ammoniumkarbonat *s*, Hirschhornriechsalz *s*.
ammonium chloride/*n*: Ammoniumchlorid *s*, Salmiak *m*.
ammonium compound, quaternary: quaternäre Ammoniumverbindung *w*.
ammonium sulfate/*n*: Ammoniumsulfat *s*.
ammonolysis/*n*: Ammonolyse *w*.
Ammon's operation: Dakryozystostomie *w*.
ammotherapy/*n*: Ammotherapie *w*, Psammotherapie *w*.
amnesia/*n*: Amnesie *w*; **affective** ~ elektive Amnesie *w*; **anterograde** ~ anterograde Amnesie *w*; **auditory** ~ auditorische Amnesie *w*; **circumscribed** ~ begrenzte Amnesie *w*; **hysterical** ~ hysterische Amnesie *w*; **immunologic** ~ Verlust der Immunantwort; **incomplete** ~ partielle Amnesie *w*; **lacunar** ~ partielle Amnesie *w*; **localized** ~ umschriebene Amnesie *w*; **organic** ~ Amnesie bei hirnorganischer Er-

krankung; **posttraumatic** ~ posttraumatische Amnesie w; **retroactive** ~ retrograde Amnesie w; **retrograde** ~ retrograde Amnesie w; **tactile** ~ taktile Agnosie w; **transient global** ~ transitorische Globalamnesie w; **traumatic** ~ traumatische Amnesie w.
amnesic/*adj*: amnestisch.
amnestic/*adj*: amnestisch.
amniocardiac/*adj*: Herz und Amnion betreffend.
amniocele/*n*: Amniozele w.
amniocentesis/*n*: Amniozentese w; **transabdominal** ~ transabdominelle Amniozentese w; **transcervical** ~ transzervikale Amniozentese w.
amniography/*n*: Amniographie w.
amnioma/*n*: Amniontumor m.
amnion/*n*: Amnion s.
amnionitis/*n*: Amnionitis w.
amniorrhea/*n*: vorzeitiger Fruchtwasserabgang m.
amniorrhexis/*n*: Amnionruptur w.
amnioscope/*n*: Amnioskop s.
amnioscopy/*n*: Amnioskopie w.
amniotic/*adj*: amniotisch, Amnion-.
amniotomy/*n*: Amniotomie w, Blasensprengung w.
amobarbital/*n*: Amobarbital s.
amodiaquine/*n*: Amodiaquin s.
amoeba/*n*: Amöbe w.
amok/*adj*: amok.
amorph/*adj*: amorph.
amorphic/*adj*: amorph, formlos.
amorphinism/*n*: Morphiumentzugssyndrom s.
amorphognosia/*n*: Amorphosynthese w.
amorphous/*adj*: amorph, formlos.
amorphus/*n*: Amorphus m.
amount/*n, vb*: 1. Menge w, Quantität w; 2. sich belaufen auf.
amoxepine/*n*: Amoxepin s.
amoxicillin/*n*: Amoxicillin s.
AMP [*abbr*] **adenosine monophosphate**: Adenosinmonophosphat s, AMP.
amp [*abbr*] **1. ampere; 2. amperage; 3. ampule; 4. amputation**: 1. Ampere s; 2. Amperezahl w, Stromstärke w; 3. Ampulle w; 4. Amputation w.
amperage/*n*: Amperezahl w, Stromstärke w.
amphetamine/*n*: Amphetamin s.
amphiarthrosis/*n*: Amphiarthrose w, Wackelgelenk s.
amphiaster/*n*: Amphiaster m, Biaster m, Diaster m.
amphibian/*n*: Amphibie w.
amphibolic/*adj*: amphibol.
amphicrania/*n*: doppelseitiger Kopfschmerz m.
amphicyte/*n*: Amphizyt m, Mantelzelle w.
amphigony/*n*: geschlechtliche Fortpflanzung w.
amphimixis/*n*: Amphimixis w.
amphinucleus/*n*: Amphinukleus m.
amphiphilic/*adj*: amphiphil.
amphistome/*n*: Amphistoma s.
amphitene/*n*: Amphitän s.
amphitrichous/*adj*: amphitrich.
ampholyte/*n*: Ampholyt s.
amphomycin/*n*: Amphomycin s.
amphophilic/*adj*: neutrophil.
amphoric/*adj*: amphorisch, hohlklingend.
amphoteric/*adj*: amphoterisch.
amphotericin B/*n*: Amphotericin B s.
amphotropic/*adj*: amphotrop.
ampicillin/*n*: Ampicillin s.
ampicillin resistance: Ampicillinresistenz w.
amplification/*n*: Verstärkung w; **magnetic** ~ Magnetverstärker m.
amplification factor: Verstärkungsfaktor m.
amplifier/*n*: Verstärker m.
amplify/*vb*: verstärken, vergrößern.
amplitude/*n*: Umfang m, Schwingungsweite w.
amplitude modulation: Amplitudenmodulation w.
amplitude of accomodation: Akkomodationsamplitude w.
amplitude of blood pressure: Blutdruckamplitude w.
amplitude of convergence: Konvergenz-

amplitude *w*.
amplitude of fusion: Fusionsbreite *w*.
ampoule/*n*: Ampulle *w*.
ampule/*n*: Ampulle *w*.
ampulla/*n*: Ampulla, Kolben *m*, Ampulle *w*.
ampullar/*adj*: Eileiter-.
amputate/*n, vb*: 1. Amputat *s*; 2. amputieren, abnehmen.
amputation/*n*: Amputation *w*; **amniotic** ~ Amnionschnürfurche *w*; **aperiostal** ~ aperiostale Amputation *w*, Bunge-Amputation *w*; **circular** ~ zirkuläre Amputation *w*; **closed** ~ Lappenschnittamputation *w*; **congenital** ~ Amnionschnürfurche *w*; **elliptic** ~ ovaläre Amputation *w*; **interpelvicoabdominal** ~ Hemipelvektomie *w*, Jaboulay-Amputation *w*; **interscapulothoracic** ~ interskapulothorakale Amputation *w*; **intrauterine** ~ Amnionschnürfurche *w*; **natural** ~ Amnionschnürfurche *w*; **partial** ~ Teilamputation *w*; **periosteoplastic** ~ subperiostale Amputation *w*; **provisional** ~ provisorische Amputation *w*; **spontaneous** ~ Spontanamputation *w*; **subperiosteal** ~ subperiostale Amputation *w*; **supracondylar** ~ suprakondyläre Amputation *w*; **through-knee** ~ Amputation in Kniegelenkhöhe; **traumatic** ~ Amputationstrauma *s*.
amputation neuroma: Amputationsneurom *s*.
amputation of the lower leg: Unterschenkelamputation *w*.
amputation retractor: Amputationsretraktor *m*.
amputation stump: Amputationsstumpf *m*.
amputee/*n*: Amputierter *m*.
amrinone/*n*: Amrinon *s*.
amsacrine/*n*: Amsacrin *s*.
Amsterdam dwarfism: Lange-Syndrom *s*.
amt [*abbr*] **amount**: Menge *w*.
amuck/*adj*: amok.
amusia/*n*: Amusie *w*.
amyctic/*adj*: irritierend.
amydriasis/*n*: fehlende Pupillenerweiterung *w*.
amydricaine/*n*: Amydricain *s*.
amyelia/*n*: Amyelie *w*.
amyelinic/*adj*: nicht myelinisiert, unmyelinisiert, marklos.
amygdala/*n*: Amygdala *w*.
amygdaline/*adj*: tonsillär, Mandel-.
amygdaloid/*adj*: mandelförmig, amygdaloideum.
amyl/*n*: Amyl *s*, Pentyl *s*.
amyl-: Amylo-, Stärke-.
amylaceous/*adj*: stärkehaltig.
amylase/*n*: Amylase *w*.
amylasuria/*n*: Ausscheidung von Amylasen im Urin.
amylate/*n*: Stärkeverbindung *w*.
amyl nitrite/*n*: Amylnitrit *s*.
amylobarbitone/*n*: Amobarbital *s*.
amylodextrin/*n*: Amylodextrin *s*.
amyloglucosidase/*n*: Amylglukosidase *w*.
amyloid/*n, adj*: 1. Amyloid *s*; 2. stärkehaltig, Amyloid-.
amyloid body: Amyloidkörperchen *s*.
amyloidosis/*n*: Amyloidose *w*; **cutaneous** ~ Hautamyloidose *w*, Amyloidosis cutae; **familial renal** ~ familiäre Nierenamyloidose *w*; **lichenoid** ~ Lichen amyloidosus; **nodular** ~ noduläre Amyloidose *w*; **primary** ~ primäre Amyloidose *w*; **renal** ~ Nierenamyloidose *w*; **secondary** ~ sekundäre Amyloidose *w*.
amyloid tumor: Amyloidkörperchen *s*.
amylolysis/*n*: Stärkespaltung *w*.
amylopectin/*n*: Amylopektin *s*.
amylopectinosis/*n*: Amylopektinose *w*, Glykogenspeicherkrankheit Typ IV *w*.
amylopsin/*n*: Pankreasamylase *w*.
amylorrhea/*n*: Amylorrhö *w*.
amylose/*n*: Amylose *w*.
amylosuria/*n*: Amylosurie *w*.
amylum/*n*: Stärke *w*.
amyostasia/*n*: Muskelzittern *s*.
amyostatic/*adj*: amyostatisch.
amyosthenia/*n*: Myasthenie *w*.
amyosthenic/*adj*: myasthenisch.
amyotonia/*n*: Amyotonie *w*.
amyotonia congenita: Amyotonia conge-

amyotrophia

nita *w*, Oppenheim-Krankheit *w*.
amyotrophia/*n*: Amyotrophie *w*.
amyotrophic/*adj*: amyotroph.
amyotrophy/*n*: Amyotrophie *w*, Muskelatrophie *w*; **diabetic** ~ diabetische Amyotrophie *w*; **neuralgic** ~ neuralgische Schulteramyotrophie *w*; **neuritic** ~ hereditäre interstitielle Neuropathie *w*; **primary progressive** ~ Muskeldystrophie *w*; **progressive nuclear** ~ progressive nukleäre Muskelatrophie *w*.
an-: An-, A-.
ANA [*abbr*] **antinuclear antibody**: antinukleärer Antikörper *m*, ANA.
ana-: Ana-, Auf-.
anabatic/*adj*: ansteigend, konvektiv.
anabiosis/*n*: Anabiose *w*.
anabiotic/*adj*: leblos, scheintot.
anabolic/*n*, *adj*: 1. Anabolikum *s*; 2. anabol.
anabolism/*n*: Anabolismus *m*.
anacidity/*n*: Anazidität *w*; **gastric** ~ Achlorhydrie *w*.
anaclisis/*n*: Anlehnung *w*.
anaclitic/*adj*: anaklitisch.
anacrotic/*adj*: anakrot.
anacrotism/*n*: Anakrotie *w*.
anacusis/*n*: Anakusis *w*, Taubheit *w*.
anaemia/*n*: Anämie *w*.
anaerobe/*n*: Anaerobier *m*, Anaerobiont *m*; **facultative** ~ fakultativer Anaerobier *m*; **obligate** ~ obligater Anaerobier *m*.
anaerobic/*adj*: anaerob.
anaerobiosis/*n*: Anaerobiose *w*.
anaesthesia/*n*: Narkose *w*, Anästhesie *w*.
anagen/*n*: Anagenhaar *s*.
anal/*adj*: anal.
analbuminemia/*n*: Analbuminämie *w*.
analeptic/*n*: Analeptikum *s*.
anal-erotic/*adj*: analerotisch.
analgecize/*vb*: betäuben.
analgesia/*n*: Analgesie *w*; **congenital** ~ kongenitale Analgie *w*; **electrical** ~ Elektroanalgesie *w*; **epidural** ~ Periduralanästhesie *w*.
analgesic/*n*: Analgetikum *s*, Schmerzmittel *s*; **addictive** ~ Narkotikum *s*; **anti-inflammatory** ~ entzündungshemmendes Schmerzmittel *s*.
analgetic/*n*, *adj*: 1. Analgetikum *s*; 2. analgetisch.
analgia/*n*: Analgie *w*.
analgic/*adj*: analgisch.
anallergic/*adj*: nicht allergisch.
analogous/*adj*: analog, ähnlich.
analogue/*n*: Analogon *s*, Analogstoff *m*.
analogy/*n*: Analogie *w*.
analphalipoproteinemia/*n*: Analphalipoproteinämie *w*, Tangier-Krankheit *w*.
analysand/*n*: Analysand *m*.
analyser/*n*: Analysator *m*.
analysis/*n*: Trennung *w*, Analyse *w*, Untersuchung *w*, Psychoanalyse *w*; **bifactorial** ~ Bifaktorenanalyse *w*; **blind** ~ Blindanalyse *w*; **dimensional** ~ Dimensionsanalyse *w*; **discriminant** ~ Diskriminanzanalyse *w*; **distributive** ~ Verteilungsanalyse *w*; **gastric** ~ Histaminstimulationstest *m*; **longitudinal** ~ Längsschnittuntersuchung *w*; **multivariate** ~ Multivariatanalyse *w*; **occlusal** ~ Bißanalyse *w*; **orthodox** ~ klassische Psychoanalyse *w*; **quantitative** ~ Maßanalyse *w*; **rapid** ~ Schnelltest *m*; **sequential** ~ sequentielle Analyse *w*; **simultaneous** ~ Simultananalyse *w*; **structural** ~ Ich-Analyse *w*; **transactional** ~ Transaktionsanalyse *w*; **tuitonal** ~ Lehranalyse *w*; **vectorial** ~ Vektoranalyse *w*.
analysis of discrimination: Diskriminanzanalyse *w*.
analysis of variance: Varianzanalyse *w*; **one-way** ~ einseitige Varianzanalyse *w*.
analyst/*n*: Untersucher *m*, Psychoanalytiker *m*.
analytic/*adj*: analytisch.
analytical/*adj*: analytisch.
analyze/*adj*: analysieren.
analyzer/*n*: Analyzer *m*, Analysator *m*; **sensory** ~ sensorischer Analysator *m*.
anamnesis/*n*: Anamnese *w*.
anamnestic/*adj*: anamnestisch.
ananclitic/*adj*: ananklitisch.
anandria/*n*: Fehlen der männlichen Ge-

schlechtsorgane.
anankastic/*n*: Anankast *m*.
anaphase/*n*: Anaphase *w*.
anaphoresis/*n*: Anhidrose *w*.
anaphoretic/*n*: Antiperspirans *s*.
anaphrodisiac/*n*: Anaphrodisiakum *s*.
anaphylactic/*adj*: anaphylaktisch.
anaphylactin/*n*: Anaphylaktin *s*.
anaphylactoid/*adj*: anaphylaktoid.
anaphylatoxin/*n*: Anaphylatoxin *s*.
anaphylaxis/*n*: Anaphylaxie *w*; **active** ~ aktive Anaphylaxie *w*; **generalized** ~ generalisierte anaphylaktische Reaktion *w*; **heterocytologic** ~ heterologe anaphylaktische Reaktion *w*; **local** ~ lokale anaphylaktische Reaktion *w*; **passive cutaneous** ~ [*abbr*] PCA passive kutane Anaphylaxie *w*; **systemic** ~ generalisierte anaphylaktische Reaktion *w*.
anaplasia/*n*: Anaplasie *w*.
anaplasm/*n*: Anaplasma *s*.
anaplastic/*adj*: anaplastisch.
anaplastology/*n*: Wiederherstellungschirurgie *w*.
anaplasty/*n*: Wiederherstellungschirurgie *w*.
anaplerotic/*adj*: anaplerotisch.
anapnea/*n*: Wiedereinsetzen der Atmung.
anapnometer/*n*: Spirometer *s*.
anarithmia/*n*: Akalkulie *w*.
anarthria/*n*: Anarthrie *w*.
anasarca/*n*: Anasarka *w*.
anascitic/*adj*: aszitesfrei.
anastalsis/*n*: Antiperistaltik *w*.
anastigmat/*n*: anastigmatische Linse *w*.
anastomose/*vb*: anastomosieren.
anastomosis/*n*: Anastomose *w*; **antiperistaltic** ~ antiperistaltische Anastomose *w*; **aorticopulmonary** ~ aortopulmonale Anastomose *w*; **arterial** ~ Arterienanastomose *w*, Rete arteriosum; **arteriovenous** ~ arteriovenöse Anastomose *w*; **cavalpulmonary** ~ Kava-Pulmonalis-Anastomose *w*; **intermesenteric** ~ Riolan-Anastomose *w*; **intestinal** ~ Darmanastomose *w*; **isoperistaltic** ~ isoperistaltische Anastomose *w*; **lymphaticovenous** ~ lymphatikovenöser Shunt *m*; **portacaval** ~ portosystemischer Shunt *m*; **rectosigmoid** ~ Rektum-Sigmoid-Anastomose *w*; **splenorenal** ~ splenorenale Anastomose *w*, splenorenaler Shunt *m*; **surgical** ~ chirurgische Anastomose *w*; **sutureless** ~ nahtlose Nervenanastomose *w*; **terminoterminal** ~ End-zu-End-Anastomose *w*; **triple** ~ Dreifachanastomose *w*; **ventriculocisternal** ~ Ventrikulozisternostomie *w*, Torkildsen-Shunt *m*.
anastomotic/*adj*: Anastomosen-.
anat [*abbr*] **anatomy**/*n*: Anatomie *w*.
anatomical/*adj*: anatomisch.
anatomicopathologic/*adj*: pathologisch-anatomisch.
anatomize/*vb*: zergliedern, sezieren.
anatomy/*n*: Anatomie *w*; **applied** ~ angewandte Anatomie *w*; **artistic** ~ Anatomie für Künstler; **comparative** ~ vergleichende Anatomie *w*; **cross-sectional** ~ Schnittanatomie *w*; **descriptive** ~ beschreibende Anatomie *w*; **general** ~ allgemeine Anatomie *w*; **gross** ~ makroskopische Anatomie *w*; **histologic** ~ Histologie *w*; **macroscopic** ~ makroskopische Anatomie *w*; **microscopic** ~ mikroskopische Anatomie *w*; **radiological** ~ Röntgenanatomie *w*; **systematic** ~ systematische Anatomie *w*, allgemeine Anatomie *w*; **topographic** ~ topographische Anatomie *w*.
anatoxin/*n*: Anatoxin *s*.
anatoxireaction/*n*: Moloney-Underwood-Reaktion *w*.
anatriptic/*n*: Einreibemittel *s*.
anatropia/*n*: Anatropie *w*.
anaudia/*n*: Aphonie *w*.
anazolene/*n*: Anazolene *s*.
anazoturia/*n*: Anazoturie *w*.
AnCC [*abbr*] **anodal closure contraction**: Anodenschlußzuckung *w*.
ancestor/*n*: Vorfahr *m*.
anchiroid/*adj*: hakenförmig.
anchorage/*n*: Verankerung *w*, Bezugspunkt *m*; **extraoral** ~ extraorale Verankerung *w*; **intramaxillary** ~ intramaxilläre

anchorage, intraoral Verankerung *w*; **intraoral** ~ intraorale Verankerung *w*; **simple** ~ intramaxilläre Verankerung *w*.
anchoring/*n*: Befestigung *w*.
anchor rail: Ankerschiene *w*.
anchor splint: Ankerschiene *w*.
anchor tooth: Stützzahn *m*.
anchyl-: Ankylo-.
anchylosis/*n*: Ankylose *w*.
ancillary/*adj*: ergänzend, Hilfs-.
ancon/*n*: Ellbogen *m*.
anconal/*adj*: zum Ellbogen gehörig, anconaeus.
anconitis/*n*: Ellbogengelenkentzündung *w*.
ancrod/*n*: Ancrod *s*.
ancylostoma/*n*: Ankylostoma *s*.
ancylostomiasis/*n*: Ankylostomiasis *w*.
Andersch's nerve: Nervus tympanicus.
Anders disease: Anders-Krankheit *w*, Adiposis tuberosa simplex.
Andersen's disease: Andersen-Syndrom *s*, Glykogenspeicherkrankheit Typ IV *w*, Amylopektinose *w*.
Anderson-Goldberger test: Anderson-Goldberger-Test *m*.
Anderson splint: Anderson-Schiene *w*.
Andrews disease: Andrews-Syndrom *s*, pustulöses Bakterid *s*, Pustulosis palmaris et plantaris.
andriatrics/*n*: Andrologie *w*.
andrin/*n*: testikuläres Androgen *s*.
androblastoma/*n*: Androblastom *s*; **tubular** ~ Sertoli-Leydig-Zelltumor *m*.
androcyte/*n*: Spermatid *s*.
androgamone/*n*: Androgamon *s*.
androgen/*n*: Androgen *s*.
androgen blockade: Androgenblockade *m*.
androgenic/*adj*: androgen wirksam.
androgenicity/*n*: Androgenität *w*.
androgenization/*n*: Androgenisierung *w*.
androgenous/*adj*: androgen.
androgen receptor: Androgenrezeptor *m*.
androgen target organ: Androgenzielorgan *s*.
androgen withdrawal: Androgenentzug *m*.
androgone/*n*: Spermatogonie *w*.
androgyne/*n*: weiblicher Hermaphrodit *m*.
androgynic/*adj*: androgyn.
androgynism/*n*: Hermaphroditismus *m*.
androgynous/*adj*: androgyn.
android/*adj*: android.
andrology/*n*: Andrologie *w*.
andromedotoxin/*n*: Andromedotoxin *s*.
andromorphous/*adj*: andromorph.
androphile/*adj*: anthropophil.
androphilic/*adj*: anthropophil.
androstane/*n*: Androstan *s*.
androstanediol/*n*: Androstandiol *s*.
androstanedione/*n*: Androstandion *s*.
androstanolone/*n*: Androstanolon *s*.
androstenedione/*n*: Androstendion *s*.
androsterone/*n*: Androsteron *s*.
androtropism/*n*: Androtropie *w*.
anechoic/*adj*: echofrei.
anelectrotonus/*n*: Anelektrotonus *m*.
anemia/*n*: Anämie *w*; **achlorhydric** ~ Chloranämie *w*; **achrestic** ~ achrestische Anämie *w*; **achylic** ~ Chloranämie *w*, Faber-Syndrom *s*; **acquired sideroachrestic** ~ therapierefraktäre sideroachrestische Anämie *w*; **Addisonian** ~ Addison-Anämie *w*, perniziöse Anämie *m*; **aplastic** ~ aplastische Anämie *w*; **asiderotic** ~ Eisenmangelanämie *w*; **atrophic** ~ aplastische Anämie *w*; **autoimmune hemolytic** ~ autoimmunhämolytische Anämie *w*; **chlorotic** ~ Chlorose *w*; **chronic** ~ chronische Anämie *w*; **congenital aplastic** ~ Fanconi-Anämie *w*; **congenital dyserythropoietic** ~ kongenitale Störung der Erythropoese; **drepanocytic** ~ Sichelzellenanämie *w*; **elliptocytic** ~ hereditäre Elliptozytose *w*, Dresbach-Syndrom *s*; **erythroblastic** ~ Thalassämie *w*; **familial erythroblastic** ~ Thalassaemia major; **familial microcytic** ~ Thalassämie *w*; **febrile pleiochromic** ~ thrombotischthrombozytopenische Purpura *w*; **folic acid deficiency** ~ Folsäuremangelanämie *w*; **hemolytic** ~ hämolytische Anämie *w*; **hemorrhagic** ~ Blutungsanämie *w*; **hyperchromic** ~ hyperchrome Anämie *w*;

hypochromic ~ hypochrome Anämie *w*; **hypoferric** ~ Eisenmangelanämie *w*; **hypoplastic** ~ hypoplastische Anämie *w*; **icterohemolytic** ~ hämolytische Anämie *w*; **immune hemolytic** ~ immunbedingte hämolytische Anämie *w*; **infectious** ~ Infektanämie *w*; **macrocytic** ~ makrozytäre Anämie *w*; **malignant** ~ perniziöse Anämie *w*; **Mediterranean** ~ Thalassaemia major; **megaloblastic** ~ Megaloblastenanämie *w*; **neonatal** ~ Neugeborenenanämie *w*; **normochromic** ~ normochrome Anämie *w*; **normocytic** ~ normozytäre Anämie *w*; **ovalocytary** ~ hereditäre Elliptozytose *w*; **pernicious** ~ perniziöse Anämie *w*; **posthemorrhagic** ~ Blutungsanämie *w*; **refractory** ~ therapierefraktäre Anämie *w*; **scorbutic** ~ Vitamin-C-Mangel-Anämie *w*; **sideroblastic** ~ sideroachrestische Anämie *w*; **sideropenic** ~ Eisenmangelanämie *w*; **spherocytic** ~ Sphärozytose *w*; **splenic** ~ Anämie bei Splenomegalie; **toxic** ~ toxische Anämie *w*.

anemia of infection: Infektanämie *w*.
anemic/*adj*: anämisch.
anemometer/*n*: Windmesser *m*.
anencephaly/*n*: Anenzephalie *w*, Froschkopf *m*, Krötenkopf *m*.
anenterous/*adj*: eingeweidelos.
anepiploic/*adj*: ohne Omentum.
anergy/*n*: 1. Anergie *w*; **negative** ~ negative Anergie *w*; **positive** ~ positive Anergie *w*; **specific** ~ spezifische Anergie *w*; Energielosigkeit *w*.
anerythropsia/*n*: Rotblindheit *w*.
anesthesia/*n*: Narkose *w*, Anästhesie *w*, Betäubung *w*; **basal** ~ Basisnarkose *w*; **caudal** ~ Sakralanästhesie *w*; **closed-circuit** ~ geschlossenes Narkosesystem *s*; **continous caudal** ~ Kaudaldaueranästhesie *w*; **electrical** ~ Elektroanästhesie *w*; **epidural** ~ Periduralanästhesie *w*; **general** ~ Allgemeinnarkose *w*; **gustatory** ~ Ageusie *w*; **hypothermic** ~ Hypothermienarkose *w*; **intercostal** ~ Interkostalblock *m*; **intravenous** ~ intravenöse Narkose *w*; **local** ~ Lokalanästhesie *w*; **olfactory** ~ Anosmie *w*; **open-circuit** ~ offenes Narkosesystem *s*; **peridural** ~ Periduralanästhesie *w*; **pudendal** ~ Pudendusanästhesie *w*; **regional** ~ Lokalanästhesie *w*; **segmental** ~ segmentale Anästhesie *w*; **sexual** ~ Frigidität *w*; **spinal** ~ Spinalanästhesie *w*; **subarachnoid** ~ Spinalanästhesie *w*; **thermal** ~ Thermanästhesie *w*.

anesthesia breathing system: Narkoseatmungssystem *s*.
anesthesia machine: Narkoseapparat *m*.
anesthesia mask: Narkosemaske *w*.
anesthesia sign: Narkosezeichen *s*.
anesthesiology/*n*: Anästhesiologie *w*.
anesthesognosia/*n*: taktile Agnosie *w*.
anesthetic/*n*: Narkotikum *s*, Anästhetikum *s*; **general** ~ Allgemeinanästhetikum *s*; **local** ~ Lokalanästhetikum *s*.
anesthetize/*adj*: anästhesieren, betäuben.
anethole/*n*: Anethol *s*.
anethopath/*n*: Psychopath *m*.
aneuploid/*adj*: aneuploid.
aneuploidy/*n*: Aneuploidie *w*.
aneurin/*n*: Aneurin *s*, Thiamin *s*.
aneurism/*n*: Aneurysma *w*.
aneurysm/*n*: Aneurysma *w*; **abdominal** ~ abdominales Aortenaneurysma *s*; **ampullary** ~ sackförmiges Aneurysma *s*; **aortic** ~ Aortenaneurysma *s*; **arteriovenous** ~ arteriovenöses Aneurysma *s*; **bacterial** ~ mykotisches Aneurysma *s*; **berry** ~ beerenförmiges Aneurysma *s*; **cardiac** ~ Herzaneurysma *s*; **cerebral** ~ Hirnarterienaneurysma *s*; **cerebrovascular** ~ Hirnarterienaneurysma *s*; **cirsoid** ~ rankenförmiges Aneurysma *s*; **dissecting** ~ dissezierendes Aneurysma *s*; **false** ~ falsches Aneurysma *s*; **infective** ~ mykotisches Aneurysma *s*; **medical** ~ inoperables Aneurysma *s*; **miliary** ~ Miliaraneurysma *s*; **mural** ~ Wandaneurysma *s*; **mycotic** ~ mykotisches Aneurysma *s*; **saccular** ~ sackförmiges Aneurysma *s*; **silent** ~ asymptomatisches Aneurysma *s*; **traumatic** ~ traumatisches Aneurysma *s*; **venous** ~ venöses Aneurysma *s*; **ventricu-**

aneurysmal

lar ~ Kammeraneurysma s.
aneurysmal/*adj*: aneurysmatisch.
aneurysmectomy/*n*: Aneurysmaresektion w.
aneurysm in a scar: Narbenaneurysma s.
aneurysmoplasty/*n*: Aneurysmaplastik w.
ANF [*abbr*] **antinuclear factor**: antinukleärer Faktor m, ANF.
angelica/*n*: Brustwurz w, Engelwurz w, Angelika w.
angel's wing: Scapula alata.
Anger camera: Anger-Kamera w.
angiectasia/*n*: Angiektasie w; **congenital dysplastic** ~ Klippel-Trénaunay-Weber-Syndrom s.
angiectatic/*adj*: angiektatisch.
angiectomy/*n*: Angiektomie w.
angiitis/*n*: Angiitis w, Gefäßentzündung w; **allergic** ~ Churg-Strauss-Syndrom s; **granulomatous** ~ granulomatöse Angiitis w; **necrotizing** ~ nekrotisierende Angiitis w.
angina/*n*: Angina w; **abdominal** ~ Angina abdominalis; **agranulocytic** ~ agranulozytäre Angina w; **benign croupus** ~ Herpangina w; **cardiac** ~ Angina pectoris; **hippocratic** ~ Retropharyngealabszeß m; **intestinal** ~ Angina abdominalis; **necrotic** ~ gangränöse Pharyngitis w; **neutropenic** ~ agranulozytäre Angina w; **pseudomembranous** ~ Vincent-Angina w; **unstable** ~ instabile Angina pectoris; **variant** ~ Prinzmetal-Angina w.
anginal/*adj*: anginös.
angina of effort: Belastungsangina w.
angina pectoris: Angina pectoris.
anginose/*adj*: pektanginös.
angioaccess/*n*: Gefäßzugang m.
angioarchitecture/*n*: Gefäßarchitektur w.
angioblast/*n*: Angioblast m.
angioblastema/*n*: Blutinsel w.
angioblastoma/*n*: Angioblastom s.
angiocardiography/*n*: Angiokardiographie w.
angiocavernoma/*n*: kavernöses Hämangiom s.
angiocholitis/*n*: Cholangitis w.
angiocinematography/*n*: Angiocinematographie w.
angiocyst/*n*: Angiozyste w.
angiodysgenetic/*adj*: angiodysgenetisch.
angiodysplasia/*n*: Angiodysplasie w.
angiodystonia/*n*: Angiodystonie-Syndrom s, Delius-Syndrom s.
angiodystrophy/*n*: nahrungsbedingte Gefäßkrankheit w.
angioectasy/*n*: Gefäßerweiterung w.
angioectatic/*adj*: angioektatisch.
angioedema/*n*: angioneurotisches Ödem s, Quincke-Ödem s, Urtikaria w.
angioelephantiasis/*n*: Angioelephantiasis w.
angioendothelioma/*n*: Angioendotheliom s.
angiofibroma/*n*: Angiofibrom s.
angiogenesis/*n*: Angiogenese w, Gefäßbildung w.
angiogenic/*adj*: angiogenetisch.
angiogram/*n*: Angiogramm s.
angiograph/*n*: Angiographiegerät s.
angiographic/*adj*: angiographisch.
angiography/*n*: Angiographie w; **aortic arch** ~ Aortenbogenangiographie w; **carotid** ~ Karotisangiographie w; **cerebral** ~ Hirnarterienangiographie w; **coronary** ~ Koronarangiographie w; **digital** ~ digitale Angiographie w; **orbital** ~ Orbitaangiographie w; **vertebral** ~ Vertebralarterienangiographie w.
angiohemophilia/*n*: Angiohämophilie w.
angioid/*adj*: gefäßähnlich, angioid.
angioimmunoblastic/*adj*: angioimmunoblastisch.
angiokeratoma/*n*: Angiokeratom s.
angioleukitis/*n*: Lymphangitis w.
angiolipoma/*n*: nävoides Lipom s.
angiology/*n*: Angiologie w.
angiolymphangioma: Hämangiolymphangiom s.
angiolymphitis/*n*: Lymphangitis w.
angiolymphoma/*n*: Lymphangiom s.
angioma/*n*: Angiom s, Hämangiom s; **arteriovenous** ~ arteriovenöses Angiom s; **sclerosing** ~ Dermatofibrom s; **spinal** ~ spinales Angiom s; **stellate** ~ Spider-Nä-

vus *m*; **teleangiectatic** ~ planes Angiom *s*, Kapillarangiom *s*; **tuberous** ~ tuberöses Angiom *s*.

angiomatosis/*n*: Angiomatose *w*; **cephalotrigeminal** ~ Sturge-Weber-Syndrom *s*; **congenital dysplastic** ~ kongenitale Angiomatose *w*; **diffuse corticomeningeal** ~ van Bogaert-Divry-Syndrom *s*; **encephalofacial** ~ enzephalofaziale Angiomatose *w*, Sturge-Weber-Syndrom *s*.
angiomatous/*adj*: angiomatös.
angiomyolipoma/*n*: Hämangiolipom *s*; **renal** ~ Nierenhamartom *s*.
angiomyoma/*n*: Angiomyom *s*.
angiomyoneuroma/*n*: Angiomyoneurom *s*, Glomustumor *m*.
angiomyosarcoma/*n*: Angiomyosarkom *s*.
angionecrosis/*n*: Gefäßnekrose *w*.
angioneuroedema/*n*: angioneurotisches Ödem *s*, Quincke-Ödem *s*.
angioneuroma/*n*: Glomustumor *m*.
angioneuropathy/*n*: Angioneuropathie *w*.
angioneurosis/*n*: Gefäßneurose *w*.
angioneurotic/*adj*: angioneurotisch.
angioosteohypertrophy/*n*: Klippel-Trénaunay-Weber-Syndrom *s*.
angioparalysis/*n*: Vasomotorenlähmung *w*.
angioparesis/*n*: herabgesetzter Gefäßtonus *m*.
angiopathy/*n*: Angiopathie *w*, Gefäßkrankheit *w*; **amyloid** ~ Gefäßamyloidose *w*; **diabetic** ~ diabetische Angiopathie *w*.
angiophacomatosis/*n*: Angiophakomatose *w*.
angioplasty/*n*: Angioplastie *w*; **coronary** ~ Koronarangioplastie *w*; **percutaneous transluminal** ~ perkutane transluminale Angioplastie *w*.
angiopneumography/*n*: Lungengefäßangiographie *w*.
angiopoiesis/*n*: Gefäßentstehung *w*.
angiopressure/*n*: Gefäßkompression *w*.
angioreticuloma/*n*: Hämangioblastom *s*.
angioretinogram/*n*: Angioretinogramm *s*.
angiorrhaphy/*n*: Gefäßnaht *w*.

angiorrhexis/*n*: Gefäßruptur *w*.
angiosarcoma/*n*: Angiosarkom *s*.
angioscope/*n*: Angioskop *s*.
angioscopy/*n*: Angioskopie *w*.
angioscotoma/*n*: Angioskotom *s*.
angiospasm/*n*: Angiospasmus *m*, Gefäßkrampf *m*, Vasospasmus *m*; **coronary** ~ Koronarangiospasmus *m*.
angiospastic/*adj*: angiospastisch, vasospastisch.
angiostenosis/*n*: Gefäßstenose *w*.
angiostomy/*n*: Angiostomie *w*.
angiostrongylus/*n*: Angiostrongylus *m*.
angiotelectasis/*n*: Teleangiektasie *w*.
angiotensin/*n*: Angiotensin *s*.
angiotensinamide/*n*: Angiotensinamid *s*.
angiotensinase/*n*: Angiotensinase *w*.
angiotensin-converting enzyme [*abbr*] **ACE**: Angiotensin umwandelndes Enzym *s*.
angiotensin-converting enzyme inhibitor: ACE-Hemmer *m*.
angiotensinogen/*n*: Angiotensinogen *s*.
angiotome/*n*: Gefäßsegment *s*.
angiotomography/*n*: Angiotomographie *w*.
angiotomy/*n*: Vasotomie *w*.
angiotonic/*adj*: vasoton.
angiotonin/*n*: Angiotensin *s*.
angiotribe/*n*: Gefäßklemme *w*.
angitis/*n*: Angiitis *w*.
angle/*n*: Winkel *m*, Angulus; **cerebellopontine** ~ Kleinhirnbrückenwinkel *m*; **costal** ~ Rippenwinkel *m*; **critical** ~ kritischer Einfallswinkel *m*, Grenzwinkel *m*; **duodenojejunal** ~ Flexura duodenojejunalis; **gonial** ~ Kieferwinkel *m*; **optic** ~ Sehwinkel *m*; **squint** ~ Schielwinkel *m*; **visual** ~ Sehwinkel *m*, Gesichtswinkel *m*.
angle-closure glaucoma: Engwinkelglaukom *s*.
angle malformation: Augenkammerwinkelfehlbildung *w*, Goniodysgenesie *w*.
angle of depression: Veraguth-Falte *w*.
angle of deviation: Schielwinkel *m*.
angle of elevation: Steigungswinkel *m*.
angle of emergence: Ausfallwinkel *m*.

angle of incidence

angle of incidence: Einfallwinkel *m*.
angle of inclination: Neigungswinkel *m*.
angle of reflection: Reflexionswinkel *m*.
angle of refraction: Brechungswinkel *m*.
angle plug: Winkelstecker *m*.
angle-recession glaucoma: Weitwinkelglaukom *s*.
angle rotor: Winkelrotor *m*.
angle syndrome, pontocerebellar: Kleinhirnbrückenwinkelsyndrom *s*, Cushing-Syndrom *s*.
angle tumor: Kleinhirnbrückenwinkeltumor *m*.
angular/*adj*: winklig.
angulation/*n*: Winkelbildung *w*.
angulus/*n*: Angulus, Winkel *m*.
anhaptoglobinemia/*n*: Fehlen von Haptoglobin *s*.
anhidrosis/*n*: Anhidrose *w*.
anhidrotic/*adj*: anhidrotisch.
anhistic/*adj*: strukturlos.
anhydr-: Anhydr-.
anhydration/*n*: Dehydration *w*.
anhydremia/*n*: Anhydrämie *w*.
anhydride/*n*: Anhydrid *s*.
anhydrohydroxyprogesterone/*n*: Ethisteron *s*.
anhydrous/*adj*: wasserfrei.
anicteric/*adj*: anikterisch.
anidrosis/*n*: Anhidrose *w*.
anidrotic/*adj*: anhidrotisch.
anileridine/*n*: Anileridin *s*.
anilide/*n*: Anilid *s*.
aniline/*n*: Anilin *s*.
aniline carcinoma: Anilinkrebs *m*.
aniline gentian violet: Anilingentianaviolett *s*.
anilingus/*n*: Anilingus *m*.
anilinism/*n*: Anilinvergiftung *w*.
anilism/*n*: Anilismus *m*.
animal/*n, adj*: 1. Tier *s*; **bulbopontine** ~ dezerebriertes Tier *s*; **cold-blooded** ~ Kaltblüter *m*; **experimental** ~ Versuchstier *s*; **homothermal** ~ Warmblüter *m*; 2. tierisch, animalisch.
animal-borne: durch Tiere übertragen.
animal breeding: Tierzucht *w*.
animal charcoal: Tierkohle *w*.
animalcule/*n*: Protozoon *s*.
animal experimentation: Tierversuch *m*.
animal mechanics: Biomechanik *w*.
animal model: Tiermodell *s*.
animal passage: Tierpassage *w*.
animal physiology: Veterinärphysiologie *w*.
animal-to-man transmission: Übertragung vom Tier auf den Menschen.
animate/*vb, adj*: 1. anregen, beleben; 2. belebt.
animation/*n*: Belebung *w*, Anregung *w*; **suspended** ~ Scheintod *m*.
anion/*n*: Anion *s*.
anion complex: Anionenkomplex *m*.
anion exchanger: Anionenaustauscher *m*.
anionic/*adj*: anionisch.
aniridia/*n*: Aniridie *w*.
aniridia-Wilms tumor syndrome [*abbr*] **AGR triad**: Wilms-Tumor mit Hypertrophie und Aniridie.
anisakiasis/*n*: Anisakiasis *w*, Heringwurmkrankheit *w*.
anischuria/*n*: Anischurie *w*.
anise/*n*: Anis *m*.
aniseikonia/*n*: Aniseikonie *w*.
anisochromasia/*n*: Anisochromie *w*.
anisochromatic/*adj*: anisochromatisch.
anisochromia/*n*: Anisochromie *w*.
anisocoria/*n*: Anisokorie *w*.
anisocytosis/*n*: Anisozytose *w*.
anisodontia/*n*: Anisodontie *w*.
anisogamete/*n*: Anisogamet *m*.
anisogamy/*n*: Anisogamie *w*.
anisometropia/*n*: Anisometropie *w*.
anisometropic/*adj*: anisometropisch.
anisomorph/*adj*: heteromorph.
anisomycin/*n*: Anisomycin *s*.
anisopoikilocytosis/*n*: Anisopoikilozytose *w*.
anisorhythmia/*n*: Vorhof-Kammer-Dissoziation *w*.
anisotonic/*adj*: anisoton.
anisotropic/*adj*: anisotrop.
anisotropism/*n*: Anisotropie *w*.
ankle/*n*: Fußknöchel *m*, Sprunggelenk *s*.

ankle bone: Sprungbein *s*.
ankle clonus: Fußklonus *m*.
ankle edema: Knöchelödem *s*.
ankle-foot orthosis: Berliner Schuh *m*.
ankle jerk: Achillessehnenreflex *m*.
ankle reflex: Achillessehnenreflex *m*.
ankle sprain: Fußdistorsion *w*.
ankyloblepharon/*n*: Ankyloblepharon *s*.
ankylocolpos/*n*: Vaginalatresie *w*.
ankylodactyly/*n*: Syndaktylie *w*.
ankyloglossia/*n*: Ankyloglosson *s*.
ankyloproctia/*n*: Analatresie *w*.
ankylosed/*adj*: ankylosiert.
ankylosing/*adj*: ankylosierend.
ankylosis/*n*: Ankylose *w*, Gelenkversteifung *w*; **artificial** ~ Arthrodese *w*; **bony** ~ knöcherne Ankylose *w*; **extra-articular** ~ extraartikuläre Ankylose *w*, falsche Ankylose *w*; **extracapsular** ~ extrakapsuläre Ankylose *w*; **fibrous** ~ fibröse Ankylose *w*, Pseudankylose *w*; **ligamentous** ~ fibröse Ankylose *w*; **operative** ~ Arthrodese *w*; **true** ~ knöcherne Ankylose *w*.
ankylosis of the stapes: Stapesankylose *w*.
ankylostoma/*n*: Ankylostoma *s*.
ankylostomiasis/*n*: Ankylostomiasis *w*.
ankylotic/*adj*: ankylotisch.
ankylotomy/*n*: operatives Lösen des Zungenbändchens.
ankylurethria/*n*: Uretherstenose *w*.
ankyroid/*adj*: hakenförmig.
anlage/*n*: Anlage *w*, Primordium *s*.
anneal/*vb*: ausglühen.
annectant/*adj*: verbindend.
annelid/*n*: Annelid *m*.
annexa/*n*: Adnex *m*, Anhang *m*.
annexectomy/*n*: Adnexektomie *w*.
annihilation/*n*: Vernichtung *w*, Annihilation *w*.
annihilation reaction: Annihilationsreaktion *w*.
annoyer/*n*: unangenehmer Reiz *m*.
annular/*adj*: ringförmig.
annulet/*n*: kleiner Ring *m*.
annuloplasty/*n*: Anuloplastik *w*.
annulorrhaphy/*n*: Anulorrhaphie *w*.
annulospiral/*adj*: anulospiral.
annulotomy/*n*: Anulotomie *w*.
anochromasia/*n*: Anochromasie *w*.
anociassociation/*n*: präoperative Patientenvorbereitung *w*.
anode/*n*: Anode *w*; **rotating** ~ Drehanode *w*.
anode acceleration: Anodenhochlauf *m*.
anode disk: Anodenteller *m*.
anode rays: Anodenstrahlen.
anode rotational speed: Anodendrehzahl *w*.
anode roughening: Anodenaufrauhung *w*.
anode voltage: Anodenspannung *w*.
anodontia/*n*: Anodontie *w*.
anodontism/*n*: Anodontie *w*.
anodyne/*n, adj*: 1. schmerzstillendes Mittel *s*; 2. schmerzstillend.
anodynia/*n*: Schmerzfreiheit *w*.
anoetic/*adj*: anoetisch.
anogenital/*adj*: anogenital.
anoia/*n*: Idiotie *w*.
anomaloscope/*n*: Anomaloskop *s*.
anomalous/*adj*: anomal.
anomaly/*n*: Anomalie *w*; **chromosomal** ~ Chromosomenanomalie *w*; **congenital** ~ kongenitale Anomalie *w*; **developmental** ~ Anlageanomalie *w*; **nuclear** ~ Kernanomalie *w*.
anomaly angle: Anomaliewinkel *m*.
anomaly in blood type: Defekttyp *m*.
anomaly of refraction: Brechungsanomalie *w*.
anomer/*n*: Anomer *s*.
anomia/*n*: Anomie *w*, Wortfindungsstörung *w*.
anomic/*adj*: anomisch.
anomous/*adj*: schulterlos.
anonychia/*n*: Anonychie *w*.
anonymity/*n*: Anonymität *w*.
anonymous/*adj*: anonym.
anopheles: Anopheles.
anophelicide/*n*: Anopheles tötende Substanz *w*.
anophelism/*n*: Anophelesausbreitung *w*.
anopia/*n*: Anopsie *w*.
anoplasty/*n*: Anusplastik *w*.
anopsia/*n*: Anopsie *w*, Anopie *w*.

anorchism/*n*: Anorchie *w*.
anorectal/*adj*: anorektal.
anorectic/*n, adj*: 1. Anorektiker *m*; 2. anorektisch.
anorectoplasty/*n*: anorektale Plastik *w*.
anoretic/*n, adj*: 1. Anorektiker *m*; 2. anorektisch.
anorexia/*n*: Anorexie *w*, Magersucht *w*.
anorexia nervosa: Anorexia nervosa.
anorexiant/*n*: Appetitzügler *m*.
anorganic/*adj*: anorganisch.
anorgasmy/*n*: Anorgasmie *w*.
anorthopia/*n*: Metamorphopsie *w*.
anoscope/*n*: Anoskop *s*, Proktoskop *s*.
anoscopy/*n*: Anoskopie *w*, Proktoskopie *w*.
anosmia/*n*: Anosmie *w*.
anosognosia/*n*: Anosognosie *w*.
anostosis/*n*: fehlende Knochenentwicklung *w*.
anotia/*n*: Anotie *w*.
anovaginal/*adj*: anovaginal.
anovarism/*n*: Fehlen des Ovars *s*.
anovulant/*n*: Ovulationshemmer *m*.
anovulation/*n*: Ausbleiben der Ovulation.
anovulatory/*adj*: anovulatorisch.
anoxemia/*n*: Anoxämie *w*; **cerebral** ~ zerebrale Anoxie *w*; **fetal** ~ fetale Anoxie *w*.
anoxemic/*adj*: anoxämisch.
anoxia/*n*: Anoxie *w*.
anoxic/*adj*: Erstickungs-.
ANS [*abbr*] **autonomic nervous system**: autonomes Nervensystem *s*.
ansa/*n*: Ansa, Schlinge *w*.
ansamycin/*n*: Ansamycin *s*.
ansate/*adj*: schleifenförmig, ansiformis.
anserine/*n*: Anserin *s*.
answer/*n, vb*: 1. Antwort *w*; **whole** ~ Ganzantwort *w*; 2. antworten.
ant-: Ant-, Anti-.
antacid/*n, adj*: 1. Antazidum *s*; 2. antazid.
antagonism/*n*: Antagonismus *m*.
antagonist/*n*: Antagonist *m*; **metabolic** ~ Antimetabolit *m*; **narcotic** ~ Morphinantagonist *m*.
antagonistic/*adj*: antagonistisch.
antagonize/*vb*: antagonisieren.

antanalgesia/*n*: Antanalgesie *w*.
antasthmatic/*adj*: antiasthmatisch.
antazoline/*n*: Antazolin *s*.
ante-: Ante-, Vor-.
antecedent/*n, adj*: 1. Vorläufer *m*; 2. vorhergehend.
antefixation/*n*: Antefixation *w*.
anteflexation/*n*: Anteflexion.
antegrade/*adj*: anterograd.
antemetic/*n*: Antiemetikum *s*.
antenatal/*adj*: pränatal.
anteposition/*n*: Anteposition *w*.
anteprostate/*n*: Glandula bulbourethralis.
anterior/*adj*: Vorder-, anterior.
antero-: Antero-.
anterograde/*adj*: anterograd.
anteroposterior/*adj*: anteroposterior.
anteropulsion/*n*: Anteropulsion *w*.
anteroseptal/*adj*: anteroseptal.
anteversion/*n*: Anteversion *w*.
anthelix/*n*: Anthelix *w*.
anthelminthic/*n, adj*: 1. Anthelminthikum *s*; 2. antihelminthisch.
anthelotic/*adj*: gegen Verhornung.
antherpetic/*n*: Antiherpetikum *s*.
anthracene/*n*: Anthracen *s*.
anthracoid/*adj*: karbunkelartig, milzbrandähnlich.
anthracoma/*n*: Karbunkel *m*.
anthracosilicosis/*n*: Anthrakosilikose *w*.
anthracosis/*n*: Anthrakose *w*.
anthracycline/*n*: Anthrazyklin *s*.
anthralin/*n*: Anthralin *s*, Dithranol *s*.
anthralin ointment: Anthralinsalbe *w*.
anthramycin/*n*: Anthramycin *s*.
anthraquinone/*n*: Anthrachinon *s*.
anthrax/*n*: Anthrax *m*, Milzbrand *m*; **cutaneous** ~ Hautmilzbrand *m*; **intestinal** ~ Darmmilzbrand *m*; **pulmonary** ~ Lungenmilzbrand *m*.
anthrax pneumonia: Lungenmilzbrand *m*.
anthrone/*n*: Anthron *s*, Anthranon *s*.
anthropoid/*n, adj*: 1. Menschenaffe *m*; 2. menschenähnlich.
anthropology/*n*: Anthropologie *w*.
anthropometry/*n*: Anthropometrie *w*.
anthropomorphism/*n*: Anthropomor-

phismus *m*.
anthroponosis/*n*: Anthropozoonose *w*.
anthropophagy/*n*: Kannibalismus *m*.
anthropozoonosis/*n*: Anthropozoonose *w*.
anti-: Anti-, Ant-.
antiadrenergic/*adj*: antiadrenerg.
antiaggregant/*n*: Aggregationshemmer *m*.
antialopecia factor: Inositol *s*.
antiandrogen/*n*: Antiandrogen *s*.
antiantibody/*n*: Anti-Antikörper *m*.
antiarrhythmic/*n, adj*: 1. Antiarrhythmikum *s*; 2. antiarrhythmisch.
antibacterial/*adj*: antibakteriell.
antibechic/*n, adj*: 1. Antitussivum *s*; 2. antitussiv.
antiberiberi factor: Thiamin *s*.
antibiosis/*n*: Antibiose *w*.
antibiotic/*n, adj*: 1. Antibiotikum *s*; 2. antibiotisch.
antibiotic-associated: Antibiotika-assoziiert.
antibiotic resistance: Antibiotikaresistenz *w*.
antibiotic-resistant/*adj*: Antibiotika-resistent.
antibody/*n*: Antikörper *m*, Ak; **agglutinating** ~ agglutinierender Antikörper *m*; **antimitochondrial** ~ antimitochondrialer Antikörper *m*, AMA; **antinuclear** ~ [*abbr*] **ANA** antinukleärer Antikörper *m*, ANA; **autoimmune** ~ Autoantikörper *m*; **blocking** ~ blockierender Antikörper *m*; **cell-bound** ~ zellständiger Antikörper *m*; **complementfixing** ~ komplementbindender Antikörper *m*; **complete** ~ kompletter Antikörper *m*; **cytophilic** ~ zytophiler Antikörper *m*; **cytotoxic** ~ zytotoxischer Antikörper *m*; **cytotrophic** ~ zytophiler Antikörper *m*; **heat-labile** ~ hitzelabiler Antikörper *m*; **heterocytotrophic** ~ heterozytotrophischer Antikörper *m*; **heterophilic** ~ heterophiler Antikörper *m*; **heterotypic** ~ heterotypischer Antikörper *m*; **humoral** ~ humoraler Antikörper *m*; **incomplete** ~ inkompletter Antikörper *m*; **isoimmune** ~ Alloantikörper *m*; **monoclonal** ~ monoklonaler Antikörper *m*; **neutralizing** ~ neutralisierender Antikörper *m*; **oligoclonal** ~ oligoklonaler Antikörper *m*; **opsonizing** ~ opsonierender Antikörper *m*; **precipitating** ~ Präzipitin *s*; **protective** ~ protektiver Antikörper *m*; **reaginic** ~ Reagin *s*; **viral** ~ Virusantikörper *m*; **xenocytophilic** ~ heterozytotrophischer Antikörper *m*.
antibody affinity: Antikörperaffinität *w*.
antibody combining site: Antigenbindungsstelle *w*, Paratop *s*.
antibody deficiency syndrome: Antikörpermangelsyndrom *s*.
antibody formation: Antikörperbildung *w*.
antibody production: Antikörperbildung *w*.
antibody response: Antikörperantwort *w*.
antibody site: Antigenbindungsstelle *w*, Paratop *s*.
antibody specifity: Antikörperspezifität *w*.
antibody therapy: Antikörpertherapie *w*.
antibody titre: Antikörpertiter *m*.
antibotulinism serum: Botulinus-Antitoxin *s*.
antibromic/*n*: Deodorant *s*.
anticarcinogenic/*adj*: antikarzinomatös.
anticholinergic/*adj*: anticholinerg.
anticipation/*n*: Antizipation *w*.
anticipation error: Erwartungsfehler *m*.
anticipatory/*adj*: antizipatorisch.
anticoagulant/*n*: Antikoagulans *s*, gerinnungshemmendes Mittel *s*.
anticoagulant therapy: Antikoagulanzientherapie *w*.
anticoagulated/*adj*: ungerinnbar.
anticoagulative/*adj*: gerinnungshemmend.
anticodon/*n*: Antikodon *s*.
anticonceptive/*n*: Kontrazeptivum *s*.
anticonvulsant/*n*: Antikonvulsivum *s*.
anticorrosive/*adj*: korrosionsfest.
anticus reflex: Antikusreflex *m*.
antidepressant/*n*: Antidepressivum *s*.
antideterminant/*n*: Antideterminante *w*.
antidiabetic/*n, adj*: 1. Antidiabetikum *s*;

2. antidiabetisch.
antidiarrheal/*n*: Antidiarrhoikum *s*.
anti-diffusion grid: Sekundärstrahlenraster *m*.
antidiuretic/*n, adj*: 1. Antidiuretikum *s*; 2. antidiuretisch.
antidote/*n*: Antitoxin *s*, Antidot *s*, Gegengift *s*.
anti-D-prophylaxis: Anti-D-Prophylaxe *w*.
antidromal/*adj*: antidrom.
antidromic/*adj*: antidrom.
antieczematic/*adj*: antiekzematös.
antieczematous/*adj*: antiekzematös.
antiemetic/*n, adj*: 1. Antiemetikum *s*; 2. antiemetisch.
antienzyme/*n*: Antienzym *s*.
antiepileptic/*n, adj*: 1. Antiepileptikum *s*; 2. antiepileptisch.
antiestrogen/*n*: Antiöstrogen *s*.
antifebrile/*adj*: antipyretisch, fiebersenkend.
antifibrillatory/*adj*: antifibrillatorisch.
antifibrinolysine/*n*: Antifibrinolysin *s*.
antifibrinolytic/*n, adj*: 1. Antifibrinolytikum *s*, Fibrinolysehemmer *m*; 2. antifibrinolytisch.
antifolate/*n*: Folsäureantagonist *m*.
antifriction bearing: Wälzlager *s*.
antifungal/*n, adj*: 1. Antimykotikum *s*; 2. antifungal, antimykotisch.
antigen/*n*: Antigen *s*, Ag; **allergic** ~ Allergen *s*; **allogeneic** ~ Alloantigen *s*; **capsular** ~ Kapselantigen *s*; **carcinoembryonic** ~ carcinoembryonales Antigen *s*, CEA; **complete** ~ komplettes Antigen *s*; **flagellar** ~ H-Antigen *s*; **group-specific** ~ blutgruppenspezifisches Antigen *s*; **homologous** ~ Alloantigen *s*; **incomplete** ~ Hapten *s*; **oncofetal** ~ onkofetales Antigen *s*; **partial** ~ Hapten *s*; **self** ~ Autoantigen *s*; **soluble** ~ S-Antigen *s*; **tumorspecific** ~ Tumorantigen *s*.
antigen antibody crossed electrophoresis: Carrell-Technik *w*.
antigen antibody reaction: Antigen-Antikörper-Reaktion *w*.

antigen binding capacity: Antigenbindungskapazität *w*.
antigen binding fragment [*abbr*] **fab**: antigenbindendes Fragment *s*, FAB.
antigen combining site: Antikörperbindungsstelle *w*.
antigen detection: Antigennachweis *m*.
antigen drift: Antigen-Drift *m*, langsame Antigenveränderung *w*.
antigenemia/*n*: Antigenämie *w*.
antigenic/*adj*: antigen.
antigenically/*adj*: antigenetisch.
antigenicity/*n*: Antigenität *w*.
antigen receptor: Antigenrezeptor *m*.
antigen recognition site: Antigenbindungsstelle *w*, Paratop *s*.
antigen shift: Antigen-Shift *m*, schnelle Antigenveränderung *w*.
antigen switch: Antigenvariation *w*.
antigestagen/*n*: Antigestagen *s*.
antiglobulin/*n*: Antiglobulin *s*.
antiglobulin reaction: Antiglobulintest *m*, Coombs-Test *m*.
antiglobulin test [*abbr*] **AHG**: Antiglobulintest *m*, Coombs-Test *m*.
antigonadotropic/*adj*: antigonadotrop.
antigonadotropin/*n*: Antigonadotropin *s*.
antihelix/*n*: Anthelix *w*.
antihemophilic/*adj*: antihämophil.
antihistamine/*n*: Antihistaminikum *s*.
antihistaminic/*adj*: antihistaminisch.
antihormone/*n*: Antihormon *s*.
antihyperlipidemic/*adj*: lipidsenkend.
antihypertensive/*n, adj*: 1. Antihypertensivum *s*; 2. antihypertensiv.
anti-idiotype antibody: Autoantikörper *m*.
anti-infective/*n, adj*: 1. Antiinfektiosum *s*; 2. antiinfektiös, infektionsverhütend.
anti-inflammatory/*n, adj*: 1. Antiphlogistikum *s*; 2. antiinflammatorisch, antiphlogistisch, entzündungshemmend.
anti-insulin: Antiinsulin *s*.
antileprotic/*n*: Lepramittel *s*.
antilewisite/*n*: Antilewisit *s*; **British** ~ [*abbr*] **BAL** Dimercaprol *s*.
antilipemic/*n*: Antilipidämikum *s*, Lipid-

senker *m*.
antimalarial/*n*, *adj*: 1. Malariamittel *s*; 2. gegen Malaria.
antimetabolite/*n*: Antimetabolit *m*.
antimicrobial/*n*,*adj*: 1. Chemotherapeutikum *s*; 2. antimikrobiell.
antimitotic/*n*, *adj*: 1. Antimitotikum *s*; 2. antimitotisch.
antimony [*abbr*] **Sb**: Antimon *s*, Stibium.
antimony dust: Antimonstaub *m*.
antimony poisoning: Antimonvergiftung *w*, Stibialismus *m*.
antimony potassium tartrate: Antimonylkaliumtartrat *s*, Brechweinstein *m*.
antimorph/*n*: antimorphe Genmutante *w*.
antimutagen/*n*: Antimutagen *s*.
antimutagenic/*adj*: antimutagen.
antimycotic/*n*, *adj*: 1. Antimykotikum *s*; 2. antimykotisch.
antineoplastic/*adj*: antineoplastisch.
antineuralgic/*n*: Analgetikum *s*.
antinociceptive/*n*, *adj*: 1. Analgetikum *s*; 2. analgetisch.
antinuclear/*adj*: antinukleär.
antioestrogen/*n*: Antiöstrogen *s*.
antioxidant/*n*: Antioxidationsmittel *s*.
antiparallel/*adj*: antiparallel.
antiparasympathomimetic/*adj*: parasympatholytisch.
antipathy/*n*: Antipathie *w*.
antipediculotic/*n*: Läusemittel *s*.
antiperistalsis/*n*: Antiperistaltik *w*.
antiperistaltic/*adj*: antiperistaltisch.
antiphlogistic/*n*, *adj*: 1. Antiphlogistikum *s*; 2. antiphlogistisch, antiinflammatorisch.
antiplasmin/*n*: Antiplasmin *s*.
antiplatelet/*n*: Antiplättchen *s*.
antiplatelet therapy: Thrombozytenaggregationshemmung *w*.
antipode/*n*: Antipode *m*.
antiprothrombin/*n*: Antiprothrombin *s*.
antipsychotic/*n*, *adj*: 1. Antipsychotikum *s*; 2. antipsychotisch.
antipyretic/*n*, *adj*: 1. Antipyretikum *s*; 2. antipyretisch, fiebersenkend.
antirabies serum: Tollwutserum *s*.

antirabies vaccination: Tollwutschutzimpfung *w*.
antirabies vaccine: Tollwutimpfstoff *m*.
antirachitic/*n*, *adj*: 1. antirachitische Substanz *w*; 2. antirachitisch.
antireflux plasty: Antirefluxplastik *w*.
anti Rh antibody: Rhesus-Antikörper *m*.
anti Rh serum: Rhesus-Antiserum *s*.
antirheumatic/*n*, *adj*: 1. Antirheumatikum *s*; 2. antirheumatisch.
antisecretory/*adj*: sekretionshemmend.
antisense/*n*: Antisense *m*, entgegengesetzte Richtung *w*.
antisepsis/*n*: Antisepsis *w*.
antiseptic/*n*, *adj*: 1. Antiseptikum *s*; 2. antiseptisch.
antisepticize/*vb*: antiseptisch behandeln.
antiserum/*n*: Antiserum *s*.
antisnakebite serum: Schlangengiftserum *s*, Schlangen-Immunserum *s*.
antisocial/*adj*: antisozial.
antispasmodic/*n*, *adj*: 1. Antispasmodikum *s*, Spasmolytikum *s*; 2. spasmolytisch.
antisperm/*adj*: antisperm.
antistreptokinase/*n*: Antistreptokinase *w*.
antistreptolysin/*n*: Antistreptolysin *s*.
antistreptolysin test: Antistreptolysintest *m*.
antitetanus serum [*abbr*] **ATS**: Tetanusantitoxin *s*.
antithenar/*n*: Hypothenar *s*.
antithermic/*adj*: fiebersenkend.
antithrombin/*n*: Antithrombin *s*.
antithromboplastin/*n*: Antithromboplastin *s*.
antithrombotic/*adj*: antithrombotisch.
antithyreoid/*adj*: thyreostatisch.
antitissue antibody: Gewebeantikörper *m*.
antitonic/*adj*: tonusreduzierend.
antitoxic/*adj*: antitoxisch.
antitoxin/*n*: Antitoxin *s*, Antidot *s*, Gegengift *s*.
antitoxin unit [*abbr*] **AU**: Antitoxineinheit *w*.
α1-antitrypsin/*n*: α1-Antitrypsin *s*, Trypsininhibitor *m*.

α1-antitrypsin deficiency

α1-antitrypsin deficiency: α1-Antitrypsinmangel *m*.
antituberculotic/*n*: Tuberkulostatikum *s*.
antituberculous/*adj*: antituberkulös, tuberkulostatisch.
antitumor agent: Zytostatikum *s*.
antitumor antibody: Tumorantikörper *m*.
antitussive/*n, adj*: 1. Antitussivum *s*, Hustenmittel *s*; 2. antitussiv.
antiviral/*adj*: antiviral.
antivitamin/*n*: Antivitamin *s*, Vitaminantagonist *m*.
antizymotic/*n*: Enzymhemmer *m*.
Anton syndrome: Anton-Syndrom *s*, Anosognosie *w*.
antrectomy/*n*: Antrektomie *w*.
antritis/*n*: Antritis *w*.
antro-atticotomy: Attikantrotomie *w*.
antromycosis/*n*: Sinusmykose *w*.
antroscopy/*n*: Antroskopie *w*, Sinoskopie *w*.
antrostomy/*n*: Antrumdrainage *w*, Antrotomie *w*; **intranasal** ~ transnasale Antrotomie *w*; **radical maxillary** ~ Kieferhöhlenradikaloperation *w*, Caldwell-Luc-Operation *w*.
antrotomy/*n*: Antrotomie *w*.
antrotympanitis/*n*: Antrumtympanitis *w*.
antrum/*n*: Antrum *s*; **gastric** ~ Magenantrum *s*.
antrum of Highmore: Highmore-Höhle *w*, Sinus maxillaris.
anuclear/*adj*: kernlos.
anucleate/*adj*: kernlos.
anucleolate/*adj*: ohne Nukleolus.
ANUG [*abbr*] **acute necrotizing ulcerative gingivitis**: akute nekrotisierende ulzerierende Gingivitis *w*.
anuresis/*n*: Anurie *w*, Harnretention *w*.
anuretic/*adj*: anuretisch.
anuria/*n*: Anurie *w*, Harnverhaltung *w*; **obstructive** ~ Harnsperre *w*; **postrenal** ~ postrenale Anurie *w*; **prerenal** ~ prärenale Anurie *w*; **renal** ~ renale Anurie *w*.
anus/*n*: After *m*, Anus; **artificial** ~ künstlicher Darmausgang *m*; **imperforate** ~ Analatresie *w*; **vulvovaginal** ~ Anus vestibularis.
anus prolapse: Analprolaps *m*.
anvil/*n*: Amboß *m*, Incus.
anxiety/*n*: Angst *w*, Beklemmung *w*; **existential** ~ existentielle Angst *w*; **primal** ~ Urangst *w*; **real** ~ Realangst *w*; **unattached** ~ freiflottierende Angst *w*.
anxiety attack: Angstanfall *m*.
anxiety-depersonalization disorder, phobic: Angst-Depersonalisationssyndrom *s*.
anxiety neurosis: Angstneurose *w*.
anxiety-relieving: angstdämpfend.
anxiety scale: Angstskala *w*.
anxiety syndrome: Angstsyndrom *s*.
anxiety-tension-pain-syndrome: Angst-Spannung-Schmerz-Syndrom *s*.
anxiolytic/*n, adj*: 1. Anxiolytikum *s*; 2. anxiolytisch.
anxious/*adj*: beängstigt, besorgt.
aorta/*n*: Aorta *w*; **dextroposed** ~ reitende Aorta *w*; **dorsal embryonic** ~ dorsale Aorta *w*; **double** ~ doppelte Aorta *w*; **dynamic** ~ pulsierende Bauchaorta *w*; **overriding** ~ reitende Aorta *w*; **primitive** ~ Aortenbögen; **ventral** ~ ventrale Aorta *w*.
aortic/*adj*: aortal, Aorten-.
aorticopulmonary/*adj*: aortopulmonal.
aortitis/*n*: Aortitis *w*.
aortitis syndrome: Aortenbogensyndrom *s*, Takayasu-Krankheit *w*.
aortocaval/*adj*: aortokaval.
aortocoronary/*adj*: aortokoronar.
aortogram/*n*: Aortographie *w*.
aortography/*n*: Aortographie *w*; **abdominal** ~ Bauchaortaangiographie *w*; **intravenous** ~ intravenöse Aortographie *w*; **retrograde** ~ retrograde Aortographie *w*; **translumbar** ~ translumbale Aortographie *w*.
aortoiliac/*adj*: aortoiliakal.
aortoplasty/*n*: Aortenplastik *w*.
aortopulmonary/*adj*: aortopulmonal.
aortorrhaphy/*n*: Aortennaht *w*.
aortostenosis/*n*: Aortenstenose *w*.
aortosubclavian/*adj*: aortosubklavikulär.
AP [*abbr*] **1. action potential; 2. alkaline**

phosphatase; 3. anterior pituitary; 4. anteroposterior; 5. aortic pressure; 6. arterial pressure: 1. Aktionspotential *s*; 2. alkalische Phosphatase *w*; 3. Adenohypophyse *w*; 4. anteroposterior; 5. Aortendruck *m*; 6. arterieller Blutdruck *m*.

A-P [*abbr*] **anterior-posterior**: anterior-posterior, ap.

apalcillin/*n*: Apalcillin *s*.

apallesthesia/*n*: Pallanästhesie *w*.

apathic/*adj*: apathisch.

apathy/*n*: Apathie *w*.

apatite/*n*: Apatit *s*.

APC [*abbr*] **acetysalicylic acid, phenacetin, and caffein**: Azetylsalizylsäure, Phenazetin und Koffein.

APC-viruses [*abbr*] **adenoidal pharyngeal conjunctival viruses**: APC-Viren.

ape/*n*: Affe *m*; **anthropoid** ~ Menschenaffe *m*.

ape hand: Affenhand *w*.

apepsia/*n*: Apepsie *w*.

aperient/*n, adj*: 1. Abführmittel *s*; 2. abführend.

aperiodic/*adj*: unregelmäßig, unperiodisch.

aperistalsis/*n*: Aperistaltik *w*.

Apert syndrome: Apert-Syndrom *s*.

aperture/*n*: Apertur *w*, Öffnung *w*; **angular** ~ Linsenapertur *w*; **numerical** ~ [*abbr*] **NA** numerische Apertur *w*; **relative** ~ Öffnungsverhältnis *s*.

aperture color: Flächenfarbe *w*.

aperture diaphragm: Aperturblende *w*.

apex beat: Herzspitzenstoß *m*.

apexcardiogram/*n*: Apexkardiogramm *s*.

apexcardiography/*n*: Apexkardiographie *w*.

apexification/*n*: Apexifikation *w*.

apex of the heart: Herzspitze *w*.

apex of the lung: Lungenspitze *w*.

apex syndrome, orbital: Orbitaspitzensyndrom *s*.

Apgar scale [*abbr*] **Appearance pulse grimace attitude respiration scale**: Atmung Puls Grundtonus Aussehen Reflexe, APGAR-Schema *s*.

aphagia/*n*: Aphagie *w*.

aphakia/*n*: Aphakie *w*, Linsenlosigkeit *w*.

aphalgesia/*n*: Haphalgesie *w*.

aphasia/*n*: Aphasie *w*; **amnesic** ~ amnestische Aphasie *w*; **auditory** ~ sensorische Aphasie *w*, Wernicke-Aphasie *w*; **cortical** ~ kortikale Aphasie *w*; **expressive** ~ motorische Aphasie *w*; **fluent** ~ sensorische Aphasie *w*; **global** ~ Globalaphasie *w*; **motor** ~ motorische Aphasie *w*, Broca-Aphasie *w*; **nominal** ~ Anomie *w*; **nonfluent** ~ Broca-Aphasie *w*; **receptive** ~ sensorische Aphasie *w*; **semantic** ~ semantische Aphasie *w*; **sensory** ~ sensorische Aphasie *w*, Wernicke-Aphasie *w*; **subcortical** ~ subkortikale Aphasie *w*, Leitungsaphasie *w*; **syntactical** ~ Pseudoagrammatismus *m*; **transcortical** ~ transkortikale Aphasie *w*; **visual** ~ Alexie *w*.

aphasia test: Aphasietest *m*.

aphasic/*n, adj* : 1. Aphasiker; 2. aphasisch.

aphasiology/*n*: Aphasiologie *w*.

aphemia/*n*: Aphemie *w*.

aphonia/*n*: Aphonie *w*.

aphose/*n*: Skotom *s*.

aphosphorosis/*n*: Phosphormangelkrankheit *w*.

aphrasia/*n*: Aphrasie *w*.

aphrodisiac/*n*: Aphrodisiakum *s*.

aphtha/*n*: Aphthe *w*; **cachectic** ~ ulzerierende Stomatitis *w*; **contagious** ~ Maul- und Klauenseuche *w*; **epizootic** ~ Maul- und Klauenseuche *w*; **malignant** ~ Maul- und Klauenseuche *w*; **recurrent scarring** ~ rezidivierende narbenbildende Aphthen, habituelle Aphthen.

aphthoid/*adj*: aphthoid, aphthös.

aphthongia/*n*: Aphthongie *w*.

aphthosis/*n*: Aphthenkrankheit *w*.

apical/*adj*: apikal.

apicectomy/*n*: Apikoektomie *w*, Lungenspitzenresektion *w*.

apicitis/*n*: Apizitis *w*.

apicoectomy/*n*: Wurzelspitzenresektion

apicolysis

apicolysis w, Apektomie w.
apicolysis/n: Apikolyse w.
apiectomy/n: Apikotomie w.
apiotherapy/n: Bienengiftbehandlung w.
apisin/n: Bienengift s.
aplacental/adj: ohne Plazenta.
aplanatic/adj: aplanatisch.
aplasia/n: Aplasie w; **dental** ~ Anodontie w; **germinal** ~ Gonadenaplasie w; **gonadal** ~ Gonadenaplasie w; **lobular** ~ Lappenaplasie w; **nuclear** ~ Kernaplasie w, Möbius-Syndrom s; **radial** ~ Radiusaplasie w; **thymic** ~ Thymusaplasie w; **thymic-parathyreoid** ~ DiGeorge-Syndrom s; **uterine** ~ Uterusaplasie w; **vaginal** ~ Rokitansky-Küster-Hauser-Syndrom s.
aplasia-thrombocytopenia syndrome, radial: Thrombozytopenie mit Radiusaplasie w.
aplastic/adj: aplastisch.
apnea/n: Apnoe w, Atemstillstand m.
apneic/adj: apnoisch.
apneumia/n: Apneumatose w.
apnoea/n: Apnoe w.
apoatropine/n: Apoatropin s.
apochromat/n: Apochromat m.
apochromatic/adj: apochromatisch.
apocrine/adj: apokrin.
apody/n: Apodie w.
apoenzyme/n: Apoenzym s.
apoferritin/n: Apoferritin s.
apogee/n: Krankheitshöhepunkt m.
apolar/adj: apolar.
apolipoprotein/n: Apolipoprotein s.
apomixis/n: Parthenogenese w.
apomorphine/n: Apomorphin s.
aponeurectomy/n: Aponeurektomie w.
aponeurorrhaphy/n: Faszinennaht w.
aponeurosis/n: Aponeurose w.
aponeurosis of insertion: Insertionsaponeurose w.
aponeurosis of origin: Ursprungsaponeurose w.
aponeurositis/n: Aponeurositis w.
aponeurotomy/n: Aponeurotomie w.
apophysary/adj: Apophysen-.
apophysial/adj: Apophysen-.
apophysis/n: Apophyse w.
apophysitis/n: Apophysitis w.
apoplectic/n, adj: 1. Apoplektiker; 2. apoplektisch.
apoplectiform/adj: apoplektiform.
apoplexy/n: Apoplexie w, Schlaganfall m; **adrenal** ~ Nebennierenrindeninfarkt m; **bulbar** ~ Bulbärapoplexie w; **cerebral** ~ zerebraler Schlaganfall m; **ingravescent** ~ progredienter Schlaganfall m; **ovarian** ~ Ovarialblutung w; **pituitary** ~ Hypophysenvorderlappeninfarkt m; **placental** ~ Plazentablutung w; **spinal** ~ spinale Apoplexie w; **uterine** ~ Plazentalösung w; **uteroplacental** ~ Uterusapoplexie w, Couvelaire-Syndrom s.
apoprotein/n: Apoprotein s.
aporepressor/n: Aporepressor m.
apothecary/n: Apotheke w.
apozem/n: Abkochung w.
appandages, cutaneous: Hautanhangsgebilde.
apparatus/n: Apparat m, Apparatur w, Gerät s; **acoustic** ~ Gehörapparat m; **genital** ~ Geschlechtsapparat m; **juxtaglomerular** ~ juxtaglomerulärer Apparat m; **locomotor** ~ Bewegungsapparat m; **masticatory** ~ Kauapparat m; **reproductive** ~ Geschlechtsapparat m; **vestibular** ~ Vestibularapparat m.
apparent/adj: apparent, manifest, sichtbar, scheinbar.
appear/vb: erscheinen.
appearance/n: Erscheinung w.
appearance time: Erscheinungszeit w.
appendage/n: Anhang m, Ansatz m, Fortsatz m, Adnex, Appendix.
appendages, cutaneous: Hautanhangsgebilde.
appendectomy/n: Appendektomie w.
appendiceal/adj: Appendix-.
appendicectomy/n: Appendektomie w.
appendicitis/n: Appendizitis w, Blinddarmentzündung w; **acute obstructive** ~ akute obstruktive Appendizitis w; **gangrenous** ~ gangränöse Appendizitis w; **perforating** ~ perforierende Appendizitis

w, Appendicitis perforans.
appendicitis in pregnancy: Schwangerschaftsappendizitis *w*.
appendicitis signs: Appendizitiszeichen.
appendicocele/*n*: Appendikozele *w*.
appendicolysis/*n*: Appendikolyse *w*.
appendicostomy/*n*: Appendikostomie *w*.
appendicular/*adj*: Anhangs-.
appendix/*n*: Appendix *w*, Blinddarm *m*.
apperception/*n*: Apperzeption *w*.
apperception test: Apperzeptionstest *m*; **thematic** ~ thematischer Apperzeptionstest *m*, TAT.
appetency/*n*: Appetenz *w*.
appetite/*n*: Appetit *m*, Hunger *m*, Verlangen *s*.
appetite center: Hungerzentrum *s*.
appetite depressant: Appetitzügler *m*.
appetite disorder: Eßstörung *w*.
appetite regulation: Appetitregulation *w*.
appetizer/*n*: appetitanregendes Mittel *s*.
applanation/*n*: Applanation *w*.
applanation tonometer: Applanationstonometer *s*.
apple jelly nodule: Lupusknötchen *s*.
appliance/*n*: 1. Apparat *m*, Gerät *s*; **functional** ~ Aktivator *m*; 2. Anwendung *w*.
application/*n*: Anwendung *w*, Verwendung *w*; **clinical** ~ klinische Anwendung *w*.
application of a tourniquet: Stauung *w*.
applicator/*n*: Applikator *m*, Instrument *s*.
applied/*adj*: angewandt.
apply/*vb*: anwenden, verwenden, auftragen.
appointment system: Bestellpraxis *w*.
appose/*vb*: adaptieren, aneinanderlegen.
apposition/*n*: Apposition *w*, Auflagerung *w*, Anlagerung *w*.
appositional/*adj*: anlagernd.
apposition suture: Hautnaht *w*.
apprehension/*n*: Verstehen *s*, Auffassung *w*.
apprehensive/*adj*: furchtsam.
apprehensiveness/*n*: Ängstlichkeit *w*.
approach/*n, vb*: 1. Annäherung *w*, Methode *w*, Zugang *m*, Vorgehen *s*; **transcranial** ~ Kraniotomie *w*; **transnasal** ~ transnasaler Zugang *m*; **transthoracic** ~ transthorakaler Zugang *m*; 2. sich nähern, herantreten.
approach-approach conflict: Approach-approach-Konflikt.
approach-avoidance conflict: Approach-avoidance-Konflikt.
appropriate/*adj*: geeignet.
approval/*n*: Zustimmung *w*, Billigung *w*.
approve/*vb*: anerkennen, billigen.
approx [*abbr*] **approximate**: annähernd, ungefähr.
approximal/*adj*: angrenzend.
approximate/*adj*: annähernd, ungefähr.
approximation suture: Situationsnaht *w*.
approximator/*n*: Approximator *m*.
APPT [*abbr*] **activated partial thromboplastin time**: partielle Thromboplastinzeit *w*, PTT.
apractagnosia/*n*: apraktische Agnosie *w*.
apractic/*n, adj*: 1. Apraktiker; 2. apraktisch.
apraxia/*n*: Apraxie *w*; **akinetic** ~ gliedkinetische Apraxie *w*; **classic** ~ kinetische Apraxie *w*; **congenital** ~ angeborene Apraxie *w*; **constructive** ~ konstruktive Apraxie *w*; **developmental** ~ angeborene Apraxie *w*; **ideokinetic** ~ ideokinetische Apraxie *w*; **ideomotor** ~ ideomotorische Apraxie *w*; **oculomotor** ~ okulomotorische Apraxie, Cogan-Syndrom *s*; **optic** ~ konstruktive Apraxie *w*; **visual** ~ konstruktive Apraxie *w*.
aprindine/*n*: Aprindin *s*.
aprobarbital/*n*: Aprobarbital *s*.
aproctia/*n*: Analatresie *w*.
apron/*n*: Schürze *w*; **protective** ~ Schutzschürze *w*.
aprosexia/*n*: Aprosexie *w*.
aprosody/*n*: monotone Sprache *w*.
aprosopia/*n*: Aprosopie *w*.
aprotinin/*n*: Aprotinin *s*.
apsychia/*n*: Ohnmacht *w*.
apt/*adj*: geeignet, geneigt.
aptitude/*n*: Eigenschaft *w*, Eignung *w*.

aptyalism

aptyalism/*n*: Aptyalismus *m*, Asialie *w*.
APUD cells: APUD-Zellen.
apudoma/*n*: Apudom *s*.
apulmonism/*n*: Fehlen der Lunge *s*.
apulosis/*n*: Narbe *w*.
apurinic/*adj*: purinfrei.
apyetous/*adj*: ohne Eiter.
apyogenous/*adj*: ohne Eiter.
apyretic/*adj*: afebril.
apyrexia/*n*: Fieberfreiheit *w*.
apyrexial/*adj*: afebril.
aqueduct/*n*: Aquädukt *m*.
aqueduct of Fallopius: Canalis facialis.
aqueduct of Sylvius: Aquaeductus cerebri.
aqueduct stenosis: Aquäduktstenose *w*.
aqueous/*adj*: wäßrig, wasserartig, wasserhaltig.
AR [*abbr*] **1. aortic regurgitation; 2. artificial respiration**: 1. Aortenregurgitation *w*; 2. künstliche Beatmung *w*.
Ar [*abbr*] **argon**/*n*: Argon *s*, Ar.
ara-A [*abbr*] **vidarabine**: Vidarabin *s*.
arabinose/*n*: Arabinose *w*.
arabinoside/*n*: Arabinosid *s*.
2-araboketose: Ribulose *w*.
arachnidism/*n*: Arachnidismus *m*, Spinnengiftvergiftung *w*.
arachnitis/*n*: Arachnoiditis *w*.
arachnodactyly/*n*: Arachnodaktylie *w*.
arachnoid/*n*: Arachnoidea *w*.
arachnoiditis/*n*: Arachnoiditis *w*; **basal** ~ basiläre Arachnoiditis *w*; **opticochiasmatic** ~ optikochiasmatische Arachnoiditis *w*; **spinal** ~ spinale Arachnoiditis *w*.
Aran-Duchenne muscular dystrophy: Aran-Duchenne-Muskeldystrophie *w*, spinale progressive Muskelatrophie *w*.
araneism/*n*: Arachnidismus *m*.
araneous/*adj*: arachnoidal.
araphia/*n*: Status dysraphicus.
ARAS [*abbr*] **ascending reticular activating system**: aufsteigendes retikuläres aktivierendes System *s*, ARAS.
arbitrary/*adj*: willkürlich.
arborescent/*adj*: baumartig.
arborization/*n*: Arborisation *w*.
arborization block: Arborisationsblock *m*.

arborize/*vb*: verzweigen.
arbovirus/*n*: Arbovirus *s*.
ARC [*abbr*] **1. AIDS-related complex; 2. abnormal retinal correspondance**: 1. AIDS-related Komplex, ARC; 2. abnorme Netzhautkorrespondenz *w*.
arc/*n*: Bogen *m*; **neural** ~ Nervenbogen *m*.
arcade/*n*: Arkade *w*.
arch/*n*: Bogen *m*, Arcus; **aortic** ~ Aortenbogen *m*; **branchial** ~ Kiemenbogen *m*; **costal** ~ Rippenbogen *m*; **dental** ~ Zahnbogen *m*; **fallen** ~ Senkfuß *m*; **pharyngeal** ~ Kiemenbogen *m*; **supraorbital** ~ Orbitarand *m*; **zygomatic** ~ Jochbogen *m*.
arch angiography, aortic: Aortenbogenangiographie *w*.
arch anomaly: Aortenbogenanomalie *w*.
arched/*adj*: gewölbt.
archencephalon/*n*: Archenzephalon *s*, Urhirn *s*.
archenteron/*n*: Archenteron *s*, Urdarm *s*.
archetype/*n*: Archetypus *m*.
archicortex/*n*: Archikortex *m*, Paläokortex *m*.
archive/*n*: Archiv *s*.
arch of the aorta: Aortenbogen *m*.
arch of the foot: Fußgewölbe *s*, Rist *m*, Spann *m*.
arch pattern: Bogenmuster *s*.
arch support: orthopädische Einlage *w*.
arch syndrome, aortic: Aortenbogensyndrom *s*, Takayasu-Krankheit *w*.
arciform/*adj*: bogenförmig.
arc lamp: Bogenlampe *w*.
arc perimeter: Bogenperimeter *s*.
ARD [*abbr*] **acute respiratory distress**: akutes Atemnotsyndrom *s*.
ardanesthesia/*n*: Thermanästhesie *w*.
ARDS [*abbr*] **adult respiratory distress syndrome**: posttraumatische pulmonale Insuffizienz *w*, Schocklunge *w*, ARDS.
area/*n*: Areal *s*, Region *w*, Bereich *m*, Gebiet *s*, Feld *s*; **auditory** ~ Hörzentrum *s*; **cortical** ~ Rindenfeld *s*; **elementary** ~ Bildmatrixelement *s*; **embryonic** ~ Area germinativa; **motor** ~ motorische Rinde *w*; **olfactory** ~ Riechzentrum *s*; **retinal** ~

Netzhautbezirk *m*; **sensory** ~ sensorische Rinde *w*; **visual** ~ Sehrinde *w*.
area-brightness-comparison-test: Miles-Test *m*.
area detector: Flächendetektor *m*.
area impression: Abdruckfläche *w*.
area sampling: Arealmethode *w*.
arecoline hydrobromide: Arecolinhydrobromid *s*.
areflexia/*n*: Areflexie *w*.
areflexic/*adj*: areflektorisch.
arena/*n*: Harngrieß *m*.
arenavirus/*n*: Arenavirus *m*.
areola/*n*: Areola, kleiner Hof *m*.
areola of nipple: Brustwarzenhof *m*.
areolitis/*n*: Areolitis *w*.
areometer/*n*: Aräometer *s*, Schwimmwaage *w*.
Arg [*abbr*] **arginine**/*n*: Arginin *s*, Arg.
argamblyopia/*n*: Suppressionsamblyopie *w*.
argasid/*n*: Lederzecke *w*, Argasida.
argentaffin/*adj*: argentaffin.
argentaffinoma/*n*: Argentaffinom *s*.
argentation/*n*: Silberimprägnierung *w*.
argentophil/*adj*: argentaffin.
argentous/*adj*: Silber-.
arginase/*n*: Arginase *w*.
arginine [*abbr*] **Arg**/*n*: Arginin *s*, Arg.
argininemia/*n*: Argininämie *w*.
arginine vasopressin: Argininvasopressin *s*.
argininosuccinate/*n*: Argininosukzinat *s*.
argininosuccinicaciduria/*n*: Argininosukzinurie *w*.
argon [*abbr*] **Ar**: Argon *s*, Ar.
argon laser: Argonlaser *m*.
Argonz-del Castillo syndrome: Argonz-del Castillo-Syndrom *s*, Galaktorrhö-Amenorrhö-Syndrom *s*, Forbes-Albright-Syndrom *s*.
argument/*n*: Argument *s*, Beweis *m*, Diskussion *w*.
Argyll Robertson pupil: Argyll Robertson-Zeichen *s*.
argyria/*n*: Argyrie *w*.
argyrism/*n*: Argyrie *w*.

argyrophil/*adj*: argyrophil.
argyrophilia/*n*: Argyrophilie *w*.
argyrosis/*n*: Argyrose *w*, Argyrie *w*.
arhinencephaly/*n*: Arhinenzephalie *w*.
Aria-Stella's phenomenon: Aria-Stella-Phänomen *s*.
ariboflavinosis/*n*: Ariboflavinose *w*, Riboflavinmangel *m*.
arithmomania/*n*: Arithmomanie *w*, Zählzwang *m*.
Arkansas stone: Arkansas-Schleifstein *m*.
ARM [*abbr*] **artificial rupture of the membranes**: Amniotomie *w*, künstliche Blasensprengung *w*.
arm/*n*: Arm *m*; **artificial** ~ Armprothese *w*; **lower** ~ Unterarm *m*; **prolapsed** ~ Armvorfall *m*; **upper** ~ Oberarm *m*.
armamentarium/*n*: Ausstattung *w*.
arm circumference: Armumfang *m*.
arm clasp: Armklammer *w*.
arm deviation test: Armtonusreaktion *w*.
armed/*adj*: dornig, stachelig, bewehrt, -armig.
arm extraction: Armextraktion *w*, Armlösung *w*.
armless/*adj*: armlos.
armlet/*n*: Armmanschette *w*.
arm-lung time: Arm-Lungen-Kreislaufzeit *w*.
arm pain: Armschmerz *m*.
armpit/*n*: Achselhöhle *w*.
arm presentation: Armvorfall *m*.
arm prolapse: Armvorfall *m*.
arm sling: Armschlinge *w*.
arm strength testing: Untersuchung der groben Armkraft.
Armstrong's disease: Armstrong-Krankheit *w*, lymphozytäre Choriomeningitis *w*.
arm support: Armauflage *w*.
Arndt-Schulz law: Arndt-Schulz-Gesetz *s*.
Arneth index: Arneth-Leukozytenschema *s*.
Arnold-Chiari deformity: Arnold-Chiari-Mißbildung *w*.
Arnold's body: Arnold-Körperchen *s*.
Arnold's bundle: Arnold-Bündel *s*, Trac-

tus frontopontinus.
aromatase/*n*: Aromatase *w*.
aromatase inhibitor: Aromatasehemmer *m*.
aromatic/*adj*: aromatisch.
aromatize/*vb*: aromatisieren.
arousal effect: Arousal-Effekt *m*, Weck-Effekt *m*.
arrachement/*n*: Linsenablassung *w*.
arrangement/*n*: Anordnung *w*; **experimental** ~ Versuchsanordnung *w*.
array/*n*, *vb*: 1. Ordnung *w*, Anordnung *w*; 2. ordnen.
arrest/*n*, *vb*: 1. Stillstand *m*; **cardiac** ~ Herzstillstand *m*; **circulatory** ~ Kreislaufstillstand *m*; **deep transverse** ~ tiefer Querstand *m*; **developmental** ~ Entwicklungsstillstand *m*; 2. zum Stillstand bringen.
arrest a hemorrhage: eine Blutung stillen.
arrester/*n*: Ableiter *m*.
arrest of bleeding: Blutungsstillstand *m*.
arrest of blood supply: Blutsperre *w*.
arrest of development: Entwicklungshemmung *w*.
arrest of labor: Geburtsstillstand *m*.
arrhaphia/*n*: Status dysraphicus.
arrhenoblastoma/*n*: Arrhenoblastom *s*, Androblastom *s*.
arrhinencephaly/*n*: Arrhinenzephalie *w*.
arrhythmia/*n*: Arrhythmie *w*; **nodal** ~ AV-Knoten-Arrhythmie *w*; **paroxysmal supraventricular** ~ paroxysmale supraventrikuläre Arrhythmie *w*; **phasic** ~ respiratorische Arrhythmie *w*; **respiratory** ~ respiratorische Arrhythmie *w*; **vagal** ~ Vagusarrhythmie *w*; **ventricular** ~ ventrikuläre Arrhythmie *w*, Kammerarrhythmie *w*.
arrhythmic/*adj*: arrhythmisch.
arrosion/*n*: Arrosion *w*.
arrowpoison/*n*: Pfeilgift *s*.
ARS [*abbr*] **autonomously replicating sequence**: autonom replizierende Sequenz *w*.
arsenate/*n*: Arsenat *s*.
arsenic/*n*: Arsen *s*.
arsenicalism/*n*: chronische Arsenvergiftung *w*.
arsenization/*n*: Arsenkur *w*.
arsenotherapy/*n*: Arsentherapie *w*.
arsenous/*adj*: arsenig.
arsine/*n*: Arsin *s*.
arsphenamine/*n*: Arsphenamin *s*, Salvarsan *s*.
arsthinol/*n*: Arsthinol *s*.
artefact/*n*: Artefakt *s*.
artemisia/*n*: Artemisia *w*, Beifuß *m*.
arteri-: Arterio-.
arteria/*n*: Arterie *w*, Arteria, A.
arterial/*adj*: arteriell.
arterialization/*n*: Arterialisierung *w*.
arterialized/*adj*: arterialisiert.
arteriectasia/*n*: Arteriektasie *w*.
arteriectopy/*n*: embryonale Arterienverlagerung *w*.
arteriocapillary/*adj*: arteriokapillar.
arteriogenesis/*n*: Arterienentwicklung *w*.
arteriography/*n*: Arteriographie *w*; **carotid** ~ Karotisangiographie *w*; **cerebral** ~ zerebrale Arteriographie *w*; **coronary** ~ Koronarangiographie *w*; **operative** ~ intraoperative Arteriographie *w*; **renal** ~ Nierenarteriographie *w*; **selective** ~ selektive Arteriographie *w*.
arteriole/*n*: Arteriole *w*.
arteriolith/*n*: Arteriolith *m*.
arteriolitis/*n*: Arteriolitis *w*.
arteriolonecrosis/*n*: Arteriolonekrose *w*.
arteriolopathy/*n*: Arteriolopathie *w*.
arteriolosclerosis/*n*: Arteriolosklerose *w*.
arteriomesenteric/*adj*: arteriomesenterial.
arterionephrosclerosis/*n*: Nierenarteriensklerose *w*.
arteriopathy/*n*: Arteriopathie *w*.
arteriorenal/*adj*: Nierenarterien-.
arteriorrhaphy/*n*: Arteriorraphie *w*, Arteriennaht *w*.
arteriosclerosis/*n*: Arteriosklerose *w*; **cerebral** ~ Hirnarteriensklerose *w*; **coronary** ~ Koronararteriensklerose *w*; **medial** ~ Mediasklerose *w*, Mönckeberg-Sklerose *w*; **peripheral** ~ Arteriosklerose

der Extremitäten; **retinal** ~ Netzhautarteriosklerose *w*.
arteriosclerotic/*adj*: arteriosklerotisch.
arteriosity/*n*: Arterialisierungsgrad *m*.
arteriospasm/*n*: Arteriospasmus *m*.
arteriospastic/*adj*: Arteriospasmus-.
arteriosympathectomy/*n*: periarterielle Sympathektomie *w*.
arteriotomy/*n*: Arteriotomie *w*.
arteriotony/*n*: arterieller Druck *m*.
arterious/*adj*: arteriell.
arteriovenous/*adj*: arteriovenös, av.
arteritis/*n*: Arteriitis *w*; **granulomatous** ~ Riesenzellarteriitis *w*; **necrotizing** ~ nekrotisierende Arteriitis *w*, Polyarteriitis nodosa; **syphilitic** ~ syphilitische Arteriitis *w*; **temporal** ~ Temporalarterienarteriitis *w*, Horton-Arteriitis *w*.
artery [*abbr*] **a**: Arterie *w*, Schlagader *w*, Arteria, A.
artery aneurysm: Arterienaneurysma *s*.
artery bypass: arterieller Bypass *m*; **coronary** ~ aortokoronarer Bypass *m*.
artery banding, pulmonary: Pulmonalarterienbändelung *w*.
artery catherization: Arterienkatheterisierung *w*.
artery cleaner: Ringstripper *m*.
artery dissector: Arteriendissektor *m*.
artery embolism: arterielle Embolie *w*.
artery forceps: Arterienklemme *w*.
artery obstruction: Arterienobstruktion *w*; **renal** ~ Nierenarterienverschluß *m*.
artery occlusion: Arterienverschluß *m*; **central retinal** ~ Zentralarterienverschluß *m*.
artery prosthesis: Arterienprothese *w*.
artery reconstruction: Arterienrekonstruktion *w*.
artery replacement: Arterienersatz *m*.
artery resistance: arterieller Widerstand *m*.
artery stenosis: Arterienstenose *w*; **pulmonary** ~ Pulmonalarterienstenose *w*; **renal** ~ Nierenarterienstenose *w*.
artery syndrome, posterior inferior cerebellar: Wallenberg-Syndrom *s*, mediabes Oblongatasyndrom *s*.
artery thrombosis: arterielle Thrombose *w*.
artery wall: Arterienwand *w*.
artery wedge pressure, pulmonary: Pulmonalarterienverschlußdruck *m*.
arthr-: Arthro-.
arthralgia/*n*: Arthralgie *w*, Gelenkschmerz *m*.
arthrectomy/*n*: Gelenkresektion *w*.
arthritic/*adj*: arthritisch.
arthritis/*n*: Arthritis *w*; **atrophic** ~ rheumatoide Arthritis *w*; **bacterial** ~ bakterielle Arthritis *w*; **blenorrhagic** ~ gonorrhoische Arthritis *w*; **chronic inflammatory** ~ chronisch entzündliche Arthritis *w*; **degenerative** ~ Osteoarthritis *w*; **enteropathic reactive** ~ Begleitarthritis *w*, postinfektiöse Arthritis *w*; **gonococcal** ~ gonorrhoische Arthritis *w*; **gouty** ~ Gicht *w*; **hemophilic** ~ Blutergelenk *s*; **hypertrophic** ~ hypertrophe Arthritis *w*; **infectious** ~ infektiöse Arthritis *w*; **juvenile rheumatoid** ~ juvenile rheumatoide Arthritis *w*; **noninflammatory** ~ Arthrose *w*; **postinfectious** ~ postinfektiöse Arthritis *w*; **psoriatic** ~ psoriatische Arthropathie *w*; **rheumatoid** ~ rheumatoide Arthritis *w*, chronische Polyarthritis *w*; **senescent** ~ Osteoarthritis *w*; **suppurative** ~ eitrige Arthritis; **syphilitic** ~ syphilitische Arthropathie *w*; **tuberculous** ~ tuberkulöse Arthritis *w*; **uratic** ~ Gicht *w*; **venereal** ~ Reiter-Arthritis *w*; **villous** ~ villöse Synovitis *w*; **yersinial** ~ Yersinien-Arthritis *w*.
arthrocace/*n*: tuberkulöse Arthritis *w*.
arthrocentesis/*n*: Gelenkpunktion *w*.
arthroclisis/*n*: Arthrokleisis *w*.
arthrodesis/*n*: Arthrodese *w*.
arthrodysplasia/*n*: Gelenkdysplasie *w*; **hereditary** ~ Nagel-Patella-Syndrom *s*.
arthroempyesis/*n*: Gelenkempyem *s*.
arthrogenous/*adj*: arthrosporenbildend.
arthrogram/*n*: Arthrographie *w*.
arthrogryposis/*n*: Arthrogryposis *w*.
arthrokleisis/*n*: Arthrokleisis *w*.

arthrology/*n*: Arthrologie *w*.
arthrolysis/*n*: Arthrolyse *w*, Gelenkmobilisation *w*.
arthromeningitis/*n*: Synovitis *w*.
arthrometer/*n*: Arthrometer *s*.
arthro-ophthalmopathy: progressive hereditäre Arthrophthalmie *w*, Stickler-Syndrom *s*.
arthropathy/*n*: Arthropathie *w*, Gelenkerkrankung *w*; **degenerative vertebral** ~ degenerative Spondylose *w*; **diabetic** ~ diabetische neuropathische Arthropathie *w*; **hemophilic** ~ Blutergelenk *s*; **neurogenic** ~ neurogene Arthropathie *w*, Charcot-Gelenk *s*; **stationary** ~ Charcot-Gelenk *s*; **tabetic** ~ tabische Osteoarthropathie *w*.
arthrophyte/*n*: Arthrophyt *m*.
arthroplasty/*n*: Arthroplastik *w*, Gelenkplastik *w*.
arthropneumography/*n*: Luftarthrographie *w*.
arthropod/*n*: Arthropode *m*.
arthropod allergy: Insektenallergie *w*.
arthropod transmission: Übertragung durch Insekten.
arthropyosis/*n*: Gelenkempyem *s*.
arthrosclerosis/*n*: Arthrosklerose *w*.
arthroscope/*n*: Arthroskop *s*.
arthroscopy/*n*: Arthroskopie *w*.
arthrosis/*n*: Arthrose *w*.
arthrosis of the hip: Hüftgelenkarthrose *w*, Koxarthrose *w*.
arthrosis of the shoulder: Schulterarthrose *w*.
arthrospore: Arthrosporen.
arthrostomy/*n*: Gelenkeröffnung *w*.
arthrotomy/*n*: Arthrotomie *w*.
arthrotropic/*adj*: arthrotrop.
Arthus phenomenon: Arthus-Reaktion *w*.
Arthus reaction: Arthus-Reaktion *w*.
articaine/*n*: Articain *s*.
articular/*adj*: artikulär.
articulate/*vb*: verbinden, artikulieren.
articulated/*adj*: durch ein Gelenk verbunden.
articulation/*n*: Gelenkverbindung *w*, Articulatio, Artikulation *w*; **balanced** ~ Schlittenartikulation *w*; **ellipsoid** ~ Ellipsoidgelenk *s*; **false** ~ Pseudarthrose *w*; **freely movable** ~ freibewegliches Gelenk *s*; **gliding** ~ Gleitgelenk *s*; **plane** ~ ebenes Gelenk *s*.
articulatory/*adj*: artikulatorisch.
articulator/*n*: Artikulator *m*.
artifact/*n*: Artefakt *s*.
artificial/*adj*: artifiziell, künstlich.
art of medicine: Heilkunst *w*.
art therapy: Kunsttherapie *w*.
aryepiglottic/*adj*: aryepiglottisch.
aryl/*n*: Aryl *s*.
arylamidase/*n*: Arylamidase *w*.
arylamine/*n*: Arylamin *s*.
arylsulfatase/*n*: Arylsulfatase *w*.
arylsulfatase B deficiency: Maroteaux-Lamy-Syndrom *s*.
arytenoid/*adj*: arytänoid.
arytenoidectomy/*n*: Arytänoidektomie *w*.
AS [*abbr*] **1. aortic stenosis; 2. arteriosclerosis**: 1. Aortenstenose *w*; 2. Arteriosklerose *w*.
asafetida/*n*: Asa Foetida *w*.
asbestos/*n*: Asbest *m*.
asbestos body: Asbest-Einschlußkörperchen *s*.
asbestos cancer: Asbestkrebs *m*.
asbestosis/*n*: Asbestose *w*.
asbestos pneumokoniosis: Asbestpneumokoniose *w*.
A-scan: A-Bild-Methode *w*.
ascariasis/*n*: Askariasis *w*.
ascendance-submission relation: Überlegenheits-Unterlegenheits-Beziehung *w*.
ascendancy/*n*: Dominanz *w*.
ascending/*adj*: aufsteigend, aszendierend.
ascertain/*vb*: feststellen, ermitteln.
ascertainment/*n*: Vorauswahl *w*.
ascetism/*n*: Askese *w*.
Ascher syndrome: Ascher-Syndrom *s*.
Aschheim-Zondek pregnancy test: Aschheim-Zondek-Schwangerschaftstest *m*.
Aschner's phenomenon: Bulbusreflex *m*.
Aschner's test: Aschner-Dagnini-Test *m*, Bulbusdruckversuch *m*.

Aschoff's body: Aschoff-Knötchen *s*, rheumatisches Granulom *s*.
Asch splint: Asch-Schiene *w*.
ascites/*n*: Aszites *m*; **bloody** ~ hämorrhagischer Aszites *m*; **chylous** ~ chylöser Aszites *m*; **gelatineous** ~ gallertartiger Aszites *m*, Pseudomyxoma peritonei; **mechanical** ~ Stauungsaszites *m*; **milky** ~ chylöser Aszites *m*.
ascitic/*adj*: Aszites-.
ascitogenous/*adj*: aszitexerzeugend.
Ascoli's test: Ascoli-Reaktion *w*.
ascomycete/*n*: Askomyzet *m*, Schlauchpilz *m*.
ascorbate oxidase: Ascorbatoxydase *w*.
ascospore/*n*: Askospore *w*.
ascosterol/*n*: Ascosterin *s*.
ASCVD [*abbr*] **arteriosclerotic cardiovascular disease**: arteriosklerotische kardiovaskuläre Erkrankung *w*.
ASD [*abbr*] **atrial septal defect**: Vorhofseptumdefekt *m*, Atriumseptumdefekt *m*, ASD.
asemia/*n*: Asemie *w*.
asepsis/*n*: Asepsis *w*, Keimfreiheit *w*.
aseptic/*adj*: aseptisch, keimfrei.
asexual/*adj*: asexuell, geschlechtslos, ungeschlechtlich.
ASHD [*abbr*] **arteriosclerotic heart disease**: arteriosklerotische Herzerkrankung *w*.
Asherman syndrome: Asherman-Fritsch-Syndrom *s*, traumatische Amennorrhö *w*.
Ashman-Hull phenomenon: Hysterese *w*.
asialia/*n*: Asialie *w*, Aptyalismus *m*.
asleep/*adj*: schlafend.
asparaginase/*n*: Asparaginase *w*, Colaspase *w*.
asparagine/*n*: Asparagin *s*.
aspartame/*n*: Aspartam *s*, L-Aspartyl-Phenylalanin-Methylester *m*.
aspartase/*n*: Aspartase *w*.
aspartate/*n*: Aspartat *s*.
aspartate aminotransferase: Aspartataminotransferase *w*.
aspartylglucosaminuria/*n*: Aspartylglukosaminurie *w*.

aspecific/*adj*: unspezifisch.
aspect/*n*: Ansicht *w*.
aspect ratio: Seitenverhältnis *s*.
aspergillin/*n*: Aspergillin *s*.
aspergilloma/*n*: Aspergillom *s*.
aspergillosis/*n*: Aspergillose *w*; **allergic bronchopulmonary** ~ allergische bronchopulmonale Aspergillose *w*.
aspergillus/*n*: Aspergillus *m*.
aspergillus toxicosis: Aspergillus-Mykotoxikose *w*.
aspermatism/*n*: Aspermie *w*.
aspermatogenesis/*n*: Aspermatogenese *w*.
aspermia/*n*: Aspermie *w*.
asphyxia/*n*: Asphyxie *w*; **blue** ~ blaue Asphyxie *w*; **symmetric** ~ Raynaud-Syndrom *s*; **white** ~ weißer Scheintod *m*.
asphyxiant/*n, adj*: 1. atemlähmende Substanz *w*; 2. atemlähmend.
asphyxiate/*vb*: ersticken.
asphyxiation/*n*: Erstickung *w*.
aspirate/*n, vb*: Aspirat *s*; **gastric** ~ Magensaftaspirat *s*; 2. aspirieren, ansaugen.
aspiration/*n*: Atmung *w*, Aspiration *w*, Ansaugung *w*; **mechanical** ~ Absaugen *s*.
aspiration biopsy: Aspirationsbiopsie *w*.
aspiration curettage: Aspirationsküretage *w*.
aspiration cytology: Aspirationszytologie *w*.
aspiration of foreign body: Fremdkörperaspiration *w*.
aspiration pneumonia: Aspirationspneumonie *w*.
aspiration prophylaxis: Aspirationsprophylaxe *w*.
aspirator/*n*: Pumpe *w*.
asplenia/*n*: Asplenie *w*.
Assam fever: Kala-Azar *w*, viszerale Leishmaniase *w*.
assanation/*n*: Assanierung *w*.
assault/*n*: Angriff *m*, Körperverletzung *w*; **indecent** ~ Sexualverbrechen *s*.
assay/*n, vb*: 1. Probe *w*, Aktivitätsbestimmung *w*; **biological** ~ Bioassay *m*; **immune** ~ Immunoassay *m*; **immunoradiometric** ~ Radioimmunassay *m*; **radio-im-**

muno-sorbent ~ [*abbr*] **RISA** Radio-Immuno-Sorbens-Test *m*, RIST; 2. prüfen, analysieren.
assemble/*vb*: montieren, zusammenbauen.
assembly/*n*: Anlage *w*, Apparatur *w*, Gerät *s*, Montage *w*.
assertion/*n*: Behauptung *w*.
assess/*vb*: bewerten.
assessment/*n*: Prüfung *w*, Schätzung *w*, Beurteilung *w*.
assignment therapy: Soziotherapie *w*.
assimilation/*n*: Assimilation *w*, Verwandlung *w*.
assimilation pelvis: Assimilationsbecken *s*; **high** ~ hohes Assimilationsbecken *s*; **low** ~ niedriges Assimilationsbecken *s*.
assimilation sacrum: Sakralisation *w*.
assistance/*n*: Assistenz *w*, Hilfe *w*.
assistance in breech delivery: Manualhilfe *w*.
assistant/*n*: Assistent.
assist device, ventricular [*abbr*] **VAD**: Herzkammerschrittmacher *m*.
assisted/*adj*: assistiert.
assn [*abbr*] **association**: Assoziation *w*, Verbindung *w*, Zusammenhang *m*.
associates test, paired: Paarvergleichstest *m*.
association/*n*: Assoziation *w*, Verbindung *w*, Zusammenhang *m*.
association area: Assoziationsfeld *s*.
association cell: Assoziationszelle *w*, amakrine Zelle *w*.
association center: Assoziationszentrum *s*, Assoziationsfeld *s*.
association constant: Bindungskonstante *w*.
association fiber: Assoziationsfaser *w*.
association field: Assoziationsfeld *s*.
association neuron: Assoziationsneuron *s*.
association paralysis: Bulbärparalyse *w*.
association pathway: Assoziationsbahn *w*, Assoziationsfaser *w*.
association test: Assoziationsversuch *m*.
associative/*adj*: assoziativ.
assonance/*n*: Gleichklang *m*.
assortment/*n*: Zusammenstellung *w*; **independent** ~ Zufallsverteilung *w*.
assuage/*vb*: lindern.
assumption/*n*: Annahme *w*, Vermutung *w*.
assumption of risk: Risikoübernahme *w*.
assurance/*n*: Versicherung *w*, Garantie *w*.
astasia/*n*: Astasie *w*.
astatic/*adj*: astatisch.
asteatosis/*n*: Asteatose *w*.
astemizole/*n*: Astemizol *s*.
aster/*n*: Aster *w*, Polstrahlen.
astereognosis/*n*: Astereognosie *w*.
asterion/*n*: Asterion *s*.
asterixis/*n*: Asterixis *w*.
asterococcus/*n*: Mycoplasma *s*.
asthenia/*n*: Asthenie *w*.
asthenic/*adj*: asthenisch, leptosom.
asthenopia/*n*: Asthenopie *w*.
asthma/*n*: Asthma *s*; **allergic** ~ allergisches Asthma *s*; **bronchial** ~ Bronchialasthma *s*; **cardiac** ~ Herzasthma *s*; **essential** ~ intrinsisches Asthma *s*; **exercise-induced** ~ Anstrengungsasthma *s*; **extrinsic** ~ exstrinsisches Asthma *s*; **intrinsic** ~ intrisisches Asthma *s*; **nervous** ~ psychogenes Asthma *s*; **spasmodic** ~ Bronchialasthma *s*.
asthma crystals: Charcot-Leyden-Asthmakristalle.
asthmatic/*n, adj*: 1. Asthmatiker; 2. asthmatisch.
asthmogenic/*adj*: asthmaauslösend.
astigmatic/*adj*: astigmatisch.
astigmatism/*n*: Astigmatismus *m*; **corneal** ~ Hornhautastigmatismus *m*; **direct** ~ regulärer Astigmatismus *m*; **hyperopic** ~ hyperopischer Astigmatismus *m*; **lenticular** ~ Linsenastigmatismus *m*; **myopic** ~ myoper Astigmatismus *m*; **retinal** ~ Netzhautastigmatismus *m*.
astigmatismus against the rule: irregulärer Astigmatismus *m*.
astigmatismus with the rule: regulärer Astigmatismus *m*.
astigmatometer/*n*: Astigmatometer *s*.
astigmatoscope/*n*: Astigmatoskop *s*.
astigmia/*n*: Astigmatismus *m*.
astigmometer/*n*: Keratoskop *s*, Astigma-

toskop *s*.
astigmoscope/*n*: Astigmatoskop *s*.
astragal/*n*: Sprungbein *s*.
astringent/*n*: Adstringens *s*.
astroblast/*n*: Astroblast *m*.
astroblastoma/*n*: Astroblastom *s*, malignes Astrozytom *s*.
astrocyte/*n*: Astrozyt *m*, Sternzelle *w*; **fibrous** ~ fasriger Astrozyt *m*; **protoplasmic** ~ protoplasmatischer Astrozyt *m*.
astrocytoma/*n*: Astrozytom *s*; **anaplastic** ~ anaplastisches Astrozytom *s*; **fibrillary** ~ fibrilläres Astrozytom *s*; **gemistocytic** ~ gemistozytäres Astrozytom *s*; **pilocytic** ~ piloides Astrozytom *s*.
astroglia/*n*: Astroglia *w*.
astroglioma/*n*: Astrozytom *s*.
astrogliosis/*n*: Gliose *w*.
astroma/*n*: Astrozytom *s*.
astrosphere/*n*: Astrosphäre *w*.
Astrup's method: Astrup-Methode *w*.
asyllabia/*n*: Asyllabie *w*.
asylum/*n*: Anstalt *w*.
asymbolia/*n*: Asymbolie *w*, Asemie *w*.
asymbolia for pain: Schmerzasymbolie *w*.
asymboly/*n*: Asymbolie *w*.
asymmetrical/*adj*: asymmetrisch.
asymmetry/*n*: Asymmetrie *w*, Dysmetrie *w*.
asymptomatic/*adj*: asymptomatisch.
asynchronous/*adj*: asynchron.
asynchrony/*n*: Asynchronie *w*.
asynclitism/*n*: Asynklitismus *m*, Scheitelbeineinstellung *w*; **anterior** ~ Vorderscheitelbeineinstellung *w*; **posterior** ~ Hinterscheitelbeineinstellung *w*, verstärkte Litzmann-Obliquität *w*.
asynergia/*n*: Asynergie *w*; **progressive cerebellar** ~ Dyssynergia cerebellaris progressiva, Hunt-Syndrom *s*; **progressive locomotor** ~ Tabes dorsalis.
asystolia/*n*: Asystolie *w*.
asystolic/*adj*: asystolisch.
atactic/*adj*: ataktisch.
ataractic/*n*: Ataraktikum *s*, Tranquillizer *m*, Beruhigungsmittel *s*.
ataralgesia/*n*: Neuroleptanalgesie *w*.

ataraxia/*n*: Ataraxie *w*.
atavism/*n*: Atavismus *m*.
ataxia/*n*: Ataxie *w*; **alcoholic** ~ alkoholbedingte Ataxie *w*; **cerebellar** ~ zerebelläre Ataxie *w*; **dynamic** ~ kinetische Ataxie *w*; **familial** ~ hereditäre Ataxie *w*; **hereditary cerebellar** ~ Marie-Krankheit *w*, Heredoataxia cerebellaris; **labyrinthic** ~ vestibuläre Ataxie *w*; **locomotor** ~ lokomotorische Ataxie *w*; **pseudotabetic** ~ sensorische Ataxie *w*; **sensory** ~ sensorische Ataxie *w*; **spinocerebellar** ~ spinozerebelläre Ataxie *w*; **static** ~ statische Ataxie *w*; **vestibular** ~ vestibuläre Ataxie *w*.
ataxia-teleangiectasia: Louis-Bar-Syndrom *s*, Ataxia telangiectatica.
ataxic/*adj*: ataktisch.
ataxiophemia/*n*: zerebelläre Dysarthrie *w*.
ataxy/*n*: Ataxie *w*.
atelectasis/*n*: Atelektase *w*; **discoid** ~ Plattenatelektase *w*, Fleischer-Atelektase *w*; **lobar** ~ Lappenatelektase *w*; **marginal** ~ Randatelektase *w*; **obstructive** ~ Verschlußatelektase *w*; **platelike** ~ Plattenatelektase *w*, Fleischer-Atelektase *w*; **primary** ~ kongenitale Atelektase *w*; **secondary** ~ Resorptionsatelektase *w*; **segmental** ~ Segmentatelektase *w*.
atelectatic/*adj*: atelektatisch.
ateliosis/*n*: Atelie *w*.
atelokinesia/*n*: Tremor *m*.
atenolol/*n*: Atenolol *s*.
athelia/*n*: Athelie *w*.
athermanous/*adj*: hitzeundurchlässig.
athermic/*adj*: fieberfrei.
atherogenesis/*n*: Atherogenese *w*.
atherogenic/*adj*: atherogen.
atheroma/*n*: Atherom *s*.
atheromatosis/*n*: Atheromatose *w*.
atheromatous/*adj*: atheromatös.
atherosclerosis/*n*: Atherosklerose *w*.
athetoid/*n*, *adj*: 1. Athetotiker; 2. athetotisch.
athetosis/*n*: Athetose *w*; **bilateral** ~ Athétose double; **posthemiplegic** ~ postapoplektische Athetose *w*; **pupillary** ~ Athe-

athetosis, unilateral

tosis pupillaris, Hippus *m*; **unilateral** ~ Hemiathetose *w*.
athlet/*n*: Athlet *m*.
athlete's foot: Fußpilz *w*, Tinea pedis.
athlete's heart: Sportlerherz *s*.
athletic/*adj*: athletisch.
athletosome/*n*: athletischer Typ *m*.
athrepsy/*n*: Marasmus *m*, Pädatrophie *w*.
athrocyte/*n*: Athrozyt *m*.
athrocytosis/*n*: Athrozytose *w*.
athymia/*n*: Thymusaplasie *w*.
athymic/*adj*: ohne Thymus.
athyreosis/*n*: Athyreose *w*, Schilddrüsenagenesie *w*.
atlas/*n*: Atlas *m*.
atmolysis/*n*: Atmolyse *w*.
atmosphere/*n*: Atmosphäre *w*.
atmosphere effect: Atmosphäreneffekt *m*.
atmospherization/*n*: Oxygenierung *w*.
atom/*n*: Atom *s*; **excited** ~ angeregtes Atom *s*; **radiating** ~ strahlendes Atom *s*.
atomic/*adj*: atomar.
atomizer/*n*: Vernebler *m*.
atonia/*n*: Atonie *w*.
atonia-astasia: atonisch-astatisches Syndrom *s*, Diplegia atonica congenita, Foerster-Syndrom *s*.
atonic/*adj*: atonisch.
atonicity/*n*: Atonie *w*.
atony/*n*: Atonie *w*; **chronic intestinal** ~ intestinale Pseudoobstruktion *w*; **uteral** ~ Uterusatonie *w*; **uterine** ~ Uterusatonie *w*.
atopic/*adj*: atopisch.
atopognosia/*n*: Atopognose *w*.
atopy/*n*: Atopie *w*.
atoxic/*adj*: ungiftig, nicht toxisch.
ATP [*abbr*] **adenosine triphosphate**: Adenosintriphosphat *s*, ATP.
ATPase [*abbr*] **adenosine triphosphatase**: Adenosintriphosphatase *w*.
atracurium besilate: Atracuriumbesilat *s*.
atransferrinemia/*n*: Atransferrinämie *w*, Transferrinmangel *m*.
atresia/*n*: Atresie *w*; **anal** ~ Analatresie *w*; **biliary** ~ Gallengangsatresie *w*; **choanal** ~ Choanalatresie *w*; **esophageal** ~ Ösophagusatresie *w*; **follicular** ~ Follikelatresie *w*; **hymenal** ~ Hymenalatresie *w*; **intestinal** ~ Darmatresie *w*; **pulmonary** ~ Pulmonalarterienatresie *w*; **vaginal** ~ Vaginalatresie *w*.
atretic/*adj*: atretisch.
atretocystia/*n*: Blasenatresie *w*.
atretogastria/*n*: Magenatresie *w*.
atreturethria/*n*: Harnröhrenatresie *w*.
atrial/*adj*: atrial, Vorhof-.
atrialized/*adj*: atrialisiert.
atrichia/*n*: Atrichie *w*.
atrichous/*adj*: unbegeißelt, haarlos.
atriomegaly/*n*: Vorhofvergrößerung *w*.
atrioseptoplasty/*n*: Atrioseptoplastik *w*.
atriotomy/*n*: Atriotomie *w*.
atrioventricular/*adj*: atrioventrikulär.
atrium/*n*: Vorhof *m*.
atrophia/*n*: Atrophie *w*.
atrophic/*adj*: atrophisch.
atrophoderma/*n*: Atrophoderma *s*, Hautatrophie *w*.
atrophoderma of Pasini and Pierini, idiopathic: Atrophodermia idiopathica Pasini-Pierini.
atrophy/*n, vb*: 1. Atrophie *w*; **acute infantile spinal muscular** ~ Werdnig-Hoffmann-Krankheit *w*; **acute yellow** ~ akute gelbe Leberatrophie *w*; **brown** ~ braune Atrophie *w*; **cardiac** ~ Herzatrophie *w*; **cerebellar** ~ Kleinhirnatrophie *w*; **cerebral** ~ Hirnatrophie *w*; **circumpapillary chorioretinal** ~ zirkumpapilläre Chorioideaatrophie *w*, Halo senilis; **compensatory** ~ kompensatorische Atrophie *w*; **cortical** ~ Rindenatrophie *w*; **cutaneous** ~ Hautatrophie *w*; **facial** ~ Gesichtsatrophie *w*; **facioscapulohumeral** ~ fazioskapulohumerale Muskeldystrophie *w*, Landouzie-Déjerine-Atrophie *w*; **fatty** ~ fettige Atrophie *w*; **general** ~ allgemeine Atrophie *w*; **gingival** ~ Gingivaatrophie *w*; **hereditary optic** ~ Leber-Syndrom *s*; **ischemic muscular** ~ ischämische Muskelatrophie *w*, Volkmann-Kontraktur *w*; **muscular** ~ Muskelatrophie *w*; **myelopathic** ~ progressive Muskeldystrophie *w*; **myotonic** ~ Dystrophia myotonica;

neurogenic ~ neurogene Muskelatrophie *w*; **optic** ~ Sehnervenatrophie *w*; **paraneoplastic cerebellar** ~ paraneoplastische Kleinhirnatrophie *w*; **physiologic** ~ physiologische Atrophie *w*; **progressive diffuse cerebrocortical** ~ Alpers-Syndrom *s*; **progressive facial** ~ Hemiatrophia facialis progressiva, Romberg-Syndrom *s*; **spinal muscular** ~ spinale Muskeldystrophie *w*; **white** ~ Atrophie blanche; 2. atrophieren.
atrophy of the brain, circumscribed: umschriebene Hirnatrophie *w*, Pick-Syndrom *s*.
atrophy of the liver, acute yellow: akute gelbe Leberatrophie *w*.
atropine/*n*: Atropin *s*.
atropinism/*n*: Atropinvergiftung *w*.
ATS [*abbr*] **antitetanus serum**: Tetanusserum *s*.
attach/*vb*: anlegen, befestigen.
attached/*adj*: angewachsen.
attachment/*n*: Bindung *w*, Anhänglichkeit *w*, Zusatzteil *s*.
attachment site: Anheftungsstelle *w*.
attack/*n*, *vb*: 1. Anfall *m*, Anfallsleiden *s*, Angriff *m*; **adversive** ~ Adversivanfall *m*; **akinetic** ~ myostatischer Anfall *m*; **epileptic** ~ epileptischer Anfall *m*; **focal** ~ fokaler Anfall *m*; **myoclonic** ~ Myoklonus *m*; **transient ischemic** ~ [*abbr*] **TIA** transitorische ischämische Attacke *w*, TIA; **uncinate** ~ Uncinatuskrise *w*; **vasovagal** ~ vasovagale Synkope *w*; 2. angreifen, befallen.
attack rate: Anfallshäufigkeit *w*, Inzidenz *w*.
attempt/*n*, *vb*: 1. Versuch *m*; 2. versuchen.
attend/*vb*: pflegen.
attendance/*n*: Krankenpflege *w*.
attendant/*n*: Krankenpfleger *m*.
attention/*n*: Aufmerksamkeit *w*.
attention deficit: Aprosexie *w*.
attention disorder: Aufmerksamkeitsstörung *w*.
attention level: Aprosexieniveau *s*.
attention reflex of pupil: Orbikularisphänomen *s*, Westphal-Pilcz-Zeichen *s*.
attenuant/*n*: Verdünnungsmittel *s*.
attenuate/*vb*: abschwächen, verringern.
attenuated/*adj*: attenuiert.
attenuation/*n*: Attenuierung *w*, Verdünnung *w*, Abschwächung *w*, Abmagerung *w*.
attenuation equivalent: Schwächungsgleichwert *m*.
atticotomy/*n*: Attikantrotomie *w*.
attitude/*n*: Einstellung *w*, Haltung *w*, Verhalten *s*; **fetal** ~ Kindseinstellung *w*; **forced** ~ Zwangshaltung *w*; **pugilistic** ~ Fechterstellung *w*.
attitude cluster: Einstellungsbündel *s*.
attitude scale: Einstellungsskala *w*.
attitude to health: Gesundheitseinstellung *w*.
attractant/*n*: Lockstoff *m*.
attraction/*n*: Anziehungskraft *w*, Reiz *m*.
attraction cone: Empfängnishügel *m*.
attribute/*n*, *vb*: 1. Attribut *s*; 2. attributieren, zuschreiben.
attribution/*n*: Attribution *w*, Zuschreibung *w*.
attrition/*n*: Abreibung *w*, Wundreibung *w*.
attrition murmur: Perikardreiben *s*.
atypia/*n*: Atypie *w*.
atypical/*adj*: atypisch.
atypism/*n*: Atypie *w*; **nuclear** ~ Kernatypie *w*.
AU antitoxin unit: Antitoxineinheit *w*.
Au [*abbr*] **aurum, gold**: Gold *s*, Au.
audibility curve: Lautstärkenkurve *w*.
audibility limit: Hörbarkeitsgrenze *w*.
audibility range: Hörbereich *m*.
audible/*adj*: hörbar.
audile/*adj*: auditorisch.
audio-frequency: Tonfrequenz *w*.
audiogenic/*adj*: audiogen.
audiogram/*n*: Audiogramm *s*; **cortical** ~ kortikales Audiogramm *s*; **self-recording** ~ Békésy-Audiogramm *s*.
audiology/*n*: Audiologie *w*.
audiometer/*n*: Audiometer *s*.
audiometric/*adj*: audiometrisch.
audiometry/*n*: Audiometrie *w*.

audion

audion/*n*: Kathodenröhre *w*.
audiovisual/*adj*: audiovisuell.
audition/*n*: Gehör *s*, Hören *s*.
auditive/*adj*: auditiv.
auditory/*adj*: akustisch, Gehör-, Hör-.
Auerbach's node: Auerbach-Ganglion *s*.
Auerbach's plexus: Auerbach-Plexus *m*, Plexus myentericus.
Auer rods: Auer-Stäbchen.
AUG [*abbr*] **acute ulcerative gingivitis**: akute ulzerierende Gingivitis *w*.
augment/*vb*: wachsen, zunehmen, vermehren.
augmentation/*n*: Wachstum *s*, Zunahme *w*, Augmentation *w*.
augmentation mammoplasty: Mammavergrößerung *w*.
augmentation mentoplasty: Kinnaufbauplastik *w*.
augmentative/*adj*: verstärkend.
augmented/*adj*: verstärkt.
aura/*n*: Aura *w*; **auditory** ~ akustische Aura *w*; **epileptic** ~ epileptische Aura *w*; **gustatory** ~ gustatorische Aura *w*; **hallucinatory** ~ epileptische Halluzination *w*; **vertiginous** ~ vertiginöse Aura *w*; **visual** ~ optische Aura *w*.
aural/*adj*: Ohr-.
auranofin/*n*: Auranofin *s*.
aurantiasis/*n*: Aurantiasis *w*, Hyperkarotinämie *w*.
aureate/*adj*: goldgelb.
auriasis/*n*: Auriasis *w*.
auric/*adj*: golden.
auricle/*n*: Ohrmuschel *w*, Vorhof *m*.
auricular/*adj*: ohrförmig, Aurikular-, Ohr-.
auriculotemporal/*adj*: aurikolotemporal.
auriculoventricular/*adj*: atrioventrikulär.
aurin/*n*: Aurin *s*.
aurist/*n*: Otologe.
aurochromoderma/*n*: Chrysiasis *w*, Pigmentatio aurosa.
aurotherapy/*n*: Goldtherapie *w*.
aurothioglucose/*n*: Goldthioglukose *w*.
aurothiosulfate/*n*: Goldthiosulfat *s*.
auscultate/*adj*: auskultieren, abhören.
auscultation/*n*: Auskultation *m*; **abdominal** ~ Auskultation des Abdomens; **cardiac** ~ Herzauskultation *w*; **immediate** ~ direkte Auskultation *w*; **mediate** ~ indirekte Auskultation *w*.
auscultation tube: Höhrrohr *s*.
auscultatory/*adj*: auskultatorisch.
Austin-Flint phenomenon: Austin-Flint-Geräusch *s*.
Australia antigen: Australia-Antigen *s*.
autarcesis/*n*: natürliche Immunität *w*.
autism/*n*: Autismus *m*; **akinetic** ~ katatoner Stupor *m*; **early infantile** ~ frühkindlicher Autismus *m*, Kanner-Syndrom *s*.
autistic/*adj*: autistisch.
autoagglutination/*n*: Autoagglutination *w*.
autoagglutinin/*n*: Autoagglutinin *s*.
autoallergic/*adj*: autoimmun.
autoallergy/*n*: Autoimmunität *w*.
autoanalysis/*n*: Autoanalyse *w*.
autoanalyzer/*n*: Autoanalyzer *m*.
autoantibody/*n*: Autoantikörper *m*.
autoanticomplement/*n*: Immunokonglutinin *s*.
autoantigen/*n*: Autoantigen *s*.
autobacteriophage/*n*: Autobakteriophage *m*.
autoblood/*n*: Eigenblut *s*.
autocatalysis/*n*: Autokatalyse *w*.
autochthonous/*adj*: autochthon.
autoclavable/*adj*: autoklavierbar.
autoclave/*n*, *vb*: 1. Autoklav *m*, Hochdrucksterilisator *m*; 2. autoklavieren.
autocrine/*adj*: autokrin.
autodigestion/*n*: Autolyse *w*.
autodiploid/*adj*: autodiploid.
autoecious/*adj*: wirtstreu.
autoeczematization/*n*: generalisiertes Ekzem *s*.
autoerotic/*adj*: autoerotisch.
autoeroticism/*n*: Autoerotik *w*.
autoerythrocyte sensitization syndrome: Gardner-Diamond-Syndrom *s*.
autogamous/*adj*: autogam.
autogamy/*n*: Autogamie *w*.
autogenic/*adj*: autogen.
autogenous/*adj*: autogen.

autogeny/*n*: Autogenie *w*.
autograft/*n*: Autotransplantat *s*.
autografting/*n*: Autotransplantation *w*.
autographism/*n*: Autographismus *m*.
autohemagglutination/*n*: Autohämagglutination *w*.
autohemic/*adj*: Eigenblut-.
autohemolysin/*n*: Autohämolysin *s*.
autohemotherapy/*n*: Eigenblutbehandlung *w*.
autohistoradiograph/*n*: Autoradiograph *m*.
autoimmune/*adj*: autoimmun.
autoimmunity/*n*: Autoimmunität *w*.
autoimmunization/*n*: Autoimmunisierung *w*.
autoinfection/*n*: Autoinfektion *w*, Selbstinfektion *w*.
autoinflation/*n*: Valsalva-Maneuver *s*.
autointoxication/*n*: Autointoxikation *w*.
autokinesis/*n*: Willkürbewegung *w*.
autologous/*adj*: autolog.
autolysate/*vb*: autolysieren.
autolysis/*n*: Autolyse *w*.
autolysosome/*n*: Autolysosom *s*.
autolytic/*adj*: autolytisch.
automanipulation/*n*: Masturbation *w*.
automated/*adj*: automatisiert.
automatic/*adj*: automatisch.
automaticity/*n*: Automatie *w*.
automatism/*n*: Automatismus *m*.
automatism of speech: Sprechautomatismus *m*.
automaton/*n*: Automat *m*.
automutilation/*n*: Selbstverstümmelung *w*.
autonomic/*adj*: autonom, unfreiwillig.
autonomy/*n*: Autonomie *w*, Unabhängigkeit *w*.
autophagosome/*n*: Autophagosom *s*.
autophagy/*n*: Autophagie *w*.
autophilia/*n*: Autophilie *w*.
autophony/*n*: Autophonie *w*.
autoplasty/*n*: Autoplastik *w*.
autoprothrombin/*n*: Autoprothrombin *s*, Stuart-Prower-Faktor *m*.
autopsy/*n*: Autopsie *w*, Obduktion *w*, Leichenschau *w*; **forensic ~** gerichtliche Autopsie *w*; **medicolegal ~** gerichtliche Autopsie *w*.
autopsychosis/*n*: Autopsychose *w*.
autopsy-confirmed: autoptisch bestätigt.
autopsy findings: Autopsiebefund *m*.
autopsy room: Prosektur *w*, Sektionssaal *m*.
autopsy study: autoptische Untersuchung *w*.
autoradiogram/*n*: Autoradiogramm *w*.
autoradiography/*n*: Autoradiographie *w*.
autoregulation/*n*: Autoregulation *w*, Selbstregulation *w*.
autoreproduction/*n*: Autoreproduktion *w*.
autosensitization/*n*: Autosensibilisierung *w*, Autoimmunisierung *w*.
autosensitization dermatitis: generalisiertes Ekzem *s*.
autoserum/*n*: Eigenserum *s*.
autoserum therapy: Eigenserumbehandlung *w*.
autosexualism/*n*: Autoerotismus *m*.
autosite/*n*: Autosit *m*.
autosomal/*adj*: autosomal.
autosome/*n*: Autosom *m*.
autosome abnormality: autosomale Chromosomenanomalie *w*.
autosplenectomy/*n*: Autosplenektomie *w*.
autosuggestion/*n*: Autosuggestion *w*.
autotherapy/*n*: Eigenbehandlung *w*.
autotomy/*n*: Spaltung *w*.
autotopagnosia/*n*: Autotopagnosie *w*.
autotoxicosis/*n*: Autointoxikation *w*.
autotoxin/*n*: körpereigenes Toxin.
autotransformer/*n*: Spartransformator *m*.
autotransfusion/*n*: Autotransfusion *w*.
autotransplant/*n*: Autotransplantat *s*.
autotransplantation/*n*: Autotransplantation *w*.
autotrophic/*adj*: autotroph.
autovaccination/*n*: Autovakzination *w*.
autoxidation/*n*: Autoxydation *w*.
autumn fever: Nanukayani *s*, japanisches Siebentagefieber *s*.
auxanogram/*n*: Auxanogramm *s*.
auxesis/*n*: normales Wachstum *s*.

auxiliary/*adj*: zusätzlich, unterstützend, Hilfs-.
auxocardia/*n*: Kardiomegalie *w*.
auxodrome/*n*: Wachstumskurve *w*.
auxostat/*n*: Auxostat *m*.
auxotrophy/*n*: Auxotrophie *w*.
av [*abbr*] 1. average; 2. arteriovenous; 3. atrioventricular: 1. Durchschnitt *m*; 2. arteriovenös; 3. atrioventrikulär.
availability/*n*: Verfügbarkeit *w*; **biological ~** Bioverfügbarkeit *w*; **nutritional ~** Nährwert *m*; **physiologic ~** physiologische Verfügbarkeit *w*.
avalvular/*adj*: avalvulär, klappenlos.
avascular/*adj*: avaskulär, gefäßfrei.
Avellis-Longhi syndrome: Avellis-Longhi-Syndrom *s*.
Avellis syndrome: Avellis-Syndrom *s*.
average/*n, adj, vb*: 1. Durchschnitt *m*; 2. durchschnittlich; 3. Durchschnitt ermitteln.
average deviation: mittlere Abweichung *w*.
average error: mittlerer Fehler *m*.
average height: Durchschnittsgröße *w*.
average value: Mittelwert *m*.
average weight: Durchschnittsgewicht *s*.
aversion/*n*: Aversion *w*.
avian/*adj*: Vogel-.
aviation and space medicine: Luft- und Raumfahrtsmedizin *w*.
aviation medicine: Luftfahrtsmedizin *w*.
avidin/*n*: Avidin *s*.
avidity/*n*: starke Affinität *w*.
avirulent/*adj*: nicht virulent.
avitaminosis/*n*: Avitaminose *w*.
AV-node: Atrioventrikulärknoten *m*, AV-Knoten *m*.
Avogadro's constant: Avogadro-Konstante *w*.
Avogadro's number: Avogadro-Zahl *w*.
avoid/*vb*: vermeiden.
avoidance/*n*: Vermeidung *w*.
avoidance-avoidance conflict: Avoidance-avoidance-Konflikt *m*.
avoidance behavior: Vermeidungsverhalten *s*.

avulsion/*n*: Ausriß *m*, Abriß *m*.
avulsion fracture: Distorsionsfraktur *w*, Sehnenausrißfraktur *w*.
awake/*vb*: aufwachen.
aware/*adj*: bewußt.
awareness/*n*: Bewußtsein *s*.
awareness of time: Zeitbewußtsein *s*.
Axenfeld-Krukenberg spindle: Axenfeld-Krukenberg-Spindel *w*.
Axenfeld syndrome: Axenfeld-Schürenberg-Syndrom *s*.
axenic/*adj*: axenisch.
axial/*adj*: axial, Achsen-.
axiation/*n*: Achsenbildung *w*.
axillary/*adj*: axillär, Achsel-.
axiomatization/*n*: Axiomatisierung *w*.
axiopodium/*n*: Axopodium *s*.
axis/*n*: Axis, Achse *w*, Koordinate *w*; **pelvic ~** Beckenachse *w*, Führungslinie des Beckens.
axis deviation: Achsenabweichung *w*.
axis of the birth canal: Beckenführungslinie *w*.
axis syndrome: Achsensyndrom *s*.
axis cylinder: Achsenzylinder *m*, Axon *s*.
axle spacing: Achsabstand *m*.
axolemma/*n*: Axolemm *s*.
axon/*n*: Axon *s*.
axonal/*adj*: axoplasmatisch.
axoneme/*n*: Axonkern *m*.
axon hillock: Axonhügel *m*.
axonotmesis/*n*: Axonotmesis *w*.
axon reflex: Axonreflex *m*.
axon terminal: Axonende *s*.
axoplasm/*n*: Axoplasma *s*.
Ayerza's disease: Ayerza-Krankheit *w*, primäre Pulmonalsklerose *w*.
Ayre's tube: Ayre-T-Stück *s*.
azacyclonol/*n*: Azacyclonal *s*.
8-azaguanine/*n*: 8-Azaguanin *s*.
azaleine/*n*: Fuchsin *s*.
azamethonium bromide: Azamethoniumbromid *s*.
azapetine/*n*: Azapetin *s*.
azapropazone/*n*: Azapropazon *s*.
azaserine/*n*: Azaserin *s*.
azatadine/*n*: Azatadin *s*.

azathioprine/*n*: Azathioprin *s*.
azidamfenicol/*n*: Azidamfenicol *s*.
azidocillin/*n*: Azidocillin *s*.
azidothymidine [*abbr*] **AZT**/*n*: Azidothymidin *s*, Zidovudin *s*, AZT.
azintamide/*n*: Azintamid *s*.
azlocillin/*n*: Azlocillin *s*.
azocarmine/*n*: Azokarmin *s*.
azocompound/*n*: Azoverbindung *w*.
azo dye: Azofarbstoff *m*.
azoic/*adj*: azoisch.
azole/*n*: Pyrrol *s*.
azoospermia/*n*: Azoospermie *m*.
azoreaction/*n*: Azoreaktion *w*.
azote/*n*: Stickstoff *m*.
azotemia/*n*: Azotämie *w*; **hypochloremic** ~ hypochlorämische Azotämie *w*, Blum-Syndrom *s*; **extrarenal** ~ extrarenale Azotämie *w*, Produktionsazotämie *w*.
azotic/*adj*: stickstoffhaltig.
azoturia/*n*: Azoturie *w*.
AZT [*abbr*] **1. Aschheim-Zondek test; 2. azidothymidine**: 1. Ascheim-Zondek-Schwangerschaftstest *m*; 2. Azidothymidin *s*, AZT.
aztreonam/*n*: Aztreonam *s*.
azure/*n*: Azur *m*.
azurophilic/*adj*: azurophil.
azygography/*n*: Azygographie *w*.
azygous/*adj*: unpaar.
azymic/*adj*: enzymlos.
azymous/*adj*: ungesäuert.

B

B [*abbr*] 1. boron; 2. magnetic induction; 3. bacillus: 1. Bor *s*; 2. magnetische Induktion *w*; 3. Bazillus *m*.
Ba [*abbr*] 1. barium; 2. bronchial asthma: 1. Barium *s*, Ba; 2. Bronchialasthma *s*.
Baastrup's disease: Baastrup-Syndrom *s*, Arthrosis interspinosa.
babble/*vb*: stammeln, stottern.
babbling, vocal: Lallphase *w*.
Babcock's operation: Babcock-Operation *w*, Venenstripping *s*.
Babès-Ernst corpuscles: Babès-Ernst-Polkörperchen.
babesia/*n*: Babesia *w*, Piroplasma *s*.
babesiosis/*n*: Babesiasis *w*.
Babinski sign: Babinski-Zeichen *s*.
Babinski syndrome: Babinski-Nageotte-Syndrom *s*.
baboon/*n*: Pavian *m*.
baby/*n*: Baby *s*, Säugling *m*; **blue** ~ Blue baby *s*, zyanotischer Säugling *m*.
baby autoclave: Kleinautoklav *m*.
baby care: Säuglingspflege *w*.
baby food: Säuglingsnahrung *w*.
baby ointment: Babycreme *w*.
baby talk: Babysprache *w*.
baby tooth: Milchzahn *m*.
bacampicillin/*n*: Bacampicillin *s*.
Bachmann's reaction: Bachmann-Test *m*.
bacillaceae: Bacillaceae.
bacillary/*adj*: bazillär.
bacillemia/*n*: Bazillämie *w*, Bakteriämie *w*.
bacilliculture/*n*: Bazillenkultur *w*.
bacilliform/*adj*: baziliform.
bacillin/*n*: Bacillin *s*.
bacillosis/*n*: Bazillusinfektion *w*.
bacilluria/*n*: Bazillurie *w*, Bakteriurie *w*.
bacillus/*n*: Bazillus *m*.
bacitracin/*n*: Bacitracin *s*.
bacitrin/*n*: Bacitrin *s*.

back/*n*: Rücken *m*; **flat** ~ Flachrücken *m*, Hohlrücken *m*; **functional** ~ funktionelle Rückenbeschwerden; **round** ~ Rundrücken *m*; **static** ~ haltungsbedingte Rückenbeschwerden.
backache/*n*: Rückenschmerzen *w*.
backbleeding/*n*: retrograde Blutung *w*.
backbone/*n*: Wirbelsäule *w*, Columna vertebralis.
backcross/*n*: Rückkreuzung *w*.
back deformity, round: Kyphose *w*.
backflow/*n*: Rückfluß *m*, Rückstau *m*; **pyelorenal** ~ pyelorenaler Rückstau *m*; **pyelotubular** ~ pyelotubulärer Rückstau *m*.
background/*n*: Hintergrund *m*, Herkunft *w*.
background radiation: Background *m*, Hintergrundstrahlung *w*.
background retinopathy: präproliferative Retinopathie *w*.
backing/*n*: Rückenplatte *w*.
back-knee/*n*: Genu recurvatum.
backlash/*n*: toter Gang *m*, Lose *w*.
backlighting/*n*: Gegenlicht *s*.
backmutation/*n*: Rückmutation *w*.
back-pointer/*n*: Gegenpunktanzeiger *m*.
back-pressure/*n*: Stauungsdruck *m*.
backrest/*n*: Rückenstütze *w*.
backscatter/*n*: Rückstreuung *w*.
back-surgery syndrome, failed: postoperatives Bandscheibenrezidiv *s*.
back-tooth/*n*: Backenzahn *m*.
backward/*adj*: rückwärts, rückständig, zurückgeblieben.
backward-failure/*n*: Backward-failure *s*, Rückwärtsversagen *s*.
backwardness/*n*: Zurückgebliebenheit *w*, Retardation *w*.
backwash/*vb*: zurückfließen.
backwash-ileitis: Backwash-Ileitis *w*, Rückflußileitis *w*.
baclofen/*n*: Baclofen *s*.

bacon spleen: Schinkenmilz w.
bacteremia/n: Bakteriämie w; **puerperal** ~ Puerperalfieber s.
bacteremic/adj: bakteriämisch.
bacteri-: Bakterio-.
bacteria/n: Bakterie w; **aerobic** ~ Ärobier m; **anaerobic** ~ Anärobier m; **encapsulated** ~ Kapselbakterium s; **nitrate-reducing** ~ nitratreduzierende Bakterie w; **pyogenic** ~ Eiterbakterium s; **round** ~ Kokke w; **spiral-shaped** ~ spiralförmige Bakterie w.
bacteria excretor: Bakterienausscheider m, Ausscheider m.
bacterial/adj: bakteriell.
bactericidal/adj: bakterizid.
bactericide/n: Bakterizid s.
bactericidin/n: Bakterizidin s.
bacteriemia/n: Bakteriämie w.
bacteriocidin/n: Bakteriozidin s.
bacteriocin/n: Bakteriozin s.
bacteriocinogen/n: Bakteriozinogen s.
bacteriodiagnosis/n: bakterielle Diagnose w.
bacteriogenic/adj: bakteriogen, bakteriell bedingt.
bacterioid/adj: bakterienartig.
bacteriologic/adj: bakteriologisch.
bacteriology/n: Bakteriologie w; **medical** ~ medizinische Bakteriologie w; **systemic** ~ systematische Bakteriologie w.
bacteriolysin/n: Bakteriolysin s.
bacteriolysis/n: Bakteriolyse w.
bacteriolytic/adj: bakteriolytisch.
bacterio-opsonin/n: Bakterienopsonin s.
bacteriopexy/n: Bakteriopexie w.
bacteriophage/n: Bakteriophage w, Phage w; **mature** ~ reife Phage w; **temperate** ~ temperente Phage w; **virulent** ~ virulente Phage w.
bacteriophytoma/n: Bakteriophytom s.
bacteriosis/n: Bakteriose w, bakterielle Erkrankung w.
bacteriostasis/n: Bakteriostase w.
bacteriostat/n: Bakteriostatikum s.
bacteriostatic/adj: bakteriostatisch.
bacteriotherapy/n: Bakteriotherapie w.
bacteriotoxic/adj: bakteriotoxisch.
bacteriotoxin/n: bakterielles Toxin s.
bacteriotropic/adj: bakteriotrop.
bacteriotropin/n: Opsonin s.
bacterium/n: Bakterium s; **resistant** ~ resistentes Bakterium s.
bacteriuria/n: Bakteriurie w.
bacteroides/n: Bacteroides.
bacteroidosis/n: Bacteroidosis w.
bacteruria/n: Bakteriurie w.
badge/n: Ansteckmedaille w.
badge dosimeter: Filmdosimeter s.
badgemeter/n: Filmdosimeter s.
Bäfverstedt syndrome: Bäfverstedt-Syndrom s, benignes Lymphozytom der Haut.
Baer's law: Baer-Gesetz s.
Baer's vesicle: Baer-Bläschen s, Folliculi ovarici vesiculosi.
baffle/n: Schleuse w.
bag/n: Beutel w, Hülle w, Sack m; **amniotic** ~ Amnionhöhle w, Fruchtblase w; **breathing** ~ Beatmungsbeutel m; **nuclear** ~ Kernhülle w; **testicular** ~ Skrotum s; **visceral** ~ Eingeweidesack m.
bagassosis/n: Bagassiose w.
bag of waters: Amnionhöhle w, Fruchtblase w.
Baillarger's band: Baillarger-Streifen.
Baillarger syndrome: Baillarger-Syndrom s, aurikulotemporales Syndrom s.
Bainbridge's effect: Bainbridge-Reflex m.
bait/n: Attrappe w.
Baker anchorage: Baker-Verankerung w.
Baker cyst: Baker-Zyste w.
baker's leg: X-Bein s, Genu valgum.
baker's yeast: Bäckerhefe w.
BAL [abbr] **British antilewisite**: Dimercaprol s, BAL.
balan-: Balano-, Eichel-.
balance/n: Gleichgewicht s, Haushalt m; **analytical** ~ Analysenwaage w; **metabolic** ~ metabolisches Gleichgewicht s; **thermal** ~ Wärmehaushalt m.
balanced/adj: ausgewogen.
balanitis/n: Balanitis w; **amebic** ~ Amöbenbalanitis w; **erosive** ~ erosive Balanitis w; **gangrenous** ~ gangränöse Bala-

nitis *w*, Corbus-Krankheit *w*.
balanoblennorrhea/*n*: Balanoblennorrhö *w*.
balanocele/*n*: Balanozele *w*.
balanochlamyditis/*n*: Balanochlamyditis *w*.
balanoplasty/*n*: Balanoplastik *w*.
balanoposthitis/*n*: Balanoposthitis *w*.
balanoposthomycosis/*n*: gangränöse Balanitis *w*.
balanorrhagia/*n*: Balanorrhagie *w*.
balanorrhea/*n*: Balanoblennorrhö *w*.
balantidiasis/*n*: Balantidiose *w*.
balantidosis/*n*: Balantidiose *w*.
Balbiani's ring: Balbiani-Ring *m*.
balbuties/*n*: Balbuties, Stottern *s*.
bald/*adj*: kahlköpfig.
bald-headed/*adj*: kahlköpfig.
baldness/*n*: Kahlköpfigkeit *w*; **common male** ~ Calvities *w*, Alopezie *w*.
Baldy's operation: Baldy-Operation *w*.
Balint group: Balint-Gruppe *w*.
Balint syndrome: Balint-Syndrom *s*.
Balkan nephropathy: Balkan-Nephritis *w*, interstitielle Nephritis *w*.
ball/*n*: Kugel *w*, Pfropf *m*, Ballen *m*; **fatty** ~ Bichat-Wangenfettpfropf *m*.
Ballance sign: Ballance-Zeichen *s*.
ball-and-socket joint: Kugelgelenk *s*, Articulatio sphaeroidea.
ball blasting: Kugelstrahlen *s*.
Bellett's disease: Ophthalmoplegia externa, äußere Augenmuskellähmung *w*.
balling/*n*: Zusammenballung *w*.
Ballingall's disease: Myzetom *s*.
ballism/*n*: Ballismus *m*.
ballistic/*n*, *adj*: 1. Ballistik; **forensic** ~ forensische Ballistik *w*; 2. ballistisch.
ballistocardiogram/*n*: Ballistokardiogramm *s*.
ballistocardiography/*n*: Ballistokardiographie *w*.
ball joint: Kugelgelenk *s*.
balloon/*n*: Ballon *m*.
balloon catheter: Ballonkatheter *m*.
balloon cell: ballonierte Zelle *w*.
balloon dilatation: Ballondilatation *w*.

ballooning/*n*: Auftreibung *w*, Ballondilatation *w*.
balloon pumping, intra-aortic: intraaortale Ballonpumpe *w*.
balloon septostomy: Ballonseptostomie *w*.
balloon tamponade: Ballontamponade *w*.
ballott/*vb*: ballottieren.
ballottement/*n*: Ballottement *s*; **abdominal** ~ Ballottement des kindlichen Kopfs; **indirect** ~ indirektes Ballottement *s*; **internal** ~ direktes Ballottement *s*; **vaginal** ~ direktes Ballottement *s*.
Ball's valves: Valvulae anales.
ball thrombus: Kugelthrombus *m*.
balm/*n*: Balsam *m*.
balneology/*n*: Balneologie *w*.
balneotherapy/*n*: Balneotherapie *w*.
balneum/*n*: Bad *s*.
Baló's disease: Baló-Syndrom *s*, konzentrische Sklerose *w*.
balsam/*n*: Balsam *m*.
balsamic/*adj*: balsamisch, lindernd, erquickend.
Bamberger-Marie disease: Bamberger-Marie-Krankheit *w*, hypertrophe pulmonale Osteoarthropathie *w*.
Bamberger's area: Bamberger-Zone *w*.
Bamberger's disease: Bamberger-Krankheit *w*, saltatorischer Reflexkrampf *m*.
bamboo hair: Trichorrhexis invaginata, nodöse Invagination *w*.
bamboo spine: Bambusstabwirbelsäule *w*.
bamethan/*n*: Bamethan *s*.
bamipin/*n*: Bamipin *s*.
bancroftiasis/*n*: Bancroftose *w*.
Bancroft's disease: Bancroft-Krankheit *w*, Filariose *w*.
band/*n*: Band *s*, Bandenspektrum *s*, Ligamentum; **amniotic** ~ Amnionstrang *m*; **orthodontic** ~ orthodontisches Band *s*.
bandage/*n*, *vb*: 1. Bandage *w*, Verband *m*, Binde *w*; **abdominal** ~ Leibbinde *w*; **adhesive** ~ Heftpflasterverband *m*; **elastic** ~ elastische Binde *w*; **fenestrated** ~ Fensterverband *m*; **immovable** ~ Fixierverband *m*; **oblique** ~ Schrägverband *m*; **oc-**

clusive ~ Okklusivverband *m*; **orthodontic** ~ Rupprecht-Band *s*, Molarenband *s*; **protective** ~ Schutzverband *m*; **triangular** ~ Dreieckstuch *s*; 2. bandagieren.
bandage scissors: Verbandsschere *w*.
bandage sign: Rumpel-Leede-Phänomen *s*, Grocco-Frugoni-Zeichen *s*.
bandaging/*n*: Verbinden *s*.
bandbox resonance: Schachtelton *m*.
band cell: stabkerniger Granulozyt *m*.
band compressor: Bandkompressorium *s*.
band detection: Bandennachweis *m*.
banded/*adj*: streifig.
band form: Stabkerniger *m*.
banding/*n*: Banding *s*, Bändelung *w*.
band intensity: Bandenintensität *w*.
band keratitis/*n*: Bandkeratitis *w*.
Bandl's retraction ring: Bandl-Kontraktionsring *m*.
band-pass filter: Bandfilter *m*.
band syndrome, amniotic: amniotische Stränge, Simonart-Bänder.
bandwidth/*n*: Bandbreite *w*.
bandy/*adj*: krumm.
bane-wort/*n*: Tollkirsche *w*.
Bangerter's method: Pleoptik *w*.
Bang hemorrhage fever: hämorrhagisches Dengue-Fieber *s*.
Bang's bacillus: Bang-Bazillus *m*, Brucella abortus.
Bang's disease: Bang-Krankheit *w*, Brucellose *w*.
banisterine/*n*: Banisterin *s*.
bank/*n*: Bank *w*, Organbank *w*.
Banti's disease: Banti-Krankheit *w*.
BAO [*abbr*] **basal acid output:** BAO, basale Säuresekretion *w*.
baptisin/*n*: Baptisin *s*.
bar/*n*: 1. Bar; 2. Stange *w*, Schranke *w*, Barriere *w*; **labial** ~ Labialbügel *m*; **terminal** ~ Schlußleiste *w*.
baragnosis/*n*: Baragnosis *w*, Abarognosis *w*.
baralyme/*n*: Bariumkalk *m*.
baranesthesia/*n*: Baranästhesie *w*.
Bárány's drum: Bárány-Lärmtrommel *w*.
Bárány sign: Bárány-Zeichen *s*.
Bárány's pointing test: Bárány-Zeigetest *m*.
Bárány's test: Bárány-Versuch *m*.
barbeiro/*n*: Barbeiro *m*.
barber's itch: Bartflechte *w*.
barbexaclon/*n*: Barbexaclon *s*.
barbital/*n*: Barbital *s*, Diäthylbarbitursäure *w*.
barbitalism/*n*: Barbitalismus *m*, Barbiturismus *m*.
barbitone/*n*: Barbital *s*.
barbituism/*n*: Barbiturismus *m*, Barbitalismus *m*.
barbiturate/*n*: Barbiturat *s*.
barbiturism/*n*: Barbiturismus *m*, Barbitalismus *m*.
barbula/*n*: Haarbüschel *s*.
bar chart: Säulendiagramm *s*, Balkendiagramm *s*.
Barclay's niche: Barclay-Nische *w*.
Barcroft's apparatus: Barcroft-Haldane-Apparat *m*.
Bardet-Biedl syndrome: Bardet-Biedl-Syndrom *s*, Laurence-Moon-Syndrom *s*.
Bard-Pic syndrome: Bard-Pic-Syndrom *s*.
bare/*vb*, *adj*: 1. sich frei machen, entblößen; 2. nackt, entblößt, kahl.
barefoot doctor: Barfußarzt *m*.
baresthesia/*n*: Barästhesie *w*, Drucksensibilität *w*.
baresthesiometer/*n*: Barästhesiometer *s*.
barhypesthesia/*n*: Barhypästhesie *w*.
bariatrics: Fettsuchtstudien.
baric/*adj*: Barium-, Druck-.
baritosis/*n*: Barytose *w*, Bariumstaublunge *w*.
barium [*abbr*] **Ba**/*n*: Barium *s*, Ba.
barium chloride: Bariumchlorid *s*.
barium contrast medium: bariumhaltiges Kontrastmittel *s*.
barium enema: Bariumkontrasteinlauf *m*.
barium meal: Bariumbrei *m*.
barium oxide: Bariumoxid *s*.
barium sulfate: Bariumsulfat *s*.
barium titanate: Barium-Titanat *s*.
bark/*n*, *vb*: 1. Borke *w*, Rinde *w*; 2. bellen, keuchen.

Barkan's operation: Goniotomie *w*.
barking cough: Keuchhusten *m*.
Barlow syndrome: Moeller-Barlow-Syndrom *s*, infantiler Skorbut *m*.
Barnes dystrophy: Barnes-Syndrom *s*.
baroagnosia/*n*: Baragnosie *w*, Abaragnose *w*.
baroceptor/*n*: Barorezeptor *m*.
barodontalgia/*n*: Aerodontalgie *w*.
barometer/*n*: Barometer *s*.
baropacer/*n*: Druckschrittmacher *m*.
baroreception/*n*: Barorezeption *w*, Drucksensibilität *w*.
baroreceptor/*n*: Barorezeptor *m*.
barosensitive/*adj*: druckempfindlich.
barosinusitis/*n*: Barosinusitis *w*, Aerosinusitis *w*.
barostat/*n*: Barostat *m*.
barotitis/*n*: Aerootitis *w*.
barotrauma/*n*: Barotrauma *s*.
Barraquer-Simons syndrome: progressive Lipodystrophie *w*.
barrel chest: Faßthorax *m*.
Barré-Lieou syndrome: Barré-Lieou-Syndrom *s*, Migraine cervicale *w*.
barrel-shaped/*adj*: faßförmig.
barren/*adj*: unfruchtbar, steril.
Barré syndrome: Guillain-Barré-Syndrom *s*.
Barrett's esophagus: Barrett-Ösophagus *m*.
Barrett's ulcer: Barrett-Ulkus *s*.
barrier/*n*: Barriere *w*, Schranke *w*; **gastric mucosal** ~ Magenschleimhautschranke *w*; **placental** ~ Plazentaschranke *w*; **protective** ~ Schutzschranke *w*.
barrier contraceptive: Barrierekontrazeptivum *s*.
barrier filter: Sperrfilter *m*.
barrier layer: Sperrschicht *w*.
barrier-layer rectifier: Sperrschichtgleichrichter *m*.
Barr's body: Barr-Körperchen *s*.
Barr's virus: Epstein-Barr-Virus *m*.
Barsony-Teschendorf syndrome: Barsony-Teschendorf-Syndrom *s*.
bartholinitis/*n*: Bartholinitis *w*.
Bartholin's gland: Bartholin-Drüse *w*, Glandula vestibularis major.
Barton bandage: Barton-Immobilisierungsverband *m*.
bartonella: Bartonella.
bartonellemia/*n*: Bartonellämie *w*.
bartonelliasis/*n*: Bartonellosis *w*.
bartonellosis/*n*: Bartonellosis *w*.
Bartonia body: Bartonella.
Barton's fracture: Barton-Fraktur *w*.
Bartter-like syndrome: Pseudo-Bartter-Syndrom *s*.
Bartter's disease: Hyperaldosteronismus *m*.
Bartter syndrome: Bartter-Syndrom *s*, Syndrom der inappropriaten ADH-Ausschüttung *s*.
baryesthesia/*n*: Schweresensibilität *w*.
baryglossia/*n*: Baryglossie *w*.
barylalia/*n*: Barylalie *w*.
barymazia/*n*: Mammahypertrophie *w*.
barytes/*n*: Baryt *s*.
barytosis/*n*: Barytose *w*, Bariumstaublungenkrankheit *w*.
barytron/*n*: Meson *s*.
basad/*adj*: basalwärts.
basal/*adj*: basal, Basis-, Grund-.
basal-cell nevus syndrome: Basalzellennävussyndrom *s*, Gorlin-Syndrom *s*.
basaloid/*adj*: der Basalschicht ähnlich.
basaloma/*n*: Basaliom *s*, Basalzellkarzinom *s*.
base/*n*: Basis *w*, Grundlage *w*, Base *w*, Grundstoff *m*; **cranial** ~ Schädelbasis *w*; **rare** ~ seltene Base *w*; **temporary** ~ Wachsabdruckplatte *w*; **wobble** ~ Wobblebase *w*.
base age: Grundalter *s*.
base analogue: Basenanalogon *s*.
baseball finger: Hammerfinger *m*.
base deficit: Basendefizit *s*.
Basedow's disease: Basedow-Krankheit *w*.
base excess: Basenüberschuß *m*.
base exchangers: Basenaustauscher.
baseline/*n*: Grundlinie *w*, isoelektrische Linie *w*.

basement lamina: Basalmembran *w*.
basement membrane: Basalmembran *w*.
base of the skull: Schädelbasis *w*.
base pair [*abbr*] **bp**: Basenpaar *s*.
base pairing: Basenpaarung *w*.
baseplate/*n*: Basisplatte *w*, Wachsplatte *w*.
base ratio: Basenverhältnis *s*.
base sequence: Basensequenz *w*.
base unit: Basiseinheit *w*.
basial/*adj*: an der Basis, basialis.
basic/*adj*: Basis-.
basichromatin/*n*: Basichromatin *s*.
basicity/*n*: Basizität *w*.
basicranial/*adj*: Schädelbasis-.
basidiobolus/*n*: Basidiobolus.
basidiospore/*n*: Basidiospore *w*.
basidium/*n*: Basidie *w*.
basilad/*adj*: basalwärts.
basilar/*adj*: basilär, basilaris.
basilateral/*adj*: basolateral.
basilemma/*n*: Basilemm *s*, Basalmembran *w*.
basilic/*adj*: basilicus.
basiloma/*n*: Basaliom *s*, Basalzellkarzinom *s*.
basin/*n*: Becken *s*, Schüssel *w*.
basion/*n*: Basion *s*.
basiotribe/*n*: Basiotrib *m*, Basiothrypter *m*.
basiotripsy/*n*: Basiotripsie *w*, Kephalotripsie *w*.
basis/*n*: Grundlage *w*, Basis *w*.
basisphenoid/*n*: Keilbeinbasis *w*.
basket/*n*: Korb *m*.
basket cell: Korbzelle *w*.
basket handle tear: Korbhenkelriß *m*.
basocyte/*n*: basophiler Granulozyt *m*.
basocytopenia/*n*: Basozytopenie *w*.
basocytosis/*n*: Basozytose *w*.
basophil/*n, adj*: 1. basophiler Granulozyt *m*; 2. basophil.
basophilia/*n*: Basophilie *w*; **pituitary** ~ basophiles Adenom *s*; **punctate** ~ basophile Tüpfelung *w*.
basophilic/*adj*: basophil.
basophilism/*n*: Basophilie *w*.
basophilous/*adj*: basophil.
basoplasm/*n*: basophiles Zytoplasma *s*.

Bassen-Kornzweig syndrome: Bassen-Kornzweig-Syndrom *s*, Abetalipoproteinämie *w*.
Bassini's operation: Bassini-Operation *w*.
Bassler's sign: Bassler-Zeichen *s*.
bassorin/*n*: Bassorin *s*, Tragantstoff *m*.
Bass-Watkins test: Bass-Watkins-Reaktion *w*.
bastard/*n*: Bastard *m*.
batch/*n, vb*: 1. Charge *w*, Schub *m*; 2. dosieren.
batchwise/*adj*: schubweise, diskontinuierlich.
Bateman's disease: Molluscum contagiosum.
bath/*n, vb*: 1. Bad *s*; **Finnish** ~ Sauna *w*; 2. baden.
bath additive: Badezusatz *m*.
bathesthesia/*n*: Bathyästhesie *w*, Tiefensensibilität *w*.
bathing/*n*: Baden *s*, Bad *s*.
bathmotropic/*adj*: bathmotrop.
bathochromic/*adj*: bathochrom.
bathyanesthesia/*n*: Bathyanästhesie *w*.
bathycardia/*n*: Bathykardie *w*, Kardioptose *w*.
bathyesthesia/*n*: Bathyästhesie *w*, Tiefensensibilität *w*.
bathypnoe/*n*: Bathypnoe *w*, vertiefte Atmung *w*.
batonet/*n*: Pseudochromosom *s*.
batrachotoxin/*n*: Batrachotoxin *s*.
batroxobin/*n*: Batroxobin *s*.
battarism/*n*: Battarismus *m*, Poltern *s*.
battarismus/*n*: Battarismus *m*, Poltern *s*.
Batten's disease: Batten-Spielmeyer-Vogt-Krankheit *w*, juvenile Zeroidlipofuszinose *w*.
battered/*adj*: geschlagen, mißhandelt.
battering/*n*: Kindesmißhandlung *w*.
battery/*n*: Batterie *w*, Serie *w*.
battery of tests: Testbatterie *w*.
Battey's disease: Battey-Krankheit *w*.
Baudelocque's diameter: Baudelocque-Beckendurchmesser *m*.
Bauhin's valve: Bauhin-Klappe *w*.
Baumès scale: Baumès-Skala *w*.

Baumgarten syndrome

Baumgarten syndrome: Cruveilhier-Baumgarten-Syndrom *s*.
baunscheidtismus/*n*: Baunscheidtismus *m*.
bauxite workers' disease: Bauxitpneumokoniose *w*.
bay/*n*: Bucht *w*, Einbuchtung *w*; **lacrimal** ~ Tränenbucht *w*.
Bayes estimator: Bayes-Formel *w*.
Bayes formula: Bayes-Formel *w*.
Bayle's disease: Bayle-Krankheit *w*, progressive Paralyse *w*.
bayonet angle former: Bajonett-Winkelformer *m*.
bayonet catch: Bajonettverschluß *m*.
bayonet forceps: Bajonettzange *w*.
Bazin's disease: Bazin-Krankheit *w*, Erythema induratum.
Bazin's ulcer: Erythema nodosum.
BBB [*abbr*] **1. blood-brain barrier; 2. bundle branch block**: 1. Blut-Hirn-Schranke *w*; 2. Schenkelblock *m*.
BBB syndrome: BBB-Syndrom *s*, Hypertelorismus-Hypospadie-Syndrom *s*.
B-bile: B-Galle *w*, Gallenblasengalle *w*.
BBT [*abbr*] **basal body temperature**: Basaltemperatur *w*.
BB Wistar rat: BB-Wistar-Ratte *w*.
BC [*abbr*] **1. birth control; 2. bone conduction**: 1. Geburtenkontrolle *w*; 2. Knochenleitung *w*.
B cell: B-Zelle *w*, B-Lymphozyt *m*.
B-cell growth factor: B-Zell-Wachstumsfaktor *m*.
BCG [*abbr*] **bacille Calmette-Guérin**: Bacille Calmette-Guérin.
BCG vaccine: BCG-Impfstoff *m*.
BCNU [*abbr*] **bis-chlor nitrosurea**: Carmustin *s*.
BE [*abbr*] **1. barium enema; 2. base excess**: 1. Bariumeinlauf *m*; 2. Basenüberschuß *m*.
Be [*abbr*] **beryllium**: Beryllium *s*, Be.
bead/*n*: Perle *w*, Siedesteinchen *s*, Tröpfchen *s*; **rachitic** ~ rachitischer Rosenkranz *m*.
beading of the ribs: Rosenkranzbildung *w*.

beak/*n*: Schnabel *m*, Rostrum.
beaker/*n*: Becherglas *s*.
beaker cell: Becherzelle *w*.
beam/*n*: Balken *m*, Strahl *m*, Lichtstrahl *m*; **central** ~ Zentralstrahl *m*.
beam quality: Strahlenqualität *w*.
beam-transmitter: Richtstrahler *m*.
bean/*n*: Bohne *w*.
bear/*vb*: gebären.
bearberry/*n*: Bärentraube *w*.
beard/*n*: Bart *m*.
Beard's disease: Beard-Syndrom *s*, Neurasthenie *w*.
bearer protein: Apoenzym *s*.
bearing/*n*: Lager *s*.
bearwood/*n*: Cascara sagrada.
beat/*n, vb*: 1. Schlag *m*, Herzschlag *m*; **atrial** ~ Vorhofkontraktion *w*, Vorhofwelle *w*; **automatic** ~ Herzautomatismus *m*; **coupled** ~ Bigeminus *m*; **dropped** ~ ausgefallene Systole *w*, Mobitz-Block *m*; **ectopic** ~ Extrasystole *w*; **escaped** ~ Extrasystole *w*; **premature** ~ Extrasystole *w*; **reciprocal** ~ reziproke Erregung *w*; **ventricular** ~ Kammerextrasystole *w*; 2. schlagen.
Beau's lines: Beau-Reil-Furchen.
beaver bur: Biberbohrer *m*.
becanthone hydrochloride: Becanthonhydrochlorid *s*.
bechic/*n, adj*: 1. Hustenmittel *s*; 2. Husten-.
Bechterew's disease: Bechterew-Krankheit *w*, ankylosierende Spondylitis *w*.
Beckmann's adenotome: Beckmann-Adenotom *s*.
Beckmann thermometer: Beckmann-Thermometer *s*.
Beck's method: Beck-Gastrotomie *w*.
Beck's operation: Beck-Operation *w*.
Beck's triad: Beck-Trias *w*.
Beckwith-Wiedemann syndrome: Wiedemann-Beckwith-Syndrom *s*, Exomphalos-Makroglossie-Gigantismus-Syndrom *s*, EMG-Syndrom *s*.
beclamide/*n*: Beclamid *s*, Benzchlorpropamid *s*.

Béclard's hernia: Béclard-Hernie w.
Béclard's nucleus: Béclard-Knochenkern m.
Béclard's ossification center: Béclard-Knochenkern m.
beclomethasone dipropionate: Beclometasondipropionat s.
become blind/vb: erblinden.
become deaf/vb: ertauben.
bed/n: Bett s; **capillary** ~ Kapillarbett s; **collateral vascular** ~ Kollateralengefäßbett s; **orthopedic** ~ Streckbett s; **oscillating** ~ Dekubitusmatratze w; **placental** ~ Deziduaplatte w; **rocking** ~ Schaukelbett s; **vascular** ~ Gefäßbett s.
bedbug/n: Bettwanze w, Cimex; **oriental** ~ Cimex hemipterus.
bed capacity: Bettenkapazität w.
bed centre: Bettenzentrale w.
bed count: Bettenbestand m.
bedewing/n: Hornhautstippung w.
bedfast/adj: bettlägrig.
Bednar's aphtha: Bednar-Aphthen.
bed occupancy: Bettenbelegung w.
bedpan/n: Bettpfanne w, Steckbecken s.
bed plan: Bettenplan m.
bed requirement: Bettenbedarf m.
bed rest: Bettruhe w.
bedridden/adj: bettlägrig.
bedside method: Bedside-Methode w, am Krankenbett durchgeführte Untersuchung.
bedside teaching: Bedside-Teaching s, Unterricht am Krankenbett.
bedsonia/n: Chlamydia.
bedsore/n: Dekubitus m, Druckgeschwür s.
bed utilization: Bettenausnutzung w.
bedwetting/n: Bettnässen s.
beef extract: Rinderfleischextrakt m.
beef worm: Rinderbandwurm m, Taenia saginata.
beer heart: Bierherz s.
Beer's law: Lambert-Beer-Gesetz s.
bee sting: Bienenstich m.
beeswax: Bienenwachs m.
bee venom: Bienengift s.
beetle/n: Käfer m.
beetle disease: Skarabiasis w.
beet sugar: Rübenzucker m.
Begbie's disease: Begbie-Krankheit w, Basedow-Krankheit w.
Béguez César disease: Béguez-César-Anomalie w, Chediak-Higashi-Syndrom s.
behave/vb: sich verhalten, handeln.
behaving/n: Verhalten s.
behavior/n: Verhalten s, Benehmen s; **adaptive** ~ Anpassungsverhalten s; **automatic** ~ Automatismus m; **cognitive** ~ kognitives Verhalten s; **collective** ~ kollektives Verhalten s; **compulsive** ~ Zwangsverhalten s; **deviant** ~ abweichendes Verhalten s; **impulsive** ~ impulsives Verhalten s; **inborn** ~ Instinktverhalten s; **instinctive** ~ Instinktverhalten s; **mediating** ~ Überbrückungsverhalten s; **mimetic** ~ Nachahmungsverhalten s; **respondant** ~ reflektorisches Verhalten s; **sexual** ~ Sexualverhalten s.
behavior disorder: Verhaltensstörung w.
behaviorism/n: Behaviorismus m.
behavior modification: Verhaltensänderung w.
behavior observation: Verhaltensbeobachtung w.
behavior of the ill: Krankheitsverhalten s.
behavior pattern: Verhaltensmuster s.
behavior set: Verhaltensstruktur w.
behavior therapy: Verhaltenstherapie w.
behaviour/n: Verhalten s.
Behçet syndrome: Behçet-Syndrom s.
Behring serum: Diphtherie-Antitoxin s.
Behr's disease: Behr-Krankheit w.
BEI [abbr] **butanol-extractable iodine**: butanolextrahierbares Jod s.
Beigel's disease: Beigel-Krankheit w, weiße Piedra w.
being/n: Lebewesen s, Leben s.
bejel/n: Bejel s, endemische Syphilis w.
Békésy's audiometry: Békésy-Audiometrie w.
Békésy's theory: Békésy-Hörtheorie w.
Bekhterev's arthritis: Bechterew-Syndrom s, Spondylarthritis ankylopoetica.

Bekhterev's reflex: Mendel-Bechterew-Reflex *m*.
Bekhterev's tract: Tractus tegmentalis centralis.
belascaris: Toxocara.
belch/*n*, *vb*: 1. Eruktation *w*, Aufstoßen *s*; 2. rülpsen, aufstoßen.
belemnoid/*adj*: keilförmig, styloidförmig.
Belfield's operation: Vasotomie *w*.
belladonna/*n*: Belladonna *w*.
belladonnine/*n*: Belladonnin *s*.
bell-crown/*n*: Glockenkrone *w*.
Bell-Magendie law: Bell-Magendie-Gesetz *s*.
bellows: Blasebalg *m*, Gebläse *s*; **inflating** ~ Beatmungsbeutel *m*.
Bell's delirium: delirante Manie *w*.
bellshaped/*adj*: glockenförmig.
Bell sign: Bell-Zeichen *s*.
Bell's mania: Bell-Delirium *s*, delirante Manie *w*.
Bell's palsy: Bell-Lähmung *w*, einseitige Fazialislähmung *w*.
Bell's paralysis: Bell-Lähmung *w*, einseitige Fazialislähmung *w*.
Bell spasm: Gesichtsspasmus *m*, Hemispasmus facialis.
belly/*n*: Bauch *m*, Magen *m*, Muskelbauch *m*, Abdomen *s*.
bellyache/*n*: Bauchschmerzen *w*.
bellybutton/*n*: Nabel *m*.
belly stalk: Nabelschnur *w*.
belonoid/*adj*: nadelförmig.
belonoskiascopy/*n*: Belonoskiaskopie *w*.
bemegride/*n*: Bemegrid *s*.
benactyzine/*n*: Benactyzin *s*.
Bence Jones body: Bence-Jones-Körperchen *s*.
Bence Jones cylinder: Bence-Jones-Zylinder *m*.
Bence Jones protein: Bence-Jones-Eiweißkörper *m*.
bencyclane/*n*: Bencyclan *s*.
bend/*n*, *vb*: 1. Krümmung *w*, Flexur *w*; 2. biegen, krümmen.
bendazac/*n*: Indazol *s*.
Bender visual motor gestalt test: Bender-Gestalttest *m*.
bendrofluazide/*n*: Bendroflumethiazid *s*.
bendroflumethiazide/*n*: Bendroflumethiazid *s*.
bends: Bends, Glieder- und Gelenkschmerzen bei Druckkrankheit.
Benedek's reflex: Benedek-Reflex *m*.
benediction hand: Predigerhand *w*.
Benedict's method: Benedikt-Glukoseprobe *w*.
Benedikt syndrome: Benedikt-Syndrom *s*, unteres Rubersyndrom *s*.
beneficiary/*n*: Unterstützungsempfänger.
benefit/*n*, *vb*: 1. Vorteil *m*, Nutzen *m*; 2. Vorteil haben, nützen.
benethamine penecillin G: Benethamin-Penizillin *s*.
benfotiamine/*n*: Benfotiamin *s*.
benign/*adj*: benigne, gutartig.
Béniqué sound: Béniqué-Sonde *w*.
benjamin/*n*: Benzoe *w*.
Bennett's corpuscles: Bennett-Körperchen.
Bennett's disease: Bennett-Krankheit *w*, Leukämie *w*.
Bennett's fracture: Bennett-Luxationsfraktur *w*.
benorilate/*n*: Benorilat *s*.
benorterone/*n*: Benorteron *s*.
benoxinate hydrochloride: Oxybuprocainhydrochlorid *s*.
benperidol/*n*: Benperidol *s*.
benproperine/*n*: Benproperin *s*.
bensanserazide/*n*: Bensanserizid *s*.
Bensley specific granules: Bensley-Granula.
Benson's disease: Benson-Krankheit *w*.
bensulfamide/*n*: Bensulfamid *s*.
bensylytum/*n*: Bensylytum *s*.
bent/*n*: Disposition *w*.
bentiamine/*n*: Bentiamin *s*.
bentiromide/*n*: Bentiromid *s*.
bentonit/*e*/*n*: Bentonit *s*.
bentonite magma: Bentonitemulsion *w*.
bentonite test: Bentonit-Flockungsreaktion *w*.
benzaldehyde/*n*: Benzaldehyd *s*.

benzalkonium chloride: Benzalkoniumchlorid *s*.
benzamine hydrochloride: ß-Eucain *s*.
benzanthracene/*n*: Benzanthrazen *s*.
benzarone/*n*: Benzaron *s*.
benzathine benzylpenicillin: Benzathin-Benzylpenizillin *s*.
benzathine penicillin G: Benzathin-Penizillin *s*.
benzatropine/*n*: Benzatropin *s*.
benzazoline hydrochloride: Tolazolinhydrochlorid *s*.
benzbromarone/*n*: Benzbromaron *s*.
benzcurine iodide: Gallamin-Triäthyljodid *s*.
benzene/*n*: Benzen *s*, Benzol *s*.
benzene hexachloride: Hexachlorocyclohexan *s*.
benzestrofol/*n*: Östradiolbenzoat *s*.
benzestrol/*n*: Benzestrol *s*.
benzethamine penicillin: Benzethamin-Penizillin *s*.
benzethonium chloride: Benzethoniumchlorid *s*.
benzhexol hydrochloride: Trihexyphenidyl *s*, Benzhexol *s*.
benzhydramine hyrochloride: Diphenhydraminhydrochlorid *s*.
benzhydryl/*n*: Benzhydril *s*.
benzidine/*n*: Benzidin *s*.
benzidine test: Benzidinprobe *w*.
benzilate/*n*: Benzilat *s*.
benzilonium bromide: Benzilonbromid *s*.
benzimidazole/*n*: Benzimidazol *s*.
benzindamine/*n*: Benzindamin *s*.
benziodarone/*n*: Benziodaron *s*.
benzocaine/*n*: Benzocain *s*.
benzocoumarane/*n*: Naphthofuran *s*.
benzoctamine/*n*: Benzoctamin *s*.
benzodepa/*n*: Benzodepa *s*.
benzodiazepine/*n*: Benzodiazepin *s*.
benzodioxan/*n*: Benzodioxan *s*.
benzodioxam test: Benzodioxamtest *m*.
benzogynestrol/*n*: Östradiolbenzoat *s*.
benzoin/*n*: Benzoin *s*.
benzoin resin: Benzoinharz *s*.
benzolism/*n*: Benzolvergiftung *w*.

benzonatate/*n*: Benzonatat *s*.
benzopurpurin/*n*: Benzopurpurin *s*.
benzopyrene/*n*: Benzpyren *s*.
benzopyrine/*n*: Benzopyrin *s*.
benzoquinone/*n*: Benzochinon *s*.
benzoquinonium chloride: Benzochinonchlorid *s*.
benzothiadiazide/*n*: Benzothiazidinderivat *s*.
benzoxonium chloride: Benzoxoniumchlorid *s*.
benzoyl/*n*: Benzoyl *s*, Benzoesäurerest *m*.
benzoylecgonine: Benzoylecgonin *s*.
benzoyl hydride: Benzoylwasserstoff *m*.
benzoylmethylecgonine/*n*: Kokain *s*.
benzoyl peroxide: Benzoylperoxid *s*.
benzpyrene/*n*: Benzpyren *s*.
benzpyrinium bromide: Benzpyriniumbromid *s*.
benzquinamide/*n*: Benzquinamid *s*.
benzthiazide/*n*: Benzthiazid *s*.
benztropine/*n*: Benzatropin *s*.
benztropine mesylate: Benzatropini methansulfonas.
benzydamine/*n*: Benzydamin *s*.
benzydiamine/*n*: Benzydiamin *s*.
benzydroflumethiazide/*n*: Bendroflumethiazid *s*.
benzyl/*n*: Benzylradikal *s*.
benzyl alcohol: Benzylalkohol *m*.
benzyl amine: Benzylamin *s*.
benzyl benzoate: Benzylbenzoat *s*.
benzyl bromide: Benzylbromid *s*.
benzylpenicillin/*n*: Benzylpenizillin *s*, Penizillin G *s*.
benzyl succinate: Benzylsuccinat *s*, Bernsteinsäuremonobenzylester *m*.
bephenium/*n*: Bephenium *s*.
Béraneck's tuberculin: Béraneck-Tuberkulin *s*.
Berardinelli syndrome: Berardinelli-Syndrom *s*, Zwischenhirnsyndrom *s*.
berberine/*n*: Berberin *s*.
berberine bisulfate: Berberinsulfat *s*.
berearement/*n*: Trauerfall *m*.
Berger's disease: Berger-Nephropathie *w*, mesangiale Glomerulonephritis *w*.

Berger's rhythm: Alpharhythmus *m*.
Bergmann's incision: Bergmann-Inzision *w*.
Bergonié-Tribondeau law: Bergonié-Tribondeau-Gesetz *s*.
beriberi/*n*: Beriberi *w*; **atrophic** ~ trockene Beriberi *w*; **dry** ~ trockene Beriberi *w*; **paralytic** ~ trockene Beriberi *w*; **wet** ~ feuchte Beriberi *w*.
Berkefeld's filter: Berkefeld-Filter *m*.
berkelium [*abbr*] **Bk**: Berkelium, Bk.
Berkow scale: Berkow-Tabelle *w*.
Berlin-blue reaction: Berliner-Blau-Reaktion *w*.
Berlin's disease: Berlin-Netzhauttrübung *w*.
berlock dermatitis: Berloque-Dermatitis *w*.
Bernard's puncture: Bernard-Zuckerstich *m*.
Bernard-Soulier syndrome: Bernard-Soulier-Syndrom *s*.
Bernard syndrome: Bernard-Syndrom *s*, Horner-Symptomenkomplex *m*.
Bernhardt-Roth disease: Bernhardt-Roth-Krankheit *w*, Meralgia paraesthetica.
Bernheim's therapy: Hypnose *w*.
Bernheim syndrome: Bernheim-Syndrom *s*.
berry/*n*: Beere *w*.
berry aneurysm: traubenförmiges Aneurysma *s*.
berry-shaped/*adj*: beerenförmig.
Bertin's bone: Bertin-Knöchelchen *s*, Concha sphenoidalis.
Bertolotti syndrome: Bertolotti-Syndrom *s*.
berylliosis/*n*: Berylliose *w*, Berylliumkrankheit *w*.
beryllium [*abbr*] **Be**: Beryllium *s*, Be.
berythromycin/*n*: Erythromycin B.
Besnier-Boeck disease: Besnier-Boeck-Schaumann-Syndrom *s*, Sarkoidose *w*.
Besnier's prurigo: Besnier-Prurigo *m*, Neurodermitis *w*.
Best disease: Best-Krankheit *w*.
bestiality/*n*: Bestialität *w*, Zoophilie *w*.

Best's carmine stain: Best-Karminfärbung *w*.
beta-blocker/*n*: Betablocker *m*.
betacarotene/*n*: Betacaroten *s*.
beta cell/*n*: Betazelle *w*; **artificial** ~ künstliche Betazelle *w*.
betacism: Betazismus *m*.
betahistine/*n*: Betahistin *s*.
betahistine hydrochloride: Betahistinhydrochlorid *s*.
betaine/*n*: Betain *s*, Trimethylglykokoll *s*.
beta lactam: Betalaktamantibiotikum *s*.
betamethasone/*n*: Betamethason *s*.
betamethasone acetate: Betamethasonazetat *s*, Methylfluorprednisolon *s*.
betamethasone sodium phosphate: Betamethasonnatriumphosphat *s*.
beta-propiolactone: Propiolakton *s*.
betatron/*n*: Betatron *s*.
betaxolol/*n*: Betaxolol *s*.
betazole/*n*: Betazol *s*.
betel cancer: Buyo-Wangenkarzinom *s*.
betel nut: Betelnuß *w*.
bethanechol chloride: Bethanecholchlorid *s*.
bethanidine/*n*: Bethanidin *s*.
Bettendorff's test: Bettendorff-Arsennachweis *m*.
betweenbrain: Zwischenhirn *s*, Dienzephalon *s*.
Betz cells: Betz-Riesenzellen.
Bevan-Lewis cells: Betz-Riesenzellen.
bevel/*n, vb, adj*: 1. Schrägkante *w*, Schliff *m*, Abschrägung *w*; 2. abschrägen, schräg abschneiden; 3. schräg, schief.
bex/*n*: Husten *m*.
bexia/*n*: Alastrim *s*.
bezafibrate/*n*: Bezafibrat *s*.
beziehungswahn/*n*: Beziehungswahn *m*.
bezoar/*n*: Bezoar *m*, Haarball *m*.
Bezold-Jarisch reflex: Bezold-Jarisch-Reflex *m*.
Bezold's abscess: Bezold-Mastoiditis *w*.
Bezold's mastoiditis: Bezold-Mastoiditis *w*.
BFP [*abbr*] **biologic false positive**: biologisch falsch-positiv.

BG test: Komplementbindungsreaktion *w*.
bhang/*n*: Cannabis sativa.
Bi [*abbr*] **bismuth**: Bismutum, Wismut *s*, Bi.
bi-: bi-, di-.
bialamicol hydrochloride: Bialamicolhydrochlorid *s*.
Bial's reagent: Bial-Reagens *s*.
Bial's test: Bial-Pentoseprobe *w*.
Bianchi's nodules: Noduli valvularum semilunarium valvae aortae.
biarticular/*adj*: biartikulär.
biarticulate/*adj*: mit zwei Gelenken versehen.
bias/*n, adj*: 1. Bias, Verzerrung *w*, Voreingenommenheit *w*, Tendenz *w*; **negative ~** negative Vorspannung *w*; 2. schräg, quer, schief.
biauricular/*adj*: biaurikulär.
biaxial/*adj*: biaxial, zweiachsig.
biballism/*n*: bilateraler Hemiballismus *m*.
Biber-Haab-Dimmer dystrophy: Biber-Haab-Dimmer-Krankheit *w*, gitterartige Hornhauttrübung *w*.
bibliotherapy/*n*: Bibliotherapie *w*.
bibrocathol/*n*: Bibrocathol *s*.
bibulous/*adj*: saugfähig.
bicameral/*adj*: zweikammerig.
bicapsular/*adj*: bikapsulär.
bicarbonate/*n*: Bikarbonat *s*.
bicarbonate buffer: Bikarbonatpuffer *m*.
bicarbonate deficiency syndrome: Bikarbonat-Verlustsyndrom *s*.
bicarbonatemia/*n*: Bikarbonatämie *w*.
bicellular/*adj*: zweizellig, zweiräumig.
bicephalus/*n*: Dizephalus *m*.
biceps reflex: Bizepsreflex *m*.
Bichat's fat pad: Bichat-Fettpropf *m*.
Bichat's fatty body of the cheek: Bichat-Fettpropf *m*.
bicipital/*adj*: zweiköpfig.
Bickel's ring: Rachenring *m*.
biconcave/*adj*: bikonkav.
biconvex/*adj*: bikonvex.
bicornate/*adj*: zweihörnig, bicornis.
bicoudate/*adj*: doppelwinklig, doppelt gekrümmt.
bicuspid/*adj*: bicuspidalis, zweizipflig.
bicuspidization/*n*: Bikuspidalisierung *w*.
bidactyly/*n*: Bidaktylie *w*.
Bidder's ganglion: Bidder-Remak-Ganglion *s*.
bidentate/*adj*: zweizähnig, zweizackig, bidentatus.
bidermoma/*n*: Bidermom *s*.
biduotertian/*n*: zweitägiger Fieberschub bei Tertiana.
biduous/*adj*: zwei Tage lang.
Bielschowsky-Henneberg diffuse cerebral sclerosis: metachromatische Leukodystrophie *w*.
Bielschowsky's disease: Bielschowsky-Syndrom *s*, spätinfantile Zeroidlipofuszinose *w*.
Bielschowsky's method: Bielschowsky-Methode *w*.
Biemond syndrome: Biemond-Syndrom *s*.
Biermer's anemia: Biermer-Anämie *w*, perniziöse Anämie *w*.
Bier's block: Bier-Venenanästhesie *w*.
Bier's local anesthesia: Bier-Lokalanästhesie *w*.
Bier's nack sign: Bier-Nackenzeichen *s*.
Bier's passive hyperemia: Bier-Hyperämie *w*.
bietamiverine/*n*: Bietamiverin *s*.
Biett's collar: Biett-Collarette *w*.
Biett's disease: Biett-Krankheit *w*, diskoider Lupus erythematodes.
bifascicular/*adj*: bifaszikulär.
bifid/*adj*: gespalten, bifidus.
bifidobacterium/*n*: Bifidobacterium *s*.
bifilar/*adj*: zweiadrig.
bifixate/*vb*: binokulär fixieren.
bifocal/*adj*: bifokal.
bifocals/*n*: Bifokalbrille *w*.
biforate/*adj*: mit zwei Öffnungen versehen.
bifurcate/*vb, adj*: 1. gabeln, sich aufteilen; 2. gegabelt, bifurcatus.
bifurcation/*n*: Bifurkation *w*, Bifurcatio.
Bigelow's ligament: Bigelow-Band *s*, Ligamentum iliofemorale.

bigeminal

bigeminal/*adj*: bigeminal.
bigeminia/*n*: Bigeminie *w*.
bigeminy/*n*: Bigeminie *w*; **atrial** ~ Vorhofbigeminie *w*; **ventricular** ~ Kammerbigeminie *w*.
bigerminal/*adj*: doppelkeimig.
Bignami's disease: Marchiafava-Bignami-Syndrom *s*.
biguanide/*n*: Biguanid *s*.
bilaminar/*adj*: zweischichtig.
bilateral/*adj*: bilateral.
bilaterism/*n*: bilaterale Symmetrie *w*.
bilayer/*n*: zwei Schichten.
bile/*n*: Galle *w*; **cystic** ~ Blasengalle *w*; **hepatic** ~ Lebergalle *w*; **white** ~ weiße Galle *w*.
bile acid: Gallensäure *w*.
bile acid conjugation: Gallensäurekonjugation *w*.
bile broth: Gallebouillon *w*.
bile duct: Gallengang *m*.
bile duct abscess: Gallengangabszeß *m*.
bile duct atresia: Gallengangsatresie *w*.
bile duct carcinoma: Gallengangskarzinom *s*.
bile duct dilatation: Gallengangdilatation *w*.
bile duct obstruction: Gallengangverlegung *w*.
bile peritonitis: gallige Peritonitis *w*.
bile pigment: Gallenfarbstoff *m*, Hämatoidin *s*.
bile plug syndrome: Gallenpfropfsyndrom *s*.
bile reflux: Gallereflux *m*.
bile salt: Gallensäuresalz *s*.
bile syndrome, inspissated: Syndrom der eingedickten Galle *s*.
bile thrombus: Gallethrombus *m*.
bilharzia/*n*: Bilharzia, Schistosoma.
bilharzial/*adj*: schistosomal.
bilharziasis/*n*: Bilharziose *w*, Schistosomiasis *w*.
bilharzioma/*n*: Bilharziom *s*.
bilharziosis/*n*: Bilharziose *w*, Schistosomiasis *w*.
biliary/*adj*: biliär, gallig, cholerisch.

biliation/*n*: Gallesekretion *w*.
bilicyanin/*n*: Bilizyanin *s*.
bilidigestive/*adj*: bilidigestiv.
bilifaction/*n*: Gallebildung *w*.
biliflavin/*n*: Biliflavin *s*.
bilifuscin/*n*: Bilifuszin *s*.
biligenesis/*n*: Gallebildung *w*.
biligenic/*adj*: galleproduzierend.
bilin/*n*: Bilin *s*.
bilingulate/*adj*: zweizüngig.
bilious/*adj*: biliär, gallig, cholerisch.
biliousness/*n*: Galleüberschuß *m*.
bilirhachia/*n*: Bilirhachie *w*.
bilirubin/*n*: Bilirubin *s*; **conjugated** ~ konjugiertes Bilirubin *s*; **direct** ~ direktes Bilirubin *s*; **indirect** ~ indirektes Bilirubin *s*; **total** ~ Gesamtbilirubin *s*.
bilirubinemia/*n*: Bilirubinämie *w*.
bilirubinuria/*n*: Bilirubinurie *w*.
biliuria/*n*: Bilirubinurie *w*.
biliverdin/*n*: Biliverdin *s*.
Billroth's anastomosis: Billroth-Operation *w*.
Billroth's disease: Billroth-Krankheit *w*, traumatische Hydromeningozele *w*.
Billroth's hypertrophy: Billroth-Syndrom *s*, Pylorushypertrophie *w*.
Billroth's operation: Billroth-Operation *w*.
Billroth strands: Milztrabekel.
bilobate/*adj*: zweilappig, bilobatus.
bilobular/*adj*: zweilappig, bilobaris.
bilocular/*adj*: zweizellig, zweifächerig.
bimanual/*adj*: bimanuell, zweihändig, beidhändig.
bimaxillary/*adj*: bimaxillär.
binangle/*adj*: doppelwinkling.
binary/*adj*: binär.
binasal/*adj*: binasal.
binaural/*adj*: binaural, beidohrig.
binauricular/*adj*: binaurikulär.
bind/*n, vb*: 1. Binde *w*, Bindung *w*; **double** ~ double bind, Doppelbindung *w*; 2. binden, verbinden.
binder/*n*: Leibbinde *w*, Bindemittel *s*.
binding/*n*: Bindung *w*.
binding constant: Bindungskonstante *w*.

binding site: Bindungsstelle *w*.
Binet-Simon test: Binet-Simon-Intelligenztest *m*.
binging/*n*: Bulimie *w*.
Bing sign: Bing-Zeichen *s*.
Bing syndrome: Bing-Horton-Syndrom *s*.
Bing's test: Bing-Stimmgabelversuch *m*.
binocular/*adj*: binokulär.
binotic/*adj*: binaural, mit beiden Ohren.
binovular/*adj*: zweieiig.
Binswanger's encephalitis: Binswanger-Enzephalopathie *w*.
binuclear/*adj*: zweikernig.
binucleolate/*adj*: doppelkernig.
bio-: Bio-.
bioaccumulation/*n*: Bioakkumulation *w*.
bioactive/*adj*: bioaktiv.
bioactivity/*n*: biologische.Aktivität *w*.
bioassay/*n*: biologische Prüfung *w*.
bioavailability/*n*: Bioverfügbarkeit *w*.
bioblast/*n*: Bioblast *m*.
biocatalyst/*n*: Biokatalysator *m*.
biochemical/*adj*: biochemisch.
biochemistry/*n*: Biochemie *w*.
bioclimatics/*n*: Bioklimatologie *w*.
biocompatibility/*n*: Biokompatibilität *w*.
bioconcentration/*n*: Bioakkumulation *w*.
biocybernetics: Biokybernetik *w*.
biocycle/*n*: Biozyklus *m*, Biorhythmus *m*.
biocytin/*n*: Biocytin *s*.
biocytinase/*n*: Biocytinase *w*.
biodegradable/*adj*: biologisch abbaubar.
biodegradation/*n*: Biodegradation *w*, biologischer Abbau *m*.
biodialysis/*n*: Biodialyse *w*.
biodynamics/*n*: Biodynamik *w*.
bioelectric/*adj*: bioelektrisch.
bioelectricity/*n*: Bioelektrizität *w*.
bioelectronics/*n*: Bioelektronik *w*.
bioenergetics/*n*: Bioenergetik *w*.
bioengineering/*n*: Bioengineering *s*, Biotechnologie *w*.
Biörck syndrome: Biörck-Syndrom *s*, Karzinoidsyndrom *s*.
bioethics/*n*: Bioethik *w*.
biofeedback/*n*: Biofeedback *s*, Biorückkoppelung *w*.

bioflavonoid/*n*: Bioflavonoid *s*.
biogenesis/*n*: Biogenese *w*, Biogenie *w*.
biogenetic/*adj*: biogenetisch.
biogenic/*adj*: biogen.
biogeography/*n*: Biogeographie *w*.
bioglass/*n*: biologisches Glas *s*.
biography/*n*: Biographie *w*.
biohazard/*n*: biologische Gefährdung *w*.
biohydraulic/*adj*: biohydraulisch.
biokinetics/*n*: Biokinetik *w*.
biological/*adj*: biologisch.
biologicals/*n*: biologische Präparate.
biology/*n*: Biologie *w*; **descriptive** ~ deskriptive Biologie *w*; **molecular** ~ Molekularbiologie *w*; **reproductive** ~ Reproduktionsbiologie *w*.
bioluminescence/*n*: Biolumineszenz *w*.
biolysis/*n*: Biolyse *w*.
biomagnification/*n*: Bioakkumulation *w*.
biomass/*n*: Biomasse *w*.
biomaterial/*n*: Biomaterial *s*.
biomathematics/*n*: Biomathematik *w*.
biomechanics/*n*: Biomechanik *w*.
biomedical/*adj*: biomedizinisch.
biomedicine/*n*: Biomedizin *w*, biologische Medizin *w*.
biometry/*n*: Biometrie *w*, Biostatistik *w*.
biomicroscope/*n*: Biomikroskop *s*.
biomicroscopy/*n*: Biomikroskopie *w*.
biomphalaria/*n*: Biomphalaria.
bionecrosis/*n*: Nekrobiose *w*.
bionenergy/*n*: Lebenskraft *w*.
bionics/*n*: Bionik *w*.
bionomics/*n*: Bionomik *w*.
bionomy/*n*: Bionomik *w*.
biophage/*n*: Biophage *m*.
biopharmaceutics: Biopharmazie *w*.
biophotometer/*n*: Biophotometer *s*.
biophylaxis/*n*: Biophylaxie *w*.
biophysics/*n*: Biophysik *w*.
bioplasma/*n*: Bioplasma *s*, Protoplasma *s*.
biopolymer/*n*: Biopolymer *s*.
biopotential/*n*: bioelektrisches Potential *s*.
biopsy/*n*: Biopsie *w*; **chorionic villus** ~ Chorionzottenbiopsie *w*; **cytological** ~ Zytobiopsie *w*; **endoscopic** ~ endoskopische Biopsie *w*; **excisional** ~ Entfernung

biopsy, incisional

in toto zur bioptischen Untersuchung; **hot** ~ heiße Biopsie *w*; **incisional** ~ Probeexzision *w*; **open** ~ offene Biopsie *w*; **pulmonary** ~ Lungenbiopsie *w*; **sternal** ~ Sternalpunktion *w*; **transbronchial** ~ transbronchiale Lungenbiopsie *w*; **trephine** ~ Trokarbiopsie *w*.
biopsy apparatus: Biopsiegerät *s*.
biopsychology/*n*: Psychobiologie *w*.
biopsy cups: Biopsielöffel *m*.
biopsy forceps: Biopsiezange *w*.
biopsy material: Biopsiematerial *s*.
biopsy sampling: bioptische Probe *w*.
biopsy technique: Biopsietechnik *w*.
biopsy urease test: Urease-Biopsie-Test *m*.
biopterin/*n*: Biopterin *s*.
bioptic/*adj*: bioptisch.
biorheology/*n*: Biorheologie *w*.
biorhythm/*n*: Biorhythmus *m*.
bios/*n*: Bios *s*.
bioscience/*n*: biologische Naturwissenschaften.
bioscopy/*n*: Bioskopie *w*.
biose/*n*: Biose *w*.
biosis/*n*: Leben *s*, Vitalität *w*.
biosphere/*n*: Biosphäre *w*.
biostatics: Biostatik *w*.
biostatistics/*n*: Biostatistik *w*.
biosurfactant/*n*: Biotensid *s*.
biosynthesis/*n*: Biosynthese *w*.
biotaxis/*n*: Biotaxis *w*.
biotechnology/*n*: Biotechnologie *w*.
biotelemetry/*n*: Biotelemetrie *w*.
biotherapy/*n*: Biotherapie *w*.
biotic/*adj*: biotisch.
biotin/*n*: Biotin *s*.
biotinidase/*n*: Biotinidase *w*.
biotinidase deficiency: Biotinidasemangel *m*.
biotomy/*n*: Vivisektion *w*.
biotoxicology/*n*: Biotoxikologie *w*.
biotoxin/*n*: biologisches Toxin *s*.
biotransformation/*n*: Biotransformation *w*, Metabolisierung *w*.
Biot's breathing: Biot-Atmung *w*, intermittierende Atmung *w*.

biotype/*n*: Biotyp *m*.
biovular/*adj*: zweieiig.
biparental/*adj*: biparental.
biparietal/*adj*: biparietal.
bipartite/*adj*: zweigeteilt, doppelt, bipartitus.
bipedal/*adj*: zweifüßig.
bipennate/*adj*: zweifedrig.
biperiden/*n*: Biperiden *s*.
biperidine lactate: Biperidinlaktat *s*.
biphasic/*adj*: biphasisch.
biphenamine/*n*: Biphenamin *s*.
biphenyl, polychlorinated: polychloriertes Biphenyl *s*, PCB.
bipolar/*adj*: bipolar.
bipolarity/*n*: Bipolarität *w*, Zweipoligkeit *w*, Ambivalenz *w*.
bipotentiality/*n*: Bipotentialität *w*.
biramous/*adj*: zweiastig.
birch tar oil: Birkenteeröl *s*.
bird-breecher's disease: Vogelzüchterlunge *w*.
bird fancier's lung: Vogelzüchterlunge *w*.
Bird's treatment: Bird-Behandlung *w*.
birefractive/*adj*: doppelbrechend.
birefringence/*n*: Doppelbrechung *w*; **crystalline** ~ krystalline Doppelbrechung *w*; **intrinsic** ~ krystalline Doppelbrechung *w*.
birhinia/*n*: Birrhinie *w*, Nasenverdopplung *w*.
Birkett's hernia: Birkett-Hernie *w*, Hernia synovialis.
Birnberg's bow: Birnberg-Schleife *w*.
birth/*n*: Geburt *w*; **complete** ~ vollständige Geburt *w*; **dead** ~ Totgeburt *w*; **immature** ~ Frühgeburt *w*; **multiple** ~ Mehrfachgeburt *w*; **post-term** ~ Spätgeburt *w*; **premature** ~ Frühgeburt *w*.
birth attendant: Hebamme *w*.
birth canal/*n*: Geburtswege.
birth certificate: Geburtsurkunde *w*.
birth control: Geburtenregelung *w*.
birth control pill: Antibabypille *w*.
birth defect: Geburtsschaden *m*.
birth fracture: Geburtsfraktur *w*.
birthing/*n*: Geburt *w*; **alternative** ~ alternative Geburt *w*.

birthing center: Entbindungsklinik w.
birth injury: Geburtsverletzung w.
birthmark/n: Muttermal s.
birth membranes: Eihäute.
birth order: Geburtenfolge w.
birth palsy: Geburtslähmung w.
birth paralysis: Geburtslähmung w.
birth planning: Geburtenplanung w.
birth rate: Geburtenziffer w.
birth trauma: Geburtsverletzung w.
birth trend: Geburtenentwicklung w.
birth weight/n: Geburtsgewicht s.
bisacodyl/n: Bisacodyl s, Azetphenolpikolin s.
bisalbuminemia/n: Bialbuminämie w, Paraalbuminämie w.
bisaxillary/adj: biaxillär.
bisbentiamine/n: Bisbentiamin s.
Bischof's myelotomy: Bischof-Myelotomie w.
biscuit/n: Biskuitporzellan s.
bisection/n: Halbierung w.
biseptate/adj: zweiteilig.
bisexual/adj: bisexuell.
bisexuality/n: Bisexualität w.
bisferious/adj: dikrot, zweizipflig.
bishop's cap: Ampulla duodeni.
bishydroxycoumarin/n: Dikumarol s.
bismuth [abbr] **Bi**/n: Wismut s, Bismutum, Bi.
bismuth aluminate: Wismutaluminat s.
bismuthate/n: Wismutsalz s.
bismuth compound: Wismutverbindung w, Wismutpräparat s.
bismuth deposit: Wismutablagerung w.
bismuth iodide: Wismutjodid s.
bismuth nephropathy: Wismutnephropathie w.
bismuthosis/n: Wismutvergiftung w.
bismuth oxygallate: basisches Wismutgallat s.
bismuth oxysalicylate: Wismutsubsalizylat s.
bismuth sodium tartrate: Wismutnatriumtartrat s.
bismuth subcitrate: Wismutsubzitrat s.
bismuth subnitrate: Wismutsubnitrat s.
bismuth subsalicylate: Wismutsalizylat s.
bismuth tribromphenate: Tribromphenolwismut s.
bistoury/n: Bistouri s.
bistratal/adj: zweischichtig.
bisulfate/n: Bisulfat s.
bit [abbr] **binary digit**/n: Bit s.
bite/n, vb: 1. Biß m, Okklusion w, Bißwunde w; **balanced** ~ Neutralbiß m; **closed** ~ geschlossener Biß m; **locked** ~ geschlossener Biß m; **mandibular** ~ Unterkieferprognathie w; **normal** ~ Normalbiß m; **open** ~ offener Biß m; 2. beißen, kauen.
bite-block: Mundsperrer m.
bite cell: Keratozyt m.
bitegauge/n: Bitegauge m.
bitemporal/adj: bitemporal.
biteplane/n: Zahnschlußebene w.
biteplate/n: Zahnplatte w.
bite-wing/n: Zahnröntgenfilm m.
bithionol/n: Bithionol s.
Bitot's patches: Bitot-Flecken.
bitrochanteric/adj: bitrochantär.
bitropic/adj: bitropisch.
bitter/adj: bitter.
bitters/n: Bitterstoffe, Amara; **aromatic** ~ aromatische Bitterstoffe.
Bittner milk factor: Bittner-Virus m.
bitumen/n: Bitumen s.
bituminosis/n: Bituminose w, Bergmannslunge w.
biuret/n: Biuret s.
biuret test: Biuretreaktion w.
bivalent/n, adj: 1. Bivalent s; 2. bivalent.
biventral/adj: digastrisch, zweibäuchig.
biventricular/adj: biventrikulär, zweikammrig, beide Ventrikel betreffend.
bivitelline/adj: zweidotterig.
bixin/n: Bixin s.
Bizzozero cell: Bizzozero-Plättchen s.
Bjerrum scotoma: Bjerrum-Skotom s.
Bjerrum scotometer: Bjerrum-Skotometer s, Bjerrum-Schirm m.
Björnstadsyndrome: Björnstad-Syndrom s.
Bk [abbr] **berkelium**: Berkelium s, Bk.
black/n, adj: 1. Schwarz s; 2. schwarz.

blackbody radiation: Hohlraumstrahlung *w*.
black death: schwarzer Tod *m*, Beulenpest *w*.
blackening/*n*: Schwärzung *w*.
blackening range: Schwärzungsbereich *m*.
Blackfan's anemia: Blackfan-Diamond-Anämie *w*.
blackhead/*n*: Komedo *m*, Mitesser *m*.
blackout/*n*: Blackout *m*, Ohnmacht *w*, Bewußtlosigkeit *w*.
blackwater fever: Schwarzwasserfieber *s*.
bladder/*n*: Blase *w*; **automatic** ~ automatische Blase *w*; **autonomous** ~ autonome Blase *w*; **denervated** ~ autonome Blase *w*; **fasciculated** ~ Balkenblase *w*; **hypertonic** ~ hypertone Blase *w*; **irritable** ~ Reizblase *w*; **nervous** ~ Reizblase *w*; **neurogenic** ~ neurogene Blase *w*; **sacculated** ~ Divertikelblase *w*; **trabeculated** ~ Balkenblase *w*; **urinary** ~ Harnblase *w*, Vesica urinaria.
bladder cancer: Blasenkarzinom *s*.
bladder cycling: Blasentraining *s*.
bladder diverticulum: Blasendivertikel *s*.
bladder exstrophy: Blasenekstrophie *w*.
bladder fistula: Blasenfistel *w*.
bladder instillation: Blasenspülung *w*.
bladder irrigation: Blasenspülung *w*.
bladderlike/*adj*: blasenförmig.
bladder-neck/*n*: Blasenhals *m*.
bladder-neck obstruction: Blasenhalsobstruktion *w*.
bladder-neck resection: Blasenhalsresektion *w*.
bladder neoplasm: Blasentumor *m*.
bladder obstruction: Harnblasenverschluß *m*, Blasenobstruktion *w*.
bladder papilloma: Blasenpapillom *s*.
bladder perforation: Blasenperforation *w*.
bladder puncture: Blasenpunktion *w*.
bladder reflex: Blasenreflex *m*.
bladder retractor: Blasenretraktor *m*.
bladder schistosomiasis: Blasenbilharziose *w*.
bladder stone: Blasenstein *m*.
bladder syringe: Blasenspritze *w*.
bladder training: Blasentraining *s*.
bladder triangle: Blasendreieck *s*, Trigonum vesicae.
bladder tumor: Blasentumor *m*.
bladder urine: Blasenurin *m*.
bladder wall: Blasenwand *w*.
bladder washout: Blasenspülung *w*.
bladderworm/*n*: Blasenwurm *m*, Zystizerkus *m*.
blade/*n*: Blatt *s*, Klinge *w*, Spatel *m*.
blade stirrer: Schaufelrührer *m*.
Blainville's ears: Blainville-Ohrenasymmetrie *w*.
Blair-Brown graft: Blair-Brown-Transplantat *s*.
Blair-Brown operation: Blair-Brown-Operation *w*.
Blair's knife: Blair-Skalpell *s*.
Blakemore's tube: Sengstaken-Blakemore-Sonde *w*.
Blalock's clamp: Blalock-Klemme *w*.
Blalock-Taussig operation: Blalock-Taussig-Operation *m*.
blanch/*vb*: erbleichen, bleichen.
bland/*adj*: milde, sanft, blande, reizlos.
Blandin's gland: Blandin-Nuhn-Drüse *w*, Glandula lingualis anterior.
Bland-White-Garland syndrome: Bland-White-Garland-Syndrom *s*.
blank/*n, adj*: 1. Leerwert *m*, weiße Stelle *w*; 2. leer.
blanket/*n*: Decke *w*, Hülle *w*.
blanking/*n*: Dunkeltastung *w*.
blank test: Vergleichstest *m*.
-blast: -blast.
blast/*n*: Stammzelle *w*, Explosionsdruck *m*; **bechic** ~ Hustendruckwelle *w*.
blast cell leukemia: Stammzellenleukämie *w*.
blast crisis: Blastenschub *m*.
blastema/*n*: Blastem; **metanephric** ~ metanephrogenes Blastem *s*.
blasticidin/*n*: Blasticidin *s*.
blastin/*n*: Blastin *s*.
blasting/*n*: Abstrahlen *s*.

blasting injury: Detonationstrauma *s*.
blastocele/*n*: Blastozöle *w*.
blastocoele/*n*: Blastozöle *w*.
blastocyst/*n*: Blastozyste *w*.
blastoderm/*n*: Blastoderm *s*; **embryonic** ~ embryonales Blastoderm *s*; **extraembryonic** ~ extraembryonales Blastoderm *s*.
blastodermal/*adj*: blastodermal.
blastodisk/*n*: Keimscheibe *w*; **bilaminar** ~ zweiblättrige Keimscheibe *w*.
blastogenesis/*n*: Blastogenese *w*.
blastokinin/*n*: Blastokinin *s*.
blastolysis/*n*: Blastolyse *w*.
blastoma/*n*: Blastom *s*; **pulmonary** ~ Pneumoblastom *s*.
blastomere/*n*: Blastomere *w*, Furchungszelle *w*.
blastomerotomy/*n*: Blastomerotomie *w*.
blastomyces: Blastomyces.
blastomycete/*n*: Blastomyzet *m*.
blastomycin/*n*: Blastomycin *s*.
blastomycosis/*n*: Blastomykose *w*; **European** ~ Kryptokokkose *w*; **North American** ~ nordamerikanische Blastomykose *w*, Gilchrist-Krankheit *w*; **South American** ~ südamerikanische Blastomykose *w*; **systemic** ~ systemische Blastomykose *w*.
blastomycotic/*adj*: blastomykotisch.
blastoneuropore/*n*: Blastoneuropor *s*.
blastopore/*n*: Blastoporus, Urmund *m*.
blastosphere/*n*: Keimbläschen *s*, Blastula.
blast phase: Blastenschub *m*.
blast transformation: Leukozytentransformation *w*.
blastula/*n*: Blastula *w*, Keimbläschen *s*.
blastulation/*n*: Blastulabildung *w*.
blatella/*n*: Küchenschabe *w*.
Blatin sign: Hydatidenschwirren *s*.
blatta/*n*: Schabe *w*, Küchenschabe *w*.
bleacher/*n*: Bleichmittel *s*.
bleaching/*n*: Bleichen *s*.
blear-eyed/*adj*: triefäugig.
bleb/*n*: Bläschen *s*; **nuclear** ~ Kernbläschen *s*.
bleed/*vb*: bluten.
bleeder/*n*: Bluter *m*.
bleeder's disease: Hämophilie *w*.
bleeding/*n*: Blutung *w*; **colonic** ~ Kolonblutung *w*; **diapedetic** ~ Diapedeseblutung *w*; **dysfunctional uterine** ~ dysfunktionelle Uterusblutung *w*; **functional** ~ funktionelle Blutung *w*; **internal** ~ innere Blutung *w*; **menstrual** ~ Menstruation *w*; **midcyclical** ~ Ovulationsblutung *w*; **occult** ~ okkulte Blutung *w*; **punctate** ~ Kapillarblutung *w*; **subdural** ~ Subduralblutung *w*; **uterine** ~ Uterusblutung *w*; **vaginal** ~ vaginale Blutung *w*.
bleeding time: Blutungszeit *w*.
bleeding time test: Blutungszeitbestimmung *w*.
blemish/*n*: Fleck *m*.
blennogenic/*adj*: schleimbildend.
blennorrhagia/*n*: Blennorrhagie *w*, Gonoblennorrhö *w*.
blennorhea/*n*: Blennorrhö *w*.
bleomycin/*n*: Bleomycin *s*.
bleomycin sulfate: Bleomycinsulfat *s*.
blepharadenitis/*n*: Blepharadenitis *w*.
blepharal/*adj*: blepharo-.
blepharectomy/*n*: Blepharektomie *w*.
blepharelosis/*n*: Entropium *s*.
blepharism/*n*: Blepharospasmus *m*.
blepharitis/*n*: Blepharitis *w*; **marginal** ~ Lidrandentzündung *w*; **seborrheic** ~ squamöse seborrhoische Blepharitis *w*.
blepharoadenitis/*n*: Blepharoadenitis *w*.
blepharoadenoma/*n*: Blepharoadenom *s*.
blepharochalasis/*n*: Blepharochalasis *w*.
blepharoclonus/*n*: Blepharoklonus *m*, Blinzelkrampf *m*.
blepharocoloboma/*n*: Lidkolobom *s*.
blepharoconjunctivitis/*n*: Blepharokonjunktivitis *w*.
blepharodermachalasis/*n*: Blepharoachalasis *w*.
blepharodiastasis/*n*: Blepharodiastase *w*, fehlender Lidschluß *m*.
blepharon/*n*: Augenlid *s*, Palpebra.
blepharopachynsis/*n*: Blepharopachynsis *w*, Lidverdickung *w*.
blepharophimosis/*n*: Blepharophimose *w*.
blepharoplast/*n*: Blepharoplast *m*, Basal-

blepharoplasty

körperchen s.
blepharoplasty/n: Blepharoplastik w, Tarsoplastik w.
blepharoptosis/n: Blepharoptose w, Ptosis des Oberlids.
blepharorrhaphy/n: Blepharorrhaphie w, Tarsorrhaphie w.
blepharospasm/n: Blepharospasmus m, Lidkrampf m; **essential** ~ essentieller Blepharospasmus m; **symptomatic** ~ symptomatischer Blepharospasmus m.
blepharosphincteroectomy/n: Blepharosphinkterektomie w.
blepharostat/n: Blepharostat m, Lidhalter m.
blepharotomy/n: Blepharotomie w, Tarsotomie w.
-blepsia: -blepsie.
Blessig's lacunae: Blessig-Zysten.
blind/n, adj: 1. blinde Person w; 2. blind.
blind experiment: Blindversuch m.
blindgut/n: Blinddarm m, Zäkum s.
blind-loop syndrome: Blind-Loop-Syndrom s, Syndrom der blinden Schlinge s.
blindness/n: Blindheit w, Amaurose w; **apperceptive** ~ optische Agnosie w; **blue** ~ Blaublindheit w, Tritanomalie w; **central** ~ zentrales Skotom s; **cortical** ~ Rindenblindheit w; **cortical psychic** ~ optische Agnosie w; **hysterical** ~ hysterische Blindheit w, Psychanopsie w; **legal** ~ gesetzlich definierter Grad des Sehverlusts; **psychic** ~ Seelenblindheit w, optische Agnosie w; **red** ~ Rotblindheit w; **red-green** ~ Rotgrünblindheit w, Deuteranopie w; **solar** ~ UV-Blindheit w; **transient monocular**~ Amaurosis fugax.
blink/n, vb: 1. Blinzeln s, Lidschlag m; 2. blinzeln.
blink reflex/n: Kornealreflex m.
blister/n: Bläschen s, Hautblase w.
blister beetle: Blasenkäfer m, Cantharides.
blistering/n: Blasenbildung w.
blister test: Bläschentest m.
bloat/vb: aufquellen, anschwellen.
bloater, blue: Blue Bloater m.
Bloch's method: Bloch-Methode w.

Bloch-Sulzberger syndrome: Bloch-Sulzberger-Syndrom s, Incontinentia pigmenti.
block/n, vb: 1. Block m, Unterbrechung w; **alveolar-capillary** ~ alveolokapillärer Block m; **anesthetic** ~ Leitungsanästhesie w; **anterograde** ~ anterograder Block m; **articular** ~ Gelenksperre w; **atrioventricular** ~ atrioventrikulärer Block m, AV-Block m; **brachial** ~ Plexusblockade w; **caudal** ~ Kaudalanästhesie w; **cerebrospinal-fluid** ~ Liquorblock m; **cryogenic** ~ Kälteanästhesie w; **epidural** ~ Epiduralanästhesie w; **first-degree atrioventricular** ~ AV-Block I. Grades m; **ganglionic** ~ Ganglienblock m; **intercostal** ~ Interkostalanästhesie w; **interventricular** ~ intraventrikulärer Block m; **neuromuscular** ~ neuromuskulärer Block m; **paravertebral** ~ Paravertebralanästhesie w; **partial** ~ partieller Block m, AV-Block II. Grades; **portal** ~ Pfortaderblock; **regional** ~ Lokalanästhesie w; **retrograde** ~ retrograder Block m; **second-degree atrioventricular** ~ AV-Block II. Grades m; **segmental** ~ segmentale Anästhesie w; **sinuatrial** ~ sinuatrialer Block m; **spinal** ~ Spinalanästhesie w; **splanchnic** ~ Splanchnikusanästhesie w; **sympathetic** ~ Sympathikusausschaltung w; **unidirectional** ~ unidirektionaler Block m; **ventricular** ~ Kammerblock m; **vertebral** ~ Wirbelblock m; 2. versperren, blockieren.
blockade/n: Blockade w.
blockader/n: Blocker m.
blockage/n: Blockierung w, Hemmung w, Sperre w.
block dissection of the neck, radical: radikale Neck-dissection w.
blocker/n: Blocker m; **adrenergic** ~ Ganglienblocker m; **bronchial** ~ Bronchusblocker m.
blocking/n: Blockierung w.
blocking of thought: Gedankenstop m.
block out/vb: ausblocken.
blood/n: Blut s; **arterial** ~ arterielles Blut

s; **artificial** ~ Blutersatz *m*; **banked** ~ Blutkonserve *w*; **clotted** ~ geronnenes Blut *s*; **defibrinated** ~ defibriniertes Blut *s*; **laky** ~ hämolytisches Blut *s*; **occult** ~ okkultes Blut *s*; **oxalated** ~ mit Oxalsäure versetztes Blut *s*; **peripheral** ~ peripheres Blut *s*; **sludged** ~ Sludge-Phänomen *s*, Erythrozytenaggregation *w*; **splanchnic** ~ Blut des Splanchnikusgebiets; **stored** ~ Blutkonserve *w*; **venous** ~ venöses Blut *s*; **whole** ~ Vollblut *s*.

blood agar: Blutagar *m*.

blood bank: Blutbank *w*.

blood blister: Blutbläschen *s*.

blood-brain barrier [*abbr*] **BBB**: Blut-Hirn-Schranke *w*.

blood cell: Blutzelle *w*; **red** ~ Erythrozyt *m*; **white** ~ Leukozyt *m*.

blood cell cast, red: Erythrozyenzylinder *m*.

blood cell count: Zellzählung *w*.

blood circulation: Blutkreislauf *m*.

blood clot: Blutgerinnsel *s*, Thrombus *m*.

blood clotting: Blutgerinnung *w*.

blood coagulation: Blutgerinnung *w*.

blood coagulation system: Gerinnungssystem *s*; **extrinsic** ~ extrinsisches Gerinnungssystem *s*; **intrinsic** ~ intrinsisches Gerinnungssystem *s*.

blood compatibility test: biologische Probe *w*.

blood corpuscle: Blutkörperchen *s*.

blood count: Blutbild *s*; **differential** ~ Differentialblutbild *s*.

blood culture: Blutkultur *w*.

blood cytolysate: Hämolysat *s*.

blood disease: hämatologische Erkrankung *w*, Blutkrankheit *w*.

blood donor: Blutspender *m*.

blood dust: Hämokonie *w*.

blood examination: Blutuntersuchung *w*.

blood exchange transfusion: Austauschtransfusion *w*.

blood flow: Durchblutung *w*.

blood-forming/*adj*: blutbildend.

blood gas analysis: Blutgasanalyse *w*.

blood gas monitoring, transcutaneous: transkutane Blutgasüberwachung *w*.

blood glucose: Blutzucker *m*, Blutglukose *w*.

blood glucose profile, daily: Blutzuckertagesprofil *s*.

Bloodgood's disease: Bloodgood-Krankheit *w*, zystische Mastopathie *w*.

blood group: Blutgruppe *w*.

blood group chimerism: Blutgruppenchimärismus *m*.

blood grouping: Blutgruppenbestimmung *w*.

blood lancet: Blutlanzette *w*.

bloodless/*adj*: blutlos, ohne Blutverlust.

bloodletting/*n*: Aderlaß *m*.

blood nitrogen: Blutstickstoff *m*.

blood perfusion: Durchblutung *w*; **reduced** ~ Minderdurchblutung *w*.

blood pigment: Blutpigment *s*, Blutfarbstoff *m*.

blood plasma: Plasma *s*.

blood plasma powder: getrocknete Human-Plasmafraktion *w*.

blood platelet: Blutplättchen *s*, Thrombozyt *m*.

blood platelet disorder: Thrombozytopathie *w*.

blood poisoning: Blutvergiftung *w*.

blood pressure [*abbr*] **BP**: Blutdruck *m*, RR; **high** ~ Hypertonus *m*; **low** ~ Hypotonus *m*.

blood pressure cuff: Blutdruckmanschette *w*.

blood pressure determination: Blutdruckmessung *w*.

blood pressure measurement: Blutdruckmessung *w*.

blood quotient: Hämoglobinquotient *m*, Färbeindex *m*.

blood replacement: Blutersatz *m*.

blood retinal barrier: Blut-Netzhaut-Schranke *w*.

blood sample: Blutprobe *w*.

blood sedimentation: Blutsenkung *w*.

blood sedimentation rate: Blutkörperchensenkungsgeschwindigkeit *w*, BSG.

blood serum: Blutserum *s*.

blood shadow: Erythrozytenschatten *m*.
blood sludge: Sludge-Phänomen *s*.
blood smear: Blutausstrich *m*.
blood specimen: Blutprobe *w*.
blood specimen collection: Blutentnahme *w*, Blutprobenentnahme *w*.
blood stain: Blutfleck *m*.
blood stone: Blutkonkrement *s*.
bloodstream/*n*: Blutfluß *m*.
blood substitute: Blutersatzmittel *s*.
blood substitution: Blutersatz *m*.
blood sugar [*abbr*] **BS**: Blutzucker *m*, BZ.
blood supply: Durchblutung *w*.
blood test: Blutuntersuchung *w*; **occult** ~ Untersuchung auf okkultes Blut.
blood-tissue barrier: Blut-Gewebe-Schranke *w*.
blood transfusion: Bluttransfusion *w*.
blood type: Blutgruppe *w*.
blood urea clearance: Harnstoff-Clearance *w*.
blood urea nitrogen [*abbr*] **BUN**: Harnstoffstickstoff.
blood-vascular system: Herz-Kreislauf-System *s*.
blood vessel: Blutgefäß *s*.
blood vessel catheterization: Gefäßkatheterisierung *w*.
blood vessel ligation: Gefäßligatur *w*.
blood vessel prosthesis: Gefäßprothese *w*.
blood volume: Blutvolumen *s*.
bloody/*adj*: blutig.
blooming/*n*: Aufblühen *s*, Blooming-Effekt *m*.
Bloom syndrome: Bloom-Syndrom *s*.
Blount's disease: Blount-Krankheit *w*, Osteochondrosis deformans tibiae.
blower/*n*: Lüfter *m*.
blowfly/*n*: Schmeißfliege *w*.
blow-out-phenomenon: Blow-out-Fraktur *w*.
BLS [*abbr*] **basic life support**: Herz-Lungen-Wiederbelebung *w*.
blue/*n*, *adj*: 1. Blau *s*; **Prussian** ~ Preußischblau *s*; 2. blau.
blue-bottle/*n*: Schmeißfliege *w*.
bluish/*adj*: bläulich.

Blumberg sign: Blumberg-Zeichen *s*.
Blumenthal's disease: Blumenthal-Krankheit *w*, Erythroleukämie *w*.
Blumer sign: Blumer-Zeichen *s*.
blunt/*adj*: stumpf, abgestumpft, unempfindlich.
blurring/*n*: Verwischung *w*, Unschärfe *w*; **circular** ~ Kreisverwischung *w*; **peripheral** ~ Randunschärfe *w*.
blurring gradient: Verwischungsgradient *m*.
blush/*n*, *vb*: 1. Erröten *s*, Flush *m*; 2. erröten.
BM [*abbr*] **bowel movement**: Stuhlgang *m*.
BMG [*abbr*] **benign monoclonal gammopathy**: benigne monoklonale Gammopathie *w*.
B-mode: B-Scan *m*.
BMR [*abbr*] **basal metabolic rate**: Grundumsatz *m*.
BNA [*abbr*] **Basle Nomina Anatomica**: Basler Nomina Anatomica.
board/*n*: Brett *s*, Unterhalt *m*, Ausschuß *m*.
boardlike/*adj*: bretthart.
Boari's operation: Boari-Zipfelplastik *w*.
Boas algesimeter: Boas-Algesiometer *s*.
Boas point: Boas-Druckpunkt *m*.
Boas sign: Boas-Zeichen *s*.
Bobath's method: Bobath-Methode *w*.
Bochdalek's gap: Bochdalek-Hernie *w*.
Bochdalek's triangle: Bochdalek-Dreieck *s*, Trigonum lumbocostale.
Bockhart's impetigo: Bockhart-Krankheit *w*, Impetigo follicularis.
Bock's nerve: Ramus pharyngeus ganglii pterygopalatini.
Bodansky unit: Bodansky-Einheit *w*.
Bodechtel-Guttmann disease: subakute sklerosierende Panenzephalitis *w*.
bodenplatte/*n*: Bodenplatte *w*.
Bodian's method: Bodian-Silberfärbung *w*.
bodice/*n*: Mieder *s*, Taille *w*.
bodily/*adj*: körperlich, physisch.
bodkin-shaped/*adj*: haarnadelförmig.
body/*n*: Körper *m*, Corpus; **accessory** ~

akzessorisches Spermatozoonköpfchen *s*; **adipose** ~ Bichat-Fettpfropf *m*; **adrenal** ~ Nebenniere *w*; **anti-immune** ~ Antiantikörper *m*; **apical** ~ Akrosom *s*; **asteroid** ~ sternförmige Zelleinschlüsse; **basal** ~ Basalkörperchen *s*; **central** ~ Zentriole *w*; **chromaffin** ~ Paraganglion *s*; **chromatinic** ~ Chromatinkörperchen *s*; **chromogenic** ~ Pigmentkörperchen *s*; **colloid** ~ hyalines Körperchen *s*; **cytoid** ~ zytoides Körperchen *s*; **dead** ~ Leiche *w*; **demilune** ~ sichelförmiges Körpcherchen *s*, Halbmond *m*; **elementary** ~ Elementarkörperchen *s*; **embryoid** ~ Embryoid *s*; **epithelial** ~ Epithelkörperchen *s*, Nebenschilddrüse *w*; **falciform** ~ Sporozoit *m*; **fatty** ~ Fettkörper *m*; **ferruginous** ~ Asbestplaque *w;* **foreign** ~ Fremdkörper *m*; **hyaline** ~ hyalines Körperchen *s*; **multivesicular** ~ multivesikuläre Vakuole *w*; **pampiniform** ~ Epoopheron *s*; **parabasal** ~ Parabasalkörperchen *s*, Kinetoplast *m*; **paraphyseal** ~ Paraphyse *w*; **pearly** ~ Hornperle *w*, Epithelperle *w*; **polar** ~ Polkörperchen *s*; **postbranchial** ~ Ultimobranchialkörper *m*; **primitive perineal** ~ Primitivknoten *m*; **pyknotic** ~ pyknotischer Körper *m*; **residual** ~ Residualkörperchen *s*; **reticulate** ~ Retikulärzelle *w*; **semilunar** ~ Giannuzzi-Halbmond *m*; **thyroid** ~ Schilddrüse *w*; **tingible** ~ anfärbbarer basophiler Zelleinschluß *m*; **ultimobranchial** ~ Ultimobranchialkörper *m*; **vitreous** ~ Glaskörper *m*; **yellow** ~ Gelbkörper *m*, Corpus luteum.
body agnosia: Autotopagnosie *w*.
body burden: Ganzkörpergehalt *m*.
body cavity: Körperhöhle *w*.
body cell: Körperzelle *w*.
body clearance, whole: Gesamtkörper-Clearance *w*.
body constitution: Konstitution *w*.
body control: Körperbeherrschung *w*.
body-counter/*n*: Ganzkörperzähler *m*.
body fat: Körperfett *s*.
body fluid: Körperflüssigkeit *w*.
body identity: Körperschema *s*.
body image: Körperschema *s*.
body language: Körpersprache *w*.
body louse: Kopflaus *w*.
body mass index: Body-Mass-Index *m*, Körper-Massen-Index *m*.
body odor: Körpergeruch *m*.
body plethysmograph: Körperplethysmograph *m*.
body posture: Körperhaltung *w*.
body reaction, foreign: Fremdkörperreaktion *w*.
body-righting reflex: Körperstellreflex *m*.
body-rocking/*n*: Schaukelbewegung des Körpers.
body scheme: Körperschema *s*.
body section roentgenography: Körperschichtaufnahme *w*.
body segment: Körpersegment *s*.
body size: Körpergröße *w*.
body surface: Körperoberfläche *w*.
body temperature: Körpertemperatur *w*; **basal** ~ [*abbr*] **BBT** Basaltemperatur *w*.
body thickness compensation: Körperdickenausgleich *m*.
body type: Körperbautypus *m*.
body weight: Körpergewicht *s*.
Boeck's disease: Besnier-Boeck-Schaumann-Krankheit *w*, Sarkoidose *w*.
Boerhaave's glands: Boerhaave-Schweißdrüsen.
Boerhaave syndrome: Boerhaave-Syndrom *s*.
Böttcher crystalloids: Böttcher-Kristalle.
Böttcher space: Saccus endolymphaticus.
Bogomolez serum: Bogomolez-Serum *s*, antiretikuloendotheliales Serum *s*, ARES.
Bogorad syndrome: Bogorad-Syndrom *s*, Krokodilstränenphänomen *s*.
Bohr's effect: Bohr-Effekt *m*.
Bohr's equation: Bohr-Gleichung *w*.
boil/*n, vb*: 1. Furunkel *s*, Beule *w*; **oriental** ~ Orientbeule *w*; 2. kochen.
boletol/*n*: Boletol *s*.
boletus/*n*: Boletus *m*, Röhrling *m*.
Boley gauge: Boley-Lehre *w*.
Bollinger's granule: Bollinger-Granulom *s*, Granuloma pediculatum.

bolometer

bolometer/*n*: Bolometer *s*, Wärmespurmesser *m*.
bolster/*n*: Polster *s*, Keilkissen *s*, Unterlage *w*, Kissen *s*.
Bolton discrepancy: Bolton-Analyse *w*.
Bolton point: Bolton-Punkt *m*.
bolus/*n*: Bolus *m*.
bombard/*vb*: bombardieren, beschießen.
bombesin/*n*: Bombesin *s*.
bond/*n*: Band *s*, Bindung *w*; **atomic** ~ Atombindung *w*; **conjugated double** ~ konjugierte Doppelbindung *w*; **emotional** ~ emotionale Bindung *w*; **glycosidic** ~ Glykosidbindung *w*; **hydrophobic** ~ hydrophobe Bindung *w*; **ionic** ~ Ionenbindung *w*; **mechanical** ~ mechanische Bindung *w*.
bonding/*n*: Bonding *s*, Bindungsverhalten *s*.
bonding strength: Verbundfestigkeit *w*.
bone/*n*: Knochen *m*, Os; **acessory** ~ akzessorischer Knochen *m*; **fetal** ~ embryonale Knochenanlage *w*; **lamellar** ~ Lamellenknochen *m*; **long** ~ Röhrenknochen *m*; **periosteal** ~ periostaler Knochen *m*; **funny** ~ Fixierknöchelchen des Ellbogens *s*; **heterotopic** ~ heterotoper Knochen *m*, heterotope Ossifikation *w*; **plane** ~ planer Knochen *m*; **primary** ~ embryonale Knochenanlage *w*; **primitive** ~ Primitivknochen *m*; **rudimentary** ~ Rudimentärknochen *m*; **secondary** ~ Sekundärknochen *m*; **solid** ~ Kompakta *w*, Substantia compacta; **spongy** ~ Spongiosa *w*, Substantia spongiosa; **subperiosteal** ~ subperiostaler Knochen *m*; **supernumerary** ~ akzessorischer Knochen *m*; **trabecular** ~ Spongiosa *w*, Substantia spongiosa; **tubular** ~ Röhrenknochen *m*; **woven** ~ Primitivknochen *m*.
bone abscess: Knochenabszeß *m*.
bone absorption: Knochenresorption *w*.
bone age: Knochenalter *s*.
bone atrophy: Osteoporose *w*.
bone biopsy: Knochenbiopsie *w*.
bone-building/*adj*: knochenbildend.
bone cell: Knochenzelle *w*, Osteozyt *m*.

bone cement: Knochenzement *m*.
bone clamp: Knochenklemme *w*.
bone conduction: Knochenleitung *w*.
bone conduction audiometry: Knochenleitungsaudiometrie *w*.
bone conduction test: Knochenschalleitungsprobe *w*.
bone conduction threshold: Knochenschalleitungsschwelle *w*.
bone curette: scharfer Löffel *m*.
bone cyst: Knochenzyste *w*.
bone development: Knochenentwicklung *w*, Osteogenese *w*.
bone drill: Knochenbohrer *m*.
bone file: Knochenfeile *w*.
bone fiber: Knochenfaser *w*.
bone formation: Knochenbildung *w*, Ossifikation *w*.
bone graft: Knochentransplantat *s*.
bone grafting: Knochentransplantation *w*.
bone growth: Knochenwachstum *s*.
bone infection: Ostitis *w*, Osteomyelitis *w*.
bone inflammation: Ostitis *w*, Osteomyelitis *w*.
bone lesion: Knochenläsion *w*.
bonelet/*n*: Knöchelchen *s*.
bone lever: Knochenheber *m*.
bonelike/*adj*: knochenartig.
bone loss: Knochenschwund *m*.
bone marrow/*n*: Knochenmark *s*.
bone marrow aplasia: Knochenmarkaplasie *w*.
bone marrow aspirate: Knochenmarkaspirat *s*.
bone marrow depletion: Knochenmarkerschöpfung *w*.
bone marrow depression: Knochenmarkdepression *w*.
bone-marrow derived: vom Knochenmark abstammend.
bone marrow fibrosis: Osteomyelofibrose *w*.
bone-marrow freezing: Einfrieren von Knochenmark *s*.
bone marrow hypoplasia: Knochenmarkhypoplasie *w*.
bone marrow matrix: Knochenmatrix *w*.

bone marrow sample: Knochenmarkprobe *w*.
bone marrow transfusion: Knochenmarktransfusion *w*.
bone marrow transplantation: Knochenmarktransplantation *w*.
bone metabolism: Knochenstoffwechsel *m*.
bone metastasis: Knochenmetastase *w*.
bone mineral content: Knochenmineralgehalt *m*.
bone-muscle pedicle graft: gestieltes Knochen-Muskel-Transplantat *s*.
bone nail: Knochennagel *m*.
bone nibblers: Lüer-Knochenzange *w*.
bone onlay: Knochenspan *m*, Phemister-Span *m*.
bone pain: Knochenschmerz *m*.
bone peg: Knochendübel *m*.
boneplasty/*n*: Osteoplastik *w*.
bone plate: Knochenplatte *w*.
bone plate compression device: Kompressionsplattenspanner *m*.
bone rasp: Knochenraspel *w*.
bone reflex: Periostreflex *m*.
bone regeneration: Knochenneubildung *w*.
bone resorption: Knochenresorption *w*.
bone retractor: Knochenretraktor *m*.
bone rongeur: Hohlmeißelzange *w*.
bone-salt/*n*: Hydroxyapatit *s*.
bone scan: Knochenscan *m*.
bone scintigram: Knochenszintigramm *s*.
bone scintigraphy: Knochenszintigraphie *w*, Skelettszintigraphie *w*.
bone screw: Knochenschraube *w*.
bone seeker: Bone seeker *m*, Knochenablagerung *w*.
bone sensibility: Pallästhesie *w*.
bonesetter/*n*: Knocheneinrichter *m*.
bone spike: Knochenklammer *w*.
bone structure: Knochenstruktur *w*.
bone surgery: Knochenchirurgie *w*.
bone transplantation: Knochentransplantation *w*.
bone tumor: Knochentumor *m*.
bone wax: Knochenwachs *s*.

bone wire tightener: Knochendrahtspanner *m*.
Bonnevie-Ulrich syndrome: Bonnevie-Ulrich-Syndrom *s*.
bony/*adj*: knöchern.
boomerang leg: Säbelscheidentibia *w*.
boomerang needle: Bumerangnadel *w*.
boost/*vb*: verstärken.
booster/*n*: Verstärker *m*.
booster dose: Boosterdosis *w*, Auffrischungsdosis *w*.
booster inoculation: Boostern *s*, Wiederholungsimpfung *w*.
booster response: anamnestische Reaktion *w*, Booster-Antwort *w*.
booster shot: Wiederholungsimpfung *w*.
booster transformer: Zusatztransformator *m*.
boot/*n*: Stiefel *m*, hoher Schuh *m*.
bootshaped/*adj*: holzschuhförmig.
boracic/*adj*: borsauer.
borate/*n*: Borat *s*, Borsäuresalz *s*.
borax/*n*: Borax *s*.
borborygmus/*n*: Borborygmus *m*.
bordeaux B: Kerasin *s*.
border/*n*: Rand *m*, Grenze *w*, Kante *w*, Leiste *w*, Margo *m*; **ciliary** ~ Ziliarrand *m*; **cuticular** ~ Kutikularsaum *m*, Bürstensaum *m*; **gingival** ~ Zahnfleischsaum *m*.
border cell: säureproduzierende Zelle *w*.
borderline/*n*: Borderline *w*, Grenzlinie *w*.
borderline syndrome: Borderline-Syndrom *s*.
border region: Grenzgebiet *s*.
Bordet-Gengou agar: Bordet-Gengou-Agar *m*.
Bordet-Gengou bacillus: Bordetella pertussis.
Bordet-Gengou reaction: Bordet-Gengou-Reaktion *w*, Komplementbindungsreaktion *w*.
bordetella: Bordetella.
Bordier-Fränkel sign: Bordier-Fränkel-Zeichen *s*.
borellia/*n*: Borellia.
borelliosis/*n*: Borelliose *w*.
bornaprine/*n*: Bornaprin *s*.

Bornholm disease: Bornholm-Krankheit *w*, Myalgia acuta epidemica.
Born's method: Born-Verfahren *s*.
borocaine/*n*: Procainborat *s*.
boron [*abbr*] **B**/*n*: Bor *s*, Borium, B.
borrowing-lending hemodynamic phenomenon: Borrowing-lending-Phänomen *s*.
bosom/*n*: Brust *w*, Busen *m*.
boss/*n*: Beule *w*, Anschwellung *w*, Buckel *m*, Vorsprung *m*, Tuber.
bosselated/*adj*: bucklig, höckrig.
bosselation/*n*: Höckerbildung *w*.
Bostock's catarrh: Heuschnupfen *m*.
Boston exanthem: Boston-Exanthem *s*.
Boston sign: Boston-Zeichen *s*, spastische Oberlidsenkung *w*.
bot/*n*: Dasselfliegenlarve *w*.
Botallo's duct: Botallo-Gang *m*, Ductus arteriosus Botalli.
botfly/*n*: Dasselfliege *w*.
bothriocephalus/*n*: Bothriocephalus.
bothrium/*n*: Saugrinne bei Pseudophyllidea.
bothrops/*n*: Lanzenotter *w*, Bothrops.
botogenin/*n*: Botogenin *s*.
botryoid/*adj*: botryoid, botryoides.
botryomyces/*n*: Botryomyces *m*.
botryomycoma/*n*: Botryomyzom *s*.
botryomycosis/*n*: Botryomykose *w*.
botryomycotic/*adj*: botryomykotisch.
bottle/*n*: Flasche *w*; **collecting** ~ Sammelflasche *w*; **feeding** ~ Saugflasche *w*.
bottle-child/*n*: Flaschenkind *s*.
bottle-feeding/*n*: Flaschenernährung *w*.
bottlemaker's cataract: Glasbläserstar *m*.
bottle nose: Knollennase *w*, Rhinophym *s*.
bottle sound: amphorisches Atemgeräusch *s*.
bottom/*n*: Boden *m*, Grund *m*, Bodensatz *m*.
bottom fermentation: Untergärung *w*.
bottromycin/*n*: Bottromycin *s*.
botuliform/*adj*: wurstförmig.
botulin/*n*: Botulinustoxin *s*, Botulin *s*.
botulinal/*adj*: botulinusartig.
botulism/*n*: Botulismus *m*.

bouba/*n*: Frambösie *w*, Hautleishmaniase *w*, Breda-Krankheit *w*.
Bouchard's nodule: Bouchard-Knoten *m*.
bougie/*n*: Bougie *m*, Dehnsonde *w*.
bougienage/*n*: Bougierung *w*.
Bouillaud's disease: Bouillaud-Krankheit *w*, rheumatische Herzerkrankung *w*.
Bouin's fixative: Bouin-Fixationsmittel *s*.
boulimia/*n*: Bulimie *w*.
boundary/*n*: Begrenzung *w*, Rand *m*, Grenze *w*.
boundary layer: Grenzschicht *w*.
boundary line: Grenzlinie *w*.
bouquet fever: Dengue-Fieber *s*.
Bourneville's phakomatosis: Bourneville-Pringle-Syndrom *s*, tuberöse Hirnsklerose *w*.
bout/*n*: Anfall *m*; **periodic drinking** ~ Dipsomanie *w*, periodischer Alkoholismus *m*.
bouton/*n*: Bouton *m*, Knopf *m*, Beule *w*.
boutonneuse fever: Boutonneuse-Fieber *s*.
boutonnière deformity: Knopflochdeformität *w*.
Bouveret's disease: Bouveret-Krankheit *w*, paroxysmale Tachykardie *w*.
Bouveret syndrome: Bouveret-Syndrom *s*.
Boveri's test: Boveri-Reaktion *w*.
bovine/*adj*: bovin, Rinder-.
bow/*n*: Bogen *m*, Bügel *m*; **labial** ~ Lippenbogen *m*.
Bowditch phenomenon: Treppeneffekt *m*.
bowel/*n*: Darm *m*, Eingeweide.
bowel disease: Darmerkrankung *w*; **inflammatory** ~ entzündliche Darmerkrankung *w*.
bowel function: Darmfunktion *w*.
bowel gas: Darmgas *s*.
bowel movement: Stuhlgang *m*.
bowel resection: Darmresektion *w*.
bowel syndrome, irritable: Syndrom des irritablen Darms.
bowenoid/*n*: Bowenoid *s*.
Bowen's disease: Bowen-Krankheit *w*.
Bowen's precancerous dermatosis: Bo-

wen-Darier-Dermatose *w*.
bowl/*n*: Schale *w*, Becken *s*, Schüssel *w*.
bowleg/*n*: O-Bein *s*, Genu varum; **nonrachitic** ~ Osteochondrosis deformans tibiae.
Bowman's capsule: Bowman-Kapsel *w*.
Bowman's glands: Bowman-Drüsen, Glandulae olfactoriae.
Bowman's layer: Bowman-Membran *w*, Lamina limitans anterior.
box/*n*: Büchse *w*, Schachtel *w*, Kasten *m*; **hot** ~ Lichtkasten *m*; **lead-lined** ~ Bleikassette *w*; **metal** ~ Blechdose *w*; **viewing** ~ Betrachtungskasten *m*.
boy/*n*: Junge *m*.
Boyden's test: Boyden-Test *m*.
Boyle's law: Boyle-Mariotte-Gesetz *s*.
boxer's ear: Boxerohr *s*, Ohrhämatom *s*.
Bozeman-Fritsch catheter: Bozeman-Fritsch-Katheter *m*.
Bozeman's operation: Bozeman-Operation *w*.
BP [*abbr*] **1. blood pressure; 2. British Pharmacopoeia**: 1. Blutdruck *m*, RR; 2. Britische Pharmakopoe *w*.
bp [*abbr*] **1. base pair; 2. boiling point**: 1. Basenpaar *s*; 2. Siedepunkt *m*.
BPH [*abbr*] **benign prostatic hypertrophy**: benigne Prostatahypertrophie *w*, BPH.
BPL [*abbr*] **ß-propiolactone**: ß-Propiolacton *s*.
Br [*abbr*] **bromine**: Brom *s*, Br.
brace/*n*: Gurt *m*, Stützkorsett *s*, Tragband *s*.
bracelet/*n*: Armband *s*.
brachial/*adj*: brachial, Arm-.
brachialgia/*n*: Brachialgie *w*.
brachiform/*adj*: armförmig.
brachio-: brachio-, Arm-.
brachiocephalic/*adj*: brachiozephal.
brachiocyrtosis/*n*: Armverkrümmung *w*.
brachium/*n*: Arm *m*, Brachium.
Bracht's maneuver: Bracht-Handgriff *m*.
brachy-: Brachy-, Kurz-.
brachybasia/*n*: Brachybasie *w*.
brachycardia/*n*: Bradykardie *w*.

brachycephalic/*adj*: brachyzephal.
brachycephaly/*n*: Brachyzephalie *w*.
brachychilia/*n*: Brachycheilie *w*, Kurzlippigkeit *w*.
brachycnemia/*n*: Kurzschenkeligkeit *w*.
brachdactyly/*n*: Brachydaktylie *w*.
brachydontia/*n*: Brachydontie *w*.
brachyesophagus/*n*: Brachyösophagus *m*.
brachygnathia/*n*: Brachygnathie *w*, Mikrognathie *w*.
brachymetapody/*n*: Brachymetapodie *w*, Mittelfußverkürzung *w*.
brachymetatarsia/*n*: Brachymetatarsie *w*.
brachymorphic/*adj*: brachymorph.
brachyphalangia/*n*: Brachyphalangie *w*.
brachyradiotherapy/*n*: Kurzzeitbestrahlung *w*.
brachytherapy/*n*: Brachytherapie *w*, **interstitial** ~ interstitielle Brachytherapie *w*.
bracing/*n*: Abstützung *w*.
bracket/*n*: Klammer *w*, Konsole *w*.
brady-: Brady-.
bradyarrhythmia/*n*: Bradyarrhythmie *w*.
bradyarthria/*n*: Bradyarthrie *w*.
bradyauxesis/*n*: partielle Wachstumsretardierung *w*.
bradycardia/*n*: Bradykardie *w*; **fetal** ~ fetale Bradykardie *w*; **nodal** ~ AV-Knoten Bradykardie *w*; **physiologic** ~ physiologische Bradykardie *w*; **true** ~ physiologische Bradykardie *w*; **vagal** ~ vagale Bradykardie *w*; **ventricular** ~ Kammerbradykardie *w*.
bradycardic/*adj*: bradykard.
bradygenesis/*n*: Längenwachstum *s*.
bradyglossia/*n*: Bradyglossie *w*, Bradyarthrie *w*.
bradykinesia/*n*: Bradykinesie *w*.
bradykinetic/*adj*: bradykinetisch.
bradykinin/*n*: Bradykinin *s*.
bradylalia/*n*: Bradylalie *w*, Bradyarthrie *w*.
bradypnea/*n*: Bradypnoe *w*.
bradypragia/*n*: Bradykinesie *w*.
bradyrhythmia/*n*: Bradyrhythmie *w*, Bradykardie *w*.

bradystalsis/n: verlangsamte Peristaltik w.
bradytachycardia/n: Bradykardie-Tachykardie-Syndrom s.
bradytrophia/n: Bradytrophie w.
bradytrophic/adj: bradytroph.
bradyuria/n: Bradyurie w.
braille/n: Braille-Schrift w.
brain/n: Gehirn s, Enzephalon s; **cyclopean** ~ Zyklozephalie w; **new** ~ Neoenzephalon s; **old** ~ Paläoenzephalon s; **primitive** ~ Archenzephalon s; **visceral** ~ limbisches System s; **wet** ~ Hirnödem s.
brain abscess: Hirnabszeß m.
brain biopsy: Hirnbiopsie w.
braincase/n: Gehirnschädel m, Neurocranium.
brain center: Hirnareal s.
brain concussion: Gehirnerschütterung w.
brain damage: Hirnschädigung w.
brain dead: hirntot.
brain death: Hirntod m.
brain disorder: hirnorganisches Psychosyndrom s; **alcoholic** ~ alkoholisches Psychosyndrom s; **arteriosclerotic** ~ Multiinfarktdemenz w.
brain dysfunction, minimal: minimale zerebrale Dysfunktion w.
brain edema: Hirnödem s.
brain injury: Hirnverletzung w.
brain potentials: Hirnströme.
brain pressure: Hirndruck m.
Brain reflex: Brain-Reflex m.
brain stem/n: Hirnstamm m, Stammhirn s.
brainstem evoked response audiometry [abbr] **BSER**: Brainstem-evoked-response-Audiometrie w, BERA.
brain stem syndrome: Hirnstammsyndrom s.
brain stone: intrakranielle Verkalkung.
brain syndrome, organic: hirnorganisches Psychosyndrom s.
brain waves: Hirnstromwellen.
brake/n, vb: 1. Arretierung w; 2. bremsen.
branch/n, vb: 1. Ast m, Zweig m, Ramus; 2. verzweigen, verästeln.
branch-: branchio-.

branchial/adj: kiemenförmig, Kiemen-, Branchial-.
branching/n: Verzweigung w, Ramifikation w.
branchiogenic/adj: branchiogen.
branchioma/n: branchiogenes Karzinom s, Kiemengangkarzinom s.
Brandt-Andrews maneuver: Brandt-Andrews-Handgriff m.
Brandt syndrome: Brandt-Syndrom s, Acrodermatitis enteropathica.
brash/n: Sodbrennen s.
brass/n: Metall s.
brass body: Metallkörperchen s.
brass chills: Messingstaubpneumokoniose w.
brass-founders' disease: Gießerfieber s.
Braune's ring: Braune-Ring m.
brawny/adj: sehnig, muskulös.
Braxton-Hicks contraction: Braxton-Hicks-Kontraktion w.
Braxton-Hicks version: Braxton-Hicks-Wendung w.
bread/n: Brot s.
bread-crumping tremor: Pillendrehertremor m.
breadth/n: Breite w, Ausdehnung w.
break/n, vb: 1. Bruch m, Lücke w, Riß m; **chromosomal** ~ Chromosomenbruch m; 2. brechen, platzen, aufbrechen.
breakbone fever: Dengue-Fieber s.
break contact: Unterbrechungskontakt m.
breakdown/n: Aufspaltung w, Abbau m, Zusammenbruch m; **nervous** ~ Nervenzusammenbruch m.
break down/vb: zusammenbrechen, aufspalten.
breakdown voltage: Durchschlagsspannung w.
breakfast/n: Frühstück s.
breaking/n: Durchbruch m.
breaking-down/n: Abbau m.
break loose/vb: abbrechen.
breakthrough bleeding: Durchbruchblutung w.
breast/n: Brust w, Mamma; **broken** ~ Mammaabszeß m; **caked** ~ Kindbettma-

stitis *w*; **gathered** ~ Mammaabszeß *m*; **keeled** ~ Kielbrust *w*; Hühnerbrust *w*; **shotty** ~ zystische Mastopathie *w*; **supernumerary** ~ akzessorische Mamma *w*, Polymastie *w*.
breast augmentation: Brustvergrößerung *w*.
breast bone: Sternum *s*.
breast cancer: Mammakarzinom *s*.
breast carcinoma, medullary: medulläres Mammakarzinom *s*.
breast-feeding/*n*: Stillen *s*.
breast hypertrophy of the newborn: Brustdrüsenschwellung des Neugeborenen.
breast milk: Muttermilch *w*.
breast nipple: Brustwarze *w*.
breast pang: Angina pectoris.
breast pump: Milchpumpe *w*.
breast self-examination: Selbstuntersuchung der Brust *w*.
breath/*n*: Atem *m*; **bad** ~ Mundgeruch *m*; **fruity** ~ Azetongeruch *m*.
breath analyser/*n*: Atemprüfgerät *s*.
breathe/*vb*: atmen.
breath-holding/*n*: respiratorischer Affektkrampf *m*.
breathing/*n*: Atmung *w*; **abdominal** ~ Bauchatmung *w*; **apneustic** ~ Apneusis *w*; **ataxic** ~ unregelmäßige Atmung *w*; **autonomous** ~ autonome Atmung *w*; **bronchial** ~ Bronchialatmung *w*; **diaphragmatic** ~ Zwerchfellatmung *w*; **difficult** ~ Atemnot *w*; **gasping** ~ Schnappatmung *w*; **glossopharyngeal** ~ pharyngeale Atmung *w*; **periodic** ~ periodische Atmung *w*, Cheyne-Stokes-Atmung *w*; **shallow** ~ flache Atmung *w*; **suppressed** ~ Schonatmung *w*; **vesicular** ~ Vesikuläratmung *w*.
breathing circuit: Atmungssystem *s*.
breathing exercises: Atemübungen.
breathing zone: Atemzone *w*.
breath test: Atemtest *m*.
Breda's disease: Breda-Krankheit *w*, Frambösie *w*.
breech/*n*: Gesäß *s*, Steiß *m*.
breech birth: Steißgeburt *w*; **spontaneous** ~ spontane Steißgeburt *w*.
breech delivery: Steißgeburt *w*.
breech extraction: Steißgeburtentwicklung *w*.
breech presentation: Steißlage *w*.
breed/*vb*: züchten, brüten.
breeding/*n*: Zucht *w*; **selective** ~ artifizielle Selektion *w*.
bregma/*n*: Bregma *s*.
bremsstrahlung/*n*: Bremsstrahlung *w*.
Brennemann syndrome: Brennemann-Syndrom *s*, Lymphadenitis mesenterialis.
Brenner tumor: Brenner-Tumor *m*.
brenzcatechin sulfuric acid: Brenzkatechinschwefelsäure *w*.
brephoplasty/*n*: Transplantat von embryonalem Gewebe.
Breschet's hiatus: Breschet-Hiatus *m*, Helikotrema *s*.
Brescia-Cimino fistula: Brescia-Cimino-Fistel *w*.
Brettoneau's disease: Rachendiphtherie *w*, Angina diphtherica.
bretylium/*n*: Bretylium *s*.
Breus mole: Breus-Mole *w*, Blutmole *w*.
Brewer's infarct: Brewer-Nierenrindeninfarkt *m*.
Bricker's operation: Bricker-Plastik *w*.
bridge/*n*: Brücke *w*, Verbindung *w*, Rücken *m*, Nasenrücken *m*, Zahnbrücke *w*; **cytoplasmic** ~ Protoplasmabrücke *w*; **intercellular** ~ Zellbrücke *w*; **stationary** ~ feste Zahnbrücke *w*.
bridge circuit: Brückenschaltung *w*.
bridge flap: Brückenlappenplastik *w*.
bridge rectifier: Gleichrichter *m*.
bridgework/*n*: Zahnbrücke *w*.
bridging/*n*: Überbrückung *w*.
bridle/*n*: Band *s*, Frenum.
bridle stricture: Bridenstriktur *w*.
bridle suture: Zügelnaht *w*.
bright/*adj*: hell, klar.
brighten/*vb*: erhellen, erleuchten.
bright-field microscopy: Hellfeldmikroskopie *w*.
brightness/*n*: Helligkeit *w*.

brightness amplification: Helligkeitsverstärkung w.
brightness controll: Helligkeitsregelung w.
Brill's disease: Brill-Zinsser-Krankheit w.
Brill-Symmers disease: Brill-Symmers-Krankheit w.
brim/n: Rand m, Labrum; **pelvic ~** Beckeneingang m.
Brinell hardness scale: Brinell-Härteskala w.
Brissaud syndrome: Brissaud-Syndrom s.
bristle cell: Haarzelle w.
British antilewisite [abbr] **BAL**: Dimercaprol s.
brittle/adj: spröde, zerbrechlich, labil.
broach/n: Wurzelkanaldraht m, Extraktor m.
broad/adj: breit.
Broadbent sign: Broadbent-Aneurysmazeichen s.
broadsheet/n: Querformat s.
broad-spectrum antibiotic/n: Breitband-Antibiotikum s.
Broca's aphasia: Broca-Aphasie w, motorische Aphasie w.
Broca's center: Broca-Sprachzentrum s.
Brock's infundibulectomy: Brock-Operation w, transventrikuläre Infundibulektomie w.
Brock syndrome: Mittellappensyndrom s.
Brocq's pseudopelade: Brocq-Krankheit w, Alopecia atrophicans.
Broders index: Broders-Klassifikation w.
Brodie's abscess: Brodie-Knochenabszeß m.
Brodie's tumor: Brodie-Tumor m.
Brodmann's cortical areas: Brodmann-Felder.
Brönstedt base: Brönstedt-Base w.
Brönstedt's acid-bace theory: Brönstedt-Säure-Basen-Theorie w.
bromacetone/n: Bromazeton s, Bromazetophenon s.
bromatherapy/n: Diätetik w.
bromatotherapy/n: Diätetik w.
bromatotoxin/n: Lebensmittelgift s.
bromatoxism/n: Lebensmittelvergiftung w.
bromazepam/n: Bromazepam s.
bromazine/n: Bromazin s.
bromchlorenone/n: Bromchlorenon s.
bromelains: Bromelaine.
bromhexine/n: Bromhexin s.
bromhidrosis/n: Bromhidrose w.
bromide/n: Bromid s, Bromsalz s.
bromidism/n: Bromidvergiftung w.
bromidrosis/n: Bromhidrose w.
bromindione/n: Bromindion s.
bromine [abbr] **Br**: Brom s, Br.
brominism/n: Bromvergiftung w.
bromisoval/n: Bromisoval s.
bromization/n: Bromisierung w, Bromtherapie w.
bromocresol green: Bromokresolgrün s.
bromocriptine/n: Bromocriptin s.
5-bromodeoxyuridine/n: 5-Bromodesoxyuridin s.
bromoderma/n: Bromoderm s, Bromakne w.
bromodiphenhydramine/n: Bromazin s, Bromodiphenhydramin s.
bromoiodism/n: Brom-Jod-Vergiftung w.
bromomania/n: Bromomanie w.
bromomenorrhea/n: fötide Menstruationsblutung w.
bromomethane/n: Methylbromid s.
bromophenol blue: Bromphenolblau s.
bromopride/n: Bromoprid s.
bromothymol blue: Bromthymolblau s.
5-bromouracil/n: Bromurazil s.
bromperidol/n: Bromperidol s.
brompheniramine/n: Brompheniramin s.
bromphenol blue: Bromphenolblau s.
bromsulfophthalein test: Bromsulfaleintest m.
bromthymol blue: Bromthymolblau s.
bromurated/adj: bromhaltig.
bronch-: Bronchial-.
bronchial/adj: bronchial, Bronchien-.
bronchiectasia/n: Bronchiektasie w.
bronchiectasic/adj: bronchiektatisch.
bronchiectasis/n: Bronchiektasie w; **cylindric ~** zylindrische Bronchiektasie w;

cystic ~ zystische Bronchiektasie w; **dry** ~ trockene Bronchiektasie w; **fusiform** ~ spindelförmige Bronchiektasie w; **saccular** ~ sackförmige Bronchiektasie w; **varicose** ~ sackförmige Bronchiektasie w.
bronchiectatic/adj: bronchiektatisch.
bronchiloqy/n: Bronchophonie w.
bronchiocele/n: Bronchozele w.
bronchiogenic/adj: bronchiogen.
bronchiole/n: Bronchiole w, Bronchiolus.
bronchiolectasia/n: Bronchiolektasie w.
bronchiolitis/n: Bronchiolitis w; **acute** ~ akute Bronchiolitis w; **vesicular** ~ Bronchopneumonie w.
bronchiospasmus/n: Bronchospasmus m, Bronchialkrampf m.
bronchiostenosis/n: Bronchostenose w, Bronchialverengung w.
bronchitic/adj: bronchitisch.
bronchitis/n: Bronchitis w; **acute** ~ akute Bronchitis w; **chronic** ~ chronische Bronchitis w; **croupous** ~ kruppöse Bronchitis w; **dry** ~ trockene Bronchitis w; **fibrinous** ~ Bronchitis fibrinosa, Bronchitis plastica; **hemorrhagic** ~ Bronchospirochetose w, Castellani-Krankheit w; **pseudomembranous** ~ Bronchitis fibrinosa; **suffocative** ~ Bronchopneumonie w.
bronchoalveolar/adj: bronchoalveolär, bronchovesikulär.
bronchoaspergillosis/n: Bronchialaspergillose w.
bronchocele/n: Bronchozele w.
bronchoconstricution/n: Bronchokonstriktion w.
bronchodilatation/n: Bronchodilatation w.
bronchodilator/n: Bronchodilatator m.
bronchoegophony/n: Ägophonie w, Mekkerstimme w.
bronchoesophageal/adj: bronchoösophageal.
bronchoesophagoscopy/n: Bronchoösophagoskopie w.
bronchofiberscope/n: Fiberglasbronchoskop s.
bronchogenic/adj: bronchogen.

bronchogram/n: Bronchogramm s.
bronchography/n: Bronchographie w.
broncholith/n: Broncholith m.
broncholithiasis/n: Broncholithiasis w.
bronchomalacia/n: Bronchomalazie w.
bronchomotor/adj: bronchomotorisch.
bronchomycosis/n: Bronchomykose w.
bronchophony/n: Bronchophonie w; **whispered** ~ Flüsterstimme w.
bronchoplasty/n: Bronchoplastik w.
bronchopleural/adj: bronchiopleural.
bronchopneumonia/n: Bronchopneumonie w.
bronchopneumonic/adj: bronchopneumonisch.
bronchopulmonary/adj: bronchopulmonal.
bronchorrhea/n: Bronchorrhö w, Bronchitis pituitosa.
bronchoscope/n: Bronchoskop s; **fibreoptic** ~ Fiberglasbronchoskop s.
bronchoscopic/adj: bronchoskopisch.
bronchoscopy/n: Bronchoskopie w.
bronchospasm/n: Bronchospasmus m.
bronchospirochetosis/n: Bronchospirochetose w, Castellani-Krankheit w.
bronchospirometer/n: Bronchospirometer s.
bronchospirometry/n: Bronchospirometrie w; **differential** ~ seitengetrennte Spirometrie w.
bronchostenosis/n: Bronchostenose w.
bronchostomy/n: Bronchostomie w.
bronchotomy/n: Bronchotomie w.
bronchotracheal/adj: tracheobronchial.
bronchovesicular/adj: bronchovesikulär.
bronchus/n: Bronchus m; **main** ~ Hauptbronchus m; **segmental** ~ Segmentbronchus m.
bronze/n, vb: 1. Bronze w; 2. bronzefarben.
bronze diabetes: Bronzediabetes m.
brooder/n: Brutschrank m.
Brooke's tumor: Brooke-Tumor m, Trichoepitheliom s.
broquinaldol/n: Broquinaldol s.
broth/n: Bouillon w, Fleischbrühe w; **nu-**

broth, nutrient

trient ~ Nährbouillon w.
broth culture: Kulturnährboden m.
brotizolam/n: Brotizolam s.
brow/n: Augenbraue w, Stirn w; **olympic** ~ Olympierstirn w.
brown/n, adj: 1. Braun s; 2. braun.
brownian movement: Brown-Molekularbewegung w.
Brown-Séquard syndrome: Brown-Séquard-Syndrom s.
Brown sheath syndrome: Brown-Sehnenscheidensyndrom s.
Brown split skin graft: Brown-Spalthautlappen m.
Brown-Symmers disease: Brown-Symmers-Krankheit w.
brow pang: Hemikranie w.
brow presentation: Stirnlage w.
broxyquinoline/n: Broxyquinolin s.
Bruce's tract: Bruce-Faserbündel s, Fasciculus septomarginalis.
brucella: Brucella.
brucellin/n: Brucellin s.
brucellosis/n: Bruzellose w.
Bruch's membrane: Bruch-Membran w, Lamina choriocapillaris.
brucine/n: Brucin s, Dimethoxystrychnin s.
Brudzinski sign: Brudzinski-Zeichen s, Brudzinski-Nackenzeichen s, Brudzinski-Reflex m.
Brücke's muscle: Brücke-Muskel m, äußerer Ziliarmuskel m.
Brugia: Brugia.
bruise/n: Kontusion w, Prellung w.
bruit/n: Geräusch s.
Brunhilde strain: Brunhilde-Stamm m.
Brunner's glands: Brunner-Drüsen.
Brunn's epithelial nests: Brunn-Epithelnester.
Bruns ataxia: Frontallappenataxie w.
Brunschwig's operation: Brunschwig-Operation w, Eviszeration des Beckens.
brush/n, vb: 1. Bürste w, Pinsel m; 2. bürsten, reinigen.
brush biopsy: Bürstenbiopsie w.
brush border: Bürstensaum m.

brush cytology: Abstrichzytologie w.
Brushfield spots: Brushfield-Flecken.
Brushfield-Wyatt syndrome: Brushfield-Wyatt-Syndrom s, Sturge-Weber-Syndrom s.
brushing/n: Bürsten s.
Bruton type agammaglobulinemia: Bruton-Gitlin-Syndrom s, kongenitale A-gammaglobulinämie w.
bruxism/n: Bruxismus m, nächtliches Zähneknirschen s.
bruxomania/n: Bruxomanie w, Zähneknirschen s.
Bryant's line: Bryant-Linie w.
BS [abbr] **1. blood sugar; 2. bowel sound; 3. breath sounds**: 1. Blutzucker m, BZ; 2. Darmgeräusch s; 3. Atemgeräusche.
BSER [abbr] **brainstem evoked response audiometry**: Brainstem-evoked-response-Audiometrie w, BERA.
BSP [abbr] **bromsulphalein**: Bromsulfalein s.
BSS [abbr] **buffered saline solution**: gepufferte Kochsalzlösung w.
BST [abbr] **blood serological test**: Blutserumprobe w.
buba/n: Buba w, mukokutane Leishmaniase w, Frambösie w.
bubble/n, vb: 1. Blase w, Bläschen s; 2. sprudeln.
bubo/n: Bubo m; **chancroidal** ~ virulenter Bubo m; **climatic** ~ Lymphogranuloma venereum; **tropical** ~ Lymphogranuloma venereum; **virulent** ~ virulenter Bubo m.
bubonic/adj: Leisten-.
bubonocele/n: inkomplette Leistenhernie w.
bubonulus/n: Nisbet-Schanker m, Bubonuli.
bucca/n: Backe w, Bucca.
buccal/adj: bukkal, Backen-.
bucco-: bukko-.
buccofacial/adj: bukkofazial.
buccolabial/adj: bukkolabial.
buccolingual/adj: bukkolingual.
bucco-occlusal/adj: bukkookklusal.

buccoversion/*n*: Buccoversio.
bucetin/*n*: Bucetin *s*.
bucket handle fracture: Korbhenkelriß *m*.
buckling/*n*: Verbiegung *w*, Krümmung *w*; **scleral** ~ Skleraverplombung *w*.
Buck's traction: Buck-Extension *w*.
Bucky diaphragm: Bucky-Blende *w*.
Bucky grid: Bucky-Blende *w*.
Bucky's rays: Bucky-Strahlen, Grenzstrahlen.
Bucky table: Bucky-Tisch *m*.
Bucky wall stand: Rasterwandgerät *s*.
buclizine/*n*: Buclizin *s*.
buclosamide/*n*: Buclosamid *s*.
bud/*n*: Keim *m*, Knospe *w*; **epithelial** ~ Hautknospe *w*; **gustatory** ~ Geschmacksknospe *w*; **ureteric** ~ Ureterknospe *w*.
Budd-Chiari disease: Budd-Chiari-Syndrom *s*.
Budd's jaundice: akute gelbe Leberatrophie *w*.
budding/*n*: Knospung *w*.
budesonide/*n*: Budesonid *s*.
Budge center: Erektionszentrum *s*.
BUDR [*abbr*] **5-bromodeoxyuridine**: Bromodesoxyuridin *s*.
Bürger-Grütz syndrome: Bürger-Grütz-Syndrom *s*, familiäre Hyperlipoproteinämie Typ I.
Buerger's disease: Winniwarter-Buerger-Krankheit *w*, Thrombangiitis obliterans.
Buergi's theory: Bürgi-Regel *w*.
bufadienolide/*n*: Bufadienolid *s*.
bufagin/*n*: Bufagin *s*.
bufanolide/*n*: Bufanolid *s*.
bufexamac/*n*: Bufexamac *s*.
buffer/*n*: Puffer *m*.
buffer base: Pufferbase *w*.
buffer capacity: Pufferkapazität *w*.
buffering/*n*: Pufferung *w*.
buffer solution: Pufferlösung *w*.
buffer therapy: Pufferung *w*.
buflomedil/*n*: Buflomedil *s*.
buformin/*n*: Buformin *s*, Butyldiguanidin *s*.
bufotoxin/*n*: Bufotoxin *s*.
bufylline/*n*: Bufyllin *s*, Theophyllin-Aminoisobutanol *s*.

bundle, papillomacular

bug/*n*: Wanze *w*, Bettwanze *w*; **kissing** ~ Raubwanze *w*; **red** ~ Trombiculamilbe *w*, Laufmilbe *w*.
bulb/*n*: Zwiebel *w*, Knolle *w*, Kugel *w*, Bulbus.
bulb-: Bulbo-.
bulbar/*adj*: bulbär.
bulbiform/*adj*: kugelförmig.
bulbitis/*n*: Bulbitis.
bulbocapnine/*n*: Bulbocapnin *s*.
bulbogastrone/*n*: Bulbogastron *s*.
bulboid/*adj*: kugelförmig.
bulbomembranous/*adj*: bulbomembranös.
bulbopontine/*adj*: bulbopontin.
bulbospinal/*adj*: bulbospinal.
bulbourethral/*adj*: bulbourethral.
bulbous/*adj*: bulbös, knollig.
bulbus/*n*: Bulbus.
bulimia/*n*: Bulimie *w*.
bulimorexia/*n*: Bulimie *w*.
bulimus/*n*: Bulimus.
bulk/*n*: Masse *w*, Menge *w*.
bulking/*n*: Quellung *w*.
bulldog clip: Bulldogklemme *w*.
bullectomy/*n*: Emphysemblasenexstirpation *w*.
bullet forceps: Kugelextraktionszange *w*.
bull neck: Stiernacken *m*.
bullosis/*n*: Bullosis *w*.
bullous/*adj*: bullös, bullosus.
bumadizone/*n*: Bumadizon *s*.
bumetanide/*n*: Bumetanid *s*.
Bumke's pupil: Bumke-Pupillenzeichen *s*.
bump/*n*: Beule *w*, Schwellung *w*, Höcker *m*, Stoß *m*.
bumper fracture: Stoßstangenfraktur *w*, Unterschenkelfraktur *w*.
BUN [*abbr*] **blood urea nitrogen**: Harnstoffstickstoff *m*.
bunamiodyl/*n*: Bunamiodyl *s*.
bundle/*n*: Bündel *s*, Faszikel *m*; **aberrant** ~ aberrierendes Bündel *s*; **atrioventricular** ~ His-Bündel *s*, Atrioventrikulärbündel *s*; **main** ~ Hauptbündel *s*; **olfactory** ~ Tractus olfactorius; **papillomacular** ~ Makulabündel *s*.

bundle block: Schenkelblock *m*; **left** ~ Linksschenkelblock *m*; **right** ~ Rechtsschenkelblock *m*.
bundle bone: Faserknochen *m*.
bundle branch: Tawara-Schenkel *m*.
bundle branch block [*abbr*] **BBB**: Schenkelblock *m*; **complete** ~ kompletter Schenkelblock *m*; **incomplete** ~ inkompletter Schenkelblock *m*; **left** ~ Linksschenkelblock *m*; **right** ~ Rechtsschenkelblock *m*.
bung/*n*: Stopfen *m*, Korken *m*.
bungarotoxin/*n*: Bungarotoxin *s*.
Bunge's amputation: Bunge-Amputation *w*, aperiostale Amputation *w*.
Bunge's law: Bunge-Regel *w*.
bungeye/*n*: Bungeye *s*, Habronema-Augeninfektion *w*.
bunion/*n*: Fußballenentzündung *w*.
bunitrolol/*n*: Bunitrolol *s*.
bunny/*n*: Kaninchen *s*.
Bunsen's burner: Bunsen-Brenner *m*.
bunyaviridae: Bunyaviridae.
bunyavirus/*n*: Bunyamweravirus *m*.
buoyancy/*n*: Auftrieb *m*.
buphenine/*n*: Buphenin *s*.
buphthalmis/*n*: Buphthalmus *m*.
bupivacaine/*n*: Bupivacain *s*.
bupranolol/*n*: Buparonolol *s*.
buprenorphine/*n*: Buprenorphin *s*.
buquinolate/*n*: Buquinolatum.
bur/*n*: Zahnbohrer *m*; **finishing** ~ Finierbohrer *m*.
Burchard-Liebermann reaction: Liebermann-Burchard-Reaktion *w*.
Burdach's tract: Burdach-Strang *m*, Fasciculus cuneatus.
Buren's disease: Peyronie-Krankheit *w*, Induratio penis plastica.
buret/*n*: Bürette *w*, Meßglas *s*.
bur hole: Bohrloch *s*.
buried/*adj*: eingewachsen.
Burkitt's tumor: Burkitt-Lymphom *s*.
Burlew disk: Burlew-Polierscheibe *w*.
burn/*n*, *vb*: 1. Brandwunde *w*, Verbrennung *w*; **electric** ~ Strommarke *w*; 2. verbrennen, brennen.

burn blister: Phlyktäne *w*.
burn center: Verbrennungszentrum *s*.
burn diagram: Verbrennungsschema *s*.
burn echar: Brandschorf *m*.
burner/*n*: Brenner *m*.
Burnett syndrome: Burnett-Syndrom *s*, Milch-Alkali-Syndrom *s*.
burning/*n*, *adj*: 1. Brennen *s*, Verbrennen *s*; 2. brennend.
burnish/*vb*: polieren.
burnisher/*n*: Polierbohrer *m*.
burn of first degree: Verbrennung I. Grades.
burn of fourth degree: Verbrennung IV. Grades.
burn of second degree: Verbrennung II. Grades.
burn of third degree: Verbrennung III. Grades.
burn out/*vb*: ausbrennen.
burnout syndrome: Erschöpfungssyndrom *s*.
burn scar: Brandnarbe *w*.
burn scar contracture: Brandnarbenkontraktur *w*.
Burow solution: Burow-Lösung *w*, Aluminiumazetatlösung *w*, essigsaure Tonerde *w*.
Burow's triangle: Burow-Dreieck *s*.
burr/*n*: Zahnbohrer *m*.
burr cell: stechapfelförmiger Erythrozyt *m*, Echinozyt *m*.
burr erythrocyte: stechapfelförmiger Erythrozyt *m*, Echinozyt *m*.
burrow/*n*, *vb*: 1. Höhle *w*, Bau *m*; 2. sich verkriechen.
bursa/*n*: Beutel *m*, Tasche *w*, Bursa.
bursectomy/*n*: Bursektomie *w*.
bursitis/*n*: Bursitis *w*.
bursolith/*n*: Bursolith *m*.
burst/*n*, *vb*: 1. Durchbruch *m*, Ausbruch *m*, Entladung *w*; **bilateral synchronous** ~ bilaterale synchrone Entladung *w*; 2. platzen.
burst abdomen: Platzbauch *m*.
Buruli ulcer: Buruli-Ulkus *s*.
Buschke scleredema: Buschke-Skler-

ödem *s.*
Buschke-Ollendorff syndrome: Buschke-Ollendorff-Syndrom *s*, Dermatofibrosis lenticularis disseminata mit Osteopoikilie.
buserelin/*n*: Buserelin *s.*
buspirone/*n*: Buspiron *s.*
Busse-Buschke disease: Busse-Buschke-Krankheit *w*, Kryptokokkose *w.*
bust/*n*: weibliche Brust *w.*
busulfan/*n*: Busulfan *s.*
butabarbital/*n*: Butabarbital *s.*
butabarbital sodium: Butabarbitalnatrium *s.*
butabarbitone/*n*: Butabarbital *s.*
butacaine/*n*: Butacain *s.*
butacetin/*n*: Butacetin *s.*
butalamine/*n*: Butalamin *s.*
butalbital/*n*: Butalbital *s.*
butamirate/*n*: Butamirat *s.*
butane/*n*: Butan *s.*
butanilicaine/*n*: Butanilicain *s.*
butaperazine/*n*: Butaperazin *s.*
butenyl/*n*: Butenyl *s.*
butetamate/*n*: Butetamat *s.*
butethal/*n*: Butethal *s*, Butobarbital *s.*
butethamine hydrochloride: Butethaminhydrochlorid *s.*
buthalitone sodium: Buthalitalnatrium *s.*
buthus/*n*: Buthus *m.*
butinoline/*n*: Butinolin *s.*
butizide/*n*: Butizid *s.*
butobarbitone/*n*: Butabarbital *s.*
butoxamine/*n*: Butoxamin *s.*
butt/*n, vb*: 1. Stoß *m*; 2. stoßen.
butter/*n*: Butter *w.*
butterfly/*n*: Schmetterling *m*, Flügelpflaster *s.*
butterfly eruption: Schmetterlingsfigur *w.*
butterfly fracture: Schmetterlingsfraktur *w.*
butterfly needle: Butterfly-Kanüle *w*, Flügelkanüle *w.*
butterfly pad: Pelotte *w.*
butterfly vertebra: Spaltwirbel *m.*
buttermilk/*n*: Buttermilch *w.*
buttock/*n*: Gesäß *s.*
button/*n*: Knopf *m*, Beule *w*; **oriental** ~ Orientbeule *w*; **synaptic** ~ Endplatte *w.*
buttonhole/*n*: Knopfloch *s.*
buttonhole deformity: Knopflochdeformität *w.*
buttonhole iridectomy: periphere Iridektomie *w.*
buttonhole operation: Knopflochoperation *w.*
buttonhole suture: Knopflochnaht *w.*
button suture: Knopfnaht *w.*
butyl/*n*: Butylradikal *s.*
butyl aminobenzoate: Butoform *s.*
butylparaben/*n*: Butylparaben *s.*
butyraceous/*adj*: butterartig.
butyroid/*adj*: butterartig.
butyrophenone/*n*: Butyrophenon *s.*
butyryl-CoA dehydrogenase: Butyryl-CoA-Dehydrogenase *w.*
butyrylpiperazine/*n*: Butyrylpiperazin *s.*
buzzer/*n*: Summer *m.*
buzzing/*n*: Ohrensausen *s.*
Bychowski-Grasset sign: Bychowski-Grasset-Zeichen *s.*
bypass/*n, vb*: 1. Bypass *m*, Umgehung *w*, Entlastung *w*; **aortocoronary** ~ aortokoronarer Bypass *m*; **extra-anatomic** ~ extraanatomischer Bypass *m*; 2. umgehen, entlasten.
bypass surgery: Bypass-Operation *w.*
by-product/*n*: Nebenprodukt *s.*
byssinosis/*n*: Byssinose *w.*

C

C [*abbr*] **1. calorie; 2. closure; 3. complement; 4. contraction**: 1. Kalorie *w*; 2. Verschluß *m*; 3. Komplement *s*; 4. Kontraktion *w*.
CA [*abbr*] **1. cardiac arrest; 2. coronary artery; 3. cancer**: 1. Herzstillstand *m*; 2. Koronararterie *w*; 3. Krebs *m*.
Ca [*abbr*] **calcium**/*n*: Kalzium *s*, Ca.
CABG [*abbr*] **coronary artery bypass graft**: Koronararterienbypasstransplantat *s*.
cabinet/*n*: Kabine *w*, Kiste *w*.
cabinet dryer: Trockenschrank *m*.
cable/*n*: Kabel *s*.
cabling/*n*: Schaltung *w*.
Cabot's ring bodies: Cabot-Ringe.
Cabot's rings: Cabot-Ringe.
cacaine/*n*: Theobromin *s*.
cacanthrax/*n*: Anthrax *m*.
CaCC [*abbr*] **cathodal closure contraction**: Kathodenschlußzuckung *w*.
cacesthesia/*n*: Sensibilitätsstörung *w*.
cachectic/*adj*: kachektisch.
cachet/*n*: Kachet *s*.
cachexia/*n*: Kachexie *w*; **addisonian** ~ Addison-Kachexie *w*; **amyotrophic** ~ Muskelatrophie *w*; **cardiac** ~ kardiale Kachexie *w*; **exophthalmic** ~ Basedow-Krankheit *w*; **hypothalamic pituitary** ~ hypothalamisch-hypophysäre Kachexie *w*; **neurogenic** ~ psychogene Kachexie *w*; **pituitary** ~ Cachexia hypophysialis; **psychogenic** ~ psychogene Kachexie *w*, Anorexia nervosa; **saturnine** ~ Kachexie bei Bleivergiftung *w*; **thyrotoxic** ~ Basedow-Krankheit *w*; **tropical** ~ Tropenkachexie *w*.
cachexy/*n*: Kachexie *w*.
cacodyl/*n*: Kakodyl *s*, Tetramethyldiarsin *s*.
cacogenin/*n*: Cacogenin *s*.
cacogeusia/*n*: Kakogeusie *w*.
cacolalia/*n*: Koprolalie *w*.
cacorhythmic/*adj*: unregelmäßig.
cacosmia/*n*: Kakosmie *w*.
cacostomy/*n*: Kakostomie *w*.
CAD [*abbr*] **coronary artery disease**: Koronararterienerkrankung *w*.
cadaver/*n*: Leiche *w*.
cadaver dissection: Leichenöffnung *w*.
cadaveric/*adj*: Leichen-.
cadaverine/*n*: Kadaverin *s*.
cadaverous/*adj*: kadaverartig.
cade oil: Cadeöl *s*.
cadmiferous/*adj*: kadmiumhaltig.
cadmium [*abbr*] **Cd**: Kadmium *s*, Cd.
cadmium iodide: Jodkadmium *s*.
cadmium poisoning: Kadmiumvergiftung *w*.
CaDTe [*abbr*] **cathodal duration tetanus**: Kathodendauerzuckung *w*.
caduca/*n*: Dezidua *w*.
caduceus/*n*: Äskulapstab *m*.
caecitis/*n*: Zäkumentzündung *w*.
caecocolostomy/*n*: Zäkokolostomie *w*.
caecoileostomy/*n*: Zäkoileostomie *w*.
caecopexy/*n*: Zäkumfixation *w*.
caecostomy/*n*: Zäkostomie *w*.
caecum/*n*: Zäkum *s*, Zökum *s*, Caecum.
caecus/*n*: Blindsack *m*.
caenogenesis/*n*: embryonale Entwicklungsstörung *w*.
caeruloplasmin/*n*: Zäruloplasmin *s*.
caesium chloride: Cäsiumchlorid *s*.
cafaminol/*n*: Cafaminol *s*.
cafard/*n*: Melancholie *w*.
café au lait spot: Café-au-lait-Fleck *m*.
caffeine/*n*: Koffein *s*.
caffeinism/*n*: Koffeinvergiftung *w*.
Caffey-Silverman syndrome: Caffey-Silverman-Syndrom *s*, Polyosteopathia deformans connatalis regressiva.
cage/*n*: Käfig *m*.
Cairns syndrome: Cairns-Syndrom *s*, kommunizierender Hydrozephalus *m*.

caisson disease: Caissonkrankheit w, Dekompressionskrankheit w.
Cajal cell: Cajal-Zelle w, Horizontalzelle w.
Cajal's method: Cajal-Silberimprägnation w.
Cajal stain: Cajal-Silberimprägnation w.
cajeputol/n: Eukalyptol s.
cajuput/n: Kajeput s.
cake/vb: verbacken.
caked/adj: verbacken.
cake kidney: Kuchenniere w.
caking/n: Verklumpung w.
calabar bean: Kalabarbohne w.
Calabar swellings: Kalabarbeulen, Loa-loa, Kamerunbeulen.
calamine/n: Calamina w.
calcaneal/adj: Kalkaneus-, calcaneus.
calcaneoapophysitis/n: Kalkaneoapophysitis w.
calcaneodynia/n: Kalkaneodynie w.
calcaneus/n: Kalkaneus m, Calcaneus.
calcanodynia/n: Kalkaneodynie w.
calcar/n: Sporn m, Calcar.
calcareous/adj: kalkhaltig.
calcarine/adj: calcarinus.
calcariuria/n: Kalkaliurie w.
calcaroid/n: kalkartige Ablagerung w.
calcibilia/n: Kalzibilie w.
calcicosis/n: Kalzikose w.
calcifediol/n: Calcifediol s.
calciferol/n: Calciferol s.
calciferous/adj: kalkhaltig.
calcific/adj: kalkbildend.
calcification/n: Kalzifikation w, Verkalkung w; **aortic** ~ Aortenverkalkung w; **arterial** ~ Arterienverkalkung w; **dystrophic** ~ dystrophe Kalzifikation w; **intracranial** ~ intrakranielle Kalkablagerung w; **medial** ~ Mönckeberg-Sklerose w; **metastatic** ~ metastatische Kalzifizierung w; **myocardial** ~ Herzmuskelverkalkung w; **pancreatic** ~ Pankreaskalzifizierung w; **periarticular** ~ periartikuläre Kalkeinlagerung w, kalzifizierende Tendinitis w; **pericardial** ~ Perikardverkalkung w; **pulmonary** ~ Lungenverkalkung w; **valvular** ~ Herzklappenverkalkung w.
calcified/adj: verkalkt.
calcify/vb: verkalken.
calcifying/adj: verkalkend, kalkbildend.
calcination/n: Kalzination w, Röstung w.
calcinosis/n: Kalzinose w, Kalziumeinlagerung w; **intervertebral** ~ Calcinosis intervertebralis; **tumoral** ~ tumoröse Kalzinose w, Teutschländer-Syndrom s.
calciokinesis/n: Kalziummobilisation w.
calciorrhachia/n: Kalzium im Liquor.
calcipenia/n: Kalzipenie w.
calcipenic/adj: kalziumarm.
calcipexy/n: Kalzipexie w, Kalziumbindung w.
calciphile/adj: kalziphil.
calciphylactic/adj: kalziphylaktisch.
calciphylaxis/n: Kalziphylaxie w.
calcite/n: Kalkspat m, Kalzit s.
calcitonin/n: Calcitonin s, Kalzitonin s.
calcitriol/n: Calcitriol s, 1,25-Dihydroxycholecalciferol s.
calcium [abbr] **Ca**: Calcium s, Kalzium s, Ca.
calcium acetylsalicylate carbamide: Calcium Carbaspirin s.
calcium aminosalicylate: Calcium-p-aminosalicylat s.
calcium antagonist: Kalziumantagonist m.
calcium balance: Kalziumhaushalt m.
calcium benzoate: Kalziumbenzoat s.
calcium bicarbonate: Kalziumhydrogenkarbonat s.
calcium carbaspirin: Calcium Carbaspirin s.
calcium carbimide: Kalkstickstoff m, Kalziumzyanamid s.
calcium carbonate: Kalziumkarbonat s.
calcium channel blocker: Kalziumkanalblocker m.
calcium chloride: Kalziumchlorid s.
calcium citrate: Kalziumzitrat s.
calcium content: Kalziumgehalt m.
calcium cyanamide: Kalziumzyanamid s, Kalkstickstoff m.
calcium cyclamate: Kalziumzyklamat s.

calcium deficiency: Kalziummangel *m*.
calcium disodium edetate: Kalzium-EDTA *s*.
calcium disodium versenate: Kalzium-EDTA *s*.
calcium dobesilate: Calciumdobesilat *s*.
calcium fluoride: Kalziumfluorid *s*, Fluorkalzium *s*.
calcium folinate: Calciumfolinat *s*.
calcium gluconate: Kalziumglukonat *s*.
calcium hardness: Kalkhärte *w*.
calcium hunger: Kalziumhunger *m*.
calcium hydrate: Kalziumhydrat *s*.
calcium hydrogene carbonate: Kalziumhydrogenkarbonat *s*.
calcium hydroxide: Kalziumhydroxid *s*, gelöschter Kalk *m*.
calcium hydroxide solution: Kalklauge *w*.
calcium hydroxyapatite arthropathy: Hydroxyapatitkristall-Ablagerungskrankheit *w*.
calcium lactate: Calciumlactat *s*.
calcium loss syndrome, congenital: Kalziumverlustsyndrom *s*.
calcium metabolism: Kalziumstoffwechsel *m*.
calcium oxalate: Kalziumoxalat *s*.
calcium-oxalate calculus: Kalziumoxalatstein *m*.
calcium pantothenate: Calciumpantothenat *s*.
calcium permanganate: Kalziumpermanganat *s*.
calcium phosphate: Kalziumphosphat *s*.
calcium-phosphorus ratio: Kalzium-Phosphor-Quotient *m*.
calcium pyrophosphate deposition disease: Kalziumpyrophosphat-Ablagerungskrankheit *w*.
calcium pump: Kalziumpumpe *w*.
calcium saccharate: Calciumsaccharat *s*.
calcium sodium lactate: Kalzium-Natrium-Laktat *s*.
calcium sodium sulfate, native: Glauberit *s*.
calcium sulfate: Kalziumsulfat *s*.
calcium thesaurismosis/*n*: Kalzinose *w*.
calcium trisodium pentetate: Calciumtrinatrium-pentetat *s*.
calciuria/*n*: Kalziurie *w*.
calcodynia/*n*: schmerzhafte Ferse *w*.
calcoid/*n*: Wurzelkanalkalkkonkrement *s*.
calcospherite/*n*: Kalkosphärit *m*.
calculary/*adj*: Stein-.
calculate/*vb*: berechnen, kalkulieren.
calculation/*n*: Berechnung *w*, Schätzung *w*.
calculifragous/*adj*: blasensteinauflösend.
calculogenesis/*n*: Steinbildung *w*.
calculosis/*n*: Lithiasis *w*.
calculous/*adj*: steinartig.
calculus/*n*: Stein *m*, Konkrement *s*, Kalkül *s*; **alternating** ~ Kombinationsstein *m*; **articular** ~ Arthrolith *m*; **biliary** ~ Gallenstein *m*; **branched** ~ Nierenausgußstein *m*; **bronchial** ~ Broncholith *m*; **calcareous renal** ~ kalziumhaltiger Nierenstein *m*; **cardiac** ~ Herzkonkrement *s*; **dental** ~ Zahnstein *m*; **gonecystic** ~ Samenblasenkonkrement *s*; **lacrimal** ~ Dakryolith *m*; **mammary** ~ Mammakonkrement *s*; **nasal** ~ Rhinolith *m*; **pancreatic** ~ Pankreasstein *m*; **preputial** ~ Vorhautkonkrement *s*, Smegmolith *m*; **renal** ~ Nierenstein *m*; **salivary** ~ Ptyalolith *m*; **serumal** ~ Subgingivalkonkrement *s*; **spermatic** ~ Samenblasenkonkrement *s*; **tonsillar** ~ Tonsillenstein *m*; **ureteral** ~ Ureterstein *m*; **urinary** ~ Urolith *m*; **uterine** ~ Uteruskonkrement *s*; **vesical** ~ Blasenstein *m*; **xanthic** ~ Xanthinstein *m*.
calculus of interpolation: Interpolationsrechnung *w*.
calculus of variation: Variationsrechnung *w*.
caldariomycin/*n*: Caldariomycin *s*.
Caldwell's projection: Caldwell-Methode *w*.
Caldwell-Luc operation: Caldwell-Luc-Kieferhöhlenradikaloperation *w*.
calefacient/*n*: aufwärmendes Mittel *s*.
calefaction/*n*: Erwärmung *w*.
calefaction test: Erwärmungsversuch *m*.
calefactory/*adj*: erwärmend.

calenture/*n*: Sonnenstich *m*.
calf/*n*: Wade *w*, Kalb *s*.
calf bone: Wadenbein *s*, Fibula.
calf pain: Wadenschmerz *m*.
calf serum, fetal [*abbr*] **FCS**: fetales Kälberserum *s*, FKS.
caliber/*n*: Kaliber *s*.
calibrate/*vb*: kalibrieren, eichen.
calibration/*n*: Kalibrierung *w*, Eichung *w*.
calibration curve: Eichkurve *w*.
calibration mark: Eichstrich *m*.
calibration standard: Eichstandard *m*.
calibration value: Eichwert *m*.
calibrator/*n*: Kalibrator *m*.
calibre/*n*: Kaliber *s*.
caliceal/*adj*: Nierenkelch-.
calicectomy/*n*: Kalikektomie *w*, Nierenkelchresektion *w*.
calicine/*adj*: calixförmig.
calicle/*n*: Kelch *m*, Caliculus.
caliectasis/*n*: Nierenkelcherweiterung *w*.
caliectomy/*n*: Kelchresektion *w*.
California disease: Kokkzidioidomykose *w*, Talfieber *s*.
California encephalitis: California-Enzephalitis *w*.
caliper/*n*: Schiene *w*.
calix/*n*: Kelch *m*, Calix.
calk/*vb*: abdichten.
Calkins maneuver: Calkins-Handgriff *m*.
call/*n*, *vb*: 1. Rufbereitschaft *w*; 2. rufen.
Callahan's method: Callahan-Verfahren *s*, Chlorperchamethode *w*.
Call-Exner body: Call-Exner-Körperchen *s*.
callicrein/*n*: Kallikrein *s*.
calliphora/*n*: Calliphora.
callosal/*adj*: kallös, callosus.
callosity/*n*: Hornschwiele *w*, Callositas.
callosum/*n*: Corpus callosum.
callous/*adj*: kallös, calosus.
callousness/*n*: Gefühllosigkeit *w*.
callus/*n*: Kallus *m*, Knochenkallus *m*; **central** ~ Markkallus *m*; **definitive** ~ bleibender Kallus *m*; **ensheathing** ~ äußerer Kallus *m*; **external** ~ äußerer Kallus *m*; **intermediate** ~ bleibender Kallus *m*; **internal** ~ Markkallus *m*; **myelogenous** ~ Markkallus *m*; **permanent** ~ bleibender Kallus *m*; **provisional** ~ temporärer Kallus *m*.
callus formation: Kallusbildung *w*.
calm/*n*, *vb*, *adj*: 1. Ruhe *w*; 2. beruhigen; 3. ruhig.
calmative/*n*, *adj*: 1. beruhigend; 2. Beruhigungsmittel *s*.
Calmette-Guérin bacillus: Calmette-Guérin-Bazillus *m*, BCG.
Calmette serum: Calmette-Serum *s*.
Calmette's test: Calmette-Reaktion *w*.
Calmette's vaccine: BCG-Serum *s*.
calmodulin/*n*: Calmodulin *s*.
calomel/*n*: Kalomel *s*.
calomel allergy: Kalomelkrankheit *w*.
calor/*n*: Wärme *w*.
caloric/*adj*: kalorisch, Kalorien-.
caloricity/*n*: Wärmeproduktion *w*.
calorifacient/*adj*: wärmeproduzierend.
calorific/*adj*: wärmeproduzierend.
calorie-free/*adj*: kalorienfrei.
calorigenic/*adj*: wärmeproduzierend.
calorimeter/*n*: Kalorimeter *s*.
calorimetric/*adj*: kalorimetrisch.
calorimetry/*n*: Kalorimetrie *w*.
caloripuncture/*n*: Ignipunktur *w*.
caloritropic/*adj*: thermotrop.
calory/*n*: Kalorie *w*.
calory-free/*adj*: kalorienfrei.
Calot's treatment: Calot-Verfahren *s*.
calotypy/*n*: Kalotypie *w*.
calvaria/*n*: Schädeldach *s*, Calvaria.
Calvé-Perthes disease: Calvé-Perthes-Krankheit *w*.
Calvé's disease: Calvé-Syndrom *s*, Vertebra plana.
calvities/*n*: Alopezie *w*.
calycectasis/*n*: Nierenkelcherweiterung *w*.
calycectomy/*n*: Kelchresektion *w*.
calycine/*adj*: kelchförmig.
camazepam/*n*: Camazepam *s*.
camber/*n*, *vb*: 1. Wölbung *w*, Krümmung *w*; 2. sich wölben.
cambium/*n*: Kambium *s*.
cam control: Nockensteuerung *w*.

camel curve: Dromedarkurve *w*.
camera/*n*: Kamera *w*, Kammer *w*, Photoapparat *m*; **fluorographic** ~ Schirmbildkamera *w*.
Camerer's law: Camerer-Regel *w*.
Cammann's stethoscope: Binauralstethoskop *s*.
cAMP [*abbr*] **cyclic adenosine monophosphate**: zyklisches Adenosinmonophosphat *s*, cAMP.
Camper's plane: Camper-Ebene *w*.
camp fever: Typhus *m*.
camphene/*n*: Kamphen *s*.
camphor/*n*: Kampfer *m*, Campher *m*; **carbolated** ~ Karbolkampfer *m*; **carbolic** ~ Phenolkampfer *m*; **mentholated** ~ Mentholkampfer *m*; **thyme** ~ Thymol *s*; **turpentine** ~ Terpin *s*.
camphoraceous/*adj*: kampferhaltig.
camphorate/*adj*: kampfersauer.
camphorism/*n*: Kampfervergiftung *w*.
camphor liniment: Kampferliniment *s*.
camphor oil: Kampferöl *s*.
camphor quinone: Kampferchinon *s*.
camphor salicylate: Kampfersalizylat *s*.
camphor spirit: Kampferspiritus *m*.
camphylamine/*n*: Camphylamin *s*.
camphylglycol/*n*: Camphylglykol *s*.
campimeter/*n*: Kampimeter *s*.
campimetric/*adj*: kampimetrisch.
campimetry/*n*: Kampimetrie *w*.
campospasm/*n*: Kamptokormie *w*.
CAMP test: CAMP-Test *m*.
camptocormia/*n*: Kamptokormie *w*.
camptodactylia/*n*: Kamptodaktylie *w*.
camptodactylism/*n*: Kamptodactylie *w*.
camptodactyly/*n*: Kamptodaktylie *w*.
camptomelia/*n*: Kamptomelie *w*.
camptospasm/*n*: Kamptokormie *w*.
campylobacter/*n*: Campylobacter.
campylobacteriosis/*n*: Campylobacter-fetus-Infektion *w*.
campylobacter-like organism [*abbr*] **CLO**: Campylobacter-ähnlicher Organismus *m*.
campylognathia/*n*: Kampylognathie *w*.
Camurati-Engelmann disease: Camurati-Engelmann-Syndrom *s*, Osteopathia hyperostotica multiplex infantilis.
camylofin/*n*: Camylofin *s*.
canal/*n*: Kanal *m*, Canalis; **abdominal** ~ Leistenkanal *m*; **alimentary** ~ Magen-Darm-Trakt *m*; **atrioventricular** ~ Atrioventrikulärkanal *m*; **auricular** ~ Gehörgang *m*, embryonaler Atrioventrikulärkanal *m*; **branching** ~ akzessorischer Wurzelkanal *m*; **carpal** ~ Karpaltunnel *m*; **cerebrospinal** ~ Liquorraum *m*; **cervical** ~ Zervikalkanal *m*; **cervicouterine** ~ Zervikalkanal *m*; **connecting** ~ Verbindungskanal *m*; **craniopharyngeal** ~ Canalis craniopharyngealis, Landzert-Kanal *m*; **crural** ~ Femoralkanal *m*; **digestive** ~ Verdauungstrakt *m*, Magen-Darm-Trakt *m*; **external acoustic** ~ äußerer Gehörgang *m*, Meatus acusticus externus; **gastrointestinal** ~ Verdauungstrakt *m*, Magen-Darm-Trakt *m*; **genital** ~ Genitalkanal *m*; **inguinal** ~ Leistenkanal *m*; **internal acoustic** ~ innerer Gehörgang *m*, Meatus acusticus internus; **intestinal** ~ Intestinaltrakt *m*; **lacrimal** ~ Tränengang *m*; **lumbar** ~ Lubalkanal *m*; **medullary** ~ Neuralrinne *w*; **neural** ~ Neuralrinne *w*; **parturient** ~ Geburtskanal *m*; **pelvic** ~ Beckenkanal *m*; **persistent common atrioventricular** ~ persistierender Canalis atrioventricularis communis; **portal** ~ Canalis portalis; **pudendal** ~ Alcock-Kanal *m*; **pyloric** ~ Pförtnerkanal *m*; **sacral** ~ Sakralkanal *m*; **serous** ~ Lymphkapillare *w*; **spinal** ~ Spinalkanal *m*; **tympanic** ~ Paukengang *m*; **umbilical** ~ Umbilikalkanal *m*; **vertebral** ~ Canalis vertebralis.
canalization/*n*: Kanalisierung *w*.
canal of spinal cord, central: Zentralkanal *m*.
canals of the ear, bony: knöchernes Labyrinth *s*.
canalicular/*adj*: kanalikulär.
canaliculitis/*n*: Tränenkanalentzündung *w*, Canaliculitis.
canaliculization/*n*: Caniculusbildung *w*.
canaliculorhinostomy/*n*: Dakryozysto-

rhinostomie *w*.
canaliculus/*n*: kleiner Kanal *m*, Canaliculus.
canalization/*n*: Kanalbildung *w*, Kanalisation *w*.
canal stenosis, lumbar: Lumbalkanalstenose *w*.
canamycin/*n*: Kanamycin *s*.
canavanase/*n*: Arginase *w*.
Canavan's diffuse sclerosis: Canavan-Syndrom, frühinfantile diffuse spongiöse Dystrophie *w*.
Canavan spongy degeneration: Canavan-Syndrom, frühinfantile diffuse spongiöse Dystrophie *w*.
cancellated/*adj*: gitterartig.
cancellous/*adj*: gitterartig.
cancer/*n*: Krebs *m*, Karzinom *m*, maligner Tumor *m*; **arsenic** ~ Arsenkrebs *m*; **cervical** ~ Zervixkarzinom *s*; **colloid** ~ Kolloidkrebs *m*; **colorectal** ~ kolorektales Karzinom *s*; **early** ~ Frühkarzinom *s*; **endothelial** ~ Endotheliom *s*; **gastric** ~ Magenkrebs *m*; **glandular** ~ Adenokarzinom *s*; **green** ~ Chlorom *s*; **incidental** ~ inzidentes Karzinom *s*; **laryngeal** ~ Larynxkarzinom *s*; **latent** ~ latentes Karzinom *s*; **metastatic** ~ Metastase *w*; **multicentric** ~ multizentrisches Karzinom *s*; **occult** ~ okkultes Karzinom *s*; **osteoblastic** ~ osteoblastischer Tumor *m*; **osteolytic** ~ osteolytischer Tumor *m*; **ovarian** ~ Ovarialkarzinom *s*; **pancreatic** ~ Pankreaskarzinom *s*; **primary** ~ Primärtumor *m*; **prostatic** ~ Prostatakarzinom *s*; **rodent** ~ Basaliom *s*, Basalzellkarzinom *s*; **scirrhous** ~ sirrhöses Karzinom *s*; **testicular** ~ Hodenkrebs *m*; **ulcerated** ~ ulzeröser Tumor *m*.
canceration/*n*: Karzinogenese *w*.
cancer cell: Krebszelle *w*.
cancer control: Krebsbekämpfung *w*.
canceremia/*n*: Auftreten von Krebszellen im Blut.
cancer gene: Onkogen *s*.
cancericidal/*adj*: Krebszellen zerstörend.
cancerigenic/*adj*: kanzerozid.
cancerization/*n*: Krebsentstehung *w*.
cancerocidal/*adj*: kanzerozid.
cancerology/*n*: Onkologie *w*.
cancerophobia/*n*: Krebsangst *w*.
cancerosis/*n*: Kanzerose *w*.
cancerostatic/*adj*: karzinostatisch.
cancerous/*adj*: karzinös.
cancer pain: Krebsschmerz *m*.
cancer precursor: Präkanzerose *w*.
cancer staging: Tumor-Staging *s*.
cancer-ulcer/*n*: ulzeröser Tumor *m*, Ulkuskrebs *m*.
cancriform/*adj*: krebsartig.
cancroid/*n*: Kankroid *s*, verhornendes Plattenepithelkarzinom *s*.
cancrology/*n*: Onkologie *w*.
cancrum/*n*: Cancrum.
candicidin/*n*: Candicidin *s*.
candida/*n*: Candida.
candidal/*adj*: Candida-.
candida vulvovaginitis: Candida-Vulvovaginitis *w*.
candidemia/*n*: Candida-Sepsis *w*.
candidiasis/*n*: Candidiasis *w*, Kandidamykose *w*; **cutaneous** ~ Hautcandidiasis *w*; **esophageal** ~ Ösophagussoor *m*; **oral** ~ Mundsoor *m*; **vulvovaginal** ~ Candida-Vulvovaginitis *w*.
candidide/*n*: Kandidid *s*.
candidosis/*n*: Candidiasis *w*, Kandidamykose *w*.
candidulin/*n*: Candidulin *s*.
candle/*n*: Kerze *w*, Candela.
cane/*n*: Stock *m*.
cane fever: Zuckerrohrfieber *s*, australische Leptospirose *w*.
cane juice: Zuckerrohrsaft *m*.
canescent/*adj*: ergrauend.
cane sugar: Rohrzucker *m*.
canine/*n, adj*: 1. Eckzahn *m*; 2. Hund-, caninus.
canities/*n*: Ergrauung *w*.
canker/*n, vb*: 1. Geschwür *s*; 2. zerfressen, annagen.
cankered/*adj*: zerfressen, angenagt.
canker rash: scarlatiniformer Ausschlag *m*.

cannabinol/*n*: Kannabinol *s*.
cannabis/*n*: Kannabis *m*.
cannibalism/*n*: Kannibalismus *m*.
Cannon's law of denervation: Cannon-Gesetz *s*, Denervationsgesetz *s*.
Cannon's point: Cannon-Böhm-Punkt *m*.
cannula/*n*: Kanüle *w*; **double** ~ Doppelkanüle *w*; **indwelling** ~ Verweilkanüle *w*; **ventricular** ~ Ventrikelpunktionskanüle *w*.
cannular/*adj*: kanülenartig.
cannulate/*vb*: eine Kanüle einführen.
cannulation/*n*: Kanüleneinführung *w*.
cannulization/*n*: Punktion *w*.
canon/*n*: Regel *w*.
Cantelli sign: Puppenaugenphänomen *s*.
canthal/*adj*: Kantho-.
cantharidal/*adj*: Kanthariden-.
cantharides/*n*: Cantharides, Blasenkäfer *m*.
cantharidial/*adj*: Kanthariden-.
cantharidin/*n*: Cantharidin *s*.
cantharidism/*n*: Cantharidinintoxikation *w*.
canthectomy/*n*: Kanthektomie *w*.
canthitis/*n*: Augenwinkelentzündung *w*.
cantholysis/*n*: Kantholyse *w*.
canthoplasty/*n*: Kanthoplastik *w*.
canthorrhaphy/*n*: Kantorrhaphie *w*, Tarsorrhaphie *w*.
canthotomy/*n*: Kanthotomie *w*.
canthus/*n*: Augenwinkel *m*, Canthus.
Cantor's tube: Cantor-Sonde *w*.
canula/*n*: Kanüle *w*.
caoutchouc/*n*: Kautschuk *m*.
caoutchouc pelvis: osteomalazisches Becken *s*.
cap/*n*: Zahnkrone *w*, Kappe *w*, Pessar *s*, Cap *s*; **acrosomal** ~ Akrosom *s*; **cervical** ~ Portiokappe *w*; **duodenal** ~ Ampulla duodeni; **fibrinoid** ~ hyaline Läsion *w*; **metanephrogenic** ~ Metanephroskapsel *w*; **phrygian** ~ phrygische Mütze *w*; **polar** ~ Polkappe *w*; **postnuclear** ~ hinterer Anteil des Spermatozoonkopfs; **protective** ~ Schutzkappe *w*.
CAP [*abbr*] **catabolite activator protein**: katabolitisches Aktivatorprotein *s*, CAP.
capability/*n*: Vermögen *s*, Fähigkeit *w*.
capacitance/*n*: Kapazität *w*.
capacitance range: Kapazitätsbereich *m*.
capacitation/*n*: Kapazitation *w*.
capacitive/*adj*: kapazitiv.
capacitor/*n*: Kondensor *m*.
capacitor-discharge generator: Kondensatorgenerator *m*.
capacity/*n*: Kapazität *w*; **binding** ~ Bindungskapazität *w*; **diffusing** ~ Diffusionskapazität *w*; **forced vital** ~ Sekundenkapazität *w*; **functional residual** ~ funktionelle Residualkapazität *w*; **inspiratory** ~ Inspirationskapazität *w*; **iron-binding** ~ Eisenbindungskapazität *w*; **maximal breathing** ~ Atemgrenzwert *m*; **maximal respiratory** ~ Atemgrenzwert *m*; **maximal tubulary excretory** ~ maximale tubuläre Ausscheidungskapazität *w*; **mental** ~ geistige Fähigkeit *w*; **procreative** ~ Zeugungsfähigkeit *w*; **pulmonary diffusing** ~ pulmonale Diffusionskapazität *w*; **respiratory** ~ Atemgrenzwert *m*; **thermal** ~ Wärmekapazität *w*; **timed vital** ~ Sekundenkapazität *w*; **vital** ~ Vitalkapazität *w*.
capacity test: Fähigkeitstest *m*.
CAP binding site: CAP-Bindungsstelle *w*.
cap crown: Bandkrone *w*.
Capgras syndrome: Capgras-Syndrom *s*.
capillaria/*n*: Capillaria.
capillariasis/*n*: Capillariasis *w*.
capillarioscopy/*n*: Kapillarmikroskopie *w*, Mikroangioskopie *w*.
capillaritis/*n*: Kapillaritis *w*.
capillarity/*n*: Kapillarität *w*.
capillary/*n*, *adj*: 1. Kapillare *w*, Kapillargefäß *s*; 2. kapillär.
capillary drainage: Fadendrainage *w*.
capillary fragility: Kapillarfragilität *w*.
capillary loop: Kapillarschleife *w*.
capillary pulse: Kapillarpuls *m*, Quincke-Puls *m*.
capillary resistance: Kapillarresistenz *w*.
capillary tube: Haargefäß *s*.
capillovenous/*adj*: kapillarvenös.

capistration/*n*: Phimose *w*.
capistrum/*n*: Capistrum *s*, Kornährenverband *m*.
capital/*adj*: kopf-.
capitate/*adj*: kopfförmig.
capitatum/*n*: Kapitatum *s*, Os capitatum.
capitular/*adj*: Capitulum-.
capitulum/*n*: Kapitulum *s*.
Caplan syndrome: Caplan-Syndrom *s*, Silikoarthrose *w*.
capnography/*n*: Kapnographie *w*.
capnohepatography/*n*: Kapnohepatographie *w*.
capnoidin/*n*: Capnoidin *s*.
capnometry/*n*: Kapnometrie *w*.
capnophilic/*adj*: kapnophil.
capping/*n*: Überkappung *w*, Deckeln *s*.
Capps reflex: Capps-Reflex *m*.
capreomycin/*n*: Capreomycin *s*.
capricious/*adj*: launenhaft.
capriloquism/*n*: Ägophonie *w*.
capsaicin/*n*: Capsaicin *s*.
capsicin/*n*: Capsicin *s*.
capsicol/*n*: Capsicol *s*.
capsicum/*n*: Capsicum *s*, spanischer Pfeffer *m*.
capsid/*n*: Kapsid *s*.
capsid protein: Kapselprotein *s*.
capsomere/*n*: Kapsomer *s*.
capsotomy/*n*: Kapsulotomie *w*.
capsula/*n*: Kapsel *w*, Capsula.
capsular/*adj*: kapsulär.
capsulated/*adj*: mit Kapsel, eingekapselt.
capsulation/*n*: Kapselfüllung *w*.
capsule/*n*: Kapsel *w*, Capsula; **acoustic** ~ Hörbläschen *s*; **adipose** ~ Fettkapsel *w*; **adrenal** ~ Nebenniere *w*; **articular** ~ Gelenkkapsel *w*; **atrabiliary** ~ Nebenniere *w*; **auditory** ~ Hörbläschen *s*; **crystalline** ~ Linsenkapsel *w*; **dental** ~ Periodontium *s*; **enteric** ~ Magenkapsel *w*; **external** ~ Capsula externa; **fibrous** ~ Capsula fibrosa; **internal** ~ Capsula interna; **nasal** ~ Riechgrube *w*; **olfactory** ~ Riechgrube *w*; **optic** ~ Augenbläschen *s*; **otic** ~ Hörbläschen *s*; **perinephric** ~ Nierenkapsel *w*; **poppy** ~ Mohn *m*; **serous** ~ Capsula serosa; **reducing** ~ Reduktionskapsel *w*; **suprarenal** ~ Nebenniere *w*; **synovial** ~ Gelenkkapsel *w*, Synovialkapsel *w*.
capsulectomy/*n*: Kapsulektomie *w*; **renal** ~ Nierenkapselentfernung *w*, Nierendekapsulation *w*.
capsule of the kidney, adipose: Nierenfettkapsel *w*.
capsule of the lens: Linsenkapsel *w*.
capsule swelling reaction: Quellungsreaktion *w*.
capsulitis/*n*: Kapselentzündung *w*; **adhesive** ~ adhäsive Bursitis *w*; **hepatic** ~ Perihepatitis *w*.
capsuloplasty/*n*: Kapselplastik *w*.
capsulorrhaphy/*n*: Kapselnaht *w*.
capsulotome/*n*: Kapselmesser *s*.
capsulotomy/*n*: Kapseleröffnung *w*.
captodiamine/*n*: Captodiamin *s*.
captopril/*n*: Captopril *s*.
capture/*n, vb*: 1. Aufnahme *w*, Einfangreaktion; 2. abfangen.
caput/*n*: Kopf *m*, Caput.
caramiphen/*n*: Caramiphen *s*.
caramiphen hydrochloride: Caramiphenhydrochlorid *s*.
carate/*n*: Pinta *w*.
caraway/*n*: Kümmel *m*.
carazolol/*n*: Carazolol *s*.
carbachol/*n*: Carbachol *s*.
carbacrylamine/*n*: Carbacrylamin *s*.
carbamate/*n*: Carbamat *s*.
carbamazepine/*n*: Carbamazepin *s*.
carbamic/*adj*: carbaminsauer.
carbamide/*n*: Harnstoff *m*.
carbamidine/*n*: Guanidin *s*.
carbamino/*n*: Carbamino *s*.
carbaminohemoglobin/*n*: Kohlensäurehämoglobin *s*.
carbamoyl/*n*: Carbamyl *s*.
carbamoylation/*n*: Carbamylierung *w*.
carbamoylphosphate: Carbamoylphosphat *s*.
carbamoyl-phosphate synthetase: Carbamoylphosphatsynthetase *w*.
carbamyl/*n*: Carbamyl *s*.
carbamylcholine/*n*: Carbachol *s*.

carbamylphosphate

carbamylphosphate: Carbamylphosphat s.
carbarsone/n: Carbarson s.
carbasus/n: Mull m.
carbazochrome/n: Carbazochrom s.
carbenicillin/n: Carbenicillin s.
carbenoxolone/n: Carbenoxolon s.
carbetapentane citrate: Pentoxyverincitrat s.
carbhemoglobin/n: Kohlensäurehämoglobin s.
carbide/n: Karbid s.
carbidopa/n: Carbidopa s.
carbimazole/n: Carbimazol s.
carbinol/n: Methanol s.
carbinoxamine/n: Carbinoxamin s.
carbinoxamine maleate: Carbinoxaminmaleat s.
carboanhydrase/n: Karboanhydrase w.
carbobenzoxy/n: Benzyloxykarbonyl s.
carbocisteine/n: Carbocistein s.
carbocromen/n: Carbocromen s.
carbodiimide/n: Carbodiimid s.
carbohydrase/n: Karbohydrase w.
carbohydrate/n: Kohlenhydrat s.
carbohydrate exchange: Kohlenhydrataustausch m.
carbohydrate exchange unit: Broteinheit w.
carbohydrate test: Schiff-Test m.
carbohydrate tolerance test: Kohlenhydrattoleranztest m.
carbolfuchsin/n: Karbolfuchsin s.
carbolism/n: Karbolismus m.
carbolonium bromide: Hexcarbacholinbromid s.
carbomycin/n: Carbomycin s.
carbon/n: Kohlenstoff m, Kohle w.
carbonate/n, adj, vb: 1. Karbonat s; 2. karbonsauer; 3. karbonisieren.
carbonated/adj: kohlensäurehaltig.
carbonate dehydrogenase: Karbonatdehydrogenase w.
carbon atom: Kohlenstoffatom s.
carbon compound: Kohlenstoffverbindung w.
carbon cycle: Kohlenstoffkreislauf m.

carbon dioxide: Kohlendioxid s.
carbon dioxide acidosis: respiratorische Azidose w.
carbonic/adj: kohlenstoffhaltig, Kohlen-.
carboniferous/adj: kohlehaltig.
carbonization/n: Verkohlung w.
carbon monoxide: Kohlenmonoxid s.
carbon monoxide poisoning: Kohlenmonoxidvergiftung w.
carbon source: Kohlenstofflieferant m.
carbon tetrachloride: Tetrachlorkohlenstoff m.
carboxamide/n: Carbonsäureamid s.
carboxybiotin/n: Carboxybiotin s.
carboxyhemoglobin/n: Kohlenmonoxidhämoglobin s, Carboxy-Hb s, CO-Hb.
carboxylase/n: Carboxylase w.
carboxylation/n: Carboxylierung w.
carboxylesterase/n: Carboxylesterase w.
carboxyl-terminal/adj: C-terminal.
carboxyltransferase/n: Carboxyltransferase w.
carboxy-lyase: Carboxylase w.
carboxymethyl cellulose: Carboxymethylzellulose w.
carboxymethyltrimethylammoniumdihydrogencitrat/n: Beta-Indihydrogencitrat s.
carboxypeptidase/n: Carboxypeptidase w.
carboxysome/n: Karboxysom s.
carboy/n: Korbflasche w.
carbromal/n: Carbromal s.
carbuncle/n: Karbunkel m; **malignant** ~ Hautmilzbrand m; **renal** ~ Nierenabszeß m.
carbuncular/adj: Karbunkel-.
carbutamide/n: Carbutamid s.
carbuterol/n: Carbuterol s.
carcinectomy/n: chirurgische Tumorentfernung w.
carcino-: Karzino-.
carcinoembryonic/adj: karzinoembryonal.
carcinogen/n: Karzinogen s.
carcinogenesis/n: Karzinogenese w.
carcinogenic/adj: karzinogen.

carcinogenicity/*n*: Karzinogenität *w*.
carcinoid/*n*: Karzinoid *s*.
carcinoid flush: Karzinoidflush *m*.
carcinoid heart syndrome: Karzinoidsyndrom *s*.
carcinoid syndrome: Karzinoidsyndrom *s*.
carcinology/*n*: Onkologie *w*.
carcinolysin/*n*: karzinolytische Substanz *w*.
carcinolysis/*n*: Tumorlyse *w*.
carcinolytic/*adj*: karzinolytisch.
carcinoma/*n*: Karzinom *s*; **acinar** ~ Azinuszellkarzinom *s*; **acinar cell** ~ Azinuszellkarzinom *s*; **acinous** ~ Azinuszellkarzinom *s*; **adenoid cystic** ~ Zylindrom *s*; **adenosquamous** ~ Adenoepitheliom *s*; **alveolar cell** ~ Alveolarzellkarzinom *s*; **anaplastic** ~ entdifferenziertes Karzinom *s*; **anaplastic thyroid** ~ anaplastisches Schilddrüsenkarzinom *s*; **argentaffin** ~ argentaffines Karzinom *s*; **basal cell** ~ Basaliom *s*, Basalzellkarzinom *s*; **basaloid** ~ basaloides Plattenepithelkarzinom *s*; **basosquamous** ~ Intermediärzellkarzinom *s*; **branchiogenic** ~ branchiogenes Karzinom *s*; **bronchioalveolar** ~ bronchoalveoläres Karzinom *s*; **cerebriform** ~ medulläres Karzinom *s*; **clear cell** ~ Helle-Zellen-Karzinom *s*, Nierenzellkarzinom *s*; **colloid** ~ Gallertkrebs *m*; **cylindrical** ~ Zylinderzellkarzinom *s*; **desmoplastic** ~ szirrhöses Karzinom *s*; **ductal papillary** ~ Papillengangkarzinom *s*; **embryonal** ~ embryonales Karzinom *s*; **epidermous** ~ Plattenepithelkarzinom *s*; **exophytic** ~ exophytisch wachsendes Karzinom *s*; **follicular** ~ folliküläres Karzinom *s*; **fungating** ~ fungusartiges Karzinom *s*; **gastric** ~ Magenkarzinom *s*; **gelatiniform** ~ Gallertkrebs *m*; **giant cell** ~ Riesenkarzinom *s*; **glandular** ~ Adenokarzinom *s*; **glottic** ~ Glottiskarzinom *s*; **granular cell** ~ Granulosazelltumor *m*; **hepatocellular** ~ hepatozelluläres Karzinom *s*, Leberzellkarzinom *s*; **hypernephroid** ~ Nierenzellkarzinom *s*; **intermediary** ~ Intermediärzellkarzinom *s*; **intraepidermal** ~ Carcinoma in situ; **intraepithelial** ~ Carcinoma in situ; **lobular** ~ Carcinoma lobulare; **lymphoepithelial** ~ Lymphoepitheliom *s*; **medullary** ~ Markschwammkarzinom *s*; **metatypical** ~ Plattenepithelkarzinom *s*; **mucinous** ~ Gallertkarzinom *s*; **mucocellular** ~ Siegelringzellkarzinom *s*; **mucoepidermoid** ~ schleimbildendes Adenokarzinom *s*; **mucoid** ~ Gallertkarzinom *s*; **mucous** ~ Gallertkarzinom *s*; **nasopharyngeal** ~ Nasopharynxkarzinom *s*; **nonencapsulated sclerosing** ~ sklerosierendes Schilddrüsenkarzinom *s*; **occult** ~ okkultes Karzinom *s*; **oncocytic** ~ Onkozytom *s*; **oxyphilic** ~ Hürthle-Zelltumor *m*; **papillary** ~ Papillokarzinom *s*, Zottenkrebs *m*; **papillary thyroid** ~ papilläres Schilddrüsenkarzinom *s*; **polypoid** ~ polypoides Karzinom *s*; **rectal** ~ Rektumkarzinom *s*; **renal cell** ~ Nierenzellkarzinom *s*; **scirrhous** ~ szirrhöses Karzinom *s*; **sebaceous** ~ Talgdrüsenkarzinom *s*; **seminal** ~ Seminom *s*; **small-cell** ~ kleinzelliges Karzinom *s*; **spinous cell** ~ Plattenepithelkarzinom *s*; **teratoid** ~ Teratokarzinom *s*; **trabecular** ~ trabekuläres Karzinom *s*; **transitional cell** ~ Übergangsepithelkarzinom *s*; **undifferentiated** ~ undifferenziertes Karzinom *s*; **verrucous** ~ verruköses Plattenepithelkarzinom *s*; **villous** ~ Zottenkrebs *m*.
carcinoma of the urinary bladder: Harnblasenkarzinom *s*.
carcinomatosis/*n*: Karzinomatose *w*;
 peritoneal ~ Peritonealkarzinose *w*.
carcinomatous/*adj*: karzinomatös.
carcinoma with productive fibrosis: Gallertkrebs *m*.
carcinomectomy/*n*: chirurgische Tumorentfernung *w*.
carcinophobia/*n*: Karzinophobie *w*, Krebsangst *w*.
carcinosarcoma/*n*: Karzinosarkom *s*.
carcinosectomy/*n*: chirurgische Tumorentfernung *w*.

carcinosis/*n*: Karzinomatose *w*.
carcinostatic/*adj*: karzinostatisch.
cardamine/*n*: Wiesenkresse *w*.
cardenolide/*n*: Cardenolid *s*.
Carden's amputation: Carden-Operation *w*, interkondyläre osteoplastische Oberschenkelamputation *w*.
cardiac/*n, adj*: 1. Herzpatient *m*, Herzmittel *s*; 2. kardial.
cardiac-phase-controlled: herzphasengesteuert.
cardial/*adj*: Cardia-, kardial.
cardialgia/*n*: Kardialgie *w*, Herzschmerzen.
cardiant/*n*: herzwirksame Substanz *w*.
cardiasthma/*n*: Herzasthma *s*.
cardiectasis/*n*: Herzdilatation *w*.
cardiectomy/*n*: Kardiektomie *w*.
cardinal/*adj*: kardinal, Haupt-.
cardio-: Kardio-, Herz-.
cardioactive/*adj*: herzwirksam.
cardioangiography/*n*: Angiokardiographie *w*.
cardioangiology/*n*: Angiokardiologie *w*.
cardioaortic/*adj*: Herz-Aorta-.
cardioarterial/*adj*: Herz-Arterien-.
cardiocentesis/*n*: Ventrikelpunktion *w*.
cardiochalasia/*n*: Kardiachalasie *w*.
cardiocirrhosis/*n*: kardiogene Leberzirrhose *w*.
cardiodynamic/*adj*: herzdynamisch.
cardiodynamics/*n*: Herzdynamik *w*.
cardiodynia/*n*: Herzschmerz *m*.
cardioesophageal/*adj*: Kardia-Ösophagus-.
cardiogenesis/*n*: Herzentwicklung *w*.
cardiogenic/*adj*: kardiogen.
cardiogram/*n*: Kardiogramm *s*.
cardiograph/*n*: Kardiograph *m*.
cardiography/*n*: Kardiographie *w*.
cardiohepatic/*adj*: kardiohepatisch.
cardioid/*adj*: herzförmig.
cardioinhibitor/*n*: die Herzaktion hemmendes Medikament *s*.
cardioinhibitory/*adj*: kardioinhibitorisch.
cardiokinetic/*adj*: kardiokinetisch.
cardiokymogram/*n*: Kymokardiogramm *s*.

cardiokymography/*n*: Kardiokymographie *w*.
cardiolipin/*n*: Kardiolipin *s*.
cardiolipin test: Kardiolipinflockungsreaktion *w*.
cardiolith/*n*: kardiales Konkrement *s*.
cardiology/*n*: Kardiologie *w*.
cardiolysis/*n*: Kardiolyse *w*.
cardiomegaly/*n*: Kardiomegalie *w*, Herzvergrößerung *w*.
cardiomelanosis/*n*: kardiale Melaninablagerung *w*.
cardiometry/*n*: Kardiometrie *w*.
cardiomyoliposis/*n*: Herzverfettung *w*.
cardiomyopathy/*n*: Kardiomyopathie *w*; **alcoholic** ~ alkoholische Kardiomyopathie *w*; **diabetic** ~ diabetische Kardiomyopathie *w*; **familial** ~ hereditäre Kardiomyopathie *w*; **fatty** ~ Herzverfettung *w*; **hypertrophic** ~ hypertrophe Kardiomyopathie *w*; **nonobstructive hypertrophic** ~ nichtobstruktive Kardiomyopathie *w*; **obstructive hypertrophic** ~ obstruktive hypertrophe Kardiomyopathie *w*; **thyrotoxic** ~ thyreotoxische Kardiomyopathie *w*; **toxic** ~ toxische Kardiomyopathie *w*.
cardiomyotomy/*n*: Kardiomyotomie *w*.
cardionector/*n*: Reizleitungssystem *des* Herzens.
cardionephric/*adj*: kardiorenal.
cardiopaludism/*n*: Malariaherz *s*.
cardiopathic/*adj*: Herzerkrankungs-.
cardiopathy/*n*: Kardiopathie *w*.
cardiopericardiopexy/*n*: Kardioperikardiopexie *w*.
cardiopericarditis/*n*: Myoperikarditis *w*.
cardioplasty/*n*: Ösophagogastroplastik *w*.
cardioplegia/*n*: Kardioplegie *w*.
cardioplegic/*adj*: kardioplegisch.
cardiopneumatic/*adj*: kardiorespiratorisch.
cardiopneumopexy/*n*: Kardiopneumopexie *w*.
cardioptosia/*n*: Kardioptose *w*.
cardioptosis/*n*: Kardioptose *w*.
cardiopulmonary/*adj*: kardiopulmonal.

cardiopuncture/*n*: Herzpunktion *w*.
cardiorenal/*adj*: kardiorenal.
cardiorespiratory/*adj*: Herz-Atmungs-.
cardiorrhaphy/*n*: Herznaht *w*.
cardiorrhexis/*n*: Herzruptur *w*.
cardiospasm/*n*: Kardiospasmus *m*, Kardiaachalasie *w*.
cardiotachymetry/*n*: Kardiotachographie *w*.
cardiotocogram/*n*: Kardiotokogramm *s*.
cardiotocography/*n*: Kardiotokographie *w*.
cardiotomy/*n*: Kardiotomie *w*.
cardiotonic/*n, adj*: 1. Cardiotonicum *s*, herzstärkendes Mittel *s*; 2. herzstärkend.
cardiotopography/*n*: Topographie des Herzens.
cardiotoxic/*adj*: kardiotoxisch.
cardiotoxin/*n*: Kardiotoxin *s*.
cardiovalvulotomy/*n*: Valvulotomie *w*.
cardiovascular/*adj*: kardiovaskulär, Herz-Kreislauf-.
cardiovectography/*n*: Vektorkardiographie *w*.
cardioversion/*n*: Kardioversion *w*.
cardioverter/*n*: Defibrillator *m*.
cardiovirus/*n*: Kardiovirus *m*.
carditic/*adj*: karditisch.
carditis/*n*: Karditis *w*; **acute rheumatic** ~ akute rheumatische Karditis *w*; **streptococcal** ~ Streptokokkenkarditis *w*; **verrucous** ~ verruköse Endokarditis *w*.
care/*n, vb*: 1. Betreuung *w*, Pflege *w*; **acute** ~ Akutpflege *w*; **ambulatory** ~ ambulante Versorgung *w*; **critical** ~ Intensivpflege *w*; **domiciliary** ~ Hauspflege *w*; **extended** ~ Langzeitbetreuung *w*; **intensive** ~ Intensivpflege *w*; **long-term** ~ Langzeitbetreuung *w*; **medical** ~ ärztliche Versorgung *w*; **minimal** ~ Grundversorgung *w*; **nursing** ~ Krankenpflege *w*; **prenatal** ~ Schwangerenbetreuung *w*; **primary** ~ Grundversorgung *w*; **secondary** ~ fachärztliche Betreuung *w*; **terminal** ~ Sterbebegleitung *w*; 2. betreuen, pflegen.
care for the aged: Altenbetreuung *w*.
caregiving/*n*: Pflege *w*.

care unit, intensive [*abbr*] **ICU**: Intensivstation *w*.
Carey-Coombs murmur: Carey-Coombs-Geräusch *s*.
Carhart's dip: Carhart-Senke *w*.
Carhart's test: Carhart-Schwellenschwundtest *m*.
caribi/*n*: Caribi *s*.
caries/*n*: Karies *w*; **central** ~ zentrale Knochenkaries *w*; **dental** ~ Zahnkaries *w*; **dry** ~ Caries sicca; **spinal** ~ Wirbelsäulentuberkulose *w*.
caries activity index, dental: Zahnkariesaktivitätsindex *m*.
carinate/*adj*: kielförmig, carinatus.
carination/*n*: kielförmiger Teil *m*.
cariogenesis/*n*: Kariesentstehung *w*.
cariogenic/*adj*: kariesfördernd.
cariogenicity/*n*: Kariesverursachung *w*.
cariosity/*n*: Karies *w*.
carious/*adj*: kariös.
carisoprodol/*n*: Carisoprodol *s*.
Carlens tube: Carlens-Tubus *m*.
Carleton spots: Carleton-Flecken.
Carlsbad salt: Karlsbader Salz *s*.
carmalum/*n*: Karmalaun *s*.
Carman's meniscus sign: Carman-Meniskuszeichen *s*.
carminative/*n, adj*: 1. Karminativum *s*; 2. karminativ.
carmine/*n, adj*: 1. Karmin *s*; 2. karminrot.
carmine red: 1. Karminrot *s*; 2. karminrot.
carmustine/*n*: Carmustin *s*.
carneous/*adj*: fleischig.
carnitine/*n*: Carnitin *s*.
carnitine deficiency: Carnitinmangelkrankheit *w*.
carnivore/*n*: Karnivore *m*.
carnivorous/*adj*: fleischfressend.
Carnochan's operation: Carnochan-Operation *w*.
carnosine/*n*: Karnosin *s*.
carnosinemia/*n*: Karnosinämie *w*.
Carnot's function: Carnot-Funktion *w*.
Caroli's disease: Caroli-Syndrom *s*.
carotene/*n*: Karotin *s*.
carotenemia/*n*: Hyperkarotinämie *w*.

carotenoid/*n*: Karotinoid *s*.
carotenosis/*n*: Hyperkarotinämie *w*.
carotid/*n*: Karotide *w*, Arteria carotis.
carotid body reflex: Karotissinusreflex *m*.
carotid sinus reflex: Karotissinusreflex *m*.
carotid stenosis: Karotisstenose *w*.
carotinemia/*n*: Hyperkarotinämie *w*.
carotinoderma/*n*: Karotinoderm *s*.
carotinosis/*n*: Hyperkarotinämie *w*.
carp-: Karpo-.
carpal/*adj*: karpal.
carpectomy/*n*: Karpektomie *w*.
Carpenter syndrome: Carpenter-Syndrom *s*, Akrozephalosyndaktylie *w*.
carphology/*n*: Karphologie *w*.
carpocarpal/*adj*: karpokarpal.
carpometacarpal/*adj*: karpometakarpal.
carpophalangeal/*adj*: karpophalangeal.
carpoptosis/*n*: Fallhand *w*.
Carpue's rhinoplasty: indische Rhinoplastik *w*.
Carrel's flask: Carrel-Kolben *m*.
Carrel's patch: Carrel-Patch *m*.
carrier/*n*: Träger *m*, Vektor *m*; **active** ~ aktiver Träger *m*; **chronic** ~ Dauerausscheider *m*; **closed** ~ nicht infektiöser Keimträger *m*; **convalescent** ~ Dauerausscheider *m*; **genetic** ~ Heterozygot *m*; **healthy** ~ gesunder Krankheitsträger *m*; **intermittent** ~ intermittierender Ausscheider *m*; **isotopic** ~ Isotopenträger *m*.
carrier diffusion: Trägerdiffusion *w*.
carrier-free/*adj*: trägerfrei.
carrier frequency: Trägerfrequenz *w*.
carrier protein: Trägerprotein *s*.
carrier state: Übertragungsstadium *s*.
Carrión's disease: Carrión-Krankheit *w*, Bartonellose *w*.
carrot/*n*: Mohrrübe *w*.
Carr-Price test: Carr-Price-Reaktion *w*.
carry/*vb*: übertragen, tragen.
carrying capacity: Sättigungskapazität *w*.
carsickness/*n*: Kinetose *w*.
carteolol/*n*: Carteolol *s*.
Carter's mycetoma: Carter-Krankheit *w*, Myzetom *s*, Madurafuß *m*.
cartilage/*n*: Knorpel *m*, Cartilago; **articular** ~ Gelenkknorpel *m*; **costal** ~ Rippenknorpel *m*; **elastic** ~ elastischer Knorpel *m*; **embryonic** ~ embryonales Knorpelgewebe *w*; **fibrous** ~ Faserknorpel *m*; **hyaline** ~ hyaliner Knorpel *m*; **investing** ~ Gelenkknorpel *m*; **ossifying** ~ ossifizierender Knorpel *m*; **parenchymatous** ~ Zellknorpel *m*; **temporary** ~ ossifizierender Knorpel *m*.
cartilage cell: Chondrozyt *m*.
cartilage corpuscle: Chondrozyt *m*.
cartilage-hair hypoplasia: Knorpel-Haar-Hypoplasie *w*, McKusik-Syndrom *s*.
cartilaginification/*n*: Knorpelbildung *w*.
cartilaginiform/*adj*: knorpelartig.
cartilaginoid/*adj*: knorpelartig.
cartilagotropic/*adj*: mit Knorpelbildungstendenz.
cartridge/*n*: Patrone *w*.
caruncle/*n*: Karunkel *w*, Caruncula.
Carus curve: Carus-Krümmung *w*.
carver/*n*: Tranchiermesser *s*.
carzenide/*n*: Carzenid *s*.
Casal's collar: Casal-Halsband *s*.
Casal's necklace: Casal-Halsband *s*.
cascade/*n*: Kaskade *w*.
cascade hypothesis of coagulation: Kaskadenhypothese der Blutgerinnung.
cascade process: Stufenprozeß *m*.
cascade reaction: Kaskadenreaktion *w*.
cascade stomach: Kaskadenmagen *m*.
cascara/*n*: Cascara.
case/*n*: 1. Fall *m*; 2. Tasche *w*; **medical** ~ Arzttasche *w*, Bereitschaftstasche *w*.
caseate/*vb*: verkäsen.
caseation/*n*: Verkäsung *w*.
caseation necrosis: käsige Nekrose *w*.
casebook/*n*: Patientenbuch *s*.
case-control/*adj*: Fall-Kontroll-.
case-fatality rate: Zahl der Krankheitsfälle bezogen auf die Sterblichkeit.
case history: Krankengeschichte *w*, Anamnese *w*.
casein/*n*: Kasein *s*.
casein hydrolysate: Kaseinhydrolysat *s*.
casein ointment: Kaseinsalbe *w*.
caseinolytic/*adj*: kaseinolytisch.

case mix: diagnosebezogene Gruppe *w*.
caseous/*adj*: käsig, verkäsend.
case report: Kasuistik *w*.
case study: Fallstudie *w*.
case study method: Einzelfallmethode *w*.
case work: Case work *s*, Einzelfallarbeit *w*.
caseworm/*n*: Echinokokkus *m*.
Casoni skin test: Casoni-Intrakutantest *m*.
Caspar's ring opacity: Caspar-Trübung *w*.
Casper's catheter: Casper-Katheter *m*.
cassette/*n*: Filmkassette *w*.
cassette box: Kassettenkasten *m*.
cassette changer: Kassettenwechsler *m*.
cassette holder: Kassettenhalter *m*.
cassette insertion: Kassetteneinschub *m*.
cassette mutagenesis: Kassettenmutagenese *w*.
cassette size: Kassettengröße *w*.
Cassidy syndrome: Cassidy-Scholte-Syndrom *s*, Karzinoidsyndrom *s*.
Cassirer syndrome: Cassirer-Syndrom *s*.
cast/*n, vb*: 1. Gips *m*, Abdruck *m*, Zylinder *m*; **bacterial** ~ Bakterienzylinder *m*; **dental** ~ Zahnabdruck *m*; **epithelial** ~ Epithelzylinder *m*; **false** ~ Pseudozylinder *m*; **fatty** ~ Fettzylinder *m*; **fibrinous** ~ Fibrinzylinder *m*; **hanging** ~ Hängegips *m*; **hyaline** ~ hyaliner Zylinder *m*; **pigmented** ~ Pigmentzylinder *m*; **renal** ~ Harnzylinder *m*; **urinary** ~ Harnzylinder *m*; **walking** ~ Gehgips *m*; **waxy** ~ Wachsabdruck *m*, Wachszylinder *m*; 2. abgießen, abformen.
cast bar splint: Gipsschiene *w*.
cast cutter: Gipssäge *w*.
Castellani-Low symptom: Castellani-Low-Zeichen *s*.
Castellani's bronchitis: Castellani-Krankheit *w*, Bronchospirochätose *w*.
Castellani solution: Castellani-Lösung *w*.
Castel's reagent: Castel-Reagens *s*.
casting/*n*: Abformen *s*.
cast iron struma: eisenharte Struma Riedel.
Castle's factor: Castle-Faktor *m*, Intrinsic factor *m*.
castor oil: Rizinusöl *s*.
castrate/*vb*: kastrieren.
castration/*n*: Kastrierung *w*; **male** ~ Orchiektomie *w*; **pharmacological** ~ medikamentöse Kastration *w*; **radiologic** ~ Strahlenkastration *w*; **surgical** ~ operative Kastration *w*.
castration anxiety: Kastrationsangst *w*.
castration complex: Kastrationskomplex *m*.
castroid/*n*: Kastrat *m*.
cast syndrome: Cast-Syndrom *s*.
casualty/*n*: Verletzter *m*, Unfallopfer *s*.
casualty officer: Unfallarzt *m*.
CAT [*abbr*] **computerized axial tomography**: Computertomographie *w*, CT.
catabasis/*n*: Nachlassen einer Krankheit.
catabatic/*adj*: nachlassend.
catabolic/*adj*: katabol.
catabolin/*n*: Katabolin *s*.
catabolism/*n*: Katabolismus *m*.
catabolite activator protein: Katabolitaktivatorprotein *s*.
catachol/*n*: Katachol *s*.
catacrotic/*adj*: katakrot.
catacrotism/*n*: Katakrotismus *m*.
catadicrotic/*adj*: katadikrot.
catadidymus/*n*: Katadidymus *m*.
catagen/*adj*: katagen.
catagenesis/*n*: Katagenese *w*, Rückbildungsphase *w*.
catagmatic/*adj*: knochenheilend.
catalase/*n*: Katalase *w*.
catalase test: Katalasetest *m*.
catalepsy/*n*: Katalepsie *w*.
catalogia/*n*: Verbigeration *w*.
catalysis/*n*: Katalyse *w*.
catalyst/*n*: Katalysator *m*.
catalyst activity: Katalysatorwirkung *w*.
catalyst poison: Katalysatorgift *s*.
catalytic/*adj*: katalytisch.
catalyze/*vb*: katalysieren.
catalyzer/*n*: Katalysator *m*.
catamenia/*n*: Menstruation *w*.
catamnesis/*n*: Katamnese *w*.
catamnestic/*adj*: katamnestisch.

cataphrenia/*n*: Pseudodemenz *w*.
cataphylaxis/*n*: Kataphylaxie *w*.
cataplasm/*n*: Kataplasma *s*.
cataplectic/*adj*: kataplektisch.
cataplexy/*n*: Kataplexie *w*.
cataract/*n*: Katarakt *w*, Star *m*, Linsentrübung *w*; **arborescent** ~ Cataracta arborescens; **axial** ~ Kernstar *m*; **axiliary** ~ Zentralstar *m*; **blue** ~ Cataracta punctata; **brunescent** ~ Cataracta brunescens; **capsular** ~ Kapselstar *m*; **capsulolenticular** ~ Kapselpolstar *m*; **central** ~ Zentralstar *m*; **cerulean** ~ Cataracta punctata; **complicated** ~ Cataracta complicata; **congenital membranous** ~ Cataracta congenita membranacea; **coronary** ~ Kranzstar *m*; **cortical** ~ Rindenstar *m*; **cystic** ~ Milchstar *m*; **diabetic** ~ diabetische Katarakt *w*; **dry-shelled** ~ Cataracta hypermaturata; **electrical** ~ Cataracta electrica, Blitzstar *m*; **embryonal nuclear** ~ embryonale Kernkatarakt *w*; **fibroid** ~ fibröse Pseudophakie *w*; **fluid** ~ Milchstar *m*, Morgagni-Katarakt *w*; **fusiform** ~ Spindelkatarakt *w*; **glaucomatous** ~ Glaukomkatarakt *w*; **gray** ~ grauer Star *m*; **green** ~ grüner Star *m*, Glaukom *s*; **hard** ~ Phakosklerose *w*; **heterochromic** ~ Heterochromiestar *m*; **hypermature** ~ Cataracta hypermaturata; **immature** ~ unreife Katarakt *w*; **infantile** ~ infantile Katarakt *w*; **intumescent** ~ Quellungskatarakt *w*; **juvenile** ~ Cataracta juvenilis; **lamellar** ~ Schichtstar *m*; **mature** ~ reife Katarakt *w*; **membranous** ~ Cataracta membranacea; **milky** ~ Milchstar *m*; **nuclear** ~ Kernstar *m*; **occupational** ~ berufsbedingte Katarakt *w*; **overripe** ~ Cataracta hypermaturata; **perinuclear** ~ Cataracta perinuclearis; **peripheral** ~ periphere Katarakt *w*; **polar** ~ Cataracta polaris; **punctate** ~ Cataracta punctata; **pyramidal** ~ Cataracta pyramidalis, Pyramidenstar *m*; **ripe** ~ reifer Star *m*, Cataracta maturata; **secondary** ~ Nachstar *m*; **senile** ~ Altersstar *m*, Cataracta senilis; **stellate** ~ Cataracta stellata, sternförmige Katarakt *w*; **subcapsular** ~ Cataracta subcapsularis; **sutural** ~ Nahtstar *m*; **zonular** ~ Schichtstar *m*.
cataract extraction: Staroperation *w*.
cataract needle: Kataraktnadel *w*.
cataractogenic/*adj*: linsentrübend.
cataractous/*adj*: linsentrübend.
cataract removal: Staroperation *w*.
catarrh/*n*: Katarrh *m*; **autumnal** ~ Heuschnupfen *m*; **postnasal** ~ Nasopharyngitis *w*; **vernal** ~ Frühjahrsheuschnupfen *m*.
catarrhal/*adj*: katarrhalisch.
catastalsis/*n*: Normoperistaltik *w*.
catastrophe/*n*: Katastrophe *w*.
catatasis/*n*: Längszug *m*.
catathymia/*n*: Katathymie *w*.
catathymic/*adj*: katathym.
catatonia/*n*: Katatonie *w*.
catatonic/*adj*: kataton.
catatonoid/*adj*: katatonieartig.
catatony/*n*: Katatonie *w*.
catatropia/*n*: Kataphorie *w*.
cat-bite fever: Katzenkratzkrankheit *w*.
catechol/*n*: Katechin *s*, Brenzkatechin *s*.
catecholamine/*n*: Katecholamin *s*.
catechol methyl ether: Guajakol *s*.
catechu/*n*: Katechin *s*.
category/*n*: Kategorie *w*.
catelectrotonic/*adj*: katelektrotonisch.
catelectrotonus/*n*: Katelektrotonus *m*.
catenated/*adj*: verkettet.
catenoid/*adj*: kettenförmig.
catenulate/*adj*: kettenförmig.
caterpillar conjunctivitis: Raupenhaarkonjunktivitis *w*.
caterpillar dermatitis: Raupenhaardermatitis *w*.
caterpillar ophthalmia: Raupenhaarophthalmie *w*,.
cat flea: Katzenfloh *m*.
catgut/*n*: Catgut *s*, Katzendarm *m*.
cath [*abbr*] **1. cathartic; 2. catheter**: 1. Abführmittel *s*; 2. Katheter *m*.
catharsis/*n*: Abführen *s*, Katharsis *w*.
cathartic/*n, adj*: 1 . Abführmittel *s*, Kathartikum *s*; 2. kathartisch, abführend.
cathect/*vb*: besetzen.

cathepsin/*n*: Kathepsin *s*.
catheresis/*n*: leichte Erschöpfung *w*.
catheretic/*adj*: schwächend, leicht ätzend.
catheter/*n*: Katheter *m*; **cardiac** ~ Herzkatheter *m*; **coaxial** ~ Koaxialkatheter *m*; **double-recurrent** ~ Doppellumenkatheter *m*; **eustachian** ~ Tubenkatheter *m*; **filiform-tipped** ~ Peitschenkatheter *m*; **flexible** ~ flexibler Katheter *m*; **indwelling** ~ Dauerkatheter *m*; **opaque** ~ schattengebender Katheter *m*; **oropharyngeal** ~ Mund-Rachen-Tubus *m*; **self-retaining** ~ selbsthaltender Katheter *m*; **soft** ~ flexibler Katheter *m*; **spiral-tip** ~ Spiralkatheter *m*; **tracheal** ~ Luftröhrenkatheter *m*; **two-way** ~ Zweiwegkatheter *m*; **whistle-tip** ~ Flötenspitzenkatheter *m*.
catheter angiography: Katheterangiographie *w*.
catheter angioplasty: Katheterangioplastik *w*.
catheter clip: Katheterklemme *w*.
catheter embolization: Katheterembolisation *w*.
catheter fever: Katheterfieber *s*.
catheterism/*n*: Katheterisierung *w*.
catheterization/*n*: Katheterisierung *w*; **cardiac** ~ Herzkatheterisierung *w*; **eustachian** ~ Tubenkatheterisierung *w*; **retrourethral** ~ retrourethraler Katheterismus *m*; **suprapubic** ~ suprapubische Blasenkatheterisierung *w*; **transseptal** ~ transseptale Katheterisierung *w*; **urethral** ~ Harnröhrenkatheterisierung *w*.
catheterize/*vb*: katheterisieren.
catheterostat/*n*: Katheterständer *m*.
catheter pacemaker: Katheterschrittmacher *m*; **transvenous** ~ transvenöser Schrittmacher *m*.
catheter tip: Katheterspitze *w*.
cathexis/*n*: Kathexis *w*, Besetzung *w*; **instinctual** ~ Triebbesetzung *w*; **purposive** ~ Zielbesetzung *w*; **retroactive** ~ regressive Besetzung *w*.
cathine/*n*: Cathin *s*, Norpseudoepinephrin *s*.
cathisophobia/*n*: Akathisie *w*.

cause of death, proximate

cathodal/*adj*: Kathoden-.
cathode/*n*: Kathode *w*.
cathode ray: Kathodenstrahl *m*.
cathode ray beam: Kathodenstrahlbündel *s*.
cathode ray oscillograph: Kathodenstrahloszillograph *m*.
cathode ray pencil: Kathodenstrahlbündel *s*.
catholicon/*n*: Universalheilmittel *s*.
cation/*n*: Kation *s*.
cation exchange: Kationenaustausch *m*.
cation exchange resin: Kationenaustauscherharz *s*.
cationic/*adj*: kationisch.
catmint/*n*: Minze *w*.
catoptrics/*n*: Katoptrik *w*.
cat-scratch fever: Katzenkratzkrankheit *w*.
cat's cry syndrome: Cri-du-chat-Syndrom *s*.
cat syndrome, crying: Cri-du-chat-Syndrom *s*.
cattle tapeworm: Rinderbandwurm *m*.
Caucasoid/*n*: kaukasoider Typ *m*.
caud-: Kauda-.
cauda/*n*: Schwanz *m*, Cauda.
caudad/*adj*: kaudalwärts.
caudal/*adj*: kaudal.
caudalward/*adj*: kaudalwärts.
caudate/*adj*: caudatus.
caudatum/*n*: Caudatum, Nucleus caudatus.
caul/*n*: Amnion *s*, Eihaut *w*.
cauliflower ear: Boxerohr *s*.
caumesthesia/*n*: Hitzegefühl *s*.
causal/*adj*: kausal.
causalgia/*n*: Kausalgie *w*.
causality/*n*: Kausalität *w*.
causation/*n*: Entstehung *w*, Verursachung *w*.
causative/*adj*: ursächlich.
cause/*n, vb*: 1. Ursache *w*, Krankheitsursache *w*; 2. verursachen, hervorrufen.
cause of death: Todesursache *w*; **contributory** ~ indirekte Todesursache *w*; **proximate** ~ unmittelbare Todesursache *w*;

cause of death, underlying

underlying ~ unmittelbare Todesursache w.
cause of disease: Krankheitsursache w.
caustic/n, adj: 1. Ätzmittel s; 2. ätzend, kaustisch.
cauter/n: Elektrokauter m.
cauterant/n: Ätzmittel s, Kaustikum s.
cauterization/n: Kauterisation w, cold ~ Kältekauterisation w; punctuate ~ Punktkauterisation w.
cauterize/vb: kauterisieren.
cautery/n: Kauterisation w; chemical ~ Chemokauterisation w; electric ~ Elektrokauterisation w.
caution/n: Vorsicht w.
caval/adj: kaval, Cava-.
cavalry bone: Reiterknochen m.
cavascope/n: Endoskop s.
cave/n: Höhle w, Cavum.
cavern/n: Kaverne w, Caverna.
cavernitis/n: Kavernitis w; fibrous ~ Peyronie-Krankheit w.
cavernoma/n: kavernöses Hämangiom s.
cavernomatous/adj: kavernomatös.
cavernositis/n: Kavernitis w.
cavernostomy/n: Körperhöhleneröffnung w.
cavernous/adj: kavernös.
cavitary/adj: kavitär, kavernös.
cavitate/vb: aushöhlen.
cavitation/n: Höhlenbildung w.
cavity/n: Höhle w, Cavitas; abdominal ~ Bauchhöhle w; allantoic ~ Allantoishöhle w; amniotic ~ Amnionhöhle w; buccal ~ Vestibulum oris; cardiac ~ Herzinnenraum m; coelomic ~ Zölom s; cranial ~ Schädelinneres s; dental ~ Zahnloch s; epidural ~ Epiduralraum m; glandular ~ Drüsenlumen s; nasal ~ Nasenhöhle w; oral ~ Mundhöhle w; pericardial ~ Perikardhöhle w; pleural ~ Pleuraspalte w; popliteal ~ Kniekehle w; primary nasal ~ Nasenhöhle w; subdural ~ Subduralraum m; thoracic ~ Brustraum m; tympanic ~ Paukenhöhle w; uterine ~ Gebärmutterhöhle w.
cavogram/n: Kavogramm s.

cavography/n: Kavographie w.
cavovalgus/n: Knickhohlfuß m.
Cazenave's disease: Lupus erythematodes.
CBC [abbr] complete blood count: vollständiges Blutbild s.
CBF [abbr] cerebral blood flow: zerebrale Durchblutung w.
CBG [abbr] coricosteroid-binding globulin: kortikosteroidbindendes Globulin s.
C bile: C-Galle w.
CCC [abbr] cathodal closure contraction: Kathodenschlußzuckung w.
C cell: C-Zelle w, parafollikuläre Zelle w.
CCK [abbr] cholecystokinin: Cholezystokinin s.
CCU [abbr] coronary care unit: kardiologische Intensivstation w.
CD [abbr] cardiovascular disease: Herz-Kreislauf-Erkrankung w.
CD50 [abbr] mean curative dose: mittlere kurative Dosis w.
CDP [abbr] cytidine diphosphate: Zytidindiphosphat s.
CDPcholine [abbr] cytidine diphosphate choline: Zytidindiphosphatcholin s.
CEA [abbr] carcinoembryonic antigen: karzinoembryonales Antigen s.
ceasmic/adj: mit embryonalen Spalten.
cecal/adj: zekal, blind, zökal.
cecectomy/n: Zäkumektomie w.
Cecil's operation: Cecil-Operation w.
cecitis/n: Zäkumentzündung w.
cercity/n: Blindheit w, Caecitas.
cecocele/n: Caecocele w.
caecocentral/adj: zentrozäkal.
cecocolon/n: Zäkum und Kolon.
cecocolopex/n: Zäkokolopexie w.
cecocolostomy/n: Kolozäkostomie w.
cecocystoplasty/n: Zäkozystoplastik w, Zäkumblase w.
cecoileostomy/n: Zäkoileostomie w.
cecopexy/n: Zäkopexie w.
cecoplication/n: Zäkoplikation w.
cecosigmoidostomy/n: Zäkosigmoidostomie w.

cell, human fibroblastoid

cecostomy/*n*: Zäkostomie *w*.
cecotomy/*n*: Zäkotomie *w*.
cecum/*n*: Zäkum *s*, Caecum.
cefaclor/*n*: Cefaclor *s*.
cefadroxil/*n*: Cefadroxil *s*.
cefalexin/*n*: Cefalexin *s*.
cefaloridine/*n*: Cefaloridin *s*.
cefalotin/*n*: Cefalotin *s*.
cefamandole/*n*: Cefamandol *s*.
cefazedone/*n*: Cefazedon *s*.
cefazolin/*n*: Cefazolin *s*.
cefmenoxime/*n*: Cefmenoxim *s*.
cefoperazone/*n*: Cefoperazon *s*.
cefotaxime/*n*: Cefotaxim *s*.
cefotetan/*n*: Cefotetan *s*.
cefotiam/*n*: Cefotiam *s*.
cefoxitin/*n*: Cefoxitin *s*.
cefradine/*n*: Cefradin *s*.
cefsulodin/*n*: Cefsulodin *s*.
ceftazidime/*n*: Ceftazidim *s*.
ceftifoxime/*n*: Ceftizoxim *s*.
ceftriaxone/*n*: Ceftriaxon *s*.
cefuroxime/*n*: Cefuroxim *s*.
cel-: Zöl-, Zölum-.
celandine/*n*: Feigwurz *m*.
-cele: -zele.
Celestin's tube: Celestin-Rohr *s*.
celiac/*adj*: zöliakal.
celiectomy/*n*: Bauchhöhleninzision *w*.
celiocolpotomy/*n*: Zöliokolpotomie *w*.
celioelytrotomy/*n*: Zöliokolpotomie *w*.
celioenterotomy/*n*: Laparoenterotomie *w*.
celiogastrotomy/*n*: Laparogastrotomie *w*.
celiohysterectomy/*n*: transabdominelle Hysterektomie *w*.
celiomeomectomy/*n*: transabdominelle Myomentfernung *w*.
celioparacentesis/*n*: Abdominozentese *w*.
celiopyosis/*n*: abdominelle Eiteransammlung *w*.
celiorrhaphy/*n*: Bauchnaht *w*.
celiotomy/*n*: Laparatomie *w*.
cell/*n*: Zelle *w*; **acid** ~ säureproduzierende Zelle *w*; **acidophilic** ~ Eosinophiler *m*; **acinic** ~ Azinuszelle *w*; **activated reticular** ~ aktivierte Retikulumzelle *w*; **adipose** ~ Fettzelle; **adventitial**~ Perizyt *m*;
agranular ~ ungekörnte Zelle *w*; **albuminous** ~ seröse Zelle *w*; **alveolar** ~ Pneumozyt *m*; **amacrine** ~ amakrine Zelle *w*; **ameboid** ~amöboide Zelle *w*; **anaplastic** ~ undifferenzierte Zelle *w*; **apocrine** ~ apokrine Zelle *w*; **apolar** ~ apolares Neuron *s*; **argentaffin** ~ argyrophile Zelle *w*; **auditory** ~ Hörzelle *w*; **basal** ~ Basalzelle *w*; **basal granular** ~ basalgekörnte Zelle *w*; **basilar** ~ Basalzelle *w*; **basophilic** ~ Basophiler *m*; **bipolar** ~ bipolares Neuron *s*; **bloated** ~ Gitterzelle *w*; **bronchic** ~ Lungenbläschen *s*; **cameloid** ~ Elliptozyt *m*; **caudate** ~ schwanzförmige Gliazelle *w*; **central** ~ Zentralzelle *w*; **ciliated** ~ Flimmerzelle *w*; **clear** ~ helle Zelle *w*; **columnar** ~ Säulenepithelzelle *w*; **crescent** ~ Halbmondzelle *w*; **cuboidal** ~ kubische Epithelzelle *w*; **cytomegalic** ~ Zytomegaliezelle *w*; **cytotoxic** ~ natürliche Killerzelle *w*, Natural Killer-Zelle *w*; **decidual** ~ Deziduazelle *w*; **deep** ~ Mesangiumzelle *w*; **delomorphous** ~ Belegzelle *w*, Parietalzelle *w*; **demilune** ~ Halbmondzelle *w*; **dendritic** ~ dendritische Zelle *w*; **ectodermal** ~ Ektodermzelle *w*; **electrochemical** ~ Batterie *w*; **embryonic** ~ embryonale Zelle *w*; **endothelial** ~ Endothelzelle *w*; **enterochromaffin** ~ enterochromaffine Zelle *w*; **ependymal** ~ Ependymzelle *w*; **epithelial** ~ Epithelzelle *w*; **epitheloid** ~ Epitheloidzelle *w*; **ethmoidal** ~ Cellula ethmoidalis; **fat** ~ Fettzelle *w*; **fixed** ~Bindegewebsmakrophage *m*; **flagellate** ~ begeißelte Zelle *w*; **flat bipolar** ~ flache bipolare Zelle *w*; **free** ~ freibewegliche Zelle *w*; **fusiform** ~ Spindelzelle *w*; **gemistocytic** ~ protoplasmatischer Astrozyt *m*; **giant** ~ Riesenzelle *w*; **giant pyramidal** ~ Betz-Zelle *w*; **glandular** ~ Drüsenzelle *w*; **glial** ~ Neuroglia *w*; **glomerular capsular** ~ Glomerulumkapselzelle *w*; **glomerular epithelial** ~ Deckzelle *w*, Podozyt *m*; **hairy** ~ hairy cell *w*, Haarzelle *w*; **hemopoietic** ~ hämatopoetische Zelle *w*; **hepatic** ~ Leberzelle *w*; **human fibroblastoid** ~ mesenchyma-

cell, hyperchromatic

le Zelle *w*; **hyperchromatic** ~ hyperchrome Zelle *w*; **immunocompetent** ~ Immunozyt *m*; **indifferent** ~ undifferenzierte Zelle *w*; **inflammatory** ~ Entzündungszelle *w*; **intercalated** ~ Interkalarzelle *w*; **intercapillary** ~ Mesangiumzelle *w*; **interfollicular** ~ C-Zelle *w*; **internuncial** ~ Interneuron *s*; **juvenile** ~ Metamyelozyt *m*; **juxtaglomerular** ~ Juxtaglomerulärzelle *w*, Goormaghtigh-Zelle *w*; **lining** ~ Randsaumzelle *w*; **luteal** ~ Lutealzelle *w*; **lymphoid** ~ Lymphozyt *m*; **macroglial** ~ Makroglia *w*; **malpighian** ~ Stachelzelle *w*; **medullary** ~ Markzelle *w*; **melanotropic** ~ melanotrope Zelle *w*; **mesangial** ~ Mesangiumzelle *w*; **microglial** ~ Mikroglia *w*; **mitral** ~ Mitralzelle *w*; **monocytoid** ~ monozytäre Zelle *w*; **monosynaptic** ~ monosynaptische Zelle *w*; **motile** ~ bewegliche Zelle *w*; **motor** ~ Motoneuron *s*; **mucous** ~ schleimsezernierende Zelle *w*; **multipolar** ~ multipolares Neuron *s*; **mural** ~ Wandzelle *w*; **myeloid** ~ myeloische Zelle *w*; **myoepithelial** ~ Korbzelle *w*; **myogenic** ~ Myoblast *m*; **myoid** ~ muskelartige Zelle *w*; **neuroglial** ~ Neuroglia *w*; **neurosecretory** ~ neurosekretorische Zelle *w*; **neurosensory** ~ neurosensorische Zelle *w*; **neutrophilic** ~ Neutrophiler *m*; **normal** ~ normale Zelle *w*; **nucleated** ~ kernhaltige Zelle *w*; **olfactory** ~ Riechzelle *w*; **oligodendroglial** ~ Oligodendroglia *w*; **osseous** ~ Osteozyt *m*; **osteogenic** ~ Osteoblast *m*; **oxyntic** ~ Parietalzelle *w*; **oxyphil** ~ Hürthle-Zelle *w*; **parafollicular** ~ C-Zelle *w*; **paraluteal** ~ Thekazelle *w*; **parietal** ~ Parietalzelle *w*; **peg** ~ Interkalarzelle *w*; **peptic** ~ säureproduzierende Zelle *w*; **pericapillary** ~ Perizyt *m*; **perineurial** ~ Perineuriumzelle *w*; **peripheral sensory** ~ periphere Sinneszelle *w*; **perivascular** ~ Perizyt *m*; **perivascular glial** ~ Mikroglia *w*; **pheochrome** ~ phäochrome Zelle *w*; **pineal** ~ Pinealozyt *m*; **pluripotent** ~ pluripotente Zelle *w*; **polar** ~ Polkörperchen *s*; **polyhedral** ~ polyedrische Zelle *w*; **polysynaptic** ~ polysynaptische Zelle *w*; **postmitotic** ~ postmitotische Zelle *w*; **primary embryonic** ~ primäre embryonale Zelle *w*; **primitive reticular** ~ primitive Retikulumzelle *w*; **pulmonary epithelial** ~ Pneumozyt *m*; **pyknotic** ~ pyknotische Zelle *w*; **pyramidal** ~ Pyramidenzelle *w*; **red** ~ Erythrozyt *m*; **renal tubular** ~ Nierentubuluszelle *w*; **reproductive** ~ Keimzelle *w*; **resting** ~ Ruhezelle *w*; **reticular** ~ Histiozyt *m*; **rhagiocrine** ~ Makrophage *m*; **secondary** ~ wiederaufladbare Batterie *w*; **segmented** ~ segmentierter Neutrophiler *m*; **seminal** ~ Samenblasenzelle *w*; **sensitized** ~ aktivierte Zelle *w*; **sensory** ~ Sinneszelle *w*; **serous** ~ seröse Zelle *w*; **sexual** ~ unreife Keimzelle *w*; **somatic** ~ Körperzelle *w*; **spermatogenic** ~ spermabildende Zelle *w*; **spur** ~ Akanthozyt *m*; **squamous** ~ Schuppenzelle *w*; **stellate** ~ Sternzelle *w*; **stippled** ~ gestippter Erythrozyt *m*; **supporting** ~ Stützzelle *w*; **sustenacular** ~ Stützzelle; **sympathetic formative** ~ Sympathoblast *m*; **sympathicotrophic** ~ Hiluszelle *w*; **sympathochromaffin** ~ Sympathogonia; **sympathotropic** ~ Hiluszelle *w*; **syncytial** ~ Synzytiumzelle *w*; **tactile** ~ Tastzelle *w*; **tapetal** ~ Tapetenschichtzelle *w*; **thecal** ~ Thekazelle *w*; **thymus-dependent** ~ T-Lymphozyt *m*; **thymus-derived** ~ T-Lymphozyt *m*; **totipotential** ~ omnipotente Zelle *w*; **transitional** ~ Übergangsepithelzelle *w*; **tubular** ~ Nierentubuluszelle *w*; **undifferentiated** ~ undifferenzierte Zelle *w*; **unipolar** ~ unipolares Neuron *s*; **vacuolated** ~ vakuolisierte Zelle *w*; **vegetative** ~ Ruhezelle *w*; **visual** ~ Sehzelle *w*; **wandering** ~ Wanderzelle *w*; **water-clear** ~ wasserhelle Zelle *w*, C-Zelle *w*; **white** ~ Leukozyt *m*; **zymogenic** ~ enzymsezernierende Zelle *w*.
cell arteritis, giant: Riesenzellarteriitis *w*.
cell assembly: Zellanordnung *w*.
cell bodies: zytoplasmatische Granula.
cell-bound/*adj*: zellständig.

cell bridges: Interzellularbrücken.
cell color index: Färbeindex *m*.
cell cone: Epithelperle *w*.
cell count: Zellzahl *w*; **red ~** Erythrozytenzahl *w*.
cell counter: Zellzählgerät *s*.
cell culture: Zellkultur *w*.
cell cycle: Zellzyklus *m*.
cell damage: Zellschädigung *w*.
cell death: Zelltod *m*.
cell debris: Zelltrümmer.
cell defense mechanism: zellulärer Abwehrmechanismus *m*.
cell differentiation: Zelldifferenzierung *w*.
cell division: Zellteilung *w*.
cell extract: Zellextrakt *m*.
cell fractionation: Zellfraktionierung *w*.
cell-free/*adj*: zellfrei.
cell growth: Zellwachstum *s*.
cell hybridization: Zellhybridisierung *w*.
celliferous/*adj*: von Zellen produziert.
cell inclusion: Zelleinschluß *m*.
cell islet, alveolar: Langerhans-Insel *w*.
cell junction: Zellverbindung *w*.
cell kinetics: Zellkinetik *w*.
cell line: Zellinie *w*.
cell mass: Zellmasse *w*.
cell-mediated/*adj*: zellulär vermittelt.
cell membrane: Zellmembran *w*.
cell metabolism: Zellstoffwechsel *m*.
cell movement: Zellbewegung *w*.
cell number: Zellzahl *w*.
cell of liver, stellate: Kupffer-Sternzelle *w*.
cell of thyroid: Schilddrüsenzelle *w*; **light ~** C-Zelle *w*.
celloidin/*n*: Celloidin *s*.
cell organ: Zellorganelle *w*.
cell poison: Zellgift *s*.
cell process: Zellfortsatz *m*.
cell replication: Zellreplikation *w*.
cell respiration: Zellatmung *w*.
cell sap: Hyaloplasma *s*.
cell separation: Zellseparation *w*.
cell surface antigen: Oberflächenantigen *s*.

cell surface glycoprotein: Membranglykoprotein *s*.
cell surface protein: Fibronektin *s*.
cell surface receptor: Zelloberflächenrezeptor *m*.
cell transformation: Zelltransformation *w*.
cell type: Zellart *w*.
cellul-: Zellulo-, Zell-.
cellular/*adj*: zellulär.
cellularity/*n*: Zellanteil *m*.
cellulase/*n*: Cellulase *w*, Zellulase *w*.
cellule/*n*: Zelle *w*, Cellula.
celluliferous/*adj*: zelltragend.
cellulitis/*n*: Zellulitis *w*.
celluloneuritis, acute anterior: Guillain-Barré-Syndrom *s*.
cellulosa/*n*: Zellschicht *w*.
cellulose/*n*: Zellulose *w*.
cellulose acetate: Zelluloseacetat *s*.
cellulotoxic/*adj*: Zellgift-.
cell volume, packed: Hämatokritwert *m*, Hk.
cell volume analyzer: Zellvolumenspektrometer *s*.
cell wall: Zellwand *w*.
celom/*n*: Zölom *s*.
celoscope/*n*: Endoskop *s*.
celosomia/*n*: Bauchwanddefekt *m*.
celothel/*n*: Mesothel *s*.
celotomy/*n*: Herniotomie *w*.
Celsius thermometer: Celsius-Thermometer *s*.
cement/*n*: Zement *m*; **dental ~** Zahnzement *m*; **intercellular ~** Zementin *s*.
cement corpuscle: Zementkörperchen *s*.
cement dust: Zementstaub *m*.
cementicle/*n*: Zementikel *s*.
cementin/*n*: Zementin *s*.
cementitis/*n*: Zementitis *w*.
cement line: Knochenzementlinie *w*.
cementoblast/*n*: Zementoblast *m*.
cementoblastoma/*n*: Zementom *s*.
cementoclast/*n*: Zementoklast *m*.
cementocyte/*n*: Zementkörperchen *s*.
cementogenesis/*n*: Zementbildung *w*.
cementoid/*adj*: zementartig.

cementoma/*n*: Zementom *s*.
cementopathia/*n*: Zementerkrankung *w*.
cementosis/*n*: Hyperzementose *w*.
cementum/*n*: Zement *m*, Cementum.
cemetery/*n*: Friedhof *m*.
cenesthesiopathy/*n*: Zönästhesie *w*.
cenogenesis/*n*: Kainogenese *w*.
center/*n*: Zentrum *s*, Mittelpunkt *m*, Centrum; **acoustic** ~ Hörzentrum *s*; **active** ~ aktive Region *w*; **anospinal** ~ spinales Reflexzentrum *s*; **apneustic** ~ Atmungszentrum *s*; **auditopsychic** ~ Wahrnehmungsfeld *s*; **auditory** ~ Hörzentrum *s*; **autonomic** ~ autonomes Zentrum *s*; **basilar** ~ basilärer Verknöcherungskern *m*; **bulbar respiratory** ~ medulläres Atemzentrum *s*; **cardiac** ~ Herzregulationszentrum *s*; **cardioaccelerating** ~ Akzeleratorzentrum *s*; **cardiovascular** ~ Vasomotorenzentrum *s*; **coughing** ~ Hustenzentrum *s*; **eupraxic** ~ Zentrum für Willkürbewegungen; **facial** ~ Fazialiskern *m*; **genital** ~ Erektionszentrum *s*; **genitospinal** ~ Erektionszentrum *s*; **germinal** ~ Keimzentrum *s*; **glossokinesthetic** ~ kortikales Areal für Zungenbewegungen; **glycogenic** ~ Zuckerzentrum *s*, Boden des IV. Ventrikels; **gustatory** ~ Geschmackszentrum *s*; **hypothalamic** ~ Hypothalamuskern *m*; **ideomotor** ~ ideomotorisches Zentrum *s*; **inhibitory** ~ inhibitorisches Areal *s*; **kinesthetic** ~ Kinästhesiezentrum *s*; **kinetic** ~ Zentrosom *s*; **medical** ~ medizinisches Zentrum *s*; **motor** ~ motorisches Zentrum *s*; **olfactory** ~ Riechzentrum *s*; **optical** ~ Sehzentrum *s*; **rectovesical** ~ Blasen-Mastdarm-Zentrum *s*; **respiratory** ~ Atemzentrum *s*; **salivary** ~ Salivationszentrum *s*; **semioval** ~ Centrum semiovale; **sensory** ~ sensorisches Rindenzentrum *s*; **somatosensory** ~ somatosensorisches Areal *s*; **spinal** ~ Rückenmarkzentrum *s*; **spinogenital** ~ Ejakulationszentrum *s*; **sudorific** ~ Schweißregulationszentrum *s*; **swallowing** ~ Schluckzentrum *s;* **tendinous** ~ Centrum tendineum; **thermoregulatory** ~ Thermoregulationszentrum *s*; **trophic** ~ trophisches Zentrum *s*; **vaso-inhibitory** ~ Vasomotorenhemmzentrum *s*; **vasomotor** ~ Vasomotorenzentrum *s*; **vasotonic** ~ Vasotonuszentrum *s*; **vesical** ~ Blasenzentrum *s*; **vesicospinal** ~ Blasenzentrum *s*; **visual** ~ Sehzentrum *s*; **vital** ~ Lebenszentrums, Atemzentrum *s*; **vomiting** ~ Brechzentrum *s*.
center cell, large cleaved follicular: Zentrozyt *m*.
center cell, large noncleaved follicular: Zentroblast *m*.
centered/*adj*: zentriert.
centering/*n*: Zentrierung *w*.
center of ossification: Ossifikationszentrum *s*.
center section: Mittelteil *m*.
centesis/*n*: Zentese *w*.
centigrade scale: Celsius-Skala *w*.
centile/*n*: Zentil *s*.
centrad/*adj*: zentralwärts.
centrage/*n*: Zentrierung *w*.
central/*adj*: zentral, centralis.
centre/*vb*: zentrieren.
centrencephalic/*adj*: zentrenzephal.
centric/*adj*: zentrisch.
centriciput/*n*: Kopfmitte *w*.
centrifugal/*adj*: zentrifugal.
centrifugation/*n*: Zentrifugation *w*.
centrifuge/*n, vb*: 1. Zentrifuge *w*; 2. zentrifugieren.
centrilobular/*adj*: zentrolobulär.
centriole/*n*: Zentriole *w*, Zentralkörperchen *s*.
centripetal/*adj*: zentripetal.
centroacinar/*adj*: zentroazinär.
centroblast/*n*: Zentroblast *m*.
centrocecal/*adj*: zentrozökal.
centrocyte/*n*: Zentrozyt *m*.
centrodesmose/*n*: Zentrodesmose *w*.
centrolecithal/*n*: zentrolezithal.
centrolobular/*adj*: zentrolobulär.
centromere/*n*: Zentromer *s*.
centromeric/*adj*: Zentromer-.
centronucleus/*n*: Amphinukleolus *m*.

centro-osteosclerosis/*n*: Myelofibrose *w*.
centrosclerosis/*n*: Myelofibrose *w*.
centrosome/*n*: Zentrosom *s*.
centrosphere/*n*: Zentrosphäre *w*.
cephal-: Zephalo-, Kephalo-.
cephalad/*adj*: kranialwärts.
cephalalgia/*n*: Kopfschmerz *m*; **pharyngotympanic** ~ Glossopharyngeusneuralgie *w*.
cephalalgic/*adj*: Kopfschmerz-.
cephalematocele/*n*: Kephalhämatom *s*.
cephalematoma/*n*: Kephalhämatom *s*.
cephalexin/*n*: Cefalexin *s*.
cephalgia/*n*: Kephalgie *w*, Kopfschmerz *m*.
cephalhematoma/*n*: Kephalhämatom *s*.
cephalhydrocele/*n*: Kephalohydrozele *w*.
cephalic/*adj*: kephalisch.
cephalin/*n*: Kephalin *s*.
cephalin coagulation time: Kephalingerinnungszeit *w*.
cephalin-kaolin coagulation time: Kephalin-Kaolin-Gerinnungszeit *w*.
cephalization/*n*: Kephalisation *w*.
cephalocathartic/*adj*: Kopf freimachend.
cephalocaudad/*adj*: vom Kopf zum kaudalen Ende.
cephalocaudal/*adj*: in Körperlängsrichtung.
cephalocele/*n*: Enzephalozele *w*.
cephalocyst/*n*: Larvenzyste *w*.
cephalodymus/*n*: Kephalopagus *m*.
cephalodynia/*n*: Kopfschmerz *m*.
cephalogenetic/*adj*: zephalogenetisch.
cephaloglycin/*n*: Cephaloglycin *s*.
cephalogram/*n*: Zephalogramm *s*.
cephalohematocele/*n*: Kephalohämatozele *w*.
cephalohematoma/*n*: Kephalhämatom *s*.
cephalohematoma in newborn: Geburtsgeschwulst *w*.
cephalomegaly/*n*: Makrozephalie *w*.
cephalomeningitis/*n*: Meningoenzephalitis *w*.
cephalometric/*adj*: kephalometrisch.
cephalometry/*n*: Kephalometrie *w*; **ultrasonic** ~ Ultraschall-Schädelumfangsbestimmung *w*.
cephalomotor/*adj*: Kopfbewegungen betreffend.
cephalonia/*n*: Megalenzephalie *w*.
cephalopagus/*n*: Kephalopagus *m*.
cephalopelvic/*adj*: Schädel-Becken-.
cephalopelvimetry/*n*: Bestimmung des Schädel-Becken-Verhältnisses.
cephaloplegia/*n*: Kopfmuskellähmung *w*.
cephalorachidian/*adj*: Schädel-Wirbelsäulen-.
cephaloridine/*n*: Cefaloridin *s*.
cephalosporin/*n*: Cephalosporin *s*.
cephalosporinase/*n*: Cephalosporinase *w*.
cephalostat/*n*: Kopfstütze *w*.
cephalothin/*n*: Cefalotin *s*.
cephalothoracoiliopagus/*n*: Kephalothorakoiliopagus *m*.
cephalothoracopagus/*n*: Kephalothorakopagus *m*.
cephalothorax/*n*: Kephalothorax *m*.
cephalotribe/*n*: Kephalotrib *m*.
cephalotripsy/*n*: Kephalotripsie *w*.
cephalotropic/*adj*: Affinität zum Hirngewebe aufweisend.
cephaloxia/*n*: Tortikollis *m*.
cephamycin/*n*: Cephamycin *s*.
ceptor/*n*: Rezeptor *m*; **chemical** ~ Chemorezeptor *m*.
ceraceous/*adj*: wachsartig.
ceramic/*n*: Keramikkristall *s*.
ceramics, dental: Zahnkeramik *w*.
ceramide/*n*: Ceramid *s*.
cerasine/*n*: Kerasin *s*.
cerat-: Kerato-, Horn-.
cerate/*n*: Zerat *s*, Wachssalbe *w*.
ceratectomy/*n*: Keratektomie *w*.
ceratin/*n*: Keratin *s*.
ceratitis/*n*: Keratitis *w*.
ceratocricoid/*adj*: keratokrikoid.
ceratophyllus/*n*: Ceratophyllus.
cercaria/*n*: Zerkarie *w*.
cercarial/*adj*: Zerkarien-.
cercaricidal/*adj*: zerkarizid.
cerclage/*n*: Cerclage *w*.
cercomer/*n*: Zerkomer *s*.
cercosporamycosis/*n*: Cercosporamykose

cerebellar

w, Zerkosporose w.
cerebellar/*adj*: zerebellär.
cerebellitis/*n*: Kleinhirnentzündung w.
cerebelloretinal/*adj*: zerebelloretinal.
cerebellorubrospinal/*adj*: zerebellorubrospinal.
cerebellospinal/*adj*: zerebellospinal.
cerebellothalamic/*adj*: zerebellothalamisch.
cerebellovestibular/*adj*: zerebellovestibulär.
cerebellum/*n*: Kleinhirn s, Cerebellum.
cerebr-: Zerebro-, Hirn-, Gehirn-.
cerebral/*adj*: zerebral.
cerebration/*n*: Hirntätigkeit w.
cerebriform/*adj*: hirnähnlich.
cerebrocardiac/*adj*: zerebrokardial.
cerebrocerebellar/*adj*: zerebrozerebellär.
cerebrocortical/*adj*: zerebrokortikal.
cerebrocranial/*adj*: Schädel-Hirn-.
cerebrohyphoid/*adj*: hirngewebsartig.
cerebromacular/*adj*: makulozerebral.
cerebromalacia/*n*: Enzephalomalazie w.
cerebromedullary/*adj*: zerebrospinal.
cerebromeningeal/*adj*: zerebromeningeal.
cerebromeningitis/*n*: Meningoenzephalitis w.
cerebro-ocular/*adj*: zerebrookulär.
cerebropathy/*n*: Hirnerkrankung w.
cerebropontine/*adj*: zerebropontin.
cerebropsychosis/*n*: hirnorganische Psychose w.
cerebrorachidian/*adj*: zerebrospinal.
cerebroretinal/*adj*: zerebroretinal.
cerebroside/*n*: Zerebrosid s.
cerebroside lipidosis: Zerebrosidose w.
cerebrosidosis/*n*: Zerebrosidose w.
cerebrosis/*n*: Hirnerkrankung w.
cerebrospinal/*adj*: zerebrospinal.
cerebrospinant/*n, adj*: 1. zerebral wirksames Mittel s; 2. zerebral wirksam.
cerebrostomy/*n*: Ventrikeleröffnung w.
cerebrotomy/*n*: Hirnsektion w.
cerebrotyphus/*n*: Typhusenzephalitis w.
cerebrovascular/*adj*: zerebrovaskulär.
cerebrum/*n*: Großhirn s, Cerebrum.

cerecloth/*n*: Wachstuch s.
cereolus/*n*: Harnröhrenbougie m.
cereous/*adj*: wachsartig, wächsern.
ceroid lipofuscin: Zeroidlipofuszin s.
ceroid lipofuscinosis/*n*: Zeroidlipofuszinose w; **infantile** ~ infantile Zeroidlipofuszinose w; **juvenile** ~ juvenile Zeroidlipofuszinose, Batten-Spielmeyer-Vogt-Syndrom s; **late infantile** ~ spätinfantile Zeroidlipofuszinose w, Jansky-Bielschowsky-Syndrom s.
ceroplasty/*n*: Wachsabdruck m.
certifiable/*adj*: meldepflichtig.
certificate/*n*: Zeugnis s, Bescheinigung w.
certification/*n*: Bescheinigung w.
certify/*vb*: bestätigen, für geisteskrank erklären.
ceruletide/*n*: Ceruletid s.
ceruloplasmin/*n*: Zäruloplasmin s.
cerumen/*n*: Zerumen s; **impacted** ~ Zeruminalpfropf m.
ceruminal/*adj*: Zeruminal-.
ceruminolysis/*n*: Zerumenauflösung w.
ceruminoma/*n*: Zeruminalpfropf m.
ceruminosis/*n*: exzessive Zerumensekretion w.
ceruminous/*adj*: Zeruminal-.
cervic-: Zerviko-, Zervix-.
cervical/*adj*: zervikal.
cervicalgia/*n*: Halsschmerz m.
cervicectomy/*n*: Zervixresektion w.
cervicispinal/*adj*: zervikospinal.
cervicitis/*n*: Zervizitis w.
cervicoauricular/*adj*: zervikoaurikular.
cervicobrachial/*n*: zervikobrachial.
cervicobrachialgia/*n*: Zervikobrachialgie w.
cervicobuccal/*adj*: bukkozervikal.
cervicocolpitis/*n*: Zervikokolpitis w.
cervicodorsal/*adj*: Hals-Rücken-.
cervicodynia/*n*: Halsschmerz m.
cervicohumeral/*adj*: zervikohumeral.
cervicomuscular/*adj*: zervikomuskulär.
cervicoplasty/*n*: Zervixplastik w.
cervicovaginal/*adj*: zervikovaginal.
cervicovaginitis/*n*: Zervikovaginitis w.
cervicovesical/*adj*: zervikovesikal.

cervix/*n*: Zervix *w*, Cervix.
cervix carcinoma: Zervixkarzinom *s*.
cervix mucus: Zervixschleim *m*.
cervix score: Zervix Score *m*.
CES [*abbr*] **central excitatory state**: zentralnervöser Erregungszustand *m*.
cesarean/*adj*: Kaiser-.
cesium [*abbr*] **Cs**: Caesium *s*, Cs.
cessation/*n*: Stillstand *m*.
Cestan-Raymond syndrome: Cestan-Raymond-Syndrom *s*, oberes Brückensyndrom *s*.
Cestan sign: Cestan-Zeichen *s*.
Cestan syndrome: Cestan-Syndrom *s*.
cesticidal/*adj*: Zestoden abtötend.
cestode/*n*: Zestode *w*, Bandwurm *m*.
cestodiasis/*n*: Zestodiasis *w*.
cestoid/*n*: bandwurmartig.
cetalkonium chloride: Cetalkoniumchlorid *s*.
cetane/*n*: Cetan *s*.
cetrimide/*n*: Cetrimid *s*.
cetrimonium bromide: Cetrimoniumbromid *s*.
cetylpridinium chloride: Cetylpridiniumchlorid *s*.
cevadine/*n*: Cevadin *s*.
CF [*abbr*] **1. cardiac failure; 2. Christmas factor; 3. cystic fibrosis; 4. complement fixation; 5. citrovorum factor**: 1. Herzversagen *s*; 2. Christmas-Faktor *m*; 3. zystische Fibrose *w*; 4. Komplementbindung *w*; 5. Citrovorumfaktor *m*.
CFA [*abbr*] **complete Freund's adjuvant**: komplettes Freund-Adjuvans *s*.
CFF [*abbr*] **critical fusion frequency**: kritische Flimmerfusionsfrequenz *w*.
CFT [*abbr*] **complement fixation test**: Komplementbindungsreaktion *w*, KBR.
cgs [*abbr*] **centimeter-gram-second system**: metrisches System *s*.
CHAD [*abbr*] **cold hemolytic antibody disease**: Kälteantikörperkrankheit *w*.
Chaddock sign: Chaddock-Reflex *m*.
Chagas-Cruz disease: Chagas-Cruz-Krankheit *w*, Barbeiro-Fieber *s*, amerikanische Trypanosomiasis *w*.

Chagas disease of the esophagus: Chagas-Megaösophagus *m*.
chain/*n*: Kette *w*; **branched** ~ verzweigte Kette *w*; **heavy** ~ [*abbr*] **H chain** schwere Kette *w*; **joining** ~ [*abbr*] **J chain** Verbindungskette *w*, J-Kette *w*; **light** ~ [*abbr*] **L chain** leichte Kette *w*; **ossicular** ~ Gehörknöchelchen; **respiratory** ~ Atmungskette *w*; **sympathetic** ~ Grenzstrang *m*, Truncus sympathicus.
chain branching: Kettenverzweigung *w*.
chain cleavage: Kettenspaltung *w*.
chain formation: Verkettung *w*.
chain length: Kettenlänge *w*.
chain ligature: Kettenligatur *w*.
chain polymerization: Kettenpolymerisation *w*.
chain reaction: Kettenreaktion *w*.
chain structure: Kettenstruktur *w*.
chain suture: Kettennaht *w*.
chain terminator: Kettenterminator *m*.
chair/*n*: Stuhl *m*; **birthing** ~ Gebärstuhl *m*; **growing** ~ verstellbarer Kinderstuhl *m*; **pendular** ~ Drehstuhl *m*.
chair-chair conformation: Doppelsesselkonformation *w*.
chair-form/*n*: Sesselform *w*.
chairman of staff: Chefarzt *m*.
chalasia/*n*: Chalasie *w*.
chalastodermia/*n*: Chalodermie *w*.
chalazion/*n*: Chalazion *s*, Hagelkorn *s*.
chalcitis/*n*: Chalkosis *w*.
chalcomycin/*n*: Chalcomycin *s*.
chalcosis/*n*: Chalkosis *w*.
chalk/*n*: Kreide *w*.
challenge/*n, vb*: 1. Provokation *w*, Exposition *w*, Immunitätstest *m*; 2. eine Reaktion hervorrufen.
chamber/*n*: Kammer *w*, Camera; **aqueous** ~ vordere Augenkammer *w*; **cardiac** ~ Herzkammer *w*; **hyperbaric** ~ Überdruckkammer *w*; **pronephrotic** ~ Pronephrohöhle *w*; **vitreous** ~ Augenkammer *w*.
chamber cleavage syndrome, anterior: Peters-Syndrom *s*.
Chamberland's candle: Chamberland-

Filterkerze *w*.
Chamberlen's forceps: Chamberlen-Zange *w*.
chamomile/*n*: Kamille *w*.
chance expectancy: Zufallserwartung *w*.
chancebone/*n*: Sitzbein *s*.
chancre/*n*: Schanker *m*; **erosive** ~ erosiver Primäraffekt *m*; **hard** ~ harter Schanker *m*, Ulcus durum; **hunterian** ~ Hunter-Schanker *m*; **mixed** ~ weicher Schanker *m*; **soft** ~ weicher Schanker *m*; **sporotrichotic** ~ Sporotrichosegeschwür *s*; **true** ~ Primäraffekt *m*; **tularemic** ~ Tularämiegeschwür *s*.
chancroid/*n*: weicher Schanker *m*.
chancrous/*adj*: Schanker-.
Chandler's disease: aseptische Femurkopfnekrose *w*.
change/*n, vb*: 1. Wandel *m*, Veränderung *w*, Wechsel *m*; **fatty** ~ Verfettung *w*; **hydropic** ~ trübe Schwellung mit ödematöser Veränderung; **mental** ~ psychische Veränderung *w*; **pathologic** ~ krankhafte Veränderung *w*; **pigmentary** ~ Pigmentanomalie *w*; **postural** ~ Lagewechsel *m*; **retinal** ~ Netzhautveränderung *w*; **tubular hydropic** ~ tubuläres Ödem *s*; 2. wechseln, ändern.
changeability/*n*: Veränderlichkeit *w*.
changeable/*adj*: veränderlich.
change of attitude: Einstellungsänderung *w*.
change-over/*n*: Umschaltung *w*.
channel/*n*: Kanal *m*, Rille *w*, Canalis.
chaotropic/*adj*: chaotrop.
Chaoul's therapy: Chaoul-Nahbestrahlung *w*.
Chaoul's tube: Chaoul-Tubus *m*.
chap/*n, vb*: 1. Hautschrunde *w*; 2. aufreißen.
Chapman's culture medium: Chapman-Agar *m*.
character/*n*: Charakter *m*, Persönlichkeit *w*; **anal** ~ Analcharakter *m*; **epileptic** ~ epileptische Wesensveränderung *w*; **genital** ~ genitaler Charakter *m*; **oral** ~ oraler Charakter *m*.

character disorder: Persönlichkeitsstörung *w*.
character impulse disorder: Antriebsstörung *w*.
characteristic/*n, adj*: 1. Charakteristikum *s*, Eigenschaft *w*; 2. charakteristisch.
characteristics, sexual: Geschlechtsmerkmale.
characterization/*n*: Charakterisierung *w*.
characterize/*vb*: charakterisieren.
character neurosis: Charakterneurose *w*.
character structure: Charakterstruktur *w*.
character trait: Charakterzug *m*.
charbon/*n*: Milzbrand *m*, Anthrax *m*.
charcoal/*n*: Kohle *w*, Holzkohle *w*; **activated** ~ Aktivkohle *w*.
Charcot-Böttcher crystalloids: Charcot-Böttcher-Kristalle.
Charcot-Leyden crystals: Charcot-Leyden-Kristalle.
Charcot-Marie-Tooth syndrome: Charcot-Marie-Tooth-Syndrom *s*, erbliche neurale Muskeldystrophie *w*.
Charcot's disease: ophthalmoplegische Migräne *w*.
Charcot's foot: Charcot-Fuß *m*, Charcot-Arthropathie *w*.
Charcot's hand: Charcot-Hand *w*, Predigerhand *w*.
Charcot sign: Charcot-Zeichen *s*.
Charcot's joint: Charcot-Arthropathie, Arthropathia neuropathica.
Charcot-Weiss-Baker syndrome: Charcot-Weiss-Baker-Syndrom *s*, hypersensitiver Karotissinusreflex *m*.
charge/*n, vb*: 1. Ladung *w*, Gebühr *w*; 2. laden, berechnen.
CHARGE association: CHARGE-Symptomenkomplex *m*.
charge-nurse: Stationsschwester *w*.
charitable/*adj*: wohltätig.
charity/*n*: Almosen *s*.
charlatan/*n*: Scharlatan *m*, Quacksalber *m*.
charlatanism/*n*: Kurpfuscherei *w*.
Charlin syndrome: Charlin-Sluder-Syndrom *s*.
charpie/*n*: Verbandmull *m*.

Charrière scale: Charrière-Einteilung w.
charring/n: Verkohlung w.
chart/n: Tabelle w, Diagramm s.
charta/n: Charta w.
chartreusin/n: Chartreusin s.
chasma/n: weite Öffnung w.
Chassaignac syndrome: Chassaignac-Pseudolähmung w.
Chauffard-Still syndrome: Chauffard-Still-Ramon-Syndrom s.
Chauffard syndrome: Minkowski-Chauffard-Gänsslen-Syndrom s, hereditäre Sphärozytose w.
Chaussier sign: Chaussier-Zeichen s.
CHD [abbr] **1. congenital heart disease; 2. coronary heart disease**: 1. kongenitale Herzerkrankung w; 2. koronare Herzkrankheit w, KHK.
ChE [abbr] **cholinesterase**/n: Cholinesterase w, ChE.
check/n, vb: 1. Überprüfung w, Kontrolle w; 2. überprüfen.
checkbite/n: Kontrollgebißabdruck m.
checkerboard/n: Punnett-Raster s.
check pessary: Okklusivpessar s.
check-up/n: Vorsorgeuntersuchung w, Check-up.
Chédiak-Higashi's anomaly: Chédiak-Higashi-Anomalie w.
cheek/n: Backe w; **cleft** ~ Wangenspalte w; **hollow** ~ eingefallene Backe w.
cheek abscess, dental: dentogener Wangenabszeß m.
cheekbone/n: Jochbein s, Os zygomaticum.
cheek flap: Backenlappen m.
cheek pouch: Wangentasche w.
cheek-tooth/n: Backenzahn m.
cheil-: Cheilo-, Lippen-.
cheilectomy/n: Cheilektomie w.
cheilectropion/n: Lippenektropium s.
cheilitis/n: Lippenentzündung w, Cheilitis w; **actinic** ~ Cheilitis actinica; **allergic** ~ allergische Cheilitis w; **angular** ~ Cheilitis angularis, Perlèche, Angulus infectiosus; **apostematous** ~ Cheilitis glandularis, Baelz-Syndrom s; **commissural** ~ Cheilitis angularis, Perlèche, Angulus infectiosus; **exfoliative** ~ Cheilitis exfoliativa; **glandular** ~ Cheilitis glandularis, Baelz-Syndrom s; **granulomatous** ~ Cheilitis granulomatosa; **impetiginous** ~ Cheilitis impetiginosa; **mycotic** ~ Pilzcheilitis; **solar** ~ Cheilitis actinica.
cheilo-: Cheilo-, Lippe-.
cheiloalveoloschisis/n: Spaltlippe mit Oberkieferdefekt.
cheilocarcinoma/n: Lippenkarzinom s.
cheilognathoglossoschisis/n: Cheilognathoglossoschisis w.
cheilognathopalatoschisis/n: Cheilognathopalatoschisis w, Lippen-Kiefer-Gaumen-Spalte w.
cheilognathoprosoposchisis/n: Cheilognathoprosoposchisis w.
cheilognathouranoschisis/n: Cheilognathopalatoschisis w, Lippen-Kiefer-Gaumen-Spalte w.
cheiloplasty/n: Lippenplastik w.
cheilorrhaphy/n: Cheilorrhaphie w.
cheiloschisis/n: Lippenspalte w.
cheilosis/n: Cheilitis.
cheilostomatoplasty/n: Cheilostomatoplastik w.
cheilotomy/n: Cheilotomie w, Lippeninzision w.
cheir-: Chir-, Hand-.
cheiralgia/n: Cheiralgia w.
cheiro: Chiro-.
cheirobrachialgia/n: Hand-Arm-Schmerz m.
cheirocinesthesia/n: Chirokinästhesie w.
cheirognostic/adj: chirognostisch.
cheiromegaly/n: Chiromegalie w.
cheiropodalgia/n: Extremitätenschmerz m.
cheiropompholyx/n: Cheiropompholyx m.
cheirospasm/n: Chirospasmus m.
chelate/n: Chelat s.
chelate complex: Chelatkomplex m.
chelation/n: Chelatbildung w.
chelidon/n: Fossa cubitalis.
chelidonism/n: Schöllkrautvergiftung w.

chelidonium/*n*: Schöllkraut *s*.
cheloid/*n*: Keloid *s*.
cheloidosis/*n*: Keloidbildungstendenz *w*.
chemiatry/*n*: Iatrochemie *w*.
chemical/*n, adj*: 1. Chemikalie *w*; 2. chemisch.
chemicocautery/*n*: Chemokauter *m*.
chemiluminescence/*n*: Chemolumineszenz *w*.
chemiotaxis/*n*: Chemotaxis *w*.
chemiotherapy/*n*: Chemotherapie *w*.
chemist/*n*: Chemiker *m*, Apotheker *m*.
chemistry/*n*: Chemie *w*; **analytic** ~ analytische Chemie *w*; **clinical** ~ klinische Chemie *w*; **forensic** ~ forensische Chemie *w*; **histologic** ~ Histochemie *w*; **inorganic** ~ anorganische Chemie *w*; **organic** ~ organische Chemie *w*; **pharmaceutical** ~ pharmazeutische Chemie *w*, Pharmakochemie *w*.
chemistry laboratory: chemisches Labor *s*.
chemobiotic/*adj*: chemotherapeutisch und antibiotisch.
chemoceptor/*n*: Chemorezeptor *m*.
chemocoagulation/*n*: Chemokoagulation *w*.
chemodectoma/*n*: Chemodektom *s*.
chemoimmunology/*n*: Immunchemie *w*.
chemokinesis/*n*: Chemokinese *w*.
chemokinetic/*adj*: chemokinetisch.
chemolitotrophic/*n*: chemolitotroph.
chemolitotrophy/*n*: Chemolitotrophie *w*.
chemomorphosis/*n*: chemisch induzierte Morphogenese.
chemonucleolysis/*n*: Chemonukleolyse *w*.
chemoorganotroph/*adj*: chemoorganotroph.
chemophysiology/*n*: physiologische Chemie *w*.
chemoprevention/*n*: Chemoprophylaxe *w*.
chemoprophylaxis/*n*: Chemoprophylaxe *w*.
chemoreception/*n*: Chemorezeption *w*.
chemoreceptor/*n*: Chemorezeptor *m*.
chemoresistance/*n*: Chemoresistenz *m*.
chemoresistant/*adj*: chemoresistent.
chemosensitive/*adj*: chemosensibel.
chemosensitivity/*n*: Chemosensibilität *w*.
chemoserotherapy/*n*: Arzneimittel- und Serumtherapie *w*.
chemosis/*n*: Chemosis *w*.
chemostat/*n*: Chemostat *m*.
chemosterilant/*n*: Mittel zur chemischen Sterilisation.
chemosterilization/*n*: chemische Sterilisation *w*.
chemosuppression/*n*: Chemosuppression *w*.
chemosurgery/*n*: chemische Chirurgie *w*.
chemotactic/*adj*: chemotaktisch.
chemotaxin/*n*: Chemotaxin *s*.
chemotaxis/*n*: Chemotaxis *w*.
chemotaxonomy/*n*: Chemotaxonomie *w*.
chemothalamectomy/*n*: Thalamuszerstörung durch Chemikalieninstillation.
chemotherapeutic/*adj*: chemotherapeutisch.
chemotherapy/*n*: Chemotherapie *w*; **topical** ~ örtliche Chemotherapie *w*.
chemotic/*adj*: Chemosis-.
chemotransmitter/*n*: Chemotransmitter *m*.
chemotrophy/*n*: Chemotrophie *w*.
chemotropic/*adj*: chemotaktisch.
chemotropism/*n*: Chemotropismus *m*, Chemotaxis *w*.
chemurgy/*n*: Chemurgie *w*.
cherry-red/*adj*: kirschrot.
cherubism/*n*: Cherubismus *m*.
Chervin's method: Chervin-Stotterbehandlung *w*.
chest/*n*: Brustkorb *m*, Thorax *m*; **alar** ~ abgeflachter Thorax *m*; **barrel-shaped** ~ Faßthorax *m*; **emphysematous** ~ Emphysemthorax *m*; **fissured** ~ Spaltthorax *m*; **flail** ~ instabiler Thorax *m*; **flat** ~ abgeflachter Thorax *m*; **keeled** ~ Hühnerbrust *w*, Pectus carinatum; **paralytic** ~ Thorax paralyticus; **phthinoid** ~ asthenischer Brustkorb *m*; **rachitic** ~ rachitischer Thorax *m*; **stove-in** ~ instabiler Thorax *m*.
chest contusion: Thoraxkontusion *w*.

chest film: Röntgenthoraxaufnahme *w*.
chest lead: Brustwandableitung *w*.
chest pain: Brustschmerz *m*.
chest radiograph: Röntgenthoraxaufnahme *w*.
chest roentgenogram: Röntgenthoraxaufnahme *w*.
chest roentgenography: Thoraxröntgen *s*.
chest tube: Thoraxdrain *m*.
chest wall: Brustwand *w*.
chest wall percussion: Thoraxperkussion *w*.
chew/*vb*: kauen.
chewing/*n*: Kauen *s*.
Cheyne-Stokes breathing: Cheyne-Stokes-Atmung *w*.
CHF [*abbr*] **congestive heart failure**: kongestives Herzversagen *s*.
Chiari-Frommel syndrome: Chiari-Frommel-Syndrom *s*.
Chiari's anomaly: Chiari-Anomalie *w*.
Chiari's net: Chiari-Netzwerk *s*.
Chiari syndrome: Budd-Chiari-Syndrom *s*, Lebervenenthrombose *w*.
chiasm/*n*: Chiasma *s*.
chiasmic/*adj*: gekreuzt.
chiasmometer/*n*: Chiasmometer *s*.
chicken breast: Hühnerbrust *w*.
chicken embryo culture: Eikultur *w*.
chickenpox/*n*: Windpocken, Varizellen.
chickenpox pneumonia: Varizellenpneumonie *w*.
chicken sarcoma virus: Hühnersarkomvirus *m*.
chick growth factor: Streptogonin *s*.
chiclero's ulcer: Chiclero-Geschwür *s*.
chief nurse: Oberschwester *w*.
chief of service: Chefarzt *m*.
chief physician: Chefarzt *m*.
Chievitz organ: Chievitz-Organ *s*, juxtaorales Organ *s*.
chigger/*n*: Trombiculalarve *w*.
chignon/*n*: weiße Piedra *w*, Beigel-Krankheit *w*.
chigoe/*n*: Sandfloh *m*.
chikungunya/*n*: Chikungunya-Fieber *s*.
Chilaiditi syndrome: Chilaiditi-Syndrom *s*, Koloninterposition *w*.
chilblain/*n*: Frostbeule *w*, Pernio.
child/*n*: Kind *s*; **battered** ~ mißhandeltes Kind *s*; **brain-damaged** ~ hirngeschädigtes Kind *s*; **newborn** ~ Neugeborenes *s*; **quick with a** ~ schwanger; **wanted** ~ Wunschkind *s*.
child abuse: Kindesmißhandlung *w*.
childbed/*n*: Wochenbett *s*, Kindbett *s*.
childbed fever: Kindbettfieber *s*.
childbirth/*n*: Geburt *w*.
child care: Kinderpflege *w*.
child custody: Kinderfürsorge *w*.
child development: Kindesentwicklung *w*.
childhood/*n*: Kindheit *w*.
childhood autism: kindlicher Autismus *m*, Kanner-Syndrom *s*.
childhood mortality: Kindersterblichkeit *w*.
childhood psychosis: infantile Psychose *w*.
childhood tuberculosis: Kindheitstuberkulose *w*, Primärtuberkulose *w*.
childish/*adj*: kindisch.
childishness/*n*: Puerilismus *m*.
child language: Kindersprache *w*.
childproof/*adj*: kindersicher.
child psychiatry: Kinderpsychiatrie *w*.
children's disease: Kinderkrankheit *w*.
children's home: Kinderheim *s*.
children's hospital: Kinderkrankenhaus *s*.
child's nurse: Kinderkrankenschwester *w*.
child syndrome, hyperactive [*abbr*] **HACS**: Hyperaktivitätssyndrom *s*.
chilitis/*n*: Cheilitis, Lippenentzündung *w*.
chill/*n*: Kältegefühl *s*, Schüttelfrost *m*.
chilo-: Cheilo-, Lippen-.
chilomastigiasis/*n*: Chilomastix-Infektion *w*.
chilomastix/*n*: Chilomastix.
chilomastixiasis/*n*: Chilomastix-Infektion *w*.
chilomastosis/*n*: Chilomastix-Infektion *w*.
chilopa/*n*: Onyalai *s*.
chimera/*n*: Chimäre *w*.
chimeric/*adj*: Chimären-.

chimerism/*n*: Chimärismus *m*.
chimney effect: Kamineffekt *m*.
chimney sweeps' cancer: Schornsteinfegerkrebs *m*.
chimpanzee/*n*: Schimpanse *m*.
chin/*n*: Kinn *s*; **double ~** Doppelkinn *s*.
chincap: Kinnzugextraktion *w*.
chinch/*n*: Bettwanze *w*, Cimex.
chin control: Kinnsteuerung *w*.
chin cough: Keuchhusten *m*.
chiniofon/*n*: Chiniofon *s*.
chin presentation: Kinnlage *w*.
chin reflex: Kinnreflex *m*.
chin retraction sign: Kinnretraktionszeichen *s*.
chip fracture: Absprengungsbruch *m*.
chir-: Chiro-, Hand-.
chiral/*adj*: chiral.
chirality/*n*: Chiralität *w*.
chiragra/*n*: Cheiragra *w*.
chirism/*n*: Handspasmus *m*.
chirobrachialgia/*n*: Hand-Arm-Schmerz *m*.
chirognostic/*adj*: chirognostisch.
chiromegaly/*n*: Chiromegalie *w*.
chiropodalgia/*n*: Extremitätenschmerz *m*.
chiropody/*n*: Fußpflege *w*.
chiropractic/*n*: Chiropraxis *w*.
chiropractor/*n*: Chiropraktiker *m*.
chirospasm/*n*: Handspasmus *m*.
chirurgery/*n*: Chirurgie *w*.
chisel/*n*: Meißel *m*, Knochenmeißel *m*.
chisel fracture: Fraktur mit Radiusköpfchenluxation.
chi-square/*n*: Chi-Quadrat *s*.
chitin/*n*: Chitin *s*.
chitinase/*n*: Chitinase *w*.
chitinous/*adj*: chitinhaltig.
chitoneure/*n*: Chitoneuron *s*.
chitosamine/*n*: Chitosamin *s*.
chlamydemia/*n*: Chlamydien im Blut.
chlamydia/*n*: Chlamydie *w*.
chlamydia infection: Chlamydieninfektion *w*.
chlamydial/*adj*: Chlamydien-.
chlamydiosis/*n*: Chlamydieninfektion *w*.
chlamydospore/*n*: Chlamydospore *w*.

chloasma/*n*: Chloasma *s*.
chloracetic/*adj*: chlorsauer.
chlor acne: Chlorakne *w*.
chloral/*n*: Chloral *s*.
chloral formamid: Chloralformamid *s*.
chloral hydrate: Chloralhydrat *s*.
chloral hydrate poisoning: Chloralhydratvergiftung *w*.
chloralism/*n*: Chloralismus *m*.
chloralize/*vb*: mit Chloralhydrat behandeln.
chloralurethane/*n*: Chloralurethan *s*.
chlorambucil/*n*: Chlorambucil *s*.
chloramine/*n*: Chloramin *s*.
chloramphenicol/*n*: Chloramphenicol *s*.
chloramphenicol palmitate: Chloramphenicolpalmitat *s*.
chlorate/*n*: Chlorat *s*.
chlorazanil/*n*: Chlorazanil *s*.
chlorazol/*n*: Chlorazol *s*.
chlorbenzoxamine/*n*: Chlorbenzoxamin *s*.
chlorbetamide/*n*: Chlorbetamid *s*.
chlorbutol/*n*: Chlorbutol *s*.
chlorcyclizine hydrochloride: Chlorcyclizinhydrochlorid *s*.
chlordane/*n*: Chlordan *s*.
chlordiazepoxide/*n*: Chlordiazepoxid *s*.
chlorhexidine/*n*: Chlorhexidin *s*.
chlorhydria/*n*: Chlorhydrie *w*.
chloride/*n*: Chlorid *s*.
chloridemia/*n*: Hyperchlorämie *w*.
chloridisation/*n*: Chlorierung *w*.
chlorinate/*vb*: chloren, chlorieren.
chlorinated/*adj*: gechlort.
chlorine [*abbr*] **Cl**/*n*: Chlor *s*, Cl.
chlorisondamine/*n*: Chlorisondamin *s*.
chlorisondamine chloride: Chlorisondaminchlorid *s*.
chlormadinone/*n*: Chlormadinon *s*.
chlormeridrin/*n*: Chlormeridrin *s*.
chlormezanone/*n*: Chlormezanon *s*.
chlormidazole/*n*: Chlormidazol *s*.
chloroanemia, achylic: Faber-Anämie *w*, Kaznelson-Syndrom *s*.
chlorobenzene/*n*: Chlorbenzol *s*.
chlorobutanol/*n*: Chlorobutanol *s*.
chlorocresol/*n*: Chlorokresol *s*.

chlorodinitrobenzene/*n*: Dichlornitrobenzol *s*.
chloroform/*n*: Chloroform *s*.
chloroform anesthesia: Chloroformnarkose *w*.
chloroformization/*n*: Chloroformierung *w*.
chloroguanide hydrochloride: Proguanil *s*.
chloroleukemia/*n*: Chloroleukämie *w*.
chloroma/*n*: Chlorom *s*.
p-chloromercuribenzoate/*n*: P-Chloromercuribenzoat *s*.
chloromethane/*n*: Chlormethan *s*, Methylchlorid *s*.
chloropenia/*n*: Hypochlorämie *w*.
chlorophenesin/*n*: Chlorphenesin *s*.
p-chlorophenol/*n*: Parachlorphenol *s*.
chlorophenoxamine/*n*: Chlorphenoxamin *s*.
chlorophyll/*n*: Chlorophyll *s*.
chloropia/*n*: Chloropsie *w*.
chloropicrin/*n*: Chloropikrin *s*.
chloroplast/*n*: Chloroplast *m*.
chloroprocaine/*n*: Chloroprocain *s*.
chloropsia/*n*: Chloropsie *w*.
chloroquine/*n*: Chloroquin *s*.
chloroquine retinopathy: Chloroquinretinopathie *w*.
chlorosis/*n*: Chlorose *w*; **Egyptian** ~ ägyptische Chlorose *w*; **tropical** ~ tropische Chlorose *w*.
chlorothiazide/*n*: Chlorothiazid *s*.
chlorotic/*adj*: chlorotisch.
chlorotrianisene/*n*: Chlorotrianisen *s*.
chlorovinyldichloroarsine/*n*: Lewisit-Kampfgas *s*.
chloroxazone/*n*: Chloroxazon *s*.
chlorphenamine/*n*: Chlorphenamin *s*.
chlorphenesin/*n*: Chlorphenesin *s*.
chlorpheniramine/*n*: Chlorpheniramin *s*.
chlorphenoxamine/*n*: Chlorphenoxamin *s*.
chlorpromazine/*n*: Chlorpromazin *s*.
chlorpropamide/*n*: Chlorpropamid *s*.
chlorpropamide-alcohol flush test: Chlorpropamid-Alkohol-Flushtest *m*.
chlorprothixene/*n*: Chlorprothixen *s*.

chlorquinaldol/*n*: Chlorquinaldol *s*.
chlortalidone/*n*: Chlortalidon *s*.
chlortetracycline/*n*: Chlortetracyclin *s*.
chlorthalidone/*n*: Chlorthalidon *s*.
chlorthenoxazine/*n*: Chlorthenoxazin *s*.
chloruresis/*n*: Chlorausscheidung im Urin.
chloruretic/*adj*: chloruretisch.
chloruria/*n*: Chlorurie *w*.
chlorzoxazone/*n*: Chlorzoxazon *s*.
Chlumsky's button: Chlumsky-Knopf *m*.
choana/*n*: Choane *w*, Nasenmuschel *w*.
choanal/*adj*: choanal.
choanate/*adj*: mit Choane.
chocolate culture medium: Schokoladenagar *m*.
chocolate cyst: Schokoladenzyste *w*.
choice/*n*: Wahl *w*; **germinal** ~ Keimzellselektion *w*; **multiple** ~ multiple choice, Mehrfachauswahl *w*.
choke/*n, vb*: 1. Erstickungsanfall *m*; **ophthalmovascular** ~ Papillenödem *s*; 2. ersticken.
chokes: Chokes.
choking/*n*: Ersticken *s*.
chol-: Chole-, Galle-.
cholagogic/*adj*: cholagogisch.
cholagogue/*n*: Cholagogum *s*.
cholane/*n*: Cholan *s*.
cholangeitis/*n*: Cholangitis *w*.
cholangio-: Cholangio-.
cholangioadenoma/*n*: Gallengangskarzinom *s*.
cholangioenterostomy/*n*: Cholangioenterostomie *w*.
cholangiogastrostomy/*n*: Cholangiogastrostomie *w*.
cholangiography/*n*: Cholangiographie *w*; **endoscopic retrograde** ~ [*abbr*] **ERC** endoskopische retrograde Cholangiographie *w*; **intravenous** ~ intravenöse Cholangiographie *w*; **operative** ~ intraoperative Cholangiographie *w*; **percutaneous transhepatic** ~ perkutane transhepatische Cholangiographie *w*; **retrograde** ~ retrograde Cholangiographie *w*.
cholangiohepatitis/*n*: Cholangiohepatitis.

cholangiohepatoma/*n*: Cholangiohepatom *s*.
cholangiojejunostomy/*n*: Cholangiojejunostomie *w*.
cholangiolar/*adj*: cholangiolär.
cholangiole/*n*: Cholangiole *w*.
cholangiolitis/*n*: Cholangiolitis *w*.
cholangiolitic/*adj*: cholangiolitisch.
cholangioma/*n*: Cholangiom *s*; **benign** ~ benignes Cholangiom *s*, intrahepatisches Gallengangsadenom *s*; **malignant** ~ malignes Cholangiom *s*, Gallengangskarzinom *s*.
cholangiopancreatography, endoscopic retrograde [*abbr*] **ERCP**: endoskopische retrograde Cholangiopankreatographie *w*, ERCP.
cholangioscopy/*n*: Cholangioskopie *w*.
cholangiostomy/*n*: Cholangiostomie *w*.
cholangiotomy/*n*: Cholangiotomie *w*.
cholangitis/*n*: Cholangitis *w*, Angiocholitis *w*; **acute suppurative** ~ akute eitrige Cholangitis *w*; **nonsuppurative** ~ nichteitrige Cholangitis *w*; **primary sclerosing** ~ primär sklerosierende Cholangitis *w*; **secondary sclerosing** ~ sekundär sklerosierende Cholangitis *w*.
cholanopoiesis/*n*: Galleproduktion *w*.
chole-: Chole-, Galle-.
cholecalciferol/*n*: Cholecalciferol *s*, Cholekalziferol *s*.
cholecystagogue/*n*: Mittel zur Stimulation der Gallenblasenkontraktion.
cholecystectasia/*n*: Cholezystektasie *w*.
cholecystectomy/*n*: Cholezystektomie *w*.
cholecystenteric/*adj*: cholezystenterisch.
cholecystenteroanastomosis/*n*: Cholezystenteroanastomose *w*.
cholecystenterostomy/*n*: Cholezystenterostomie *w*.
cholecystgastrostomy/*n*: Cholezystogastrostomie *w*.
cholecystic/*adj*: Gallenblasen-.
cholecystis/*n*: Gallenblase *w*, Vesica biliaris.
cholecystitis/*n*: Cholezystitis *w*; **emphysematous** ~ emphysematöse Gallenblase *w*.
cholecystnephrostomy/*n*: Cholezystonephrostomie *w*.
cholecysto-: Cholezysto-, Gallenblasen-.
cholecystocele/*n*: Cholezystozele *w*.
cholecystocholangiogram/*n*: Cholezystocholangiogramm *s*.
cholecystocolostomy/*n*: Cholezystokolostomie *w*.
cholecystoduodenostomy/*n*: Cholezystoduodenostomie *w*.
cholecysto-endysis/*n*: Cholezystotomie *w*.
cholecystoenteroanastomosis/*n*: Cholezystenteroanastomose *w*.
cholecystoenterostomy/*n*: Cholezystenterostomie *w*.
cholecystogastrotomy/*n*: Cholezystogastrotomie *w*.
cholecystography/*n*: Cholezystographie *w*.
cholecystoileostomy/*n*: Cholezystoileostomie *w*.
cholecystojejunostomy/*n*: Cholezystojejunostomie *w*.
cholecystokinin [*abbr*] **CCK**/*n*: Cholezystokinin *s*.
cholecystolithiasis/*n*: Cholezystolithiasis *w*.
cholecystolithotomy/*n*: Cholezystolithotomie *w*.
cholecystolithotripsy/*n*: Cholezystolithotripsie *w*.
cholecystonephrostomy/*n*: Cholezystonephrostomie *w*.
cholecystopathy/*n*: Cholezystopathie *w*.
cholecystopyelostomy/*n*: Cholezystopyelostomie *w*.
cholecystorrhaphy/*n*: Gallenblasennaht *w*.
cholecystostomy/*n*: Cholezystostomie *w*.
cholecystotomy/*n*: Cholezystotomie *w*.
choledochal/*adj*: Gallengangs-.
choledochectomy/*n*: Choledochusresektion *w*, Choledochektomie *w*.
choledochendysis/*n*: Choledochotomie *w*.
choledochitis/*n*: Choledochitis *w*.
choledochocholedochostomy/*n*: Choledochocholedochostomie *w*.
choledochocystostomy/*n*: Choledochzy-

stostomie w.
choledochodochorrhaphy/n: Choledochocholedochostomie w.
choledochoduodenostomy/n: Choledochoduodenostomie w.
choledochoenterostomy/n: Choledochoenterostomie w.
choledochogastrostomy/n: Choledochogastrostomie w.
choledochography/n: Choledochographie w.
choledochohepatostomy/n: Choledochohepatostomie w.
choledochoileostomy/n: Choledochoileostomie w.
choledochojejunostomy/n: Choledochojejunostomie w.
choledocholith/n: Gallengangstein m.
choledocholithiasis/n: Choledocholithiasis w.
choledocholithotomy/n: Choledocholithotomie w.
choledocholithotripsy/n: Choledocholithotripsie w.
choledochonephroscope/n: Choledochonephroskop s.
choledochoplasty/n: Choledochoplastik w.
choledochorrhaphy/n: Choledochusnaht w.
choledochoscope/n: Choledochoskop s.
choledochoscopy/n: Choledochoskopie w.
choledochostomy/n: Choledochostomie w.
choledochotomy/n: Choledochotomie w.
choledochus/n: Gallengang m, Ductus choledochus.
choledochus cyst: Choledochuszyste w.
choleglobin/n: Verdoglobin s.
cholehemothorax/n: Choloh ämothorax m.
cholelith/n: Gallenstein m.
cholelithiasis/n: Cholelithiasis w.
cholelithic/adj: Gallenstein-.
cholelithotomy/n: Cholezystolithotomie w.
cholelithitripsy/n: Cholezystolithotripsie w.
cholemia/n: Cholämie w; **familial** ~ Gilbert-Syndrom s.

cholemic/adj: cholämisch.
choleperitoneum/n: Choleperitoneum s, Cholaskos m.
choleperitonitis/n: gallige Peritonitis w.
cholepoiesis/n: Galleproduktion w.
cholepoietic/adj: Gallebildung betreffend.
cholera/n: Cholera w; **Asian** ~ asiatische Cholera m; **bilious** ~ akute Gastroenteritis w; **dry** ~ Cholera sicca; **European** ~ akute Gastroenteritis w; **pancreatic** ~ Verner-Morrison-Syndrom s.
choleragen/n: Choleratoxin s.
choleraic/adj: Cholera-.
cholera-like/adj: choleraähnlich.
cholera red test: Cholera-Rotreaktion w.
cholera toxin: Choleratoxin s.
cholera vaccination: Choleraschutzimpfung w.
choleresis/n: Cholerese w.
choleretic/n, adj: 1. Choleretikum s; 2. choleretisch.
choleriform/adj: choleraähnlich.
cholerrhagia/n: exzessive Gallesekretion w.
cholestane/n: Cholestan s.
cholestanol/n: Cholestanol s.
cholestasis/n: Cholestase w, Cholostase w.
cholesteatoma/n: Cholesteatom s; **primary acquired** ~ primäres Cholesteatom s; **secondary acquired** ~ sekundäres Cholesteatom s, Pseudocholesteatom s.
cholesteomatous/adj: Cholesteatom-.
cholesteatosis/n: Cholesteatom s.
cholesterase/n: Cholesterase w.
cholesteremia/n: Hypercholesterinämie w.
cholesterin/n: Cholesterin s.
cholesterinemia/n: Hypercholesterinämie w.
cholesterinosis/n: Cholesterinablagerung w, Cholesterinspeicherkrankheit w.
cholesterinuria/n: Cholesterinurie w.
cholesterohistechia/n: Cholesterinablagerung w.
cholesterol/n: Cholesterin s.
cholesterol acetyltransferase: Cholesterinacetyltransferase w.

cholesterol calculus: Cholesterinstein *m*.
cholesterolemia/*n*: Cholesterinämie *w*.
cholesterol ester: Cholesterinester *m*.
cholesterol esterase: Cholesterinesterase *w*.
cholesterolestersturz/*n*: Cholesterinestersturz *m*.
cholesterolosis/*n*: Cholesterinablagerung *w*.
cholesteroluria/*n*: Cholesterinurie *w*.
cholesterosis/*n*: Cholesterinablagerung *w*, Cholesterinspeicherkrankheit *w*.
cholestyramine/*n*: Cholestyramin *s*, Colestyramin *s*.
cholestyramine resin: Cholestyraminharz *m*.
cholic/*adj*: cholisch.
choline/*n*: Cholin *s*.
choline acetylase: Cholinacetylase *w*.
choline acetyltransferase: Cholinacetyltransferase *w*.
choline bitartrate: Cholinhydrotartrat *s*.
choline chloride: Cholinchlorid *s*.
choline chloride carbamate: Carbachol *s*.
choline kinase: Cholinkinase *w*.
cholinephosphotransferase/*n*: Cholinphosphotransferase *w*.
cholinergic/*adj*: cholinerg.
choline salicylate: Cholinsalicylat *s*.
cholinesterase/*n*: Cholinesterase *w*; **true** ~ Acetylcholinesterase *w*.
cholinesterase inhibitor: Cholinesterasehemmer *m*.
cholinoceptive/*adj*: acetylcholinerg.
cholinogenic/*adj*: cholinerg.
cholinolytic/*adj*: anticholinerg.
cholinomimetic/*adj*: acetylcholinerg.
cholinoreceptor/*n*: Cholinrezeptor *m*.
choline theophyllinate: Cholintheophyllinat *s*.
chologenetic/*adj*: Gallebildung betreffend.
cholohemothorax/*n*: Cholohämothorax *m*.
cholelithiasis/*n*: Cholelithiasis *w*.
cholelithic/*adj*: Gallensteine-.
cholopoiesis/*n*: Galleproduktion *w*.
cholothorax/*n*: Cholethorax *m*.

choluria/*n*: Cholurie *w*.
chondr-: Chondro-.
chondral/*adj*: chondral.
chondralloplasia/*n*: Chondrodystrophie *w*.
chondrectomy/*n*: Chondrektomie *w*.
chondric/*adj*: knorpelig.
chondrification/*n*: Verknorpelung *w*.
chondrification center: Knorpelzentrum *s*.
chondrify/*vb*: verknorpeln.
chondritis/*n*: Chondritis *w*; **costal** ~ Kostochondritis *w*.
chondroblast/*n*: Chondroblast *m*.
chondroblastoma/*n*: Chondroblastom *s*.
chondrocalcinosis/*n*: Chondrokalzinose *w*, Pseudogicht *w*.
chondroclasis/*n*: Chondroklasie *w*.
chondroclast/*n*: Chondroklast *m*.
chondrocranium/*n*: knorpeliger Schädelanteil *m*.
chondrocyte/*n*: Chondrozyt *m*.
chondrodermatitis/*n*: Chondrodermatitis *w*.
chondrodermatitis of the helix, chronic nodular: Chondrodermatitis nodularis chronica, Dermatochondritis *w*, Winkler-Krankheit *w*.
chondrodysplasia/*n*: Chondrodysplasie *w*; **genotypic** ~ Enchondromatose *w*; **hyperplastic** ~ hypertrophe Chondrodystrophie *w*; **metaphyseal** ~ Knorpel-Haar-Hypoplasie *w*, McKusick-Syndrom *s*; **unilateral** ~ Hemichondrodysplasie *w*.
chondrodystrophy/*n*: Chondrodystrophie *w*; **hyperplastic** ~ hyperplastische Chondrodystrophie *w*; **hypoplastic fetal** ~ Achondroplasie *w*.
chondroepiphyseal/*adj*: chondroepiphysär.
chondroepiphysitis/*n*: Entzündung der epiphysealen Wachstumszone.
chondrogenesis/*n*: Knorpelbildung *w*.
chondrogenic/*adj*: knorpelbildend.
chondrohypoplasia/*n*: Hypochondroplasie *w*.
chondroitin/*n*: Chondroitin *s*.

chondroitin sulfate: Chondroitinsulfat *s*.
chondrolipoma/*n*: Chondrolipom *s*.
chondrolysis/*n*: Chondrolyse *w*.
chondroma/*n*: Chondrom *s*; **medullary** ~ Enchondrom *s*; **true** ~ Enchondrom *s*.
chondroma of lung: Lungenchondrom *s*.
chondromalacia/*n*: Chondromalazie *w*.
chondromalacia of larynx: Laryngomalazie *w*.
chondromatosis/*n*: Chondromatose *w*; **synovial** ~ Gelenkchondromatose *w*.
chondromatous/*adj*: chondromatös.
chondromere/*n*: Chondromer *s*.
chondrometaplasia/*n*: Knorpelmetaplasie *w*.
chondromyoma/*n*: Chondromyom *s*.
chondromyxofibroma/*n*: Chondromyxom *s*.
chondromyxoma/*n*: Chondromyxom *s*.
chondro-osteodystrophy/*n*: Osteochondrodysplasie *w*.
chondropathy/*n*: Chondropathie *w*.
chondrophyte/*n*: Chondrophyt *m*.
chondroplast/*n*: Chondroblast *m*.
chondroplasty/*n*: Chondroplastik *w*.
chondroporosis/*n*: Chondroporose *w*.
chondrosarcoma/*n*: Chondrosarkom *s*.
chondrosarcomatosis/*n*: Chondrosarkomatose *w*.
chondroseptum/*n*: knorpeliger Anteil der Nasenscheidewand.
chondrosis/*n*: Knorpelbildung *w*.
chondroskeleton/*n*: Knorpelskelett *s*.
chondrosternal/*adj*: chondrosternal.
chondrosternoplasty/*n*: Kostosternoplastik *w*.
chondrotomy/*n*: Chondrotomie *w*.
chondrotrophic/*adj*: chondrotroph.
Chopart's articulation: Chopart-Gelenk *s*, Articulatio tarsi transversa.
Chopart's mediotarsal amputation: Chopart-Exartikulation *w*.
chopped/*adj*: zerkleinert.
Chopra's antimony reaction: Chopra-Probe *w*.
chorangioma/*n*: Choroangiom *s*, Plazentahämangiom *s*.

chord/*n*: Band *s*.
chord-: Chordo-, Chorda-.
chordamesoderm/*n*: Chordamesoderm *s*.
chordate/*n*, *adj*: 1. Wirbeltier *s*; 2. mit Chorda dorsalis.
chordee/*n*: Gryposis penis.
chorditis/*n*: Chorditis *w*.
chordoma/*n*: Chordom *s*.
chordopexy/*n*: Chordopexie *w*.
chordosarcoma/*n*: Chordom *s*.
chordoskeleton/*n*: primitives Achsenskelett *s*.
chordotomy/*n*: Chordotomie *w*.
chordurethritis/*n*: Gryposis penis.
chorea/*n*: Chorea *w*; **acute** ~ Chorea minor, Sydenham-Chorea *w*; **atonic** ~ paralytische Chorea *w*; **chronic** ~ Chorea Huntington; **chronic progressive hereditary** ~ Chorea Huntington; **dancing** ~ Choreomanie *w*, Chorea major, Veitstanz *m*; **degenerative** ~ Chorea Huntington; **diaphragmatic** ~ Zwerchfellzuckung *w*; **epidemic** ~ Choreomanie *w*, Chorea major; **hemilateral** ~ Hemichorea *w*; **hemiplegic** ~ Hemichorea *w*; **hereditary** ~ Chorea Huntington; **hysterical** ~ choreatiforme hysterische Bewegungsstörung *w*; **imitative** ~ Chorea imitativa; **infective** ~ Sydenham-Chorea *w*, Chorea minor; **jumping** ~ Choreomanie *w*, Chorea major; **juvenile** ~ Sydenham-Chorea *w*, Chorea minor; **limp** ~ Chorea mollis; **one-sided** ~ Hemichorea *w*; **paralytic** ~ paralytische Chorea *w*; **polymorphous** ~ Tourette-Syndrom *s*; **posthemiplegic** ~ Athetose *w*; **rheumatic** ~ Sydenham-Chorea *w*, Chorea minor, Chorea rheumatica; **saltatory** ~ Salaamkrampf *m*, Nickkrampf *m*; **senile** ~ Chorea senilis; **tetanoid** ~ choreatiforme Krämpfe; **unilateral** ~ Hemichorea *w*.
choreic/*adj*: choreatisch.
choreiform/*adj*: choreatiform.
choreoathetosis/*n*: Choreoathetose *w*; **paroxysmal familial** ~ familiäre paroxysmale Choreoathetose *w*; **paroxysmal kinesogenic** ~ periodische Dystonie *w*.

choreoid

choreoid/*adj*: choreatiform.
choreomania/*n*: Choreomanie *w*.
chorio-: Chorion-.
chorioallantois/*n*: Chorioallantois *w*.
chorioamnionic/*adj*: Amnion- und Chorion-.
chorioamnionitis/*n*: Chorioamnionitis *w*.
chorioangiofibroma/*n*: Chorioangiofibrom *s*.
chorioangioma/*n*: Chorangiom *s*, Plazentahämangiom *s*.
chorioblastoma/*n*: Chorionkarzinom *s*, Chorionepitheliom *s*.
choriocarcinoma/*n*: Chorionkarzinom *s*, Chorionepitheliom *s*.
chorioepithelioma/*n*: Chorionkarzinom *s*, Chorionepitheliom *s*.
choriogenesis/*n*: Chorionbildung *w*.
chorioid/*n*: Chorioidea.
chorioiditis/*n*: Chorioiditis *w*.
chorioma/*n*: Chorionkarzinom *s*, Chorionepitheliom *s*.
choriomeningitis/*n*: Choriomeningitis *w*; **lymphocytic** ~ [*abbr*] **LCM** lymphozytäre Choriomeningitis *w*.
chorion/*n*: Chorion *s*.
chorion biopsy: Chorionzottenbiopsie *w*.
chorion carcinoma: Chorionkarzinom *s*.
chorionepithelioma/*n*: Chorionkarzinom *s*, Chorionepitheliom *s*.
choriongonadotrophin/*n*: Choriongonadotrophin *s*.
chorionic/*adj*: Chorion-.
chorionitis/*n*: Skleroderma *s*.
chorioretinal/*adj*: chorioretinal.
chorioretinitis/*n*: Chorioretinitis *w*.
chorioretinopathy/*n*: Chorioretinopathie *w*.
chorista/*n*: Choristie *w*.
choristoma/*n*: Choristom *s*.
choroid/*n*, *adj*: 1. Aderhaut *w*, Choroidea; 2. chorionartig.
choroid angioma: Chorioideaangiom *s*.
choroid coloboma: Chorioideakolobom *s*.
choroid detachment: Aderhautablösung *w*.
choroidectomy/*n*: Chorioidektomie *w*.

choroideremia/*n*: Chorioideremie *w*, progrediente tapetoretinale Dystrophie *w*.
choroid fissure: Chorioideaspalte *w*.
choroiditis/*n*: Chorioiditis *w*, Aderhautentzündung *w*.
choroid melanoma: Aderhautmelanom *s*.
choroido-: chorioideo-.
choroidocyclitis/*n*: Uveitis *w*.
choroidoiritis/*n*: Uveitis *w*.
choroidopathy/*n*: Aderhauterkrankung *w*.
choroidoretinitis/*n*: Chorioretinitis *w*.
choroid vessel: Aderhautgefäß.
chorology/*n*: Biogeographie *w*.
choromania/*n*: Choreomanie *w*.
Chotzen syndrome: Chotzen-Syndrom *s*, Akrozephalosyndaktylie *w*.
Christensen-Krabbe disease: Krabbe-Krankheit *w*.
Christian's disease: Hand-Schüller-Christian-Syndrom *s*.
Christian-Weber disease: Christian-Weber-Krankheit *w*, rekurrierende nichteitrige Pannikulitis *w*.
Christmas disease: Christmas-Krankheit *w*, Hämophilie B *w*.
Christmas factor: Christmas-Faktor *m*, Faktor IX *m*.
Christ-Siemens syndrome: Christ-Siemens-Touraine-Syndrom *s*, Anhidrosis hypotrichotica polydysplastica.
Chrobak's test: Chrobak-Sondenversuch *m*.
chrom-: chromo-.
chromaffin/*adj*: chromaffin, phäochrom.
chromaffinity/*n*: Chromaffinität *w*.
chromaffinoma/*n*: Chromaffinom *s*, Phäochromozytom *s*.
chroman/*n*: Chroman *s*.
chromaphil/*adj*: chromophil.
chromargentaffin/*adj*: chromargentaffin.
chromat-: chromo-.
chromate/*n*: Chromat *s*.
chromatic/*adj*: chromatisch.
chromatid/*n*: Chromatid *s*.
chromatid bridge: Chromatidbrücke *w*.
chromatin/*n*: Chromatin *s*.
chromatin-negative: chromatinnegativ.

chromatinolysis/*n*: Chromatolyse *w*.
chromatin-positive: chromatinpositiv.
chromatin reservoir: Karyosom *s*.
chromatism/*n*: chromatische Aberration *w*.
chromato-: chromo-.
chromatoblast/*n*: Chromatoblast *m*.
chromatocinesis/*n*: Chromatokinese *w*.
chromatocyte/*n*: Chromatophore *w*.
chromatogenous/*adj*: chromatogen.
chromatogram/*n*: Chromatogramm *s*.
chromatograph/*n*: Chromatograph *m*.
chromatography/*n*: Chromatographie *w*; **electric** ~ Elektrophorese *w*; **molecular-sieve** ~ Gelfiltrationschromatographie *w*; **thin-layer** ~ Dünnschichtchromatographie *w*; **two-dimensional** ~ zweidimensionale Chromatographie *w*.
chromatokinesis/*n*: Chromatokinese *w*.
chromatolysis/*n*: Chromatolyse *w*, Tigrolyse *w*.
chromatometer/*n*: Kolorimeter *s*.
chromatophil/*adj*: chromophil.
chromatophilia/*n*: Chromatophilie *w*.
chromatophore/*n*: Chromatophore *w*, chromozytische Pigmentzelle *w*.
chromatophoroma/*n*: Melanom *s*.
chromatophorous/*adj*: chromatophor.
chromatoplasm/*n*: Chromatoplasma *s*.
chromatoplast/*n*: Chromatophore *w*.
chromatopsia/*n*: Chromatopsie *w*.
chromatoptometry/*n*: Farbtüchtigkeitsbestimmung *w*.
chromatosis/*n*: Pigmentierung *w*.
chromatotaxis/*n*: Chromatotaxis *w*.
chromatotropism/*n*: Chromotropismus *m*.
chromaturia/*n*: Chromaturie *w*.
chrome/*n*: Chrom *s*.
chrome alum: Chromalaun *s*.
chrome hematoxylin: Chromhämatoxylin *s*.
chrome pit: Chromatgeschwür *s*.
chrome ulcer: Chromatgeschwür *s*.
chromhidrosis/*n*: Chromhidrose *w*.
chromium [*abbr*] **Cr**/*n*: Chrom *s*, Cr.
chromo-: chromo-.
chromobacterium/*n*: Chromobakterium *s*.
chromoblast/*n*: Chromoblast *m*.

chromocenter/*n*: Karyosom *s*.
chromocyte/*n*: Chromozyt *m*.
chromogen/*n*: Chromogen *s*.
chromogenic/*adj*: chromogen.
chromolysis/*n*: Chromatolyse *w*.
chromoma/*n*: malignes Melanom *s*.
chromomere/*n*: Chromomer *s*.
chromometer/*n*: Kolorimeter *s*.
chromomycosis/*n*: Chromomykose *w*.
chromonar/*n*: Chromonar *s*.
chromopertubation/*n*: Chromopertubation *w*.
chromophil/*adj*: chromophil.
chromophobe/*adj*: chromophob.
chromophobia/*n*: Chromophobie *w*.
chromophore/*n*: Chromophor *s*.
chromophoric/*adj*: chromophor.
chromoplasm/*n*: Chromatin *s*.
chromoplast/*n*: Chromoplastid *s*.
chromopsia/*n*: Chromatopsie *w*.
chromoretinography/*n*: farbige Augenhintergrundphotographie *w*.
chromoscopy/*n*: Chromoskopie *w*.
chromosomal/*adj*: chromosomal.
chromosome/*n*: Chromosom *s*; **accessory** ~ überzähliges Chromosom *s*; **acentric** ~ azentrisches Chromosom *s*; **acrocentric** ~ akrozentrisches Chromosom *s*; **bivalent** ~ bivalentes Chromosom *s*; **dicentric** ~ bizentrisches Chromosom *s*; **giant** ~ Riesenchromosom *s*; **heteromorphic** ~ Allosom *s*; **heterotypical** ~ Allosom *s*; **homologous** ~ homologes Chromosom *s*; **metacentric** ~ metazentrisches Chromosom *s*; **mitochondrial** ~ M-Chromosom *s*; **mitotic** ~ Mitosechromosom *s*; **monocentric** ~ monozentrisches Chromosom *s*; **nonhomologous** ~ nichthomologes Chromosom *s*; **nucleolar** ~ Kernchromosom *s*; **odd** ~ überzähliges Chromosom *s*; **submetacentric** ~ submetazentrisches Chromosom *s*; **subtelocentric** ~ akrozentrisches Chromosom *s*; **supernumerary** ~ überzähliges Chromosom *s*; **telocentric** ~ telozentrisches Chromosom *s*.
chromosome analysis: Chromosomenanalyse *w*.

chromosome banding: Chromosomenbanding *s*.
chromosome break: Chromosomenbruch *m*.
chromosome coil: Chromosomenspule *w*.
chromosome deletion: Chromosomendeletion *w*.
chromosome fragile site: Chromosomenbruchstelle *w*.
chromosome fragmentation: Chromosomenfragmentation *w*.
chromosome mapping: Chromosomenmapping *s*, Chromosomenlokalisation *w*.
chromosome mobilization: Chromosomenmobilisation *w*.
chromosome number: Chromosomenzahl *w*.
chromosome pair: Chromosomenpaar *s*.
chromosome polymorphism: chromosomale Polymorphie *w*.
chromosome puff: Puff *m*.
chromosome set: Chromosomensatz *m*.
chromosome translocation: Chromosomentranslokation *w*.
chromospermism/*n*: Chromospermie *w*.
chromotrichomycosis/*n*: Chromotrichomykose *w*.
chromotropic/*adj*: chromotrop.
chomotropism/*n*: Chromatotropismus *m*.
chron-: Chrono-, Zeit-.
chronaxy/*n*: Chronaxie *w*.
chronic/*adj*: chronisch.
chronicity/*n*: Chronizität *w*.
chrono-: Chrono-, Zeit-.
chronobiology/*n*: Chronobiologie *w*.
chronograph/*n*: Chronograph *m*.
chronometry/*n*: Chronometrie *w*.
chronophobia/*n*: Chronophobie *w*.
chronoscope/*n*: Chronoskop *s*.
chronotropic/*adj*: chronotrop.
chronotropism/*n*: Chronotropismus *m*.
chrotopsia/*n*: Chromatopsie *w*.
chrysalis/*n*: Schmetterlingsuppe *w*.
chrysarobin/*n*: Chrysarobin *s*.
chrysiasis/*n*: Chrysiasis *w*, Chrysoderma *s*.
chrysomyia/*n*: Chrysomia.
chrysops/*n*: Chrysops, Goldfliege *w*.
chrysopterin/*n*: Chrysopterin *s*.
chrysoquinone/*n*: Chrysochinon *s*.
chrysosis/*n*: Chrysiasis *w*, Chrysoderma *s*.
chrysotherapy/*n*: Goldtherapie *w*.
chrysotile/*n*: Chrysotil *s*.
churganja/*n*: Marihuana *s*.
Churg-Strauss disease: Churg-Strauss-Syndrom *s*.
Chutta cancer: Chuttakarzinom *s*.
Chvostek symptom: Chvostek-Zeichen *s*.
chyle/*n*: Milchsaft *m*, Chylus.
chyle jet effect: Chyle-jet-Effekt *m*.
chyle corpuscle: Chyluslymphozyt *m*.
chylemia/*n*: Chylämie *w*.
chyle peritonitis: chylöse Peritonitis *w*.
chyli-: Chylo-.
chylifacient/*n*, *adj*: 1. Chylusbildung anregende Substanz; 2. chylusbildend.
chylifactory/*adj*: chylusbildend.
chyliferous/*adj*: chylusführend.
chyliform/*adj*: chylusartig.
chylo-: Chylo-.
chylocele/*n*: Chylozele *w*.
chylocyst/*n*: Cisterna chyli.
chyloderma/*n*: Chyloderma *s*.
chylomediastinum/*n*: Chylomediastinum *s*.
chylomicron/*n*: Chylomikrone *w*.
chylomicronemia/*n*: Chylomikronämie *w*.
chylopericarditis/*n*: Chyloperikarditis *w*.
chylopericardium/*n*: Chyloperikard *s*.
chyloperitoneum/*n*: Chyloperitoneum *s*.
chylopleura/*n*: Chylothorax *m*.
chylorrhea/*n*: Chylorrhö *w*.
chylosis/*n*: Chylusstoffwechsel *m*.
chylothorax/*n*: Chylothorax *m*.
chylous/*adj*: chylös.
chyluria/*n*: Chylurie *w*.
chymase/*n*: Chymosin *s*.
chyme/*n*: Chymus *m*, Speisebrei *m*.
chymopapain/*n*: Chymopapain *s*.
chymosin/*n*: Chymosin *s*.
chymotrypsin/*n*: Chymotrypsin *s*.
chymotrypsinogen/*n*: Chymotrypsinogen *s*.
chymotryptic/*adj*: chymotryptisch.
CI [*abbr*] 1. color index; 2. coronary in-

sufficiency: 1. Färbeindex *m*; 2. Koronarinsuffizienz *w*.
Ciaccio's method: Ciaccio-Lipidfärbung *w*.
cianidanol/*n*: Cianidanol *s*.
cibisotome/*n*: Zystitom *s*.
cicatricectomy/*n*: Narbenresektion *w*.
cicatricial/*adj*: narbig.
cicatrix/*n*: Narbe *w*, Cicatrix.
cicatrizant/*n, adj*: 1. Narbenbildung förderndes Mittel; 2. narbenbildend.
cicatrization/*n*: Narbenbildung *w*.
cicatrize/*vb*: vernarben.
cicatrized/*adj*: vernarbt.
ciclacillin/*n*: Ciclacillin *s*.
ciclonium bromide: Cicloniumbromid *s*.
ciclopirox/*n*: Ciclopirox *s*.
ciclopirox olamine: Ciclopiroxoalamin *s*.
cicutism/*n*: Schierlingintoxikation *w*.
CID [*abbr*] **cytomegalic inclusion disease**:Zytomegalie-Einschlußkörperchenkrankheit *w*.
cidal/*adj*: bakterizid.
-cide: -zid.
CIE [*abbr*] **counterimmunoelectrophoresis**/*n*: Counterimmunelektrophorese *w*.
cigarette consumption: Zigarettenkonsum *m*.
cili-: Zilio-.
ciliar-: Ziliar-.
ciliarotomy/*n*: Ziliarotomie *w*.
ciliary/*adj*: ziliar.
ciliastatic/*adj*: ziliostatisch.
ciliate/*n, adj*: 1. Geißeltierchen *s*; 2. mit Zilien.
ciliated/*adj*: mit Zilien.
ciliation/*n*: Zilienentstehung *w*.
ciliocytophoria/*n*: Zytozilienzerstörung *w*.
cilioscleral/*adj*: zilioskleral.
ciliospinal/*adj*: ziliospinal.
ciliotomy/*n*: Ziliarnervdurchtrennung *w*.
cilium/*n*: Flimmerhaar *s*, Zilie *w*, Cilium; **olfactory** ~ Riechhaar *s*.
cillosis/*n*: Augenlidzuckung *w*.
cimetidine/*n*: Cimetidin *s*.
cimex/*n*: Wanze *w*, Cimex.

cimicifugin/*n*: Cimicifugin *s*.
cinanesthesia/*n*: Kinanästhesie *w*.
cinching/*n*: chirurgische Muskelverkürzung *w*.
cinching operation: Faltungsoperation *w*.
cinchocaine/*n*: Cinchocain *s*.
cinchocaine hydrochloride: Cinchocainhydrochlorid *s*, Dibucain *s*.
cinchona/*n*: Chinarinde *w*, Cinchona.
cinchone alkaloid: Chinaalkaloid *s*.
cinchonidine/*n*: Cinchnidin *s*.
cinchonine/*n*: Cinchonin *s*.
cinchonism/*n*: Chininvergiftung *w*.
cinchonization/*n*: Chininbehandlung *w*.
cinchophen/*n*: Cinchophen *s*.
cincture sensation: Gürtelgefühl *s*, Zönästhesie *w*.
cine-: kine-.
cineangiocardiography/*n*: Kineangiokardiographie *w*.
cineangiogram/*n*: Kineangiogramm *s*.
cineangiograph/*n*: Kineangiograph *m*.
cineangiography/*n*: Kineangiographie *w*.
cine camera: Kinokamera *w*.
cinecholangiography/*n*: Kinecholangiographie *w*.
cinecystoureterography/*n*: Kinezystoureterographie *w*.
cinedensigraphy/*n*: Kinedensigraphie *w*.
cinedensitometry/*n*: Kinedensitometrie *w*.
cine-esophagogram/*n*: Kineösophagogramm *s*.
cinefluorography/*n*: Kineradiographie *w*.
cinefluoroscopy/*n*: Schirmbildkinematographie *w*.
cinematics/*n*: Kinematik *w*.
cinematography/*n*: Kineradiographie *w*.
cinematoradiography/*n*: Kinematoradiographie *w*.
cineole/*n*: Cineol *s*, Eukalyptol *s*.
cinephlebography/*n*: Kinephlebographie *w*,
cineradiographic: kineradiographisch.
cineradiography/*n*: Kineradiographie *w*.
cinerea/*n*: Substantia grisea.
cinesalgia/*n*: Kinesalgie *w*.

cinesi-: kinesio-.
cinesitherapy/*n*: Bewegungstherapie *w*.
cineto-: kineto-.
cingulate/*adj*: gürtelförmig, cingulatus.
cingulectomy/*n*: Zingulektomie *w*.
cingulotomy/*n*: Zingulotomie *w*.
cingulotractotomy/*n*: Zingulotraktotomie *w*.
cingulum/*n*: Gürtel *m*, Cingulum.
cinnabar/*n*: Zinnober *m*.
cinnarizine/*n*: Cinnarizin *s*.
cinology/*n*: Kinesiologie *w*.
cinometer/*n*: Kinesiometer *s*.
cion/*n*: Gaumenzäpfchen *s*, Uvula.
cionectomy/*n*: Uvulotomie *w*.
ciprofloxacin/*n*: Ciprofloxacin *s*.
circadian/*adj*: zirkadian.
circinate/*adj*: zirzinär, kreisförmig, circinatus.
circle/*n, vb*: 1. Kreis *m*, Circulus; **vicious** ~ Circulus vitiosus; 2. kreisen.
circuit/*n*: Schaltkreis *m*, Kreislauf *m*, Stromkreis *m*.
circuit diagram: Schaltbild *s*.
circular/*adj*: kreisförmig.
circulate/*vb*: zirkulieren.
circulating/*adj*: zirkulierend.
circulation/*n*: Kreislauf *m*, Zirkulation *w*; **allantoic** ~ Allantoiskreislauf *m*; **assisted** ~ unterstützter Kreislauf *m*; **chorionic** ~ Dottersackkreislauf *m*; **compensatory** ~ Kollateralkreislauf *m*; **coronary** ~ Koronarkreislauf *m*; **embryonic** ~ Embryonalkreislauf *m*; **enterohepatic** ~ enterohepatischer Kreislauf *m*; **extracorporeal** ~ extrakorporaler Kreislauf *m*; **fetal** ~ fetaler Kreislauf *m*; **greater** ~ großer Kreislauf *m*, Körperkreislauf *m*; **intervillous** ~ Intervillärzirkulation *w*; **lesser** ~ kleiner Kreislauf *m*, Lungenkreislauf *m*; **omphalomesenteric** ~ Dottersackkreislauf *m*; **portal** ~ Portalkreislauf *m*; **primary embryonic** ~ Embryonalkreislauf *m*; **pulmonary** ~ Lungenkreislauf *m*, kleiner Kreislauf *m*; **systemic** ~ Körperkreislauf *m*, großer Kreislauf *m*; **umbilical** ~ fetaler Kreislauf *m*; **vertebral-basilar** ~ vertebrobasiliärer Kreislauf *m*; **vitelline** ~ Dottersackkreislauf *m*.
circulation of blood: Blutkreislauf *m*.
circulation time: Kreislaufzeit *w*.
circulation volume: Durchflußvolumen *s*.
circulative/*adj*: zirkulierend.
circulatory/*adj*: Kreislauf-.
circulus/*n*: Kreis *m*, Circulus.
circumanal/*adj*: perianal.
circumarticular/*adj*: zirkumartikulär.
circumaxillary/*adj*: periaxillär.
circumbuccal/*adj*: um den Mund herum.
circumbulbar/*adj*: periokulär.
circumcision/*n*: Zirkumzision *w*.
circumclusion/*n*: Zirkumklusion *w*.
circumcorneal/*adj*: perikorneal.
circumference/*n*: Zirkumferenz *w*, Umfang *m*, Circumferentia.
circumflex/*adj*: herumgebogen, circumflexus.
circumlental/*adj*: zirkumlental.
circumnuclear/*adj*: perinukleär.
circumoral/*adj*: perioral.
circumpolar/*adj*: zirkumpolar.
circumscribed/*adj*: umschrieben, zirkumskript.
circumstantiality/*n*: Umständlichkeit *w*.
circumvallate/*adj*: von einem Wall umgeben.
circumvascular/*adj*: perivaskulär.
circumvolute/*adj*: herumgewunden.
circus movement: Kreisbewegung *w*, Zirkumduktion *w*, kreisende Erregung *w*.
circus rhythm: kreisende Erregung *w*.
cirrhogenous/*adj*: eine Zirrhose auslösend.
cirrhosis/*n*: Zirrhose *w*; **alcoholic** ~ alkoholische Leberzirrhose *w*, Laennec-Zirrhose *w*; **biliary** ~ biliäre Zirrhose *w*; **cardiac** ~ kardiale Leberzirrhose *w*; **congenital hepatic** ~ kongenitale Leberfibrose *w*; **cryptogenic** ~ Zirrhose unbekannter Ursache; **hepatic** ~ Leberzirrhose *w*; **macronodular** ~ grobknotige Leberzirrhose *w*; **metabolic** ~ metabolische Zirrhose *w*; **micronodular** ~ kleinknotige Leberzirrhose *w*; **monolobular** ~ primär

biliäre Zirrhose *w*; **multilobular** ~ postnekrotische Leberzirrhose *w*; **obstructive** ~ biliäre Zirrhose *w*; **pericholangiolitic** ~ primär biliäre Zirrhose *w*; **periportal** ~ periportale Zirrhose *w*; **portal** ~ Laennec-Zirrhose *w*; **posthepatitic** ~ posthepatitische Zirrhose *w*; **postnecrotic** ~ postnekrotische Leberzirrhose *w*; **primary biliary** ~ primär biliäre Zirrhose *w*; **pulmonary** ~ diffuse interstitielle Lungenfibrose *w*; **secondary biliary** ~ sekundär biliäre Zirrhose *w*; **syphilitic** ~ syphilitische Leberzirrhose *w*; **vascular** ~ vaskuläre Zirrhose *w*.
cirrhosis of the liver: Leberzirrhose *w*.
cirrhosis of the lung: diffuse interstitielle Lungenfibrose *w*.
cirrhotic/*adj*: zirrhotisch.
cirrus/*n*: Cirrus *m*, Haarlocke *w*.
cirsocele/*n*: Varikozele *w*.
cirsoid/*adj*: traubenartig, cirsoideus.
cirsophthalmia/*n*: variköse Erweiterung der Konjunktivalgefäße.
cis/*adj*: cis, diesseits.
cisapride/*n*: Cisaprid *s*.
cisplatin/*n*: Cisplatin *s*.
cistern/*n*: Zisterne *w*, Cisterna.
cisternography/*n*: Zisternographie *w*.
cistron/*n*: Cistron *s*.
Citelli syndrome: Citelli-Syndrom *s*.
citioline/*n*: Citiolin *s*.
citrase/*n*: Zitratlyase *w*.
citrate/*n*: Zitrat *s*.
citrate synthase: Zitratsynthase *w*.
citrobacter/*n*: Citrobacter.
citrogenase/*n*: Zitratsynthase *w*.
citrovorum factor [*abbr*] **CF**: Citrovorumfaktor *m*.
citrulline/*n*: Zitrullin *s*.
citrullinemia/*n*: Zitrullinämie *w*.
citrullinuria/*n*: Zitrullinurie *w*.
citruria/*n*: Zitraturie *w*.
city hospital: städtisches Krankenhaus *s*.
Civatte bodies: Civatte-Körperchen.
CK [*abbr*] **creatine kinase**: Kreatinkinase *w*.
Cl [*abbr*] **chloride**/*n*: Chlor *s*, Cl.

cladiosis/*n*: Cladosporiose *w*.
Clado's anastomosis: Clado-Anastomose *w*.
cladosporiosis/*n*: Cladosporiose *w*.
cladosporium/*n*: Cladosporium.
clammy/*adj*: feuchtkalt.
clamoxyquin/*n*: Clamoxyquin *s*.
clamp/*n*, *vb*: 1. Klemme *w*, Klammer *w*; **crushing** ~ Kompressionsklemme *w*; **fenestrated** ~ Lochklemme *w*; **gingival** ~ Zahnfleischklemme *w*; **hemostatic** ~ Gefäßklemme *w*; **microvascular** ~ Gefäßklemme für kleine Gefäße; **vascular** ~ Gefäßklemme *w*; 2. abklemmen, klammern, festklammern.
clamp holder: Klammerhalter *m*.
clap/*n*: Gonorrhö *w*.
clapotage/*n*: Clapotement *s*, Plätschergeräusch *s*.
clapping/*n*: Klatschmassage *w*.
Clara cells: Clara-Zellen, Nischenzellen.
clarity/*n*: Klarheit *w*.
Clarke-Hadfield syndrome: Clarke-Hadfield-Syndrom *s*, Hypoplasie der exokrinen Pankreas.
Clark's electrode: Clark-Elektrode *w*.
Clark sign: Clark-Zeichen *s*.
Clark's test: Clark-Test *m*.
-clasia: -klasie.
-clasis: -klasis.
clasmatocyte/*n*: Klasmatozyt *m*.
clasmatosis/*n*: Klasmatose *w*.
clasp/*n*: Haken *m*, Klammer *w*.
clasp-knife phenomenon: Taschenmesserphänomen *s*.
class/*n*: Klasse *w*, Gattung *w*.
classification/*n*: Klassifikation *w*; **bacterial** ~ Bakterienklassifikation *w*; **French-American-British** ~ [*abbr*] **FAB classification** Französisch-Amerikanisch-Britische Klassifikation *w*.
classification of tumors: Tumorklassifikation *w*.
class-interval/*n*: Gruppenintervall *s*.
-clast: -klast.
clastic/*adj*: klastisch.
clastogenic/*adj*: klastogen.

clathrate/n: Clathrat s, Einschlußverbindung w.
Clauberg's culture medium: Clauberg-Agar m.
Claude-Bernard-Horner syndrome: Horner-Symptomenkomplex m.
Claude-Lhermitte syndrome: Hypothalamussyndrom s.
Claude sign: Claude-Zeichen s, Faustschlußzeichen s.
Claude's red nucleus syndrome: Claude-Syndrom s, unteres Nucleus-ruber-Syndrom s.
claudication/n: Hinken s, Claudicatio; **intermittent** ~ Claudicatio intermittens; **intermittent spinal** ~ spinale Claudicatio intermittens.
claudication of the cauda equina, intermittent: Claudicatio intermittens der Cauda equina.
claudicatory/adj: hinkend.
claustrophobia/n: Klaustrophobie w.
clavacin/n: Clavacin s.
clavate/adj: keulenförmig, clavatus.
clavation/n: Gomphosis w, Einstauchung w.
clavicle/n: Schlüsselbein s, Clavicula.
clavicle dislocation: Schlüsselbeinluxation w.
clavicle fracture: Schlüsselbeinfraktur w.
clavicotomy/n: Klavikotomie w.
claviculectomy/n: Klavikularesektion w.
claw foot: Krallenfuß m.
claw hand: Krallenhand w.
clay/n: Lehm m.
claypipe cancer: Pfeifenraucherkarzinom s.
clean/adj, vb: 1. rein, sauber; 2. reinigen.
cleanser/n: Reinigungsmittel s.
clear/adj, vb: 1. klar, rein, deutlich; 2. klären.
clearance/n: Clearance w, Klärung w; **interocclusal** ~ Interokklusalabstand m; **osmolar** ~ osmolale Clearance w; **renal** ~ Nierenclearance w.
clearer/n: Klärmittel s.
cleavage/n: Teilung w, Furchung w, Spaltung w; **accessory** ~ akzessorische Teilung w; **bilateral** ~ Gleichheitsteilung w; **complete** ~ vollständige Teilung w; **discoidal** ~ Keimscheibenteilung w; **enzymatic** ~ enzymatische Teilung w; **holoblastic** ~ vollständige Teilung w; **incomplete** ~ meroblastische Teilung w; **indeterminate** ~ indeterminierte Teilung w; **meroblastic** ~ meroblastische Teilung w; **unequal** ~ Teilung in ungleiche Segmente.
cleavage cell: Blastomere w, Furchungszelle w.
cleavage fracture: Abschälfraktur w.
cleavage plane: Teilungsebene w.
cleavage product: Spaltprodukt s.
cleavage spindle: Teilungsspindel w.
cleave/vb: spalten.
cleft/n: Spalte w; **alveolar** ~ Alveolarspalte w; **anal** ~ Crena ani, Afterfurche w; **branchial** ~ Kiemenbogenspalte w; **coelomic** ~ Zölomfurche w; **corneal** ~ Hornhautfissur w; **facial** ~ Gesichtsspalte w; **fetal** ~ fetale Spaltbildung w; **genal** ~ laterale Gesichtsspalte w; **genital** ~ Urogenitalspalte w; **gingival** ~ Zahnfleischlücke w; **gluteal** ~ Crena ani, Afterfurche w; **hyobranchial** ~ zweiter Kiemenbogen m; **intergluteal** ~ Crena ani, Afterfurche w; **lateral facial** ~ laterale Gesichtsspalte w; **median facial** ~ mediane Gesichtsspalte w; **natal** ~ Crena ani, Afterfurche w; **oblique facial** ~ quere Gesichtsspalte w; **palatine** ~ Gaumenspalte w; **pharyngeal** ~ Kehlkopfspalte w; **primary synaptic** ~ synaptischer Spalt m; **submucous** ~ submuköse Gaumenspalte w; **vulval** ~ Rima pudendi.
cleft foot: Spaltfuß m.
cleft hand: Spalthand w.
cleft lip: Lippenspalte w.
cleft palate: Gaumenspalte w; **submucous** ~ submuköse Gaumenspalte w.
cleft palate speech: offenes Näseln s, Rhinolalia aperta.
cleft spine: Spina bifida.
cleft tongue: Lingua bifida.

cleft vertebra: Spaltwirbel *m*.
cleido-: kleido-, Klavikula-.
cleidocostal/*adj*: kleidokostal.
cleido-occipital/*adj*: klavikulookzipital.
cleidorrhexis/*n*: Kleidotomie *w*.
cleidoscapular/*adj*: skapuloklavikulär.
cleidosternal/*adj*: sternoklavikulär.
cleidotomy/*n*: Kleidotomie *w*.
clemastine/*n*: Clemastin *s*.
clemizole/*n*: Clemizol *s*.
clemizole penicillin: Clemizolpenicillin *s*.
clenbuterol/*n*: Clenbuterol *s*.
cleptomania/*n*: Kleptomanie *w*.
Clérambault-Kandinsky syndrome: Clérambault-Kandinsky-Komplex *m*.
clerkship, medical: Famulatur *w*.
clibucaine/*n*: Clibucain *s*.
click/*n*: Click *m*, Knacken *s*; **mitral** ~ Mitralöffnungston *m*; **systolic** ~ systolischer Click *m*.
click-murmur syndrome, systolic: Mitralklappenprolapssyndrom *s*, Barlow-Syndrom *s*.
clidinium bromide: Clidiniumbromid *s*.
client/*n*: Patient *m*, Klient *m*.
client-centered/*adj*: klientenzentriert.
climacteric/*n*, *adj*: 1. Klimakterium *s*; 2. klimakterisch.
climacterium/*n*: Klimakterium *s*.
climactic/*adj*: klimakterisch.
climate/*n*: Klima *s*.
climatic/*adj*: klimatisch.
climatology/*n*: Klimakunde *w*.
climatotherapy/*n*: Klimatherapie *w*.
climax/*n*: Klimax *w*.
clindamycine/*n*: Clindamycin *s*.
clinic/*n*: Klinik *w*; **ambulant** ~ Poliklinik *w*.
clinical/*adj*: klinisch.
clinician/*n*: Kliniker *m*.
clinico-: klinisch-.
clinicopathologic/*adj*: klinisch-pathologisch.
clinocephaly/*n*: Klinozephalie *w*.
clinodactyly/*n*: Klinodaktylie *w*.
clinoid/*adj*: bettförmig, klinoid.
clinometer/*n*: Klinometer *s*.
clioquinol/*n*: Clioquinol *s*.
clip/*n*, *vb*: 1. Klemme *w*, Wundklemme *w*; **caval** ~ Kavaclip *m*; 2. klammern.
cliseometer/*n*: Kliseometer *s*.
-clisis: -kleisis.
clition/*n*: Klition *s*.
clitoralgia/*n*: Klitorisschmerz *m*.
clitoridectomy/*n*: Klitoridektomie *w*.
clitoriditis/*n*: Klitorisentzündung *w*.
clitorimegaly/*n*: Klitorisvergrößerung *w*.
clitoris/*n*: Klitoris *w*, Clitoris.
clitoritis/*n*: Klitorisentzündung *w*.
clitoromegaly/*n*: Klitorisvergrößerung *w*.
clitorrhagia/*n*: Klitorisblutung *w*.
clival/*adj*: Clivus-.
CLL [*abbr*] **chronic lymphatic leukemia**: chronische lymphatische Leukämie *w*, CLL.
CLO [*abbr*] **campylobacter-like organism**: Campylobacter-ähnlicher Organismus *m*.
cloaca/*n*: Kloake *w*.
cloacal/*adj*: Kloaken-.
clobazam/*n*: Clobazam *s*.
clobetasol/*n*: Clobetasol *s*.
clobetasone/*n*: Clobetason *s*.
clobutinol/*n*: Clobutinol *s*.
clock/*n*: Uhr *w*, Zeitgeber *m*; **biological** ~ biologische Uhr *w*.
clockwise/*adj*: in Uhrzeigerrichtung.
clocortolone/*n*: Clocortolon *s*.
clofazimine/*n*: Clofazimin *s*.
clofedanol/*n*: Clofedanol *s*.
clofenamide/*n*: Clofenamid *s*.
clofezone/*n*: Clofezon *s*.
clofibrate/*n*: Clofibrat *s*.
clomethiazole/*n*: Clomethiazol *s*.
clomifene/*n*: Clomiphen *s*.
clomifene test: Clomiphentest *m*.
clomipramine/*n*: Clomipramin *s*.
clon/*n*: Klon *m*.
clonal/*adj*: klonal.
clonazepam/*n*: Clonazepam *s*.
clone/*n*, *vb*: 1. Klon *m*; 2. klonen.
clones, forbidden: forbidden clones, verbotene Klone.
clonic/*adj*: klonisch.

clonicotonic/*adj*: klonisch-tonisch.
clonidine/*n*: Clonidin *s*.
cloning/*n*: Klonen *s*.
clonism/*n*: Dauerklonus *m*.
clonograph/*n*: Klonusaufzeichnungsgerät *s*.
clonorchiasis/*n*: Klonorchiasis *w*.
clonospasm/*n*: Dauerklonus *m*.
clonus/*n*: Klonus *m*; **patellar** ~ Patellarklonus *m*.
clopamide/*n*: Clopamid *s*.
clopenthixol/*n*: Clopenthixol *s*.
cloprednol/*n*: Cloprednol *s*.
Cloquet's hernia: Cloquet-Hernie *w*, Hernia femoralis pectinea.
cloquinate/*n*: Cloquinat *s*.
clorazepate dipotassium: Dikaliumclorazepat *s*.
clorindanol/*n*: Clorindanol *s*.
clorophene/*n*: Clorofen *s*.
close/*vb*: schließen.
closed/*adj*: geschlossen.
close to focus: fokusnah.
clostebol/*n*: Clostebol *s*.
clostridium/*n*: Clostridium.
closure/*n*: Schluß *m*, Verschluß *m*; **delayed primary** ~ verzögerte Primärheilung *w*; **primary** ~ Primärverschluß *m*; **spontaneous** ~ Spontanverschluß *m*; **velopharyngeal** ~ velopharyngealer Verschluß *m*.
closure contraction, cathodal [*abbr*] **CaCC**: Kathodenschlußzuckung *w*.
clot/*n, vb*: 1. Klumpen *m*, Blutgerinnsel *s*; **laminated** ~ Schichtthrombus *m*; **marantic** ~ Blutgerinnsel bei Marasmus; **white** ~ weißer Thrombus *m*; 2. koagulieren.
CLO test [*abbr*] **campylobacter-like organism test**: CLO-Test *m*.
clotiazepam/*n*: Clotiazepam *s*.
clot observation test: Clot-observation-Test *m*.
clot retraction: Retraktion des Blutgerinnsels.
clotrimazole/*n*: Clotrimazol *s*.
clotting/*n*: Gerinnung *w*.
clotting time: Gerinnungszeit *w*.
clouded/*adj*: getrübt.
clouding of consciousness: Bewußtseinstrübung *w*.
clouding of sensorium: Bewußtseinstrübung *w*.
cloudy/*adj*: trübe.
cloverleaf deformity: Kleeblattdeformität *w*.
cloverleaf pattern: Kleeblattmuster *s*.
cloxacillin/*n*: Cloxacillin *s*.
cloxiquine/*n*: Cloxiquin *s*.
clubbing/*n*: keulenförmige Bindegewebsproliferation der Finger oder Zehen.
clubbing of the fingers: Trommelschlegelfinger.
club foot: Klumpfuß *m*.
club hand: Klumphand *w*.
clumping/*n*: Verklumpung *w*.
cluneal/*adj*: glutäal.
clunes: Gesäß *s*.
cluster/*n*: Cluster *m*, geschlossene Erfassungsgruppe *w*.
cluster analysis: Clusteranalyse *w*.
cluster headache: Clusterkopfschmerz *m*, Horton-Syndrom *s*.
Clutton's joints: Clutton-Hydrarthrose *w*.
clysis/*n*: Instillation *w*.
clyster/*n*: Klistier *s*, Einlauf *m*.
Cm-cellulose sodium: Karboxymethylzellulose-Natrium *s*.
CMI [*abbr*] **cell-mediated immunity**: zellvermittelte Immunität *w*.
CML [*abbr*] **chronic myelogenous leukemia**: chronisch-myeloische Leukämie *w*, CML.
CMP [*abbr*] **cytidine monophosphate**: Cytidinmonophosphat *s*.
CMV [*abbr*] **cytomegalovirus**/*n*: Zytomegalievirus *m*.
cnemial/*adj*: Schienbein-.
cnemis/*n*: Schienbein *s*.
CNS [*abbr*] **central nervous system**: Zentralnervensystem *s*, ZNS.
CoA [*abbr*] **coenzyme A**: Coenzym A *s*.
coacervation/*n*: Koazervation *w*.
coadaptation/*n*: Koadaptation *w*.
coagglutination/*n*: Koagglutination *w*.
coagulability/*n*: Gerinnbarkeit *w*.
coagulant/*n, adj*: 1. Koagulans *s*; 2. Koa-

gulation verursachend.
coagulase/*n*: Koagulase *w*.
coagulase test: Koagulasetest *m*.
coagulate/*vb*: koagulieren.
coagulation/*n*: Gerinnung *w*, Koagulation *w*; **disseminated intravascular** ~ [*abbr*] **DIC** disseminierte intravasale Gerinnung *w*, akute Verbrauchskoagulopathie *w*, DIC; **electric** ~ Elektrokoagulation *w*; **intravascular** ~ intravaskuläre Gerinnung *w*.
coagulation cascade: Gerinnungskaskade *w*.
coagulation disorder: Gerinnungsstörung *w*.
coagulation factor: Gerinnungsfaktor *m*.
coagulation laboratory: Gerinnungslabor *s*.
coagulation mechanism: Gerinnungsmechanismus *m*.
coagulation necrosis: Koagulationsnekrose *w*.
coagulation protein: Gerinnungseiweiß *s*.
coagulation system: Gerinnungssystem *s*.
coagulation time: Gerinnungszeit *w*.
coagulative/*adj*: koagulativ.
coagulator/*n*: Koagulator *m*.
coagulopathy/*n*: Koagulopathie *w*, Gerinnungsstörung *w*; **consumptive** ~ Verbrauchskoagulopathie *w*, disseminierte intravasale Gerinnung *w*, DIC.
coaguloviscosimeter/*n*: Koaguloviskosimeter *s*.
coagulum/*n*: Koagel *s*.
coal/*n*: Kohle *w*.
coalesce/*vb*: verschmelzen, verwachsen.
coalescence/*n*: Verschmelzung *w*.
coalition/*n*: Vereinigung *w*, Zusammenschluß *m*.
coapt/*vb*: anpassen.
coaptation/*n*: Anpassung *w*.
coaptation splint: Adaptionsschiene *w*.
coarctate/*vb*, *adj*: 1. zusammenpressen; 2. eingeengt, coarctatus.
coarctation/*n*: Koarktation *w*, Coarctatio.
coarctation of the aorta: Aortenkoarktation *w*.

coarse/*adj*: grob, grobkörnig.
coarse-grained/*adj*: grobkörnig.
coat/*n*, *vb*: 1. Hülle *w*, Coat *m*, Mantel *m*, Tunica; **adventitial** ~ Tunica adventitia; **buffy** ~ buffy coat *m*, Leukozytenmanschette *w*; **serous** ~ Tunica serosa; **proper** ~ Tunica propria; **white** ~ Tunica albuginea; 2. einhüllen, ummanteln, beschicken.
coating/*n*: Coating *s*, Ummantelung *w*.
coat protein: Hüllprotein *s*.
Coats disease: Coats-Krankheit *w*, exsudative Retinitis *w*.
coaxial/*adj*: koaxial.
cobalamin/*n*: Kobalamin *s*, Vitamin B_{12} *s*.
cobalt/*n*: Kobalt *s*, Co.
cobalt bomb: Kobaltbombe *w*.
cobamamide/*n*: Cobamamid *s*.
cobamide/*n*: Cobamid *s*.
cobbler's chest: Trichterbrust *w*.
cobbler suture: Zweinadelnaht *s*.
cobblestone pattern: Pflastersteinrelief *s*.
cobinamide/*n*: Cobinamid *s*.
coca/*n*: Cica *s*.
cocaine/*n*: Kokain *s*.
cocaine abuse: Kokainabusus *m*.
cocainism/*n*: Kokainabhängigkeit *w*.
cocainization/*n*: Kokainanwendung *w*.
cocarboxylase/*n*: Cocarboxylase *w*.
cocarcinogen/*n*: Kokarzinogen *s*.
cocarcinogenesis/*n*: Kokarzinogenese *w*.
cocc-: Kokken-.
coccidial/*adj*: Kokzidien-.
coccidian/*n*, *adj*: 1. Kokzidium *s*; 2. Kokzidien-.
coccidiodin/*n*: Kokzidiodin *s*.
coccidioidoma/*n*: Kokzidioidom *s*.
coccidioidomeningitis/*n*: Kokzidioidomeningitis *w*.
coccidioidomycosis/*n*: Kokzidioidomykose *w*, Talfieber *s*, Wüstenfieber *s*.
coccidiomycosis/*n*: Kokzidioidomykose *w*, Talfieber *s*.
coccidiosis/*n*: Kokzidiose *w*.
coccidiostat/*n*: Kokzidiostatikum *s*.
coccidium/*n*: Kokzidie *w*, Coccidium.
coccobacillus/*n*: Kokke *w*.

coccobacterium/*n*: Kugelbakterie *w*.
coccoid/*adj*: kugelförmig, kokkenförmig, kokkoid.
cocculin/*n*: Cocculin *s*, Pikrotoxin *s*.
coccus/*n*: Kokke *w*.
coccyalgia/*n*: Kokzygodynie *w*.
coccydynia/*n*: Kokzygodynie *w*.
coccygeal/*adj*: kokzygeal.
coccygectomy/*n*: Steißbeinresektion *w*.
coccygodynia/*n*: Kokzygodynie *w*.
coccyx/*n*: Steißbein *s*, Os coccygis.
cochlea/*n*: akustisches Labyrinth *s*, Cochlea.
cochlear/*adj*: kochleär.
cochleariform/*adj*: schneckenförmig.
cochleography/*n*: Kochleographie *w*.
cochleostomy/*n*: Kochleostomie *w*.
cochleovestibular/*adj*: kochleovestibulär.
cockade/*n*: Kokarde *w*.
Cockayne syndrome: Cockayne-Syndrom *s*.
cockroach/*n*: Kakerlake *w*, Küchenschabe *w*.
Cock's operation: Cock-Operation *w*, Urethrotomie *w*.
cocktail/*n*: Cocktail *m*; **lytic** ~ lytischer Cocktail *m*.
coconscious/*adj*: vorbewußt.
coconsciousness/*n*: Mitbewußtsein *s*.
coction/*n*: Kochung *w*.
COD [*abbr*] **cause of death**: Todesursache *w*.
code/*n*, *vb*: 1. Kode *m*, Vorschrift *m*; **genetic** ~ genetischer Kode *m*; **moral** ~ Sittenkodex *m*; 2. kodieren.
codehydrogenase/*n*: Codehydrogenase *w*.
codeine/*n*: Codein *s*, Kodein *s*.
codeine phosphate: Codeinphosphat *s*.
codeine sulfate: Codeinsulfat *s*.
coding/*n*: Kodierung *w*.
Codivilla's operation: Codivilla-Nagelextension *w*.
cod liver oil: Lebertran *m*.
cod liver oil unit [*abbr*] **CLO unit**: Cod-liver-oil-Einheit *w*.
Codman sign: Codman-Zeichen *s*.
Codman's tumor: Codman-Tumor *m*, Chondroblastom *s*.
codominance/*n*: Kodominanz *w*.
codominant/*adj*: kodominant.
codon/*n*: Kodon *s*.
codon bias: Kodonbevorzugung *w*.
codon frequency: Kodonhäufigkeit *w*.
coefficient/*n*: Koeffizient *m*.
coefficient of correlation: Korrelationskoeffizient *m*.
coefficient of fecundity: Fruchtbarkeitsindex *m*.
coefficient of friction: Reibungskoeffizient *m*.
coefficient of inbreeding: Verwandtschaftsgrad *m*.
coefficient of kinship: Verwandtschaftskoeffizient *m*.
coefficient of regression: Regressionskoeffizient *m*.
coefficient of utilization of oxygen: Sauerstoffutilisationskoeffizient *m*.
coefficient of variation: Variationskoeffizient *m*.
-coele: -zöl, -zele.
coelenterate/*n*: Zölenterat *m*.
coelenteron/*n*: Zölenteron *s*.
coeliac/*adj*: zöliakal.
coeliocyesis/*n*: Bauchhöhlenschwangerschaft *w*.
coeliotomy/*n*: Zöliotomie *w*.
coelom/*n*: Zölom *s*.
coelomic/*adj*: Zölom-.
coeloscope/*n*: Laparoskop *s*.
coelothel/*n*: Mesothel *s*.
coenesthesia/*n*: Zönästhesie *w*, Sensibilität *w*, Gürtelgefühl *s*.
coenesthetic/*adj*: zönästhetisch.
coenobium/*n*: lockerer Zellverband *m*.
coenurus/*n*: Coenurus.
coenzyme/*n*: Coenzym *s*, Koenzym *s*.
coercion/*n*: Zurückhaltung *w*, Zwang *m*.
coexcitation/*n*: begleitende Exzitation *w*.
cofactor/*n*: Kofaktor *m*.
coffee/*n*: Kaffee *m*.
coffeinism/*n*: Koffeinvergiftung *w*.
Coffey's operation: Coffey-Operation *w*, Ureteroenteroanastomose *w*.

Cogan's disease: Cogan-Syndrom *s*.
cognition/*n*: Kognition *w*.
cognitive/*adj*: kognitiv.
cogwheel/*n*: Zahnrad *s*.
cogwheel respiration: periodische Atmung *w*.
cogwheel sign: Zahnradphänomen *s*.
cohabitation/*n*: Lebensgemeinschaft *w*, Kohabitation *w*.
coherence/*n*: Kohärenz *w*.
coherent/*adj*: kohärent.
cohesion/*n*: Kohäsion *w*.
cohesive/*adj*: kohäsiv.
Cohn fractionation/*n*: Cohn-Fraktionierung *w*.
Cohn solution: Cohn-Lösung *w*.
cohort/*n*: Kohorte *w*.
cohort study: Kohortenstudie *w*.
coil/*n, vb*: 1. Spule *w*, Spindel *w*, Knäuel *s*; **plectonemic** ~ plektonemische Spirale *w*; **relational** ~ Chromosomenspiralisation *w*; 2. spiralisieren.
coiling/*n*: Spiralisation *w*.
coincidence/*n*: Übereinstimmung *w*.
coin-counting: Münzen zählend.
coindication/*n*: zusätzliche Indikation *w*.
coinfection/*n*: Begleitinfektion *w*.
coin lesion: Rundherd *m*.
coinosite/*n*: fakultativer Parasit *m*.
coinshaped/*adj*: münzförmig.
coin sound: Münzenklirren *s*.
coin test: Münzentest *m*.
coisogenic/*adj*: kongenetisch.
coition/*n*: Koitus *m*.
coitus/*n*: Koitus *m*.
coitus interruptus: Coitus interruptus.
col-: Kol-, Kolon-.
colcemide/*n*: Colcemid *s*.
colchicine/*n*: Colchicin *s*.
cold/*n, adj*: 1. Erkältung *w*, Kälte *w*; 2. kalt.
cold agglutination: Kälteagglutination *w*.
cold agglutinin: Kälteagglutinin *s*.
cold antibody: Kälteantikörper *m*.
cold-blooded/*adj*: poikilotherm.
cold cauter: Kryokauter *m*.
cold hemolysin: Kältehämolysin *s*.
cold hemolysis: Kältehämolyse *w*.

cold injury: Erfrierung *w*.
cold point: Kältepunkt *m*.
cold pressure test: Cold-pressure-Test *m*, Kälte-Druck-Test *m*.
cold-resistant/*adj*: kälteresistent.
cold sensation: Kälteempfindung *w*.
cold-sensitive/*adj*: kälteempfindlich.
coldsore/*n*: Herpes labialis.
cold spot: Kältepunkt *m*.
cold urticaria: Kälteurtikaria *w*.
cold virus, common: Rhinovirus *m*.
colecalciferol/*n*: Colecalciferol *s*.
colectomy/*n*: Kolektomie *w*.
coleocystitis/*n*: Blasen- und Scheidenentzündung *w*.
Cole sign: Cole-Zeichen *s*.
colestipol/*n*: Colestipol *s*.
colestyramine/*n*: Colestyramin *s*.
coli bacterium: Kolibakterium *s*.
colibacillosis/*n*: Koliinfektion *w*.
colibacillus/*n*: Kolibakterie *w*, Escherichia coli.
colic/*n, adj*: 1. Kolik *w*; **abdominal** ~ Abdominalkolik *w*; **appendicular** ~ Blinddarmkolik *w*; **biliary** ~ Gallenkolik *w*; **bilious** ~ Gallenkolik *w*; **cystic** ~ Blasenkolik *w*; **flatulent** ~ Windkolik *w*; **hepatic** ~ Gallenkolik *w*; **menstrual** ~ Dysmenorrhö *w*; **ovarian** ~ kolikartiger Ovarschmerz *m*; **pancreatic** ~ Pankreaskolik *w*; **renal** ~ Nierenkolik *w*; **salivary** ~ kolikartiger Speicheldrüsenschmerz *m*; **stercoral**~ Sterkoralkolik *w*; **tubal** ~ Tubenkolik *w*; **ureteral** ~ Ureterkolik *w*; **vermicular** ~ Blinddarmkolik *w* ; **verminous** ~ Wurmkolik *w*; 2. kolonisch, Kolon-, Dickdarm-, Colon-.
colicin/*n*: Colicin *s*, Kolizin *s*.
colicinogen/*n*: Kolizinplasmid *s*.
colicky/*adj*: kolikartig.
colicoplegia/*n*: Kolonlähmung *w*.
colicystitis/*n*: Kolizystitis *w*.
coliform/*adj*: koliform.
colinearity/*n*: Kolinearität *w*.
coliphage/*n*: Koliphage *w*.
coliplication/*n*: Kolonfaltung *w*.
colipuncture/*n*: Kolonpunktion *w*.

colisepsis/*n*: Kolisepsis *w*.
colistin/*n*: Colistin *s*.
colistin sulfomethate sodium: Colistimethat-Natrium *s*.
colitis/*n*: Kolitis *w*, Colitis; **amebec** ~ Amöbenkolitis *w*; **balantidial** ~ Balantidium-Kolitis *w*; **catarrhal** ~ Darmkatarrh *m*; **granulomatous** ~ granulomatöse Kolitis *w*; **ischemic** ~ ischämische Kolitis *w*; **mucous** ~ mukomembranöse Kolitis *w*, Syndrom des irritablen Darms; **pseudomembraneous** ~ Colitis pseudomembranacea; **regional** ~ Colitis regionalis, Crohn-Krankheit *w*; **segmental** ~ Colitis regionalis, Crohn-Krankheit *w*; **spastic** ~ irritables Kolon *s*; **transmural** ~ transmurale Kolitis *w*; **ulcerative** ~ Colitis ulcerosa.
colitose/*n*: Colitose *w*.
colitoxemia/*n*: Kolisepsis *w*.
collagen/*n*: Kollagen *s*.
collagenase/*n*: Collagenase *w*.
collagenation/*n*: Kollagenbildung *w*.
collagen disease: Kollagenose *w*.
collagen fiber: Kollagenfaser *w*.
collagen fibril: Kollagenfibrille *w*.
collagen helix: Kollagenhelix *w*.
collagenic/*adj*: kollagen.
collagenoblast/*n*: reifer Fibroblast *m*.
collagenogenic/*adj*: kollagen.
collagenolysis/*n*: Kollagenolyse *w*.
collagenoma/*n*: Kollagengeschwulst *w*; **familial cutaneous** ~ Buschke-Ollendorff-Syndrom *s*.
collagenosis/*n*: Kollagenose *w*.
collagenous/*adj*: kollagen.
collagen replacement: Kollagenersatz *m*.
collapse/*n, vb*: 1. Kollaps *m*; **alveolar** ~ Alveolarkollaps *m*; **cardiovascular** ~ Herz-Kreislauf-Kollaps *m*; **massive** ~ massiver Lungenkollaps *m*; **nervous** ~ Nervenzusammenbruch *m*; **subpleural** ~ Mantelatelektase *w*; 2. kollabieren.
collapse delirium: delirante Manie *w*.
collapse of the lung: Lungenkollaps *m*.
collapse therapy: Kollapstherapie *w*.
collar/*n*: Kragen *m*, Halsband *s*; **renal** ~ Nierenband *s*; **venereal** ~ Halsband der Venus *s*.
collar and cuff sling: Armschlinge *w*.
collar bone: Schlüsselbein *s*, Klavikula *w*.
collar incision: Kragenschnitt *m*.
collar of pearls: Halsband der Venus *s*.
collar-stud abscess: Kragenknopfabszeß *m*.
collateral/*n, adj*: 1. Kollaterale *w*; 2. kollateral.
collect/*vb*: sammeln.
collective/*n*: Kollektiv *s*.
Colles fracture: Colles-Fraktur *w*, distale Radiusfraktur *w*.
Collett syndrome: Collet-Syndrom *s*, Sicard-Syndrom *s*.
colliculectomy/*n*: Samenhügelresektion *w*.
colliculitis/*n*: Kollikulitis *w*.
collidine/*n*: Kollidin *s*.
colligation/*n*: Zusammenbinden *s*.
colligative/*adj*: kolligativ
collimate/*vb*: ausblenden.
collimation/*n*: Kollimation *w*.
collimator/*n*: Kollimator *m*.
collimator remote control: Blendenferneinstellung *w*.
Collin speculum: Collin-Spekulum *s*.
colliotomy/*n*: Adhäsiotomie *w*.
Collip's unit: Collip-Einheit *w*.
colliquation/*n*: Kolliquation *w*.
collision/*n*: Kollision *w*.
collodion/*n*: Kollodium *s*.
collodion baby: Kollodionbaby *s*.
collodion skin: Kollodionhaut *w*.
colloid/*n*: Kolloid *s*.
colloidal/*adj*: kolloidal.
colloid cyst: Kolloidzyste *w*.
colloid goitre: Kolloidstruma *w*.
colloid milium: Kolloidknoten *m*, Pseudomilium *s*.
colloidopexia/*n*: Kolloidfixierung *w*.
colloma/*n*: muzinöses Karzinom *s*.
collum/*n*: Hals *m*, Collum.
collutory/*n*: Mundwasser *s*.
collyrium/*n*: Augentropfen.
coloboma/*n*: Kolobom *s*, Spaltbildung *w*.

coloboma of the choroid: Aderhautkolobom s.
coloboma of the vitreous: Glaskörperkolobom s.
colocecostomy/n: Kolozäkostomie w.
colocentesis/n: Kolonpunktion w.
colocholecystotomy/n: Cholezystokolostomie w.
coloclysis/n: Kolonspülung w.
colocolic/adj: kolokolisch.
colocolostomy/n: Kolokolostomie w.
colocynth/n: Koloquinte w.
colocynthidism/n: Koloquintenvergiftung w.
colocynthin/n: Colocynthin s.
coloenteritis/n: Enterokolitis w.
colofixation/n: Kolopexie w.
colohepatopexy/n: Kolohepatopexie w.
coloileal/adj: ileokolisch.
cololysis/n: Kolonmobilisation w.
colon/n: Kolon s, Colon; **giant** ~ Megakolon s; **irritable** ~ irritables Kolon s; **leadpipe** ~ starres Kolon s; **spastic** ~ irritables Kolon s.
colon adenoma: Dickdarmadenom s.
colon cancer: Kolonkarzinom s.
colonic/adj: kolonisch, Dickdarm-.
colonization/n: Besiedelung w.
colonize/vb: besiedeln, kolonisieren.
Colonna's operation: Colonna-Operation w.
colonopathy/n: Kolonerkrankung w.
colonoscopy/n: Koloskopie w.
colony/n: Kolonie w.
colony-forming/adj: koloniebildend.
colony hybridization: Koloniehybridisierung w.
colony stimulating factor [abbr] **CSF**: Kolonie-stimulierender Faktor m, Colony stimulating factor m, CSF.
colopathy/n: Kolonerkrankung w.
colopexostomy/n: Kolopexie mit Kolostomie w.
colopexy/n: Kolopexie w.
colophony/n: Kolophonium s.
coloplication/n: Kolonfaltungsoperation w.
coloproctectomy/n: Proktokolektomie w.
coloproctitis/n: Proktokolitis w.
coloproctostomy/n: Proktokolostomie w.
coloptosis/n: Koloptose w.
color/n, vb: 1. Farbe w; **achromatic** ~ achromatische Farbe w; **fundamental** ~ Grundfarbe w; **metameric** ~ Metamerie w; 2. färben.
Colorado tick fever: Colorado-Zeckenfieber s.
colorblind/adj: farbenblind.
color blindness: Farbblindheit w.
color dispersion: Farbdispersion w.
colorectal/adj: kolorektal.
colorectitis/n: Proktokolitis w.
colorectostomy/n: Proktokolostomie w.
color hemianopia: Hemichromatopsie w.
color hue: Farbton m.
colorimeter/n: Kolorimeter s.
colorimetric/adj: kolorimetrisch.
colorimetry/n: Kolorimetrie w.
color index: Färbeindex m.
colorless/adj: farblos.
color name aphasia: amnestische Farbenblindheit w.
color perception: Farbwahrnehmung w.
color reaction: Farbreaktion w.
color reagent: Farbreagens s.
colorrhaphy/n: Kolonnaht w.
colorrhea/n: Kolonorrhö w.
color scotoma: Farbskotom s.
color sense: Farbensinn m.
color test: Farbentest m.
color vision: Farbensehen s; **normal** ~ normales Farbensehen s, Euchromatopsie w.
colosigmoidostomy/n: Kolosigmoidostomie w.
colostomy/n: Kolostomie w; **dry** ~ trockene Kolostomie w; **ileotransverse** ~ Ileotransversostomie w; **wet** ~ feuchte Kolostomie w.
colostomy bag: Kolostomiebeutel m.
colostrorrhea/n: Kolostrumsekretion w.
colostrum/n: Kolostrum s.
colotomy/n: Kolotomie w.
colovaginal/adj: kolovaginal.
colp-: kolpo-, Scheide-.

colpalgia/*n*: Kolpodynie *w*.
colectasia/*n*: Kolpektasie *w*.
colpectomy/*n*: Kolpektomie *w*.
colpedema/*n*: Scheidenwandödem *s*.
colpeurynter/*n*: Kolpeurynter *m*.
colpismus/*n*: Vaginismus *m*.
colpitic/*adj*: kolpitisch.
colpitis/*n*: Kolpitis *w*, Vaginitis *w*.
colpocele/*n*: Kolpozele *w*.
colpoceliocentesis/*n*: Kuldozentese *w*.
colpoceliotomy/*n*: Kuldozentese *w*.
colpocleisis/*n*: Kolpokleisis *w*.
colpocystitis/*n*: Kolpozystitis *w*.
colpocystocele/*n*: Kolpozystozele *w*.
colpocystoplasty/*n*: Kolpozystoplastik *w*.
colpocystotomy/*n*: Kolpozystotomie *w*.
colpocytogram/*n*: Kolpozytogramm *s*.
colpocytology/*n*: Kolpozytologie *w*.
colpodynia/*n*: Kolpodynie *w*.
colpoepisiorrhaphy/*n*: Scheiden-Damm-Naht *w*.
colpohyperplasia/*n*: Vaginalschleimhauthyperplasie *w*.
colpohysterectomy/*n*: vaginale Hysterektomie *w*.
colpohysterotomy/*n*: Kolpohysterotomie *w*.
colpoymyomectomy/*n*: vaginale Myomentfernung *w*.
colpomyomotomy/*n*: vaginale Myomentfernung *w*.
colpoparovariocystectomy/*n*: transvaginale Entfernung einer Ovarzyste.
colpoperineoplasty/*n*: Kolpoperineoplastik *w*.
colpoperineorrhaphy/*n*: Kolpoperineorrhaphie *w*.
colpopexy/*n*: Kolpopexie *w*.
colpoplasty/*n*: Scheidenplastik *w*.
colpopoiesis/*n*: Scheidenbildung *w*.
colpopolypis/*n*: Vaginalpolyp *m*.
colpoptosis/*n*: Scheidenprolaps *m*.
colporrhaphy/*n*: Kolporrhaphie *w*.
colporrhexis/*n*: Kolporrhexis *w*.
colposcope/*n*: Kolposkop *s*.
colposcopy/*n*: Kolposkopie *w*.
colpospasm/*n*: Vaginismus *m*, Scheidenkrampf *m*.
colpostat/*n*: Kolpostat *m*.
colpostenosis/*n*: Vaginalstenose *w*.
colpostenotomy/*n*: operative Beseitigung einer Vaginalstriktur.
colposuspension/*n*: Kolposuspension *w*.
colpotherm/*n*: Scheidenthermometer *s*.
colpotomy/*n*: Kolpotomie *w*, Kuldotomie *w*.
colpoureterocystotomy/*n*: Kolpoureterozystotomie *w*.
colpoxerosis/*n*: Scheidentrockenheit *w*.
column/*n*: Säule *w*, Columna; **spinal** ~ Wirbelsäule *w*; **vertebral** ~ Wirbelsäule *w*.
column chromatography: Säulenchromatographie *w*.
column stand: Säulenstativ *s*.
colyseptic/*adj*: aseptisch.
coma/*n*: Koma *s*, Coma; **agrypnodal** ~ Coma vigile; **alcoholic** ~ Alkoholkoma *s*; **apoplectic** ~ apoplektisches Koma *s*; **deep** ~ tiefes Koma *s*; **diabetic** ~ Coma diabeticum; **epileptic** ~ epileptischer Nachschlaf *m*; **hepatic** ~ Leberkoma *s*; **hyperosmolal** ~ hyperosmolares Koma *s*; **hypoglycemic** ~ hypoglykämisches Koma *s*; **hypopituitary** ~ hypophysäres Koma *s*; **hypothermic** ~ Unterkühlungskoma *s*; **irreversible** ~ irreversibles Koma *s*; **metabolic** ~ Stoffwechselkoma *s*; **thyrotoxic** ~ thyreotoxisches Koma *s*; **uremic** ~ urämisches Koma *s*; **vigil** ~ Coma vigile, Wachkoma *s*.
coma cast: Komazylinder *m*.
comatose/*adj*: komatös.
comb/*n*: Kamm *m*.
combat neurosis: Kriegsneurose *w*.
comb bundle: Tractus nigrostriatalis.
combination/*n*: Kombination *w*.
combination calculus: Kombinationsstein *m*.
combination insulin: Mischinsulin *s*.
combination test: Kombinationstest *m*, Ergänzungstest *m*.
combination therapy: Kombinationstherapie *w*.

combine/*vb*: verbinden.
combustibility/*n*: Brennbarkeit *w*.
combustible/*adj*: feuergefährlich.
combustion/*n*: Verbrennung *w*.
Comby sign: Comby-Zeichen *s*.
comedo/*n*: Komedo *m*; **closed** ~ Milium *s*, Hautgrieß *m*; **open** ~ reifer Komedo *m*; **senile** ~ Alterskomedo *m*.
comedocarcinoma/*n*: Komedokarzinom *s*.
comedomastitis/*n*: Komedomastitis *w*.
comes/*n*: Begleitgefäß *s*.
comforter/*n*: Schnuller *m*.
comfort temperature: behagliche Temperatur *w*.
comfrey/*n*: Schwarzwurz *w*.
comitant/*adj*: begleitend.
comitial/*adj*: epileptisch.
comma bacillus: Kommabakterium *s*, Vibrio cholerae.
command automatism: Befehlsautomatismus *m*.
commensal/*adj*: kommensal.
commensalism/*n*: Kommensalismus *m*; **epizoic** ~ Epizoonose *w*.
comminuted/*adj*: gesplittert.
comminution/*n*: Zersplitterung *w*.
commissural/*adj*: kommisural.
commissure/*n*: Kommissur *w*, Commissura.
commissurorrhaphy/*n*: Kommissurorrhaphie *w*.
commissurotomy/*n*: Kommissurotomie *w*; **mitral** ~ Mitralklappenkommissurotomie *w*.
commitment/*n*: Zwangseinweisung *w*.
common/*adj*: gemeinsam, üblich, communis.
communality/*n*: Kommunalität *w*.
communicable/*adj*: ansteckend, übertragbar.
communicate/*vb*: übertragen, kommunizieren.
communication/*n*: Kommunikation *w*, Verbindung *w*, Übertragung *w*; **arteriovenous** ~ arteriovenöser Shunt *m*; **confidential** ~ vertrauliche Mitteilung *w*; **non-verbal** ~ non-verbale Kommunikation *w*.
communication disorder: Kommunikationsstörung *w*.
community/*n*: Gemeinschaft *w*, Gemeinwesen *s*; **therapeutic** ~ Therapiegruppe *w*.
community psychiatry: Gemeindepsychiatrie *w*.
community study: Gemeindestudie *w*.
compact/*adj*: kompakt.
compaction/*n*: Verkeilung *w*.
compactness/*n*: Dichte *w*.
company physician: Werksarzt *m*.
comparative/*adj*: vergleichend.
comparison/*n*: Vergleich *m*; **double-dummy** ~ Double-dummy-Vergleichsstudie *w*, Doppelblindstudie *w*; **pairwise** ~ Paarvergleich *m*; **successive** ~ Sukzessivvergleich *m*.
compartimentation/*n*: Kompartimentierung *w*.
compartment/*n*: Kompartment *s*; **extracellular** ~ Extrazellularraum *m*; **intracellular** ~ Intrazellularraum *s*; **muscular** ~ Lacuna musculorum.
compartmentalization/*n*: Kompartimentierung *w*.
compatibility/*n*: Kompatibilität *w*.
compatible/*adj*: kompatibel.
compensate/*vb*: ausgleichen, kompensieren.
compensation/*n*: Kompensation *w*, Entschädigung *w*.
compensation filter: Ausgleichsfilter *m*.
compensation neurosis: Rentenneurose *w*.
compensator/*n*: Regler *m*.
compensatory/*adj*: kompensatorisch.
competence/*n*: Kompetenz *w*; **embryonic** ~ embryonale Kompetenz *w*; **immunologic** ~ Immunkompetenz *w*.
competency/*n*: Zurechnungsfähigkeit *w*.
competition/*n*: Kompetition *w*.
competitive/*adj*: kompetitiv.
competitive/*adj*: kompetitiv.
compimeter/*n*: Kampimeter *s*, Bjerrum-Schirm *m*.

complain/*vb*: sich beschweren, klagen.
complaint/*n*: Beschwerden; **nervous** ~ Nervenbeschwerden.
complement/*n*: Komplement *s*.
complementarity/*n*: Komplementarität *w*.
complementary/*adj*: komplementär.
complementation/*n*: Komplementation *w*; **allelic** ~ intergenetische Komplementation *w*; **interallelic** ~ intergenetische Komplementation *w*; **intercistronic** ~ Komplementation zwischen verschiedenen Genmutantenten; **intergenic** ~ intergenetische Komplementation *w*; **intragenic** ~ Komplementation innerhalb eines Gens.
complement fixation: Komplementbindung *w*.
complement fixation reaction: Komplementbindungsreaktion *w*, KBR.
complement fixation test [*abbr*] CFT: Komplementbindungsreaktion *w*, KBR.
complement-mediated/*adj*: komplementvermittelt.
complement pathway: Komplementaktivierungsweg *m*; **alternative** ~ alternativer Komplementaktivierungsweg *m*; **classical** ~ klassischer Komplementaktivierungsweg *m*.
complete/*adj*: vollständig.
completion/*n*: Abschluß *m*.
completion criteria: Abschlußkriterien.
completion test: Ergänzungstest *m*, Lückentest *m*.
complex/*n*: Komplex *m*; **abortive** ~ abortiver Enzymkomplex *m*; **activated** ~ aktivierter Komplex *m*; **apical** ~ apikaler Komplex *m*; **atrial** ~ Vorhofkomplex *m*; **diphasic** ~ biphasischer Komplex *m*; **equiphasic** ~ gleichphasischer Komplex *m*; **immune** ~ Immunkomplex *m*; **immune-stimulating** ~ [*abbr*] ISCOM immunstimulierender Komplex *m*; **inert** ~ inerter Komplex *m*; **junctional** ~ Schlußleiste *w*; **oculomotor nuclear** ~ Okulomotoriuskerne; **primary** ~ Primärkomplex *m*; **soluble** ~ löslicher Komplex *m*; **stable** ~ beständiger Komplex *m*; **unstable** ~ unbeständiger Komplex *m*; **ventricular** ~ Kammerkomplex *m*.
complex formation: Komplexbildung *w*.
complexion/*n*: Komplexion *w*, Gesichtsfarbe *w*.
complexometric/*adj*: kompleximetrisch.
complex stability: Komplexstabilität *w*.
compliance/*n*: Compliance *w*, Flexibilität *w*, Volumendehnbarkeit *w*, Nachgiebigkeit *w*; **dynamic** ~ dynamische Compliance *w*; **motor** ~ motorische Compliance *w*; **pulmonary** ~ Lungencompliance *w*; **static** ~ statische Compliance *w*.
complicated/*adj*: kompliziert.
complication/*n*: Komplikation *w*; **immediate** ~ Primärkomplikation *w*; **obstetric** ~ Geburtskomplikation *w*.
comply/*vb*: befolgen.
component/*n*: Komponente *w*, Bestandteil *m*; **active** ~ Wirkkomponente *w*; **effective** ~ Wirkkomponente *w*; **mutational** ~ Mutationskomponente *w*; **nutritional** ~ Nährstoffbestandteil *m*.
component of complement: Komplementbestandteil *m*.
compose/*vb*: zusammensetzen.
composite/*adj*: zusammengesetzt.
composition/*n*: Zusammensetzung *w*.
compound/*n, vb*: 1. Verbindung *w*, Masse *w*, Zusammensetzung *w*, Bestandteil *s*; **embedding** ~ Einbettungsmasse *w*; **heterocyclic** ~ heterozyklische Verbindung *w*; **modeling** ~ Abdruckmasse *w*; **organic** ~ organische Verbindung *w*; **unsaturated** ~ ungesättigte Verbindung *w*; 2. mischen.
compound fracture: offene Fraktur *w*.
compounding/*n*: Mischen *s*.
comprehension/*n*: Verstehen *s*.
comprehension test: Verständnistest *m*.
compress/*n, vb*: 1. Kompresse *w*; **cold** ~ kalter Wickel *m*; **cribriform** ~ Lochkompresse *w*; **fenestrated** ~ Fensterverband *m*; **hot** ~ heißer Umschlag *m*; **wet** ~ feuchter Umschlag *m*; 2. komprimieren.
compressed/*adj*: komprimiert.
compression/*n*: Kompression *w*, Druck *m*; **bimanual** ~ bimanuelle Kompression *w*;

cardiac ~ Herzkompression *w*, Herzmassage *w*; **cerebral** ~ Hirndruck *m*; **digital** ~ Blutstillung durch manuelle Kompression; **jugular** ~ Jugularisdruckversuch *m*; **spinal** ~ Rückenmarkkompression *w*.

compression atelectasis: Kompressionsatelektase *w*.

compression atrophy: Druckatrophie *w*.

compression bandage: Staubinde *w*, Kompressionsverband *m*.

compression concussion: Kontusionsverletzung durch Kompression.

compression cone: Kompressionskonus *m*.

compression cyanosis: Kompressionszyanose *w*.

compression device: Bandkompressorium *s*.

compression fracture: Kompressionsfraktur *w*.

compression myelitis: Kompressionsmyelopathie *w*, Rückenmarkkompression *w*.

compression myelopathy: Kompressionsmyelopathie *w*, Rückenmarkkompression *w*.

compression of nerve roots: Wurzelkompressionssyndrom *s*.

compression of the brain: Hirndruck *m*.

compression of the cauda equina: Kaudakompression *w*.

compression of the cord: Nabelschnurkompression *w*.

compression osteosynthesis: Druckosteosynthese *w*.

compression paralysis: Drucklähmung *w*.

compression reflex, testicular: Kocher-Zeichen *s*.

compression syndrome: Kompressionssyndrom *s*, Crush-Syndrom *s*.

compressor/*n*: Klemme *w*, Kompressor *m*; **aortic** ~ Aortenklemme *w*; **urethral** ~ Urethrazange *w*.

compromise/*vb*: beeinträchtigen.

Compton effect: Compton-Effekt *m*.

Compton scattering: Compton-Streuung *w*.

Compton shift: Compton-Verschiebung *w*.

compulsion/*n*: Zwang *m*.

compulsion idea: Zwangsvorstellung *w*.

compulsion neurosis: Zwangsneurose *w*.

compulsory/*adj*: zwanghaft, Pflicht-.

computer-aided/*adj*: computergestützt.

computer tomograph: Computertomograph *m*.

computer-tomographic/*adj*: computertomographisch.

computer tomography: Computertomographie *w*, CT.

computer tomography scan: Computertomogramm *s*.

con A [*abbr*] **concanavalin A**: Concanavalin A *s*, Con A.

conalbumin/*n*: Conalbumin *s*.

conamine/*n*: Conamin *s*.

conarium/*n*: Corpus pineale.

conation/*n*: Streben *s*, Konation *w*.

conative/*adj*: triebhaft.

concanavalin A [*abbr*] **con A**/*n*: Concanavalin A *s*, Con A.

concatamer/*n*: Konkatamer *s*.

concave/*adj*: konkav.

concavity/*n*: Konkavität *w*.

concavoconvex/*adj*: konkavokonvex.

concentrate/*n, vb*: 1. Konzentrat *s*; 2. konzentrieren.

concentrated/*adj*: konzentriert.

concentration/*n*: Konzentration *w*; **inhibitory** ~ Hemmkonzentration *w*; **maximum allowable** ~ [*abbr*] **MAC** maximale Arbeitsplatzkonzentration *w*, MAK; **molar** ~ Molkonzentration *w*; **urinary** ~ Urinkonzentration *w*.

concentration gradient: Konzentrationsgradient *m*.

concentration test, urinary: Urinkonzentrationsversuch *m*.

concentrative/*adj*: konzentrierend.

concentric/*adj*: konzentrisch.

concept/*n*: Konzept *s*.

conception/*n*: Konzeption *w*, Empfängnis *w*.

conceptive/*adj*: wahrnehmend.

conceptual/*adj*: begrifflich.
concerted/*adj*: konzertiert.
conch/*n*: Muschel *w*.
conchotome/*n*: Konchotom *s*.
conchotomy/*n*: Konchotomie *w*.
conclination/*n*: Intorsion *w*, Einwärtsrollen *s*.
conclusion/*n*: Folgerung *w*.
concoction/*n*: Mischung *w*.
concomitant/*adj*: konkomittierend, begleitend.
concordance/*n*: Konkordanz *w*.
concordant/*adj*: konkordant.
concrement/*n*: Konkrement *s*.
concrescence/*n*: Vereinigung *w*.
concrete/*adj*: konkret.
concretion/*n*: Konkrement *s*, Verwachsung *w*, Concretio; **preputial** ~ Smegmolith *m*; **prostatic** ~ Prostatakonkrement *s*; **tophic** ~ Tophus *m*.
concretization/*n*: konkretes Denken *s*.
concussion/*n*: Kontusion *w*, Erschütterung *w*, Concussio.
concussion cataract: Kontusionskatarakt *w*.
concussion injury: Kontusionsverletzung *w*.
concussion neurosis: Kommotionsneurose *w*.
concussion of the brain: Gehirnerschütterung *w*, Commotio.
concussion of the spine: Rückenmarkerschütterung *w*, Commotio spinalis.
concussion psychosis: Kontusionspsychose *w*.
condensation/*n*: Kondensierung *w*, Verdichtung *w*.
condense/*vb*: kondensieren.
condenser/*n*: Kondensator *m*.
condenser plate: Kondensatorplatte *w*.
condition/*n, vb*: 1. Zustand *m*, Erkrankung *w*; **preexisting** ~ vorbestehende Erkrankung *w*; **present** ~ Status praesens; 2. bedingen.
conditional/*adj*: konditionell.
conditioned/*adj*: konditioniert.
conditioning/*n*: Konditionierung *w*; **backward** ~ retrograde Konditionierung *w*; **classical** ~ klassische Konditionierung *w*; **instrumental** ~ operante Konditionierung *w*; **operant** ~ operante Konditionierung *w*; **Pavlovian** ~ klassische Konditionierung *w*; **verbal** ~ verbale Konditionierung *w*.
condom/*n*: Kondom *s*.
Condorelli syndrome: Condorelli-Syndrom *s*, Akroosteodystrophia hypogenitalis dysparathyreoidica.
conduct/*n, vb*: 1. Benehmen *s*; 2. leiten.
conductance/*n*: Leitfähigkeit *w*.
conduct disorder: Verhaltensstörung *w*.
conduction/*n*: Leitung *w*, Überleitung *w*, Reizleitung *w*; **aberrant** ~ abnorme Reizüberleitung *w*; **accelerated** ~ beschleunigte Reizüberleitung *w*; **anomalous** ~ Überleitungsstörung *w*; **anterograde** ~ anterograde Überleitung *w*; **antidromic** ~ antidrome Überleitung *w*; **atrial** ~ intraatriale Reizleitung *w*; **atrioventricular** ~ atrioventrikuläre Überleitung *w*; **cardiac** ~ Herzreizleitung *w*; **concealed** ~ verborgene Leitung *w*; **cranial** ~ Knochenleitung *w*; **decremental** ~ Dekrementleitung *w*; **delayed** ~ Überleitungsverzögerung *w*; **disturbed** ~ Überleitungsstörung *w*; **ephaptic** ~ ephaptische Nervenleitung *w*; **forward** ~ anterograde Überleitung *w*; **intra-atrial** ~ intraatriale Reizleitung *w*; **intraventricular** ~ Kammerleitung *w*; **nervous** ~ Nervenleitung *w*; **neural** ~ Nervenleitung *w*; **osteotympanic** ~ Knochenleitung *w*; **retrograde** ~ retrograde Erregungsleitung *w*; **saltatory** ~ saltatorische Erregungsleitung *w*; **synaptic** ~ synaptische Überleitung *w*; **ventricular** ~ Kammerleitung *w*; **ventriculoatrial** ~ retrograde Erregungsausbreitung *w*.
conduction block: Überleitungsblock *m*.
conduction deafness: Schalleitungsschwerhörigkeit *w*.
conduction delay: Leitungsverzögerung *w*.
conduction disturbance: Überleitungsstörung *w*.

conduction path: Leitungsbahn w.
conduction system of the heart: Reizleitungssystem des Herzens.
conduction time: Überleitungszeit w.
conduction velocity: Leitungsgeschwindigkeit w.
conductive/*adj*: leitend.
conductivity/*n*: Leitfähigkeit w.
conductor/*n*: Konduktor m.
conduit/*n*: Conduit s; **ileal** ~ Ileum-Conduit s.
conduplicate/*adj*: doppelt gefaltet.
condylar/*adj*: kondylär.
condylarthrosis/*n*: Kondylarthrose w.
condyle/*n*: Kondylus m, Condylus.
condylectomy/*n*: Kondylektomie w.
condyloid/*adj*: kondylusartig.
condyloma/*n*: Kondylom s; **flat** ~ Condyloma latum; **pointed** ~ Condyloma acuminatum.
condylomatosis/*n*: Kondylomatose w.
condylomatous/*adj*: kondylomatös.
condylosis/*n*: Kondylomatose w.
condylotomy/*n*: Kondylotomie w.
condylus/*n*: Kondylus m, Condylus.
cone/*n*: Horn s, Konus m, Tubus m; **acrosomal** ~ Akrosomenkörperchen s; **adjusting** ~ Einstellungstubus m; **ectoplacental** ~ Ektoplazenta w; **long** ~ zylindrischer Kollimator m; **medullary** ~ Conus medullaris; **ocular** ~ intraokuläres Strahlenbündel s; **pilar** ~ Haarkegel m; **pulmonary** ~ Conus arteriosus; **retinal** ~ Netzhautzapfen m; **short** ~ kurzer Tubus m; **visual** ~ Hornhautzapfen m.
cone biopsy: Ringbiopsie w.
cone cell: Zapfenzelle w.
cone fiber: Konusfaser w.
cone of light: Lichtreflex m.
cone of spinal cord, terminal: Conus medullaris.
cone pigment: Netzhautpigment s.
cone-surface distance: Tubus-Oberflächen-Abstand m.
confabulation/*n*: Konfabulation w.
confection/*n*: Zubereitung w.
confer/*vb*: verleihen.

conference, clinical-pathological: klinisch-pathologische Konferenz w.
confidence/*n*: Konfidenz w, Vertrauen s.
confidence interval: Vertrauensintervall s.
confidence level: Sicherungsniveau s.
confidence limit: Vertrauensgrenze w.
confidentiality/*n*: Schweigepflicht w, Vertraulichkeit w.
configuration/*n*: Konfiguration w.
confinement/*n*: Bettlägrigkeit w, Niederkunft w.
confirm/*vb*: bestätigen.
confirmation/*n*: Bestätigung w.
conflict/*n*: Konflikt m; **instinctual** ~ Triebkonflikt m; **intrapsychic** ~ innerpsychischer Konflikt m.
conflict analysis: Konfliktforschung w.
conflict disposition: Konfliktbereitschaft w.
conflict reaction: Konfliktreaktion w.
confluence/*n*: Zusammenfluß m, Confluens.
confluent/*adj*: konfluierend.
confocal/*adj*: konfokal.
conformation/*n*: Konformation w.
conformity/*n*: Konformität w.
conformity behavior: konformes Verhalten s.
confrontation/*n*: Konfrontation w.
confrontation test: orientierende Gesichtsfeldprüfung w.
confused/*adj*: verwirrt.
confusion/*n*: Verwirrung w, Verwirrtheit w; **acute hallucinatory** ~ amentielles Syndrom s; **mental** ~ geistige Verwirrung w.
congealment/*n*: Erstarrung w.
congelation/*n*: Kongelation w, Erfrierung w.
congener/*n*: Verwandter m.
congeneric/*adj*: verwandt.
congenic/*adj*: kongenetisch.
congenital/*adj*: kongenital.
congest/*vb*: sich anstauen.
congested/*adj*: gestaut.
congestion/*n*: Kongestion w, Anschoppung w, Stauung w; **cerebral** ~ Hirnödem

congestion, hypostatic

s; **hypostatic** ~ orthostatische Beinödeme; **passive** ~ venöse Stauung *w*; **pulmonary** ~ Stauungslunge *w*; **renal** ~ Nierenstauung *w*; **venous** ~ venöse Stauung *w*.
congestion in renal failure, circulatory: Kreislaufüberlastung bei Nierenversagen.
congestive/*adj*: kongestiv.
conglobate/*vb, adj*: 1. zusammenballen; 2. geballt.
conglobation/*n*: Konglobation *w*.
conglobation reaction: Ballungsreaktion *w*.
conglomerate/*n, adj*: 1. Konglomerat *s*; 2. geballt.
conglutination/*n*: Konglutination *w*.
conglutinin/*n*: Konglutinin *s*.
conglutinogen/*n*: Konglutinogen *s*.
conglutinogen-activating factor: Faktor I *m*, Fibrinogen *s*.
Congo red: Kongorot *s*.
congress, sexual: Koitus *m*.
congression/*n*: Kongression *w*.
congruity/*n*: Kongruenz *w*.
conic/*adj*: konisch.
conical/*adj*: konisch.
conicine/*n*: Koniin *s*.
conidiospore/*n*: Konidiospore *w*.
coniine/*n*: Koniin *s*.
coniism/*n*: Koniinvergiftung *w*.
coning of the cervix: Konisation *w*.
conium/*n*: Koniin *s*.
conization/*n*: Konisation *w*.
conjoined/*adj*: zusammengewachsen.
conjugal/*adj*: ehelich.
conjugant/*n*: Konjugant *m*.
conjugata/*n*: Diameter conjugata.
conjugate/*n, adj*: 1. Beckendurchmesser *m*, Conjugata; **anatomic** ~ Diameter conjugata; **available** ~ kleinster Beckeneingangsdurchmesser *m*; **diagonal** ~ Conjugata diagonalis; **external** ~ äußerer Beckendurchmesser *m*; **false** ~ diagonale Conjugata; **internal** ~ innerer Beckendurchmesser *m*; **obstetrical** ~ Conjugata vera obstetrica; **true** ~ Diameter conjugata; 2. gekoppelt.
conjugated/*adj*: konjugiert.

conjugate of the outlet: Beckenausgangsdurchmesser *m*.
conjugation/*n*: Konjugation *w*.
conjunctiva/*n*: Konjunktiva *w*, Conjunctiva.
conjunctivitis/*n*: Konjunktivitis *w*, Conjunctivitis; **actinic** ~ Strahlenkonjunktivitis *w*; **acute contagious** ~ Koch-Weeks-Konjunktivitis *w*; **acute follicular** ~ akuter Follikularkatarrh *m*; **acute hemorrhagic** ~ akute hämorrhagische Konjunktivitis *w*; **angular** ~ Morax-Axenfeld-Konjunktivitis *w*, Diplobazillenkonjunktivitis *w*; **atopic** ~ allergische Konjunktivitis *w*; **croupous** ~ kruppöse Konjunktivitis *w*; **diphtheric** ~ diphtherische Konjunktivitis *w*; **diplobacillary** ~ Diplobazillenkonjunktivitis *w*, Morax-Axenfeld-Konjunktivitis *w*; **eczematous** ~ Conjunctivitis phlyctaenulosa; **Egyptian** ~ Trachom *s*; **epidemic** ~ Schwimmbadkonjunktivitis *w*; **follicular** ~ Follikularkatarrh *m*; **gonococcal** ~ gonorrhoische Konjunktivitis *w*, Gonoblennorrhö *w*; **granular** ~ Trachom *s*; **hypertrophic** ~ proliferative Konjunktivitis *w*; **infantile purulent** ~ Ophthalmia neonatorum; **larval** ~ Larvenkonjunktivitis *w*, Myiasis *w*; **membranous** ~ membranöse Konjunktivitis *w*; **nodular** ~ Conjunctivitis nodularis; **phlyctenular** ~ Conjunctivitis phlyctaenulosa; **pseudomembraneous** ~ pseudomembranöse Konjunktivitis *w*; **scrofular** ~ Conjunctivitis phlyctaenulosa; **trachomatous** ~ Trachom *s*; **tularemic** ~ Conjunctivitis tularensis; **uratic** ~ Uratkonjunktivitis *w*; **vernal** ~ Frühjahrskonjunktivitis *w*.
conjunctival/*adj*: konjunktival.
conjunctivodacryocystostomy/*n*: Konjunktivodakryozystostomie *w*.
connate/*adj*: konnatal.
connect/*vb*: verbinden.
connection/*n*: Verbindung *w*.
connective-tissue fiber: Bindegewebsfaser *w*.
connector/*adj*: Adapter *m*, Verbindungs-

stück s.

Conn's test: Conn-Test m, Prednison-Test m, Kortison-Glukose-Toleranztest m.

Conn syndrome: Conn-Syndrom s, primärer Aldosteronismus m.

conoid/adj: kegelförmig.

conquinine/n: Chinidin s.

Conradi-Hünermann syndrome: Conradi-Hünermann-Syndrom s, Chondrodysplasia calcificans congenita.

consangineuous/adj: blutsverwandt.

consanguinitiy/n: Blutsverwandtschaft w.

conscience/n: Gewissen s.

conscious/adj: bewußt.

consciousness/n: Bewußtsein s; **altered** ~ Bewußtseinsveränderung w; **double** ~ Bewußtseinsspaltung w.

consensual/adj: konsensuell.

consensus/n: Übereinstimmung w.

consensus sequence: kanonische Sequenz w.

consent/n: Übereinstimmung w, Zustimmung w; **informed** ~ Einverständniserklärung w.

consequence/n: Konsequenz w, Folge w.

conservation/n: Konservierung w, Erhaltung w.

conservation of energy: Energieerhaltung w.

conservative/adj: konservativ.

conserve/n, vb: 1. Arzneimittelzubereitung w; 2. erhalten.

consistency/n: Konsistenz w.

consistent/adj: konsistent, folgerichtig.

consolidant/n, adj: 1. Wundheilmittel s; 2. konsolidierend.

consolidate/vb: verheilen.

consolidation/n: Konsolidierung w, Verdichtung w.

consonation/n: klingendes Rasselgeräusch s.

conspecific/adj: von derselben Spezies.

conspergent/n: Conspergens s.

conspersus/n: Mischpuder m.

constancy/n: Konstanz w.

constant/n, adj: 1. Konstante w; **catalytic** ~ Katalysekonstante w; **dielectric** ~ Dielektrizitätskonstante w; **gravitional** ~ Beschleunigungskonstante w; **Newtonian** ~ Beschleunigungskonstante w; **radioactive** ~ Zerfallskonstante w; 2. konstant, gleichbleibend.

constellation/n: Konstellation w.

constipate/vb: verstopfen.

constipated/adj: verstopft.

constipation/n: Verstopfung w, Obstipation w.

constituent/n: Bestandteil m.

constitution/n: Konstitution w; **allergic** ~ atopische Diathese w; **athletic** ~ athletischer Körperbau m; **lymphatic** ~ Status lymphaticus.

constitutional/adj: konstitutionell.

constitution of the body: Körperkonstitution w.

constitutive/adj: konstitutiv.

constrict/vb: abbinden, einengen.

constriction/n: Konstriktion w, Einschnürung w, Abbindung w; **amniotic** ~ Amnionschnürfurche w; **centric** ~ zentrische Einschnürung w; **duodenopyloric** ~ Pylorusverengung w; **primary** ~ primäre Abschnürung w; **pyloric** ~ Pylorusverengung w.

constriction hyperemia: Stauungshyperämie w.

constriction mark: Schnürmarke w.

constriction ring: Kontraktionsring m.

constrictor/n: Musculus constrictor.

constringent/n: Adstringens s.

construct validity: Konstruktvalidität w.

consult/vb: beraten, konsultieren.

consultant/n: Konsiliararzt m, Oberarzt m, Facharzt m; **medical** ~ Vertrauensarzt m.

consultation/n: Konsultation w, Beratung w.

consult hour: Sprechstunde w.

consult room: Sprechzimmer s.

consume/vb: verbrauchen, konsumieren.

consumption/n: Verbrauch m, Konsum m, konsumierende Erkrankung w.

consumption coagulopathy: Verbrauchskoagulopathie w, disseminierte intravasale Gerinnung w, DIC.

consumptive/*adj*: konsumierend, phthisisch.
contact/*n, vb*: 1. Kontakt *m*, Berührung *w*; **centric** ~ zentrische Okklusion *w*; **occlusal** ~ Okklusionskontakt *m*; **sexual** ~ Sexualkontakt *m*; 2. berühren, kontaktieren.
contact activation: Kontaktaktivierung *w*.
contact agent: Kontaktstoff *m*.
contactant/*n*: Kontaktallergen *s*.
contact bleeding: Kontaktblutung *w*.
contact cancer: Kontaktkarzinom *s*, Abklatschtumor *m*.
contact ceptor: Mechanorezeptor *m*.
contact coupling: Kontaktverbindung *w*.
contact dermatitis: Kontaktdermatitis *w*.
contact factor: Oberflächenfaktor *m*, Faktor XII *m*.
contact hypersensitivity: Kontaktallergie *w*.
contact lens: Kontaktlinse *w*.
contact poison: Kontaktgift *s*.
contact radiation: Kontaktbestrahlung *w*.
contact receptor: Mechanorezeptor *m*.
contact therapy: Nahbestrahlung *w*.
contact ulcer of the larynx: Pachydermia laryngis.
contagion/*n*: Ansteckung *w*, Übertragung *w*.
contagious/*adj*: kontagiös, infektiös.
contaminant/*n*: Schadstoff *m*, Kontaminante *w*.
contaminant load: Schadstoffbelastung *w*.
contaminate/*vb*: kontaminieren, verunreinigen.
contamination/*n*: Kontamination *w*, Verunreinigung *w*.
contemporaneity principle: Gleichzeitigkeitspostulat *s*.
content/*n*: Gehalt *m*, Inhalt *m*.
context/*n*: Zusammenhang *m*, Umfeld *s*.
contiguity/*n*: Kontiguität *w*.
contiguous/*adj*: angrenzend.
continence/*n*: Kontinenz *w*.
contingency/*n*: Kontingenz *w*.
contingency table: Kontingenztafel *w*.
continuity/*n*: Kontinuität *w*.
continuous/*adj*: kontinuierlich, stufenlos, Dauer-.
contort/*vb*: verdrehen.
contorted/*adj*: contortus.
contortion/*n*: Kontorsion *w*, Verdrehung *w*.
contour/*n*: Kontur *w*.
contoured/*adj*: konturiert.
contra-angle/*n*: Kontrawinkel *m*.
contra-aperture/*n*: Gegeninzision *w*.
contraception/*n*: Kontrazeption *w*; **chemical** ~ chemische Kontrazeption *w*; **hormonal** ~ hormonelle Kontrazeption *w*; **natural** ~ natürliche Kontrazeption *w*; **postcoital** ~ postkoitale Kontrazeption *w*.
contraceptive/*n, adj*: 1. Verhütungsmittel *s*, Kontrazeptivum *s*; **intrauterine** ~ Intrauterinpessar *m*; **oral** ~ orales Kontrazeptivum *s*; **sequential oral** ~ Kombinationspille *w*; 2. kontrazeptiv.
contraceptive device, intrauterine: Intrauterinpessar *s*.
contract/*vb*: kontrahieren, sich zuziehen.
contractile/*adj*: kontraktil.
contractility/*n*: Kontraktilität *w*; **galvanic** ~ galvanische Kontraktilität *w*; **myocardial** ~ Herzkontraktilität *w*; **neuromuscular** ~ neuromyofibrilläre Kontraktilität *w*.
contraction/*n*: Kontraktion *w*; **aerobic** ~ aerobe Muskelkontraktion *w*; **anaerobic** ~ anaerobe Muskelkontraktion *w*; **anisometric** ~ isotonische Muskelkontraktion *w*; **anodal opening** ~ Anodenöffnungszuckung *w*; **atrial** ~ Vorhofkontraktion *w*; **automatic ventricular** ~ automatische Kammerkontraktion *w*; **cardiac** ~ Myokardkontraktion *w*; **carpopedal** ~ Karpopedalspasmus *m*; **cathodal opening** ~ Kathodenöffnungszuckung *w*; **cicatricial** ~ Narbenkontraktion *w*; **concentric** ~ isotonische Muskelkontraktion *w*; **false uterine** ~ Braxton-Hicks-Wehen; **faradic** ~ faradische Kontraktion *w*; **isokinetic** ~ isokinetische Muskelkontraktion *w*; **isometric** ~ isometrische Muskelkontraktion *w*; **isotonic** ~ isotonische Muskelkontraktion *w*; **isovolumetric** ~ isovolumetrische

convergence, conjugate

Kontraktion *w*; **myoclonic** ~ Myoklonus *m*; **palmar** ~ Dupuytren-Kontraktur *w*; **paradoxical** ~ paradoxe Kontraktion *w*; **premature** ~ vorzeitig einfallende Extrasystole *w*; **premature atrial** ~ [*abbr*] PAC vorzeitige Vorhofkontraktion *w*; **shortening** ~ isotonische Muskelkontraktion *w*; **tetanic** ~ Tetanus *m*, tetanische Zuckung *w*; **tonic** ~ tonische Kontraktion *w*; **tonic muscular** ~ tetanische Muskelkontraktion *w*; **tumultous** ~ unkoordinierte Wehen; **uterine** ~ Wehen.

contraction ring: Kontraktionsring *m*.

contractions: Wehen.

contracture/*n*: Kontraktur *w*; **ischemic** ~ ischämische Kontraktur *w*; **permanent** ~ Dauerkontraktur *w*.

contracture of the left ventricle, ischemic: ischämische Kontraktur des linken Ventrikels.

contracture syndrome: Stiff-man-Syndrom *s*.

contraextension/*n*: Gegenzugextension *w*.

contrafissure/*n*: Contrecoup-Schädelfraktur *w*.

contraincision/*n*: Gegeninzision *w*.

contraindicant/*n*: Kontraindikation *w*.

contraindicate/*vb*: kontraindizieren.

contraindication/*n*: Kontraindikation *w*.

contralateral/*adj*: kontralateral.

contrasexual/*adj*: gegengeschlechtlich.

contrast/*n*: Kontrast *m*; **chromatic** ~ Farbkontrast *m*; **high** ~ starker Kontrast *m*; **long-scale** ~ geringer Kontrast *m*; **low** ~ schwacher Kontrast *m*; **radiographic** ~ Filmkontrast *m*; **short-scale** ~ starker Kontrast *m*; **simultaneous** ~ Simultankontrast *m*.

contrast amplification: Kontrastverstärkung *w*.

contrast drop: Kontrastabfall *m*.

contrast enema: Kontrasteinlauf *m*; **double** ~ Doppelkontrasteinlauf *m*.

contrast enhancement: Kontrastverstärkung *w*.

contrastimulant/*adj*: beruhigend.

contrastimulism/*n*: Beruhigungsmittelanwendung *w*.

contrastimulus/*n*: Gegenreiz *m*.

contrast inversion: Kontrastumkehr *w*.

contrast medium: Kontrastmedium *s*.

contrast roentgenography, double: Doppelkontrastaufnahme *w*.

contrast scale: Kontrastskala *w*.

contrast stain: Kontrastfärbung *w*, Gegenfärbung *w*.

contrast study: Kontrastuntersuchung *w*.

contrasty/*adj*: kontrastreich.

contrecoup fracture: Contrecoup-Trauma *s*.

contrecoup lesion: Contrecoup-Läsion *w*.

control/*n, vb*: 1. Kontrolle *w*, Bekämpfung *w*, Steuerung *w*; **biologic** ~ biologische Kontrolle *w*; **fine** ~ Feinregelung *w*; **manual** ~ Handsteuerung *w*; **respiratory** ~ Atemregulation *w*; **vestibuloequilibratory** ~ vestibuläre Gleichgewichtskontrolle *w*; **volitional** ~ Willkürkontrolle *w*; 2. kontrollieren, steuern.

control circuit: Regelkreis *m*.

control group: Kontrollgruppe *w*.

controller/*n*: Regler *m*.

control radiograph: Kontrollröntgenaufnahme *w*.

contuse/*vb*: quetschen.

contusion/*n*: Kontusion *w*, Quetschung *w*; **myocardial** ~ Herzkontusion *w*.

contusion cataract: Kontusionskatarakt *w*.

contusion of the spinal cord: Rückenmarkkontusion *w*.

contusion pneumonia: Kontusionspneumonie *w*.

contusive/*adj*: quetschend.

conular/*adj*: konisch.

conus/*n*: Konus *m*, Conus.

convalesce/*vb*: rekonvaleszieren.

convalescence/*n*: Rekonvaleszenz *w*.

convalescent/*n*: Rekonvaleszent *m*.

convection/*n*: Konvektion *w*; **thermal** ~ thermische Konvektion *w*.

convergence/*n*: Konvergenz *w*; **accommodative** ~ Akkommodationskonvergenz *w*; **conjugate** ~ konjugierte Konver-

convergence, fusional genz *w*; **fusional** ~ Fusionskonvergenz *w*; **negative** ~ Divergenz *w*; **positive** ~ positive Divergenz *w*.

convergence angle: Konvergenzwinkel *m*.
convergence center: Konvergenzzentrum *s*.
convergence insufficiency: Konvergenzschwäche *w*.
convergence radiation: Konvergenzbestrahlung *w*.
convergence reaction: Konvergenzreaktion *w*.
convergence reflex: Konvergenzreaktion *w*.
convergent/*adj*: konvergent, konvergierend.
conversation/*n*: Gespräch *s*.
conversation analysis: Gesprächsanalyse *w*.
conversion/*n*: Konversion *w*, Umkehrung *w*, Umwandlung *w*, Somatisierung *w*, Transmutation *w*; **lysogenic** ~ lysogene Konversion *w*; **somatic** ~ Konversionshysterie *w*.
conversion accelerator: Faktor VII a *m*.
conversion hysteria: Konversionshysterie *w*.
conversion neurosis: Konversionsneurose *w*.
conversion ratio: Konversionsrate *w*.
conversion table: Umrechnungstabelle *w*.
convertase/*n*: Konvertase *w*.
converter/*n*: Konverter *m*, Umwandler *m*.
convertin/*n*: Konvertin *s*, Faktor VII a *m*.
convex/*adj*: konvex.
convexity/*n*: Konvexität *w*.
convexobasia/*n*: Konvexobasie *w*.
convexoconcave/*adj*: konvexokonkav.
convexoconvex/*adj*: bikonvex.
conviction/*n*: Überzeugung *w*.
convolute/*vb*: sich knäueln.
convoluted/*adj*: knäuelförmig.
convolution/*n*: Konvolut *s*, Knäuel *s*, Windung *w*.
convolutional/*adj*: geknäuelt.
convulsant/*n*, *adj*: 1. Krampfgift *s*; 2. krampfauslösend.
convulsion/*n*: Konvulsion *w*, Krampf *m*, Zuckung *w*; **central** ~ zerebraler Krampf *m*; **choreic** ~ choreatiforme Zuckung *w*; **clonic** ~ klonischer Krampf *m*; **essential** ~ zerebraler Krampf *m*; **febrile** ~ Fieberkrampf *m*; **hyperthermic** ~ Fieberkrampf *m*; **hysterical** ~ hysterischer Krampfanfall *m*; **immediate post-traumatic** ~ posttraumatischer Krampf *m*; **infantile** ~ infantile Epilepsie *w*; **local** ~ fokaler Anfall *m*; **mimetic** ~ Tic *m*; **mimic** ~ Gesichtskrampf *m*; **puerperal** ~ Wochenbettkrampf *m*; **static** ~ Blitz-Nick-Salaam-Krämpfe; **tetanic** ~ tetanische Zuckung *w*; **tonic** ~ tonischer Krampf *m*; **toxic** ~ Konvulsion durch Krampfgift; **uremic** ~ urämischer Krampf *m*.
convulsion centre: Konvulsionszentrum *s*.
convulsivant/*adj*: konvulsiv.
convulsionary/*adj*: konvulsiv.
convulsive/*adj*: konvulsiv.
Cooke's criterion: Cooke-Kriterium *s*.
cool/*adj*, *vb*: 1. kalt; 2. kühlen.
cooler/*n*: Kühlvorrichtung *w*.
Cooley's anemia: Cooley-Anämie *w*, Thalassaemia major.
Coolidge tube: Coolidge-Hochvakuumröntgenröhre *w*.
cooling/*n*: Kühlung *w*.
Coomassie blue stain: Coomassie-Blaufärbung *w*.
Coombs murmur: Coombs-Geräusch *s*.
Coombs serum: Coombs-Serum *s*.
Coombs test: Coombs-Test *m*, Antiglobulin-Test *m*.
Coons fluorescent antibody method: Coons-Immunofluoreszenztechnik *w*.
cooperation/*n*: Zusammenarbeit *w*.
Cooper's disease: Mastodynie *w*.
Cooper's hernia: Cooper-Hernie *w*, enzystierte Leistenhernie *w*.
Cooper's ligament hernioplasty: Cooper-Technik *w*.
cooperation/*n*: Zusammenarbeit *w*, Zusammenwirken *s*.
cooperative/*adj*: kooperativ.
coordinate/*n*, *vb*: 1. Koordinate *w*; 2. koordinieren.

coordination/*n*: Koordination *w*; **motor ~** motorische Koordination *w*.
coordination center: Koordinationszentrum *s*.
Coote syndrome: vorderes Skalenussyndrom *s*.
copaiba/*n*: Copaivabalsam *m*.
COPD [*abbr*] **chronic obstructive pulmonary disease**: chronisch-obstruktive Lungenerkrankung *w*, COL.
cope/*n*: Kronengrundplatte *w*.
Cope sign: Cope-Appendizitiszeichen *s*.
copepod/*n*: Copepoda.
coping/*n*: Stiftkappe *w*, Problembewältigung *w*.
coping behavior: Coping-Verhalten *s*.
coping with a disease: Krankheitsbewältigung *w*.
Coplin's jar: Coplin-Schale *w*.
copper [*abbr*] **Cu**/*n*: Kupfer *m*, Cu.
copperas/*n*: Ferrosulfat *s*.
copper cataract: Kupferkatarakt *w*.
copper deficiency: Kupfermangel *m*.
copper intrauterine device: Kupferspirale *w*.
copper nose: Rhinophym *s*.
copper requirement: Kupferbedarf *m*.
copper storage disease: Kupferspeicherkrankheit *w*, Wilson-Krankheit *w*.
copremesis/*n*: Koterbrechen *s*.
copro-/*n*: Kopro-, Kot-.
coproantibody/*n*: Koproantikörper *m*.
coprolagnia/*n*: Koprophilie *w*.
coprolalia/*n*: Koprolalie *w*.
coprolith/*n*: Koprolith *m*, Kotstein *m*.
coprology/*n*: Skatologie *w*.
copromonas/*n*: Copromonas.
coprophagia/*n*: Koprophagie *w*.
coprophil/*adj*: koprophil.
coprophilia/*n*: Koprophilie *w*.
coprophilic/*adj*: koprophil.
coprophrasia/*n*: Koprolalie *w*.
coproporphyria/*n*: Koproporphyrie *w*.
coproporphyrin/*n*: Koproporphyrin *s*.
coproporphyrinogen/*n*: Koproporphyrinogen *s*.
coprostasis/*n*: Koprostase *w*.

coprozoa/*n*: Koprozoe *w*.
copulate/*vb*: kopulieren.
copulation/*n*: Kopulation *w*, Koitus *m*.
cor/*n*: Herz *s*, Cor.
coracoacromial/*adj*: korakoakromial.
coracobrachialis/*n*: Musculus coracobrachialis.
coracoclavicular/*adj*: korakoklavikulär.
coracohumeral/*adj*: korakohumeral.
coracoid/*n*, *adj*: 1. Korakoidfortsatz *m*; 2. Korako-, coracoideus.
coracoiditis/*n*: Korakoiditis *w*.
Corbus disease: Corbus-Krankheit *w*, Balanitis erosiva et gangraenosa.
cord/*n*: Schnur *w*, Strang *m*, Chorda; **dental ~** Zahnleiste *w*; **false vocal ~** Taschenfalte *w*, Plica vestibularis; **ganglionated ~** Truncus sympathicus; **germinal ~** Keimleiste *w*; **gubernacular ~** Hunter-Band *s*, Gubernaculum testis; **hepatic ~** Leberstrang *m*; **medullary ~** primärer Keimstrang *m*; **mesonephrogenic ~** Urogenitalleiste *w*; **nasolacrimal ~** Tränen-Nasen-Furche *w*; **nephrogenic ~** nephrogener Strang *m*; **spermatic ~** Funiculus spermaticus; **spinal ~** Rückenmark *s*; **testicular ~** Funiculus spermaticus; **true vocal ~** Stimmband *s*; **umbilical ~** Nabelschnur *w*; **urogenital ~** Urogenitalleiste *w*; **vocal ~** Stimmband *s*.
cordal/*adj*: Band-.
cordate/*adj*: herzförmig.
cord bladder/*n*: Balkenblase *w*.
cord blood: Nabelschnurblut *s*.
cord clamping: Abnabelung *w*.
cord disease, spinal: Rückenmarkerkrankung *w*, Myelopathie *w*.
cordectomy/*n*: Stimmbandresektion *w*.
cordial/*n*, *adj*: 1. herzstärkendes Mittel *s*, Kardiotonikum *s*, Magenlikör *m*; 2. belebend, herzstärkend, magenstärkend.
cordiform/*adj*: herzförmig.
cordite/*n*: Cordit *s*.
corditis/*n*: Funikulitis *w*.
cordocentesis/*n*: Nabelschnurpunktion *w*.
cordomesoblast/*n*: Chordamesoblast *m*.
cordopexy/*n*: Chordopexie *w*.

cordotomy/*n*: Chordotomie *w*.
cord paralysis, vocal: Stimmbandlähmung *w*.
cord presentation: Nabelschnurvorfall *m*.
cord signs: Nabelschnurzeichen.
cord traction: Nabelschnurzug *m*.
core/*n*: Kern *m*, Zentrum *s*; **central ~** zentraler Kern *m*, Zentralfibrillen.
core-: Kore-, Korio-.
coreclisis/*n*: Pupillenverschluß *m*.
corectasis/*n*: Pupillenerweiterung *w*.
corectome/*n*: Iridektom *s*, Korektom *s*.
corectopia/*n*: Korektopie *w*.
coredialysis/*n*: Iridodialyse *w*, Irisablösung *w*.
corediastasis/*n*: Korediastase *w*.
core equivalent: Kernäquivalent *s*.
corelysis/*n*: Korelyse *w*, Iridolyse *w*.
coremorphosis/*n*: Iridodialyse *w*, Irisablösung *w*.
corenclisis/*n*: Korenklisis *w*, Iridenkleisis *w*.
coreometer/*n*: Pupillometer *s*.
coreoplasty/*n*: Iridoplastik.
core particle: Kernpartikel *s*.
corepexy/*n*: Koreopexie *w*.
corepressor/*n*: Korepressor *m*.
core protein: Kernprotein *s*.
core region: Kernregion *w*.
core temperature: Kerntemperatur *w*.
coretomedialysis/*n*: periphere Iridektomie *w*.
coretomy/*n*: Iridotomie *w*.
Cori cycle: Cori-Zyklus *m*.
Cori ester: Cori-Ester *m*, Glukose-1-Phosphat *s*.
Cori's disease: Cori-Krankheit *w*, Glykogenspeicherkrankheit *w*.
corium/*n*: Korium *s*, Haut *w*, Corium.
corium flap: Hautlappen *m*.
corkskrew arteries: korkenzieherartige Arterien.
corkskrew esophagus: Korkenzieherösophagus *m*, Bársony-Pseudodivertikel *s*.
corn/*n*: Hühnerauge *s*, Klavus *m*; **hard ~** Hühnerauge *s*; **soft ~** Epidermisverdikkung *w*.

corn-: Kornea-.
corn cockle poisoning: Kornradesamenvergiftung *w*, Githagismus *m*.
cornea/*n*: Hornhaut *w*.
corneal/*adj*: korneal.
corneoblepharon/*n*: Korneoblepharon *s*.
corneoiritis/*n*: Iris- und Hornhautentzündung *w*.
corneoscleral/*adj*: korneoskleral.
corneous/*adj*: hornartig.
Corner-Allen test: Corner-Allen-Test *m*.
Corner's plug: Corner-Plombe *w*.
Corner's tampon: Corner-Plombe *w*.
corner tooth: Eckzahn *m*.
Cornet's forceps: Cornet-Zange *w*.
corniculate/*adj*: hornig, corniculatus.
cornification/*n*: Verhornung *w*.
coro-: Kore-, Pupillen-.
coroclisis/*n*: Korenklisis *w*.
corodiastasis/*n*: Korediastase *w*.
corometer/*n*: Koriometer *s*, Pupillometer *s*.
coronal/*adj*: Kranz-.
coronaritis/*n*: Koronariitis *w*, Koronarangiitis *w*.
coronary/*adj*: koronar.
coronavirus/*n*: Coronavirus *m*.
coroner/*n*: Leichenbeschauer *m*.
coronoid/*adj*: koronoid.
coroparelcysis/*n*: optische Iridektomie *w*.
coroplasty/*n*: Iridoplastik *w*.
corotomy/*n*: Iridotomie *w*.
corporal/*adj*: körperlich.
corporation, professional: Berufsverband *m*.
corporeal/*adj*: körperlich.
corporic/*adj*: auf den Körper.
corps/*n*: Körper *m*, Corpus.
corpse/*n*: Leiche *w*.
corpulency/*n*: Korpulenz *w*.
corpulent/*adj*: korpulent.
cor pulmonale: Cor pulmonale.
corpus/*n*: Körper *m*, Corpus.
corpuscallostomy/*n*: Balkendurchtrennung *w*.
corpuscle/*n*: Körperchen *s*, Korpuskel *s*, Corpusculum; **basal ~** Basalkörperchen

s; **concentric** ~ Hassall-Körperchen *s*, Corpusculum thymi; **corneal** ~ Virchow-Körperchen *s*; **genital** ~ Genitalkörperchen *s*; **lamellar** ~ Corpusculum lamellosum; **lamellated** ~ Corpusculum lamellosum; **lymphoid** ~ Lymphozyt *m*; **molluscous** ~ Molluscumkörperchen *s*; **oval** ~ Tastkörperchen *s*; **pacinian** ~ Pacini-Körperchen *s*; **renal** ~ Nierenkörperchen *s*; **reticulated** ~ Retikulozyt *m*; **splenic** ~ Milzfollikel *m*; **tactile** ~ Tastkörperchen *s*; **thymic** ~ Hassall-Körperchen *s*, Corpusculum thymi; **white** ~ Leukozyt *m*.

corpuscle of kidney, malpighian: Nierenkörperchen *s*.

corpuscles of spleen, malpighian: Milzfollikel *m*.

corpuscular/*adj*: korpuskulär.

corpus luteum cyst: Corpus luteum-Zyste *w*.

correct/*vb*: korrigieren.

correction/*n*: Korrektur *w*.

correction for continuity: Kontinuitätskorrektur *w*.

corrective/*n, adj*: 1. Korrektiv *s*, Korrigens *s*; 2. korrigierend.

correlate/*vb*: korrelieren.

correlation/*n*: Korrelation *w*; **clinical** ~ klinisches Korrelat *s*.

correlation ratio: Korrelationsverhältnis *s*.

correspondence/*n*: Übereinstimmung *w*, Korrespondenz *w*; **anomalous retinal** ~ fehlerhafte Netzhautkorrespondenz *w*; **retinal** ~ Netzhautkorrespondenz *w*.

Corrigan's disease: Corrigan-Krankheit *w*, Aortenklappeninsuffizienz *w*.

Corrigan's pulse: Corrigan-Puls *m*, Pulsus celer et altus.

corrigent/*n, adj*: 1. Korrigens *s*; 2. mildernd.

corrigible/*adj*: korrigierbar.

corrin/*n*: Corrin *s*.

corrinoid/*n*: Corrinoid *s*.

corrode/*vb*: korrodieren.

corrosive/*n, adj*: 1. Ätzmittel *s*; 2. korrosiv.

corrugate/*vb*: runzeln.

corrugation/*n*: Runzelung *w*.

corset/*n*: Korsett *s*.

corset cancer: Cancer en cuirasse, Panzerkrebs *m*.

cortex/*n*: Kortex *m*, Rinde *w*; **adrenal** ~ Nebennierenrinde *w*; **agranular** ~ agranuläre Rinde *w*; **auditory** ~ akustischer Kortex *m*; **calcarine** ~ Area striatae; **cerebral** ~ Großhirnrinde *w*, Cortex cerebri; **cingulate** ~ Gyrus cinguli; **eulaminate** ~ Isokortex *m*; **fetal** ~ Zone X *w*, androgene Zone *w*; **homogenetic** ~ Isokortex *m*; **limbic** ~ limbischer Kortex *m*; **motor** ~ motorischer Kortex *m*; **nonolfactory** ~ Isokortex *m*; **olfactory** ~ olfaktorischer Kortex *m*; **precentral motor** ~ präzentraler motorischer Kortex *m*; **premotor** ~ prämotorischer Kortex *m*; **sensorimotor** ~ sensomotorische Rinde *w*; **sensory** ~ sensorisches Rindenareal *s*; **somatosensory** ~ somatosensibler Kortex *m*; **striate** ~ Area striata; **thymic** ~ Thymusrinde *w*; **visual** ~ Sehrinde *w*.

cortical/*adj*: kortikal.

corticifugal/*adj*: kortikofugal.

corticoadrenal/*adj*: adrenokortikal.

corticoafferent/*adj*: kortikopetal.

corticobulbar/*adj*: kortikobulbär.

corticofugal/*adj*: kortikofugal.

corticogram/*n*: Elektrokortikogramm *s*.

corticoliberin/*n*: Kortikoliberin *s*.

corticomedullary/*adj*: kortikomedullär.

corticopetal/*adj*: kortikopetal.

corticopontine/*adj*: kortikopontin.

corticopontocerebellar/*adj*: kortikopontozerebellär.

corticospinal/*adj*: kortikospinal.

corticosteroid/*n*: Kortikosteroid *s*.

corticosterone/*n*: Kortikosteron *s*.

corticostriate/*adj*: kortikostriär.

corticotrophic/*adj*: kortikotrop.

corticotrophin/*n*: Corticotrophin *s*, adrenokortikotropes Hormon *s*, ACTH.

corticotropic/*adj*: kortikotrop.

corticotropin/*n*: Corticotropin *s*, adrenokortikotropes Hormon *s*, Kortikotropin.

corticotropin releasing hormone: Kortikotropin-releasing-Hormon *s*, CRH.
cortin/*n*: Kortin *s*.
Corti's auditory teeth: Corti-Sinneszellen, Dentes acustici.
Corti's membrane: Corti-Membran *w*.
cortisol/*n*: Kortisol *s*.
cortisol acetate: Kortisolacetat *s*.
cortisol stimulation test: Kortisolstimulationstest *m*.
cortisol suppression test: Kortisolsuppressionstest *m*.
cortisone/*n*: Cortison *s*, Kortison *s*.
cortisone acetate: Kortisonacetat *s*.
cortisone-glucose tolerance test: Kortison-Glukose-Toleranztest *m*, Conn-Test *m*.
Corti's organ: Corti-Organ *s*.
corundum/*n*: Korund *s*.
coruscation/*n*: subjektive Flimmererscheinung *w*.
Corvisart's disease: Corvisart-Krankheit *w*.
corybantism/*n*: manisches Delir *s*.
corynebacteriophage/*n*: Korynebakteriophage *m*.
corynebacterium/*n*: Korynebakterium *s*.
coryneform/*adj*: kolbenförmig.
coryza/*n*: Koryza *w*, Schnupfen *m*.
cosmetics/*n*: Kosmetik *w*.
cosmoking, passive: passives Mitrauchen *s*.
cosmopolitan/*adj*: weltweit, ubiquitär.
cost/*n*: Rippe *w*, Costa.
costal/*adj*: kostal.
costalgia/*n*: Rippenschmerz *m*.
costate/*adj*: mit Rippen.
costectomy/*n*: Rippenresektion *w*.
Costen syndrome: Costen-Syndrom *s*, otodentales Syndrom *s*.
costicartilage/*n*: Rippenknorpel *m*.
costicervical/*adj*: kostozervikal.
costiferous/*adj*: mit Rippen.
costiform/*adj*: rippenförmig.
costive/*n, adj*: 1. Stopfmittel *s*; 2. verstopft.
costiveness/*n*: Verstopfung *w*, Verstopfungsneigung *w*.

costo-: kosto-.
costoabdominal/*adj*: kostoabdominal.
costocentral/*adj*: kostovertebral.
costochondral/*adj*: Rippenknorpel-.
costochondritis/*n*: Rippenknorpelentzündung *w*, Kostochondrose *w*, Tietze-Syndrom *s*.
costocoracoid/*adj*: kostokorakoid.
costodiaphragmatic/*adj*: kostodiaphragmatisch.
costogenic/*adj*: von den Rippen ausgehend.
costoinferior/*adj*: die unteren Rippen betreffend.
costolumbar/*adj*: lumbokostal.
costophrenic/*adj*: kostodiaphragmatisch.
costoplasty/*n*: Rippenplastik *w*.
costopleurectomy/*n*: Kostopleurektomie *w*.
costoscapular/*adj*: kostoskapulär.
costosternal/*adj*: kostosternal.
costosternoplasty/*n*: Chondrosternoplastik *w*.
costosuperior/*adj*: die oberen Rippen betreffend.
costotome/*n*: Kostotom *s*.
costotomy/*n*: Kostotomie *w*.
costotransverse/*adj*: transversokostal.
costotransversectomy/*n*: Kostotransversektomie *w*.
costovertebral/*adj*: kostovertebral.
costoxiphoid/*adj*: Rippen und Xiphoid betreffend.
cost reduction: Kostensenkung *w*.
costs/*n*: Kosten.
cot death: Krippentod *m*, plötzlicher Kindstod *m*.
COTe [*abbr*] **cathodal opening tetanus**: Kathodenöffnungszuckung *w*.
cothromboplastin/*n*: Cothromboplastin *s*, Faktor VII *m*.
cotinine/*n*: Cotinin *s*.
cotransduction/*n*: Koübertragung *w*.
co-trimoxazole/*n*: Co-trimoxazol *s*.
Cotte's operation: Cotte-Operation *w*.
cotton/*n*: Baumwolle *w*; **absorbent** ~ aufsaugende Watte *w*; **purified** ~ Verbands-

watte *w*.
cotton applicator: Watteträger *m*.
Cotton's effect: Cotton-Effekt *m*.
Cotton's fracture: Cotton-Fraktur *w*, trimalleolärer Knochenbruch *m*.
cottonmouth/*n*: Agkistrodon piscivorus.
cotton wool: Watte *w*.
cotton wool patches: cotton wool spots.
cotton wool spots: cotton wool spots.
Cotugno's disease: Cotunnius-Syndrom *s*, Ischiassyndrom *s*.
Cotunnius liquid: Liquor cotunnii, Perilymphe *w*.
co-twin/*n*: Zwilling *m*.
cotyle/*n*: Azetabulum *s*.
cotelydon/*n*: Kotyledon *s*, Keimblatt *s*, Cotyledo; **placental** ~ Plazentalappen *m*.
cotyloid/*adj*: schalenähnlich, azetabulumförmig.
cotyloiditis, erosive: Cotyloiditis erosiva.
couch/*n, vb*: 1. Couch *w*, Unterlage *w*; 2. (Star) stechen.
cough/*n, vb*: 1. Husten *m*; **asthmatic** ~ Asthmahusten *m*; **barking** ~ Bellhusten *m*; **bovine** ~ blökender Husten *m*; **brassy** ~ metallischer Husten *m*; **dry** ~ trockener Husten *m*; **hacking** ~ Stakkatohusten *m*; **nonproductive** ~ unproduktiver Husten *m*; **paroxysmal** ~ Hustenparoxysmus *m*; **productive** ~ produktiver Husten *m*; **wet** ~ produktiver Husten *m*; **whooping** ~ Keuchhusten *m*; 2. husten.
cough reflex: Hustenreflex *m*.
cough seizure: Hustensynkope *w*.
cough syncope: Hustensynkope *w*.
Coulomb's balance: Coulomb-Waage *w*.
coulometer/*n*: Coulombmeter *s*.
coulometric/*adj*: coulometrisch.
coumaran/*n*: Cumaran *s*.
coumarin/*n*: Cumarin *s*.
coumarin quinone: Cumarinchinon *s*.
coumermycin/*n*: Coumermycin *s*.
coumestrol/*n*: Cumöstrol *s*.
Councilman bodies: Councilman-Körperchen.
counseling/*n*: Beratung *w*; **genetic** ~ genetische Beratung *w*; **marital** ~ Eheberatung *w*; **nondirective** ~ klientenzentrierte Beratung *w*; **sexual** ~ Sexualberatung *w*.
counseling center: Beratungsstelle *w*.
counseling for addicts: Drogenberatung *w*.
counselor/*n*: Berater *m*.
count/*n, vb*: 1. Zählung *w*, Zahl *w*; **bacterial** ~ Keimzahlbestimmung *w*; **differential** ~ Differentialblutbild *s*; **microbial** ~ Keimzahl *w*; **total white** ~ Leukozytengesamtzahl *w*; 2. zählen.
counter-: Kontra-, gegen-.
counter/*n*: Zähler *m*, Zählgerät *s*; **proportional** ~ Proportionalzähler *m*.
counteraction/*n*: Antagonismus *m*, Gegenwirkung *w*, Widerständigkeit *w*.
counteractive/*adj*: antagonistisch.
counterbalance/*n*: Gegengewicht *s*.
countercurrent/*adj*: der Flußrichtung entgegengesetzt.
counterdepressant/*n*: antagonistisch wirkendes Pharmakon *s*.
counterelectrophoresis/*n*: Gegenelektrophorese *w*.
counterextension/*n*: Kontraextension *w*, Gegenextension *w*.
counterfissure/*n*: Contrecoup-Schädelfraktur *w*.
counterholding/*n*: Gegenhalten *s*.
counterimmunoelectrophoresis/*n*: Counterimmunelektrophorese *w*.
counterincision/*n*: Gegeninzision *w*.
counterindication/*n*: Kontraindikation *w*.
counterirritation/*n*: Gegenreizmassage *w*, Gegenreizung *w*.
counteropening/*n*: Gegeninzision *w*.
counterpoise/*n*: Gegengewicht *s*.
counterpoison/*n*: Gegengift *s*.
counterpressure/*n*: Gegendruck *m*.
counterpulsation/*n*: Gegenpulsation *w*.
counterpuncture/*n*: Gegeninzision *w*.
counterregulation/*n*: Gegenregulation *w*.
countersexual/*adj*: gegengeschlechtlich.
countershock/*n*: Gegenschock *m*; **electric** ~ Defibrillation *w*.
counterstain/*n, vb*: 1. Kontrastfärbung *w*, Gegenfärbung *w*; 2. gegenfärben.

counterstroke/*n*: Contrecoup-Verletzung *w*.
countertraction/*n*: Gegenzug *m*.
countertransference/*n*: Gegenübertragung *w*.
counter tube: Zählröhre *w*.
counting/*n*: Zählung *w*.
counting chamber: Zählkammer *w*.
counts per minute [*abbr*] **cpm**: Anzahl pro Minute.
coupler, acoustic: akustischer Koppler *m*.
couple therapy: Paartherapie *w*.
coupling/*n*: Kopplung *w*, Verbindung *w*, Paarung *w*; **acoustic** ~ akustische Kopplung *w*; **electrochemical** ~ elektrochemische Kopplung *w*.
coupling medium: Verbindungsmedium *s*.
course/*n*: Verlauf *m*, Krankheitsverlauf *m*.
Courtois sign: Courtois-Zeichen *s*.
Courvoisier sign: Courvoisier-Zeichen *s*.
Courvoisier's law: Courvoisier-Gesetz *s*.
cousin/*n*: Cousin *m*.
Coutard's method: Coutard-Bestrahlungsmethode *w*.
Couvelaire's uterus: Couvelaire-Syndrom *s*, Apoplexia uteroplacentaris.
covalency/*n*: Kovalenz *w*.
covalent/*adj*: kovalent.
covariance/*n*: Kovarianz *w*.
covariate/*n*: Kovariate *w*.
cover/*n, vb*: 1. Abdeckung *w*, Decke *w*, Überzug *m*; 2. bedecken.
cover cell: Deckzelle *w*.
cover glass: Deckglas *s*.
coverslip/*n*: Deckglas *s*.
covert/*adj*: geschützt, verborgen.
cover test: Abdeckversuch *m*.
Cowdry's incision bodies: Cowdry-Einschlußkörperchen.
cow manure factor: Vitamin B_{12} *s*.
cow milk: Kuhmilch *w*.
cowperitis/*n*: Cowperitis *w*.
Cowper's cyst: Cowper-Zyste *w*.
Cowper's gland: Cowper-Drüse *w*, Glandula bulbourethralis.
cowpox/*n*: Kuhpocken *w*.
cow's milk anemia: Kuhmilchanämie *w*.

coxalgia/*n*: Koxalgie *w*.
coxarthria/*n*: Koxitis *w*, Coxitis.
coxarthritis/*n*: Koxitis *w*, Coxitis.
coxarthropathy/*n*: Hüftgelenkerkrankung *w*.
coxarthrosis/*n*: Koxarthrose *w*.
coxcomb/*n*: Hahnenkamm *m*.
coxiella/*n*: Coxiella.
coxitis/*n*: Koxitis *w*, Coxitis.
coxodynia/*n*: Koxalgie *w*.
coxofemoral/*adj*: Hüfte und Femur betreffend.
coxotomy/*n*: operative Hüftgelenkeröffnung *w*.
coxotuberculosis/*n*: Hüftgelenktuberkulose *w*.
coxsackievirus/*n*: Coxsackie-Virus *m*.
Cox vaccine: Cox-Vakzine *w*.
cozymase/*n*: Cozymase *w*.
CP [*abbr*] **chemically pure**: chemisch rein.
CPAP [*abbr*] **continous positive airway pressure**: kontinuierlich positiver Atemwegdruck, CPAP.
CPC [*abbr*] **clinicopathological conference**: klinisch-pathologische Konferenz *w*.
CPK [*abbr*] **creatine kinase**: Kreatinphosphokinase *w*.
cpm [*abbr*] **counts per minute**: Anzahl pro Minute, cpm.
CPR [*abbr*] **cardiopulmonary resuscitation**: kardiopulmonale Reanimation *w*.
CR [*abbr*] **complement receptor**: Komplementrezeptor *m*.
Cr [*abbr*] **chromium**/*n*: Chrom *s*, Cr.
crab/*n*: Krabbe *w*, Filzlaus *w*.
crab louse: Filzlaus *w*.
crack/*n*: Hautschrunde *w*.
cracked/*adj*: rissig.
cradle/*n*: Wiege *w*, Stütze *w*, Schiene *w*, Bettkasten *m*, Mulde *w*; **electric** ~ Lichtkasten *m*.
cradle cap: Milchschorf *m*.
craft neurosis: Beschäftigungsneurose *w*.
craft spasm: Beschäftigungskrampf *m*.
Cramer splint: Cramer-Schiene *w*, Draht-

leiterschiene w.
cramp/n: Krampf m, Krampus m; **accessory** ~ Torticollis spasmodicus; **menstrual** ~ Dysmenorrhö w; **nocturnal** ~ nächtlicher Muskelkrampf m; **occupational** ~ Beschäftigungskrampf m; **professional** ~ Beschäftigungskrampf m.
cramped/adj: verkrampft.
Crampton's line: Crampton-Linie w.
crani-: kranio-.
craniad/adj: kranialwärts.
cranial/adj: kranial.
craniectomy/n: Kraniektomie w.
cranio-: kranio-.
craniocaudal/adj: kraniokaudal.
craniocele/n: Enzephalozele w.
craniocerebral/adj: kraniozerebral.
craniocervical/adj: kraniozervikal.
cranioclast/n: Kranioklast m.
cranioclasty/n: Kephalotripsie w.
craniodidymus/n: Kraniodidymus m.
craniofacial/adj: kraniofazial.
craniofenestria/n: Lückenschädel m.
craniography/n: Schädelvermessung w.
craniolacunia/n: Lückenschädel m.
craniology/n: Kraniologie w.
craniomandibular/adj: kraniomandibulär.
craniomeningocele/n: Kraniomeningozele w.
craniometric/adj: kraniometrisch.
craniometry/n: Kraniometrie w.
craniopagus/n: Kraniopagus m.
craniopathy/n: Schädelerkrankung w; **metabolic** ~ metabolische Enzephalopathie w.
craniopharyngeal/adj: kraniopharyngeal.
craniopharyngioma/n: Kraniopharyngiom s, Erdheim-Tumor m.
cranioplasty/n: Schädelplastik w.
craniorachischisis/n: Kraniorhachischisis w.
craniosacral/adj: kraniosakral.
cranioschisis/n: Kranioschisis w.
craniospinal/adj: kraniovertebral.
craniostenosis/n: Kraniostenose w, Stenozephalie w.

craniostosis/n: vorzeitige Nahtverknöcherung w.
craniosynostosis/n: Kraniosynostose w.
craniotabes/n: Kraniotabes w.
craniotome/n: Kraniotom s.
craniotomy/n: Kraniotomie w.
craniotopography/n: Schädeltopographie w.
craniovertebral/adj: kraniovertebral.
cranium/n: Schädel m, Cranium.
crater/n: Krater m.
crateriform/adj: kraterartig.
craterization/n: Kraterbildung w.
crater nipple: eingezogene Brustwarze w.
craunology/n: Krenologie w.
cravat/n: Dreiecktuchverband m.
craving/n: Sucht w.
crawl/vb: kriechen, krabbeln, kribbeln.
crawlers/n: Strampelanzug m.
crawling/n: Kribbeln s, Ameisenlaufen s.
CRD [abbr] **chronic respiratory disease**: chronische Atemwegserkrankung w.
creaking/n: Knarren s.
cream/n: Creme w; **antibiotic** ~ antibiotikahaltige Creme w; **depilatory** ~ Enthaarungscreme w; **leukocytic** ~ Leukozytenmanschette w, Buffy coat m; **vaginal** ~ Spermizid s.
crease/n: Falte w, Schürfwunde w; **palmar** ~ Handfurche w; **simian** ~ Affenfurche w.
creatine/n: Kreatin s.
creatine kinase: Kreatinkinase w.
creatinemia/n: Kreatinämie w.
creatine phosphate: Kreatinphosphat s.
creatine phosphoric acid: Kreatinphosphorsäure w.
creatinine/n: Kreatinin s.
creatinine clearance: Kreatininclearance w.
creatinine phosphokinase: Kreatininphosphokinase w.
Credé's maneuver: Credé-Handgriff m.
Credé's method: Credé-Handgriff m.
Credé's prophylaxis: Credé-Prophylaxe w.
creek fever, bushy: Fort-Bragg-Fieber s, Japan-Herbstfieber s.

creep/*n, vb*: 1. Kriechdehnung *w*; 2. kriechen.
creeping/*adj*: schleichend, kriechend.
cremaster/*n*: Musculus cremaster.
cremation/*n*: Einäscherung *w*.
crenate/*adj*: gefurcht, geschrumpft.
crenation/*n*: Stechapfelfortsatz *m*, Furchung *w*.
crenocyte/*n*: Echinozyt *m*, stechapfelförmiger Erythrozyt *m*.
crenology/*n*: Krenologie *w*.
crenulation/*n*: Stechapfelfortsatz *m*.
creolin/*n*: Kreolin *s*.
creosol/*n*: Kreosol *s*.
creosote/*n*: Kreosot *s*.
creosote carbonate: Kreosotkarbonat *s*.
creotoxin/*n*: Kreotoxin *s*.
crepitance/*n*: Krepitation *w*.
crepitant/*adj*: knarrend, krepitierend.
crepitate/*vb*: krepitieren, knistern.
crepitation/*n*: Krepitation *w*, Knisterrasseln *s*; **articular** ~ Gelenkkrepitation *w*.
crepitus/*n*: Krepitation *w*, Crepitus; **articular** ~ Gelenkkrepitation *w*; **bony** ~ Krepitation durch Frakturenden.
crescendo murmur: Crescendogeräusch *s*.
crescent/*n, adj*: 1. Halbmond *m*; **articular** ~ Meniscus articularis; **blastoporal** ~ Urmundscheibe *w*; **cellular** ~ halbmondförmige Zelle *w*; **malarial** ~ Plasmodium-falciparum-Gametozyt *m*; 2. halbmondförmig.
crescent cell anemia: Sichelzellenanämie *w*.
crescent of the choroid, congenital: Fuchs-Kolobom *s*.
cresol/*n*: Kresol *s*.
cresorcinol/*n*: Kresorcin *s*.
cresoxydiol/*n*: Mephenesin *s*.
cresoxypropanediol/*n*: Mephenesin *s*.
crest/*n*: Kamm *m*, Knochenleiste *w*, Crista; **ganglionic** ~ Ganglienleiste *w*; **neural** ~ Neuralleiste *w*.
crestomycin/*n*: Paromomycin *s*.
CREST syndrome: CREST-Syndrom *s*.
crest value: Scheitelwert *m*.

cresyl blue: Kresylblau *s*.
cresyl violet: Kresylviolett *s*.
creta/*n*: Kreide *w*.
cretinism/*n*: Kretinismus *m*; **athyreotic** ~ sporadischer Kretinismus *m*; **endemic** ~ endemischer Kretinismus *m*; **nonendemic goitrous** ~ Kropfkretinismus *m*; **spontaneous** ~ sporadischer Kretinismus *m*; **sporadic** ~ sporadischer Kretinismus *m*; **sporadic goitrous** ~ Kopfkretinismus *m*; **sporadic nongoitrous** ~ sporadischer Kretinismus *m*.
Creutzfeldt-Jakob presenile encephalopathy: Jakob-Creutzfeldt-Krankheit *w*.
crevice/*n*: kleiner Riß *m*; **gingival** ~ Zahnfleischtasche *w*.
crevicular/*adj*: Zahnfleischtaschen-.
CRF [*abbr*] **chronic renal failure**: chronische Niereninsuffizienz *w*.
CRH [*abbr*] **corticotropin-releasing hormone**: Kortikotropin-releasing-Hormon *s*.
crib/*n*: Klammer *w*, Verankerungsklammer *w*, Kinderbett *s*.
crib death: Krippentod *m*, plötzlicher Kindstod *m*.
cribral/*adj*: cribrosus.
crick/*n, vb*: 1. Krampf *m*; 2. sich den Hals verrenken.
crick in the back: Hexenschuß *m*.
crick in the neck: steifer Hals *m*.
Crick's model: Watson-Crick-Modell *s*.
cricoid/*n, adj*: 1. Ringknorpel *m*; 2. ringförmig, cricoideus.
cricoidectomy/*n*: Krikoidektomie *w*.
cricopharyngeal/*adj*: krikopharyngeal.
cricothyreotomy/*n*: Krikothyreotomie *w*.
cricothyroid/*adj*: Krikothyroid-.
cricotomy/*n*: Krikotomie *w*.
cricotracheotomy/*n*: Ringknorpelspaltung *w*.
Crigler-Najjar icterus: Crigler-Najjar-Ikterus *m*, familiäre Hyperbilirubinämie *w*.
Crimean-Congo hemorrhagic fever: hämorrhagisches Krim-Kongo-Fieber *s*.
crimson/*n, adj*: 1. Karmesin *s*; 2. karmesinrot *s*.

crinose/*adj*: behaart.
cripple/*n, vb*: 1. Krüppel *m*; 2. lähmen.
crisis/*n*: Krise *w*; **addisonian** ~ Addison-Krise *w*; **adrenal** ~ Addison-Krise *w*; **adrenocortical** ~ Addison-Krise *w*; **cataplectic** ~ kataplektischer Anfall *m*; **catathymic** ~ katathyme Krise *w*; **celiac** ~ akute Bauchschmerzen bei Zöliakie; **cholinergic** ~ cholinerge Krise *w*; **developmental** ~ Entwicklungskrise *w*; **false** ~ Pseudokrise *w*; **febrile** ~ Fieberkrise *w*; **glaucomatocyclitic** ~ Glaukomanfall *m*; **hemolytic** ~ hämolytische Krise *w*; **hypertensive** ~ hypertensive Krise *w*; **laryngeal** ~ Laryngospasmus *m*; **myasthenic** ~ myasthenische Krise *w*; **oculogyric** ~ okulogyre Krise *w*; **parkinsonian** ~ okulogyre Krise *w*; **situational** ~ krisenartige Situation *w*; **tabetic** ~ tabische Krise *w*; **thyrotoxic** ~ thyreotoxische Krise *w*; **vagal** ~ Vaguskrise *w*.
crisis behavior: Krisenverhalten *s*.
crisis intervention: Krisenintervention *w*.
crisis management: Krisenbewältigung *w*.
crisis reaction: transitorische Persönlichkeitsstörung *w*.
crispation/*n*: Zusammenziehen *s*.
Crisp's aneurysm: Crisp-Aneurysma *s*.
crista/*n*: Kamm *m*, Leiste *w*, Crista.
cristal/*adj*: Leisten-, Kamm-.
cristate/*adj*: mit einer Crista.
cristobalite/*n*: Cristobalit *s*.
criterion/*n*: Kriterium *s*.
criterion of assessment: Beurteilungskriterium *s*.
crithidia/*n*: Crithidia.
critical/*adj*: kritisch, Krisen-.
criticality/*n*: kritischer Zustand *m*.
CRM [*abbr*] **cross-reacting material**: kreuzreagierende Substanz *w*.
croak/*vb*: krächzen.
croaky/*adj*: krächzend.
crocodile tears: Krokodilstränen.
crocodile tears syndrome: Krokodilstränenphänomen *s*, Phänomen der paroxysmalen Tränen.
Crohn's disease: Crohn-Krankheit *w*, Enteritis regionalis.
cromolyn sodium: Cromoglycinnatrium *s*.
Cronkhite-Canada syndrome: Cronkhite-Canada-Syndrom *s*.
crook/*n, vb*: 1. Haken *m*; 2. krümmen, biegen.
Crooke cells: Crooke-Zellen.
Crookes tube: Crookes-Sonde *w*.
crop/*n*: Vormagen *m*, Kropf *m*.
Crosby's capsule: Crosby-Kapsel *w*.
cross/*n, vb*: 1. Kreuz *s*; **occipital** ~ Eminentia cruciformis; **Red** ~ Rotes Kreuz *s*; 2. kreuzen.
cross-absorption/*n*: Kreuzabsorption *w*.
cross-arm flap: Cross-arm-Lappenplastik *w*, Arm-zu-Arm-Plastik *w*.
cross-back/*vb*: zurückkreuzen.
crossbite/*n*: Kreuzbiß *m*.
crossbreed/*n, vb*: 1. Hybrid *s*, Kreuzung *w*; 2. kreuzen.
crossbreeding/*n*: Hybridisierung *w*.
cross-bridges: Interzellularbrücken.
cross-cultural/*adj*: interkulturell.
cross-dressing/*n*: Transvestismus *m*.
crossed/*adj*: gekreuzt.
cross-eye/*n*: Strabismus convergens.
cross-feeding/*n*: Syntrophismus *m*.
cross-finger flap: Finger-zu-Finger-Lappen *m*.
crossfire technique: Kreuzfeuerbestrahlung *w*.
crossfire treatment: Kreuzfeuerbestrahlung *w*.
crossfoot/*n*: Klumpfuß *m*.
crosshatched/*adj*: schraffiert.
cross hypersensitivity: Kreuzallergie *w*.
cross immunity: Kreuzimmunität *w*.
cross infection: Mischinfektion *w*.
crossing over: Crossing over *s*, Crossover *s*, genetische Rekombination *w*.
cross-leg flap: Bein-zu-Bein-Lappen *m*.
crossline/*n*: Querstrich *m*.
crosslines/*n*: Fadenkreuz *s*.
cross linkage: Querverbindung *w*.
cross-linking/*n*: Brückenbindung *w*.
cross-match/*vb*: kreuzen.
cross-matching/*n*: Blutprobenauskreu-

zung *w*, Kreuzprobe *w*.
cross-over/*n*: Crossover *s*, Crossing over *s*, genetische Rekombination *w*.
cross ratio: Doppelverhältnis *s*.
cross-reaction/*n*: Kreuzreaktion *w*.
cross-reactive/*adj*: kreuzreagierend.
cross-reactivity/*n*: Kreuzreaktivität *w*.
cross-section/*n*: Querschnitt *m*.
cross-section study: Querschnittstudie *w*.
cross-sensivity/*n*: Kreuzsensibilität *w*.
cross-stitch/*n*: Kreuzstich *m*.
cross-striations: Kreuzfasern.
crosstalk/*n*: Cross-Effekt *m*.
cross-validation/*n*: kreuzweise Validierung *w*.
crotalin/*n*: Crotalin *s*.
crotamiton/*n*: Crotamiton *s*.
crotch/*n*: Gabelung *w*.
crotetamide/*n*: Crotetamid *s*.
croton/*n*: Kroton *s*.
crotonism/*n*: Krotonvergiftung *w*.
croton oil: Krotonöl *s*.
croup/*n*: Kruppsyndrom *s*, Pseudokrupp *m*; **diphtheritic** ~ diphtherischer Krupp *m*; **false** ~ Laryngismus stridulus; **pseudomembranous** ~ diphtherischer Krupp *m*; **spasmodic** ~ Laryngitis stridulosa.
croupous/*adj*: kruppös.
croupy/*adj*: krupppartig.
Crouzon's disease: Crouzon-Krankheit *w*, Dysostosis cranioorbitofacialis.
crowd psychology: Massenpsychologie *w*.
crown/*n*: Krone *w*, Zahnkrone *w*, Corona; **anatomic** ~ anatomische Zahnkrone *w*, Corona dentis; **ciliary** ~ Strahlenkranz *m*, Corona ciliaris; **complete** ~ Vollkrone *w*.
crown-heel: Scheitel-Steiß-Länge *w*.
crowning/*n*: Einschneiden *s*.
crown of tooth: Corona dentis.
crown of venus: Venuskrone *w*.
CRP [*abbr*] **C-reactive protein**: C-reaktives Protein *s*.
CRST syndrome: CRST-Syndrom *s*.
CRT [*abbr*] **cathode ray tube**: Kathodenstrahlenröhre *w*.
crucial/*adj*: gekreuzt, kritisch.
crucible/*n*: Schmelztiegel *m*.

cruciform/*adj*: kreuzförmig.
crude/*adj*: roh, ungereinigt.
crunch/*n*, *vb*: 1. Knirschen *s*; **mediastinal** ~ Mediastinalknistern *s*; 2. knirschen, knistern.
cruor/*n*: Blutgerinnsel *s*.
crural/*adj*: krural.
cruritis/*n*: Phlegmasia alba dolens.
crurogenital/*adj*: Oberschenkel-Genital-.
crurotomy/*n*: Krurotomie *w*.
crus/*n*: Schenkel *m*, Crus.
crush/*vb*: zerquetschen, einquetschen.
crusher/*n*: Quetscher *m*.
crush fracture: Kompressionsfraktur *w*.
crush injury: Quetschverletzung *w*.
crush syndrome: Crush-Syndrom *s*.
crusotomy/*n*: Krurotomie *w*.
crust/*n*: Kruste *w*, Borke *w*, Schorf *m*.
crustacean/*n*: Krebstier *s*, Crustacea.
crutch/*n*: Krücke *w*, Stütze *w*.
Crutchfield clamp: Crutchfield-Klammer *w*.
crutch paralysis: Krückenlähmung *w*.
Cruveilhier-Baumgarten syndrome: Cruveilhier-Baumgarten-Syndrom *s*.
Cruveilhier's atrophy: Cruveilhier-Atrophie *w*, progressive Muskelatrophie *w*.
Cruveilhier's joint: Articulatio atlantoaxialis mediana.
Cruveilhier sign: Cruveilhier-Zeichen *s*.
Cruveilhier's paralysis: Cruveilhier-Atrophie *w*, progressive Muskelatrophie *w*.
Cruveilhier's ulcer: Cruveilhier-Geschwür *s*, Magenulkus *s*.
Cruz trypanosomiasis: Chagas-Cruz-Krankheit *w*.
cry-: Kryo-.
cry/*n*, *vb*: 1. Schrei *m*; 2. schreien.
cryaesthesia/*n*: Kryästhesie *w*, Kälteempfindung *w*.
cryalgesia/*n*: Kryalgesie *w*.
cryanesthesia/*n*: Kryoanästhesie *w*.
cryesthesia/*n*: Kryästhesie *w*, Kälteempfindung *w*.
crymo-: Kryo-, Kälte-.
crymotherapy/*n*: Kryotherapie *w*.

cryo-: Kryo-.
cryoanesthesia/*n*: Kryoanästhesie *w*.
cryoapplication/*n*: Kälteanwendung *w*.
cryobiology/*n*: Kryobiologie *w*.
cryocardioplegia/*n*: Kryokonservation des Herzens.
cryocauter/*n*: Kryokauter *m*.
cryocautery/*n*: Kryokauterisation *w*.
cryochemistry/*n*: Kryochemie *w*.
cryode/*n*: Kryode *w*.
cryoextraction/*n*: Kryoextraktion *w*.
cryoextractor/*n*: Kryoextraktor *m*.
cryofibrinogen/*n*: Kryofibrinogen *s*.
cryogen/*n*: Kühlmittel *s*.
cryogenic/*adj*: kryogen.
cryoglobulin/*n*: Kryoglobulin *s*, Kälteglobulin *s*.
cryoglobulinemia/*n*: Kryoglobulinämie *w*.
cryohypophysectomy/*n*: kryochirurgische Hypophysenausschaltung *w*.
cryometer/*n*: Gefrierpunktmesser *m*.
cryopallidectomy/*n*: kryochirurgische Pallidumresektion *w*.
cryopathy/*n*: Kryopathie *w*.
cryopexy/*n*: Kryopexie *w*.
cryophake/*n*: Kryoextraktor *m*.
cryoprecipitate/*n*: Kryopräzipitat *s*.
cryoprecipitation/*n*: Kältepräzipitation *w*.
cryopreservation/*n*: Kryokonservierung *w*.
cryoprobe/*n*: Kryosonde *w*.
cryoprotein/*n*: Kälteprotein *s*.
cryoscope/*n*: Kryoskop *s*.
cryoscopic/*adj*: kryoskopisch.
cryoscopy/*n*: Kryoskopie *w*.
cryospasm/*n*: kältebedingte Muskelkontraktion *w*.
cryostat/*n*: Kryostat *m*.
cryostylet/*n*: Kryoextraktor *m*.
cryosurgery/*n*: Kryochirurgie *w*.
cryothalmectomy/*n*: Kryothalamotomie *w*.
cryotherapy/*n*: Kryotherapie *w*.
cryotome/*n*: Kryotom *s*, Gefrierschnittmikrotom *s*.
cryoultramicrotomy/*n*: Gefrierultraschnittechnik *w*.
crypt/*n*: Krypte *w*, Crypta.
crypt abscess: Kryptenabszeß *m*.
cryptectomy/*n*: operative Kryptenentfernung *w*.
cryptenamine/*n*: Cryptenamin *s*.
cryptenamine acetate: Cryptenaminacetat *s*.
cryptenamine tannate: Cryptenamintannat *s*.
cryptic/*adj*: kryptisch, verborgen.
crypticity/*n*: Verborgenheit *w*.
cryptitis/*n*: Kryptitis *w*.
crypto-: Krypto-.
cryptocephalus/*n*: Kryptozephalus *m*.
cryptococcal/*adj*: Kryptokokken-.
cryptococcoma/*n*: Kryptokokkengranulom *s*.
cryptococcosis/*n*: Kryptokokkose *w*, Turolose *w*, Busse-Buschke-Krankheit *w*.
cryptococcus/*n*: Cryptococcus.
cryptodeterminant/*n*: versteckte Determinante *w*.
cryptodidymus/*n*: Kryptodidymus *m*, Fetus in fetu.
cryptogenic/*adj*: kryptogen.
cryptoinfection/*n*: latente Infektion *w*.
cryptoleukemia/*n*: aleukämische Leukämie *w*.
cryptomenorrhea/*n*: Kryptomenorrhö *w*.
cryptophthalmia/*n*: Kryptophthalmus *m*.
cryptophthalmia-syndactyly syndrome: Kryptophthalmie-Syndaktylie-Syndrom *s*.
cryptoplasmic/*adj*: kryptogenetisch.
cryptopolyploidy/*n*: Kryptopolyploidie *w*.
cryptoporous/*adj*: mit verborgenen Poren.
cryptorchid/*adj*: kryptorchid.
cryptorchidectomy/*n*: Kryporchidektomie *w*.
cryptorchidism/*n*: Kryptorchismus *m*.
cryptorchidopexy/*n*: Orchidopexie *w*.
cryptorchism/*n*: Kryptorchismus *m*.
cryptoscope/*n*: Kryptoskop *s*.
cryptosporidiosis/*n*: Kryptosporidiose *w*.
cryptosporidium/*n*: Cryptosporidium.
cryptostromosis/*n*: Towey-Krankheit *w*.

cryptotia/*n*: Kryptotie *w*.
cryptotoxic/*adj*: latent toxisch.
cryptoxanthin/*n*: Cryptoxanthin *s*.
cryptozoite/*n*: Kryptozoit *m*.
crystal/*n*: Kristall *s*.
crystal counter: Kristallzähler *m*.
crystalline/*adj*: kristallartig.
crystallitis/*n*: Phakitis *w*, Lentitis *w*.
crystallization/*n*: Kristallbildung *w*.
crystallize/*vb*: kristallisieren.
crystallography/*n*: Kristallographie *w*.
crystalloid/*n*: Kristalloid *s*.
crystalluria/*n*: Kristallurie *w*.
CS [*abbr*] **cesarean section**: Kaiserschnitt *m*.
CSF [*abbr*] **1. cerebrospinal fluid; 2. colony stimulating factor**: 1. Liquor cerebrospinalis; 2. colony stimulating factor *m*, Kolonie-stimulierender Faktor *m*, CSF.
CSM [*abbr*] **cerebrospinal meningitis**: zerebrospinale Meningitis *w*.
CT [*abbr*] **computerized tomography**: Computertomographie *w*, CT.
ctenoids/*n*: Ctenoidwellen.
ctenus/*n*: Ctenus *m*, Kammenspinne *w*.
C-terminal/*adj*: C-terminal.
CTP [*abbr*] **cytidine triphosphate**: Zytidintriphosphat *s*.
CT scan: Computertomogramm *s*.
CT scanning: Computertomographie *w*.
Cu [*abbr*] **copper**/*n*: Kupfer *s*, Cu.
cu [*abbr*] **cubic**/*adj*: kubisch.
cubeb/*n*: Kubebe *w*.
cubebism/*n*: Kubebismus *m*.
cubital/*adj*: kubital, cubitalis.
cubitocarpal/*adj*: radiokarpal.
cuboid/*n, adj*: 1. Kuboid *s*; 2. würfelförmig.
cuboidal/*adj*: würfelförmig, Kuboid-.
cucurbocitrin/*n*: Cucurbocitrin *s*.
cudbear/*n*: roter Indigo *m*.
cue/*n*: Hinweis *m*, Zeichen *s*, Anhaltspunkt *m*.
cuff/*n*: Manschette *w*.
cuffing/*n*: perivaskuläre Leukozytenansammlung *w*.

cuff suspension: Maschettenaufhängung *w*.
culdocentesis/*n*: Kuldozentese *w*.
culdoplasty/*n*: Scheidenplastik *w*.
culdoscope/*n*: Kuldoskop *s*.
culdoscopy/*n*: Kuldoskopie *w*.
culdotomy/*n*: Kuldotomie *w*, Kolpotomie *w*.
culex/*n*: Culex, Stechmücke *w*.
culicidae/*n*: Culicidae, Stechmücken.
culicidal/*adj*: mückenabtötend.
culicide/*n*: mückenabtötende Substanz *w*.
culicifuge/*n*: Mückenrepellent *s*.
culicine/*adj*: Stechmücken-.
culicoides/*n*: Culicoides.
culicosis/*n*: Culexdermatitis *w*.
culifuge/*n*: Mückenrepellent *s*.
Cullen sign: Cullen-Zeichen *s*.
culling/*n*: Auslese *w*.
Culp's ureteropelvioplasty: Culp-Ureteropelvioplastik *w*.
cultivation/*n*: Kultivierung *w*.
culturable/*adj*: kultivierbar, anzüchtbar.
culture/*n, vb*: 1. Kultur *w*; **chorioallantoic** ~ Chorionallantoiskultur *w*; **continous** ~ Dauerkultur *w*; **microbial** ~ Bakterienkultur *w*; **primary** ~ Primärkultur *w*; **pure** ~ Reinkultur *w*; **quantitative** ~ Kultur zur Keimzahlquantifizierung; **superficial** ~ Kultur aus oberflächlichem Abstrich; 2. kultivieren, anzüchten.
culture dish: Kulturschale *w*, Petri-Schale *w*.
culture flask: Kulturgefäß *s*.
culture medium: Kulturmedium *s*, Nährboden *m*; **differential** ~ Differenzierungsnährboden *m*; **enriched** ~ angereicherter Nährboden *m*; **nutrient** ~ Nährboden *m*; **selective** ~ Selektivnährboden *m*; **semisolid** ~ halbfester Nährboden *m*.
culture method: Kulturverfahren *s*.
culture plate: Kulturschale *w*.
culture solution: Nährlösung *w*.
cumarin/*n*: Cumarin *s*.
cumetharol/*n*: Cumetharol *s*.
cumulation/*n*: Kumulation *w*.
cumulation effect: kumulative Wirkung *w*.

cumulative/*adj*: kumulativ.
cuneate/*adj*: keilförmig, cuneatus.
cuneiform/*adj*: keilförmig, cuneatus.
cunicular/*adj*: Milbengang-.
cuniculus/*n*: Milbengang *m*.
cunnilingus/*n*: Kunnilingus *m*.
cup/*n*: Becher *m*, Tasse *w*; **glaucomatous** ~ Glaukomexkavation *w*; **optic** ~ Augenbecher *m*; **physiologic** ~ Excavatio disci.
cup orthoplasty: Muldenplastik *w*.
cup pessary: Zervixkappenpessar *s*.
cupping/*n*: Schröpfen *s*.
cupping glass: Schröpfbecher *m*.
cupreine/*n*: Cuprein *s*.
cupric/*adj*: Kupfer-.
cupro-: Kupfer-.
cuprous/*adj*: Kupfer-.
cup-shaped/*adj*: becherförmig.
curability/*n*: Heilbarkeit *w*.
curable/*adj*: heilbar.
curage/*n*: Kürettage *w*.
curare/*n*: Curare *s*.
curare-like/*adj*: curareartig.
curaremimetic/*adj*: curareartig.
curari/*n*: Curare *s*.
curariform/*adj*: curareartig.
curative/*n, adj*: 1. Heilmittel *s*; 2. kurativ.
cure/*n, vb*: 1. Heilung *w*, Behandlung *w*; **radical** ~ Radikaloperation *w*; 2. heilen.
C13-urea breath test: C-13-Atemtest *m*.
cure-all/*n*: Allheilmittel *s*.
curet/*n*: Kürette *w*.
curettage/*n*: Kürettage *w*; **fractionated** ~ fraktionierte Kürettage *w*; **medical** ~ hormonelle Kürettage *w*; **subgingival** ~ Taschenkürettage *w*.
curette/*n, vb*: 1. Kürette *w*; 2. kürettieren.
curettement/*n*: Kürettage *w*.
curietherapy/*n*: Radiumtherapie *w*.
curing/*n*: Heilen *s*.
Curling's ulcer: Curling-Ulkus *s*.
curly/*adj*: gekräuselt.
current/*n, adj*: 1. Strom *m*, Fluß *m*; **active** ~ Wirkstrom *m*; **alternating** ~ Wechselstrom *m*; **anelectronic** ~ Anodenstrom *m*; **anodal** ~ Anodenstrom *m*; **ascending** ~ aufsteigender Strom *m*; **axial** ~ Axialstrom *m*; **catelectrotonic** ~ katelektrotonischer Strom *m*; **constant** ~ gleichbleibende Stromstärke *w*; **direct** ~ Gleichstrom *m*; **electric** ~ elektrischer Strom *m*; **ephaptic** ~ interaxonaler Fluß *m*; **galvanic** ~ galvanischer Strom *m*; **induced** ~ Induktionsstrom *m*; **phase-displaced** ~ phasenverschobener Strom *m*; **rectified** ~ gleichgerichteter Strom *m*; **resting** ~ Ruhepotential *s*; **rising** ~ rasch ansteigender Strom *m*; **sinusoidal** ~ sinusartige Stromwelle *w*; **undamped** ~ ungedämpfter Strom *m*; 2. aktuell.
current direction: Stromrichtung *w*.
current mark: Strommarke *w*.
Curschmann spiral: Curschmann-Spirale *w*.
curtain moment: Kulissenphänomen *s*.
curtain sign: Kulissenphänomen *s*.
curvature/*n*: Kurvatur *w*, Krümmung *w*, Curvatura; **anterior** ~ Kyphose *w*; **backward** ~ Lordose *w*; **compensatory** ~ kompensatorische Wirbelsäulenkrümmung *w*; **corneal** ~ Hornhautkrümmung *w*; **lateral** ~ Skoliose *w*.
curvature hyperopia: Brechungshyperopie *w*.
curvature of the spine: Wirbelsäulenverkrümmung *w*.
curve/*n*: Kurve *w*, Krümmung *w*; **audiometric** ~ Hörkurve *w*; **bell-shaped** ~ Normalverteilungskurve *w*; **bimodal** ~ zweigipfelige Häufigkeitskurve *w*; **biphasic** ~ zweigipfelige Kurve *w*; **characteristic** ~ Kennlinie *w*; **cystometric** ~ Zystometrogramm *s*; **diphasic** ~ zweigipflige Kurve *w*; **dromedary** ~ Dromedarkurve *w*; **gaussian** ~ Normalverteilungskurve *w*; **luetic** ~ Lueskurve *w*; **normal** ~ Normalverteilungskurve *w*; **ogival** ~ Ogive *w*; **percentile** ~ Prozentwertkurve *w*.
cushingoid/*n, adj*: 1. Cushingoid *s*; 2. cushingartig.
Cushing's operation: Cushing-Operation *w*, subtemporale Dekompression *w*.
Cushing's ulcer: Cushing-Ulkus *s*.
Cushing syndrome: Cushing-Syndrom *s*,

cushion

Kleinhirn-Brückenwinkel-Syndrom s.
cushion/n: Kissen s, Polster s; **endocardial** ~ Endokardkissen s; **sucking** ~ Wangenfettpfropf m.
cushion defect, endocardial: Endokardkissendefekt m.
cusp/n: Spitze w, Stachel m, Segel s, Cuspis.
cuspid/n: Eckzahn m.
custodian/n: Vormund m.
custody/n: Sorgerecht s.
cusums/n: kumulierte Summen.
cut/n, vb: 1. Schnitt m, Schnittverletzung w; 2. schneiden.
cutaneous/adj: kutan.
cutdown/n: kleine Hautinzision w.
cuticle/n: Oberhaut w, Cuticula; **dental** ~ Schmelzoberhäutchen s; **primary** ~ Gottlieb-Schmelzschicht w.
cuticular/adj: kutikulär.
cutification/n: Epithelialisierung w, Hautbildung w.
cutireaction/n: Hautreaktion w.
cutis/n: Haut w, Cutis.
cutis graft: Hauttransplantat s.
cutis plate: Hautsegment s, Dermatom s.
cutisector/n: Dermatom s.
cutout/n: Ausschnitt m.
cutter/n: Schneidezahn m, Fräser m.
cutting/n: Schneiden s.
cuvette/n: Küvette w.
CV [abbr] **1. cardiovascular; 2. coefficient of variability; 3. conjugate vera**: 1. kardiovaskulär; 2. Variabilitätskoeffizient m; 3. Conjugata vera.
CVA [abbr] **1. cerebrovascular accident; 2. costovertebral angle**: 1. Apoplexie w; 2. Kostovertebralwinkel m.
CVD [abbr] **cardiovascular disease**: kardiovaskuläre Erkrankung w.
CVO [abbr] **conjugata vera obstetrica**: Conjugata vera obstetrica.
CVP [abbr] **central venous pressure**: zentraler Venendruck m, ZVD.
CVS [abbr] **cardiovascular system**: Kreislauf m.
CW [abbr] **continous wave**: kontinuierliche Welle w.
c wave: C-Welle w.
Cx [abbr] **cervix**: Zervix w.
Cy [abbr] **cyanogen**/n: Cyan s, Cy.
cyamemazine/n: Cyamemazin s.
cyan-: zyan-.
cyanamide/n: Cyanamid s.
cyanate/n: Zyanat s.
cyanhemoglobin/n: Zyanhämoglobin s.
cyanide/n: Zyanid s.
cyanmethemoglobin/n: Zyanmethämoglobin s.
cyanmethemoglobin method: Zyanmethämoglobinmethode w.
cyano-: zyano-.
cyanobacterium/n: Zyanobakterium s.
cyanocobalamin/n: Cyanocobalamin s, Vitamin B_{12} s.
cyanogen bromide: Zyanbromid s.
cyanogen chloride: Zyanchlorid s.
cyanophose/n: Blauwahrnehmung w.
cyanopia/n: Zyanopsie w.
cyanopsia/n: Zyanopsie w.
cyanopsin/n: Zyanopsin s.
cyanosed/adj: zyanotisch.
cyanosis/n: Zyanose w, Blausucht w; **central** ~ zentrale Zyanose w; **enterogenous** ~ Nitratzyanose w, Stokvis-Talma-Syndrom s; **false** ~ Pseudozyanose w; **peripheral** ~ periphere Zyanose w; **pulmonary** ~ pulmonale Zyanose w; **toxic** ~ autotoxische Zyanose w.
cyanotic/adj: zyanotisch.
cybernetics/n: Kybernetik w.
cycl-: zyklo-.
cyclamate/n: Zyklamat s.
cyclandelate/n: Cyclandelat s.
cyclarthrosis/n: Rotationsgelenk s.
cyclase/n: Zyklase w.
cycle/n: Zyklus m, Kreislauf m; **anovulatory** ~ anovulatorischer Zyklus m; **biphasic** ~ biphasischer Menstruationszyklus m; **cardiac** ~ Herzzyklus m; **chewing** ~ Kaubewegung w; **cytoplasmic** ~ zytoplasmatischer Kreislauf m; **endogenous** ~ endogener Zyklus m; **endometrial** ~ Endometriumveränderungen; **estrous** ~

Östrus *m*; **exogenous** ~ exogener Zyklus *m*; **mammary** ~ zyklusabhängige Brustveränderungen; **masticating** ~ Kaubewegung *w*; **menstrual** ~ Menstruationszyklus *m*; **mitotic** ~ Mitose *w*; **monophasic** ~ anovulatorischer Zyklus *m*; **nasal** ~ Nasenzyklus *m*; **oogenetic** ~ ovarieller Zyklus *m*; **ovarian** ~ ovarieller Zyklus *m*; **reproductive** ~ Schwangerschaftsperiode *w*; **sexual** ~ Geschlechtszyklus *m*.
cyclectomy/*n*: Zyklektomie *w*.
cyclencephaly/*n*: Zyklenzephalie *w*.
cyclic/*adj*: zyklisch.
cyclicotomy/*n*: Zyklotomie *w*.
cyclitis/*n*: Zyklitis *w*, Cyclitis; **heterochromic** ~ heterochrome Zyklitis *w*, Fuchs-Syndrom *s*.
cyclization/*n*: Ringbildung *w*.
cyclizine/*n*: Cyclizin *s*.
cyclo-: zyklo-.
cycloartenol/*n*: Cycloartenol *s*.
cyclobarbital/*n*: Cyclobarbital *s*.
cyclobutanol/*n*: Cyclobutanol *s*.
cyclobutyrol/*n*: Cyclobutyrol *s*.
cyclochoroiditis/*n*: Zyklochorioiditis *w*.
cyclocoumarol/*n*: Cyclocumarol *s*.
cyclocryotherapy/*n*: Kryotherapie des Ziliarkörpers.
cyclodeviation/*n*: Augendeviation *w*.
cyclodialysis/*n*: Zyklodialyse *w*.
cyclodiathermy/*n*: Zyklodiathermie *w*.
cycloduction/*n*: Zyklodukion *w*.
cycloelectrolysis/*n*: Zykloelektrolyse *w*.
cyclofenil/*n*: Cyclofenil *s*.
cycloheximide/*n*: Cycloheximid *s*.
cycloid/*adj*: zykloid.
cycloisomerase/*n*: Cycloisomerase *w*.
cyclokeratitis/*n*: Zyklokeratitis *w*.
cyclomethycaine/*n*: Cyclomethycain *s*.
cyclo-oxygenase/*n*: Zyklooxygenase *w*.
cyclopean/*adj*: zyklopisch.
cyclopentamine/*n*: Cyclopentamin *s*.
cyclopentolate/*n*: Cyclopentolat *s*.
cyclophoria/*n*: Zyklophorie *w*.
cyclophosphamide/*n*: Cyclophosphamid *s*.
cyclophrenia/*n*: Zyklophrenie *w*, manisch-depressive Psychose *w*.
cyclopia/*n*: Zyklopie *w*.
cycloplegia/*n*: Zykloplegie *w*, Akkommodationslähmung *w*.
cycloplegic/*n, adj*: 1. zykloplegisches Parasympatholytikum *s*; 2. zykloplegisch.
cyclopropane/*n*: Cyclopropan *s*.
cyclops/*n*: Zyklops *m*.
cycloserine/*n*: Cycloserin *s*.
cyclospasm/*n*: Zyklospasmus *m*, Akkommodationskrampf *m*.
cyclosporine/*n*: Cyclosporin *s*.
cyclothiazide/*n*: Cyclothiazid *s*.
cyclothymia/*n*: Zyklothymie *w*.
cyclothymic/*adj*: zyklothym.
cyclotia/*n*: Zyklotie *w*.
cyclotome/*n*: Zyklotom *s*.
cyclotomy/*n*: Zyklotomie *w*.
cyclotorsion/*n*: Rotationsbewegung des Auges.
cyclotron/*n*: Zyklotron *s*.
cyclotropia/*n*: Zyklotropie *w*.
cyclovalone/*n*: Cyclovalon *s*.
cyclozoonosis/*n*: zyklische Zoonose *w*.
cycrimine/*n*: Cycrimin *s*.
cycrimine hydrochloride: Cycriminhydrochlorid *s*.
cyesis/*n*: Schwangerschaft *w*.
cylinder/*n*: Zylinder *m*.
cylinder cast: Gipstutor *m*.
cylindric/*adj*: Zylinder-.
cylindroid/*n, adj*: Harnzylinder *m*; 2. zylinderförmig.
cylindroma/*n*: Zylindrom *s*.
cylindruria/*n*: Zylindrurie *w*.
cymba/*n*: Cymba.
cymbiform/*adj*: kahnförmig.
cymbocephaly/*n*: Zymbozephalie *w*, Skaphokephalie *w*.
cymograph/*n*: Kymograph *m*.
cyn-: zyno-, kyno-.
cynanche/*n*: Atemwegsobstruktion *w*.
cyno-: kyno-.
cynocephaly/*n*: Kynozephalie *w*.
cynodont/*n*: Eckzahn *m*.
cynorexia/*n*: Heißhunger *m*.
cyophoria/*n*: Schwangerschaft *w*.

cyopionate/*n*: Cypionat *s*.
cyproheptadine/*n*: Cyproheptadin *s*.
cyproterone/*n*: Cyproteron *s*.
Cyprus fever: Maltafieber *s*.
Cyriax syndrome: Cyriax-Syndrom *s*.
cyrtoid/*adj*: bucklig.
cyrtosis/*n*: Kyphose *w*.
-cyst: -zyste, -blase.

cyst/*n*: Zyste *w*, Blase *w*; **allantoic** ~ Allantoiszyste *w*; **amebic** ~ Amöbenzyste *w*; **amnionic** ~ Amnionzyste *w*; **angioblastic** ~ Angiozyste *w*; **antral** ~ Antrumzyste *w*; **apical periodontal** ~ apikale Periodontiumzyste *w*; **apoplectic** ~ postapoplektische Hirnzyste *w*; **branchial** ~ Kiemengangzyste *w*; **bronchial** ~ bronchogene Zyste *w*; **bronchogenic** ~ bronchogene Zyste *w*; **bursal** ~ Schleimbeutelzyste *w*; **cervical** ~ Halszyste *w*; **choledochal** ~ Choledochuszyste *w*; **colloid** ~ Kolloidzyste *w*; **compound** ~ mehrkammerige Zyste *w*; **craniobuccal** ~ Rathke-Tasche *w*; **cutaneous** ~ Epidermiszyste *w*; **cuticular** ~ Epidermiszyste *w*; **dental** ~ Zahnzyste *w*; **dentigerous** ~ Dentitionszyste *w*; **endometrial** ~ Endometriumzyste *w*; **enteric** ~ intestinale Zyste *w*; **enterogenous mediastinal** ~ paraösophageale Zyste *w*; **ependymal** ~ Ependymzyste *w*; **epidermal** ~ Epidermiszyste *w*; **epithelial** ~ Epithelzyste *w*; **epoophoral** ~ Parovarialzyste *w*; **extra-axial leptomeningeal** ~ Dandy-Walker-Zyste *w*; **false** ~ Pseudozyste *w*; **fissural** ~ Frakturzyste *w*; **follicular** ~ Follikelzyste *w*; **glomerular** ~ Glomerulumzyste *w*; **hemorrhagic** ~ hämorrhagische Zyste *w*; **intracranial** ~ intrakranielle Zyste *w*; **lacteal** ~ Galaktozele *w*; **laryngeal** ~ Kehlkopfzyste *w*; **lateral** ~ Periodontiumzyste *w*; **lymphatic** ~ Lymphozele *w*; **median anterior maxillary** ~ mediane Kieferzyste *w*; **median palatal** ~ mediane Gaumenzyste *w*; **mediastinal** ~ Mediastinalzyste *w*; **meibomian** ~ Meibom-Zyste *w*; **mesenteric** ~ Mesenterialzyste *w*; **morgagnian** ~ Morgagni-Zyste *w*; **mucous** ~ Schleimzyste *w*; **multilocular** ~ mehrkammerige Zyste *w*; **nabothian** ~ Naboth-Zyste *w*; **neural** ~ Neuralrohrzyste *w*; **neurenteric** ~ Neuralrohrzyste *w*; **odontogenic** ~ Zahnzyste *w*; **omental** ~ Omentumzyste *w*; **paraesophageal** ~ paraösophageale Zyste *w*; **paranephric** ~ perirenale Zyste *w*; **paratracheal** ~ Paratrachealzyste *w*; **pedunculated** ~ gestielte Zyste *w*; **pilar** ~ Talgdrüse *w*; **pilonidal** ~ Sinus pilonidalis; **placental** ~ Plazentazyste *w*; **porencephalic** ~ Porenzephalie *w*; **preauricular** ~ präaurikuläre Zyste *w*; **primordial** ~ Primordialzyste *w*; **pulmonary** ~ Lungenzyste *w*; **radicular** ~ Wurzelzyste *w*; **radiculodental** ~ Wurzelzyste *w*; **renal** ~ Nierenzyste *w*; **residual** ~ Residualzyste *w*; **sacral** ~ Steißbeinzyste *w*; **sarcosporidian** ~ Sarcocystis; **sebaceous** ~ Talgdrüse *w*; **secondary** ~ Tochterzyste *w*; **secretory** ~ Retentionszyste *w*; **seminal** ~ Samenzyste *w*; **septal** ~ Cavum septi pellucidi, Pellucidumzyste *w*; **serous** ~ seröse Zyste *w*; **single** ~ Solitärzyste *w*; **solitary** ~ Solitärzyste *w*; **solitary renal** ~ solitäre Nierenzyste *w*; **sublingual** ~ Ranula, Froschgeschwulst *s*; **synovial** ~ Synovialzyste *w*; **tarsal** ~ Meibom-Zyste *w*; **thecal** ~ Sehnenscheidenzyste *w*; **thymic** ~ Thymuszyste *w*; **thyroglossal** ~ Thyreoglossuszyste *w*; **toxoplasmic** ~ Toxoplasmosezyste *w*; **trichilemmal** ~ Talgzyste *w*; **true** ~ echte Zyste *w*; **tubular** ~ Tubuluszyste *w*; **umbilical** ~ Nabelschnurzyste *w*; **unicameral** ~ einkammerige Zyste *w*; **unilocular** ~ einkammerige Zyste *w*; **urachal** ~ Urachuszyste *w*; **urinary** ~ Urinzyste *w*; **vaginal** ~ Vaginalzyste *w*; **vitellointestinal** ~ Nabelschnurzyste *w*; **wolffian** ~ Wolff-Zyste *w*.

cyst-: Zyst-, Kyst-.

cystadenocarcinoma/*n*: Kystadenokarzinom *s*.

cystadenofibroma/*n*: Kystadenofibrom *s*.

cystadenoma/*n*: Kystadenom *s*.

cystadenoma lymphomatosum, papil-

lary: Adenolymphom *s*.
cystadenosarcoma/*n*: Kystadenosarkom *s*.
cystalgia/*n*: Zystalgie *w*, Blasenschmerz *m*.
cystathionase/*n*: Zystathionin-γ-Lyase *w*.
cystathionine/*n*: Zystathionin *s*.
cystathionine γ-lyase: Zystathionin-γ-Lyase *w*.
cystathionine β-synthetase: Zystathionin-β-Synthetase *w*.
cystathionine β-synthetase deficiency: Zystathionin-β-Synthetasemangel *m*, Homozystinurie *w*.
cystathioninuria/*n*: Zystathioninurie *w*.
cystauchenotomy/*n*: Blasenhalsinzision *w*.
cysteamine/*n*: Cysteamin *s*.
cystectasy/*n*: Zystektasie *w*.
cystectomy/*n*: Zystektomie *w*.
cysteine [*abbr*] **Cys**/*n*: Cystein *s*, Zystein *s*.
cystencephalus/*n*: Kystenzephalus *m*.
cyst formation: Zystenbildung *w*.
cysti-: Zysto-.
cystic/*adj*: zystisch.
cysticercoid/*n*: Zystizerkoid *s*.
cysticercosis/*n*: Zystizerkose *w*.
cysticercus/*n*: Cystizercus.
cysticercus disease: Zystizerkose *w*.
cysticolithectomy/*n*: Zystikussteinentfernung *w*.
cysticorrhaphy/*n*: Zystikusnaht *w*.
cysticotomy/*n*: Zystikotomie *w*.
cystido-: zysto-, kysto-.
cystidotrachelotomy/*n*: Blasenhalsinzision *w*.
cystifellotomy/*n*: Cholezystotomie *w*.
cystiferous/*adj*: zystisch.
cystiform/*adj*: zystenähnlich, zystoid.
cystine/*n*: Cystin *s*, Zystin *s*.
cystine calculus: zystinhaltiger Stein *m*.
cystinemia/*n*: Zystinämie *w*.
cystine storage disease: Zystinspeicherkrankheit *w*.
cystinosis/*n*: Zystinose *w*, Lignac-Fanconi-Syndrom *s*; **benign** ~ benigne Zystinose *w*; **intermediate** ~ intermediäre Form der Zystinose; **nephrogenic** ~ Zystinose mit tubulärer Störung.
cystinuria/*n*: Zystinurie *w*.
cystirrhagia/*n*: Zystorrhagie *w*, Blasenblutung *w*.
cystis/*n*: Zyste *w*.
cystitis/*n*: Zystitis *w*, Blasenentzündung *w*; **acute** ~ akute Zystitis *w*; **chronic interstitial** ~ chronische transmurale Blasenentzündung *w*; **croupous** ~ diphtherische Zystitis *w*; **diphtheric** ~ diphtherische Zystitis *w*; **emphysematous** ~ Cystitis emphysematosa; **gangrenous** ~ gangränöse Zystitis *w*; **interstitial** ~ Cystitis interstitialis; **mechanical** ~ mechanische Blasenentzündung *w*; **panmural** ~ transmurale Blasenentzündung *w*; **tuberculous** ~ Blasentuberkulose *w*; **ulcerative** ~ ulzerierende Zystitis *w*.
cystitome/*n*: Zystitom *s*.
cystitomy/*n*: Zystitomie *w*.
cysto-: zysto-, kysto-.
cystoadenoma/*n*: Kystadenom *s*.
cystocarcinoma/*n*: Kystadenokarzinom *s*.
cystocele/*n*: Zystozele *w*, Blasenhernie *w*.
cystocolostomy/*n*: Zystokolostomie *w*.
cystoduodenostomy/*n*: Zystoduodenostomie *w*.
cystodynia/*n*: Zystodynie *w*, Blasenschmerz *m*.
cystoenterocele/*n*: Zystoenterozele *w*.
cystoepiplocele/*n*: Zystoepiplozele *w*.
cystofibroma/*n*: Zystofibrom *s*.
cystogastrostomy/*n*: Zystogastrostomie *w*.
cystogenesis/*n*: Zystenbildung *w*.
cystogram/*n*: Zystogramm *s*.
cystographic/*adj*: zystographisch.
cystography/*n*: Zystographie *w*; **voiding** ~ Miktionszystographie *w*.
cystoid/*n*, *adj*: 1. Pseudozyste *w*; 2. zystoid, zystenähnlich.
cystojejunostomy/*n*: Zystojejunostomie *w*.
cystolith/*n*: Blasenstein *m*.
cystolithectomy/*n*: Blasensteinentfernung *w*.
cystolithiasis/*n*: Zystolithiasis *w*.

cystolithotomy/*n*: Blasensteinschnitt *m*.
cystoma/*n*: Zystom *s*, Kystom *s*.
cystomatous/*adj*: Kystom-, Zystom-.
cystometer/*n*: Zystometer *s*.
cystometrogram/*n*: Zystometrogramm *s*.
cystometry/*n*: Zystometrie *w*.
cystoparalysis/*n*: Blasenlähmung *w*.
cystopexy/*n*: Vesikofixation *w*.
cystophthisis/*n*: Blasentuberkulose *w*.
cystoplasty/*n*: Blasenrekonstruktion *w*.
cystoplegia/*n*: Blasenlähmung *w*.
cystoproctostomy/*n*: Zystoproktostomie *w*.
cystoprostatectomy/*n*: Blasen- und Prostataentfernung *w*.
cystoptosis/*n*: Blasenvorfall *m*.
cystopyelitis/*n*: Zystopyelitis *w*.
cystopyelography/*n*: Zystopyelographie *w*.
cystopyelonephritis/*n*: Zystopyelonephritis *w*.
cystoradiography/*n*: röntgenologische Harnblasendarstellung *w*.
cystorectocele/*n*: Zystorektozele *w*.
cystorectostomy/*n*: Zystoproktostomie *w*.
cystorrhagia/*n*: Zystorrhagie *w*, Blasenblutung *w*.
cystosarcoma/*n*: Zystosarkom *s*.
cystoschisis/*n*: Zystoschisis *w*, Blasenspalte *w*.
cystoscope/*n*: Zystoskop *s*.
cystoscopic/*adj*: zystoskopisch.
cystoscopy/*n*: Zystoskopie *w*.
cystospasm/*n*: Zystospasmus *m*.
cystosphincterometry/*n*: Zystosphinkterometrie *w*.
cystosteatoma/*n*: Talgzyste *w*.
cystostomy/*n*: Zystostomie *w*, Blasenfistel *w*.
cystotome/*n*: Zystotom *s*.
cystotomy/*n*: Zystotomie *w*, Steinschnitt *m*; **suprapubic** ~ suprapubische Zystotomie *w*.
cystoureteritis/*n*: Ureterozystitis *w*.
cystoureterocele/*n*: Zystoureterozele *w*.
cystourethritis/*n*: Zystourethritis *w*.
cystourethrography/*n*: Zystourethrographie *w*, Urethrozystographie *w*; **micturating** ~ Miktionszystourographie *w*; **retrograde** ~ retrograde Zystourethrographie *w*; **voiding** ~ Miktionszystourographie *w*.
cystourethroscope/*n*: Zystourethroskop *s*.
cystous/*adj*: zystisch.
Cyt [*abbr*] **cytosine**/*n*: Zytosin *s*.
cyt-: Zyto-, Zell-.
cytarabine/*n*: Cytarabin *s*.
cytaster/*n*: Zytaster *m*.
-cyte: -zyt.
cythemolysis/*n*: Hämolyse *w*.
cytidine/*n*: Zytidin *s*.
cytidine diphosphate: Zytidindiphosphat *s*.
cytidine diphosphate ethanolamine: Zytidindiphosphatäthanolamin *s*.
cytidine monophosphate: Zytidinmonophosphat *s*.
cytidine triphosphate: Zytidintriphosphat *s*.
cytisine/*n*: Zytisin *s*.
cytisism/*n*: Goldregenvergiftung *w*.
cyto-: Zyto-.
cytoarchitecture/*n*: Zytoarchitektur *w*.
cytobiology/*n*: Zellbiologie *w*, Zytologie *w*.
cytoblast/*n*: Zytoblast *m*.
cytoblastema/*n*: Zellplasma *s*.
cytoblastoma/*n*: Zytoblastom *s*.
cytocentrum/*n*: Zentrosom *s*.
cytochalasin B/*n*: Cytochalasin B *s*.
cytochemical/*adj*: zytochemisch.
cytochemistry/*n*: Zytochemie *w*.
cytochrome/*n*: Cytochrom *s*, Zytochrom *s*.
cytochrome oxidase: Zytochromoxidase *w*.
cytocidal/*adj*: zytozidal.
cytocide/*n*: Zytozid *s*.
cytocinesis/*n*: Zytokinese *w*.
cytoclasis/*n*: Zelltod *m*.
cytoclastic/*adj*: zytoklastisch.
cytodendrite/*n*: Zellfortsatz *m*.
cytodiagnosis/*n*: Zytodiagnose *w*.
cytodieresis/*n*: Zytokinese *w*.
cytodifferentiation/*n*: Zelldifferenzierung *w*.

cytogene/*n*: Zytogen *s*.
cytogenesis/*n*: Zytogenese *w*.
cytogenetic/*adj*: zytogenetisch.
cytogenetics/*n*: Zytogenetik *w*.
cytogenic/*adj*: zytogen.
cytogeny/*n*: Zytogenese *w*.
cytohistogenesis/*n*: Zytohistogenese *w*.
cytohistology/*n*: Zytohistologie *w*.
cytohyaloplasm/*n*: Hyaloplasma *s*.
cytoid/*adj*: zellartig.
cyto-inhibition/*n*: zelluläre Hemmung *w*.
cytokine/*n*: Zytokin *s*.
cytokinesis/*n*: Zytokinese *w*.
cytokinin/*n*: Zytokinin *s*.
cytolemma/*n*: Plasmamembran *w*.
cytolist/*n*: Zytolysin *s*.
cytology/*n*: Zytologie *w*; **exfoliative** ~ Exfoliativzytologie *w*; **nuclear** ~ Karyologie *w*.
cytology brush: Zytologiebürste *w*.
cytolymph/*n*: Hyaloplasma *s*.
cytolysate/*n*: Zytolysat *s*.
cytolysin/*n*: Zytolysin *s*.
cytolysis/*n*: Zytolyse *w*.
cytolysome/*n*: Lyosom *s*.
cytolysosome/*n*: Zytolysosom *s*, Autophagosom *s*.
cytolytic/*adj*: zytolytisch.
cytomegalic/*adj*: Zytomegalie-.
cytomegalovirus/*n*: Zytomegalievirus *m*.
cytomegalovirus inclusion disease: Zytomegalie-Einschlußkörperchenkrankheit *w*.
cytomegaly/*n*: Zytomegalie *w*.
cytomembrane/*n*: Zellmembran *w*.
cytometaplasia/*n*: Zellmetaplasie *w*.
cytometer/*n*: Zytometer *s*.
cytometry/*n*: Zytometrie *w*.
cytomicrosome/*n*: Mikrosom *s*.
cytomorphology/*n*: Zytomorphologie *w*.
cytomorphosis/*n*: zelluläre Strukturänderung *w*.
cytonecrosis/*n*: Zellnekrose *w*.
cytopathic/*adj*: zytopathisch.
cytopathogenesis/*n*: Zytopathogenese *w*.
cytopathogenic/*adj*: zytopathogen.
cytopathology/*n*: Histopathologie *w*.
cytopempsis/*n*: Zytopempsis *w*.
cytopenia/*n*: Zytopenie *w*.
cytophagocytosis/*n*: Zytophagie *w*.
cytophagy/*n*: Zytophagie *w*.
cytophil/*n*: zytophile Substanz *w*.
cytophilic/*adj*: zytophil.
cytophotometer/*n*: Zytophotometer *s*.
cytophotometry/*n*: Zytophotometrie *w*.
cytophylaxis/*n*: Zellschutz *m*.
cytophysicy/*n*: Zytophysik *w*.
cytophysiology/*n*: Zellularphysiologie *w*.
cytopigment/*n*: Zellpigment *s*.
cytopipette/*n*: Zellpipette *w*.
cytoplasma/*n*: Zytoplasma *s*; **cortical** ~ Ektoplasma *s*.
cytoplasmic/*adj*: zytoplasmatisch.
cytopreparation/*n*: Zellpräparat *s*.
cytoreticulum/*n*: zelluläres Retikulum *s*.
cytoscopy/*n*: Zytoskopie *w*, Zytodiagnostik *w*.
cytosiderin/*n*: intrazelluläres Siderin *s*.
cytosine/*n*: Zytosin *s*.
cytosine arabinoside: Zytosinarabinosid *s*, Cytarabin *s*.
cytosis/*n*: Zytose *w*.
cytoskeleton/*n*: Zytoskelett *s*.
cytosmear/*n*: Zellabstrich *m*.
cytosol/*n*: Zytosol *s*.
cytosome/*n*: Zytosom *s*, Zellkörper *m*.
cytostasis/*n*: Zytostase *w*.
cytostatic/*n*, *adj*: 1. Zytostatikum *s*; 2. zytostatisch.
cytosteatonecrosis/*n*: subkutane Fettnekrose *w*.
cytostome/*n*: Zytostoma *s*.
cytotaxis/*n*: Zytotaxis *w*.
cytotherapy/*n*: Zelltherapie *w*.
cytotoxic/*adj*: zytotoxisch.
cytotoxicity/*n*: Zytotoxizität *w*.
cytotoxin/*n*: Zellgift *s*.
cytotropal/*adj*: zytotrop.
cytotrophoblast/*n*: Zytotrophoblast *m*, Langhans-Zellschicht *w*.
cytotropic/*adj*: zytotrop.
cytotropism/*n*: Zelltropismus *m*.
cytozoic/*adj*: intrazellulär lebend.
cytozoon/*n*: Zellparasit *m*.

cytozyme/*n*: Zytozym *s*.
cyturia/*n*: Zyturie *w*.
Czapek-Dox solution: Czapek-Dox-Lösung *w*.

Czerny-Lembert suture: Czerny-Lembert-Naht *w*.
Czerny sign: Czerny-Zeichen *s*.
Czerny suture: Czerny-Naht *w*.

D

d [*abbr*] 1. deuterium; 2. aspartic acid; 3. diopter; 4. duration; 5. dorsal: 1. Deuterium *s*, D; 2. Asparaginsäure *w*; 3. Dioptrie *w*; 4. Dauer *w*; 5. dorsal.
Daae-Finsen disease: Daae-Finsen-Krankheit *w*, Bornholm-Krankheit *w*.
dab/*n*, *vb*: 1. Tupfer *m*; 2. abtupfen.
Dabney's grip: Bornholm-Krankheit *w*.
dacarbazine/*n*: Dacarbazin *s*.
DaCosta syndrome: DaCosta-Syndrom *s*, neurozirkulatorische Asthenie *w*.
dacry-: Dakryo-, Tränen-.
dacryadenitis/*n*: Dakryoadenitis *w*.
dacryagogic/*n*: Dakryagogum *s*.
dacryoadenectomy/*n*: Dakryoadenektomie *w*.
dacryoadenitis/*n*: Dakryoadenitis *w*.
dacryoblenorrhea/*n*: Dakryoblenorrhö *w*.
dacryocaniculitis/*n*: Dakryokanalikulitis *w*.
dacryocele/*n*: Dakryozele *w*.
dacryocyst/*n*: Tränensack *m*.
dacryocystalgia/*n*: Dakryozystalgie *w*.
dacryocystectomy/*n*:Dakryozystektomie *w*.
dacryocystitis/*n*: Dakryozystitis *w*.
dacryocystitome/*n*: Dakryozystotom *s*.
dacryocystocele/*n*: Dakryozystozele *w*.
dacryocystography/*n*: Dakryozystographie *w*.
dacryocystorhinostomy/*n*: Dakryozystorhinostomie *w*.
dacryocystostomy/*n*: Dakryozystostomie *w*.
dacryocystotome/*n*: Dakryozystotom *s*.
dacryocystotomy/*n*: Dakryozystotomie *w*.
dacryogenic/*adj*: tränenerzeugend.
dacryohemorrhea/*n*: Dakryohämorrhagie *w*.
dacryoid/*adj*: tränenförmig.
dacryolith/*n*: Dakryolith *m*.
dacryoma/*n*: Dakryoma *s*.
dacryon/*n*: Dakryon *s*.

dacryophlegmone/*n*: Tränensackphlegmone *w*.
dacryopyorrhea/*n*: purulente Dakryorrhö *w*.
dacryopyosis/*n*: eitrige Tränengangsentzündung *w*.
dacryorhinocystostomy/*n*: Dakryozystorhinostomie *w*.
dacryorrhea/*n*: Dakryorrhö *w*.
dacryosolenitis/*n*: Dakryosolenitis *w*.
dacryostenosis/*n*: Tränengangstenose *w*.
dactinomycin/*n*: Dactinomycin *s*.
dactyl/*n*: Finger *m*, Zehe *w*.
dactylalgia/*n*: Fingerschmerz *m*.
dactyledema/*n*: Fingerschwellung *w*.
dactylic/*adj*: daktyl-.
dactylion/*n*: Mittelfingerspitze *w*.
dactylitis/*n*: Daktylitis *w*.
dactylocampsodynia/*n*: Daktylokampsodynie *w*.
dactylodiastrophism/*n*: Daktylodiastrophie *w*.
dactylodynia/*n*: Fingerschmerz *m*.
dactylodystrophy/*n*: Fingerdystrophie *w*.
dactylogram/*n*: Daktylogramm *s*, Fingerabdruck *m*.
dactylography/*n*: Daktyloskopie *w*.
dactylogryposis/*n*: Daktylogrypose *w*.
dactylogy/*n*: Fingersprache *w*.
dactyloid/*adj*: fingerförmig.
dactylolysis/*n*: Daktylolyse *w*.
dactylomegaly/*n*: Makrodaktylie *w*.
dactyloscopy/*n*: Daktyloskopie *w*.
dactylose/*adj*: mit fingerförmigen Fortsätzen.
dactylospasm/*n*: Fingerkrampf *m*, Zehenkrampf *m*.
dactylosymphysis/*n*: Syndaktylie *w*.
dactylus/*n*: Finger *m*, Zehe *w*.
-dactyly: -daktylie.
DAG [*abbr*] **direct antiglobulin test**: direkter Antiglobulintest *m*.

daisy/*n*: Gänseblümchenform *w*.
Dakin solution: Dakin-Lösung *w*.
Dale's reaction: Schultz-Dale-Versuch *m*.
Dalrymple's disease: Zyklokeratitis *w*.
Dalrymple sign: Dalrymple-Zeichen *s*.
daltonism/*n*: Daltonismus *m*, Farbenblindheit *w*.
Dalton's law: Dalton-Gesetz der Partialdrücke.
dam/*n*: Damm *m*.
damage/*n, vb*: 1. Schädigung *w*; 2. schädigen.
Dameshek syndrome: Estren-Dameshek-Syndrom *s*.
damp/*n, adj, vb*: 1. Feuchtigkeit *w*; 2. feucht; 3. anfeuchten, befeuchten.
damping/*n*: Dämpfung *w*.
Dana's operation: Dana-Operation *w*, hintere Radikulotomie *w*.
Dana syndrome: Putnam-Dana-Syndrom *s*, funikuläre Myelose *w*.
danazol/*n*: Danazol *s*.
Danbold-Closs syndrome: Danbold-Closs-Syndrom *s*, Akrodermatitis enteropathica.
dance/*n, vb*: 1. Tanz *m*; **hilar** ~ Hilustanzen *s*; 2. tanzen.
Dance sign: Dance-Zeichen *s*.
D and C [*abbr*] **dilatation and curettage**: Dilatation und Kürettage, Abrasio.
D and E [*abbr*] **dilatation and evacuation**: Dilatation und Entleerung.
dander/*n*: tierische Hautschuppe *w*.
dandruff/*n*: Schuppe *w*, Kopfgrind *m*.
dandy fever: Dengue-Fieber *s*.
Dandy-Walker deformity: Dandy-Walker-Syndrom *s*.
Dane particle: Dane-Partikel *s*.
Danforth sign: Danforth-Symptom *s*.
danger/*n*: Gefahr *w*.
dangerous/*adj*: gefährlich.
danger to life: Lebensgefahr *w*.
Danielssen-Boeck syndrome: Sarkoidose *w*.
dansyl chloride: Dansylchlorid *s*.
danthron/*n*: Danthron *s*, Dihydroxyanthrachinon *s*.
dantrolene/*n*: Dantrolen *s*.
dantron/*n*: Dantron *s*.
Danysz vaccine: Danysz-Vakzine *w*.
dapsone/*n*: Dapson *s*.
Darier's disease: Darier-Krankheit *w*, Dyskeratosis follicularis vegetans.
Darier sign: Darier-Zeichen *s*.
dark-adapted/*adj*: dunkeladaptiert.
dark-field condenser: Dunkelfeldkondensator *m*.
dark-field examination: Dunkelfelduntersuchung *w*.
dark-field illumination: Dunkelfeldbeleuchtung *w*.
darkness/*n*: Dunkelheit *w*.
darkroom/*n*: Dunkelkammer *w*.
Darkschewitsch's ganglion: Darkschewitsch-Kern *m*.
dark-skinned/*adj*: dunkelhäutig.
Darling's disease: Darling-Krankheit *w*, Histoplasmose *w*.
darmbrand/*n*: Darmbrand *m*, nekrotisierende Enteritis *w*.
Darrow solution: Darrow-Lösung *w*.
dartoid/*adj*: dartosartig.
dartos reflex: Skrotalreflex *m*.
darwinism/*n*: Darwinismus *m*.
Darwin's ear: Darwin-Ohr *s*.
Darwin's tubercle: Darwin-Höckerchen *s*.
DAT [*abbr*] **direct antiglobulin test**: direkter Antiglobulintest *m*.
data/*n*: Daten.
data acquisition: Meßwerterfassung *w*.
data acquisition time: Aufnahmezeit *w*.
data analysis: Datenanalyse *w*.
data archive: Datenarchiv *s*.
database/*n*: Datenbank *w*.
data collection method: Erhebungsmethode *w*.
data evaluation: Datenauswertung *w*.
data processing: Datenverarbeitung *w*.
data protection: Datenschutz *m*.
date/*n*: Datum *s*, Termin *m*; **due** ~ errechneter Geburtstermin *m*.
dating/*n*: Datierung *w*.
daturism/*n*: Daturismus *m*.
daughter/*n*: Tochter *w*.

daughter cell: Tochterzelle *w*.
daughter chromosome: Tochterchromosom *s*.
daughter colony: Tochterkolonie *w*.
daunomycin/*n*: Daunomycin *s*.
daunorubicin/*n*: Daunorubicin *s*.
Davenport's alcoholic silver nitrate method: Davenport-Färbung *w*.
Davenport stain: Davenport-Färbung *w*.
Davidsohn milk test: Davidsohn-Probe *w*.
Davidsohn's differential test: Paul-Bunnel-Reaktion *w*.
Davidsohn sign: Davidsohn-Zeichen *s*.
Davis crown: Stiftkrone *w*.
Davis graft: Davis-Hautinsel *w*.
dawn phenomenon: Dawn-Phänomen *s*, morgendlicher Insulinmehrbedarf.
Dawson's encephalitis: Dawson-Einschlußkörperchenenzephalitis *w*, subakute sklerosierende Panenzephalitis *w*.
day blindness: Tagblindheit *w*, Hemeralopie *w*.
day care: Tagespflege *w*.
day-care clinic: Tagesklinik *w*.
daydream/*n*: Tagtraum *m*.
day hospital: Tagesklinik *w*.
daylight vision: photopisches Sehen *s*.
day nursery: Kindertagesstätte *w*.
day room: Aufenthaltsraum *m*.
day sight: photopisches Sehen *s*.
Day's test: Day-Probe *w*.
day surgery: ambulante Chirurgie *w*.
day terrors: Tagangst *w*, Pavor diurnus.
dazzle/*n, vb*: 1. Blendung *w*; 2. blenden.
dazzle reflex: Peiper-Lichtreflex *m*.
DBP [*abbr*] **diastolic blood pressure**: diastolischer Blutdruck *m*.
dc [*abbr*] **direct current**: Gleichstrom *m*.
D cell: D-Zelle *w*.
DCT [*abbr*] **direct Coombs test**: direkter Coombs-Test *m*.
dc voltage: Gleichspannung *w*.
DDI [*abbr*] **dideoxyinosine**/*n*: Dideoxyinosin *s*, DDI.
DDT [*abbr*] **Dichlorodiphenyltrichloroethane**/*n*: Dichlordiphenyltrichloräthan *s*, DDT.

DEACE [*abbr*] **diethylaminochloroethane**/*n*: Diäthylaminochloräthan *s*.
deacidification/*n*: Entsäuerung *w*.
deacidify/*vb*: entsäuern.
deactivation/*n*: Inaktivierung *w*.
deacylase/*n*: Deacylase *w*.
dead/*adj*: tot.
deadly/*adj*: tödlich.
deadness/*n*: Leblosigkeit *w*, Erstarrung *w*.
DEAE [*abbr*] **diethylaminoethanol**/*n*: Diäthylaminäthanol *s*.
deaereate/*vb*: entlüften.
deaf/*adj*: taub, schwerhörig.
deaf-aid: Hörgerät *s*, Hörhilfe *w*.
deaf and dumb: taubstumm.
deaf-and-dumb language: Taubstummensprache *w*.
deafen/*vb*: ertauben.
deafferentate/*vb*: deafferentieren.
deafferentation/*n*: Deafferentiation *w*.
deaf-mute/*n, adj*: 1. Taubstummer *m*; 2. taubstumm.
deaf-mutism/*n*: Taubstummheit *w*.
deafness/*n*: Taubheit *w*, Schwerhörigkeit *w*; **central** ~ Taubheit *w*; **cerebral** ~ Rindentaubheit *w*; **cochlear** ~ kochleäre Taubheit *w*; **conductive** ~ Leitungsschwerhörigkeit *w*; **congenital** ~ kongenitale Taubheit *w*; **cortical** ~ Rindentaubheit *w*; **familial** ~ familiäre Schwerhörigkeit *w*; **genetic** ~ genetisch bedingte Taubheit *w*; **heredodegenerative** ~ heredodegenerative Taubheit *w*; **musical** ~ Amusie *w*; **neural** ~ sensorineuronale Taubheit *w*; **organic** ~ organische Taubheit *w*; **perceptive** ~ sensorineuronale Taubheit *w*; **psychic** ~ Seelentaubheit *w*; **senile** ~ Presbyakusis *w*; **traumatic** ~ traumatischer Hörverlust *m*; **vascular** ~ vaskulär bedingter Hörverlust *m*.
deamidase/*n*: Desamidase *w*.
deamidation/*n*: Desaminierung *w*.
deaminase/*n*: Desaminase *w*.
deamination/*n*: Desaminierung *w*.
deaminize/*vb*: desaminieren.
deanol/*n*: Deanol *s*.
deaquation/*n*: Dehydration *w*.

death/*n*: Tod *m*; **accidental** ~ Unfalltod *m*; **apparent** ~ Scheintod *m*; **associated** ~ mütterlicher Tod während der Schwangerschaft; **black** ~ schwarzer Tod *m*; **cerebral** ~ Hirntod *m*; **direct maternal** ~ mütterlicher Tod während der Geburt; **fetal** ~ Fruchttod *m*; **instantaneous** ~ sofortiger Tod *m*; **intrauterine** ~ intrauteriner Fruchttod *m*; **somatic** ~ Tod des Organismus; **sudden** ~ plötzlicher Tod *m*; **sudden cardiac** ~ plötzlicher Herztod *m*; **violent** ~ gewaltsamer Tod *m*.

death agony: Todeskampf *m*.

death certificate: Totenschein *m*.

death instinct: Todestrieb *m*.

death rate/*n*: Sterbeziffer *w*, Mortalität *w*.

death spot: Totenfleck *m*.

death struggle: Agonie *w*.

death throes: Todeskampf *m*, Agonie *w*.

debilitate/*vb*: entkräften, schwächen.

debility/*n*: Schwäche *w*.

debouch/*vb*: öffnen.

débouchement/*n*: Öffnung *w*.

debranch/*vb*: aufzweigen.

debrancher deficiency: Debrancher-Glykogenose *w*.

Debré syndrome: Debré-Syndrom *s*.

débridement/*n*: Débridement *s*; **enzymatic** ~ enzymatisches Débridement *s*; **surgical** ~ Wundtoilette *w*.

débris/*n*: Trümmer *w*, Überrest *m*.

debt/*n*: Schuld *w*.

debug/*vb*: entstören.

decaffeinated/*adj*: koffeinfrei.

decalcificaiton/*n*: Entkalkung *w*.

decalvant/*adj*: enthaarend.

decamethonium bromide: Decamethoniumbromid *s*.

decancellation/*n*: Spongiosaausschabung *w*.

decannulation/*n*: Décanulement *s*, Kanülenentfernung *w*, Extubation *w*.

decant/*vb*: dekantieren.

decapacitation/*n*: Dekapazitation *w*.

decapitate/*vb*: dekapitieren.

decapsulate/*vb*: entkapseln, ausschälen.

decapsulation/*n*: Dekapsulation *w*, Kapselentfernung *w*.

decarbonate/*vb*: Kohlensäure entziehen, Kohlendioxid entziehen.

decarbonize/*vb*: dekarbonisieren.

decarboxylase/*n*: Dekarboxylase *w*.

decarboxylate/*vb*: dekarboxylieren.

decarboxylation/*n*: Dekarboxylation *w*.

decatylene/*n*: Decatylen *s*.

decay/*n, vb*: 1. Zerfall *m*, Fäulnis *w*, Karies *w*; **cellular** ~ Zelluntergang *m*; **dental** ~ Zahnkaries *w*; **radioactive** ~ radioaktiver Zerfall *m*; **spontaneous** ~ Spontanzerfall *m*; 2. zerfallen, verfaulen.

decay constant: Zerfallskonstante *w*.

decayed/*adj*: kariös, faul.

decay law: Zerfallsgesetz *s*.

decay period: Abklingzeit *w*, Zerfallszeit *w*.

decay rate: Abklingquote *w*.

decay sequence: Zerfallfolge *w*.

decay time: Abfallzeit *w*.

decease/*n, vb*: 1. Tod *m*, Absterben *s*; 2. sterben.

decedent/*n*: Verstorbener *m*.

decelerate/*vb*: abbremsen, verlangsamen.

deceleration/*n*: Dezeleration *w*, Verlangsamung *w*.

decentered/*adj*: dezentriert.

decentration/*n*: Dezentrierung *w*.

decerebellation/*n*: Kleinhirnzerstörung *w*.

decerebrate/*vb*: dezerebrieren.

decerebration/*n*: Dezerebration *w*.

decerebrize/*vb*: dezerebrieren.

dechlorination/*n*: Dechloridation *w*.

decholesterolization/*n*: Cholesterinentfernung *w*.

decidua/*n*: Dezidua *w*, Decidua.

decidual/*adj*: Dezidua-.

deciduitis/*n*: Deziduitis *w*.

deciduoma/*n*: Deziduom *s*.

deciduosarcoma/*n*: Deziduosarkom *s*, Chorionkarzinom *s*.

deciduous/*adj*: vergänglich.

decile/*n*: Dezil *s*.

decision/*n*: Entscheidung *w*.

deck plate: Deckplatte *w*.

declination/*n*: Deklination *w*.

decline/*n*, *vb*: 1. Siechtum *s*, Verfall *m*, Abnahme *w*, Verminderung *w*; 2. verfallen, abfallen, sinken.
declive/*n*: Declive.
decoagulant/*n*: Antikoagulantium *s*.
decoct/*vb*: abkochen.
decoction/*n*: Abkochung *w*.
decoctum/*n*: Dekokt *s*, Decoctum, Drogenauszug *m*.
décollement/*n*: Ablösung *w*.
decolorize/*vb*: entfärben.
decombustion/*n*: Sauerstoffentzug *m*.
decompensated/*adj*: dekompensiert.
decompensation/*n*: Dekompensation *w*.
decompensation product: Abbauprodukt *s*.
decomposability/*n*: Zersetzbarkeit *w*.
decomposable/*adj*: zersetzlich.
decompose/*vb*: zersetzen, aufspalten.
decomposing/*n*: Zersetzen *s*.
decomposition/*n*: Aufspaltung *w*, Zersetzung *w*.
decomposition of movements: Asynergie *w*.
decomposition product: Abbauprodukt *s*.
decompress/*vb*: entlasten.
decompression/*n*: Dekompression *w*, Entlastung *w*; **cardiac** ~ Herzdekompression *w*; **cerebral** ~ zerebrale Dekompression *w*; **intestinal** ~ Darmdekompression *w*; **subtemporal** ~ subtemporale Dekompression *w*, Cushing-Operation *w*; **trigeminal** ~ Trigeminusdekompression *w*.
decompression chamber: Dekompressionskammer *w*.
decompression incision: Entlastungsschnitt *m*.
decompression sickness: Dekompressionskrankheit *w*, Caisson-Krankheit *w*, Druckluftkrankheit *w*.
decompressive/*adj*: Entlastungs-.
deconditioning/*n*: Entkonditionierung *w*.
decongestant/*n*: Dekongestionsmittel *s*; **nasal** ~ die Nasenschleimhaut abschwellendes Mittel *s*.
decongestive/*adj*: kongestionslösend.
deconjugation/*n*: Entkopplung *w*.
decontaminate/*vb*: dekontaminieren.
decontamination/*n*: Dekontamination *w*.
decorticate/*vb*, *adj*: 1. entrinden; 2. großhirnlos.
decortication/*n*: Dekortikation *w*; **arterial** ~ Arteriolyse *w*; **chemical** ~ enzymatische Dekortikation *w*; **renal** ~ Nierendekapsulation *w*.
decouple/*vb*: entkoppeln.
decrease/*n*, *vb*: 1. Abnahme *w*; 2. absinken, abfallen.
decrement/*n*: Dekrement *s*, Verminderung *w*, Verlust *m*.
decrudescence/*n*: Dekrement *s*, Intensitätsabnahme *w*.
decubation/*n*: Dekubation *w*, Genesung *w*.
decubital/*adj*: Dekubital-.
decubitus/*n*: Dekubitus *m*.
decubitus paralysis: Drucklähmung *w*.
decubitus ulcer: Dekubitalgeschwür *s*.
decussate/*vb*, *adj*: 1. kreuzen; 2. gekreuzt.
decussation/*n*: Kreuzung *w*, Decussatio.
dedifferentiate/*vb*: entdifferenzieren.
dedifferentiation/*n*: Entdifferenzierung *w*, Anaplasie *w*.
de-efferentiation/*n*: motorische Denervation *w*.
deep/*adj*: tief.
deepen/*vb*: vertiefen, verbreitern, tiefer werden.
deep-freeze/*vb*: tiefkühlen.
deepithelialization/*n*: Epithelentfernung *w*.
deerfly fever: Tularämie *w*.
Deetjen's body: Thrombozyt *m*.
defat/*vb*: entfetten.
defatigation/*n*: Ermüdung *w*.
defatted/*adj*: entfettet.
defaunate/*vb*: entwesen.
defaunation/*n*: Desinfestation *w*.
defecate/*vb*: Stuhlgang haben.
defecation/*n*: Defäkation *w*.
defecation reflex: Defäkationsreflex *m*.
defecation syncope: Defäkationssynkope *w*.
defect/*n*: Defekt *m*, Gebrechen *s*; **aorticopulmonary septal** ~ aortopulmonales

defect, atrial septal

Fenster *s*; **atrial septal** ~ Vorhofseptumdefekt *m*, VSD; **atriventricular septal** ~ Vorhofkammerseptumdefekt *m*; **cardiac** ~ Herzfehler *m*; **congenital** ~ angeborene Defektbildung *w*; **congenital ectodermal** ~ kongenitale ektodermale Dysplasie *w*; **congenital pericardial** ~ kongenitaler Perikarddefekt *m*; **cortical** ~ Kortikalisdefekt *m*; **developmental** ~ Entwicklungsschaden *m*; **fibrous cortical** ~ fibröser Kortikalisdefekt *m*; **interatrial septal** ~ Vorhofseptumdefekt *m*, VSD; **metaphyseal fibrous** ~ nichtossifizierendes Fibrom *s*; **neural-tube** ~ Neuralrohrdefekt *m*; **obstructive ventilatory** ~ obstruktive Lungenerkrankung *w*; **persistent** ~ Defektheilung *w*; **restrictive ventilatory** ~ restriktive Lungenerkrankung *w*; **salt-losing** ~ Salzverlustsyndrom *s*; **ventricular septal** ~ Ventrikelseptumdefekt *m*; **visual** ~ Sehstörung *w*; **visual-field** ~ Gesichtsfelddefekt *m*.

defective/*adj*: Defekt-.
defeminization/*n*: Entfeminisierung *w*.
defence/*n*: Abwehr *w*.
defendance/*n*: Selbstgerechtigkeit *w*.
defender/*n*: Schutz *m*.
defense/*n*: Abwehr *w*; **immune** ~ Immunabwehr *w*; **muscular** ~ Abwehrspannung *w*.
defense mechanism: Abwehrmechanismus *m*.
defense reaction: Abwehrreaktion *w*.
defense reflex: Schutzreflex *m*.
defense wound: Verteidigungswunde *w*.
defensiveness/*n*: Abwehrhaltung *w*.
deference/*n*: Unterwürfigkeit *w*.
deferent/*adj*: ableitend, deferens.
deferentectomy/*n*: Deferentektomie *w*.
deferential/*adj*: Deferent-.
deferentitis/*n*: Deferentitis *w*.
defervescence/*n*: Deferveszenz *w*, Entfieberung *w*.
defervescent/*n, adj*: 1. fiebersenkendes Mittel *s*; 2. entfiebernd.
defibrillation/*n*: Defibrillation *w*.
defibrillator/*n*: Defibrillator *m*.

defibrinate/*vb*: defibrinieren.
defibrinated/*adj*: fibrinfrei.
defibrination/*n*: Defibrination *w*.
defibrination syndrome: Defibrinationssyndrom *s*, Verbrauchskoagulopathie *w*.
deficiency/*n*: Defizienz *w*, Mangel *m*; **immunologic** ~ Immundefizienz *w*; **mental** ~ geistige Retardierung *w*, Oligophrenie *w*; **nutritional** ~ ernährungsbedingter Mangel *m*; **thymus-dependent** ~ thymusabhängiger Immundefekt *m*.
deficiency disease: Mangelkrankheit *w*.
deficient/*adj*: mangelhaft.
deficit/*n*: Defizit *s*; **reversible ischemic neurologic** ~ reversibles ischämisches neurologisches Defizit *s*, RIND.
definition/*n*: Definition *w*, Zeichenschärfe *w*.
definitive/*adj*: definitiv.
deflagration/*n*: Verpuffung *w*.
deflect/*vb*: ablenken, auslenken.
deflectable/*adj*: abwinkelbar.
deflection/*n*: Deflexion *w*, Ablenkung *w*, Ausschlag *m*; **atrial** ~ Vorhofzacke *w*; **intrinsic** ~ Nahpotential *s*; **main** ~ Hauptausschlag *m*; **ventricular** ~ Kammerteil *m*, QRS-Komplex *m*.
deflector plate: Ablenkplatte *w*.
deflexion/*n*: Deflexion *w*.
defloration/*n*: Defloration *w*.
deflower/*vb*: deflorieren.
deflowering/*n*: Defloration *w*.
defluvium/*n*: Haarausfall *m*, Defluvium.
defluxion/*n*: starker Ausfluß *m*.
defocusing/*n*: Defokussierung *w*.
deform/*vb*: verformen, entstellen.
deformability/*n*: Verformbarkeit *w*.
deformation/*n*: Deformation *w*.
deformity/*n*: Verformung *w*, Deformität *w*, Mißbildung *w*; **seal-fin** ~ Flossenhand *w*, Ulnardeviation *w*; **torsional** ~ Torsionsdeformität *w*; **whistling** ~ Pfeifengesicht *s*.
defroth/*vb*: entschäumen.
defunctionalization/*n*: Funktionseinschränkung *w*.
defusion/*n*: Entmischung *w*.

deganglionate/*vb*, *adj*: 1. ein Ganglion entfernen; 2. ganglienlos.
degas/*vb*: entgasen.
degeneracy/*n*: Degeneriertheit *w*.
degenerate/*vb*, *adj*: 1. degenerieren; 2. degeneriert.
degeneration/*n*: Degeneration *w*; **adipose** ~ fettige Degeneration *w*; **albuminous** ~ trübe Schwellung *w*; **ascending** ~ Waller-Degeneration *w*; **atheromatous** ~ atheromatöse Degeneration *w*; **axonal** ~ axonale Degeneration *w*; **ballooning** ~ Schwellungsdegeneration *w*; **cerebellar** ~ Kleinhirndegeneration *w*; **cerebellofugal** ~ Dyssynergia cerebellaris myoclonica, Hunt-Syndrom *s*; **cerebromacular** ~ zerebromakuläre Degeneration *w*, Stock-Spielmeyer-Vogt-Syndrom *s*; **cerebroretinal** ~ zerebroretinale Degeneration *w*, Stock-Spielmeyer-Vogt-Syndrom *s*; **cheesy** ~ käsige Nekrose *w*; **cloudy-swelling** ~ trübe Schwellung *w*; **cystic** ~ zystische Degeneration *w*; **descending** ~ absteigende Degeneration *w*; **disciform macular** ~ scheibenförmige Makuladegeneration *w*, Kuhnt-Junius-Krankheit *w*; **dystrophic** ~ dystrophische Degeneration *w*; **familial colloid** ~ Chorioiditis guttata senilis; **fascicular** ~ faszikuläre Degeneration *w*; **fatty** ~ fettige Degeneration *w*; **fibrinous** ~ fibrinoide Nekrose *w*; **fibrous** ~ bindegewebige Entartung *w*; **floccular** ~ trübe Schwellung *w*; **granular** ~ körnige Degeneration *w*, trübe Schwellung *w*; **granulovacuolar** ~ granulovakuoläre Degeneration *w*; **hepatolenticular** ~ hepatolentikuläre Degeneration *w*, Wilson-Krankheit *w*; **heredomacular** ~ Makuladegeneration *w*; **hyaline** ~ hyaline Degeneration *w*; **hydropic** ~ hydropische Degeneration *w*; **infantile spongy** ~ Canavan-Syndrom *s*, frühinfantile diffuse spongiöse Dystrophie *w*; **juvenile macular** ~ juvenile Makuladegeneration *w*, Stargardt-Syndrom *s*; **late juvenile cerebromacular** ~ adulte Ceroid-Lipofuszinose *w*; **lenticular** ~ Linsendegeneration *w*, Wilson-Krankheit *w*; **lipoidal** ~ lipoidige Degeneration *w*; **macular** ~ Makuladegeneration *w*; **mucinous** ~ muköse Degeneration *w*; **mucoid** ~ mukoide Degeneration myxomatöse Degeneration *w*; **mucoid medial** ~ zystische Medianekrose *w*; **myxomatous** ~ myxomatöse Degeneration *w*, mukoide Degeneration **paraneoplastic subacute cerebellar** ~ paraneoplastische Kleinhirnatrophie *w*; **parenchymatous** ~ parenchymatöse Degeneration *w*, trübe Schwellung *w*; **retrograde** ~ axonale Degeneration *w*; **secondary** ~ Waller-Degeneration *w*; **senile disciform** ~ senile Makularetinitis *w*; **striatonigral** ~ Shy-Drager-Syndrom *s*; **tapetoretinal** ~ tapetoretinale Degeneration *w*; **turbidswelling** ~ trübe Schwellung *w*; **vacuolar** ~ hydropische Degeneration *w*; **vitelliform macular** ~ Best-Krankheit *w*; **vitreous** ~ hyaline Degeneration *w*; **wallerian** ~ Waller-Degeneration *w*.

degeneration of the corpus callosum, central: Marchiafava-Bignami-Syndrom.
degeneration of the globus pallidus, pigmentary: Hallervorden-Spatz-Krankheit *w*.
degeneration of the spinal cord, subacute combined: funikuläre Myelose *w*, Dana-Putnam-Syndrom *s*.
degeneration of the vocal cords, polypoid: Reinke-Ödem *s*.
degeneration reaction: Entartungsreaktion *w*.
degenerative/*adj*: degenerativ.
degerm/*vb*: entkeimen.
degloving/*n*: Décollement *s*.
deglutible/*adj*: schluckbar.
deglutition/*n*: Deglutition *w*, Schluckakt *m*.
deglutition center: Schluckzentrum *s*.
deglutition pneumonia: Aspirationspneumonie *w*.
deglutition reflex: Schluckreflex *m*.
degradable/*adj*: abbaubar.
degradation/*n*: Abbau *m*.
degrade/*vb*: abbauen.

degranulation/n: Degranulation w.
degrease/vb: entfetten.
degree/n: Grad m, Stufe w.
degree of blurring: Verwischungsgrad m.
degree of freedom: Freiheitsgrad m.
degree of hardness: Härtegrad m.
degustation/n: Schmecken s.
dehematize/vb: Blut entziehen.
dehemoglobinize/vb: Hämoglobin entfernen.
dehiscence/n: Dehiszenz w.
dehiscence of alveolar process: Wurzeldehiszenz w.
dehydrant/n: Entwässerungsmittel s.
dehydratase/n: Dehydratase w, Hydrolase w.
dehydrate/n: dehydratisieren, dehydrieren.
dehydration/n: Dehydration w, Dehydratation w, Dehydrierung w; **hypernatremic** ~ hypertone Dehydratation w; **hypertonic** ~ hypertone Dehydratation w; **voluntary** ~ diätetische Dehydratation w.
dehydration fever: Durstfieber s.
dehydratization/n: Dehydration w, Dehydratation w.
dehydroandrosterone/n: Dehydroandrosteron s.
dehydrocholate/n: Dehydrocholat s.
7-dehydrocholesterol/n: 7-Dehydrocholesterin s.
dehydrocorticosterone/n: Dehydrokortikosteron s.
dehydroepiandrosterone/n: Dehydroepi-androsteron s.
dehydrogenase/n: Dehydrogenase w.
dehydrogenate/vb: dehydrogenieren.
dehydroisoandrosterone/n: Dehydroepi-androsteron s.
deiodinate/vb: dejodieren.
deionization/n: Entionisierung w.
Deiters cell: Deiters-Zelle w, Phalangenzelle w.
Deiters tract: Deiters-Bündel s, Tractus vestibulospinalis.
dejected/adj: niedergeschlagen.
dejection/n: Niedergeschlagenheit w, Melancholie w, Defäkation w.
Déjerine-Klumpke paralysis: Déjerine-Klumpke-Lähmung w, untere Plexuslähmung w.
Déjerine-Roussy syndrome: Déjerine-Roussy-Syndrom s, Thalamussyndrom s.
Déjerine-Sottas neuropathy: Déjerine-Sottas-Syndrom s.
Déjerine-Sottas syndrome: Déjerine-Sottas-Syndrom s.
Déjerine-Thomas syndrome: Déjerine-Thomas-Atrophie w, olivopontozerebellare Atrophie w.
delactation/n: Abstillen s.
delamination/n: Delamination w.
delay/n, vb: 1. Verzögerung w; **initial** ~ Anfangsverzögerung w; **synaptic** ~ synaptic delay m, Impulsleitungsverzögerung w; 2. verzögern.
delayed/adj: verzögert.
delay inhibition: Verzögerungshemmung w.
delay time: Verzögerungszeit w.
del Castillo syndrome: Argonz-del Castillo-Syndrom s, Galaktorrhö-Amenorrhö-Syndrom s, Forbes-Albright-Syndrom s.
DeLee-Hillis obstetric stethoscope: DeLee-Stethoskop s.
DeLee's forceps: Lee-Zange w.
DeLee's maneuver: Lee-Handgriff m.
deletion/n: Deletion w.
deliberation/n: Überlegung w.
delimit/vb: abgrenzen.
delimitation/n: Abgrenzung w.
delineate/vb: skizzieren.
delinquency/n: Kriminalität w.
delinquent/n: Delinquent m.
delipidation/n: Fettextraktion w.
deliquesce/vb: zerfließen.
deliriant/n, adj: 1. Rauschdroge w; 2. delirant.
delirious/adj: delirant.
delirium/n: Delirium s; **alcoholic** ~ Alkoholdelir s; **alcohol withdrawal** ~ Alkoholentzugsdelir s, Delirium tremens; **febrile** ~ Fieberdelir s; **oneiric** ~ oneiroides Delir s; **senile** ~ senile Demenz w.

Delirium tremens: Delirium tremens, Alkoholentzugsdelir *s*.
deliver/*vb*: entbinden.
delivery/*n*: Geburt *w*, Entbindung *w*; **abdominal** ~ Kaiserschnitt *m*; **gentle** ~ sanfte Geburt *w*; **immature** ~ Frühgeburt *w*; **induced** ~ induzierte Geburt *w*; **operative** ~ Schnittentbindung *w*; **postmature** ~ Übertragung *w*; **premature** ~ Frühgeburt *w*; **spontaneous** ~ Spontangeburt *w*; **vaginal** ~ natürliche Entbindung *w*, vaginale Geburt *w*.
delivery date: Geburtstermin *m*.
delivery date rule: Naegele-Regel *w*.
delivery forceps: Geburtszange *w*.
delivery of the placenta: Plazentaausstoßung *w*, Nachgeburt *w*.
delivery room: Kreißsaal *m*.
dell/*n*: Delle *w*.
delling/*n*: Dellenbildung *w*.
delouse/*vb*: entlausen.
delousing/*n*: Entlausung *w*.
delta rhythm: Delta-Rhythmus *m*.
delta wave: Deltawelle *w*.
deltoid/*n*: Musculus deltoideus.
deltopectoral/*adj*: deltopectoralis.
delusion/*n*: Wahn *m*, Wahnvorstellung *w*; **autochthonous** ~ primärer Wahn *m*; **erotomaniacal** ~ Erotomanie *w*; **jealous** ~ Eifersuchtswahn *m*; **kinesthetic** ~ kinästhetische Täuschung *w*; **messianic** ~ messianischer Wahn *m*; **mood-incongruent** ~ stimmungsinkongruenter Wahn *m*; **nihilistic** ~ nihilistischer Wahn *m*; **persecutory** ~ Verfolgungswahn *m*; **primary** ~ primärer Wahn *m*; **secondary** ~ sekundärer Wahn *m*; **shared** ~ induziertes Irresein *s*; **somatic** ~ somatischer Wahn *m*; **systematized** ~ systematisierter Wahn *m*, Wahnsystem *s*.
delusional/*adj*: wahnhaft.
delusion of reference: Beziehungswahn *m*.
delusion of persecution: Verfolgungswahn *m*.
delusive/*adj*: trügerisch.
delusory/*adj*: täuschend.

demand/*n*, *vb*: 1. Anforderung *w*, Erfordernis *s*; 2. fragen, erfordern.
demand anesthesia: Demand-Anästhesie *w*.
demand feeding: Stillen nach Bedarf.
demand pacemaker: Demand-Schrittmacher *m*, Bedarfsschrittmacher *m*.
demarcate/*vb*: demarkieren.
demarcation/*n*: Demarkation *w*.
demarcation current: Verletzungsstrom *m*.
demarcation potential: Verletzungspotential *s*.
demasculinization/*n*: Demaskulinisation *w*.
demeclocycline/*n*: Demeclocyclin *s*.
demecolcine/*n*: Demecolsin *s*.
dement/*adj*: dement.
demented/*adj*: wahnsinnig, verrückt.
dementia/*n*: Demenz *w*; **alcoholic** ~ Alkoholdemenz *w*, Korsakoff-Psychose *w*; **arteriosclerotic** ~ Multiinfarktdemenz *w*; **catatonic** ~ katatone Schizophrenie *w*; **chronic** ~ Schizophrenie *w*; **hebephrenic** ~ hebephrene Schizophrenie *w*; **infantile** ~ infantile Demenz *w*, Heller-Syndrom *s*; **myxedematous** ~ Kretinismus *m*; **paralytic** ~ Dementia paralytica, progressive Paralyse *w*; **paretic** ~ Dementia paralytica, progressive Paralyse *w*; **post-traumatic** ~ posttraumatische Demenz *w*; **presenile** ~ präsenile Demenz *w*; **senile** ~ senile Demenz *w*; **vascular** ~ Multiinfarktdemenz *w*.
demethylate/*vb*: demethylieren.
demethylation/*n*: Demethylierung *w*.
demethylchlortetracycline/*n*: Demethylchlortetracyclin *s*.
demigauntlet bandage: Handgelenkbandage *w*.
demilune/*n*: Halbmond *m*.
demilune of Giannuzzi: Giannuzzi-Halbmond *m*, Ebner-Halbmond *m*.
demineralization/*n*: Demineralisierung *w*.
demodectic/*adj*: Demodex-.
demodex/*n*: Demodex *m*.
demodiciasis/*n*: Demodicosis *w*.

demodicosis/*n*: Demodicosis *w*.
demographic/*adj*: demographisch.
demography/*n*: Demographie *w*.
demonstrable/*adj*: darstellbar, nachweisbar.
demonstration/*n*: Darstellung *w*, Demonstration *w*.
demonstration eyepiece: Demonstrationsokular *s*.
demonstrator/*n*: Prosektor *m*.
DeMorgan spot: Morgan-Fleck *m*.
demorphinization/*n*: Morphiumentzug *m*.
demoscopy/*n*: Demoskopie *w*.
demulcent/*n*: Demulcens *s*.
demutization/*n*: Demutisation *w*.
demyelinate/*vb*: entmarken.
demyelination/*n*: Demyelinisierung *w*, Entmarkung *w*.
demyelinization/*n*: Demyelinisierung *w*, Entmarkung *w*.
demyelinize/*vb*: entmarken.
denarcotize/*vb*: Narkotika entziehen.
denaturated/*adj*: denaturiert.
denaturation/*n*: Denaturierung *w*; **thermic** ~ Hitzedenaturierung *w*.
denature/*vb*: denaturieren.
dendric/*adj*: dendritisch.
dendriform/*adj*: dendritenförmig.
dendrite/*n*: Dendrit *m*.
dendritic/*adj*: dendritisch.
dendritum/*n*: Dendrit *m*.
dendrodendritic/*adj*: dendrodendritisch.
dendroid/*adj*: dendritenförmig.
dendron/*n*: Dendrit *m*.
denervate/*vb*: denervieren.
denervation/*n*: Denervation *w*.
denervation potential: Denervationspotential *s*.
dengue fever: Dengue-Krankheit *w*.
denial/*n*: Ablehnung *w*, Vermeidungsverhalten *s*.
denidation/*n*: Endometriumabstoßung *w*.
Denis Brown splint: Denis-Brown-Schiene *w*.
denitrification/*n*: Denitrifizierung *w*.
denitrify/*vb*: denitrifizieren.
denitrogenation/*n*: Denitrogenisation *w*.

Denker's operation: Denker-Operation *w*.
Denny-Brown sensory neuropathy: Denny-Brown-Syndrom *s*.
denominator/*n*: Nenner *m*.
denotation/*n*: Bezeichnung *w*.
dense/*adj*: dicht, kompakt.
denseness/*n*: Dichte *w*.
densified/*adj*: verdichtet.
densimeter/*n*: Densimeter *s*.
densimetric/*adj*: densimetrisch.
densitometer/*n*: Densitometer *s*.
densitometry/*n*: Densitometrie *w*.
density/*n*: Dichte *w*, Schwärzung *w*; **absolute** ~ absolute Dichte *w*; **optical** ~ optische Dichte *w*; **relative** ~ spezifische Dichte *w*.
density field: Dichtefeld *s*.
density gradient: Dichtegradient *m*.
density gradient centrifugation: Gradientenzentrifugation *w*.
density measurement: Dichtebestimmung *w*.
density number: Dichtezahl *w*.
density range: Schwärzungsbereich *m*.
density value: Dichtewert *m*.
densography/*n*: Densigraphie *w*.
dent/*n*: Beule *w*, Delle *w*.
dent-: Dent-, Zahn-.
dental/*adj*: dental, zahnärztlich.
dentalgia/*n*: Zahnschmerz *m*.
dentate/*adj*: gezahnt, dentatus.
dentation/*n*: Zähnung *w*.
dentatum/*n*: Dentatum *s*, Nucleus dentatus cerebelli.
dented/*adj*: ausgekerbt.
denticle/*n*: Dentikel *s*.
denticulate/*adj*: gezähnt.
dentiform/*adj*: zahnförmig.
dentifrice/*n*: Zahnputzmittel *s*.
dentigerous/*adj*: mit Zähnen versehen.
dentin/*n*: Dentin *s*; **adventitious** ~ Sekundärdentin *s*; **hereditary opalescent** ~ hereditäre imperfekte Dentinogenese *w*, Cadepont-Zahndysplasie *w*; **hypoplastic** ~ hypoplastisches Dentin *s*; **irregular** ~ Sekundärdentin *s*; **opalescent** ~ imperfekte Dentinogenese *w*; **secondary** ~ Sekundär-

dentin s.
dentine/*n*: Dentin s.
dentinoblast/*n*: Dentinoblast m, Odontoblast m.
dentinoblastoma/*n*: Dentinom s.
dentinogenesis/*n*: Dentinbildung w, Dentinogenesis.
dentinoid/*n*: Prädentin s.
dentinoma/*n*: Dentinom s.
dentist/*n*: Zahnarzt m.
dentistry/*n*: Zahnheilkunde w.
dentition/*n*: Dentition w, Gebiß s; **deciduous** ~ erste Dentition w, Milchzahngebiß s; **delayed** ~ Dentitio tarda, verzögerte Dentition w; **mixed** ~ gemischte Dentition w; **permanent** ~ permanentes Gebiß s, zweite Dentition w; **primary** ~ erste Dentition w, Milchzahngebiß s; **secondary** ~ zweite Dentition w, permanentes Gebiß s.
dentology/*n*: Zahnheilkunde w, Odontologie w.
dentoma/*n*: Dentinom s.
dentulous/*adj*: mit natürlichem Gebiß.
denture/*n*: Zahnersatz m, Gebiß s; **complete** ~ Vollprothese w; **fixed partial** ~ Brücke w; **full** ~ Vollprothese w; **immediate** ~ Immediatprothese w; **implant** ~ Implantationsprothese w; **partial** ~ Zahnteilprothese w; **permanent** ~ permanente Zahnprothese w; **temporary** ~ vorübergehende Prothese w.
denture base: Prothesenlager s.
denturist/*n*: Zahntechniker m.
denucleate/*vb*: entkernen.
denudation/*n*: Freilegung w.
deny/*vb*: verweigern.
deodorant/*n*: Deodorant s.
deodorize/*vb*: desodorieren.
deontology/*n*: Deontologie w.
deorsumduction/*n*: Deorsumduktion w, Infraduktion w.
deoxidant/*n*: Desoxidationsmittel s.
deoxidate/*vb*: desoxidieren.
deoxyadenosine/*n*: Desoxyadenosin s.
deoxycholate/*n*: Desoxycholat s.
deoxycorticosterone/*n*: Desoxycorticosteron s.

deoxycortone/*n*: Desoxycorton s.
deoxycytidine/*n*: Desoxycytidin s.
deoxygenate/*vb*: Sauerstoff entziehen.
deoxygenation/*n*: Sauerstoffentzug m.
deoxyguanosine/*n*: Desoxyguanosin s.
deoxyhemoglobin/*n*: Desoxyhämoglobin s, reduziertes Hämoglobin s.
deoxyinosine triphosphate: Desoxyinosintriphosphat s.
deoxymyoglobin/*n*: Desoxymyoglobin s.
deoxyriboaldolase/*n*: Desoxyriboaldolase w.
deoxyribonuclease [*abbr*] **DNAse**/*n*: Desoxyribonuklease w.
deoxyribose/*n*: Desoxyribose w.
deoxythymidine/*n*: Desoxythymidin s.
deoxyxanthine/*n*: Desoxyxanthin s.
department [*abbr*] **dept**/*n*: Abteilung w, Station w.
depend/*vb*: abhängig sein.
dependability/*n*: Verläßlichkeit w.
dependable/*adj*: zuverlässig.
dependence/*n*: Abhängigkeit w.
dependency/*n*: Abhängigkeit w.
dependent/*adj*: abhängig.
depersonalization/*n*: Depersonalisation w, Ich-Störung w.
depersonalization syndrome: Depersonalisation w.
dephased/*adj*: verschiedenphasig.
depigmentation/*n*: Depigmentierung w.
depilate/*vb*: enthaaren, epilieren.
depilation/*n*: Epilation w.
depilatory/*n*: Enthaarungsmittel s.
depilous/*adj*: haarlos.
deplete/*vb*: entleeren, verbrauchen, ausschütten.
depletion/*n*: Entleerung w, Depletion w, Verarmung w, Erschöpfungszustand m.
depolarization/*n*: Depolarisation w.
depolarization block: Depolarisationsblock m.
depolarization complex, ventricular: Kammerdepolarisationskomplex m.
depolarization current: Depolarisationsstrom m.
depolarize/*vb*: depolarisieren.

depolarizer/n: Depolarisator m.
depolymerase/n: Depolymerase w.
depolymerization/n: Depolymerisation w.
deportation/n: Abtransport m.
deposit/n, vb: 1. Ablagerung w; **calcific** ~ Kalkeinlagerung w; **glomerular** ~ glomeruläre Ablagerung w; **hyaline** ~ hyaline Ablagerung w; **mesangial** ~ mesangiale Ablagerung w; **renal amyloid** ~ renale Amyloidose w; 2. ablagern.
deposit disease, dense: membranoproliferative Glomerulonephritis w.
deposition/n: Ablagerung w.
depot/n: Depot s, Speicher m.
depot fat: Depotfett s.
depot insulin: Depotinsulin s.
depot preparation: Depotpräparat s.
depress/vb: dämpfen, herabsetzen, eindrücken.
depressant/n, adj: 1. Depressorsubstanz w; 2. dämpfend, beruhigend.
depressed/adj: deprimiert.
depression/n: Depression w, Schwäche w; **agitated** ~ agitierte Depression w; **anaclitic** ~ anaklitische Depression w; **bipolar** ~ bipolare Depression w; **endogenous** ~ endogene Depression w; **exogenous** ~ exogene Depression w; **immunologic** ~ Immunsuppression w; **involutional** ~ Involutionsdepression w; **neurotic** ~ neurotisch-depressive Störung w; **precordial** ~ Magengrube w; **psychotic** ~ psychotische Depression w; **puerpural** ~ Wochenbettdepression w; **reactive** ~ reaktive Depression w; **respiratory** ~ Atemdepression w; **situational** ~ reaktive Depression w; **spreading** ~ Spreading depression w, Ausbreitungsdämpfung w; **unipolar** ~ unipolare Psychose w.
depression fracture: Impressionsfraktur w.
depressive/adj: depressiv.
depressomotor/n, adj: 1. Depressorsubstanz w; 2. bewegungshemmend.
depressor/n: Depressorsubstanz w, Vagus m.
depressor reflex: Depressorreflex m.

depressory/adj: depressorisch.
deprivation/n: Deprivation w; **emotional** ~ emotionale Deprivation w; **psychosocial** ~ psychosoziale Deprivation w; **sensory** ~ sensorische Deprivation w.
deprive/vb: entziehen.
deproteinization/n: Enteiweißen s.
deproteinize/vb: enteiweißen.
dept [abbr] **department**/n: Abteilung w, Station w.
depth/n: Tiefe w; **focal** ~ Tiefenschärfe w.
depth dose: Tiefendosis w.
depth electroencephalography: Subkortikographie w.
depth measurement: Tiefenbestimmung w.
depth of focus: Tiefenschärfe w.
depth of penetration: Eindringtiefe w.
depth perception: Tiefenwahrnehmung w.
depth psychology: Tiefenpsychologie w.
depth recording: Elektrokortikogramm s.
depth sensibility: Tiefensensibilität w.
depth thermometer: Thermosonde w.
depulization/n: Flohelimination w.
depurant/n, adj: 1. reinigendes Mittel s; 2. reinigend.
depurate/vb: reinigen.
depurative/n, adj: 1. Reinigungsmittel s; 2. reinigend.
depurination/n: Purinelimination w.
dequalinium/n: Dequalinium s.
derangement/n: Störung w; **mental** ~ Geistesgestörtheit w.
Dercum's disease: Dercum-Vitaut-Syndrom s, Adipositas dolorosa.
derealization/n: Derealisation w.
dereism/n: Dereismus m.
dereistic/adj: dereistisch.
derencephaly/n: fehlender Neuralrohrschluß im Kopfbereich.
derepression/n: Derepression w.
derism/n: Dereismus m.
derivation/n: Ableitung w, Herkunft w.
derivative/n: Derivat s.
derived/adj: abgeleitet.
-derm: -derm.
derma/n: Haut w, Dermis.

dermabrader/*n*: Hautfräse *w*.
dermabrasion/*n*: Dermabrasion *w*.
dermacarrier/*n*: Hautträger *m*.
dermacentor/*n*: Dermacentor *m*.
dermachalsis/*n*: Cutis laxa.
dermal/*adj*: dermal.
dermalgia/*n*: Dermatodynie *w*.
dermamyiasis/*n*: Dermatomyiasis *w*.
dermanaplasty/*n*: Hauttransplantation *w*.
dermatalgia/*n*: Dermatodynie *w*.
dermatan sulfate: Dermatansulfat *s*.
dermatic/*adj*: dermal.
dermatics/*n*: Dermatikum *s*.
dermatitis/*n*: Dermatitis *w*; **actinic** ~ Strahlendermatitis *w*, Aktinodermatitis *w*; **allergic** ~ allergische Dermatitis *w*; **atopic** ~ atopisches Ekzem *s*; **carcinomatous** ~ paraneoplastische Dermatitis *w*; **cercarial** ~ Schistosomendermatitis *w*; **chemical** ~ chemische Dermatitis *w*; **chronic superficial scaly** ~ chronische oberflächlich-schuppige Dermatitis *w*; **eczematoid** ~ Ekzem *s*; **epidemic exfoliative** ~ toxische Epidermiolyse *w*; **seborrheic** ~ seborrhoische Dermatitis *w*; **solar** ~ Sonnenbrand *m*; **weeping** ~ näßende Dermatitis *w*.
dermatobia hominis: Dermatobia hominis.
dermatobiasis/*n*: Dermatobiasis *w*.
dermatocyst/*n*: Hautzyste *w*.
dermatodynia/*n*: Hautschmerz *m*.
dermatodysplasia/*n*: Hautfehlbildung *w*.
dermatofibroma/*n*: Dermatofibrom *s*.
dermatofibrosarcoma/*n*: Dermatofibrosarkom *s*.
dermatofibrosis/*n*: Dermatofibrose *w*; **disseminated lenticular** ~ Buschke-Ollendorff-Syndrom *s*.
dermatoglyphics: Dermatoglyphen, Hautleisten.
dermatographia/*n*: Dermographie *w*.
dermatographism/*n*: Dermographismus *m*.
dermatoid/*n*: Dermoid *s*.
dermatologic/*adj*: dermatologisch.
dermatology/*n*: Dermatologie *w*.

dermatolysis/*n*: Dermatolyse *w*.
dermatome/*n*: Dermatom *s*.
dermatomegaly/*n*: Dermatomegalie *w*, Cutis laxa.
dermatomycid/*n*: Dermatophytid *s*.
dermatomycin/*n*: Dermatomycin *s*.
dermatomycosis/*n*: Dermatomykose *w*.
dermatomyiasis/*n*: Dermatomyiasis *w*.
dermatomyoma/*n*: Dermatoleiomyom *s*.
dermatomyositis/*n*: Dermatomyositis *w*.
dermatopathy/*n*: Dermatopathie *w*, Hauterkrankung *w*.
dermatophilosis/*n*: Dermatophilose *w*.
dermatophyte/*n*: Dermatophyt *m*.
dermatophytosis/*n*: Dermatophytie *w*.
dermatoplastic/*adj*: hautplastisch.
dermatoplasty/*n*: Hautplastik *w*.
dermatopolyneuritis/*n*: Rosa-Krankheit *w*, Feer-Krankheit *w*, Akrodynie *w*.
dermatosclerosis/*n*: Dermatosklerose *w*, Sklerodermie *w*.
dermatosis/*n*: Dermatose *w*; **acute febrile neutrophilic** ~ akute febrile neutrophile Dermatose *w*, Sweet-Syndrom *s*; **cholinogenic** ~ cholinerge Urtikaria *w*; **industrial** ~ Berufsdermatose *w*; **lichenoid** ~ lichenartige Dermatose *w*; **occupational** ~ Berufsdermatose *w*; **pigmentary** ~ Pigmentdermatose *w*; **precancerous** ~ präkanzeröse Dermatose *w*, Bowen-Krankheit *w*; **progressive pigmented purpuric** ~ progressive Pigmentdermatose *w*, Schamberg-Dermatose *w*; **subcorneal pustular** ~ subkorneale bullöse Dermatose *w*.
dermatosis of childhood, chronic bullous: chronisch-bullöse Dermatose des Kindesalters.
dermatosome/*n*: Dermatosom *s*.
dermatostomatitis/*n*: Dermatostomatitis *w*, Stevens-Johnson-Syndrom *s*.
dermatosyphilis/*n*: Hautsyphilis *w*.
dermatotome/*n*: Dermatom *s*.
dermatotropic/*adj*: dermatotrop, dermotrop.
dermatotuberculin reaction: Pirquet-Reaktion *w*.
dermatozoiasis/*n*: Dermatozoonose *w*.

dermatozoon

dermatozoon/*n*: Hautparasit *m*.
dermatozoonosis/*n*: Dermatozoonose *w*.
dermatrophy/*n*: Hautatrophie *w*.
dermatropic/*adj*: dermotrop.
-dermia: -dermie.
dermic/*adj*: dermal.
dermis/*n*: Haut *w*, Dermis.
dermitis/*n*: Dermitis *w*.
dermoactinomycosis/*n*: kutane Aktinomykose *w*.
dermoblast/*n*: Dermoblast *m*.
dermocyema/*n*: Dermokyema *s*.
dermogenesis/*n*: Hautentstehung *w*.
dermoglyphics: Dermoglyphen, Hautleisten.
dermographia/*n*: Dermographie *w*.
dermographism/*n*: Dermographismus *m*.
dermohygrometer/*n*: Hautwiderstandsmesser *m*.
dermoid/*n*, *adj*: 1. Dermoidzyste *w*; **intracranial** ~ intrakranielle Dermoidzyste *w*; **tubal** ~ intrauterine Dermoidzyste *w*; 2. hautartig.
dermoid cyst: Dermoidzyste *w*.
dermolipoma/*n*: kutanes Lipom *s*.
dermometer/*n*: Dermometer *s*.
dermomycosis/*n*: Tinea *w*.
dermomyotome/*n*: Myotom und Dermatom.
dermopathy/*n*: Dermatopathie *w*, Hauterkrankung *w*.
dermophyte/*n*: Dermatophyt *m*.
dermophytosis/*n*: Dermatophytie *w*.
dermoplasty/*n*: Hautplastik *w*.
dermoreaction/*n*: Dermoreaktion *w*, Hautreaktion *w*.
dermorrhagia/*n*: Hämhidrose *w*.
dermotome/*n*: Dermatom *s*.
dermotoxin/*n*: kutanes Toxin *s*.
dermotropic/*adj*: dermotrop.
DES [*abbr*] **diethylstilbestrol**/*n*: Diäthylstilböstrol *s*.
desalt/*vb*: entsalzen.
Desault's bandage: Desault-Verband *m*.
descemetitis/*n*: Descemetitis *w*.
descemetocele/*n*: Descemetozele *w*, Keratozele *w*.

Descemet's membrane: Descemet-Membran *w*.
descend/*vb*: abstammen.
descendant/*n*: Abkömmling *m*.
descent/*n*: Abwärtsverlagerung *w*, Descensus.
description/*n*: Beschreibung *w*.
desensitization/*n*: Desensibilisierung *w*.
desensitize/*vb*: desensibilisieren.
deserpidine/*n*: Deserpidin *s*.
desert fever: Wüstenfieber *s*.
desexualize/*vb*: kastrieren.
desferrioxamine/*n*: Desferrioxamin *s*.
desiccant/*n*, *adj*: 1. Trockenmittel *s*; 2. austrocknend.
desiccate/*vb*: austrocknen.
desiccation/*n*: Exsikkation *w*, Austrocknung *w*.
design/*n*: Entwurf *m*, Anordnung *w*.
designer drug: Designer-Droge *w*.
design test: Zeichentest *m*.
desipramine/*n*: Desipramin *s*.
desire/*n*, *vb*: 1. Begierde *w*; 2. wünschen.
-desis: -dese.
Desjardins point: Desjardins-Druckschmerzpunkt *m*.
deslag/*vb*: entschlacken.
deslanoside/*n*: Deslanosid *s*.
deslime/*vb*: entschleimen.
desmectasis/*n*: Desmektasie *w*, Bänderdehnung *w*.
desmin/*n*: Desmin *s*.
desmiognathus/*n*: Desmiognathus *m*.
desmitis/*n*: Bänderentzündung *w*.
desmocranium/*n*: Desmokranium *s*.
desmocyte/*n*: Fibroblast *m*, Bindegewebszelle *w*.
desmocytoma/*n*: Fibrom *s*.
desmogenous/*adj*: desmogen.
desmohemoblast/*n*: Mesenchym *s*.
desmoid/*n*, *adj*: 1. Fibromatose *w*; 2. desmoid, desmal.
desmolase/*n*: Desmolase *w*.
desmoma/*n*: Desmoid *s*.
desmology/*n*: Desmologie *w*, Bänderlehre *w*.
desmopathy/*n*: Bändererkrankung *w*.

desmopexia/*n*: Desmopexie *w*, Ligamentopexie *w*.
desmoplasia/*n*: Desmoplasie *w*, Bindegewebsbildung *w*.
desmopressin/*n*: Desmopressin *s*.
desmorrhexis/*n*: Bänderriß *m*.
desmosine/*n*: Desmosin *s*.
desmosome/*n*: Desmosom *s*.
desmotomy/*n*: Ligamentspaltung *w*, Bänderspaltung *w*.
desobliterate/*vb*: desobliterieren.
desobliteration/*n*: Desobliteration *w*.
desogestrel/*n*: Desogestrel *s*.
desomorphine/*n*: Desomorphin *s*.
desonide/*n*: Desonid *s*.
desoximetasone/*n*: Desoximetason *s*.
desoxycorticosterone/*n*: Desoxykortikosteron *s*.
desoxycorticosterone acetate: Desoxycorticosteron-acetat *s*.
desoxycortone/*n*: Desoxycorton *s*.
desoxyquinine/*n*: Chinan *s*.
desparation/*n*: Verzweiflung *w*.
despumate/*vb*: entschäumen.
desquamate/*vb*: abschilfern, entschuppen.
desquamation/*n*: Desquamation *w*, Abschuppung *w*.
desquamation of the newborn, lamellar: Desquamatio lamellosa neonatorum.
desquamative/*adj*: desquamativ.
DES syndrome: Stilböstrol-Syndrom *s*.
destain/*vb*: entfärben.
destaining/*n*: Entfärbung *w*.
destination/*n*: Bestimmung *w*.
destroy/*vb*: zerstören.
destruction/*n*: Zerstörung *w*, Destruktion *w*.
destructive/*adj*: destruierend, zerstörend, schädlich.
desulfurize/*vb*: entschwefeln.
desynapsis/*n*: Desynapsis *w*.
desynchronization/*n*: Desynchronisation *w*.
detach/*vb*: ablösen.
detachable/*adj*: abnehmbar.
detached/*adj*: lose.
detachment/*n*: Ablösung *w*, Lösung *w*; **epiphyseal** ~ Epiphyseolyse *w*; **exudative retinal** ~ exsudative Netzhautablösung *w*; **retinal** ~ Netzhautablösung *w*, Ablatio retinae; **rhegmatogenous retinal** ~ Netzhautablösung durch Netzhautruptur.
detail/*n*: Detail *s*.
detail sharpness: Zeichenschärfe *w*.
detect/*vb*: entdecken, nachweisen.
detectable/*adj*: nachweisbar.
detection/*n*: Nachweis *m*, Entdeckung *w*; **early** ~ Früherkennung *w*.
detection limit: Nachweisgrenze *w*.
detection sensitivity: Nachweisempfindlichkeit *w*.
detector/*n*: Detektor *m*.
detergent/*n, adj*: 1. Reinigungsmittel *s*, Detergenz *s*; **anionic** ~ anionisches Detergenz *s*; **cationic** ~ kationisches Detergenz *s*; 2. oberflächenaktiv.
deteriorate/*vb*: verschlechtern.
deterioration/*n*: Verschlechterung *w*.
determinable/*adj*: bestimmbar.
determinant/*n*: Determinante *w*; **antigenic** ~ Antigendeterminante *w*; **inaccessible** ~ versteckte Determinante *w*.
determination/*n*: Bestimmung *w*, Determination *w*; **embryonic** ~ embryonale Determination *w*; **prior** ~ Vorbestimmung *w*.
determine/*vb*: bestimmen.
determinism/*n*: Determinismus *m*.
detonate/*vb*: explodieren.
detonation/*n*: Detonation *w*, Zündung *w*.
detorsion/*n*: Detorsion *w*.
detoxicant/*n*: Entgiftungsmittel *s*.
detoxicate/*vb*: entgiften.
detoxication/*n*: Entgiftung *w*.
detoxification/*n*: Entgiftung *w*.
detoxify/*vb*: entgiften.
detoxin/*n*: Detoxin *s*.
detrimental/*adj*: nachteilig, schädlich.
detrition/*n*: Abnutzung *w*.
detritus/*n*: Detritus *m*.
detubation/*n*: Extubation *w*.
detumescence/*n*: Detumeszenz *w*.
deuteranomalous/*adj*: deuteranomal.

deuteranomaly/*n*: Deuteranomalie *w*.
deuteranopia/*n*: Deuteranopsie *w*, Grünblindheit *w*.
deuterium/*n*: Deuterium *s*.
deuterium oxide: Deuteriumoxid *s*, schweres Wasser *s*.
deuterochloroform/*n*: Deuterochloroform *s*.
deuterohemin/*n*: Deuterhämin *s*.
deuterohemophilia/*n*: Hämophilie B *w*.
deuterohydrogen/*n*: Deuterium *s*.
deuterolysis/*n*: Deuterolyse *w*.
deuteron/*n*: Deuteron *s*.
deuteroplasm/*n*: Deuteroplasma *s*, Paraplasma *s*.
deuterotoky/*n*: Deuterotokie *w*.
deutoplasm/*n*: Deuteroplasma *s*, Paraplasma *s*.
devasation/*n*: Devaskularisation *w*.
devascularization/*n*: Devaskularisation *w*.
devaluate/*vb*: abwerten.
devaporize/*vb*: entnebeln.
develop/*vb*: entwickeln, ausbilden.
developed/*adj*: entwickelt.
developer/*n*: Entwickler *m*.
developing/*n*: Entwickeln *s*.
development/*n*: Entwicklung *w*; **abnormal** ~ Entwicklungsstörung *w*; **cognitive** ~ kognitive Entwicklung *w*; **demographic** ~ Bevölkerungsentwicklung *w*; **fetal** ~ Embryonalentwicklung *w*; **impaired** ~ Entwicklungsstörung *w*; **libidinal** ~ Libidoentwicklung *w*; **mental** ~ geistige Entwicklung *w*; **mosaic** ~ Mosaikentwicklung *w*; **postnatal** ~ Reifung *w*; **prenatal** ~ Embryonalentwicklung *w*; **psychomotor** ~ psychomotorische Entwicklung *w*; **regulative** ~ Mosaikentwicklung *w*.
developmental/*adj*: Entwicklungs-.
development level: Entwicklungsstufe *w*.
development stage: Entwicklungsstadium *s*.
Deventer's pelvis: geradverengtes Becken *s*.
deviance/*n*: Devianz *w*.
deviate/*vb*: abweichen.

deviating/*adj*: abweichend.
deviation/*n*: Deviation *w*, Abweichung *w*; **interquartile** ~ halber Quartilsabstand *m*; **mean** ~ mittlere Abweichung *w*; **ocular conjugate** ~ konjugierte Deviation *w*; **quartile** ~ Quartilabweichung *w*; **septal** ~ Septumdeviation *w*; **skew** ~ Hertwig-Magendie-Syndrom *s*; **squint** ~ Schielwinkel *m*; **strabismic** ~ Schielwinkel *m*.
deviation angle: Schielwinkel *m*.
deviation of the eyes, conjugate: konjugierte Deviation *w*.
deviation standard: Standardabweichung *w*.
device/*n:* Vorrichtung *w*, Apparatur *w*; **contraceptive** ~ Verhütungsmittel *s*; **intrauterine** ~ Intrauterinpessar *s*; **medical** ~ medizintechnisches Gerät *s*; **protective** ~ Schutzvorrichtung *w*; **respiratory protective** ~ Atemschutzgerät *s*; **static imaging** ~ Gammakamera *w*.
Devic's disease: Devic-Krankheit *w*, Neuromyelitis optica.
devil's grip: Bornholm-Krankheit *w*.
devil's pinches: Purpura simplex.
devitalization/*n*: Abätzung *w*.
devitalize/*vb*: devitalisieren.
devolution/*n*: Rückbildung *w*, Katabolismus *m*.
dewater/*vb*: entwässern.
dewatering/*n*: Entwässerung *w*.
dexamethasone/*n*: Dexamethason *s*.
dexamethasonesodium phosphate: Dexamethasondinatriumphosphat *s*.
dexamethasone suppression test: Dexamethason-Hemmtest *m*.
dexamphetamine sulphate: Dexamphetaminsulfat *s*.
dexbrompheniramine maleate: Dexbrompheniramin-Maleat *s*.
dexchlorpheniramine/*n*: Dexchlorpheniramin *s*.
dexpanthenol/*n*: Dexpanthenol *s*.
dexterity/*n*: Geschicklichkeit *w*.
dextr-: Dextro-, Rechts-.
dextral/*adj*: rechtshändig.

dextran/*n*: Dextran *s*.
dextranomer/*n*: Dextranomer *s*.
dextran sulfate: Dextransulfat *s*.
dextrin/*n*: Dextrin *s*.
dextrocardia/*n*: Dextrokardie *w*.
dextrocardiography/*n*: Dextrokardiographie *w*.
dextro-compound/*n*: rechtsdrehende Verbindung *w*.
dextroduction/*n*: Dextroduktion *w*.
dextrogram/*n*: Dextrogramm *s*.
dextrogyration/*n*: Dextrotorsion *w*.
dextromanual/*adj*: rechtshändig.
dextromethorphan/*n*: Dextromethorphan *s*.
dextromoramide/*n*: Dextromoramid *s*.
dextroposition/*n*: Dextroposition *w*, Rechtsverlagerung *w*.
dextropropoxyphene/*n*: Dextropropoxyphen *s*.
dextrorotation/*n*: Rechtsdrehung *w*.
dextrorotatory/*adj*: rechtsdrehend.
dextrorphan/*n*: Dextrorphan *s*.
dextrose/*n*: Dextrose *w*, Glukose *w*.
dextrosuria/*n*: Glukosurie *w*.
dextrothyroxine sodium: Dextrothyroxin-Natrium *s*.
dextrotorsion/*n*: Dextrotorsion *w*.
dextroversion/*n*: Dextroversion *w*.
DFDT [*abbr*] **difluorodiphenyltrichloroethane**/*n*: Difluordiphenyltrichloräthan *s*, DFDT.
DFP [*abbr*] **diisopropyl fluorophosphate**: Diisopropylfluorphosphat *s*.
dhobie itch: Dhobie itch *m*, Wäscherkrätze *w*.
diabetes/*n*: Diabetes *m*, Diabetes mellitus *m*; **adult** ~ Erwachsenendiabetes *m*; **asymptomatic** ~ asymptomatischer Diabetes *m*; **brittle** ~ Brittle-Diabetes *m*, labiler Diabetes *m*; **chemical** ~ latenter Diabetes *m*; **congenital lipoatrophic** ~ Seip-Lawrence-Syndrom *s*; **early-onset** ~ juveniler Diabetes *m*; **gestational** ~ Schwangerschaftsdiabetes *m*; **glucophosphatemic** ~ Osteoporose mit renalem Diabetes *m*; **hepatic** ~ Leberdiabetes *m*; **juvenile** ~ juveniler Diabetes *m*; **latent** ~ latenter Diabetes *m*; **late-onset** ~ Erwachsenendiabetes *m*; **lipoatrophic** ~ lipoatrophischer Diabetes *m*; **masked** ~ latenter Diabetes *m*; **maturity-onset** ~ Altersdiabetes *m*; **metahypophysial** ~ experimenteller Diabetes nach Zuckerstich; **neurogenic** ~ neurogener Diabetes *m*; **obesity-associated** ~ Altersdiabetes *m*; **overt** ~ manifester Diabetes *m*; **pancreatic** ~ Pankreasdiabetes *m*; **renal** ~ renaler Diabetes *m*; **renal amino acid** ~ Fanconi-Abderhalden-Syndrom *s*; **secondary** ~ sekundärer Diabetes *m*; **spontaneous** ~ Spontandiabetes *m*; **subclinical** ~ latenter Diabetes *m*.
diabetes insipidus: Diabetes insipidus *m*; **nephrogenic** ~ renaler Diabetes insipidus *m*; **renal** ~ renaler Diabetes insipidus *m*.
diabetes mellitus: Diabetes mellitus *m*; **insulin-dependent** ~ [*abbr*] **IDDM** insulinabhängiger Diabetes mellitus *m*; **non-insulin-dependent** ~ [*abbr*] **NIDDM** nichtinsulinabhängiger Diabetes mellitus *m*.
diabetes screening test: Diabetes-Suchtest *m*.
diabetic/*n, adj*: 1. Diabetiker *m*; 2. diabetisch.
diabetid/*n*: Diabetid *s*.
diabetogenetic/*adj*: diabetogen.
diabetogenic/*adj*: diabetogen.
diacetemia/*n*: Diazetämie *w*, Azetonämie *w*.
diacetonuria/*n*: Ketonurie *w*, Azetonkörperausscheidung im Urin.
diaceturia/*n*: Ketonurie *w*, Azetonkörperausscheidung im Urin.
diacetylaminoazotoluene/*n*: Diacetylaminoazotoluol *s*.
diacetylmorphine/*n*: Diacetylmorhpin *s*, Heroin *s*.
diachoresis/*n*: Defäkation *w*.
diaclasis/*n*: Osteoklasie *w*.
diacritic/*adj*: diagnostisch.
diacylglycerol/*n*: Diglyzerid *s*.
diadermic/*adj*: perkutan.
diadochocinesia/*n*: Diadochokinese *w*.

diafiltration/n: Diafiltration w.
diagnose/vb: diagnostizieren.
diagnosis/n: Diagnose w; **clinical** ~ klinische Diagnose w; **cross-sectional** ~ Querschnittdiagnose w; **differential** ~ Differentialdiagnose w; **direct** ~ direkte Diagnose w; **early** ~ Frühdiagnose w; **laboratory** ~ Labordiagnose w; **pathologic** ~ pathologisch-anatomische Diagnose w; **physical** ~ Diagnose durch körperliche Untersuchung; **prenatal** ~ pränatale Diagnose w; **rapid** ~ Schnelldiagnose w; **serological** ~ serologische Diagnose w; **tentative** ~ Verdachtsdiagnose w.
diagnosis by exclusion: Ausschlußdiagnose w.
diagnostic/adj: diagnostisch.
diagnostics/n: Diagnostik w.
diagonal/adj: diagonal, quer.
diagram/n: Diagramm s.
diagrammatic/adj: Diagramm-.
diakinesis/n: Diakinese w.
dialysance/n: Dialysance w.
dialysate/n, vb: 1. Dialysat s, Dialysierlösung w; 2. dialysieren.
dialysis/n: Dialyse w; **chronic** ~ Dauerdialyse w; **peritoneal** ~ Peritonealdialyse w.
dialysis chamber: Dialysekammer w.
dialysis dementia: Dialyseenzephalopathie w.
dialysis dysequilibrium syndrome: zerebrales Disäquilibriumsyndrom s.
dialysis encephalopathy: Dialyseenzephalopathie w.
dialysis membrane: Dialysemembran w.
dialysis of the retina: Netzhauteinriß m.
dialysis shunt: Dialyseshunt m.
dialysis therapy: Dialysetherapie w.
dialytic/adj: dialytisch.
dialyzable/adj: dialysierbar.
dialyzate/vb: dialysieren.
dialyze/vb: dialysieren.
dialyzer/n: Dialysator m.
diameter/n: Diameter m, Durchmesser m, Beckendurchmesser m; **anterior sagittal** ~ vorderer gerader Durchmesser m; **biparietal** ~ Diameter biparietalis, parietale Schädelbreite w; **bisacromial** ~ Schulterbreite w; **bitemporal** ~ Diameter bitemporalis; **conjugate** ~ Diameter conjugatua, Conjugata; **diagonal** ~ schräger Beckendurchmesser m; **external conjugate** ~ Conjugata externa; **fronto-occipital** ~ Diameter frontooccipitalis; **inside** ~ innerer Durchmesser m; **intercristal** ~ Beckenkammlinie w; **mean corpuscular** ~ mittlerer Erythrozytendurchmesser m; **mento-occipital** ~ Diameter occipitomentalis, größter schräger Durchmesser m; **parietal** ~ Diameter biparietalis, parietale Schädelbreite w; **pelvic inlet** ~ Diameter transversa pelvis, schräger Beckendurchmesser m; **true conjugate** ~ Diameter conjugata, Conjugata.
diametrical/adj: diametrisch.
diamine/n: Diamin s.
diamine oxidase: Diamin-oxidase w.
diaminoacid/n: Diaminosäure w.
diaminodihydroxyarsenobenzene/n: Arsphenamin s.
diaminodiphenylsulfone: Diaminodiphenylsulfon s.
diaminophenylthiazole/n: Diaminophenylthiazol s.
diaminopimelate/n: Diaminopimelat s.
diaminopyrimidine/n: Diaminopyrimidin s.
diaminuria/n: Diaminurie w.
Diamond-Blackfan syndrome: Diamond-Blackfan-Syndrom s, kongenitale aplastische Anämie w.
diamorphine/n: Heroin s, Diamorphin s.
diamthazole/n: Diamazol s, Diamthazol s.
diapause, embryonic: embryonaler Entwicklungsstillstand m.
diapedesis/n: Diapedese w.
diapedetic/adj: diapedetisch.
diaper dermatitis: Windeldermatitis w.
diaper erythema: Windelerythem s.
diaper rash: Windelausschlag m.
diaphanoscope/n: Diaphanoskop s.
diaphanoscopy/n: Diaphanoskopie w.
diaphoretic/n, adj: 1. Diaphoretikum s; 2. schweißtreibend.

diaphragm/*n*: Diaphragma *s*, Zwerchfell *s*, Membran *w*, Blende *w*; **contraceptive** ~ Diaphragmapessar *s*; **oral** ~ Musculus mylohyoideus; **respiratory** ~ Zwerchfell *s*; **secondary** ~ Diaphragma urogenitale; **vaginal** ~ Diaphragmapessar *s*.
diaphragmatic/*adj*: diaphragmatisch.
diaphragmatocele/*n*: Zwerchfellbruch *m*.
diaphragm oscillation: Membranschwingung *w*.
diaphragm opening: Blendenöffnung *w*.
diaphragm pessary: Diaphragmapessar *s*.
diaphragm phenomenon: Zwerchfellzeichen *s*, Litten-Phänomen *s*.
diaphragm position: Blendeneinstellung *w*.
diaphyseal/*adj*: diaphysär.
diaphysectomy/*n*: Diaphysenentfernung *w*.
diaphysis/*n*: Diaphyse *w*.
diaphysitis/*n*: Diaphysitis *w*.
diaplacental/*adj*: diaplazentar.
diaplasis/*n*: Diaplasis *w*, Reposition *w*.
diapophysis/*n*: Processus articularis superior vertebrae.
diapositive/*n*: Diapositiv *s*.
diarrhea/*n*: Diarrhö *w*, Durchfall *m*; **amebic** ~ Amöbenruhr *w*; **antimicrobial-associated** ~ bakterieller Durchfall *m*; **bacterial** ~ bakterieller Durchfall *m*; **epidemic** ~ Säuglingsenteritis *w*; **membranous** ~ pseudomembranöse Kolitis *w*; **mucomembraneous** ~ schleimige Diarrhö *w*; **mucous** ~ schleimige Diarrhö *w*; **parenteral** ~ Begleitdiarrhö *w*; **serous** ~ wäßrige Diarrhö *w*; **watery** ~ wäßrige Diarrhö *w*.
diarrheal/*adj*: diarrhoisch.
diarrhoea/*n*: Diarrhö *w*.
diarthric/*adj*: biartikulär.
diarthrodial/*adj*: Diarthrosen-.
diarthrosis/*n*: Diarthrose *w*.
diarticular/*adj*: biartikulär.
diaschisis/*n*: Diaschisis *w*.
diascope/*n*: Diaskop *s*, Glasspatel *m*.
diascopy/*n*: Diaskopie *w*, Spatelprobe *w*.
diastase/*n*: Diastase *w*.
diastasemia/*n*: Hyperamylasämie *w*.
diastasis/*n*: Diastasis *w*, Diastase *w*.
diastasuria/*n*: Amylasurie *w*.
diastatic/*adj*: diastatisch.
diastema/*n*: Diastema *s*, Zahnlücke *w*.
diastematocrania/*n*: Kranioschisis *w*.
diastematomyelia/*n*: Myeloschisis *w*.
diaster/*n*: Diaster *m*, Amphiaster *m*.
diastereoisomer/*n*: Diastereoisomer *s*.
diastole/*n*: Diastole *w*; **atrial** ~ Vorhofdiastole *w*; **ventricular** ~ Kammerdiastole *w*.
diastolic/*adj*: diastolisch.
diastomyelia/*n*: Myeloschisis *w*.
diathermic/*adj*: diatherm.
diathermocoagulation/*n*: chirurgische Diathermie *w*, Elektrokoagulation *w*.
diathermy/*n*: Diathermie *w*.
diathesis/*n*: Diathese *w*; **allergic** ~ allergische Diathese *w*; **explosive** ~ epileptische Persönlichkeitsstörung *w*; **exudative** ~ exsudative Diathese *w*; **gouty** ~ Gichtneigung *w*; **hemorrhagic** ~ hämorrhagische Diathese *w*; **spasmodic** ~ Spasmophilie *w*; **thrombasthenic** ~ Thrombasthenie *w*, Glanzmann-Naegeli-Syndrom *s*; **uric acid** ~ harnsaure Diathese *w*.
diathetic/*adj*: diathetisch.
diatom/*n*: Kieselalge *w*.
diatomite/*n*: Diatomit *s*, Berggur *w*.
diatomite disease: Diatomitpneumokoniose *w*.
diatoric/*adj*: Lochzahn-.
diatrizoate sodium: Amidotrizoat *s*.
diazepam/*n*: Diazepam *s*.
1,3-diazine/*n*: Pyrimidin *s*.
diazo compound: Diazoverbindung *w*.
diazo dye: Diazofarbstoff *m*.
1,2-diazol/*n*: Pyrazol *s*.
diazomethane/*n*: Diazomethan *s*.
diazonium/*n*: Diazonium *s*.
diazo solution: Diazolösung *w*.
diazotation/*n*: Diazoreaktion *w*.
diazoxide/*n*: Diazoxid *s*.
dibasic/*adj*: dibasisch.
dibekazin/*n*: Dibekazin *s*.
dibenzepin/*n*: Dibenzepin *s*.

dibenzothiazine/*n*: Phenothiazin *s*.
N,N'-dibenzylethylenediamine penicillin: Benzathin-Penizillin *s*.
dibothriocephaliasis/*n*: Dibothriozephalusbefall *m*.
dibromide/*n*: Dibromid *s*.
dibromo-o-cresolfulfonphthalein/*n*: Dibrom-o-kresol-sulphthalein *s*, Bromkresolpurpur *m*.
dibromoquinonechlorimide/*n*: Dibromchinonchlorimid *s*.
dibromothymolsulfonphthalein/*n*: Bromthymolblau *s*.
dibucaine hydrochloride: Cinchocainhydrochlorid *s*.
dibutoline/*n*: Dibutolin *s*.
DIC [*abbr*] **disseminated intravascular coagulation**: disseminierte intravasale Gerinnung *w*, akute Verbrauchskoagulopathie *w*, DIC.
dicelous/*adj*: mit zwei Höhlen.
dicentric/*adj*: bizentrisch.
dicephalous/*adj*: dizephal.
dicephalus/*n*: Dizephalus *m*.
dicephaly/*n*: Dizephalie *w*.
dicheilia/*n*: Dicheilie *w*.
dicheiria/*n*: Polydaktylie *w*.
dichloralphenazone/*n*: Dichloralphenazon *s*.
dichloramine/*n*: Dichloramin *s*.
dichlorisoproterenol/*n*: Dichlorisoproterenol *s*.
dichlorobenzene/*n*: Dichlorbenzol *s*.
dichlorodiethyl sulphide: Lost *s*, Yperit *s*, Senfgas *s*.
dichlorodiphenyltrichloroethane [*abbr*] **DDT**/*n*: Dichlordiphenyltrichloräthan *s*, DDT.
dichloroethane/*n*: Dichloräthan *s*, Äthylenchlorid *s*.
dichlorofluorescein/*n*: Dichlorfluoreszein *s*.
dichloromethane/*n*: Methylenchlorid *s*, Dichlormethan *s*.
dichloronitrobenzene/*n*: Dichlornitrobenzol *s*.
dichlorophen/*n*: Dichlorophen *s*.
dichloroquinonechloroimine/*n*: Dichlorchinonchlorimid *s*.
dichloroxylenol/*n*: Dichloroxylenol *s*.
dichlorphenamide/*n*: Dichlorphenamid *s*.
dichlorvinyldimethyl phosphate: Dichlorvos *s*, DDVP.
dichogamous/*adj*: dichogam.
dichorionic/*adj*: zweieiig.
dichotic/*adj*: dichotisch.
dichotomy/*n*: Dichotomie *w*.
dichroic/*adj*: dichroitisch, zweifarbig.
dichroism/*n*: Dichroismus *w*.
dichromasy/*n*: Dichromasie *w*, Dichromatopsie *w*.
dichromate/*n*: Bichromat *s*.
dichromatic/*adj*: dichromatisch.
dichromatopsia/*n*: Dichromatopsie *w*, Dichromasie *w*.
Dick's method: Dick-Scharlachtest *m*.
Dick test toxin: Scharlachtoxin *s*.
diclidotomy/*n*: Diklidotomie *w*, Herzklappeninzision *w*.
diclofenac/*n*: Diclofenac *s*.
diclofenamide/*n*: Diclofenamid *s*.
dicloxacillin/*n*: Dicloxacillin *s*.
dicophane/*n*: Chlorophenotan *s*.
dicoria/*n*: Dikorie *w*.
dicotyledon/*n*: Dikotyle *w*.
dicoumarol/*n*: Dicumarol *s*.
dicrotic/*adj*: dikrot.
dicrotism/*n*: Dikrotie *w*.
dictyokinesis/*n*: Diktyosomenteilung *w*.
dictyoma/*n*: Medulloepitheliom *s*.
dictyosome/*n*: Diktyosom *s*.
dicumarol/*n*: Dicumarol *s*.
dicyclohexylbenzene/*n*: Dicyclohexylbenzol *s*.
dicyclohexylcarbodiimide/*n*: Dicyclohexylcarbodiimid *s*.
dicycloverine/*n*: Dicycloverin *s*.
didactylism/*n*: Didaktylie *w*.
didelphia/*n*: doppelte Uterusanlage *w*.
dideoxyinosine/*n*: Dideoxyinosin *s*.
didermal/*adj*: mit zwei Keimblättern.
didymitis/*n*: Didymitis *w*, Orchitis *w*.
die/*n, vb*: 1. Zahnabguß; 2. sterben.
die away/*vb*: abklingen.

diecious/*adj*: diözisch.
Diego blood system: Diego-Blutgruppensystem *s*.
dieldrin/*n*: Dieldrin *s*.
dielectric/*adj*: dielektrisch.
dielectrolysis/*n*: Dielektrolyse *w*.
diembryony/*n*: Bildung eineiiger Zwillinge.
diencephalic/*adj*: dienzephal.
diencephalon/*n*: Dienzephalon *s*, Zwischenhirn *s*.
dienestrol/*n*: Dienestrol *s*.
die off/*vb*: absterben.
dieresis/*n*: Dihairese *w*, Abtrennung *w*.
diesterase/*n*: Diesterase *w*.
diet/*n*, *vb*: 1. Diät *w*, Kost *w*, Ernährung *w*; **acid-ash** ~ Eiweißdiät *w*; **alkali-ash** ~ eiweißarme Diät *w*; **astronautic** ~ Astronautenkost *w*; **balanced** ~ ausgeglichene Ernährung *w*; **basic** ~ eiweißarme Diät *w*; **diabetic** ~ Diabetesdiät *w*; **gluten-free** ~ glutenfreie Nahrung *w*; **high-protein** ~ eiweißreiche Ernährung *w*; **light** ~ leichte Kost *w*; **low-protein** ~ eiweißarme Ernährung *w*; **low-purine** ~ purinarme Kost *w*; **macrobiotic** ~ makrobiotische Ernährung *w*; **reducing** ~ Reduktionskost *w*; **smooth** ~ Schonkost *w*; **sodium-restricted** ~ kochsalzarme Diät *w*; 2. Diät leben.
dietary/*adj*: diätetisch, Nahrungs-.
dietetic/*adj*: dietätisch.
dietetics/*n*: Diätlehre *w*.
diethylamine/*n*: Diäthylamin *s*.
diethylaminoethanol/*n*: Diäthylaminoäthanol *s*.
diethylcarbamazine/*n*: Diäthylcarbamazin *s*.
diethylcarbamazine citrate: Diäthylcarbamazinzitrat *s*.
diethylene/*n*: Diäthylenglykol *s*.
diethyl ether: Diäthyläther *m*.
diethylperoxide/*n*: Äthylperoxid *s*.
diethylphenylenediamine sulphate: Diäthylphenylendiaminsulfat *s*.
diethylpropanediol/*n*: Diäthylpropion *s*.
diethylstilbestrol [*abbr*] **DES**: Diäthylstilböstrol *s*.
diethylthiambutene/*n*: Diäthylthiambuten *s*.
diethyl toluidine: Diäthyltoluidin *s*.
dietician/*n*: Diätassistent *m*.
Dietl's crisis: Dietl-Krankheit *w*.
dietotherapy/*n*: Diättherapie *w*.
diet therapy: Diätbehandlung *w*.
Dieulafoy's disease: Dieulafoy-Ulkus *s*.
difenoxin/*n*: Difenoxin *s*.
diff [*abbr*] **difference**/*n*: Differenz *w*.
differ/*vb*: sich unterscheiden.
difference/*n*: Differenz *w*; **just-noticeable** ~ eben merklicher Unterschied *m*; **liminal** ~ eben merklicher Unterschied *m*.
difference threshold: Unterschiedsschwelle *w*.
different/*adj*: unterschiedlich.
differential/*n*, *adj*: 1. Differential *s*; 2. differentiell.
differentiate/*vb*: differenzieren.
differentiated/*adj*: differenziert.
differentiation/*n*: Differenzierung *w*, Differentialdiagnose *w*, Unterscheidung *w*; **cortical** ~ Rindendifferenzierung *w*; **functional** ~ funktionelle Differenzierung *w*; **sexual** ~ sexuelle Differenzierung *w*.
difficult/*adj*: schwierig.
difficulty/*n*: Schwierigkeit *w*, Erschwernis *w*.
diffract/*vb*: beugen.
diffraction/*n*: Diffraktion *w*, Beugung *w*.
diffraction angle: Diffraktionswinkel *m*.
diffraction grating: Diffraktionsgitter *s*.
diffraction grating spectroscope: Gitterspektroskop *s*.
diffraction pattern: Beugungsmuster *s*.
diffraction spectrum: Gitterspektrum *s*.
diffractometer/*n*: Diffraktometer *s*.
diffractometry/*n*: Diffraktometrie *w*.
diffuse/*adj*, *vb*: 1. diffus; 2. diffundieren.
diffusion/*n*: Diffusion *w*; **alveolar capillary** ~ alveoläre Kapillardiffusion *w*; **facilitated** ~ erleichterte Diffusion *w*; **free** ~ freie Diffusion *w*; **impeded** ~ behinderte Diffusion *w*.
diffusional/*adj*: Diffusions-.

diffusion boundary layer: Diffusionsgrenzschicht *w*.
diffusion capacity: Diffusionsvermögen *s*.
diffusion circles: Irradiationskreise.
diffusion coefficient: Diffusionskoeffizient *m*.
diffusion constant: Diffusionskonstante *w*.
diffusion disorder: Diffusionsstörung *w*.
diffusion hypoxia: Diffusionshypoxie *w*.
diffusion pump: Diffusionspumpe *w*.
diffusion rate: Diffusionsgeschwindigkeit *w*.
diffusion respiration: Diffusionsatmung *w*.
diffusion test, double: Doppeldiffusionstest *m*.
diffusivity/*n*: Diffusionsvermögen *s*.
diflorasone/*n*: Diflorason *s*.
diflucortolone/*n*: Diflucortolon *s*.
diflunasil/*n*: Diflunasil *s*.
difluorodiphenyltrichloroethane [*abbr*] **DFDT**/*n*: Difluordiphenyltrichloräthan *s*, DFDT.
digametic/*adj*: heterogametisch.
digastric/*adj*: digastrisch, digastricus.
digenesis/*n*: Digenesis *w*, Generationswechsel *m*.
digenism/*n*: Digenesis *w*, Generationswechsel *m*.
DiGeorge syndrome: Di-George-Syndrom *s*.
digest/*vb*: verdauen, digerieren.
digestant/*n*: verdauungsförderndes Mittel *s*.
digestibility/*n*: Verdaubarkeit *w*, Aufschließbarkeit *w*.
digestion/*n*: Digestion *w*, Verdauung *w*; **biliary** ~ biliäre Digestion *w*; **gastric** ~ Verdauung durch den Magensaft; **gastrointestinal** ~ gastrointestinale Verdauung *w*; **inadequate** ~ Maldigestion *w*; **pancreatic** ~ pankreatische Digestion *w*; **primary** ~ primäre Verdauung *w*; **secondary** ~ Nahrungsassimilation *w*; **tryptic** ~ Trypsinspaltung *w*.
digestive/*n, adj*: 1. Digestivum *s*, Digestionsmittel *s*; 2. Verdauungs-.
digit/*n*: Finger *m*, Digitus, Zahl *w*.
digital/*adj*: digital.
digitalein/*n*: Digitalein *s*.
digitalgia paresthetica: parästhetische Fingerschmerzen.
digitalin/*n*: Digitalin *s*.
digitalis/*n*: Digitalis *m*, Fingerhut *m*.
digitalis glycoside: Digitalisglykosid *s*.
digitalis intoxication: Digitalisintoxikation *w*.
digitalis toxicity: Digitalistoxizität *w*.
digitalization/*n*: Digitalisierung *w*.
digitalize/*vb*: digitalisieren.
digitaloid/*adj*: digitalisartig.
digitate/*adj*: fingrig.
digitation/*n*: Fingerfortsatz *m*.
digitin/*n*: Digitin *s*.
digitogenin/*n*: Digitogenin *s*.
digitonide/*n*: Digitonid *s*.
digitonin/*n*: Digitonin *s*.
digitoplantar/*adj*: digitoplantar.
digitoxicity/*n*: Digitalistoxizität *w*.
digitoxigenin/*n*: Digitoxigenin *s*.
digitoxin/*n*: Digitoxin *s*.
digit span: Zahlengedächtnis *s*.
diglossia/*n*: Spaltzunge *w*, Lingua bifida.
diglyceride/*n*: Diglyzerid *s*, Diazylglyzerin *s*.
digoxigenin/*n*: Digoxigenin *s*.
digoxin/*n*: Digoxin *s*.
digression/*n*: Abweichung vom Normalzustand.
DiGuglielmo syndrome: DiGuglielmo-Krankheit *w*, akute Erythrämie *w*.
dihybrid/*n*: Dihybrid *s*.
dihydralazine/*n*: Dihydralazin *s*.
dihydrocholesterol/*n*: Dihydrocholesterin *s*.
dihydrocodeine/*n*: Dihydrocodein *s*, Hydrocodein *s*.
dihydrocortisol/*n*: Dihydrokortisol *s*.
dihydrocortisone/*n*: Dihydrokortison *s*.
dihydroergotamine/*n*: Dihydroergotamin *s*.
dihydrofolate/*n*: Dihydrofolat *s*.
dihydrofolate reductase: Dihydrofolatre-

duktase *w*.
dihydrofolliculin/*n*: Östradiol *s*.
dihydromorphinone/*n*: Dihydromorphinon *s*, Hydromorphon *s*.
dihydroquinone/*n*: Dihydrochinon *s*.
dihydrosphingosine/*n*: Sphinganin *s*.
dihydrostreptomycin/*n*: Dihydrostreptomycin *s*.
dihydrotachysterol/*n*: Dihydrotachysterol *s*.
dihydrotestosterone/*n*: Dihydrotestosteron *s*.
dihydrouracil/*n*: Dihydrouracil *s*.
dihydrouridine/*n*: Dihydrouridin *s*.
dihydroxyacetone/*n*: Dihydroxyazeton *s*.
dihydroxyacetone phosphate: Dihydroxyazetonphosphat *s*.
1,25-dihydroxycholecalciferol/*n*: 1,25-Dihydroxycholecalciferol *s*.
dihydroxycholesterol/*n*: Dihydrocycholesterin *s*.
dihydroxyestrin/*n*: Östradiol *s*.
3,4-dihydroxyphenylalanine: 3,4-Dihydroxyphenylalanin *s*, DOPA.
1,25 dihydroxyvitamin D: Vitamin D *s*.
dihysteria/*n*: doppelte Uterusanlage *w*.
diiodohydroxyquin/*n*: Dijodhydroxychinolin *s*.
diiodohydroxyquinoline/*n*: Dijodhydroxychinolin *s*.
diiodotyrosine/*n*: Dijodthyrosin *s*.
diisopromine/*n*: Diisopromin *s*.
diisopropyl fluorophosphate [*abbr*] **DFP**: Diisopropylfluorphosphat *s*.
diketopiperazine/*n*: Diketopiperazin *s*.
diktyoma/*n*: Medulloepitheliom *s*.
dilatable/*adj*: dilatierbar.
dilatancy/*n*: Dehnbarkeit *w*.
dilatation/*n*: Dilatation *w*; **transluminal arterial** ~ transluminale Angioplastie *w*.
dilatation and curettage [*abbr*] **D and C**: Dilatation und Kürettage, Abrasio.
dilatation and evacuation [*abbr*] **D and E**: Dilatation und Entleerung.
dilatation of the heart: Herzdilatation *w*.
dilatator/*n*: Dilatator *m*.
dilate/*vb*: dilatieren.

dilated/*adj*: dilatiert, erweitert.
dilation/*n*: Dilatation *w*.
dilator/*n*: Dilatator *m*, Dilator *m*, Dehnsonde *w*; **laryngeal** ~ Larynxdilatator *m*; **tracheal** ~ Trachealdilatator *m*.
dilazep/*n*: Dilazep *s*.
diloxanide/*n*: Diloxanid *s*.
diloxanide furoate: Diloxanidfuroat *s*.
diltiazem/*n*: Diltiazem *s*.
diluent/*n, adj*: 1. Verdünnungsmittel *s*; 2. verdünnend.
dilute/*vb*: verdünnen.
dilution/*n*: Dilution *w*, Verdünnung *w*.
dilution analysis: Verdünnungsanalyse *w*.
dilution anemia: Verdünnungsanämie *w*.
dilution factor: Verdünnungsfaktor *m*.
dilution ratio: Verdünnungsverhältnis *s*.
dilution series: Verdünnungsreihe *w*.
dilution step: Verdünnungsstufe *w*.
dilution technique: Verdünnungstechnik *w*.
dilution test: Verdünnungsversuch *m*.
dimelia/*n*: Dimelie *w*.
dimenhydrinate/*n*: Dimenhydrinat *s*.
dimension/*n*: Dimension *w*, Ausdehnung *w*, Größe *w*.
dimer/*n*: Dimer *s*.
dimercaprol/*n*: Dimercaprol *s*.
dimeric/*adj*: dimer.
dimerism/*n*: Dimerie *w*.
dimerization/*n*: Dimerisierung *w*.
dimetacrine/*n*: Dimetacrin *s*.
dimethicone/*n*: Dimethicon *s*.
dimethisoquin/*n*: Quinisocain *s*.
dimethisterone/*n*: Dimethisteron *s*.
dimethoxanate/*n*: Dimethoxanat *s*.
dimethoxydiphenyl trichloroethane: Dimethoxydiphenyltrichloräthan *s*.
dimethoxyphenyl penicillin sodium: Dimethoxyphenylpenicillin *s*, Methicillin *s*.
dimethylamine/*n*: Dimethylamin *s*.
dimethylaminoazobenzene/*n*: Dimethylaminoazobenzol *s*.
dimethylaminobenzaldehyde/*n*: Dimethylaminobenzaldehyd *s*, Ehrlich-Reagens *s*.
dimethylaminobenzene/*n*: Dimethyl-

dimethylmorphine

aminobenzol *s*.
dimethylmorphine/*n*: Thebain *s*.
dimethylnitrosamine/*n*: Dimethylnitrosamin *s*.
dimethylphenylpiperazinium/*n*: Dimethylphenylpiperazin *s*.
dimethylphthalate/*n*: Dimethylphthalat *s*.
dimethyl sulfoxide [*abbr*] **DMSO**: Dimethylsulfoxid *s*.
dimethyltryptamine/*n*: Dimethyltryptamin *s*.
dimethyltubocurarinium iodide: Dimethyltubocurariniumchlorid *s*.
dimeticone/*n*: Dimeticon *s*.
dimetindene/*n*: Dimetinden *s*.
dimetotiazine/*n*: Dimetotiazin *s*.
dimetria/*n*: Uterusduplikation *w*.
diminution/*n*: Verminderung *w*.
diminution of contrast: Kontrastverminderung *w*.
diminution ratio: Verkleinerungsverhältnis *s*.
Dimitri's disease: Sturge-Weber-Krabbe-Syndrom *s*.
dimmer/*n*: Abblendvorrichtung *w*.
Dimmer's keratitis: Dimmer-Keratitis *w*, Keratitis nummularis.
dimming effect: Abblendungseffekt *m*.
dimness/*n*: Trübung *w*.
dimorphic/*adj*: dimorph.
dimorphism/*n*: Dimorphismus *m*, Dimorphie *w*.
dimorphous/*adj*: dimorph.
dimoxyline/*n*: Dimoxylin *s*, Dioxylin *s*.
dimple/*n*: Grübchen *s*; **anal** ~ Analgrübchen *s*; **postanal** ~ Foveola coccygea.
dinic/*adj*: schwindlig.
dinitroaminophenol/*n*: Pikraminsäure *w*.
dinitrobenzene/*n*: Dinitrobenzol *s*.
dinitrochlorobenzene/*n*: Dinitrochlorobenzol *s*, DNCB.
dinitrogen monoxide: Stickstoffoxid *s*.
dinitro-o-cresol/*n*: Dinitro-o-kresol *s*, DNOK.
2,4,-dinitrophenol/*n*: Dinitrophenol *s*.
dinitrophenylhydrazine/*n*: Dinitrophenylhydrazin *s*.
dinitrophenylhydrazine test: Dinitrophenylhydrazintest *m*.
dinoflagellate/*n*: Dinoflagellat *m*.
dinonylphthalate/*n*: Dinonylphthalat *s*.
dinoprost/*n*: Dinoprost *s*.
dinucleotide/*n*: Dinukleotid *s*.
diode/*n*: Diode *w*.
diodone/*n*: Diodon *s*.
diopter/*n*: Dioptrie *w*, dpt.
dioptometer/*n*: Optometer *s*.
dioptometry/*n*: Dioptriebestimmung *w*, Optometrie *w*.
dioptric/*adj*: dioptrisch.
dioptry/*n*: Dioptrie *w*, dpt.
diosmin/*n*: Diosmin *s*.
diotic/*adj*: diotisch, binaural.
diovulatory/*adj*: diovulatorisch.
dioxethedrin/*n*: Dioxethedrin *s*.
dioxin/*n*: Dioxin *s*.
dioxyacetone/*n*: Dioxyazeton *s*.
dioxyanthranol/*n*: Dithranol *s*.
dioxydiaminoarsenobenzol/*n*: Arsphenamin *s*, Salvarsan *s*.
dioxygenase/*n*: Dioxygenase *w*.
dioxyline/*n*: Dioxylin *s*, Dimoxylin *s*.
dioxyquinoline/*n*: Dioxychinolin *s*.
dip/*n, vb*: 1. Dip *m*; 2. eintauchen.
dipeptidase/*n*: Dipeptidase *w*.
dipeptide/*n*: Dipeptid *s*.
diphallia/*n*: Diphallie *w*.
diphasic/*adj*: diphasisch, biphasisch.
diphebuzol/*n*: Phenylbutazon *s*.
diphemanil methylsulphate: Diphemanilmethylsulfat *s*.
diphenadione/*n*: Diphenadion *s*.
diphenhydramine/*n*: Diphenhydramin *s*.
diphenhydramine hydrochloride: Diphenhydraminhydrochlorid *s*.
diphenoxylate/*n*: Diphenoxylat *s*.
diphenylamine/*n*: Diphenylamin *s*.
diphenylaminearsine chloride: Diphenylaminarsenchlorid *s*.
diphenylamine test: Diphenylaminreaktion *w*.
diphenylcarbazide/*n*: Diphenylcarbazid *s*.
diphenylchlorarsine/*n*: Diphenylarsenchlorid *s*, Blaukreuz Clark I.

diphenylhydantoin/*n*: Phenytoin *s*.
diphenylpicrylhydrazyl/*n*: Diphenylpikrylhydrazyl *s*.
diphenylpyraline/*n*: Diphenylpyralin *s*.
diphenylpyraline hydrochloride: Diphenylpyralinhydrochlorid *s*.
diphonia/*n*: Diphonie *w*, Doppelstimme *w*.
diphosgene/*n*: Diphosgen *s*, Grünkreuz *s*.
diphosphate/*n*: Diphosphat *s*.
diphosphopyridine nucleotide: Diphosphorpyridinnukleotid *s*.
diphosphothiamine/*n*: Diphosphothiamin *s*.
diphtheria/*n*: Diphtherie *w*; **cutaneous** ~ Hautdiphtherie *w*; **faucial** ~ Rachendiphtherie *w*; **laryngeal** ~ Kehlkopfdiphtherie *w*, diphtherische Laryngitis *w*; **nasal** ~ Nasendiphtherie *w*; **pharyngeal** ~ diphtherische Angina *w*; **scarlatinal** ~ Scharlachdiphtheroid *s*; **surgical** ~ Wunddiphtherie *w*.
diphtherial/*adj*: diphtherisch.
diphtheria antitoxin: Diphtherieantitoxin *s*.
diphtheria bacillus: Diphtheriebakterium *s*.
diphtheria toxin: Diphtherietoxin *s*.
diphtheria toxoid: Diphtherietoxoid *s*.
diphtheria vaccine: Diphtherieimpfstoff *m*.
diphtheric/*adj*: diphtherisch.
diphtherin/*n*: Diphtherin *s*.
diphtheritic/*adj*: diphtherisch.
diphteritis/*n*: Diphtherie *w*.
diphtheroid/*n, adj*: 1. Diphtheroid *s*; 2. diphtherieähnlich.
diphtherotoxin/*n*: Diphtherietoxin *s*.
diphthongia/*n*: Diplophonie *w*.
diphyllobothriasis/*n*: Diphyllobothriasis *w*, Bothriocephalosis *w*.
diphyllobothrium/*n*: Diphyllobothrium *s*.
diphyodont/*n*: Diphyodont *m*.
dipipanone/*n*: Dipipanon *s*.
dipivefrine/*n*: Dipivefrin *s*.
diplacusis/*n*: Diplakusis *w*, Doppelhören *s*.
diplastic/*adj*: diplastisch.

diplegia/*n*: Diplegie *w*; **atonic** ~ Förster-Diplegie *w*, Atonie-Astasie-Syndrom *s*; **cerebellar** ~ zerebelläre Diplegie *w*; **cerebral** ~ spastische Diplegie *w*; **congenital facial** ~ Möbius-Syndrom *s*; **facial** ~ beidseitige Fazialislähmung *w*; **flaccid** ~ Förster-Diplegie *w*, Atonie-Astasie-Syndrom *s*; **hypotonic** ~ Förster-Diplegie *w*, Atonie-Astasie-Syndrom *s*; **infantile cerebral** ~ zerebrale Kinderlähmung *w*, Little-Krankheit *w*; **infantile cerebrocerebellar** ~ Förster-Diplegie *w*, Atonie-Astasie-Syndrom *s*; **masticatory** ~ Diplegia masticatoria; **spastic** ~ spastische Diplegie *w*, Little-Krankheit *w*; **tonic** ~ spastische Diplegie *w*.
diplegic/*adj*: diplegisch.
diplobacillus/*n*: Diplobazillus *m*.
diploblastic/*adj*: von zwei Keimschichten gebildet.
diplocardia/*n*: Diplokardie *w*.
diplocephalus/*n*: Dizephalus *m*.
diplocheiria/*n*: Polydaktylie *w*.
diplochromosome/*n*: Diplochromosom *s*.
diplococcus/*n*: Diplokokke *w*.
diplocoria/*n*: Diplokorie *w*.
diploe/*n*: Diploe *w*.
diplogenesis/*n*: Diplogenese *w*.
diploic/*adj*: diploisch.
diploid/*adj*: diploid.
diploidy/*n*: Diploidie *w*.
diplokaryon/*n*: Diplokaryon *s*.
diplomyelia/*n*: Diplomyelie *w*, Myeloschisis *w*.
diplopagus/*n*: Diplopagus *m*.
diplophase/*n*: Diplophase *w*.
diplophonia/*n*: Diplophonie *w*.
diplopia/*n*: Diplopie *w*; **binocular** ~ binokulare Diplopie *w*; **crossed** ~ gekreuzte Diplopie *w*; **direct** ~ ungekreuzte Diplopie *w*; **heteronymous** ~ heteronyme Diplopie *w*, gekreuzte Diplopie *w*; **homonymous** ~ homonyme Diplopie *w*, ungekreuzte Diplopie *w*; **incongrous** ~ paradoxe Diplopie *w*; **monocular** ~ monokulare Diplopie *w*; **paradoxical** ~ paradoxe Diplopie *w*; **physiologic** ~ physiologische

Diplopie *w*; **temporal** ~ temporale Diplopie *w*, ungekreuzte Diplopie *w*; **uncrossed** ~ ungekreuzte Diplopie *w*; **vertical** ~ vertikale Diplopie *w*.
diplopia image: Doppelbild *s*.
diplopodia/*n*: Diplopodie *w*.
diplosome/*n*: Diplosom *s*.
diplosomia/*n*: Diplosomie *w*.
diplotene/*n*: Diplotän *s*.
dipodia/*n*: Diplopodie *w*.
dipolar/*adj*: bipolar.
dipole/*n*: Dipol *m*.
dipotassium chlorazepate: Dikaliumchlorazepat *s*.
dipping/*n*: Palpation *w*.
diprophylline/*n*: Diprophyllin *s*.
diprosopus/*n*: Diprosopus *m*, Doppelgesicht *s*.
dipsogen/*n*: durstauslösende Substanz *w*.
dipsogenic/*adj*: Durst auslösend.
dipsomania/*n*: Dipsomanie *w*.
dipsotherapy/*n*: Durstkur *w*.
dipstick/*n*: Teststreifen *m*, Urinstick *m*.
dipterous/*adj*: zweiflügelig.
dipygus/*n*: Dipygus *m*, Doppelsteiß *m*.
dipylidium/*n*: Dipylidium.
dipyridamole/*n*: Dipyridamol *s*.
dipyridyl/*n*: Dipyridyl *s*.
dipyrone/*n*: Metamizol *s*.
direct/*adj*: direkt, unmittelbar.
directed/*adj*: gerichtet, gezielt.
direction/*n*: Richtung *w*, Leitung *w*, Vorschrift *w*.
directive/*adj*: direktiv.
dirt eating: Geophagie *w*.
disability/*n*: Behinderung *w*, Unfähigkeit *w*; **developmental** ~ Entwicklungsstörung *w*; **major** ~ Schwerbehinderung *w*; **physical** ~ körperliche Behinderung *w*; **severe** ~ Schwerbehinderung *w*.
disable/*vb*: körperlich behindern, beeinträchtigen.
disabled/*adj*: behindert, arbeitsunfähig, kriegsversehrt.
disablement/*n*: Invalidität *w*, Arbeitsunfähigkeit *w*.
disaccharidase/*n*: Disaccharidase *w*.

disaccharidase deficiency: Disaccharidasemangel *m*.
disaccharide/*n*: Disaccharid *s*.
disaccharide intolerance: Disaccharidintoleranz *w*.
disaccustom/*vb*: abgewöhnen.
disagreement/*n*: Diskrepanz *w*.
disaggregation/*n*: Desaggregation *w*.
disappear/*vb*: verschwinden.
disappearance/*n*: Verschwinden *s*.
disarticulation/*n*: Exartikulation *w*.
disassimilate/*vb*: abbauen.
disassimilation/*n*: Dissimilation *w*.
disassociated/*adj*: abgespalten.
disassociation/*n*: Dissoziation *w*.
disassociation of the ego: Ich-Spaltung *w*.
disavowal/*n*: Verleugnung *w*.
disc/*n*: Scheibe *w*, Discus-.
discal/*adj*: Bandscheiben-.
disc diffusion: Plattendiffusion *w*.
discectomy/*n*: Diskektomie *w*.
discharge/*n, vb*: 1. Absonderung *w*, Ausfluß *m*, Entladung *w*, Entlassung *w*; **epileptic** ~ hypersynchrone Entladung *w*, epileptisches Entladungsmuster *s*; **motor** ~ motorische Entladung *w*; **mytonic** ~ myotonische Entladung *w*; **neural** ~ Neuronenentladung *w*; **pseudomyotonic** ~ pseudomyotonische Aktivität *w*; 2. ausscheiden, sezernieren, entlassen.
discharge voltage: Entladungsspannung *w*.
dischronation/*n*: Veränderung des Biorhythmus.
disciform/*adj*: scheibenförmig, disciformis.
discission/*n*: Diszision *w*, Spaltung *w*.
discitis/*n*: Diszitis *w*.
disclination/*n*: Disklination *w*, Extorsion *w*.
disclosing/*n*: Freilegung *w*.
discogenic/*adj*: diskogen, bandscheibenbedingt.
discography/*n*: Diskographie *w*.
discoid/*adj*: scheibförmig, diskoid.
discoidectomy/*n*: Diskektomie *w*, Bandscheibenentfernung *w*.

discolor/*vb*: entfärben, verfärben.
discoloration/*n*: Verfärbung *w*, Entfärbung *w*.
discomfort/*n*: Unwohlsein *s*.
disconfirm/*vb*: nicht bestätigen.
disconnect/*vb*: unterbrechen, abschalten.
disconnection/*n*: Unterbrechung *w*, Abschaltung *w*.
disconnection syndrome: Disconnection-Syndrom *s*, Unterbrechungssyndrom *s*.
discontinue/*vb*: unterbrechen.
discontinuity/*n*: Diskontinuität *w*.
discontinuous/*adj*: diskontinuierlich.
discopathy/*n*: Diskopathie *w*, Bandscheibenerkrankung *w*.
discoplacenta/*n*: diskoide Plazenta *w*.
discoplasm/*n*: Erythrozytenschatten *m*.
discord/*n*: Verstimmung *w*.
discordance/*n*: Diskordanz *w*.
discoria/*n*: Dyskorie *w*.
discostroma/*n*: Erythrozytenschatten *m*.
discotomy/*n*: Diskotomie *w*.
discrepancy/*n*: Diskrepanz *w*.
discrete/*adj*: separat, einzeln.
discretion/*n*: Diskretion *w*.
discrimeter, serial: Psychergograph *m*.
discriminate/*vb*: unterscheiden.
discrimination/*n*: Diskrimination *w*, Unterscheidung *w*; **differential** ~ differentielle Unterscheidung *w*; **tactile** ~ Tastunterscheidung *w*; **tonal** ~ Tonhöhenunterscheidung *w*; **two-point** ~ Zweipunktediskrimination *w*.
discrimination learning: Unterscheidungslernen *s*.
discriminative/*adj*: diskriminierend.
discriminator/*n*: Diskriminator *m*.
disease/*n*: Erkrankung *w*, Krankheit *w*; **adenocystic** ~ zystische Mastopathie *w*; **amyloid** ~ Amyloidose *w*; **aortoiliac occlusive** ~ Aortenbifurkationssyndrom *s*, Leriche-Syndrom *s*; **atopic** ~ atopische Erkrankung *w*; **autoimmune** ~ Autoimmunkrankheit *w*; **autoimmune hemolytic** ~ autoimmune hämolytische Anämie *w*; **blinding** ~ Onchozerkose *w*; **cardiovascular** ~ Herz-Kreislauf-Erkrankung *w*; **celiac** ~ Zöliakie *w*, einheimische Sprue *w*; **chronic** ~ chronische Krankheit *w*; **chronic granulomatous** ~ chronisch-granulomatöse Erkrankung *w*; **chronic obstructive pulmonary** ~ chronisch-obstruktive Lungenerkrankung *w*, COLD; **communicable** ~ ansteckende Krankheit *w*, Infektionskrankheit *w*; **constitutional** ~ konstitutionell bedingte Erkrankung *w*; **contagious** ~ ansteckende Krankheit *w*; **degenerative** ~ degenerative Erkrankung *w*; **demyelinating** ~ Entmarkungskrankheit *w*; **diverticular** ~ Divertikelkrankheit *w*; **dynamic** ~ funktionelle Erkrankung *w*; **eosinophilic endomyocardial** ~ Löffler-Endokarditis *w*; **epidemic hemorrhagic** ~ epidemisches hämorrhagisches Fieber *s*; **fibromuscular** ~ fibromuskuläre Erkrankung *w*; **floating beta** ~ familiäre Hyperlipoproteinämie Typ III *w*; **focal** ~ lokale Erkrankung *w*; **functional** ~ funktionelle Erkrankung *w*; **genetic** ~ genetische Erkrankung *w*; **glomerular** ~ Glomerulopathie *w*; **hepatolenticular** ~ hepatolentikuläre Degeneration *w*, Wilson-Krankheit *w*; **hereditary** ~ hereditäre Erkrankung *w*, Erbkrankheit *w*; **homologous wasting** ~ Graft-versus-Host-Krankheit *w*; **hypertensive renal** ~ hypertonische Nephropathie *w*; **iatrogenic** ~ iatrogene Krankheit *w*; **Icelandic** ~ benigne myalgische Enzephalomyelitis *w*; **infantile amaurotic familial** ~ infantile amaurotische Idiotie *w*, Tay-Sachs-Syndrom *s*; **infantile celiac** ~ infantile Zöliakie *w*; **infectious** ~ Infektionskrankheit *w*; **jumping** ~ Choreomanie *w*; **local** ~ lokale Erkrankung *w*; **lymphoproliferative** ~ lymphoproliferative Erkrankung *w*; **Mediterranean** ~ Mittelmeerkrankheit *w*, β-Thalassämie *w*; **medullary cystic** ~ Nephronophthisis *w*; **metabolic** ~ Stoffwechselkrankheit *w*; **obstructive** ~ obstruktive Atemwegserkrankung *w*; **occlusive** ~ Verschlußkrankheit *w*; **occupational** ~ Berufskrankheit *w*; **organic** ~ organische Erkrankung *w*; **pelvic**

disease, peripheral arterial occlusive

inflammatory ~ Adnexitis w, Salpingo-Oopheritis w; **peripheral arterial occlusive** ~ periphere arterielle Verschlußkrankheit w; **pink** ~ Rosa-Krankheit w, Feer-Krankheit w, Akrodynie w; **polycystic renal** ~ polyzystische Nierenerkrankung w; **psychosomatic** ~ psychosomatische Erkrankung w; **pulseless** ~ Aortenbogensyndrom s, Takayasu-Krankheit w; **respiratory** ~ Atemwegserkrankung w; **restrictive** ~ restriktive Atemwegserkrankung w; **retinal** ~ Retinopathie w; **septic** ~ Sepsis w; **sexually transmitted** ~ [*abbr*] STD Geschlechtskrankheit w; **silk-stocking** ~ Erythrozyanose w; **social** ~ Geschlechtskrankheit w; **spinal** ~ Wirbelsäulenerkrankung w; **systemic** ~ Systemerkrankung w; **thyrocardiac** ~ thyreotoxische Herzkrankheit w; **tropical** ~ Tropenkrankheit w; **underlying** ~ Grundkrankheit w; **valvular** ~ Herzklappenerkrankung w; **venereal** ~ Geschlechtskrankheit w; **veno-occlusive** ~ venöse Verschlußkrankheit w; **wasting** ~ auszehrende Krankheit w.

disease agent: Krankheitserreger m.
disease carrier: Krankheitsüberträger m.
diseased/*adj*: erkrankt.
disease of the liver: Lebererkrankung w; **congenital cystic** ~ Caroli-Syndrom s; **veno-occlusive** ~ Lebervenenverschluß m.
disease of the newborn, hemolytic: Erythroleukoblastose w.
disease outbreak: Krankheitsausbruch m.
disease prevention: Krankheitsverhütung w.
disease reservoir: Erregerreservoir s.
disease stage: Krankheitsstadium s.
disease susceptibility: Krankheitsanfälligkeit w.
disease vector: Krankheitsvektor m.
disengage/*vb*: befreien, lösen.
disengagement/*n*: Austreten des Kopfes.
disequilibration/*n*: Gleichgewichtsstörung w.
disequilibrium/*n*: Gleichgewichtsstörung w, Desäquilibrierung w.
disesthesia/*n*: Dysästhesie w.
disgerminoma/*n*: Dysgerminom s.
dish/*n*: Schale w, Schüssel w; **evaporating** ~ Abdampfschale w.
disharmony/*n*: Disharmonie w, Nichtübereinstimmen s.
dished/*adj*: konkav gewölbt.
dishface deformity: Facies scaphoidea.
disimpaction/*n*: Frakturaufrichtung w.
disinclination/*n*: Abneigung w.
disinfect/*vb*: desinfizieren.
disinfectant/*n, adj*: 1. Desinfektionsmittel s, Desinfiziens s; 2. desinfizierend.
disinfection/*n*: Desinfektion w.
disinfest/*vb*: entwesen.
disinfestation/*n*: Entlausung w.
disinhibition/*n*: Enthemmung w.
disinsertion/*n*: Desinsertion w, Sehnenabriß m, Netzhautabriß m.
disintegrate/*vb*: zerfallen, auflösen.
disintegration/*n*: Desintegration w, Zerfall m, Auflösung w; **radioactive** ~ radioaktiver Zerfall m; **spontaneous** ~ radioaktiver Zerfall m.
disintegration constant: Zerfallskonstante w.
disintoxication/*n*: Entgiftung w.
disjoint/*vb*: ausrenken.
disjugate/*adj*: nicht konjugiert.
disjunction/*n*: Disjunktion w, Trennung w, Abtrennung w; **craniofacial** ~ LeFort-III-Fraktur w.
disk/*n*: Scheibe w, Bandscheibe w, Discus; **anisotropic** ~ A-Band s; **bilaminar embryonic** ~ zweiblättrige Keimscheibe w; **choked** ~ Papillenödem s, Stauungspapille w; **cupped** ~ blinder Fleck m; **dental** ~ Polierscheibe w; **embryonic** ~ Keimscheibe w; **equatorial** ~ Äquatorialplatte w; **floppy** ~ Diskette w; **germinal** ~ Keimscheibe w; **herniated intervertebral** ~ Bandscheibenprotrusion w; **intercalated** ~ Glanzstreifen m; **intermediate** ~ Z-Band s; **intervertebral** ~ Bandscheibe w, Discus intervertebralis; **isotropic** ~ I-Band s; **nuclear** ~ Äquatorialplatte w;

optic ~ Sehnervenpapille *w*, Papilla optica; **protruded** ~ Bandscheibenprotrusion *w*; **slipped** ~ Bandscheibenvorfall *m*; **tactile** ~ Tastscheibe *w*; **thin** ~ Z-Band *s*.
disk chemolysis, intervertebral: Bandscheibennukleolyse *w*.
disk diffusion test: Plattendiffusionstest *m*.
diskectomy/*n*: Diskektomie *w*.
disk electrophporesis: Diskelektrophorese *w*.
diskiform/*adj*: scheibenförmig, disciformis.
diskitis/*n*: Diszitis *w*.
diskography/*n*: Diskographie *w*.
diskopathy/*n*: Diskopathie *w*, Bandscheibenerkrankung *w*.
disk pessary: Schalenpessar *s*.
disk prolapse: Bandscheibenvorfall *m*.
disk protrusion, intervertebral: Bandscheibenprotrusion *w*.
dislike/*n*: Abneigung *w*.
dislocate/*vb*: dislozieren.
dislocation/*n*: Dislokation *w*, Luxation *w*, Dislocatio; **closed** ~ einfache Luxation *w*; **habitual** ~ habituelle Luxation *w*; **incomplete** ~ Subluxation *w*; **open** ~ offene Luxation *w*; **paralytic** ~ Lähmungsluxation *w*; **recent** ~ frische Luxation *w*; **sciatic** ~ Ischiassyndrom *s*; **simple** ~ einfache Luxation *w*; **subclavicular** ~ subklavikuläre Schulterluxation *w*; **traumatic** ~ traumatische Luxation *w*; **unreduced** ~ nicht reponierte Luxation *w*; **vertebral** ~ Wirbelluxation *w*; **voluntary** ~ willkürliche Luxation *w*.
dislocation fracture: Dislokationsfraktur *w*.
dislodge/*vb*: auslösen.
dismemberment/*n*: Zerstückelung *w*.
dismiss/*vb*: entlassen.
dismissal/*n*: Entlassung *w*.
dismutation/*n*: Dismutation *w*.
disodium chromoglycate: Dinatrium chromoglycicum.
disodium edetate: Dinatriumedetat *s*.
disodium hydrogen phosphate: Dinatriummonohydrogenphosphat *s*.
disome/*n*: Disom *s*.
disomic/*adj*: disom.
disomy/*n*: Disomie *w*.
disopyramide/*n*: Disopyramid *s*.
disorder/*n*: Störung *w*, Erkrankung *w*, Krankheit *w*; **affective** ~ Affektstörung *w*; **autonomic** ~ Erkrankung des autonomen Nervensystems; **bipolar** ~ bipolare Psychose *w*; **cardiovascular** ~ Herz-Kreislaufstörung *w*; **cerebelloparenchymal** ~ Kleinhirnsyndrom *s*; **circulatory** ~ Kreislaufstörung *w*; **consumptive thrombohemorrhagic** ~ disseminierte intravasale Gerinnung *w*, Verbrauchskoagulopathie *w*; **depressive** ~ depressives Syndrom *s*; **dysthymic** ~ neurotische Depression *w*; **equilibratory** ~ Gleichgewichtsstörung *w*; **extrapyramidal** ~ extrapyramidale Erkrankung *w*; **functional** ~ Funktionsstörung *w*; **gnostic** ~ gnostische Störung *w*; **hereditary** ~ hereditäre Erkrankung *w*; **isolated explosive** ~ katathyme Krise *w*; **manic-depressive** ~ manisch-depressive Psychose *w*; **mental** ~ Geistesstörung *w*; **multifactorial** ~ multifaktorielle Störung *w*; **neurodegenerative** ~ degenerative Erkrankung des Nervensystems; **neurotic** ~ Neurose *w*; **neurotic depressive** ~ neurotische Depression *w*; **organic mental** ~ hirnorganisches Psychosyndrom *s*; **psychosomatic** ~ psychosomatische Störung *w*; **schizoaffective** ~ schizoaffektive Störung *w*; **venous** ~ Venenerkrankung *w*; **visceral** ~ psychosomatische Störung *w*; **visual** ~ Sehstörung *w*.
disorganization/*n*: Desorganisation *w*, Auflösung *w*.
disorientation/*n*: Desorientiertheit *w*.
disparate/*adj*: disparat, unterschiedlich.
disparity/*n*: Verschiedenheit *w*.
dispensary/*n*: Dispensair *s*.
dispensatory/*n*: Arzneimittelverordnungsbuch *s*.
dispense/*vb*: dispensieren.
dispermy/*n*: Dispermie *w*, Doppelbefruch-

dispersal

tung *w*.
dispersal/*n*: Verteilung *w*.
disperse/*vb*: dispergieren, streuen.
dispersion/*n*: Dispersion *w*, disperses System *s*, Streuung *w*; **chromatic** ~ chromatische Dispersion *w*; **normal** ~ Normalverteilung *w*; **optical rotatory** ~ [*abbr*] **ORD** optische Rotationsdispersion *w*.
dispersion law: Streuungsgesetz *s*.
dispersion medium: Dispersionsmedium *s*.
dispersonalization/*n*: Depersonalisation *w*.
dispert/*n*: trockener Extrakt *m*.
dispireme/*n*: Doppelknäuel *s*.
displace/*vb*: verlagern, verrücken.
displacement/*n*: Verlagerung *w*, Verdrängung *w*; **cerebral** ~ zerebrale Massenverschiebung *w*; **fetal** ~ embryonale Zellabspaltung *w*; **mediastinal** ~ Mediastinalverdrängung *w*; **mesial** ~ Mesioversion *w*; **uterine** ~ Gebärmutterverlagerung *w*.
display/*n, vb*: 1. Darstellung *w*, Entfaltung *w*, Anzeige *w*; 2. entfalten, darstellen.
disposable/*n*: Einwegartikel *m*.
dispose/*vb*: entfernen.
disposed/*adj*: veranlagt, anfällig.
disposition/*n*: Bereitschaft *w*, Disposition *w*, Anfälligkeit *w*.
disproportion/*n*: Disproportion *w*.
disruption/*n*: Zerreißung *w*, Unterbrechung *w*.
dissect/*vb*: sezieren.
dissecting/*adj*: dissezierend.
dissection/*n*: Dissektion *w*, Sezierung *w*, Ausräumung *w*; **arterial** ~ arterielle Dissektion *w*; **blunt** ~ stumpfe Auftrennung *w*; **sharp** ~ Inzision *w*.
dissection laboratory: Präpariersaal *m*.
dissection tonsillectomy: Dissektionstonsillektomie *w*.
dissection tubercle: Leichentuberkel *s*.
dissector/*n*: Dissektor *m*, Präparator *m*.
disseminate/*vb*: ausbreiten.
disseminated/*adj*: disseminiert.
dissemination/*n*: Dissemination *w*, Aussaat *w*, Verbreitung *w*.

dissepiment/*n*: Scheidewand *w*.
Disse space: Disse-Raum *m*, perisinusoidaler Raum *m*.
dissimilate/*vb*: abbauen.
dissimilation/*n*: Dissimilation *w*.
dissimulate/*vb*: dissimulieren.
dissimulation/*n*: Dissimulation *w*.
dissipate/*vb*: zerstreuen, ableiten.
dissipation/*n*: Ableitung *w*.
dissociable/*adj*: dissoziierbar.
dissociated/*adj*: dissoziiert.
dissociation/*n*: Dissoziation *w*; **atrial** ~ Vorhofdissoziation *w*; **atrioventricular** ~ AV-Dissoziation *w*; **complete atrioventricular** ~ vollständiger Herzblock *m*; **sensory** ~ dissoziierte Sensibilitätsstörung *w*; **syringomyelic** ~ dissoziierte Sensibilitätsstörung bei Syringomyelie *w*; **tabetic** ~ tabische Dissoziation *w*.
dissociation constant: Dissoziationskonstante *w*.
dissociation degree: Dissoziationsgrad *m*.
dissociation equilibrium: Dissoziationsgleichgewicht *s*.
dissociation of the cerebrospinal fluid, albumino-cytologic: albuminozytologische Dissoziation *w*.
dissociation product: Zerfallsprodukt *s*.
dissociation sensibility: dissoziierte Sensibilitätsstörung *w*.
dissociative/*adj*: zersetzend.
dissoluble/*adj*: löslich.
dissolution/*n*: Zersetzung *w*, Auflösung *w*.
dissolvable/*adj*: löslich.
dissolve/*vb*: lösen.
dissolvent/*n*: Lösungsmittel *s*.
dissonance/*n*: Dissonanz *w*; **cognitive** ~ kognitive Dissonanz *w*.
dissymmetry/*n*: Asymmetrie *w*.
distad/*adj*: distalwärts.
distal/*adj*: distal.
distance/*n*: Entfernung *w*, Abstand *m*; **focal** ~ Brennweite *w*; **focal-skin** ~ Fokus-Haut-Abstand *m*; **interocclusal** ~ Interokklusalabstand *m*; **interorbital** ~ Augenabstand *m*.
distance cone: Abstandstubus *m*.

distant/*adj*: entfernt.
distemper/*n*: Staupe *w*, Störung *w*.
distend/*vb*: dehnen, auftreiben.
distended/*adj*: gebläht.
distensibility/*n*: Dehnbarkeit *w*.
distension/*n*: Distension *w*, Überdehnung *w*.
distention/*n*: Distension *w*, Überdehnung *w*.
distention cyst: Retentionszyste *w*.
distichiasis/*n*: Distichiasis *w*.
distigmine bromide: Distigminbromid *s*.
distilbene/*n*: Distilben *s*.
distill/*vb*: destillieren.
distillation/*n*: Destillation *w*; **cold** ~ Kaltdestillation *w*; **dry** ~ Trockendestillation *w*; **fractional** ~ fraktionierte Destillation *w*; **non-destructive** ~ schonende Destillation *w*.
distillation characteristics: Siedeverhalten *s*.
distillation flask: Siedekolben *m*.
distillation product: Destillat *s*.
distillation residue: Destillationsrückstand *m*.
distilled/*adj*: destilliert.
distilling/*n*: Destillieren *s*.
distinct/*adj*: ausgeprägt, verschieden.
distinction/*n*: Auszeichnung *w*, Unterschied *m*.
distinctness/*n*: Klarheit *w*.
distinguish/*vb*: unterscheiden.
distocclusal/*adj*: distookklusal.
distocclusion/*n*: Distalbiß *m*.
distomiasis/*n*: Distomiasis *w*, Distomatose *w*.
disto-occlusion/*n*: Distalbiß *m*.
distort/*vb*: verzerren, deformieren.
distorted/*adj*: verzerrt.
distortion/*n*: Verzerrung *w*, Distorsion *w*, Verformung *w*.
distract/*vb*: ablenken.
distractability/*n*: Ablenkbarkeit *w*.
distraction/*n*: Distraktion *w*.
distress/*n*: Leiden *s*, Qual *w*, Not *w*; **fetal** ~ fetal distress *m*, fetale Gefährdung *w*; **respiratory** ~ Atemnot *w*.

distress of newborn, idiopathic respiratory: akutes Atemnotsyndrom des Neugeborenen.
distress syndrome, respiratory: Atemnotsyndrom *s*.
distribute/*vb*: verteilen.
distribution/*n*: Verteilung *w*; **bell-shaped** ~ glockenförmige Verteilung *w*; **binominal** ~ Binominalverteilung *w*; **continuous** ~ kontinuierliche Verteilung *w*; **discontinuous** ~ unregelmäßige Verteilung *w*; **gaussian** ~ Normalverteilung *w*; **normal** ~ Normalverteilung *w*; **skewed** ~ asymmetrische Häufigkeitsverteilung *w*.
distribution constant: Verteilungsquotient *m*.
distribution curve: Verteilungskurve *w*.
distribution equilibrium: Verteilungsgleichgewicht *s*.
distribution-free/*adj*: parameterfrei.
distribution function: Verteilungsfunktion *w*.
distribution law of Nernst: Nernst-Verteilungsgesetz *s*.
distribution pathway: Versorgungsgebiet *s*, Endstromgebiet *s*.
distributivity/*n*: Distributivität *w*.
distributor/*n*: Verteiler *m*.
districhiasis/*n*: Districhiasis *w*.
district general hospital: allgemeines Krankenhaus *s*.
disturbance/*n*: Störung *w*; **emotional** ~ Gefühlsstörung *w*; **mental** ~ psychische Störung *w*.
disulfide/*n*: Disulfid *s*.
disulfide bond: Disulfidbindung *w*.
disulfiram/*n*: Disulfiram *s*.
disulfur dichloride: Disulfurdichlorid *s*.
disulphamide/*n*: Disulfamid *s*.
disuse/*n*: Nichtgebrauch *m*.
disuse atrophy: Inaktivitätsatrophie *w*.
diterminal/*adj*: diterminal.
dithiazanine/*n*: Dithiazanin *s*.
dithioerythritol/*n*: Dithioerythritol *s*.
dithionic/*adj*: dithionsauer.
dithionite/*n*: Dithionit *s*.
dithiothreitol/*n*: Dithiothreitol *s*.

dithizone/*n*: Dithizon *s*.
dithranol/*n*: Dithranol *s*.
dithymol/*n*: Dithymol *s*.
Dittrich's plugs: Dittrich-Pfröpfe.
ditype/*n*: Ditypie *w*.
diuresis/*n*: Diurese *w*; **osmotic** ~ osmotische Diurese *w*.
diuretic/*n*, *adj*: 1. Diuretikum *s*; **osmotic** ~ Osmodiuretikum *s*; 2. diuretisch.
diuria/*n*: Diurie *w*.
diurnal/*adj*: am Tag, diurnus.
divalent/*adh*: bivalent.
divarication/*n*: Diastase *w*.
divaricator/*n*: Spreizapparat *m*.
diverge/*vb*: divergieren, auseinanderweichen.
divergence/*n*: Divergenz *w*.
divergence paralysis: Divergenzlähmung *w*.
divergency/*n*: Divergenz *w*.
divergent/*adj*: divergent.
diver's ear: Taucherohr *s*.
diversion/*n*: Ablenkung *w*, Umleitung *w*; **biliary** ~ Galleableitung *w*; **urinary** ~ Urinableitung *w*.
diversity/*n*: Verschiedenheit *w*.
divers' palsy: Taucherlähmung *w*.
diverticular/*adj*: Divertikulum-.
diverticulectomy/*n*: Divertikulektomie *w*.
diverticulitis/*n*: Divertikulitis *w*.
diverticulogram/*n*: Divertikulogramm *s*.
diverticuloma/*n*: Divertikulom *s*.
diverticulopexy/*n*: Divertikelfixierung *w*.
diverticulosis/*n*: Divertikulose *w*.
diverticulum/*n*: Divertikel *s*; **allantoic** ~ Allantoisausstülpung *w*; **caliceal** ~ nephrogene Nierenzyste *w*; **cervical** ~ Pharynxdivertikel *s*; **colonic** ~ Kolondivertikel *s*; **esophageal** ~ Ösophagusdivertikel *s*; **false** ~ falsches Divertikel *s*; Leberbucht *w*; **gastric** ~ Magendivertikel *s*; **hypopharyngeal** ~ Pharyngozele *w*, Zenker-Divertikel *s*; **optic** ~ Augenbläschen *s*; **pharyngeal** ~ Pharynxdivertikel *s*; **pharyngeoesophageal** ~ Pharyngozele *w*, Zenker-Divertikel *s*; **ureteric** ~ Ureterknospe *w*; **vesical** ~ Blasendivertikel *s*.

diverticulum hernia: Divertikelhernie *w*.
diverticulum of urinary bladder: Harnblasendivertikel *s*.
divicine/*n*: Divicin *s*.
divinyl ether: Divinyläther *m*.
division/*n*: Teilung *w*; **equational** ~ Äquationsteilung *w*; **indirect nuclear** ~ indirekte Kernteilung *w*, Mitose *w*; **mitotic** ~ Mitose *w*; **nuclear** ~ Kernteilung *w*; **reductional** ~ Reduktionsteilung *w*; **surgical** ~ operative Spaltung *w*.
divulse/*vb*: gewaltsam sprengen.
divulsion/*n*: Divulsion *w*.
divulsor/*n*: Dilatator *m*.
dizygotic/*adj*: dizygot, zweieiig.
dizziness/*n*: Benommenheit *w*, Schwindel *m*.
dizzy/*adj*: schwindlig.
DMSO [*abbr*] **dimethyl sulfoxide**: Dimethylsulfoxyd *s*.
DN [*abbr*] **dicrotic notch**: dikroter Knoten *m*.
DNA [*abbr*] **deoxyribonucleic acid**: Desoxyribonukleinsäure *w*, DNS; **double-stranded** ~ Doppelstrang-DNA *w*; **native** ~ Doppelstrang-DNA *w*; **single-stranded** ~ einstrangige DNA *w*.
DNAase [*abbr*] **deoxyribonuclease**/*n*: Desoxyribonuklease *w*.
DNA nucleotidyltransferase: DNA-Polymerase *w*.
DNA polymerase: DNA-Polymerase *w*.
DNA probe: DNS-Sonde *w*.
DNase [*abbr*] **deoxyribonuclease**/*n*: Desoxyribonuklease *w*.
DNA virus: DNS-Virus *m*.
DNB [*abbr*] **dinitrobenzene**/*n*: Dinitrobenzol *s*.
DNCB [*abbr*] **dinitrochlorobenzene**/*n*: Dinitrochlorbenzol *s*.
DNFB [*abbr*] **dinitrofluorobenzene**/*n*: Dinitrofluorbenzol *s*.
DOA [*abbr*] **dead on arrival**: tot bei Einlieferung.
DOB [*abbr*] **date of birth**: Geburtsdatum *s*.
dobutamine/*n*: Dobutamin *s*.

docimasy/*n*: Untersuchung *w*, Prüfung *w*.
dock/*n*: Ampfer *m*.
doctor/*n*: Arzt *m*.
doctor's practice: Arztpraxis *w*.
doctrine/*n*: Doktrin *w*, Lehre *w*.
documentation/*n*: Dokumentation *w*.
docusate sodium: Docusat-Natrium *s*.
dodecadactylon/*n*: Duodenum *s*.
dodecyl sulfate: Dodecylsulfat *s*.
DOE [*abbr*] **dyspnea on exertion**: Belastungsdyspnoe *w*.
Döderlein bacillus: Döderlein-Stäbchen *s*, Lactobacillus acidophilus.
Döhle's disease: syphilitische Aortitis *w*.
Doerfler-Stewart test: Doerfler-Stewart-Test *m*.
dog/*n*: Hund *m*.
dog fever: Hundsfieber *s*.
dog flea: Hundefloh *m*.
dog hookworm: Hundehakenwurm *m*.
Dogiel's corpuscle: Dogiel-Körperchen *s*.
Dogiel's ending: Dogiel-Endkörperchen *s*.
dogma, central: zentrales Dogma der Biologie.
dog tapeworm: Hundebandwurm *m*.
dog tick: Hundezecke *w*.
dol/*n*: subjektive Schmerzeinheit *w*.
dolichocephalic/*adj*: dolichozephal.
dolichocephaly/*n*: Dolichozephalie *w*.
dolichomorphic/*adj*: dolichomorph.
dolichopellic/*adj:* mit langem, engem Becken.
dolichopelvic/*adj:* mit langem, engem Becken.
dolichostenomelia/*n*: Arachnodaktylie *w*.
doll's eye reflex: Puppenaugenphänomen *s*.
doll's head phenomenon: Puppenaugenphänomen *s*.
dolor/*n*: Schmerz *m*.
dolorimeter/*n*: Schmerzmesser *m*.
dolorimetry/*n*: Schmerzmessung *w*.
dolorogenic/*adj*: schmerzauslösend.
domain/*n*: Domäne *w*.
dome, pleural: Pleurakuppel *w*.
domed/*adj*: gewölbt.
domiciliary/*adj*: häuslich, Haus-.

dominance/*n*: Dominanz *w*; **cerebral** ~ Seitendominanz *w*; **incomplete** ~ Semidominanz *w*; **lateral** ~ Seitendominanz *w*; **partial** ~ Semidominanz *w*.
dominant/*adj*: dominant.
domiphen bromide: Pheno-dodeciniumbromid *s*.
domperidone/*n*: Domperidon *s*.
Donald's operation: Donald-Operation *w*, Manchester-Operation *w*.
donate/*vb*: spenden.
Donath-Landsteiner cold autoantibody: Donath-Landsteiner-Kälteautoantikörper *m*.
Donath-Landsteiner syndrome: paroxysmale Kältehämoglobinurie *w*.
Donath-Landsteiner test: Donath-Landsteiner-Reaktion *w*.
donation/*n*: Spende *w*.
Donder's ring: Donder-Ring *m*.
Donnan's distribution: Donnan-Verteilung *w*.
Donnan's equilibrium: Donnan-Gleichgewicht *s*.
donor/*n*: Spender *m*.
donor organ: Spenderorgan *s*.
donor plasma: Spenderplasma *s*.
donor self-exclusion: Spenderselbstausschluß *m*.
Donovan bodies: Donovan-Körperchen, Donavania granulomatis.
Donovan-Leishman body: Donovan-Leishman-Körperchen *s*, Amastigot *m*.
donovanosis/*n*: Donovaniosis *w*, Granuloma inguinale.
-dontia: -dontie.
dopa [*abbr*] **3,4-dihydroxyphenylalanine**/*n*: DOPA *s*, 3,4-Dihydroxyphenylalanin *s*.
dopa decarboxylase: DOPA-dekarboxylase *w*.
dopamine/*n*: Dopamin *s*.
dopamingergic/*adj*: dopaminerg.
dopa-oxydase/*n*: DOPA-oxidase *w*.
dopa quinone: DOPA-Chinon *s*.
dope/*n*: Dope *s*, Rauschdroge *w*.
doping/*n*: Doping *s*.

Doppler effect

Doppler effect: Doppler-Effekt *m*.
Doppler study: Doppler-Untersuchung *w*.
dormant/*adj*: ruhend.
dormifacient/*n*: Hpynotikum *s*.
Dorno's rays: Dorno-Strahlen, Ultraviolett B *s*.
Dorrance hook: Dorrance-Haken *m*.
dors-: Dorso-, Rücken-.
dorsad/*adj*: dorsalwärts.
dorsal/*adj*: dorsal.
dorsalgia/*n*: Rückenschmerz *m*.
dorsicumbent/*adj*: in Rückenlage.
dorsiflexion/*n*: Dorsalflexion *w*.
dorsispinal/*adj*: dorsovertebral.
dorsoabdominal/*adj*: dorsoventral.
dorsodynia/*n*: Rückenschmerz *m*.
dorsolateral/*adj*: dorsolateral.
dorsosacral/*adj*: dorsosakral.
dorsoventral/*adj*: dorsoventral.
dorsum/*n*: Rücken *m*, Dorsum.
dosage/*n*: Dosierung *w*, Dosis *w*.
dose/*n, vb*: 1. Dosis *w*; **absorbed** ~ absorbierte Dosis *w*; **accumulated** ~ Kumulativdosis *w*; **broken** ~ Refraktärdosis *w*; **curative** ~ [*abbr*] **CD** kurative Dosis *w*; **daily** ~ Tagesdosis *w*; **divided** ~ Refraktärdosis *w*; **effective** ~ effektive Dosis *w*; **fractional** ~ Refraktärdosis *w*; **genetically significant** ~ [*abbr*] **GSD** genetisch signifikante Dosis *w*; **gonadal** ~ Gonadendosis *w*; **high** ~ große Dosis *w*; **immunizing** ~ immunisierende Dosis *w*; **infective** ~ [*abbr*] **ID** Infektionsdosis *w*; **initial** ~ Initialdosis *w*; **integral** ~ Gesamtdosis *w*; **invariably lethal** ~ tödliche Dosis *w*, LD$_{100}$; **lethal** ~ [*abbr*] **LD** letale Dosis *w*, LD; **loading** ~ Initialdosis *w*; **mean effective** ~ mittlere Wirkdosis *w*, DE$_{50}$; **mean lethal** ~ mittlere letale Dosis *w*, LD$_{50}$; **median effective** ~ mittlere effektive Dosis *w*; **median infective** ~ mittlere infektiöse Dosis *w*, ID$_{50}$; **minimal** ~ minimale Dosis *w*; **non-effective** ~ unwirksame Dosis *w*; **optimal** ~ Optimaldosis *w*; **priming** ~ Initialdosis *w*; **refractive** ~ Refraktärdosis *w*; **sensitizing** ~ sensibilisierende Dosis *w*; **therapeutic** ~ therapeutische Dosis *w*; **toxic** ~ toxische Dosis *w*; 2. dosieren.
dose attenuation: Dosisabfall *m*.
dose-dependent/*adj*: dosisabhängig.
dose determination: Dosisermittlung *w*.
dose distribution: Dosisverteilung *w*.
dose-effect relationship: Dosis-Wirkungs-Verhältnis *s*.
dose equivalent: Dosisäquivalent *s*.
dose fractionation: Dosisfraktionierung *w*.
dosemeter/*n*: Strahlendosimeter *s*.
dose rate: Dosisleistung *w*.
dose-related/*adj*: dosisabhängig.
dose unit: Dosiseinheit *w*.
dosimeter/*n*: Dosimeter *s*.
dosimetry/*n*: Dosimetrie *w*.
dosimetry calculation: Strahlendosisberechnung *w*.
dosis/*n*: Dosis *w*.
dossier, medical: ärztliches Dossier *s*.
dosulepin/*n*: Dosulepin *s*.
dot/*n, vb*: 1. Fleck *m*, Punkt *m*; 2. punktieren, tüpfeln.
dot-blot: Dot-Blot *m*, Punktautoradiogramm *s*.
double-blind/*adj*: doppelblind.
double-masked/*adj*: doppelblind.
double-stranded/*adj*: doppelstrangig.
doubling time: Verdopplungszeit *w*.
douche/*n, vb*: 1. Spülung *w*; **Scotch** ~ Heiß-Kalt-Spülung *w*; **vaginal** ~ Scheidenspülung *w*; 2. spülen.
doughnut pessary: flexibles Ringpessar *s*.
Douglas abscess: Douglas-Abszeß *m*.
Douglas fold: Douglas-Falte *w*, Douglas-Ligament *s*, Plica rectouterina.
Douglas method: Douglas-Selbstentwicklung *w*.
Douglas pouch: Douglas-Raum *m*.
Douglas space: Douglas-Raum *m*.
Douglas spontaneous evolution: Douglas-Spontanentwicklung *w*.
dowel/*n*: Stiftzahn *m*.
dowel crown: Stiftkrone *w*.
down/*n*: Lanugo *s*.
downbeat nystagmus: Downbeat-Nystag-

mus *m*, abwärtsgerichteter Nystagmus *m*.
downer/*n*: Sedativum *s*, Barbiturat *s*.
Downey cell: Downey-Zelle *w*, atypischer Lymphozyt *m*.
downgaze/*n*: Infraversion *w*.
downregulation/*n*: Downregulation *w*, Herunterregulation *w*.
downstream/*adj*: stromabwärts.
Down syndrome: Down-Syndrom *s*, Trisomie 21 *w*.
doxapram/*n*: Doxapram *s*.
doxapram hydrochloride: Doxapramhydrochlorid *s*.
doxepin/*n*: Doxepin *s*.
doxorubicin/*n*: Doxorubicin *s*.
doxycycline/*n*: Doxycyclin *s*.
doxylamine/*n*: Doxylamin *s*.
Doyen's operation: Doyen-Operation *w*.
Doyère's hillock: motorische Endplatte *w*.
Doyne's honeycomb degeneration of retina: Chorioiditis guttata senilis.
dracontiasis/*n*: Drakunkulose *w*.
dracuncular/*adj*: Dracunculus-.
dracunculiasis/*n*: Drukunkulose *w*.
dracunculosis/*n*: Drakunkulose *w*.
dracunculus/*n*: Dracunculus, Drachenwurm *m*.
draft/*n*: Trunk *m*; **black** ~ Sennamixtur *w*.
drag/*n*, *vb*: 1. Hindernis *s*, Anker *m*; 2. schleppen, schleifen.
dragon worm: Drachenwurm *m*, Dracunculus.
Dragstedt's operation: trunkuläre Vagotomie *w*.
drain/*n*, *vb*: 1. Drain *m*, Abfluß *m*, Kanüle *w*; 2. drainieren, ableiten.
drainage/*n*: Drainage *w*; **closed pleural** ~ geschlossene Pleuradrainage *w*; **lymphatic** ~ Lymphdrainage *w*; **open** ~ offene Pleuradrainage *w*; **postural** ~ Lagedrainage *w*; **tidal** ~ Überlaufdrainage *w*; **ventriculoatrial** ~ ventrikuloatriale Drainage *w*.
drainage headache: postpunktioneller Kopfschmerz *m*.
drain-tube: Drainageschlauch *m*.
Drapanas shunt: Drapanas-H-Anastomose *w*.
drape/*n, vb*: 1. Operationsabdecktuch *s*; 2. abdecken.
drastic/*adj*: drastisch.
draught/*n*: Arzneitrunk *m*.
draw-a-person test: Personenzeichentest *m*, Machover-Test *m*.
drawer sign: Schubladenphänomen *s*.
drawing/*n*: Zeichnung *w*.
dream/*n*: Traum *m*; **wet** ~ nächtliche Pollution *w*.
dream analysis: Traumanalyse *w*.
dream censor: Traumzensor *m*.
dream content: Trauminhalt *m*.
dream element: Traumelement *s*.
dream interpretation: Traumdeutung *w*.
dream motive: Traummotiv *s*.
dream state: Traumzustand *m*.
dream symbol: Traumsymbol *s*.
dream work: Traumarbeit *w*.
drepanocyte/*n*: Drepanozyt *m*, Sichelzelle *w*.
drepanocytosis/*n*: Sichelzellenanämie *w*.
Dresbach's anemia: Dresbach-Anämie *w*, Sichelzellenanämie *w*.
Dresbach syndrome: Dresbach-Syndrom *s*, Elliptozytose *w*.
dress/*vb*: verbinden.
dresser/*n*: Lazarettgehilfe *m*.
dressing/*n*: Verband *m*, Kleidung *w*; **adhesive adsorbent** ~ Adhäsionsverband *m*; **cross** ~ Transvestismus *m*; **fixed** ~ Fixierverband *m*; **occlusive** ~ Okklusionsverband *m*.
Dressler's disease: Dressler-Krankheit *w*, intermittierende Hämoglobinurie *w*.
Dressler syndrome: Dressler-Syndrom *s*, Postmyokardinfarktsyndrom *s*.
dribble/*vb*: tröpfeln.
drift/*n*: Treiben *s*, Drift *m*; **antigenic** ~ Antigendrift *m*; **genetic** ~ Gendrift *m*; **ulnar** ~ ulnare Deviation *w*.
driftwood cortex: dystope Myelogenese *w*.
drill/*n*: Bohrer *m*.
drill wire: Bohrdraht *m*.
drink/*n, vb*: 1. Trunk *m*; 2. trinken.

drinker/*n*: Trinker *m*, Alkoholiker *m*.
drinking/*n*: Trinken *s*; **episodic excessive** ~ episodisches Trinken *s*; **habitual excessive** ~ Alkoholismus *m*.
drinking behavior: Trinkverhalten *s*.
drip/*n, vb*: 1. Tropf *m*, Tropfen; **intravenous** ~ intravenöse Infusion *w*; 2. tröpfeln.
drip feeding: parenterale Ernährung *w*.
drip infusion: Infusion *w*, Tropf *m*.
drive/*n*: Trieb *m*, Antrieb *m*; **appetitive** ~ Appetenz *w*; **instinctual** ~ Instinkt *m*; **maternal** ~ Muttertrieb *m*; **motor** ~ Bewegungsantrieb *m*; **self-assertive** ~ Selbsterhaltungstrieb *m*; **sexual** ~ Geschlechtstrieb *m*.
drive reduction: Antriebsminderung *w*.
driving/*n*: Driving *s*, Steuerung *w*.
dromic/*adj*: normodrom.
dromograph/*n*: Dromograph *m*.
dromomania/*n*: Dromomanie *w*.
dromostanolone propionate: Dromostanolon *s*.
dromotropic/*adj*: dromotrop.
drop/*n, vb*: 1. Tropfen *m*; **hanging** ~ hängender Tropfen *m*; **nasal** ~ Nasentropfen; 2. tropfen, fallen.
drop-attack/*n*: drop-attack, Drop-Anfall *m*.
droperidol/*n*: Droperidol *s*.
drop foot: Fallfuß *m*.
drop hand: Fallhand *w*.
drop infusion: Tröpfcheninfusion *w*.
droplet/*n*: Tröpfchen *s*.
droplet form: Tröpfchenform *w*.
droplet infection: Tröpfcheninfektion *w*.
droplet infusion: Tröpfcheninfusion *w*.
drop metastases: Abklatschmetastase *w*.
dropout/*n*: Ausfall *m*, Aussetzer *m*.
dropper/*n*: Pipette *w*.
dropropizine/*n*: Dropropizin *s*.
dropsy/*n*: Wassersucht *w*, Ödem *s*, Hydrops *m*; **abdominal** ~ Aszites *m*; **articular** ~ Hydrarthrose *w*; **cardiac** ~ kardiales Ödem *s*; **epidemic** ~ indische Wassersucht *w*; **famine** ~ Hungerödem *s*; **lymphatic** ~ Lymphödem *s*; **nutritional** ~ Hungerödem *s*; **peritoneal** ~ Aszites *m*; **salpingian** ~ Hydrosalpinx *w*; **tubal** ~ Hydrosalpinx *w*; **wet** ~ feuchte Beriberi *w*.
dropsy of chest: Hydrothorax *m*.
drostanolone/*n*: Drostanolon *s*.
drown/*vb*: ertrinken.
drowning/*n*: Ertrinken *s*.
drowsiness/*n*: Schläfrigkeit *w*.
drowsy/*adj*: schläfrig.
drug/*n*: Medikament *s*, Droge *w*; **analgesic** ~ Analgetikum *s*; **antagonistic** ~ Antagonist *m*; **antiarrhythmic** ~ Antiarrhythmikum *s*; **antidepressant** ~ Antidepressivum *s*; **antiepileptic** ~ Antiepileptikum *s*; **antihypertensive** ~ blutdrucksenkendes Medikament *s*; **crude** ~ Rohdroge *w*; **ethical** ~ verschreibungspflichtiges Medikament *s*; **habit-forming** ~ abhängigmachende Droge *w*; **illicit** ~ verbotene Droge *w*; **neuroleptic** ~ Neuroleptikum *s*; **proprietary** ~ geschütztes Arzneimittel *s*.
drug abuse: Drogenmißbrauch *m*, Arzneimittelmißbrauch *m*.
drug action: Arzneimittelwirkung *w*.
drug addict: Drogenabhängiger *m*.
drug addiction: Drogenabhängigkeit *w*.
drug administration: Arzneimittelverabreichung *w*.
drug allergy: Arzneimittelallergie *w*.
drug combination: Medikamentenkombination *w*.
drug delivery: Pharmakotherapie *w*.
drug delivery system, intravenous: Infusionspumpe *w*.
drug dependence: Arzneimittelabhängigkeit *w*, Drogenabhängigkeit *w*; **multiple** ~ Polytoxikomanie *w*.
drug dependency: Drogenabhängigkeit *w*.
drug design: Wirkstoffdesign *s*.
drug eruption: Arzneimittelexanthem *s*.
drug evaluation: Arzneimittelprüfung *w*.
drug-fast/*adj*: arzneimittelresistent.
drug fever: Medikamentenfieber *s*.
druggy/*n*: Drogenabhängiger *m*.
drug-induced/*adj*: medikamentös bedingt.
drug industry: pharmazeutische Industrie *w*.

drug interaction: Arzneimittelinteraktion *w*.
drug intolerance: Arzneimittelunverträglichkeit *w*.
drugist/*n*: Apotheker *m*.
drug kinetics: Pharmakokinetik *w*.
drug modeling: Wirkstoffdesign *s*.
drug potentiation: Wirkungsverstärkung *w*.
drug prescribing: Arzneimittelverordnung *w*.
drug prophylaxis: medikamentöse Prophylaxe *w*.
drug psychosis: Pharmakopsychose *w*.
drug purpura: Arzneimittelpurpura *w*.
drug rash: Arzneimittelexanthem *s*.
drug-resistant/*adj*: arzneimittelresistent.
drug screening: vorklinische Arzneimitelprüfung *w*.
drugstore/*n*: Apotheke *w*, Drogerie *w*.
drug study: Arzneimittelprüfung *w*.
drug therapy: medikamentöse Therapie *w*.
drug tolerance: Arzneimittelverträglichkeit *w*.
drug use: Drogenkonsum *m*.
drug withdrawal: Drogenentzug *m*.
drum/*n*: Trommelfell *s*, Membrana tympanica.
drum belly: Trommelbauch *m*.
drum head: Trommelfell *s*.
drum membrane: Trommelfell *s*.
drum perforation: Trommelfellperforation *w*.
drumstick appendage: Drumstick *m*.
drumstick finger: Trommelschlegelfinger *m*.
drunkard/*n*: Alkoholiker *m*, Trinker *m*.
drunkards' arm paralysis: Parkbanklähmung *w*, Radialis-Drucklähmung *w*.
drunkenness/*n*: Trunkenheit *w*.
drusen/*n*: Drusen.
dry/*vb, adj*: 1. trocknen; 2. trocken.
dryer/*n*: Trockner *m*.
dryness/*n*: Trockenheit *w*.
DSM [*abbr*] **Diagnostic and Statistical Manual of Mental Disorders**: Diagnostisches und statistisches Manual psychischer Störungen *s*, DSM.
DT [*abbr*] **duration tetany**: Dauertetanus *m*.
DTP [*abbr*] **distal tingling on percussion**: Hoffmann-Tinel-Klopfzeichen *s*.
dual/*adj*: dual, zweifach.
dualism/*n*: Dualismus *m*.
Duane syndrome: Duane-Syndrom *s*, Stilling-Türk-Syndrom *s*.
duazomycin/*n*: Duazomycin *s*.
Dubin-Johnson syndrome: Dubin-Johnson-Syndrom *s*.
Dubois abscess: Dubois-Abszeß *m*.
Dubowitz syndrome: Dubowitz-Syndrom *s*.
Dubreuilh's disease: Dubreuilh-Hutchinson-Krankheit *w*, Melanosis circumscripta praeblastomatosa Dubreuilh.
Duchenne's disease: Duchenne-Muskeldystrophie *w*.
Duchenne sign: Duchenne-Zeichen *s*.
Duchenne's paralysis: Erb-Duchenne-Lähmung *w*, obere Armplexuslähmung *w*.
Duchenne's progressive muscular dystrophy: progressive Muskeldystrophie Typ Duchenne *w*.
duck gait: Watschelgang *m*, myopathische Gangstörung *w*.
Ducrey's bacillus: Ducrey-Streptobakterium *s*, Haemophilus ducreyi.
duct/*n*: Gang *m*, Ductus; **biliary** ~ Gallengang *m*; **cystic** ~ Ductus cysticus; **efferent** ~ Drüsenausführungsgang *m*; **endolymphatic** ~ Labyrinth *s*; **genital** ~ Genitalkanal *m*; **lacrimal** ~ Tränengang *m*; **left lymphatic** ~ Ductus lymphaticus; **mesonephric** ~ Wolff-Gang *m*, Urnierengang *m*; **müllerian** ~ Müller-Gang *m*; **pancreatic** ~ Pankreasgang *m*; **secretory** ~ Drüsenausführungsgang *m*; **seminal** ~ Samengang *m*; **wolffian** ~ Wolff-Gang *m*, Urnierengang *m*.
ductal/*adj*: Gang-.
ductectasia/*n*: Gangektasie *w*; **mammary** ~ Milchgangerweiterung *w*.
ductile/*adj*: dehnbar.

ductility/*n*: Dehnbarkeit *w*.
duction/*n*: Augenbewegung *w*.
ductless/*adj*: ohne Ausführungsgang.
ductography/*n*: Milchgangdarstellung *w*.
duct stone, cystic: Zystikusstein *m*.
duct tumor, craniopharyngeal: Kraniopharyngeom *s*, Erdheim-Tumor *m*.
ductule/*n*: kleiner Gang *m*, Ductulus.
ductus arteriosus, patent: offener Ductus Botalli.
Dührssen's incisions: Dührssen-Inzisionen.
Duffy blood-group system: Duffy-Blutgruppensystem *s*.
Duhring's disease: Duhring-Krankheit *w*, Dermatitis herpetiformis.
Duke's bleeding time test: Duke-Methode *w*, Bestimmung der primären Blutungszeit.
Duke's classification: Duke-Klassifikation *w*.
Dukes disease: Dukes-Filatow-Krankheit *w*, Exanthema subitum.
dulcin/*n*: Dulcin *s*.
dulcitol/*n*: Galaktit *s*.
dull/*adj*: stumpf, dumpf.
dullness/*n*: Trübung *w*, Dämpfung *w*.
dullness on percussion: gedämpfter Klopfschall *m*.
dumb/*adj*: stumm, dumm.
dumbbell configuration: Hantelform *w*.
dumbbell neurofibroma: hantelförmiges Neurofibrom *s*.
dumbness/*n*: Stummheit *w*.
dummy/*n*: Attrappe *w*, Schnuller *m*, Nukkel *m*.
dumping/*n*: Entleerung *w*.
dumping syndrome: Dumping-Syndrom *s*, Sturzentleerung des Magens.
Duncan's mechanism: Duncan-Mechanismus *m*.
duoden-: Duodeno-.
duodenal/*adj*: duodenal.
duodenectomy/*n*: Duodenektomie *w*.
duodenitis/*n*: Duodenitis *w*.
duodenocholecystostomy/*n*: Cholezystoduodenostomie *w*.
duodenocholedochotomy/*n*: Duodenocholedochotomie *w*.
duodenocystostomy/*n*: Cholezystoduodenostomie *w*.
duodenoenterostomy/*n*: Duodenoenterostomie *w*.
duodenography/*n*: Duodenographie *w*; **hypotonic** ~ hypotone Duodenographie *w*.
duodenoileostomy/*n*: Duodenoileostomie *w*.
duodenojejunostomy/*n*: Duodenojejunostomie *w*.
duodenolysis/*n*: Duodenummobilisation *w*.
duodenopancreatectomy/*n*: Duodenopankreatektomie *w*.
duodenoplasty/*n*: Duodenoplastik *w*.
duodenorrhaphy/*n*: Duodenalnaht *w*.
duodenoscope/*n*: Duodenoskop *s*.
duodenoscopy/*n*: Duodenoskopie *w*.
duodenostomy/*n*: Duodenostomie *w*.
duodenotomy/*n*: Duodenotomie *w*.
duodenum/*n*: Zwölffingerdarm *m*, Duodenum.
duoparental/*adj*: biparental.
duovirus/*n*: Rotavirus *m*.
Duplay syndrome: Duplay-Schultersteife *w*, Periarthritis humeroscapularis.
duplex scanner: Duplexscanner *m*.
duplication/*n*: Duplikation *w*, Verdopplung *w*.
duplicature/*n*: Duplikatur *w*.
Dupré's disease: Meningismus *m*.
Dupuy-Dutemps operation: Dupuy-Dutemps-Operation *w*.
Dupuy-Dutemps sign: Dupuy-Dutemps-Zeichen *s*, Cestan-Zeichen *s*, Levatorzeichen *s*.
Dupuytren's contracture: Dupuytren-Kontraktur *w*.
Dupuytren's fracture: Dupuytren-Fraktur *w*, bimalleoläre Fraktur *w*.
Dupuytren sign: Dupuytren-Zeichen *s*.
dural/*adj*: Dura-.
durability/*n*: Haltbarkeit *w*.
Durand-Nicolas-Favre disease: Durand-

Nicolas-Favre-Krankheit *w*, Lymphopathia venerea.
Durand's vaccine: Durand-Vakzine *w*.
duraplasty/*n*: Duraplastik *w*.
duration/*n*: Dauer *w*.
duration tetany [*abbr*] **DT**: Dauertetanus *m*.
Duret's microhemorrhage: Duret-Blutung *w*.
Durham's trocar: Durham-Trokar *m*.
Duroziez disease: Duroziez-Syndrom *s*, kongenitale Mitralstenose *w*.
Duroziez murmur: Duroziez-Doppelgeräusch *s*.
dust/*n*, *vb*: 1. Staub *m*; 2. bestäuben.
dust allergy: Hausstauballergie *w*.
dust cell: Alveolarmakrophage *m*.
dust corpuscle: Thrombozyt *m*.
dust disease: Staublungenkrankheit *w*, Pneumokoniose *w*.
dust-proof/*adj*: staubdicht.
Dutton's relapsing fever: afrikanisches Zeckenfieber *s*.
duty/*n*: Pflicht *w*, Dienst *m*.
Duverney's gland: Duverney-Drüse *w*, Glandula vestibularis major.
DV [*abbr*] **dependent variable**: abhängige Variable *w*.
DW [*abbr*] **destilled water**: destilliertes Wasser *s*.
dwale/*n*: Belladonna *w*.
dwarf/*n*: Zwerg *m*; **ateliotic** ~ Seckel-Syndrom *s*.
dwarfism/*n*: Zwergenwuchs *m*, Minderwuchs *m*, Nanosomie *w*; **acromelic** ~ Akromelie *w*; **cardiac** ~ kardialer Minderwuchs *m*; **chondrodystrophic** ~ Chondrodystrophie *w*; **exostotic** ~ exostotischer Minderwuchs *m*; **hypophysial** ~ hypophysärer Minderwuchs *m*; **hypopituitary**~ hypophysärer Minderwuchs; **mesomelic** ~ Mesomelie *w*; **myxedematous** ~ myxödematöser Minderwuchs *m*; **pituitary** ~ hypophysärer Minderwuchs *m*, Hanhart-Syndrom *s*; **polydystrophic** ~ Mukopolysaccharidose III *w*; **pseudometatrophic** ~ pseudometatrophischer Minderwuchs *m*; **renal** ~ renaler Minderwuchs *m*; **rhizomelic** ~ Rhizomelie *w*; **thanatophoric** ~ thanatophorer Zwergwuchs *m*.
dwarf pelvis: Zwergbecken *s*.
dyad/*n*: Dyade *w*.
dyaster/*n*: Amphiaster *m*.
dyclonine hydrochloride: Dyclonin-Hydrochlorid *s*.
dydrogesterone/*n*: Dydrogesteron *s*.
dye/*n*, *vb*: 1. Farblösung *w*; **acidic** ~ saurer Farbstoff *m*; **neutral** ~ Neutralfarbstoff *m*, Neutralfärbung *w*; **vital** ~ Vitalfärbung *w*; 2. färben.
dye-dilution technique: Farbstoffverdünnungsmethode *w*.
dye-spraying technique: Farbmarkierung *w*.
dying/*n*: Sterben *s*.
Dyke-Young syndrome: Dyke-Young-Syndrom *s*, makrozytäre hämolytische Anämie *w*.
-dynamia: -dynamie.
dynamic/*adj*: dynamisch.
dynamics/*n*: Dynamik *w*.
dynamism/*n*: dynamisches Prinzip *s*.
dynamite headache: Nitrokopfschmerz *m*.
dynamograph/*n*: Dynamograph *m*.
dynamography/*n*: Dynamographie *w*.
dynamometer/*n*: Dynamometer *s*.
dynein/*n*: Dynein *s*.
-dynia: -dynie.
dyphylline/*n*: Diphyllin *s*.
dysacousis/*n*: Dysakusis *w*.
dysacusis/*n*: Dysakusis *w*.
dysadaptation/*n*: Fehladaptierung *w*.
dysaesthesia/*n*: Dysästhesie *w*.
dysallilognathia/*n*: disproportionales Kieferwachstum *s*.
dysaphia/*n*: Dysaphie *w*.
dysaphic/*adj*: dysaphisch.
dysaptation/*n*: Fehladaptierung *w*.
dysarthria/*n*: Dysarthrie *w*; **ataxic** ~ zerebelläre Dysarthrie *w*; **cerebellar** ~ zerebelläre Dysarthrie *w*; **developmental** ~ Dysarthrie bei Sprachentwicklungsstörung; **spastic** ~ spastische Dysarthrie *w*.

dysarthric/*adj*: dysarthrisch.
dysarthrosis/*n*: Dysarthrose *w*.
dysautonomia/*n*: Dysautonomie *w*; **familial** ~ familiäre Dysautonomie *w*, Riley-Day-Syndrom *s*.
dysbarism/*n*: Dysbarismus *m*.
dysbasia/*n*: Dysbasie *w*.
dysbetalipoproteinemia/*n*: familiäre Hyperlipoproteinämie Typ III *w*.
dysbiosis/*n*: Dysbiose *w*.
dysbolism/*n*: Stoffwechselstörung *w*.
dyscalculia/*n*: Dyskalkulie *w*.
dyscephaly/*n*: Dyszephalie *w*.
dyscheiria/*n*: Dyschirie *w*.
dyschezia/*n*: Dyschezie *w*.
dyschiasis/*n*: gestörtes Lokalisationsvermögen für Sinneseindrücke.
dyschondrogenesis/*n*: Dyschondrogenese *w*.
dyschondroplasia/*n*: Dyschondroplasie *w*.
dyschondrosteosis/*n*: Léri-Weil-Syndrom *s*.
dyschromatopsia/*n*: Dyschromatopsie *w*, Farbenfehlsichtigkeit *w*.
dyschromatosis/*n*: Dyschromasie *w*.
dyschronometria/*n*: Dyschronometrie *w*.
dyschronous/*adj*: desynchronisiert.
dyschylia/*n*: Dyschylie *w*.
dyscinesia/*n*: Dyskinese *w*.
dyscoria/*n*: Dyskorie *w*.
dyscrasia/*n*: Dyskrasie *w*.
dysdiadochokinesia/*n*: Dysdiadochokinese *w*.
dysdiadochokinetic/*adj*: dysdiadochokinetisch.
dysenteric/*adj*: dysenterisch.
dysenteriform/*adj*: dysenterieähnlich.
dysentery/*n*: Dysenterie *w*, Ruhr *w*; **amebic** ~ Amoebenruhr *w*; **bacillary** ~ Bakterienruhr *w*; **catarrhal** ~ Sprue *w*; **helminthic** ~ Helminthendysenterie *w*; **institutional** ~ Lagerruhr *w*; **Japanese** ~ Bakterienruhr *w*; **malignant** ~ tödlich verlaufende Dysenterie *w*; **schistosomal** ~ Schistosomas-Dysenterie *w*.
dysequilibrium/*n*: Disäquilibrium *s*, Ungleichgewicht *s*.
dysequilibrium syndrome: zerebrales Disäquilibriumsyndrom *s*.
dyserythropoiesis/*n*: Dyserythropoese *w*.
dyserythropoietic/*adj*: dyserythropoetisch.
dysesthesia/*n*: Dysästhesie *w*; **auditory** ~ Dysakusis *w*.
dysfibrinogenemia/*n*: Dysfibrinogenämie *w*.
dysfunction/*n*: Dysfunktion *w*, Funktionsstörung *w*; **central auditory** ~ zentrale Hörstörung *w*; **constitutional hepatic** ~ Gilbert-Syndrom *s*; **hormonal** ~ hormonale Dysfunktion *w*; **hypertonic uterine** ~ hypertone Wehendystonie *w*; **orgasmic** ~ Orgasmusstörung *w*; **sexual** ~ sexuelle Funktionsstörung *w*; **vegetative** ~ vegetative Dysfunktion *w*.
dysgalactia/*n*: Dysgalaktie *w*.
dysgammaglobulinemia/*n*: Dysgammaglobulinämie *w*.
dysgenesis/*n*: Dysgenesie *w*; **gonadal** ~ Gonadendysgenesie *w*; **iridocorneal mesodermal** ~ Rieger-Syndrom *s*.
dysgenic/*adj*: dysgenisch.
dysgenics/*n*: Dysgenik *w*.
dysgerminoma/*n*: Dysgerminom *s*.
dysgeusia/*n*: Dysgeusie *w*.
dysglobulinemia/*n*: Dysglobulinämie *w*.
dysgnathia/*n*: Dysgnathie *w*.
dysgonesis/*n*: Gonadendysfunktion *w*.
dysgonic/*adj*: dysgonisch.
dysgrammatism/*n*: Dysgrammatismus *m*.
dysgraphia/*n*: Dysgraphie *w*.
dyshematopoiesis/*n*: Dyserythropoiese *w*.
dysimmunoglobulinemia/*n*: Dysgammaglobulinämie *w*.
dysjunction/*n*: Disjunktion *w*, Unterbrechung *w*; **axo-glial** ~ axogliale Disjunktion *w*.
dyskaryosis/*n*: Dyskaryose *w*.
dyskaryotic/*adj*: dyskaryotisch.
dyskeratoma/*n*: Dyskeratom *s*.
dyskeratosis/*n*: Dyskeratose *w*; **hereditary benign intraepithelial** ~ Witkop-van Sallman-Krankheit *w*.

dyskinesia/*n*: Dyskinesie *w*; **tardive** ~ Dyskinesia tardive *w*.
dyskinetic/*adj*: dyskinetisch.
dyslalia/*n*: Dyslalie *w*.
dyslexia/*n*: Dyslexie *w*.
dyslipidosis/*n*: Fettstoffwechselstörung *w*.
dysmature/*adj*: unreif.
dysmaturity/*n*: Unreife *w*; **pulmonary** ~ Lungenunreife *w*.
dysmegalopsia/*n*: Dysmegalopsie *w*.
dysmelia/*n*: Dysmelie *w*.
dysmenorrhea/*n*: Dysmenorrhö *w*; **congestive** ~ kongestive Dysmenorrhö *w*; **inflammatory** ~ entzündliche Dysmenorrhö *w*; **membraneous** ~ Dysmenorrhoea membranacea.
dysmenorrheal/*adj*: dysmenorrhoisch.
dysmentia/*n*: Pseudomenz *w*.
dysmetria/*n*: Dysmetrie *w*.
dysmetropsia/*n*: Dysmegalopsie *w*.
dysmimia/*n*: Dysmimie *w*.
dysmnesia/*n*: Dysmnesie *w*, Gedächtnisstörung *w*.
dysmorphia/*n*: Dysmorphie *w*.
dysmorphogenesis/*n*: Teratogenese *w*.
dysmorphology/*n*: Teratologie *w*.
dysmorphosis/*n*: Dysmorphose *w*.
dysmyelination/*n*: Myelinisierungsstörung *w*.
dysmyelopoietic/*adj*: dysmyelopoetisch.
dysnomia/*n*: Dysnomie *w*.
dysodontiasis/*n*: Dysodontie *w*.
dysodynia/*n*: Dysodynie *w*, Wehenschwäche *w*.
dysontogenesis/*n*: Dysontogenese *w*.
dysontogenetic/*adj*: dysontogenetisch.
dysorexia/*n*: Dysorexie *w*.
dysostosis/*n*: Dysostose *w*; **acrofacial** ~ Nager-Syndrom *s*; **craniofacial** ~ kraniofaziale Dysostose *w*, Crouzon-Krankheit *w*; **mandibulofacial** ~ Dysostosis mandibulofacialis, Franceschetti-Syndrom *s*; **orodigitofacial** ~ orofaziodigitales Syndrom *s*; **otomandibular** ~ otomandibuläre Dysostose *w*.
dysostotic/*adj*: dysostotisch.
dyspareunia/*n*: Dyspareunie *w*.

dyspepsia/*n*: Dyspepsie *w*; **non-ulcer** ~ nicht-ulzeröse Dyspepsie *w*, NUD.
dyspeptic/*adj*: dyspeptisch.
dysphagia/*n*: Dysphagie *w*.
dysphagic/*adj*: dyphagisch.
dysphagy/*n*: Dysphagie *w*.
dysphasia/*n*: Dysphasie *w*.
dysphemia/*n*: Dysphemie *w*, Stottern *s*.
dysphonia/*n*: Dysphonie *w*.
dysphonic/*adj*: dysphonisch.
dysphrasia/*n*: Dysphrasie *w*.
dyphylaxia/*n*: Durchschlafstörung *w*.
dysplasia/*n*: Dysplasie *w*; **anhidrotic ectodermal** ~ Anhidrosis hypotrichotica polydysplastica, Christ-Siemens-Syndrom *s*; **atriodigital** ~ Hand-Fuß-Syndrom *s*, Holt-Oram-Syndrom *s*; **bronchopulmonary** ~ bronchopulmonale Dysplasie *w*; **camptomelic** ~ Kamptomelie *w*; **caudal** ~ Kaudadysplasie *w*; **chondroectodermal** ~ chondroektodermale Dysplasie *w*, Ellis-van Creveld-Syndrom *s*; **cleidocranial** ~ kleidokraniale Dysostose *w*; **congenital alveolar** ~ kongenitale Alveolardysplasie *w*; **craniocarpotarsal** ~ kraniokarpale Dystrophie *w*, Freeman-Sheldon-Syndrom *s*, Dysplasia cranio-carpotarsalis; **dental** ~ Zahndysplasie *w*; **diaphyseal** ~ Camurati-Engelmann-Syndrom *s*, Osteopathia hyperostotica multiplex infantilis; **ectodermal** ~ ektodermale Dysplasie *w*; **encephaloophthalmic** ~ Dysplasia encephaloopthalmica, Reese-Syndrom *s*; **fibromuscular** ~ fibromuskuläre Dysplasie *w*; **fibrous** ~ fibröse Dysplasie *w*, Fibrodysplasie *w*; **hidrotic ectodermal** ~ Clouston-Syndrom *s*; **mammary** ~ zystische Mastopathie *w*; **metaphyseal** ~ metaphysäre Dysplasie *w*, Modulationsdysplasie *w*, Pyle-Krankheit *w*; **nuclear** ~ Kerndysplasie *w*; **oculodentodigital** ~ okulodentodigitales Syndrom *s*; **olfactory genital** ~ olfaktogenitales Syndrom *s*, Kallmann-Syndrom *s*; **polyostotic fibrous** ~ polyostotische Fibrodysplasie *w*, Jaffé-Lichtenstein-Syndrom *s*; **progressive diaphyseal** ~ Camu-

dysplasia, renal

rati-Engelmann-Syndrom *s*, Osteopathia hyperostotica multiplex infantilis; **renal** ~ Nierendysplasie *w*; **retinal** ~ Netzhautdysplasie *w*; **skeletal** ~ Osteochondrodysplasie *w*; **thanatophoric** ~ thanatophorischer Minderwuchs *m*.

dysplasia of the hip, congenital: kongenitale Hüftdysplasie *w*.

dysplasia of the jaws, disseminated juvenile fibrous: Cherubismus *m*.

dysplastic/*adj*: dysplastisch.

dyspnea/*n*: Dyspnoe *w*; **cardiac** ~ kardiale Dyspnoe *w*; **exertional** ~ Belastungsdyspnoe *w*; **expiratory** ~ expiratorische Dyspnoe *w*; **inspiratory** ~ inspiratorische Dyspnoe *w*; **orthostatic** ~ orthostatische Dyspnoe *w*; **paroxysmal nocturnal** ~ paroxysmale nächtliche Dyspnoe *w*.

dyspneic/*adj*: dyspnoisch, kurzatmig.

dyspoiesis/*n*: Bildungsstörung *w*.

dysponderal/*adj*: übergewichtig.

dyspraxia/*n*: Dyspraxie *w*.

dysprosody/*n*: Prosodiestörung *w*.

dysproteinemia/*n*: Dysproteinämie *w*.

dysprothrombinemia/*n*: Dysprothrombinämie *w*.

dysraphia/*n*: Dysraphie *w*; **spinal** ~ spinales Dysraphiesyndrom *s*.

dysraphic/*adj*: dysraphisch.

dysraphism/*n*: Dysraphie *w*.

dysrhythmia/*n*: Dysrhythmie *w*, Rhythmusstörung *w*.

dyssomatognosia/*n*: Dyssomatognosie *w*.

dyssomnia/*n*: Schlafstörung *w*.

dysspermia/*n*: Dysspermie *w*.

dysstasia/*n*: Dysstasie *w*.

dysstatic/*adj*: dysstatisch.

dyssynergia/*n*: Dyssynergie *w*.

dyssynergy/*n*: Ataxie *w*.

dystasia/*n*: Dysstasie *w*.

dystaxia/*n*: Ataxie *w*.

dystectia/*n*: Dysraphie *w*.

dysthymia/*n*: Dysthymie *w*.

dysthymic/*adj*: dysthym.

dystocia/*n*: Dystokie *w*.

dystonia/*n*: Dystonie *w*; **autonomic** ~ neurovegetative Dystonie *w*; **focal** ~ fokale Dystonie *w*.

dystonic/*adj*: dyston.

dystopia/*n*: Dystopie *w*, Ektopie *w*.

dystopic/*adj*: dystop.

dystrophia/*n*: Dystrophie *w*.

dystrophic/*adj*: dystroph.

dystrophoneurosis/*n*: alimentäres Dystrophiesyndrom *s*.

dystrophy/*n*: Dystrophie *w*; **adiposogenital** ~ Dystrophia adiposogenitalis, Fröhlich-Syndrom *s*; **arthritic** ~ Gelenkdystrophie *w*; **asphyxating thoracic** ~ Jeune-Krankheit *w*; **congenital muscular** ~ kongenitale Muskeldystrophie *w*; **corneal** ~ Hornhautdystrophie *w*; **distal muscular** ~ distale Muskeldystrophie *w*; **facioscapulohumeral** ~ fazioskapulohumerale Muskeldystrophie *w*, Déjerine-Landouzy-Syndrom *s*; **granular corneal** ~ Groenouw-Syndrom *s*; **hypophysial** ~ Hypophyseninsuffizienz *w*; **muscular** ~ Muskeldystrophie *w*; **myotonic** ~ Dystrophia myotonica, Curschmann-Batten-Steinert-Syndrom *s*; **ocular muscular** ~ Augenmuskeldystrophie *w*; **oculocerebrorenal** ~ okulozerebrorenales Syndrom *s*; **progressive muscular** ~ progressive Muskeldystrophie *w*; **pseudohypertrophic muscular** ~ pseudohypertrophe Muskeldystrophie *w*; **sympathetic** ~ reflektorische Sympathikusdystrophie *w*; **tapetochoroidal** ~ Chorioideremie *w*; **thoracic-pelvic-phalangeal** ~ Jeune-Krankheit *w*.

dysuresia/*n*: Dysurie *w*.

dysuria/*n*: Dysurie *w*; **spastic** ~ spastische Dysurie *w*.

dysuric/*adj*: dysurisch.

dysvitaminosis/*n*: Vitaminstörung *w*.

E

E. [*abbr*] **1. emmetropia; 2. eye:** 1. Emmetropie *w*; 2. Auge *s*.
EA [*abbr*] **erythrocyte antibody:** Erythrozytenantikörper *m*.
EAC [*abbr*] **erythrocyte antibody complement:** Erythrozytenantikörperkomplement *s*.
EACA [*abbr*] **epsilon aminocaproic acid:** Epsilon-Aminocapronsäure *w*, EACA.
EAE [*abbr*] **experimental allergic encephalomyelitis:** experimentelle allergische Enzephalomyelitis *w*.
EAHF complex [*abbr*] **eczema, asthma, and hay fever complex:** Ekzem-Asthma-Heuschnupfen-Komplex *m*.
Eales disease: Eales-Syndrom *s*, Angiopathia retinae juvenilis.
EAP [*abbr*] **epiallopregnanolone**/*n*: Epiallopregnanolon *s*.
ear/*n*: Ohr *s*; **artificial** ~ akustischer Koppler *m*; **bat** ~ Hängeohr *s*; **dead** ~ taubes Ohr *s*; **external** ~ äußeres Ohr *s*; **inner** ~ Innenohr *s*; **internal** ~ Innenohr *s*; **lop** ~ Hängeohr *s*; **middle** ~ Mittelohr *s*; **outer** ~ äußeres Ohr *s*; **prominent** ~ abstehendes Ohr *s*; **scroll** ~ eingerolltes Ohr *s*.
earache/*n*: Ohrenschmerz *m*.
ear bones: Gehörknöchelchen.
ear cough: reflektorischer Husten *m*.
ear crystal: Statokonit *m*.
ear defender: Gehörschutz *m*.
ear deformity: Ohrmißbildung *w*.
eardrum/*n*: Trommelfell *s*.
eardrum perforation: Trommelfellperforation *w*.
eardust/*n*: Otolith *m*.
ear effusion, middle: Mittelohrerguß *m*.
ear impedance: akustische Impedanz *w*.
earlobe/*n*: Ohrläppchen *s*.
early/*adj*: früh.
ear malformation: Ohrmißbildung *w*.
ear molds: Hörhilfe *w*.
ear noise: Ohrgeräusch *s*.
ear, nose and throat [*abbr*] **ENT:** Hals-, Nasen-, Ohren-, HNO.
earphone/*n*: Kopfhörer *m*.
ear pick: Ohrenstäbchen *s*.
earpiece/*n*: Ohrolive *w*.
earpit/*n*: Sinus praeauricularis.
earplug/*n*: Ohrenstöpsel *m*.
ear protective device: Ohrschutz *m*.
ear secretion: Ohrsekretion *w*.
ear-shattering/*adj*: ohrenbetäubend.
earshot/*n*: Hörweite *w*.
ear speculum: Ohrtrichter *m*.
earth/*n*: Erde *w*; **alkaline** ~ alkalische Erde *w*; **diatomaceous** ~ Diatomeerde *w*, Kieselgur *w*; **rare** ~ seltene Erde *w*.
earth eating: Geophagie *w*.
earthed/*adj*: geerdet.
earth metal: Erdmetall *s*; **alkaline** ~ Erdalkali *s*.
ear tick disease: Otobiosis *w*.
ear trumpet: Hörrohr *s*.
earwax/*n*: Ohrenschmalz *m*, Zerumen *s*.
ease/*n*, *vb*: 1. Erleichterung *w*, Linderung *w*; 2. erleichtern.
eat/*vb*: essen.
eatable/*adj*: eßbar.
eating/*n*: Essen *s*, Nahrungsaufnahme *w*.
eating behavior: Eßgewohnheit *w*.
eating disorder: Eßstörung *w*.
eating habits: Eßgewohnheiten.
Eaton agent: Eaton-Agent *s*, Mycoplasma pneumoniae.
Eaton agent pneumonia: Mykoplasmenpneumonie *w*.
Eaton-Lambert syndrome: Eaton-Lambert-Syndrom *s*.
EB [*abbr*] **elementary body:** Elementarkörperchen *s*.
Ebner's glands: Ebner-Drüsen.
Ebola virus disease: Ebola-Fieber *s*.
ebriety/*n*: Trunkenheit *w*.

ebrious

ebrious/*adj*: betrunken.
Ebstein-Barr virus [*abbr*] **EBV**: Ebstein-Barr-Virus *m*.
Ebstein-like malformation: Ebstein-Syndrom *s*.
Ebstein's anomaly: Ebstein-Anomalie *w*, Trikuspidalklappenanomalie *w*.
Ebstein's lesion: Ebstein-Läsion *w*.
ebullition/*n*: Aufwallen *s*, Sieden *s*.
eburnation/*n*: Eburnifikation *w*.
eburneous/*adj*: elfenbeinartig.
EBV [*abbr*] **Epstein-Barr virus**: Epstein-Barr-Virus *m*.
EB virus [*abbr*] **Epstein-Barr virus**: Epstein-Barr-Virus *m*.
EC [*abbr*] **enzyme commission**: Enzymkommission der International Union of Biochemistry.
ecameter/*n*: EKG-Lineal *s*.
ecbolic/*adj*: wehenauslösend.
ecbolium/*n*: wehenauslösendes Mittel *s*.
ecbovirus/*n*: ECBO-Virus *m*.
eccentric/*n*, *adj*: 1. Ekzenter *m*; 2. ekzentrisch, ausmittig.
eccentrochondro-osteodystrophy/*n*: Mukopolysaccharidose Typ IV *w*.
ecchondroma/*n*: Ekchondrom *s*, Osteochondrom *s*.
ecchondrosis/*n*: Osteochondromatose *w*.
ecchymosis/*n*: Ekchymose *w*.
ecchymotic/*adj*: blutunterlaufen.
eccrine/*adj*: ekkrin.
ecdemic/*adj*: von außen eingeschleppt.
ecdysis/*n*: Häutung *w*, Schuppung *w*.
ECF [*abbr*] **1. eosinophil chemotactic factor; 2. extracellular fluid**: 1. Eosinophilen-Chemotaxisfaktor *m*; 2. Extrazellularflüssigkeit *w*.
ECG [*abbr*] **electrocardiography**/*n*: Elektrokardiographie *w*, EKG.
ecgonine/*n*: Ekgonin *s*.
echinate/*adj*: stachlig.
echinococcosis/*n*: Echinokokkose *w*.
echinococcotomy/*n*: Echinokokkuszystenentfernung *w*.
echinococcus/*n*: Echinokokkus *m*.
echinococcus skin test: Casoni-Botteri-Test *m*.
echinocyte/*n*: Echinozyt *m*, stechapfelförmiger Erythrozyt *m*.
echinophthalmia/*n*: Lidrandentzündung *w*, Blepharitis marginalis.
echinostoma/*n*: Echinostoma.
echinulate/*adj*: stachlig.
echnothiophate iodide: Ecothiophatiodid *s*.
echo/*n*: Echo *s*; **cochlear** ~ Kochleaecho *s*; **metallic** ~ metallisches Echogeräusch *s*.
echocardiogram/*n*: Echokardiogramm *s*.
echocardiography/*n*: Echokardiographie *w*; **cross-sectional** ~ Real-time Echokardiographie *w*, zweidimensionale Echokardiographie *w*.
echoencephalogram/*n*: Echoenzephalogramm *s*, EEG.
echoencephalograph/*n*: Echoenzephalograph *m*.
echoencephalography/*n*: Echoenzephalographie *w*.
echogenic/*adj*: ein Echo hervorrufend.
echogenicity/*n*: Echogeneität *w*.
echogram/*n*: Ultraschallsonogramm *s*.
echographia/*n*: Echographie *w*.
echographic/*adj*: echographisch.
echography/*n*: Ultrasonographie *w*.
echoing/*adj*: wiederholend.
echokinesis/*n*: Echokinese *w*.
echolalia/*n*: Echolalie *w*.
echolocation/*n*: Richtungshören *s*.
echomimia/*n*: Echomimie *w*.
echomotism/*n*: Echopraxie *w*.
echooculography/*n*: Echookulographie *w*.
echophrasia/*n*: Echolalie *w*.
echopraxia/*n*: Echopraxie *w*.
echoscope/*n*: Ultraschallgerät *s*.
echo speech/*n*: Echolalie *w*.
echothiophate iodide: Ecothiophatiodid *s*.
echo time: Echozeit *w*, T_E.
echovirus/*n*: Echovirus *m*.
echo window: Echofenster *s*.
Ecker's fissure: Sulcus occipitalis transversus.
Eck fistula: Eck-Fistel *w*.

eclabium/*n*: Lippeneversion *w*.
eclampsia/*n*: Eklampsie *w*.
eclampsism/*n*: Präeklampsie *w*.
eclamptic/*adj*: eklamptisch.
eclamptogenic/*adj*: eklampsieauslösend.
eclipse/*n*: Eklipse *w*.
ecmnesia/*n*: Ekmnesie *w*.
ecmovirus/*n*: Ecmovirus *m*.
E. Coch. G. [*abbr*] electrocochleography/*n*: Elektrokochleographie *w*.
ecological/*n*: ökologisch.
ecology/*n*: Ökologie *w*.
econazole/*n*: Econazol *s*.
Economo's disease: Economo-Krankheit *w*, Encephalitis lethargica.
economy/*n*: Ökonomie *w*, Wirtschaftlichkeit *w*; **prescribing** ~ ökonomische Verschreibungspraxis *w*.
ecoparasite/*n*: Ektoparasit *m*.
ecosite/*n*: Ekosit *m*, Ektoparasit *m*.
ecosphere/*n*: Biosphäre *w*.
ecosystem/*n*: Ökosystem *s*.
ecothiopate iodide: Ecothiopatiodid *s*.
ecotoxicology/*n*: Ökotoxikologie *w*.
ecotropic/*adj*: ökotrop, umweltfreundlich.
ecphoria/*n*: Ekphorie *w*.
ECS [*abbr*] **electroconvulsive shock**: Elektrokrampftherapie *w*, EKT.
ecsovirus/*n*: ECSO-Virus *m*.
ecstasy/*n*: Ekstase *w*.
ecstrophy/*n*: Ekstrophie *w*.
ECT [*abbr*] **electroconvulsive treatment**: Elektrokrampftherapie *w*, EKT.
ectad/*adj*: auswärts.
ectal/*adj*: äußerlich, oberflächlich.
ectasia/*n*: Ektasie *w*; **corneal** ~ Keratektasie *w*; **diffuse arterial** ~ rankenförmiges Aneurysma *s*; **papillary** ~ Kapillarektasie *w*.
-ectasis: -ektasie.
ectasis/*n*: Ektasie *w*.
ectatic/*adj*: ektatisch.
ecthyma/*n*: Ekthym *s*.
ecto-: Ekto-.
ectobiology/*n*: Ektobiologie *w*.
ectoblast/*n*: Ektoblast *m*.
ectocardia/*n*: Ektokardie *w*.

ectochondral/*adj*: auf der Knorpeloberfläche.
ectocondyle/*n*: laterale Kondyle.
ectocranial/*adj*: am äußeren Schädel.
ectocyst/*n*: Ektozyste *w*.
ectoderm/*n*: Ektoderm *s*; **amniotic** ~ Amnionektoderm *s*; **basal** ~ basales Ektoderm *s*; **blastodermic** ~ primitives Ektoderm *s*; **chorionic** ~ Trophoblast *m*; **epithelial** ~ oberflächliches Ektoderm *s*; **extraembryonic** ~ extraembryonales Ektoderm *s*; **neural** ~ Neuroderm *s*; **primitive** ~ primitives Ektoderm *s*; **superficial** ~ oberflächliches Ektoderm *s*.
ectodermal/*adj*: ektodermal.
ectodermatosis/*n*: Ektodermatose *w*.
ectoentad/*adj*: nach innen.
ectoenzyme/*n*: Ektoenzym *s*.
ectogenic/*adj*: exogen.
ectogenous/*adj*: ektogon, exogen.
ectoglia/*n*: Ektoglia *w*.
ectogony/*n*: Ektogonie *w*.
ectolecithal/*adj*: telolezithal.
ectomere/*n*: Ektomere *w*.
ectomesenchyme/*n*: Mesektoderm *s*.
ectomize/*vb*: herausschneiden.
ectomorph/*adj*: ektomorph.
ectomorphy/*n*: Ektomorphie *w*.
-ectomy: -ektomie, -entfernung.
ectopagia/*n*: Ektopagie *w*.
ectoparasite/*n*: Ektoparasit *m*.
ectoparasitism/*n*: Ektoparasitismus *m*.
ectoperitoneal/*adj*: auf der Außenseite des Peritoneums.
ectophyte/*n*: Ektophyt *m*.
ectophytic/*adj*: ektophytisch, exophytisch.
ectopia/*n*: Ektopie *w*; **cervical** ~ Zervixektopie *w*; **renal** ~ Nierendystopie *w*; **testicular** ~ Hodendystopie *w*; **vesical** ~ Blasenekstrophie *w*; **visceral** ~ Eingeweideekstrophie *w*.
ectopic/*adj*: ektop.
ectoplacenta/*n*: Trophoblast *m*.
ectoplasm/*n*: Ektoplasma *s*.
ectoplastic/*adj*: ektoplastisch.
ectoretina/*n*: Pigmentepithel der Netzhaut.
ectosarc/*n*: Plasmamembran *w*.

ectoskeleton/*n*: Hautskelett *s*.
ectosphere/*n*: Außenschicht des Zentrosoms.
ectosteal/*adj*: außerhalb des Knochens.
ectostosis/*n*: appositionelle Knochenbildung *w*.
ectothermic/*adj*: poikilotherm.
ectothermy/*n*: Poikilothermie *w*.
ectothrix/*n*: Ektothrix *m*.
ectotoxemia/*n*: exogene Vergiftung *w*.
ectotoxin/*n*: Ektotoxin *s*, Exotoxin *s*.
ectozoic/*adj*: Ektozoen-.
ectozoon/*n*: Ektozoon *s*.
ectrocheiry/*n*: Handlosigkeit *w*.
ectrodactyly/*n*: Adaktylie *w*.
ectromelia/*n*: Ektromelie *w*, Amelie *w*.
ectrometacarpia/*n*: Fehlen der Metakarpalknochen.
ectropion/*n*: Ektropion *s*, Ektropium *s*; **cervical** ~ Zervixektropie *w*; **flaccid** ~ paralytisches Ektropium *s*; **mechanical** ~ mechanisches Ektropium *s*; **paralytic** ~ paralytisches Ektropium *s*; **senile** ~ Ektropium senile.
ectropionization/*n*: Ektropionisierung *w*.
ectropionize/*vb*: ektropionieren.
ectropody/*n*: Ektropodie *w*, Apodie *w*.
ectrosyndactyly/*n*: Ektrosyndaktylie *w*.
ectylurea/*n*: Ectylurea *s*.
ectype/*n*: Ektypie *w*.
ectypia/*n*: Ektypie *w*.
eczema/*n*: Ekzem *s*; **allergic** ~ allergisches Ekzem *s*; **anal** ~ Analekzem *s*; **asteatotic** ~ Dermatitis hiemalis; **atopic** ~ atopisches Ekzem *s*, endogenes Ekzem *s*, atopische Dermatitis *w*; **autoallergic** ~ autoallergisches Ekzem *s*; **bullous** ~ bullöses Ekzem *s*; **dry** ~ Eczema siccum; **dyshidrotic** ~ Pomphylax *m*; **dyskeratotic** ~ dyskeratotisches Ekzem *s*; **fissured** ~ Eczema fissum; **fungal** ~ Pilzflechte *w*; **infantile** ~ atopisches Ekzem *s*; **infective** ~ infektiöse Dermatitis *w*; **intertriginous** ~ Intertrigo *w*; **lichenoid** ~ lichenförmiges Ekzem *s*; **nummular** ~ nummuläres Ekzem *s*, diskoides Ekzem *s*; **occupational** ~ Berufsdermatose *w*; **phlyctenular** ~ phyktenuläres Ekzem *s*; **pustular** ~ pustulöses Ekzem *s*; **seborrheic** ~ seborrhoische Dermatitis *w*; **varicose** ~ Stauungsekzem *s*.
eczematization/*n*: Ekzembildung *w*.
eczematoid/*adj*: ekzemartig.
eczematous/*adj*: ekzematös.
ED [*abbr*] **1. effective dose; 2. erythema dose:** 1. Wirkdosis *w*; 2. Erythemdosis *w*.
edathamil disodium: Edathamil-Dinatrium *s*, EDTA.
EDC [*abbr*] **expected date of confinement**: erwarteter Geburtstermin *m*.
Eddowes disease: Eddowes-Spurway-Syndrom *s*, Osteogenesis imperfecta.
edeitis/*n*: Vulvitis *w*.
edema/*n*: Ödem *s*; **alimentary** ~ Hungerödem *s*; **angioneurotic** ~ angioneurotisches Ödem *s*, Quincke-Ödem *s*; **brawny** ~ braunes Ödem *s*; **cardiac** ~ kardiales Ödem *s*; **cerebral** ~ Hirnödem *s*; **cystoid macular** ~ zystisches Makulaödem *s*; **dependent** ~ Ödem in den abhängigen Körperpartien; **famine** ~ Hungerödem *s*; **gaseous** ~ Gasödem *s*; **gestational** ~ Schwangerschaftsödem *s*; **hereditary** ~ hereditäres Angioödem *s*; **high-altitude pulmonary** ~ Lungen-Höhen-Ödem *s*; **idiopathic** ~ idiopathisches Ödem *s*; **inflammatory** ~ Entzündungsödem *s*; **interstitial** ~ interstitielles Ödem *s*; **laryngeal** ~ Kehlkopfödem *s*; **localized** ~ umschriebenes Ödem *s*; **lymphatic** ~ Lymphödem *s*; **macular** ~ Makulaödem *s*; **menstrual** ~ prämenstruelles Ödem *s*; **mucous** ~ Myxödem *s*; **nephritic** ~ nephrotisches Ödem *s*; **nonpitting** ~ wegdrückbares Ödem *s*; **nutritional** ~ Hungerödem *s*; **passive** ~ Stauungsödem *s*; **pitting** ~ nicht wegdrückbares Ödem *s*; **placental** ~ Plazentaödem *s*; **pulmonary** ~ Lungenödem *s*; **renal** ~ renales Ödem *s*; **solid** ~ Myxödem *s*; **subglottic** ~ subglottisches Ödem *s*; **toxic** ~ toxisches Ödem *s*; **tubular** ~ hydropische Tubulusschwellung *w*.
edema-proteinuria-hypertension gestosis [*abbr*] **EPH gestosis**: EPH-Gestose *w*,

Gestose mit Ödemen, Proteinurie und Hypertonus.
edematous/*adj*: ödematös.
edentate/*adj*: zahnlos.
edentulous/*adj*: zahnlos.
edestin/*n*: Edestin *s*.
edetate/*n*: Äthylendiamintetraessigsäuresalz *s*, EDTA.
edetate calcium disodium: Kalziumdinatriumedetat *s*, EDTA.
edetate disodium: Dinatriumedetat *s*.
edetate sodium: Natriumedetat *s*.
edge/*n*: Kante *w*, Rand *m*, Labrum.
edible/*adj*: eßbar.
Edinger-Westphal nucleus: Nucleus Edinger-Westphal, Nucleus oculomotorius accessorius.
EDR [*abbr*] **electrodermal response**: psychogalvanische Hautreaktion *w*.
edrophonium bromide: Edrophoniumbromid *s*.
edrophonium chloride: Edrophoniumchlorid *s*.
EDTA [*abbr*] **ethylenediaminetetraacetic acid**: Editinsäure *w*, Ethylendiamintraessigsäure *w*, EDTA.
education/*n*: Erziehung *w*, Aufklärung *w*; **medical** ~ ärztliche Fortbildung *w*.
educt/*n*: Extrakt *m*.
edulcorant/*n*: Süßstoff *m*.
edulcorate/*vb*: süßen.
Edwards syndrome: Edwards-Syndrom *s*, Trisomie 18.
EEE [*abbr*] **eastern equine encephalomyelitis**: östliche Pferdeenzephalitis *w*.
EEG [*abbr*] **1. electroencephalogram; 2. electroencephalography**: 1. Elektroenzephalogramm *s*; 2. Elektroenzephalographie *w*.
eelworm/*n*: Nematode *w*.
EENT [*abbr*] **eye, ear, nose and throat**: Augen, Ohren, Nase und Hals.
EF [*abbr*] **elongation factor**: Elongationsfaktor *m*, EF.
effacement/*n*: Tilgung *w*.
effect/*n, vb*: 1. Wirkung *w*, Effekt *m*; **accompanying** ~ Begleiteffekt *m*; **accumulative** ~ kumulative Wirkung *w*; **additive** ~ additive Wirkung *w*; **adverse** ~ nachteiliger Effekt *m*; **autokinetic** ~ autokinetische Illusion *w*; **beneficial** ~ positive Wirkung *w*; **cumulative** ~ kumulative Wirkung *w*; **cytopathic** ~ zytopathischer Effekt *m*; **electrophonic** ~ kochleäres Mikrophonpotential *s*; **graded** ~ dosisabhängige Wirkung *w*; **immediate** ~ Sofortwirkung *w*; **inhibitory** ~ Hemmwirkung *w*; **isomorphic** ~ Köbner-Phänomen *s*; **lasting** ~ anhaltende Wirkung *w*; **local** ~ lokale Wirkung *w*; **muscarinic** ~ muskarinartige Wirkung *w*; **paracrine** ~ parakriner Effekt *m*; **photoelectric** ~ photoelektrischer Effekt *m*; **piezoelectric** ~ piezoelektrischer Effekt *m*; **protective** ~ Schutzwirkung *w*; **reciprocal** ~ Wechselwirkung *w*; **relative biologic** ~ relative biologische Wirksamkeit *w*; 2. bewirken.
effective/*adj*: wirksam, effektiv.
effectiveness/*n*: Effektivität *w*; **relative biologic** ~ relative biologische Wirksamkeit *w*.
effector/*n*: Effektor *m*.
effector organ: Erfolgsorgan *s*.
effemination/*n*: Feminisierung *w*.
efference/*n*: Efferenz *w*.
efferent/*adj*: efferent.
efferential/*adj*: efferent.
effervesce/*vb*: aufwallen, aufbrausen.
effervescence/*n*: Aufwallung *w*, Schäumen *s*.
effervescent/*adj*: schäumend, moussierend.
efficacious/*adj*: wirkungsvoll, effektiv.
efficacy/*n*: Wirksamkeit *w*.
efficiency/*n*: Effizienz *w*, Wirkungsgrad *m*.
efficiency analysis: Effizienzanalyse *w*.
effleurage/*n*: Effleurage *w*, Streichmassage *w*.
effloresce/*vb*: effloreszieren.
efflorescence/*n*: Effloreszenz *w*.
efflorescent/*adj*: effloreszierend.
effluence/*n*: Ausströmen *s*.
effluve/*vb*: ausströmen.
effluvium/*n*: Effluvium *s*.

effort/*n*: Anstrengung *w*; **physical** ~ körperliche Anstrengung *w*.
effort proteinuria: Belastungsproteinurie *w*.
effort syndrome: Effort-Syndrom *s*, neurozirkulatorische Asthenie *w*, Roemheld-Syndrom *s*.
effort thrombosis: Überanstrengungsthrombose*w*, Paget-Schroetter-Syndrom *s*.
effort tremor: Intentionstremor *m*.
effuse/*vb*: sich ausbreiten.
effusion/*n*: Erguß *m*, Ausschwitzen *s*; **chylous** ~ chylöser Erguß *m*; **pericardial** ~ Perikarderguß *m*; **pleural** ~ Pleuraerguß *m*; **subdural** ~ Subduralerguß *m*.
efrapeptin/*n*: Efrapeptin *s*.
egest/*vb*: ausscheiden.
egesta/*n*: Egesta *w*.
egestion/*n*: Ausscheidung *w*.
EGF [*abbr*] **epidermal growth factor**: epidermal growth factor, epidermaler Wachstumsfaktor *m*.
egg/*n*: Ei *s*; **alecithal** ~ alezitales Ei *s*; **ectolecithal** ~ telozelitales Ei *s*; **isolecithal** ~ isolezitales Ei *s*; **telolecithal** ~ telolezitales Ei *s*.
egg albumin: Ovalbumin *s*.
egg cell: Ei *s*, Ovum.
egg envelope: Eihaut *w*.
Eggers plate: Eggers-Osteosyntheseplatte *w*.
egg membrane: Eihaut *w*.
egg-shaped/*adj*: eiförmig.
egg-shell calcification: eierschalenartige Verkalkung *w*.
egg transfer: Eitransfer *m*.
eggwhite/*n*: Eiklar *s*.
egg-yolk: Eidotter *m*.
egg-yolk agar: Dotteragar *m*.
eglandulous/*adj*: aglandulär.
ego/*n*: Ich *s*.
ego-alien/*adj*: selbstfremd.
ego analysis: Ich-Analyse *w*.
ego attitude: Ich-Einstellung *w*.
egobronchophony/*n*: Ägophonie *w*, Meckerstimme *w*.
egocentric/*adj*: egozentrisch.

ego-dystonic/*adj*: selbstfremd.
ego identity: Ich-Identität *w*.
egomania/*n*: Egomanie *w*.
ego libido: Subjektlibido *w*.
ego organization: Ich-Organisation *w*.
egophony/*n*: Ägophonie *w*.
ego-strength: Ich-Stärke *w*.
ego structure: Ich-Struktur *w*.
ego-syntonic/*adj*: Ich-synton.
egotism/*n*: Egoismus *m*.
EHBF [*abbr*] **extrahepatic blood flow**: extrahepatischer Kreislauf *m*.
Ehlers-Danlos disease: Ehlers-Danlos-Syndrom *s*, Fibrodysplasia elastica generalisata.
Ehrlich's diazo reagent: Ehrlich-Diazoreagens *s*.
Ehrlich's reagent: Ehrlich-Reagens *s*.
Ehrlich's side-chain theory: Ehrlich-Seitenkettentheorie *w*.
Ehrlich's test: Ehrlich-Benzaldehydreaktion *w*.
Ehrlich tumor: Ehrlich-Tumor *m*, Ehrlich-Aszites *m*.
Eichhorst's atrophy: Eichhorst-Krankheit *w*, interstitielle Neuritis *w*.
eiconometer/*n*: Eikonometer *s*.
eidetic/*adj*: eidetisch.
EIEC [*abbr*] **enteroinvasive Escherichia coli**: enteroinvasive Escherichia coli.
eikonometer/*n*: Eikonometer *s*.
Einhorn string test: Einhorn-Fadentest *m*.
Einthoven triangle: Einthoven-Dreieck *s*.
Eisenmenger complex: Eisenmenger-Komplex *m*.
Eisenmenger's tetralogy: Eisenmenger-Komplex *m*.
Eisenmenger syndrome: Eisenmenger-Syndrom *s*.
eisodic/*adj*: afferent.
ejaculate/*n, vb*: 1. Ejakulat *s*; 2. ejakulieren.
ejaculation/*n*: Ejakulation *w*; **inadequate** ~ Ejaculatio deficiens; **premature** ~ vorzeitige Ejakulation *w*, Ejaculatio praecox.
ejaculation center: Ejakulationszentrum *s*.
ejaculation disorder: Ejakulationsstörung *w*.

ejaculation reflex: Ejakulationsreflex *m*.
ejaculatory/*adj*: Ejakulations-.
ejaculum/*n*: Ejakulat *s*.
eject/*vb*: auswerfen, ausstoßen.
ejection/*n*: Auswurf *m*, Austreibung *w*.
ejection click: Ejection click *m*, Austreibungston *m*.
ejection fraction: Ejektionsfraktion *w*.
ejection murmur: Austreibungsgeräusch *s*.
ejection phase: Austreibungsphase *w*.
ejection sound: Ejection click *m*, Austreibungston *m*.
ejection time: Auswurfzeit *w*.
ejection volume: Auswurfvolumen *s*.
ejector/*n*: Absaugegerät *s*.
Ekbom syndrome: Witmaack-Ekbom-Syndrom *s*, Restless legs, Anxietas tibiarum.
EKY [*abbr*] **electrokymogram**/*n*: Elektrokymogramm *s*, EKyG.
elaborate/*vb*: synthetisieren, ausarbeiten.
elaioplast/*n*: fetthaltige Zelle *w*.
elastance/*n*: Elastance *w*, elastischer Lungenwiderstand *m*.
elastase/*n*: Elastase *w*.
elastic/*adj*: elastisch.
elasticity/*n*: Elastizität *w*.
elastin/*n*: Elastin *s*.
elastoblast/*n*: Elastoblast *m*.
elastofibroma/*n*: Elastomyofibrom *s*.
elastoid/*n*: Elastoid *s*.
elastoidosis/*n*: Elastoidose *w*.
elastoma/*n*: Elastom *s*.
elastomer/*n*: Elastomer *s*.
elastometer/*n*: Elastometer *s*.
elastorrhexis/*n*: Elastorrhexis *w*.
elastosis/*n*: Elastose *w*, Dyselastose *w*; **internodular** ~ noduläre Elastose *w*; **senile** ~ Elastosis senilis.
elation/*n*: Manie *w*.
elbow/*n*: Ellenbogen *m*; **pulled** ~ distale Radiusköpfchensubluxation *w*.
elbow joint: Ellenbogengelenk *s*.
elbow pain syndrome: Tennisarm *m*.
elbow reflex: Trizepsreflex *m*.
elder/*n*: Holunder *m*.

elective/*n, adj*: 1. Famulatur *w*; 2. elektiv.
Electra complex: Elektra-Komplex *m*.
electric/*adj*: elektrisch.
electricity/*n*: Elektrizität *w*; **faradic** ~ faradischer Strom *m*; **frictional** ~ Reibungselektrizität *w*; **galvanic** ~ galvanischer Strom *m*; **induced** ~ Induktionselektrizität *w*.
electrify/*vb*: elektrisieren.
electroablation/*n*: Elektroablation *w*.
electroaccupuncture/*n*: Elektroakkupunktur *w*.
electroanalgesia/*n*: Elektroanalgesie *w*.
electroanesthesia/*n*: Elektroanästhesie *w*.
electroaugmentation/*n*: elektrische Herzschrittmacherstimulation *w*.
electrobiologic/*adj*: bioelektrisch.
electrobioscopy/*n*: Elektrobioskopie *w*.
electrocapillarity/*n*: Elektrokapillarität *w*.
electrocardiogram/*n*: Elektrokardiogramm *s*.
electrocardiograph/*n*: Elektrokardiograph *m*.
electrocardiography [*abbr*] **ECG**: Elektrokardiographie *w*, EKG; **intracordial** ~ intrakardiale Elektrokardiographie *w*; **precordial** ~ präkordiale Elektrokardiographie *w*.
electrocatalyses/*n*: Elektrokatalyse *w*.
electrocauterization/*n*: Elektrokauterisierung *w*.
electrocision/*n*: elektrische Resektion *w*.
electrocoagulate/*vb*: elektrokoagulieren.
electrocoagulation/*n*: Elektrokoagulation *w*.
electrocochleogram/*n*: Elektrokochleogramm *s*.
electrocochleography [*abbr*] **E. Coch. G.**: Elektrokochleographie *w*.
electrocoma/*n*: durch Elektrokrampftherapie induziertes Koma.
electrocontractility/*n*: strominduzierte Muskelkontraktion *w*.
electroconversion/*n*: Kardioversion *w*.
electroconvulsive/*adj*: Elektroschock-.
electrocorticogram/*n*: Elektrokortikogramm *s*.

electrocorticography/*n*: Elektrokortikographie *w*.
electrocortin/*n*: Aldosteron *s*.
electrocution/*n*: Stromtod *m*.
electrocystography/*n*: Elektrozystographie *w*.
electrode/*n*: Elektrode *w*; **active** ~ aktive Elektrode *w*, Reizelektrode *w*; **dispersive** ~ indifferente Elektrode *w*, Sicherheitspol *m*; **esophageal** ~ Ösophaguselektrode *w*; **fixed** ~ Indifferenzelektrode *w*; **implanted** ~ implantierte Elektrode *w*; **indifferent** ~ Indifferenzelektrode *w*; **ion-selective** ~ ioneneselektive Elektrode *w*; **miniaturized** ~ Mikroelektrode *w*; **reversible** ~ Umkehrelektrode *w*; **silent** ~ Indifferenzelektrode *w*; **therapeutic** ~ Reizelektrode *w*, aktive Elektrode *w*.
electrodesiccation/*n*: Elektrodesikkation *w*.
electrodiagnosis/*n*: Elektrodiagnostik *w*.
electrodiagnostic/*adj*: elektrodiagnostisch.
electrodialysis/*n*: Elektrodialyse *w*.
electrodynamics/*n*: Elektrodynamik *w*.
electroencephalogram/*n*: Elektroenzephalogramm *s*.
electroencephalography/*n*: Elektroenzephalographie *w*, EEG.
electroexcision/*n*: Elektroresektion *w*.
electrofit/*n*: Elektroschock *m*.
electrofocussing/*n*: Elektrofokussierung *w*.
electrogalvanic/*adj*: elektrogalvanisch.
electrogastrogram/*n*: Elektrogastrogramm *s*.
electrogastrography/*n*: Elektrogastrographie *w*.
electrogenic/*adj*: elektrogen, spannungserzeugend.
electroglottography/*n*: Elektrolaryngographie *w*.
electrogoniometer/*n*: Elektrogoniometer *s*.
electrogram/*n*: Elektrogramm *s*.
electrography/*n*: Elektrographie *w*.
electrogustometer/*n*: Elektrogustometer *s*.
electrogustometry/*n*: Elektrogustometrie *w*.
electrohemostasis/*n*: Hämostase durch Elektrokoagulation.
electrohysterogram/*n*: Elektrohysterogramm *s*.
electrohysterography/*n*: Elektrohysterographie *w*.
electroimmunoassay/*n*: Rocket-Elektrophorese *w*.
electroimmunodiffusion/*n*: Elektroimmunodiffusion *w*.
electroimmunoprecipitation/*n*: Elektroimmunopräzipitation *w*.
electrokymography [*abbr*] **EKY**/*n*: Elektrokymographie *w*, EKyG.
electrolaryngogram/*n*: Elektrolaryngogramm *s*.
electrolaryngography/*n*: Elektrolaryngographie *w*.
electroluminescence/*n*: Elektrolumineszenz *w*.
electrolyse/*vb*: elektrolysieren.
electrolysis/*n*: Elektrolyse *w*.
electrolyte/*n*: Elektrolyt *s*.
electrolyte balance: Elektrolythaushalt *m*.
electrolytic/*adj*: elektrolytisch.
electrolyzer/*n*: Elektrolysegerät *s*.
electromagnetic/*adj*: elektromagnetisch.
electromanometer/*n*: Elektromanometer *s*.
electromanometry/*n*: Elektromanometrie *w*.
electrometer/*n*: Elektrometer *s*.
electrometric/*adj*: elektrometrisch.
electromyogram/*n*: Elektromyogramm *s*.
electromyography/*n*: Elektromyographie *w*, EMG.
electron/*n*: Elektron *s*.
electron accelerator: Elektronenbeschleuniger *m*.
electronarcosis/*n*: Elektroanästhesie *w*.
electron beam: Elektronenstrahl *m*.
electron carrier: Elektronenüberträger *m*.
electron charge: Elektronenladung *w*.
electron-dense/*adj*: elektronendicht.
electron density: Elektronendichte *w*.
electron donor: Elektronendonator *m*.

electronegative/*adj*: elektronegativ.
electroneuromyography/*n*: Elektroneuromyographie *w*.
electroneutrality/*n*: elektrisch neutraler Zustand *m*.
electronic/*adj*: elektronisch.
electronics/*n*: Elektronik *w*.
electron lens: Elektronenlinse *w*.
electron microscope: Elektronenmikroskop *s*; **scanning** ~ Rasterelektronenmikroskop *s*, REM.
electron-microscopic/*adj*: elektronenmikroskopisch.
electron microscopy: Elektronenmikroskopie *w*.
electron pair: Elektronenpaar *s*.
electron paramagnetic resonance: Elektronenspinresonanz *w*.
electron spin resonance: Elektronenspinresonanz *w*.
electron transfer: Elektronenübertragung *w*.
electron transport: Elektronentransport *m*.
electronystagmography/*n*: Elektronystagmographie *w*.
electrophile/*adj*: elektrophil.
electrophoresis/*n*: Elektrophorese *w*.
electrophoretic/*adj*: elektrophoretisch.
electrophoretogram/*n*: Elektropherogramm *s*.
electrophotometer/*n*: photoelektrisches Kolorimeter *s*.
electrophysiologic/*adj*: elektrophysiologisch.
electrophysiology/*n*: Elektrophysiologie *w*.
electropism/*n*: Galvanotropismus *m*.
electropositive/*adj*: elektropositiv.
electroprosthesis/*n*: Elektroprothese *w*.
electropuncture/*n*: Elektropunktur *w*.
electroradiometer/*n*: Elektroradiometer *s*.
electroresection/*n*: Elektroresektion *w*.
electroretinogram/*n*: Elektroretinogramm *s*.
electroretinography/*n*: Elektroretinographie *w*.
electroscission/*n*: elektrochirurgische Schnittführung *w*.
electrosection/*n*: Schnitt mit dem elektrischen Messer.
electroshock/*n*: Elektroschock *m*.
electroshock therapy: Elektrokrampftherapie *w*, EKT.
electrosome/*n*: Mitochondrium *s*.
electrospectrogram/*n*: Elektrospektrogramm *s*.
electrospectrography/*n*: Elektrospektrographie *w*.
electrospinography/*n*: Elektrospinographie *w*.
electrosurgery/*n*: Elektrochirurgie *w*.
electrosurgical/*adj*: elektrochirurgisch.
electrosyneresis/*n*: Elektrosynhärese *w*, Immunofiltration *w*.
electrotaxis/*n*: Galvanotaxis *w*.
electrotherapy/*n*: Elektrotherapie *w*.
electrotherm/*n*: elektrischer Heizapparat *m*.
electrothrombosis/*n*: durch Elektrokauterisierung erzeugter Thrombus.
electrotome/*n*: elektrisches Messer *s*.
electrotomy/*n*: Elektrotomie *w*.
electrotonic/*adj*: elektrotonisch.
electrotonus/*n*: Elektrotonus *m*.
electrotrephine/*n*: Elektrotrokar *s*.
electrotropism/*n*: Galvanotropismus *m*.
electroureterogram/*n*: Elektroureterogramm *s*.
electroversion/*n*: Elektrokardioversion *w*, Defibrillation *w*.
electrovert/*vb*: defibrillieren.
electuary/*n*: Latwerge *w*, Linctus *m*.
eledoisin/*n*: Eledoisin *s*.
eleidin/*n*: Eleidin *s*.
element/*n*: Element *s*, Grundbestandteil *m*; **anatomical** ~ Bauelement *s*; **formed** ~ geformte Blutbestandteile; **transposable** ~ Transposon *s*.
elementary/*adj*: elementar.
elemicin/*n*: Elemicin *s*.
eleoma/*n*: Oleom *s*, Paraffinom *s*.
eleoptene/*n*: Eleopten *s*, ätherisches Öl *s*.
elephantiasic/*adj*: Elephantiasis-.

elephantiasis/n: Elephantiasis w; **filarial** ~ Filariose w; **congenital** ~ kongenitales Lymphödem s.
elephantoid/adj: elephantiasisartig.
elevated/adj: erhöht.
elevation/n: Erhebung w, Elevatio.
elevator/n: Heber m, Musculus levator; **dental** ~ Zahnwurzelheber m; **palatal** ~ Gaumenretraktor m.
elfin face syndrome: Elfengesichtsyndrom s.
elicit/vb: auslösen.
elicitation/n: Auslösung w.
eliminate/vb: eliminieren.
elimination/n: Elimination w.
elimination rate: Eliminationsrate w, Ausscheidungsrate w.
ELISA [abbr] **enzyme-linked immunosorbent assay:** Enzym-gekoppelter Immunoassay m, ELISA.
elixir/n: Elixir s.
Elliot sign: Elliot-Skotom s.
Elliot's position: Elliot-Lagerung w.
ellipsoid/adj: ellipsoid.
ellipsoidal/adj: ellipsoid.
elliptocytary/adj: ellpitozytär.
elliptocyte/n: Elliptozyt m.
elliptocytic/adj: elliptozytär.
elliptocytosis/n: Elliptozytose w; **hereditary** ~ ovalozytäre Anämie w, Dresbach-Syndrom s.
elliptocytotic/adj: elliptozytär.
Ellison's tumor: Zollinger-Ellison-Tumor m.
Ellis-van Creveld syndrome: Ellis-van Creveld-Syndrom s, Chondroektodermaldysplasie w.
Ellsworth-Howard test: Ellsworth-Howard-Phosphaturietest m.
elongate/vb: elongieren, verlängern.
elongation/n: Elongation w, Verlängerung w.
elongation factor [abbr] **EF:** Elongationsfaktor m, EF.
elope/vb: entlaufen.
Elsberg's test: Elsberg-Riechprüfung w.
Elsner's asthma: Angina pectoris.

eluate/n: Eluat s.
elute/vb: auswaschen, verdünnen.
elution/n: Eluierung w.
elutriation/n: Elution w.
elytrocoeliotomy/n: Kolpozöliotomie w.
elytroplasty/n: Kolpoplastik w.
Elzholz bodies: Elzholz-Körperchen.
EM [abbr] **emmetropia:** Emmetropie w.
emaciate/vb: abmagern.
emaciated/adj: abgemagert.
emaciation/n: Abmagerung w.
emailloblast/n: Ameloblast m.
emanation/n: Emanation w, Ausstrahlung w, Radon s.
emasculation/n: Entmannung w.
EMB agar [abbr] **eosin methylene blue agar:** Eosin-Methylenblauagar m.
embalm/vb: einbalsamieren.
Embden-Meyerhof pathway: Embden-Meyerhof-Stoffwechsel m, Glykolyse w.
embed/vb: einbetten.
embedded/adj: eingeschlossen, eingelagert.
embedding/n: Einbettung w.
embedding medium: Einbettungsmittel s.
embolectomy/n: Embolektomie w.
embolemia/n: Gerinnselausschwemmung w.
embolic/adj: embolisch.
emboliform/adj: emboliform.
embolism/n: Embolie w; **arterial** ~ arterielle Embolie w; **bacterial** ~ Bakterienembolie w; **capillary** ~ Kapillarembolie w; **cerebral** ~ zerebrale Embolie w; **coronary** ~ Koronarembolie w; **crossed** ~ paradoxe Embolie w; **hematogenous** ~ Embolie durch Blutgerinnsel; **infective** ~ septische Embolie w; **paradoxical** ~ paradoxe Embolie w; **pulmonary** ~ Lungenembolie w; **retinal** ~ Netzhautembolie w; **venous** ~ venöse Embolie w.
embolization/n: Embolisierung w.
embolize/vb: embolisieren.
embolotherapy/n: therapeutische Embolisation w.
embolus/n: Embolus m.
emboly/n: Gastrulation w.

embouchement/*n*: Einmündung *w*.
embrace reflex: Moro-Klammerreflex *m*.
embrasure, inderdental: Zahnzwischenraum *m*.
embrasure rest: Zahnzwischenraumauflage *w*.
embrocation/*n*: Einreibung *w*.
embry-: Embryonal-.
embryatrics/*n*: Embryonalmedizin *w*.
embryo/*n*: Embryo *m*.
embryoblast/*n*: Embryoblast *m*.
embryocardia/*n*: Embryokardie *w*, fetaler Herzrhythmus *m*.
embryocidal/*adj*: Embryonentod verursachend.
embryoctony/*n*: Embryonentötung *w*.
embryo culture: Embryokultur *w*.
embryo development: Embryonalentwicklung *w*.
embryogenesis/*n*: Embryogenese *w*.
embryogeny/*n*: Embryonalentwicklung *w*.
embryol [*abbr*] **embryology**/*n*: Embryologie *w*.
embryologic/*adj*: embryologisch.
embryology/*n*: Embryologie *w*; **comparative** ~ vergleichende Embryologie *w*; **experimental** ~ experimentelle Embryologie *w*.
embryoma/*n*: Embryom *s*, echtes Teratom *s*.
embryomorphous/*adj*: embryomorph, embryonal.
embryonal/*adj*: embryonal.
embryonated/*adj*: angebrütet.
embryonic/*adj*: embryonal.
embryoniferous/*adj*: einen Embryo tragend.
embryopathy/*n*: Embryopathie *w*.
embryoplastic/*adj*: embryoplastisch.
embryotomy/*n*: Embryotomie *w*.
embryotoxic/*adj*: embryotoxisch.
embryotoxicity/*n*: Embryotoxizität *w*.
embryotoxon/*n*: Embryotoxon *s*.
embryo transfer: Embryonentransfer *m*.
embryotroph/*n*: Embryotrophe *w*.
embryotrophy/*n*: Embryotrophie *w*.
embryotrophic/*adj*: embryotrophisch.

EMC [*abbr*] **encephalomyocarditis**/*n*: Enzephalomyokarditis *w*, EMC.
emedullation/*n*: Markentfernung *w*.
emeiocytosis/*n*: Emeiozytose *w*.
emepronium bromide: Emeproniumbromid *s*, Emepronium *s*.
emerge/*vb*: ausbrechen, entstehen.
emergence/*n*: Auftreten *s*.
emergency/*n*: Notfall *m*.
emergency admission: Notaufnahme *w*.
emergency aid: Soforthilfe *w*.
emergency care: Notfallversorgung *w*.
emergency endoscopy: Notfallendoskopie *w*.
emergency health service: Notarztdienst *m*.
emergency hospital: Notfallkrankenhaus *s*.
emergency medical service [*abbr*] **EMS**: Notarztdienst *m*.
emergency medicine: Notfallmedizin *w*.
emergency operation: Notfalleingriff *m*.
emergency patient: Unfallpatient *m*.
emergency reaction: Notfallreaktion *w*.
emergency theory: Cannon-Notfalltheorie *w*.
emergent/*adj*: auftretend.
emergicenter/*n*: Unfallkrankenhaus *s*.
emersion/*n*: Auftreten *s*.
emesia/*n*: Erbrechen *s*.
emesis/*n*: Erbrechen *s*.
emet-: Emeto-, Brech-.
emetic/*n, adj*: 1. Emetikum *s*, Brechmittel *s*; 2. Erbrechen auslösend.
emetine/*n*: Emetin *s*.
emetine hydrochloride: Emetinhydrochlorid *s*.
EMF [*abbr*] **1. electromotive force; 2. erythrocyte maturation factor**: 1. elektromotorische Kraft *w*; 2. Erythrozytenreifungsfaktor *m*.
EMG [*abbr*] **electromyogram**/*n*: Elektromyogramm *s*, EMG.
EMI [*abbr*] **electromagnetic interference**: elektromagnetische Interferenz *w*.
–emia: –ämie.
emigration/*n*: Emigration *w*, Diapedese *w*.

emigration theory: Cohnheim-Entzündungstheorie *w*.
eminence/*n*: Erhöhung *w*, Vorsprung *m*, Eminentia.
eminent/*adj*: erhaben.
emiocytosis/*n*: Exozytose *w*.
emissarium/*n*: Emissarium *s*.
emissary/*n*: Vena emissaria.
emission/*n*: Emission *w*; **nasal** ~ Rhinolalie *w*; **nocturnal** ~ nächtliche Pollution *w*.
emission angiography: Radionuklidangiographie *w*.
emission spectrum: Emissionsspektrum *s*.
emission tomography, computerized: Computeremissionstomographie *w*.
emit/*vb*: emittieren.
EMIT [*abbr*] **enzyme-multiplied immunoassay technique**: homologer Enzym-Immunoassay *m*, EMIT.
emmenagogue/*n*: Emmenagogum *s*.
emmetrope/*n*: normalsichtige Person *w*.
emmetropia/*n*: Emmetropie *w*.
emmetropic/*adj*: emmetrop.
Emmet's trachelorrhaphy: Emmet-Operation *w*.
emodin/*n*: Emodin *s*.
emollient/*n*: Emollentium *s*.
emotiomotor/*adj*: psychomotorisch.
emotion/*n*: Emotion *w*.
emotional/*adj*: emotional.
emotionality/*n*: Emotionalität *w*.
emotionless/*adj*: emotionslos.
empasma/*n*: Hautpuder *s*.
empathy/*n*: Empathie *w*, Einfühlung *w*.
emperipolesis/*n*: Emperipolesis *w*.
emphysema/*n*: Emphysem *s*; **aging-lung** ~ Altersemphysem *s*; **atrophic** ~ Altersemphysem *s*; **bullous** ~ bullöses Lungenemphysem *s*; **centriacinar** ~ zentroazinäres Emphysem *s*; **compensatory** ~ kompensatorisches Emphysem *s*; **cutaneous** ~ Hautemphysem *s*; **cystic** ~ bullöses Lungenemphysem *s*; **diffuse** ~ panazinäres Lungenemphysem *s*; **ectatic** ~ panazinäres Emphysem *s*; **false** ~ Pseudoemphysem *s*; **focal** ~ umschriebenes Emphysem *s*; **hypertrophic** ~ Faßthoraxemphysem *s*; **interstitial** ~ interstitielles Emphysem *s*; **mediastinal** ~ Pneumomediastinum *s*; **obstructive** ~ obstruktives Emphysem *s*; **panacinar** ~ panlobuläres Emphysem *s*; **pulmonary** ~ Lungenemphysem *s*; **senile** ~ Altersemphysem *s*; **small-lunged** ~ Altersemphysem *s*; **subcutaneous** ~ subkutanes Emphysem *s*; **subgaleal** ~ extrakranielle Pneumatozele *w*; **traumatic** ~ traumatisches Emphysem *s*; **vesicular** ~ panlobuläres Emphysem *s*.
emphysematous/*adj*: emphysematös.
emphysemic/*adj*: emphysematös.
empiric/*adj*: empirisch.
empiricism/*n*: Empirismus *m*.
empirics/*n*: Empirie *w*.
emplastic/*n, adj*: 1. obstipierendes Mittel *s*; 2. adhäsiv.
emplastration/*n*: Pflasteranwendung *w*.
emplastrum/*n*: Pflaster *s*.
emprosthotonos/*n*: Episthotonus *m*.
empty/*vb, adj*: 1. leeren; 2. leer.
emptying/*n*: Entleerung *w*; **gastric** ~ Magenentleerung *w*.
empyema/*n*: Empyem *s*; **interlobar** ~ Interlobärempyem *s*; **latent** ~ benignes Empyem *s*; **metapneumonic** ~ metapneumonisches Empyem *s*; **pleural** ~ Pleuraempyem *s*; **subdural** ~ Subduralabszeß *m*; **thoracic** ~ intrathorakales Empyem *s*, Pleuraempyem *s*.
empyematic/*adj*: Empyem-.
empyreumatic/*adj*: empyreumatisch.
EMS [*abbr*] **emergency medical service**: Notarztdienst *m*.
emulgent/*n*: Emulgentium *s*, Emulgator *m*.
emulsification/*n*: Emulgierung *w*.
emulsify/*vb*: emulgieren.
emulsion/*n*: Emulsion *w*; **bacillary** ~ Bakterienemulsion *w*.
emunctory/*n*: Ausscheidungsorgan *s*.
emylcamate/*n*: Emylcamat *s*.
enalapril/*n*: Enalapril *s*.
enamel/*n*: Emaille *w*; **dental** ~ Zahnschmelz *m*; **hereditary brown** ~ Amelogenesis imperfecta; **mottled** ~ Dental-

fluorose *w*.
enamel cell: Ameloblast *m*.
enamel cuticle: Schmelzoberhäutchen *s*, Nasmyth-Membran *w*, Cuticulus dentalis.
enamel hypoplasia: Schmelzhypoplasie *w*.
enameloblast/*n*: Ameloblast *m*.
enamelogenesis/*n*: Amelogenese *w*.
enameloma/*n*: Schmelzperle *w*.
enamel organ: Schmelzorgan *s*.
enamel pearl: Schmelzperle *w*.
enamel pulp: Schmelzpulpa *w*.
enanthate/*n*: Önanthat *s*.
enanthema/*n*: Enanthem *s*.
enantiomer/*n*: Enantiomer *s*.
enantiopathy/*n*: Enantiopathie *w*.
enarthrodial/*adj*: enarthrotisch.
enarthrosis/*n*: Enarthrose *w*, Nußgelenk *s*.
encapsidate/*vb*: eingekapseln.
encapsidation/*n*: Enkapsidation *w*, Kapsidbildung *w*.
encapsulation/*n*: Einkapselung *w*.
encapsuled/*adj*: eingekapselt.
encarditis/*n*: Endokarditis *w*.
encatarrhaphy/*n*: Enkatarrhaphie *w*.
enceinte/*adj*: schwanger.
encephal-: Enzephalo-.
encephalgia/*n*: Kopfschmerz *m*.
encephalic/*adj*: Enzephalon-.
encephalitic/*adj*: enzephalitisch.
encephalitis/*n*: Enzephalitis *w*; **acute disseminated** ~ akute disseminierte Enzephalomyelitis *w*; **acute necrotic** ~ akute nekrotisierende Enzephalitis *w*; **American** ~ St. Louis-Enzephalitis *w*; **bulbar** ~ Bulbärenzephalitis *w*; **central-European** ~ zentraleuropäische Zeckenenzephalitis *w*; **chronic subcortical** ~ Binswanger-Enzephalopathie *w*; **diffuse sclerosing** ~ subakute sklerosierende Panenzephalitis *w*, SSPE; **epidemic** ~ Encephalitis epidemica; **equine** ~ Pferdeenzephalitis *w*; **influenzal** ~ Grippeenzephalitis *w*; **Japanese B** ~ japanische B-Enzephalitis *w*; **lethargic** ~ Encephalitis lethargica; **otitic** ~ otogene Enzephalitis *w*; **postvaccinal** ~ Impfenzephalitis *w*; **suppurative** ~ eitrige Enzephalitis *w*; **tick-borne** ~ Zeckenenzephalitis *w*; **toxoplasmic** ~ Toxoplasmose-Enzephalitis *w*; **typhoid** ~ Typhusenzephalitis *w*; **Venezuelan** ~ venezuelische Enzephalitis *w*; **viral** ~ Virusenzephalitis *w*.
encephalitis virus: Enzephalitisvirus *m*.
encephalization/*n*: embryonale Kopf- und Gehirnbildung.
encephalocele/*n*: Enzephalozele *w*.
encephaloclastic/*adj*: enzephaloklastisch.
encephalocoele/*n*: Schädelhöhle *w*.
encephalocystocele/*n*: Enzephalozystozele *w*.
encephalocystomeningocele/*n*: Enzephalozystomeningozele *w*.
encephalodynia/*n*: Kopfschmerz *m*.
encephalodysplasia/*n*: Enzephalodysplasie *w*.
encephaloedema/*n*: Hirnödem *s*.
encephalogram/*n*: Enzephalogramm *s*.
encephalography/*n*: Enzephalographie *w*.
encephaloid/*adj*: hirnartig.
encephalolith/*n*: intrazerebrales Konkrement *s*.
encephalomalacia/*n*: Enzephalomalazie *w*.
encephalomeningitis/*n*: Meningoenzephalitis *w*.
encephalomeningocele/*n*: Enzephalomeningozele *w*.
encephalomeningopathy/*n*: Enzephalomeningopathie *w*.
encephalomyelitis/*n*: Enzephalomyelitis *w*; **acute disseminated** ~ akute disseminierte Enzephalomyelitis *w*; **benign myalgic** ~ epidemische Neuromyasthenie *w*, benigne myalgische Enzephalomyelitis *w*; **eastern equine** ~ östliche Pferdeenzephalomyelitis *w*; **experimental allergic** ~ [*abbr*] EAE experimentelle allergische Enzephalomyelitis *w*; **necrotizing hemorrhagic** ~ nekrotisierende hämorrhagische Enzephalomyelitis *w*; **postvaccinal** ~ Impfenzephalomyelitis *w*; **viral** ~ Virusenzephalomyelitis *w*; **western equine** ~ westliche Pferdeenzephalomyelitis *w*.

encephalomyelocele/n: Enzephalomyelozele w.
encephalomyelopathy/n: Enzephalomyelopathie w; **subacute necrotizing** ~ Leigh-Enzephalomyelopathie w.
encephalomyeloradiculoneuritis/n: Enzephalomyeloradikuloneuritis w.
encephalomyeloradiculopathy/n: Enzephalomyeloradikulopathie w.
encephalomyocarditis/n: Enzephalomyokarditis w.
encephalon/n: Encephalon s, Gehirn s.
encephalopathia/n: Enzephalopathie w.
encephalopathy/n: Enzephalopathie w; **acute infantile** ~ Brown-Symmers-Krankheit w; **alcoholic** ~ Alkoholenzephalopathie w; **atonic-astasic** ~ Förster-Krankheit w; **biliary** ~ hepatische Enzephalopathie w; **callosal demyelinating** ~ Marchiafava-Bignami-Syndrom s; **hepatic** ~ hepatische Enzephalopathie w; **necrotizing hemorrhagic** ~ nekrotisierende hämorrhagische Enzephalopathie w, Wernicke-Enzephalopathie w; **portocaval** ~ hepatische Enzephalopathie w; **progressive subcortical** ~ Binswanger-Enzephalopathie w; **progressive traumatic** ~ Boxer-Enzephalopathie w; **recurrent** ~ palindromgenetische Enzephalopathie w; **rheumatic** ~ Sydenham-Chorea w; **subacute necrotizing** ~ Leigh-Enzephalomyelopathie w; **toxic** ~ toxische Enzephalopathie w.
encephalopathy and fatty degeneration of viscera: Reye-Syndrom s.
encephalopathy with prolinemia: familiäre Hyperprolinämie w, Joseph-Syndrom s.
encephalopuncture/n: Hirnpunktion w.
encephalorachidian/adj: zerebrospinal.
encephaloradiculitis/n: Enzephaloradikulitis w.
encephalorrhagia/n: Enzephalorrhagie w.
encephaloschisis/n: Enzephaloschisis w.
encephalosis/n: organische Hirnerkrankung w.
encephalospinal/adj: zerebrospinal.

encephalotome/n: Enzephalotom s.
enchondral/adj: enchondral.
enchondroma/n: Enchondrom s; **multiple** ~ Enchondromatose w; **multiple congenital** ~ Hemichondrodystrophie w.
enchondromatosis: Enchondromatose w.
enchondromatous/adj: enchondromatös.
enchondrosis/n: Enchondromatose w.
enclave/n: Enklave w.
enclose/vb: einschließen.
enclosure/n: Einschluß m.
encode/vb: verschlüsseln, kodieren.
encolpismus/n: Vaginalspülung w.
encopresis/n: Enkopresis w.
encounter/n: Patientenkontakt m.
encounter group: Encounter-Gruppe w.
encranial/adj: intrakraniell.
encrust/vb: inkrustieren.
encrustation/n: Inkrustierung w.
encyst/vb: einkapseln, enzystieren.
encystation/n: Zystenbildung w, Einkapselung w.
encysted/adj: eingekapselt.
encystment/n: Einkapselung w.
end/n, vb: 1. Ende s; 2. beenden.
end-: End-, Endo-.
endamebiasis/n: Endamöbiasis w.
endanger/vb: gefährden.
endangiitis/n: Endangiitis w.
endaortitis/n: Endaortitis w.
endarterectomize/vb: endarteriektomieren.
endarterectomy/n: Endarteriektomie w; **disobliterative** ~ Thrombendarteriektomie w.
endarterectomy stripper: Ringstripper m.
endarterial/adj: endarteriell, intraarteriell.
endarteritis/n: Endarteriitis w; **obliterating** ~ Endarteriitis obliterans.
endarterium/n: arterielle Tunica interna.
endarteropathy/n: Endarteriopathie w.
endartery/n: Endarterie w.
endaural/adj: endaural.
endbrain/n: Telencephalon s.
end branch: Nervenendaufzweigung w.
end-brush/n: Telodendron s.
end-bulb/n: Endkolben m; **cylindric** ~

Tastkörperchen *s.*
end colostomy: endständige Kolostomie *w.*
end-diastolic/*adj*: enddiastolisch.
endemia/*n*: Endemie *w.*
endemic/*n, adj*: 1. Endemie; 2. endemisch.
endepidermis/*n*: Epithel *s.*
endergonic/*adj*: endergon.
end-flake/*n*: motorische Endplatte *w.*
end foot: Synapsenknopf *m*, Boutton terminal *m*, Neuropodium *s.*
ending/*n*: Endigung *w*, Endung *w*; **nonencapsulated** ~ freie Nervenendigung *w*; **primary** ~ annulospirale Nervenendigung *w*; **synaptic** ~ synaptische Nervenendigung *w*; **unencapsulated** ~ freie Nervenendigung *w.*
endoabdominal/*adj*: intraabdominell.
Endo agar: Endo-Agar *m.*
endoamylase/*n*: Endoamylase *w.*
endoaneurysmoplathy/*n*: Endoaneurysmoplastik *w.*
endoaneurysmorrhaphy/*n*: Endoaneurysmorraphie *w.*
endoarterial/*adj*: endarteriell.
endoarteritis/*n*: Endarteriitis *w.*
endobiotic/*adj*: endobiotisch.
endoblast/*n*: Endoblast *m.*
endocardial/*adj*: endokardial.
endocardiography/*n*: intrakardiale Elektrokardiographie *w.*
endocarditis/*n*: Endokarditis *w*; **acute bacterial** ~ septische Endokarditis *w*; **atypical bacterial** ~ Libman-Sacks-Endokarditis *w*; **bacterial** ~ bakterielle Endokarditis *w*; **chronic** ~ chronische Endokarditis *w*; **constrictive** ~ Löffler-Endokarditis *w*; **fibroplastic** ~ fibroplastische Endokarditis *w*; **infectious** ~ infektiöse Endokarditis *w*; **malignant** ~ akute bakterielle Endokarditis *w*; **mural** ~ parietale Endokarditis *w*; **rheumatic** ~ rheumatische Endokarditis *w*; **septic** ~ akute bakterielle Endokarditis *w*; **subacute bacterial** ~ Endocarditis lenta; **ulcerative** ~ Endocarditis ulcerosa; **verrucous** ~ verruköse Endokarditis *w.*

endocarditis prophylaxis: Endokarditisprophylaxe *w.*
endocardium/*n*: Endokard *s.*
endocellular/*adj*: intrazellulär.
endocervical/*adj*: endozervikal.
endocervicitis/*n*: Endometritis cervicis.
endochondral/*adj*: interkartilaginär.
endochondroma/*n*: Enchondrom *s.*
endochrome/*n*: intrazellulärer Farbstoff *m.*
endochylema/*n*: Hyaloplasma *s.*
endocommensal/*adj*: endokommensal.
endocorpuscular/*adj*: intrakorpuskulär.
endocranial/*adj*: intrakraniell.
endocraniosis/*n*: Hyperostosis frontalis interna.
endocranium/*n*: Endokranium *s.*
endocrine/*adj*: endokrin.
endocrinism/*n*: Endokrinopathie *w.*
endocrinologic/*adj*: endokrinologisch.
endocrinology/*n*: Endokrinologie *w.*
endocrinopathy/*n*: Endokrinopathie *w.*
endocrinotherapy/*n*: Hormontherapie *w.*
endocyst/*n*: Zysteninnenwand *w.*
endocystitis/*n*: Blasenwandentzündung *w.*
endocytize/*vb*: endophagozytieren.
endocytosis/*n*: Endozytose *w.*
endoderm/*n*: Entoderm *s.*
endodermal/*adj*: entodermal.
endodermic/*adj*: Entoderm-.
endodermophyton/*n*: Endodermophyton *s.*
endodermoreaction/*n*: Intrakutanreaktion *w.*
endodiascope/*n*: Endodiaskop *s.*
endodiascopy/*n*: Endodiaskopie *w.*
endodontics/*n*: Endodontie *w.*
endodontitis/*n*: Endodontitis *w*, Pulpitis *w.*
endodural/*adj*: intradural.
endoectothrix/*n*: Endoektothrix *m.*
endoelectrontherapy/*n*: intrakavitäre Elektronenbestrahlung *w.*
endoenzyme/*n*: Endoenzym *s.*
endogamy/*n*: Endogamie *w.*
endogenous/*adj*: endogen.
endogeny/*n*: Endogenie *w.*
endognathion/*n*: Zwischenkiefer *m*, Os incisivum.

endointoxication/*n*: Endointoxikation *w*, Autointoxikation *w*.
endolaryngeal/*adj*: endolaryngeal.
endolemma/*n*: Endoneurium *s*.
endolymph/*n*: Endolymphe *w*.
endolymphangial/*adj*: Endolymph-, in einem Lymphgefäß.
endolymphangitis/*n*: Endolymphangitis *w*.
endolymphatic/*adj*: endolymphatisch.
endolysin/*n*: Endolysin *s*.
endomeninx/*n*: Endomeninx.
endomesoderm/*n*: mesodermales Endoderm *s*.
endometrectomy/*n*: Endometrektomie *w*.
endometrial/*adj*: endometrial.
endometrioma/*n*: Endometriom *s*.
endometriosis/*n*: Endometriose *w*.
endometriotic/*adj*: Endometriose-.
endometritis/*n*: Endometritis *w*; **decidual** ~ Deziduaentzündung *w*, Endometritis decidualis; **exfoliative** ~ membranöse Endometritis *w*; **membraneous** ~ membranöse Endometritis *w*; **puerperal** ~ Wochenbettendometritis *w*.
endometrium/*n*: Endometrium *s*.
endometrium cyst: Endometriumzyste *w*.
endometrium metaplasia: Endometriummetaplasie *w*.
endometrorrhagia/*n*: Metrorrhagie *w*.
endomitosis/*n*: Endomitose *w*.
endomixis/*n*: Selbstbefruchtung *w*.
endomorph/*adj*: endomorph.
endomyelography/*n*: intramedulläre Myelographie *w*.
endomyocardial/*adj*: endomyokardial.
endomyocarditis/*n*: Endomyokarditis *w*.
endomyometritis/*n*: Endomyometritis *w*.
endomysiom/*n*: Endomysium *s*.
endonephritis/*n*: Pyelitis *w*.
endoneurial/*adj*: endoneural.
endoneuritis/*n*: Endoneuritis *w*.
endoneurium/*n*: Endoneurium *s*.
endoneurolysis/*n*: Endoneurolyse *w*.
endonuclear/*adj*: intranukleär.
endonuclease/*n*: Endonuklease *w*.
endoparasital/*adj*: endoparasitär.
endoparasite/*n*: Endoparasit *m*.
endoparasitic/*adj*: endoparasitär.
endoparasitism/*n*: Endoparasitismus *m*.
endopelvic/*adj*: intrapelvin.
endopeptidase/*n*: Endopeptidase *w*.
endopericardial/*adj*: intraperikardial.
endoperineuritis/*n*: Endoperineuritis *w*.
endoperoxide/*n*: Endoperoxid *s*.
endophasia/*n*: lautloses Vor-sich-Hinsprechen *s*.
endophlebitis/*n*: Endophlebitis *w*, Intimaentzündung *w*.
endophthalmitis/*n*: Endophthalmie *w*.
endophthalmos/*n*: Enophthalmus *m*.
endophytic/*adj*: endophytisch.
endoplasm/*n*: Endoplasma *s*.
endoplasmic/*adj*: endoplasmatisch.
endopolygeny/*n*: Endopolyploidie *w*.
endoprosthesis/*n*: Endoprothese *w*.
endopsychic/*adj*: intrapsychisch.
endoradiography/*n*: Endoradiographie *w*.
endoradiosonde/*n*: Endoradiosonde *w*.
endoradiotherapy/*n*: Endoradiotherapie *w*.
endoreduplication/*n*: Endoreduplikation *w*.
end-organ/*n*: Endorgan *s*.
endorphin/*n*: Endorphin *s*.
endorrhachis/*n*: Dura mater spinalis.
endosalpingitis/*n*: Endosalpingitis *w*.
endosalpingoma/*n*: Tubenadenomyom *s*.
endosalpingosis/*n*: Tubarendometriose *w*.
endosalpinx/*n*: Endosalpinx *w*, Tubenschleimhaut *w*.
endosarc/*n*: Endoplasma *s*.
endoscope/*n*: Endoskop *s*.
endoscopic/*adj*: endoskopisch.
endoscopy/*n*: Endoskopie *w*; **pediatric** ~ Kinderendoskopie *w*.
endosepsis/*n*: Septikämie *w*.
endoskeleton/*n*: Endoskelett *s*.
endosmosis/*n*: Endosmose *w*.
endosome/*n*: Endosom *s*.
endospore/*n*: Endospore *w*.
endosporium/*n*: Endospore *w*.
endosseous/*adj*: endostal, intraossal.
endosteal/*adj*: endostal, intraossal.

endosteohyperostosis/*n*: Buchem-Syndrom *s*, Hyperostosis corticalis generalisata familiaris.
endosteum/*n*: Endost *s*.
endotenon/*n*: Endotendineum *s*.
endotheli-: Endothelial-.
endothelial/*adj*: endothelial.
endothelialization/*n*: Endothelialisation *w*.
endothelioid/*adj*: endothelartig.
endothelioma/*n*: Endotheliom *s*.
endotheliosis/*n*: Endotheliose *w*, Retikuloendotheliose *w*; **glomerular capillary** ~ Eklampsie *w*.
endotheliotoxin/*n*: Endotheltoxin *s*.
endothelium/*n*: Endothel *s*; **capillary** ~ Kapillarendothel *s*; **corneal** ~ Hornhautendothel *s*; **vascular** ~ Gefäßendothel *s*.
endothermic/*adj*: endotherm.
endothermy/*n*: Endothermie *w*.
endothoracic/*adj*: intrathorakal.
endothrix/*n*: Endothrix *m*.
endothyroidopexy/*n*: Endothyroideopexie *w*, Schilddrüsenvorverlagerung *w*.
endotoxemia/*n*: Endotoxämie *w*.
endotoxic/*adj*: endotoxisch.
endotoxicosis/*n*: Endotoxikose *w*.
endotoxin/*n*: Endotoxin *s*.
endotoxin shock: Endotoxinschock *m*.
endotoxoid/*n*: Endotoxoid *s*.
endotracheal/*adj*: endotracheal.
endotrachelitis/*n*: Endozervizitis *w*.
endourethral/*adj*: intraurethral.
endplate, motor: motorische Endplatte *w*.
endplate potential: Endplattenpotential *s*.
end point: Endpunkt *m*.
end-point nystagmus: Endstellungsnystagmus *m*.
end-position nystagmus: Endstellungsnystagmus *m*.
end-product/*n*: Endprodukt *s*.
end stage renal failure: terminale Niereninsuffizienz *w*.
end-systolic/*adj*: endsystolisch.
end-to-end: End-zu-End-.
end-to-side: End-zu-Seit-.
endurable/*adj*: erträglich.
endurance/*n*: Ausdauer *w*, Belastbarkeit *w*, Dauer *w*.
endure/*vb*: ertragen.
end-window counter: Geiger-Zähler *m*.
endyma/*n*: Ependym *s*.
enema/*n*: Klistier *s*, Einlauf *m*; **high** ~ hoher Einlauf *m*; **sedative** ~ Sedativum-Einlauf *m*.
energizer, psychic: stimmungsaufhellendes Mittel *s*.
energy/*n*: Energie *w*; **atomic** ~ Kernenergie *w*; **binding** ~ Bindungsenergie *w*; **free** ~ freie Energie *w*; **kinetic** ~ kinetische Energie *w*; **latent** ~ Energiepotential *s*; **nuclear** ~ Kernenergie *w*; **radiant** ~ Strahlungsenergie *w*; **vital** ~ Lebenskraft *w*.
energy balance: kalorisches Gleichgewicht *s*.
energy consumption: Energieaufwand *m*.
energy dissipation: Energiezerstreuung *w*.
energy metabolism: Energiestoffwechsel *m*.
energy of activation: Aktivierungsenergie *w*.
energy quantization: Energiequantelung *w*.
energy-rich/*adj*: energiereich.
energy transfer: Energieübertragung *w*.
enervation/*n*: Denervierung *w*.
enflagellation/*n*: Geißelentwicklung *w*.
enflurane/*n*: Enfluran *s*.
ENG [*abbr*] **electronystagmography**: Elektronystagmographie *w*, ENG.
engage/*vb*: einstellen, eintreten.
engagement/*n*: Beckeneintritt *m*, Einstellung *w*.
Engelmann's disease: Camurati-Engelmann-Syndrom *s*, Osteopathia hyperostotica multiplex infantilis.
Engel-Recklinghausen disease: Ostitis fibrosa cystica.
engineering/*n*: Technologie *w*; **biomedical** ~ Biotechnologie *w*; **chemical** ~ chemische Verfahrenstechnik *w*; **genetic** ~ Gentechnologie *w*; **human** ~ Human engineering *s*, Ergonomie *w*.
englobement/*n*: Phagozytose *w*.

Engman's disease: Engman-Krankheit *w*, infektiöse ekzematoide Dermatitis *w*.
engorge/*vb*: anschoppen, schwellen.
engorged/*adj*: geschwollen.
engorgement/*n*: Schwellung *w*, Anschoppung *w*.
engram/*n*: Engramm *s*.
enhancement/*n*: Verstärkung *w*; **acoustic** ~ akustische Verstärkung *w*; **immunologic** ~ Verstärkung der Immunantwort; **positive** ~ positive Verstärkung *w*.
enhancer/*n*: Enhancer *m*, Verstärker *m*.
enkatarrhaphy/*n*: Enkatarraphie *w*.
enkephalin/*n*: Enkephalin *s*.
enlarge/*vb*: erweitern, vergrößern.
enlargement/*n*: Erweiterung *w*, Vergrößerung *w*.
enol/*n*: Enol *s*.
enolase/*n*: Enolase *w*.
enolization/*n*: Enolisierung *w*.
enophthalmos/*n*: Enopthalmus *m*.
enorganic/*adj*: organspezifisch.
enostosis/*n*: Enostose *w*.
enoxacin/*n*: Enoxacin *s*.
enoyl-ACP reductase: Enoyl-ACP-Reduktase *w*.
enoyl-CoA hydratase: Enoyl-CoA-hydratase *w*.
enrich/*vb*: anreichern.
enrichment/*n*: Anreicherung *w*.
enrichment culture: Anreicherungskultur *w*.
ensiform/*adj*: schwertförmig, xiphoid.
ensisternum/*n*: Processus xiphoideus.
ensomphalus/*n*: Ensomphalus *m*.
ENT [*abbr*] **ear, nose and throat**: Hals-, Nasen-, Ohren-, HNO.
entad/*adj*: einwärts.
ental/*adj*: zentral, innen.
entameba/*n*: Entamöbe *w*.
entamebiasis/*n*: Entamoebiasis *w*.
entamoeba/*n*: Entamoeba.
entepicondyle/*n*: Epicondylus medialis humeri.
enter-: Entero-, Darm-.
enteral/*adj*: enteral.
enterectomy/*n*: Darmresektion *w*.

enteric/*adj*: enteral.
enteric-coated/*adj*: magensaftresistent.
entericoid/*adj*: typhusähnlich.
enterics: Enterobakterien.
enteritic/*adj*: enteritisch.
enteritis/*n*: Enteritis *w*; **diphtheric** ~ diphtherische Enteritis *w*; **mucomebraneous** ~ Syndrom des irritablen Kolons *s*; **necrotizing** ~ nekrotisierende Enteritis *w*; **phlegmonous** ~ phlegmonöse Enteritis *w*; **regional** ~ Enteritis regionalis, Crohn-Krankheit *w*.
entero-: Entero-, Darm-.
enteroanastomosis/*n*: Enteroanastomose *w*, Darmanastomose *w*.
enteroapokleisis/*n*: Ausschaltung eines Darmsegments.
enterobacter/*n*: Enterobacter *m*.
enterobiasis/*n*: Enterobiasis *w*.
enterobius/*n*: Enterobius *m*.
enterocele/*n*: Enterozele *w*, Darmbruch *m*.
enterocentesis/*n*: Darmpunktion *w*.
enteroceptor/*n*: Enterozeptor *m*, Interozeptor *m*.
enterochirurgia/*n*: Darmchirurgie *w*.
enterocholecystostomy/*n*: Cholezystoenterostomie *w*.
enterocholecystotomy/*n*: Cholezystoenterotomie *w*.
enterochromaffin/*n*: Enterochromaffin *s*.
enterocleisis/*n*: Enterokleisis *w*.
enteroclysis/*n*: Darmspülung *w*.
enterococcemia/*n*: Enterokokkensepsis *w*.
enterococcus/*n*: Enterokokke *w*.
enterocoele/*n*: Bauchhöhle *w*.
enterocolectomy/*n*: Enterokolektomie *w*.
enterocolic/*adj*: enterokolisch.
enterocolitis/*n*: Enterokolitis *w*; **antibiotic** ~ Antibiotika-Enterokolitis *w*; **pseudomembranous** ~ pseudomembranöse Kolitis *w*; **regional** ~ Enteritis regionalis mit Kolonbeteiligung.
enterocolostomy/*n*: Enterokolostomie *w*.
enterocyst/*n*: Enterozyste *w*.
enterocystocele/*n*: Enterozystozele *w*.
enterocystoma/*n*: Enterozystom *s*, Enterokystom *s*.

enterocyte/*n*: Enterozyt *m*, Saumzelle *w*.
enteroenteric/*adj*: enteroenteral.
enteroenterostomy/*n*: Enteroanastomose *w*.
enterogastritis/*n*: Gastroenteritis *w*.
enterogastrone/*n*: Enterogastron *s*.
enterogenous/*adj*: enterogen.
enteroglucagon/*n*: Enteroglukagon *s*.
enterogram/*n*: Enterogramm *s*.
enterohepatic/*adj*: enterohepatisch.
enterohepatocele/*n*: Enterohepatozele *w*.
enterohydrocele/*n*: Enterohydrozele *w*.
enteroidea/*n*: enterisches Fieber *s*.
enterointestinal/*adj*: enteroenteral.
enterolith/*n*: Enterolith *m*, Kotstein *m*.
enterolithiasis/*n*: Enterolithiasis *w*.
enterology/*n*: Gastroenterologie *w*.
enterolysis/*n*: Darmmobilisierung *w*.
enteromegaly/*n*: Viszeromegalie *w*.
enteromenia/*n*: Dünndarmblutung bei intestinaler Endometriose.
endomerocele/*n*: Leistenhernie *w*.
enteromycosis/*n*: Enteromykose *w*.
enteromyiasis/*n*: Enteromyiasis *w*.
enteromyxorrhea/*n*: schleimige Diarrhö *w*.
enteron/*n*: Enteron *s*.
enteronitis/*n*: Enteritis *w*.
enteroparalysis/*n*: Darmlähmung *w*.
enteroparesis/*n*: Darmlähmung *w*.
enteropathic/*adj*: enteropathisch, enteropathogen.
enteropathogenic/*adj*: enteropathogen.
enteropathy/*n*: Enteropathie *w*; **protein-losing** ~ Eiweißverlustsyndrom *s*, exsudative Enteropathie *w*.
enteropeptidase/*n*: Enteropeptidase *w*.
enteropexy/*n*: Enteropexie *w*.
enteroplasty/*n*: Darmplastik *w*.
enteroplex/*n*: Darmnahtgerät *s*.
enteroplexy/*n*: Darmanastomosierung *w*.
enteroptosis/*n*: Enteroptose *w*.
enteroptotic/*adj*: enteroptotisch.
enteroptychia/*n*: chirurgische Darmplikation *w*.
enterorrhaphy/*n*: Darmnaht *w*.
enterorrhea/*n*: Diarrhö *w*.
enterorrhexis/*n*: Darmruptur *w*.
enteroscope/*n*: Dünndarmendoskop *s*.
enteroscopic/*adj*: enteroskopisch.
enterosepsis/*n*: Darmbakteriensepsis *w*.
enterostasis/*n*: Enterostase *w*.
enterostenosis/*n*: Darmstenose *w*.
enterostomal/*adj*: enterostomal.
enterostomy/*n*: Enterostomie *w*.
enterotomy/*n*: Enterotomie *w*.
enterotoxemia/*n*: Enterotoxikation *w*.
enterotoxin/*n*: Enterotoxin *s*.
enterotropic/*adj*: enterotrop.
enterotyphus/*n*: Typhus abdominalis.
enterouria/*n*: Fäkalurie *w*.
enterovaginal/*adj*: enterovaginal.
enterovesical/*adj*: enterovesikal.
enterovirus/*n*: Enterovirus *m*.
enterozoon/*n*: Enterozoon *s*, Darmparasit *m*.
enteruria/*n*: Fäkalurie *w*.
enthalpy/*n*: Enthalpie *w*.
enthlasis/*n*: Schädelimpressionssplitterfraktur *w*.
entity/*n*: Entität *w*, Einheit *w*; **nosologic** ~ nosologische Einheit *w*.
entoblast/*n*: Entoblast *m*, Endoblast *m*.
entocele/*n*: Endozele *w*.
entochondrostasis/*n*: innerkartilaginäre Knochenbildung.
entocondyle/*n*: medialer Kondylus *m*.
entocranial/*adj*: intrakraniell.
entocyte/*n*: Zelleinschluß *m*.
entoderm/*n*: Entoderm *s*.
entomere/*n*: Entomer *s*.
entomogenous/*adj*: von Insekten stammend.
entomology/*n*: Entomologie *w*.
entomophthora/*n*: Entomophthora *w*.
entomophthoromycosis/*n*: Entomophtoraphykomykose *w*.
entopic/*adj*: eutop.
entoplasma/*n*: Endoplasma *s*.
entoptic/*adj*: entoptisch.
entoptoscopic/*adj*: entoptoskopisch.
entoptoscopy/*n*: Entoptoskopie *w*.
entoretina/*n*: Entoretina *w*, nervale Henle-Schicht *w*.

entosarc/*n*: Endoplasma *s*.
entostosis/*n*: Enostose *w*.
entotic/*adj*: entotisch.
entotympanic/*adj*: in der Paukenhöhle.
entozoon/*n*: Entozoon *m*, Endoparasit *m*.
entrance/*n*: Zugang *m*.
entrance block: Eintrittsblock *m*.
entrance dose: Einfalldosis *w*.
entrance wound: Einschußwunde *w*.
entrapment/*n*: Einklemmung *w*, Einschluß *m*.
entrapment neuropathy: Nervenkompressionssyndrom *s*.
entropion/*n*: Entropium *s*; **cicatricial** ~ Narbenentropium *s*; **spastic** ~ spastisches Entropium *s*.
entropy/*n*: Entropie *w*.
entry/*n*: Eintrittspunkt *m*.
entypy/*n*: Entypie *w*.
enucleate/*vb*: entkernen, ausschälen.
enucleation/*n*: Enukleation *w*.
enucleator/*n*: Enukleator *m*.
enuresis/*n*: Enurese *w*.
enuretic/*adj*: einnässend.
envelope/*n*: Hülle *w*, Membran *w*; **nuclear** ~ Kernmembran *w*.
envelope protein: Hüllprotein *s*.
envelopment/*n*: Umhüllung *w*.
envenom/*vb*: vergiften.
envenomation/*n*: Vergiftung *w*.
environment/*n*: Umgebung *w*, Umwelt *w*; **acid** ~ saures Milieu *s*; **behavioral** ~ psychologisches Feld *s*, Lebensraum *m*; **controlled** ~ kontrollierte Umgebungsbedingungen; **external** ~ Umwelt *w*, Milieu extérieur; **internal** ~ Innenwelt *w*, Milieu intérieur.
environmental/*adj*: Umwelt-.
envy/*n*: Neid *m*.
enzygotic/*adj*: monozygot.
enzymatic/*adj*: enzymatisch.
enzyme/*n*: Enzym *s*; **adaptive** ~ adaptives Enzym *s*; **allosteric** ~ allosterisches Enzym *s*; **auxiliary** ~ Hilfsenzym *s*; **constitutive** ~ konstitutives Enzym *s*; **converting** ~ Converting Enzym *s*, Umwandlungsenzym *s*; **digestive** ~ Verdauungsenzym *s*; **extracellular** ~ extrazelluläres Enzym *s*; **inducible** ~ induzierbares Enzym *s*; **protective** ~ Abwehrenzym *s*.
enzyme action: Enzymwirkung *w*.
enzyme activation: Enzymaktivierung *w*.
enzyme activity: Enzymaktivität *w*.
enzyme commission [*abbr*] **EC**: Enzym-Kommission der International Union of Biochemistry.
enzyme deficiency: Enzymopenie *w*, Enzymmangel *m*.
enzyme diagnostics: Enzymdiagnostik *w*.
enzyme induction: Enzyminduktion *w*.
enzyme inhibition: Enzymhemmung *w*.
enzyme-inhibitor complex: Enzym-Inhibitor-Komplex *m*.
enzyme kinetics: Enzymkinetik *w*.
enzyme liberation: Enzymfreisetzung *w*.
enzyme-linked/*adj*: Enzym-gekoppelt.
enzyme regulation: Enzymregulation *w*.
enzyme repression: Enzymrepression *w*.
enzyme specifity: Enzymspezifität *w*.
enzyme-subtrate complex: Enzym-Substrat-Komplex *m*.
enzyme turnover number: Enzymumsatzzahl *w*.
enzyme unit: Enzymeinheit *w*.
enzymic/*adj*: enzymatisch.
enzymology/*n*: Enzymologie *w*.
enzymolysis/*n*: Enzymolyse *w*.
enzymopathy/*n*: Enzymopathie *w*.
enzymopenia/*n*: Enzymmangel *m*.
enzymuria/*n*: Enzymurie *w*.
eosin/*n*: Eosin *s*.
eosin methylene blue agar [*abbr*] **EMB agar**: Eosin-Methylenblauagar *m*.
eosin methylene blue stain: Eosin-Methylenblaufärbung *w*.
eosinoblast/*n*: eosinophiler Myeloblast *m*, Eosinophiloblast *m*.
eosinocyte/*n*: Eosinophiler *m*.
eosinopenia/*n*: Eosinopenie *w*.
eosinophil/*n*, *adj*: 1. Eosinophiler *m*; 2. eosinophil.
eosinophilia/*n*: Eosinophilie *w*; **hereditary** ~ familiäre Eosinophilie *w*; **tropical pulmonary** ~ tropische Eosinophilie *w*,

Weingarten-Syndrom *s*.
eosinophilia myalgia syndrome: Eosinophilie-Myalgie-Syndrom *s*.
eosinophilic/*adj*: eosinophil.
eosinophilous/*adj*: eosinophil.
epactal/*adj*: überzählig.
eparterial/*adj*: epiarteriell.
epaxial/*adj*: epiaxial.
ependyma/*n*: Ependym *s*.
ependymitis/*n*: Ependymitis *w*.
ependymoblast/*n*: Ependymoblast *m*.
ependymoblastoma/*n*: Ependymoblastom *s*.
ependymocyte/*n*: Ependymzelle *w*.
ependymoma/*n*: Ependymom *s*; **anaplastic** ~ malignes Ependymom *s*; **malignant** ~ malignes Ependymom *s*; **myxopapillary** ~ myxopapilläres Ependymom *s*; **papillary** ~ papilläres Ependymom *s*.
ephapse/*n*: Ephapse *w*.
ephebiatrics/*n*: Jugendmedizin *w*.
ephedrine/*n*: Ephedrin *s*.
ephedrine sulfate: Ephedrinsulfat *s*.
ephemeral/*adj*: vorübergehend.
EPH gestosis [*abbr*] **edema-proteinuria-hypertension gestosis**: EPH-Gestose *w*, Gestose mit Ödemen, Proteinurie und Hypertonus.
epiallopregnanolone [*abbr*] **EAP**: Epiallopregnanolon *s*.
epiandrosterone/*n*: Epiandrosteron *s*.
epiblast/*n*: Ektoderm *s*.
epiblepharon/*n*: Epiblepharon *s*.
epibranchial/*adj*: epibranchial.
epibulbar/*adj*: epibulbär.
epicanthus/*n*: Epikanthus *m*, Lidfalte *w*.
epicarcinogen/*n*: Epikarzinogen *s*.
epicardial/*adj*: epikardial.
epicardectomy/*n*: Epikardektomie *w*.
epicardium/*n*: Epikard *s*.
epicentral/*adj*: epizentral.
epichordal/*adj*: parachordal.
epicillin/*n*: Epicillin *s*.
epicondyle/*n*: Epikondylus *m*.
epicondylitis/*n*: Epikondylitis *w*.
epicondylus/*n*: Epikondylus *m*, Epicondylus.

epicostal/*adj*: epikostal.
epicotyl/*n*: Epikotyl *m*.
epicrisis/*n*: Epikrise *w*.
epicritic/*adj*: epikritisch.
epicystotomy/*n*: suprapubische Zystotomie *w*.
epicyte/*n*: Epizyt *m*.
epidemic/*n, adj*: 1. Epidemie *w*; **delayed** ~ Tardivepidemie *w*; 2. epidemisch.
epidemicity/*n*: epidemischer Zustand *m*.
epidemics control: Seuchenbekämpfung *w*.
epidemiologic/*adj*: epidemiologisch.
epidemiology/*n*: Epidemiologie *w*.
epiderm-: Epidermo-.
epidermal/*adj*: epidermal.
epidermatic/*adj*: epidermal.
epidermatitis/*n*: Epidermitis *w*.
epidermatozoonosis/*n*: Epizoonose *w*.
epidermicula/*n*: Cuticula *w*.
epidermidalization/*n*: Epidermialisierung *w*.
epidermis/*n*: Epidermis *w*.
epidermis cyst: Epidermiszyste *w*.
epidermitis/*n*: Epidermitis *w*.
epidermodysplasia/*n*: Epidermodysplasie *w*, dysplastische Keratose *w*.
epidermodysplasia verruciformis: Epidermodysplasia verruciformis, Lewandowsky-Lutz-Syndrom *s*.
epidermoid/*n*: Epidermoid *s*.
epidermoid cyst: Epidermoidzyste *w*.
epidermolysis/*n*: Epidermolyse *w*; **bullous papuloalboid** ~ Epidermolysis bullosa albupapoloidea, Pasini-Syndrom *s*; **toxic** ~ Lyell-Syndrom *s*.
epidermophyte/*n*: Epidermophyt *m*.
epidermophytosis/*n*: Epidermophytie *w*.
epidermopoiesis/*n*: Epidermisbildung *w*.
epidermosis/*n*: Erkrankung der Epidermis; **aural** ~ Cholesteatom *s*.
epididymal/*adj*: Epididymis-.
epididymectomy/*n*: Epididymektomie *w*.
epididymitis/*n*: Epididymitis *w*.
epididymodeferentectomy: Epididymovasektomie *w*, Nebenhoden-Samenstrangentfernung *w*.

epididymo-orchitis/*n*: Epididymoorchitis *w*.
epididymotomy/*n*: Epididymotomie *w*.
epididymovasectomy/*n*: Epididymovasektomie *w*.
epidural/*adj*: epidural.
epiduritis/*n*: Epiduritis *w*.
epidurography/*n*: Epidurographie *w*.
epiestriol/*n*: Epi-oestriol *s*.
epifascial/*adj*: epifaszial.
epigamous/*adj*: nach der Befruchtung.
epigastralgia/*n*: epigastrischer Bauchschmerz *m*.
epigastric/*adj*: epigastrisch.
epigastrium/*n*: Epigastrium *s*.
epigastrocele/*n*: Epigastrozele *w*.
epigenesis/*n*: Epigenese *w*.
epigenetic/*adj*: epigenetisch.
epiglottectomy/*n*: Epiglottidektomie *w*.
epiglottis/*n*: Epiglottis *w*.
epiglottitis/*n*: Epiglottitis *w*.
epignathus/*n*: Epignathus *m*.
epihyal/*adj*: über dem Zungenbein.
epilamellar/*adj*: auf der Basalmembran.
epilate/*vb*: epilieren, enthaaren.
epilation/*n*: Epilation *w*.
epilatory/*adj*: epilatorisch.
epilemma/*n*: Endoneurium *s*.
epilepsia/*n*: Epilepsie *w*.
epilepsy/*n*: Epilepsie *w*; **abdominal** ~ Epilepsie mit gastraler Aura; **abortive** ~ subklinische Epilepsie *w*, epileptische Aura *w*; **accelerative** ~ Epilepsia procursiva, prokursive Epilepsie *w*; **acoustimotor** ~ akustikogene Epilepsie *w*; **acquired** ~ symptomatische Epilepsie *w*; **adversive** ~ Adversivepilepsie *w*; **affective** ~ Affektepilepsie *w*; **akinetic** ~ akinetische Epilepsie *w*; **alcoholic** ~ Alkoholepilepsie *w*; **atonic** ~ akinetische Epilepsie *w*; **audiogenic** ~ audiogene Epilepsie *w*; **catamenial** ~ Menstruationsepilepsie *w*; **centrencephalic** ~ zentrenzephale Epilepsie *w*; **chronic focal** ~ Epilepsia partialis *w*; **conditioned** ~ konditionierte Epilepsie *w*; **continuous** ~ Status epilepticus; **continuous partial** ~ Kojewnikow-Epilepsie *w*; **contraversive** ~ Kontraversivanfall *m*; **cortical** ~ Rindenepilepsie *w*; **cryptogenic** ~ genuine Epilepsie *w*; **diencephalic** ~ zentrenzephale Epilepsie *w*; **diurnal** ~ Wachepilepsie *w*; **dysmnesic** ~ paramnesische Epilepsie *w*; **essential** ~ genuine Epilepsie *w*; **febrile** ~ Fieberanfall *m*; **focal** ~ fokaler Anfall *m*, Herdepilepsie *w*; **fortuitous** ~ Spontanepilepsie *w*; **generalized** ~ generalisierte Epilepsie *w*; **gustatory** ~ Epilepsie mit gustatorischer Aura; **hereditary** ~ familiäre Epilepsie *w*; **idiopathic** ~ genuine Epilepsie *w*; **illusional** ~ halluzinatorische Epilepsie *w*; **jacksonian** ~ Jackson-Epilepsie *w*; **local** ~ Herdepilepsie *w*; **localized** ~ Jackson-Epilepsie *w*; **luminosensible** ~ photogene Epilepsie *w*; **major** ~ Grand mal *s*; **masticatory** ~ gustatorische Automatismen; **matutinal** ~ Aufwachepilepsie *w*; **menstrual** ~ Menstruationsepilepsie *w*; **mental** ~ psychogene Epilepsie *w*; **metabolic** ~ metabolische Epilepsie *w*; **minor** ~ Petit mal; **morpheic** ~ Schlafepilepsie *w*; **movement-induced** ~ bewegungsabhängige Epilepsie *w*; **myoclonic** ~ myoklonischer Anfall *m*; **nocturnal** ~ Schlafepilepsie *w*; **olfactory** ~ Epilepsie mit olfaktorischer Aura; **opercular** ~ Operkulumepilepsie *w*; **opisthotonic** ~ Opisthotonusepilepsie *w*; **partial** ~ Herdepilepsie *w*; **photic** ~ photogene Epilepsie *w*; **posttraumatic** ~ posttraumatische Epilepsie *w*; **primary auditory** ~ primär auditorische Aura *w*; **procursive** ~ Epilepsia procursiva, prokursive Epilepsie *w*; **progressive myoclonic** ~ progressive Myoklonus-Epilepsie *w*, Lafora-Krankheit *w*; **psychomotor** ~ psychomotorischer Anfall *m*, Temporallappenepilepsie *w*; **pubertal** ~ Pubertätsepilepsie *w*; **residual** ~ Residualepilepsie *w*; **secondary** ~ symptomatische Epilepsie *w*; **senile** ~ Altersepilepsie *w*; **sensory** ~ sensorische Epilepsie *w*; **serial** ~ Anfallsserie *w*; **spontaneous** ~ Spontanepilepsie *w*; **subclinical** ~ latente Epilepsie *w*; **sympto-**

matic ~ symptomatische Epilepsie *w*; tardy ~ Altersepilepsie *w*; temporal ~ Temporallappenepilepsie *w*; tonic ~ tonischer Anfall *m*; traumatic ~ posttraumatische Epilepsie *w*; uncinate ~ Unzinatuskrise *w*; versive ~ Versivanfall *m* vertiginous ~ vertiginöse Aura *w*; visual ~ visuelle Epilepsie *w*; waking ~ Aufwachepilepsie *w*.
epilept-: Epilepsie-, Epilepto-.
epileptic/*n*, *adj*: 1. Epileptiker *m*; 2. epileptisch.
epileptiform/*adj*: epileptiform.
epileptogenic/*adj*: epileptogen.
epileptoid/*adj*: epilepsieartig.
epileptology/*n*: Epileptologie *w*.
epiloia/*n*: Epiloia *s*, tuberöse Hirnsklerose *w*.
epimastigote/*n*: Crithidia.
epimenorrhea/*n*: Hypermenorrhö *w*.
epimer/*n*: Epimer *s*.
epimerase/*n*: Epimerase *w*.
epimerization/*n*: Epimerisation *w*.
epimestrol/*n*: Epimestrol *s*.
epimorphosis/*n*: Epimorphosis *w*, echte Regeneration *w*.
epimyocardium/*n*: Epimyokard *s*.
epimysium/*n*: Epimysium *s*.
epinephrectomy/*n*: Adrenektomie *w*.
epinephrine/*n*: Epinephrin *s*, Adrenalin *s*.
epinephrine bitartrate: Epinephrinbitartrat *s*.
epinephroma/*n*: Hypernephrom *s*, Nebennierenzellkarzinom *s*.
epinephros/*n*: Nebenniere *w*.
epineural/*adj*: epineural.
epineurium/*n*: Nervenscheide *w*, Epineurium.
epinosic/*adj*: Krankheitsfolgen betreffend.
epiorchium/*n*: Epiorchium *s*.
epipericardial/*adj*: epiperikardial.
epipharyngeal/*adj*: nasopharyngeal.
epipharyngitis/*n*: Nasopharyngitis *w*.
epipharynx/*n*: Epipharynx *m*.
epiphenomenon/*n*: Epiphänomen *s*.
epiphora/*n*: Epiphora, Tränenträufeln *s*.
epiphyseal/*adj*: epiphysär.

epiphysectomy/*n*: Epiphysektomie *w*.
epiphysial/*adj*: epiphysär.
epiphysiodesis/*n*: Epiphysiodese *w*.
epiphysiolisthesis/*n*: Epiphysiolisthesis *w*.
epiphysiolysis/*n*: Epiphysiolyse *w*.
epiphysis/*n*: Epiphyse *w*; slipped ~ Epiphysiolisthesis *w*; stippled ~ Stippchenepiphyse *w*.
epiphysitis/*n*: Epiphysitis *w*.
epiphyte/*n*: Epiphyt *m*.
epipial/*adj*: auf der Pia mater.
epiplocele/*n*: Epiplozele *w*.
epiploectomy/*n*: Omentumresektion *w*.
epiploic/*adj*: epiploisch.
epiploitis/*n*: Omentitis *w*.
epiploon/*n*: Netz *s*, Omentum.
epiplopexia/*n*: Omentopexie *w*.
epiplopexy/*n*: Omentopexie *w*.
epiplorrhaphy/*n*: Omentumnaht *w*.
epipygus/*n*: Epipygus *m*.
epirotulian/*adj*: suprapatellar.
epirubicin/*n*: Epirubicin *s*.
episclera/*n*: Episklera *w*.
episcleral/*adj*: episkleral.
episcleritis/*n*: Episkleritis *w*.
episclerotitis/*n*: Episkleritis *w*.
episio-: Episio-, Vulva-.
episioperineoplasty/*n*: Episioperineoplastik *w*, Scheiden-Damm-Plastik *w*.
episioplasty/*n*: Episioplastik *w*.
episiotomy/*n*: Episiotomie *w*.
episode/*n*: Episode *w*.
episome/*n*: Episom.
epispadias/*n*: Epispadie *w*; balanic ~ glanduläre Epispadie *w*.
epispastic/*adj*: blasenziehend.
episplenitis/*n*: Milzkapselentzündung *w*.
epistasis/*n*: Epistasis *w*.
epistasy/*n*: Epistasie *w*.
epistatic/*adj*: epistatisch.
epistaxis/*n*: Epistaxis *w*, Nasenbluten *s*.
episternal/*adj*: episternal.
episthotonus/*n*: Episthotonus *m*.
epistropheus/*n*: Axis.
epistrophic/*adj*: epistropheus.
epitarsus/*n*: Epitarsus.
epitenon/*n*: Epitendineum *s*.

epithalamic/*adj*: epithalamisch.
epithalamus/*n*: Epithalamus *m*.
epitheli-: Epithel-.
epithelial/*adj*: epithelial.
epithelialization/*n*: Epithelialisierung *w*.
epithelialize/*vb*: epithelialisieren.
epitheliitis/*n*: Epithelentzündung *w*.
epitheliocytus/*n*: Epithelzelle *w*.
epitheliofibril/*n*: Tonofibrille *w*.
epitheliogenetic/*adj*: epithelbedingt.
epitheliogenic/*adj*: epithelbildend.
epithelioid/*adj*: epithelartig.
epitheliolysis/*n*: Epitheliolyse *w*.
epitheliolytic/*adj*: epitheliolytisch.
epithelioma/*n*: Epitheliom *s*.
epitheliomatosis/*n*: Epitheliomatose *w*.
epitheliomatous/*adj*: epitheliomartig.
epitheliosis/*n*: Epitheliose *w*.
epithelitis/*n*: Epithelentzündung *w*.
epithelium/*n*: Epithel *s*; **ciliated** ~ Flimmerepithel *s*; **columnar** ~ Säulenepithel *s*; **corneal** ~ Hornhautepithel *s*; **cuboidal** ~ kubisches Epithel *s*; **dental** ~ Zahnepithel *s*; **germinal** ~ Keimepithel *s*; **glandular** ~ Drüsenepithel *s*; **laminated** ~ mehrreihiges Epithel *s*; **mucous** ~ Schleimepithel *s*; **myxopleomorphic** ~ pleomorphes Adenom *s*; **olfactory** ~ Riechepithel *s*; **oral** ~ Mundschleimhautepithel *s*; **pigmented** ~ Pigmentepithel *s*; **protective** ~ Schutzepithel *s*; **pseudostratified** ~ geschichtetes Plattenepithel *s*; **pyramidal** ~ Pyramidenepithel *s*; **respiratory** ~ Atemwegsepithel *s*; **sensory** ~ Sinnesepithel *s*; **simple** ~ einschichtiges Epithel *s*; **squamous** ~ Pflasterepithel *s*; **stratified** ~ mehrreihiges Epithel *s*; **tegumentary** ~ Epidermis *w*; **tessellated** ~ Plattenepithel *s*; **transitional** ~ Übergangsepithel *s*; **tubular** ~ Pflasterepithel *s*; **visceral** ~ Eingeweideepithel *s*.
epithelization/*n*: Epithelisierung *w*.
epithelize/*vb*: epithelialisieren.
epithienamycin/*n*: Epithienamycin *s*.
epitope/*n*: Epitop *s*.
epitrichium/*n*: Epitrichium *s*.
epitrochlea/*n*: Epitrochlea *w*.

epituberculosis/*n*: Epituberkulose *w*.
epitympanic/*adj*: epitympanal.
epitympanum/*n*: Epitympanum *s*.
epitype/*n*: Epityp *m*.
epizoic/*adj*: epizoisch.
epizoonosis/*n*: Epizoonose *w*.
epluchage/*n*: Wundtoilette *w*.
eponychium/*n*: Eponychium *s*.
eponym/*n*: Eponym *s*.
epoophorectomy/*n*: Epoophorektomie *w*.
epoophoron/*n*: Epoophoron *s*.
epoprostenol/*n*: Prostaglandin I2 *s*.
epoxymethamine bromide: Epoxy-methamin-bromid *s*, Methscopolamin-bromid *s*, Methylskopolamin *s*.
EPR [*abbr*] **electrophrenic respiration**: elektrophrenische Atmung *w*.
eprazinone/*n*: Eprazinon *s*.
epsilon aminocaproic acid [*abbr*] **EACA**: Epsilon-Aminocapronsäure *w*, EACA.
EPSP [*abbr*] **excitatory postsynaptic potential**: exzitatorisches postsynaptisches Potential *s*, EPSP.
Epstein-Barr virus [*abbr*] **EBV**: Epstein-Barr-Virus *m*, EBV.
Epstein's pearl: Epstein-Perle *w*.
epulis/*n*: Epulis *w*; **fibrous** ~ Epulofibrom *s*; **granulomatous** ~ Epulis granulomatosa; **pigmented** ~ melanotischer neuroektodermaler Tumor *m*.
epulis of newborn, congenital: Epulis congenita, Neumann-Syndrom *s*.
epulofibroma/*n*: Epulofibrom *s*.
equal/*adj*: gleich.
equalization/*n*: Ausgleich *m*.
equalize/*vb*: ausgleichen.
equate/*vb*: ausgleichen.
equation/*n*: Gleichung *w*.
equator of eyeball: Aequator bulbi.
equator of lens: Aequator lentis.
equiaxial/*adj*: equiaxial.
equicaloric/*adj*: kalorienäquivalent.
equilibrate/*vb*: ausgleichen.
equilibration/*n*: Ausgleich *m*.
equilibrium/*n*: Gleichgewicht *s*; **homeostatic** ~ Homoiostase *w*; **metabolic** ~ Stoffwechselgleichgewicht *s*; **mutation-**

al ~ Mutationsgleichgewicht *s*; **radioactive** ~ radioaktives Gleichgewicht *s*.
equilibrium constant: Gleichgewichtskonstante *w*.
equilibrium reaction: Stellreaktion *w*.
equilibrium sense: Gleichgewichtssinn *m*.
equimolar/*adj*: äquimolar.
equimolecular/*adj*: äquimolekular.
equinovalgus/*n*: Spitzfuß *m*.
equinovarus/*n*: Klumpfuß *m*.
equipment/*n*: Gerät *s*, Ausstattung *w*.
equipotential/*adj*: äquipotential.
equipotentiality/*n*: Äquipotenz *w*.
equivalence/*n*: Äquivalenz *w*.
equivalent/*n, adj*: 1. Äquivalent *s*; **isodynamic** ~ isodynamisches Äquivalent *s*; **psychic** ~ Temporallappenepilepsie *w*; **toxic** ~ Toxinäquivalent *s*; 2. äquivalent.
equivocal/*adj*: mehrdeutig.
ER [*abbr*] **1. emergency room; 2. evoked response**: 1. Notfallbehandlungsraum *m*; 2. evoziertes Potential *s*.
ERA [*abbr*] **electric response audiometry**: Electric-Response-Audiometrie *w*, ERA.
eradicable/*adj*: ausrottbar.
eradicate/*vb*: eradieren, ausrotten.
eradication/*n*: Eradikation *w*.
Erb-Duchenne paralysis: Erb-Duchenne-Paralyse *w*, obere Armplexuslähmung *w*.
Erb-Goldflam disease: Erb-Goldflam-Krankheit *w*, Myasthenia gravis.
Erb sclerosis/*n*: Erb-Sklerose *w*.
Erb's disease: Erb-Krankheit *w*, Muskeldystrophie *w*.
Erb's palsy: Erb-Lähmung *w*.
Erb's paralysis: Erb-Beckengürteldystrophie *w*.
Erb's paraplegia: Erb-Lähmung *w*.
Erb's point: Erb-Punkt *m*.
Erc [*abbr*] **erythrocyte**/*n*: Erythrozyt *m*.
ercalciol/*n*: Ergocalciferol *s*, Vitamin D_2 *s*.
Erdheim's cystic medial necrosis: zystische Medianekrose *w*.
Erdheim syndrome: Erdheim-Syndrom *s*, zystische Medianekrose *w*.

erect/*adj*: aufrecht, erigiert.
erectile/*adj*: erektil.
erectility/*n*: Erigierbarkeit *w*.
erection/*n*: Erektion *w*.
erection center: Erektionszentrum *s*.
erection disturbance: Erektionsstörung *w*.
–eresis: –erese.
erethetical/*adj*: erethisch.
erethism/*n*: Erethismus *m*.
erethismic/*adj*: erethic.
erethistic/*adj*: erethisch.
ERG [*abbr*] **electroretinogram**/*n*: Elektroretinogramm *s*, ERG.
ergabasine/*n*: Ergobasin *s*.
ergamine/*n*: Histamin *s*.
ergasia/*n*: Ergasie *w*.
ergastoplasm/*n*: Ergastoplasma *s*.
ergocalciferol/*n*: Ergocalciferol *s*, Vitamin D_2 *s*.
ergocristine/*n*: Ergocristin *s*.
ergoesthesiograph/*n*: Ergometer *s*.
ergogenesis/*n*: Energiebildung *w*.
ergograph/*n*: Ergometer *s*.
ergometer/*n*: Ergometer *s*.
ergometrine/*n*: Ergometrin *s*, Ergonovin *s*.
ergonomics/*n*: Ergonomie *w*.
ergonomy/*n*: Ergonomie *w*.
ergonovine/*n*: Ergonovin *s*, Ergometrin *s*.
ergosome/*n*: Ergosom *s*.
ergostat/*n*: Ergostat *m*.
ergosterol/*n*: Ergosterin *s*, Ergosterol *s*; **activated** ~ Ergocalciferol *s*.
ergotetrine/*n*: Ergometrin *s*, Ergonovin *s*.
ergot/*n*: Ergot *s*, Mutterkorn *s*.
ergot alkaloid: Ergotalkaloid *s*, Mutterkornalkaloid *s*.
ergotamine/*n*: Ergotamin *s*.
ergotamine tartrate: Ergotamintartrat *s*.
ergotherapy/*n*: Ergotherapie *w*.
ergothioneine/*n*: Ergothionein *s*.
ergotinin/*n*: Ergotinin *s*.
ergotism/*n*: Ergotismus *m*, St. Antonsbrand *m*.
ergotocine/*n*: Ergonovin *s*, Ergometrin *s*.
ergotoxine/*n*: Ergotoxin *s*.
eriodictyon/*n*: Eriodictin *s*.

erisiphake/*n*: Kapselsauger *m*.
Erlenmeyer flask: Erlenmeyer-Kolben *m*.
Erlenmeyer flask deformity: Erlenmeyer-Kolben-Phänomen *s*.
Ernst corpuscles: Babes-Ernst-Körperchen.
erode/*vb*: zerfressen.
erogenous/*adj*: erogen.
eros/*n*: Eros *m*.
E-rosette test: Rosettentest *m*.
erosion/*n*: Erosion *w*; **cervical** ~ Portioerosion *w*; **corneal** ~ Hornhauterosion *w*; **dental** ~ Zahnerosion *w*; **gastric** ~ Magenerosion *w*.
erosive/*adj*: erosiv.
erotic/*adj*: erotisch.
eroticomania/*n*: Erotomanie *w*.
erotism/*n*: Erotizismus *m*.
erotogenic/*adj*: erogen.
erotomania/*n*: Erotomanie *w*.
ERPF [*abbr*] **effective renal plasma flow**: effektiver Nierenplasmastrom *m*.
erratic/*adj*: erratisch.
errhine/*n*: die Nasensekretion stimulierende Substanz.
error/*n*: Fehler *m*; **absolute** ~ absoluter Fehler *m*; **biased** ~ tendenzieller Fehler *m*; **experimental** ~ experimenteller Fehler *m*; **mean** ~ durchschnittlicher Fehler *m*; **measuring** ~ Meßfehler *m*; **probable** ~ wahrscheinlicher Fehler *m*; **random** ~ zufälliger Fehler *m*; **refractive** ~ Brechungsfehler *m*; **sampling** ~ Probenfehler *m*; **standard** ~ [*abbr*] **SE** mittlerer Fehler *m*, SE; **systematic** ~ systematischer Fehler *m*; **unbiased** ~ reiner Zufallsfehler *m*.
error of expectation: Erwartungsfehler *m*.
error of metabolism, inborn: Inborn error of metabolism *m*, Enzymopathie *w*.
error variance: Fehlervarianz *w*.
erubescence/*n*: Hautrötung *w*.
eruct/*vb*: aufstoßen.
eructation/*n*: Eruktation *w*.
erugation/*n*: Faltenoperation *w*.
eruption/*n*: Eruption *w*, Ausbruch *m*, Hautausschlag *m*; **creeping** ~ Creeping eruption *w*, schleichender Hautausschlag *m*; **delayed** ~ verzögerte Dentition *w*; **dental** ~ Dentition *w*; **fixed** ~ lokalisierte Eruption *w*; **morbilliform** ~ morbilliformer Ausschlag *m*; **polymorphous light** ~ polymorphe Photodermatitis *w*; **scarlatinous** ~ Scharlachexanthem *s*; **vaccinal** ~ Vakzineausschlag *m*; **vesicular** ~ Bläschenausschlag *m*.
eruption cyst: Dentitionszyste *w*.
eruption of tooth: Dentition *w*.
eruptive/*adj*: eruptiv.
ERV [*abbr*] **expiratory reserve volume**: exspiratorisches Reservevolumen *s*.
erysipelas/*n*: Erysipel *s*, Wundrose *w*; **hemorrhagic** ~ hämorrhagisches Erysipel *s*; **migrating** ~ Erysipelas migrans, Wanderrose *w*; **wandering** ~ Erysipelas migrans, Wanderrose *w*.
erysipeloid/*n, adj*: 1. Erysipeloid *s*; 2. erysipelartig.
erysipelothrix/*n*: Erysipelothrix *m*.
erysiphake/*n*: Kapselsauger *m*.
erythema/*n*: Erythem *s*; **acrodynic** ~ Feer-Krankheit *w*, Akrodynie *w*, Rosa-Krankheit *w*; **circinate syphilitic** ~ Neurosyphilid *s*; **nummular** ~ Tinea circinata; **palmar** ~ Palmarerythem *s*; **papuloerosive** ~ papuloerosive Windeldermatitis *w*.
erythema dose [*abbr*] **ED**: Erythemdosis *w*.
erythema threshold: Erythemschwelle *w*.
erythematous/*adj*: erythematös.
erythr-: Erythro-.
erythralgia/*n*: Erythromelalgie *w*.
erythrasma/*n*: Erythrasma *s*.
erythredema polyneuropathy/*n*: Akrodynie *w*, Feer-Krankheit *w*, Rosa-Krankheit *w*.
erythremia/*n*: Erythrämie *w*, DiGuglielmo-Krankheit *w*, Polycythaemia rubra vera, Erythroblastose *w*; **acute** ~ akute Erythroblastose *w*; **chronic** ~ Polycythaemia rubra vera.
erythritol/*n*: Erythrit *s*.
erythrityl tetranitrate: Erythrityltetranitrat *s*.

erythroblast/*n*: Erythroblast *m*.
erythroblastemia/*n*: Erythroblastose *w*.
erythroblastic/*adj*: erythroblastär.
erythroblastoma/*n*: Erythroblastom *s*.
erythroblastomatosis/*n*: Erythroblastomatose *w*.
erythroblastosis/*n*: Erythroblastose *w*.
erythroblastotic/*adj*: erythroblastotisch.
erythrocatalysis/*n*: Erythrokatalyse *w*.
erythrochromia/*n*: Erythrochromie *w*, Xanthochromie *w*.
erythrocyanosis/*n*: Erythrozyanose *w*.
erythrocyte/*n*: Erythrozyt *m*; **basophilic** ~ basophiler Erythrozyt *m*; **crenated** ~ Echinozyt *m*; **dichromatic** ~ polychromatischer Erythrozyt *m*; **orthochromatic** ~ orthochromatischer Erythrozyt *m*; **polychromatophilic** ~ polychromatischer Erythrozyt *m*; **reticulated** ~ Retikulozyt *m*.
erythrocyte adherence test: Bestimmung der Erythrozytenadhäsion.
erythrocyte aggregation: Erythrozytenaggregation *w*.
erythrocyte count: Erythrozytenbestimmung *w*, Erythrozytenzahl *w*.
erythrocyte fragility test: Bestimmung der osmotischen Erythrozytenresistenz *w*.
erythrocyte ghost: Erythrozytenschatten *m*.
erythrocyte glutathione reductase: Erythrozytenglutathionreduktase *w*.
erythrocyte number: Erythrozytenzahl *w*.
erythrocyte resistence: Erythrozytenresistenz *w*.
erythrocyte rigidity: Erythrozytenstarre *w*.
erythrocyte sedimentation rate [*abbr*] **ESR**: Blutkörperchensenkungsgeschwindigkeit *w*, BSG.
erythrocyte transketolase: Erythrozytentransketolase *w*.
erythrocyte volume: Erythrozytenvolumen *s*; **packed** ~ Hämatokrit *m*, Hk.
erythrocythemia/*n*: Erythrozytose *w*.
erythrocytic/*adj*: erythrozytär.
erythrocytoblast/*n*: Erythroblast *m*.

erythrocytolysin/*n*: Erythrozytolysin *s*.
erythrocytolysis/*n*: Hämolyse *w*.
erythrocytometer/*n*: Erythrometer *s*.
erythrocytometry/*n*: Erythrozytometrie *w*.
erythrocyto-opsonin/*n*: Erythrozyten-Opsonin *s*.
erythrocytopenia/*n*: Erythrozytopenie *w*, Anämie *w*.
erythrocytophagy/*n*: Erythrozytenabbau *m*.
erythrocytopoiesis/*n*: Erythrozytopoiese *w*.
erythrocytorrhexis/*n*: Erythrozytorrhexis *w*.
erythrocytosis/*n*: Erythrozytose *w*; **anoxemic** ~ kompensatorische Polyzythämie *w*; **renal** ~ renale Erythrozytose *w*.
erythrocyturia/*n*: Erythrozyturie *w*, Hämaturie *w*.
erythroderma/*n*: Erythrodermie *w*; **desquamative** ~ Dermatitis exfoliativa Ritter von Rittershain; **ichthyosiforme** ~ Ichthyosis hystrix, Sjögren-Larsson-Syndrom *s*; **lymphoblastic** ~ Sézary-Syndrom *s*; **resistant maculopapular scaly** ~ Parapsoriasis en plaque.
erythroderma-atopy-bamboo hair syndrome: Netherton-Syndrom *s*.
erythrogenesis/*n*: Erythropoiese *w*.
erythroid/*adj*: erythrozytenartig.
erythrokatalysis/*n*: Erythrokatalyse *w*.
erythrokeratoderma/*n*: Erythrokeratodermia.
erythrokinetics/*n*: Erythrozytenkinetik *w*.
erythroleukemia/*n*: Erythroleukämie *w*.
erythroleukoblastosis/*n*: Erythroleukoblastose *w*.
erythrolysin/*n*: Hämolysin *s*.
erythrolysis/*n*: Hämolyse *w*.
erythromelalgia/*n*: Erythromelalgie *w*.
erythrometer/*n*: Erythrozytometer *s*.
erythrometry/*n*: Erythrozytometrie *w*.
erythromycin/*n*: Erythromycin *s*.
erythromycin estolate: Erythromycinestolat *s*.
erythromycin ethylcarbonate: Erythro-

mycin-aethylcarbonat *s*.
erythromycin ethylsuccinate: Erythromycin-aethylsuccinat *s*.
erythromycin gluceptate: Erythromycingluceptat *s*.
erythromycin lactobionate: Erythromycin-Lactobionat *s*.
erythromycin propionate: Erythromycin-propionat *s*.
erythromycin propionate lauryl sulfate: Erythromycin-propionat-laurylsulfat *s*.
erythron/*n*: Erythron *s*.
erythroparasite/*n*: Erythroparasit *m*.
erythropenia/*n*: Erythrozytopenie *w*, Anämie *w*.
erythrophage/*n*: Erythrozytophage *m*.
erythrophagia/*n*: Erythrozytophagozytose *w*.
erythrophagocyte/*n*: Erythrophagozyt *m*.
erythrophagocytosis/*n*: Erythrozytophagozytose *w*.
erythrophagous/*adj*: erythrophag.
erythrophagy/*n*: Erythrozytophagozytose *w*.
erythrophobia/*n*: Erythrophobie *w*.
erythroplakia/*n*: Erythroplakie *w*.
erythroplasia/*n*: Erythroplasie *w*.
erythroplasia of Queyrat: Queyrat-Erythroplasie *w*.
erythropoiesis/*n*: Erythropoiese *w*.
erythropoietin/*n*: Erythropoietin *s*.
erythropsia/*n*: Erythropsie *w*.
erythropsin/*n*: Rhodopsin *s*.
erythropyknosis/*n*: Pyknose der Erythrozyten.
erythrorrhexis/*n*: Erythrozytenzerfall *m*.
erythrosarcoma/*n*: erythroblastisches Myelosarkom *s*.
erythrose/*n*: Erythrose *w*.
erythrosin/*n*: Erythrosin *s*.
erythrosis/*n*: Erythrose *w*.
escape/*n*, *vb*: 1. Ausströmen *s*, Entweichen *s*; **atrioventricular** ~ AV-Knoten-Ersatzrhythmus *m*; **nodal** ~ Knotenersatzrhythmus *m*; **vagal** ~ vagaler Ersatzrhythmus *m*; **ventricular** ~ Kammerersatzrhythmus *m*; 2. ausströmen, entweichen.

escape behavior: Fluchtverhalten *s*.
escape reaction: Fluchtreaktion *w*.
escape reflex: Fluchtreflex *m*.
escape rhythm: Ersatzrhythmus *m*.
eschar/*n*: Schorf *m*.
escharotic/*adj*: verschorfend.
escharotomy/*n*: Schorfabtragung *w*.
Escherich sign: Orbicularis-oculi-Reflex *m*.
esculent/*n*, *adj*: 1. Nahrungsmittel *s*; 2. genießbar.
eseptate/*adj*: ohne Septum.
eserine/*n*: Eserin *s*, Physostigmin *s*.
ESF [*abbr*] **erythropoietic stimulating factor**: erythropoiesestimulierender Faktor *m*.
Esmarch bandage: Esmarch-Verband *m*.
esodeviation/*n*: Esophorie *w*.
esodic/*adj*: afferent.
esophagalgia/*n*: Ösophagusschmerz *m*.
esophageal/*adj*: ösophageal.
esophagectasis/*n*: Ösophagusektasie *w*.
esophagectomy/*n*: Ösophagoektomie *w*.
esophagism/*n*: Ösophagospasmus *m*.
esophagitis/*n*: Ösophagitis *w*; **acute corrosive** ~ akute Ösophagusverätzung *w*; **chronic hyperkeratotic** ~ chronische hyperkeratotische Ösophagitis *w*; **peptic** ~ peptische Ösophagitis *w*, Refluxösophagitis *w*.
esophagocardiomyotomy/*n*: Kardiomyotomie *w*.
esophagocele/*n*: Ösophagushernie *w*.
esophagocologastrostomy/*n*: Ösophagokologastrostomie *w*.
esophagoduodenotomy/*n*: Ösophagoduodenotomie *w*.
esophagodynia/*n*: Ösophagodynie *w*.
esophagoectasis/*n*: Ösophagusektasie *w*.
esophagoenterostomy/*n*: Ösophagoenterostomie *w*.
esophagoesophagostomy/*n*: Öspohagoösophagostomie *w*.
esophagofundopexy/*n*: Ösophagofundopexie *w*.
esophagogastrectomy/*n*: Ösophagogastrektomie *w*.
esophagogastric/*adj*: gastroösophageal.

esophagogastroanastomosis/*n*: Ösophagogastroanastomose *w*.
esophagogastroduodenoscopy/*n*: Ösophagogastroduodenoskopie *w*.
esophagogastromyotomy/*n*: Ösophagogastromyotomie *w*.
esophagogastroplasty/*n*: Kardiaplastik *w*.
esophagogastroscopy/*n*: Ösophagogastroskopie *w*.
esophagogastrostomy/*n*: Gastroösophagostomie *w*.
esophagogram/*n*: Ösophagogramm *s*.
esophagography/*n*: Ösophagographie *w*.
esophagojejunogastrostomosis/*n*: Ösophagojejunogastrostomose *w*.
esophagojejunogastrostomy/*n*: Ösophagojejunogastrostomie *w*.
esophagojejunoplasty/*n*: Ösophagojejunoplastik *w*.
esophagojejunostomy/*n*: Ösophagojejunostomie *w*.
esophagolaryngectomy/*n*: Ösophagolaryngeoektomie *w*.
esophagopharyngolaryngectomy/*n*: Ösophagopharyngeolaryngektomie *w*.
esophagoplasty/*n*: Ösophagusplastik *w*.
esophagoplication/*n*: Ösophagusplikation *w*.
esophagoscope/*n*: Ösophagoskop *s*.
esophagoscopy/*n*: Ösophagoskopie *w*.
esophagospasm/*n*: Ösophagospasmus *m*.
esophagostenosis/*n*: Ösophagusstenose *w*.
esophagostoma/*n*: Ösophagusstoma *s*.
esophagotomy/*n*: Ösophagotomie *w*.
esophagotracheal/*adj*: ösophagotracheal.
esophagus/*n*: Ösophagus *m*.
esophoria/*n*: Esophorie *w*.
esophoric/*adj*: esophorisch.
esoteric/*adj*: innen, esoterisch.
esotropia/*n*: Strabismus convergens.
ESP [*abbr*] **extrasensory perception**: außersinnliche Wahrnehmung *w*.
espundia/*n*: Espundia *w*.
ESR [*abbr*] **1. erythrocyte sedimentation rate; 2. electron spin resonance**: 1. Blutkörperchensenkungsgeschwindigkeit *w*, BSG; 2. Elektronenspinresonanz *w*.

essence/*n*: Essenz *w*.
essential/*adj*: wesentlich, lebensnotwendig, essentiell, idiopathisch.
Esser's graft: Esser-Plastik *w*.
EST [*abbr*] **electroshock therapy**: Elektrokrampftherapie *w*, EKT.
ester/*n*: Ester *m*.
esterase/*n*: Esterase *w*.
esterification/*n*: Esterbildung *w*.
esterify/*vb*: verestern.
Estes operation: Estes-Sterilitätsoperation *w*, Tubenimplantation *w*.
esthesia/*n*: Ästhesie *w*.
esthesioblast/*n*: Ganglioblast *m*.
esthesiography/*n*: Ästhesiometrie *w*.
esthesiometry/*n*: Ästhesiometrie *w*.
esthesioneurcytoma/*n*: Olfaktoriusneurozytom *s*.
esthesiophysiology/*n*: Sinnesphysiologie *w*.
esthetic/*adj*: ästhetisch.
esthiomene/*n*: Esthiomène *w*, genitorektale Elephantiasis *w*.
estimate/*vb*: schätzen, beurteilen, bestimmen.
estimation/*n*: Schätzung *w*, Bestimmung *w*.
estimation value: Schätzwert *m*.
estival/*adj*: Sommer-.
estivoautumnal/*adj*: ästivoautumnal.
Estlander's flap: Estlander-Lappen *w*.
Estlander's operation: Abbé-Estlander-Operation *w*.
estradiol/*n*: Östradiol *s*.
estradiol benzoate: Estradiolbenzoat *s*.
estradiol dipropionate: Östradioldiproionat *s*.
estradiol succinate: Estradiolsuccinat *s*.
estradiol undecylate: Estradiolundecylat *s*.
estramustine/*n*: Estramustin *s*.
estrane/*n*: Östran *s*.
Estren-Dameshek syndrome: Estren-Dameshek-Syndrom *s*.
estrin/*n*: Östrogen *s*.
estrinization/*n*: Östrogenisierung *w*.
estriol/*n*: Östron *s*.

estriol succinate

estriol succinate: Estriolsuccinat *s*.
estrogen/*n*: Östrogen *s*.
estrogen-gestagen test: Östrogen-Gestagen-Test *m*.
estrogenic/*adj*: Östrogen-.
estrogen stimulation test: Östrogenstimulationstest *m*.
estrogen suppression test: Östrogensuppressionstest *m*.
estrogen-withdrawal bleeding: Östrogen-Entzugsblutung *w*.
estrone/*n*: Östron *s*.
estrous/*adj*: Östrus-.
estruation/*n*: Östrus *m*.
eta-cell: Eta-Zelle *w*, Schwangerschaftszelle *w*.
etafedrine/*n*: Etafedrin *s*.
etafenone/*n*: Etafenon *s*.
etamiphyllin/*n*: Etamiphyllin *s*.
etamivan/*n*: Etamivan *s*.
etch/*vb*: ätzen.
etchant/*n*: Ätzmittel *s*.
ETEC [*abbr*] **enterotoxic Escherichia coli**: enterotoxische Escherichia coli.
ethambutol/*n*: Ethambutol *s*.
ethamivan/*n*: Etamivan *s*, Vanillinsäurediäthylamid *s*.
ethamoxytriphetol/*n*: Ethamoxy-triphetol *s*.
ethanal/*n*: Azetaldehyd *s*.
ethanol/*n*: Äthanol *s*, Äthylalkohol *m*.
ethanolamine/*n*: Äthanolamin *s*, Aminoäthanol *s*.
ethanolamine oleate: Monoaethanolamin-oleat *s*.
ethanol gelation test: Äthanoltest *m*.
ethanolic/*adj*: äthylalkoholisch.
ethanolism/*n*: Alkoholismus *m*.
ethanoyl bromide: Azetylbromid *s*.
ethaverine/*n*: Ethaverin *s*.
ethaverine hydrochloride: Ethaverin *s*, Äthylpapaverin *s*.
ethchlorvynol/*n*: Ethchlorvynol *s*.
ethene/*n*: Äthen *s*, Äthylen *s*.
ethenyl/*adj*: vinyl-.
ethenzamide/*n*: Ethenzamid *s*.
ether/*n*: Äther *m*.
etherate/*n*: Ätherat *s*.
ethereal/*adj*: ätherisch.
etherification/*n*: Ätherbildung *w*.
etherism/*n*: Äthersucht *w*.
etherization/*n*: Verätherung *w*, Ätherbetäubung *w*.
ether narcosis: Äthernarkose *w*.
ether vapor: Ätherdampf *m*.
ethical/*adj*: ethisch.
ethics/*n*: Ethik *w*; **professional** ~ Deontologie *w*.
ethinamate/*n*: Ethinamat *s*.
ethinyl/*n*: Äthinyl *s*.
ethinylestradiol/*n*: Ethinylestradiol *s*.
ethionamide/*n*: Ethionamid *s*.
ethisterone/*n*: Ethisteron *s*, Pregneninolon *s*.
ethmofrontal/*adj*: ethmoidofrontal.
ethmoidal/*adj*: ethmoidal.
ethmoidectomy/*n*: Ethmoidektomie *w*.
ethmoiditis/*n*: Ethmoiditis *w*.
ehtnic/*adj*: ethnisch, rassisch.
ethnobiology/*n*: Ethnobiologie *w*.
ethnography/*n*: Ethnographie *w*.
ethnology/*n*: Ethnologie *w*.
ethnomedicine/*n*: Ethnomedizin *w*.
ethnopsychiatry/*n*: Ethnopsychiatrie *w*.
ethocaine/*n*: Procainhydrochlorid *s*.
ethoglucid/*n*: Etoglucid *s*.
ethoheptazine/*n*: Ethoheptazin *s*.
ethology/*n*: Ethologie *w*.
ethopropazine hydrochloride: Profenamin *s*.
ethosuximide/*n*: Ethosuximid *s*.
ethotoin/*n*: Ethotoin *s*.
ethoxazene hydrochloride: Ethoxazen *s*.
ethoxazorutoside/*n*: Ethoxazorutosid *s*.
ethoxzolamide/*n*: Ethoxzolamid *s*.
ethylalcohol/*n*: Äthylalkohol *m*, Äthanol *s*.
ethylamine/*n*: Äthylamin *s*.
ethyl aminobenzoate: Äthylaminobenzoat *s*.
ethylation/*n*: Äthylierung *w*.
ethyl biscoumacetate: Äthylbiscumazetat *s*.
ethylchloride: Chloräthyl *s*.

ethylenamine sulfonic acid: Taurin *s*.
ethylendiamine tetraacetic acid [*abbr*] **EDTA**: Äthylendiamintetraessigsäure *w*, EDTA.
ethylene/*n*: Äthylen *s*.
ethylene dibromide: Äthylendibromid *s*.
ethylene oxide: Äthylenoxid *s*, Oxiran *s*.
ethyl ether: Äthyläther *m*.
ethyl hydrocupreine: Äthylhydrokuprein *s*.
ethyl iodophenylundecylate: Iophendylat *s*.
ethylmalonyl-adipicaciduria: Glutarsäureausscheidung im Urin.
ethyl mercaptan: Äthylmercaptan *s*.
ethyl methylthiambutene: Ethyl-methylthiambuten *s*.
ethylnorepinephrine hydrochloride: Ethaverin *s*, Äthylpapaverin *s*.
ethylpapaverine hydrochloride: Ethaverin *s*, Äthylpapaverin *s*.
ethynyl estradiol: Äthinylöstradiol *s*.
ethynyl testosterone: Äthinyl-testosteron *s*, Ethisteron *s*.
etidocaine/*n*: Etidocain *s*.
etifelmine/*n*: Etifelmin *s*.
etilefrine/*n*: Etilefrin *s*.
etiocholane/*n*: Androstan *s*.
etioergosterol/*n*: Ätioergosterin *s*.
etiolate/*vb*: bleichen.
etiolation/*n*: Bleichen *s*.
etiologic/*adj*: ätiologisch.
etiology/*n*: Ätiologie *w*.
etiopathic/*adj*: ätiopathologisch.
etiopathology/*n*: Pathogenese *w*.
etiotropic/*adj*: spezifisch wirkend.
etiroxate/*n*: Etiroxat *s*.
etodroxizine/*n*: Etodroxizin *s*.
etofenamate/*n*: Etofenamat *s*.
etofibrate/*n*: Etofibrat *s*.
etofylline/*n*: Etofyllin *s*.
etofylline clofibrate: Etofyllinclofibrat *s*.
etomidate/*n*: Etomidat *s*.
etoposide/*n*: Etoposid *s*.
etretinate/*n*: Etretinat *s*.
E$_1$ trisomy syndrome: Trisomie-13-Syndrom *s*.

etrotomy/*n*: suprapubische Inzision *w*.
etymsylate/*n*: Etamsylat *s*.
etynodiol/*n*: Etynodiol *s*.
euangiotic/*adj*: mit normaler Blutgefäßversorgung.
eubacterium/*n*: Eubakterium *s*.
eubiotics/*n*: Eubiotik *w*.
eubolismus/*n*: normaler Metabolismus *m*.
eucaine/*n*: Eucain *s*.
eucalyptol/*n*: Eukalyptol *s*.
eucalyptus oil: Eukalyptusöl *s*.
eucapnia/*n*: Normokapnie *w*.
eucaryote/*n*: Eukaryot *m*.
eucatropine hydrochloride: Eucatropin *s*.
euchlorhydria/*n*: Normochlorie *w*.
euchromatic/*adj*: Euchromatin-.
euchromatin/*n*: Euchromatin *s*.
euchromatopsy/*n*: Euchromatopsie *w*.
euchromosome/*n*: Euchromosom *s*, Autosom *s*.
eudipsia/*n*: Normodipsie *w*.
euergasia/*n*: Euergie *w*.
eugenetics/*n*: Eugenik *w*.
eugenic/*adj*: eugenisch.
eugenics/*n*: Eugenik *w*.
eugenol/*n*: Eugenol *s*.
euglobulin/*n*: Euglobulin *s*.
euglobulin clot lysis time: Euglobulinlysiszeit *w*.
euglycemia/*n*: Euglykämie *w*.
eugnosia/*n*: Eugnosie *w*.
eugnostic/*adj*: eugnostisch.
eukaryote/*n*: Eukaryot *m*.
eukaryotic/*adj*: eukaryotisch.
eukinesia/*n*: Eukinesie *w*.
Eulenburg's disease: Eulenburg-Krankheit *w*, Paramyotonia congenita.
eumelanin/*n*: Eumelanin *s*.
eumenorrhea/*n*: Eumenorrhö *w*.
eumycetoma/*n*: Eumyzetom *s*.
eumycin/*n*: Eumycin *s*.
eunuch/*n*: Eunuch *m*.
eunuchism/*n*: Eunuchismus *m*.
eunuchoid/*adj*: eunuchoidal.
eunuchoidism/*n*: Eunuchoidismus *m*.
euonymin/*n*: Spindelbaumrinde *w*.
euosmia/*n*: normales Riechvermögen *s*.

eupatorin

eupatorin/*n*: Eupatorium *s*.
eupepsia/*n*: Eupepsie *w*.
eupeptic/*adj*: eupeptisch.
euphenics/*n*: Euphänie *w*.
euphoria/*n*: Euphorie *w*.
euphoriant/*n*: Antidepressivum *s*.
euphoric/*adj*: euphorisch.
euplasia/*n*: Euplasie *w*, proportioniertes Teilungswachstum *s*.
euploid/*adj*: euploid.
euploidy/*n*: Euploidie *w*.
eupnea/*n*: Eupnoe *w*.
eupraxia/*n*: Eupraxie *w*.
eurodontia/*n*: Zahnkaries *m*.
europium/*n*: Europium *s*.
euroxenous/*adj*: euryxen.
eury-: Weit-.
euryopia/*n*: vergrößerter Augenabstand *m*.
eusthenia/*n*: normaler Kraftzustand *m*.
eutectic/*adj*: eutektisch.
euthanasia/*n*: Euthanasie *w*.
euthermic/*adj*: normal temperiert.
euthyroid/*adj*: euthyreot.
euthyscope/*n*: Euthyskop *s*.
euthyscopy/*n*: Euthyskopie *w*.
eutopic/*adj*: normotop.
eutrophic/*adj*: eutroph.
evacuant/*n, adj*: 1. Purgativum *s*; 2. abführend.
evacuate/*vb*: entleeren, evakuieren.
evacuation/*n*: Evakuierung *w*, Entleerung *w*.
evacuator/*n*: Evakuator *m*.
evaginate/*vb*: ausstülpen.
evagination/*n*: Evagination *w*, Ausstülpung *w*.
evaluable/*adj*: auswertbar.
evaluate/*vb*: bewerten, auswerten.
evaluation/*n*: Bewertung *w*.
evanescent/*adj*: schwindend.
Evans blue: Evans-Blau *s*.
Evans syndrome: Evans-Syndrom *s*, autoimmunhämolytische Anämie mit Thrombozytopenie.
evaporate/*vb*: verdampfen.
evaporation/*n*: Verdampfung *w*.
evaporation point: Verdampfungspunkt *m*.
evaporator/*n*: Evaporator *m*.
evasive/*adj*: ausweichend.
even/*adj*: eben, flach, gleichmäßig.
even-grained/*adj*: gleichmäßig gekörnt.
evenness/*n*: Gleichmäßigkeit *w*.
event/*n*: Ereignis *s*, Reaktion *w*, Vorgang *m*.
event field: Ereignisfeld *s*.
eventration/*n*: Eventration *w*; **diaphragmatic** ~ Zwerchfellvorfall *m*; **umbilical** ~ Nabelbruch *m*.
eventration of the diaphragm, congenital: angeborene Zwerchfellverlagerung *w*.
eversion/*n*: Eversion *w*.
evert/*vb*: ausstülpen, ektropionieren.
evidence/*n*: Beweis *m*, Anzeichen *s*.
evident/*adj*: offensichtlich, nachweisbar.
evil/*n*: Leiden *s*.
evirate/*vb*: feminisieren.
eviration/*n*: Eviration *w*, Feminisierung *w*.
eviscerate/*vb*: eviszerieren.
evisceration/*n*: Eviszeration *w*.
evisceroneurotomy/*n*: Orbitaausräumung mit Sehnervenresektion.
evocation/*n*: Provokation *w*, Reiz *m*.
evocator/*n*: Induktor *m*.
evoke/*vb*: hervorrufen, evozieren.
evoked/*adj*: evoziert.
evolute/*vb*: sich entwickeln.
evolution/*n*: Evolution *w*, Entwicklung *w*.
evolutionary/*adj*: Evolutions-.
evolve/*vb*: entwickeln, entfalten.
evulsion/*n*: Evulsion *w*, Ausziehen *s*.
Ewart sign: Ewart-Zeichen *s*.
Ewing sarcoma: Ewing-Sarkom *s*.
Ewing's tumor: Ewing-Sarkom *s*.
ex-: Ex-, Aus-.
exacerbate/*vb*: exazerbieren.
exacerbation/*n*: Exazerbation *w*.
exact/*adj*: genau.
exactitude/*n*: Genauigkeit *w*.
exaltation/*n*: Exaltation *w*.
examination/*n*: Untersuchung *w*, Prüfung *w*; **bimanual** ~ bimanuelle Untersuchung *w*; **clinical** ~ klinische Untersuchung *w*;

digital ~ digitale Untersuchung *w*; **gastrointestinal** ~ Magen-Darm-Passage *w*; **neurologic** ~ neurologische Untersuchung *w*; **physical** ~ körperliche Untersuchung *w*; **radiographic** ~ Röntgenuntersuchung *w*; **rectal** ~ rektale Untersuchung *w*; **ultrasonographic** ~ Ultraschalluntersuchung *w*.

examination room: Untersuchungszimmer *s*.

examination technique: Untersuchungsverfahren *s*.

examine/*vb*: prüfen, untersuchen.

examiner/*n*: Untersucher *m*.

example/*n*: Probe *w*, Beispiel *s*.

exanimation/*n*: Tod *m*, Koma *s*.

exanthem/*n*: Exanthem *s*.

exanthema/*n*: Exanthem *s*.

exanthrope/*adj*: außerhalb des Körpers.

exarticulation/*n*: Exartikulation *w*.

excavate/*vb*: aushöhlen.

excavation/*n*: Exkavation *w*, Aushöhlung *w*; **physiologic** ~ Excavatio disci; **rectouterine** ~ Douglas-Raum *m*; **rectovesical** ~ Excavatio rectovesicalis, Proust-Raum *m*; **vesicouterine** ~ vorderer Douglas-Raum *m*.

excavator/*n*: Instrument zur Exkavation.

excel/*vb*: übertreffen.

excernent/*adj*: austreibend.

excess/*n*: Überschuß *m*.

excessive/*adj*: überstark.

exchange/*n, vb*: 1. Austausch *m*; **direct gaseous** ~ direkter Gasaustausch *m*; 2. austauschen.

exchangeable/*adj*: austauschbar.

exchange pairing: Austauschpaarung *w*.

exchanger/*n*: Austauscher *m*, Austauscherharz *s*.

exchange transfusion: Austauschtransfusion *w*.

excipient/*n*: Arzneimittelträgersubstanz *w*.

excise/*vb*: herausschneiden, exzidieren.

excision/*n*: Exzision *w*; **exploratory** ~ Probeexzision *w*; **fascial** ~ Faszienentfernung *w*; **radical** ~ Radikalentfernung *w*.

excitability/*n*: Erregbarkeit *w*; **direct** ~ direkte Erregbarkeit *w*; **seismogenic** ~ Vibrationsempfinden *s*; **subliminal** ~ unterschwellige Erregbarkeit *w*.

excitable/*adj*: erregbar.

excitation/*n*: Erregung *w*, Exzitationsstadium *s*; **adequate** ~ adäquater Reiz *m*; **anomalous atrioventricular** ~ Wolff-Parkinson-White-Syndrom *s*; **electric** ~ elektrischer Reiz *m*; **ephaptic** ~ ephaptische Erregung *w*.

excitation syndrome: Exzitationssyndrom *s*.

excitation time: Erregungszeit *w*.

excitatory/*adj*: exzitatorisch.

excite/*vb*: erregen, reizen, stimulieren.

excitement/*n*: Erregung *w*.

excitement phase: Erregungsphase *w*.

exclave/*n*: ektoper Organanteil *m*.

exclusion/*n*: Exklusion *w*, Ausschluß *m*.

excoriate/*vb*: abschürfen.

excoriated/*adj*: wundgescheuert.

excoriation/*n*: Exkoriation *w*, Abschürfung *w*.

excortication/*n*: Dekortikation *w*.

excrement/*n*: Kot *m*.

excremental/*adj*: kotig.

excrementitious/*adj*: kotig.

excrescence/*n*: Wucherung *w*.

excreta/*n*: Exkret *s*.

excrete/*vb*: ausscheiden.

excreter/*n*: Ausscheider *m*.

excretion/*n*: Exkretion *w*, Ausscheidung *w*; **fractional** ~ Ausscheidungsfraktion *w*; **renal tubular** ~ tubuläre Ausscheidung *w*.

excretion pyelography: Ausscheidungspyelographie *w*.

excretion threshold: Ausscheidungsschwelle *w*.

excretory/*adj*: ausscheidend, exkretorisch.

excursion/*n*: Exkursion *w*; **decreased** ~ eingeschränkte Beweglichkeit *w*; **respiratory** ~ Atemexkursion *w*.

excurvature/*n*: Exkurvatur *w*, Ausbuchtung *w*.

excyclodeviation/*n*: Lateraltorsion *w*.

excyclophoria/*n*: Exzyklophorie *w*.

excyst/*vb*: aus einer Zyste austreten.
excystation/*n*: Zystenaustritt *m*.
exelcymosis/*n*: Extraktion *w*.
exencephalocele/*n*: Schädelhernie *w*.
exencephaly/*n*: Schädelprolaps *m*.
exenteration/*n*: Exenteration *w*; **pelvic ~** Beckeneviszeration *w*.
exenteritis/*n*: Exenteritis *w*.
exercise/*n, vb*: 1. Übung *w*, körperliche Bewegung *w*; 2. üben, trainieren.
exercise albuminuria: Belastungsalbuminurie *w*.
exercise bone: Exerzierknochen *m*.
exercise pool: Behandlungsbad *s*.
exercise proteinuria: Belastungsproteinurie *w*.
exercise test: Belastungs-EKG *s*.
exercise therapy: Bewegungstherapie *w*.
exercise tolerance test: Belastungs-EKG *s*.
exeresis/*n*: Exhärese *w*.
exergonic/*adj*: exergon.
exert/*vb*: ausüben.
exertion/*n*: Belastung *w*, Anstrengung *w*.
exertion angina: Belastungsangina *w*.
exfetation/*n*: ektope Schwangerschaft *w*.
exflagellation/*n*: Geißelbildung *w*, Mikrogametenbildung *w*.
exfoliate/*vb*: abschilfern.
exfoliatin/*n*: Exfoliatin *s*, epidermolytisches Toxin *s*.
exfoliation/*n*: Abschuppung *w*, Exfoliation *w*, Desquamation *w*.
exfoliative/*adj*: exfoliativ.
exhalant/*n*: exhalierter Stoff *m*.
exhalation/*n*: Exhalation *w*.
exhale/*vb*: exhalieren.
exhaust/*vb*: erschöpfen.
exhausted/*adj*: erschöpft.
exhaustion/*n*: Erschöpfung *w*, Verarmung *w*.
exhibit/*vb*: aufweisen, ausstellen.
exhibition/*n*: Ausstellung *w*, Verordnung *w*, Selbstdarstellung *w*.
exhibitionism/*n*: Exhibitionismus *m*.
exhilarant/*n, adj*: 1. Anregungsmittel *s*; 2. anregend, aufheiternd.

exhumation/*n*: Exhumierung *w*.
existence/*n*: Dasein *s*.
existential/*adj*: existentiell, lebenswichtig.
exit/*n*: Ausgang *m*, Exitus.
exit angle: Ausfallswinkel *m*.
exit block: Austrittsblock *m*.
exit dose: Austrittsdosis *w*.
exit site: Austrittsstelle *w*.
exit slit: Austrittsblende *w*.
Exner's needle reflex: Exner-Nadelreflex *m*.
exo-: Exo-.
exoamylase/*n*: ß-Amylase *w*.
exocardial/*adj*: extrakardial.
exocellular/*adj*: extrazellulär.
exochorion/*n*: Chorionplatte *w*.
exocoelom/*n*: extraembryonales Zölom *s*.
exocranial/*adj*: extrakraniell.
exocrine/*adj*: exokrin.
exocytosis/*n*: Exozytose *w*.
exodeviation/*n*: Auswärtsdeviation *w*, Exophorie *w*.
exodontia/*n*: Exodontie *w*, Zahnextraktion *w*.
exo-enzyme/*n*: Exoenzym *s*, extrazelluläres Enzym *s*.
exoergic/*adj*: exergon.
exoerythrocytic/*adj*: extraerythrozytär.
exogamy/*n*: Exogamie *w*.
exogastrulation/*n*: Eventeration der Bauchorgane während der Gastrulation.
exogenetic/*adj*: exogen.
exogenous/*adj*: exogen.
exognathion/*n*: Oberkiefer *m*.
exognosis/*n*: Ausschlußdiagnose *w*.
exohormone/*n*: Pheromon *s*.
exomphalos/*n*: Exomphalos *m*, Nabelschnurvorfall *m*.
exon/*n*: Exon *s*.
exonuclease/*n*: Exonuklease *w*.
5'-exonuclease/*n*: Phosphodiesterase *w*.
exopathic/*adj*: exopathisch, exogen.
exopathy/*n*: Exopathie *w*, exogene Erkrankung *w*.
exophthalmic/*adj*: exophthalmisch.
exophthalmometer/*n*: Exophthalmometer *s*.

exophthalmometry/*n*: Exophthalmometrie *w*.
exophthalmos/*n*: Exophthalmus *m*; **endocrine** ~ endokriner Exophthalmus *m*; **malignant** ~ maligner Exophthalmus *m*; **pulsating** ~ Exophthalmus pulsans; **thyrotropic** ~ thyreotroper Exophthalmus *m*.
exophyte/*n*: Exophyt *m*.
exophytic/*adj*: exophytisch.
exoplasm/*n*: Ektoplasma *s*.
exorbitism/*n*: Exophthalmus *m*.
exosepsis/*n*: exogene Sepsis *w*.
exoskeleton/*n*: Hautskelett *s*.
exosmosis/*n*: Exosmose *w*.
exosplenopexy/*n*: Milztransposition *w*.
exostectomy/*n*: Exostosenresektion *w*.
exostosis/*n*: Exostose *w*.
exostotic/*adj*: exostotisch.
exoteric/*adj*: extern.
exothermal/*adj*: exotherm, poikilotherm.
exothermic/*adj*: exotherm, poikilotherm.
exothymopexy/*n*: substernale Thymustransposition *w*.
exothyroidopexy/*n*: Schilddrüsentransposition *w*.
exotic/*adj*: fremd.
exotoxic/*adj*: Exotoxin-.
exotoxin/*n*: Exotoxin *s*.
exotropia/*n*: Exotropie *w*.
expander/*n*: Expander *m*.
expansion/*n*: Expansion *w*, Ausbreitung *w*.
expansive/*adj*: expansiv.
expectancy/*n*: Erwartung *w*.
expectant/*adj*: guter Hoffnung.
expectation/*n*: Erwartung *w*.
expectation of life: Lebenserwartung *w*.
expecting/*adj*: in anderen Umständen, schwanger.
expectorant/*n*: Expektorans *s*.
expectorate/*vb*: expektorieren.
expectoration/*n*: Expektoration *w*, Expektorieren *s*.
expedience/*n*: Angemessenheit *w*, Zweckdienlichkeit *w*.
expel/*vb*: ausstoßen, austreiben.
expellent/*n*: Wurmaustreibungsmittel *s*.
expenditure/*n*: Aufwand *m*.
expense/*n*: Kosten.
experience/*n*, *vb*: 1. Erfahrung *w*; 2. erfahren.
experiment/*n*, *vb*: 1. Versuch *m*, Experiment *s*; **cross-over** ~ gekreuzte Studie *w*; **double-blind** ~ Doppelblindversuch *m*; **human** ~ Menschenversuch *m*; **preliminary** ~ Vorversuch *m*, Pilotstudie *w*; 2. experimentieren.
experimental/*adj*: experimentell.
experimentally/*adj*: durch Experiment.
experimentation/*n*: Experimentierung *w*.
expert/*n*, *adj*: 1. Experte *m*, Gutachter *m*; 2. erfahren.
expert appraisement: Begutachtung *w*.
expert counter-report: Gegengutachten *s*.
expert evidence: Sachverständigengutachten *s*.
expert report: Gutachten *s*.
expiration/*n*: Exspiration *w*, Ablauf *m*, Verfallzeit *w*.
expire/*vb*: ausatmen, ablaufen.
explanation/*n*: Erklärung *w*, Aufklärung *w*.
explant/*n*, *vb*: 1. Explantat *s*; **cellular** ~ Gewebekultur *w*; 2. explantieren.
explode/*vb*: explodieren.
exploration/*n*: Exploration *w*, Untersuchung *w*.
exploratory/*adj*: explorativ, Probe-.
explorer/*n*: Sonde *w*.
explosion/*n*: Explosion *w*.
explosive/*adj*: explosiv.
exponent/*n*: Exponent *m*.
exponential/*n*, *adj*: 1. Exponentialgröße *w*; 2. exponentiell.
exposure/*n*: Exposition *w*, Belichtung *w*; **double** ~ Doppelbelichtung *w*; **surgical** ~ chirurgische Freilegung *w*.
exposure chart: Belichtungstabelle *w*.
exposure data: Aufnahmedaten, Belichtungswerte.
exposure dose: Strahlenbelastung *w*.
exposure table: Belichtungstabelle *w*.
exposure time: Belichtungszeit *w*, Aufnahmezeit *w*.
exposure timer, automatic: Belichtungs-

automat *m*.
express/*vb*: ausdrücken, exprimieren.
expression/*n*: Expression *w*, Exprimieren *s*.
expression of placenta, manual: manuelle Plazentalösung *w*.
expressive/*adj*: expressiv.
expressivity/*n*: Expressivität *w*.
expulsion/*n*: Expulsion *w*, Austreibung *w*.
expulsion of placenta: Plazentaaustreibung *w*.
expulsion phase: Austreibungsphase *w*.
expulsive/*adj*: expulsiv.
exsanguinate/*vb, adj*: 1. Blut entleeren; 2. blutleer.
exsanguine/*adj*: blutleer.
exsect/*vb*: herausschneiden.
exsection/*n*: Exzision *w*.
exsiccant/*n*: Exsikkantium *s*.
exsiccate/*vb*: exsikkieren, austrocknen.
exsiccated/*adj*: exsikkiert.
exsiccation/*n*: Dehydrierung *w*.
exsiccation fever: Dehydrationsfieber *s*.
exsiccosis/*n*: Exsikkose *w*.
exsorption/*n*: Auswanderung *w*.
exstrophy/*n*: Ekstrophie *w*.
exstrophy of the bladder: Blasenekstrophie *w*.
extend/*vb*: strecken, dehnen.
extender/*n*: Streckmittel *s*, Plasmaexpander *m*.
extensibility/*n*: Dehnbarkeit *w*.
extension/*n*: Extension *w*, Ausdehnung *w*, Ausbreitung *w*, Verlängerung *w*.
extension base: Verlängerungsprothese *w*.
extension splint: Extensionsschiene *w*.
extension table: Extensionstisch *m*.
extensor/*n*: Streckmuskel *m*, Extensor *m*.
extensor reflex: Extensorreflex *m*, Streckreflex *m*.
extensor thrust reaction: Sprungreaktion *w*.
exterior/*adj*: außen.
exteriorize/*vb*: nach außen verlagern.
exterminate/*vb*: ausrotten.
extern/*n*: Famulant *m*, medizinischer Praktikant *m*.

external/*adj*: extern, äußerlich, externus.
externalia: äußere Geschlechtsorgane.
externalization/*n*: Exteriosation *w*.
externalize/*vb*: externalisieren.
exteroceptive/*adj*: exterorezeptiv.
exteroceptor/*n*: Exterozeptor *m*.
extinction/*n*: Extinktion *w*.
extinction coefficient: Extinktionskoeffizient *m*.
extinguish/*vb*: auslöschen.
extirpate/*vb*: exstirpieren.
extirpation/*n*: Exstirpation *w*.
extorsion/*n*: Extorsion *w*.
extra/*adj*: zusätzlich, außerhalb.
extraadrenal/*adj*: extraadrenal.
extraarticular/*adj*: extraartikulär.
extracapsular/*adj*: extrakapsulär, extraartikulär.
extracardiac/*adj*: extrakardial.
extracardial/*adj*: extrakardial.
extracellular/*adj*: extrazellulär.
extrachromosomal/*adj*: extrachromosomal.
extracoronal/*adj*: außerkoronal.
extracorporeal/*adj*: extrakorporal.
extracorpuscular/*adj*: extrakorpuskulär.
extracorticospinal/*adj*: extrapyramidal.
extract/*n, vb*: 1. Extrakt *m*; **alcoholic** ~ alkoholischer Extrakt *m*; **allergenic** ~ Allergenextrakt *m*; **dry** ~ Trockenextrakt *m*; **liquid** ~ Flüssigextrakt *m*; **placental** ~ Plazentaextrakt *m*; **powdered** ~ Trockenextrakt *m*; **soft** ~ zähflüssiger Extrakt *m*; **solid** ~ fester Extrakt *m*; 2. extrahieren.
extractable/*adj*: extrahierbar.
extraction/*n*: Extraktion *w*; **intracapsular** ~ intrakapsuläre Kataraktextraktion *w*; **menstrual** ~ Saugextraktion *w*.
extraction centrifuge: Extraktionszentrifuge *w*.
extractor/*n*: Extraktor *m*.
extracystic/*adj*: extravesikal.
extradural/*adj*: extradural.
extraembryonic/*adj*: extraembryonal.
extrafocal/*adj*: extrafokal.
extrafusal/*adj*: extrafusal.
extramammary/*adj*: extramammär.

extramastoiditis/*n*: Perimastoiditis *w*.
extramedullary/*adj*: extramedullär.
extrameningeal/*adj*: extrameningeal.
extraneous/*adj*: außerhalb des Organismus, nicht zugehörig.
extranuclear/*adj*: extranukleär.
extraocular/*adj*: extraokulär.
extraperitoneal/*adj*: extraperitoneal.
extraphysiologic/*adj*: unphysiologisch.
extrapleural/*adj*: extrapleural.
extrapolation/*n*: Extrapolation *w*.
extrapyramidal/*adj*: extrapyramidal.
extrarenal/*adj*: extrarenal.
extraspinal/*adj*: extraspinal.
extrastriate/*adj*: außerhalb des Striatums.
extrasystole/*n*: Extrasystole *w*; **atrial** ~ Vorhofextrasystole *w*; **atrioventricular junctional** ~ nodale Extrasystole *w*, AV-Extrasystole *w*; **auricular** ~ Vorhofextrasystole *w*; **auriculoventricular** ~ nodale Extrasystole *w*, AV-Extrasystole *w*; **nodal** ~ nodale Extrasystole *w*, AV-Extrasystole *w*; **infranodal** ~ infranodale Extrasystole *w*; **interpolated** ~ interponierte Extrasystole *w*; **supraventricular** ~ supraventrikuläre Extrasystole *w*; **ventricular** ~ Kammerextrasystole *w*, ventrikuläre Extrasystole *w*.
extratubal/*adj*: außerhalb des Eileiters.
extrauterine/*adj*: extrauterin.
extravasate/*n*: Extravasat *s*.
extravasation/*n*: Extravasation *w*.
extravasation cyst: Extravasationszyste *w*, Exsudationszyste *w*.
extravascular/*adj*: extravaskulär.
extraversion/*n*: Extraversion *w*.
extravert/*vb*: extrovertieren.
extreme/*adj*: extrem, äußerst.
extremity/*n*: Extremität *w*; **lower** ~ untere Extremität *w*; **upper** ~ obere Extremität *w*.
extrinsic/*adj*: extrinsisch.
extrophy/*n*: Ekstrophie *w*.
extroversion/*n*: Extroversion *w*.
extroversion of the bladder: Blasenekstrophie *w*.
extrude/*vb*: ausstoßen.

extrusion/*n*: Extrusion *w*, Sekretausschleusung *w*.
extubate/*vb*: extubieren.
extubation/*n*: Extubierung *w*.
exuberant/*adj*: überschießend.
exudate/*n*, *vb*: 1. Exsudat *s*; **catarrhal** ~ schleimiges Exsudat *s*; **fibrinous** ~ fibrinöses Exsudat *s*; **gingival** ~ Zahnfleischtaschenflüssigkeit *w*; **hemorrhagic** ~ blutiges Exsudat *s*; **inflammatory** ~ entzündliches Exsudat *s*; **purulent** ~ eitriges Exsudat *s*; **sanguineous** ~ blutiges Exsudat *s*; **serofibrinous** ~ fibrinös-seröses Exsudat *s*; **serous** ~ seröses Exsudat *s*; 2. ausscheiden.
exudation/*n*: Exsudation *w*.
exudation cyst: Exsudationszyste *w*, Extravasationszyste *w*.
exudative/*adj*: exsudativ.
exude/*vb*: exsudieren.
exulceration/*n*: Exulzeration *w*.
exutory/*n*: ziehendes Mittel *s*.
eye/*n*, *vb*: 1. Auge *s*, Blick *m*, Öse *w*; **artificial** ~ Augenprothese *w*; **black** ~ blaues Auge *s*; **blear** ~ Triefauge *s*; **crossed** ~ 's Esotropie *w*; **cyclopean** ~ Zyklopie *w*; **exciting** ~ Primärauge *s*; **fixating** ~ fixierendes Auge *s*; **lazy** ~ Suppressionsamblyopie *w*; **electric** ~ Lichtschranke *w*; **naked** ~ bloßes Auge *s*; **pink** ~ rotes Auge *s*; 2. ansehen.
eyeball/*n*: Augapfel *m*.
eyeball-compression reflex: Bulbusdruckversuch *m*.
eyeball-heart reflex: okulokardialer Reflex *m*.
eye bank: Hornhautbank *w*.
eyeblink/*n*: Augenblinzeln *s*.
eyebrow/*n*: Augenbraue *w*.
eye color: Augenfarbe *w*.
eyecup/*n*: Augenbecher *m*.
eyedrops: Augentropfen.
eye foreign body: Augenfremdkörper *m*.
eyeglass/*n*: Monokel *s*.
eyeglasses: Brille *w*.
eyeground/*n*: Augenhintergrund *m*, Fundus.

eye hemorrhage: Augenblutung *w*.
eye injury: Augenverletzung *w*.
eyelash/*n*: Wimper *w*.
eyelet/*n*: Öse *w*.
eyelid/*n*: Augenlid *s*.
eyelid closure reflex: Lidschlußreflex *m*.
eyelid edema: Lidödem *s*.
eyelid ptosis: Lidptose *w*.
eye movement: Augenbewegung *w*; **rapid ~** [*abbr*] **REM** schnelle Augenbewegung *w*.
eye movement disorder: Augenmotilitätsstörung *w*.
eye ointment: Augensalbe *w*.
eyepiece/*n*: Okular *s*.
eyepiece diaphragm: Okularblende *w*.

eyepiece micrometer: Mikrometerokular *s*.
eye segment, anterior: vorderer Augenabschnitt *m*.
eyeshade/*n*: Augenklappe *w*.
eyesight/*n*: Sehkraft *w*.
eye socket: Orbita.
eyesore/*n*: Gerstenkorn *s*.
eyespot/*n*: Primitivauge *s*, Augenfleck *m*, Ocellus.
eyestrain/*n*: Augenüberanstrengung *w*, Asthenopie *w*.
eye tooth: Eckzahn *m*.
eyewash/*n*: Augenlotion *w*.
eyewink reflex: Lidschlußreflex *m*.
eyeworm/*n*: Loafilarie *w*.

F

F [*abbr*] **1. farad; 2. fluorine; 3. phenylalanine; 4. variance ratio**: 1. Farad *s*; 2. Fluor *s*; 3. Phenylalanin *s*; 4. Varianzquotient *m*.
F. [*abbr*] **1. Fahrenheit; 2. visual field; 3. French; 4. formula**: 1. Fahrenheit; 2. Gesichtsfeld *s*; 3. French; 4. Rezept *s*.
FA [*abbr*] **1. Fanconi's anemia; 2. fluorescent antibody; 3. femoral artery**: 1. Fanconi-Anämie *w*; 2. fluoreszierender Antikörper *m*; 3. Arteria femoralis.
FAB classification [*abbr*] **French-American-British classification**: Französisch-Amerikanisch-Britische Klassifikation *w*, FAB-Klassifikation *w*.
FAB [*abbr*] **fragment, antigen binding**: antigenbindendes Fragment *s*, FAB-Fragment *s*.
fabella/*n*: Fabella.
Faber's anemia: Faber-Anämie *w*, Eisenmangelanämie *w*.
fabism/*n*: Favismus *m*.
fabricate/*vb*: anfertigen.
fabrication/*n*: Konfabulation *w*.
Fabry's disease: Fabry-Krankheit *w*, Angiokeratoma corporis diffusum.
fabulation/*n*: Fabulieren *s*.
face/*n*: Gesicht *s*, Oberfläche *w*, Facies; **adenoid** ~ Facies adenoidea; **birdlike** ~ Vogelgesicht *s*; **bony** ~ knöcherner Gesichtsschädel *m*; **cushingoid** ~ Cushing-Gesicht *s*; **hippocratic** ~ Facies hippocratica; **masklike** ~ Maskengesicht *s*.
face ache: Gesichtsschmerz *m*.
face-bow: Gesichtsbogen *m*; **kinematic** ~ Scharnierbogen *m*.
face crib: Stirn-Kinn-Kappe *w*.
face fly: Stubenfliege *w*.
face fracture: Gesichtsfraktur *w*.
face guard: Schutzmaske *w*.
face-lifting: Face-Lifting *m*, Gesichtshautstraffung *w*, Rhytidose *w*.
face phenomenon: Chvostek-Zeichen *s*.
face presentation: Gesichtslage *w*.
facet/*n*: Facette *w*, kleine Fläche *w*; **articular** ~ Gelenkfacette *w*; **wear** ~ abgeriebene Zahnoberfläche *w*.
facetectomy/*n*: Facettektomie *w*.
facet syndrome: Facettensyndrom *s*.
facial/*adj*: fazial, Gesichts-.
facies/*n*: Facies.
facile/*adj*: leicht.
facilitate/*vb*: bahnen.
facilitation/*n*: Bahnung *w*, Facilitation *w*; **associative** ~ assoziative Bahnung *w*; **retroactive** ~ retroaktive Bahnung *w*.
facilitation of reflexes: Reflexbahnung *w*.
facility/*n*: Einfachheit *w*, Einrichtung *w*.
facing/*n*: sichtbarer Zahnkronenanteil *m*.
facioplegia/*n*: Fazialisparese *w*.
factitious/*adj*: artifiziell.
factor/*n*: Faktor *m*; **activated clotting** ~ aktivierter Gerinnungsfaktor *m*; **antihemophilic** ~ Faktor VIII *m*; **antinuclear** ~ antinukleärer Faktor *m*; **atrial natriuretic** ~ atriales natriuretisches Hormon *s*; **cervical** ~ Zervixfaktor *m*; **environmental** ~ Umweltfaktor *m*; **extrinsic** ~ Vitamin B$_{12}$ *s*; **general** ~ G-Faktor *m*; **germinal** ~ Keimfaktor *m*; **hemophilic** ~ antihämophiler Faktor *m*; **intrinsic** ~ intrinsischer Faktor *m*, Castle-Faktor *m*; **labile** ~ Faktor V *m*; **lactogenic** ~ Prolaktin *s*; **lethal** ~ letales Allel *s*; **lymphozyte-activating** ~ Interleukin *s*; **mitogenic** ~ mitogener Faktor *m*; **myocardial depressant** ~ Myocardial depressant factor *m*, MDF; **occupancy** ~ Röntgenstrahlenschutzfaktor *m*; **rheumatoid** ~ Rheumafaktor *m*; **stable** ~ Faktor VII *m*.
factor analysis: Faktorenanalyse *w*.
factor V deficiency: Faktor-V-Mangel *m*, Parahämophilie *w*, Owren-Syndrom *s*.
factor IX deficiency: Hämophilie B *w*.

factorization/*n*: Faktorenzerlegung *w*.
factor loading: Faktorbewertung *w*.
factor mobility: Faktorenmobilität *w*.
factory physician: Betriebsarzt *m*.
facultative/*adj*: fakultativ.
faculty/*n*: Vermögen *s*, Fähigkeit *w*, Fakultät *w*, Lehrkörper *m*; **imaginative** ~ Vorstellungsvermögen *s*.
faculty psychology: Vermögenspsychologie *w*.
FAD [*abbr*] **flavin adenine dinucleotide**: Flavin-adenin-dinukleotid *s*, FAD.
fade/*vb*: abklingen, verblassen.
faeces/*n*: Fäzes *w*.
faex/*n*: Faex *w*, Hefe *w*.
Faget sign: Faget-Zeichen *s*.
fagged/*adj*: erschöpft.
Fahreus-Lindqvist effect: Fahreus-Lindqvist-Effekt *m*.
Fahr's disease: Fahr-Syndrom *s*.
fail/*vb*: versagen, schwach werden.
failing/*n, adj*: 1. Fehler *m*; 2. fehlend.
fail-safe: störungssicher.
failure/*n*: Versagen *s*, Ausbleiben *s*, Mißerfolg *m*; **acute renal** ~ akutes Nierenversagen *s*; **backward** ~ Rückwärtsversagen *s*; **biventricular** ~ biventrikuläres Herzversagen *s*; **cardiac** ~ Herzversagen *s*; **hepatic** ~ Leberversagen *s*; **myocardial** ~ Herzinsuffizienz *w*; **peripheral circulatory** ~ peripheres Kreislaufversagen *s*; **prerenal** ~ prärenales Nierenversagen *s*; **primary adrenocortical** ~ Addison-Krankheit *w*; **renal** ~ Nierenversagen *s*; **respiratory** ~ respiratorische Insuffizienz *w*; **secondary adrenocortical** ~ sekundäres Nebennierenrindenversagen *s*.
failure cell, cardiac: Herzfehlerzelle *w*.
failure rate: Versagerquote *w*.
faint/*vb, adj*: 1. bewußtlos werden, in Ohnmacht fallen; 2. ohnmächtig, schwach.
fainting/*n*: Ohnmacht *w*.
faintness/*n*: Schwäche *w*.
faith healing: Gesundbeten *s*.
faking/*n*: Täuschung *w*.
fakir's hand: Fakirhand *w*.
falcate/*adj*: sichelförmig.

falcial/*adj*: Falx-.
falciparum malaria: Malaria falciparum.
fall/*n, vb*: 1. Fall *m*, Sturz *m*; 2. fallen.
falling-away: Abmagerung *w*.
falling sickness: Fallsucht *w*, Epilepsie *w*.
Fallot's pentalogy: Fallot-Pentalogie *w*.
Fallot's tetralogy: Fallot-Tetralogie *w*.
fallout/*n*: Fall-out *m*, radioaktiver Niederschlag *m*.
fall out/*vb*: ausfallen.
Falls syndrome: hereditäre sideroblastische Anämie *w*.
false/*adj*: falsch, Pseudo-.
false-negative/*adj*: falsch-negativ.
false-positive/*adj*: falsch-positiv.
falsetto/*n*: Falsett *s*, Kopfstimme *w*.
falsification/*n*: Falsifizierung *w*, Verfälschung *w*.
falsify/*vb*: falsifizieren, verfälschen.
falsity/*n*: Unrichtigkeit *w*.
falter/*vb*: stottern.
falx/*n*: Falx.
familial/*adj*: familiär, hereditär.
familiar/*adj*: familiär, hereditär, gewöhnlich.
family/*n*: Familie *w*.
family antigen: familienspezifisches Blutgruppenantigen.
family ataxia: hereditäre Ataxie *w*.
family care: Familienpflege *w*.
family counseling: Familienberatung *w*.
family doctor: Hausarzt *m*.
family history: Familienanamnese *w*.
family medicine: Familienmedizin *w*.
family member: Familienmitglied *s*.
family physician: Hausarzt *m*.
family planning: Familienplanung *w*.
family practice: Allgemeinmedizin *w*.
family practitioner: Hausarzt *m*.
family therapy: Familientherapie *w*.
famine/*n*: Hungersnot *w*.
famine edema: Hungerödem *s*.
famine fever: Typhus *m*.
famish/*vb*: verhungern.
famotidine/*n*: Famotidin *s*.
famprofazone/*n*: Famprofazon *s*.
fan, macular: Makulaspot *m*.

fan-beam/*n*: Fächerstrahl *m*.
Fanconi cystinosis: Zystinose *w*.
Fanconi's anemia: Fanconi-Anämie *w*.
Fanconi's disease: Fanconi-Anämie *w*, Fanconi-Syndrom *s*.
Fanconi syndrome: Fanconi-Syndrom *s*.
fang/*n*: Zahnwurzel *w*, Stift *m*.
fango/*n*: Fango *m*.
fango therapy: Fangotherapie *w*.
fanning/*n*: Fächerung *w*.
fanshaped/*adj*: fächerförmig.
fantascope/*n*: Retinoskop *s*.
fantasy/*n*: Phantasie *w*.
fantom/*n*: Phantom *s*.
far/*adj*: entfernt.
Farabeuf's triangle: Farabeuf-Zeichen *s*.
Faraday's cage: Faraday-Käfig *m*.
Faraday's constant: Faraday-Konstante *w*.
faradic/*adj*: faradisch.
faradism/*n*: Faradisation *w*.
faradization/*n*: Faradisation *w*.
faradize/*vb*: faradisieren.
faradocontractility/*n*: Kontraktion auf faradische Reizung.
Farber's disease: Farber-Krankheit *w*, Lipogranulomatose *w*.
Farber test: Farber-Test *m*.
farcy/*n*: Hautrotz *m*.
fare/*n*: Kost *w*.
farine/*n*: Mehl *s*.
farmer's lung: Farmerlunge *w*.
farnesol/*n*: Farnesol *s*.
farnoquinone/*n*: Farnochinon *s*.
far-point: Fernpunkt *m*.
Farr's law: Farr-Gesetz *s*.
farsighted/*adj*: weitsichtig.
farsightedness/*n*: Weitsichtigkeit *w*, Hyperopie *w*.
fart/*n*: Furz *m*.
fascia/*n*: Faszie *w*, Fascia.
fascial/*adj*: Faszien-.
fascicle/*n*: Faszikel *m*, Fasciculus.
fascicular/*adj*: faszikulär.
fasciculate/*vb*: faszikulieren.
fasciculated/*adj*: faszikulär.
fasciculation/*n*: Faszikulation *w*, faszikuläre Zuckung *w*; **benign** ~ gutartiges fibrilläres Zittern *s*.
fasciculation potential: Faszikulationspotential *s*.
fasciculitis/*n*: Faszikulitis *w*.
fasciculus/*n*: Faszikel *m*, Fasciculus.
fasciectomy/*n*: Fasziektomie *w*.
fasciitis/*n*: Faszienentzündung *w*, Fasciitis *w*.
fasciola/*n*: Fasciola.
fascioliasis/*n*: Fascioliasis *w*.
fasciolopsiasis/*n*: Fasciolopsiasis *w*.
fascioplasty/*n*: Faszienplastik *w*.
fasciorrhaphy/*n*: Fasziennaht *w*.
fasciotomy/*n*: Fasziotomie *w*.
fascitis/*n*: Faszienentzündung *w*, Fasciitis *w*.
fast/*n, vb, adj*: 1. Fasten *s*; 2. fasten; 3. schnell, fest, beständig.
fasten/*vb*: befestigen, anbinden.
fastener/*n*: Verschluß *m*.
fastidious/*adj*: anspruchsvoll.
fastigium/*n*: Fastigium *s*.
fasting/*n, adj*: 1. Fasten *s*; **protein-modified** ~ proteinmodifiziertes Fasten *s*; 2. nüchtern.
fasting cure: Fastenkur *w*, Hungerkur *w*.
fastness/*n*: Resistenz *w*, Beständigkeit *w*.
fat/*n, adj*: 1. Fett *s*, Lipid *s*; **bound** ~ gebundenes Fett *s*; **brown** ~ braunes Fettgewebe *s*; **dietary** ~ Nahrungsfett *s*; **fecal** ~ Stuhlfett *s*, Steatorrhö *w*; **masked** ~ gebundenes Fett *s*; **neutral** ~ Neutralfett *s*, Triglyzerid *s*; **yellow** ~ gelbes Fett *s*; 2. fett.
fatal/*adj*: fatal, letal.
fatality/*n*: Fatalität *w*.
fatality rate: Mortalitätsziffer *w*.
fatality ratio: Mortalitätsrate *w*.
fat atrophy: Fettatrophie *w*.
fat cell: Fettzelle *w*, Lipozyt *m*.
fat content: Fettgehalt *m*.
fat deficiency: Fettmangel *m*.
fat depot: Fettspeicher *m*.
fate/*n*: Schicksal *s*, Entwicklungsziel *s*.
fat embolism: Fettembolie *w*.
fat embolus: Fettembolus *m*.

fat emulsion: Fettemulsion w.
fat formation: Fettbildung w.
father/n: Vater m.
father complex: Vaterkomplex m.
fatherhood/n: Vaterschaft w.
father image: Vaterbild s.
fatiguability/n: Ermüdbarkeit w.
fatiguable/adj: ermüdbar.
fatigue/n, vb: 1. Ermüdung w, Müdigkeit w; **flying** ~ Jet-leg, zirkadiane Dysrhythmie w; **muscular** ~ Muskelermüdung w; 2. ermüden.
fatigue fracture: Ermüdungsbruch m.
fatigue loading: Dauerbeanspruchung w.
fatigue syndrome: Ermüdungssyndrom s, Müdigkeitssyndrom s.
fatlike/adj: fettartig.
fat necrosis: Fettnekrose w.
fatness/n: Adipositas w.
fat-soluble/adj: fettlöslich.
fat tumor: Lipom s; **brown** ~ Hibernom s.
fatty/adj: fettig.
fauces/n: Schlund m, Fauces.
faulty/adj: fehlerhaft.
fauna/n: Fauna w.
fava bean: Favabohne w.
faveolar/adj: Faveolus-.
faveolate/adj: wabenförmig.
favid/n: Favid s.
favism/n: Favismus m.
favorable/adj: günstig, vorteilhaft.
Favre-Racouchot syndrome: Favre-Racouchot-Syndrom s, noduläre Elastose der Haut.
favus/n: Favus m, Kopfgrind m.
favus cup: Scutulum.
Fawcett's plaques: Fawcett-Plaques.
Fazio-Londe atrophy: Fazio-Londe-Syndrom s, familiäre infantile progressive Bulbärparalyse w.
Fazio-Londe disease: Fazio-Londe-Syndrom s, familiäre infantile progressive Bulbärparalyse w.
F.B.[abbr] **foreign body**: Fremdkörper m.
FCA [abbr] **Freund's complete adjuvant**: Freund's komplettes Adjuvans s.
Fc fragment disease: Schwerkettenkrankheit w, Franklin-Syndrom s.
FCS [abbr] **fetal calf serum**: fetales Kälberserum s, FKS.
FD [abbr] 1. **focal distance**; 2. **fatal dose**: 1. Fokusabstand m; 2. letale Dosis, LD.
FDNB [abbr] **fluoro-2,4-dinitrobenzene**: 2,4-Dinitro-1-fluorbenzol s.
FDP [abbr] **fibrin degradation products**: Fibrinabbauprodukte.
Fe [abbr] **ferrum**/n: Eisen s, Fe.
fear/n, vb: 1. Furcht w; 2. fürchten.
feasibility/n: Durchführbarkeit w.
feasible/adj: geeignet, möglich.
feature/n: Charakteristikum s, Eigenschaft w; **clinical** ~ **'s** klinische Merkmale.
febricide/n: Antipyretikum s, fiebersenkendes Mittel s.
febricity/n: Fiebrigkeit w.
febrifacient/n, adj: 1. fieberauslösendes Mittel s; 2. fieberauslösend.
febrifugal/adj: antipyretisch, fiebersenkend.
febrifuge/n: Fiebermittel s.
febrile/adj: febril.
febris/n: Fieber s.
febuprol/n: Febuprol s.
fecal/adj: fäkal.
fecalith/n: Kotstein m, Koprolith m.
fecaloid/adj: fäkalartig.
fecaloma/n: Koprolith m.
fecal-oral/adj: fäkal-oral.
fecaluria/n: Fäkalurie w.
feces/n: Fäzes w; **impacted** ~ Koprolith m.
Fechner's law: Fechner-Gesetz s.
feckless/adj: wirkungslos.
fecundate/vb: befruchten.
fecundation/n: Befruchtung w; **artificial** ~ artifizielle Insemination w.
fecundity/n: Fruchtbarkeit w.
Fede's disease: Riga-Fede-Geschwür s.
fedrilate/n: Fedrilat s.
fee/n: Gebühr w, Honorar s.
feeble/adj: schwach, kraftlos.
feeblemindedness/n: Schwachsinnigkeit w.
feebleness/n: Schwäche w.
feed/vb: füttern.

feedback/*n*: Feedback *s*, Rückkopplung *w*; **delayed auditory** ~ verzögerte auditorische Rückkopplung *w*; **negative** ~ negative Rückkopplung *w*, Gegenkopplung *w*; **positive** ~ positive Rückkopplung *w*.
feedback control: Feedback-Steuerung *w*.
feedback control system: Regelkreis *m*.
feedback inhibition: Rückkopplungshemmung *w*.
feeding/*n*: Füttern *s*, Ernährung *w*; **artificial** ~ künstliche Säuglingsernährung *w*; **intravenous** ~ intravenöse Ernährung *w*; **nasal** ~ Nasensondenernährung *w*.
feeding-bottle: Säuglingsflasche *w*.
feeding center: Hungerzentrum *s*.
feeding cup: Schnabeltasse *w*.
feel/*vb*: fühlen, tasten.
feeling/*n*: Gefühl *s*.
feelings of unreality: Entfremdungsgefühl *s*, Derealisation *w*.
Feer's disease: Feer-Krankheit *w*, Akrodynie *w*, Rosakrankheit *w*.
Fehleisen streptococcus: Streptococcus pyogenes.
Fehling solution: Fehling-Lösung *w*.
Fehling's test: Fehling-Probe *w*.
Feichtiger syndrome: Ullrich-Feichtiger-Syndrom *s*.
feign/*vb*: simulieren.
Feil's disease: Klippel-Feil-Syndrom *s*.
feint/*n*: Simulation *w*.
fel/*n*: Galle *w*.
Feldman's test: Sabin-Feldman-Test *m*.
feldsher/*n*: Bader *m*.
feline/*adj*: Katzen-.
Felix-Weil reaction: Weil-Felix-Reaktion *w*.
fellatio/*n*: Fellatio *w*.
felon/*n*: Panaritium *s*; **deep** ~ tiefes Panaritium *s*; **subcutaneous** ~ Panaritium subcutaneum; **subcuticular** ~ oberflächliches Panaritium *s*; **subperiosteal** ~ Panaritium periostale; **thecal** ~ eitrige Tendovaginitis *w*, Panaritium tendinosum.
feltwork/*n*: Nervenfasergeflecht *s*.
Felty syndrome: Felty-Syndrom *s*.
felypressin/*n*: Felypressin *s*.

female/*n, adj*: 1. Frau *w*; 2. weiblich.
feminine/*adj*: weiblich.
femininity/*n*: Femininität *w*.
feminism/*n*: Feminisierung *w*; **mammary** ~ Gynäkomastie *w*.
feminization/*n*: Feminisierung *w*; **testicular** ~ testikuläre Feminisierung *w*.
feminize/*vb*: feminisieren.
femoral/*adj*: femoral.
femorocele/*n*: Femoralhernie *w*, Schenkelhernie *w*.
femur/*n*: Oberschenkel *m*, Femur *m*.
femur head: Femurkopf *m*.
femur head necrosis: Femurkopfnekrose *w*.
femur neck: Oberschenkelhals *m*.
fen/*n*: Moor *s*.
fenbencillin/*n*: Fenbencillin *s*, Phenbenicillin *s*.
fenbufen/*n*: Fenbufen *s*.
fenbutrazate/*n*: Fenbutrazat *s*.
fencamfamin/*n*: Fencamfamin *s*.
fencarbamide/*n*: Fencarbamid *s*.
fender fracture: Stoßstangenfraktur *w*, Unterschenkelfraktur *w*.
fendiline/*n*: Fendilin *s*.
fenestra/*n*: Fenster *s*, Fenestra.
fenestrate/*vb*: fenestrieren.
fenestrated/*adj*: gefenstert.
fenestration/*n*: Fensterung *w*; **aortopulmonary** ~ aortopulmonales Fenster *s*.
fenestration operation: Fensterungsoperation *w*.
fenetylline/*n*: Fenetyllin *s*.
fenfluramine/*n*: Fenfluramin *s*.
fenipentol/*n*: Fenipentol *s*.
fennel/*n*: Fenchel *m*.
fennel oil: Fenchelöl *s*.
fenofibrate/*n*: Fenofibrat *s*.
fenoprofen/*n*: Fenoprofen *s*.
fenoterol/*n*: Fenoterol *s*.
fenoxazoline/*n*: Fenoxazolin *s*.
fenpipramide/*n*: Fenpipramid *s*.
fenpiverinium bromide: Fenpiferiniumbromid *s*.
fenproporex/*n*: Fenproporex *s*.
fentanyl/*n*: Fentanyl *s*.

fenticlor

fenticlor/*n*: Fenticlor *s*.
fentonium bromide: Fentoniumbromid *s*.
Fenwick-Hunner ulcer: Hunner-Ulkus *s*.
Fenwick's disease: atrophische Gastritis *w*.
fenyramidol/*n*: Fenyramidol *s*.
Ferguson-Smith type epithelioma: Epitheliom *s*.
Ferguson's incision: Ferguson-Schnitt *m*.
ferment/*n, vb*: 1. Enzym *s*; 2. vergären, fermentieren.
fermentation/*n*: Gärung *w*, Fermentation *w*; **alcoholic** ~ alkoholische Gärung *w*; **butyric** ~ Buttersäuregärung *w*; **propionic** ~ Propionsäuregärung *w*.
fermentation bacterium: Gärungsbakterium *s*.
fermentation broth: Wachstumsmedium *s*, Fermentationslösung *w*.
fermentative/*adj*: fermentativ.
Fermi's vaccine: Fermi-Impfstoff *m*.
fern/*n*: Farn *m*.
ferning/*n*: Farnkrautbildung *w*.
fern leaf crystallization: Farnkrautbildung *w*.
fern phenomenon: Farnkrautphänomen *s*.
fern test: Farnkrauttest *m*.
feromone/*n*: Pheromon *s*.
Ferrata cell: Hämohistioblast *m*.
ferrate/*n, adj*: 1. Ferrat *s*; 2. eisensauer.
Ferraton's disease: schnappende Hüfte *w*.
ferredoxin/*n*: Ferredoxin *s*.
ferreous/*adj*: eisenhaltig.
ferret/*n*: Frettchen *s*.
ferric/*adj*: Eisen-, Ferri-.
ferricyanide/*n*: Ferricyanid *s*.
Ferrier seperator: Ferrier-Seperator *m*.
ferriferous/*adj*: eisenhaltig.
ferriheme/*n*: Häm *s*.
ferrihemoglobin/*n*: Methämoglobin *s*.
ferrioxamine/*n*: Ferrioxamin *s*.
ferriporphyrin/*n*: eisenhaltiges Porphyrin *s*, Fe-Porphyrin *s*.
ferritin/*n*: Ferritin *s*.
ferrochelatase/*n*: Ferrochelatase *w*, Goldberg-Enzym *s*.
ferrocholinate/*n*: Eisencholinzitrat *s*.

ferrocyanide/*n*: Ferrocyanid *s*, Cyaneisenverbindung *w*.
ferroelectric/*adj*: ferroelektrisch.
ferrography/*n*: Ferrographie *w*.
ferrokinetics/*n*: Eisenkinetik *w*.
ferrotherapy/*n*: Eisenbehandlung *w*.
ferrous/*adj*: eisenhaltig.
ferrugineous/*adj*: eisenhaltig.
fertile/*adj*: fruchtbar.
fertility/*n*: Fruchtbarkeit *w*; **effective** ~ Reproduktionswahrscheinlichkeit *w*.
fertility control: Geburtenkontrolle *w*.
fertility disorders: Fertilitätsstörungen.
fertility factor: F-Faktor *m*, Fertilitätsfaktor *m*, Sexualfaktor *m*.
fertility gene: Fertilitätsgen *s*.
fertility rate: Geburtenhäufigkeit *w*.
fertility regulation: Geburtenkontrolle *w*.
fertilization/*n*: Befruchtung *w*.
fertilization cone: Empfängnishügel *m*.
fertilizer/*n*: Düngemittel *s*.
fertilizin/*n*: Fertilisin *s*.
fester/*n, vb*: 1. Eitergeschwür *s*; 2. eitern.
festination/*n*: Festination *w*, Propulsion *w*, Trippelgang *m*.
festoon/*n*: Zahnfleischsaumverdickung *w*.
fetal/*adj*: fetal.
fetalism/*n*: Fetalismus *m*.
fetation/*n*: Intrauterinschwangerschaft *w*.
feticide/*n*: Abtötung des Fetus.
fetid/*adj*: fötid, übelriechend.
fetish/*n*: Fetisch.
fetishism/*n*: Fetischismus *m*.
fetofetal/*adj*: fetofetal.
fetoglobulin/*n*: Fetoprotein *s*.
fetology/*n*: Fetalmedizin *w*.
fetomaternal/*adj*: fetomaternal.
fetometry/*n*: Fetometrie *w*, Fetalometrie *w*.
fetopathy/*n*: Fetopathie *w*.
fetoplacental/*adj*: fetoplazentar.
fetoprotein/*n*: Fetoprotein *s*.
fetor/*n*: Foetor *m*.
fetoscope/*n*: Fetoskop *s*.
fetoscopy/*n*: Fetoskopie *w*.
fetotoxic/*adj*: fetotoxisch.
fetus/*n*: Fetus *m*, Foetus *m*, Fet *m*.

Feulgen procedure: Feulgen-Reaktion *w*.
Feulgen reaction: Feulgen-Reaktion *w*.
Feulgen's method: Feulgen-Reaktion *w*.
FEV [*abbr*] **forced expired volume**: forciertes expiratorisches Volumen *s*.
fever/*n, vb*: 1. Fieber *s*; **adynamic** ~ adynamisches Fieber *s*; **African hemorrhagic**~ Ebola-Viruskrankheit *w*; **aphthous** ~ Maul- und Klauenseuche *w*; **Argentinian hemorrhagic** ~ Junin-Fieber *s*; **artificial** ~ künstliches Fieber *s*; **aseptic** ~ aseptisches Fieber *s*; **bilious** ~ Febris biliosa; **black** ~ Kala-Azar *s*, viszerale Leishmaniose *w*; **Brazilian spotted** ~ Rocky-Mountain-Fieber *s*; **cachectic** ~ Kala-Azar *s*, viszerale Leishmaniase *w*; **carbuncular** ~ Anthrax *m*, Milzbrand *m*; **cerebrospinal** ~ Meningitis cerebrospinalis; **cyclic** ~ rekurrierendes Fieber *s*; **digestive** ~ alimentäres Fieber *s*; **enteric** ~ Salmonellose *w*; **entericoid** ~ Paratyphus *m*; **ephemeral** ~ Eintagesfieber *s*; **epidemic hemorrhagic** ~ fernöstliche hämorrhagische Nephrosonephritis *w*; **estivoautumnal** ~ Ästivo-Autumnalfieber *s*, Sommer-Herbstfieber *s*, Malaria tropica; **Far Eastern hemorrhagic** ~ fernöstliche hämorrhagische Nephrosonephritis *w*; **five-day** ~ Fünftagefieber *s*, wolhynisches Fieber *s*; **Gambian** ~ afrikanische Trypanosomiasis *w*; **glandular** ~ Drüsenfieber *s*, Mononukleose *w*; **hematuric bilious** ~ Malaria mit Hämaturie; **hemoglobinuric** ~ Schwarzwasserfieber *s*; **hemorrhagic** ~ hämorrhagisches Fieber *s*; **herpetic** ~ Herpes-Infektion *w*; **icterohemorrhagic** ~ ikterische Leptospirose *w*; **induced** ~ künstliches Fieber *s*; **intermittent** ~ intermittierendes Fieber *s*; **leprotic** ~ Leprafieber *s*; **Mediterranean** ~ Boutonneuse-Fieber *s*, Mittelmeerfieber *s*; **melanuric** ~ Schwarzwasserfieber *s*; **Mexican spotted** ~ Rocky-Mountain-Fleckfieber *s*; **monoleptic** ~ kontinuierliches Fieber *s*; **neurogenic** ~ zentrales Fieber *s*; **paludal** ~ Sumpffieber *s*, Malaria *w*; **parenteric** ~ Paratyphus *m*; **periodic** ~ periodisches Fieber *s*; **petechial** ~ Meningitis cerebrospinalis; **pharyngoconjunctival** ~ Pharyngokonjunktivalfieber *s*; **polyleptic** ~ Rückfallfieber *s*; **pythogenic** ~ Typhus *m*; **prolonged** ~ anhaltendes Fieber *s*; **quintan** ~ Fünftagefieber *s*, wolhynisches Fieber *s*; **quotidian** ~ Quotidianfieber *s*; **recurrent** ~ Rückfallfieber *s*; **relapsing** ~ Rückfallfieber *s*; **remittent** ~ Febris remittens; **rheumatic** ~ rheumatisches Fieber *s*; **septic** ~ septische Temperaturen; **seven-day** ~ Siebentagefieber *s*, Nanukayami *s*; **solar** ~ Sonnenstich *m*, Dengue-Fieber *s*; **spirillar** ~ Sodoku *s*, Rattenbißfieber *s*; **splenic** ~ Anthrax *m*, Milzbrand *m*; **spotted** ~ Fleckfieber *s*; **sylvan yellow** ~ Dschungelgelbfieber *s*; **therapeutic** ~ therapeutisches Fieber *s*, künstliches Fieber *s*; **tickborne relapsing** ~ Zeckenrückfallfieber *s*; **typhoid** ~ Typhus *m*; **undulant** ~ undulierendes Fieber *s*, Brucellose *w*; **urban** ~ tropischer Typhus *m*; **urethral** ~ Urethralfieber *s*; **urinary** ~ Fieber bei Harnwegsinfekt; **urticarial** ~ Schistosomiasis *w*; **uveoparotid** ~ Heerfordt-Syndrom *s*; **vaccinal** ~ Impffieber *s*; **yellow** ~ Gelbfieber *s*; 2. fiebern.

fever blister: Fieberbläschen *s*, Herpes facialis.
feverish/*adj*: fiebrig, febril.
fever of undetermined origin [*abbr*] **FUO**: Fieber unbekannter Ursache.
fever therapy: Fiebertherapie *w*, künstliche Hyperthermie *w*.
fever thermometer: Fieberthermometer *s*.
FF [*abbr*] **filtration fraction**: Filtrationsfraktion *w*.
F factor: F-Faktor *m*, Sexualfaktor *m*, Fertilitätsfaktor *m*.
FFP [*abbr*] **fresh frozen plasma**: frisch eingefrorenes Plasma *s*.
FFT [*abbr*] **flicker fusion threshold**: Flimmerfusionsschwelle *w*.
ff waves: Flimmerwellen.
FGT [*abbr*] **female genital tract**: weiblicher Genitaltrakt *m*.

FHT [*abbr*] **fetal heart tone**: kindliche Herztöne.

FIA [*abbr*] **Freund's incomplete adjuvant**: Freund's inkomplettes Adjuvans *s*.

fiber/*n*: Faser *w*, Fibra; **adrenergic** ~ adrenerge Nervenfaser *w*; **afferent** ~ afferente Faser *w*; **argentaffin** ~ argyrophile Faser *w*; **argyrophilic** ~ argyrophile Faser *w*; **auxiliary** ~ akzessorische Faser *w*; **capsular** ~ 's Kapselfasern; **centripetal** ~ afferente Faser *w*; **chief** ~ Hauptfaser *w*; **cholinergic** ~ cholinerge Nervenfaser *w*; **chromosomal** ~ chromosomale Spindelfaser *w*; **comissural** ~ Komissurfaser *w*; **continous** ~ Spindelfaser *w*; **dark** ~ Typ I-Muskelfaser *w*; **dental** ~ Odontoblastenfortsatz *m*; **dentinogenic** ~ Korff-Faser *w*; **dietary** ~ Ballaststoff *m*; **efferent** ~ efferente Faser *w*; **elastic** ~ elastische Faser *w*; **fusimotor** ~ fusimotorische Muskelfaser *w*; **giant** ~ Riesenaxon *s*; **impulse-conducting** ~ Purkinje-Faser *w*; **inhibitory** ~ inhibitorisches Axon *s*; **internuncial** ~ Verbindungsfaser *w*; **interzonal** ~ Spindelfaser *w*; **intrafusal** ~ intrafusale Muskelfaser *w*; **isotropic** ~ I-Band *s*; **medullated** ~ markhaltige Faser *w*; **motor** ~ motorische Nervenfaser *w*; **myelinated** ~ markhaltige Faser *w*; **naked** ~ marklose Faser *w*; **neuroglial** ~ Gliafaser *w*; **nonmedullated** ~ marklose Faser *w*; **olfactory** ~ Riechnerv *m*, Nervus olfactorius; **postganglionic** ~ postganglionäre Faser *w*; **preganglionic** ~ präganglionäre Faser *w*; **reticular** ~ Gitterfaser *w*; **secretomotoric** ~ sekretorische Faser *w*; **sensory** ~ sensorische Faser *w*; **sustenacular** ~ Stützfaser *w*; **unmyelinated** ~ marklose Faser *w*; **yellow** ~ elastische Faser *w*; **zonular** ~ 's Zinn-Fasern.

fiber cell: Faserzelle *w*.
fibercolonoscope/*n*: Fiberkoloskop *s*.
fibergastroscope/*n*: Fibergastroskop *s*.
fiberglass/*n*: Fiberglas *s*.
fiberoptics/*n*: Faseroptik *w*.
fiberscope/*n*: Fibroskop *s*.
fibration/*n*: Faserbildung *w*.

fibre/*n*: Fiber *w*, Glasfaser *w*.
fibre bundle: Glasfaserbündel *s*.
fibremia/*n*: Fibrinämie *w*.
fibre optics: Glasfaseroptik *w*.
fibrescope/*n*: Fibroskop *s*.
fibril/*n*: Fibrille *w*.
fibrillar/*adj*: fibrillär.
fibrillary/*adj*: fibrillär.
fibrillate/*vb*, *adj*: 1. fibrillieren, flimmern, zerfasern; 2. aus Fibrillen zusammengesetzt, fibrillär.
fibrillation/*n*: Fibrillation *w*, Flimmern *s*; **atrial** ~ Vorhofflimmern *s*; **ventricular** ~ Kammerflimmern *s*.
fibrillation potential: Fibrillationspotential *s*.
fibrillation waves: Flimmerwellen.
fibrillogenesis/*n*: Fibrillenbildung *w*.
fibrillolysis/*n*: Fibrillolyse *w*.
fibrin/*n*: Fibrin *s*.
fibrinase/*n*: Faktor XIII *m*.
fibrin clot: Fibringerinnsel *s*.
fibrin degradation product [*abbr*] **FDP**: Fibrinabbauprodukt *s*.
fibrinemia/*n*: Fibrinämie *w*.
fibrin film: Fibrinfilm *m*.
fibrin foam: Fibrinschaum *m*.
fibrin glue: Fibrinkleber *m*.
fibrin monomer: Fibrinmonomer *s*.
fibrinogen/*n*: Fibrinogen *s*.
fibrinogen deficiency: Afibrinogenämie *w*, Fibrinogenopenie *w*.
fibrinogenesis/*n*: Fibrinbildung *w*.
fibrinogenolysis/*n*: Fibrinogenolyse *w*.
fibrinogenopenia/*n*: Hypofibrinogenämie *w*, Fibrinogenopenie *w*.
fibrinoid/*n*: Fibrinoid *s*.
fibrinoligase/*n*: Faktor XIII *m*.
fibrinolysin/*n*: Fibrinolysin *s*.
fibrinolysis/*n*: Fibrinolyse *w*.
fibrinolytic/*n*, *adj*: 1. Fibrinolytikum *s*; 2. fibrinolytisch.
fibrinopeptide/*n*: Fibrinopeptid *s*.
fibrinopurulent/*adj*: eitrig-fibrinös.
fibrinous/*adj*: fibrinös.
fibrin plate method: Fibrinplattenmethode *w*.

fibrin split products: Fibrinspaltungsprodukte.
fibrin stabilizing factor: fibrinstabilisierender Faktor *m*, Faktor XIII *m*.
fibrin thrombus: Fibrinthrombus *m*.
fibrinuria/*n*: Fibrinurie *w*.
fibroadenoma/*n*: Fibroadenom *s*; **intercanalicular** ~ interkanalikuäres Fibroadenom *s*; **pericanalicular** ~ perikanalikuläres Fibroadenom *s*.
fibroangioma/*n*: Fibroangiom *s*, sklerosierendes Hämangiom *s*.
fibroblast/*n*: Fibroblast *m*; **contractile** ~ Myofibroblast *m*.
fibroblastoma/*n*: Fibroblastom *s*.
fibrocartilage/*n*: Faserknorpel *m*.
fibrocartilaginous/*adj*: Faserknorpel-.
fibrocartilago/*n*: Fibrocartilago *m*, Faserknorpel.
fibrocavitary/*adj*: fibrokavernös.
fibrocellular/*adj*: fibrozellulär.
fibrochondritis/*n*: Faserknorpelentzündung *w*.
fibrocystic/*adj*: fibrozystisch.
fibrocyte/*n*: Fibroblast *m*, reife Bindegewebszelle *w*.
fibrodysplasia/*n*: Fibrodysplasie *w*.
fibroelastosis/*n*: Fibroelastose *w*.
fibroendothelioma/*n*: Fibroendotheliom *s*.
fibroepithelioma/*n*: Fibroepitheliom *s*.
fibrofascitis/*n*: Faszienentzündung *w*, Fascitis *w*.
fibrogenesis/*n*: Kollagenfasersynthese *w*.
fibroglia/*n*: Fibroglia *w*, Bindegewebsgrundsubstanz *w*.
fibroid/*n*: Leiomyom *s*.
fibroidectomy/*n*: Fibromexstirpation *w*.
fibrokeratoma/*n*: Fibrokeratom *s*.
fibroleiomyoma/*n*: Fibroleiomyom *s*.
fibrolipoma/*n*: Fibrolipom *s*.
fibroma/*n*: Fibrom *s*; **ameloblastic** ~ Ameloblastenfibrom *s*; **calcified** ~ verkalktes Fibrom *s*; **chondromyxoid** ~ Chondrofibromyxom *s*; **cystic** ~ Fibroma cysticum; **endoneural** ~ Neurofibrom *s*; **hard** ~ Filom *s*, Fibroma durum; **myxoid** ~ Fibromyxom *s*; **odontogenic** ~ odontogenes Fibrom *s*; **ossifying** ~ Fibroosteom *s*, Osteofibrom *s*; **periungual** ~ Koenen-Tumor *m*; **recurrent digital** ~ digitale Fibromatose *w*; **senile** ~ fibröser Hautpolyp *m*; **soft** ~ Fibrolipom *s*.
fibromatosis/*n*: Fibromatose *w*; **aggressive** ~ maligne Fibromatose *w*; **gingival** ~ idiopathische Gingivahyperplasie *w*; **pseudosarcomatous** ~ Fascitis nodularis; **submucous** ~ Fibroma submucosum.
fibromatous/*adj*: fibromatös.
fibromectomy/*n*: Fibromexstirpation *w*.
fibromuscular/*adj*: fibromuskulär.
fibromyalgia/*n*: Fibromyalgie *w*.
fibromyoma/*n*: Leiomyom *s*.
fibromyositis/*n*: Fibromyositis *w*.
fibromyxolipoma/*n*: Lipomyxom *s*.
fibromyxoma/*n*: Fibromyxom *s*.
fibromyxosarcoma/*n*: Fibromyxosarkom *s*.
fibronectin/*n*: Fibronektin *s*.
fibroneuroma/*n*: Neurofibrom *s*.
fibroneurosarcoma/*n*: Neurofibrosarkom *s*, malignes Schwannom *s*.
fibronuclear/*adj*: fibronukleär.
fibro-odontoma/*n*: Ameloblastenodontom *s*.
fibro-osteoma/*n*: Osteofibrom *s*, Fibroosteom *s*.
fibropapilloma/*n*: Fibropapillom *s*.
fibroplasia/*n*: Fibroplasie *w*; **intimal** ~ Intimafibrose *w*; **medial** ~ Mediafibrose *w*; **myointimal** ~ fibromuskuläre Erkrankung *w*; **retrolental** ~ retrolentale Fibroplasie *w*.
fibroplate/*n*: Discus articularis.
fibroreticulate/*adj*: ein Fasernetzwerk betreffend.
fibrosarcoma/*n*: Fibrosarkom *s*.
fibrosclerosis/*n*: Fibrosklerose *w*.
fibrose/*adj*: fibrös.
fibroserous/*adj*: serofibrinös.
fibrosis/*n*: Fibrose *w*; **congenital hepatic** ~ kongenitale Leberzirrhose *w*; **cystic** ~ zystische Fibrose *w*, Mukoviszidose *w*; **diffuse interstitial pulmonary** ~ diffuse

fibrosis, endomyocardial

interstitielle Lungenfibrose *w*; **endomyocardial** ~ Endomyokardfibrose *w*; **glomerular** ~ Glomerulumfibrose *w*; **hepatic** ~ Leberfibrose *w*; **idiopathic retroperitoneal** ~ idiopathische retroperitoneale Fibrose *w*, Ormond-Krankheit *w*; **mediastinal** ~ indurierende Mediastinitis *w*; **neoplastic** ~ proliferative Fibrose *w*; **pleural** ~ Pleurafibrose *w*; **progressive massive** ~ bindegewebige Pneumokoniose *w*; **proliferative** ~ proliferative Fibrose *w*; **pulmonary** ~ Lungenfibrose *w*; **renal** ~ Nierenfibrose *w*; **retroperitoneal** ~ retroperitoneale Fibrose *w*, Ormond-Krankheit *w*.

fibrosis of pancreas, cystic: zystische Pankreasfibrose *w*, zystische Fibrose *w*, Mukoviszidose *w*.

fibrosis of the bladder, panmural: chronische interstitielle Zystitis *w*.

fibrositis/*n*: Fibrositis *w*.

fibrosplenomegaly/*n*: Splenomegalie mit Fibrose.

fibrothorax/*n*: Fibrothorax *m*.

fibrotic/*adj*: fibrotisch.

fibrous/*adj*: fibrös.

fibroxanthoma/*n*: Fibroxanthom *s*.

fibular/*adj*: Fibula-, fibularis.

fibulation/*n*: Infibulation *w*.

ficin/*n*: Ficin *s*.

Fick formula: Fick-Gesetz *s*.

fickle/*adj*: unbeständig.

Fick operation: Sakkulotomie *w*.

Fick's law: Fick-Gesetz *s*.

ficoll/*n*: Ficoll *s*.

ficosis/*n*: Sykose *w*.

Fiedler's disease: ikterische Leptospirose *w*.

Fiedler's myocarditis: Fiedler-Myokarditis *w*, interstitielle Myokarditis *w*.

field/*n*: Feld *s*, Gebiet *s*; **auditory** ~ Hörrinde *w*; **binocular** ~ binokuläres Gesichtsfeld *s*; **developmental** ~ morphogenetisches Feld *s*; **electromagnetic** ~ elektromagnetisches Feld *s*; **magnetic** ~ Magnetfeld *s*; **morphogenetic** ~ morphogenetisches Feld *s*; **myelinogenetic** ~ Flechsig-Zone *w*; **near** ~ Nahfeld *s*; **perceptual** ~ Wahrnehmungsfeld *s*; **psychological** ~ Lebensraum *m*; **radiographic** ~ Aufnahmefeld *s*; **receptive** ~ rezeptives Feld *s*; **tactile** ~ Tastfeld *s*; **terrestrial magnetic** ~ erdmagnetisches Feld *s*; **visual** ~ Sehfeld *s*, Gesichtsfeld *s*.

field block anesthesia: Feldblock *m*.

field-dependent/*adj*: umgebungsabhängig.

field experiment: Felduntersuchung *w*.

field fever: Feldfieber *s*.

field force: Feldkraft *w*.

field hospital: Feldlazarett *s*.

field lens: Feldlinse *w*.

field of operation: Operationsfeld *s*.

field of vision: Gesichtsfeld *s*.

field size: Abtastformat *s*.

field strength: Feldstärke *w*.

field study: Feldstudie *w*.

Fiessinger-Leroy-Reiter syndrome: Reiter-Syndrom *s*, urethro-okulo-synoviales Syndrom *s*.

Fiessinger-Rendu syndrome: Fiessinger-Rendu-Syndrom *s*, Stevens-Johnson-Syndrom *s*, Erythema exsudativum multiforme majus.

fig [*abbr*] **figure**/*n*: Figur *w*, Form *w*, Zahl *w*, Abbildung *w*.

fight-or-flight reflex: Fluchtreflex *m*.

FIGLU [*abbr*] **formiminoglutamic acid**: Formiminoglutaminsäure *w*, FIGLU.

FIGLU test: FIGLU-Test *m*.

figuration/*n*: Figurierung *w*.

figure/*n*: Figur *w*, Form *w*, Zahl *w*, Abbildung *w*.

figured/*adj*: geformt.

filament/*n*: Filament *s*, Heizfaden *m*, Draht *m*, Filamentum.

filamentation/*n*: Filamentbildung *w*.

filamentous/*adj*: filamentär, fadenförmig.

filaria/*n*: Filarie *w*.

filarial/*adj*: Filarien-.

filariasis/*n*: Filariose *w*.

filaricidal/*adj*: filarientötend.

filaricide/*n*: Filarienmittel *s*.

filariform/*adj*: filariform.

filarious/*adj*: Filarien-.
Filatov-Dukes disease: Filatov-Dukes-Krankheit *w*, Exanthema subitum.
Filatov flap: Filatov-Transplantat *s*.
Filatov's disease: infektiöse Mononukleose *w*.
file/*n, vb*: 1. Feile *w*, Kartei *w*; **medical** ~ medizinisches Dossier *s*; 2. feilen.
filial/*adj*: filial, Tochter-.
filiation/*n*: Abstammung *w*.
filiform/*adj*: filiform.
fillet/*n*: Streifen *m*.
fill/*vb*: füllen.
filling/*n*: Füllung *w*, Zahnfüllung *w*; **complex** ~ Kombinationsfüllung *w*; **direct** ~ direkte Füllung *w*; **indirect** ~ indirekte Füllung *w*; **permanent** ~ Dauerfüllung *w*; **retrograde** ~ Wurzelkanalfüllung *w*.
filling defect: Füllungsdefekt *m*, Kontrastaussparung *w*.
filling material: Füllungsmaterial *s*.
film/*n, vb*: 1. Film *m*, Schicht *w*; **occlusal** ~ Okklusionsaufnahme *w*; **panoramic** ~ Panoramafilm *m*; **periapical** ~ Zahnwurzelaufnahme *w*; **precorneal** ~ Tränenfilm *m*; **preliminary** ~ Röntgenübersichtsaufnahme *w*; 2. überziehen.
film blackening: Filmschwärzung *w*.
film characteristics: Filmeigenschaften.
film dosimetry: Filmdosimetrie *w*.
film marking: Filmbeschriftung *w*.
film sensitivity: Filmempfindlichkeit *w*.
film size: Filmformat *s*.
film speed: Filmempfindlichkeit *w*.
filmy/*adj*: hauchdünn.
filopod/*n*: Filopodium *s*, hyalines Pseudopodium *s*.
filter/*n, vb*: 1. Filter *m*; **bacterial** ~ Bakterienfilter *m*; **high-pass** ~ Hochfrequenzfilter *m*; **low-pass** ~ Niedrigfrequenzfilter *m*; **ultraviolet** ~ Ultraviolettfilter *m*; 2. filtrieren, filtern.
filterable/*adj*: filtrierbar.
filter charcoal: Filterkohle *w*.
filter paper: Filterpapier *s*.
filthiness/*n*: Unreinlichkeit *w*.
filtrable/*adj*: filtrierbar.

filtrate/*n, vb*: 1. Filtrat *s*; 2. filtrieren, filtern.
filtration angle: vorderer Kammerwinkel *m*.
filtrate factor: Pantothensäure *w*.
filtration/*n*: Filtration *w*; **primary** ~ Vorfilterung *w*; **total** ~ Gesamtfilterung *w*.
filtration fraction [*abbr*] **FF**: Filtrationsfraktion *w*, FF.
filtration pressure: Filtrationsdruck *m*.
filtration rate, glomerular: glomeruläre Filtrationsrate *w*.
filtrum/*n*: Philtrum.
fimbrial/*adj*: Fimbrien-.
fimbriation/*n*: Fimbrienbildung *w*, Fimbrienausstattung *w*.
fimbriectomy/*n*: Fimbriektomie *w*.
fimbriocele/*n*: Fimbriozele *w*.
fimbrioplasty/*n*: Salpingoplastik *w*.
final/*adj*: final.
finder/*n*: Sucher *m*.
finding/*n*: Befund *m*; **clinical** ~ klinischer Befund *m*; **incidental** ~ Zufallsbefund *m*; **physical** ~ körperlicher Untersuchungsbefund *m*; **roentgenographic** ~ Röntgenbefund *m*.
fine/*adj*: fein.
fineness/*n*: Feinheit *w*.
finger/*n, vb*: 1. Finger *m*; **clubbed** ~ Trommelschlegelfinger *m*; **dead** ~ abgestorbener Finger *m*, Digitus mortuus; **drop** ~ Hammerfinger *m*; **first** ~ Daumen *m*; **middle** ~ Mittelfinger *m*; **snapping** ~ schnellender Finger *m*; **webbed** ~ 's Syndaktylie *w*; **white** ~ abgestorbener Finger *m*, Digitus mortuus; 2. betasten.
finger agnosia: Fingeragnosie *w*.
finger cot: Fingerschutz *m*, Fingerling *m*.
fingerdrop/*n*: Fallfinger *w*.
fingered/*adj*: fingrig.
fingerflexor reflex: Fingerbeugereflex *m*.
finger fracture: digitale Klappensprengung *w*.
fingering/*n*: Betasten *s*.
finger nail: Fingernagel *m*.
finger-nose test: Finger-Nase-Versuch *m*, FNV.

finger pad: Fingerbeere *w*.
finger percussion: Fingerperkussion *w*.
finger plethysmograph: Fingerplethysmograph *m*.
fingerprint/*n*: Fingerabdruck *m*, Daktylogramm *s*.
finger splint: Fingerschiene *w*.
fingerstall/*n*: Fingerling *m*.
fingersucking/*n*: Daumenlutschen *s*.
finger thumb reflex: Mayer-Reflex *m*, Daumenmitbewegungszeichen *s*.
finger tip: Fingerspitze *w*.
finger-to-finger test: Finger-Finger-Versuch *m*.
finishing/*n*: Finieren *s*.
finish line: Abschlußlinie *w*.
Finney's operation: Finney-Pyloroplastik *w*.
Finochietto stirrup: Finochietto-Exstensionsbügel *m*.
Finsen's lamp: Finsen-Bogenlampe *w*.
fire/*n*: Feuer *s*, Hitze *w*.
firedamp/*n*: Grubengas *s*.
firing level: Firing level *m*, Entladungsschwelle *w*.
first-aid: Erste Hilfe *w*.
first-aid kit: Verbandskasten *m*.
Fisher's exact test: Fisher-Test *m*.
Fisher syndrome: Fisher-Syndrom *s*.
fish-hook displacement: Angelhakenform des Magens.
fishmouth mitral stenosis: Fischmaulmitralstenose *w*.
fish poison: Ichthyotoxin *s*.
fish-skin disease: Ichthyosis *w*.
fish-tapeworm disease: Diphyllobothriasis *w*.
fission/*n*: Spaltung *w*, Teilung *w*; **binary** ~ Zweiteilung *w*; **cellular** ~ Zellteilung *w*; **nuclear** ~ Kernteilung *w*; **simple** ~ einfache Kernteilung *w*.
fissionable/*adj*: spaltbar.
fission fungus: Bakterium *s*.
fissula/*n*: kleine Spalte *w*.
fissure/*n*, *vb*: 1. Fissur *w*, Furche *w*, Fissura; **anal** ~ Analfissur *w*; **branchial** ~ Kiemenspalte *w*; **cervical** ~ Halsfistel *w*; **choroid** ~ Aderhautspalte *w*; **fetal** ~ Aderhautspalte *w*; **optic** ~ Augenbecherspalte *w*; **transverse** ~ Leberpforte *w*; **urogenital** ~ Rima pudendi; 2. spalten, einreißen.
fissure facture: Rißfraktur *w*.
fissure of eye, fetal: Augenbecherspalte *w*.
fissure of optic cup, fetal: Augenbecherspalte *w*.
fist/*n*: Faust *w*.
fistula/*n*: Fistel *w*, Fistula; **abdominal** ~ Bauchdeckenfistel *w*; **alveolar** ~ Zahnfistel *w*; **anal** ~ Analfistel *w*; **aortocaval** ~ aortokavale Fistel *w*; **aortoenteric** ~ aortoenterale Fistel *w*; **arteriovenous** ~ arteriovenöse Fistel *w*, AV-Fistel *w*; **blind** ~ inkomplette Fistel *w*; **branchial** ~ Kiemengangfistel *w*; **bronchial** ~ Bronchusfistel *w*; **bronchoesophageal** ~ bronchoösophageale Fistel *w*; **bronchopleural** ~ Pleurobronchialfistel *w*; **cervical** ~ Halsfistel *w*; **cervicoaural** ~ Kiemengangfistel *w*; **chylous** ~ Chylusfistel *w*; **complete** ~ kommunizierende Fistel *w*; **dental** ~ Zahnfleischfistel *w*; **enterocutaneous** ~ äußere Fistel *w*; **enterovesical** ~ enterovesikale Fistel *w*; **esophagobronchial** ~ bronchoösophageale Fistel *w*; **external** ~ äußere Fistel *w*; **fecal**~ Kotfistel *w*; **gastric** ~ Magenfistel *w*; **gastrocolic** ~ gastrokolische Fistel *w*; **gastroileal** ~ Magen-Ileum-Fistel *w*; **gingival** ~ Zahnfleischfistel *w*; **incomplete** ~ inkomplette Fistel *w*; **internal** ~ innere Fistel *w*; **intestinal** ~ Darmfistel *w*; **jejunocolic** ~ jejunokolische Fistel *w*; **jejunoileal** ~ jejunoileale Fistel *w*; **lacrimal** ~ Tränengangsfistel *w*; **lacteal** ~ Milchgangsfistel *w*; **lymphatic** ~ Lymphfistel *w*; **mediastinobronchial** ~ Bronchomediastinalfistel *w*; **oral-antral** ~ Antrumfistel *w* **palpebral** ~ Lidspalte *w*; **parietal** ~ Wandfistel *w*; **perirectal** ~ Analfistel *w*; **pleurobronchial** ~ Bronchopleuralfistel *w*; **preauricular** ~ Präaurikularsinus *m*; **radiocephalic** ~ Brescia-Cimino-Fistel *w*; **rectovaginal** ~ Rektovaginalfistel *w*; **rectovesical** ~ Rektovesikalfistel *w*; **salivary** ~ Speicheldrü-

Speicheldrüsenfistel *w*; **stercoral** ~ Kotfistel *w*; **submental** ~ Unterkieferfistel *w*; **tracheoesophageal** ~ Tracheoösophagealfistel *w*; **umbilical** ~ Nabelfistel *w*; **urachal** ~ Urachusfistel *w*; **urinary** ~ Urinfistel *w*; **uterovesical** ~ Uterovesikalfistel *w*; **vesical** ~ Blasenfistel *w*; **vesicoabdominal** ~ Vesikoabdominalfistel *w*; **vesicointestinal** ~ vesikointestinale Fistel *w*; **vesicorectal** ~ Rektovesikalfistel *w*; **vesicovaginal** ~ Vesikovaginalfistel *w*; **vitelline** ~ Dottersackfistel *w*.

fistula sign: Fistelzeichen *s*.
fistula test: Fisteltest *m*.
fistulation/*n*: Fistelbildung *w*, Fistulostomie *w*.
fistulectomy/*n*: Fistulektomie *w*.
fistulization/*n*: Fistelbildung *w*, Fistulostomie *w*.
fistulize/*vb*: eine Fistel bilden.
fistuloenterostomy/*n*: Fistuloenterostomie *w*.
fistulography/*n*: Fistulographie *w*, Fisteldarstellung *w*.
fistulotomy/*n*: Fistulotomie *w*, Fistelspaltung *w*.
fistulous/*adj*: Fistel-.
fit/*n, adj, vb*: 1. Anfall *m*, Anpassung *w*; 2. passend, geeignet, fit, gesund; 3. passen, sitzen.
fitness/*n*: Eignung *w*, Gesundheit *w*.
Fitz-Hugh syndrome: Fitz-Hugh-Curtis-Syndrom *s*, gonorrhoische Perihepatitis *w*.
Fitz syndrome: Fitz-Syndrom *s*.
fix/*vb*: fixieren, befestigen.
fixated/*adj*: fixiert.
fixation/*n*: Fixierung *w*, Fixation *w*, Befestigung *w*; **binocular** ~ binokuläre Fixierung *w*; **intermaxillary** ~ Kieferfixation *w*; **internal** ~ interne Fixierung *w*; **intramedullary** ~ Marknagelung *w*; **intraosseous** ~ intraossäre Fixation *w*; **libidinal** ~ libidinöse Bindung *w*; **maxillomandibular** ~ Kieferfixation *w*; **postural** ~ Lagefixation *w*.
fixation hook: Fixierhaken *m*, Haltehaken *m*.
fixation muscle: Haltemuskel *m*.
fixation nystagmus: Fixationsnystagmus *m*.
fixation point: Fixierpunkt *m*.
fixation test: Komplementbindungsreaktion *w*, KBR.
fixer/*n*: Fixiermittel *s*.
fixing/*n*: Fixation *w*.
fixing bath: Fixierbad *s*.
fl. [*abbr*] **fluid**/*n, adj*: 1. Flüssigkeit *w*; 2. flüssig.
flabby/*adj*: weich, schlaff.
flaccid/*adj*: weich, flaccidus.
flaccidity/*n*: Weichheit *w*.
Flack's node: Keith-Flack-Knoten *m*.
flagellar/*adj*: Flagellaten-.
flagellate/*n, adj, vb*: 1. Geißeltier *s*, Flagellat *m*; 2. begeißelt; 3. geißeln.
flagellated/*adj*: begeißelt.
flagellation/*n*: Flagellation *w*.
flagelliform/*adj*: geißelförmig.
flagellin/*n*: Flagellin *s*.
flail/*adj*: abnorm beweglich.
flake/*n, vb*: 1. Flocke *w*; 2. abblättern.
flake fracture: Abschälungsfraktur *w*.
flaky/*adj*: schuppenähnlich.
flame/*n, vb*: 1. Flamme *w*; **capillary** ~ Storchenbiß *m*; 2. entflammen.
flame emission spectrophotometry: Flammenemissionsspektrophotometrie *w*.
flame photometer: Flammenphotometer *s*.
flame spot: Augenhintergrundblutung *w*, Fundushämorrhagie *w*.
flammable/*adj*: brennbar.
flange/*n*: Flantsch *m*.
flank/*n, vb*: 1. Lende *w*; 2. begrenzen.
flap/*n*: Lappen *m*, Hautlappen *m*; **bipedicle** ~ Brückenlappen *m*; **buccal** ~ Backenlappen *m*; **cellulocutaneous** ~ Hautlappen *m*; **composite** ~ Vollhautlappen *m*; **delayed** ~ mehrzeitige Lappenplastik *w*; **direct** ~ Nahplastik *w*; **distant** ~ Fernplastik *w*; **free** ~ freier Lappen *m*; **French** ~ Verschiebelappen *m*; **Indian** ~ Stirnlappen *m*; **intercalated** ~ Zwischenlappen *m*; **Italian** ~ italienischer Lappen *m*; **lingual** ~

flap, local

Zungenlappen *m*; **local** ~ Nahplastik *w*; **mucoperiosteal** ~ mukoperiostaler Lappen *m*; **myocutaneous** ~ Hautmuskellappen *m*; **osteoplastic** ~ Knochenlappen *m*; **sliding** ~ Verschiebelappen *m*; **surgical** ~ Gewebelappen *m*; **tubed** ~ Rundstiellappen *m*.

flap amputation: Lappenschnittamputation *w*.

flap-eared: hängeohrig.

flapping/*n*: Flattern *s*.

flapping tremor: Flapping-Tremor *m*, Flattertremor *m*.

flare/*n, vb*: 1. Aufflackern *s*; 2. aufflackern.

flare-up: Aufflackern *s*.

flash/*n*: Flash *m*, Blitz *m*.

flash ophthalmia: Conjunctivitis photoelectrica.

flask/*n*: Kolben *m*, Küvette *w*; **volumetric** ~ Meßkolben *m*.

flat/*adj*: flach, eben.

Flatau-Schilder disease: Schilder-Krankheit *w*.

flatfoot/*n*: Plattfuß *m*.

flat-footed/*adj*: plattfüßig.

flatness/*n*: Plattheit *w*, Dämpfung *w*.

flatten/*vb*: abflachen.

flattening/*n*: Abflachung *w*; **affective** ~ Affektverflachung *w*.

flatulence/*n*: Flatulenz *w*.

flatus/*n*: Flatus *m*, Blähung *w*.

flatworm/*n*: Plattwurm *m*, Plathelminthe *w*.

flavacidin/*n*: Flavicidin *s*.

flavanone/*n*: Flavanon *s*.

flavin/*n*: Flavin *s*.

flavin adenine dinucleotide [*abbr*] **FAD**: Flavin-adenin-dinukleotid *s*.

flavin mononucleotide [*abbr*] **FMN**: Flavinmononukleotid *s*.

flavivirus/*n*: Flavivirus *m*.

flavobacterium/*n*: Flavobakterium *s*.

flavomycin/*n*: Flavomycin *s*.

flavone/*n*: Flavon *s*.

flavoprotein/*n*: Flavoprotein *s*.

flavor/*n, vb*: 1. Geschmack *m*; 2. schmackhaft machen.

flavored/*adj*: geschmackskorrigiert.

flavoxate/*n*: Flavoxat *s*.

flaw/*n*: Fehler *m*, Riß *m*.

flax/*n*: Flachs *m*.

flax-dressers' disease: Byssinose *w*.

fld. [*abbr*] **fluid**: Flüssigkeit *w*, flüssig.

flea/*n*: Floh *m*; **common** ~ Menschenfloh *m*; **human** ~ Menschenfloh *m*.

fleabite/*n*: Flohstich *m*.

fleam/*n*: Lanzette *w*.

flecainide/*n*: Flecainid *s*.

Flechsig's tract: Flechsig-Bündel *s*, Tractus spinocerebellaris dorsalis.

flection/*n*: Flexion *w*, Beugung *w*.

fleece/*n*: Nervenfasergeflecht *s*.

Fleischer keratoconus ring: Fleischer-Hornhautring *m*.

Fleischer-Strümpell ring: Fleischer-Hornhautentartung *w*.

Fleischner line: Fleischner-Atelektase *w*, Plattenatelektase *w*.

Flemming center: Keimzentrum *s*.

flesh/*n*: Fleisch *s*, Muskelgewebe *s*; **live** ~ Myokymie *w*; **proud** ~ Granulationsgewebe *s*.

flesh fly: Sarcophaga *w*.

flesh wound: Fleischwunde *w*.

fleshy/*adj*: korpulent.

Fletcher factor: Fletcher-Faktor *m*, Präkallikrein *s*.

flex/*vb*: beugen.

flexibility/*n*: Flexibilität *w*; **waxy** ~ Flexibilitas cerea.

flexible/*adj*: flexibel.

flexion/*n*: Flexion *w*, Beugung *w*.

flexion contracture: Beugekontraktur *w*.

flexion crease: Beugefalte *w*.

flexion reflex: Beugereflex *m*.

Flexner-Jobling carcinosarcoma: Flexner-Jobling-Tumor *m*.

flexor/*n*: Flexor *m*, Musculus flexor.

flexor canal: Flexorenkanal *m*.

flexor reflex: Flexorenreflex *m*, Beugereflex *m*.

flexor tendon: Beugesehne *w*.

flexure/*n*: Flexur *w*, Biegeelastizität *w*, Flexura.

flexure line: Beugelinie *m*.
flicker/*n*, *vb*: 1. Flimmern *s*, Flattern *s*; 2. flackern.
flicker discrimination: Flimmerdiskriminierung *w*.
flicker fusion: Flimmerverschmelzung *w*.
flicker fusion frequency: Flimmerfusionsfrequenz *w*.
flicker phenomenon: Flimmerphänomen *s*.
flight/*n*: Flucht *w*; **topical** ~ Ideenflucht *w*.
flight into disease: Flucht in die Krankheit.
flight of ideas: Ideenflucht *w*.
flight reflex: Fluchtreflex *m*.
Flint's murmur: Austin-Flint-Geräusch *s*.
flip/*n*, *vb*: 1. Aufflackern *s*; 2. aufflackern.
float/*vb*: flottieren.
floaters: Mouches volantes, Glaskörpertrübungen.
floating/*adj*: fluktuierend, schwimmend.
floccilation/*n*: Karphologie *w*, Flockenlesen *s*.
floccular/*adj*: flockig.
flocculate/*vb*: ausflocken.
flocculation/*n*: Flockung *w*.
flocculation test: Flockungsreaktion *w*.
floccule/*n*: Flocke *w*.
flocculent/*adj*: flockig.
flooding/*n*: Flooding *s*, Überflutungstherapie *w*.
floor/*n*: Boden *m*, Grund *m*; **pelvic** ~ Beckenboden *m*.
floor plate/*n*: Bodenplatte *w*.
floppy/*adj*: schlaff.
floppy-valve syndrome: Mitralklappenprolaps *m*.
flora/*n*: Flora *w*; **bacterial** ~ Bakterienflora *w*; **gastric** ~ Magenflora *w*; **intestinal** ~ Darmflora *w*; **mixed** ~ Mischflora *w*; **oral** ~ Mundflora *w*; **vaginal** ~ Scheidenflora *w*.
Florence reaction: Florence-Reaktion *w*.
florescence/*n*: Blütezeit *w*.
florid/*adj*: hellrot, floride.
floss, dental: Zahnseide *w*.
flotation/*n*: Schwimmfähigkeit *w*.
flotation test: Schwimmprobe *w*.

flow/*n*, *vb*: 1. Fluß *m*, Strömung *w*; **axoplasmic** ~ axonaler Plasmafluß *m*; **intermenstrual** ~ Zwischenblutung *w*; **laminar** ~ laminare Strömung *w*; **turbulent** ~ turbulente Strömung *w*; 2. fließen.
flow behavior: Strömungsverhalten *s*.
flow chart: Flußdiagramm *s*.
flow cytometry: Durchflußzytometrie *w*.
flow diagram: Flußdiagramm *s*.
flowers: Blütenzubereitung *w*.
Flower's index: Zahnindex *m*.
flowmeter/*n*: Flowmeter *s*, Durchflußmeßgerät *s*.
flow model: Strömungsmodell *s*.
floxuridine/*n*: Floxuridin *s*.
flu/*n*: Influenza *w*, Grippe *w*; **intestinal** ~ Darmgrippe *w*.
fluanisone/*n*: Fluanison *s*.
flucloxacillin/*n*: Flucloxaxillin *s*.
fluctuant/*adj*: fluktuierend.
fluctuate/*vb*: fluktuieren.
fluctuation/*n*: Fluktuation *w*.
flucytosine/*n*: Flucytosin *s*, 5-Fluorcytosin *s*.
fludrocortisone/*n*: Fludrocortison *s*.
fludrocortisone acetate: Fludrocortisonacetat *s*.
fludroxycortide/*n*: Fludroxycortid *s*.
fluency/*n*: Fluß *m*; **verbal** ~ Wortflüssigkeit *w*.
fluffy/*adj*: flaumig, flockig.
fluid [*abbr*] **fl, fld**/*n*, *adj*: 1. Flüssigkeit *w*; **amniotic** ~ Amnionflüssigkeit *w*; **ascitic** ~ Aszites *m*; **cerebrospinal** ~ [*abbr*] CSF Liquor cerebrospinalis; **crevicular** ~ Zahnfleischtaschenflüssigkeit *w*; **duodenal** ~ Duodenalsaft *m*; **extracellular** ~ Extrazellularflüssigkeit *w*; **extravascular** ~ Extravasat *s*; **follicular** ~ Follikelflüssigkeit *w*; **gingival** ~ Zahnfleischtaschenflüssigkeit *w*; **interstitial** ~ interstitielle Flüssigkeit *w*, Gewebslymphe *w*; **intracellular** ~ Intrazellularflüssigkeit *w*; **labyrinthine** ~ Perilymphe *w*; **non-newtonian** ~ Nicht-Newton-Flüssigkeit *w*; **otic** ~ Endolymphe *w*; **pericardial** ~ Herzbeutelflüssigkeit *w*; **rinsing** ~ Spülflüssigkeit

fluid, serous

w; **serous** ~ seröse Flüssigkeit *w*; **synovial** ~ Synovia *w*; **vaginal** ~ Scheidenflüssigkeit *w*; **ventricular** ~ Ventrikelflüssigkeit *w*; 2. flüssig.
fluid balance: Flüssigkeitshaushalt *m*.
fluidextract/*n*: Flüssigextrakt *m*.
fluid fistula, cerebrospinal: Liquorfistel *w*.
fluid intake: Flüssigkeitsaufnahme *w*.
fluidism/*n*: Humoralpathologie *w*.
fluidity/*n*: Fließfähigkeit *w*, flüssiger Zustand *m*.
fluidize/*vb*: verflüssigen.
fluid lung: Fluid lung *w*, Flüssigkeitslunge *w*, wet lung.
fluid pressure: Flüssigkeitsdruck *m*; **cerebrospinal** ~ Liquordruck *m*.
fluke/*n*: Plattwurm *m*, Trematode *w*.
flumedroxone/*n*: Flumedroxon *s*.
flumetasone/*n*: Flumetason *s*.
flunarizine/*n*: Flunarizin *s*.
flunisolide/*n*: Flunisolid *s*.
flunitrazepam/*n*: Flunitrazepam *s*.
fluocinolone acetonide/*n*: Fluocinolonacetonid *s*.
fluocinonide/*n*: Fluocinonid *s*.
fluocortolone/*n*: Fluocortolon *s*.
fluohydrisone/*n*: Fludrocortison *s*.
fluohydrocortisone/*n*: Fludrohydrocortison *s*.
fluopromazine/*n*: Triflupromazin *s*.
fluor/*n*: Fluor *m*.
fluorapatite/*n*: Fluorapatit *s*.
fluorecin/*n*: Leukofluoreszein *s*.
fluoresce/*vb*: fluoreszieren.
fluorescein/*n*: Fluorescein *s*.
fluorescein test: Fluoresceintest *m*.
fluorescence/*n*: Fluoreszenz *w*; **natural** ~ Autofluoreszenz *w*; **nonspecific** ~ unspezifische Fluoreszenz *w*.
fluorescence angiography: Fluoreszenzangiographie *w*.
fluorescence enhancement: Fluoreszenzverstärkung *w*.
fluorescence microscopy: Fluoreszenzmikroskopie *w*.
fluorescent/*adj*: fluoreszierend.

fluoridate/*vb*: fluoridieren.
fluoridation/*n*: Fluorisierung *w*.
fluoride/*n*: Fluorid *s*.
fluoridization/*n*: Fluorisierung *w*.
fluorimetric/*adj*: fluorimetrisch.
fluorine [*abbr*] **F**: Fluor *m*, F.
fluorocarbon/*n*: Fluorkarbon *s*.
fluorochrome/*n*: Fluorochrom *s*.
fluorochroming/*n*: Fluorochromierung *w*, Fluoreszenzfärbung *w*.
fluorocortisol/*n*: Fluorocortisol *s*.
fluorocortisone acetate: Fluorocortisonazetat *s*.
fluorogram/*n*: Schirmbild *s*.
fluorography/*n*: Schirmbildphotographie *w*.
fluorometholone/*n*: Fluorometholon *s*.
fluorophosphate/*n*: Fluorophosphat *s*.
fluororoentgenography/*n*: Photofluorographie *w*.
fluoroscope/*n*: Fluoroskop *s*.
fluoroscopy/*n*: Fluoroskopie *w*.
fluorosis/*n*: Fluorose *w*, Fluorvergiftung *w*.
fluorouracil/*n*: Fluorouracil *s*.
fluoxymesterone/*n*: Fluoxymesteron *s*.
flupentixol/*n*: Flupentixol *s*.
fluphenazine/*n*: Fluphenazin *s*.
flupirtine/*n*: Flupirtin *s*.
fluprednidene/*n*: Flupredniden *s*.
fluprednisolone/*n*: Fluprednisolon *s*.
flurandrenolide/*n*: Fludroxycortid *s*, Fluorandrenolon *s*.
flurazepam/*n*: Flurazepam *s*.
flurbiprofen/*n*: Flurbiprofen *s*.
fluroxene/*n*: Fluroxenum *s*, Fluoromar *s*.
flurry/*n*: Verwirrung *w*.
flush/*n*, *vb*: 1. Erröten *s*, Gesichtsröte *w*; **hectic** ~ hektische Röte *w*; **limbal** ~ perikorneale Hyperämie *w*; **menopausal** ~ menopausale Hitzewallung *w*; 2. erröten, spülen.
flush phenomenon: Flush-Phänomen *s*.
fluspirilene/*n*: Fluspirilen *s*.
flutamide/*n*: Flutamid *s*.
flutter/*n*, *vb*: 1. Flattern *s*; **atrial** ~ Vorhofflattern *s*; **auditory** ~ auditorisches Flimmern *s*; **diaphragmatic** ~ Zwerchfellzuk-

kung *w*; **mediastinal** ~ Mediastinalflattern *s*; **ventricular** ~ Kammerflattern *s*; 2. flattern.
flutter-fibrillation: Flatterflimmern *s*, Flimmerflattern *s*.
fluvoxamine/*n*: Fluvoxamin *s*.
flux/*n*: Ausfluß *m*, Fluß *m*.
flux density: Flußdichte *w*.
fluxion/*n*: Ausfluß *m*, Fluß *m*.
FLV [*abbr*] **feline leukemia virus**: Katzen-Leukämievirus *m*.
fly/*n, vb*: 1. Fliege *w*, 2. fliegen.
fly agaric: Fliegenpilz *m*.
fly blow: Fliegeneier.
FMN [*abbr*] **flavin mononucleotide**: Flavinmononukleotid *s*.
foam/*n*: Schaum *m*; **contraceptive** ~ Spermizid *s*; **vaginal** ~ Schaumovulum *s*.
foam cell: Schaumzelle *w*.
foamy/*adj*: schaumig.
focal/*adj*: fokal, Herd-.
focalize/*vb*: eingrenzen.
focimeter/*n*: Brennpunktmesser *m*.
focus/*n, vb*: 1. Fokus *m*, Brennpunkt *m*, Herd *m*; **epileptic** ~ epileptischer Herd *m*; **initial** ~ Ausgangsherd *m*; **negative** ~ negativer Brennpunkt *m*; **real** ~ wirklicher Brennpunkt *m*; **virtual** ~ virtueller Brennpunkt *m*; 2. fokussieren.
focus-film distance: Fokus-Film-Abstand *m*.
focusing/*n*: Fokussierung *w*, Scharfeinstellung *w*, Einstellen *s*; **isoelectric** ~ isoelektrische Fokussierung *w*.
focusing coil: Fokussierspule *w*.
focusing cup: Fokussiereinrichtung *w*.
focus-object distance: Fokus-Objekt-Abstand *m*, FOA.
focus size: Fokusgröße *w*.
Fölling's disease: Fölling-Krankheit *w*, Phenylketonurie *w*, PKU.
Foerster operation: Foerster-Operation *w*, hintere Rhizotomie *w*.
Foerster sign: Foerster-Zeichen *s*.
Foerster syndrome: Foerster-Syndrom *s*, Atonia-Astasia.
foetus/*n*: Fetus *m*, Fet *m*.

fog/*n*: Nebel *m*, Schleier *m*; **mental** ~ Bewußtseinstrübung *w*.
Fogarty catheter: Fogarty-Katheter *m*.
fogging/*n*: Verschleierung *w*.
foil/*n*: Folie *w*.
foil condenser: Folienkondenser *m*.
Foix-Alajouanine syndrome: Foix-Alajouanine-Syndrom *s*, subakute nekrotisierende Myelitis *w*.
Foix paramedian syndrome: Foix-Syndrom *s*.
folate/*n*: Folat *s*.
fold/*n, vb*: 1. Falte *w*, Plica; **amniotic** ~ Amnionfalte *w*; **gastric** ~ Magenfalte *w*; **nasal** ~ Nasenfalte *w*; **vocal** ~ Stimmband *s*; 2. falten, umschlagen.
folescutol/*n*: Folescutol *s*.
Foley catheter: Foley-Ballonkatheter *m*.
Foley Y-Plasty: Foley-Y-Plastik *w*.
foliate/*adj*: blattförmig.
Folin and Wu test: Folin-Wu-Harnsäurebestimmung *w*.
folium/*n*: Blatt *s*, Folium.
folk medicine: Volksmedizin *w*.
follicle/*n*: Follikel *m*, Folliculus; **atretic ovarian** ~ Corpus atreticum; **dental** ~ Odontotheca, Zahnfollikel *m*; **graafian** ~ Graaf-Follikel *m*; **lymphoid** ~ Lymphfollikel *m*; **nabothian** ~ Naboth-Zyste *w*; **ovarian** ~ Eifollikel *m*; **primary** ~ Primärfollikel *m*; **primordial ovarian** ~ Primordialfollikel *m*; **secondary** ~ Sekundärfollikel *m*; **solitary** ~ Solitärfollikel *m*; **tertiary** ~ Tertiärfollikel *m*, Graaf-Follikel *m*; **vesicular** ~ Bläschenfollikel *m*, Graaf-Follikel *m*.
follicle cell: Follikelzelle *w*.
follicle mite: Haarbalgmilbe *w*, Demodex folliculorum.
follicles of Peyer, aggregated lymphatic: Peyer-Plaques.
follicle stimulating hormone [*abbr*] **FSH**: follikelstimulierendes Hormon *s*, FSH.
follicle stimulating hormone releasing hormone [*abbr*] **FSHRH**: follikelstimulierendes-Hormon Releasing Hormon *s*, FSH-RH.

follicular/adj: follikulär.
folliculin/n: Östrogen s.
folliculitis/n: Follikulitis w.
folliculoma/n: Granulosazelltumor m.
follow-up/n: Nachuntersuchung w, Verlaufskontrolle w.
follow up/vb: nachuntersuchen.
folly/n: Tollheit w.
foment/vb: warm baden.
fomentation/n: feuchte Packung w, Dampfbad s.
fomes/n: Erregerreservoir s.
fominoben/n: Fominoben s.
fomite/n: Erregerreservoir s.
fomocaine/n: Fomocain s.
Fontana's marking: Fontana-Zeichen s.
fontanel/n: Fontanelle w, Fonticulus.
fontanelle/n: Fontanelle w, Fonticulus.
fontanel sign: Fontanellenzeichen s.
Fontan's operation: Fontan-Operation w.
food/n: Nahrung w, Lebensmittel s; **mashed** ~ Breikost s.
food additive: Nahrungsmittelzusatz m.
food allergy: Lebensmittelallergie w.
food chain: Nahrungskette w.
food hygiene: Lebensmittelhygiene w.
food intake: Nahrungsmittelaufnahme w.
food passage: Speiseweg m.
food poisoning: Lebensmittelvergiftung w.
food preservative: Konservierungsstoff m.
food residence: Speiserest m.
food science: Ernährungswissenschaft w.
food service: fahrbarer Mittagstisch m.
foodstuff/n: Nahrungsmittel s.
food substance: Nährstoff m.
food technology: Nahrungsmitteltechnologie w.
foot/n: Fuß m; **bifid** ~ Spaltfuß m; **broad** ~ Spreizfuß m; **flat** ~ Plattfuß m; **hollow** ~ Hohlfuß m; **septic** ~ septische Fußnekrose w; **splay** ~ Spreizfuß m; **split** ~ Spaltfuß m; **spread** ~ Spreizfuß m; **stump** ~ Klumpfuß m; **tip** ~ Pferdefuß m; **weak** ~ Senkfuß m, einfacher Plattfuß m.
foot-and-mouth disease: Maul- und Klauenseuche w.
foot bath: Fußbad s.
foot deformity: Fußdeformität w.
footdrop/n: Fallfuß m.
footdrop gait: Steppergang m.
footeaser/n: Schuheinlage w.
foot-engine: Zahnbohrer mit Pedalbedienung.
foot fungus: Myzetom s.
foot-hold: Fußstütze w.
footling breech: Fußlage w.
footplate/n: Stiel m, Pediculus, Stapediusbasis w.
foot presentation: Fußlage w.
footprint/n: Footprint m, Fußabdruck m, Ichnogramm s.
foot process: Füßchen s, Pediculus.
foot process disease: Lipoidnephrose w.
foot ulcer: Fußgeschwür s.
forage/n: Bohrung w.
foramen/n: Loch s, Foramen.
foraminal/adj: Foramen-.
foraminotomy/n: Foraminotomie w.
foraminous/adj: gelöchert.
foraminulate/adj: gelöchert.
foraminulum/n: kleines Foramen s.
foration/n: Trepanation w.
Forbes-Albright syndrome: Albright-Forbes-Syndrom s, Argonz-del Castillo-Syndrom s, Galaktorrhö-Amenorrhö-Syndrom s.
Forbes disease: Forbes-Krankheit w, hepatomuskuläre Glykogenspeicherkrankheit w.
force/n, vb: 1. Kraft w; **chewing** ~ Kaukraft w; **defensive** ~ Abwehrkraft w; **electromagnetic** ~ elektromagnetische Kraft w; **electromotive** ~ elektromotorische Kraft w; **masticatory** ~ Kaukraft w; **occlusal** ~ Okklusionskraft w; **shearing** ~ Scherkraft w; 2. zwingen.
forced/adj: erzwungen, forciert.
force field: Kraftfeld s.
forceps/n: Zange w, Pinzette w, Geburtszange w, Forceps w; **bone-cutting** ~ Knochenzange w; **dental extracting** ~ Zahnzange w, Extraktionszange w; **depilatory** ~ Epilationspinzette w; **dissecting** ~ Se-

zierpinzette *w*; **dural** ~ Duraklemme *w*; **epilating** ~ Epilationspinzette *w*; **extracting** ~ Extraktionszange *w*; **failed** ~ mißlungene Zangengeburt *w*; **low** ~ Beckenausgangszange *w*; **mid** ~ mittlere Zange *w*; **nonfenesterated** ~ solide Geburtszange *w*; **obstetrical** ~ Geburtszange *w*; **ribcutting** ~ Rippenzange *w*; **uterine** ~ Uteruszange *w*.
forceps delivery: Zangengeburt *w*.
forceps extraction: Zangenextraktion *w*.
forceps operation: Zangeneingriff *m*.
forcipate/*adj*: zangenförmig.
forcipressure/*n*: Gefäßabklemmung *w*.
Fordyce disease: Fordyce-Krankheit *w*.
Fordyce granules: Fordyce-Drüsen.
Fordyce spots: Fox-Fordyce-Krankheit *w*, Lichen axillaris.
fore/*adj*: vor.
forearm/*n*: Unterarm *m*, Vorderarm *m*.
forearm sign: Léri-Zeichen *s*.
fore-bode/*n*: Vorzeichen *s*.
forebrain/*n*: Prosenzephalon *s*.
forecast/*n*: Vorhersage *w*.
forefinger/*n*: Zeigefinger *m*.
forefoot/*n*: Vorfuß *m*.
forefoot gangrene: Vorfußgangrän *w*.
foregilding/*n*: Goldfärbung *w*.
foregut/*n*: Kopfdarm *m*.
forehead/*n*: Stirn *w*.
foreign/*adj*: fremd, körperfremd.
foreign-body reaction: Fremdkörperreaktion *w*.
foreign-body removal: Fremdkörperentfernung *w*.
forekidney/*n*: Vorniere *w*, Pronephros *m*.
foreleg/*n*: Unterschenkel *m*.
Forel's decussation: Forel-Kreuzung *w*.
Forel's field: Forel-Feld *s*.
foremilk/*n*: Kolostrum *s*, Hexenmilch *w*.
forensic/*adj*: forensisch.
foreplay/*n*: Vorspiel *s*.
foreseeability/*n*: Vorhersehbarkeit *w*.
fore-shortening/*n*: Verkürzung *w*.
foresight/*n*: Vorsorge *w*.
foreskin/*n*: Vorhaut *w*.
forestall/*vb*: vorbeugen.

forestomach/*n*: Kardia *w*.
forewaters/*n*: Vorwasser *s*.
fork/*n*: Gabel *w*; **tuning** ~ Stimmgabel *w*.
forked/*adj*: verzweigt.
form/*n, vb*: 1. Form *w*; 2. formen.
formal/*n*: Formaldehydlösung *w*.
formaldehyde/*n*: Formaldehyd *s*.
formaldehyde solution: Formalin *s*.
formalin/*n*: Formalin *s*.
formalin-inactivated: formalininaktiviert.
formalin vapor: Formalindampf *m*.
formation/*n*: Bildung *w*, Formation *w*, Formatio.
formative/*adj*: bildend.
form blindness: Formblindheit *w*.
formic/*adj*: Ameisensäure-.
formication/*n*: Ameisenlaufen *s*, Kribbelgefühl *s*.
formication sign: Hoffmann-Tinel-Zeichen *s*.
formiciasis/*n*: Ameisensäurevergiftung *w*.
N-formiminoglutamate/*n*: Formiminoglutamat *s*.
formiminotetrahydrofolate/*n*: Formiminotetrahydrofolat *s*.
formiminotransferase/*n*: Formiminotransferase *w*.
forminitrazole/*n*: Forminitrazol *s*.
formocortal/*n*: Formocortal *s*.
formocresol/*n*: Formokresol *s*.
formol/*n*: Formol *s*.
formol-gel test: Formol-Gel-Reaktion *w*.
formol toxoid: Formoltoxoid *s*.
form perception: Formwahrnehmung *w*.
form psychology: Gestaltpsychologie *w*.
form quality: Gestaltqualität *w*.
form sense: Formwahrnehmung *w*.
formula/*n*: Formula, Arzneiformel *w*, Rezept *s*, Formel *w*; **dental** ~ Zahnformel *w*; **empirical** ~ Summenformel *w*; **structural** ~ Strukturformel *w*.
formulary/*n*: Medikamentenverzeichnis *s*, Formelnbuch *s*.
formula sign: Formelzeichen *s*.
formulation/*n*: Rezept *s*, Zubereitungsform *w*.
formyl/*n*: Formyl *s*.

formylation/*n*: Formylbildung *w*.
formylmethionine/*n*: Formylmethionin *s*.
formyltetrahydrofolate/*n*: Formyltetrahydrofolsäure *w*.
fornical/*adj*: Fornix-.
fornicate/*adj*: fornixähnlich, gewölbt.
fornix/*n*: Gewölbe *s*, Fornix.
Forssman's antibody: Forssman-Antikörper *m*, F-AK.
Forssman's lipoid: Forssman-Antigen *s*.
fortification/*n*: Verstärkung *w*, Anreicherung *w*.
fortification spectrum: Flimmerskotom *s*.
fortify/*vb*: verstärken.
forward-viewing endoscope: Geradeaus-Blickgerät *s*, Panendoskop *s*.
fosfestrol/*n*: Fosfestrol *s*.
fosfomycin/*n*: Fosfomycin *s*.
Foshay serum: Foshay-Serum *s*.
fossa/*n*: Grube *w*, Fossa.
fossette/*n*: kleine Grube *w*, Fossula.
fossula/*n*: kleine Grube *w*, Fossula.
fossulate/*adj*: mit einer kleinen Grube.
foster/*vb*: pflegen, aufziehen.
foster-child: Pflegekind *s*.
fosterer/*n*: Pflegevater *m*, Amme *w*.
foster-family: Pflegefamilie *w*.
Foster Kennedy syndrome: Foster-Kennedy-Syndrom *s*.
foster-parents: Pflegeeltern.
Fothergill's operation: Fothergill-Operation *w*, Manchester-Operation *w*.
Fouchet's reagent: Fouchet-Reagens *s*.
foudroyant/*adj*: foudroyant, fulminant.
foul/*adj, vb*: 1. faul, verdorben; 2. beschmutzen.
fouling/*n*: Verunreinigung *w*, Schmauchspur *w*.
foundation/*n*: Grundlage *w*, Fundament *s*, Stiftung *w*.
foundling/*n*: Findelkind *s*.
foundryman's fever: Gießerfieber *s*.
four-day syndrome: Atemnotsyndrom des Neugeborenen *s*.
Fourier analysis: Fourier-Analyse *w*.
Fournier's gangrene: Fournier-Gangrän *w*.
Fournier sign: Fournier-Zeichen *s*, Fournier-Narben.
Fournier tooth: Fournier-Zahn *m*.
fovea/*n*: Grube *w*, Fovea.
foveolar/*adj*: foveolär.
Foville's peduncular syndrome: Foville-Syndrom *s*, alternierende Hemiplegie *w*.
Fowler solution: Fowler-Lösung *w*, Kalium-Arsenit-Lösung *w*.
Fowler's position: Fowler-Lagerung *w*.
Fowler's test: Fowler-Test *m*.
fowl pest: Geflügelpest *w*.
Fox-Fordyce disease: Fox-Fordyce-Krankheit *w*, Lichen axillaris.
foxglove/*n*: Fingerhut *m*, Digitalis *m*.
f. p. [*abbr*] **freezing point**: Gefrierpunkt *m*.
FR [*abbr*] **flocculation reaction**: Flokkungsreaktion *w*.
Fr [*abbr*] **Francium**/*n*: Francium *s*, Fr.
fraction/*n*: Fraktion *w*.
fractional/*adj*: bruchstückweise.
fractionate/*vb*: fraktionieren.
fractionation/*n*: Fraktionierung *w*.
fracture/*n, vb*: Fraktur *w*, Bruch *m*; **apophyseal** ~ Apophysenfraktur *w*; **articular** ~ intraartikuläre Fraktur *w*; **bending** ~ Grünholzfraktur *w*; **bursting** ~ Berstungsbruch *m*; **closed** ~ geschlossene Fraktur *w*; **comminuted** ~ Splitterfraktur *w*; **complete** ~ vollständige Fraktur *w*; **complicated** ~ komplizierter Bruch *m*; **condylar** ~ Kondylusfraktur *w*; **congenital** ~ Intrauterinfraktur *w*; **cortical** ~ Längsfraktur *w*; **direct** ~ direkte Fraktur *w*; **displaced** ~ dislozierte Fraktur *w*; **double** ~ zweifache Fraktur *w*; **endocrine** ~ pathologische Fraktur bei endokrinologischer Störung; **epiphyseal** ~ Epiphysenfraktur *w*; **extracapsular** ~ extrakapsuläre Fraktur *w*; **freeze** ~ Gefrierbruchverfahren *s*; **horizontal maxillary** ~ LeFort-I-Unterkieferfraktur *w*; **idiopathic** ~ pathologische Spontanfraktur *w*; **impacted** ~ eingekeilter Bruch *m*; **incomplete** ~ inkomplette Fraktur *w*; **indirect** ~ indirekte Fraktur *w*; **inflammatory** ~ patho-

logische Fraktur bei Ostitis; **intertrochanteric** ~ intertrochantäre Fraktur *w*; **intra-articular** ~ intraartikuläre Fraktur *w*; **intraperiostal** ~ subperiosteale Fraktur *w*; **intrauterine** ~ Intrauterinfraktur *w*; **linear** ~ Längsbruch *m*; **longitudinal** ~ Längsbruch *m*; **multiple** ~ Mehrfachbruch *m*; nasal~ Nasenfraktur *w*; **neoplastic** ~ pathologische Fraktur bei Tumor; **neurogenic** ~ neurogene Fraktur *w*; **oblique** ~ Querbruch *m*; **occult** ~ okkulte Fraktur *w*; **open** ~ offener Bruch *m*; **parry** ~ Monteggia-Fraktur *w*; **partial** ~ unvollständiger Bruch *m*; **pathologic** ~ pathologische Fraktur *w*, Spontanfraktur *w*; **perforating** ~ Schußfraktur *w*; **pyramidal** ~ Pyramidenfraktur *w*; **secondary** ~ pathologische Fraktur *w*; **segmental** ~ zweifache Fraktur *w*; **spiral** ~ Spiralfraktur *w*, Torsionsbruch *m*; **splintered** ~ Splitterfraktur *w*; **spontaneous** ~ Spontanfraktur *w*, pathologische Fraktur *w*; **subcutaneous** ~ geschlossene Fraktur *w*; **subperiosteal** ~ subperiostale Fraktur *w*; **subtrochanteric** ~ subtrochanterische Fraktur *w*; **supracondylar** ~ suprakondyläre Fraktur *w*; **transcervical** ~ intrakapsuläre Oberschenkelhalsfraktur *w*; **transverse** ~ Transversalbruch *m*, Querfraktur *w*; **transverse facial** ~ LeFort-III-Fraktur *w*; **trophic** ~ pathologische Fraktur *w*; **ununited** ~ Pseudarthrosenbildung *w*; 2. brechen.
fractured: gebrochen.
fracture disease: posttraumatische Osteoporose *w*.
fracture-dislocation: Dislokationsfraktur *w*.
fracture fragment: Bruchfragment *s*.
fracture line: Frakturlinie *w*.
fracture pin: Knochennagel *m*.
fracture splint: Knochenbruchschiene *w*.
fradicin/*n*: Fradicin *s*.
fragile/*adj*: zerbrechlich.
fragility/*n*: Zerbrechlichkeit *w*, Fragilität *w*; **capillary** ~ Kapillarfragilität *w*.
fragility of blood: Erythrozytenfragilität *w*.

fragility test: Fragilitätstest *m*; **osmotic** ~ Bestimmung der osmotischen Erythrozytenresistenz *w*.
fragilocyte/*n*: Sphärozyt *m*.
fragilocytosis/*n*: Sphärozytose *w*.
fragment/*n*: Fragment *s*, Bruchstück *s*.
fragmentation/*n*: Fragmentierung *w*.
fragment displacement: Fragmentdislokation *w*.
fraise/*n*: Fräse *w*.
frambesia/*n*: Frambösie *w*.
frambesioma/*n*: Frambösiom *s*, Muttereffloreszenz *w*.
framboesia/*n*: Frambösie *w*.
frame/*n*: Rahmen *m*, Gestalt *w*, Gerüst *s*.
frame guide: Bildschieber *m*.
frame rate: Bilddauer *w*.
frame speed: Bildfrequenz *w*.
frameshift/*n*: Rasterverschiebung *w*.
frame-shift mutation: Rasterverschiebungsmutation *w*.
framework/*n*: Stützgerüst *s*.
framycetin/*n*: Framycetin *s*.
Franceschetti syndrome: Franceschetti-Syndrom *s*, mandibulofaziale Dysostose *w*.
Francis disease: Tularämie *w*.
francisella/*n*: Francisella.
Franco's operation: suprapubische Zystostomie *w*.
François syndrome: Hallermann-Streiff-François-Syndrom *s*.
frank/*adj*: deutlich.
Frankenhäuser's ganglion: Frankenhäuser-Ganglion *s*, Ganglion cervicale uteri.
Frankfurt horizontal plane: deutsche Horizontale *w*.
Franklin's disease: Franklin-Syndrom *s*, Schwerkettenkrankheit *w*.
Frank's operation: Frank-Operation *w*.
Frank-Starling curve: Frank-Starling-Kurve *w*.
Frank-Starling mechanism: Frank-Starling-Mechanismus *m*.
Fraser syndrome: Kryptophthalmie-Syndaktylie-Syndrom *s*.
fraternal/*adj*: brüderlich, zweieiig.

Frazier-Spiller operation: Frazier-Spiller-Operation w, Neurotomia retrogasseriana.

FRC [*abbr*] **functional residual capacity**: funktionelle Residualkapazität w.

freckle/*n*: Sommersprosse w.

freckle of Hutchinson, melanotic: Lentigo maligna.

Fredet-Ramstedt operation: Ramstedt-Operation w, Pyloromyotomie w.

free/*adj*: frei, ungebunden.

free-floating/*adj*: freiflottierend.

free-living/*adj*: frei lebend, nicht seßhaft.

Freeman-Sheldon syndrome: Freeman-Sheldon-Syndrom s, kraniokarpotarsale Dystrophie w, Dysplasia cranio-carpotarsalis.

freeze/*vb*: gefrieren, einfrieren.

freeze-dry/*vb*: gefriertrocknen.

freeze-drying: Gefriertrocknung w.

freeze-etching: Freeze etching s, Gefrierätzung w.

freeze-substitution: Gefrierschnittechnik w.

Freiberg's disease: Freiberg-Köhler-Syndrom s, Köhler-Syndrom II s, spontane aseptische Epiphysennekrose w.

Frei's disease: Lymphogranuloma venereum.

Frei skin test: Frei-Hauttest m.

Frejka pillow: Frejka-Spreizkissen s.

Frejka pillow splint: Frejka-Spreizkissen s.

fremitus/*n*: Fremitus m; **bronchial** ~ Bronchialfremitus m; **decreased** ~ abgeschwächter Fremitus m; **increased** ~ verstärkter Fremitus m; **tactile** ~ tastbarer Fremitus m; **vocal** ~ Stimmfremitus m.

frenal/*adj*: Frenum-.

frenectomy/*n*: Frenulumresektion w.

Frenkel's exercises: Frenkel-Übungsbehandlung w.

frenoplasty/*n*: Frenulumplastik w.

frenotomy/*n*: Frenulotomie w, Frenulumdurchtrennung w.

frenulum/*n*: Gewebsfalte w, Frenulum.

Frenzel lenses: Frenzel-Brille w.

frenzy/*n*: Wahnsinn m.

frequency/*n*: Frequenz w, Häufigkeit w; **basic** ~ Grundfrequenz w; **fundamental** ~ Grundfrequenz w; **natural** ~ Eigenfrequenz w; **resonant** ~ Resonanzfrequenz w; **respiratory** ~ Atemfrequenz w; **subsonic** ~ nicht hörbare Frequenz w; **ultrasonic** ~ Ultraschallfrequenz w; **ventilatory** ~ Atemfrequenz w.

frequency analysis: Frequenzanalyse w.

frequency bandwidth: Frequenzbandbreite w.

frequency distribution: Häufigkeitsverteilung w.

frequency modulation: Frequenzmodulation w.

frequency table: Häufigkeitstabelle w.

frequency value: Häufigkeitswert m.

fresh/*adj*: frisch.

freshen up/*vb*: auffrischen.

Fresnel prism: Fresnel-Prisma s.

Freund's complete adjuvant [*abbr*] **FCA**: Freund's komplettes Adjuvans s.

Freund's incomplete adjuvant [*abbr*] **FIA**: Freund's inkomplettes Adjuvans s.

Frey's hairs: Frey-Reizhaare.

Frey syndrome: Frey-Syndrom s, aurikulotemporales Syndrom s.

Freyer's operation: Freyer-Operation w, suprapubische Prostataenukleation w.

FRF [*abbr*] **follicle relasing factor**: Follicle relasing factor, follikelfreisetzender Faktor m.

friability/*n*: Brüchigkeit w.

Fricke bandage: Fricke-Verband m.

friction/*n*: Reibung w, Friktion w; **pericardial** ~ Perikardreiben s; **pleural** ~ Pleurareiben s.

friction knot: chirurgischer Knoten m.

friction murmur: Perikardreiben s.

friction rub: Reibegeräusch s.

friction sound: Reibegeräusch s.

Friedländer's bacillus: Friedländer-Bazillus m, Klebsiella pneumoniae.

Friedländer's pneumonia: Friedländer-Pneumonie w, Klebsiellen-Pneumonie w.

Friedmann's complex: Friedmann-Syn-

drom s, Friedmann-Vasoneurose w.
Friedmann's disease: Friedmann-Krankheit w, Narkolepsie w.
Friedmann's vasomotor syndrome: Friedmann-Syndrom s, Friedmann-Vasoneurose w.
Friedman test: Friedman-Laphan-Schwangerschaftsnachweis m.
Friedreich's ataxia: Friedreich-Ataxie w.
Friedreich's disease: Friedreich-Ataxie w.
Friedreich's foot: Friedreich-Fuß m.
Friedreich sign: Friedreich-Zeichen s.
frigidity/n: Frigidität w.
frigostable/adj: kälteresistent.
frigotherapy/n: Kryotherapie w.
frill/n: Krause w.
fringe/n: Saum m, Randzone w, Fimbrie w.
Fröhlich syndrome: Fröhlich-Syndrom s, adiposogenitale Dystrophie w.
frog/n: Frosch m.
frog test: Krötentest m, Galli-Mainini-Test m.
frog tongue: Ranula w, Froschgeschwulst w.
Froin syndrome: Nonne-Froin-Syndrom s, Liquorsyndrom s.
Froment's paper sign: Froment-Zeichen s.
Frommel's disease: Chiari-Frommel-Syndrom s.
front/n: Front w, Stirn w.
frontad/adj: stirnwärts.
frontal/adj: frontal, Stirn-.
front lens: Vorsatzlinse w.
frontocerebellar/adj: frontozerebellär.
frontoethmoidectomy/n: Frontoethmoidektomie w.
frontomaxillary/adj: frontomaxillär.
frontomental/adj: frontomental.
frontonasal/adj: frontonasal.
fronto-occipital/adj: frontookzipital.
frontoparietal/adj: parietofrontal.
frontotemporal/adj: frontotemporal.
front-tap sign: Wadenzeichen s, Gordon-Zeichen s.
frostbite/n: Frostbeule w, Erfrierungsschaden m.

frosted/adj: glasiert.
frosting/n: Zuckerguß m.
Frost suture: Frost-Naht w.
froth/n, vb: 1. Schaum m; 2. schäumen.
frothy/adj: schäumend.
frottage/n: Frottage w.
fructofuranose/n: Fruktofuranose w.
fructokinase/n: Fruktokinase w.
fructokinase deficiency: Fruktokinaseintoleranz w.
fructopyranose/n: Fruktopyranose w.
fructose/n: Fruktose w.
fructose-biphosphatase: Fruktosebiphosphatase w.
fructose 1,6,-biphosphate: Fruktose-1,6-diphosphat s.
fructose-biphosphate aldolase: Fruktosebiphosphataldolase w, Aldolase w.
fructose 1,6,-diphosphate: Fruktose-1,6-diphosphat s.
fructose intolerance: Fruktoseintoleranz w.
fructosemia/n: Fruktosämie w.
fructose 1-phosphate: Fruktose-1-phosphat s.
fructose 6-phosphate: Fruktose-6-phosphat s.
fructose tolerance test: Fruktosebelastungstest m.
fructosidase/n: Fruktosidase w.
fructoside/n: Fruktosid s.
fructosuria/n: Fruktosurie w.
fruit/n: Frucht w, Obst s.
fruit acid: Fruchtsäure w.
fruitarianism/n: Obstdiät w.
fruit sugar: Fruktose w.
frustration/n: Frustration w.
frustration-agression hypothesis: Frustrations-Aggressions-Hypothese w.
frustration tolerance: Frustrationstoleranz w.
FSH [abbr] **follicle stimulating hormone:** follikelstimulierendes Hormon s, FSH.
FSHRH [abbr] **follicle stimulating hormone releasing hormone:** follikelstimu-, lierendes Hormon-Releasing-Hormon s, FSH-RH.

FTA-ABS test [*abbr*] **fluorescent treponemal antibody absorption test**: Fluoreszenz-Treponema-Antikörper-Absorptionstest *m*, FTA-ABS-Test.
FTI [*abbr*] **free thyroxine index**: freier Thyroxinindex *m*.
Fuchs coloboma: Fuchs-Kolobom *s*.
Fuchs dystrophy: Fuchs-Hornhautdystrophie *w*.
fuchsin/*n*: Fuchsin *s*.
fuchsinophil/*adj*: mit Fuchsin färbbar.
Fuchs-Rosenthal counting chamber: Fuchs-Rosenthal-Zählkammer *w*.
Fuchs syndrome: Fuchs-Heterochromie *w*, Fuchs-Syndrom *s*.
fucose/*n*: Fucose *w*.
fucoside/*n*: Fukosid *s*.
fucosidosis/*n*: Fukosidose *w*.
FUDR [*abbr*] **floxuridine**/*n*: Flosuridin *s*, Fuordesoxyuridin *s*.
Fülleborn's method: Fülleborn-Anreicherung *w*.
Fürbringer's law: Fürbringer-Gesetz *s*.
fugacity/*n*: Fugazität *w*.
fugue/*n*: Flucht *w*.
fulgurant/*adj*: stechend, blitzartig.
fulgurating/*adj*: stechend, blitzartig.
fulguration/*n*: Fulguration *w*, Blitzschlageinwirkung *w*, Elektrodesikkation *w*.
fulgurize/*vb*: mit Fulguration behandeln.
full/*adj*: voll.
full-blood: Vollblut *s*.
full-blown/*adj*: in voller Blüte, voll ausgeprägt, Vollbild-.
Fuller's operation: Fuller-Operation *w*.
fullness/*n*: Fülle *w*.
full-scale value: Skalenendwert *m*.
full-size: lebensgroß.
fulminant/*adj*: fulminant, foudroyant.
fulminating/*adj*: fulminant, foudroyant.
fumarase/*n*: Fumarase *w*.
fumarate/*n*: Fumarat *s*.
fumaric/*adj*: fumarsauer.
fumble/*vb*: umhertasten.
fume/*n*, *vb*: 1. Rauch *m*; 2. rauchen.
fume poisoning: Rauchvergiftung *w*.
fumigacin/*n*: Helvolinsäure *w*.
fumigant/*n*: Räuchermittel *s*.
function/*n*, *vb*: 1. Funktion *w*; **arousal ~** Arousal-Funktion *w*, Weckfunktion *w*; **carnotic ~** Carnot-Funktion *w*; **cerebral ~** Hirnfunktion *w*; **characteristic ~** Eigenfunktion *w*; **discriminant ~** Unterscheidungsfunktion *w*; **inverse ~** Umkehrfunktion *w*; **linear ~** lineare Funktion *w*; **logistic ~** logistische Funktion *w*; **protective ~** Schutzfunktion *w*; **renal ~** Nierentätigkeit *w*; **vital ~** lebenswichtige Funktion *w*; 2. funktionieren.
functional/*adj*: funktionell.
functionalism/*n*: Funktionalismus *m*.
functionality/*n*: Funktionalität *w*.
function analysis: Funktionsanalyse *w*.
function test: Funktionsprobe *w*.
function unit: Funktionseinheit *w*, funktionelle Einheit *w*.
fundal/*adj*: Fundus-.
fundament/*n*: Fundament *s*, Grundlage *w*, Gesäß *s*, Hinterteil *s*.
fundectomy/*n*: Fundektomie *w*.
fundiform/*adj*: schlingenförmig.
funding/*n*: Finanzierung *w*.
fundoplasty/*n*: Fundusplastik *w*.
fundoplication/*n*: Fundoplicatio *w*.
fundoscopy/*n*: Fundoskopie *w*.
fundus/*n*: Grund *m*, Fundus; **tesselated ~** gesprenkelter Fundus *m*; **tigroid ~** gesprenkelter Fundus *m*.
funduscope/*n*: Fundoskop *s*, Augenspiegel *m*, Ophthalmoskop *s*.
fundus dystrophy: Makuladegeneration *w*.
fundusectomy/*n*: Fundektomie *w*.
fundus height: Fundusstand *m*.
fundus of eye: Augenfundus *m*.
fundus photography: Fundusphotographie *w*.
fundus reflex: Augenfundusreflex *m*.
fundus reflex test: Fundusreflextest *m*, Skiaskopie *w*.
funeral/*n*: Bestattung *w*.
fungal/*adj*: pilzartig, Pilz-.
fungating/*n*: Hervorquellen *s*.
fungemia/*n*: Fungämie *w*.

fungicidal/*adj*: fungizid.
fungicide/*n*: Fungizid *s*.
fungicidin/*n*: Nystatin *s*.
fungiform/*adj*: fungiform, pilzförmig.
fungimycin/*n*: Fungimycin *s*.
fungistat/*n*: Fungistatikum *s*.
fungistatic/*adj*: fungistatisch.
fungitoxicity/*n*: Fungitoxizität *w*.
fungoid/*adj*: pilzartig.
fungosity/*n*: Fungosität *w*, pilzartiges Wachstum *s*.
fungous/*adj*: pilzartig, Pilz-.
fungus/*n*: Pilz *m*, Fungus; **cutaneous** ~ Dermatophyt *m*; **umbilical** ~ Nabelgranulom *s*; **yeastlike** ~ Hefepilz *m*.
fungus preparation: Pilzpräparat *s*.
funic/*adj*: Nabelschnur-.
funicle/*n*: kleiner Strang *m*, Funiculus.
funiculitis/*n*: Funikulitis *w*, Samenstrangentzündung *w*.
funiculopexy/*n*: Funikulopexie *w*.
funiculus/*n*: kleiner Strang *m*, Funiculus.
funis/*n*: Strang *m*, Nabelschnur *w*.
funnel/*n*: Trichter *m*, Infundibulum.
funnel chest: Trichterbrust *w*.
funnel pelvis: Trichterbecken *s*.
funnel-shaped: trichterförmig, Trichter-.
fun out/*vb*: fächerförmig ausbreiten.
FUO [*abbr*] **fever of undetermined origin**: Fieber unbekannter Ursache.
fur/*n*: Belag *m*, Zahnbelag *m*.
furacin/*n*: Furacin *s*.
furaltadone/*n*: Furaltadon *s*.
furan/*n*: Furan *s*, Furfuran *s*.
furanose/*n*: Furanose *w*.
furanoside/*n*: Furanosid *s*.
furazolidone/*n*: Furazolidon *s*.
furazolium chloride: Furazoliumchlorid *s*.
furazosin/*n*: Prazosin *s*.
furca/*n*: Gabel *w*.
furcate/*adj*: gegabelt.
furcation/*n*: Gabelung *w*.
furfur/*n*: Hautschuppe *w*.
furfuraceous/*adj*: schuppenförmig.

furfuran/*n*: Furfuran *s*, Furan *s*.
furocoumarin/*n*: Furokumarin *s*.
furosemide/*n*: Furosemid *s*.
furrow/*n*: Furche *w*, Sulcus.
fursemide/*n*: Furosemid *s*.
Furst syndrome: Klippel-Feil-Syndrom *s*.
fursultiamine/*n*: Fursultiamin *s*.
furuncle/*n*: Furunkel *m*; **nasal** ~ Nasenfurunkel *m*.
furuncular/*adj*: furunkulös.
furunculosis/*n*: Furunkulose *w*.
furunculous/*adj*: furunkulös.
fury/*n*: Wut *w*; **alcoholic** ~ pathologischer Rausch *m*.
fuscin/*n*: Fuszin *s*.
fuse/*vb*: verschmelzen.
fuse box: Sicherungskasten *m*.
fusible/*adj*: schmelzbar.
fusicellular/*adj*: spindelzellförmig.
fusiform/*adj*: spindelförmig.
fusimotor/*adj*: fusimotorisch.
fusion/*n*: Fusion *w*, Vereinigung *w*; **binaural** ~ binaurale Fusion *w*; **binocular** ~ binokuläre Fusion *w*; **centric** ~ zentrische Fusion *w*; **diaphyseal-epiphyseal** ~ Knochenverschmelzung *w*; **nuclear** ~ Kernfusion *w*; **renal** ~ Fusionsniere *w*, Verschmelzungsniere *w*; **spinal** ~ Wirbelverschmelzung *w*; **tonal** ~ Tonverschmelzung *w*; **vertebral** ~ Wirbelverschmelzung *w*.
fusion frequency: Fusionsfrequenz *w*.
fusion of epiphyses: Epiphysenschluß *m*.
fusion point: Schmelzpunkt *m*.
fusobacterium/*n*: Fusobacterium.
fusocellular/*adj*: spindelzellförmig.
fusospirillary/*adj*: fusospirillär.
fusospirochetosis/*n*: Fusospirochätose *w*.
futile/*adj*: aussichtslos.
fuzz/*n*, *vb*: 1. Flaumhaar *s*; 2. zerfasern, sich auflösen.
fuzz coat: Glykokalix *w*.
fuzzy/*adj*: weich, flaumig.
F wave: F-Welle *w*.
fytic/*adj*: Fytin-.

G

G [*abbr*] **1. glycine; 2. guanosine; 3. gravitional constant; 4. gonidial:** 1. Glyzin *s*; 2. Guanosin *s*; 3. Schwerkraft *w*, g; 4. Konidien-.

g. [*abbr*] **gravity**/*n*: Schwerkraft *w*, g.

GA [*abbr*] **glutaric aciduria**: Glutarsäureausscheidung im Urin *w*.

Ga [*abbr*] **gallium**: Gallium *s*, Ga.

GABA [*abbr*] **gamma-aminobutyric acid**: Gammaaminobuttersäure *w*, GABA.

gadfly/*n*: Bremse *w*, Viehbremse *w*.

gadolinium [*abbr*] **Gd**/*n*: Gadolinium *s*, Gd.

Gaffky scale: Gaffky-Skala *w*.

gag/*n*, *vb*: 1. Knebel *m*, Mundsperrer *m*; 2. knebeln.

gage/*n*: Maß *s*, Eichmaß *s*, Maßstab *m*.

gag reflex: Würgereflex *m*, Rachenreflex *m*.

gain/*n*, *vb*: 1. Gewinn *m*, Zunahme *w*; **epinosic** ~ sekundärer Krankheitsgewinn *m*; **paranosic** ~ primärer Krankheitsgewinn *m*; **primary** ~ primärer Krankheitsgewinn *m*; **secondary** ~ sekundärer Krankheitsgewinn *m*; **sudden** ~ rasche Gewichtszunahme *w*; 2. zunehmen.

gain weight/*vb*: Gewicht zunehmen.

Gairdner's coin test: Münzenklirren *s*.

Gaisböck syndrome: Gaisböck-Krankheit *w*, Polycythaemia rubra hypertonica.

gait/*n*: Gang *m*, Gangart *w*; **ataxic** ~ ataktischer Gang *m*; **cerebellar** ~ zerebellärer Gang *m*; **cross-legged** ~ Scherengang *m*; **drag to** ~ nachziehender Gang *m*; **drunken** ~ schwankender Gang *m*; **equine** ~ Steppergang *m*; **festinating** ~ Trippelgang *m*; **footdrop** ~ Steppergang *m*; **four-point** ~ Vierpunktgang *m*; **gluteal** ~ Hüfthinken *s*, Trendelenburg-Gang *m*; **hemiplegic** ~ hemiplegischer Gang *m*; **myopathic** ~ myopathischer Gang *m*, Watschelgang *m*; **paraparetic** ~ paretischer Gang *m*; **reeling** ~ schwankender Gang *m*; **spastic** ~ spastischer Gang *m*; **staggering** ~ schwankender Gang *m*, ataktischer Gang *m*; **stamping** ~ stampfender Gang *m*; **swaying** ~ zerebellär-ataktischer Gang *m*; **swingingthrough** ~ Pendelgang *m*; **tabetic** ~ tabischer Gang *m*; **waddling** ~ Watschelgang *m*, myopathische Gangart *w*.

gait abnormality: Gangstörung *w*.

gait deviation: Gangabweichung *w*.

gait disorder: Gangstörung *w*.

gait disturbance: Gangstörung *w*.

gal [*abbr*] **1. galactose; 2. gallon**: 1. Galaktose *w*; 2. Gallon *w*.

galact-: Galakto-.

galactagogin/*n*: humanes Plazentalaktogen *s*.

galactemia: Galaktämie *w*, Lipämie *w*.

galactic/*adj*: milchig.

galactin/*n*: Prolaktin *s*.

galactitol/*n*: Galaktitol *s*.

galactocele/*n*: Galaktozele *w*, Milchzyste *w*.

galactocerebroside/*n*: Galaktozerebrosid *s*, galaktosehaltiges Zerebrosid *s*.

galactogogue/*n*, *adj*: 1. Galaktogogum *s*, Laktagogum *s*; 2. milchtreibend.

galactography/*n*: Galaktographie *w*, Duktographie *w*.

galactoid/*adj*: milchartig.

galactokinase/*n*: Galaktokinase *w*.

galactolipid/*n*: Galaktolipid *s*.

galactoma/*n*: Galaktozele *w*, Milchzyste *w*.

galactopexy/*n*: Galaktoseinkorporation in das Gewebe.

galactophlebitis/*n*: Phlegmasia alba dolens, Leukophlegmasie *w*.

galactophoritis/*n*: Milchgangsentzündung *w*.

galactophorous/*adj*: milchführend.
galactopoetic/*adj*: galaktopoetisch, milchbildend.
galactopoiesis/*n*: Galaktopoese *w*, Milchbildung *w*.
galactorrhea/*n*: Galaktorrhö *w*, Milchfluß *m*, Laktorrhö *w*.
galactorrhea-amenorrhea syndrome: Galaktorrhö-Amenorrhö-Syndrom*s*, Forbes-Albright-Syndrom *s*, Akumada-del Castillo-Syndrom *s*.
galactosamine/*n*: Galaktosamin *s*, Chondrosamin *s*, 2-Amino-2-desoxy-D-galaktose *w*.
galactose/*n*: Galaktose *w*.
galactose dehydrogenase: Galaktosedehydrogenase *w*.
galactosemia/*n*: Galaktosämie *w*.
galactose oxidase: Galaktoseoxidase *w*.
galactose-1-phosphate uridyltransferase: Galaktose-1-phosphat-uridyltransferase *w*.
galactosidase/*n*: Galaktosidase *w*.
α-galactosidase deficiency: Alpha-Galaktosidase-Mangel *m*.
galactoside/*n*: Galaktosid *s*.
galactoside acetylase: Galaktosidazetylase *w*.
galactosidepermease: Galaktosidpermease *w*.
galactosis/*n*: Laktation *w*.
galactosphingoside/*n*: Galaktosphingosid *s*.
galactostasis/*n*: Galaktostase *w*, Milchstau *m*.
galactosuria/*n*: Galaktosurie *w*.
galactosyl/*n*: Galaktosyl *s*.
galactosylsphingosine/*n*: Galaktosylsphingosin *s*.
galactosyltransferase/*n*: Galaktosyltransferase *w*.
galactotoxin/*n*: Galaktotoxin *s*.
galanthamine/*n*: Galanthamin *s*.
Galant's reflex: Galant-Rückgratreflex *m*.
galea/*n*: Schwarte *w*, Galea.
Galeazzi's fracture: Galeazzi-Fraktur *w*.
galenic/*adj*: galenisch.

Galeotti's vaccine: Lustig-Galeotti-Vakzin *s*.
gall/*n, adj, vb*: Ochsengalle *w*; 2. wundgerieben; 3. wundreiben.
gallacetophenone/*n*: Gallacetophenon *s*.
gallamine triethiodide: Gallamin-Triäthyljodid *s*.
gallbladder/*n*: Gallenblase *w*; **floating** ~ wandernde Gallenblase *w*; **mobile** ~ wandernde Gallenblase *w*; **septated** ~ septierte Gallenblase *w*.
gallbladder disease: Cholezystopathie *w*.
gallbladder function test: Cholezystographie *w*.
gallbladder lithotripsy: Gallensteinlithotripsie *w*.
gallbladder motor function: Gallenblasenmotorik *w*.
gall colic: Gallenkolik *w*.
gall duct: Gallengang *m*, Ductus biliferus.
gall duct probe: Gallengangssonde *w*.
Galli-Mainini's test: Galli-Mainini-Test *m*, Krötentest *m*.
gallipot/*n*: Salbentopf *m*.
gallium/*n*: Gallium *s*, Ga.
gallium lung scan: Gallium-Lungenszintigramm *s*.
gallnut/*n*: Gallapfel *m*, Eichengalle *w*.
gallocyanin/*n*: Gallocyanin *s*.
gallop/*n, vb*: 1. Galopp *m*; **atrial** ~ Vorhofgalopp *m*, präsystolischer Galopp *m*; **systolic** ~ systolischer Galopp *m*; **ventricular** ~ Kammergalopp *m*, Ventrikelgalopp *m*; 2. galoppieren.
gallopamil/*n*: Gallopamil *s*.
gallop rhythm: Galopprhythmus *m*.
gallsickness/*n*: Anaplasmose *w*.
gallstone/*n*: Gallenstein *m*, Gallenkonkrement *s*, Cholelith *m*.
gallstone colic: Gallensteinkolik *w*.
gallstone ileus: Gallensteinileus *m*.
Galton's law of regression: Galton-Regressionsgesetz *s*.
Galton's whistle: Galton-Pfeife *w*.
galvanic/*adj*: galvanisch.
galvanisation/*n*: Galvanisierung *w*, Galvanisation *w*.

galvanism/*n*: Galvanismus *m*, Galvanotherapie *w*.
galvanocauter/*n*: Galvanokauter *m*.
galvanocautery/*n*: Galvanokaustik *w*.
galvanogustometer/*n*: galvanometrische Messung des Geschmacksempfindens.
galvanoionization/*n*: Iontophorese *w*.
galvanolysis/*n*: Galvanolyse *w*, Elektrolyse *w*.
galvanometer/*n*: Galvanometer *s*.
galvanonarcosis/*n*: Elektronarkose *w*.
galvanosurgery/*n*: Elektrochirurgie unter Verwendung eines Galvanokauters.
galvanotaxis/*n*: Galvanotropismus *m*, Elektrotaxis *w*.
galvanotherapy/*n*: Galvanotherapie *w*, Galvanismus *m*.
galvanotonus/*n*: Galvanotonus *m*, Elektrotonus *m*.
gamasoidosis/*n*: Gamasidiosis *w*, Vogelmilbenkrätze *w*.
gambir/*n*: Gambir *m*, Catechu pallidum.
gambling/*n*: Glücksspiel *s*.
game/*n*: Spiel *s*.
gamete/*n*: Gamet *m*; **male** ~ Androgamet *m*.
gamete intrafallopian transfer [*abbr*] **GIFT**: intratubarer Embryonentransfer *m*.
game theory: Spieltheorie *w*.
gametic/*adj*: gametisch.
gameticidal/*adj*: gametozid, gametozytenschädigend.
gameticide/*n*: gametozytenschädigende Substanz *w*.
gametoblast/*n*: Sporozoit *m*.
gametocide/*n*: gametozytenschädigende Substanz *w*.
gametocyte/*n*: Gametozyt *m*.
gametocytemia/*n*: Gametozytämie *w*.
gametogenesis/*n*: Gametogenese *w*, Gametenbildung *w*, Keimzellbildung *w*.
gametogenic/*adj*: gametogen, gametenbildend.
gametogony/*n*: Gametogonie *w*, geschlechtliche Fortpflanzung *w*.
gametoid/*adj*: gametenähnlich.

gametopathic/*adj*: gametopathisch.
gametophagia/*n*: Gametophagie *w*, Gamophagie *w*.
gamic/*adj*: geschlechtlich.
gamma camera: Gammakamera *w*.
gamma chain: Gammakette *w*.
gammacism/*n*: Gammazismus *m*.
gamma-emitter/*n*: Gammastrahler *m*.
gammaglobulin: Gammaglobulin *s*.
gammaglobulinopathy/*n*: Gammopathie *w*.
gamma rays: Gammastrahlen.
gamma rhythm: Gammarhythmus *m*.
gamma scintillation count: Szintillationsmessung *w*.
gammexane/*n*: Gammexan *s*, Lindan *s*.
gammography/*n*: Gammographie *w*, Gammaszintigraphie *w*.
gammopathy/*n*: Gammopathie *w*; **benign monoclonal** ~ benigne monoklonale Gammopathie *w*; **biclonal** ~ biklonale Gammopathie *w*; **monoclonal** ~ monoklonale Gammopathie *w*.
gammopathy of undetermined significance, monoclonal [*abbr*] **MGUS**: benigne monoklonale Gammopathie *w*.
Gamna-Favre bodies: Gamna-Favre-Körperchen.
Gamna-Gandy spleen: siderotische Splenomegalie *w*.
Gamna nodules: Gamna-Gandy-Knötchen, Gamna-Gandy-Körperchen.
gamogenesis/*n*: Gamogonie *w*, Gametogonie *w*, geschlechtliche Fortpflanzung *w*.
gamogony/*n*: Gamogonie *w*, Gametogonie *w*, geschlechtliche Fortpflanzung *w*.
gamomania/*n*: Heiratswahn *m*.
gamone/*n*: Gamone *w*.
gamont/*n*: Gamont *m*, Gametozyt *m*.
gamophagia/*n*: Gamophagie *w*, Gametophagie *w*.
Gamper's reflex: Gamper-Beugereflex *m*.
gampsodactyly/*n*: Gampsodaktylie *w*, Kamptodaktylie *w*, Landouzy-Syndrom *s*.
Gamstorp's disease: Gamstorp-Krankheit *w*, periodische Lähmung *w*, Adynamia episodica hereditaria.

Gandy's nodules: Gamna-Gandy-Knötchen, Gamna-Gandy-Körperchen.
ganglia: Ganglien.
ganglial/*adj*: ganglionär.
gangliectomy/*n*: Ganglionektomie *w*.
gangliitis/*n*: Ganglionitis *w*.
ganglioblast/*n*: Ganglioblast *m*, Neuroblast *m*.
gangliocyte/*n*: Gangliozyt *m*, Ganglienzelle *w*.
gangliocytoma/*n*: Gangliozytom *s*, Ganglioneurom *s*.
ganglioglioma/*n*: Glioneurom *s*, Neuroastrozytom *s*, Neurogliom *s*.
ganglioglioneuroma/*n*: Ganglioglioneurom *s*.
gangliolytic/*adj*: ganglioplegisch, gangliolytisch.
ganglion/*n*: Ganglion *s*, Überbein *s*; **basal** ~ Basalganglion *s*; **false** ~ Pseudoganglion *s*.
ganglion cell: Ganglienzelle *w*.
ganglionated/*adj*: mit Ganglien versehen.
ganglionectomy/*n*: Ganglionektomie *w*.
ganglioneuroblastoma/*n*: Ganglioneuroblastom *s*, Ganglioneurom *s*.
ganglioneurofibroma/*n*: Ganglioneurofibrom *s*.
ganglioneuroma/*n*: Ganglioneurom *s*.
ganglioneuromatosis/*n*: Ganglioneuromatose *w*.
ganglionic/*adj*: ganglionär, Ganglion-.
ganglionitis/*n*: Ganglionitis *w*.
ganglionoplegic/*n, adj*: 1. Ganglioplegikum *s*, Ganglienblocker *m*; 2. ganglioplegisch.
ganglion ridge: Neuralleiste *w*, Ganglienleiste *w*.
ganglioside/*n*: Gangliosid *s*.
gangliosidosis/*n*: Gangliosidose *w*; **general** ~ generalisierte Gangliosidose *w*, neuroviszerale Lipoidose *w*; **juvenile** ~ juvenile Gangliosidose *w*, Tay-Sachs-Syndrom *s*.
gangliosympathectomy/*n*: Gangliosympathektomie *w*.
gangliosympathicoblastoma/*n*: Ganglioneuroblastom *s*.
Gangolphe sign: Gangolphe-Zeichen *s*.
gangosa/*n*: Gangosa *w*, mutilierende Rhinopharyngitis *w*.
gangrene/*n*: Gangrän *w*, Nekrose *w*, Brand *m*; **chemical** ~ toxische Gangrän *w*; **circumscribed** ~ umschriebene Gangrän *w*; **cold** ~ trockene Gangrän *w*; **cutaneous** ~ Hautgangrän *w*; **decubital** ~ Dekubitus *m*; **diabetic** ~ diabetische Gangrän *w*; **dry** ~ trockene Gangrän *w*; **embolic** ~ embolische Gangrän *w*; **emphysematous** ~ Gasgangrän *w*, Gasödem *s*; **epidemic** ~ epidemische Gangrän *w*, St. Antonsbrand *m*; **gaseous** ~ Gasgangrän *w*, Gasödem *s*, Gasbrand *m*; **hot** ~ entzündliche Gangrän *w*, Faulbrand *m*; **ischemic** ~ ischämische Gangrän *w*; **moist** ~ feuchte Gangrän *w*; **progressive bacterial synergistic** ~ progrediente Gangrän *w*, Meleney-Syndrom *s*; **senile** ~ arteriosklerotische Gangrän *w*, Altersgangrän *w*; **static** ~ venöse Gangrän *w*; **thrombotic** ~ thrombotische Gangrän *w*; **traumatic** ~ traumatische Gangrän *w*; **wet** ~ feuchte Gangrän *w*.
gangrenosis/*n*: Gangränbildung *w*.
gangrenous/*adj*: gangränös.
ganja/*n*: Marihuana *s*.
ganoblast/*n*: Adamantoblast *m*, Ameloblast *m*.
Ganser syndrome: Ganser-Syndrom *s*, Pseudodemenz *w*.
gantry/*n*: Gantry *w*, zylindrische Öffnung *w*.
Ganz catheter: Ganz-Katheter *m*.
gaol fever: Typhus *m*.
gap/*n*: Lücke *w*, Spalte *w*, Öffnung *w*; **auscultatory** ~ auskultatorische Lücke *w*; **silent** ~ auskultatorische Lücke *w*.
gap junction: gap junction *w*, offene Verbindung *w*, Macula communicans.
Gardner syndrome: Gardner-Syndrom *s*.
gargalesthesia/*n*: Gargalästhesie *w*, Kitzelgefühl *s*, Juckreiz *m*.
gargarisma/*n*: Gargarisma *s*, Gurgelwasser *s*.
gargle/*n, vb*: 1. Mundwasser *s*; 2. gurgeln.

gargoylism

gargoylism/*n*: Gargoylismus *m*, Dysostosis multiplex, Pfaundler-Hurler-Krankheit *w*, Mukopolysaccharidose I-H *w*; **X-linked recessive** ~ Mukopolysaccharidose Typ II *w*.
garlic/*n*: Knoblauch *m*.
garment, elastic: elastische Binde gegen hypertrophe Narbenbildung bei Verbrennungen.
Garré's osteomyelitis: Garré-Osteomyelitis *w*, sklerosierende Osteomyelitis *w*.
garrot/*n*: Tourniquet-Presse *w*.
garrotte/*vb*: erdrosseln.
garrulity/*n*: Garrulitas *w*, Geschwätzigkeit *w*.
Gartner's cyst: Gartner-Zyste *w*.
Gartner's duct: Gartner-Gang *m*, Ductus epoophori longitudinalis.
Gartner's duct adenosis: Gartner-Gang-Adenose *w*.
GAS [*abbr*] **general adaptation syndrome**: allgemeines Anpassungssyndrom *s*.
gas/*n, vb*: 1. Gas *s*; **alveolar** ~ Alveolarluft *w*; **choking** ~ Phosgen *s*; **hemolytic** ~ Arsin *s*; **illuminating** ~ Leuchtgas *s*; **inert** ~ Edelgas *s*; **laughing** ~ Lachgas *s*, Stickstoffoxydul *s*; **noble** ~ Edelgas *s*; **sneezing** ~ Diphenylchlorarsen *s*; **suffocating** ~ Phosgen *s*; **sweet** ~ Kohlenmonoxyd *s*; 2. vergasen.
gas bacillus: Gasbrandbazillus *m*, Clostridium perfringens.
gas chromatography: Gaschromatographie *w*.
gas constant: Gaskonstante *w*.
gas embolism: Luftembolie *w*.
gaseous/*adj*: gasförmig.
gas exchange: Gasaustausch *m*.
gas-flow counter: Gasdurchflußmesser *m*.
gas-forming/*adj*: gasbildend.
gas gangrene: Gasgangrän *w*.
gas gangrene bacillus: Gasbrandbazillus *m*, Clostridium perfringens.
gash/*n, vb*: 1. tiefe Schnittwunde *w*; 2. aufschneiden.
gasholder/*n*: Gasbehälter *m*.

gas-liquid chromatography: Gas-Flüssigkeits-Chromatographie *w*.
gas machine: Narkoseapparat *m*.
gas mediastinography: Pneumomediastinographie *w*.
gas mixture: Gasmischung *w*.
gas myelography: Gasmyelographie *w*, **Pneumomediastinographie** *w*.
gasometry/*n*: Gasvolumenbestimmung *w*.
gasp/*n, vb*: 1. Keuchen *s*, Ringen nach Luft *s*; 2. keuchen, schwer atmen.
gas phase: Gasphase *w*.
gas poisoning, illuminating: Leuchtgasvergiftung *w*.
gas sepsis: Gasbrandsepsis *w*.
gasserectomy/*n*: Gasserektomie *w*.
Gasser's ganglion: Gasser-Ganglion *s*, Ganglion terminale.
Gasser syndrome: Gasser-Syndrom *s*.
gassing/*n*: Gasentwicklung *w*.
gaster/*n*: Magen *m*, Gaster.
gastr-: Gastro-, Magen-.
gastralgia/*n*: Gastralgie *w*, Magenschmerz *m*.
gastramine/*n*: Betazolhydrochlorid *s*.
gastrasthenia/*n*: Magenatonie *w*.
gastrectomy/*n*: Gastrektomie *w*; **antecolic** ~ antekolische Gastrektomie *w*; **physiologic** ~ physiologische Gastrektomie *w*.
gastric/*adj*: gastrisch, Magen-.
gastrin/*n*: Gastrin *s*.
gastrinoma/*n*: Gastrinom *s*.
gastrin-producing: gastrinproduzierend.
gastritic/*adj*: gastritisch.
gastritis/*n*: Gastritis *w*; **active** ~ aktive Gastritis *w*; **antral** ~ Antrumgastritis *w*; **asymptomatic** ~ asymptomatische Gastritis *w*; **acute** ~ akute Gastritis *w*; **atrophic** ~ atrophische Gastritis *w*; **chronic superficial** ~ chronische Oberflächengastritis *w*; **congestive** ~ Stauungsgastritis *w*; **corrosive** ~ Ätzgastritis *w*; **diffuse antral** ~ diffuse Antrumgastritis *w*; **erosive** ~ erosive Gastritis *w*; **giant hypertrophic** ~ Riesenfaltengastritis *w*, Ménétrier-Krankheit *w*; **granulomatous** ~ granulomatöse Gastritis *w*; **hypertrophic** ~

Riesenfaltengastritis *w*, Ménétrier-Krankheit *w*; **inactive** ~ inaktive Gastritis *w*; **lymphocytic** ~ lymphozytäre Gastritis *w*; **multifocal chronic atrophic** ~ multifokale chronische atrophische Gastritis *w*; **phlegmonous** ~ phlegmonöse Gastritis *w*; **suppurative** ~ phlegmonöse Gastritis *w*; **uremic** ~ urämische Gastritis *w*.

gastro-: Gastro-, Magen-.
gastroanastomosis/*n*: Gastroanastomose *w*, Gastrogastrostomie *w*.
gastroatonia/*n*: Magenatonie *w*.
gastrocamera/*n*: Gastrokamera *w*, Magenkamera *w*.
gastrocele/*n*: Magenhernie *w*.
gastrocoele/*n*: Gastrocoel *s*, Urdarm *m*, Archenteron *s*.
gastrocolic/*adj*: gastrokolisch.
gastrocolostomy/*n*: Gastrokolostomie *w*.
gastrodidymus/*n*: Gastrodidymus *m*.
gastrodisciasis/*n*: Gastrodiskoidiasis *w*.
gastrodisk/*n*: Keimscheibe *w*.
gastroduodenal/*adj*: gastroduodenal.
gastroduodenitis/*n*: Gastroduodenitis *w*.
gastroduodenoenterostomy/*n*: Gastroduodenoenterostomie *w*.
gastroduodenoscopy/*n*: Gastroduodenoskopie *w*.
gastroduodenostomy/*n*: Gastroduodenostomie *w*.
gastrodynia/*n*: Gastralgie *w*, Magenschmerz *m*.
gastroenteric/*adj*: gastroenteral.
gastroenteritic/*adj*: gastroenteritisch.
gastroenteritis/*n*: Gastroenteritis *w*; **acute infectious** ~ akute infektiöse Gastroenteritis *w*; **eosinophilic** ~ eosinophile Gastroenteritis *w*; **infantile** ~ Sommerdiarrhö *w*, epidemische Diarrhö *w*, Cholera infantum.
gastroenteroanastomosis/*n*: Gastroenteroanastomose *w*, Gastroenterostomie *w*.
gastroenterocolitis/*n*: Gastroenterokolitis *w*.
gastroenterocolostomy/*n*: Gastroenterokolostomie *w*.
gastroenterologic: gastroenterologisch.
gastroenterology/*n*: Gastroenterologie *w*.
gastroenteropathy/*n*: Gastroenteropathie *w*.
gastroenteroplasty/*n*: Gastroenteroplastik *w*.
gastroenteroptosis/*n*: Gastroenteroptose *w*.
gastroenterostomy/*n*: Gastroenterostomie *w*, Gastroenteroanastomose *w*.
gastroenterotomy/*n*: Gastroenterotomie *w*.
gastroepiploic/*adj*: gastroepiploisch.
gastroesophageal/*adj*: gastroösophageal.
gastroesophagitis/*n*: Gastroösophagitis *w*.
gastroesophagoplasty/*n*: Gastroösophagoplastik *w*.
gastroesophagostomy/*n*: Gastroösophagostomie *w*.
gastrofiberscope/*n*: Gastrofibroskop *s*, Faseroptikgastroskop *s*.
gastrogastrostomy/*n*: Gastrogastrostomie *w*, Gastroanastomose *w*.
gastrogavage/*n*: Magensonde *w*.
gastrogenic/*adj*: gastrogen.
gastrograph/*n*: Gastrograph *m*.
gastrohydrorrhea/*n*: gesteigerte Magensaftsekretion *w*.
gastrohysteropexy/*n*: Ventrofixation *w*.
gastroileitis/*n*: Gastroileitis *w*.
gastroileostomy/*n*: Gastroileostomie *w*.
gastrointestinal [*abbr*] **GI**/*adj*: gastrointestinal.
gastrojejunoesophagostomy/*n*: Gastrojejunoösophagostomie *w*, Ösophagojejunogastrostomie *w*.
gastrojejunostomy/*n*: Gastrojejunostomie *w*.
gastrolavage/*n*: Magenspülung *w*.
gastrolienal/*adj*: gastrolienal.
gastrolith/*n*: Gastrolith *m*, Bezoarstein *m*.
gastrolithiasis/*n*: Gastrolithiasis *w*.
gastrology/*n*: Gastrologie *w*.
gastrolysis/*n*: Gastrolyse *w*.
gastromalacia/*n*: Gastromalazie *w*.
gastromelus/*n*: Gastromelus *m*.
gastromenia/*n*: vikariierende Menstruation.

gastromycosis/*n*: Gastromykose *w*.
gastromyotomy/*n*: Gastromyotomie *w*.
gastronesteostomy/*n*: Gastroenterostomie *w*.
gastro-oesophagostomy/*n*: Gastroösophagostomie *w*.
gastropagus/*n*: Gastropagus *w*.
gastropancreatic/*adj*: gastropankreatisch.
gastroparalysis/*n*: Gastroparese *w*, Magenatonie *w*.
gastroparesis/*n*: Gastroparese *w*, Magenatonie *w*.
gastropathy/*n*: Gastropathie *w*, Magenerkrankung *w*.
gastropexy/*n*: Gastropexie *w*, Magenfixation *w*.
gastroplasty/*n*: Magenplastik *w*.
gastroplegia/*n*: Gastroplegie *w*.
gastroplication/*n*: Gastroplikation *w*.
gastroptosis/*n*: Gastroptose *w*, Senkmagen *m*.
gastroptyxis/*n*: Gastroplikation *w*.
gastropylorectomy/*n*: Gastropylorektomie *w*, proximale Magen- und Pylorusresektion.
gastrorrhagia/*n*: Gastrorrhagie *w*, Magenblutung *w*.
gastrorrhaphy/*n*: Gastrorrhaphie *w*, Magennaht *w*.
gastrorrhea/*n*: gesteigerte Sekretion von Magensaft.
gastrorrhexis/*n*: Gastrorrhexis *w*, Magenruptur *w*.
gastroschisis/*n*: Gastroschisis *w*, Bauchspalte *w*.
gastroscope/*n*: Gastroskop *s*; **fiberoptic** ~ Faseroptikgastroskop *s*.
gastroscopy/*n*: Gastroskopie *w*, Magenspiegelung *w*.
gastrospasm/*n*: Magenkrampf *m*.
gastrosplenic/*adj*: gastrolienal.
gastrostenosis/*n*: Magenstenose *w*.
gastrostoma/*n*: Gastrostoma *s*, Magenfistel *w*.
gastrostomy/*n*: Gastrostomie *w*.
gastrosuccorrhea/*n*: Gastrosukorrhö *w*, gesteigerte Magensaftsekretion, Reichmann-Syndrom *s*.
gastrothoracopagus/*n*: Gastrothorakopagus *m*.
gastrotomy/*n*: Gastrotomie *w*.
gastrotonometer/*n*: Gastrotonometer *s*.
gastrotonometry/*n*: Gastrotonometrie *w*.
gastrotoxin/*n*: magenschädigende Substanz *w*.
gastrotropic/*adj*: gastrotropisch.
gastrulation/*n*: Gastrulation *w*, Becherkeimbildung *w*.
gastrulation cavity: Archenteron *s*.
gate/*n*: Tor *s*, Schleuse *w*.
gate-clip: Infusionsklemme *w*.
gate-control theory: Gate-control-Theorie *w*.
gathering/*n*: Eiteransammlung *w*.
gatism/*n*: Blasen-Darm-Inkontinenz *w*.
Gaucher cell: Gaucher-Zelle *w*.
Gaucher's disease: Gaucher-Krankheit *w*, Sphingolipidose *w*.
gauge/*n*: Maß *s*, Eichmaß *s*, Maßstab *m*.
gauntlet bandage: Handschuhverband *m*.
gauntlet flap: gestielter Lappen *m*, Rundstiellappen *m*.
Gauss distribution: Gauss-Kurve *w*, Gauss-Normalverteilung *w*.
Gauss effect: Gauss-Eintrittseffekt *m*.
Gauss sign: Gauss-Schwangerschaftszeichen *s*.
gauze/*n*: Gaze *w*, Mull *m*; **absorbable** ~ Verbandmull *m*; **absorbent** ~ Verbandmull *m*; **aseptic** ~ keimfreier Verbandmull *m*; **impregnated** ~ imprägnierter Verbandmull *m*.
gauze pad: Tupfer *m*.
gavage/*n*: Ernährung über eine Magensonde.
gay/*n, adj*: 1. Schwuler *m*; 2. schwul.
Gay-Lussac's law: Gay-Lussac-Gesetz *s*.
gaze/*n, vb*: 1. Blick *m*; **conjugated** ~ konjugierter Blick *m*; 2. ansehen, anstarren.
gaze palsy: Blickparese *w*.
GBM [*abbr*] **glomerulal basement membrane**: glomeruläre Basalmembran *w*.
G-cell carcinoid: Gastrinom *s*.
G-cell tumor: Gastrinom *s*.

Gd [*abbr*] **Gadolinium**: Gadolinium *s*, Gd.
GDH [*abbr*] 1. **glucose dehydrogenase;** 2. **glutamate dehydrogenase;** 3. **glycerol-3-phosphate dehydrogenase**: 1. Glukosedehydrogenase *w*; 2. Glutamatdehydrogenase *w*; 3. Glyzerin-3-phosphat-dehydrogenase *w*, GDH.
GDP [*abbr*] **guanosine diphosphate**: Guanosindiphosphat *s*, GDP.
Ge [*abbr*] **germanium**/*n*: Germanium *s*, Ge.
Gee-Herter-Heubner disease: Gee-Herter-Heubner-Krankheit *w*, infantile Zöliakie *w*.
gegenhalten/*n*: Gegenhalten *s*.
Geigel's reflex: Geigel-Reflex *m*, Leistenreflex *m*, Femoroabdominalreflex *m*.
Geiger counter: Geiger-Zähler *m*.
Geiger-Müller survey meter: Geiger-Müller-Zählrohr *s*.
gel/*n, vb*: 1. Gel *s*; 2. gelatinieren.
gelatin/*n*: Gelatine *w*.
gelatin agar: Gelatinenährboden *m*.
gelatin of zinc: Zinkleim *m*.
gelatinous/*adj*: gelartig, gelatinös, gallertig.
gelatin sponge: Gelatineschwamm *m*.
gelation/*n*: Gelbildung *w*.
gel chromatography: Gelchromatographie *w*.
geld/*vb*: kastrieren.
gel diffusion test: Geldiffusionstest *m*.
gel electrophoresis: Gelelektrophorese *w*.
gel filtration chromatography: Gelfiltrationschromatographie *w*.
Gélineau syndrome: Gélineau-Syndrom *s*, Narkolepsie *w*.
Gellé's test: Gellé-Gehörprüfung *w*.
gelosis/*n*: Myogelose *w*, muskulärer Hartspann *m*.
gelsemism/*n*: Gelbjasminvergiftung *w*.
gel slab dryer: Geltrockner *m*.
gel state: Gelzustand *m*.
gemellary/*adj*: Zwillings-.
geminate/*adj*: paarig, doppelt.
gemination/*n*: Verdopplung *w*.
geminous/*adj*: paarig, doppelt.
gemistocyte/*n*: protoplasmatischer Astrozyt *m*.
gemistocytic/*adj*: astrozytisch.
gemmation/*n*: Knospung *w*, Sprossung *w*.
genal/*adj*: bukkal, Wangen-.
gender/*n*: Geschlecht *s*, Genus *s*.
gender identity: Geschlechtsidentität *w*.
gender-specific: geschlechtsspezifisch.
gender role: Geschlechtsrolle *w*.
gene/*n*: Gen *s*; **allelic** ~ alleles Gen *s*; **amorphic** ~ amorphes Gen *s*; **autosomal** ~ autosomales Gen *s*; **complementary** ~ komplementäres Gen *s*; **cumulative** ~ Polygen *s*; **dominant** ~ dominantes Gen *s*; **hemizygous** ~ hemizygotes Gen *s*; **holandric** ~ holandrisches Gen *s*; **jumping** ~ Transposon *s*; **leaky** ~ hypomorphes Gen *s*; **lethal** ~ Letalgen *s*; **major** ~ Hauptgen *s*, Oligogen *s*; **mimic** ~ Genokopie *w*; **modifying** ~ Modifikatorgen *s*; **nonstructural** ~ non-Strukturgen *s*; **recessive** ~ rezessives Gen *s*; **reciprocal** ~ reziprokes Gen *s*; **reiterated** ~ Genkomplex *m*; **sex-linked** ~ geschlechtsgebundenes Gen *s*; **silent** ~ stilles Gen *s*, kryptisches Gen *s*; **structural** ~ Strukturgen *s*; **sublethal** ~ subletales Allel *s*; **syntenic** ~ 's auf demselben Chromosom gelegene Gene; **transposable** ~ Transposon *s*; **wild-type** ~ Wildtyp-Gen *s*; **X-linked** ~ X-chromosomal gebundenes Gen *s*; **Y-linked** ~ Y-chromosomal gebundenes Gen *s*, holandrisches Gen *s*.
gene action: Genwirkung *w*.
gene activation: Genaktivierung *w*.
genealogy/*n*: Genealogie *w*.
gene amplification: Genamplifikation *w*.
gene bank: Genbank *w*.
gene cloning: Genklonierung *w*.
gene cluster: Genkomplex *m*.
gene combination: Genkombination *w*.
gene complex: Genkomplex *m*.
gene conversion: Genkonversion *w*.
gene deletion: Gendeletion *w*, Genverlust *m*.
gene dosage: Gendosis *w*.
gene duplication: Genduplikation *w*.

gene expression: Genexpression *w*, Genausprägung *w*.
gene family: Genfamilie *w*.
gene flow: Genfluß *m*.
gene frequency: Genfrequenz *w*, Genhäufigkeit *w*.
gene fusion: Genfusion *w*.
gene insertion: Geneinbau *m*.
gene library: Genombibliothek *w*.
gene locus: Genlokus *m*, Genort *m*.
gene manipulation: Genmanipulation *w*.
gene mapping: Genkartierung *w*.
gene migration: Genfluß *m*.
gene mutation: Genmutation *w*.
geneogenous/*adj*: kongenital.
gene pair: Genpaar *s*, homologe Gene.
gene pool: Genpool *m*.
gene product: Genprodukt *s*.
general/*adj*: generell, allgemein, generalisatus.
generalist/*n*: Arzt für Allgemeinmedizin *m*, Hausarzt *m*.
generalization/*n*: Generalisierung *w*, allgemeine Ausbreitung *w*.
generalize/*vb*: ausbreiten.
generate/*vb*: zeugen.
generation/*n*: Generation *w*, Fortpflanzung *w*, Reproduktion *w*; **asexual** ~ ungeschlechtliche Fortpflanzung *w*; **nonsexual** ~ ungeschlechtliche Fortpflanzung *w*; **parental** ~ Elterngeneration *w*; **sexual** ~ geschlechtliche Fortpflanzung *w*; **spontaneous** ~ Abiogenese *w*; **virgin** ~ Parthenogenese *w*.
generation effect: Generationseffekt *m*.
generation time: Generationszeit *w*, Verdopplungszeit *w*; **mean** ~ [*abbr*] **MGT** mittlere Verdopplungszeit *w*.
generative/*adj*: generativ, fertil, Fortpflanzungs-.
generator/*n*: Generator *m*, Schrittmacher *m*; **electrostatic** ~ elektrostatischer Generator *m*, kapazitiver Generator *m*.
generator potential: Rezeptorpotential *s*.
gene rearrangement: Genneuordnung *w*.
gene redundancy: Genredundanz *w*.
generic/*n*, *adj*: 1.Generikum, Freiname *m*; 2. generisch.
gene sequence: Gensequenz *w*.
genesiology/*n*: Genetik *w*.
genesis/*n*: Genese *w*, Entstehung *w*.
-genesis: -genese.
gene-splicing: Gen-Splicing *s*, Genspleißen *s*.
gene substitution: Genersatz *m*.
gene tagging: Gen-Tagging *s*, Genmarkierung *w*.
gene therapy: Gentherapie *w*.
genetic/*adj*: genetisch.
genetics: Genetik *w*; **behavioral** ~ Verhaltensgenetik *w*; **clinical** ~ klinische Genetik *w*; **developmental** ~ Entwicklungsgenetik *w*; **human** ~ Humangenetik *w*; **medical** ~ medizinische Genetik *w*; **microbial** ~ mikrobielle Genetik *w*; **molecular** ~ Molekulargenetik *w*; **statistical** ~ statistische Genetik *w*.
gene transfer: Gentransfer *m*, Genübertragung *w*.
genial/*adj*: Kinn-.
genic/*adj*: genetisch.
-genic: -gen.
genicular/*adj*: Knie-.
geniculate/*adj*: knieförmig, geniculatus.
geniocheiloplasty/*n*: Geniocheiloplastik *w*, Unterkiefer-Lippen-Plastik *w*.
genioplasty/*n*: Unterkieferplastik *w*.
genital/*adj*: genital.
genitals: Genitalien, Geschlechtsorgane.
genitofemoral/*adj*: genitofemoral.
genitoinfectious/*adj*: venerisch.
genitoplasty/*n*: Genitalplastik *w*.
genitourinary/*adj*: urogenital.
genocopy/*n*: Genokopie *w*.
genome/*n*: Genom *s*.
genome analysis: Genomanalyse *w*.
genomic/*adj*: genomisch.
genotype/*n*: Genotyp *m*.
genotypic/*adj*: genotypisch.
-genous: -gen.
gentamicin/*n*: Gentamicin *s*.
gentian/*n*: Gentiana, Enzian *m*.
gentian violet: Gentianaviolett *s*.
gentiavern/*n*: Gentianaviolett *s*.

gentisin/*n*: Gentisin *s*.
gentrogenin/*n*: Botogenin *s*.
genual/*adj*: knieförmig.
genuine/*adj*: genuin.
genyantrum/*n*: Sinus maxillaris.
genycheiloplasty/*n*: Geniocheiloplastik *w*, Lippen-Wangen-Plastik *w*.
genyplasty/*n*: Wangenplastik *w*.
geode/*n*: Lymphraum *m*.
geomedicine/*n*: Geomedizin *w*.
geometry/*n*: Geometrie *w*, Geometriefaktor *m*; **good** ~ guter Geometriefaktor *m*.
geophagy/*n*: Geophagie *w*.
geotrichosis/*n*: Geotrichose *w*.
geraniol/*n*: Geraniol *s*.
gereology/*n*: Gerontologie *w*.
Gerhardt's disease: Gerhardt-Syndrom *s*, Erythromelalgie *w*.
geriatric/*adj*: geriatrisch.
geriatrics: Geriatrie *w*, Gerontologie *w*.
geriopsychosis/*n*: Alterspsychose *w*.
germ/*n*: 1. Keim *m*, Embryo *m*; **dental** ~ Zahnanlage *w*; **enamel** ~ Zahnschmelzkeim *m*; 2. Erreger *m*.
germanium [*abbr*] **Ge**: Germanium *s*, Ge.
germ cell: Keimzelle *w*.
germ colony: Keimkolonie *w*.
germ count: Keimzahlbestimmung *w*.
germ disk: Keimscheibe *w*, Blastoderm *s*.
germ-free: keimfrei, steril.
germicidal/*adj*: germizid, keimtötend.
germicide/*n*: Germizid *s*, keimtötende Substanz *w*.
germinal/*adj*: germinal, germinativ.
germinate/*vb*: keimen, knospen, sprossen.
germination/*adj*: Germination *w*, Keimung *w*.
germinative/*adj*: germinativ, germinal.
germinoblast/*n*: Germinoblast *m*, Zentroblast *m*.
germinoblastic/*adj*: germinoblastisch.
germinoblastoma/*n*: Germinoblastom *s*, zentrozytisch-zentroblastisches Lymphom *s*.
germinocyte/*n*: Germinoblast *m*, Zentroblast *m*.
germinoma/*n*: Germinom *s*.

germ layer: Keimblatt *s*.
germ-layer dislocation: Keimversprengung *w*, Choristie *w*.
germ line: Keimbahn *w*.
germ membrane: Keimbahn *w*.
germ plasm: Keimplasma *s*.
germ track: Keimbahn *w*.
germ vesicle: Keimbläschen *s*.
gerodermia/*n*: Gerodermie *w*.
geromorphism/*n*: Geromorphismus *m*, vorzeitiges Altern *s*.
gerontology/*n*: Gerontologie *w*, Geratologie *w*.
gerontopia/*n*: Altersmyopie *w*.
gerontotherapy/*n*: geriatrische Medizin *w*.
gerontotoxon: Gerontotoxon *s*, Arcus senilis.
geropsychiatry/*n*: Gerontopsychiatrie *w*.
Gerstmann syndrome: Gerstmann-Syndrom *s*, Angularissyndrom *s*.
gerüstmark/*n*: Gerüstmark *s*.
Gesell developmental scales: Gesell-Entwicklungsskalen.
gestagen/*n*: Gestagen *s*.
gestagen test: Gestagentest *m*, Progesterontest *m*.
gestalt/*n*: Gestalt *w*.
gestalt psychology: Gestaltpsychologie *w*.
gestalt theory: Gestalttheorie *w*.
gestalt therapy: Gestalttherapie *w*.
gestation/*n*: Gestation *w*, Schwangerschaft *w*.
gestation period: Schwangerschaftsdauer *w*.
gestodene/*n*: Gestoden *s*.
gestonorone caproate/*n*: Gestonoroncaproat *s*.
gestosis/*n*: Gestose *w*, Schwangerschaftstoxikose *w*.
gesture/*n*: Gestik *w*.
GFR [*abbr*] **glomerular filtration rate**: glomeruläre Filtrationsrate *w*, GFR.
GH [*abbr*] **growth hormone**: Wachstumshormon *s*, Somatotropin *s*.
GHIH [*abbr*] **growth hormone inhibiting hormone**: wachstumshormonhemmen-

des Hormon *s*, Somatostatin *s*.
Ghon's focus: Ghon-Herd *m*, Ghon-Primärkomplex *m*.
ghost corpuscle: Erythrozytenkernschatten *m*.
GHRH [*abbr*] **growth hormone releasing hormone**: wachstumshormonfreisetzendes Hormon *s*, Somatotropin-Releasing-Faktor *m*.
GI [*abbr*] **gastrointestinal**/*adj*: gastrointestinal.
Gianotti syndrome: Gianotti-Crosti-Syndrom *s*, Akrodermatitis papulosa eruptiva infantum.
giant/*n, adj*: 1. Riese *m*; 2. riesig.
giant-cell arteritis: Riesenzellarteriitis *w*, Arteriitis temporalis.
giantism/*n*: Gigantismus *m*.
Gianuzzi's bodies: Gianuzzi-Halbmonde.
Gianuzzi's demilune: Gianuzzi-Halbmonde.
giardiasis/*n*: Giardiasis *w*, Lambliasis *w*.
gibber/*n*: Gibbus *m*.
gibberellin/*n*: Gibberellin *s*.
Gibbs energy: Gibbs-Energie *w*, freie Enthalpie *w*.
gibbus/*n*: Gibbus *m*.
Gibert's disease: Gibert-Krankheit *w*, Pityriasis rosea.
Gibraltar fever: Brucellose *w*.
Gibson's murmur: Gibson-Geräusch *s*.
giddiness/*n*: Schwindel *m*.
giddy/*adj*: schwindelig.
Giedion-Langer syndrome: Giedion-Langer-Syndrom *s*, trichorhinophalangeales Syndrom *s*.
Giemsa band: Giemsa-Bande *w*.
Giemsa method: Giemsa-Färbung *w*.
Giemsa stain: Giemsa-Färbung *w*.
Gierke's disease: Gierke-Krankheit *w*, Glykogenose Typ I *w*.
Gifford's operation: Gifford-Operation *w*.
Gifford's reflex: Gifford-Reflex *m*, Lidschlußreaktion *w*, Westphal-Plicz-Zeichen *s*.
GIFT [*abbr*] **gamete intrafallopian transfer**: intratubarer Embryonentransfer *m*.
gifted/*adj*: begabt.
gigantism/*n*: Gigantismus *m*, Riesenwuchs *m*; **acromegalic** ~ akromegaler Riesenwuchs *m*; **cerebral** ~ Sotos-Syndrom *s*; **constitutional** ~ konstitutioneller Riesenwuchs *m*, essentieller Riesenwuchs *m*; **digital** ~ Makrodaktylie *w*; **fetal** ~ Riesenföt *m*; **hypopituitary** ~ hypophysärer Riesenwuchs *m*; **hypothalamic** ~ hypothalamischer Riesenwuchs; **pituitary** ~ hypophysärer Riesenwuchs *m*; **primordial** ~ primordialer Riesenwuchs *m*, essentieller Riesenwuchs *m*.
gigantocyte/*n*: Gigantozyt *m*.
gigantomastia/*n*: Gigantomastie *w*, Makromastie *w*.
gigantosoma/*n*: Gigantismus *m*.
Gilbert's disease: Gilbert-Krankheit *w*, familiäre Hyperbilirubinämie *w*.
Gilchrist's mycosis: Gilchrist-Krankheit *w*, nordamerikanische Blastomykose *w*.
gilding/*n*: Vergolden *s*.
Gilford syndrome: Gilford-Syndrom *s*, Progerie *w*, greisenhafter Zwergenwuchs *m*.
gill branch: Kiemenbogen *m*.
Gilles de la Tourette syndrome: Tourette-Syndrom *s*, Brissaud-Syndrom *s*.
Gillies flap: Gillies-Gaumenspaltenplastik *w*.
gill slit: Kehlkopffissur *w*.
Gill's operation: Gill-Dekompression *w*.
gingiva/*n*: Gingiva *w*, Zahnfleisch *s*; **marginal** ~ Zahnfleischsaum *m*.
gingival/*adj*: Gingival-.
gingivectomy/*n*: Gingivektomie *w*, Zahnfleischresektion *w*.
gingivitis/*n*: Gingivitis *w*, Zahnfleischentzündung *w*; **acute necrotizing** ~ akute nekrotisierende Gingivitis *w*; **chronic desquamative** ~ chronisch desquamatöse Gingivitis *w*; **eruptive** ~ eruptive Gingivitis *w*; **hormonal** ~ hormonell bedingte Gingivitis *w*; **necrotizing ulcerative** ~ [*abbr*] **NUG** nekrotisierende ulzerierende

Gingivitis w; **ulceromembraneous** ~ ulzeromembranöse Gingivitis w.
gingivoplasty/n: Gingivaplastik w.
gingivorrhagia/n: Zahnfleischbluten s.
gingivostomatitis/n: Gingivostomatitis w.
ginglyform/adj: scharniergelenkartig.
ginglymus/n: Ginglymus m, Scharniergelenk s.
ginseng/n: Ginseng s.
GIP [abbr] **gastric inhibitory protein**: gastric inhibitory protein, GIP.
Girard's treatment: Girard-Hernienoperation w.
girdle/n: Gürtel m, Cingulum; **pectoral** ~ Schultergürtel m; **pelvic** ~ Beckengürtel m.
girdle anesthesia: Gürtelanästhesie w.
girdle pain: Gürtelschmerz m.
girdle sensation: Gürtelgefühl s, Zönästhesie w.
Girdner's probe: Girdner-Elektrosonde w.
girth/n: Umfang m.
githagism/n: Githagismus m, Kornradevergiftung w.
gitoformate/n: Gitoformat s.
gitoxigenin/n: Gitoxigenin s.
gitter cell: Gitterzelle w.
Gitterfasern: Gitterfasern, Retikulinfasern.
glabella/n: Glatze w, Glabella.
glabrous/adj: kahl, glatt, unbehaart.
glairy/adj: eiweißähnlich, viskös, schleimig.
gland/n: Drüse w, Glandula; **apocrine** ~ apokrine Drüse w; **eccrine** ~ ekkrine Drüse w; **endocrine** ~ endokrine Drüse w; **holocrine** ~ holokrine Drüse w; **lacrimal** ~ Tränendrüse w; **meibomian** ~ Meibom-Drüse w; **merocrine** ~ merokrine Drüse w; **mixed** ~ gemischte Drüse w; **mucous** ~ muköse Drüse w; **paraurethral** ~ Paraurethraldrüse w, Gräfenberg-Zone w; **pineal** ~ Pinealdrüse w; **salivary** ~ Speicheldrüse w; **serous** ~ seröse Drüse; **sexual** ~ Geschlechtsdrüse w; **tubular** ~ tubulöse Drüse w; **tubuloacinar** ~ tubuloazinöse Drüse w.
gland calculus, salivary: Speicheldrüsenstein m, Sialolith m.
glanders: Pferderotz m, Malleus.
gland tissue: Drüsengewebe s.
gland tumor, salivary: Speicheldrüsentumor m.
glandular/adj: glandulär.
Glanzmann's thrombasthenia: Glanzmann-Naegeli-Syndrom s, Thrombasthenie w.
glare/n: Blendung w.
glare conjunctivitis: Solarkeratitis w.
Glasgow coma scale: Glasgow-Koma-Skala w.
glass/n: Glas s; **measuring** ~ Meßglas s; **optical** ~ optisches Glas s.
glassblower's cataract: Glasbläserstar m.
glasses: Brille w; **bifocal** ~ Zweistärkenbrille w, bifokale Brille w; **hyperbolic** ~ Hyperbolgläser; **trifocal** ~ Trifokalgläser.
glass eye: Glasauge s.
glass factor: Hageman-Faktor m, Faktor XII m.
glass fibre optics: Glasfaseroptik w.
glasspox/n: Alastrim s.
glass rays: auf das Röhrenglas treffende Strahlen.
glass rod: Glasstab m.
glass test: Gläserprobe w.
glassy/adj: glasig, trüb.
Glauber salt: Glauber-Salz s.
glaucoma/n: Glaukom s, grüner Star m; **acute congestive** ~ akutes Engwinkelglaukom s; **infantile** ~ Buphthalmus m, Hydrophthalmus m; **open-angle** ~ Weitwinkelglaukom s; **pigmentary** ~ Weitwinkelglaukom s; **primary** ~ primäres Glaukom s; **secondary** ~ sekundäres Glaukom s; **simple** ~ Weitwinkelglaukom s; **suspect** ~ Glaukomverdacht m, Augeninnendruckerhöhung w.
glaucoma operation: Glaukomoperation w.
glaucomatous/adj: glaukomatös.
glaze/n, adj, vb: 1. Glasur w; 2. glasig;

3. glasieren, glasig werden.
GLC [*abbr*] **gas-liquid chromatography**: Gas-Flüssigkeits-Chromatographie *w*.
Glc [*abbr*] **glucose**: Glukose *w*.
GlcA [*abbr*] **1. glucuronic acid; 2. gluconic acid**: 1. Glukuronsäure *w*; 2. Glukonsäure *w*.
GlcN [*abbr*] **glucosamine**: Glukosamin *s*.
GlcNAc [*abbr*] **N-acetylglucosamine**: N-Azetylglukosamin *s*.
gleet/*n*: postgonorrhoischer Katarrh *m*, Bonjour-Tröpfchen *s*.
Glenn's operation: Glenn-Operation *w*, Kava-Pulmonalis-Anastomose *w*.
glenoid/*adj*: glenoidal.
GLI [*abbr*] **gastrointestinal glucagonlike immunoreaction**: gastrointestinale glukagonähnliche Immunreaktion *w*.
glia/*n*: Neuroglia *w*.
gliacyte/*n*: Gliazyt *m*, Gliazelle *w*.
gliadin/*n*: Gliadin *s*.
glial/*adj*: gliös, Glia-.
glibenclamide/*n*: Glibenclamid *s*.
glibornuride/*n*: Glibornurid *s*.
glicazide/*n*: Glicazid *s*.
glide/*n, vb*: 1. Glissade *w*; 2. gleiten.
glider cane: Rolator *m*, Gehwagen *m*.
glioblast/*n*: Glioblast *m*, Spongioblast *m*.
glioblastoma/*n*: Glioblastom *s*; **magnocellular** ~ Riesenzellglioblastom *s*.
gliocyte/*n*: Gliazyt *m*, Gliazelle *w*.
gliofibrilla/*n*: Gliofibrille *w*.
gliofibrosarcoma/*n*: Gliofibrosarkom *s*.
glioma/*n*: Gliom *s*; **astrocytic** ~ Astrozytom *s*; **ependymal** ~ Ependymom *s*; **ganglionic** ~ Gangliogliom *s*; **heterotopic** ~ heterotopes Gliom *s*; **malignant peripheral** ~ malignes Schwannom *s*; **mixed** ~ gemischtes Gliom *s*; **peripheral** ~ Neurilemmom *s*.
gliomatosis/*n*: Gliomatose *w*, Glioblastose *w*.
gliomatous/*adj*: gliomatös, gliomähnlich.
glioneuroblastoma/*n*: Ganglioneurom *s*.
glioneuroma/*n*: Gangliogliom *s*.
gliophagia/*n*: Gliophagie *w*.
gliosarcoma/*n*: Gliosarkom *s*.

gliosis/*n*: Gliose *w*, **diffuse** ~ diffuse Gliose *w*; **hypertrophic nodular** ~ hypertrophe noduläre Gliose *w*; **progressive subcortical** ~ Binswanger-Syndrom *s*.
glipizide/*n*: Glipizid *s*.
gliquidone/*n*: Gliquidon *s*.
glisoxepide/*n*: Glisoxepid *s*.
glissonitis/*n*: Glissonitis *w*, Perihepatitis *w*.
Glisson's capsule: Glisson-Kapsel *w*, Tunica fibrosa hepatis.
Glisson's disease: Glisson-Krankheit *w*, Rachitis *w*.
Glisson sling: Glisson-Schlinge *w*, Glisson-Schwebe *w*.
Gln [*abbr*] **glutamine**: Glutamin *s*, Gln.
global/*adj*: global.
globe/*n*: Ball *m*, Kugel *w*, Globus, Augapfel *m*, Bulbus.
globe cell: Kugelzelle *w*, Sphärozyt *m*.
globe cell anemia: Sphärozytose *w*.
globin/*n*: Globin *s*.
globoid/*adj*: Globoid-.
globose/*adj*: globulär.
globoside/*n*: Globosid *s*.
globular/*adj*: globulär.
globule/*n*: kleine Kugel *w*, Globulus.
globulin/*n*: Globulin *s*; **antihemophilic** ~ Faktor VIII *m*; **antihuman** ~ Antihumanglobulin *s*; **antilymphocyte** ~ Antilymphozytenglobulin *s*; **corticosteroid-binding** ~ kortikosteroidbindendes Globulin *s*; **immune** ~ Immunglobulin *s*; **vitamin D-binding** ~ Vitamin-D-bindendes Globulin *s*.
globulin fraction: Globulinfraktion *w*.
globulinuria/*n*: Globulinurie *w*.
globulolysis/*n*: Globulolyse *w*, Hämolyse *w*.
globus/*n*: Ball *m*, Kugel *w*, Globus.
glomangioma/*n*: Glomustumor *m*.
glome/*n*: Glomus *m*.
glomectomy/*n*: Glomusresektion *w*.
glomerular/*adj*: glomerulär.
glomerule/*n*: Glomerulum *s*.
glomerulitis/*n*: Glomerulitis *w*; **focal** ~ fokale Glomerulitis *w*.
glomerulonephritis/*n*: Glomerulonephri-

tis *w*; **acute** ~ akute Glomerulonephritis *w*; **antiglomerular basement membrane antibody** ~ Antibasalmembran-Antikörper-Glomerulonephritis *w*; **autoimmune** ~ Autoimmunglomerulonephritis *w*; **chronic** ~ chronische Glomerulonephritis *w*; **circulating immune-complex** ~ Immunkomplexglomerulonephritis *w*; **congenital chronic** ~ kongenitale Glomerulosklerose *w*; **crescentic** ~ extrakapilläre Glomerulonephritis *w*; **diffuse proliferative** ~ diffuse proliferative Glomerulonephritis *w*; **extracapillary** ~ extrakapilläre Glomerulonephritis *w*; **focal sclerosing** ~ fokale Glomerulosklerose *w*; **hemorrhagic** ~ hämorrhagische Glomerulonephritis *w*; **membranoproliferative** ~ membranoproliferative Glomerulonephritis *w*; **mesangiocapillary** ~ mesangiokapilläre Glomerulonephritis *w*; **poststreptococcal** ~ Streptokokkenglomerulonephritis *w*.

glomerulopathy/*n*: Glomerulopathie *w*.

glomerulosclerosis/*n*: Glomerulosklerose *w*; **diabetic** ~ diabetische Glomerulosklerose *w*, Kimmelstiel-Wilson-Syndrom *s*; **focal** ~ fokale Glomerulosklerose *w*; **intercapillary** ~ diabetische Glomerulosklerose *w*; **nodular** ~ diabetische Glomerulosklerose *w*.

glomerulotubular/*adj*: glomerulotubulär.

glomerulus/*n*: Glomerulus *m*, Glomerulum *s*.

glomus/*n*: Glomus *m*.

glomus tumor: Glomustumor *m*, Angiomyoneurom *s*.

gloominess/*n*: Melancholie *w*, Schwermütigkeit *w*.

gloss-: Glosso-, Zungen-.

glossa/*n*: Zunge *w*, Lingua.

glossal/*adj*: Zungen-.

glossalgia/*n*: Glossodynie *w*.

glossectomy/*n*: Glossektomie *w*.

Glossina: Glossina *w*, Zungenfliege *w*, Tsetsefliege *w*.

glossitis/*n*: Glossitis *w*; **atrophic** ~ Hunter-Glossitis *w*; **benign migratory** ~ Landkartenzunge *w*; **monilial** ~ Soorglossitis *w*; **ulceromembraneous** ~ ulzeromembranöse Glossitis *w*.

glossodynia/*n*: Glossodynie *w*.

glossohyal/*adj*: hyoglossus.

glossohyoidal/*adj*: hyoglossus.

glossolabial/*adj*: glossolabial.

glossolalia/*n*: Glossolalie *w*.

glossolysis/*n*: Glossoplegie *w*, Zungenlähmung *w*, Hypoglossuslähmung *w*.

glossomantia/*n*: Glossomantie *w*.

glossopexy/*n*: Glossopexie *w*.

glossopharyngeal/*adj*: glossopharyngeal.

glossoplasty/*n*: Zungenplastik *w*.

glossoplegia/*n*: Glossoplegie *w*, Zungenlähmung *w*, Hypoglossuslähmung *w*.

glossoptosis/*n*: Glossoptose *w*.

glossopyrosis/*n*: Zungenbrennen *s*.

glossoschisis/*n*: Zungenspalte *w*.

glossospasm/*n*: Glossospasmus *m*.

glossotrichia/*n*: Glossotrichie *w*, Haarzunge *w*.

glossy/*adj*: glänzend.

glott-: Zungen-, Glottis-.

glottal/*adj*: glotticus, Glottis-.

glottography/*n*: Elektrolaryngographie *w*.

glove/*n*: Handschuh *m*; **plastic** ~ Plastikhandschuh *m*; **surgical** ~ OP-Handschuh *m*.

glove anesthesia: handschuhförmige Anästhesie *w*.

glover's stitch: fortlaufende Naht *w*.

glover's suture: Kürschnernaht *w*.

glow/*vb*: glühen.

gloxazone/*n*: Gloxazon *s*.

Glu [*abbr*] **glutamic acid**: Glutaminsäure *w*, Glu.

glucagon/*n*: Glukagon *s*.

glucagon hydrochloride: Glukagonhydrochlorid *s*.

glucagonlike/*adj*: glukagonähnlich.

glucagonoma/*n*: Glukagonom *s*.

glucan/*n*: Glukan *s*.

Gluck's incision: Gluck-Operation *w*, Hemilaryngektomie *w*.

glucocerebrosidase/*n*: Glukozerebrosidase *w*.

glucocerebrosidase deficiency: Glukozerebrosidasemangel *m*.
glucocerebrosidosis/*n*: Glukozerebrosidose *w*, Gaucher-Krankheit *w*.
glucocorticoid/*n*: Glukokortikoid *s*.
glucogenesis/*n*: Glukogenese *w*.
glucogenic/*adj*: glukosebildend.
glucohemia/*n*: Glykämie *w*.
glucokinase/*n*: Glukokinase *w*.
glucolysis/*n*: Glykolyse *w*.
gluconate/*n*: Glukonat *s*; **ferrous** ~ Eisenglukonat *s*.
gluconeogenesis/*n*: Glukoneogenese *w*.
gluconolactone/*n*: Glukonolakton *s*.
glucopenia/*n*: Glukopenie *w*, Glukosemangel *m*.
glucoprotein/*n*: Glykoprotein *s*.
glucopyranose/*n*: Glukopyranose *w*.
glucosamine [*abbr*] **GlcN**: Glukosamin *s*, GlcN.
glucosaminephosphate isomerase: Glukosaminphosphatisomerase *w*.
glucose/*n*: Glukose *w*; **liquid** ~ Stärkesirup *m*; **medicinal** ~ Dextrosemonohydrat *s*.
glucose dehydrogenase: Glukosedehydrogenase *w*.
glucose intolerance: Glukoseintoleranz *w*.
glucose-lactate cycle: Glukose-Laktat-Kreislauf *m*.
glucose oxidase: Glukose-oxidase *w*.
glucose-oxidase method: Glukose-oxidase-Methode *w*.
glucose-6-phosphatase/*n*: Glukose-6-phosphatase *w*.
glucose-6-phosphatase deficiency: Glykogenspeicherkrankheit Typ II *w*.
glucose-1-phosphate/*n*: Glukose-1-phosphat *s*.
glucose-6-phosphate dehydrogenase: Glukose-6-Phosphatdehydrogenase *w*.
glucose-phosphate isomerase: Glukose-Phosphat-Isomerase *w*.
glucose-1-phosphate phosphodismutase: Glukose-1-phosphat-phosphodismutase *w*.
glucose-1-phosphate uridylyltransferase: Glukose-1-phosphat-uridylyltransferase *w*.
glucose solution: Glukoselösung *w*.
glucose threshold: Glukoseschwelle *w*.
glucose tolerance test [*abbr*] **GTT**: Glukosetoleranztest *m*, GTT; **oral** ~ oraler Glukosetoleranztest *m*, oGTT.
glucose transport maximum: tubuläres Glukosetransportmaximum *s*.
glucosidase/*n*: Glukosidase *w*.
glucoside/*n*: Glukosid *s*.
glucosphingoside/*n*: Glykosphingosid *s*.
glucosteroid/*n*: Glukokortikoid *s*.
glucosulfone sodium: Glukosulfannatrium *s*.
glucosuria/*n*: Glukosurie *w*.
glucosyl/*n*: Glukosyl *s*.
glucurolactone/*n*: Glukurolakton *s*.
glucuronate/*n*: Glukuronat *s*.
glucuronidase/*n*: Glukuronidase *w*.
glucuronide/*n*: Glukuronid *s*.
glucuronyltransferase/*n*: Glukuronyltransferase *w*.
glue/*n, vb, adj*: 1. Leim *m*; 2. kleben; 3. serös.
glue ear: Glue-ear *s*, Leimohr *s*, seröse Otitis media *w*.
glue sniffer's neuropathy: Schnüfflerneuropathie *w*.
glue sniffing: Schnüffelsucht *w*.
glutamate/*n*: Glutamat *s*.
glutamate decarboxylase: Glutamatdekarboxylase *w*.
glutamate dehydrogenase: Glutamatdehydrogenase *w*.
glutamate oxalacetate transaminase [*abbr*] **GOT**: Glutamat-Oxalazetat-Transaminase *w*, GOT.
glutamate pyruvate transaminase [*abbr*] **GPT**: Glutamat-Pyruvat-Transaminase *w*, GPT.
glutaminase/*n*: Glutaminase *w*.
glutamine [*abbr*] **Gln**: Glutamin *s*, Gln.
glutamine synthase: Glutaminsynthase *w*.
glutaminyl/*n*: Glutaminyl *s*.
glutamyl/*n*: Glutamyl *s*.
γ-glutamyl: γ-Glutamyl *s*.
γ-glutamyl transpeptidase: γ-Glutamyl-

Transpeptidase *w*.
glutaral/*n*: Glutaral *s*.
glutaraldehyde/*n*: Glutaraldehyd *s*.
glutaryl-CoA synthetase: Glutaryl-CoA-Synthetase *w*.
glutathione/*n*: Glutathion *s*, GSH.
glutathione reductase: Glutathionreduktase *w*.
glutathione synthetase: Glutathionsynthetase *w*.
gluteal/*adj*: gluteal.
gluten/*n*: Gluten *s*, Glutelin *s*, Klebereiweiß *s*.
gluten enteropathy: Glutenenteropathie *w*, Zöliakie *w*.
gluten intolerance: Glutenintoleranz *w*.
gluten sensitivity: Gliadinallergie *w*.
gluteofemoral/*adj*: gluteofemoral.
glutethimide/*n*: Glutethimid *s*.
gluteus/*adj*: gluteus.
glutinous/*adj*: klebrig, zäh, leimartig.
glutitis/*n*: Entzündung der Glutealmuskulatur.
Gly [*abbr*] **glycine**: Glyzin *s*, Gly.
glycan/*n*: Glykan *s*.
glycemia/*n*: Glykämie *w*.
glyceraldehyde/*n*: Glyzeraldehyd *s*, Glyzerinaldehyd *s*.
glyceraldehyde 3-phosphate: Glyzerin-3-phosphat *s*.
glyceraldehyde-3-phosphate dehydrogenase: Glyzerin-3-phosphat-Dehydrogenase *w*.
glyceride/*n*: Glyzerid *s*.
glycerin/*n*: Glyzerin *s*.
glycerinated/*adj*: glyzeriniert.
glycerine/*n*: Glyzerin *s*.
glycerine agar: Glyzerinagar *m*.
glycerine suppository: Glyzerinsuppositorium *s*.
glycerite/*n*: Glyzerit *s*, Glyceritum *s*.
glycerol/*n*: Glyzerol *s*.
glycerol kinase: Glyzerolkinase *w*.
glycerol phosphate: Glyzerolphosphat *s*.
glycerol-phosphate dehydrogenase: Glyzerol-Phosphat-Dehydrogenase *w*.
glyceroltrinitrat/*n*: Propantrioltrinitrat *s*.

glycerone/*n*: Glyzeron *s*, Dihydroxyazeton *s*.
glycerophosphate/*n*: Glyzerolphosphat *s*.
glycerophosphatide/*n*: Glyzerophosphatid *s*.
glycerophospholipid/*n*: Glyzerophospholipid *s*.
glycerrhiza syrup: Glycerrhizasirup *m*.
glyceryl trinitrate [*abbr*] **GTN**: Glyzerintrinitrat *s*.
glycinamide ribonucleotide: Glyzinamidribonukleotid *s*.
glycinate/*n*: Glyzinat *s*.
glycine/*n*: Glyzin *s*, Glykokoll *s*, Aminoessigsäure *w*.
glycine amidinotransferase: Glyzinamidinotransferase *w*.
glycinemia/*n*: Glyzinämie *w*, Hyperglyzinämie *w*.
glycinol/*n*: 2-Aminoethanol *s*.
glycinuria/*n*: Glyzinurie *w*; **hereditary ~** hereditäre Glyzinurie *w*.
glycobiarsol/*n*: Glycobiarsol *s*.
glycocalix/*n*: Glykokalix *w*.
glycocoll/*n*: Glykokoll *s*, Glyzin *s*, Aminoessigsäure *w*.
glycogen/*n*: Glykogen *s*, Stärke *w*.
glycogen branching enzyme: glykogenspaltendes Enzym *s*.
glycogenesis/*n*: Glykogenese *w*, Glykogenaufbau *m*.
glycogenic/*adj*: glykogen.
glycogen inclusions: Armanni-Ebstein-Läsionen.
glycogenolysis/*n*: Glykogenolyse *w*, Glykogenabbau *m*.
glycogenolytic/*adj*: glykogenolytisch.
glycogenosis/*n*: Glykogenose *w*, Glykogenspeicherkrankheit *w*.
glycogen phosphorylase: Glykogenphosphorylase *w*.
glycogen storage disease: Glykogenspeicherkrankheit *w*.
glycogen synthase: Glykogensynthase *w*.
glycogeusia/*n*: Glykogeusie *w*.
glycohemia/*n*: Glykämie *w*.
glycohemoglobin/*n*: Glykohämoglobin *s*,

glycolipid

glykosyliertes Hämoglobin s.
glycolipid/n: Glykolipid s.
glycolysis/n: Glykolyse w.
glycolytic/adj: glykolytisch.
glycometabolism/n: Glukosestoffwechsel m.
glyconeogenesis/n: Glykoneogenese w.
glycopenia/n: Glykopenie w, Zuckermangel m.
glycopeptide/n: Glykopeptid s.
glycopexia/n: Glykogenspeicherung w.
glycophilia/n: Hyperglykämieneigung w.
glycophorin A: Glykophorin A s.
glycoprotein/n: Glykoprotein s.
glycopyrronium bromide: Glycopyrroniumbromid s.
glycoregulation/n: Kontrolle des Zuckerhaushalts.
glycorrachia/n: Liquorzucker m.
glycosaminoglycan/n: Glykosaminoglykan s.
glycosemia/n: Glykämie w.
glycosidase/n: Glykosidase w.
glycoside/n: Glykosid s; **cardiac** ~ Herzglykosid s, Digitalis m.
glycostasis/n: Zuckergleichgewicht s.
glycosuria/n: Glukosurie w, Glykosurie w; **benign** ~ renale Glukosurie w; **diabetic** ~ diabetische Glukosurie w; **pituitary** ~ hypophysäre Glukosurie w; **renal** ~ renale Glukosurie w.
glycosuric/adj: glukosurisch.
glycosyl/n: Glykosyl s.
glycosylated/adj: glykosyliert.
glycosylation/n: Glykosylierung w.
glycosyltransferase/n: Glykosyltransferase w.
glycyphagus/n: Glyciphagus.
glycyrrhiza/n: Glycyrrhizin s.
glymidine/n: Glymidin s, Glykodiazin s.
glymidine sodium: Glymidin-Natrium s.
glyoxal/n: Glyoxal s.
glyoxalate/n: Glyoxalat s.
glyoxalate cycle: Glyoxalatzyklus w.
glyoxalin/n: Imidazol s.
glyoxysome/n: Glyoxysom s.
glyphylline/n: Diphyllin s.

Gm [abbr] **Gm-allotype**: Gm-Allotyp.
G method: Giemsa-Färbung w.
GMP [abbr] **guanosine monophosphate**: Guanosinmonophosphat s, GMP.
gnat/n: Stechmücke w, Schnacke w, Mosquito m.
gnath-: Gnatho-, Kiefer-.
gnathic/adj: Kiefer-.
gnathion/n: Gnathion s.
gnathitis/n: Kieferentzündung w, Wangenentzündung w.
gnathocephalus/n: kieferlos.
gnathodynamometer/n: Okklusometer s.
gnathology/n: Kieferheilkunde w.
gnathopalatoschisis/n: Gnathopalatoschisis w, Kiefer-Gaumen-Spalte w.
gnathoplasty/n: Kieferplastik w.
gnathoplegia/n: Wangenmuskellähmung w.
gnathoschisis/n: Gnathoschisis w, Kieferspalte w.
gnathostat/n: Gnathostat m.
gnathostoma/n: Gnathostoma.
gnathostomiasis/n: Gnathostomiasis w.
gnostic/adj: gnostisch.
gnotobiology/n: Gnotobiologie w.
gnotobiotic/n, adj: 1. Gnotobiont m; 2. gnotobiotisch.
GnRH [abbr] **gonadotropin releasing hormone**: Gonadotropin-Releasing Hormon s.
GnRH stimulation test: Gonadotropintest m.
goal/n: Ziel s, Untersuchungsziel s.
goaldirected/adj: zielorientiert.
goat's milk anemia: Ziegenmilchanämie w.
goblet cell: Becherzelle w.
godet/n: Favusskutulum s.
goiter/n: Kropf m, Struma w; **aberrant** ~ Nebenstruma w; **colloid** ~ Kolloidstruma w; **congenital** ~ kongenitale Struma w; **diving** ~ Tauchkropf m; **endemic** ~ endemische Struma w; **exophthalmic** ~ Basedow-Struma w; **familial** ~ familiäre Struma w; **follicular** ~ Kolloidstruma w; **intrathoracic** ~ retrosternale Struma w;

lymphadenoid ~ Hashimoto-Krankheit *w*; **myxedematous** ~ myxödematöse Struma *w*; **nodular** ~ Struma nodularis; **parenchymatous** ~ Kolloidstruma *w*; **retrosternal** ~ retrosternale Struma *w*; **substernal** ~ retrosternale Struma *w*; **toxic** ~ toxische Struma *w*; **toxic diffuse** ~ diffuse toxische Struma *w*; **wandering** ~ Tauchkropf *m*.

goiter with deaf-mutism, familial: Pendred-Syndrom *s*.

goitre/*n*: Kropf *m*, Struma *w*.

goitrogen/*n, adj*: 1. strumigene Substanz *w*; 2. strumigen.

gold/*n*: Gold *s*; **radioactive** ~ radioaktives Gold *s*.

gold alloy: Goldlegierung *w*.

Goldberger's limb lead: Goldberger-Extremitätenableitungen.

Goldberger's traits: Goldberger-Ableitungen.

Goldblatt's hypertension: Goldblatt-Hochdruck *m*, renovaskuläre Hypertonie *w*.

gold colloid, radioactive: kolloidales Radiogold *s*.

Goldenhar syndrome: Goldenhar-Syndrom *s*, okuloaurikuläres Syndrom *s*.

Goldflam syndrome: Erb-Goldflam-Syndrom *s*, Myasthenia gravis.

Goldstein-Reichmann syndrome: Goldstein-Reichmann-Syndrom *s*, erworbenes Kleinhirnsyndrom *s*.

Goldstein's aphasia: Goldstein-Aphasie *w*, Leitungsaphasie *w*.

gold test, colloidal: Goldsolreaktion *w*.

gold thioglucose: Goldthioglukose *w*.

gold thiomalate: Goldthiomalat *s*.

gold toning: Goldfärbung *w*.

Golgi cells: Golgi-Zellen.

Golgi's apparatus: Golgi-Apparat *m*.

Golgi's body: Golgi-Körperchen *s*.

Golgi's complex: Golgi-Apparat *m*.

Golgi's corpuscle: Golgi-Sehnenorgan *s*.

Golgi's method: Golgi-Färbung *w*.

Golgi tendon organ [*abbr*] **GTO:** Golgi-Sehnenorgan *s*.

Goll's column: Goll-Strang *m*, Fasciculus gracilis.

Goll's fibers: Goll-Fasern, Tractus bulbocerebellaris.

Goltz syndrome: Goltz-Gorlin-Syndrom *s*, fokale dermale Hypoplasie *w*.

Gombault's degeneration: Gombault-Degeneration *w*, Déjerine-Sotta-Typ der neuralen Muskelatrophie.

gomitoli: hypophysär-hypothalamisches Kapillarnetz.

Gomori stain: Gomori-Silberimprägnation *w*.

gomphiasis/*n*: Zahnlockerung *w*.

gomphosis/*n*: Gomphosis *w*, Einkeilung *w*, Einstauchung *w*.

gonacratia/*n*: Spermatorrhö *w*.

gonad/*n*: Gonade *w*, Keimdrüse *w*.

gonadal/*adj*: gonadal, Gonaden-.

gonadarche/*n*: Gonadarche *w*.

gonad dose: Gonadendosis *w*.

gonadectomy/*n*: Gonadektomie *w*.

gonadoblastoma/*n*: Gonadoblastom *s*.

gonadocentric/*adj*: gonadozentrisch.

gonadogenesis/*n*: Gonadogenese *w*.

gonadoma/*n*: Gonadentumor *m*; **dysgenetic** ~ Gonadoblastom *s*.

gonadorelin/*n*: Gonadorelin *s*.

gonadotrope/*adj*: gonadotrop.

gonadotrophic/*adj*: gonadotrop.

gonadotrophin/*n*: Gonadotropin *s*.

gonadotropic/*adj*: gonadotrop.

gonadotropin/*n*: Gonadotropin *s*, gonadotropes Hormon *s*; **chorionic** ~ Choriongonadotropin *s*; **human chorionic** ~ humanes Choriongonadotropin *s*, HCG; **human menopausal** ~ Menopausengonadotropin *s*; **pituitary** ~ hypophysäres Gonadotropin *s*.

gonadotropin test: Gonadotropin-Test *m*.

gonad protection: Gonadenschutz *m*.

gonalgia/*n*: Gonalgie *w*, Knieschmerz *m*.

gonangiectomy/*n*: Vasektomie *w*.

gonarthritis/*n*: Gonarthritis *w*, Gonitis *w*, Kniegelenkentzündung *w*.

gonarthrosis/*n*: Gonarthrose *w*.

gonarthrotomy/*n*: Kniegelenkoperation *w*.

gonecyst

gonecyst/*n*: Samenblase *w*.
gonecystitis/*n*: Samenblasenentzündung *w*.
goneitis/*n*: Gonitis *w*, Gonarthritis *w*, Kniegelenkentzündung *w*.
gonepoiesis/*n*: Samenbildung *w*.
gonial/*adj*: Gonio-.
gonidium/*n*: Gonidie *w*, Algenzelle *w*.
goniodysgenesis/*n*: Augenkammerwinkelfehlbildung *w*.
goniolens/*n*: Winkellinse *w*.
gonioma/*n*: Goniom *s*, Gonozytom *s*.
goniometer/*n*: Goniometer *s*, Winkelmesser *m*.
gonion/*n*: Gonion *s*.
goniophotography/*n*: Kammerwinkelphotographie *w*.
gonioprism/*n*: Gonioprisma *s*.
goniopuncture/*n*: Augenkammerwinkelstichelung *w*.
gonioscope/*n*: Gonioskop *s*.
gonioscopy/*n*: Gonioskopie *w*.
goniosynechia/*n*: Goniosynechie *w*.
goniotomy/*n*: Goniotomie *w*, Trabekulotomie *w*.
goniotrephination/*n*: Augenkammerwinkelstichelung *w*.
gonitis/*n*: Gonitis *w*, Gonarthritis *w*, Kniegelenkentzündung *w*.
gonoblast/*n*: Gonoblast *m*, Keimzelle *w*.
gonoblennorrhea/*n*: Gonoblennorrhö *w*, Blennorrhoe neonatorum.
gonocele/*n*: Gonozele *w*, Spermatozele *w*.
gonochorism/*n*: Gonochorismus *m*.
gonocide/*adj*: gonokokkozid, gonokokkentötend.
gonococcal/*adj*: Gonokokken-.
gonococci: Gonokokken.
gonococcocide/*n*: gonokokkenabtötende Substanz *w*.
gonococcus/*n*: Gonokokke *w*, Neisseria gonorrhoeae.
gonocyte/*n*: Gonozyt *m*, Keimzelle *w*, Spermatozyt *m*.
gonocytoma/*n*: Keimzelltumor *m*.
gonoducts: Mesonephron und Paramesonephron.

gonomery/*n*: Gonomerie *w*.
gonorrhea/*n*: Gonorrhö *w*, Tripper *m*.
gonorrhoea/*n*: Gonorrhö *w*, Tripper *m*.
gonoscheocele/*n*: Spermatozele *w*.
gonosome/*n*: Gonosom *s*.
gonyalgia/*n*: Gonalgie *w*, Knieschmerz *m*.
gonycampsis/*n*: Gonyokampsis *w*.
gonyoncus/*n*: Kniegelenkschwellung *w*.
Goodpasture syndrome: Goodpasture-Syndrom *s*.
Good's buffer: Good-Puffer *m*.
Good syndrome: Good-Syndrom *s*, Thymom mit Agammaglobulinämie.
Goormaghtigh cells: Goormaghtigh-Zellen, juxtaglomeruläre Zellen.
goose bumps: Gänsehaut *w*, Cutis anserina.
gooseflesh/*n*: Gänsehaut *w*, Cutis anserina.
goose pimples: Gänsehaut *w*, Cutis anserina.
Gopalan syndrome: Gopalan-Syndrom *s*, Burning-feet-Syndrom *s*.
Gordan-Overstreet syndrome: Gordan-Overstreet-Syndrom *s*, Gonadendysgenesie mit Virilisierung.
Gordon sign: Gordon-Reflex *m*.
Gordon's test: Gordon-Test *m*.
Gorlin syndrome: Gorlin-Syndrom *s*, Basalzellnävussyndrom *s*, Nävobasaliomatose *w*.
gory/*adj*: blutig.
gosereline/*n*: Goserelin *s*.
Gosselin's fracture: Gosselin-Fraktur *w*.
gossypol/*n*: Gossypol *s*.
GOT [*abbr*] **glutamate oxalacetate transaminase**: Glutamat-Oxalazetat-Transaminase *w*, GOT.
Gottron syndrome: Gottron-Syndrom *s*, Erythrokeratodermia congenita progressiva symmetrica.
gouge/*n*: Hohlmeißel *m*.
Gougerot-Carteaud syndrome: Gougerot-Carteaud-Syndrom *s*, Pemphigus chronicus benignus familiaris.
Gougerot's triad: Gougerot-Syndrom *s*, Vaskulitis mit Knötchenbildung, Purpura und Blasen.

Gougerot syndrome: Gougerot-Syndrom *s*, konfluierende retikuläre Papillomatose *w*.

goundou/*n*: nasale osteoblastische Periostitis nach Frambösie.

gout/*n*: Gicht *w*; **latent** ~ latente Gicht *w*; **masked** ~ latente Gicht *w*; **rheumatic** ~ Polymyalgia rheumatica; **tophaceous** ~ tophische Gicht *w*.

gout attack: Gichtanfall *m*.

gout diet: Gichtdiät *w*, purinarme Kost *w*.

gout kidney: Gichtniere *w*, Gichtnephropathie *w*.

gouty/*adj*: gichtig.

Gowers sign: Gowers-Zeichen *s*.

Gowers syndrome: Gowers-Syndrom *s*, vasovagaler Anfall *m*.

Gowers tract: Gowers-Bündel *s*, Tractus spinocerebellaris anterior.

gown/*n*: Operationskittel *m*.

GP [*abbr*] **1. general paresis; 2. general practitioner**: 1. progressive Paralyse *w*; 2. Arzt für Allgemeinmedizin.

G phase: G-Phase *w*.

GPT [*abbr*] **glutamate pyruvate transaminase**: Glutamat-Pyruvat-Transaminase *w*, GPT.

Graaf's follicle: Graaf-Follikel *m*.

gracile/*adj*: grazil, gracilis.

grade/*n*: Grad *m*.

Gradenigo syndrome: Gradenigo-Syndrom *s*.

gradient/*n*: Gradient *m*, Steigung *w*.

gradient electrophoresis: Gradientenelektrophorese *w*.

gradient of reinforcement: Verstärkungsgradient *m*.

grading/*n*: Grading *s*, Gradeinteilung *w*, Eingruppierung *w*.

graduated/*adj*: skaliert, mit einer Skala versehen.

graduation mark: Teilstrich *m*.

graduation photometer: Stufenphotometer *s*.

Gräfenberg's ring: Gräfenberg-Intrauterinpessar *s*.

Gräfenberg's spot [*abbr*] **G-spot**: Gräfenberg-Zone *w*.

Graefe sign: Graefe-Zeichen *s*.

Graefe's operation: Graefe-Operation *w*.

Graefe's test: Graefe-Versuch *m*.

Graff's method: Indolphenolreaktion *w*.

graft/*n*, *vb*: 1. Transplantat *s*; **allogeneic** ~ Heterotransplantat *s*; **alloplast** ~ alloplastisches Transplantat *s*; **autodermic** ~ autologes Hauttransplantat *s*; **autologous** ~ Autograft *s*; **brephoplastic** ~ Brephoplastik *w*; **fascicular** ~ Nervenfaszikeltransplantat *s*; **free** ~ freies Transplantat *s*; **heteroplastic** ~ Heterotransplantat *s*; **homoplastic** ~ Allotransplantat *s*; **isogeneic** ~ Isograft *s*; **microvascular free** ~ freier Lappen *m*; **osteoperiostal** ~ Knochen-Periost-Transplantat *s*; **prosthetic vascular** ~ Gefäßprothesenimplantat *s*; **syngeneic** ~ Isograft *s*; **xenogeneic** ~ Heterotransplantat *s*; 2. transplantieren, verpflanzen.

grafting/*n*: Grafting *s*, Transplantieren *s*, Verpflanzung *w*.

graft occlusion, vascular: Gefäßprothesenverschluß *m*.

graft reaction: Transplantatabstoßung *w*.

graft rejection: Transplantatabstoßung *w*.

graft take: Transplantatannahme *w*.

graft-versus-host reaction [*abbr*] **GVH**: Transplantat gegen Empfänger-Reaktion *w*.

Graham-Steel murmur: Graham-Steel-Geräusch *s*.

grain/*vb*: granulieren.

grain itch: Getreidemilbeninfestation *w*.

grains: dyskeratotische Körnchenzellen.

-gram: -gramm.

Gram-amphophilic/*adj*: gramlabil.

gramicidin/*n*: Gramicidin *s*.

Gram-negative/*adj*: gramnegativ.

Gram-positive/*adj*: grampositiv.

Gram's method: Gram-Färbung *w*.

Gram staining: Gram-Färbung *w*.

grand mal: Grand-mal-Epilepsie *w*.

granular/*adj*: granulär, körnig, granularis.

granulate/*vb*, *adj*: 1. granulieren; 2. granuliert.

granulation/*n*: Granulation *w*, Granula-

granulation, hypertrophic

tionsgewebe s; **hypertrophic** ~ hypertrophes Granulationsgewebe s.
granulation tissue: Granulationsgewebe s.
granulation tumor: Granulom s.
granule/n: Körnchen s, Granulum; **acrosomal** ~ Akrosomengranulum s; **amphophilic** ~ amphophiles Granulum s; **azurophil** ~ azurophiles Granulum s; **basal** ~ Basalkörperchen s; **cytoplasmic** ~ zytoplasmatisches Granulum s; **eosinophil** ~ 's eosinophile Granula; **keratohyaline** ~ keratohyalines Granulum s; **meningeal** ~ Pacchioni-Körperchen s; **metachromatic** ~ Babes-Ernst-Körperchen s, Polkörperchen s; **neutrophil** ~ 's neutrophile Granula; **secretory** ~ sekretorische Vakuole w; **specific** ~ spezifisches Granulom s; **toxic** ~ toxisches Granulum s.
granule cell: Körnerzelle w; **compound** ~ Gitterzelle w.
granuliform/adj: granulär, granularis.
granuloblast/n: Myeloblast m.
granulocytaphereses/n: Granulozytopherese w.
granulocyte/n: Granulozyt w; **heterophil** ~ Neutrophiler m; **neutrophil** ~ Neutrophiler m; **polymorphonuclear** ~ Polymorphkerniger m.
granulocyte transfusion: Granulozytentransfusion w.
granulocytic/adj: granulozytär.
granulocytopenia/n: Granulozytopenie w.
granulocytopoeisis/n: Granulozytopoese w, Granulopoese w.
granulocytosis/n: Granulozytose w.
granuloma/n: Granulom s; **amebic** ~ Amöbengranulom s; **apical** ~ apikales Granulom s; **central giant cell reparative** ~ Riesenzellgranulom s, Epulis gigantocellularis; **dental** ~ Zahngranulom; **eosinophilic** ~ eosinophiles Granulom s; **hepatic** ~ Lebergranulom s; **laryngeal** ~ Sängerknötchen s; **malignant** ~ malignes Mittelliniengranulom s; **periapical** ~ Zahngranulom s; **pyogenic** ~ septisches Granulom s; **septic** ~ septisches Granulom s; **umbilical** ~ Nabelgranulom s; **venereal** ~ Granuloma inguinale.
granulomatosis/n: Granulomatose w; **chronic X-linked** ~ chronisch-granulomatöse Erkrankung w; **lipophagic intestinal** ~ Whipple-Krankheit w; **lymphomatoid** ~ lymphomatoide Granulomatose w; **necrotizing respiratory** ~ Wegener-Granulomatose w; **reticuloendothelial** ~ Histiozytose w.
granulomatous/adj: granulomatös.
granulomere/n: Granulomer s.
granulopenia/n: Granulozytopenie w.
granuloplasm/n: Granuloplasma s.
granulopoiesis/n: Granulopoese w, Granulozytopoese w.
granulopoietic/adj: granulopoetisch.
granulosa cell: Granulosazelle w.
granulosa cell tumor: Granulosazelltumor m.
granulosa-lutein cell: Granulosaluteinzelle w.
granulose/adj: granulär, granularis.
granulovacular/adj: granulovakuolär.
grape cell: Traubenzelle w, Morulazelle w.
grape endings: Terminalkörperchen.
grapelike/adj: traubenförmig.
graph/n: Diagramm s.
-graph: -graph.
graphesthesia/n: Graphästhesie w.
graphitosis/n: Graphitlunge w.
graphology/n: Graphologie w; **forensic** ~ forensische Graphologie w.
graphospasm/n: Schreibkrampf m.
graph theory: Graphentheorie w.
-graphy: -graphie.
grasp/vb: greifen.
grasping/n: Grasping s, Greifen s.
grasp reflex: Greifreflex m.
Grasset sign: Grasset-Zeichen s.
graticule/n/: Kathodenstrahlgitter s.
grating/n: Gitter s.
Gratiolet's radiating fibers: Gratiolet-Sehstrahlung w, Radiatio optica.
grattage/n: Kerzentropfenphänomen s.
gravel/n: Harngrieß m.
Graves disease: Graves-Krankheit w, Basedow-Krankheit w.

gravid/*adj*: schwanger, gravide.
gravida/*n*: Gravida *w*, Schwangere *w*.
gravidity/*n*: Gravidität *w*, Schwangerschaft *w*.
gravimeter/*n*: Gravimeter *s*, Dichtigkeitsmesser *m*.
gravimetric/*adj*: gravimetrisch.
gravimetry/*n*: Gravimetrie *w*.
gravitation/*n*: Gravitation *w*, Massenanziehung *w*.
gravitation abscess: Senkungsabszeß *m*.
gravity/*n*: Gravitation *w*, Massenanziehung *w*; **specific** ~ spezifisches Gewicht *s*; **standard** ~ freier Fall *m*.
Grawitz tumor: Grawitz-Tumor *m*, Hypernephrom *s*.
gray/*n, adj*: 1. Grau *s*; 2. grau.
graying/*n*: Ergrauen *s*.
gray-out: Gray-out, Grauwerden des Gesichtsfelds infolge Beschleunigung.
graze/*n*: Abschürfung *w*, Schramme *w*.
Greenfield syndrome: Greenfield-Syndrom *s*, spätinfantile metachromatische Leukodystrophie *w*.
greenstick fracture: Grünholzfraktur *w*.
Greig syndrome: Greig-Syndrom *s*.
Greither syndrome: Greither-Syndrom *s*, Keratosis extremitatum hereditaria.
grenz rays: Grenzstrahlen.
Greppi-Micheli anemia: Greppi-Micheli-Krankheit *w*, Thalassaemia minor.
grey/*n, vb*: 1. Grau *s*; 2. grau.
grid/*n*: Gitter *s*, Blende *w*, Raster *s*; **focused** ~ Fokusblende *w*; **moving** ~ Laufraster *s*; **parallel** ~ Parallelraster *s*; **reciprocating** ~ bewegliches Raster *s*; **special** ~ Spezialraster *s*; **stationary** ~ stationäre Blende *w*.
grief/*n*: Kummer *m*, Schmerz *m*, Trauer *w*.
grief reaction: Trauerreaktion *w*.
griffin-claw hand: Krallenhand *w*.
grimace/*n, vb*: 1. Grimasse *w*; 2. grimassieren.
grind/*vb*: zerstoßen, zermahlen, zerreiben.
grinding/*n*: Zähneknirschen *s*; **selective** ~ okklusale Equilibrierung *w*.
grinding-in/*n*: Zähneknirschen *s*.

grip/*n, vb*: 1. Griff *m*, Grippe *w*, Influenza *w*; 2. greifen.
gripe/*n*: Kolik *w*.
grippe/*n*: Influenza *w*, Grippe *w*.
grisein/*n*: Grisein *s*.
Grisel's disease: Grisel-Krankheit *w*, Torticollis atlantoepistrophealis.
griseofulvin/*n*: Griseofulvin *s*.
Gritti's amputation: Gritti-Amputation *w*, osteoplastische Oberschenkeloperation *w*.
gritty/*adj*: kiesig, sandig.
Grocco's sign: Grocco-Zeichen *s*, paravertebrale Dämpfung *w*.
Grönblad-Strandberg syndrome: Grönblad-Strandberg-Syndrom *s*, Elastorrhexis generalisata.
Groenouw syndrome: Groenouw-Syndrom *s*, dominant erbliche Hornhautdegeneration *w*, Makula-Hornhaut-Dystrophie *w*.
groin/*n*: Leiste *w*, Leistenbeuge *w*; **hanging** ~ Hanging groin, hängende Leiste *w*.
groove/*n*: Furche *w*, Rinne *w*, Sulcus.
gross/*adj*: dick, aufgetrieben, makroskopisch sichtbar.
ground/*n*: Grund *m*, Untergrund *m*, Bodensatz *m*.
ground itch: Ankylostoma-Dermatitis *w*
ground potential: Erdpotential *s*.
ground state: Grundzustand *m*, Normalzustand *m*.
ground substance: Grundsubstanz *w*.
group/*n, vb*: 1. Gruppe *w*; **closed** ~ geschlossene Therapiegruppe *w*; **continous** ~ offene Gruppe *w*; **diagnostic related** ~ diagnosebezogene Gruppe *w*; **experimental** ~ Versuchsgruppe *w*; **open** ~ offene Therapiegruppe *w*; **self-help** ~ Selbsthilfegruppe *w*; 2. gruppieren.
group agglutination: Paraagglutination *w*.
group counseling: Gruppenberatung *w*.
group dynamics: Gruppendynamik *w*.
grouping/*n*: Gruppenbestimmung *w*, Blutgruppenbestimmung *w*.
group practice: Gemeinschaftspraxis *w*.
group psychotherapy: Gruppenpsycho-

therapie *w*.
group reaction: Gruppenreaktion *w*.
group-specific/*adj*: blutgruppenspezifisch.
group structure: Gruppenstruktur *w*.
group therapy: Gruppentherapie *w*.
grow/*vb*: wachsen.
grow blind/*vb*: erblinden.
growing old: Altern *s*.
growth/*n*: Wachstum *s*, Größenzunahme *w*; **absolute** ~ absolutes Wachstum *s*; **accretionary** ~ Akkretionswachstum *s*; **appositional** ~ appositionelles Wachstum *s*; **bacterial** ~ Bakterienwachstum *s*; **confluent** ~ konfluierendes Wachstum *s*; **differential** ~ Differenzierungswachstum *s*; **fungal** ~ Pilzwachstum *s*; **interstitial** ~ interstitielles Wachstum *s*; **multiplicative** ~ multiplizierendes Wachstum *s*; **new** ~ Neoplasma *s*.
growth cartilage: Knorpelwachstumszone *w*.
growth chart: Wachstumskurve *w*.
growth cone: Wachstumskegel *m*.
growth curve: Wachstumskurve *w*.
growth disturbance: Wachstumsstörung *w*.
growth factor: Wachstumsfaktor *m*; **epidermal** ~ epidermal growth factor, epidermaler Wachstumsfaktor *m*; **insulin-like** ~ insulinartiger Wachstumsfaktor *m*; **platelet-derived** ~ Platelet-derived growth factor.
growth hormone: Wachstumshormon *s*, Somatotropin *s*, somatotropes Hormon *s*, STH.
growth-hormone inhibiting hormone: Somatostatin *s*.
growth medium: Wachstumsmedium *s*.
growth period: Wachstumsperiode *w*.
growth phase: Wachstumsphase *w*.
growth plate: Wachstumszone *w*.
growth-promoting/*adj*: wachstumsfördernd.
growth rate: Wachstumsrate *w*.
growth rate constant: Wachstumsratenkonstante *w*.
growth retardation: Wachstumsverzögerung *w*.
growth spurt: Wachstumsbeschleunigung *w*, Wachstumsakzeleration *w*.
Gruber syndrome: Torticollis atlantoepistrophealis.
Gruber-Widal reaction: Gruber-Widal-Reaktion *w*.
gruel/*n*: Haferschleim *m*.
grumous/*adj*: klumpig, geronnen, dick.
grundplatte/*n*: Grundplatte *w*, Basalschicht *w*, Lamina basalis.
gryposis/*n*: Grypose *w*, Onychogrypose *w*.
GSH [*abbr*] **reduced glutathione**: reduziertes Glutathion *s*, GSH.
G-spot [*abbr*] **Gräfenberg spot**: Gräfenberg-Zone *w*.
GSR [*abbr*] **galvanic skin reflex**: galvanischer Hautreflex *m*.
GSSG [*abbr*] **oxidized glutathione**: oxidiertes Glutathion *s*, Glutathiondisulfit *s*, GSSG.
g-strophantin/*n*: g-Strophantin *s*, Quabain *s*.
GTN [*abbr*] **glyceryl trinitrate**: Glyzerintrinitrat *s*.
GTO [*abbr*] **Golgi tendon organ**: Golgi-Sehnenorgan *s*.
GTP [*abbr*] **guanosine triphosphate**: Guanosintriphosphat *s*, GTP.
GTT [*abbr*] **glucose tolerance test**: Glukosetoleranztest *m*, GTT.
GU [*abbr*] **1. genitourinary; 2. gastric ulcer**: 1. urogenital; 2. Magenulkus *s*.
Gua [*abbr*] **guanine**: Guanin *s*, Gua.
guaiacol/*n*: Guajacol *s*.
guaiacol carbonate: Guajakoldikarbonat *s*.
guaiacolphenylacetate/*n*: Guajakolphenylacetat *s*.
guaiacum resin: Guajakharz *s*.
guaiac test: Guajaktest *m*.
guaiazulene/*n*: Guajazulen *s*.
guaifenesin/*n*: Guaiphenisin *s*, Guajakolglyzerinäther *m*.
guanabenz/*n*: Guanabenz *s*.
guanazolo/*n*: Azaguanin *s*.

guanethidine/*n*: Guanethidin *s*.
guanethidine sulfate: Guanethidinsulphat *s*.
guanfacine/*n*: Guanfacin *s*.
guanidine/*n*: Guanidin *s*, Iminoharnstoff *m*.
guanidine phosphate: Guanidinphosphat *s*.
γ-guanidinobutyramide/*n*: γ-Guanidin.
guanine [*abbr*] **Gua**: Guanin *s*, Gua.
guanine deoxyriboside: Guanindesoxyribosid *s*.
guanosine/*n*: Guanosin *s*.
guanosine diphosphate: Guanosindiphosphat *s*.
guanosine monophosphate [*abbr*] **GMP**: Guanosinmonophosphat *s*, GMP.
guanosine triphosphate: Guanosintriphosphat *s*, GTP.
guanyl/*adj*: Amino-.
guanylcyclase: Guanylatzyklase *w*.
guanylylmethylenediphosphonate: Guanylylmethylendiphosphonat *s*.
guar/*n*: Guar *s*.
guard/*n, vb*: 1. Schutz *m*; 2. schützen.
guardianship/*n*: Vormundschaft *w*.
guarding/*n*: Abwehrspannung *w*.
Guarnieri bodies: Guarnieri-Einschlußkörperchen.
gubernaculum/*n*: Leitband *s*, Gubernaculum.
Gubler's paralysis: Gubler-Lähmung *w*, Millard-Gubler-Syndrom *s*, Brücken-Mittelhirn-Syndrom *s*, Hemiplegia alternans inferior.
Gudden's commissure: Gudden-Kommissur *w*, Commissura inferior guddeni.
Guedel stages of general anesthesia: Guedel-Schema der Narkosestadien *s*.
Guérin's fracture: Guérin-Fraktur *w*.
Guérin's gland: Guérin-Drüse *w*, Glandula paraurethralis.
guidance/*n*: Führung *w*, Beratung *w*; **incisal** ~ Schneidezahnführung *w*.
guide/*n, vb*: 1. Führer *m*, Führung *w*; **condylar** ~ Kondylenführung *w*; 2. führen, anleiten.

guideline/*n*: Richtlinie *w*, Empfehlung *w*.
guide plane: Führungsebene *w*.
guide wire: Führungsdraht *m*.
Guillain syndrome: Guillain-Barré-Syndrom *s*, Radikuloneuritis *w*.
guillotine/*n*: Guillotine *w*.
guillotine tonsillectomy: Guillotinentonsillektomie *w*.
guilt feelings: Schuldgefühle.
guinea pig: Meerschweinchen *s*.
guinea worm infection: Guineawurm-Infektion *w*, Drakunkulose *w*.
gula/*n*: Pharynx *m*, Schlund *m*, Speiseröhre *w*.
gullet/*n*: Pharynx *m*, Schlund *m*, Speiseröhre *w*.
gum/*n*: 1. Gummi *m*, Kautschuk *m*; 2. Zahnfleisch *s*; **blue** ~ Bleisaum *m*.
gumboil/*n*: Alveolarabszeß *m*, Zahnabszeß *m*, Parulis *w*.
gum camphor: Kampfer *m*.
gumma/*n*: Gumma *s*; **tuberculous** ~ Scrofuloderma gummosa.
gummateous/*adj*: gummatös.
gum tragacanth: Gummitragant *m*.
gun-barrel vision: röhrenförmiges Gesichtsfeld *s*.
Gunning splint: Gunning-Kieferschiene *w*.
Gunn sign: Gunn-Zeichen *s*.
Gunn syndrome: Marcus-Gunn-Pupillenphänomen *s*.
gunshot wound: Schußverletzung *w*.
Guo [*abbr*] **guanosine**: Guanosin *s*, Guo.
gurney/*n*: fahrbare Trage *w*.
gustation/*n*: Geschmack *m*, Geschmackssinn *m*.
gustatory/*adj*: gustatorisch.
gustometry/*n*: Gustometrie *w*.
gut/*n*: Darm *m*; **blind** ~ Zäkum *s*; **primitive** ~ Archenteron *s*, Urdarm *m*; **surgical** ~ Catgut *s*, Katzendarm *m*.
gut decontamination: Darmdekontamination *w*.
gut glucagone: Enteroglukagon *s*.
gut hormone: gastrointestinales Hormon *s*.

Guthrie's test: Guthrie-Hemmtest *m*.
gutta-percha/*n*: Guttapercha *w*.
guttate/*adj*: tropfenförmig.
gutter/*n*: Rinne *w*; **synaptic** ~ synaptischer Spalt *m*.
guttering/*n*: rinnenförmige Aushöhlung *w*.
Guttman scale: Guttman-Skala *w*, kumulierte Skala *w*.
guttur/*n*: Kehle *w*.
guttural/*n, adj*: 1. Gutturallaut *m*; 2. guttural, Kehle-.
GVH [*abbr*] **graft-versus-host**: Graft-versus-host-Reaktion *w*, Transplantat gegen Empfänger-Reaktion *w*.
GVHD [*abbr*] **graft-versus-host disease**: Transplantat-Wirt-Krankheit *w*.
gym itch: Tinea cruris.
gymnastics: Gymnastik *w*.
gynaecology/*n*: Gynäkologie *w*.
gynandria/*n*: Gynandrie *w*.
gynandroblastoma/*n*: Gynandroblastom *s*.
gynandroid/*n*: weiblicher Pseudohermaphrodit *m*.
gynandromorphism/*n*: Hermaphroditismus *m*.
gynandromorphous/*adj*: hermaphroditisch.
gynandry/*n*: Gynandrie *w*.
gynatresia/*n*: Gynatresie *w*.
gyneco-:Gynäko-.
gynecography/*n*: Gynäkographie *w*.
gynecoid/*adj*: gynäkoid.
gynecologic/*adj*: gynäkologisch.
gynecologist/*n*: Gynäkologe.
gynecology/*n*: Gynäkologie *w*.
gynecomania/*n*: Satyriasis *w*.
gynecomastia/*n*: Gynäkomastie *w*.
gyencotrope/*adj*: gynäkotrop.
gynecotropism/*n*: Gynäkotropie *w*.
gynephilia/*n*: Satyriasis *w*.
gyneplasty/*n*: Gynoplastik *w*.
gyniatry/*n*: Gynäkologie *w*.
gynogamones: Gynogamone *w*.
gypseous/*adj*: gipshaltig.
gypsum/*n*: Gips *m*.
gyrase/*n*: Gyrase *w*.
gyrase inhibitor: Gyrasehemmer *m*.
gyrate/*adj*: gewunden, geschlängelt, gyratus.
gyre/*n*: Gyrus *m*.
gyrectomy/*n*: Gyrektomie *w*.
gyrencephalic/*adj*: gyrenzephal.
gyrose/*adj*: gewellt.
gyrospasm/*n*: Spasmus nutans.
gyrus/*n*: Gyrus *m*.

H

H [*abbr*] **1. hydrogen; 2. histidine:** 1. Wasserstoff *m*, H; 2. Histidin *s*.
Haab-Dimmer dystrophy: Haab-Dimmer-Dystrophie *w*, gitterartige Hornhauttrübung *w*.
Haab's reflex: Haab-Reflex *m*.
Haase's rule: Haase-Formel *w*.
habenula/*n*: Zügel *m*, Habenula.
Habermann's disease: Habermann-Mucha-Krankheit *w*, Pityriasis lichenoides.
habilitation/*n*: Eingliederung *w*.
habit/*n*: Gewohnheit *w*, Angewohnheit *w*, Abhängigkeit *w*, Sucht *w*; **dietary** ~ Ernährungsgewohnheit *w*.
habitat/*n*: Lebensraum *m*.
habit chorea: Tic *m*.
habit disorder: Verhaltensstörung *w*.
habit-forming: zu einer Abhängigkeit führend, suchterzeugend.
habit of mind: Geistesverfassung *w*.
habit scoliosis: habituelle Skoliose *w*.
habit spasm: Tic *m*.
habit training: Verhaltenstraining *s*.
habitual/*adj*: gewohnheitsmäßig, habituell.
habituate/*vb*: gewöhnen.
habituation/*n*: Habituation *w*, Gewöhnung *w*.
habitude/*n*: Gewohnheit *w*.
hachement/*n*: Hackung *w*.
hacking/*n, adj*: 1. Hackung *w*; 2. hackend.
HACS [*abbr*] **hyperactive child syndrome:** Hyperaktivitätssyndrom *s*.
Haeckel's law: Haeckel-Gesetz *s*, biogenetisches Grundgesetz *s*.
haem/*n*: Häm *s*.
haemaphylis/*n*: Haemaphylis.
haematosiphon/*n*: Haematosiphon.
haemophilus/*n*: Haemophilus *m*.
haemosporidian/*n, adj*: 1. Haemosporidia; 2. Haemosporidien-.
Haenel symptom: Haenel-Zeichen *s*.

Hagedorn's needle: Hagedorn-Nadelhalter *m*.
Hageman factor: Hageman-Faktor *m*, Faktor XII *m*.
Hageman trait: Faktor-XII-Mangel *m*.
Haglund's deformity: Haglund-Ferse *w*.
Haglund's disease: Achillessehnenbursitis *w*, Albert-Krankheit *w*.
hahnemannism/*n*: Homöopathie *w*.
Haidinger's brushes: Haidinger-Linien.
Hailey-Hailey disease: Hailey-Hailey-Syndrom *s*, Pemphigus benignus familiaris chronicus.
hair/*n*: Haar *s*; **auditory** ~ Hörhaar *s*; **beaded** ~ Spindelhaar *s*, Monilithrichie *w*; **excessive** ~ Hirsutismus *m*; **gustatory** ~ Geschmackshaar *s*; **ingrown** ~ eingewachsenes Haar *s*; **moniliform** ~ Spindelhaar *s*, Monilithrichie *w*; **resting** ~ Haar in der Ruhephase; **ringed** ~ Ringelhaar *s*; **sensory** ~ Sinneshaar *s*; **terminal** ~ Terminalhaar *s*.
hairball/*n*: Haarball *m*, Trichobezoar *m*.
hair bulb: Haarbulbus *m*.
haircast/*n*: Trichobezoar *m*.
hair cell: Haarzelle *w*.
hair coat: Behaarung *w*.
hair color: Haarfarbe *w*.
hair coloring agent: Haarfärbemittel *s*.
hair disk: Haarscheibe *w*.
hair dye: Haarfärbemittel *s*.
haired/*adj*: behaart.
hair follicle: Haarfollikel *m*.
hair follicle nevus: Naevus follicularis.
hair gland: Haartalgdrüse *w*.
hairless/*adj*: haarlos.
hairlessness/*n*: Haarlosigkeit *w*.
hairline fracture: Mikrofraktur *w*.
hair matrix: Haarmatrix *w*.
hair matrix carcinoma: Basaliom *s*, Basalzellkarzinom *s*.
hairmite/*n*: Haarmilbe *w*.

hair nodule: Haarknötchen *s*.
hair papilla: Haarpapille *w*.
hairpin loop: Haarnadelschleife *w*.
hairpin-shaped/*adj*: haarnadelförmig.
hair removal: Haarentfernung *w*, Epilation *w*, Epilierung *w*.
hair root: Haarwurzel *w*.
hair shaft: Haarschaft *m*.
hair syndrome, kinky: Kraushaarsyndrom *s*, Menkes-Syndrom *s*.
hair syndrome, steely: Kraushaarsyndrom *s*, Menkes-Syndrom *s*.
hair tongue: Haarzunge *w*, Trichoglossie *w*.
hairworm/*n*: Haarwurm *m*.
hairy/*adj*: haarig.
Hajek's operation: Hajek-Operation *w*.
halcinonide/*n*: Halcinonid *s*.
Haldane's chamber: Haldane-Apparat *m*.
Haldane's effect: Haldane-Effekt *m*.
hale/*adj*: gesund, kräftig.
halethazole/*n*: Halethazol *s*.
half-conscious/*adj*: halbbewußt.
half-life/*n*: Halbwertszeit *w*; **effective ~** effektive Halbwertzeit *w*; **physical ~** radioaktive Halbwertzeit *w*; **radioactive ~** radioaktive Halbwertzeit *w*.
half-moon/*n*: Halbmond *m*.
halfstrength milk: Halbmilch *w*.
half-time/*n*: Halbwertszeit *w*.
half-value layer: Halbwertschichtdicke *w*.
half-wave/*n*: Halbwelle *w*.
half-wave rectifier: Halbwellengleichrichter *m*.
halide/*n*: Halid *s*, Halogenid *s*.
halisteresis/*n*: Halisterese *w*, Osteomalazie *w*.
halitosis/*n*: Mundgeruch *m*, Foetor ex ore.
Hallermann-Streiff syndrome: Hallermann-Streiff-Syndrom *s*, mandibulo-okulo-faziales Syndrom *s*.
Hallervorden-Spatz syndrome: Hallervorden-Spatz-Krankheit *w*.
Hallgren syndrome: Graefe-Hallgren-Syndrom *s*.
Hallopeau's acrodermatitis: Hallopeau-Eiterflechte *w*, Akrodermatitis suppurativa continua.
Hallopeau-Siemens syndrome: Hallopeau-Krankheit *w*.
hallucinate/*vb*: halluzinieren.
hallucination/*n*: Halluzination *w*; **auditory ~** akustische Halluzination *w*; **autoscopic ~** Autoskopie *w*; **epileptic ~** epileptische Halluzination *w*; **hypnagogic ~** hypnagogische Halluzination *w*; **hypnopompic ~** hypnopompe Halluzination *w*; **kinesthetic ~** Bewegungshalluzination *w*; **lilliputian ~** Liliput-Halluzination *w*, Mikropsie *w*; **microptic ~** Mikropsie *w*; **olfactive ~** Geruchshalluzination *w*; **psychomotor ~** psychomotorische Halluzination *w*; **sensory ~** Empfindungshalluzination *w*; **tactile ~** haptische Halluzination *w*.
hallucination of perception: Stimmenhören *s*.
hallucinatory/*adj*: halluzinatorisch.
hallucinogen/*n*: Halluzinogen *s*.
hallucinogenic/*adj*: halluzinogen.
hallucinosis/*n*: Halluzinose *w*; **acute ~** Alkoholhalluzinose *w*; **organic ~** Halluzinationen bei hirnorganischer Erkrankung.
hallucinotic/*adj*: halluzinatorisch.
hallux/*n*: Großzehe *w*, Hallux *m*.
halmatogenesis/*n*: Halmatogenesis *w*.
halo/*n*: Halo *m*, Kreis *m*, Saum *m*; **glaucomatous ~** Halo glaucomatosus; **peripapillary senile ~** zirkumpapilläre Chorioideaatrophie *w*.
halobacterium/*n*: halophile Bakterie *w*.
halodermia/*n*: Halogendermatitis *w*.
halo effect: Halo-Effekt *m*.
halogen/*n*: Halogen *s*.
halogen acne: Chlorakne *w*.
halogenate/*vb*: halogenieren.
halogenation/*n*: Halogenierung *w*.
haloid/*adj*: haloid.
halometasone/*n*: Halometason *s*.
halometer/*n*: Halometer *s*.
halometry/*n*: Halometrie *w*.
halo nevus: Halo-Nävus *m*, Sutton-Phänomen *s*.
haloperidol/*n*: Haloperidol *s*.

haloprogin/*n*: Haloprogin *s*.
halo sign: Halozeichen *s*.
halosteresis/*n*: Osteomalazie *w*.
halothane/*n*: Halothan *s*.
halothane anesthesia: Halothannarkose *w*.
Halsted radical mastectomy: Halsted-Radikaloperation *w*.
Halsted suture: Halsted-Naht *w*.
halzoun/*n*: Halzoun *s*, Halsdistomatosis *w*.
ham/*n*: Kniekehle *w*, Fossa poplitea, Gesäß *s*.
hamartochondromatosis/*n*: multiple Hamartome.
hamartoma/*n*: Hamartom *s*; **fetal** ~ mesoblastisches Nephrom *s*; **renal** ~ Angiomyolipom der Niere.
hamartoma syndrome, multiple: Peutz-Jeghers-Syndrom *s*.
hamartomatous/*adj*: Hamartom-.
hamate/*adj*: hammerförmig, hamatus.
Hamberger Schema: Hamberger-Schema *s*.
Hamburger phenomenon: Hamburger-Chloridionenshift *m*.
Hamburger's test: Hamburger-Probe *w*, Tuberkulin-Pflasterprobe *w*.
Hamburg-Wechsler intelligence test: Hamburg-Wechsler-Intelligenztest *m*.
Hamilton's method: Hamilton-Methode *w*.
Hamman disease: Hamman-Krankheit *w*, spontanes interstitielle Lungenemphysem *s*.
Hamman-Rich syndrome: Hamman-Rich-Syndrom *s*, diffuse progressive interstitielle Lungenfibrose *w*.
hammer/*n*: Hammer *m*, Malleus.
hammer finger: Hammerfinger *m*.
hammerschlag method: Hammerschlagmethode *w*.
hammertoe/*n*: Hammerzehe *w*.
hammock/*n*: Schlinge *w*; **pelvic** ~ Beckenschlinge *w*.
Hammond syndrome: Hammond-Krankheit *w*, Athétose double.
Hamolsky test: Hamolsky-Test *m*.

hamose/*adj*: hammerförmig, hamatus.
Hampton hump: Hampton hump *m*, kegelförmige Lungenverschattung *w*.
Hampton's maneuver: Hampton-Handgriff *m*.
hamster/*n*: Hamster *m*.
Ham's test: Ham-Test *m*.
hamstring/*n*: Kniesehne *w*, Achillessehne *w*.
hamstring reflex: Achillessehnenreflex *m*.
hamular/*adj*: hakenförmig, unciformis.
hamulate/*adj*: hakenförmig, unciformis.
hamycin/*n*: Hamycin *s*.
hand/*n*: Hand *w*; **apostolic** ~ Predigerhand *w*; **dead** ~ tote Hand *w*; **drop** ~ Fallhand *w*; **split** ~ Spalthand *w*; **succulent** ~ geschwollene Hand *w*; **thalamic** ~ Thalamushand *w*.
hand deformity: Handdeformität *w*.
hand disinfection: Händedesinfektion *w*.
handedness/*n*: Händigkeit *w*.
hand, foot and mouth disease: Hand-Fuß-Mund-Krankheit *w*.
hand-foot-uterus syndrome: Hand-Fuß-Uterussyndrom *s*.
handgrip exercise: Faustschlußprobe *w*.
handgrip test: Faustschlußprobe *w*.
handicap/*n, vb*: 1. Behinderung *w*; **aural** ~ Schwerhörigkeit *w*; **physical** ~ Körperbehinderung *w*; 2. behindern.
handicap management: Behinderungsbewältigung *w*.
handicapped/*n, adj*: 1. Behinderter *m*; 2. behindert.
handle/*n, vb*: 1. Griff *m*, Manubrium; 2. handhaben.
Handley's lymphangioplasty: Handley-Dränage *w*.
Handley's method: Handley-Dränage *w*.
handling/*n*: Bedienung *w*.
handpiece/*n*: Handstück *s*.
handprint/*n*: Handabdruck *m*.
Hand-Schüller-Christian syndrome: Hand-Schüller-Christian-Syndrom *s*.
hand-shoulder syndrome: Hand-Schulter-Syndrom *s*.
hand splint: Handschiene *w*.

hand switch: Handschalter *m*.
handwashing/*n*: Händewaschen *s*.
handwriting/*n*: Handschrift *w*.
hang/*vb*: hängen, aufhängen.
hanging/*n*: Erhängen *s*.
hangnail/*n*: Niednagel *m*.
hangover/*n*: Hangover *m*, Kater *m*.
Hanhart syndrome: Hanhart-Zwergwuchs *m*, Akroteriasis congenita.
Hannover's canal: Hannover-Kanal *m*.
Hanot cirrhosis: Hanot-Zirrhose *w*.
hanseniasis/*n*: Lepra *w*.
Hansen's bacillus: Hansen-Bazillus *m*, Mycobacterium leprae.
Hansen's disease: Lepra *w*.
H antigen: H-Antigen *s*.
haphalgesia/*n*: Haphalgesie *w*.
haplodiploidy/*n*: Haplodiploidie *w*.
haplodonty/*n*: Haplodontie *w*.
haploid/*adj*: haploid.
haploidization/*n*: Haploidisierung *w*.
haploidy/*n*: Haploidie *w*.
haplomycosis/*n*: Haplomykose *w*, Adiasporomykose *w*.
haplont/*adj*: haploid.
haploscope/*n*: Haploskop *s*.
haplosporangin/*n*: Haplosporangium *s*.
haplotype/*n*: Haplotyp *m*.
hapten/*n*: Hapten *s*.
haptic/*adj*: haptisch.
haptoglobin/*n*: Haptoglobin *s*.
haptophobia/*n*: Haptophobie *w*, Berührungsangst *w*.
haptophore/*n*: Haptophor.
haptophoric/*adj*: haptophor.
haptophorous/*adj*: haptophor.
Harada's disease: Harada-Syndrom *s*.
hard/*adj*: hart.
harden/*vb*: härten, erhärten.
hardening/*n*: Erhärten *s*.
hardening filter: Härtungsfilter *m*.
hardening of the arteries: Arteriosklerose *w*.
hardness/*n*: Härte *w*.
hardness equivalent: Härtungsgleichwert *m*.
hard-of-hearing/*adj*: schwerhörig.

Hardy-Weinberg law: Hardy-Weinberg-Populationsgesetz *s*.
hare/*n*: Hase *m*.
harelip/*n*: Hasenscharte *w*, Lippenspalte *w*, Cheiloschisis *w*.
Hare syndrome: Pancoast-Tumor *m*.
harlequin color change: Harlekinfarbwechsel *m*.
harlequin phenomenon: Harlekinfarbwechsel *m*.
harm/*n*, *vb*: 1. Schaden *m*; 2. schaden.
harmaline/*n*: Harmalin *s*.
harmavoidance/*n*: Leidvermeidung *w*.
harmful/*adj*: schädlich.
harmfulness/*n*: Schädlichkeit *w*.
harmine/*n*: Harmin *s*.
harmless/*adj*: harmlos.
harmlessness/*n*: Harmlosigkeit *w*, Unbedenklichkeit *w*.
harmonic/*adj*: harmonisch.
harmonization/*n*: Harmonisierung *w*.
harmony, occlusal: okklusale Harmonie *w*, physiologische Okklusion *w*.
harpoon/*n*: Harpune *w*.
Harris-Benedict equation: Harris-Benedict-Gleichung *w*.
Harrison's groove: Harrison-Furche *w*.
Harrison's test: Harrison-Test *m*.
Harris sign: ataktischer Nystagmus *m*.
Harris tube: Harris-Sonde *w*.
harrowing/*n*: Endoneurolyse *w*.
harshness/*n*: Rauhigkeit *w*.
Hartel's treatment: Alkoholinjektion in das Ganglion gasseri bei Trigeminusneuralgie.
Hartmann's critical point: Sudeck-Punkt *m*.
Hartmann speculum: Hartmann-Spekulum *s*.
Hartmann's pouch: Hartmann-Sack *m*.
Hartnup syndrome: Hartnup-Syndrom *s*.
harvest/*n*, *vb*: 1. Ernte *w*; 2. ernten.
harvest fever: Erntefieber *s*.
harvest mite: Trombiculalarve *w*.
harvest mite dermatitis: Gerstenkrätze *w*.
Hashimoto's disease: Hashimoto-Thyreoiditis *w*.

hashish/*n*: Haschisch *s*.
Hassall's corpuscle: Hassall-Körperchen *s*, Corpusculum thymi.
hatch/*vb*: ausbrüten, sich entwickeln.
hatchet face: Facies myopathica.
hate/*n*, *vb*: 1. Haß *m*; 2. hassen.
Haudeck's niche: Haudeck-Nische *w*.
haunch/*n*: Hüften und Gesäß.
haustral/*adj*: haustral.
haustration/*n*: Haustrierung *w*.
HAV [*abbr*] **hepatitis A virus**: Hepatitis-A-Virus *m*.
Haven syndrome: Haven-Syndrom *s*, Skalenus-anterior-Syndrom *s*.
Haverhill fever: Haverhill-Fieber *s*, Erythema arthriticum epidemicum.
Hawes-Pallister-Landor syndrome: Hawes-Pallister-Landor-Syndrom *s*, Strachan-Scott-Syndrom *s*.
hawthorn/*n*: Weißdorn *m*.
hay asthma: Heuasthma *s*, Gräserfieber *s*.
Hayem's hematoblast: Hämozytoblast *m*.
Hayem solution: Hayem-Lösung *w*.
hay fever: Heuschnupfen *m*.
hazard/*n*: Gefährlichkeit *w*.
hazardous/*adj*: gefährlich.
Hb [*abbr*] **hemoglobin**/*n*: Hämoglobin *s*, Hb.
HBD [*abbr*] **hydroxybutyrate dehydrogenase**: Hydroxybutyrat-Dehydrogenase *w*, HBDH.
HBE [*abbr*] **His bundle electrogram**: His-Bündel Elektrokardiogramm *s*.
HBsAg [*abbr*] **hepatitis B surface antigen**: Hepatitis-B-Oberflächenantigen *s*.
HBV [*abbr*] **hepatitis B virus**: Hepatitis-B-Virus *m*.
HCG [*abbr*] **human chorionic gonadotropin**: humanes Choriongonadotropin *s*, HCG.
H chain [*abbr*] **heavy chain**: schwere Kette *w*.
H-chain disease: H-Ketten-Krankheit *w*, Schwere-Ketten-Krankheit *w*.
HCS [*abbr*] **human chorionic somatotropin**: Plazentalaktogen *s*, HPL.
HCT [*abbr*] **hematocrit**/*n*: Hämatokrit *m*, HK.
HDL [*abbr*] **high-density lipoprotein**: Lipoprotein hoher Dichte *s*, HDL.
HDL cholesterol: HDL-Cholesterin *s*.
HDN [*abbr*] **hemolytic disease of the newborn**: Morbus haemolyticus neonatorum.
He [*abbr*] **helium**/*n*: Helium *s*, He.
head/*n*: Kopf *m*, Caput; **articular** ~ Gelenkkopf *m*; **engaged** ~ Kopfeinstellung *w*; **femoral** ~ Femurkopf *m*; **floating** ~ freibeweglicher Kopf *m*; **overriding** ~ reitender Kopf *m*; **radial** ~ Radiusköpfchen *s*; **ulnar** ~ Ulnaköpfchen *s*; **white** ~ Favus *m*, Kopfgrind *m*.
headache/*n*: Kopfschmerz *m*; **bilious** ~ Migräne *w*; **blind** ~ Migräne *w*; **common everyday** ~ gewöhnlicher Kopfschmerz *m*; **congestive** ~ Kongestionskopfschmerz *m*; **exertional** ~ Anspannungskopfschmerz *m*; **meningeal** ~ meningitischer Kopfschmerz *m*; **neuralgic** ~ neuralgischer Kopfschmerz *m*; **postspinal** ~ postpunktioneller Kopfschmerz *m*; **premenstrual** ~ prämenstrueller Kopfschmerz *m*; **pyrexial** ~ Fieberkopfschmerz *m*; **sick** ~ Migräne *w*; **symptomatic** ~ symptomatischer Kopfschmerz *m*; **toxic** ~ Kopfschmerz bei Intoxikation; **traumatic** ~ posttraumatischer Kopfschmerz *m*; **vascular** ~ vaskulär bedingter Kopfschmerz *m*; **vasomotor** ~ Vasomotorenkopfschmerz *m*.
headband/*n*: Stirnband *s*.
head bandage: Kopfverband *m*.
head birth: Kopflage *w*.
headcap/*n*: Kopfkappe *w*.
head circumference: Kopfumfang *m*.
Head classification: Head-Einteilung *w*, Dermatome.
head cold: Erkältung *w*.
headgear/*n*: Headgear, Kopfgestell *s*.
headgut/*n*: Kopfdarm *m*.
Head-Holmes syndrome: Head-Holmes-Syndrom *s*.
head injury: Kopfverletzung *w*.
headless/*adj*: azephal.

head light: Stirnlampe w.
head louse/n: Kopflaus w.
head necrosis, femoral: Femurkopfnekrose w.
head-nodding/n: Spasmus nutans.
head nurse: Oberschwester w.
head of spermatozoon: Spermakopf m.
head of the department: Abteilungsleiter m.
head physician: Chefarzt.
head presentation: Kopflage w.
head product: Vorlauf m.
head prosthesis, femoral: Femurkopfprothese w.
head protective device: Kopfschutz m.
headshrinker/n: Psychiater m.
head support: Kopfstütze w.
head tetanus: Kopftetanus m.
head syndrome, closed: geschlossenes Schädel-Hirn-Trauma s.
head traction: Kopfextension w.
Head zone: Head-Zone w.
Heaf test: Heaf-Test m.
heal/vb: heilen.
healer/n: Heiler m.
healing/n: Heilung w; **mental** ~ Psychotherapie w; **spiritual** ~ Geisterheilung w; **spontaneous** ~ Spontanheilung w.
healing by first intention: Primärheilung w.
healing by granulation: Sekundärheilung w.
healing by second intention: Sekundärheilung w.
healing process: Heilungsprozeß m.
health/n: Gesundheit w; **holistic** ~ ganzheitliche Gesundheit w; **mental** ~ geistige Gesundheit w; **public** ~ Gesundheitswesen s, Volksgesundheit w.
health authorities: Gesundheitsbehörden.
health behavior: Gesundheitsverhalten s.
health care: Gesundheitsfürsorge w.
health care centre: Gesundheitszentrum s.
health care delivery: Gesundheitsfürsorgeleistung w.
health care insurance: Krankenversicherung w.
health care management: Gesundheitsverwaltung w.
health care policy: Gesundheitspolitik w.
health care structure: Struktur des Gesundheitswesens.
health care team: Pflegegruppe w.
health certificate: ärztliches Attest s.
health condition: Gesundheitszustand m.
health control: Gesundheitsüberwachung w.
health education: Gesundheitserziehung w.
health endangerment: Gesundheitsgefährdung w.
healthful/adj: gesund.
health hazard: Gesundheitsrisiko s.
health information: Gesundheitsaufklärung w.
health insurance: Krankenversicherung w; **voluntary** ~ freiwillige Krankenversicherung w.
health insurance fund: Krankenkasse w.
health legislation: Gesundheitsgesetzgebung w.
health organization: Gesundheitsorganisation w.
health personnel: Angehörige der Heilberufe.
health policy: Gesundheitspolitik w.
health profession: Heilberuf m.
health professional, allied: medizinisches Hilfspersonal s.
health protection: Gesundheitsschutz m.
health risk: Gesundheitsrisiko s.
health risk appraisal [abbr] **HRA**: Abschätzung des Erkrankungsrisikos.
health status: Gesundheitszustand m.
health system: Gesundheitssystem s.
health transport: Krankentransport m.
healthy/adj: gesund.
hear/vb: hören.
hearing/n: Hören s; **directional** ~ Richtungshören s; **double** ~ Diplakusis w; **monaural** ~ einohriges Hören s; **residual** ~ Resthörvermögen s.
hearing acuity: Hörschärfe w.

hearing aid: Hörhilfe w.
hearing damage: Hörschaden m.
hearing disorder: Hörstörung w.
hearing impairment: Hörschädigung w.
hearing loss: Hörverlust m; **bilateral** ~ beidseitiger Hörverlust m; **central** ~ zentraler Hörverlust m; **conductive** ~ Leitungsschwerhörigkeit w; **extreme** ~ Taubheit w; **functional** ~ funktioneller Hörverlust m; **noise-induced** ~ lärmbedingter Hörverlust m; **nonorganic** ~ funktioneller Hörverlust m; **partial** ~ partieller Hörverlust m; **sensorineural** ~ sensorineuraler Hörverlust m.
hearing-mute/*adj*: hörstumm.
hearing muteness: Hörstummheit w.
hearing mutism: Hörstummheit w.
hearing organ: Gehörorgan s.
hearing protection: Gehörschutz m.
hearing range: Hörbereich m.
hearing test: Hörprüfung w.
hearing threshold: Hörschwelle w.
heart/*n*: Herz s; **amyloid** ~ Amyloidherz s; **armored** ~ Panzerherz s; **artificial** ~ Kunstherz s; **atrophic** ~ Herzatrophie w; **boat-shaped** ~ Aortenherz s; **bovine** ~ Cor bovinum; **drop** ~ Kardioptose w, Tropfenherz s; **extracorporeal** ~ extrakorporaler Herzersatz m; **fatty** ~ Fettherz s; **flask-shaped** ~ Flaschenherz s; **hairy** ~ Zottenherz s, Cor villosum; **hanging** ~ Tropfenherz s; **horizontal** ~ Horizontaltyp m; **hypertensive** ~ Bluthochdruckherz s; **hypoplastic** ~ hypoplastisches Herz s; **intermediate** ~ elektrische Mittellage w; **irritable** ~ neurozirkulatorische Asthenie w; **left** ~ linkes Herz s; **mechanical** ~ Kunstherz s; **right** ~ rechtes Herz s; **semivertical** ~ Indifferenztyp m; **stony** ~ ischämische Kontraktur des linken Ventrikels; **suspended** ~ Kardioptose w, Tropfenherz s; **three-chambered** ~ Cor triloculare; **vertical** ~ Steiltyp m; **wooden shoe** ~ Holzschuhherz s.
heart abnormality: Herzfehler m.
heart arrest: Herzstillstand m.
heart attack: Herzanfall m, Angina pectoris.
heart auscultation: Herzauskultation w.
heartbeat/*n*: Herzschlag m; **fetal** ~ kindliche Herztöne.
heart block: Herzblock m; **complete** ~ vollständiger Herzblock m; **congenital complete** ~ kongenitaler vollständiger Herzblock m; **incomplete** ~ unvollständiger Herzblock m.
heartburn/*n*: Sodbrennen s.
heart catheterization: Herzkatheterisierung w.
heart condition: Herzerkrankung w, Herzleiden s.
heart conduction system: Herzleitungssystem s.
heart configuration: Herzform w.
heart contractility: Myokardkontraktilität w.
heart defect: Herzfehler m; **congenital** ~ angeborener Herzfehler m.
heart disease: Herzerkrankung w; **coronary** ~ koronare Herzkrankheit w, KHK; **ischemic** ~ ischämische Herzkrankheit w; **pulmonary** ~ Cor pulmonale.
heart enlargement: Herzvergrößerung w.
heart examination: Herzuntersuchung w.
heart failure: Herzversagen s, Herzinsuffizienz w; **acute** ~ akutes Herzversagen s; **backward** ~ Rückwärtsversagen s; **forward** ~ Vorwärtsversagen s; **left-sided** ~ Linksherzversagen s; **right-sided** ~ Rechtsherzversagen s.
heart failure cell: Herzfehlerzelle w.
heart-hand syndrome: Holt-Oram-Syndrom s.
heart hypoplasia syndrome, left: hypoplastisches Linksherzsyndrom s, HPLS.
heart-lung bypass: kardiopulmonaler Bypass m.
heart-lung machine: Herz-Lungen-Maschine w.
heart massage: Herzmassage w.
heart monitoring: Herzüberwachung w.
heart murmur: Herzgeräusch s.
heart muscle: Herzmuskel m.
heart muscle disease: Kardiomyopathie w.

heart neoplasm: Herztumor *m*.
heart neurosis: Herzneurose *w*.
heart operation: Herzoperation *w*.
heart pacemaker: Herzschrittmacher *m*.
heart position, electric: elektrische Herzlage *w*.
heart rate: Herzfrequenz *w*; fetal ~ kindliche Herzfrequenz *w*.
heart reflex: Herzreflex *m*, Abrams-Reflex *m*.
heart rupture: Herzruptur *w*, Myokardruptur *w*; **post-infarction** ~ postinfarktiöse Myokardruptur *w*; **traumatic** ~ traumatische Herzruptur *w*.
heart sac: Perikard *s*.
heart septal defect: Herzseptumdefekt *m*; **atrial** ~ Vorhofseptumdefekt *m*, VSD; **ventricular** ~ Ventrikelseptumdefekt *m*.
heart septum: Herzseptum *s*.
heart shadow: Herzschatten *m*.
heart sound: Herzton *m*.
heart stroke volume: Herzschlagvolumen *s*.
heart surgery: Herzchirurgie *w*; **open** ~ offene Herzchirurgie *w*.
heart syndrome, hyperkinetic: hyperkinetisches Herzsyndrom *s*.
heart syndrome, hypoplastic left: hypoplastisches Linksherzsyndrom *s*, HPLS.
heart tamponade: Herztamponade *w*.
heart tone: Herzton *m*.
heart transplantation: Herztransplantation *w*.
heart tumor: Herztumor *m*.
heart valve: Herzklappe *w*.
heart valve disease: Herzklappenerkrankung *w*.
heart valve prosthesis: Herzklappenprothese *w*.
heart ventricle: Herzkammer *w*, Ventrikel *m*.
heartworm/*n*: Herzwurm *m*, Dirofilaria immitis.
heat/*n, vb*: 1. Hitze *w*, Wärme *w*; 2. erhitzen, erwärmen.
heat absorption: Wärmeaufnahme *w*.
heat accumulation: Wärmestau *m*.
heat capacity: Wärmekapazität *w*.
heat coagulation: Hitzekoagulation *w*.
heat collapse: Hitzekollaps *m*.
heat convection: Wärmekonvektion *w*.
heat cradle: Lichtkasten *m*.
heat cramp: Hitzekrampf *m*.
heat development: Wärmeentwicklung *w*.
heat dissipation diagram: Abkühlungskurve *w*.
heat equivalent: Wärmeäquivalent *s*.
heat exhaustion: Heat-exhaustion-Syndrom *s*, Wärmestau mit allgemeiner Erschöpfung.
heater probe: Hitzesonde *w*.
heat exchange: Wärmeaustausch *m*.
heat hyperpyroxia: Hitzschlag *m*.
heat inactivation: Hitzeinaktivierung *w*.
heating/*n*: Erwärmung *w*, Heizung *w*.
heating curve: Erwärmungskurve *w*.
heat insulation: Wärmeschutz *w*.
heat-labile/*adj*: hitzeempfindlich.
heat loss: Wärmeverlust *m*.
heat probe: Hitzesonde *w*.
heat production: Wärmebildung *w*.
heat prostration: Hitzschlag *m*.
heat rash: Wärmeausschlag *m*.
heat-ray cataract: Glasbläserstar *m*.
heat resistance: Wärmebeständigkeit *w*.
heat-resistant/*adj*: hitzebeständig.
heat shock: Hitzeschock *m*.
heat shock protein: Hitzeschockprotein *s*.
heat sink: Wärmeableitung *w*.
heat spot: Hitzebläschen *s*.
heat stability: Hitzestabilität *w*.
heat stability test: Hitzestabilitätstest *m*.
heat sterilization: Hitzesterilisation *w*.
heatstroke/*n*: Hitzschlag *m*.
heat therapy: Wärmebehandlung *w*.
heat transfer: Wärmeübertragung *w*.
heat-treated/*adj*: hitzebehandelt.
heat wave: Wärmestrahlung *w*, Infrarotstrahlung *w*.
heave/*n, vb*: 1. Hochheben *s*; 2. erbrechen.
heave, parasternal: hebender Herzspitzenstoß *m*.
heavy/*adj*: schwer.
heavy-duty/*adj*: hoch belastbar.

heavy-metal line: Schwermetallsaum *m*.
hebephrenia/*n*: Hebephrenie *w*.
hebephrenic/*adj*: hebephren.
Heberden's arthropathy: Heberden-Arthropathie *w*.
Heberden's nodes: Heberden-Knötchen.
Heberden's rheumatism: Osteoarthritis *w*.
hebetated/*adj*: abgestumpft.
hebetude/*n*: Abstumpfung *w*.
heboidophrenia/*n*: einfache Schizophrenie *w*.
Hecht's pneumonia: Hecht-Pneumonie *w*, Riesenzellpneumonie *w*.
heckle cell: Stachelzelle *w*.
hectic/*adj*: unruhig.
Hedinger syndrome: Hedinger-Syndrom *s*, Karzinoidsyndrom *s*.
hedonic/*adj*: hedonisch.
hedonism/*n*: Hedonismus *m*.
hedrocele/*n*: Hedrozele *w*, Rektumprolaps *m*.
heel/*n*: Absatz *m*, Ferse *w*, Calx; **painful** ~ Fersenschmerz *m*.
heel bone/*n*: Fersenbein *s*, Calcaneus.
heel-knee test: Knie-Hacken-Versuch *m*.
heel-shin test: Knie-Hacken-Versuch *m*.
heel-to-crown measurement: Scheitel-Fersen-Länge *w*.
HEENT [*abbr*] **head, eyes, ears, nose, throat**: Kopf, Augen, Ohren, Nase, Hals.
Heerfordt's disease: Heerfordt-Syndrom *s*, Febris uveoparotidea.
Hefke-Turner sign: Obturatorzeichen *s*.
Hegar's dilatator: Hegar-Stift *m*.
Hegar sign: Hegar-Zeichen *s*.
Hegglin's anomaly: May-Hegglin-Anomalie *w*.
Heidenhain's iron hematoxylin stain: Heidenhain-Färbung *w*.
height/*n*: Höhe *w*.
height adjustment: Höhenverstellbarkeit *w*.
height vertigo: Höhenschwindel *m*.
Heimlich's maneuver: Heimlich-Handgriff *m*.
Heineke-Mikulicz operation: Heineke-Mikulicz-Pyloroplastik *w*.
Heine-Medin disease: Heine-Medin-Krankheit *w*, Poliomyelitis acuta anterior.
Heinz body: Heinz-Innenkörper *s*.
Heinz-body anemia, congenital: hereditäre Heinz-Körper-Anämie *w*.
Heinz body test: Heinz-Körperchen-Test *m*.
Heinz granules: Heinz-Körper *m*.
Heister's mouth gag: Heister-Mundsperrer *m*.
HeLa cells: He-La-Zellen.
helcoid/*adj*: ulkusähnlich.
helcosis/*n*: Ulkuskrankheit *w*.
helianthin/*n*: Methylorange *s*.
heliation/*n*: Heliotherapie *w*.
helical/*adj*: helikal.
helicase/*n*: Helikase *w*.
helicopodia/*n*: schwankender Gang *m*.
helicotrema/*n*: Helicotrema.
heliosis/*n*: Sonnenstich.
heliotherapy/*n*: Heliotherapie *w*.
heliotropism/*n*: Heliotropismus *m*.
helium [*abbr*] **He**: Helium *s*, He.
helium dilution technique: Heliumauswaschmethode *w*.
helix/*n*: Helix *w*, Spirale *w*; **double** ~ Doppelhelix *w*; **twin** ~ Doppelhelix *w*.
helix-helix interaction: Helix-Helix-Wechselwirkung *w*.
helix stability: Helixstabilität *w*.
hellebore/*n*: Helleborus *m*.
Heller-Döhle disease: syphilitische Aortitis *w*.
Heller's disease: Heller-Syndrom *s*, infantile Demenz *w*.
Heller's esophagomyotomy: Heller-Kardiomyotomie *w*.
Heller's operation: Heller-Kardiomyotomie *w*.
Hellin's rule: Hellin-Regel *w*.
HELLP-syndrome: HELLP-Syndrom *s*.
Helly's fluid: Helly-Fixierflüssigkeit *w*.
helmet/*n*: Helm *m*.
helmet cell: Helmet cell *w*, Fragmentozyt *m*.
Helmholtz theory of color vision: Helm-

Helmholtz theory of hearing

holtz-Theorie des Farbensehens.
Helmholtz theory of hearing: Helmholtz-Hörtheorie *w*.
helminth/*n*: Helminthe *w*.
helminthagogue/*n*: Enthelminthikum *s*.
helminthiasis/*n*: Helminthiasis *w*.
helminthic/*adj*: Helminthen-.
helminthicide/*n*: Anthelminthikum *s*.
helmintic/*adj*: Helminthen-.
heloderma/*n*: Helodermie *w*.
heloma/*n*: Schwiele *w*.
help/*n, vb*: 1. Hilfe *w*; 2. helfen.
helper/*n*: Helfer *m*.
helper cell: Helfer-Zelle *w*.
helper plasmid: Helferplasmid *s*.
helper T-cell: Helfer-T-Zelle *w*.
helplessness/*n*: Hilflosigkeit *w*; **learned** ~ Learned helplessness *w*, Apathie *w*.
Helweg's tract: Helweg-Dreikantenbahn *w*, Tractus olivospinalis.
hemachromatosis/*n*: Hämochromatose *w*.
hemachrome/*n*: Hämochrom *s*.
hemachrosis/*n*: Hämochrose *w*.
hemacyte/*n*: Hämozyt *m*.
hemacytopoiesis/*n*: Hämatopoese *w*.
hemadsorbent/*n*: Hämadsorbens *s*.
hemadsorption/*n*: Hämadsorption *w*.
hemadsorption inhibition test: Hämadsorptionshemmtest *m*.
hemadsorptiontest: Hämadsorptionstest *m*.
hemadynamometry/*n*: Hämomanometrie *w*.
hemagglutination/*n*: Hämagglutination *w*.
hemagglutination-inhibition test: Hämagglutinations-Hemmtest *m*.
hemagglutinin/*n*: Hämagglutinin *s*; **cold** ~ Kältehämagglutination *w*; **warm** ~ Wärmehämagglutination *w*.
hemagogic/*n*: Hämagogum *s*.
hemagonium/*n*: Hämozytoblast *m*.
hemal/*adj*: Blut-, hämatisch.
hemalum/*n*: Hämalaun *s*.
hemanalysis/*n*: Blutanalyse *w*.
hemangiectasia/*n*: Angiektasie *w*.
hemangioblast/*n*: Hämangioblast *m*.
hemangioblastoma/*n*: Hämangioblastom *s*.

hemangioendothelioma/*n*: Hämangioendotheliom *s*; **benign** ~ Angioendotheliom *s*; **infantile** ~ kindliches Hämangioendotheliom *s*; **malignant** ~ Angiosarkom *s*.
hemangiofibroma/*n*: Angiofibrom *s*.
hemangiolymphoma/*n*: Hämolymphangiom *s*.
hemangioma/*n*: Hämangiom *s*; **capillary** ~ Kapillarhämangiom *s*; **cavernous** ~ kavernöses Hämangiom *s*; **cirsoid** ~ Rankenhämangiom *s*; **racemose** ~ Rankenhämangiom *s*; **renal** ~ Nierenhämangiom *s*; **sclerosing** ~ sklerosierendes Hämangiom *s*, Dermatofibrom *s*; **venous** ~ venöses Hämangiom *s*; **verrucous keratotic** ~ verruköses Hämangiom *s*.
hemangioma of Kaposi, multiple hemorrhagic: Kaposi-Sarkom *s*.
hemangioma of the kidney: Nierenhämangiom *s*.
hemangiomatosis/*n*: Hämangiomatose *w*.
hemangiomyolipoma/*n*: Angiomyolipom *s*.
hemangiopericyte/*n*: Hämangioperizyt *m*.
hemangiopericytoma/*n*: Hämangioperizytom *s*.
hemangiosarcoma/*n*: Hämangiosarkom *s*.
hemapherese/*n*: Plasmapherese *w*.
hemapoiesis/*n*: Hämatopoese *w*.
hemarthrosis/*n*: Hämarthros *s*.
hematal/*adj*: Blut-, Gefäß-.
hematemesis/*n*: Hämatemesis *w*.
hemathermous/*adj*: homeotherm.
hemathidrosis/*n*: Hämhidrose *w*.
hematic/*adj*: Blut-.
hematid/*n*: durch Blutbestandteile ausgelöster Hautausschlag.
hematidrosis/*n*: Hämhidrose *w*.
hematimeter/*n*: Hämozytometer *s*.
hematin/*n*: Hämatin *s*.
hematinemia/*n*: Hämatinämie *w*.
hematinic/*adj*: Hämatin-.
hematinometer/*n*: Hämoglobinometer *s*.
hematin test: Hämtest *m*.
hematobilia/*n*: Hämobilie *w*.
hematoblast/*n*: Hämatozytoblast *m*.
hematoblastosis/*n*: Hämoblastose *w*.

hematocele/*n*: Hämatozele *w*; **parametric** ~ Haematocele retrouterina; **peritubal** ~ peritubare Hämatozele *w*; **vaginal** ~ Haematocele testis.
hematochezia/*n*: Hämatochezie *w*.
hematochlorin/*n*: Hämatochlorin *s*.
hematochromatosis/*n*: Hämochromatose *w*.
hematochylocele/*n*: Hämatochylozele *w*.
hematocolpometra/*n*: Hämatokolpometra.
hematocolpos/*n*: Hämatokolpos *m*.
hematocrit [*abbr*] **HCT**: Hämatokrit *m*, HK.
hematocyst/*n*: Hämatozyste *w*, Blutzyste *w*.
hematocyte/*n*: Hämozyt *m*, Blutzelle *w*.
hematocytoblast/*n*: Hämozytoblast *m*.
hematocytolysis/*n*: Hämolyse *w*.
hematodyscrasia/*n*: Blutdyskrasie *w*.
hematodystrophy/*n*: alimentäre Anämie *w*.
hemato-encephalic/*adj*: Blut-Hirn-.
hematogenesis/*n*: Hämatopoese *w*.
hematogenic/*adj*: hämatogen.
hematogenous/*adj*: blutbildend.
hematogone/*n*: Hämatogonie *w*.
hematohidrosis/*n*: Hämhidrose *w*.
hematohistioblast/*n*: Hämohistioblast *m*.
hematoidin/*n*: Hämatoidin *s*.
hematokolpos/*n*: Hämatokolpos *m*.
hematologic/*adj*: hämatologisch.
hematology/*n*: Hämatologie *w*.
hematolymphangioma/*n*: Hämolymphangiom *s*.
hematolysis/*n*: Hämolyse *w*.
hematolytic/*adj*: hämolytisch.
hematoma/*n*: Hämatom *s*; **aneurysmal** ~ falsches Aneurysma *s*; **cystic** ~ zystisches Hämatom *s*; **dissecting** ~ Arteriendissektion *w*; **epidural** ~ Epiduralhämatom *s*; **intracerebral** ~ intrazerebrales Hämatom *s*; **intramural** ~ Wandhämatom *s*; **perinephric** ~ perirenales Hämatom *s*; **retroperitoneal** ~ Retroperitonealhämatom *s*; **retroplacental** ~ retroplazentares Hämatom *s*; **subchorionic** ~ Blutmole *w*, Breus-Mole *w*; **subdural** ~ Subduralhämatom *s*; **subungual** ~ Nagelhämatom *s*; **tuberous subchorial** ~ Blutmole *w*, Breus-Mole *w*.
hematomanometer/*n*: Sphygmomanometer *s*.
hematomediastinum/*n*: Hämatomediastinum *s*.
hematometakinesis/*n*: Borrowing-lending-Phänomen *s*.
hematometer/*n*: Hämoglobinometer *s*.
hematometra/*n*: Hämatometra *w*.
hematomole/*n*: Blutmole *w*, Breus-Mole *w*.
hematomphalocele/*n*: Hämatomphalos *m*.
hematomphalus/*n*: Cullen-Zeichen *s*.
hematomyelia/*n*: Hämatomyelie *w*.
hematonic/*adj*: Hämatin-.
hematopathology/*n*: Pathologie des Bluts.
hematopedesis/*n*: Hämodiapedese *w*.
hematopericardium/*n*: Hämoperikard *s*.
hematoperitoneum/*n*: Hämoperitoneum *s*.
hematophage/*n*: Erythrophage *m*.
hematophagia/*n*: Hämatophagie *w*.
hematophagocyte/*n*: Erythrophage *m*.
hematophilia/*n*: Hämophilie *w*.
hematopieses/*n*: Blutdruck *m*.
hematoplasmopathy/*n*: Erkrankung des Blutplasmas.
hematoplast/*n*: Hämozytoblast *m*.
hematoplastic/*adj*: hämatopoetisch.
hematopoiesis/*n*: Hämatopoese *w*; **extramedullary** ~ extramedulläre Hämatopoese *w*.
hematopoietic/*adj*: hämatopoetisch.
hematoporphyria/*n*: Porphyrie *w*.
hematoporphyrin/*n*: Hämatoporphyrin *s*.
hematoporphyrinemia/*n*: Hämatoporphyrinämie *w*.
hematorrhachis/*n*: Hämatorrhachis *w*.
hematosalpinx/*n*: Hämatosalpinx *w*.
hematosarcoma/*n*: Lymphom *s*.
hematoscheocele/*n*: Hämatoscheozele *w*.
hematosepsis/*n*: Septikämie *w*.
hematospermatocele/*n*: Hämatospermatozele *w*.

hematospermia/*n*: Hämatospermie *w*.
hematosporidium/*n*: Hämosporidium *s*.
hematostatic/*adj*: hämostatisch.
hematotherapy/*n*: Hämatotherapie *w*.
hematothermal/*adj*: homeotherm.
hematothorax/*n*: Hämothorax *m*.
hematotoxic/*adj*: hämatotoxisch.
hematotoxin/*n*: Hämatotoxin *s*.
hematotropic/*adj*: hämotrop.
hematotympanum/*n*: Hämotympanon *s*.
hematoxic/*adj*: hämatotoxisch.
hematoxylin/*n*: Hämatoxylin *s*.
hematoxylin-eosin staining: Hämatoxylin-Eosin-Färbung *w*, HE-Färbung *w*.
hematoxylin-safranin method: Hämatoxylin-Safranin-Färbung *w*.
hematozoic/*adj*: Hämatozoon-.
hematozoon/*n*: Hämatozoon *s*.
hematrophe/*adj*: hemotroph.
hematuria/*n*: Hämaturie *w*; **Egyptian** ~ Schistosomiasis *w*; **endemic** ~ Schistosomiasis *w*; **essential** ~ Hämaturie unbekannter Ursache; **false** ~ falsche Hämaturie *w*; **hereditary** ~ hereditäre Nephritis *w*; **initial** ~ initiale Hämaturie *w*; **renal** ~ renale Hämaturie *w*; **terminal** ~ terminale Hämaturie *w*; **total** ~ ganzzeitige Hämaturie *w*; **urethral** ~ urethrale Hämaturie *w*; **vesical** ~ Blasenhämaturie *w*.
heme/*n*: Häm *s*.
heme protein: Hämoprotein *s*.
hemeralopia/*n*: Hemeralopie *w*.
hemeralopsia/*n*: Hemeralopie *w*.
hemeranopia/*n*: Hemeranopsie *w*.
heme synthetase deficiency: erythrohepatische Porphyrie *w*.
hemi-: Hemi-, Halb-.
-hemia: -hämie.
hemiacetal/*n*: Halbazetal *s*.
hemiachromatopsia/*n*: Hemiachromatopsie *w*.
hemiagenesis/*n*: Hemiagenesie *w*.
hemiageusia/*n*: Hemiageusie *w*.
hemiagnosia/*n*: Hemiagnosie *w*.
hemialbumin/*n*: Hemialbumin *s*.
hemianalgesia/*n*: Hemianalgesie *w*.
hemianencephaly/*n*: Hemianenzephalie *w*.
hemianesthesia/*n*: Hemianästhesie *w*; **alternate** ~ alternierende Hemianästhesie *w*; **bulbar** ~ bulbäre Hemianästhesie *w*; **crossed** ~ gekreuzte Hemianästhesie *w*.
hemianopia/*n*: Hemianopsie *w*.
hemianopic/*adj*: hemianopisch.
hemianopsia/*n*: Hemianopsie *w*; **altitudinal** ~ obere Hemianopsie *w*; **bilateral** ~ bilaterale Hemianopsie *w*; **binasal** ~ binasale Hemianopsie *w*; **binocular** ~ bilaterale Heminanopsie *w*; **bitemporal** ~ bitemporale Hemianopsie *w*; **congrous** ~ gleichsinnige Hemianopsie *w*; **crossed** ~ gekreuzte Hemianopsie *w*; **heteronymous** ~ heteronyme Hemianopsie *w*; **homonymous** ~ homonyme Hemianopsie *w*; **nasal** ~ nasale Hemianopsie *w*; **quadrantic** ~ Quadrantenhemianopsie *w*; **relative** ~ relative Hemianopsie *w*; **temporal** ~ temporale Hemianopsie *w*; **true** ~ echte Hemianopsie *w*.
hemiasomatognosia/*n*: Hemiasomatognosie *w*.
hemiatonia/*n*: Hemiatonie *w*.
hemiatrophy/*n*: Hemiatrophie *w*; **facial** ~ Romberg-Syndrom *s*, Hemiatrophia facialis progressiva; **progressive lingual** ~ progressive Zungenatrophie *w*, Melker-Rosenthal-Syndrom *s*.
hemiballismus/*n*: Hemiballismus *m*.
hemiblock/*n*: Hemiblock *m*.
hemic/*adj*: hämorrheologisch.
hemicardia/*n*: Cor biloculare.
hemicellulose/*n*: Hemizellulose *w*.
hemicephalgia/*n*: Hemikranie *w*.
hemicephaly/*n*: Hemizephalie *w*.
hemichorea/*n*: Hemichorea *w*.
hemichromatopsia/*n*: Hemiachromatopsie *w*.
hemicolectomy/*n*: Hemikolektomie *w*.
hemicorporectomy/*n*: Hemikorporektomie *w*.
hemicrania/*n*: Hemikranie *w*.
hemicraniosis/*n*: einseitige Kopfvergrößerung *w*.
hemidesmosome/*n*: Hemidesmosom *s*.

hemidiaphoresis/*n*: Hemihyperhidrose *w*.
hemidiaphragm/*n*: Zwerchfellhälfte *w*.
hemidrosis/*n*: Hemihydrose *w*.
hemidysesthesia/*n*: Hemidysästhesie *w*.
hemiectromelia/*n*: Hemiektromelie *w*.
hemifacial/*adj*: hemifazial.
hemigastrectomy/*n*: Hemigastrektomie *w*.
hemigigantism/*n*: Hemigigantismus *m*, halbseitiger Riesenwuchs *m*.
hemiglossitis/*n*: Hemiglossitis *w*.
hemiglossoplegia/*n*: halbseitige Zungenlähmung *w*.
hemignathia/*n*: Hemignathie *w*.
hemihepatectomy/*n*: Hemihepatektomie *w*.
hemihidrosis/*n*: Hemihidrose *w*.
hemihypalgesia/*n*: Hemihypalgesie *w*.
hemihyperesthesia/*n*: Hemihyperästhesie *w*.
hemihyperhidrosis/*n*: Hemihyperhidrose *w*.
hemihyperplasia/*n*: einseitige Hyperplasie *w*.
hemihypertrophy/*n*: einseitige Hypertrophie *w*.
hemihypesthesia/*n*: Hemihypästhesie *w*.
hemihypoesthesia/*n*: Hemihypästhesie *w*.
hemihypoplasia/*n*: Hemiatrophie *w*.
hemikaryon/*n*: Hemikaryon *s*.
hemilaminectomy/*n*: Hemilaminektomie *w*.
hemilaryngectomy/*n*: Hemilaryngektomie *w*; **horizontal** ~ supraglottische Laryngektomie *w*.
hemilateral/*adj*: halbseitig.
hemimacrocephaly/*n*: halbseitige Makrozephalie *w*.
hemimacroglossia/*n*: halbseitige Makroglossie *w*.
hemimandibulectomy/*n*: halbseitige Unterkieferresektion *w*.
hemimelia/*n*: Hemimelie *w*.
hemin/*n*: Hämin *s*.
hemiopia/*n*: Hemiopie *w*.
hemiparalysis/*n*: Hemiplegie *w*.
hemiparesis/*n*: Hemiparese *w*.
hemiparesthesia/*n*: Hemiparästhesie *w*.
hemiparkinsonism/*n*: Hemiparkinsonismus *m*.
hemipelvectomy/*n*: Hemipelvektomie *w*.
hemiphalangectomy/*n*: Fingerteilresektion *w*.
hemiplegia/*n*: Hemiplegie *w*; **acute infantile** ~ Strümpell-Leichtenstern-Krankheit *w*; **alternate** ~ gekreuzte Lähmung *w*; **alternating oculomotor** ~ Weber-Syndrom *s*; **ascending** ~ aszendierende Hemiplegie *w*; **capsular** ~ Kapsellähmung *w*; **cerebellar** ~ unilaterale Ataxie *w*; **collateral** ~ kollaterale Hemiplegie *w*, homolaterale Hemiplegie *w*; **crossed** ~ gekreuzte Lähmung *w*; **facial** ~ einseitige Fazialisparese *w*; **faciobrachial** ~ faziobrachiale Hemiplegie *w*; **flaccid** ~ schlaffe Hemiplegie *w*; **functional** ~ psychogene Hemiplegie *w*; **hysterical** ~ psychogene Hemiplegie *w*; **infantile** ~ infantile Hemiplegie *w*; **spastic** ~ spastische Hemiplegie *w*; **spinal** ~ spinale Hemiplegie *w*; **superior alternate** ~ Weber-Syndrom *s*.
hemiplegic/*adj*: hemiplegisch.
hemiprosoplegia/*n*: einseitige Fazialisparese *w*.
hemiprostatectomy/*n*: Hemiprostatektomie *w*.
hemisacralization/*n*: einseitige Lumbalwirbelverschmelzung *w*.
hemisection/*n*: Schnitt in der Mittelebene.
hemisotonic/*adj*: blutisoton.
hemispasm/*n*: Hemispasmus *m*; **facial** ~ fazialer Hemispasmus *m*.
hemisphere/*n*: Hemisphäre *w*, Hemisphaerium; **cerebellar** ~ Kleinhirnhemisphäre *w*; **cerebral** ~ Großhirnhemisphäre *w*; **dominant** ~ dominante Hemisphäre *w*; **nondominant** ~ inferiore Hemisphäre *w*; **talking** ~ dominante Hemisphäre *w*.
hemispherectomy/*n*: Hemisphärektomie *w*.
hemispherical/*adj*: halbkugelförmig.
hemisporosis/*n*: Hemisporose *w*.
hemistrumectomy/*n*: Hemistrumektomie *w*.

hemisyndrome/n: Halbseitensyndrom s.
hemisystole/n: Hemisystolie w.
hemithermoanesthesia/n: Hemithermanästhesie w.
hemithorax/n: Hemithorax m.
hemitremor/n: Halbseitentremor m.
hemivertebra/n: Halbwirbel m.
hemizygosity/n: Hemizygotie w.
hemizygote/n: Hemizygot m.
hemizygous/adj: hemizygot.
hemlock/n: Schierling m.
hemo-: Hämo-, Blut-.
hemoagglutination/n: Hämagglutination w.
hemoagglutinin/n: Hämagglutinin s.
hemobilia/n: Hämobilie w.
hemoblast/n: Hämatozytoblast m.
hemoblast of Pappenheim, lymphoid: Hämatogonie w.
hemoblastosis/n: Hämoblastose w.
hemocatheresis/n: Hämolyse w.
hemochezia/n: Hämatochezie w.
hemochromatosis/n: Hämochromatose w; **exogenous** ~ erworbene Hämochromatose w; **idiopathic** ~ idiopathische Hämochromatose w, Recklinghausen-Appelbaum-Krankheit w.
hemochrome/n: Hämochrom s.
hemochromogen/n: Hämochromogen s.
hemochromometer/n: Hämoglobinometer s.
hemoclastic/adj: hämoklastisch.
hemoclip/n: Gefäßklemme w.
hemocoagulin/n: Hämokoagulin s.
hemocoel/n: Blutinsel w.
hemoconcentration/n: Hämokonzentration w.
hemoculture/n: Blutkultur w.
hemocyanin/n: Hämocyanin s.
hemocyte/n: Hämozyt m, Blutzelle w.
hemocytoblast/n: Hämozytoblast m.
hemocytoblastoma/n: Leukämie w.
hemocytocatheresis/n: Hämolyse w.
hemocytogenesis/n: Hämatopoese w.
hemocytolytic/adj: hämolytisch.
hemocytometer/n: Hämozytometer s, Zählkammer w.

hemocytophagia/n: Blutzellphagozytose w.
hemocytopoiesis/n: Hämatopoese w.
hemodiafiltration/n: Hämodiafiltration w.
hemodialysis/n: Hämodialyse w.
hemodialysis and hemofiltration, simultaneous: Hämodiafiltration w.
hemodialyzer/n: Hämodialysator m.
hemodiapedesis/n: Hämodiapedese w.
hemodilution/n: Hämodilution w.
hemodromography/n: Hämodromographie w.
hemodromometry/n: Hämodromometrie w.
hemodynamics/n: Hämodynamik w.
hemodynamometry/n: Hämomanometrie w, Blutdruckmessung w.
hemodyscrasia/n: Blutdyskrasie w.
hemoendothelial/adj: hämoendothelial.
hemofiltration/n: Hämofiltration w.
hemoflagellate/n: Blutflagellat m.
hemofuscin/n: Hämofuszin s.
hemogenesis/n: Hämatopoese w, Blutbildung w.
hemogenic/adj: hämatopoetisch.
hemoglobin/n: Hämoglobin s, Hb; **abnormal** ~ anomales Hämoglobin s; **fetal** ~ fetales Hämoglobin s, HbF; **glycosylated** ~ glykosyliertes Hämoglobin s; **mean corpuscular** ~ [abbr] **MCH** mittlerer absoluter Hämoglobingehalt m, Färbekoeffizient m; **oxidized** ~ Methämoglobin s, Oxyhämoglobin s; **reduced** ~ reduziertes Hämoglobin s; **sickle** ~ Sichelzell-Hämoglobin s, HbS.
hemoglobin cast: Hämoglobinzylinder m.
hemoglobin C disease: Hämoglobin-C-Krankheit w.
hemoglobin concentration, mean corpuscular [abbr] **MCHC**: mittlere Hämoglobinkonzentration w.
hemoglobinemia/n: Hämoglobinämie w.
hemoglobin-haptoglobin complex: Hämoglobin-Haptoglobin-Komplex m.
hemoglobin H disease: Hämoglobin-H-Krankheit w, α-Thalassämie w.
hemoglobinometer/n: Hämoglobinometer s.

hemoglobinometry/*n*: Hämoglobinometrie *w*.
hemoglobinopathy/*n*: Hämoglobinopathie *w*.
hemoglobin SC disease: Hämoglobin-S-C-Krankheit *w*, Sichelzellenanämie *w*.
hemoglobin substitute: Hämoglobinersatz *m*.
hemoglobinuria/*n*: Hämoglobinurie *w*; **intermittent** ~ intermittierende Hämoglobinurie *w*, Dressler-Harley-Krankheit *w*; **malarial** ~ Schwarzwasserfieber *s*; **paroxysmal cold** ~ paroxysmale Kältehämoglobinurie *w*, Donath-Landsteiner-Syndrom *s*; **paroxysmal nocturnal** ~ paroxysmale nächtliche Hämoglobinurie *w*, PNH, Marchiafava-Micheli-Syndrom *s*.
hemoglobinuric/*adj*: hämoglobinurisch.
hemogram/*n*: Hämogramm *s*.
hemohistioblast/*n*: Hämohistioblast *m*.
hemohydraulics/*n*: Hämodynamik *w*.
hemokinesis/*n*: Blutfluß *m*.
hemology/*n*: Hämatologie *w*.
hemolymph/*n*: Blut und Lymphe.
hemolymphadenosis/*n*: Hämoblastose *w*.
hemolymphangioma/*n*: Hämolymphangiom *s*.
hemolysate/*n*: Hämolysat *s*.
hemolysin/*n*: Hämolysin *s*; **bacterial** ~ Bakterienhämolysin *s*; **cold** ~ Donath-Landsteiner-Antikörper *m*; **immune** ~ Immunhämolysin *s*; **specific** ~ spezifisches Hämolysin *s*.
hemolysis/*n*: Hämolyse *w*; **osmotic** ~ osmotische Hämolyse *w*; **passive** ~ passive Hämolyse *w*.
hemolysis inhibition reaction: Hämolysehemmreaktion *w*.
hemolytic/*adj*: hämolytisch.
hemolyzable/*adj*: hämolysierbar.
hemolyze/*vb*: hämolysieren.
hemomanometry/*n*: Blutdruckmessung *w*.
hemomediastinum/*n*: Hämomediastinum *s*.
hemometakinesis/*n*: Hämatometakinese *w*.
hemometer/*n*: Hämoglobinometer *s*.
hemometra/*n*: Hämatometra.
hemometry/*n*: Hämoglobinometrie *w*.
hemomyelosis/*n*: Hämoblastose *w*.
hemonormoblast/*n*: Normoblast *m*.
hemopathology/*n*: Blutkrankheit *w*.
hemoperfusion/*n*: Hämoperfusion *w*.
hemopericardium/*n*: Hämoperikard *s*.
hemoperitoneum/*n*: Hämatoperitoneum *s*.
hemopexin/*n*: Hämopexin *s*.
hemophage/*n*: Erythrophage *m*.
hemophagia/*n*: Hämatophagie *w*.
hemophagocyte/*n*: Erythrophagozyt *m*.
hemophagocytosis/*n*: Erythrophagozytose *w*.
hemophil/*adj*: hämophil.
hemophilia/*n*: Hämophilie *w*; **classical** ~ Hämophilie A *w*; **vascular** ~ vaskuläre Hämophilie *w*, Angiohämophilie *w*.
hemophiliac/*n*: Hämophiler *m*.
hemophiloid/*adj*: hämophilieähnlich.
hemophilus/*n*: Haemophilus *m*.
hemophoresis/*n*: Blutfluß *m*.
hemophthalmos/*n*: Hämophthalmus *m*.
hemoplasmopathy/*n*: Blutplasmaerkrankung *w*.
hemopleura/*n*: Hämothorax *m*.
hemopoiesis/*n*: Hämatopoese *w*.
hemopoietic/*adj*: hämatopoetisch.
hemoprotein/*n*: Hämoprotein *s*.
hemoptysic/*adj*: Hämoptysis-.
hemoptysis/*n*: Hämoptyse *w*; **endemic** ~ parasitäre Hämoptyse *w*, Paragonimiasis *w*; **oriental** ~ Paragonimiasis *w*; **parasitic** ~ parasitäre Hämoptyse *w*, Paragonimiasis *w*; **vicarious** ~ vikariierende Hämoptyse *w*.
hemorheologic/*adj*: hämorheologisch.
hemorheology/*n*: Hämorheologie *w*.
hemorrhage/*n*: Hämorrhagie *w*, Blutung *w*; **arterial** ~ arterielle Blutung *w*; **capsular** ~ Kapselblutung *w*; **cerebellar** ~ Kleinhirnblutung *w*; **cerebral** ~ Hirnblutung *w*; **concealed** ~ okkulte Blutung *w*; **critical** ~ lebensgefährliche Blutung *w*;

hemorrhage, epidural

epidural ~ Epiduralhämatom *s*; **external** ~ äußere Blutung *w*; **fetomaternal** ~ fetomaternale Blutung *w*; **flame-shaped** ~ Augenfundushämorrhagie *w*; **gastrointestinal** ~ gastrointestinale Blutung *w*; **gingival** ~ Zahnfleischblutung *w*; **internal** ~ innere Blutung *w*; **intracerebral** ~ intrazerebrale Blutung *w*; **intracranial** ~ intrakranielle Blutung *w*; **intradural** ~ Subduralblutung *w*; **intramedullary** ~ Hämatomyelie *w*; **intraventricular** ~ Ventrikelblutung *w*; **massive** ~ Massenblutung *w*; **meningeal** ~ Subarachnoidalblutung *w*; **nasal** ~ Nasenbluten *s*, Epistaxis *w*; **neonatal subdural** ~ Subduralblutung beim Neugeborenen; **parenchymatous** ~ Gewebsblutung *w*, Organeinblutung *w*; **petechial** ~ petechiale Blutung *w*; **primary** ~ Spontanblutung *w*, Sofortblutung *w*; **punctate** ~ punktförmige Hämorrhagie *w*; **renal** ~ Nierenblutung *w*; **retinal** ~ Netzhautblutung *w*; **secondary** ~ Nachblutung *w*; **spontaneous** ~ Spontanblutung; **subarachnoid** ~ Subarachnoidalblutung *w*; **subconjunctival** ~ Konjunktiveneinblutung *w*; **subdural** ~ Subduralblutung *w*; **uterine** ~ Uterusblutung *w*; **vaginal** ~ Scheidenblutung *w*; **variceal** ~ Varizenblutung *w*; **venous** ~ venöse Blutung *w*; **vitreous** ~ Glaskörperhämorrhagie *w*.
hemorrhagic/*adj*: hämorrhagisch.
hemorrheologic/*adj*: hämorrhelologisch.
hemorrheology/*n*: Hämorrheologie *w*.
hemorrhoid/*n*: Hämorrhoide *w*; **combined** ~ intermediäre Hämorrhoiden; **cutaneous** ~ äußere Hämorrhoiden; **external** ~ äußere Hämorrhoiden; **internal** ~ innere Hämorrhoiden; **mixed** ~ intermediäre Hämorrhoiden; **mucocutaneous** ~ intermediäre Hämorrhoiden; **thrombosed** ~ thrombosierte Hämorrhoiden.
hemorrhoidal/*adj*: hämorrhoidal.
hemorrhoidectomy/*n*: Hämorrhoidektomie *w*.
hemorrhoids: Hämorrhoiden.
hemosalpinx/*n*: Hämatosalpinx *w*.

hemosarcoma/*n*: Leukämie *w*.
hemosiderin/*n*: Hämosiderin *s*.
hemosiderosis/*n*: Hämosiderose *w*; **hepatic** ~ Leberhämosiderose *w*; **nutritional** ~ ernährungsbedingte Hämosiderose *w*; **transfusional** ~ Transfusionssiderose *w*.
hemospermia/*n*: Hämatospermie *w*.
hemosporidium/*n*: Hämosporidium *s*.
hemostasiopathy/*n*: Hämostasestörung *w*.
hemostasis/*n*: Hämostase *w*.
hemostat/*n*: Gefäßklemme *w*.
hemostatic/*n, adj*: 1. Hämostatikum *s*; 2. hämostatisch, blutstillend.
hemostyptic/*n*: Hämostatikum *s*.
hemotherapy/*n*: Hämotherapie *w*.
hemothorax/*n*: Hämatothorax *m*.
hemotoxic/*adj*: hämatotoxisch.
hemotoxicity/*n*: Hämotoxizität *w*.
hemotoxin/*n*: Hämotoxin *s*.
hemotrophic/*adj*: hämotroph.
hemotropic/*adj*: hämotrop.
hemotympanum/*n*: Hämotympanon *s*.
hemp/*n*: Hanf *m*, Cannabis *s*.
HEMPAS [*abbr*] **hereditary erythroblastic multinuclearity with positive acid serum test**: kongenitale dyserythropoetische Anämie *w*.
hemp fever: Cannabiose *w*.
hem residue: Hämrest *m*.
Henderson-Hasselbalch equation: Henderson-Hasselbalch-Gleichung *w*.
Henke space: Henke-Raum *m*, Retropharyngealraum *m*.
Henle's canal: Henle-Schleife *w*.
Henle's loop: Henle-Schleife *w*.
Henle's nervous layer: Henle-Nervenschicht *w*.
Henneberg's disease: Pseudobulbärparalyse *w*.
Henoch purpura: Schönlein-Henoch-Purpura *w*.
Henoch's disease: Schönlein-Henoch-Purpura *w*.
henogenesis/*n*: Ontogenie *w*.
Henseleit cycle: Krebs-Henseleit-Zyklus *m*, Harnstoffzyklus *m*.
Hensen cell: Hensen-Stützzelle *w*.

Hensen's canal: Hensen-Kanal *m*, Ductus reuniens.
Hensen's plane: Hensen-Ebene *w*.
hepar/*n*: Leber *w*, Hepar.
heparan sulfate: Heparansulfat *s*.
heparin/*n*: Heparin *s*.
heparin cofactor: Antithrombin III *s*.
heparinization/*n*: Heparinisierung *w*.
heparinize/*vb*: heparinisieren.
heparin lyase: Heparinlyase *w*.
heparinocyte/*n*: Heparinozyt *m*, Gewebsmastzelle *w*.
heparitinuria/*n*: Heparansulfatausscheidung im Urin.
hepat-: Hepato-.
hepatalgia/*n*: Leberschmerz *m*.
hepatauxe/*n*: Hepatomegalie *w*.
hepatectomy/*n*: Hepatektomie *w*.
hepatic/*adj*: hepatisch.
hepaticocholangiojejunostomy/*n*: Hepatikocholangiojejunostomie *w*.
hepaticocholedochostomy/*n*: Hepatikocholedochostomie *w*.
hepaticoduodenostomy/*n*: Hepatikoduodenostomie *w*.
hepaticoenterostomy/*n*: Hepatikoenterostomie *w*.
hepaticogastrostomy/*n*: Hepatikogastrostomie *w*.
hepaticojejunostomy/*n*: Hepatikojejunostomie *w*.
hepaticoliasis/*n*: Kapillarienbefall *m*.
hepaticolithotomy/*n*: Hepatikolithotomie *w*.
hepaticostomy/*n*: Hepatikostomie *w*.
hepaticotomy/*n*: Hepatikotomie *w*.
hepatitic/*adj*: hepatitisch.
hepatitis/*n*: Hepatitis *w*; **alcoholic** ~ Alkoholhepatitis *w*; **amebic** ~ Amöbenhepatitis *w*; **anicteric** ~ anikterische Hepatitis *w*; **cholestatic** ~ cholestatische Hepatitis *w*; **chronic active** ~ chronisch aktive Hepatitis *w*; **chronic interstitial** ~ Leberzirrhose *w*; **chronic persistent** ~ chronisch persistierende Hepatitis *w*; **enzootic** ~ Rifttalfieber *s*; **epidemic** ~ epidemische Hepatitis *w*, Hepatitis A *w*; **familial** ~ Wilson-Syndrom *s*; **fulminant** ~ fulminante Hepatitis *w*; **giant cell** ~ Riesenzellhepatitis *w*; **infectious** ~ infektiöse Hepatitis *w*, Hepatitis A *w*; **lupoid** ~ lupoide Hepatitis *w*; **neonatal** ~ Neugeborenenhepatitis *w*; **subacute** ~ chronisch aktive Hepatitis *w*; **toxic** ~ toxische Hepatitis *w*; **toxipathic** ~ toxische Hepatitis *w*; **viral** ~ Virushepatitis *w*.
hepatitis antibody: Hepatitisantikörper *m*.
hepatitis antigen: Hepatitisantigen *s*.
hepatitis B surface antigen [*abbr*] **HbsAg**: Hepatitis-B-Oberflächenantigen *s*, HbsAg.
hepatitis vaccine: Hepatitisimpfstoff *m*.
hepatization/*n*: Hepatisation *w*; **gray** ~ graue Hepatisation *w*; **red** ~ rote Hepatisation *w*; **yellow** ~ gelbe Hepatisation *w*.
hepatized/*adj*: hepatisiert.
hepatobiliary/*adj*: hepatobiliär.
hepatoblast/*n*: Hepatoblast *m*.
hepatoblastoma/*n*: Hepatoblastom *s*, anaplastisches Leberzellkarzinom *s*.
hepatocarcinoma/*n*: hepatozelluläres Karzinom *s*, Leberzellkarzinom *s*.
hepatocele/*n*: Hepatozele *w*.
hepatocellular/*adj*: hepatozellulär.
hepatocerebral/*adj*: hepatozerebral.
hepatocholangeitis/*n*: Hepatocholangitis *w*.
hepatocholangioduodenostomy/*n*: Hepatocholangioduodenostomie *w*.
hepatocholangioenterostomy/*n*: Hepatocholangioenterostomie *w*.
hepatocholangiogastrostomy/*n*: Hepatocholangiogastrostomie *w*.
hepatocholangiojejunostomy/*n*: Hepatocholangiojejunostomie *w*.
hepatocholangiostomy/*n*: Hepatocholangiostomie *w*.
hepatocholangitis/*n*: Hepatocholangitis *w*.
hepatocirrhosis/*n*: Leberzirrhose *w*.
hepatocolic/*adj*: hepatokolisch.
hepatocystic/*adj*: Leber-Gallenblasen-.
hepatocyte/*n*: Hepatozyt *m*, Leberzelle *w*.
hepatoduodenal/*adj*: hepatoduodenal.

hepatoduodenostomy/*n*: Hepatoduodenostomie *w*.
hepatodystrophy/*n*: akute gelbe Leberatrophie *w*.
hepatoenteric/*adj*: hepatoenterisch.
hepatoenterostomy/*n*: Hepatoenterostomie *w*.
hepatogastric/*adj*: hepatogastrisch.
hepatogenic/*adj*: hepatogen.
hepatogram/*n*: Hepatogramm *s*.
hepatography/*n*: Hepatographie *w*.
hepatohemia/*n*: Leberstauung *w*.
hepatoid/*adj*: leberähnlich.
hepatojugular/*adj*: hepatojugulär.
hepatolenticular/*adj*: hepatolentikulär.
hepatolienal/*adj*: hepatolienal.
hepatolienography/*n*: Hepatosplenographie *w*.
hepatolienomegaly/*n*: Hepatosplenomegalie *w*.
hepatolith/*n*: Hepatolith *m*.
hepatolithectomy/*n*: Hepatolithektomie *w*.
hepatology/*n*: Hepatologie *w*.
hepatoma/*n*: Hepatom *s*; **malignant** ~ hepatozelluläres Karzinom *s*.
hepatomalacia/*n*: Hepatomalazie *w*.
hepatomegaly/*n*: Hepatomegalie *w*; **glycogenic** ~ Hepatomegalie bei Glykogenspeicherkrankheit *w*.
hepatopathic/*adj*: hepatopathisch.
hepatopathy/*n*: Lebererkankung *w*.
hepatoperitonitis/*n*: Entzündung des Peritoneums über der Leber.
hepatopexy/*n*: Hepatopexie *w*.
hepatophlebitis/*n*: Hepatophlebitis *w*.
hepatophlebography/*n*: Lebervenendarstellung *w*.
hepatoportal/*adj*: hepatoportal.
hepatoptosis/*n*: Hepatoptose *w*.
hepatorenal/*adj*: hepatorenal.
hepatorrhagia/*n*: Leberblutung *w*.
hepatorrhaphy/*n*: Lebernaht *w*.
hepatorrhexia/*n*: Hepatorrhexis *w*, Leberruptur *w*.
hepatoscopy/*n*: Leberspiegelung *w*.
hepatosplenic/*adj*: hepatolienal.

hepatosplenitis/*n*: Hepatosplenitis *w*.
hepatosplenography/*n*: Hepatosplenographie *w*, Splenoportographie *w*.
hepatosplenomegaly/*n*: Hepatosplenomegalie *w*.
hepatostomy/*n*: Hepatostomie *w*.
hepatotomy/*n*: Hepatotomie *w*.
hepatotoxic/*adj*: hepatotoxisch.
hepatotoxocity/*n*: Hepatotoxizität *w*.
hepatotoxin/*n*: Lebertoxin *s*.
hepatotropic/*adj*: hepatotrop.
hepatovesicular/*adj*: Leber-Gallenblasen-.
heptabarbital/*n*: Heptabarbital *s*.
heptachlor/*n*: Heptachlor *s*.
heptaminol/*n*: Heptaminol *s*.
heptane/*n*: Heptan *s*.
heptoses/*n*: Heptose *w*.
heptylpenicillin/*n*: Penicillin K *s*.
herald patch: Primärplaque *s*.
herb/*n*: Kraut *s*, Pflanze *w*; **medicinal** ~ Medizinalpflanze *w*.
herbal/*adj*: herbal, Kräuter-.
herbalism/*n*: Kräuterpflanze *w*.
herbicide/*n*: Herbizid *s*.
herd/*n*: Herde *w*.
herd instinct: Herdeninstinkt *m*.
hereditary/*adj*: hereditär, erblich.
heredity/*n*: Vererbung *w*; **autosomal** ~ autosomale Vererbung *w*; **dominant** ~ dominante Vererbung *w*.
heredo-: Heredo-.
heredoataxia/*n*: Heredoataxie *w*.
heredodegeneration/*n*: Heredodegeneration *w*; **spinocerebellar** ~ spinozerebellare Heredodegeneration *w*.
heredosyphilis/*n*: kongenitale Syphilis *w*.
Hering-Breuer reflex: Hering-Breuer-Reflex *m*.
Hering effect: Hering-Nachbild *s*.
Hering's nerve: Hering-Nerv *m*, Ramus sinus carotici nervi glossopharyngei.
Hering's test: Hering-Test *m*.
heritability/*n*: Erblichkeit *w*.
heritable/*adj*: erblich, genetisch.
heritage/*n*: Erbe *s*, Erbgut *s*.
Herlitz syndrome: Herlitz-Syndrom *s*, autosomal-rezessive Epidermolysis bullosa.

Hermansky-Pudlak syndrome: Hermansky-Pudlak-Syndrom *s*, Albinismus mit Pseudohämophilie.

hermaphrodism/*n*: Hermaphroditismus *m*.

hermaphrodite/*n*: Hermaphrodit *m*; **true** ~ echter Hermaphrodit *m*.

hermaphroditic/*adj*: hermaphroditisch.

hermaphroditism/*n*: Hermaphroditismus *m*; **bilateral** ~ Hermaphroditismus verus bilateralis; **ovotesticular** ~ echter Hermaphroditismus *m*; **spurious** ~ Pseudohermaphroditismus *m*; **true** ~ echter Hermaphroditismus *m*; **unilateral** ~ Hermaphroditismus verus unilateralis.

hermetic/*adj*: hermetisch, luftdicht.

hernia/*n*: Hernie *w*, Bruch *m*, Hernia; **abdominal** ~ Bauchwandbruch *m*, Laparozele *w*; **annular** ~ indirekte Leistenhernie *w*; **cerebral** ~ Hernia cerebri; **complete** ~ Hernia completa; **crural** ~ Schenkelhernie *w*; **diaphragmatic** ~ Zwerchfellhernie *w*; **direct inguinal** ~ direkte Leistenhernie *w*; **femoral** ~ Schenkelhernie *w*; **funicular** ~ Nabelschnurbruch *m*, Samenstranghernie *w*; **gastroesophageal** ~ gastroösophageale Hernie *w*; **hiatal** ~ Hiatushernie *w*; **incarcerated** ~ inkarzerierte Hernie *w*, eingeklemmter Bruch *m*; **incisional** ~ Narbenhernie *w*; **incomplete** ~ unvollständiger Bruch *m*; **indirect inguinal** ~ indirekte Leistenhernie *w*; **infantile** ~ kongenitale Leistenhernie *w*; **inguinal** ~ Leistenhernie *w*; **internal** ~ direkte Leistenhernie *w*, innerer Bruch *m*; **irreducible** ~ nicht reponierbarer Bruch *m*, inkarzerierte Hernie *w*; **oblique** ~ indirekte Leistenhernie *w*; **paraesophageal** ~ paraösophageale Hernie *w*; **parietal** ~ Darmwandbruch *m*; **pectineal** ~ Cloquet-Hernie *w*, Hernia femoralis pectinea; **posterior vaginal** ~ Enterozele *w*; **rectal** ~ Rektozele *w*; **rectovaginal** ~ Rektozele *w*; **reducible** ~ reponierbare Hernie *w*; **retroperitoneal** ~ Cooper-Hernie *w*, enzystierte Leistenhernie *w*; **scrotal** ~ Skrotalhernie *w*; **sliding** ~ Gleitbruch *m*; **strangulated** ~ strangulierte Hernie *w*; **synovial** ~ Birkett-Hernie *w*, Hernia synovialis; **tentorial** ~ Tentoriumshernie *w*; **tonsillar** ~ Hernia tonsillaris, Kleinhirntonsillenherniation *w*; **transmesenteric** ~ Mesenterialhernie *w*; **umbilical** ~ Nabelbruch *m*; **ventral** ~ Bauchwandbruch *m*, Laparozele *w*.

hernia bandage: Bruchband *s*.

hernial/*adj*: Hernien-.

hernia of the bladder: Blasenekstrophie *w*.

hernia of the nucleus pulposus: Nucleus-pulposus-Hernie *w*.

hernia repair: Hernienoperation *w*, Bruchoperation *w*.

herniate/*vb*: vorfallen.

herniated/*adj*: eingeklemmt.

herniation/*n*: Herniation *w*, Einklemmung *w*; **caudal transtentorial** ~ kaudale Tentoriumsschlitzeinklemmung *w*; **tentorial** ~ Tentoriumherniation *w*.

hernia truss: Bruchband *s*.

hernioenterotomy/*n*: Hernienoperation und Enterotomie.

herniolaparotomy/*n*: Herniolaparotomie *w*.

hernioplasty/*n*: Hernioplastik *w*.

herniopuncture/*n*: Hernienpunktion *w*.

herniorrhaphy/*n*: Herniorrhaphie *w*.

herniotomy/*n*: Herniotomie *w*.

heroic/*adj*: drastisch.

heroin/*n*: Heroin *s*.

heroin dependence: Heroinabhängigkeit *w*.

herpangina/*n*: Herpangina *w*.

herpes/*n*: Herpes *m*; **genital** ~ Herpes genitalis; **neuralgic** ~ neuralgischer Zoster *m*; **ocular** ~ Zoster ophthalmicus; **recurrent** ~ Herpes simplex recurrens.

herpesvirus/*n*: Herpes-Virus *m*.

herpetic/*adj*: herpetisch.

Herrick's anemia: Sichelzellenanämie *w*.

hersage/*n*: Endoneurolyse *w*.

Hers' disease: Hers-Krankheit *w*, hepatische Glykogenose *w*.

Herter-Heubner syndrome: Herter-

Heubner-Krankheit *w*, Zöliakie *w*.
Hertwig-Magendie sign: Hertwig-Magendie-Zeichen *s*.
Herxheimer's fever: Herxheimer-Jarisch-Reaktion *w*.
hesitate/*vb*: häsitieren, zögern.
hesperidin/*n*: Hesperidin *s*.
Hess capillary test: Hess-Kapillartest *m*.
heter-: Hetero-.
heterauxesis/*n*: disproportionales Wachstum *s*.
heterecious/*adj*: heteroxen, wirtswechselnd.
heterecism/*n*: Heteroxenie *w*, Metaxenie *w*.
heteroagglutinin/*n*: Heteroagglutinin *s*.
heteroallele/*n*: Heteroallel *s*.
heteroallelic/*adj*: Heteroallel-.
heteroantibody/*n*: Heteroantikörper *m*.
heteroauxin/*n*: Heteroauxin *s*.
heteroblastic/*adj*: heteroblastisch.
heterocaryon/*n*: Heterokaryon *s*.
heterochiral/*adj*: die andere Hand betreffend.
heterochromatin/*n*: Heterochromatin *s*.
heterochromatosis/*n*: Heterochromatose *w*.
heterochromia/*n*: Heterochromie *w*.
heterochromosome/*n*: Heterochromosom *s*.
heterochronia/*n*: Heterochronie *w*.
heterocladic/*adj*: heterokladisch.
heterocrine/*adj*: gemischtdrüsig, seromukös.
heterocycle/*n*: Heterozyklus *m*.
heterocyclic/*adj*: heterozyklisch.
heterodont/*adj*: heterodont.
heterodontia/*n*: Heterodontie *w*, Anisodontie *w*.
heteroduplex/*n*: Heteroduplex *w*.
heteroecious/*adj*: heteroxen, wirtswechselnd.
heterogamete/*n*: Heterogamet *m*.
heterogametic/*adj*: heterogametisch.
heterogamy/*n*: Heterogamie *w*.
heterogeneic/*adj*: heterogen.
heterogeneity/*n*: Heterogenität *w*; **genetic ~ Heterogenie** *w*.
heterogenesis/*n*: Heterogenese *w*.
heterogenic/*adj*: heterogen.
heterogenicity/*n*: Heterogenität *w*.
heterogenous/*adj*: heterogen.
heterogeusia/*n*: Heterogeusie *w*, Fremdgeschmack *m*.
heterogonic/*adj*: heterogon.
heterograft/*n*: Heterotransplantat *s*, Xenotransplantat *s*.
heterohemagglutinin/*n*: Heterohämagglutinin *s*.
heterohemolysin/*n*: Heterohämolysin *s*.
heteroimmune/*adj*: heteroimmun.
heteroinoculation/*n*: Heteroinfektion *w*.
heterointoxication/*n*: Heterointoxikation *w*.
heterokaryon/*n*: Heterokaryon *s*.
heterokeratoplasty/*n*: Heterokeratoplastik *w*.
heterokinesia/*n*: Heterokinesie *w*.
heterolateral/*adj*: kontralateral.
heterologous/*adj*: heterolog.
heterolysosome/*n*: Heterolysosom *s*.
heterometropia/*n*: Heterometropie *w*.
heteromorphic/*adj*: heteromorph.
heteromorphosis/*n*: Heteromorphose *w*.
heteromorphous/*adj*: heteromorph.
heteromorphy/*n*: Heteromorphie *w*.
heteronymous/*adj*: heteronym.
heteropagus/*n*: Heteropagus *m*.
heterophany/*n*: Heterophänie *w*.
heterophil/*adj*: heterophil.
heterophonia/*n*: Heterophonie *w*.
heterophoria/*n*: Heterophorie *w*.
heterophydiasis/*n*: Heterophyiasis *w*.
heterophyes: Heterophyes.
heterophyiasis/*n*: Heterophyiasis *w*.
heteroplasia/*n*: Heteroplasie *w*.
heteroplasm/*n*: heterotopes Gewebe *s*.
heteroplastic/*adj*: heteroplastisch.
heteroplasty/*n*: Heteroplastik *w*, Xenoplastik *w*.
heteropolar/*adj*: heteropolar.
heteropsia/*n*: Heteropsie *w*.
heteropsychology/*n*: abnormale Psychologie *w*.

heteroptera/*n*: Heteroptera *w*.
heteroscope/*n*: Heteroskop *s*.
heterosexual/*n, adj*: 1. Heterosexueller *m*; 2. heterosexuell.
heterosexuality/*n*: Heterosexualität *w*.
heterosmia/*n*: Heterosmie *w*.
heterosome/*n*: Heterosom *s*, Geschlechtschromosom *s*.
heterosuggestion/*n*: Fremdsuggestion *w*.
heterotaxia/*n*: Ektopie *w*.
heterotherapy/*n*: Heterotherapie *w*.
heterothermy/*n*: Poikilothermie *w*.
heterotonia/*n*: Heterotonie *w*, Tonusschwankung *w*.
heterotopia/*n*: Heterotopie *w*, Ektopie *w*.
heterotopic/*adj*: heterotop.
heterotoxin/*n*: Heterotoxin *s*.
heterotransplant/*n*: Heterotransplantat *s*, Xenotransplantat *s*.
heterotransplantation/*n*: Heterotransplantation *w*, Xenoplastik *w*.
heterotrophic/*adj*: heterotroph.
heterotrophy/*n*: Heterotrophie *w*.
heterotropia/*n*: Strabismus *m*.
heterotropy/*n*: Strabismus *m*.
heterotype/*n*: Heterotyp *m*.
heterotypic/*adj*: heterotypisch.
heterovaccine/*n*: Heterovakzine *w*.
heteroxenous/*adj*: heteroxen.
heteroxeny/*n*: Heteroxenie *w*.
heterozygosis/*n*: Heterozygotie *w*.
heterozygosity/*n*: Heterozygotie *w*.
heterozygous/*adj*: heterozygot.
Heubner-Herter disease: Heubner-Herter-Krankheit *w*, Zöliakie *w*.
Heubner's specific endarteritis: Heubner-Arteriitis *w*, syphilitische Endarteriitis *w*.
hexacanth/*n*: Onkosphäre *w*, Sechshakenlarve *w*.
hexachlorane/*n*: Hexachlorcyclohexan *s*, Lindan *s*.
hexachlorethane/*n*: Hexachloräthan *s*.
hexachlorobenzene/*n*: Hexachlorobenzol *s*, Perchlorbenzol *s*.
hexachlorocyclohexane/*n*: Hexachlorcyclohexan *s*, Lindan *s*.
hexachlorophane/*n*: Hexachlorophen *s*.
hexachlorophene/*n*: Hexachlorophen *s*.
hexachromic/*adj*: hexachromatisch.
hexadimethrine bromide: Hexadimethrinbromid *s*.
hexaethylbenzene/*n*: Hexaäthylbenzol *s*.
hexagon/*n*: Sechseck *s*.
hexagonal/*adj*: hexagonal, sechseckig.
hexahydropyrazine/*n*: Piperazin *s*.
hexal/*n*: Hexal *s*.
hexamethonium bromide: Hexamethoniumbromid *s*.
hexamethylenetetramine/*n*: Hexamethylentetramin *s*, Methenamin *s*, Aminoform *s*.
hexamethyl violet: Kristallviolett *s*.
hexamidine/*n*: Hexamidin *s*.
hexamine/*n*: Hexamethylentetramin *s*, Methenamin *s*, Aminoform *s*.
hexamine insulin: Hexamethylentetramin-Insulin-Gemisch *s*.
hexanaphthene/*n*: Cyclohexan *s*.
hexane/*n*: Hexan *s*.
hexapropymate/*n*: Hexapropymat *s*.
hexcarbacholine bromide: Hexcarbacholinbromid *s*.
hexestrol/*n*: Hexoestrol *s*.
hexetidine/*n*: Hexetidin *s*.
hexine/*n*: Hexamethylentetramin *s*.
hexobarbital/*n*: Hexobarbital *s*.
hexobarbitone/*n*: Hexobarbital *s*.
hexobendine/*n*: Hexobendin *s*.
hexocyclium metilsulfate: Hexocycliummetilsulfat *s*.
hexokinase/*n*: Hexokinase *w*.
hexokinase method: Hexokinasemethode *w*.
hexone/*n*: Hexon *s*.
hexoprenaline/*n*: Hexoprenalin *s*.
hexosamine/*n*: Hexosamin *s*.
hexosaminidase/*n*: Hexosaminidase *w*.
hexose/*n*: Hexose *w*.
hexose diphosphatase: Hexosediphosphatase *w*.
hexose monophosphate: Hexosemonophosphat *s*.
hexose monophosphate shunt: Hexose-

hexosidase

monophosphatweg *m*.
hexosidase/*n*: Hexosidase *w*.
hexyl/*adj*: Hexyl-.
hexylcaine hydrochloride: Hexylcainhydrochlorid *s*.
hexylresorcinol/*n*: Hexylresorcinol *s*.
Heymann's nephritis: Heymann-Glomerulonephritis *w*.
Heymann's technique: Stockholm-Methode *w*.
HFT [*abbr*] **high-frequency transduction**: hohe Transduktionsfrequenz *w*.
Hg [*abbr*] **mercury**/*n*: Quecksilber *s*, Hg.
Hgb [*abbr*] **hemoglobin**/*n*: Hämoglobin *s*, Hb.
HGH [*abbr*] **human growth hormone**: Somatotropin *s*.
HGRTP [*abbr*] **hypoxanthine-guanine phosphoribosyl-transferase**: Hypoxanthin-Guanin-Phosphoribosyltransferase *w*.
HGRTPase deficiency: Lesch-Nyhan-Syndrom *s*.
HHE syndrome [*abbr*] **hemiplegia, hemiconvulsions and epilepsy syndrome**: Strümpell-Leichtenstern-Krankheit *w*.
hiatal/*adj*: Hiatus-.
hiation/*n*: Gähnen *s*.
hiatus/*n*: Hiatus *m*, Lücke *w*.
hibernation/*n*: Hibernation *w*; **artificial ~** künstliche Hibernation *w*.
hibernoma/*n*: Hibernom *s*.
hiccough/*n*: Schluckauf *m*, Singultus.
hiccup/*n*: Schluckauf *m*, Singultus; **epidemic ~** Zwerchfellmyoklonus *m*.
Hickman's catheter: Hickman-Katheter *m*.
hickory-stick fracture: Grünholzfraktur *w*.
Hicks version: Braxton-Hicks-Wendung *w*.
hidden/*adj*: versteckt, okkult.
hidebound/*adj*: mit eng anschließender Haut.
hidr-: Hidr-.
hidradenitis/*n*: Hidradenitis *w*, Schweißdrüsenentzündung *w*.
hidradenoma/*n*: Hidradenom *s*.
hidroa/*n*: Hidroa *w*.
hidroadenoma/*n*: Hidradenom *s*.
hidrocystoma/*n*: Hidrozystom *s*, Schweißdrüsenzyste *w*.
hidrorrhea/*n*: Hyperhidrose *w*.
hidroschesis/*n*: Hypohidrose *w*.
hidrosis/*n*: Hyperhidrose *w*.
hidrotic/*adj*: hidrotisch.
hierarchical/*adj*: hierarchisch.
hierarchy/*n*: Hierarchie *w*.
hieric/*adj*: sakral.
high-caloric: kalorienreich, hochkalorisch.
high-definition: feinzeichnend.
high-energy: energiereich.
high-frequency: Hochfrequenz *w*.
high-frequency amplifier: Hochfrequenzverstärker *m*.
high-kV technique: Hartstrahltechnik *w*.
high-omic: hochohmig.
high-pressure: Hochdruck *m*.
high-risk: risikoreich, Hochrisiko-.
high-speed: schnell.
high-vacuum tube: Hochvakuumröhre *w*.
hilar/*adj*: hilär.
Hildenbrand's disease: Typhus *m*.
hillock/*n*: Hügel *m*.
Hilton sac: Sacculus laryngis.
Hilton's white line: Hilton-Linie *w*.
hilum/*n*: Hilum, Hilus.
hilum-cell tumor: Hiluszelltumor *m*.
hilus dance: Hilustanzen *s*.
hilus tuberculosis: Hilustuberkulose *w*.
Himsworth's test: Himsworth-Test *m*, Glukose-Insulinbelastungstest *m*.
hindbrain/*n*: Rhombenzephalon *s*, Rautenhirn *s*.
hinder/*vb*: behindern, hemmen.
hindfoot/*n*: Hinterfuß *m*.
hindgut/*n*: Enddarm *m*.
hind-kidney: Nachniere *w*, Metanephros *m*.
hindrance/*n*: Hinderung *w*.
hinge/*n, adj, vb*: 1. Scharnier *s*; 2. mit Scharnieren; 3. sich drehen.
hinge area: Hinge region *w*, flexible Re-

gion *w*.
hinge-bow: Scharnierbogen *m*.
hinged/*adj*: ausklappbar.
hinge joint: Scharniergelenk *s*, Ginglymus *m*.
hinge region: Hinge region *w*, flexible Region *w*.
hip/*n*: Hüfte *w*; **snapping** ~ schnappende Hüfte *w*.
hip abduction bandage: Hüftspreizverband *m*.
hip dislocation: Hüftluxation *w*; **congenital** ~ kongenitale Hüftluxation *w*.
hip-flexion phenomenon: Hüftbeugephänomen *s*.
hip joint: Hüftgelenk *s*.
hip joint disease: Hüftgelenkerkrankung *w*.
hip pain: Hüftschmerz *m*, Koxalgie *w*.
Hippel-Lindau disease: Hippel-Lindau-Syndrom *s*, Netzhautangiomatose *w*.
hippocratic/*adj*: hippokratisch.
hip prosthesis: Hüftgelenkprothese *w*.
hippuran/*n*: Hippuran *s*.
Hirschberg's test: Hirschberg-Schieltest *m*.
Hirschsprung's disease: Hirschsprung-Krankheit *w*, Megacolon congenitum.
hirsute/*adj*: hirsutistisch, haarig.
hirsuties/*n*: Hirsutismus *m*.
hirsutism/*n*: Hirsutismus *m*.
hirudicide/*n*: egeltötendes Mittel *s*.
hirudin/*n*: Hirudin *s*.
hirudinea/*n*: Hirudinea *w*, Blutegel *m*.
hirudiniasis/*n*: Hirudiniasis *w*.
hirudinization/*n*: Hirudinbehandlung *w*.
hirudo/*n*: Hirudo *w*.
His band: His-Bündel *s*.
His bundle electrogram [*abbr*] **HBE**: His-Bündel-Elektrokardigramm *s*.
His electrography: His-Bündel-Elektrogramm *s*.
His-Held space: perivaskulärer Raum *m*.
His perivascular space: perivaskulärer Raum *m*.
His rule: His-Regel *w*.
Hiss capsule stain: Hiss-Kapselfärbung *w*.
His spindle: Aortenspindel *w*.
histaminase/*n*: Histaminase *w*.
histamine/*n*: Histamin *s*.
histamine acid phosphate: Histaminphosphat *s*.
histamine binding site: Histaminrezeptor *m*.
histamine flush: Histaminausschlag *m*.
histamine headache: Histaminkopfschmerz *m*, Horton-Syndrom *s*.
histamine liberation: Histaminfreisetzung *w*.
histaminemia/*n*: Histaminämie *w*.
histamine phosphate: Histaminphosphat *s*.
histamine receptor: Histaminrezeptor *m*.
histamine receptor blocker: Histaminrezeptorenblocker *m*.
histamine releasing agent: Histaminliberator *m*.
histamine shock: Histaminschock *m*.
histamine stimulation test: Histaminstimulationstest *m*.
histamine test: Histamintest *m*.
histapyrrodine/*n*: Histapyrrodin *s*.
His-Tawara node: His-Tawara-Knoten *m*, AV-Knoten *m*.
histi-: Histio-.
histidase/*n*: Histidase *w*, Histidin-Ammoniak-Lyase *w*.
histidase deficiency: Histidasemangel *m*.
histidine/*n*: Histidin *s*.
histidine ammonia-lyase: Histidin-Ammoniak-Lyase *w*.
histidine decarboxylase: Histidindekarboxylase *w*.
histidine loading test: Histidinbelastungstest *m*, FIGLU-Test *m*.
histidinemia/*n*: Histidinämie *w*.
histidinolphosphatase/*n*: Histidinolphosphatase *w*.
histidinuria/*n*: Histidinurie *w*.
histidyl residue: Histidylrest *m*.
histioblast/*n*: Histioblast *m*.
histiocyte/*n*: Histiozyt *m*, Adventitiazelle *w*.
histiocytic/*adj*: histiozytär.

histiocytoma/*n*: Histiozytom *s*, Dermatofibrom *s*, Fibroxanthom *s*; **fibrous** ~ Fibroxanthom *s*; **juvenile** ~ juveniles Xanthom *s*; **lipoid** ~ Fibroxanthom *s*; **malignant fibrous** ~ malignes Fibroxanthom *s*, Xanthosarkom *s*.
histiocytosis/*n*: Histiozytose *w*; **malignant** ~ maligne Histiozytose *w*, maligne Retikulose *w*; **nonlipid** ~ Abt-Letterer-Siwe-Krankheit *w*; **pulmonary** ~ Lungenhistiozytose *w*.
histiogenic/*adj*: histogen.
histioma/*n*: Neoplasma *s*.
histoblast/*n*: Histoblast *m*.
histochemistry/*n*: Histochemie *w*.
histochemotherapy/*n*: Chemotherapie *w*.
histocompatibility/*n*: Histokompatibilität *w*.
histocompatibility antigen: Histokompatibilitätsantigen *s*.
histocompatibility complex: Histokompatibilitätskomplex *m*; **major** ~ major histocompatibility complex, MHC.
histocompatibility testing: Histokompatibilitätsprobe *w*.
histocompatible/*adj*: histokompatibel.
histocyte/*n*: Histiozyt *m*.
histocytosis/*n*: Histiozytose *w*.
histodifferentiation/*n*: Zelldifferenzierung *w*.
histofluorescence/*n*: Gewebsfluoreszenz *w*.
histogenesis/*n*: Histogenese *w*.
histogenous/*adj*: histogen.
histogeny/*n*: Histogenese *w*.
histogram/*n*: Histogramm *s*.
histoincompatibility/*n*: Histoinkompatibilität *w*.
histoincompatible/*adj*: histoinkompatibel.
histological/*adj*: histologisch.
histology/*n*: Histologie *w*; **pathologic** ~ Histopathologie *w*.
histolysis/*n*: Histolyse *w*.
histolytic/*adj*: histolytisch.
histoma/*n*: Neoplasma *s*.
histomorphology/*n*: Histologie *w*.

histone/*n*: Histon *s*.
histone gene: Histongen *s*.
histone octamer: Histonoktamer *s*.
histone protein: Histonprotein *s*.
histopathogenesis/*n*: Histopathogenese *w*.
histopathology/*n*: Histopathologie *w*.
histoplasma/*n*: Histoplasma *s*.
histoplasmin/*n*: Histoplasmin *s*.
histoplasmin test: Histoplasmintest *m*, Emmons-Probe *w*.
histoplasmoma/*n*: Histoplasmom *s*.
histoplasmosis/*n*: Histoplasmose *w*; **African** ~ afrikanische Histoplasmose *w*.
historadiography/*n*: Historadiographie *w*.
history/*n*: Geschichte *w*; **medical** ~ Krankengeschichte *w*, Anamnese *w*; **natural** ~ Naturgeschichte *w*, natürlicher Verlauf *m*.
history of medicine: Geschichte der Medizin *w*.
history of present illness [*abbr*] **HPI**: jetzige Anamnese *w*.
history taking: Anamneseaufnahme *w*.
histospectroscopy/*n*: Histospektroskopie *w*.
histotome/*n*: Mikrotom *s*.
histotoxic/*adj*: histotoxisch, gewebsschädigend.
histotroph/*adj*: histotroph.
histotropic/*adj*: histotrop.
histrionic/*adj*: histrionisch.
Hitzig's girdle: Hitzig-Zone *w*.
HIV [*abbr*] **human immunodeficiency virus**: humaner Immunodefizienz-Virus *m*, HIV.
hives/*n*: Urtikaria *w*.
HLA [*abbr*] **human leukocyte antigene**: humanes Leukozyten-Antigen *s*, HLA.
HLA antigen: HLA-Antigen *s*.
Hm [*abbr*] **manifest hyperopia**: manifeste Hyperopie *w*.
HMG [*abbr*] **human menopausal gonadotropin**: Menopausengonadotropin *s*.
HMG CoA [*abbr*] **hydroxymethylglutaryl CoA**: Hydroxymethylglutaryl-CoA *s*, HMG-CoA.
HMSN [*abbr*] **hereditary motor and sen-**

sory neuropathy: hereditäre sensomotorische Neuropathie *w*.
hoarse/*adj*: heiser, rauh.
hoarseness/*n*: Heiserkeit *w*.
hobnail liver: Leberzirrhose *w*.
HOCM [*abbr*] **1. high osmolar contrast medium; 2. hypertrophic obstructive cardiomyopathy**: 1. Kontrastmittel hoher Osmolarität *s*; 2. hypertrophe obstruktive Kardiomyopathie *w*.
Hodge's pessary: Hodge-Pessar *s*.
Hodge's plane: Hodge-Beckenebene *w*.
Hodgkin cell: Hodgkin-Zelle *w*, Reed-Sternberg-Zelle *w*.
Hodgkin cycle: Hodgkin-Kreislauf *m*.
Hodgkin's disease: Hodgkin-Krankheit *w*.
hodology/*n*: Hodologie *w*.
hoe/*n*: Exkavator *m*.
Hofbauer cell: Hofbauer-Zelle *w*.
Hoffa's disease: Hoffa-Krankheit *w*.
Hoffa's operation: Lorenz-Hoffa-Operation *w*.
Hoffmann's atrophy: Werdnig-Hoffmann-Paralyse *w*.
Hoffmann sign: Hoffmann-Fingerreflex *m*, Trömner-Zeichen *s*.
Hoffmann syndrome: Hoffmann-Syndrom *s*, neurale Muskeldystrophie *w*.
Hofmann's bacillus: Corynebacterium pseudodiphtheriticum.
Hofmeister's operation: Hofmeister-Operation *w*, Magenresektion mit retrokolischer Anastomose.
holandric/*adj*: holandrisch.
hold/*vb*: halten, anhalten, festhalten.
holder/*n*: Halter *m*, Halterung *w*.
hole/*n*: Loch *s*; **macular** ~ Makulaloch *s*; **retinal** ~ Netzhautperforation *w*.
Holger-Nielsen method: Kopenhagener Methode *w*.
holistic/*adj*: holistisch, ganzheitlich.
Hollander's test: Hollander-Hypoglykämietest *m*.
hollow/*n, adj*: 1. Höhle *w*, Loch *s*; 2. hohl.
hollowback/*n*: Lordose *w*.
Holmes rebound phenomenon: Holmes-Stewart-Phänomen *s*, Rückstoßphänomen *s*.
Holmes sign: Holmes-Stewart-Phänomen *s*, Rückstoßphänomen *s*.
Holmgren's test: Holmgren-Farbsinnesprüfung *w*.
holoacardius/*n*: Holoacardius *m*.
holoblastic/*adj*: holoblastisch.
holocrine/*adj*: holokrin.
holodiastolic/*adj*: holodiastolisch.
holoendemic/*adj*: hyperendemisch.
holoenzyme/*n*: Holoenzym *s*.
hologamy/*n*: Hologamie *w*.
hologram/*n*: Hologramm *s*.
holography/*n*: Holographie *w*.
holometabolous/*adj*: holometabolisch.
holonephros/*n*: Holonephron *s*.
holoplexia/*n*: progressive Paralyse *w*.
holorachischisis/*n*: vollständige Rachischisis *w*.
holoschisis/*n*: Amitose *w*.
holosystolic/*adj*: holosystolisch.
holotopy/*n*: Holotopie *w*.
holotrichous/*adj*: holotrich.
Holt-Oram syndrome: Holt-Oram-Syndrom *s*.
Holzknecht's space: Holzknecht-Raum *m*.
hom-: Homo-.
homalography/*n*: Homalographie *w*.
Homans sign: Homans-Thrombosezeichen *s*.
homatropine/*n*: Homatropin *s*.
homatropine methylbromide: Homatropin-methylbromid *s*.
home/*n*: Heim *s*, Pflegeheim *s*.
home blood glucose monitoring: Blutzuckerselbstkontrolle *w*.
home care: Hauspflege *w*.
home childbirth: Hausgeburt *w*.
homecious/*adj*: homoxen, ohne Wirtswechsel.
home delivery: Hausgeburt *w*.
home dialysis: Heimdialyse *w*.
home for the elderly: Altenheim *s*.
home inmate/*n*: Heiminsasse *m*.
homeograft/*n*: Allotransplantat *s*.
homeomorphous/*adj*: gleichförmig.
homeopathic/*adj*: homöopathisch.

homeopathy

homeopathy/*n*: Homöopathie *w*.
homeoplasia/*n*: Homöoplasie *w*.
homeoplastic/*adj*: homöoplastisch.
homeostasis/*n*: Homöostase *w*.
homeotherapy/*n*: Homöotherapie *w*.
homeotherm/*n*: Warmblüter *m*.
homeothermic/*adj*: warmblütig.
homeothermy/*n*: Homöothermie *w*.
homeotic/*adj*: homöotisch.
homeotoxic/*adj*: homoiotoxisch.
homeotoxin/*n*: Homoiotoxin *s*.
homeotransplantat/*n*: Allotransplantat *s*.
homeotransplantation/*n*: Allotransplantation *w*.
homeotypic/*adj*: homöotypisch.
homicide/*n*: Mord *m*.
hominid/*n*: Hominide *m*.
homo-: Homo-.
homoblastic/*adj*: homoblastisch.
homocladic/*adj*: homokladisch.
homocyclic/*adj*: homozyklisch.
homocysteine/*n*: Homozystein *s*.
homocystine/*n*: Homozystin *s*.
homocystinemia/*n*: Homozystinämie *w*.
homocystinuria/*n*: Homozystinurie *w*.
homocytotropic/*adj*: homozytotrop.
homodromous/*adj*: homodrom.
homoecious/*adj*: homoxen, ohne Wirtswechsel.
homoerotic/*adj*: homoerotisch.
homoeroticism/*n*: Homoerotizismus *m*.
homofenazine/*n*: Homofenazin *s*.
homogametic/*adj*: homogametisch.
homogamous/*adj*: homogam.
homogamy/*n*: Homogamie *w*.
homogenate/*n*: Homogenat *s*.
homogeneity/*n*: Homogenität *w*.
homogeneization/*n*: Homogenisierung *w*.
homogenous/*adj*: homogen.
homogenization/*n*: Homogenisierung *w*.
homogenize/*vb*: homogenisieren.
homogenizer/*n*: Homogenisator *m*.
homogenotization/*n*: Homogenotisation *w*.
homogentisuria/*n*: Homogentisinurie *w*.
homograft/*n*: Allotransplantat *s*; **isogeneic** ~ Isotransplantat *s*.
homoguaiacol/*n*: Homoguajacol *s*.

homoioplasia/*n*: Homöoplasie *w*.
homoiostasis/*n*: Homöostase *w*.
homoiotherm/*adj*: homoiotherm.
homoiothermic/*adj*: warmblütig.
homokaryon/*n*: Homokaryon *s*.
homokeratoplasty/*n*: Homokeratoplastik *w*.
homolateral/*adj*: homolateral, ipsilateral.
homoleucine/*n*: Homoleuzin *s*.
homologue/*n*: Homologes *s*.
homologous/*adj*: homolog.
homology/*n*: Homologie *w*.
homology region: homologer Bereich *m*.
homomorphic/*adj*: homomorph.
homonymous/*adj*: homonym.
homophonic/*adj*: homophon.
homophony/*n*: Homophonie *w*.
homopolymer/*n*: Homopolymer *s*.
homopolypeptide/*n*: Homopolypeptid *s*.
homoserine/*n*: Homoserin *s*, α-Amino-τ-hydroxybuttersäure *w*.
homoserine dehydratase: Homoserindehydratase *w*.
homoserine dehydrogenase: Homoserindehydrogenase *w*.
homosexual/*n, adj*: 1. Homosexueller *m*; 2. homosexuell.
homosexuality/*n*: Homosexualität *w*.
homosporous/*adj*: gleichsporig.
homosteroid/*n*: Homosteroid *s*.
homostimulation/*n*: Eigenstimulation *w*.
homothermal/*adj*: warmblütig.
homotonic/*adj*: isoton.
homotransplantat/*n*: Allotransplantat *s*.
homotransplantation/*n*: allogene Transplantation *w*.
homotropic/*adj*: homotrop.
homotropism/*n*: Homotropismus *m*.
homozygosis/*n*: Homozygie *w*.
homozygosity/*n*: Homozygotie *w*.
homozygote/*adj*: homozygot.
homozygous/*adj*: homozygot.
hone/*vb*: schärfen.
honey/*n*: Honig *m*.
honeycomb/*n*: Bienenwabe *w*.
honeycomb lung: Wabenlunge *w*.
honeycomb nevus: Ulerythema ophryoge-

nes.
honeycomb pattern: Wabenstruktur *w*.
honeycomb tetter: Favus *m*, Kopfgrind *m*.
honeymoon phase: Honeymoon-Phase *w*, Remissionsphase *w*.
hood/*n*: Schutzhaube *w*.
hook/*n*: Haken *m*, Hook *m*; **blunt** ~ stumpfer Haken *m*; **surgical** ~ Wundhaken *m*.
hooked/*adj*: hakenförmig.
hookform/*n*: Hakenform *w*.
hooklet/*n*: Häkchen *s*, Hakenkranz *m*.
hooklike/*adj*: hakenförmig.
hook of the hamate bone: Hamulus ossis hamati.
hook-up/*n*: Anschluß *m*.
hookworm/*n*: Hakenwurm *m*; **American** ~ Necator americanus; **European** ~ Ancylostoma duodenale.
hookworm disease: Hakenwurmbefall *m*.
Hoover sign: Hoover-Zeichen *s*.
Hoppe-Goldflam syndrome: Hoppe-Goldflam-Syndrom *s*, Myasthenia gravis pseudoparalytica.
hopper/*n*: Einfülltrichter *m*.
hordenine/*n*: Hordenin *s*.
hordeolum/*n*: Hordeolum *s*, Gerstenkorn *s*.
horizontal/*adj*: horizontal.
hormesis/*n*: Hormisie *w*.
hormonal/*adj*: hormonal.
hormone/*n*: Hormon *s*; **adenohypophysial** ~ Hypophysenvorderlappenhormon *s*; **adipokinetic** ~ Lipotropin *s*; **adrencortical** ~ adrenokortikales Hormon *s*; **adrenocorticotropic** ~ [*abbr*] ACTH adrenokortikotropes Hormon *s*, ACTH; **androgenic** ~ Androgen *s*; **anterior pituitary** ~ Hypophysenvorderlappenhormon *s*; **antidiabetic** ~ Insulin *s*; **antidiuretic** ~ Vasopressin *s*; **chondrotropic** ~ Wachstumshormon *s*; **chromatophorotropic** ~ Melanozyten-stimulierendes Hormon *s*; **circulatory** ~ zirkulierendes Hormon *s*; **cortical** ~ adrenokortikales Hormon *s*; **estrogenic** ~ Östron *s*; **female** ~ weibliche Geschlechtshormone *w*; **follicular** ~ Follikelhormon *s*; **free** ~ ungebundenes Hormon *s*; **galactopoietic** ~ Prolaktin *s*; **gametogenic** ~ Follikel-stimulierendes Hormon *s*; **gastrointestinal** ~ gastrointestinales Hormon *s*; **gonadotropic** ~ Gonadotropin *s*; **hypophysial** ~ Hypophysenhormon *s*; **hypothalamic releasing** ~ hypothalamisches Releasing-Hormon *s*; **inhibitory** ~ inhibitorisch wirkendes Hormon *s*; **ketogenic** ~ lipolytisches Hormon *s*; **lactogenic** ~ Prolaktin *s*; **lipotropic** ~ Lipotropin *s*; **luteal** ~ Progesteron *s*; **luteinizing** ~ [*abbr*] LH luteinisierendes Hormon *s*, LH; **mammogenic** ~ Prolaktin *s*; **morphogenetic** ~ Induktor *m*; **morphogenic** ~ Hormon mit Wirkung auf die Organausformung; **orchidic** ~ Testosteron *s*; **ovarian** ~ ovarielles Hormon *s*; **parathyroid** ~ Parathormon *s*; **pituitary** ~ Hypophysenhormon *s*; **pituitary mammotropic** ~ Prolaktin *s*; **placental** ~ Plazentahormon *s*; **proparathyroid** ~ Prohormon des Parathormons; **releasing** ~ Releasing-Hormon *s*; **somatotropic** ~ Somatotropin *s*; **sympathetic** ~ Sympathin *s*; **testicular** ~ testikuläres Hormon *s*; **thyrotropic** ~ Thyrotropin *s*; **trophic** ~ Hormon mit tropischer Wirkung; **tropic** ~ Hormon mit tropischer Wirkung.
hormone action: Hormonwirkung *w*.
hormone analog: Hormonanalogon *s*.
hormone antagonist: Hormonantagonist *m*.
hormone-controlled/*adj*: hormongesteuert.
hormone-dependent: hormonabhängig.
hormone excess: Hormonüberschuß *m*.
hormone production: Hormonbildung *w*; **ectopic** ~ ektope Hormonbildung *w*.
hormone receptor: Hormonrezeptor *m*.
hormone secretion: Hormonsekretion *w*.
hormone therapy: Hormontherapie *w*.
hormonic/*adj*: hormonal.
hormonogenesis/*n*: Hormonbildung *w*.
hormonopoiesis/*n*: Hormonbildung *w*.
horn/*n*: Horn *s*, Cornu; **cutaneous** ~ Hauthorn *s*; **pelvic** ~ Beckenhorn *s*; **warty** ~ Hauthorn *s*.

horn cell, anterior: Vorderhornzelle w.
horn cell, posterior: Hinterhornzelle w.
Horner sign: Horner-Zeichen s.
Horner's pupil: Horner-Pupille w.
Horner syndrome: Horner-Bernard-Symptomenkomplex m, okulopupilläres Syndrom s.
hornet/n: Hornisse w.
hornification/n: Verhornung w.
hornlike/adj: hornartig.
horn of the spinal chord, dorsal: Hinterhorn s.
hornskin/n: Hornhaut w.
horn syndrome, pelvic: Turner-Kieser-Syndrom s.
horny/adj: hornig, keratotisch.
horopter/n: Horopter m.
horripilation/n: Piloerektion w.
horror/n: Entsetzen m, Schrecken m.
horsefly: Pferdebremse w.
horseradish peroxidase: Meerrettichperoxidase w.
horseshoe/n: Hufeisen s, Steinmann-Extensionsbügel m.
horseshoe kidney: Hufeisenniere w.
horseshoe placenta: Hufeisenplazenta w.
Hortega cell: Hortega-Zelle w, Mikrogliazelle w.
Hortega cell tumor: Hortega-Zelltumor m.
hortobezoar/n: Phytobezoar m, Pflanzenfaserbezoar m.
Horton cephalgia: Horton-Kopfschmerz m.
Horton's arteritis: Horton-Arteriitis w.
Horton's vascular headache: Horton-Kopfschmerz m.
hose/n: Schlauch m.
hospice/n: Hospiz s.
hospital/n: Krankenhaus s; **affiliated** ~ akademisches Lehrkrankenhaus s; **closed** ~ geschlossenes Krankenhaus s; **mental** ~ psychiatrisches Krankenhaus s; **metropolitan** ~ städtisches Krankenhaus s; **open** ~ Belegkrankenhaus s; **private** ~ Privatkrankenhaus s; **pediatric** ~ Kinderkrankenhaus s; **proprietary** ~ privat getragenes Krankenhaus s; **public** ~ öffentliches Krankenhaus s; **teaching** ~ Lehrkrankenhaus s; **urban** ~ städtisches Krankenhaus s; **voluntary** ~ gemeinnütziges Krankenhaus s.
hospital-acquired/adj: nosokomial.
hospital administration: Krankenhausverwaltung w.
hospital allowance: Pflegesatz m.
hospital association: Krankenhausgesellschaft w.
hospital bed capacity: Krankenhausbettenkapazität w.
hospital board: Krankenhausvorstand m.
hospital care: stationäre Versorgung w.
hospital commission: Krankenhausausschuß m.
hospital death rate: Krankenhausmortalität w.
hospital department: Krankenhausabteilung w.
hospital director: Krankenhausleiter m.
hospital environment: Krankenhausbereich m.
hospital equipment: Krankenhausanlagen, Krankenhausausstattung w.
hospital fee: Krankenhaustarif m.
hospital financing: Krankenhausfinanzierung w.
hospital infection: Hospitalinfektion w, Hospitalismus m, nosokomiale Infektion w.
hospital information system: Krankenhausinformationssystem s.
hospital inpatient: stationärer Patient.
hospitalism/n: Hospitalismus m.
hospitalization/n: Krankenhauseinweisung w.
hospitalization insurance: Krankenhaustagegeldversicherung w.
hospitalization length: Aufenthaltsdauer w.
hospitalized/adj: stationär.
hospital liability: Krankenhaushaftpflicht w.
hospital medical records department: Krankenaktenarchiv s.

hospital occupancy: Krankenhausbelegung w.
hospital occupancy percentage: Belegungsrate w.
hospital organization: Krankenhausorganisation w.
hospital outpatient: poliklinischer Patient.
hospital pharmacy: Krankenhausapotheke w.
hospital physician: Krankenhausarzt.
hospital planning: Krankenhausplanung w.
hospital referral: Krankenhauseinweisung w.
hospital region: Krankenhauseinzugsgebiet s.
hospital staff: Krankenhauspersonal s.
hospital stay: Krankenhausaufenthalt m.
hospital supplies: Krankenhausartikel.
hospital utilization: Krankenhausausnutzung w.
host/n: Wirt m; **accidental** ~ gelegentlicher Wirt m; **biological intermediate** ~ natürlicher Zwischenwirt m; **cyclic intermediate** ~ natürlicher Zwischenwirt m; **definitive** ~ Endwirt m; **final** ~ Endwirt m; **incidental** ~ gelegentlicher Wirt m; **intermediate** ~ Zwischenwirt m; **paratenic** ~ Überträgerwirt m.
host bacteria: Wirtsbakterien.
host cell: Wirtszelle w.
host defense: Abwehrmechanismus m.
host-specific/adj: wirtspezifisch.
host-vector system: Wirt-Vektor-System s.
HOT [abbr] **human old tuberculin**: humanes Alt-Tuberkulin s.
hot/adj: heiß.
hot-box/n: Hitzekabinett s, Lichtkasten m.
Hotchkiss method: Hotchkiss-MacManus-Reaktion w.
hotline/n: Telephonberatung w.
hourglass chest: Uhrglasthorax m.
hourglass murmur: Uhrglasgeräusch s.
hourglass stomach: Uhrglasmagen m.
hourglass tumor: Sanduhrgeschwulst w.

housedust allergy: Hausstauballergie w.
household/n: Haushalt m.
household remedy: Hausmittel s.
house officer: Assistenzarzt m; **senior** ~ [abbr] **SHO** Assistenzarzt im 2. Fortbildungsjahr.
house's knee: Knieschleimbeutelentzündung w.
house-tree-person test [abbr] **HTP test**: Haus-Baum-Person-Test m.
housewife's neurosis: Putzzwang m.
Houssay's phenomenon: Houssay-Biasotti-Effekt m.
Houssay syndrome: Houssay-Syndrom s.
Howard's method: Howard-Test m.
Howell's bodies: Howell-Körperchen, Jolly-Körperchen.
Howe's silver nitrate: ammoniakalische Silbernitratlösung w.
Howship's lacuna: Howship-Lakune w, Resorptionslakune w.
Howship symptom: Howship-Romberg-Zeichen s.
Hoyer's anastomosis: Hoyer-Anastomose w, Sucquet-Hoyer-Kanal m.
Hp [abbr] **haptoglobin**/n: Haptoglobin s.
HPI [abbr] **history of present illness**: jetzige Anamnese w.
HPL [abbr] **human placental lactogen**: humanes Plazentalaktogen s.
HPLC [abbr] **high-pressure liquid chromatography**: Hochdruck-Flüssigkeitschromatographie w.
HRA [abbr] **health risk appraisal**: Abschätzung des Erkrankungsrisikos.
H$_2$-receptor antagonist: H$_2$-Rezeptoren-Antagonist m.
H reflex: H-Reflex m, H-Welle w.
HSA [abbr] **human serum albumin**: humanes Serumalbumin s.
HSV [abbr] **highly selective vagotomy**: hochselektive Vagotomie w.
5-HT [abbr] **5-hydroxytryptamine**/n: 5-Hydroxytryptamin s, Serotonin s.
HTLV [abbr] **human T-cell leukemia virus**: humanes T-Zell-Leukämievirus s.
HTP [abbr] **5-hydroxytryptophan**: 5-Hy-

HTP test

droxytryptophan *s*.
HTP test [*abbr*] **house-tree-person test**: Haus-Baum-Person-Test *m*.
hue/*n*: Färbung *w*.
Hünermann's disease: Hünermann-Syndrom *s*, Chondrodystrophia calcificans congenita.
Hürthle cell adenoma: Hürthle-Zelltumor *m*.
Hueter sign: Hueter-Zeichen *s*.
Huet nuclear anomaly: Huet-Kernanomalie *w*.
Hughes reflex: Bulbokavernosusreflex *m*.
Huhner's test: Huhner-Sims-Test *m*.
hull/*n*: Hülse *w*, Schale *w*.
hum/*n*, *vb*: 1. Summen *s*; **venous** ~ Nonnensausen *s*; 2. summen.
human/*n*, *adj*: 1. Mensch *m*; 2. menschlich.
humanistic/*adj*: humanistisch.
humectant/*adj*: feucht.
humectation/*n*: Befeuchtung *w*.
humeral/*adj*: Humerus-.
humero-: Humero-.
humerus/*n*: Oberarm *m*, Humerus.
humid/*adj*: feucht.
humidification/*n*: Befeuchtung *w*.
humidifier/*n*: Raumluftbefeuchter *m*.
humidity/*n*: Feuchtigkeit *w*.
humification/*n*: Humusbildung *w*.
humor/*n*: Flüssigkeit *w*, Körperflüssigkeit *w*; **aqueous** ~ Kammerwasser *s*; **vitreous** ~ Glaskörperflüssigkeit *w*.
humoral/*adj*: humoral.
humoralism/*n*: Humoralpathologie *w*.
hump/*n*: Buckel *m*, Höcker *m*.
humpback/*n*: Rundrücken *m*.
hunchback/*n*: Kyphose *w*.
hunchbacked/*adj*: kyphotisch.
hunger/*n*: Hunger *m*.
hunger center: Hungerzentrum *s*.
hunger contraction: Hungerkontraktion *w*, Magenleerkontraktion *w*.
Hunner's ulcer: Hunner-Ulkus *s*, Ulcus simplex vesicae.
Hunter syndrome: Hunter-Syndrom *s*, Mukopolysaccharidose IH *w*.

Huntington's disease: Huntington-Chorea *w*.
Hunt's disease: Hunt-Krankheit *w*, Paralysis juvenilis agitans, Dyssynergia cerebellaris myoclonica.
Hunt syndrome: Ramsay-Hunt-Syndrom *s*.
Hurler syndrome: Pfaundler-Hurler-Syndrom *s*, Mukopolysaccharidose *w*.
Hurst's disease: akute hämorrhagische Leukoenzephalitis *w*.
husband/*n*: Ehemann *m*.
Hutchinson-Boeck disease: Sarkoidose *w*, Boeck-Krankheit *w*.
Hutchinson-Gilford syndrome: Hutchinson-Gilford-Syndrom *s*, Progerie *w*.
Hutchinson's incisors: Hutchinson-Zahn *m*, Tonnenzahn *m*.
Hutchinson's mask: Hutchinson-Maskengesicht *s*.
Hutchinson's melanotic freckle: Lentigo maligna, Melanosis circumscripta praeblastomatosa Dubreuilh.
Hutchinson's tooth: Hutchinson-Zahn *m*.
Hutchinson's triad: Hutchinson-Trias *w*.
Huxley sheath: Huxley-Zahnwurzelscheide *w*.
Huxley's layer: Huxley-Schicht *w*.
Huxley's membrane: Huxley-Schicht *w*.
HV [*abbr*] **1. herpes virus**; **2. hyperventilation**: 1. Herpesvirus *m*; 2. Hyperventilation *w*.
HVL [*abbr*] **half-value layer**: Halbwertschichtdicke *w*.
H wave: H-Welle *w*, H-Reflex *m*.
hyalin/*n*: Hyalin *s*.
hyaline/*adj*: hyalinartig.
hyalinization/*n*: Hyalinisation *w*, hyaline Degeneration *w*.
hyalinosis/*n*: Hyalinisation *w*, Hyalinosis *w*.
hyalitis/*n*: Hyalitis *w*, Hyaloiditis *w*.
hyaloid/*n*, *adj*: 1. Hyalin *s*; 2. glasartig.
hyaloiditis/*n*: Hyaloiditis *w*, Hyalitis *w*.
hyaloidopathy/*n*: Glaskörpererkrankung *w*.
hyalomere/*n*: Hyalomer *s*.

hyalomma/*n*: Hyalomma *w*.
hyalomucoid/*n*: Hyaluronsäure *w*.
hyalonyxis/*n*: Glaskörperpunktion *w*.
hyaloplasm/*n*: Hyaloplasma *s*; **nuclear ~** Karyolymphe *w*.
hyaloserositis/*n*: Hyaloserositis *w*.
hyalosis/*n*: Glaskörperdegeneration *w*; **asteroid ~** Benson-Krankheit *w*.
hyaluronate lyase: Hyaluronatlyase *w*.
hyaluronic/*adj*: hyaluronsauer.
hyaluronidase/*n*: Hyaluronidase *w*.
hybaroxy/*n*: Sauerstoffüberdrucktherapie *w*.
hybrid/*n, adj*: 1. Hybrid *s*, Bastard *m*; 2. hybrid.
hybrid-arrested/*adj*: hybridarretiert.
hybrid cell: Hybridzelle *w*.
hybridization/*n*: Hybridisierung *w*; **cross ~** Kreuzhybridisierung *w*; **molecular ~** molekularbiologische Hybridisierung *w*.
hybridize/*vb*: hybridisieren.
hybridoma/*n*: Hybridzelle *w*.
hybridoma technique: Hybridzellenverfahren *s*.
hybrid plasmid: Hybridplasmid *s*.
hycanthone/*n*: Hycanthonum *s*.
hydatic/*adj*: Hydatid-.
hydatid/*n*: Hydatid *s*.
hydatid cyst: Hydatidzyste *w*.
hydatidiform/*adj*: hydatidiform.
hydatidosis/*n*: Hydatidose *w*, Echinokokkose *w*.
hydatidostomy/*n*: chirurgische Hydatiddrainage *w*.
hydatiform/*adj*: hydatidenförmig.
hydatism/*n*: Hydatidenschwirren *s*.
hydatoid/*adj*: Glaskörper-.
hydatorrhea/*n*: Hydrorrhö *w*.
hydergine/*n*: Hydergin *s*.
hydracetin/*n*: Azetylphenylhydrazin *s*.
hydracid/*n*: Wasserstoffsäure *w*.
hydradenitis/*n*: Hidradenitis *w*.
hydradenoma/*n*: Hidradenom *s*.
hydragogue/*n*: Hydragogum *s*.
hydralazine/*n*: Hydralazin *s*.
hydramine/*n*: Hydramin *s*.
hydramnios/*n*: Hydramnion *s*.

hydranencephaly/*n*: Hydranenzephalie *w*.
hydrangiology/*n*: Lehre von den Lymphgefäßen *w*.
hydrargia/*n*: Quecksilbervergiftung *w*.
hydrargyromania/*n*: Erethismus *m*.
hydrargyrum [*abbr*] **Hg**: Hydrargyrum *s*, Quecksilber *s*, Hg.
hydrarthrodial/*adj*: hydrarthrotisch.
hydrarthrosis/*n*: Hydrarthrose *w*; **intermittent ~** intermittierende Hydrarthrose *w*, familiäre periodische Hydrarthrose *w*.
hydrase/*n*: Hydrase *w*.
hydrastine/*n*: Hydrastin *s*.
hydrastinine/*n*: Hydrastinin *s*.
hydratase/*n*: Hydratase *w*.
hydrate/*n, vb*: 1. Hydrat *s*; 2. hydrieren.
hydrated/*adj*: hydriert.
hydration/*n*: Hydratation *w*.
hydration water: Hydratwasser *s*.
hydratization/*n*: Hydratation *w*.
hydraulic/*adj*: hydraulisch.
hydrazide/*n*: Hydrazid *s*.
hydrazine/*n*: Hydrazin *s*.
hydrazinophthalazine/*n*: Hydralazin *s*.
hydrazone/*n*: Hydrazon *s*.
hydremia/*n*: Hydrämie *w*, Hydroplasmie *w*.
hydrencephalocele/*n*: Enzephalomeningozystozele *w*.
hydrencephalus/*n*: Hydrozephalus *m*.
hydric/*adj*: Wasserstoff-.
hydride/*n*: Hydrid; **arsenous ~** Arsenwasserstoff *m*.
hydroa/*n*: Hidroa *w*.
hydrobenzoin/*n*: Hydrobenzoin *s*.
hydroberberine/*n*: Hydroberberin *s*.
hydrobilirubin/*n*: Hydrobilirubin *s*.
hydrobiology/*n*: Hydrobiologie *w*, Wasserbiologie *w*.
hydroblepharon/*n*: Lidödem *s*.
hydroboron/*n*: Borhydrid *s*.
hydrobromic/*adj*: Bromwasserstoff-.
hydrobromide/*n*: Hydrobromid *s*.
hydrocalicosis/*n*: Hydrokalikose *w*.
hydrocalix/*n*: Hydrokalix *m*.
hydrocarbon/*n*: Kohlenwasserstoff *m*.
hydrocardia/*n*: Hydrokardie *w*, Hydrope-

hydrocele

rikard *s*.

hydrocele/*n*: Hydrozele *w*; **bilocular** ~ doppelseitige Hydrozele *w*; **cervical** ~ Kiemengangzyste *w*; **chylous** ~ Chylozele *w*; **communicating** ~ kommunizierende Hydrozele *w*; **encysted** ~ eingekapselte Hydrozele *w*; **filarial** ~ Filarien-Hydrozele *w*; **inguinal** ~ Hydrocele hernialis; **scrotal** ~ Skrotumhydrozele *w*; **spermatic** ~ Spermatozele *w*; **vaginal** ~ Hydrocele vaginalis.

hydrocele of the testis: Hydrocele testis.

hydrocelectomy/*n*: Hydrozelenoperation *w*.

hydrocenosis/*n*: Ergußdrainage *w*.

hydrocephalic/*adj*: hydrozephalisch.

hydrocephalocele/*n*: Enzephalozystozele *w*.

hydrocephaloid/*adj*: hydrozephalusartig.

hydrocephalous/*adj*: mit Hydrozephalus.

hydrocephalus/*n*: Hydrozephalus *m*, Wasserkopf *m*; **communicating** ~ kommunizierender Hydrozephalus *m*; **compensating** ~ Hydrocephalus e vacuo; **congenital** ~ angeborener Hydrozephalus *m*; **external** ~ kommunizierender Hydrozephalus *m*; **hypertonic** ~ hypertensiver Hydrozephalus *m*; **internal** ~ Hydrocephalus internus; **noncommunicating** ~ nicht kommunizierender Hydrozephalus *m*, Hydrocephalus occlusus; **normal-pressure** ~ normotensiver Hydrozephalus *m*; **occult** ~ asymptomatischer Hydrozephalus *m*; **otitic** ~ otitischer Hydrozephalus *m*; **postmeningitic** ~ postmeningitischer Hydrozephalus *m*; **primary** ~ kongenitaler Hydrozephalus *m*; **thrombotic** ~ Hydrozephalus bei intrakranieller Sinusthrombose.

hydrocephaly/*n*: Hydrozephalie *w*.

hydrochloride/*n*: Hydrochlorid *s*.

hydrochlorothiazide/*n*: Hydrochlorothiazid *s*.

hydrocholeretic/*adj*: hydrocholeretisch.

hydrocirsocele/*n*: Hydrozele mit Varikozele.

hydrocodone/*n*: Hydrocodon *s*.

hydrocolloid/*n*: Hydrokolloid *s*.

hydrocolpocele/*n*: Hydrokolpozele *w*.

hydrocolpos/*n*: Hydrokolpos *m*.

hydrocortamate/*n*: Hydrocortamat *s*.

hydrocortisone/*n*: Hydrocortison *s*, Kortisol *s*.

hydrocortisone acetate: Hydrocortisonacetat *s*.

hydrocortisone sodium phosphate: Hydrocortisonnatriumphosphat *s*.

hydrocortisone sodium succinate: Hydrocortisonhemisuccinat *s*.

hydrocortisone tertiary-butylacetate: Hydrocortisontertiärbutylacetat *s*.

hydrocrania/*n*: Hydrozephalus *m*.

hydrocyanism/*n*: Blausäurevergiftung *w*.

hydrocystadenoma/*n*: Hidrokystom *s*.

hydrodiascope/*n*: Hydrodiaskop *s*.

hydrodiffusion/*n*: Hydrodiffusion *w*.

hydrodynamics/*n*: Hydrodynamik *w*.

hydroencephalocele/*n*: Enzephalozystozele *w*.

hydroencephalomeningocele/*n*: Enzephalomeningozystozele *w*.

hydrogen [*abbr*] **H**: Wasserstoff *m*, H; **heavy** ~ Deuterium *s*; **radioactive** ~ Tritium *s*; **sulfuretted** ~ Hydrogensulfid *s*.

hydrogen arsenide/*n*: Arsin *s*.

hydrogenase/*n*: Hydrogenase *w*.

hydrogenate/*vb*: hydrieren.

hydrogenated/*adj*: hydriert.

hydrogenation/*n*: Hydrierung *w*, Wasserstoffanlagerung *w*.

hydrogen bond: Wasserstoffbrückenbindung *w*.

hydrogen bromide: Hydrogenbromid *s*.

hydrogen chloride: Hydrogenchlorid *s*.

hydrogen compound: Wasserstoffverbindung *w*.

hydrogen dioxide: Wasserstoffperoxid *s*.

hydrogen fluoride: Fluorwasserstoff *m*.

hydrogen formation: Wasserstoffbildung *w*.

hydrogen halide: Halogenwasserstoff *m*.

hydrogen ion concentration: Wasserstoffionenkonzentration *w*, pH-Wert *m*.

hydrogenolysis/*n*: Hydrogenolyse *w*.
hydrogenosome/*n*: Hydrogenosom *s*.
hydrogenous/*adj*: wasserstoffhaltig.
hydrogen peroxide: Wasserstoffperoxid *s*.
hydrogen sulfate: Hydrogensulfat *s*.
hydrogen sulfide: Schwefelwasserstoff *m*.
hydrogen tartrate: Bitartrat *s*.
hydrogen telluride: Tellurwasserstoff *m*.
hydrogen trinitride: Stickstoffwasserstoff *m*.
hydrogen uptake: Wasserstoffaufnahme *w*.
hydrogymnastics/*n*: Unterwassergymnastik *w*.
hydrohemarthrosis/*n*: Hydrohämatoarthros *s*.
hydrohematosalpinx/*n*: Hydrohämatosalpinx *w*.
hydrohystera/*n*: Hydrometra *w*.
hydrokinetic/*adj*: Unterwassergymnastik-.
hydrolabile/*adj*: hydrolabil.
hydrolase/*n*: Hydrolase *w*.
hydrolyase/*n*: Hydrolyase *w*.
hydrolysate/*n*: Hydrolysat *s*.
hydrolysis/*n*: Hydrolyse *w*.
hydrolytic/*adj*: hydrolytisch.
hydrolyze/*vb*: hydrolysieren.
hydroma/*n*: Hygrom *s*.
hydromassage/*n*: Unterwassermassage *w*.
hydromeningitis/*n*: benigne intrakranielle Drucksteigerung *w*.
hydromeningocele/*n*: Hydromeningozele *w*.
hydrometer/*n*: Aräometer *s*.
hydrometra/*n*: Hydrometra *w*.
hydrometrocolpos/*n*: Hydrometrokolpos *m*.
hydrometry/*n*: Hydrometrie *w*, Messung des spezifischen Gewichts.
hydromicrocephaly/*n*: Hydromikrozephalie *w*.
hydromorphone/*n*: Hydromorphon *s*.
hydromphalus/*n*: Hydromphalus *m*.
hydromyelia/*n*: Hydromyelie *w*.
hydromyelocele/*n*: Myelozystozele *w*.
hydromyelomeningocele/*n*: Meningomyelozystozele *w*.

hydronephrosis/*n*: Hydronephrose *w*, Harnstauungsniere *w*; **congenital** ~ angeborene Hydronephrose *w*; **external** ~ Urinzyste *w*; **infected** ~ Pyonephrose *w*; **intermittent** ~ intermittierende Hydronephrose *w*; **perirenal** ~ extrarenale Hydronephrose *w*, Hydropyelon *s*; **subcapsular** ~ Urinzyste *w*.
hydronephrotic/*adj*: hydronephrotisch.
hydropathy/*n*: Hydropathie *w*.
hydropenia/*n*: Wassermangel *m*, Exsikkose *w*.
hydropericarditic/*adj*: hydroperikarditisch.
hydropericardium/*n*: Hydroperikard *s*, Hydrokardie *w*.
hydroperinephrosis/*n*: Hydroperinephrose *w*.
hydroperitoneum/*n*: Aszites *m*.
hydropertubation/*n*: Eileiterpertubation *w*, Hydropertubation *w*.
hydropexic/*adj*: wasseraufnehmend.
hydropexis/*n*: Wasseraufnahme *w*.
hydrophilic/*adj*: hydrophil.
hydrophilicity/*n*: Hydrophilie *w*.
hydrophobia/*n*: Hydrophobie *w*; **paralytic** ~ essentielle Hydrophobie *w*, paralytische Tollwut *w*.
hydrophobic/*adj*: hydrophob.
hydrophobocity/*n*: Hydrophobie *w*.
hydrophthalmia/*n*: Hydrophthalmus *m*.
hydropic/*adj*: hydropisch.
hydropigenous/*adj*: einen Hydrops erzeugend.
hydroplasmia/*n*: Hypoosmolarität des Blutplasmas.
hydropleura/*n*: Hydrothorax *m*.
hydropneumatosis/*n*: Hydropneumatose *w*.
hydropneumogony/*n*: Arthrographie *w*.
hydropneumothorax/*n*: Pneumohydrothorax *m*.
hydroquinone/*n*: Hydrochinon *s*.
hydrosoluble/*adj*: wasserlöslich.
hydrostatic/*adj*: hydrostatisch.
hydrostatics/*n*: Hydrostatik *w*.
hydrotalcite/*n*: Hydrotalcit *s*.

hydrotherapy/*n*: Hydrotherapie *w*.
hydrothorax/*n*: Hydrothorax *m*; **chylous** ~ Chylothorax *m*.
hydrotomy/*n*: Hydrotomie *w*.
hydrotoxicity/*n*: Wasserintoxikation *w*.
hydrotympanum/*n*: sekretorische Otitis media.
hydroureter/*n*: Hydroureter *m*.
hydroureteronephrosis/*n*: Hydroureteronephrose *w*.
hydroureterosis/*n*: Hydroureter *m*.
hydrovarium/*n*: Ovarialzyste *w*, Ovarialödem *s*.
hydroxide/*n*: Hydroxid *s*.
hydroxocobalamin/*n*: Hydroxocobalamin *s*.
hydroxyamphetamine/*n*: Hydroxyamphetamin *s*.
hydroxyapatite/*n*: Hydroxyapatit *s*.
hydroxybenzene/*n*: Hydroxybenzen *s*, Phenol *s*.
hydroxybutyrate/*n*: Hydroxybutyrat *s*.
hydroxybutyrate dehydrogenase: Hydroxybutyrat-Dehydrogenase *w*, HBDH.
hydroxycarbamide/*n*: Hydroxycarbamid *s*.
hydroxychloroquine/*n*: Hydroxychloroquin *s*.
hydroxycolecalciferol/*n*: Hydroxycolecalciferol *s*.
17-hydroxycorticosteroid/*n*: 17-Hydroxykortikosteroid *s*.
17-hydroxycorticosterone/*n*: 17-Hydroxykortikosteron *s*.
25-hydroxyergocalciferol/*n*: 25-Hydroxyergocalciferol *s*.
11-hydroxy-17-ketosteroid/*n*: Hydroxyketosteroid *s*.
hydroxylamine/*n*: Hydroxylamin *s*.
hydroxylase/*n*: Hydroxylase *w*.
hydroxylation/*n*: Hydroxylierung *w*.
hydroxylysine [*abbr*] **Hyl**/*n*: Hydroxylysin *s*.
hydroxymethyl cytosine: Hydroxymethylzytosin *s*.
hydroxymycin/*n*: Paromomycin *s*.
hydroxypethidine/*n*: Hydroxypethidin *s*.
hydroxyphenamate/*n*: Hydroxyphenamat *s*.

hydroxyprocaine/*n*: Hydroxyprocain *s*.
hydroxyprogesterone/*n*: Hydroxyprogesteron *s*.
hydroxyprogesterone caproate: Hydroxyprogesteroncaproat *s*.
hydroxyproline/*n*: Hydroxyprolin *s*.
hydroxyprolinemia/*n*: Hydroxyprolinämie *w*.
hydroxypropyl methylcellulose: Hydroxypropylmethylcellulose *w*.
hydroxyquinoline/*n*: Oxychinolin *s*, Oxin *s*.
hydroxysteroid/*n*: Hydroxysteroid *s*.
hydroxystilbamidine isthionate: Hydroxystilbamidin-di-isoaethionat *s*.
hydroxytetracycline/*n*: Hydroxytetrazyklin *s*, Oxytetrazyklin *s*.
5-hydroxytryptamine [*abbr*] **5-HT**/*n*: 5-Hydroxytryptamin *s*, Serotonin *s*.
5-hydroxytryptophan [*abbr*] **HTP**: 5-Hydroxytryptophan *s*.
hydroxyurea/*n*: Hydroxyharnstoff *m*.
hydroxyvaline/*n*: Hydroxyvalin *s*.
hydroxyzine/*n*: Hydroxyzin *s*.
hygiene/*n*: Hygiene *w*; **dental** ~ Zahnpflege *w*; **industrial** ~ Arbeitsplatzhygiene *w*; **mental** ~ Psychohygiene *w*; **occupational** ~ Arbeitsplatzhygiene *w*; **oral** ~ Mundpflege *w*; **personal** ~ Körperhygiene *w*.
hygienic/*adj*: hygienisch.
hygienics/*n*: Hygiene *w*.
hygric/*adj*: feucht.
hygroma/*n*: Hygrom *s*; **cystic** ~ zystisches Hygrom *s*; **parietal** ~ Wandhygrom *s*; **traumatic subdural** ~ traumatisches Subduralhygrom *s*.
hygromatous/*adj*: hygromatös.
hygrometer/*n*: Hygrometer *s*, Psychrometer *s*.
hygroscope/*n*: Hygroskop *s*.
hygroscopic/*adj*: hygroskopisch.
Hyl [*abbr*] **hydroxylysine**/*n*: Hydroxylysin *s*.
hymecromone/*n*: Hymecromon *s*.
hymen/*n*: Hymen *s*; **imperforate** ~ Hymen imperforatus, Hymenalatresie *w*; **septate** ~ Hymen septus.

hymenal/*adj*: hymenal.
hymenectomy/*n*: Hymenexzision *w*.
hymenitis/*n*: Hymenentzündung *w*.
hymenolepiasis/*n*: Hymenolepiasis *w*, Hymenolepisinfestation *w*.
hymenolepis/*n*: Hymenolepis *w*.
hymenoptera/*n*: Hymenoptera *w*.
hymenotomy/*n*: Hymeninzision *w*.
hyoepiglottic/*adj*: hyoepiglottisch.
hyoglossal/*adj*: hyoglossal.
hyoid/*n, adj*: 1. Hyoid *s*, Zungenbein *s*; 2. Hyoid-, hyoideum.
hyolaryngeal/*adj*: hyolaryngeal.
hyoscine/*n*: Hyoscin *s*, Scopolamin *s*.
hyoscyamine/*n*: Hyoscyamin *s*, Hyoszyamin *s*, L-Atropin *s*.
hyoscyamine hydrobromide: Hyoszyaminhydrobromid *s*.
hyoscyamine hydrochloride: Hyoszyaminchlorhydrat *s*.
hyoscyamine sulfate: Hyoszyaminsulfat *s*.
hyothyroid/*adj*: thyreohyoidal.
hyp-: Hyp-, Hypo-.
hypacidity/*n*: Hypoazidität *w*, Hypochlorhydrie *w*.
hypadrenia/*n*: Hypoadrenalismus *m*.
hypalbuminemia/*n*: Hypoalbuminämie *w*.
hypalbuminosis/*n*: Hypoalbuminämie *w*.
hypalgesia/*n*: Hypalgesie *w*.
hypalgesic/*adj*: hypalgetisch.
hypalgetic/*adj*: hypalgetisch.
hypanakinesia/*n*: Hypokinesie *w*.
hypaphrodisia/*n*: Frigidität *w*.
hypasthenia/*n*: Hypasthenie *w*.
hyper-: Hyper-, Über-.
hyperabduction/*n*: Hyperabduktion *w*.
hyperabduction syndrome: Hyperabduktionssyndrom *s*, Hyperelevationssyndrom *s*.
hyperacid/*adj*: übersäuert.
hyperacidity/*n*: Hyperazidität *w*, Übersäuerung *w*.
hyperactive/*adj*: hyperaktiv.
hyperactivity/*n*: Hyperaktivität *w*.
hyperacuity/*n*: gesteigerte Sehschärfe *w*, gesteigerte Hörschärfe *w*.
hyperacusis/*n*: Hyperakusis *w*.
hyperacute/*adj*: perakut.
hyperadiposis/*n*: Obesitas *w*, Fettleibigkeit *w*.
hyperadrenalism/*n*: Hyperadrenalismus *m*.
hyperadrenocorticocism/*n*: Hyperkortizismus *m*.
hyperaemia/*n*: Hyperämie *w*.
hyperaeration/*n*: Hyperventilation *w*.
hyperaesthesia/*n*: Hyperästhesie *w*.
hyperalbuminemia/*n*: Hyperalbuminämie *w*.
hyperalcoholemia/*n*: Alkoholämie *w*.
hyperaldosteronemia/*n*: Hyperaldosteronämie *w*.
hyperaldsteronism/*n*: Hyperaldosteronismus *m*, Aldosteronismus *m*.
hyperaldosteronuria/*n*: Hyperaldosteronurie *w*.
hyperalgesia/*n*: Hyperalgesie *w*.
hyperalgesic/*adj*: hyperalgetisch.
hyperalgetic/*adj*: hyperalgetisch.
hyperalimentation/*n*: Überernährung *w*.
hyperaminoacidemia/*n*: Hyperaminoazidämie *w*.
hyperaminoaciduria/*n*: Hyperaminoazidurie *w*.
hyperammonemia/*n*: Hyperammonämie *w*.
hyperammonuria/*n*: Hyperammonurie *w*.
hyperamylasemia/*n*: Hyperamylasämie *w*.
hyperaphia/*n*: taktile Hyperästhesie *w*.
hyperazotemia/*n*: Hyperazotämie *w*, Azotämie *w*.
hyperbaric/*adj*: hyperbar, Überdruck-.
hyperbarism/*n*: Überdruckkrankheit *w*.
hyperbetaalaninemia/*n*: Hyperbetaalaninämie *w*.
hyperbetalipoproteinemia/*n*: Hyperbetalipoproteinämie *w*.
hyperbicarbonatemia/*n*: Bikarbonatämie *w*.
hyperbilirubinemia/*n*: Hyperbilirubinämie *w*; **congenital** ~ Crigler-Najar-Ikterus *m*; **constitutional** ~ Gilbert-Syndrom

hyperbilirubinemia, hereditary nonhemolytic

s; **hereditary nonhemolytic** ~ Gilbert-Syndrom *s*; **neonatal** ~ Icterus neonatorum.
hyperblastosis/*n*: Hyperplasie *w*.
hyperbolic/*adj*: hyperbol.
hyperbulia/*n*: Hyperbulie *w*.
hypercalcemia/*n*: Hyperkalziämie *w*.
hypercalcinemia/*n*: Hyperkalziämie *w*.
hypercalcinuria/*n*: Hyperkalziurie *w*.
hypercalcitoninemia/*n*: Hyperkalzitoninämie *w*.
hypercapnia/*n*: Hyperkapnie *w*.
hypercapnic/*adj*: hyperkapnisch.
hypercarbia/*n*: Hyperkapnie *w*.
hypercarotenemia/*n*: Hyperkarotinämie *w*.
hypercatabolism/*n*: gesteigerter Katabolismus *m*.
hypercellularity/*n*: erhöhte Zellzahl *w*.
hypercementosis/*n*: Hyperzementose *w*.
hyperchloremia/*n*: Hyperchlorämie *w*.
hyperchloremic/*adj*: hyperchlorämisch.
hyperchlorhydria/*n*: Hyperchlorhydrie *w*.
hyperchloridation/*n*: Salzüberschußdiät *w*.
hyperchloruria/*n*: Hyperchlorurie *w*.
hypercholesteremia/*n*: Hypercholesterinämie *w*.
hypercholesterolemia/*n*: Hypercholesterinämie *w*; **essential** ~ familiäre Hyperlipoproteinämie Typ III *w*; **familial** ~ familiäre Hyperbetalipoproteinämie *w*.
hypercholesterolemic/*adj*: hypercholesterinämisch.
hypercholesterolia/*n*: erhöhte biliäre Cholesterinausscheidung *w*.
hypercholia/*n*: Hypercholie *w*.
hyperchondroplasia/*n*: gesteigerte Knorpelbildung *w*.
hyperchromaffinism/*n*: Hyperchromaffinität *w*.
hyperchromasia/*n*: Hyperchromasie *w*.
hyperchromatic/*adj*: hyperchrom.
hyperchromatin/*n*: Hyperchromatin *s*.
hyperchromatism/*n*: Hyperchromasie *w*.
hyperchromatopsia/*n*: Hyperchromatopsie *w*.
hyperchromatosis/*n*: Hyperchromasie *w*.
hyperchromia/*n*: Hyperchromasie *w*, Hyperchromie *w*.
hyperchromic/*adj*: hyperchrom.
hyperchromicity/*n*: Hyperchromie *w*.
hyperchromism/*n*: Hyperchromie *w*.
hyperchylia/*n*: Hyperchylie *w*, gesteigerte Magensaftsekretion *w*.
hyperchylomicronemia/*n*: Hyperchylomikronämie *w*.
hypercitruria/*n*: erhöhte Zitratausscheidung im Urin.
hypercoria/*n*: Übersättigungsgefühl *s*.
hypercorticalism/*n*: Hyperkortizismus *m*.
hypercorticism/*n*: Hyperkortizismus *m*.
hypercortisolism/*n*: Hyperkortisolismus *m*.
hypercryesthesia/*n*: gesteigerte Kälteempfindlichkeit *w*.
hypercupremia/*n*: erhöhte Kupferkonzentration *w*.
hypercyanotic/*adj*: extrem zyanotisch.
hypercyesis/*n*: Superfetation *w*.
hypercythemia/*n*: Erythrozytose *w*.
hypercytosis/*n*: Leukozytose *w*.
hyperdactyly/*n*: Polydaktylie *w*.
hyperdiastole/*n*: extreme diastolische Dilatation *w*.
hyperdicrotic/*adj*: hyperdikrot.
hyperdicrotism/*n*: Hyperdikrotie *w*.
hyperdiploid/*adj*: hyperdiploid.
hyperdipsia/*n*: Hyperdipsie *w*.
hyperdontia/*n*: Polydontie *w*.
hyperdynamia/*n*: Hyperaktivität *w*.
hypereccrisis/*n*: verstärkte Sekretion *w*.
hyperechoic/*adj*: verstärktes Echo gebend.
hyperelastic/*adj*: hyperelastisch.
hyperemesis/*n*: Hyperemesis *w*.
hyperemetic/*adj*: hyperemetisch.
hyperemia/*n*: Hyperämie *w*; **active** ~ aktive Hyperämie *w*; **arterial** ~ arterielle Hyperämie *w*; **collateral** ~ kollaterale Hyperämie *w*; **passive** ~ passive Hyperämie *w*; **reactive** ~ reaktive Hyperämie *w*.
hyperendemic/*adj*: hyperendemisch.
hyperendemics/*n*: Hyperendemie *w*.
hyperendocrinism/*n*: Hyperhormonose *w*.

hyperenergia/*n*: Hyperaktivität *w*.
hypereosinophilia/*n*: Hypereosinophilie *w*, Eosinophilie *w*.
hypererethism/*n*: Überempfindlichkeit *w*.
hyperergasia/*n*: Hyperaktivität *w*.
hyperergy/*n*: Hyperergie *w*.
hypererythrocythemia/*n*: Erythrozytose *w*.
hyperesophoria/*n*: Hyperesophorie *w*.
hyperesthesia/*n*: Hyperästhesie; **acoustic** ~ Dysakusis *w*; **auditory** ~ Dysakusis *w*; **gustatory** ~ Hypergeusie *w*; **olfactory** ~ Hyperosmie *w*; **optic** ~ gesteigerte Sehschärfe *w*.
hyperestrinemia/*n*: Hyperöstrogenämie *w*.
hyperestrogenemia/*n*: Hyperöstrogenämie *w*.
hyperexcitability/*n*: Übererregbarkeit *w*.
hyperexcitable/*adj*: übererregbar.
hyperexophoria/*n*: Hyperexophorie *w*.
hyperextension/*n*: Hyperextension *w*.
hyperextension-hyperflexion injury: Hyperextensions-Hyperflexionstrauma *s*, whiplash injury.
hyperferremia/*n*: erhöhte Bluteisenkonzentration *w*.
hyperfibrinogenemia/*n*: Hyperfibrinogenämie *w*.
hyperfibrinolysis/*n*: Hyperfibrinolyse *w*.
hyperflexion/*n*: Hyperflexion *w*.
hyperfolliculinism/*n*: Hyperöstrogenismus *m*.
hyperfunction/*n*: Überfunktion *w*.
hypergalactia/*n*: Hypergalaktie *w*.
hypergammaglobulinemia/*n*: Hypergammaglobulinämie *w*.
hypergenitalism/*n*: Hypergenitalismus *m*.
hypergeusia/*n*: Hypergeusie *w*.
hypergigantosoma/*n*: Gigantismus *m*.
hyperglandular/*adj*: hyperglandulär.
hyperglobulia/*n*: Polycythaemia vera.
hyperglobulinemia/*n*: Hyperglobulinämie *w*.
hyperglobulism/*n*: Polycythaemia vera.
hypergluconeogenesis/*n*: Hyperglukoneogenese *w*.

hyperglycemia/*n*: Hyperglykämie *w*.
hyperglycemic/*adj*: hyperglykämisch.
hyperglyceridemia/*n*: Hyperglyzeridämie *w*.
hyperglycinemia/*n*: Hyperglyzinämie *w*; **ketotic** ~ ketotische Hyperglyzinämie *w*; **nonketotic** ~ nichtketotische Hyperglyzinämie *w*.
hyperglycinuria/*n*: Glyzinurie *w*.
hyperglyconeogenesis/*n*: Hyperglukoneogenese *w*.
hyperglycoplasmia/*n*: Hyperglyzämie *w*.
hyperglycorrhachia/*n*: erhöhte Glukosekonzentration im Liquor.
hyperglycosemia/*n*: Hyperglykämie *w*.
hyperglyoxylemia/*n*: erhöhte Glyoxalatkonzentration *w*.
hypergonadism/*n*: Hypergonadismus *m*.
hypergonadotropic/*adj*: hypergonadotrop.
hyperguanidinemia/*n*: erhöhte Guanidinkonzentration *w*.
hyperhemoglobinemia/*n*: Hämoglobinämie *w*.
hyperhemolytic/*adj*: hämolytisch.
hyperheparinemia/*n*: Hyperheparinämie *w*.
hyperhidrosis/*n*: Hyperhidrose *w*; **gustatory** ~ gustatorisches Schwitzen *s*, aurikulotemporales Syndrom *s*.
hyperhistaminemia/*n*: Hyperhistaminämie *w*.
hyperhormonism/*n*: Hyperhormonose *w*.
hyperhydration/*n*: Hyperhydration *w*.
hyperhydrochloria/*n*: Hyperchlorhydrie *w*.
hyperhyonosis/*n*: Hypersomnie *w*.
hyperhypophysism/*n*: Hyperpituitarismus *m*.
hyperidrosis/*n*: Hyperhidrose *w*.
hyperimmune/*adj*: hyperimmun.
hyperimmunization/*n*: Hyperimmunisierung *w*.
hyperimmunoglobulin/*n*: Hyperimmunglobulin *s*.
hyperimmunoglobulinemia/*n*: Hyperimmunglobulinämie *w*.

hyperindicanemia/*n*: erhöhte Indikankonzentration *w*.
hyperinflation/*n*: Lungenüberblähung *w*.
hyperinnervation/*n*: Hyperinnervation *w*.
hyperinsulinemia/*n*: Hyperinsulinämie *w*.
hyperinsulinism/*n*: Hyperinsulinismus *m*.
hyperintensity/*n*: Hyperintensität *w*.
hyperinvolution/*n*: Hyperinvolution *w*.
hyperiodemia/*n*: Hyperjodämie *w*.
hyperirritability/*n*: Hyperirritabilität *w*.
hyperisotonic/*adj*: hyperton.
hyperkalemia/*n*: Hyperkalämie *w*, Hyperkaliämie *w*.
hyperkaliemia/*n*: Hyperkalämie *w*, Hyperkaliämie *w*.
hyperkaluria/*n*: Hyperkaliurie *w*.
hyperkeratinization/*n*: Hyperkeratose *w*.
hyperkeratosis/*n*: Hyperkeratose *w*; **bullous ichthyosiform** ~ bullöse Erythrodermie *w*; **diffuse congenital** ~ Ichthyosis congenita; **epidermolytic** ~ bullöse Ichthyosis *w*; **follicular** ~ Keratitis pilaris.
hyperkeratotic/*adj*: hyperkeratotisch.
hyperketonemia/*n*: Hyperketonämie *w*.
hyperketonuria/*n*: Ketonurie *w*.
hyperkinemia/*n*: gesteigerte Durchblutung *w*.
hyperkinesis/*n*: Hyperkinese *w*.
hyperkinetic/*adj*: hyperkinetisch.
hyperkoria/*n*: Übersättigungsgefühl *s*.
hyperlactatemia/*n*: Laktatazidose *w*.
hyperlactation/*n*: Hypergalaktie *w*.
hyperlacticacidemia/*n*: Hyperlaktazidämie *w*.
hyperlecithinemia/*n*: erhöhte Lezithinkonzentration *w*.
hyperlethal/*adj*: hyperletal.
hyperleydigism/*n*: exzessive Testosteronsekretion *w*.
hyperlipemia/*n*: Hyperlipidämie *w*; **mixed** ~ Hyperlipoproteinämie Typ V, endogen-exogene Hyperlipoproteinämie *w*.
hyperlipemic/*adj*: hyperlipämisch.
hyperlipidemia/*n*: Hyperlipidämie *w*.
hyperlipoidemia/*n*: Hyperlipoidämie *w*.
hyperlipoproteinemia/*n*: Hyperlipoproteinämie *w*; **acquired** ~ sekundäre Hyperlipoproteinämie *w*; **familial** ~ familiäre Hyperlipoproteinämie *w*.
hyperlipoproteinemia type IIa, familial: familiäre Hypercholesterinämie *w*.
hyperlipoproteinemia type IV, familial: familiäre Hypertriglyzeridämie *w*.
hyperliposis/*n*: Hyperlipidämie *w*.
hyperlithuria/*n*: Hyperurikurie *w*.
hyperlordosis/*n*: Hyperlordose *w*.
hyperluteinization/*n*: Hyperluteinisation *w*.
hyperlutemia/*n*: Hyperprogesteronämie *w*.
hyperlysinuria/*n*: Hyperlysinurie *w*.
hypermagnesemia/*n*: Hypermagnesiämie *w*.
hypermania/*n*: delirante Manie *w*.
hypermastia/*n*: Polymastie *w*.
hypermature/*adj*: überreif.
hypermedication/*n*: Übermedikation *w*.
hypermegasoma/*n*: Gigantismus *m*.
hypermelanosis/*n*: übermäßige Melaninpigmentierung *w*.
hypermenorrhea/*n*: Hypermenorrhö *w*.
hypermetria/*n*: Hypermetrie *w*.
hypermetrope/*adj*: hyperop.
hypermetropia/*n*: Hyperopie *w*.
hypermetropic/*adj*: hyperop.
hypermicrosomia/*n*: exzessiver Zwergwuchs *m*.
hypermimia/*n*: Echopraxie *w*.
hypermineralization/*n*: Hypermineralisation *w*.
hypermnesia/*n*: Hypermnesie *w*.
hypermobility/*n*: gesteigerte Beweglichkeit *w*.
hypermotility/*n*: Hypermotilität *w*.
hypermyotonia/*n*: Muskelhypertonie *w*.
hypernasality/*n*: Rhinolalia aperta.
hypernatremia/*n*: Hypernatriämie *w*.
hyperneocytosis/*n*: Retikulozytose *w*.
hypernephroid/*adj*: hypernephroid.
hypernephroma/*n*: Hypernephrom *s*.
hypernidation/*n*: Mehrfachschwangerschaft *w*.
hypernitremia/*n*: erhöhte Stickstoffblutkonzentration *w*.

hyperplasia, pseudoepitheliomatous

hypernutrition/*n*: Überernährung *w*.
hyperoncotic/*adj*: erhöhten onkotischen Druck betreffend.
hyperonychia/*n*: Hyperonychie *w*.
hyperope/*adj*: hyperop.
hyperopia/*n*: Hyperopie *w*, Weitsichtigkeit *w*; **absolute** ~ absolute Hyperopie *w*; **axial** ~ Achsenhyperopie *w*; **latent** ~ latente Hyperopie *w*; **manifest** ~ manifeste Hyperopie *w*; **relative** ~ relative Hyperopie *w*.
hyperopic/*adj*: hyperop.
hyperorexia/*n*: Hyperorexie *w*, Bulimie *w*.
hyperornithemia/*n*: erhöhte Ornithinkonzentration *w*.
hyperosmia/*n*: Hyperosmie *w*.
hyperosmolality/*n*: Hyperosmolalität *w*.
hyperosmolar/*adj*: hyperosmolar.
hyperosmolarity/*n*: Hyperosmolarität *w*.
hyperosmotic/*adj*: hyperosmotisch.
hyperosphresia/*n*: Hyperosmie *w*.
hyperosteogenesis/*n*: Hyperostose *w*.
hyperostosis/*n*: Hyperostose *w*; **calvarial** ~ Schädeldachhyperostose *w*; **flowing** ~ Melorheostose *w*; **infantile** ~ infantile kortikale Hyperostose *w*, Caffey-Silverman-Syndrom *s*; **sternocostoclavicular** ~ sternokostoklavikuläre Hyperostose *w*.
hyperostosis of spine, senile ankylosing: Hyperostosis vertebralis senilis ankylosans, hyperostotische Spondylose *w*.
hyperostosis syndrome, infantile cortical: infantile kortikale Hyperostose *w*, Caffey-Silverman-Syndrom *s*.
hyperovarianism/*n*: gesteigerte ovarielle Östrogensekretion *w*.
hyperoxalemia/*n*: Hyperoxalämie *w*.
hyperoxaluria/*n*: Hyperoxalurie *w*.
hyperoxemia/*n*: Hyperoxämie *w*.
hyperoxia/*n*: Hyperoxie *w*.
hyperoxic/*adj*: Hyperoxie-.
hyperparasite/*n*: Sekundärparasit *m*.
hyperparasitic/*adj*: paraneoxen.
hyperparathyroidism/*n*: Hyperparathyreoidismus *m*; **acute** ~ akuter Hyperparathyreoidismus *m*, hyperparathyreotische Krise *w*; **primary** ~ primärer Hyperparathyreoidismus *m*; **secondary** ~ sekundärer Hyperparathyreoidismus *m*; **tertiary** ~ tertiärer Hyperparathyreoidismus *m*.
hyperpathia/*n*: Hyperpathie *w*; **thalamic** ~ Thalamusschmerz *m*.
hyperpepsia/*n*: gesteigerte Magensaftsekretion *w*, Hyperpepsie *w*.
hyperpepsinemia/*n*: Hyperpepsie *w*.
hyperperistalsis/*n*: Hyperperistaltik *w*.
hyperphagia/*n*: Bulimie *w*.
hyperphagic/*adj*: übermäßig essend.
hyperphalangia/*n*: Hyperphalangie *w*.
hyperphalangism/*n*: Hyperphalangie *w*.
hyperphenylalaninemia/*n*: Hyperphenylalaninämie *w*.
hyperphoria/*n*: Hyperphorie *w*.
hyperphosphatasemia/*n*: Hyperphosphatasämie *w*.
hyperphosphatasia/*n*: Hyperphosphatasie *w*.
hyperphosphatemia/*n*: Hyperphosphatämie *w*.
hyperphosphaturia/*n*: Hyperphosphaturie *w*.
hyperphosphoremia/*n*: Hyperphosphorämie *w*.
hyperpiesia/*n*: Hypertension *w*.
hyperpietic/*adj*: hypertensiv.
hyperpituitarism/*n*: Hyperpituitarismus *m*, Hypophysenüberfunktion *w*.
hyperplasia/*n*: Hyperplasie *w*; **adrenal** ~ Nebennierenrindenhyperplasie *w*; **congenital adrenocortical** ~ kongenitale Nebennierenrindenhyperplasie *w*; **cystic** ~ glandulär-zystische Hyperplasie *w*; **endometrial** ~ Endometriumhyperplasie *w*; **follicular** ~ Follikelhyperplasie *w*; **giant follicular** ~ gutartige hyalinisierende Lymphknotenhyperplasie *w*, Castleman-Syndrom *s*; **gingival** ~ Gingivahyperplasie *w*; **inflammatory fibrous** ~ entzündlich-fibröse Hyperplasie *w*; **nodular lymphoid** ~ noduläre Lymphknotenhyperplasie *w*; **polar** ~ Polhyperplasie *w*; **polypoid** ~ polypoide Hyperplasie *w*; **pseudoepitheliomatous** ~ pseudokarzi-

hyperplasia, thymic

nomatöse Hyperplasie w; **thymic** ~ Thymushyperplasie w.
hyperplasia of the breast, cystic: zystische Mastopathie w.
hyperplasia of the liver, focal nodular: fokal-noduläre Hyperplasie der Leber w, FNH.
hyperplasia with hyperaldosteronism, juxtaglomerular: Bartter-Syndrom s.
hyperplasmia/n: Hyperplasmie w.
hyperplastic/adj: hyperplastisch.
hyperploid/adj: hyperploid.
hyperpnea/n: Hyperpnoe w.
hyperpolarization/n: Hyperpolarisation w.
hyperpotassemia/n: Hyperkaliämie w.
hyperpraxia/n: Hyperkinese w.
hyperprebetalipoproteinemia/n: Hyperpräbetalipoproteinämie w.
hyperprogesteronemia/n: Hyperprogesteronämie w.
hyperprolactinemia/n: Hyperprolaktinämie w.
hyperprolinemia/n: Hyperprolinämie w; **familial** ~ Enzephalopathie mit Prolinämie w.
hyperprosessis/n: Hyperprosexie w.
hyperproteinemia/n: Hyperproteinämie w.
hyperpselaphesia/n: taktile Hyperästhesie w.
hyperpyrexia/n: Hyperpyrexie w, Hyperthermie w; **fulminant** ~ maligne Hyperpyrexie w; **malignant** ~ maligne Hyperpyrexie w.
hyperreactive/adj: hyperreaktiv.
hyperreactivity/n: Hyperreaktivität w.
hyperreflexia/n: Hyperreflexie w.
hyperresonance/n: gesteigerte Resonanz w.
hypersalinity/n: Hypersaliämie w.
hypersalivation/n: Hypersalivation w, Ptyalismus m.
hypersecretion/n: Hypersekretion w; **gastric** ~ gesteigerte Magensaftsekretion w.
hypersegmentation/n: Hypersegmentation w.

hypersegmentation of neutrophils, hereditary: hereditäre Hypersegmentation der Neutrophilen, Undritz-Anomalie w.
hypersensibility/n: Überempfindlichkeit w, Hypersensibilität w.
hypersensible/adj: überempfindlich.
hypersensitive/adj: überempfindlich.
hypersensitivity/n: Überempfindlichkeit w, Hypersensibilität w, Hypersensitivität w; **atopic** ~ Atopie w; **delayed** ~ Hypersensibilitätsreaktion vom verzögerten Typ; **immediate** ~ Sofortreaktion w.
hypersensitivity pneumonitis: allergische exogene Alveolitis w.
hyperserotonemia/n: erhöhte Serotoninkonzentration w.
hypersomatotropism/n: Hypersomatotropismus m.
hypersomia/n: Gigantismus m.
hypersomnia/n: Hypersomnie w; **periodic** ~ Kleine-Levin-Syndrom s.
hypersomnia-bulimia syndrome: Kleine-Levin-Syndrom s.
hypersomnia with periodic respiration: Schlaf-Apnoe-Syndrom s.
hypersplenism/n: Hypersplenismus m.
hyperspongiosis/n: Spongiosazunahme w.
hypersteatosis/n: Hypersteatose w.
hypersthenia/n: Hypersthenie w.
hypersthenuria/n: Hypersthenurie w.
hypersusceptibility/n: Überempfindlichkeit w.
hypersusceptible/adj: überempfindlich.
hypertelorism/n: Hypertelorismus m; **canthal** ~ Lidwinkelhypertelorismus m; **orbital** ~ Greig-Syndrom s, okulärer Hypertelorismus m.
hypertelorism-hypospadia syndrome: Hypertelorismus-Hypospadie-Syndrom s, BBB-Syndrom s.
hypertensinase/n: Angiotensinase w.
hypertensinogen/n: Angiotensinogen s.
hypertension/n: Hypertension w, Hochdruck m, Hypertonie w, Bluthochdruck m; **accelerated** ~ maligner Hypertonus m; **adrenal** ~ Nebennierenhochdruck m; **arterial** ~ arterieller Hochdruck m; **benign**

~ benigne Hypertension *w*; **benign intracranial** ~ benigne intrakranielle Drucksteigerung *w*, Pseudotumor cerebri; **diastolic** ~ diastolischer Hochdruck *m*; **drug-induced** ~ medikamentöser Hochdruck *m*; **episodic** ~ paroxysmaler Hochdruck *m*; **essential** ~ essentielle Hypertonie *w*; **gestational** ~ Gestationshochdruck *m*; **idiopathic** ~ essentieller Hochdruck *m*; **intracranial** ~ intrakranielle Drucksteigerung *w*; **labile** ~ labiler Hochdruck *m*; **malignant** ~ maligner Hypertonus *m*; **ocular** ~ Augeninnendruckerhöhung *w*; **paroxysmal** ~ paroxysmaler Hochdruck *m*; **pituitary** ~ Hypophysenhochdruck *m*; **portal** ~ portale Hypertension *w*; **primary** ~ essentieller Hochdruck *m*; **pulmonary** ~ pulmonale Hypertension *w*; **renal** ~ renaler Hochdruck *w*; **renoprival** ~ renopriver Hochdruck *m*; **renovascular** ~ renovaskulärer Hochdruck *m*; **secondary** ~ symptomatische Hypertonie *w;* **symptomatic** ~ symptomatische Hypertonie *w*; **systolic** ~ systolischer Hochdruck *m*; **transient** ~ intermittierender Hypertonus *m*; **vascular** ~ vaskulärer Hochdruck *m*; **venous** ~ venöser Hochdruck *m*.

hypertensive/*adj*: hypertensiv, hyperton.

hypertestosteronism/*n*: Hypertestosteronismus *m*.

hyperthecosis/*n*: Hyperthekose *w*.

hyperthelia/*n*: Polythelie *w*.

hyperthermalgesia/*n*: Hyperthermalgesie *w*.

hyperthermia/*n*: Hyperthermie *w*; **induced** ~ künstlich induzierte Hyperthermie *w*; **malignant** ~ maligne Hyperthermie *w*; **therapeutic** ~ Hyperthermiebehandlung *w*; **whole-body** ~ Ganzkörperhyperthermie *w*.

hyperthermoesthesia/*n*: Hyperthermästhesie *w*.

hyperthermy/*n*: Hyperthermie *w*.

hyperthrombinemia/*n*: Hyperthrombinämie *w*.

hyperthymism/*n*: Hyperthymie *w*.

hyperthyroid/*adj*: hyperthyreoid.

hyperthyroidism/*n*: Hyperthyreoidismus *m*, Hyperthyreose *w*; **apathetic** ~ maskierter Hyperthyreoidismus *m*; **factitious** ~ induzierte Hyperthyreose *w*; **iatrogenic** ~ iatrogene Hyperthyreose *w*; **iodine-induced** ~ Jod-induzierter Hyperparathyreoidismus *m*; **masked** ~ maskierter Hyperthyreoidismus *m*; **primary** ~ primärer Hyperthyreoidismus *m*; **secondary** ~ Hyperthyreoidismus *m*.

hyperthyroxinemia/*n*: Hyperthyroxinämie *w*.

hypertonia/*n*: Hypertonie *w*, Hypertonus *m*, Bluthochdruck *m*.

hypertonic/*adj*: hyperton, hypertensiv.

hypertonicity/*n*: Hyperisotonie *w*.

hypertonus/*n*: Hypertonus *m*, Hypertonie *w*, Bluthochdruck *m*.

hypertrichosis/*n*: Hypertrichose *w*.

hypertriglyceridemia/*n*: Hypertriglyzeridämie *w*; **alimentary** ~ alimentäre Hypertriglyzeridämie *w*; **endogenous** ~ familiäre Hyperlipoproteinämie Typ I *w*; **exogenous** ~ exogene Hypertriglyzeridämie *w*; **familial fat-induced** ~ familiäre Hyperlipoproteinämie Typ I *w*.

hypertrophia/*n*: Hypertrophie *w*.

hypertrophic/*adj*: hypertroph.

hypertrophy/*n*: Hypertrophie *w*; **adaptive** ~ Anpassungshypertrophie *w*; **asymmetric septal** ~ [*abbr*] **ASH** asymmetrische Septumhypertrophie *w*; **benign prostatic** ~ [*abbr*] **BPH** benigne Prostatahyperplasie *w*, BPH; **biventricular** ~ biventrikuläre Hypertrophie *w*; **cardiac concentric** ~ konzentrische Herzhypertrophie *w*; **cicatricial** ~ Narbenhypertrophie *w*; **compensatory** ~ kompensatorische Hypertrophie *w*; **complementary** ~ kompensatorische Hypertrophie *w*; **concentric** ~ konzentrische Hypertrophie *w*; **eccentric** ~ ekzentrische Hypertrophie *w*; **false** ~ Pseudohypertrophie *w*; **functional** ~ funktionelle Hypertrophie *w*; **hemangiectatic** ~ Klippel-Trénaunay-Weber-Syndrom *s*; **mammary** ~ Mammahypertrophie *w*; **prostatic** ~ Prostatahyperplasie

hypertrophy, pseudomuscular

w; **pseudomuscular** ~ muskuläre Pseudohypertrophie *w*; **renal** ~ Nierenhypertrophie *w*; **simple** ~ einfache Hypertrophie *w*; **true** ~ echte Hypertrophie *w*; **unilateral** ~ einseitige Hypertrophie *w*; **ventricular** ~ Kammerhypertrophie *w*; **vicarious** ~ kompensatorische Hypertrophie *w*.
hypertrophy of the heart, compensatory: kompensatorische Herzhypertrophie *w*.
hypertropia/*n*: Hypertropie *w*, Strabismus verticalis.
hypertyrosinemia/*n*: Hypertyrosinämie *w*, Tyrosinose *w*.
hyperuresis/*n*: Polyurie *w*.
hyperuricemia/*n*: Hyperurikämie *w*.
hyperuricuria/*n*: Hyperurikosurie *w*.
hypervaccination/*n*: Hyperimmunisierung *w*.
hypervalinemia/*n*: Hypervalinämie *w*.
hypervariable/*adj*: hypervariabel.
hypervascular/*adj*: hypervaskulär.
hypervascularity/*n*: Hypervaskularität *w*.
hyperventilation/*n*: Hyperventilation *w*; **central neurogenic** ~ zentrale Hyperventilation *w*; **hysterical** ~ psychogene Hyperventilation *w*.
hyperventilation tetany: Hyperventilationstetanie *w*.
hyperviscosity/*n*: Hyperviskosität *w*.
hyperviscosity syndrome: Hyperviskositätssyndrom *s*.
hypervitaminosis/*n*: Hypervitaminose *w*.
hypervolemia/*n*: Hypervolämie *w*.
hypervolemic/*adj*: hypervolämisch.
hypesthesia/*n*: Hypästhesie *w*.
hypha/*n*: Hyphe *w*, Pilzfaden *m*.
hyphema/*n*: Hyphäma *w*.
hyphemia/*n*: Oligämie *w*.
hyphylline/*n*: Diphyllin *s*.
hypinosis/*n*: Hypofibrinogenämie *w*.
hypnagogic/*adj*: hypnagogisch.
hypnic/*adj*: Schlaf-.
hypnoanesthesia/*n*: Hypnonarkose *w*.
hypnoid/*adj*: hypnoid
hypnosis/*n*: Hypnose *w*.
hypnotherapy/*n*: Hypnotherapie *w*, Schlaftherapie *w*.
hypnotic/*adj*: hypnotisch.
hypo-: Hypo-, Unter-.
hypoacidity/*n*: Hypazidität *w*.
hypoactive/*adj*: hypoaktiv.
hypoacusis/*n*: Hypakusis *w*.
hypoadrenalemia/*n*: Hypoadrenalismus *m*, Nebenniereninsuffizienz *w*.
hypoadrenocorticism/*n*: Hypoadrenokortizismus *m*, Nebennierenrindeninsuffizienz *w*.
hypoalbuminemia/*n*: Hypoalbuminämie *w*.
hypoaldosteronemia/*n*: erniedrigte Aldosteronkonzentration *w*.
hypoaldosteronism/*n*: Hypoaldosteronismus *m*; **hyporeninemic** ~ sekundärer Hypoaldosteronismus *m*; **isolated** ~ isolierter Hypoaldosteronismus *m*.
hypoalgesia/*n*: Hypalgesie *w*.
hypoalimentation/*n*: Hypoalimentation *w*, Unterernährung *w*.
hypoallergenic/*adj*: hypoallergen.
hypoalphalipoproteinemia/*n*: Hypoalphalipoproteinämie *w*, Analphalipoproteinämie *w*, Tangier-Krankheit *w*.
hypoaminoacidemia/*n*: erniedrigte Aminosäurenkonzentration *w*.
hypobaric/*adj*: hypobar.
hypobarism/*n*: Hypobarismus *m*.
hypobetalipoproteinemia/*n*: Hypobetalipoproteinämie *w*.
hypobilirubinemia/*n*: erniedrigte Bilirubinkonzentration *w*.
hypoblast/*n*: Entoderm *s*.
hypoblastic/*adj*: entodermal.
hypobranchial/*adj*: unterhalb der Kiemenbögen.
hypobromite/*n*: Hypobromit *s*.
hypobromous/*adj*: unterbromig.
hypocalcemia/*n*: Hypokalziämie *w*.
hypocalcia/*n*: erniedrigter Kalziumgehalt *m*.
hypocalcification/*n*: verringerte Kalzifikation *w*.
hypocalcipexy/*n*: Hypokalzipexie *w*, Hypokalzistie *w*.

hypocalcitoninemia/*n*: Hypokalzitoninämie *w*.
hypocalciuria/*n*: Hypokalziurie *w*.
hypocapnia/*n*: Hypokapnie *w*.
hypocarbia/*n*: Hypokapnie *w*.
hypocatalasemia/*n*: Katalasemangel *m*.
hypocellularity/*n*: erniedrigte Zellzahl *w*.
hypoceruloplasminemia/*n*: Hypozäruloplasmie *w*.
hypochloremia/*n*: Hypochlorämie *w*.
hypochlorhydria/*n*: Hypochlorhydrie *w*.
hypochloridation/*n*: Hypochlorierung *w*.
hypochloridemia/*n*: Hypochlorämie *w*.
hypochlorite/*n*: Hypochlorid *s*.
hypochloruria/*n*: verminderte Chlorausscheidung im Urin.
hypocholesterolemia/*n*: Hypocholesterinämie *w*.
hypocholia/*n*: Hypocholie *w*.
hypochondria/*n*: Hypochondrie *w*.
hypochondriac/*n, adj*: 1. Hypochonder *m*; 2. hypochondrisch.
hypochondriasis/*n*: Hypochondrie *w*.
hypochondrium/*n*: Hypochondrium *s*, Regio hypochondrica.
hypochondroplasia/*n*: Hypochondroplasie *w*.
hypochordal/*n*: antevertebral.
hypochromasia/*n*: Hypochromie *w*.
hypochromatism/*n*: Hpochromasie *w*.
hypochromatosis/*n*: Hypochromatose *w*.
hypochromia/*n*: Hypochromie *w*.
hypochromic/*adj*: hypochrom.
hypochromicity/*n*: Hypochromasie *w*.
hypochromotrichia/*n*: verringerte Haarpigmentation *w*.
hypochylia/*n*: Hypochylie *w*.
hypocinesia/*n*: Hypokinese *w*.
hypocitremia/*n*: erniedrigte Zitratkonzentration *w*.
hypocoagulability/*n*: Hypokoagulabilität *w*.
hypocoagulable/*adj*: hypokoagulativ.
hypocomplementemia/*n*: erniedrigte Komplementkonzentration *w*.
hypocorticalism/*n*: Hypokortikalismus *m*, Nebennierenrindeninsuffizienz *w*.

hypocorticism/*n*: Hypokortizismus *m*, Nebennierenrindeninsuffizienz *w*.
hypocupremia/*n*: erniedrigte Kupferkonzentration *w*.
hypocyclosis/*n*: Akkomodationsstörung *w*.
hypodactyly/*n*: Adaktylie *w*.
hypoderm/*n*: Hypoderm *s*, Subkutis *w*.
hypoderma/*n*: Hypoderma *s*.
hypodermatic/*adj*: hypodermal, subkutan.
hypodermic/*adj*: subkutan.
hypodermis/*n*: Hypoderm *s*, Subkutis *w*.
hypodermoclysis/*n*: subkutane Infusion *w*.
hypodermomycosis/*n*: subkutane Pilzinfektion *w*.
hypodiploid/*adj*: hypodiploid.
hypodipsia/*n*: Hypodipsie *w*.
hypodontia/*n*: Hypodontie *w*.
hypodynamic/*adj*: hypodynamisch.
hypoeccrisia/*n*: verringerte Sekretion *w*.
hypoechoic/*adj*: echoarm.
hypoeosinophilia/*n*: Eosinopenie *w*.
hypoepinephrinemia/*n*: Hypoepinephrinämie *w*.
hypoergia/*n*: Hypergie *w*.
hypoesophoria/*n*: Hypoesophorie *w*.
hypoesthesia/*n*: Hypästhesie *w*; **olfactory** ~ Hyposmie *w*; **tactile** ~ erniedrigte Berührungsempfindlichkeit *w*.
hypoestrogenemia/*n*: Hypoöstrogenämie *w*.
hypoexcitability/*n*: verringerte Erregbarkeit *w*.
hypoexophoria/*n*: Hypoexophorie *w*.
hypoferremia/*n*: Hypoferrämie *w*, Hyposiderinämie *w*.
hypofibrinogenemia/*n*: Hypofibrinogenämie *w*.
hypofunction/*n*: Unterfunktion *w*.
hypogalactia/*n*: Hypogalaktie *w*.
hypogammaglobulinemia/*n*: Hypogammaglobulinämie *w*; **acquired** ~ sekundäre Hypogammaglobulinämie *w*; **congenital** ~ kongenitale Hypogammaglobulinämie *w*, Bruton-Gitlin-Syndrom *s*; **infantile sex-linked** ~ kongenitale Hypogammaglobulinämie *w*, Bruton-Gitlin-Syndrom *s*; **lymphopenic** ~ schwerer kombinierter

hypogammaglobulinemia, physiologic

Immundefekt *m*; **physiologic** ~ physiologische Hypogammaglobulinämie *w*, neonatale Hypogammaglobulinämie *w*.

hypogammaglobulinemia of infancy, transient: neonatale Hypogammaglobulinämie *w*.

hypogastric/*adj*: hypogastrisch.

hypogastrium/*n*: Hypogastrium *s*, Unterbauch *m*.

hypogenesis/*n*: Hypogenesie *w*.

hypogenitalism/*n*: Hypogenitalismus *m*.

hypogeusia/*n*: Hypogeusie *w*.

hypoglandular/*adj*: hypokrin.

hypoglobulia/*n*: Oligoglobulie *w*.

hypoglossal/*adj*: hypoglossisch.

hypoglossus/*n*: Nervus hypoglossus.

hypoglottis/*n*: Hypoglottis *w*.

hypoglycemia/*n*: Hypoglykämie *w*; **drug-induced** ~ medikamentös induzierte Hypoglykämie *w*; **fasting** ~ Nüchternhypoglykämie *w*; **functional** ~ reaktive Hypoglykämie *w*; **insulin-induced** ~ insulinbedingte Hypoglykämie *w*; **leucine-induced** ~ leuzinempfindliche Hypoglykämie *w*; **postprandial** ~ postprandiale Hypoglykämie *w*; **reactive** ~ reaktive Hypoglykämie *w*.

hypoglycemic/*adj*: hypoglykämisch.

hypoglycorrhachia/*n*: erniedrigte Glukosekonzentration im Liquor.

hypogonadal/*adj*: hypogonadal.

hypogonadism/*n*: Hypogonadismus *m*; **familial hypogonadotropic** ~ hypogonadotroper Hypogonadismus *m*; **hypergonadotropic** ~ hypergonadotroper Hypogonadismus *m*; **primary** ~ hypergonadotroper Hypogonadismus *m*; **secondary** ~ hypogonadotroper Hypogonadismus *m*.

hypogonadism with anosmia: Kallmann-Syndrom *s*.

hypogonadotrophic/*adj*: hypogonadotrop.

hypogonadotrophism/*n*: Hypogonadotropismus *m*.

hypogonadotropic/*adj*: hypogonadotrop.

hypogonadotropism/*n*: Hypogonadotropismus *m*.

hypogranulocytosis/*n*: Granulozytopenie *w*.

hypohidrosis/*n*: Hypohidrose *w*.

hypohidrotic/*adj*: hypohidrotisch.

hypohormonal/*adj*: hormonarm.

hypohydration/*n*: Hypohydration *w*.

hypohydrochloria/*n*: Hypochlorhydrie *w*.

hypohypnotic/*adj*: hypohypnotisch.

hypoidrosis/*n*: Hypohidrose *w*.

hypoinsulinemia/*n*: Hypoinsulinämie *w*.

hypoinsulinism/*n*: Hypoinsulinismus *m*.

hypoisotonic/*adj*: hypoton.

hypokalemia/*n*: Hypokaliämie *w*.

hypokalemic/*adj*: hypokalämisch.

hypokaliemia/*n*: Hypokaliämie *w*.

hypokinemia/*n*: erniedrigtes Herzauswurfvolumen *s*.

hypokinesia/*n*: Hypokinese *w*.

hypokinetic/*adj*: hypokinetisch.

hypolemma/*n*: Hypolemma *s*.

hypolethal/*adj*: subletal.

hypoleukocytic/*adj*: leukopenisch.

hypoleukocytosis/*n*: Leukopenie *w*.

hypoleydigism/*n*: erniedrigte Testosteronsekretion *w*.

hypolipemia/*n*: Hypolipämie *w*.

hypolipoproteinemia/*n*: Hypolipoproteinämie *w*.

hypoliposis/*n*: Hypolipidämie *w*.

hypolutemia/*n*: erniedrigte Progesteronkonzentration *w*.

hypolymphemia/*n*: Lymphozytopenie *w*.

hypomagnesemia/*n*: Hypomagnesiämie *w*.

hypomania/*n*: Hypomanie *w*.

hypomastia/*n*: Hypomastie *w*.

hypomelanism/*n*: verringerte Hautpigmentierung *w*.

hypomelanosis/*n*: verringerte Melaninpigmentierung der Haut.

hypomenorrhea/*n*: Hypomenorrhö *w*.

hypomere/*n*: Hypomer *s*.

hypomery/*n*: Verringerung der Embryonalsegmente.

hypomesosoma/*n*: Hypomesosoma *s*.

hypometabolism/*n*: Hypometabolismus *m*.

hypometria/*n*: Hypometrie *w*.
hypometropia/*n*: Myopie *w*.
hypomimic/*adj*: hypomimisch.
hypomineralization/*n*: Mineralmangel *m*.
hypomorph/*adj*: hypomorph.
hypomotility/*n*: Hypomotilität *w*.
hyponanosoma/*n*: extremer Zwergwuchs *m*.
hyponasality/*n*: Rhinolalia clausa, geschlossenes Näseln *s*.
hyponatremia/*n*: Hyponatriämie *w*.
hyponatruria/*n*: Hyponatriurie *w*.
hyponoderma/*n*: Larva migrans cutanea.
hyponychium/*n*: Hyponychium *s*.
hyponychon/*n*: subunguale Ekchymose *w*.
hypo-oncotic/*adj*: hyponkotisch.
hypo-osmosis/*n*: verringerte Osmose *w*.
hypo-ovarianism/*n*: Ovarienunterfunktion *w*.
hypopallesthesia/*n*: Hypopallästhesie *w*.
hypopancreatism/*n*: Pankreasinsuffizienz *w*.
hypoparathyroid/*adj*: hypoparathyreoid.
hypoparathyroidism/*n*: Hypoparathyreoidismus *m*.
hypopepsia/*n*: erniedrigte Magensaftsekretion *w*.
hypoperfusion/*n*: Hypoperfusion *w*, Minderdurchblutung *w*.
hypoperistalsis/*n*: Hypoperistaltik *w*.
hypopermeability/*n*: Permeabilitätsstörung *w*.
hypopexy/*n*: erniedrigte Bindung *w*.
hypophalagnism/*n*: Hypophalangie *w*.
α-**hypophamine**/*n*: Oxytozin *s*.
β-**hypophamine**/*n*: Vasopressin *s*.
hypopharyngeal/*adj*: hypopharyngeal.
hypopharyngoscope/*n*: Hypopharyngoskop *s*.
hypopharyngoscopy/*n*: Hypopharyngoskopie *w*.
hypopharynx/*n*: Hypopharynx *m*, Pars laryngea pharyngis.
hypophonia/*n*: Hypophonie *w*.
hypophoria/*n*: Hypophorie *w*.
hypophosphatasia/*n*: Hypophosphatasie *w*, Phosphatasemangelrachitis *w*.
hypophosphatemia/*n*: Hypophosphatämie *w*.
hypophosphaturia/*n*: Hypophosphaturie *w*.
hypophosphoremia/*n*: Hypophosphatämie *w*.
hypophrenia/*n*: Hypophrenie *w*, Schwachsinn *m*.
hypophyseal/*adj*: hypophysär, Hypophysen-.
hypophysectomize/*vb*: hypophysektomieren.
hypophysectomy/*n*: Hypophysektomie *w*; **chemical** ~ medikamentöse Hypophysenausschaltung *w*; **trans-sphenoidal** ~ transsphenoidale Hypophysektomie *w*.
hypophysial/*adj*: hypophysär, Hypophysen-.
hypophysiectomy/*n*: Hypophysektomie *w*.
hypophysin/*n*: Hypophysin *s*.
hypophysiotropic/*adj*: hypophyseotrop.
hypophysis/*n*: Hypophyse *w*.
hypophysitis/*n*: Hypophysenentzündung *w*.
hypopiesia/*n*: Hypotension *w*.
hypopietic/*adj*: hypoton.
hypopituitarism/*n*: Hypopituitarismus *m*, Hypophysenunterfunktion *w*.
hypopituitary/*adj*: hypopituitär.
hypoplasia/*n*: Hypoplasie *w*; **congenital generalized muscular** ~ frühkindliche generalisierte Muskelhypoplasie *w*, Krabbe-Syndrom *s*; **craniofacial** ~ kraniofaziale Hypoplasie *w*; **ectodermal** ~ ektodermale Hypoplasie *w*; **focal dermal** ~ fokale dermale Hypoplasie *w*, Goltz-Gorlin-Syndrom *s*; **lobular** ~ lobuläre Aplasie *w*; **pluricystic** ~ plurizystische Nierenhypoplasie *w*; **uterine** ~ Uterushypoplasie *w*.
hypoplasia of enamel, hereditary brown: Amelogenesis imperfecta.
hypoplasia of the aortic tract complexes: hypoplastisches Linksherzsyndrom *s*, HPLS.
hypoplasia of the right ventricle: Hypo-

hypoplastic

plasie des rechten Ventrikels.
hypoplastic/*adj*: hypoplastisch.
hypoploid/*adj*: hypoploid.
hypoploidy/*n*: Hypoploidie *w*.
hypopnea/*n*: Hypopnoe *w*.
hypopotassemia/*n*: Hypokaliämie *w*.
hypopotassemic/*adj*: hypokaliämisch.
hypopotentia/*n*: reduzierte elektrische Aktivität *w*, Schwäche *w*.
hypoproaccelerinemia/*n*: Hypoproakzelerinämie *w*, Parahämophilie *w*.
hypoproconvertinemia/*n*: Hypoprokonvertinämie *w*, Faktor VII-Mangel *m*.
hypoprogesterone hexanoate: Hydroxyprogesteron *s*.
hypoproteinemia/*n*: Hypoproteinämie *w*.
hypoproteinemic: hypoproteinämisch.
hypoproteinia/*n*: erniedrigte Proteinkonzentration *w*.
hypoprothrombinemia/*n*: Hypoprothrombinämie *w*.
hypopyon/*n*: Hypopyon *s*.
hyporeactive/*adj*: hyporeaktiv.
hyporeflectivity/*n*: Hyporeflexie *w*.
hyporeflexia/*n*: Hyporeflexie *w*.
hyporiboflavinosis/*n*: Riboflavinmangel *m*.
hyposarca/*n*: Anasarka *w*.
hyposcheotomy/*n*: Hyposcheotomie *w*.
hyposcleral/*adj*: subskleral.
hyposecretion/*n*: Hyposekretion *w*.
hyposensitivity/*n*: Hyposensitivität *w*.
hyposensitization/*n*: Hyposensibilisierung *w*.
hyposensitization therapy: Hyposensibilisierung *w*.
hyposensitize/*vb*: hyposensibilisieren.
hyposmia/*n*: Hyposmie *w*.
hyposomatotropism/*n*: hypophysärer Minderwuchs *m*, hypophysärer Somatotropinmangel *m*.
hyposomia/*n*: Hyposomie *w*.
hyposomnia/*n*: Hyposomnie *w*, Schlaflosigkeit *w*.
hypospadias/*n*: Hypospadie *w*; **balanic** ~ glanduläre Hypospadie *w*; **glandular** ~ glanduläre Hypoplasie *w*; **penile** ~ penile Hypospadie *w*; **penoscrotal** ~ penoskrotale Hypospadie *w*; **perineal** ~ perineale Hypospadie *w*.
hyposphresia/*n*: Hyposmie *w*.
hypostasis/*n*: Hypostase *w*.
hypostatic/*adj*: hypostatisch.
hyposteatosis/*n*: Oligosteatose *w*.
hyposthenia/*n*: Hyposthenie *w*, Schwäche *w*.
hyposthenuria/*n*: Hyposthenurie *w*.
hypostome/*n*: Hypostomum *s*.
hypostomia/*n*: Mikrostoma *s*.
hypostosis/*n*: Hypostose *w*.
hyposulfite/*n*: Dithionit *s*.
hyposuprarenalism/*n*: Hypoadrenalismus *m*, Nebenniereninsuffizienz *w*.
hyposystole/*n*: Hyposystolie *w*.
hypotelorism/*n*: Hypotelorismus *m*.
hypotension/*n*: Hypotension *w*, Hypotonie *w*; **acute** ~ akuter Blutdruckabfall *m*; **arterial** ~ arterielle Hypotonie *w*; **chronic orthostatic** ~ chronische orthostatische Hypotonie *w*, Shy-Drager-Syndrom *s*; **controlled** ~ kontrollierte Hypotonie *w*; **familial** ~ chronische orthostatische Hypotonie *w*, Shy-Drager-Syndrom *s*; **orthostatic** ~ orthostatische Hypotonie *w*; **postural** ~ orthostatische Hypotonie *w*; **vascular** ~ vaskuläre Hypotonie *w*; **ventricular** ~ erniedrigter Ventrikeldruck *m*.
hypotensive/*adj*: hypoton.
hypothalamic/*adj*: hypothalamisch.
hypothalamotomy/*n*: Hypothalamotomie *w*.
hypothalamus/*n*: Hypothalamus *m*.
hypothenar/*n*: Hypothenar *m*.
hypothermal/*adj*: hypotherm.
hypothermia/*n*: Hypothermie *w*; **accidental** ~ akzidentelle Hypothermie *w*; **induced** ~ induzierte Hypothermie *w*, künstliche Hypothermie *w*; **moderate** ~ leichte Hypothermie *w*; **profound** ~ schwere Hypothermie *w*; **regional** ~ lokale Hypothermie *w*.
hypothermy/*n*: Hypothermie *w*.
hypothesis/*n*: Hypothese *w*.

hypothesis test: Hypothesenprüfung *w*.
hypothromboplastinemia/*n*: Hypothromboplastinämie *w*.
hypothyroid/*adj*: hypothyreoid.
hypothyroidism/*n*: Hypothyreoidismus *m*, Hypothyreose *w*; **familial goitreous** ~ familiäre Struma *w*; **hypothalamic** ~ hypothalamische Hypothyreose *w*; **infantile** ~ Kretinismus *m*; **postablative** ~ postoperative Hypothyreose *w*; **primary** ~ primärer Hypothyreoidismus *m*; **tertiary** ~ hypothalamische Hypothyreose *w*; **thyroprivic** ~ thyreoprive Hypothyreose *w*.
hypotonia/*n*: Hypotonie *w*; **infantile** ~ Floppy-infant-Syndrom *s*.
hypotonic/*adj*: hypoton.
hypotonicity/*n*: Hypotonie *w*.
hypotonus/*n*: Hypotonus *m*.
hypotony/*n*: Hypotonie *w*.
hypotoxicity/*n*: geringe Toxizität *w*.
hypotransferrinemia/*n*: Hypotransferrinämie *w*.
hypotrichiasis/*n*: Hypotrichose *w*.
hypotrichosis/*n*: Hypotrichose *w*.
hypotrophy/*n*: Hypotrophie *w*.
hypotropia/*n*: Hypotropie *w*.
hypotympanum/*n*: Hypotympanon *s*.
hypouricuria/*n*: erniedrigte Harnsäureausscheidung im Urin.
hypovarianism/*n*: Ovarienunterfunktion *w*.
hypovasopressinemia/*n*: erniedrigte Vasopressinkonzentration *w*.
hypoventilation/*n*: Hypoventilation *w*; **central** ~ zentrale Hypoventilation *w*; **chronic alveolar** ~ chronisch-alveoläre Hypoventilation *w*; **primary alveolar** ~ primäre alveoläre Hypoventilation *w*.
hypovigility/*n*: herabgesetzte Vigilität *w*.
hypovitaminosis/*n*: Hypovitaminose *w*.
hypovolemia/*n*: Hypovolämie *w*.
hypovolemic/*adj*: hypovolämisch.
hypovolia/*n*: erniedrigter Wassergehalt *m*.
hypoxanthine/*n*: Hypoxanthin *s*.
hypoxanthine-guanine phosphoribosyltransferase [*abbr*] **HGPRT**: Hypoxanthin-Guanin-Phosphoribosyltransferase *w*.
hypoxemia/*n*: Hypoxämie *w*.
hypoxia/*n*: Hypoxie *w*; **anemic** ~ anämische Hypoxie *w*; **circulatory** ~ zirkulatorische Hypoxie *w*; **histotoxic** ~ histotoxische Hypoxie *w*; **hypoxic** ~ hypoxische Hypoxie *w*; **respiratory** ~ respiratorische Hypoxie *w*.
hypoxia warning system: Hypoxiewarnsystem *s*.
hypoxic/*adj*: hypoxisch.
hypoxidosis/*n*: Hypoxidose *w*.
hypsarrhythmia/*n*: Hypsarrhythmie *w*.
Hyrtl's loop: Hyrtl-Anastomose *w*.
hystera/*n*: Uterus *m*, Gebärmutter *w*.
hysteratresia/*n*: Uterusatresie *w*.
hysterectomy/*n*: Hysterektomie *w*; **abdominal** ~ transabdominelle Hysterektomie *w*; **cesarean** ~ Kaiserschnitt *m*; **complete** ~ Panhysterektomie *w*; **radical** ~ radikale Hysterektomie *w*; **subtotal** ~ subtotale Hysterektomie *w*, suprazervikale Hysterektomie *w*; **vaginal** ~ Kolpohysterektomie *w*.
hysteremphysema/*n*: Hysteremphysem *s*, Physometra *w*.
hysteresis/*n*: Hysterese *w*.
hystereurynter/*n*: Zervixdilatator *m*, Metreurynter *m*.
hystereurysis/*n*: Gebärmutterhalserweiterung *w*.
hysteria/*n*: Hysterie *w*.
hysteric/*adj*: hysterisch.
hysterical/*adj*: hysterisch.
hysterocolpectomy/*n*: Hysterokolpektomie *w*.
hysterocolposcope/*n*: Hysterokolposkop *s*.
hysterocystocleisis/*n*: Hysterozystokleisis *w*, Bozeman-Spülung *w*.
hysteroedema/*n*: Uterusödem *s*.
hysteroepilepsy/*n*: Hysteroepilepsie *w*.
hysteroneurosis/*n*: Konversionsneurose *w*.
hysteropathy/*n*: Metropathie *w*.
hysteropexy/*n*: Hysteropexie *w*.
hysteropia/*n*: Hysteropsie *w*.
hysteroplasty/*n*: Uterusplastik *w*.

hysteropsychosis/*n*: hysterische Psychose *w*.
hysteroptosia/*n*: Hysteroptose *w*, Gebärmuttersenkung *w*.
hysteroptosis/*n*: Hysteroptose *w*, Gebärmuttersenkung *w*.
hysterosalpingectomy/*n*: Hysterosalpingektomie *w*.
hysterosalpingography/*n*: Hysterosalpingographie *w*.
hysterosalpingostomy/*n*: Hysterosalpingostomie *w*.
hysterosalpinx/*n*: Hysterosalpinx.
hysteroscope/*n*: Hysteroskop *s*.
hysteroscopy/*n*: Hysteroskopie *w*.
hysterostomatomy/*n*: Hysterostomatomie *w*.
hysterotomy/*n*: Hysterotomie *w*.
hysterotracheloplasty/*n*: Gebärmutterhalsplastik *w*.
hysterotubography/*n*: Hysterosalpingographie *w*.
hysterythrine/*n*: Östrogen *s*.
H zone: H-Zone *w*.

I

I [*abbr*] **1. iodine; 2. isoleucine; 3. inosine**: 1. Jod *s*, I; 2. Isoleuzin *s*; 3. Inosin *s*.

–ia: –ie, –ismus.

IAG [*abbr*] **indirect antiglobulin test**: indirekter Antiglobulintest *m*, indirekter Coombs-Test *m*.

iamatology/*n*: Heilkunde *w*.

–iasis: –iasis.

iatraliptic/*adj*: Einreibungs-

iatreusiology/*n*: Heilkunde *w*.

iatreusis/*n*: medizinische Behandlung *w*.

iatric/*adj*: ärztlich, medizinisch.

-iatrics: –iatrie.

iatro-: Iatro-, Arzt-.

iatrochemical/*adj*: iatrochemisch.

iatrochemistry/*n*: Iatrochemie *w*.

iatrogenic/*adj*: iatrogen.

iatrology/*n*: Medizin *w*.

iatrotechnical/*adj*: die medizinische Praxis betreffend.

IB [*abbr*] **1. immune body; 2. inclusion body**: 1. Immunkörper *m*; 2. Einschlußkörperchen *s*.

I band: I-Streifen *m*.

IBC [*abbr*] **iron-binding capacity**: Eisenbindungskapazität *w*.

ibogaine/*n*: Ibogain *s*.

ibufenac/*n*: Ibufenac *s*.

ibuprofen/*n*: Ibuprofen *s*.

IC [*abbr*] **1. inspiratory capacity; 2. intermittent claudication**: 1. Inspirationskapazität *w*; 2. Claudicatio intermittens *w*.

–ic: –isch.

ICA [*abbr*] **islet cell antibody**: Inselzellantikörper *m*.

ICC [*abbr*] **intensive coronary care**: kardiologische Intensivstation *w*.

ICD [*abbr*] **1. International Classification of Diseases; 2. intrauterine contraceptive device; 3. ischemic coronary disease**: 1. Internationale Klassifikation der Krankheiten *w*, ICD; 2. Intrauterinpessar *s*; 3. ischämische koronare Herzkrankheit *w*.

ice/*n*: Eis *s*; **cracked** ~ Eisstückchen *s*; **dry** ~ Kohlensäureschnee *m*.

ice bag: Eisbeutel *m*.

ice cube: Eiswürfel *m*.

Iceland disease: benigne myalgische Enzephalomyelitis *w*.

I-cell disease: I-Zell-Krankheit *w*.

ice pack: Eispackung *w*.

ice-water: Eiswasser *s*.

ichnogram/*n*: Ichnogramm *s*, Fußabdruck *m*.

ichor/*n*: Wundsekret *s*.

ichorous/*adj*: jauchig, serös.

ichoremia/*n*: Septikämie *w*.

ichthammol/*n*: Ammoniumichthyosulfonat *s*.

ichthyism/*n*: Ichthyismus *m*, Ichthyotoxinvergiftung *w*.

ichthyoid/*adj*: fischähnlich.

ichthyolsulfonate/*n*: Ichthyolsulfonat *s*.

ichthyosarcotoxin/*n*: Ichthyosarkotoxin *s*.

ichthyosarcotoxism/*n*: Ichthyosarkotoxismus *m*.

ichthyosiform/*adj*: ichthyosiform.

ichthyosis/*n*: Ichthyose *w*, Schuppenkrankheit *w*; **lamellar** ~ ichthyosiforme Erythrodermie *w*; **senile** ~ Ichthyosis senilis *w*; **sex-linked recessive** ~ geschlechtsgebundene rezessive Ichthyose *w*, Ichthyosis congenita *w*.

ichthyotic/*adj*: ichthyotisch.

ichthyotoxin/*n*: Ichthyotoxin *s*.

ichthyotoxism/*n*: Ichthyotoxinvergiftung *w*, Ichthyismus *m*.

icosahedron/*n*: Ikosaeder *m*.

icosanoid/*n*: Ikosaeder *m*.

ICM [*abbr*] **inner cell mass**: innere Zellmasse *w*.

ICP [*abbr*] **intracranial pressure**: intra-

kranieller Druck *m*.
ICSH [*abbr*] **interstitial cell-stimulating hormone**: interstitielle Zellen stimulierendes Hormon *s*, ICSH, luteinisierendes Hormon *s*.
ICT [*abbr*] **1. insulin coma therapy; 2. inflammation of connective tissue**: 1. Insulinkomabehandlung *w*; 2. Bindegewebsentzündung *w*.
ictal/*adj*: Anfalls-.
icteric/*adj*: ikterisch.
ictero-: Iktero-.
icteroanemia/*n*: Ikterus mit Anämie.
icterogenic/*adj*: ikterogen.
icterohepatitis/*n*: ikterische Hepatitis *w*.
icteroid/*adj*: ikterusähnlich.
icterus/*n*: Ikterus, Gelbsucht *w*; **benign familial** ~ Gilbert-Syndrom *s*; **chronic familial** ~ hereditäre Sphärozytose *w*; **congenital familial** ~ hereditäre Sphärozytose *w*; **infectious** ~ ikterische Leptospirose *w*; **nuclear** ~ Kernikterus *m*; **physiologic** ~ physiologischer Ikterus *m*; **scleral** ~ Sklerenikterus *m*; **spirochetal** ~ ikterische Leptospirose *w*.
icterus index: Ikterusindex *m*.
ictus/*n*: Iktus *m*.
ICU [*abbr*] **intensive care unit**: Intensivstation *w*.
ID [*abbr*] **1. infective dose; 2. intradermal; 3. infectious disease; 4. inside diameter**: 1. infektiöse Dosis *w*; 2. intradermal; 3. Infektionskrankheit *w*; 4. Innendurchmesser *m*.
-id: -id.
ID$_{50}$ [*abbr*] **1. minimal infecting dose; 2. median infective dose**: 1.kleinste infektiöse Dosis *w*; 2. mittlere infektiöse Dosis *w*.
IDDM [*abbr*] **insulin-dependent diabetes mellitus**: insulinabhängiger Diabetes mellitus *m*, IDDM.
-ide: -id.
idea/*n*: Idee *w*; **compulsive** ~ Zwangsvorstellung *w*; **delusional** ~ Wahnidee *w*; **fixed** ~ Idée fixe *w*; **imperative** ~ Obsession *w*; **insistent** ~ fixe Idee *w*; **persistent** ~ Zwangsidee *w*; **purposive** ~ Zielvorstellung *w*; **referential** ~ Beziehungsidee *w*; **ruminative** ~ Obsession *w*.
ideal/*n, adj*: 1. Ideal *s*; 2. ideal.
idea of reference: Beziehungsidee *w*.
ideation/*n*: Ideation *w*.
identical/*adj*: identisch, eineiig.
identifiable/*adj*: identifizierbar, erkennbar, feststellbar.
identification/*n*: Identifizierung *w*, Identifikation *w*, Kennzeichnung *w*, Erregernachweis *m*.
identify/*vb*: identifizieren, nachweisen, feststellen.
identity/*n*: Identität *w*.
identity crisis: Identitätskrise *w*.
ideo-: Ideo-.
ideogenetic/*adj*: ideogenetisch.
ideogenous/*adj*: ideogen.
ideograph/*n*: Ideograph *m*.
ideokinetic/*adj*: ideokinetisch.
ideokinetics/*n*: Ideokinese *w*.
ideomotion/*n*: Ideomotorik *w*.
ideomotor/*adj*: ideomotorisch.
ideovascular/*adj*: ideovaskulär.
idio-: Idio-, Selbst-.
idioagglutination/*n*: Autoagglutination *w*.
idiochromosome/*n*: Geschlechtschromosom *s*.
idiocrasy/*n*: Idiokrasie *w*, Idiosynkrasie *w*.
idiocratic/*adj*: idiosynkratisch.
idiocy/*n*: Idiotie *w*; **amaurotic familial** ~ amaurotische familiäre Idiotie *w*, Tay-Sachs-Krankheit *w*; **juvenile amaurotic** ~ juvenile amaurotische Idiotie *w*, Stock-Spielmeyer-Vogt-Krankheit *w*; **xerodermic** ~ deSanctis-Cacchione-Syndrom *s*.
idioglossia/*n*: Idioglossie *w*.
idioglottic/*adj*: idioglottisch.
idiogram/*n*: Idiogramm *s*.
idiographic/*adj*: idiographisch.
idiohypnotism/*n*: Autohypnose *w*.
idiometritis/*n*: Myometritis *w*.
idiomuscular/*adj*: idiomuskulär.
idiopathic/*adj*: idiopathisch.
idiopathy/*n*: idiopathische Erkrankung *w*.
idioreflex/*n*: Eigenreflex *w*.

idiosome/*n*: Akrosom *s*.
idiosyncrasy/*n*: Idiosynkrasie *w*, Überempfindlichkeit *w*.
idiosyncratic/*adj*: idiosynkratisch.
idiot/*n*: Idiot *m*.
idiotism/*n*: Idiotie *w*.
idiotope/*n*: Idiotop *s*.
idiotopy/*n*: Idiotopie *w*.
idiot savant: Idiot-Savant *m*.
idiotype/*n*: Idiotyp *m*.
idiotypic/*adj*: idiotypisch.
idioventricular/*adj*: kammereigen.
idolomania/*n*: Fetischismus *m*.
idose/*n*: Idose *w*.
idoxuridine [*abbr*] **IDU**/*n*: Idoxuridin *s*, IDU.
IDP [*abbr*] **inosine diphosphate**: Inosin-5'-diphosphat *s*, IDP.
IDU [*abbr*] **idoxuridine**/*n*: Idoxuridinum *s*, IDU.
iduronate/*n*: Iduronsäuresalz *s*.
iduronate sulfatase: Iduronatsulfatase *w*.
iduronatesulfate: Iduronatsulfat *s*.
iduronidase/*n*: Iduronidase *w*.
iduronosulfate sulfatase deficiency: Iduronatsulfatsulfatase-Defekt *m*, Hunter-Syndrom *s*.
IE [*abbr*] **immunoelectrophoresis**/*n*: Immunelektrophorese *w*.
IEM [*abbr*] **1. immune electron microscopy; 2. inborn error of metabolism**: 1. Immunelektronenmikroskopie *w*; 2. Inborn error of metabolism *m*, angeborene Stoffwechselstörung *w*.
IEP [*abbr*] **isoelectric point**: isoelektrischer Punkt *m*.
IF [*abbr*] **1. interferon; 2. interstitial fluid; 3. intrinsic factor**: 1. Interferon *s*; 2. interstitielle Flüssigkeit *w*; 3. intrinsischer Faktor *m*.
ifosfamide/*n*: Ifosfamid *s*.
Ig [*abbr*] **immunglobulin**/*n*: Immunglobulin *s*, Ig.
IGF [*abbr*] **insulin-like growth factor**: insulinartiger Wachstumsfaktor *m*.
igniextirpation/*n*: Elektrokauterresektion *w*.
ignioperation/*n*: Kauteroperation *w*.
ignipeditis/*n*: Burning-feet-Syndrom *s*.
ignipuncture/*n*: Ignipunktur *w*.
ignisation/*n*: Hitzeerschöpfung *w*.
IH [*abbr*] **infectious hepatitis**: epidemische Hepatitis *w*, Hepatitis A *w*.
IL [*abbr*] **interleukin**/*n*: Interleukin *s*.
ILA [*abbr*] **insulin-like activity**: insulinartige Wirkung *w*.
Ile [*abbr*] **isoleucine**/*n*: Isoleuzin *s*, Ile.
ileac/*adj*: ileusartig, Ileum-.
ileal/*adj*: Ileum-.
ileectomy/*n*: Ileumresektion *w*.
ileitis/*n*: Ileitis *w*; **distal** ~ terminale Enteritis regionalis *w*; **regional** ~ regionale Enteritis *w*, Crohn-Krankheit *w*; **terminal** ~ terminale Enteritis regionalis *w*.
ileocecal/*adj*: ileozäkal.
ileocecostomy/*n*: Ileozäkostomie *w*.
ileocecum/*n*: Ileozäkum *s*.
ileocolic/*adj*: ileokolisch.
ileocolitis/*n*: Ileokolitis *w*.
ileocolonic/*adj*: ileokolisch.
ileocolostomy/*n*: Ileokolostomie *w*.
ileocolotomy/*n*: Ileokolotomie *w*.
ileocystoplasty/*n*: Ileozystoplastik *w*.
ileocystostomy/*n*: Ileozystostomie *w*.
ileocystotomy/*n*: Ileozystotomie *w*.
ileojejunal/*adj*: jejunoileal.
ileojejunitis/*n*: Jejunoileitis *w*.
ileopexy/*n*: Ileopexie *w*.
ileoproctostomy/*n*: Ileoproktostomie *w*.
ileorrhaphy/*n*: Ileumnaht *w*.
ileosigmoidostomy/*n*: Ileosigmoidostomie *w*.
ileostomy/*n*: Ileostomie *w*.
ileostomy bag: Stomabeutel *m*.
ileotomy/*n*: Ileotomie *w*.
ileotransversostomy/*n*: Ileotransversostomie *w*, ileotransversale Kolostomie *w*.
ileotyphlitis/*n*: Ileotyphlitis *w*.
ileum/*n*: Ileum *s*, Krummdarm *m*.
ileus/*n*: Ileus *m*, Darmverschluß *m*; **adynamic** ~ paralytischer Ileus *m*; **angiomesenteric** ~ Mesenteria-superior-Syndrom *s*; **dynamic** ~ dynamischer Ileus *m*, funktioneller Ileus *m*; **mechanical** ~ mechani-

scher Ileus *m*; **occlusive** ~ mechanischer Ileus *m*; **paralytic** ~ paralytischer Ileus *m*; **spastic** ~ dynamischer Ileus *m*; **terminal** ~ Obstruktionsileus des terminalen Dünndarms.
iliac/*adj*: iliakal, Ilium-.
ilio-: Ilio-, Ilium-.
iliococcygeal/*adj*: iliokokzygeal.
iliocolotomy/*n*: Iliokolotomie *w*.
iliocostal/*adj*: iliokostal.
iliodorsal/*adj*: iliodorsal.
iliofemoral/*adj*: iliofemoral.
iliofemoroplasty/*n*: iliofemorale Arthrodese *w*.
ilioinguinal/*adj*: ilioinguinal.
iliopagus/*n*: Iliopagus *m*.
iliopectineal/*adj*: iliopektineal.
iliopelvic/*adj*: Ilium-Becken-.
ilioperoneal/*adj*: ilioperonäal.
iliopsoas/*n*: Musculus iliopsoas *m*.
iliopubic/*adj*: iliopubisch.
iliosacral/*adj*: iliosakral.
ilioscrotal/*adj*: ilioskrotal.
iliospinal/*adj*: iliospinal.
iliothoracopagus/*n*: Iliothorakopagus *m*.
iliotibial/*adj*: iliotibial.
iliotrochanteric/*adj*: iliotrochantär.
ilioxiphopagus/*n*: ilioxiphoidale Doppelbildung *w*.
ilium/*n*: Ilium *s*, Os ilium.
ill/*n, adj*: 1. Krankheit *w*; 2. krank.
illacrimation/*n*: Epiphora *w*, Tränenträufeln *s*.
illegal/*adj*: illegal, kriminell.
ill-health/*n*: Gesundheitsbeeinträchtigung *w*.
illicit/*adj*: unerlaubt, verboten.
illinition/*n*: Einreibung *w*.
illiteracy/*n*: Analphabetismus *m*.
illness/*n*: Krankheit *w*; **accompanying** ~ Begleiterkrankung *w*; **emotional** ~ psychische Störung *w*; **febrile** ~ fieberhafte Erkrankung *w*; **final** ~ terminale Krankheit *w*; **functional** ~ funktionelle Erkrankung *w*; **lingering** ~ schleichende Krankheit *w*; **mental** ~ Geisteskrankheit *w*; **multiple-system** ~ Multisystemerkrankung *w*; **psychosomatic** ~ psychosomatische Erkrankung *w*; **terminal** ~ terminale Krankheit *w*.
illness behavior: Krankheitsverhalten *s*.
illness classification: Krankheitsklassifikation *w*.
illumination/*n*: Illumination *w*, Beleuchtung *w*; **axial** ~ Achsenbeleuchtung *w*; **central** ~ Achsenbeleuchtung *w*; **critical** ~ kritische Illumination *w*; **direct** ~ direkte Beleuchtung *w*; **lateral** ~ Seitenbeleuchtung *w*; **oblique** ~ Seitenbeleuchtung *w*; **vertical** ~ Auflicht *s*.
illuminator/*n*: Leuchtkörper *m*.
illusion/*n*: Illusion *w*, Sinnestäuschung *w*; **autokinetic** ~ autokinetische Illusion *w*; **epileptic** ~ epileptische Halluzination *w*; **mnesic** ~ Erinnerungstäuschung *w*; **optical** ~ Wahrnehmungstäuschung *w*; **perceptual** ~ Wahrnehmungstäuschung *w*; **sensory** ~ Pseudoästhesie *w*; **tactual** ~ Tasttäuschung *w*.
illusional/*adj*: illusionär.
illusion of hearing: Hörtäuschung *w*.
illusions of doubles: Capgras-Syndrom *s*.
illustration/*n*: Abbildung *w*.
IM [*abbr*] **1. infectious mononucleosis; 2. internal medicine; 3. intramuscularly:** 1. infektiöse Mononukleose *w*, Pfeiffer-Drüsenfieber *s*; 2. innere Medizin *w*; 3. intramuskulär.
im [*abbr*] **intramuscularly**/*adj*: intramuskulär.
image/*n, vb*: 1. Bild *s*; **acoustic** ~ Wortklangbild *s*; **auditory** ~ Wortklangbild *s*; **direct** ~ virtuelles Bild *s*; **double** ~ Doppelbild *s*, Diplopie *w*; **eidetic** ~ eidetische Vorstellung *w*; **erect** ~ virtuelles Bild *s*; **false** ~ falsches Bild *s*, Abbildungsfehler *m*; **gamma** ~ Szintigramm *s*; **hallucinatory** ~ Trugbild *s*; **incidental** ~ Nachbild *s*; **inverted** ~ wirkliches Bild *s*; **mental** ~ Vorstellungsbild *s*; **motor** ~ Bewegungsbild *s*; **negative** ~ negatives Nachbild *s*; **ocular** ~ visuelles Bild *s*; **optical** ~ optisches Bild *s*; **real** ~ wirkliches Bild *s*; **retinal** ~ Netzhautbild *s*; **specular** ~ Spie-

gelbild *s*; **stereoscopic** ~ stereoskopisches Bild *s*, Raumbild *s*; **tactile** ~ Tasteindruck *m*; **true** ~ wirkliches Bild *s*; **virtual** ~ virtuelles Bild *s*; **visual** ~ visuelles Bild *s*; 2. vorstellen, abbilden.
image amplification: Bildverstärkung *w*.
image characteristics: Bildcharakter *m*.
image contrast: Bildkontrast *m*.
image contrast range: Bildkontrastumfang *m*.
image defect: Abbildungsfehler *m*.
image distributor: Bildverteiler *m*.
image enhancement: Bildverstärkung *w*.
image field: Abbildungsfeld *s*.
image intensification: Bildverstärkung *w*.
image intensifier: Bildverstärker *m*.
image intensifier cinefluorography: Röntgenbildverstärkerkinematographie *w*.
image intensifier photopgraph: Indirektaufnahme *w*, Bildverstärkeraufnahme *w*.
image intensifier tube: Bildverstärkerröhre *w*.
image interpretation: Bildauswertung *w*.
imageless/*adj*: ohne Vorstellung.
image matrix: Bildmatrix *w*.
image plane: Bildebene *w*.
image point: Bildpunkt *m*.
image processing: Bildbeeinflussung *w*, Bildverarbeitung *w*.
image ratio: Abbildungsverhältnis *s*.
image reconstruction: Bildrekonstruktion *w*.
image reproduction: Bildwiedergabe *w*.
image reversal: Bildumkehr *w*.
imagery/*n*: Vorstellung *w*.
image size: Bildgröße *w*.
image space: Bildraum *m*.
image storage: Bildspeicherung *w*.
imaginal/*adj*: Vorstellungs-.
imaginary/*adj*: imaginär.
imagination/*n*: Einbildung *w*, Vorstellung *w*; **fancy** ~ Phantasie *w*.
imaginative/*adj*: phantasievoll.
imagine/*vb*: vorstellen.
imaging/*n, adj*: 1. Bildgebung *w*, bildgebendes Verfahren *s*; **dynamic** ~ dynamische Bildgebung *w*; **static** ~ Standbildverfahren *s*; 2. bildgebend.
imaging diagnostics: bildgebende Diagnostik *w*.
imaging system: Abbildungssystem *s*.
imaging technique: bildgebendes Verfahren *s*.
imago/*n*: Imago *w*.
imagocide/*n*: Imagizid *s*.
imbalance/*n*: Ungleichgewicht *s*, Unausgeglichenheit *w*, Unwucht *w*, Gleichgewichtsstörung *w*; **autonomic** ~ Vasomotorenstörung *w*; **sympathetic** ~ Sympathikotonie *w*.
imbecile/*adj*: imbezill.
imbed/*vb*: einbetten.
imbibe/*vb*: inbibieren.
imbibition/*n*: Durchtränkung *w*, Imbibition *w*.
imbricate/*vb*: überlappen.
imbrication/*n*: Überlappung *w*.
Imerslund syndrome: Imerslund-Najman-Gräsbeck-Syndrom *s*, selektive Vitamin B_{12}-Malabsorption *w*.
imidamine/*n*: Antazolin *s*.
imidazole/*n*: Imidazol *s*.
imide/*n*: Imid *s*.
imidole/*n*: Imidol *s*, Pyrrol *s*.
imine/*n*: Imin *s*.
imino acid: Iminosäure *w*.
iminodibenzyl/*n*: Iminodibenzyl *s*.
iminoglycerinuria/*n*: Iminoglyzerinurie *w*, Iminoazidurie *w*.
imipramine/*n*: Imipramin *s*.
imitation/*n*: Imitation *w*, Nachahmung *w*.
imitative/*adj*: imitatorisch, nachahmend.
Imlach's fat plug: Imlach-Fettpfropf *m*.
immanence/*n*: Immanenz *w*.
immature/*adj*: unreif, unausgebildet.
immaturity/*n*: Unreife *w*.
immediate/*adj*: sofort.
immedicable/*adj*: unbehandelbar.
immerse/*vb*: eintauchen.
immersion/*n*: Immersion *w*, Dauerbad *s*; **cold** ~ Unterkühlung *w*.
immersion foot: Schützengrabenfuß *m*, Fuß-Kälte-Nässe-Schaden *m*.

immersion hypothermia: Naßererfrierung *w*.
immersion microscopy: Immersionsmikroskopie *w*.
immersion oil: Immersionsöl *s*.
immigrate/*vb*: einwandern.
immigration/*n*: Einwanderung *w*.
immiscibility/*n*: Unvermischbarkeit *w*.
immiscible/*adj*: unvermischbar.
immobile/*adj*: immobil, unbeweglich.
immobilization/*n*: Immobilisierung *w*.
immobilization technique: Immobilisierungstechnik *w*.
immobilization test: Immobilisationstest *m*.
immobilize/*vb*: immobilisieren, fixieren.
immobility/*n*: Unbeweglichkeit *w*.
immun-: Immun-, Immuno-.
immune/*adj*: immun.
immune-associated: immunassoziiert.
immune-complex disease: Immunkomplexkrankheit *w*.
immunifacient/*adj*: immunisierend.
immunifaction/*n*: Immunisierung *w*.
immunify/*vb*: immunisieren.
immunity/*n*: Immunität *w*; **acquired** ~ erworbene Immunität *w*; **active** ~ aktive Immunität *w*; **artificial** ~ künstliche Immunität *w*; **cell-mediated** ~ zellvermittelte Immunität *w*; **cellular** ~ zellvermittelte Immunität *w*; **familial** ~ natürliche Immunität *w*; **functional** ~ Immunität nach Antigenkontakt; **genetic** ~ natürliche Immunität *w*; **humoral** ~ humorale Immunität *w*; **induced** ~ induzierte Immunität *w*; **inherent** ~ natürliche Immunität *w*; **inherited** ~ natürliche Immunität *w*; **innate** ~ angeborene Immunität *w*; **intrauterine** ~ fetale Immunität *w*; **local** ~ Gewebsimmunität *w*; **maternal** ~ mütterliche Immunität *w*; **natural** ~ natürliche Immunität *w*; **nonspecific** ~ unspezifische Immunität *w*; **passive** ~ passive Immunität *w*; **placental** ~ fetale Immunität *w*; **protective** ~ Immunität nach Antigenkontakt; **specific** ~ spezifische Immunität *w*.

immunization/*n*: Immunisierung *w*; **active** ~ aktive Immunisierung *w*; **basic** ~ Grundimmunisierung *w*; **isopathic** ~ aktive Immunisierung *w*; **passive** ~ passive Immunisierung *w*; **primary** ~ Erstimmunisierung *w*; **protective** ~ Schutzimmunisierung *w*; **secondary** ~ Zweitimmunisierung *w*.
immunization register: Impfpaß *m*.
immunization schedule: Impfplan *m*.
immunize/*vb*: immunisieren.
immunoadsorbent/*n*: Immunadsorbens *s*.
immunoadsorbent technique: Immunadsorptionsverfahren *s*.
immunoadsorption/*n*: Immunadsorption *w*.
immunoaffinity chromatography: Immunaffinitätschromatographie *w*.
immunoagglutination/*n*: Immunagglutination *w*.
immunoassay/*n*: Immunoassay *m*, Immuntest *m*.
immunobiology/*n*: Immunbiologie *w*.
immunoblast/*n*: Immunoblast *m*, Lymphoblast *m*.
immunoblastic/*adj*: immunoblastisch.
immunoblastoma/*n*: Lymphom *s*.
immunoblot/*n*: Immunoblot *m*.
immunoblotting/*n*: Immunblotting *s*.
immunochemical/*adj*: immunchemisch.
immunochemistry/*n*: Immunchemie *w*.
immunocompetence/*n*: Immunkompetenz *w*.
immunocompetent/*adj*: immunkompetent.
immunocomplex/*n*: Immunkomplex *m*.
immunocompromised/*adj*: immungeschädigt.
immunoconglutinin/*n*: Konglutininantikörper *m*.
immunocyte/*n*: Immunozyt *m*, immunkompetente Zelle *w*.
immunocytoadherence/*n*: zelluläre Immunoadhärenz *w*.
immunocytochemistry/*n*: Immunozytochemie *w*.
immunocytology/*n*: Immunozytologie *w*.
immunodeficiency/*n*: Immundefekt *m*,

Immundefizienz *w*; **acquired primary** ~ sekundärer Immundefekt *m*; **cellular** ~ zellulärer Immundefekt *m*; **combined** ~ kombinierter Immundefekt *m*; **humoral** ~ humoraler Immundefekt *m*; **severe combined** ~ kombinierter schwerer Immundefekt *m*; **X-linked progressive combined variable** ~ X-chromosomal vererbtes lymphoproliferatives Syndrom *s*.

immunodeficiency syndrome: Immundefektsyndrom *s*, Immunmangelsyndrom *s*; **acquired** ~ [*abbr*] **AIDS** erworbenes Immundefektsyndrom *s*, AIDS; **combined** ~ kombinierter Immundefekt *m*.

immunodeficiency virus, human [*abbr*] **HIV**: humaner Immundefizienzvirus *m*, HIV.

immunodeficient/*adj*: immundefizient.

immunodepression/*n*: Immunsuppression *w*.

immunodiagnosis/*n*: immunologische Diagnostik *w*.

immunodiffusion/*n*: Immunodiffusion *w*; **radial** ~ radiale Doppeldiffusion *w*.

immunodiffusion test: Immundiffusionstest *m*.

immunodominant/*n*: Immundeterminante *w*.

immunoelectroosmophoresis/*n*: Gegenelektrophorese *w*.

immunoelectrophoresis/*n*: Immunelektrophorese *w*; **crossed** ~ zweidimensionale Immunelektrophorese *w*; **two-dimensional** ~ zweidimensionale Immunelektrophorese *w*.

immunofiltration/*n*: Immunofiltration *w*, Elektrosynhärese *w*.

immunofluorescence/*n*: Immunfluoreszenz *w*.

immunogen/*n*: Immunogen *s*.

immunogenetic/*adj*: immunogenetisch.

immunogenetics/*n*: Immungenetik *w*.

immunogenic/*adj*: immunogen.

immunogenicity/*n*: Immunogenität *w*.

immunoglobulin [*abbr*] **Ig**/*n*: Immunglobulin *s*, Ig; **exocrine** ~ Immunglobulin A *s*; **membrane-bound** ~ membrangebundenes Immunglobulin *s*; **monoclonal** ~ monoklonales Immunglobulin *s*; **secretory** ~ Immunglobulin A *s*.

immunoglobulin chain: Immunglobulinkette *w*.

immunoglobulin fragment: Immunglobulinfragment *s*.

immunoglobulin idiotype: Immunglobulinidiotyp *m*.

immunoglobulin joining region: Immunglobulinbindungszone *w*.

immunoglobulinopathy/*n*: Gammopathie *w*.

immunoglobulin therapy: passive Immunisierung *w*.

immunohematology/*n*: Immunhämatologie *w*.

immunohemolysis/*n*: Immunhämolyse *w*.

immunohistochemical/*adj*: immunhistochemisch.

immunohistochemistry/*n*: Immunhistochemie *w*.

immunohistology/*n*: Immunhistologie *w*.

immunolabeling/*n*: immunhistochemische Markierung *w*.

immunologic/*adj*: immunologisch.

immunology/*n*: Immunologie *w*.

immunomodulator/*n*: Immunmodulator *m*.

immunoparalysis/*n*: Immunparalyse *w*.

immunopathologic/*adj*: immunpathologisch.

immunopathology/*n*: Immunpathologie *w*.

immunoperoxidase/*n*: Immunoperoxidase *w*.

immunoperoxidase staining: Immunoperoxidasefärbung *w*.

immunophoresis/*n*: Immunelektrophorese *w*.

immunopotentiation/*n*: Verstärkung der Immunantwort.

immunopotentiator/*n*: positiver Immunmodulator *m*.

immunoprecipitation/*n*: Immunpräzipitation *w*.

immunoproliferative/*adj*: immunproliferativ.
immunoprophylaxis/*n*: Immunprophylaxe *w*.
immunoprotein/*n*: Immunglobulin *s*.
immunoradiometric/*adj*: immunradiometrisch.
immunoreaction/*n*: Immunreaktion *w*.
immunoreactive/*adj*: immunreaktiv.
immunoreactivity/*n*: Immunreaktion *w*.
immunoregulatory/*adj*: immunregulativ.
immunoresponse/*n*: Immunantwort *w*.
immunoselection/*n*: Immunselektion *w*.
immunosilent/*adj*: nicht immunreaktiv.
immunosmoelectrophoresis/*n*: Gegenelektrophorese *w*.
immunosorbent/*n*: Immunoadsorbens *s*.
immunosorbent assay, enzyme-linked [*abbr*] **ELISA**: Enzym-gekoppelter Immunadsorbentassay *m*, ELISA.
immunosuppressive/*adj*: immunsuppressiv.
immunostaining/*n*: Immunfärbung *w*.
immunostimulant/*n*: immunstimulierende Substanz *w*.
immunostimulation/*n*: Immunstimulation *w*.
immunosuppressant/*n*: immunsupprimierende Substanz *w*.
immunosuppression/*n*: Immunsuppression *w*.
immunosurveillance/*n*: Immunüberwachung *w*.
immunotherapy/*n*: Immuntherapie *w*.
immunotolerance/*n*: Immuntoleranz *w*.
immunotolerant/*adj*: immuntolerant.
immunotoxicology/*n*: Immuntoxikologie *w*.
immunotoxin/*n*: Antitoxin *s*.
immunotransfusion/*n*: Immuntransfusion *w*.
immunprotein/*n*: Immunglobulin *s*.
imolamine/*n*: Imolamin *s*.
IMP [*abbr*] **inosine monophosphate**: Inosinmonophosphat *s*, IMP.
impact/*n, vb*: 1. Auswirkung *w*; 2. stoßen, einkeilen, hineindrücken.

impacted/*adj*: eingekeilt, impaktiert, eingeklemmt.
impact force: Stoßkraft *w*.
impaction/*n*: Einklemmung *w*, Impaktion *w*.
impaction fracture: Stauchungsfraktur *w*.
impact strength: Stoßfestigkeitsgrenze *w*.
impair/*vb*: beeinträchtigen, schädigen.
impaired/*adj*: gestört, herabgesetzt.
impairment/*n*: Beeinträchtigung *w*; **conductive hearing ~** Hörleitungsstörung *w*; **hearing ~** Hörverlust *m*.
impalement injury: Pfählungsverletzung *w*.
impalpable/*adj*: nicht palpabel.
impar/*adj*: unpaar.
impatency/*n*: Verschlossenheit *w*.
impatent/*adj*: verstopft, verschlossen.
impedance/*n*: Impedanz *w*; **acoustic ~** akustische Impedanz *w*, Schallimpedanz *w*; **reactive ~** Blindwiderstand *m*; **specific acoustic ~** spezifische Schallimpedanz *w*.
impedance aggregometry: Impedanzaggregationsmessung *w*.
impedance audiometry: Impedanzaudiometrie *w*.
impedance method: Impedanzverfahren *s*.
impedance plethysmography: Impedanzplethysmographie *w*.
impedance test: Impedanztest *m*.
impediment/*n*: Funktionsstörung *w*.
impenetrable/*adj*: undurchdringbar.
imperative/*adj*: imperativ.
imperception/*n*: Wahrnehmungsstörung *w*.
imperforate/*adj*: nicht perforiert, ohne Öffnung, atretisch.
imperforation/*n*: fehlende Öffnung *w*, Atresie *w*.
impermeable/*adj*: impermeabel, undurchlässig.
impersonal/*adj*: unpersönlich.
impervious/*adj*: undurchdringlich.
imperviousness/*n*: Undurchdringlichkeit *w*.
impetiginous/*adj*: impetiginös.
impetigo/*n*: Impetigo *w*; **bullous ~** Impe-

tigo bullosa, Pemphigoid *s*; **circinate** ~ Impetigo circinata, Staphylodermia superficialis circinata; **miliary** ~ Miliaria rubra.

implant/*n, vb*: 1. Implantat *s*; **carcinomatous** ~ Implantationsmetastase *w*; **cartilaginous** ~ Knorpelimplantat *s*; **cochlear** ~ Cochlear Implant *s*; **dental** ~ Zahnprothese *w*; **diodontic** ~ endodontische Prothese *w*; **endodontic** ~ endodontische Prothese *w*; **endometrial** ~ Endometriose *w*; 2. implantieren.

implantation/*n*: Implantation *w*, Nidation *w*.

implantation bleeding: Nidationsblutung *w*.

implantation cyst, endometrial: Nidationszyste *w*.

implantation metastasis: Implantationsmetastase *w*.

implantee/*n*: Implantatempfänger *m*.

implant radiotherapy: Brachytherapie *w*.

implant substructure: Implantatgrundlage *w*.

implicate/*vb*: beteiligen, implizieren.

implicit/*adj*: implizit.

implosion/*n*: Implosion *w*, Angstüberflutung *w*.

impotence/*n*: Impotenz *w*; **drug-induced** ~ medikamentös bedingte Impotenz *w*; **functional** ~ psychogene Impotenz *w*; **organic** ~ symptomatische Impotenz *w*; **orgastic** ~ Anorgasmie *w*; **paretic** ~ nervale Impotenz *w*; **psychic** ~ psychogene Impotenz *w*; **secondary** ~ symptomatische Impotenz *w*; **symptomatic** ~ symptomatische Impotenz *w*.

impotency/*n*: Impotenz *w*.

impotent/*adj*: impotent.

impracticable/*adj*: undurchführbar.

impregnate/*vb*: imprägnieren, schwängern.

impregnation/*n*: Befruchtung *w*, Imprägnierung *w*; **artifical** ~ künstliche Insemination *w*.

impression/*n*: Abdruck *m*, Eindruck *m*; **anatomic** ~ anatomischer Abdruck *m*; **basilar** ~ basiläre Impression *w*, Konvexobasie *w*; **cardiac** ~ Herzimpression *w*; **dental** ~ Zahnabdruck *m*; **digital** ~ Impressio digitata; **elastic** ~ elastischer Abdruck *m*; **functional** ~ Funktionsabdruck *m*; **primary** ~ Vorabdruck *m*; **sectional** ~ Teilabdruck *m*.

impression material: Abdruckmasse *w*.

impression paste: Abdruckmasse *w*.

impression plaster: Abdruckgips *m*.

impression tonometry: Impressionstonometrie *w*.

impression tray: Abdruckträger *m*.

imprint/*vb*: einprägen.

imprinting/*n*: Prägung *w*.

improcreance/*n*: Infertilität *w*.

improcreant/*adj*: infertil.

improve/*vb*: bessern, verbessern.

improved/*adj*: gebessert.

improvement/*n*: Besserung *w*.

impulse/*n*: Impuls *m*, Stoß *m*, Antrieb *m*, Reiz *m*; **apical** ~ Herzspitzenstoß *m*; **cardiac** ~ Herzpuls *m*; **congenital** ~ Instinkt *m*; **ectopic** ~ ektoper Reiz *m*; **enteroceptive** ~ enterozeptiver Reiz *m*; **exteroceptive** ~ Oberflächenimpuls *m*; **involuntary** ~ Reflexbewegung *w*; **motor** ~ Bewegungsantrieb *m*; **nervous** ~ Nervenimpuls *m*; **neural** ~ Nervenimpuls *m*; **proprioceptive** ~ propriozeptiver Reiz *m*.

impulse disorder: Antriebsstörung *w*; **hyperkinetic** ~ minimale zerebrale Dysfunktion *w*.

impulsion/*n*: Impuls *m*.

impure/*adj*: unrein.

impurity/*n*: Verunreinigung *w*.

imus/*adj*: imus, unterster.

IMV [*abbr*] **intermittent mandatory ventilation**: intermittierende assistierte Beatmung *w*.

In [*abbr*] **indium**/*n*: Indium *s*, In.

inaccessible/*adj*: unzugänglich.

inaccuracy/*n*: Ungenauigkeit *w*.

inaccurate/*adj*: ungenau.

inacidity/*n*: Anazidität *w*.

inaction/*n*: Untätigkeit *w*, Trägheit *w*.

inactivate/*vb*: inaktivieren.

inactivated/*adj*: inaktiviert.
inactivation/*n*: Inaktivierung *w*; **viral** ~ Virusinaktivierung *w*.
inactivator/*n*: Inaktivator *m*.
inactive/*adj*: untätig, passiv.
inactivity/*n*: Inaktivität *w*.
inactivity atrophy: Inaktivitätsatrophie *w*.
inadequacy/*n*: Unzulänglichkeit *w*.
inadequate/*adj*: inadäquat, unangemessen.
inagglutinable/*adj*: inagglutinabel.
inanimate/*adj*: leblos.
inanition/*n*: Inanition *w*.
inapparent/*adj*: inapparent.
inappetence/*n*: Inappetenz *w*, Appetitmangel *m*.
inappropriate/*adj*: ungeeignet, unangemessen.
inarticulate/*adj*: unartikuliert.
inassimilable/*adj*: nicht assimilierbar.
inattention/*n*: Unaufmerksamkeit *w*.
inattention phenomenon: Extinktion *w*.
inborn/*adj*: hereditär, kongenital, angeboren.
inbred/*adj*: angeboren, ererbt, Inzucht-.
inbreed/*vb*: durch Inzucht züchten.
inbreeding/*n*: Inzucht *w*.
incanous/*adj*: grauweißlich.
incapability/*n*: Unfähigkeit *w*.
incapable/*adj*: unfähig.
incapacitate/*vb*: inaktivieren.
incapacity/*n*: Unfähigkeit *w*.
incapsulation/*n*: Einkapselung *w*.
incarcerate/*vb*: inkarzerieren.
incarceration/*n*: Inkarzerierung *w*.
incarnative/*adj*: granulationsfördernd.
incendiarism/*n*: Pyromanie *w*.
incest/*n*: Inzest *m*.
incest barrier: Inzestschranke *w*.
incestous/*adj*: inzestuös.
incest tabu: Inzesttabu *s*.
incidence/*n*: Inzidenz *w*.
incidence rate: Inzidenzrate *w*.
incident/*adj*: einfallend.
incidental/*adj*: inzident.
incinerate/*vb*: veraschen.
incipient/*adj*: beginnend, initial.

incisal/*adj*: Schneidezahn-.
incise/*vb*: schneiden.
incision/*n*: Inzision *w*, Schnitt *m*; **confirmatory** ~ Probeinzision *w*; **cruciate** ~ Kreuzschnitt *m*; **dorsolumbar** ~ Flankenschnitt *m*; **lancing** ~ Spaltung *w*; **lateral** ~ seitliche Inzision *w*; **median** ~ Medianschnitt *m*; **paramedian** ~ Paramedianschnitt *m*; **paravaginal** ~ Paravaginalschnitt *m*; **postauricular** ~ retroaurikuläre Inzision *w*; **radial** ~ Kreisbogenschnitt *m*; **relieving** ~ Entlastungsschnitt *m*.
incisive/*adj*: schneidend.
incisor/*n*: Schneidezahn *m*.
incisor tooth: Schneidezahn *m*.
incisural/*adj*: Inzisura-.
incisure/*n*: Inzisur *w*, Einschnitt *m*, Einkerbung *w*; Incisura *w*.
incitant/*n*: auslösendes Agens *s*.
incite/*vb*: anregen.
incitement/*n*: Anregung *w*.
inclinable/*adj*: kippbar.
inclination/*n*: Neigung *w*, Inklination *w*, Inclinatio *w*; **axial** ~ Zahninklination *w*; **pelvic** ~ Beckenneigung *w*.
incline/*n*, *vb*: 1. Steigung *w*; 2. neigen, kippen.
inclined/*adj*: schief, geneigt.
inclinometer/*n*: Neigungsmesser *m*.
inclusion/*n*: Einschluß *m*, Einlagerung *w*; **intracellular** ~ Zelleinschluß *m*; **nuclear** ~ Kerneinschluß *m*.
inclusion blenorrhea: Einschlußblenorrhö *w*.
inclusion body: Einschlußkörperchen *s*.
inclusion body encephalitis: subakute sklerosierende Panenzephalitis *w*, SSPE.
inclusion conjunctivitis: Einschlußkonjunktivitis *w*.
inclusion cyst: Einschlußzyste *w*.
inclusion disease: zytomegale Einschlußkörperchenkrankheit *w*, Zytomegaliesyndrom *s*.
incoagulability/*n*: Ungerinnbarkeit *w*.
incoagulable/*adj*: ungerinnbar.
incoherence/*n*: Inkohärenz *w*.
incoherent/*adj*: inkohärent.

incombustible/*adj*: unbrennbar.
incomitance/*n*: Inkonkomitanz *w*.
incomitant/*adj*: inkonkomitant.
incompatibility/*n*: Inkompatibilität *w*, Unverträglichkeit *w*.
incompatible/*adj*: inkompatibel.
incompensated/*adj*: unkompensiert.
incompetence/*n*: Unfähigkeit *w*, Insuffizienz *w*; **aortic** ~ Aortenregurgitation *w*; **ileocecal** ~ Ileozäkalklappeninsuffizienz *w*; **valvular** ~ Klappeninsuffizienz *w*; **velopharyngeal** ~ Gaumensegelinsuffizienz *w*.
incompetency/*n*: Inkompetenz *w*, Insuffizienz *w*.
incompetent/*adj*: insuffizient, inkompetent.
incomplete/*adj*: unvollständig.
incongruence/*n*: Inkongruenz *w*.
inconspicuous/*adj*: unauffällig.
inconstant/*adj*: inkonstant.
incontinence/*n*: Inkontinenz *w*; **false urinary** ~ Überlaufinkontinenz *w*; **fecal** ~ Stuhlinkontinenz *w*; **intermittent** ~ intermittierende Inkontinenz *w*; **paradoxical** ~ Überlaufinkontinenz *w*; **paralytic** ~ Sphinkterinkontinenz *w*; **rectal** ~ Stuhlinkontinenz *w*; **urge** ~ Urge-Inkontinenz *w*, Dranginkontinenz *w*; **urinary** ~ Harninkontinenz *w*.
incontinent/*adj*: inkontinent.
incoordinate/*adj*: unkoordiniert.
incoordination/*n*: Inkoordination *w*, Ataxie *w*; **uterine** ~ Wehenschwäche *w*.
incorporate/*vb*: inkorporieren.
incorporation/*n*: Verkörperung *w*, Inkorporation *w*.
incostapedial/*adj*: Incus-Stapedius-.
increase/*n, vb*: 1. Zunahme *w*, Anstieg *m*; 2. zunehmen, wachsen.
increased/*adj*: vergrößert, erhöht.
increment/*n*: Zuwachs *m*, Inkrement *s*.
increment sensitivity index, short [*abbr*] **SISI**: Erkennbarkeit kurzer Lautstärken, SISI.
incretin/*n*: Sekretin *s*.
incretin effect: Inkretineffekt *m*.
incretion/*n*: Inkretion *w*.
incretory/*adj*: inkretorisch, endokrin.
incretotherapy/*n*: Hormontherapie *w*.
incross/*vb*: einkreuzen.
incrust/*vb*: inkrustieren, verkrusten.
incrustation/*n*: Inkrustation *w*, Krustenbildung *w*.
incubate/*vb*: inkubieren.
incubation/*n*: Inkubation *w*.
incubation period: Inkubationszeit *w*.
incubation temperature: Inkubationstemperatur *w*.
incubation time: Inkubationszeit *w*.
incubative/*adj*: Inkubations-.
incubator/*n*: Inkubator *m*.
incubator room: Brutraum *m*.
incubus/*n*: Inkubus *m*.
incudal/*adj*: Incus-, Amboß-.
incuneation/*n*: Gomphosis *w*, Einkeilung *w*, Einstauchung *w*.
incurability/*n*: Unheilbarkeit *w*.
incurable/*adj*: unheilbar.
incurve/*vb*: krümmen.
incus/*n*: Amboß *m*, Incus *m*.
incyclodeviation/*n*: Inzyklodivergenz *w*.
incycloduction/*n*: Inzyklovergenz *w*, Konklination *w*.
incyclophoria/*n*: Inzyklophorie *w*.
incyclovergence/*n*: Inzyklovergenz *w*, Konklination *w*.
indan/*n*: Indan *s*.
indanazoline/*n*: Indanazolin *s*.
indapamide/*n*: Indapamid *s*.
indecision/*n*: Unentschlossenheit *w*.
indefinable/*adj*: undefinierbar, unbestimmbar.
indefinite/*adj*: unbestimmt, unklar.
indemnification/*n*: Entschädigung *w*.
indemnify/*vb*: entschädigen.
indemnity/*n*: Entschädigung *w*.
indemonstrable/*adj*: unbeweisbar.
indent/*n, vb*: 1. Einschnitt *m*, Kerbe *w*; 2. einschneiden.
indentation/*n*: Einschnitt *m*, Kerbe *w*.
independence, statistical: statistische Unabhängigkeit *w*.
independent/*adj*: unabhängig.

index

index/*n*: Index *m*, Verhältnis *s*; **cardiac** ~ Herzindex *m*; **cardiothoracic** ~ Herz-Thorax-Verhältnis *s*; **centromeric** ~ Zentromerindex *m*; **cephalic** ~ Schädelindex *m*; **chemotherapeutic** ~ therapeutischer Index *m*; **cranial** ~ Schädelindex *m*; **dental** ~ Zahnindex *m*; **karyopyknotic** ~ Karyopyknoseindex *m*; **mitotic** ~ Zellteilungsindex *m*; **opsonic** ~ Opsonisierungsindex *m*; **optical** ~ optischer Index *m*; **pelvic** ~ Beckenindex *m*; **phagocytic** ~ Phagozytoseindex *m*; **refractive** ~ Brechungsindex *m*; **therapeutic** ~ therapeutischer Index *m*, therapeutische Breite *w*.
index case: Indexpatient *m*.
index construction: Indexbildung *w*.
index finger: Zeigefinger *m*.
indican/*n*: Indikan *s*.
indicanemia/*n*: Indikanämie *w*.
indicant/*n*: Indikator *m*.
indicanuria/*n*: Indikanurie *w*.
indicate/*vb*: hinweisen, anzeigen, indizieren.
indicated/*adj*: indiziert.
indication/*n*: Indikation *w*, Anzeige *w*; **diagnostic** ~ diagnostische Indikation *w*; **therapeutic** ~ therapeutische Indikation *w*.
indicator/*n*: Indikator *m*.
indicator culture medium: Indikatornährboden *m*.
indicator-dilution method: Farbstoffverdünnungsmethode *w*.
indicator dyestuff: Indikatorfarbstoff *m*.
indicator system: Indikatorsystem *s*.
indifference/*n*: Gleichgültigkeit *w*, Indifferenz *w*.
indifference point: Indifferenzpunkt *m*.
indifferent/*adj*: indifferent.
indigent/*adj*: mittellos, arm.
indigested/*adj*: unverdaut.
indigestibility/*n*: Unverdaulichkeit *w*.
indigestible/*adj*: schwer verdaulich.
indigestion/*n*: Verdauungsstörung *w*; **gastric** ~ Dyspepsie *w*.
indigitation/*n*: Invagination *w*, Intussuszeption *w*.

indigo/*n*: Indigo *s*.
indigo blue: Indigoblau *s*.
indigo carmine: Indigokarmin *s*.
indigopurpurine/*n*: Indigopurpur *s*.
indigotin/*n*: Indigotin *s*.
indirect/*adj*: indirekt.
indirubin/*n*: Indigorot *s*.
indirubinuria/*n*: Indigorotausscheidung im Urin *w*.
indisposition/*n*: Unwohlsein *s*.
indium [*abbr*] **In**: Indium *s*, In.
individual/*n, adj*: 1. Individuum *s*; 2. individuell.
individuality/*n*: Individualität *w*.
individualization/*n*: Individualisierung *w*.
individuation/*n*: Individuation *w*.
indocyanine green: Indozyaningrün *s*.
indolaceturia/*n*: Indolazeturie *w*.
indole/*n*: Indol *s*.
indole-3-acetic acid: Indolylsäure *w*.
indolence/*n*: Indolenz *w*.
indolent/*adj*: indolent.
indoline/*n*: Indolin *s*.
indoluria/*n*: Indolurie *w*.
indolylalanine/*n*: Tryptophan *s*.
indometacin/*n*: Indometacin *s*.
indophenazine/*n*: Indophenazin *s*.
indophenine/*n*: Indophenin *s*.
indophenol/*n*: Indophenol *s*.
indophenol blue: Indophenolblau *s*.
indoprofen/*n*: Indoprofen *s*.
indoramin/*n*: Indoramin *s*.
indoxyl/*n*: Indoxyl *s*.
indoxylemia/*n*: Indoxylämie *w*.
indoxyluria/*n*: Indoxylurie *w*.
induce/*vb*: induzieren, einleiten.
induced/*adj*: induziert.
inducement/*n*: Anreiz *m*, Anlaß *m*.
inducer/*n*: Induktor *m*.
inducer cell: Helferzelle *w*.
inducible/*adj*: induzierbar.
inductance/*n*: Induktivität *w*.
induction/*n*: Induktion *w*, Einleitung *w*; **autonomous** ~ selbständige embryonale Induktion *w*; **embryonic** ~ embryonale Induktion *w*; **genetic** ~ Geninduktion *w*; **spinal** ~ neuronale Induktion *w*.

induction coil: Induktionsspule *w*.
induction of labor: Geburtseinleitung *w*.
induction period: Induktionsphase *w*.
inductive/*adj*: Induktions-.
inductor/*n*: Induktor *m*.
indulin/*n*: Indulin *s*.
indulin black: Indulinschwarz *s*.
indurate/*vb*: indurieren, verhärten.
indurated/*adj*: induriert.
induration/*n*: Induration *w*, Verhärtung *w*; **black** ~ schwarze Induration *w*; **brawny** ~ schiefrige Induration *w*; **brown** ~ braune Lungeninduration *w*; **fibroid** ~ fibröse Induration *w*, Zirrhose *w*; **granular** ~ granulierte Induration *w*; **gray** ~ graue Induration *w*; **penile** ~ Induratio penis plastica, Peyronie-Krankheit *w*; **red** ~ rote Induration *w*.
induration of penis, plastic: Induratio penis plastica, Peyronie-Krankheit *w*.
indurative/*adj*: indurierend, verhärtet.
industrial/*adj*: Arbeits-, Berufs-.
indwelling/*n*: Verweilen *s*.
indwelling catheter: Verweilkatheter *m*.
inebriant/*n, adj*: 1. Rauschmittel *s*; 2. rauscherzeugend.
inebriated/*adj*: betrunken.
inebriation/*n*: Trunkenheit *w*, Rausch *m*.
inebriety/*n*: Alkoholabhängigkeit *w*, Trunksucht *w*.
ineffective/*adj*: unwirksam.
inelastic/*adj*: unelastisch.
inert/*adj*: inert.
inertia/*n*: Inertie *w*, Trägheit *w*; **colonic** ~ Darmträgheit *w*.
inertia time: Refraktärperiode *w*.
inexact/*adj*: ungenau.
inexactitude/*n*: Ungenauigkeit *w*.
inexcitable/*adj*: unerregbar.
infancy/*n*: Säuglingsalter *s*.
infant/*n*: Kind *s*; **floppy** ~ floppy infant *s*; **immature** ~ Frühgeborenes *s*, Frühchen *s*; **liveborn** ~ Lebendgeborenes *s*; **mature** ~ reifes Neugeborenes *s*; **newborn** ~ Neugeborenes *s*; **postmature** ~ übertragenes Kind *s*; **premature** ~ Frühgeborenes *s*; **preterm** ~ Frühgeborenes *s*; **stillborn** ~ totgeborenes Kind *s*.
infant death, sudden: plötzlicher Kindstod *m*.
infant development: frühkindliche Entwicklung *w*.
infant food: Kindernahrung *w*.
infanticide/*n*: Kindstötung *w*.
infantile/*adj*: infantil.
infantilism/*n*: Infantilismus *m*; **genital** ~ Hypogonadismus *m*; **myxedematous** ~ Kretinismus *m*; **pituitary** ~ hypophysärer Minderwuchs *m*; **renal** ~ renaler Minderwuchs *m*, renale Osteodystrophie *w*; **sexual** ~ sexueller Infantilismus *m*, Hypogonadismus *m*; **thyroid** ~ Kretinismus *m*.
infant mortality: Säuglingssterblichkeit *w*.
infant nutrition: Kinderernährung *w*.
infant psychology: Kinderpsychologie *w*.
infarct/*n*: Infarkt *m*; **anemic** ~ anämischer Infarkt *m*, ischämischer Infarkt *m*; **aseptic** ~ blander Infarkt *m*; **bland** ~ blander Infarkt *m*; **cerebellar** ~ Kleinhirninfarkt *m*; **cerebral** ~ Hirninfarkt *m*; **embolic** ~ Infarktembolie *w*; **hemorrhagic** ~ hämorrhagischer Infarkt *m*; **infected** ~ septischer Infarkt *m*; **intestinal** ~ Darminfarkt *m*; **mesenteric** ~ Mesenterialinfarkt *m*; **pale** ~ weißer Infarkt *m*, ischämischer Infarkt *m*; **placental** ~ Plazentainfarkt *m*; **pulmonary** ~ Lungeninfarkt *m*; **red** ~ hämorrhagischer Infarkt *m*; **renal** ~ Niereninfarkt *m*; **septal myocardial** ~ Septuminfarkt *m*; **septic** ~ septischer Infarkt *m*; **thrombotic** ~ thrombotischer Infarkt *m*; **transmural myocardial** ~ transmuraler Herzinfarkt *m*; **uric acid** ~ Harnsäureinfarkt *m*; **white** ~ weißer Infarkt *m*, ischämischer Infarkt *m*.
infarcted/*adj*: infarziert.
infarction/*n*: Infarzierung *w*, Infarkt *m*; **acute myocardial** ~ akuter Myokardinfarkt *m*; **anterior myocardial** ~ Vorderwandinfarkt *m*; **apical myocardial** ~ apikaler Herzinfarkt *m*; **atrial myocardial** ~ Vorhofinfarkt *m*; **cardiac** ~ Herzinfarkt *m*; **cerebral** ~ Hirninfarkt *m*; **lacunar** ~

infarction, myocardial

lakunärer Infarkt *m*, Status lacunaris; **myocardial** ~ Myokardinfarkt *m*, Herzinfarkt *m*; **pituitary** ~ Hypophyseninfarkt *m*; **posterior myocardial** ~ Hinterwandinfarkt *m*; **pulmonary** ~ Lungeninfarkt *m*; **renal** ~ Niereninfarkt *m*; **septal myocardial** ~ Septuminfarkt *m*; **silent myocardial** ~ stummer Myokardinfarkt *m*; **through-and-through myocardial** ~ transmuraler Infarkt *m*; **transmural myocardial** ~ transmuraler Infarkt *m*.

infarction syndrome, post-myocardial: Postmyokardinfarktsyndrom *s*, Dressler-Syndrom *s*.

infaust/*adj*: infaust.

infavoidance/*n*: Mißerfolgmeidung *w*.

infect/*vb*: infizieren.

infectible/*adj*: infizierbar, ansteckbar.

infection/*n*: Infektion *w*; **aerial** ~ aerogene Infektion *w*; **air-borne** ~ aerogene Infektion *w*; **ascending** ~ aszendierende Infektion *w*; **bacterial** ~ bakterielle Infektion *w*; **complex** ~ Mischinfektion *w*; **concurrent** ~ Mischinfektion *w*; **covert** ~ stumme Infektion *w*; **cryptogenic** ~ kryptogenetische Infektion *w*; **diaplacental** ~ diaplazentare Infektion *w*; **direct** ~ Kontaktinfektion *w*; **dormant** ~ ruhende Infektion *w*; **endogenous** ~ endogene Infektion *w*; **exogenous** ~ exogene Infektion *w*; **focal** ~ fokale Infektion *w*, Herdinfektion *w*; **fungal** ~ Pilzinfektion *w*; **germinal** ~ Keiminfektion *w*; **inapparent** ~ stumme Infektion *w*; **indirect** ~ indirekte Infektion *w*; **intestinal** ~ Darminfektion *w*, Enteritis *w*; **latent** ~ latente Infektion *w*; **local** ~ Lokalinfektion *w*; **meningococcal** ~ Meningokokkeninfektion *w*; **metastatic** ~ fortgeleitete Infektion *w*; **mixed** ~ Mischinfektion *w*; **nonspecific** ~ unspezifische Infektion *w*; **nosocomial** ~ nosokomiale Infektion *w*, Hospitalismus *m*; **opportunistic** ~ opportunistische Infektion *w*; **phycomycotic** ~ Mukormykose *w*; **postsurgical** ~ postoperative Infektion *w*; **puerperal** ~ Wochenbettfieber *s*; **pyogenic** ~ eitrige Infektion *w*; **respiratory** ~ Atemwegsinfektion *w*; **retrograde** ~ aszendierende Infektion *w*; **retroviral** ~ Retrovirusinfektion *w*; **secondary** ~ Sekundärinfektion *w*; **silent** ~ stumme Infektion *w*; **slow** ~ schleichende Infektion *w*, Slow-Infection *w*; **spirochetal** ~ Spirochätose *w*; **streptococcal** ~ Streptokokkeninfektion *w*; **subclinical** ~ stumme Infektion *w*; **viral** ~ Virusinfektion *w*; **waterborne** ~ durch Wasser übertragene Infektion *w*; **zoogenic** ~ Zooanthroponose *w*.

infection control: Infektionsbekämpfung *w*.

infection rate: Infektionsrate *w*.

infectiosity/*n*: Infektiosität *w*.

infectious/*adj*: infektiös.

infectiousness/*n*: Infektiosität *w*.

infective/*adj*: infektiös.

infectivity/*n*: Infektiosität *w*.

infecundity/*n*: Unfruchtbarkeit *w*.

inferent/*adj*: afferent.

inferior/*adj*: unterer, inferior.

inferiority/*n*: Inferiorität *w*.

inferiority complex: Minderwertigkeitskomplex *m*.

inferocostal/*adj*: infrakostal.

infertile/*adj*: unfruchtbar.

infertility/*n*: Infertilität *w*.

infest/*vb*: befallen.

infestation/*n*: Infestation *w*, Parasitenbefall *m*.

infested/*adj*: befallen.

infestive/*adj*: zu einer Infestation führen.

infestment/*n*: Infestation, Parasitenbefall *m*.

infibulation/*n*: Infibulation *w*.

infiltrate/*n*, *vb*: 1. Infiltrat *s*; **apical** ~ apikales Lungeninfiltrat *s*; **pulmonary** ~ Lungeninfiltrat *s*; 2. infiltrieren.

infiltration/*n*: Infiltration *w*; **adipose** ~ Fettgewebsinfiltration *w*; **calcareous** ~ Kalzifizierung *w*; **cellular** ~ Zellinfiltration *w*; **fatty** ~ fettige Infiltration *w*; **inflammatory** ~ entzündliche Infiltration *w*; **lymphocytic** ~ Lymphozyteninfiltration *w*; **pulmonary** ~ Lungeninfiltrat *s*; **tuberculous** ~ tuberkulöses Infiltrat *s*;

urinous ~ Urininfiltration w.
infiltration anesthesia: Infiltrationsanästhesie w.
infiltration of the skin, lymphocytic: lymphozytäres Hautinfiltrat s, Bäfverstedt-Syndrom s.
infiltration with eosinophilia, pulmonary [*abbr*] **PIE**: PIE-Syndrom s, eosinophiles Lungeninfiltrat s, Löffler-Syndrom s.
infirm/*adj*: unsicher, schwach.
infirmary/*n*: Pflegestation w, Krankenrevier s.
infirmity/*n*: Infirmität w, Schwäche w, Hinfälligkeit w.
inflame/*vb*: entzünden.
inflammable/*adj*: brennbar.
inflammation/*n*: Inflammation w, Entzündung w; **acute** ~ akute Entzündung w; **adhesive** ~ entzündliche Verklebung w; **allergic** ~ allergische Entzündung w; **atrophic** ~ atrophische Entzündung w; **bacterial** ~ bakterielle Entzündung w; **catarrhal** ~ Katarrh m; **chemical** ~ chemische Entzündung w; **chronic** ~ chronische Entzündung w; **diffuse** ~ diffuse Entzündung w; **disseminated** ~ disseminierte Entzündung w; **exudative** ~ exsudative Entzündung w; **fibrinopurulent** ~ fibrinös-eitrige Entzündung w; **focal** ~ Herdentzündung w; **granulomatous** ~ granulomatöse Entzündung w; **hyperplastic** ~ proliferative Entzündung w; **interstitial** ~ Bindegewebsentzündung w; **necrotic** ~ nekrotisierende Entzündung w; **parenchymatous** ~ Organentzündung w; **productive** ~ proliferative Entzündung w; **pseudomembranous** ~ pseudomembranöse Entzündung w; **purulent** ~ eitrige Entzündung w; **sclerosing** ~ atrophische Entzündung w; **serous** ~ seröse Entzündung w; **specific** ~ spezifische Entzündung w; **suppurative** ~ eitrige Entzündung w; **toxic** ~ toxisch bedingte Entzündung w; **ulcerative** ~ ulzerierende Entzündung w.
inflammatory/*adj*: entzündlich.
inflatable/*adj*: aufblasbar.
inflate/*vb*: aufblähen, insufflieren.
inflated/*adj*: aufgetrieben.
inflation/*n*: Inflation w, Aufblasen s, Insufflation w.
inflect/*vb*: beugen, biegen.
inflected/*adj*: gebeugt.
inflection/*n*: Einwärtsbiegung w.
inflexed/*adj*: gebeugt.
inflexible/*adj*: starr.
inflexion/*n*: Einwärtsbiegung w.
inflow/*n*: Zufluß m.
influence/*n, vb*: 1. Einfluß m; **environmental** ~ Umwelteinfluß m; **hormonal** ~ Hormonwirkung w; **stimulating** ~ stimulierende Wirkung w; 2. beeinflussen.
influenza/*n*: Grippe w, Influenza w; **Asian** ~ asiatische Grippe w; **endemic** ~ grippaler Infekt m.
influenzal/*adj*: Influenza-.
influenza pneumonia: Grippepneumonie w.
influenza vaccination: Grippeschutzimpfung w.
influenza vaccine: Influenzavakzine w.
influenzavirus/*n*: Influenzavirus m, Grippevirus m.
infold/*vb*: einwickeln.
informatics, medical: Medizininformatik w.
information, genetic: genetischer Kode m.
information retrieval system: Dokumentationssystem s.
informosome/*n*: Informosom s.
infraclass/*n*: Untergruppe w.
infraclusion/*n*: Infraokklusion w.
infracortical/*adj*: subkortikal.
infraction/*n*: Infraktion w, inkomplette Fraktur w.
infracture/*n*: inkomplette Fraktur w.
infraduction/*n*: Infraduktion w.
infragenual/*adj*: infrapatellar.
infraglottic/*adj*: subglottisch.
inframammary/*adj*: submammär.
inframandibular/*adj*: submandibulär.
inframarginal/*adj*: unterhalb einer Grenze.

inframaxillary/*adj*: inframaxillär.
infranatant/*n, adj*: 1. Unterstand *m*; 2. unterhalb.
infranuclear/*adj*: infranukleär.
infraorbital/*adj*: infraorbital.
infrared/*n, adj*: 1. Infrarot *s*; 2. infrarot.
infrascapular/*adj*: subskapulär.
infrasonic/*adj*: Infraschall-.
infrasonics/*n*: Infraschall *m*.
infrasound/*n*: Infraschall.
infrastructure/*n*: Infrastruktur *w*.
infratentorial/*adj*: infratentoriell.
infraversion/*n*: Infraversion *w*.
infravesical/*adj*: infravesikal.
infriction/*n*: Einreibung *w*.
infringement/*n*: Verletzung *w*.
infundibular/*adj*: infundibulär, trichterförmig.
infundibulectomy/*n*: Infundibulektomie *w*.
infundibuloma/*n*: Infundibulumtumor *m*.
infundibulo-ovarian/*adj*: infundibuloovariell.
infundibulum/*n*: Trichter *m*, Infundibulum *s*.
infuse/*vb*: aufgießen, infundieren.
infusibility/*n*: Unschmelzbarkeit *w*.
infusion/*n*: Infusion *w*, Aufguß *m*; **intraarterial** ~ intraarterielle Infusion *w*; **intravenous** ~ intravenöse Infusion *w*; **parenteral** ~ parenterale Infusion *w*; **saline** ~ Kochsalzinfusion *w*.
infusion bottle: Infusionsflasche *w*.
infusion pump: Infusionspumpe *w*.
infusion set: Infusionsbesteck *s*.
infusion vessel: Aufgußgefäß *s*.
infusodecoction/*n*: Infusodekokt *s*.
ingestant/*n*: Ingesta *w*.
ingestion/*n*: Ingestion *w*, Nahrungsaufnahme *w*.
ingraft/*vb*: pfropfen.
ingravescent/*adj*: verschlimmernd.
ingravidation/*n*: Befruchtung *w*.
ingredient/*n*: Ingredienz *w*, Bestandteil *m*.
ingrow/*vb*: einwachsen.
ingrowing/*adj*: einwachsend.
ingrowth/*n*: Einwachsen *s*.

inguen/*n*: Leiste *w*, Inguen.
inguinal/*adj*: inguinal, Leisten-.
inguinocele/*n*: Leistenschwellung *w*.
inguinoscrotal/*adj*: inguinoskrotal.
ingurgitate/*vb*: verschlingen.
inhabit/*vb*: besiedeln.
inhalant/*n*: Inhalationsmittel *s*.
inhalation/*n*: Inhalation *w*.
inhalation anesthesia: Inhalationsnarkose *w*.
inhalation anthrax: Lungenmilzbrand *m*.
inhalation pneumonia: Aspirationspneumonie *w*, Inhalationspneumonie *w*.
inhalation provocation test: Inhalationsprovokationstest *m*.
inhalation therapy: Atemtherapie *w*.
inhalator/*n*: Inhalator *m*.
inhale/*vb*: inhalieren.
inhalent/*n*: Inhalationsmittel *s*.
inhaler/*n*: Inhalator *m*, Beatmungsgerät *s*.
inherent/*adj*: inhärent.
inherit/*vb*: erben, vererben.
inheritable/*adj*: erblich.
inheritance/*n*: Vererbung *w*; **autosomal** ~ autosomale Vererbung *w*; **codominant** ~ kodominante Vererbung *w*; **cytoplasmic** ~ extrachromosomale Vererbung *w*; **dominant** ~ dominante Vererbung *w*; **extrachromosomal** ~ extrachromosomale Vererbung *w*; **genetic** ~ genetische Vererbung *w*; **holandric** ~ holandrische Vererbung *w*; **mendelian** ~ Mendel-Vererbung *w*; **multifactorial** ~ multifaktorieller Erbgang *m*; **polygenic** ~ polygenetische Vererbung *w*; **recessive** ~ rezessive Vererbung *w*; **sex-linked** ~ geschlechtsgebundene Vererbung *w*.
inherited/*adj*: vererbt, ererbt.
inhibin/*n*: Inhibin *s*.
inhibit/*vb*: hemmen, inhibieren.
inhibitable/*adj*: hemmbar.
inhibition/*n*: Inhibition *w*, Hemmung *w*; **allosteric** ~ allosterische Hemmung *w*; **associative** ~ assoziative Hemmung *w*; **autogenous** ~ Selbsthemmung *w*; **central** ~ zentrale Hemmung *w*; **competitive** ~ kompetitive Hemmung *w*; **conditioned** ~

bedingte Hemmung *w*; **external** ~ externe Hemmung *w*; **mixed** ~ gemischte Inhibition *w*; **motor** ~ motorische Hemmung *w*; **neural** ~ neurale Hemmung *w*; **noncompetitive** ~ nichtkompetitive Hemmung *w*; **presynaptic** ~ präsynaptische Hemmung *w*; **proactive** ~ proaktive Hemmung *w*; **reactive** ~ reaktive Hemmung *w*; **reciprocal** ~ reziproke Hemmung *w*; **reccurrent** ~ Renshaw-Hemmung *w*; **selective** ~ kompetitive Hemmung *w*.

inhibition of thought: Denkhemmung *w*.

inhibition reinforcement: Hemmungsverstärkung *w*.

inhibition test: Hemmtest *m*.

inhibition zone: Hemmhof *m*.

inhibitor/*n*: Inhibitor *m*, Hemmstoff *m*, Hemmer *m*.

inhibitory/*adj*: inhibitorisch.

inhomogeneity/*n*: Inhomogenität *w*.

inhomogenous/*adj*: inhomogen.

iniencephaly/*n*: Inienzephalie *w*.

inion/*n*: Inion *s*, Protuberantia occipitalis externa.

iniopagus/*n*: Iniopagus *m*.

initiation/*n*: Initiierung *w*, Initiation *w*.

initiation codon: Starterkodon *s*.

initiator/*n*: Starter *m*.

initiator codon: Starterkodon *s*.

inject/*vb*: injizieren.

injectable/*adj*: injizierbar.

injection/*n*: Injektion *w*; **anatomical** ~ konservierende Injektion bei Leichen; **conjunctival** ~ konjunktivale Injektion *w*; **endermic** ~ intrakutane Injektion *w*; **hypodermic** ~ subkutane Injektion *w*; **intra-arterial** ~ intraarterielle Injektion *w*; **intra-articular** ~ intraartikuläre Injektion *w*; **intradermal** ~ intradermale Injektion *w*; **intramuscular** ~ intramuskuläre Injektion *w*; **intrathecal** ~ intrathekale Injektion *w*; **intravascular** ~ Gefäßinjektion *w*; **intravenous** ~ intravenöse Injektion *w*; **parenchymatous** ~ Organinjektion *w*; **preservative** ~ konservierende Injektion *w*; **repository** ~ Depotinjektion *w*; **sclerosing** ~ Sklerosierung *w*; **spinal** ~ intrathekale Injektion *w*; **subcutaneous** ~ subkutane Injektion *w*.

injection mass: Injektionsmasse *w*.

injection mold: Spritzguß *m*.

injection sclerotherapy: i.v.-Sklerotherapie *w*.

injection site: Injektionsort *m*.

injection system: Injektionssystem *s*.

injector/*n*: Injektionsapparat *m*.

injure/*vb*: schädigen, verletzen.

injury/*n*: Verletzung *w*, Schädigung *w*, Trauma *s*; **abdominal** ~ Bauchtrauma *s*; **athletic** ~ Sportverletzung *w*; **blunt** ~ stumpfes Trauma *s*; **electric** ~ Stromverletzung *w*; **facial** ~ Gesichtsverletzung *w*; **high-explosive** ~ Geschoßsplitterverletzung *w*; **internal** ~ innere Verletzung *w*; **maxillofacial** ~ Gesichts-Kiefer-Verletzung *w*; **neonatal cold** ~ Schädigung des Neugeborenen durch Hypothermie; **non-penetrating** ~ nichtpenetrierende Wunde *w*; **occupational** ~ Arbeitsunfall *m*; **spinal** ~ Wirbelsäulenverletzung *w*; **ureteral** ~ Ureterläsion *w*; **vital** ~ Verletzung zu Lebzeiten.

injury current: Verletzungspotential *s*.

injury potential: Verletzungspotential *s*.

injury response: Verletzungsreaktion *w*.

ink blot test: Rorschach-Test *m*.

inlay/*n*: Auflage *w*, Einlage *w*, Zahnfüllung *w*.

inlet/*n*: Zugang *m*; **pelvic** ~ Beckeneingang *m*; **thoracic** ~ Thoraxapertur *w*.

inlet plane, pelvic: Beckeneingangsebene *w*.

inmate/*n*: Insasse *m*.

INN [*abbr*] **international nonproprietary name**: internationaler Freiname *m*, INN.

innate/*adj*: angeboren, kongenital.

inner/*adj*: innen, Innen-.

innervate/*vb*: innervieren.

innervation/*n*: Innervation *w*; **multiple** ~ multiple Innervation *w*; **plurisegmental** ~ Innervation aus mehreren Segmenten; **polyneural** ~ polyneurale Innervation *w*; **reciprocal** ~ reziproke Innervation *w*;

innervation, segmental

segmental ~ segmentale Innervation *w*.
innervation pattern: Innervationsmuster *s*.
innervation ratio: Innervationsverhältnis *s*.
innidiation/*n*: Einnistung *w*.
innocence/*n*: Unschädlichkeit *w*, Unschuld *w*.
innocent/*adj*: harmlos, benigne.
innocuity/*n*: Unschädlichkeit *w*.
innominate/*adj*: namenlos.
innoxious/*adj*: sicher, harmlos.
inoblast/*n*: Fibroblast *m*.
inoculate/*vb*: inokulieren.
inoculation/*n*: Inokulation *w*.
inoculation lymphoreticulose: Inokulationslymphoretikulose *w*, Katzenkratzkrankheit *w*.
inoculation smallpox: Impfpocken *w*.
inoculative/*adj*: Inokulations-.
inoculator/*n*: Impfarzt *m*.
inocyte/*n*: Fibroblast *m*.
inogenesis/*n*: Bindegewebsbildung *w*.
inopectic/*adj*: hyperkoagulativ.
inoperable/*adj*: inoperabel.
inopexia/*n*: Inopexie *w*, Hyperkoagulabilität *w*.
inorganic/*adj*: anorganisch.
inosculate/*vb*: anastomosieren.
inose/*n*: Inositol *s*, Inosit *s*.
inosemia/*n*: Inositämie *w*.
inosine/*n*: Inosin *s*.
inosine diphosphate [*abbr*] **IDP**: Inosin-'5-diphosphat *s*, IDP.
inosine 5'-monophosphate: Inosinmonophosphat *s*, IMP.
inosine pranobex: Inosinpranobex *s*.
inosine triphosphate [*abbr*] **ITP**: Inosintriphosphat *s*, ITP.
inosite/*n*: Inositol *s*, Inosit *s*.
inositide/*n*: Inositid *s*.
inositol/*n*: Inositol *s*, Inosit *s*.
inositol niacinate: Inositniacinat *s*.
inositol nicotinate: Inositolnicotinat *s*.
inosituria/*n*: Inositurie *w*.
inostosis/*n*: erneute Knochenbildung *w*.
inosuria/*n*: Inositurie *w*.

inotropic/*adj*: inotrop.
inotropism/*n*: Inotropie *w*; **cardiac** ~ Myokardinotropie *w*.
inpatient/*n*: stationärer Patient *m*.
inpatient care unit: Pflegeeinheit *w*.
inproquone/*n*: Äthyleniminochinon *s*.
input/*n*: Eingabe *w*.
input image area: Eingangsbildfläche *w*.
inquest/*n*: Leichenschau *w*.
inquisition/*n*: Vernehmung *w*.
insalivate/*vb*: einspeicheln.
insalubrious/*adj*: ungesund.
insane/*n, adj*: 1. Geisteskranker *m*; 2. geisteskrank.
insanitary/*adj*: unhygienisch.
insanitation/*n*: unhygienischer Zustand *m*.
insanity/*n*: Psychose *w*, Geisteskrankheit *w*, Irresein *s*; **affective** ~ affektive Psychose *w*; **alcoholic** ~ Alkoholpsychose *w*; **circular** ~ zirkuläres Irresein *s*; **communicated** ~ induziertes Irresein *s*; **degenerative** ~ senile Demenz *w*; **imposed** ~ induziertes Irresein *s*; **intermittent** ~ manisch-depressive Psychose *w*; **moral** ~ moralisches Irresein *s*; **periodic** ~ manisch-depressive Psychose *w*; **recurrent** ~ manisch-depressive Psychose *w*; **senile** ~ senile Demenz *w*; **simultaneous** ~ Folie à deux *w*; **toxic** ~ Intoxikationspsychose *w*.
inscription/*n*: Inscriptio *w*, Eintrag *m*.
insect/*n*: Insekt *s*.
insect bite: Insektenstich *m*.
insect control: Schädlingsbekämpfung *w*.
insecticide/*n*: Insektizid *s*.
insectifuge/*n*: Insektenrepellent *s*.
insectivore/*n*: Insektenfresser *m*.
insectology/*n*: Entomologie *w*.
insect repellent: Insektenrepellent *s*.
insect vector: Insektenvektor *m*.
insemination/*n*: Insemination *w*, Befruchtung *w*; **artificial** ~ [*abbr*] **AI** künstliche Insemination *w*; **heterologous** ~ heterologe Insemination *w*; **homologous** ~ homologe Insemination *w*; **homologous extrauterine** ~ extrakorporale Befruchtung *w*.

insenescence/*n*: Alterungsprozeß *m*.
insensate/*adj*: gefühllos.
insensibility/*n*: Insensibilität *w*, Gefühllosigkeit *w*.
insensible/*adj*: unbewußt, unempfindlich, unmerklich, insensibilis.
insensitivity/*n*: Insensibilität *w*, Unempfindlichkeit *w*.
insert/*n, vb*: 1. Einlage *w*; 2. inserieren, ansetzen.
insertion/*n*: Insertion *w*, Eingliederung *w*.
insertion sequence: Insertionssequenz *w*.
insertion site: Insertionsstelle *w*.
in-shot wound: Einschußwunde *w*.
insidious/*adj*: schleichend.
insight/*n*: Einsicht *w*.
insolation/*n*: Insolation *w*, Sonnenlichtexposition *w*, Sonnenstich *m*.
insoluble/*adj*: insolubel, unlöslich.
insomnia/*n*: Insomnie *w*, Schlaflosigkeit *w*.
inspect/*vb*: inspizieren.
inspection/*n*: Inspektion *w*.
inspersion/*n*: Einpudern *s*, Bestreuung *w*.
inspiration/*n*: Inspiration *w*; **crowing** ~ inspiratorischer Stridor *m*.
inspirator/*n*: Respirator *m*, Inhalationsgerät *s*.
inspiratory/*adj*: inspiratorisch.
inspire/*vb*: inhalieren, einatmen.
inspissant/*n*: Eindickungsmittel *s*.
inspissate/*vb*: eindicken.
inspissated/*adj*: eingedickt.
inspissation/*n*: Eindickung *w*, Eindampfung *w*.
instability/*n*: Instabilität *w*.
instable/*adj*: instabil, labil.
installation/*n*: Installation *w*, Aufbau *m*.
instant/*adj*: sofort, instant.
instantaneous/*adj*: sofort.
instep/*n*: Rist *m*, Spann *m*.
instill/*vb*: instillieren, eintröpfeln.
instillation/*n*: Instillation *w*.
instillator/*n*: Tropfeninstillator *m*.
instinct/*n*: Instinkt *m*, Trieb *m*; **aggressive** ~ Aggressionstrieb *m*; **primal** ~ Urtrieb *m*; **sexual** ~ Sexualtrieb *m*; **social** ~ Gesellschaftstrieb *m*.
instinctive/*adj*: instinktiv.
instinctual/*adj*: instinktiv.
institution/*n*: Einrichtung *w*, Anstalt *w*.
institutionalization/*n*: Institutionalisierung *w*.
institution home: Heim *s*, Heimeinrichtung *w*.
instruction/*n*: Anweisung *w*, Anleitung *w*.
instrument/*n*: Instrument *s*; **stereotaxic** ~ stereotaktisches Gerät *s*.
instrumental/*adj*: instrumentell.
instrumentarium/*n*: Instrumentarium *s*.
instrumentation/*n*: instrumentelle Ausstattung *w*, apparative Ausstattung *w*; **basic** ~ instrumentelle Grundausstattung *w*.
instrument channel: Instrumentenkanal *m*.
insufficiency/*n*: Insuffizienz *w*; **acute adrenocortical** ~ akute Nebennierenrindeninsuffizienz *w*, Addison-Krise *w*; **acute coronary** ~ instabile Angina pectoris; **adrenocortical** ~ Nebennierenrindeninsuffizienz *w*, Addison-Krankheit *w*; **anterior pituitary** ~ Hypophysenvorderlappeninsuffizienz *w*, Hypopituarismus *m*; **aortic** ~ Aorteninsuffizienz *w*; **arterial** ~ arterielle Insuffizienz *w*; **basilar** ~ Basilarisinsuffizienz *w*; **capsular** ~ Nebennierenrindeninsuffizienz *w*; **cardiac** ~ Herzinsuffizienz *w*; **chronic adrenocortical** ~ Addison-Krankheit *w*; **chronic renal** ~ chronische Niereninsuffizienz *w*; **circulatory** ~ Kreislaufschwäche *w*; **gastric** ~ Mageninsuffizienz *w*; **ileocecal** ~ Ileozäkalklappeninsuffizienz *w*; **mitral** ~ Mitralklappeninsuffizienz *w*; **myocardial** ~ Herzinsuffizienz *w*; **pancreatic** ~ Pankreasinsuffizienz *w*; **parathyroid** ~ Hypoparathyreoidismus *m*; **pituitary** ~ Hypophyseninsuffizienz *w*; **placental** ~ Plazentainsuffizienz *w*; **posttraumatic pulmonary** ~ posttraumatische Lungeninsuffizienz *w*, ARDS; **primary adrenocortical** ~ Addison-Krankheit *w*; **pulmonary** ~ pulmonale Insuffizienz *w*, Pulmonalklappeninsuffizienz *w*; **pyloric** ~ Py-

insufficiency, renal

lorusinsuffizienz *w*; **renal** ~ Niereninsuffizienz *w*; **thyroid** ~ Hypothyreose *w*; **tricuspid** ~ Trikuspidalklappeninsuffizienz *w*; **uterine** ~ Wehenschwäche *w*; **valvular** ~ Klappeninsuffizienz *w*; **velopharyngeal** ~ Gaumensegelinsuffizienz *w*; **venous** ~ Veneninsuffizienz *w*; **vertebral** ~ Vertebrobasilarisinsuffizienz *w*.

insufficient/*adj*: insuffizient.
insufflate/*vb*: insufflieren.
insufflation/*n*: Insufflation *w*; **tubal** ~ Eileiterpertubation *w*.
insufflation anesthesia: Insufflationsnarkose *w*.
insula/*n*: Insel *w*, Insula *w*.
insular/*adj*: Insel-.
insulate/*vb*: isolieren.
insulation/*n*: Isolierung *w*, Isolation *w*.
insulin/*n*: Insulin *s*; **bovine** ~ Rinderinsulin *s*; **dealinated** ~ alaninfreies Insulin *s*; **human** ~ Humaninsulin *s*; **immunoreactive** ~ immunreaktives Insulin *s*; **intermediate acting** ~ Intermediärinsulin *s*; **longacting** ~ Depotinsulin *s*; **neutral** ~ Neutralinsulin *s*; **porcine** ~ Schweineinsulin *s*; **regular** ~ Altinsulin *s*; **soluble** ~ Altinsulin *s*; **unmodified** ~ Altinsulin *s*.
insulin aggregation: Insulinaggregation *w*.
insulin allergy: Insulinallergie *w*.
insulin antagonist: kontrainsulinärer Faktor *m*.
insulin antibody: Insulinantikörper *m*.
insulinase/*n*: Insulinase *w*.
insulin coma: Insulinkoma *s*, Hypoglykämie *w*.
insulin coma therapy [*abbr*] **ICT**: Insulinkomabehandlung *w*.
insulin-dependent: insulinabhängig.
insulin dosage regulating apparatus, portable [*abbr*] **PIDRA**: portabler Insulindosierungsapparat *m*.
insulin edema: Insulinödem *s*.
insulinemia/*n*: Hyperinsulinämie *w*.
insulin-glucose tolerance test: Insulin-Glukosetoleranztest *m*.
insulin infusion pump: Insulininfusionspumpe *w*.
insulin infusion system: Insulininfusionssystem *s*.
insulin injection: Altinsulin *s*.
insulin-like/*adj*: insulinartig.
insulinlipodystrophy/*n*: Insulinlipodystrophie *w*.
insulinogenesis/*n*: Insulinbildung *w*.
insulinoid/*adj*: insulinartig.
insulinoma/*n*: Insulinom *s*.
insulinopenia/*n*: Insulinmangel *m*.
insulinopenic/*adj*: Insulinmangel-.
insulinotropic/*adj*: insulinotrop.
insulin precipitation: Insulinpräzipitation *w*.
insulin preparation: Insulinpräparat *s*.
insulin protaminate: Protamininsulin *s*.
insulin pump: Insulinpumpe *w*.
insulin reaction: Insulinreaktion *w*.
insulin receptor: Insulinrezeptor *m*.
insulin resistance: Insulinresistenz *w*.
insulin response: Insulinantwort *w*.
insulin sensitivity: Insulinempfindlichkeit *w*.
insulin shock: Insulinschock *m*.
insulin substitution: Insulinsubstitution *w*; **near-normoglycemic** ~ [*abbr*] **NIS** nahe-normoglykämische Insulinsubstitution *w*.
insulin unit: Insulineinheit *w*.
insulin zinc suspension: Insulin-Zink-Suspension *w*.
insulin tolerance test: Insulinbelastungstest *m*.
insulitis/*n*: Insulitis *w*.
insuloma/*n*: Insulom *s*, Insulinom *s*.
insult/*n*: Insult *m*, Anfall *m*.
insupportable/*adj*: unerträglich.
insurance/*n*: Versicherung *w*; **social** ~ Sozialversicherung *w*.
insurance benefit: Versicherungsleistung *w*.
insurance carrier: Versicherungsträger *m*.
insurance claim: Versicherungsanspruch *m*.
insurance coverage: Versicherungsschutz *m*.

insurance neurosis: Rentenneurose *w*.
insurer/*n*: Versicherer *m*.
insusceptibility/*n*: Unempfänglichkeit *w*, Immunität *w*.
insusceptible/*adj*: unempfindlich, immun.
intact/*adj*: intakt, ungestört.
intake/*n*: Aufnahme *w*; **acceptable daily** ~ tolerierbare tägliche Aufnahme *w*; **caloric** ~ Kalorienaufnahme *w*; **total daily** ~ tägliche Gesamtzufuhr *w*.
integral/*adj*: integral, wesentlich.
integrate/*vb*: integrieren, vervollständigen.
integrating/*adj*: wesentlich, integrierend.
integration/*n*: Integration *w*, Integrierung *w*.
integument/*n*: Integument *s*.
integumentum/*n*: Integumentum *s*.
intellect/*n*: Intellekt *m*.
intellectualization/*n*: Intellektualisierung *w*.
intelligence/*n*: Intelligenz *w*.
intelligence quotient [*abbr*] **IQ**: Intelligenzquotient *m*, IQ.
intelligence test: Intelligenztest *m*.
intelligent/*adj*: intelligent.
intense/*adj*: stark, heftig, intensiv.
intensification/*n*: Intensivierung *w*, Verstärkung *w*.
intensify/*vb*: verstärken.
intensity/*n*: Intensität *w*; **intrauterine** ~ Uteruswandspannung *w*; **luminous** ~ Lichtstärke *w*; **total** ~ Gesamtintensität *w*.
intensity difference: Intensitätsunterschied *m*.
intensity modulation: Intensitätsmodulation *w*.
intensity of action: Wirkungsintensität *w*.
intensive/*adj*: intensiv.
intent/*n*: Vorsatz *m*.
intention/*n*: Intention *w*, Absicht *w*.
intention movement: intentionale Bewegung *w*.
intention spasm: Intentionskrampf *m*.
intention tremor: Intentionstremor *m*.
inter-: Inter-, Zwischen-.
interact/*vb*: wechselseitig wirken.

interaction/*n*: Interaktion *w*, Wechselwirkung *w*.
interactive/*adj*: wechselwirkend.
interalveolar/*adj*: interalveolär.
interamnios/*n*: Amnionspalt *m*.
interarticular/*adj*: interartikulär.
interatrial/*adj*: interatrial.
interauricular/*adj*: interatrial.
interband/*n*: Interband *s*.
interbody/*n*: Ambozeptor *m*.
interbrain/*n*: Dienzephalon *s*.
interbreeding/*n*: Kreuzen *s*.
intercalary/*adj*: interkalativ, zwischengeschaltet.
intercarpal/*adj*: interkarpal.
intercartilaginous/*adj*: interkartilaginär.
intercavernous/*adj*: interkavernös.
intercellular/*adj*: interzellulär.
intercept/*vb*: auffangen, unterbrechen.
interchange/*n*, *vb*: 1. Austausch *m*; **segmental** ~ reziproke Translation *w*; 2. austauschen.
interchangeable/*adj*: austauschbar.
interchondral/*adj*: interkartilaginär.
intercilium/*n*: Glabella *w*.
intercom/*n*: Gegensprechanlage *w*.
intercommunication/*n*: Verständigung *w*.
intercostal/*adj*: interkostal.
intercourse/*n*: Verkehr *m*; **anal** ~ Analverkehr *m*; **oral** ~ Orogenitalverkehr *m*; **sexual** ~ Geschlechtsverkehr *m*, Koitus *m*.
intercoxal/*adj*: zwischen den Hüften.
intercricothyrotomy/*n*: Interkrikothyreotomie *w*, Koniotomie *w*.
intercristal/*adj*: zwischen den Cristae.
intercross/*vb*: kreuzen.
intercurrent/*adj*: interkurrent.
intercuspation/*n*: Interkuspidation *w*, Backenzahnokklusion *w*.
interdental/*adj*: interdental.
interdentium/*n*: Zahnzwischenraum *m*.
interdependence/*n*: gegenseitige Abhängigkeit *w*, Interdependenz *w*.
interdiction/*n*: Entmündigung *w*.
interdigit/*n*: Interdigitalraum *m*.
interdigital/*adj*: interdigital.
interdigitation/*n*: Ineinandergreifen *s*.

interdisciplinarity/*n*: Interdisziplinarität *w*.

interface/*n*: Schnittstelle *w*, Verbindung *w*, Berührungsfläche *w*.

interfemoral/*adj*: interfemoral.

interference/*n*: Interferenz *w*; **interchromosomal** ~ chromosomale Interferenz *w*; **occlusal** ~ Okklusionsinterferenz *w*.

interference dissociation: Interferenzdissoziation *w*.

interference microscope: Interferenzmikroskop *s*.

interference pattern: Interferenzmuster *s*.

interferential/*adj*: Interferenz-.

interferon/*n*: Interferon *s*.

interfibrillar/*adj*: interfibrillär.

interfrontal/*adj*: interfrontal.

interganglionic/*adj*: interganglionär.

intergenic/*adj*: zwischen zwei Genloci.

intergluteal/*adj*: interglutäal.

intergonial/*adj*: zwischen den Unterkieferwinkeln.

intergrade/*n*: Zwischenstadium *s*.

intergranular/*adj*: intergranulär.

intergyral/*adj*: intergyral.

interhemispheric/*adj*: interhemisphärisch.

interictal/*adj*: zwischen den Anfällen.

interiorization/*n*: Internalisierung *w*.

interitem constancy coefficient: Interitem-Konsistenzkoeffizient *m*.

interjugal/*adj*: zwischen rechtem und linkem Jochbein.

interkinesis/*n*: Interkinese *w*.

interlabial/*adj*: interlabial.

interleukin/*n*: Interleukin *s*.

interlobar/*adj*: interlobär.

interlobular/*adj*: interlobulär.

interlocking/*n*: Verkeiltsein *s*.

intermamillary/*adj*: zwischen den Mamillen.

intermarginal/*adj*: zwischen zwei Rändern.

intermarriage/*n*: Inzucht *w*.

intermaxillary/*adj*: intermaxillär.

intermediary/*adj*: intermediär, Zwischen-.

intermediate/*n*, *adj*: 1. Intermediat *s*, Zwischenprodukt *s*; 2. intermediär, Zwischen-.

intermedin/*n*: Intermedin *s*, Melanotropin *s*.

intermediolateral/*adj*: intermediolateral.

intermedius/*n*: Nervus intermedius.

intermenstrual/*adj*: intermenstruell.

intermetacarpal/*adj*: intermetakarpal.

intermitotic/*adj*: intermitotisch.

intermit/*vb*: unterbrechen, intermittieren.

intermittence/*n*: intermittierendes Auftreten *s*.

intermittent/*adj*: intermittierend.

intermix/*vb*: vermischen.

intermixture/*n*: Mischung *w*.

intermolecular/*adj*: intermolekular.

intermural/*adj*: intermural.

intermuscular/*adj*: intermuskulär.

intern/*adj*: intern.

internal/*adj*: innerlich, innere.

internalization/*n*: Internalisierung *w*.

internarial/*adj*: internasal.

internasal/*adj*: internasal.

internation/*n*: Internierung *w*.

interne/*adj*: intern.

interneural/*adj*: interneural.

interneuron/*n*: Interneuron *s*, Zwischenneuron *s*; **inhibitory** ~ hemmendes Zwischenneuron *s*.

interneuronal/*adj*: interneuronal.

internist/*n*: Internist *m*.

internodal/*adj*: internodal.

internode/*n*: Internodalsegment *s*.

internodular/*adj*: internodulär.

internship/*n*: Praktikum *s*.

internuclear/*adj*: internukleär.

internuncial/*adj*: interneural.

interoception/*n*: Viszerosensibilität.

interoceptive/*adj*: viszerosensibel.

interoceptor/*n*: Interozeptor *m*, Viszerozeptor *m*.

interorbital/*adj*: interorbital.

interosseal/*adj*: interossär.

interosseous/*adj*: interossär.

interpalpebral/*adj*: interpalpebral.

interparietal/*adj*: interparietal.

interparoxysmal/*adj*: zwischen zwei An-

fällen.
interpediculate/*adj*: interpedikulär.
interpeduncular/*adj*: interpedunkulär.
interphalangeal/*adj*: interphalangeal.
interphase/*n*: Interphase *w*.
interplant/*n*: Umverpflanzung *w*.
interpleural/*adj*: interpleural.
interpolated/*adj*: interpoliert, zwischengeschaltet.
interpolation/*n*: Interpolation *w*.
interposition/*n*: Interposition *w*, Interponierung *w*.
interposition operation: Interpositionsoperation *w*, Wertheim-Schauta-Operation *w*.
interpret/*vb*: auslegen, deuten.
interpretation/*n*: Interpretation *w*, Auswertung *w*.
interproximal/*adj*: interdental.
interpubic/*adj*: interpubisch.
interpupillary/*adj*: interpupillär.
interrupt/*vb*: unterbrechen.
interrupted/*adj*: unterbrochen, interruptus.
interruption/*n*: Unterbrechung *w*.
interscapular/*adj*: interskapulär.
intersciatic/*adj*: zwischen den Ossa ischii.
intersect/*vb*: sich schneiden.
intersecting/*adj*: kreuzend.
intersection/*n*: Kreuzung *w*, Schnittpunkt *m*; **aponeurotic** ~ Intersectio tendinea *w*.
intersectional/*adj*: Intersektions-.
interseptal/*adj*: interseptal.
intersex/*n*: Intersex *m*, Intersexualität *w*; **female** ~ weiblicher Hermaphrodit; **male** ~ männlicher Hermaphrodit *m*; **true** ~ echter Hermaphroditismus *m*.
intersexual/*adj*: intersexuell.
intersexuality/*n*: Intersexualität *w*; **gonadal** ~ echter Hermaphroditismus *m*.
intersigmoid/*adj*: intersigmoidal.
interspace/*n*: Zwischenraum *m*.
interspinal/*adj*: interspinal.
interstage/*n*: Interphase *w*.
interstice/*n*: Interstitium *s*, Zwischenraum *m*, Spalt *m*.
interstitial/*adj*: interstitiell.

interstitium/*n*: Interstitium *s*, Bindegewebe *s*.
intertendinous/*adj*: zwischen Sehnen.
intertragic/*adj*: zwischen Tragus und Antitragus.
intertransverse/*adj*: zwischen den Querfortsätzen.
intertriginous/*adj*: intertriginös.
intertrigo/*n*: Intertrigo *w*.
intertrochanteric/*adj*: intertrochantär.
intertubercular/*adj*: intertuberkulär.
intervaginal/*adj*: zwischen Scheiden gelegen.
interval/*n*: Intervall *s*, Zwischenzeit *w*; **atrioventricular** ~ AV-Intervall *s*; **auriculoventricular** ~ AV-Intervall *s*; **cardioarterial** ~ Intervall zwischen Herzschlag und peripherem Puls; **coupling** ~ Kopplungsintervall *s*; **interectopic** ~ Intervall zwischen zwei ektopen Herzaktionen; **isovolumetric** ~ isometrisches Intervall *s*; **lucid** ~ freies Intervall *s*; **presphygmic** ~ isometrisches Intervall *s*.
interval scale: Intervallskala *w*.
intervascular/*adj*: intervaskulär.
intervene/*vb*: intervenieren.
intervention/*n*: Intervention *w*.
interventional/*adj*: interventionell.
intervention strategy: Interventionsstrategie *w*.
intervention study: Interventionsstudie *w*.
interventricular/*adj*: interventrikulär.
intervertebral/*adj*: intervertebral.
interview/*n*: Befragung *w*.
intervillous/*adj*: intervillös.
interzonal/*adj*: interzonal.
intestinal/*adj*: intestinal, Darm-.
intestine/*n*: Darm *m*, Intestinum *s*; **ascending large** ~ Colon ascendens *s*; **blind** ~ Zäkum *s*; **descending large** ~ Colon descendens *s*; **empty** ~ Leerdarm *m*, Jejunum; **large** ~ Dickdarm *m*; **mesenterial** ~ Ileum und Jejunum; **preoral** ~ hinterer Anteil des Stomatodeums; **segmented** ~ Kolon *s*; **small** ~ Dünndarm *m*; **straight** ~ Rektum *s*.
intestine suture: Darmnaht *w*.

intima/*n*: Intima *w*.
intimal/*adj*: Intima-.
intimectomy/*n*: Intimektomie *w*, Endarteriektomie *w*.
intimitis/*n*: Intimitis *w*, Intimaentzündung *w*.
intoe/*n*: Ballenzeh *m*, Hallux valgus *m*.
intolerable/*adj*: unerträglich.
intolerance/*n*: Unverträglichkeit *w*, Intoleranz *w*.
intolerance reaction: Unverträglichkeitsreaktion *w*.
intonation/*n*: Intonation *w*.
intorsion/*n*: Intorsion *w*, Einwärtsrollen *s*.
intoxation/*n*: Intoxikation *w*.
intoxicant/*n*: Rauschmittel *s*.
intoxication/*n*: Intoxikation *w*, Vergiftung *w*, Rausch *m*; **alcoholic** ~ Alkoholintoxikation *w*, Alkoholrausch *m*. **anaphylactic** ~ anaphylaktischer Schock *m*; **intestinal** ~ intestinale Autointoxikation *w*; **pathologic** ~ pathologischer Rausch *m*.
intoxication parkinsonism: toxisch bedingtes Parkinson-Syndrom *s*.
intra-: Intra-, Innen-.
intra-abdominal/*adj*: intrabdominell.
intra-aortic/*adj*: intraaortal.
intra-arterial/*adj*: intraarteriell.
intra-articular/*adj*: intraartikulär.
intra-atrial/*adj*: intraatrial.
intra-auricular/*adj*: im Ohr, intraatrial.
intrabuccal/*adj*: intrabukkal.
intracapsular/*adj*: intrakapsulär.
intracardiac/*adj*: intrakardial.
intracartilagineous/*adj*: enchondral.
intracatheter/*n*: Katheter in einer Nadel.
intracavernous/*adj*: intrakavernös.
intracavitary/*adj*: intrakavitär.
intracelial/*adj*: intrakavitär.
intracellular/*adj*: intrazellulär.
intracerebral/*adj*: intrazerebral.
intracervical/*adj*: im Zervikalkanal.
intrachange/*n*: Chromosomenumlagerung *w*.
intrachondral/*adj*: enchondral.
intrachordial/*adj*: intrachordal.
intrachromosomal/*adj*: intrachromosomal.
intracolic/*adj*: intrakolisch.
intracordal/*adj*: intrakardial.
intracoronal/*adj*: intrakoronar.
intracorporeal/*adj*: intrakorporal.
intracorpuscular/*adj*: intrakorpuskulär.
intracostal/*adj*: intrakostal.
intracranial/*adj*: intrakraniell.
intractable/*adj*: unbehandelbar.
intracutaneous/*adj*: intrakutan.
intracystic/*adj*: innerzystisch.
intracytoplasmic/*adj*: intrazytoplasmatisch.
intrad/*adj*: einwärts.
intradermal/*adj*: intradermal.
intradermic/*adj*: intradermal.
intradermoreaction/*n*: Intrakutanreaktion *w*.
intraductal/*adj*: intraduktal.
intradural/*adj*: intradural.
intraembryonic/*adj*: im Embryo.
intraepidermal/*adj*: intraepidermal.
intraerythrocytic/*adj*: im Erythrozyt.
intrafebrile/*adj*: während der Fieberphase.
intrafistural/*adj*: intrafistulär.
intrafusal/*adj*: intrafusal.
intragastric/*adj*: intragastral.
intragenic/*adj*: intragenetisch.
intraglandular/*adj*: intraglandulär.
intragluteal/*adj*: intraglutäal.
intrahepatic/*adj*: intrahepatisch.
intrahyoid/*adj*: im Hyoid.
intraictal/*adj*: während eines Anfalls.
intralaryngeal/*adj*: intralaryngeal.
intralesional/*adj*: in einer Läsion.
intraleukocytic/*adj*: im Leukozyt.
intralingual/*adj*: intralingual.
intraluminal/*adj*: intraluminal.
intramammary/*adj*: intramammär.
intramarginal/*adj*: intramarginal.
intramedullary/*adj*: intramedullär.
intrameningeal/*adj*: intrameningeal.
intramenstrual/*adj*: intramenstruell, während der Periode.
intramolecular/*adj*: intramolekular.
intramural/*adj*: intramural.
intramuscular/*adj*: intramuskulär.

intranasal/*adj*: intranasal.
intranatal/*adj*: während der Geburt, intra partum.
intraneural/*adj*: intraneural, endoneural.
intranuclear/*adj*: intranukleär.
intraocular/*adj*: intraokular.
intraoperative/*adj*: intraoperativ.
intraoral/*adj*: im Mund.
intraosseous/*adj*: intraossal, endostal.
intraparenchymatous/*adj*: im Parenchym.
intraparietal/*adj*: intramural, intraparietal.
intrapartum/*adj*: intra partum, während der Geburt.
intrapelvic/*adj*: intrapelvin.
intrapericardial/*adj*: intraperikardial.
intraperineal/*adj*: intraperineal.
intraperitoneal/*adj*: intraperitoneal.
intrapial/*adj*: innerhalb der Pia mater.
intrapleural/*adj*: intrapleural.
intrapsychic/*adj*: innerpsychisch.
intrapulmonary/*adj*: intrapulmonal.
intrapyretic/*adj*: während der Fieberphase.
intrarenal/*adj*: intrarenal.
intraretinal/*adj*: in der Netzhaut.
intrasegmental/*adj*: intrasegmental.
intrasellar/*adj*: intrasellär.
intraspinal/*adj*: intraspinal.
intraspinous/*adj*: im Processus spinosus.
intrasternal/*adj*: intrasternal.
intrastitial/*adj*: intrastitial.
intrastromal/*adj*: im Stroma.
intrasynovial/*adj*: intrasynovial.
intrathoracic/*adj*: intrathorakal.
intratubal/*adj*: intratubar.
intratubular/*adj*: intratubulär.
intratympanic/*adj*: intratympanisch.
intraurethral/*adj*: intraurethral.
intrauterine/*adj*: intrauterin.
intravaginal/*adj*: intravaginal.
intravasation/*n*: intravasale Injektion *w*.
intravascular/*adj*: intravaskulär.
intravenation/*n*: intravenöse Injektion *w*.
intravenous/*adj*: intravenös.
intraventricular/*adj*: intraventrikulär.
intravertebral/*adj*: intravertebral.
intravesical/*adj*: intravesikal.
intravital/*adj*: intravital.
intravitelline/*adj*: im Dottersack.
intravitreous/*adj*: intravitreal.
intrinsic/*adj*: intrinsisch.
intro-: Intro-.
introduce/*vb*: einführen.
introducer/*n*: Einführungsinstrument *s*, Leitsonde *w*.
introduction/*n*: Einführung *w*, Einschleppen *s*.
introflexion/*n*: Introflexion *w*, Einwärtsbiegung *w*.
introgastric/*adj*: in den Magen.
introitus/*n*: Introitus *m*.
introject/*vb*: introjizieren.
introjection/*n*: Introjektion *w*.
intromission/*n*: Intromission *w*, Einführung *w*.
intromittent/*adj*: einführend.
intron/*n*: Intron *s*.
intropunitive/*adj*: intropunitiv.
intropunitiveness/*n*: Intropunitivität *w*.
introspection/*n*: Introspektion *w*, Selbstbeobachtung *w*.
introsusception/*n*: Intussuszeption *w*.
introversion/*n*: Introversion *w*.
introvert/*vb, adj*: 1. introvertieren, einwärtswenden; 2. introvertiert.
intrude/*vb*: aufdrängen, einzwängen.
intrusion/*n*: Intrusion *w*.
intubate/*vb*: intubieren.
intubation/*n*: Intubation *w*; **aqueductal** ~ Äquaduktkatheterisierung *w*; **endotracheal** ~ endotracheale Intubation *w*; **intratracheal** ~ endotracheale Intubation *w*; **nasal** ~ endonasale Intubation *w*; **nasotracheal** ~ nasotracheale Intubation *w*; **oral** ~ Intubation durch den Mund; **orotracheal** ~ orotracheale Intubation *w*.
intubation granuloma: Intubationsgranulom *s*.
intuition/*n*: Intuition *w*.
intuitive/*adj*: intuitiv.
intumescence/*n*: Intumeszenz *w*.
intussusception/*n*: Intussuszeption *w*, In-

intussusception, ileocecal

vagination *w*; **ileocecal** ~ ileozäkale Invagination *w*; **retrograde** ~ aszendierende Invagination *w*.
intussusceptum/*n*: Intussuszeptum *s*.
inulin/*n*: Inulin *s*.
inulin clearance: Inulinclearance *w*, Inulinausscheidung *w*.
inunct/*vb*: einreiben.
inunction/*n*: Inunktion *w*, Einreibung *w*.
inunctum/*n*: Inunktion *w*, Einreibung *w*.
inure/*vb*: abhärten.
invade/*vb*: einfallen, eindringen.
invader/*n*: Eindringling *m*.
invaginate/*vb*: invaginieren.
invaginated/*adj*: invaginiert.
invagination/*n*: Invagination *w*; **basilar** ~ Platybasie *w*; **mammary** ~ primitive Epithelinvagination *w*.
invaginator/*n*: Invaginator *m*.
invalid/*n, adj*: 1. Invalide *m*; 2. invalide, gebrechlich.
invalidism/*n*: Invalidität *w*.
InV allotyp: InV-Allotyp *m*.
invalidity/*n*: Invalidität *w*; **early** ~ Frühinvalidität *w*.
invariability/*n*: Invarianz *w*.
invariance/*n*: Invarianz *w*.
invasion/*n*: Eindringen *s*, Befall *m*, Invasion *w*.
invasive/*adj*: invasiv.
invasiveness/*n*: invasives Vorgehen *s*, Invasivität *w*.
inventory/*n*: Inventar *s*.
invermination/*n*: Wurmbefall *m*.
inverse/*adj*: umgekehrt.
inversion/*n*: Inversion *w*, Wendung *w*; - **forced** ~ erzwungene Wendung *w*; **lateral** ~ Spiegelbild *s*; **paracentric** ~ parazentrische Chromosomeninversion *w*; **pericentric** ~ perizentrische Chromosomeninversion *w*; **sexual** ~ Geschlechtsrollenumkehr *w*, Homosexualität *w*; **spontaneous** ~ Spontanwendung *w*; **thermic** ~ Umkehr des zirkadianen Körpertemperaturrhythmus; **visceral** ~ Situs inversus *m*.
inversion process: Umkehrprozeß *m*.
invert/*vb*: umkehren.

invertase/*n*: Invertase *w*, β-D-Fruktofuranosidase *w*.
invertebrate/*n, adj*: 1. wirbelloses Tier *s*; 2. wirbellos.
inverted/*adj*: umgekehrt.
invertin/*n*: Invertase *w*.
invertose/*n*: Invertzucker *m*.
invest/*vb*: bedecken.
investigate/*vb*: untersuchen, erforschen.
investigation/*n*: Untersuchung *w*, Erforschung *w*; **diagnostic** ~ Diagnostik *w*.
investing/*adj*: einschließend, umhüllend.
investment/*n*: Bedeckung *w*, Umkleidung *w*.
inveterate/*vb*: inveterieren.
invirility/*n*: Impotenz *w*.
involucrum/*n*: Involucrum *s*.
involuntary/*adj*: unfreiwillig.
involute/*vb*: zurückbilden, involutieren.
involution/*n*: Involution *w*.
involutional/*adj*: involutiv, Involutions-.
involve/*vb*: beteiligen.
involvement/*n*: Beteiligung *w*; **cardiac** ~ Herzbeteiligung *w*; **pulmonary** ~ Lungenbeteiligung *w*; **renal** ~ Nierenbeteiligung *w*.
iodalbumin/*n*: Jodalbumin *s*.
iodamide/*n*: Iodamid *s*.
iodate/*n*: Jodat *s*.
iod-Basedow: jodinduzierte Hyperthyreose *w*, Jodbasedow *m*.
iodic/*adj*: jodhaltig.
iodide/*n*: Jodid *s*; **ferrous** ~ Eisenjodid *s*.
iodide acne: Jodakne *w*.
iodide goiter: Jodstruma *w*.
iodide granuloma: Jodgranulom *s*.
iodide nephropathy: Jodnephropathie *w*.
iodiferous/*adj*: jodhaltig.
iodinate/*vb*: mit Jod verbinden.
iodine/*n*: Jod *s*.
iodine chloride: Chlorjod *s*.
iodine crystal: kristallines Jod *s*.
iodine deficiency: Jodmangel *m*.
iodine-fast/*adj*: nicht auf Jod ansprechend.
iodine green: Jodgrün *s*.
iodine isotope: Jodisotop *s*.
iodine lack: Jodmangel *m*.

iodine ointment: Jodsalbe *w*.
iodine radioisotope: Radiojodisotop *s*.
iodine test: Jodprobe *w*.
iodinin/*n*: Jodinin *s*.
iodinophil/*adj*: jodophil.
iodipamide/*n*: Jodipamid *s*, Adipiodon *s*.
iodism/*n*: Jodismus *m*, Jodvergiftung *w*.
iodite/*n*: Jodit *s*.
iodize/*vb*: jodieren.
iodized/*adj*: jodiert.
iodoacetamide/*n*: Jodacetamid *s*.
iodoacetate/*n*: Jodazetat *s*.
iodoantipyrine/*n*: Jodantipyrin *s*.
iodobrassid/*n*: Iodobrassid *s*.
iodochlorhydroxyquin/*n*: Chlorjodhydroxychinolin *s*.
iodocholesterol/*n*: jodiertes Cholesterin *s*.
5-iododeoxyuridine/*n*: Idoxuridin *s*, IDU.
iododerma/*n*: Jodakne *w*.
iodoform/*n*: Jodoform *s*.
iodoformism/*n*: Jodoformvergiftung *w*.
iodogorgonine/*n*: Jodgorgon *s*.
iodohippurate/*n*: Iodohippurat *s*.
iodometry/*n*: Jodometrie *w*.
iodometric/*adj*: jodometrisch.
iodophendylate/*n*: Iophendylat *s*.
iodophenol/*nm*: Jodphenol *s*.
iodophil/*adj*: jodophil.
iodophilia/*n*: Jodophilie *w*.
iodophthalein/*n*: Jodophthalein *s*, Tetrajodphenolphthalein-Natrium *s*.
iodoprotein/*n*: Jodeiweiß *s*.
iodopsin/*n*: Jodopsin *s*.
iodopyracet/*n*: Jodopyracet *s*.
iodopyrine/*n*: Jodopyrin *s*.
iodoquinol/*n*: Dijodhydroxychinolin *s*.
iodosobenzene/*n*: Jodosobenzol *s*.
iodo-starch paper: Jodstärkepapier *s*.
iodosulfate/*n*: Jodsulfat *s*.
iodotherapy/*n*: Jodbehandlung *w*.
iodothiouracil/*n*: Jodothiouracil *s*.
iodothymol/*n*: Jodthymol *s*.
iodothyrine/*n*: Jodothyrin *s*, Thyreoidin *s*.
iodothyroglobulin/*n*: Thyreoglobulin *s*.
iodothyronine/*n*: Jodthyronin *s*.
iodotyrosine/*n*: Jodtyrosin *s*.
iodous/*adj*: jodig.

iodoxyl/*n*: Jodmethanat *s*.
ioduria/*n*: Jodausscheidung im Urin.
iohexol/*n*: Iohexol *s*.
ion/*n*: Ion *s*; **complex** ~ Komplexion *s*.
-ion: -ion.
ion activity: Ionenaktivität *w*.
ion binding: Ionenbindung *w*.
ion chamber: Ionisationskammer *w*.
ion channel: Ionenkanal *m*.
ion cluster: Ionenwolke *w*.
ion-dipole complex: Ionendipolkomplex *m*.
ion exchange: Ionenaustausch *m*.
ion-exchange chromatography: Ionenaustauschchromatographie *w*.
ion exchanger: Ionenaustauscher *m*.
ion-exchange resin: Austauscherharz *s*.
ionic/*adj*: ionisch.
ionization/*n*: Ionisierung *w*.
ionization balance: Ionisationsgleichgewicht *s*.
ionization chamber: Ionisationskammer *w*; **air-equivalent** ~ Lufwandionisationskammer *w*.
ionization potential: Ionisierungspotential *s*.
ionization voltage: Ionisationsspannung *w*.
ionize/*vb*: ionisieren.
ionizing/*adj*: ionisierend.
ion limit: Ionengrenzwert *m*.
ion movement: Ionenbewegung *w*.
ionol/*n*: Jonol *s*.
ionometer/*n*: Ionometer *s*.
ionometry/*n*: Ionometrie *w*.
ionopherogram/*n*: Elektropherogramm *s*.
ionophore/*n*: Ionophor *s*.
ionophoresis/*n*: Ionophorese *w*.
ionosphere/*n*: Ionosphäre *w*.
ion pair: Ionenpaar *s*.
ion particle density: Ionenteilchendichte *w*.
ion pump: Ionenpumpe *w*.
iontophoresis/*n*: Iontophorese *w*.
iontoquantimeter/*n*: Ionometer *s*.
iontotherapy/*n*: Iontophorese *w*.
ion transition: Ionenübergang *m*.

ion transport: Ionentransport m.
IOP [abbr] **intraocular pressure**: Augeninnendruck m.
iopamidol/n: Iopamidol s.
iophendylate/n: Iophendylat s.
iopromide/n: Iopromid s.
iopydol/n: Iopydol s.
iopydone/n: Iopydon s.
iothalamate/n: Iothalamat s.
iothiouracil/n: Iothiouracil s.
IP [abbr] **intraperitoneally**/adj: intraperitoneal.
ipecac/n: Ipecacuanha s.
ipecac syrup: Ipecacuanhasirup m.
ipodate sodium: Ipodat s.
ipomea/n: Orizabawurzel w.
IPPB [abbr] **intermittent positive pressure breathing**: intermittierende Überdruckbeatmung w.
IPPV [abbr] **intermittent positive pressure ventilation**: intermittierende Überdruckbeatmung w.
ipratropium bromide: Ipratropiumbromid s.
iprindole/n: Iprindol s.
iproniazid/n: Iproniazid s.
ipsation/n: Masturbation w.
IPSID [abbr] **immunoproliferative small intestine disease**: immunproliferative Dünndarmerkrankung w.
ipsilateral/adj: ipsilateral.
IPSP [abbr] **inhibitory postsynaptic potential**: inhibitorisches postsynaptisches Potential s, IPSP.
IPTG [abbr] **isopropylthiogalactoside**/n: Isopropylthiogalactosid s.
IQ [abbr] **intelligence quotient**: Intelligenzquotient m, IQ.
iralgia/n: Irisschmerz m.
IRC [abbr] **inspiratory reserve capacity**: inspiratorisches Reservevolumen s.
Ir gene [abbr] **immune response gene**: Ir-Gen s.
IRI [abbr] **immunoreactive insulin**: immunreaktives Insulin s.
iridal/adj: Iris-.
iridalgia/n: Irisschmerz m.

iridauxesis/n: Irisverdickung w.
iridavulsion/n: Iridodialysis w.
iridectasis/n: Irisvorfall m.
iridectome/n: Iridektom s.
iridectomesodialysis/n: Iristeilresektion und Iridodialysis.
iridectomy/n: Iridektomie w.
iridencleisis/n: Iridenkleisis w, Iriseinklemmung w.
irideremia/n: Aniridie w.
iridesis/n: Iridodesis w.
iridic/adj: Iris-.
iridium [abbr] **Ir**/n: Iridium s, Ir.
iridoavulsion/n: Iridodialysis w, Irisablösung w.
iridocapsulectomy/n: Iriskapselresektion w.
iridocapsulitis/n: Iridokapsulitis w.
iridocele/n: Iridozele w.
iridochoroiditis/n: Iridochorioiditis s, Uveitis w.
iridocoloboma/n: Iriskolobom s.
iridoconstrictor/n: Musculus sphincter pupillae m.
iridocorneosclerectomy/n: Iridokorenklisis w.
iridocyclectomy/n: Iridozyklektomie w.
iridocyclitis/n: Iridozyklitis w.
iridocyclochoroiditis/n: Uveitis w.
iridodesis/n: Iridodesis w.
iridodiagnosis/n: Irisdiagnose w.
iridodialysis/n: Iridodialysis w, Irisablösung w.
iridodiastasis/n: Irisdiastase w, Iridodiastasis w.
iridodilatator/n: Musculus dilatator pupillae m.
iridodonesis/n: Iridodonesis w, Irisschlottern s.
iridokeratitis/n: Iridokeratitis w.
iridokinesis/n: Iridokinese w.
iridolysis/n: Iridolyse w.
iridomesodialysis/n: Iridomesodialysis w.
iridomotor/adj: iridomotorisch.
iridoncus/n: Iristumor m.
iridoparalysis/n: Iridoparese w.
iridopathy/n: Iriserkrankung w.

iridoplegia/*n*: Iridoplegie *w*.
iridopsia/*n*: Iridopsie *w*.
iridorhexis/*n*: Irisruptur *w*.
iridoschisis/*n*: Iridoschisis *w*.
iridosclerotomy/*n*: Iridosklerotomie *w*.
iridosis/*n*: Irisdehnung *w*.
iridosteresis/*n*: Irisresektion *w*.
iridotome/*n*: Iridotom *s*.
iridotomy/*n*: Iridotomie *w*.
iris/*n*: Iris *w*; **tremulous** ~ Iridodonesis *w*, Irisschlottern *s*.
irisate/*vb*: irisieren.
iris block glaucoma: Engwinkelglaukom *s*.
iris bombé: Napfkucheniris *w*.
iris diaphragm: Irisblende *w*.
iris frill: Iriskrause *w*.
iris inclusion surgery: Iridodesis *w*.
iris lesion of the skin: Irisblendenphänomen *s*.
iris nodule: Irisknötchen *s*.
iris pigment: Irispigment *s*.
iris scissors: Irisschere *w*.
iritic/*adj*: Iritis-.
iritis/*n*: Iritis *w*; **plastic** ~ Iritis plastica *w*; **serous** ~ seröse Iritis *w*; **spongy** ~ spongiöse Iritis *w*.
iritoectomy/*n*: Iristeilresektion *w*.
iritomy/*n*: Iritomie *w*, Iridotomie *w*.
IRMA [*abbr*] **immunoradiometric assay**: immunradiometrischer Assay *m*.
iron/*n*, *adj*: 1. Eisen *s*, Fe; **available** ~ freies Eisen *s*; **dietary** ~ Nahrungseisen *s*; **reduced** ~ reduziertes Eisen *s*; 2. eisern.
iron acetate: Eisenazetat *s*.
iron adenylate: Eisenadenylat *s*.
iron albuminate: Eisenalbuminat *s*.
iron arsenide: Eisenarsenid *s*.
iron-binding capacity: Eisenbindungskapazität *w*.
iron carbonate: Eisen(II)-Karbonat *s*.
iron citrate: Eisenzitrat *s*.
iron-deficiency anemia: Eisenmangelanämie *w*.
iron-dextran complex: Eisen-Dextran-Komplex *m*.
iron gluconate: Eisenglukonat *s*.
iron hematoxylin: Eisenhämatoxylin *s*.
iron hydroxide: Eisenhydroxyd *s*.
iron iodide: Eisenjodid *s*.
iron lactate: Eisenlaktat *s*.
iron nephropathy: Eisennephropathie *w*.
iron overload: Hämosiderose *w*.
iron overload syndrome: Zellweger-Syndrom *s*, zerebrohepatorenales Syndrom *s*.
iron phosphate: Eisenphosphat *s*.
iron protosulfate: Eisensulfat *s*.
iron stain: Eisenfärbung *w*.
iron storage disease: Eisenspeicherkrankheit *w*, Hämochromatose *w*.
iron stores: Eisenspeicher.
iron sulfate: Eisensulfat *s*.
iron valerianate: Eisenvalerianat *s*.
irradiate/*vb*: bestrahlen.
irradiatet/*adj*: bestrahlt.
irradiation/*n*: Bestrahlung *w*; **interstitial** ~ interstitielle Bestrahlung *w*; **intracavitary** ~ intrakavitäre Strahlentherapie *w*; **local** ~ lokale Strahlentherapie *w*; **postoperative** ~ Nachbestrahlung *w*; **protracted** ~ protrahierte Bestrahlung *w*; **rotating** ~ Rotationsbestrahlung *w*.
irradiation cataract: Strahlenkatarakt *w*.
irradiation chimera: Strahlenchimäre *w*.
irradiation cystitis: Strahlenzystitis *w*.
irradiation field: Bestrahlungsfeld *s*.
irradiation pneumonitis: Strahlenpneumonitis *w*.
irradiation therapy: Strahlentherapie *w*.
irreducible/*adj*: nicht reduzierbar.
irregular/*adj*: irregulär, unregelmäßig.
irremediable/*adj*: unheilbar.
irremovable/*adj*: nicht entfernbar.
irrespirable/*adj*: irrespirabel, nicht atembar.
irresponsibility, criminal: Unzurechnungsfähigkeit *w*.
irresuscitable/*adj*: nicht wiederzubeleben.
irretentive/*adj*: gedächtnisschwach.
irretentiveness/*n*: Gedächtnisschwäche *w*.
irreversibility/*n*: Irreversibilität *w*.
irreversible/*adj*: irreversibel.
irrigant/*n*: Spülsubstanz *w*.
irrigate/*vb*: spülen, auswaschen.

irrigation/*n*: Irrigation *w*, Spülung *w*; **gastric** ~ Magenspülung *w*; **peritoneal** ~ Peritoneallavage *w*.
irrigator/*n*: Spülvorrichtung *w*, Irrigator *m*.
irrigoradioscopy/*n*: Irrigoradioskopie *w*.
irritability/*n*: Irritabilität *w*, Reizbarkeit *w*.
irritable/*adj*: irritabel, reizbar.
irritant/*n*: Irritans *s*, reizende Substanz *w*.
irritation/*n*: Irritation *w*, Reizung *w*; **meningeal** ~ meningeale Reizung *w*; **sympathetic** ~ entzündliche Mitbeteiligung *w*.
irritative/*adj*: irritativ, exzitatorisch.
irruption/*n*: Durchbruch *m*.
Irvine syndrome: zystisches Makulaödem *s*.
IS [*abbr*] **1. intercostal space; 2. intraspinal; 3. immune serum**: 1. Interkostalraum *m*; 2. intraspinal; 4. Immunserum *s*.
Isaacs syndrome: Myokymie *w*.
ischemia/*n*: Ischämie *w*; **mesenteric** ~ mesenteriale Ischämie *w*; **postural** ~ lagebedingte Ischämie *w*; **renal** ~ verringerte Nierenperfusion *w*; **transient cerebral** ~ transitorische ischämische Attacke *w*, TIA.
ischemic/*adj*: ischämisch.
ischial/*adj*: Ischias-.
ischiatitis/*n*: Ischiasneuralgie *w*.
ischidrosis/*n*: Anhidrose *w*.
ischiectomy/*n*: Resektion des Os ischii.
ischiocapsular/*adj*: ischikapsulär.
ischiocavernous/*adj*: ischiokavernös, ischiocavernosus.
ischiocele/*n*: Ischiozele *w*.
ischodynia/*n*: Ischialgie *w*.
ischiomelus/*n*: Ischiomelus *m*.
ischiopagus/*n*: Ischiopagus *m*.
ischogyria/*n*: knotiger Gyrus *m*.
ischospermia/*n*: Spermienretention *w*.
ischuria/*n*: Ischurie *w*.
ISCOM [*abbr*] **immune-stimulating complex**: immunstulierender Komplex *m*, ISCOM.
iseiconia/*n*: Isoikonie *w*.
iseiconic/*adj*: isoikonisch.
iseikonia/*n*: Isoikonie *w*.

iseikonic/*adj*: isoikonisch.
Ishihara's plates: pseudoisochromatische Farbtafeln nach Ishihara.
Ishihara's test: Ishihara-Farbsehprobe *w*.
island/*n*: Insel *w*.
island disease: Scrub typhus *m*, Tsutsugamushi-Krankheit *w*.
islet/*n*: Insel *w*; **pancreatic** ~ Langerhans-Insel *w*.
islet cell adenoma: Inselzelladenom *s*.
islet cell antibody [*abbr*] **ICA**: Inselzellantikörper *m*.
islet cell transplantation: Inselzelltransplantation *w*.
islet cell tumor: Inselzelltumor *m*.
islets of Langerhans: Langerhans-Inseln.
–ism: –ismus.
isoagglutination/*n*: Isoagglutination *w*.
isoagglutinin/*n*: Isoagglutinin *s*.
isoallele/*n*: Isoallel *s*.
isoalloxazine/*n*: Isoalloxazin *s*, Flavin *s*.
isoalloxazine mononucleotide: Flavinmononukleotid *s*.
isoaminile/*n*: Isoaminil *s*.
isoamyl nitrite: Amylnitrit *s*.
isoandrosterone/*n*: Epiandrosteron *s*.
isoantibody/*n*: Isoantikörper *m*, Alloantikörper *m*.
isoantigen/*n*: Isoantigen *s*, Alloantigen *s*.
isobar/*n*: Isobare *w*.
isobaric/*adj*: isobar.
isobody/*n*: Isoantikörper *m*, Alloantikörper *m*.
isobucaine/*n*: Isobucain *s*.
isobutane/*n*: Isobutan *s*.
isobutyl alcohol: Isobutylalkohol *m*.
isobutyric/*adj*: isobuttersauer.
isobuzole/*n*: Glysobuzol *s*.
isocarboxazid/*n*: Isocarboxid *s*.
isocholesterol/*n*: Lanosterin *s*.
isochromosome/*n*: Isochromosom *s*.
isochronia/*n*: Isochronie *w*, gleiche Chronaxie *w*.
isochronic/*adj*: isochron, gleichzeitig.
isochronism/*n*: Isochronie *w*.
isocitrate/*n*: Isozitrat *s*.
isocitrate dehydrogenase: Isozitratdehy-

drogenase *w*.
isocitrate lyase: Isozitratlyase *w*.
isocitric/*adj*: isozitronensauer.
isococaine/*n*: Dextrococain *s*.
isocolchicine/*n*: Isocolchicin *s*.
isocomplement/*n*: Isokomplement *s*.
isoconazole/*n*: Isoconazol *s*.
isocoproporphyrin/*n*: Isokoproporphyrin *s*.
isocoria/*n*: Isokorie *w*.
isocortex/*n*: Isokortex *m*.
isocyanate/*n*: Isocyanat *s*.
isocyanide/*n*: Isonitril *s*.
isocyclic/*adj*: isozyklisch.
isocytolysin/*n*: Isozytolysin *s*.
isocytosis/*n*: Isozytose *w*.
isodiagnosis/*n*: Diagnose durch Überimpfung auf ein Tier.
isodont/*n*: Isodont *m*.
isodose/*n*: Isodose *w*.
isodose surface: Isodosenoberfläche *w*.
isodynamia/*n*: Isodynamie *w*.
isodynamic/*adj*: isodynamisch.
isoelectric/*adj*: isoelektrisch.
isoenergetic/*adj*: isodynamisch.
isoenzyme/*n*: Isoenzym *s*.
isoephedrine/*n*: Pseudoephedrin *s*.
isoerythrolysis/*n*: Isoerythrolyse *w*.
isoestrone/*n*: Isoöstron *s*.
isoetarine/*n*: Isoetarin *s*.
iso-exposure curve: Isodosenkurve *w*.
iso-exposure surface: Isodosenfläche *w*.
isoflurane/*n*: Isofluran *s*.
isoflurophate/*n*: Fluostigmin *s*.
isogame/*n*: Isogamie *w*.
isogamete/*n*: Isogamete *w*.
isogametic/*adj*: isogam.
isogamous/*adj*: isogam.
isogamy/*n*: Isogamie *w*.
isogeneic/*adj*: isogen, syngen, isoplastisch.
isogenic/*adj*: isogen, syngen, isoplastisch.
isogeny/*n*: Isogenie *w*, Stoffgleichheit *w*.
isoglutamine/*n*: Isoglutamin *s*.
isognathia/*n*: Isognathie *w*.
isograft/*n*: Isotransplantat *s*.
isohemagglutinin/*n*: Isohämagglutinin *s*.
isohemolysin/*n*: Isohämolysin *s*.
isohydria/*n*: Isohydrie *w*.
iso-iconia/*n*: Isoikonie *w*.
isoimmunization/*n*: Isoimmunisierung *w*.
isoionic/*adj*: isoionisch.
isolabeling/*n*: Isolabeling *s*, Isomarkierung *w*.
isolate/*n*, *vb*: 1. Isolat *s*; **viral** ~ Virusisolat *s*; 2. isolieren.
isolateral/*adj*: isolateral, ipsilateral.
isolation/*n*: Isolation *w*, Isolierung *w*; **sensory** ~ sensorische Deprivation *w*.
isolation unit: Isolierstation *w*.
isolator/*n*: Isolator *m*.
isolecithal/*adj*: meiolezital, dotterarm.
isoleucine/*n*: Isoleuzin *s*, Ileu.
isologous/*adj*: isolog, syngen, isogen, homolog.
isolysin/*n*: Isolysin *s*.
isomaltose/*n*: Isomaltose *w*.
isomer/*n*: Isomer *s*.
isomerase/*n*: Isomerase *w*.
isomeric/*adj*: isomer.
isomerism/*n*: Isomerie *w*; **optical** ~ optische Isomerie *w*.
isomerization/*n*: Isomerisation *w*.
isomerous/*adj*: isomer.
isomethadone/*n*: Isomethadon *s*.
isometheptene/*n*: Isomethepten *s*.
isometric/*adj*: isometrisch.
isometrics/*n*: Isometrie *w*.
isometropia/*n*: Isometropie *w*.
isomorph/*n*: Allel *s*.
isomorphic/*adj*: isomorph.
isomorphism/*n*: Isomorphismus *w*, Isomorphie *w*.
isomorphous/*adj*: isomorph.
isoniazid/*n*: Isoniazid *s*, Isonikotinsäurehydrazid *s*, INH.
isoniazid polyneuropathy: Isoniazidpolyneuropathie *w*.
isonicotinoylhydrazine/*n*: Isonikotinsäurehydrazid *s*, INH, Isoniazid *s*.
isonipecaine/*n*: Isonipecain *s*, Pethidin *s*.
isonitrile/*n*: Isonitril *s*.
isonormocytosis/*n*: normale Leukozytenzahl und Leukozytenverteilung.
iso-oncotic/*adj*: isoonkotisch.

iso-osmotic/*adj*: isoosmotisch.
isopentenyl diphosphate: Isopentenylpyrophosphat *s*.
isopentenyl pyrophosphate: Isopentenylpyrophosphat *s*.
isopentyl alcohol: Isopentylalkohol *m*.
isophan/*n*: Isophänie *w*.
isophane insulin: Isophaninsulin *s*.
isophedrine/*n*: Pseudoephedrin *s*.
isophene/*n*: Genokopie *w*.
isophoria/*n*: Isophorie *w*.
isophotometer/*n*: Isophotometer *s*.
isoplastic/*adj*: isoplastisch, isogen, syngen.
isopotential/*n*: Isopotential *s*.
isoprecipitin/*n*: Isopräzipitin *s*.
isopregnenone/*n*: Isopregnenon *s*, Dydrogesteron *s*.
isoprenaline/*n*: Isoprenalin *s*, Isoproterenol *s*.
isoprene/*n*: Isopren *s*.
isoprenoid/*n*: Isoprenoid *s*.
isopropamide/*n*: Isopropamid *s*.
isopropamide iodide: Isopropamidjodid *s*.
isopropanol/*n*: Isopropanol *s*.
isopropyl/*n*: Isopropyl *s*.
isopropyl alcohol: Isopropylalkohol *m*.
isopropylarterenol/*n*: Isoprenalin *s*, Isoproterenol *s*.
isopropyl meprobamate: Isomeprobamat *s*, Carisoprodol *s*.
isopropyl myristate: Isopropylmyristat *s*.
isopropylnoradrenaline/*n*: Isopropylnoradrenalin *s*.
isopropylthiogalactoside [*abbr*] **IPTG**: Isopropylthiogalactosid *s*.
isoproterenol/*n*: Isoprenalin *s*, Isoproterenol *s*.
isopter/*n*: Isoptere *w*.
isopyknic/*adj*: isopyknisch.
isoquinoline/*n*: Isochinolin *s*.
isorhythmic/*adj*: isorhythmisch.
isoriboflacin/*n*: Isoriboflavin *s*.
isosensitize/*vb*: autosensibilisieren.
isoserotherapy/*n*: Isoserumbehandlung *w*.
isoserum/*n*: Isoimmunserum *s*.
isosexual/*adj*: gleichgeschlechtlich.
isosmotic/*adj*: isoosmotisch.
isosorbide/*n*: Isosorbit *s*.
isosorbide dinitrate: Isorbiddinitrat *s*.
isosorbide-5-nitrate/*n*: Isosorbid-5-nitrat *s*.
isosporiasis/*n*: Isosporiose *w*.
isosporosis/*n*: Isosporiose *w*.
isostere/*n*: Isosterie *w*.
isosthenuria/*n*: Isosthenurie *w*.
isothermal/*adj*: isotherm.
isothermic/*adj*: isotherm.
isothiazine hydrochloride: Isothazin *s*, Isothiazin *s*, Profenamin *s*.
isothipendyl/*n*: Isothipendyl *s*.
isotone/*adj*: isoton.
isotonic/*adj*: isoton.
isotonicity/*n*: Isotonie *w*.
isotope/*n*: Isotop *s*; **heavy** ~ schweres Isotop *s*; **radioactive** ~ Radionuklid *s*; **stable** ~ stabiles Isotop *s*.
isotope nephrography: Isotopennephrographie *w*.
isotope therapy: Isotopentherapie *w*.
isotoxic/*adj*: homoiotoxisch.
isotoxin/*n*: Homoiotoxin *s*.
isotransplant/*n*: Isotransplantat *s*.
isotretinoin/*n*: Isotretinoin *s*.
isotropic/*adj*: isotrop.
isotropy/*n*: Isotropie *w*.
isotropy factor: Isotropiefaktor *m*.
isotryptamine/*n*: Isotryptamin *s*.
isotype/*n*: Isotyp *m*.
isotypical/*adj*: typengleich, artgleich.
isovalericacidemia/*n*: Isovalerianazidämie *w*.
isovaline/*n*: Isovalin *s*.
isoxazolyl penicillin: Isoxacillinpenicillin *s*.
isoxicam/*n*: Isoxicam *s*.
isoxsuprine/*n*: Isoxsuprin *s*.
isozyme/*n*: Isoenzym *s*.
issue/*n*, *vb*: 1. Ausfluß *m*, Abfluß *m*, Ausgabe *w*; 2. herausfließen, auslaufen.
isthmectomy/*n*: Isthmektomie *w*, mediane Strumektomie *w*.
isthmian/*adj*: Isthmus-.
isthmic/*adj*: Isthmus-.
isthmoid/*adj*: isthmusartig.
isthmus/*n*: Isthmus *m*.

isuria/*n*: Isurie *w*.
I system: I-Blutgruppensystem *s*.
itai-itai disease: Itai-Itai-Krankheit *w*.
itch/*n*: 1. Jucken *s*, Flechte *w*, Kratzen *s*; **filarial** ~ kutane Onchozerkose *w*; **picric** ~ Pikrinsäuredermatitis *w*; **sarcoptic** ~ Krätzmilbenkrankheit *w*, Skabies *w*; 2. jucken, kratzen.
itchiness/*n*: Jucken *s*.
itching/*n*, *adj*: 1. Juckreiz *m*, Pruritus; 2. juckend.
itch mite: Krätzemilbe *w*.
itch ointment: Krätzsalbe *w*.
-ite: -it.
item/*n*: Posten *m*, Punkt *m*, Einzelaufgabe *w*, Item *s*.
itemize/*vb*: aufzählen.
iter/*n*: Zugang *m*.
iterate/*vb*: iterieren.
iteration/*n*: Iteration *w*.
iteration method: Iterationsverfahren *s*.
iterative/*adj*: wiederholt.
–itic: –itisch.
–itis: –itis.
Ito-Reenstierna test: Ito-Reenstierna-Reaktion *w*.
Ito syndrome: Ito-Syndrom *s*, Naevus achromians.
ITP [*abbr*] **1. idiopathic thrombocytopenic purpura; 2. inosine triphosphate**: 1. idiopathische thrombozytopenische Purpura *w*; 2. Inosintriphosphat *s*, ITP.
IU [*abbr*] **1. immunizing unit; 2. international unit; 3. intrauterine**: 1. Immuneinheit *w*; 2. internationale Einheit *w*, SI-Einheit *w*; 3. intrauterin.
IUCD [*abbr*] **intrauterine contraceptive device**: Intrauterinpessar *s*.
IUD [*abbr*] **1. intrauterine death; 2. intrauterine device**: 1. intrauteriner Fruchttod *m*; 2. Intrauterinpessar *s*.
IUGR [*abbr*] **intrauterine growth retardation**: intrauterine Wachstumsverzögerung *w*.
IV [*abbr*] **intravenously**: intravenös.
IVC [*abbr*] **inferior vena cava**: Vena cava inferior.
IVDU [*abbr*] **intravenous drug user**: i.v. Drogenabhängiger *m*, IVDA.
IVF [*abbr*] **in-vitro fertilization**: In-vitro-Fertilisation *w*.
ivory/*n*, *adj*: 1. Elfenbein *s*; 2. elfenbeinartig.
ivory bone: Marmorknochen *m*.
IVP [*abbr*] **1. intravenous pyelogram; 2. intraventricular pressure**: 1. intravenöses Pyelogramm *s*, Ausscheidungspyelogramm *s*; 2. intraventrikulärer Druck *m*.
ivy/*n*: Efeu *m*.
Ivy bleeding time test: Blutungszeit *w*.
Ivy's method: Blutungszeit *w*.
ixodes: Ixodes.
ixodiasis/*n*: Ixodiasis *w*, Zeckenlähmung *w*.
ixodicide/*n*: Zeckenmittel *s*.
ixodid/*n*: Ixode *w*.
ixodism/*n*: Ixodiasis *w*, Zeckenlähmung *w*.
ixone/*n*: Ixon *s*.

J

J [*abbr*] **1.** joule; **2.** Joule's equivalent: 1. Joule; 2. Joule-Äquivalent *s*.
jab/*n, vb*: 1. Einspritzung *w*, Spritze *w*; 2. stechen.
jaborine/*n*: Jaborin *s*.
Jaboulay's amputation: Jaboulay-Amputation *w*, Hemipelvektomie *w*.
jack, yellow: Gelbfieber *s*.
jacket/*n, vb*: 1. Mantel *w*, Umhüllung *w*, Ummantelung *w*; 2. ummanteln, umhüllen.
jacket crown: Jacketkrone *w*, Mantelkrone *w*.
jackknife seizures: Blitz-Nick-Salaam-Krämpfe.
jackknife spasms: Salaam-Krämpfe.
jack leg: Überlaufleitung *w*.
jacksonism/*n*: Jackson-Anfall.
Jackson paralysis: Jackson-Syndrom *s*, paramedianes Oblongatasyndrom *s*.
Jackson syndrome: Jackson-Syndrom *s*.
Jacobson's anastomosis: Jakobson-Anastomose *w*.
Jacobson's cartilage: Cartilago vomeronasalis.
Jacobson's nerve: Nervus tympanicus.
Jacobson's organ: Jacobson-Organ *s*, Organon vomeronasale Jacobsoni.
jacodine/*n*: Jacodin *s*.
Jacod-Rollet syndrome: Jacod-Rollet-Syndrom *s*, petrosphenoidales Syndrom *s*.
Jacquet's erythema: papuloerosives Windelerythem *s*.
jactation/*n*: Jaktation *w*.
jactitation/*n*: Jaktation *w*; **periodic ~ Chorea** *w*.
jacuzzi rash: Whirlpool-Ausschlag *m*.
Jadassohn-Lewandowsky syndrome: Jadassohn-Lewandowsky-Syndrom *s*, Pachyonychia congenita.
Jaffé-Lichtenstein disease: Jaffé-Lichtenstein-Krankheit *w*, fibröse Dysplasie *w*, Fibrodysplasie *w*.
Jaffé's reaction: Jaffé-Reaktion *w*.
Jaffé's test: Jaffé-Probe *w*.
jag/*n*: Zacke *w*, Auszackung *w*.
jagged/*adj*: zackig.
jail fever: Typhus *m*.
jake leg: Jake-Lähmung *w*, Ingwerlähmung *w*.
Jakob-Creutzfeldt disease: Jakob-Creutzfeldt-Krankheit *w*.
von Jaksch anemia: Jaksch-Hayem-Anämie *w*, Anaemia pseudoeleucaemica infantum.
jalap/*n*: Jalapenwurzel *w*, Purgierwinde *w*.
jalapin/*n*: Jalapin *s*.
jam/*n, vb*: 1. Störung *w*, Stockung *w*; 2. hineinzwängen, einklemmen.
Jamaica ginger: Ingwerpuder *m*.
Jamaica paralysis: Ingwerlähmung *w*.
jamais vu: jamais vu.
James-Lange theory: James-Lange-Gefühlstheorie *w*.
Janet's disease: Janet-Krankheit *w*, Psychasthenie *w*.
Janeway lesions: hämorrhagische Hautläsionen.
janiceps/*n*: Janiceps *m*, Januskopf *m*.
Janin's tetanus: Kopftetanus *m*.
Jansen's disease: Jansen-Krankheit *w*, Dysostosis enchondralis metaphysaria.
Jansky-Bielschowsky cerebroretinal degeneration: Jansky-Bielschowsky-Syndrom *s*, amaurotische Idiotie *w*.
Janus green: Janusgrün *s*.
Janus green dye: Janusgrünfärbung *w*.
jar/*n, vb*: 1. Krug *m*, Glas *s*, Tiegel *m*; 2. erschüttern.
jar diffusion: Gefäßdiffusion *w*.
jar-free/*adj*: erschütterungsfrei.
jargon/*n*: Jargon *m*.
jargon aphasia: Jargon-Aphasie *w*.

jargonorrhea/*n*: Jargon-Aphasie *w*.
Jarisch-Herxheimer phenomenon: Jarisch-Herxheimer-Reaktion *w*.
Jarisch-Herxheimer reaction: Jarisch-Herxheimer-Reaktion *w*.
jarring/*n*: Erschütterung *w*.
Jarvik heart: Jarvik-Kunstherz *s*.
jasmine/*n*: Jasmin *s*.
jasmine root: Jasminwurzel *w*, Gelseminwurzel *w*.
jatropha/*n*: Jatropha *w*.
jaundice/*n*: Gelbsucht *w*, Ikterus *m*; **acholuric** ~ hämolytischer Ikterus *m*; **acute infectious** ~ Weil-Krankheit *w*; **cholestatic** ~ cholestatischer Ikterus *m*; **chronic idiopathic** ~ Dubin-Johnson-Syndrom *s*; **congenital hemolytic** ~ kongenitaler hämolytischer Ikterus *m*, hereditäre Sphärozytose *w*; **constitutional** ~ Gilbert-Syndrom *s*; **epidemic catarrhal** ~ Hepatitis A *w*; **extrahepatic cholestatic** ~ extrahepatischer Gallengangverschluß *m*; **hepatocellular** ~ hepatozellulärer Ikterus *m*; **latent** ~ Subikterus *m*; **leptospiral** ~ Leptospirose *w*; **mechanical** ~ Verschlußikterus *m*; **neonatal** ~ Neugeborenenikterus *m*; **nuclear** ~ Kernikterus *m*; **obstructive** ~ Verschlußikterus *m*; **postoperative** ~ postoperativer Ikterus *m*; **spirochetal** ~ Weil-Krankheit *w*.
jaundice of pregnancy: Icterus gravidarum, Schwangerschaftsikterus *m*.
jaundice of prematurity: Frühgeborenenikterus *m*.
Javelle water: Javelle-Wasser *s*.
jaw/*n*: Kiefer *m*, Kinnbacke *w*; **crackling** ~ Kieferkrepitation *w*; **locked** ~ Trismus *m*, Kiefersperre *w*; **lumpy** ~ Aktinomykose *w*; **phossy** ~ Phosphornekrose des Kiefers; **underhung** ~ Progenie *w*.
jaw angle: Kieferwinkel *m*.
jawbone: Kieferknochen *m*; **lower** ~ Unterkiefer *m*; **upper** ~ Oberkiefer *m*.
jaw cyst: Kieferzyste *w*.
jaw dilator: Kieferdehnplatte *w*.
jaw gag: Kiefersperre *w*.
jaw jerk: Masseterreflex *m*.
jaw joint: Kiefergelenk *s*.
jawless/*adj*: kieferlos.
jaw surgery: Kieferchirurgie *w*.
jaw winking: Marcus-Gunn-Phänomen *s*.
JBE [*abbr*] **Japanese B Encephalitis virus**: japanischer B-Enzephalitis-Virus *m*.
J-chain [*abbr*] **joining chain**: J-Kette *w*, Verbindungskette *w*.
jealous/*adj*: eifersüchtig, neidisch.
jealousy/*n*: Eifersucht *w*.
jealousy mania: Eifersuchtswahn *m*.
jecolein/*n*: Jecolein *s*.
jecorin/*n*: Jecorin *s*.
JEE [*abbr*] **Japanese E Encephalitis virus**: japanischer E-Enzephalitis-Virus *m*.
Jefferson syndrome: Jefferson-Syndrom *s*.
jejun-: Jejuno-.
jejunal/*adj*: jejunal.
jejunectomy/*n*: chirurgische Entfernung des Jejunums.
jejunitis/*n*: Jejunitis *w*.
jejunocecostomy/*n*: Jejunozäkostomie *w*.
jejunocolostomy/*n*: Jejunokolostomie *w*.
jejunogastric/*adj*: jejunogastrisch.
jejunoileal/*adj*: jejunoileal.
jejunoileitis/*n*: Jejunoileitis *w*.
jejunoileostomy/*n*: Jejunoileostomie *w*.
jejunojejunostomy/*n*: Jejunojejunostomie *w*.
jejunostomy/*n*: Jejunostomie *w*.
jejunotomy/*n*: Jejunotomie *w*.
jejunum/*n*: Jejunum *s*, Leerdarm *m*.
jellification/*n*: Gelbildung *w*.
jellify/*vb*: gallertartig werden.
Jellinek sign: Jellinek-Zeichen *s*.
jelly/*n, vb*: 1. Gallerte *w*, Gelee *s*; **cardiac** ~ Herzgallerte *w*; **contraceptive** ~ spermizide Creme *w*; **mineral** ~ Petrolat *s*; 2. gelieren.
jellying/*n*: Gelbildung *w*.
jellylike/*adj*: gallertartig, gelartig.
Jena Nomina Anatomica [*abbr*] **JNA**: Jenaer Nomina Anatomica, JNA.
Jendrassik's maneuver: Jendrassik-Handgriff *m*.
Jenner stain: Jenner-Färbung *w*.

Jenner's vaccine: Kuhpockenlymphe *w.*
Jensen sarcoma: Jensen-Sarkom *s,* experimentelles Sarkom *s.*
jerboa/*n:* Springmaus *w.*
jerk/*n:* Reflexbewegung *w,* Muskelzuckung *w,* Krampf *m.*
jerking/*adj:* schnellend.
jerk nystagmus: Rucknystagmus *m.*
jerk test: Pivot-Shift-Test *m,* Dreh-Rutsch-Test *m.*
jerk thumb: Schnappdaumen *m.*
jerky/*adj:* krampfhaft, ruckartig.
Jerne's technique: Jerne-Technik *w.*
jervane/*n:* Jervan *s.*
Jervell-Lange-Nielsen syndrome: Jervell-Lange-Nielsen-Syndrom *s,* kardioauditives Syndrom *s.*
jervine/*n:* Jervin *s.*
jesaconitine/*n:* Jesaconitin *s.*
jessamine/*n:* Jasmin *s.*
Jesuits' bark: Chinarinde *w.*
jet/*n, vb*: 1. Strahl *m,* Düse *w;* 2. ausstoßen, herausströmen.
jet burner: Strahlbrenner *m.*
jet deflector: Strahlablenker *m.*
jet fatigue: Jet lag *m,* zirkadiane Dysrhythmie *w.*
jet injection: Düseninjektion *w.*
jet injector: Impfpistole *w.*
jet lag: Jet-lag *m,* zirkadiane Dysrhythmie *w.*
jet lesion: Jet-lesion *w.*
jet loop: Strahlschlaufe *w.*
jet pipe: Strahlrohr *s.*
jet pump: Strahlpumpe *w,* Injektor *m.*
jet suction pump: Saugstrahlpumpe *w.*
jet-wash technique: Jet-wash-Technik *w.*
Jeune syndrome: Jeune-Syndrom *s.*
J hook: J-Haken *m.*
jigger flea: Sandfloh *m,* Tunga penetrans.
jimjams/*n:* Delirium tremens *s,* Zittern *s,* Jitter *m,* Gruseln *s.*
jimsonweed: Stechapfel *m,* Stramonium.
jinking/*n:* Abschälen *s.*
jitter/*n, vb*: 1. Jitter *m;* 2. zittern.
jittery/*adj:* ängstlich, nervös.
JNA [*abbr*] **Jena Nomina Anatomica:** Jenaer Nomina Anatomica, JNA.
JND [*abbr*] **just noticeable difference:** eben merklicher Unterschied.
Jobert's fossa: Jobert-Grube *w.*
Job syndrome: Hiob-Syndrom *s.*
Jocasta complex: Jokasta-Komplex *m.*
jock itch: Tinea cruris.
jockstrap/*n:* Suspensorium *s.*
jocularity/*n:* Witzelsucht *w.*
jodival/*n:* Jodival *s.*
jodosterol/*n:* Jodosterin *s.*
jogging/*n:* Jogging *s,* Dauerlauf *m.*
johimbine/*n:* Yohimbin *s.*
Johne's bacillus: Mycobacterium paratuberculosis.
Johne's disease: Johne-Krankheit *w,* Paratuberkulose *w.*
johnin/*n:* Johnin *s,* Paratuberkulin *s.*
join/*vb:* vereinigen, verbinden, angrenzen.
joining/*n:* Verbinden *s,* Koppeln *s.*
joint/*n, adj, vb*: 1. Verbindung *w,* Gelenk *s,* Articulatio; **arthrodial** ~ planes Gelenk *s;* **dry** ~ trockenes Gelenk *s;* **false** ~ Pseudarthrosis *w;* **irritable** ~ Reizgelenk *s;* **loose** ~ Wackelgelenk *s;* **permanent** ~ unlösbare Verbindung *w;* 2. gemeinschaftlich; 3. verbinden, zusammenfügen.
joint action: Verbundwirkung *m.*
joint axis: Gelenkachse *w.*
joint calculus: Arthrolith *m.*
joint capsule: Gelenkkapsel *w.*
joint cavity: Gelenkhöhle *w.*
joint clamp: Halteklemme *w.*
joint crepitus: Gelenkkrepitation *w.*
joint dislocation: Gelenkluxation *w.*
joint dysplasia: Dysarthrose *w.*
joint effusion: Gelenkerguß *m.*
joint evil: Nabelsepsis *w.*
joint fluid: Gelenkflüssigkeit *w.*
joint grease: Synovia *w,* Gelenkschmiere *w,* Gelenkflüssigkeit *w.*
joint ill: Nabelsepsis *w.*
joint instability: Gelenkinstabilität *w.*
jointless/*adj:* gelenklos, fugenlos.
joint motion: Gelenkbeweglichkeit *w.*
joint motion limitation: eingeschränkte Gelenkbeweglichkeit *w.*

joint mouse: Gelenkmaus w, freier Gelenkkörper m.
joint oil: Synovia w, Gelenkschmiere w.
joint pain: Gelenkschmerz m.
joint position sense: Propriozeptivität w.
joint product: Koppelprodukt s.
joint prosthesis: Gelenkprothese w.
joint reflex, basal: Finger-Daumen-Reflex m.
joint replacement: Gelenkersatz m.
joint tap: Gelenkpunktion w.
Jolly's body: Howell-Jolly-Körper m.
Jones criteria: Jones-Kriterien.
Jones disease: Cherubismus m.
Jones-Nevin syndrome: Jakob-Creutzfeldt-Krankheit w.
josamycin/n: Josamycin s.
Joseph's disease: Joseph-Syndrom s, familiäre Hyperprolinämie w.
journal/n: Zeitschrift w.
jowl/n: Kiefer m, Backe w.
J point [abbr] **junctional point**: J-Punkt m, Junctional point m.
judder/n: Verwacklung w.
judge/vb: beurteilen.
judgement/n: Beurteilung w.
judicial/adj: gerichtlich.
Jüngling's disease: Jüngling-Krankheit w, Ostitis multiplex cystoides Jüngling.
jugal/adj: jugular.
jugate/adj: paarig.
juglone/n: Juglon s.
jugomaxillar/adj: jugomaxillär.
jugular/adj: jugular, Jugular-.
jugulate/vb: erdrosseln.
jugulodigastric/adj: jugulodigastrisch.
juguloomohyoid/adj: juguloomohyoid.
jugum/n: Joch s, Erhebung w, Jugum.
juice/n: 1. Flüssigkeit w; 2. Körperflüssigkeit w; 3. Saft m; **gastric** ~ Magensaft m; **intestinal** ~ Darmflüssigkeit w; **pancreatic** ~ Pankreassaft m.
jujube/n: Brustbeere w.
julep/n: Julep s.
jumper disease of Maine: Jumping Frenchmen of Maine m.

jumpiness/n: Nervosität w.
jumping/n: Tourette-Syndrom s.
jumping Frenchmen of Maine: Jumping Frenchmen of Maine m.
jumps: choreatiforme Bewegungen.
jump spark: überspringender Funke.
jumpy/adj: nervös.
junction/n: Verbindung w, Knotenpunkt m; **atrioventrikular** ~ Atrioventrikulärknoten m, AV-Knoten m; **myoneural** ~ motorische Endplatte w; **neuromuscular** ~ motorische Endplatte w; **osseous** ~ Gelenk s; **tight** ~ Tight junction w, Zonula occludens.
junctional/adj: eine Verbindung betreffend.
junction transistor: Grenzflächentransistor m.
juncture/n: Verbindung w, Fuge w.
Jungian/n: Jungianer m.
jungle fever: Buschfieber s.
jungle yellow fever: Buschgelbfieber s.
Junin fever: Junin-Fieber s.
junipene/n: Junipen s.
juniper oil: Wacholderöl s.
juniperol/n: Juniperol s, Longiborneol s.
junket/n: Quark m.
junkie/n: Rauschgiftsüchtiger m.
jury mast: Halsextension w.
Juster reflex: Juster-Reflex m.
just-noticeable: eben merklich.
jute/n: Jute w.
juvenescent/adj: unreif.
juvenile/n, adj: 1. Jugendlicher m; 2. jugendlich.
juxta-: juxta-.
juxta-articular/adj: juxtaartikulär.
juxtacortical/adj: juxtakortikal.
juxtaglomerular/adj: juxtaglomerulär.
juxtamedullary/adj: juxtamedullär.
juxtapapillary/adj: juxtapapillär.
juxtaposition/n: Juxtaposition w, Anlagerung w.
juxtapyloric/adj: juxtapylorisch.
juxtaspinal/adj: juxtaspinal, wirbelsäulennah.

K

k [*abbr*] 1. Kelvin; 2. kilo-: 1. Kelvin *s*; 2. Kilo-.
Kader's fistula: Kader-Fistel *w*.
Kahlbaum's disease: katatoner Stupor *m*.
Kahler's disease: Kahler-Krankheit *w*, Plasmozytom *s*, multiples Myelom *s*.
Kahn test: Kahn-Reaktion *w*.
kainic/*adj*: Kain-.
kakke/*n*: Beriberi *w*.
kala-azar/*n*: Kala-Azar *w*, viszerale Leishmaniase *w*.
kalemia/*n*: Kaliämie *w*.
kaliopenic/*adj*: kaliopenisch.
kaliuresis/*n*: Kaliurese *w*.
kallidin/*n*: Kallidin *s*.
kallidinogen/*n*: Kallidinogen *s*.
kallidinogenase/*n*: Kallidinogenase *w*.
kallikrein/*n*: Kallikrein *s*.
kallikreinogen/*n*: Kallikreinogen *s*.
Kallman syndrome: Kallman-Syndrom *s*, olfaktogenitales Syndrom *s*.
kaluresis/*n*: Kaliurese *w*.
kanamycin/*n*: Kanamycin *s*.
Kandahar sore/*n*: Hautleishmaniase *w*.
Kangri cancer: Kangri-Krebs *m*.
Kanner syndrome: Kanner-Syndrom *s*, frühkindlicher Autismus *m*.
K antigen: K-Antigen *s*.
kaolin/*n*: Kaolin *s*.
kaolin cataplasm: Kaolinkataplasma *s*.
kaolinosis/*n*: Kaolinose *w*.
Kaplan syndrome: Kaplan-Syndrom *s*.
Kaposi sarcoma [*abbr*] **KS**: Kaposi-Sarkom *s*, Retikuloangiomatose *w*, Sarcoma idiopathicum multiplex haemorrhagicum.
Kaposi's disease: Xeroderma pigmentosum.
Kaposi's varicelliform eruption: Kaposi-Dermatitis *w*, Ekzema herpeticatum.
kappa/*n*: Kappafaktor *m*.
kappa chain: Kappakette *w*.
Kappeler's maneuver: Kapeller-Handgriff *m*.
karaya gum: Karaya-Harz *s*.
Karman's catheter: Karman-Potts-Kanüle *w*.
Karnofsky performance index: Karnofsky-Aktivitätsindex *m*.
Kartagener's triad: Kartagener-Syndrom *s*.
karyenchyma/*n*: Karyolymphe *w*.
karyo-: Karyo-.
karyoblast/*n*: Karyoblast *m*.
karyoclasis/*n*: Karyoklasie *w*.
karyoclastic/*adj*: karyoklastisch.
karyocyte/*n*: Normoblast *m*.
karyogamic/*adj*: karyogam.
karyogamy/*n*: Karyogamie *w*.
karyogenesis/*n*: Karyogenese *w*.
karyogenic/*adj*: karyogen.
karyokinesis/*n*: Karyokinese *w*, Mitose *w*.
karyokinetic/*adj*: karyokinetisch, mitotisch.
karyoklasis/*n*: Karyoklasie *w*, Karyorrhexis *w*.
karyolobic/*adj*: karyolobär.
karyology/*n*: Karyologie *w*.
karyolymph/*n*: Karyolymphe *w*, Kernflüssigkeit *w*.
karyolysis/*n*: Karyolyse *w*, Kernauflösung *w*.
karyolytic/*adj*: karyolytisch.
karyomegaly/*n*: Karyomegalie *w*.
karyomere/*n*: Karyomer *s*.
karyometry/*n*: Kariometrie *w*.
karyomicrosome/*n*: Karyomikrosom *s*.
karyomitome/*n*: Karyomitom *s*, Chromatingerüst *s*.
karyomitosis/*n*: Karyomitose *w*, Zellkernteilung *w*.
karyomitotic/*adj*: karyomitotisch.
karyon/*n*: Karyon *s*, Zellkern *m*, Nukleus *m*, Nucleus.
karyophage/*n*: Karyophage *m*.

karyophagous/*adj*: karyophag.
karyoplasm/*n*: Karyoplasma *s*, Kernplasma *s*.
karyoplasmic/*adj*: karyoplasmatisch, Kernplasma-.
karyoplast/*n*: Zellkern *m*, Nukleus *m*.
karyopyknosis/*n*: Karyopyknose *w*.
karyopyknotic/*adj*: karyopyknotisch.
karyoreticulum/*n*: Karyomitom *s*, Chromatingerüst *s*.
karyorrhectic/*adj*: karyorrhektisch.
karyorrhexis/*n*: Karyorrhexis *w*.
karyosome/*n*: Karyosom *s*.
karyostasis/*n*: Karyostase *w*.
karyotheca/*n*: Kernmembran *w*.
karyotype/*n, vb*: 1. Karyotyp *m*, Karyogramm *s*; 2. karyotypisieren.
karyotyping/*n*: Karyogramm *s*.
Kasabach-Merritt syndrome: Kasabach-Merritt-Syndrom *s*, Angiectasia cavernosa multiplex fibrinopenica.
kasugamycin/*n*: Kasugamycin *s*.
kat/*n*: Kat *s*.
katabiosis/*n*: Katabiose *w*.
katabolism/*n*: Katabolismus *m*.
katalepsia/*n*: Katalepsie *w*.
katathermometer/*n*: Katathermometer *s*.
katatonia/*n*: Katatonie *w*.
Katayama disease: Katayama-Krankheit *w*, Schistosomiasis japonica.
katharometer/*n*: Katharometer *s*.
kathepsin/*n*: Kathepsin *s*.
Kauffmann-White schedule: Kauffmann-White-Schema *s*.
kava/*n*: Kawa *s*.
kawain/*n*: Kavain *s*.
Kawasaki disease: Kawasaki-Syndrom *s*, mukokutanes Lymphknotensyndrom *s*.
Kayser-Fleischer ring: Kayser-Fleischer-Augenring *m*.
Kearns-Sayre-Shy-Daroff syndrome: Kearns-Sayre-Syndrom *s*.
kebuzone/*n*: Kebuzon *s*.
Keeley cure: Keeley-Therapie *w*.
keel-shaped/*adj*: kielförmig, carinatus.
keep alive/*vb*: am Leben erhalten.
Kehr sign: Kehr-Zeichen *s*.

Keith-Flack node: Keith-Flack-Knoten *m*, Sinusknoten *m*.
kelis/*n*: Keloid *s*.
Kell/*n*: Kell-Antigen *s*.
Kell blood group system: Kell-Blutgruppen.
Keller arthroplasty: Keller-Arthroplastik *w*.
Kelly's operation: Kelly-Operation *w*, Arytänoidektomie *w*.
keloid/*n*: Keloid *s*.
keloid acne: Keloidakne *w*, Folliculitis sclerotisans nuchae.
keloidal/*adj*: keloidartig.
keloid formation: Keloidbildung *w*.
keloid of gums: Fibromatosis gingivae.
keloidosis/*n*: Keloidose *w*.
keloma/*n*: Keloid *s*, Narbenkeloid *s*.
keloplasty/*n*: Narbenplastik *w*.
kelotomy/*n*: Kelotomie *w*.
Kelvin scale: Kelvin-Temperaturskala *w*.
Kennedy syndrome: Foster-Kennedy-Syndrom *s*.
Kenny method: Kenny-Methode *w*.
Kent bundle: Kent-Bündel *s*.
Kenya fever: Kenia-Fieber *s*, Boutonneuse-Fieber *s*.
Kenya tick typhus: Kenia-Fieber, Boutonneuse-Fieber *s*.
kephalin/*n*: Kephalin *s*.
kerasin/*n*: Kerasin *s*.
kerasin thesaurismosis: Kerasinspeicherkrankheit *w*, Gaucher-Krankheit *w*.
kerat-: Kerato-, Horn-.
keratalgia/*n*: Keratalgie *w*.
keratan/*n*: Keratan *s*.
keratan sulfate: Keratansulfat *s*.
keratectasia/*n*: Keratektasie *w*.
keratectomy/*n*: Keratektomie *w*.
keratiasis/*n*: Keratiasis *w*.
keratic/*adj*: keratisch, Keratin-.
keratin/*n*: Keratin *s*.
keratinase/*n*: Keratinase *w*.
keratinization/*n*: Verhornung *w*.
keratinize/*vb*: verhornen.
keratinocyte/*n*: Keratinozyt *m*, Stachelzelle *w*, Malpighi-Zelle *w*.

keratinolytic/*n, adj*: 1. Keratinolytikum *s*; 2. keratinolytisch.
keratinophilic/*adj*: keratophil.
keratinous/*adj*: keratinös.
keratitic/*adj*: keratitisch.
keratitis/*n*: Keratitis *w*; **interstitial** ~ Keratitis interstitialis; **punctated** ~ Keratitis punctata; **ribbon-like** ~ Bandkeratitis *w*.
keratoacanthoma/*n*: Keratoakanthom *s*.
keratoangioma/*n*: Angiokeratom *s*.
keratoblast/*n*: Keratoblast *m*.
keratocele/*n*: Keratozele *w*, Descemetozele *w*.
keratocentesis/*n*: Keratozentese *w*.
keratoconjunctivitis/*n*: Keratokonjunktivitis *w*; **epidemic** ~ epidemische Keratokonjunktivitis *w*; **phlyctenular** ~ Keratokonjunktivitis phlyktaenulosa; **vernal** ~ allergische Konjunktivitis *w*; **viral** ~ Viruskeratitis *w*.
keratoconus/*n*: Keratokonus *m*.
keratocyte/*n*: Keratozyt *m*.
keratoderma/*n*: Keratom *s*.
keratoderma blennorrhagicum: Keratoderm *s*.
keratodermatocele/*n*: Keratozele *w*, Descemetozele *w*.
keratodermia/*n*: Keratodermie *w*, Keratodermatose *w*.
keratoectasia/*n*: Keratoektasie *w*, Hornhautvorwölbung *w*.
keratofibril/*n*: Hornfibrille *w*.
keratogenesis/*n*: Keratogenese *w*, Hornbildung *w*.
keratogenic/*adj*: keratogen.
keratoglobus/*n*: Keratoglobus *m*.
keratohelcosis/*n*: Keratohelkose *w*, Hornhautulkus *s*.
keratohyalin/*n*: Keratohyalin *s*.
keratoiditis/*n*: Keratitis *w*.
keratoiridocyclitis/*n*: Keratoiridozyklitis *w*.
keratoiritis/*n*: Iridokeratitis *w*.
keratoleukoma/*n*: Keratoleukom *s*.
keratolysis/*n*: Keratolyse *w*.
keratolytic/*n, adj*: 1. Keratolytikum *s*; 2. keratolytisch.

keratoma/*n*: Keratom *s*.
keratoma climactericum: Haxthausen-Syndrom *s*.
keratomalacia/*n*: Keratomalazie *w*.
keratome/*n*: Keratom *s*.
keratometer/*n*: Keratometer *s*, Astigmometer *s*.
keratometry/*n*: Keratometrie *w*.
keratomileusis/*n*: Keratomyleusis *w*, refraktive Keratoplastik *w*.
keratomycosis/*n*: Keratomykose *w*.
keratonyxis/*n*: Keratonyxis *w*.
keratopathy/*n*: Keratopathie *w*.
keratophakia/*n*: Keratophakie *w*.
keratoplastic/*n, adj*: 1. Keratoplastik *w*; 2. keratoplastisch.
keratoplasty/*n*: Keratoplastik *w*, Hornhautplastik *w*.
keratoprosthesis/*n*: Keratoprothese *w*.
keratoprotein/*n*: Keratoprotein *s*.
keratoscope/*n*: Keratoskop *s*.
keratoscopic/*adj*: keratoskopisch.
keratoscopy/*n*: Keratoskopie *w*.
keratose/*adj*: keratotisch, hornig.
keratosis/*n*: Keratose *w*; **actinic** ~ Keratosis senile; **gonnorrheal** ~ Keratoderma blennorrhagica.
keratosis follicularis: Darier-Krankheit *w*.
keratosis pilaris: Pityriasis rubra pilaris, Stachelflechte *w*.
keratostaphyloma/*n*: Hornhautstaphylom *s*, Staphyloma conicum.
keratosulfate/*n*: Keratosulfat *s*, Keratoschwefelsäure *w*.
keratotic/*adj*: keratotisch, hornig, verhornt.
keratotome/*n*: Keratom *s*.
keratotomy/*n*: Keratotomie *w*.
keraunoparalysis/*n*: Keraunoparalyse *w*.
Kerckring's folds: Kerckring-Falten.
kerectasis/*n*: Kerektasie *w*, Hornhautvorwölbung *w*.
kerectomy/*n*: Keratektomie *w*.
kerf/*n*: Einschnitt *m*, Kerbe *w*.
kerion/*n*: Kerion *s*.
Kerley B line: Kerley-B-Linie *w*.
kerma [*abbr*] **kinetic energy released in**

matter: Kerma *s*.
kernicterus/*n*: Kernikterus *m*.
Kernig sign: Kernig-Zeichen *s*.
keroid/*adj*: hornhautähnlich.
kerosine/*n*: Kerosin *s*.
ketamine/*n*: Ketamin *s*.
ketazolam/*n*: Ketazolam *s*.
ketene/*n*: Keten *s*.
kethoxal/*n*: Kethoxal *s*.
Kethy's method: Kethy-Methode *w*.
ketoacid/*n*: Ketosäure *w*.
ketoacid carboxylase: Karboxylase *w*.
ketoacidosis/*n*: Ketoazidose *w*.
ketoaciduria/*n*: Ketoazidurie *w*; **branched-chain** ~ Ahornsirupkrankheit *w*.
ketoaldehyde/*n*: Ketoaldehyd *s*.
ketoaminoacidemia/*n*: Ahornsirupkrankheit *w*.
ketoconazole/*n*: Ketoconazol *s*.
keto-enol tautomerism: Keto-Enol-Tautomerie *w*.
ketogenesis/*n*: Ketogenese *w*.
ketogenetic/*adj*: ketogen.
ketogenic/*adj*: ketogen.
ketoglutarate/*n*: Ketoglutarat *s*.
ketoheptose/*n*: Ketoheptose *w*.
ketohexose/*n*: Ketohexose *w*.
ketohydroxyestratrien/*n*: Östron *s*.
ketohydroxyestrin/*n*: Östron *s*.
ketol/*n*: Ketol *s*.
ketole/*n*: Indol *s*.
ketolysis/*n*: Ketolyse *w*.
ketolytic/*adj*: ketolytisch.
ketone/*n*: Keton *s*.
ketone body: Ketonkörper *m*.
ketonemia/*n*: Ketonämie *w*.
ketonemic/*adj*: ketonämisch.
ketonic/*adj*: ketonartig.
ketonuria/*n*: Ketonurie *w*.
ketopentose/*n*: Ketopentose *w*.
ketoplasia/*n*: Ketoplasie *w*, Ketonkörperbildung *w*.
ketoplastic/*adj*: ketoplastisch.
ketoquinolin/*n*: Ketochinolin *s*.
ketoreductase/*n*: Ketoreduktase *w*.
ketose/*n*: Ketosezucker *m*.
ketosis/*n*: Ketose *w*.
ketosteroid/*n*: Ketosteroid *s*.
ketosugar/*n*: Ketozucker *m*.
ketosuria/*n*: Ketosurie *w*.
ketotifen/*n*: Ketotifen *s*.
key, torquing: Drehschlüssel *m*.
key enzyme: Schlüsselenzym *s*.
key stimulus: Schlüsselreiz *m*.
KFD [*abbr*] **Kyasanur forest disease**: Kyasanur-Wald-Krankheit *w*.
khat/*n*: Kat *s*.
khellin/*n*: Khellin *s*.
kibe/*n*: Frostbeule *w*.
Kidd blood group system: Kidd-Blutgruppen.
kidney/*n*: Niere *w*; **artificial** ~ künstliche Niere *w*; **cystic** ~ Zystenniere *w*; **definite** ~ Metanephros *s*, Nachniere *w*; **dystopic** ~ dystope Niere *w*; **fused** ~ Fusionsniere *w*; **inactive** ~ stumme Niere *w*; **infarcted** ~ Niereninfarkt *m*; **middle** ~ Mesonephros *s*, Urniere *w*; **pelvic** ~ Beckenniere *w*; **polycystic**~ Zystenniere *w*; **primordial** ~ Pronephros, Vorniere; **silent** ~ stumme Niere *w*; **wandering** ~ Wanderniere *w*; **waxy** ~ Amyloidniere *w*.
kidney bank: Nierenbank *w*.
kidney basin: Nierenschale *w*.
kidney collecting duct: Sammelrohr *s*.
kidney dialysis: Dialysebehandlung *w*.
kidney disease: Nierenerkrankung *w*; polycystic ~ polyzystische Nierenerkrankung *w*.
kidney failure: Nierenversagen *s*.
kidney function test: Nierenfunktionsprüfung *w*.
kidney infarct: Niereninfarkt *m*.
kidney rupture: Nierenruptur *w*.
kidney stone: Nierenstein *m*.
kidney transplantation: Nierentransplantation *w*.
kidney tray: Nierenschale *w*.
kidney worm: Nierenwurm *m*.
Kielland's forceps: Kielland-Zange *w*.
Kienböck's disease: Kienböck-Krankheit *w*, Lunatummalazie *w*.
kieselguhr/*n*: Kieselgur *w*.
Kiesselbach's area: Locus Kiesselbachii.

Kikuchi's disease

Kikuchi's disease: Kikuchi-Krankheit *w*, histiozytäre nekrotisierende Lymphadenitis *w*.
kill/*vb*: töten.
killed/*adj*: abgetötet.
killer cell: Killerzelle *w*, K-Zelle *w*; **natural ~** natürliche Killerzelle *w*.
killer lymphocyte: Killerzelle *w*, K-Zelle *w*, Killer-Lymphozyt *m*.
killer plasmid: Killerplasmid *s*.
killer strain: Killerstamm *m*.
Killian's operation: Killian-Stirnhöhlenoperation *w*.
kiln/*vb*: trocknen.
kiln sterilization: Trockensterilisation *w*.
Kimmelstiel-Wilson syndrome: Kimmelstiel-Wilson-Syndrom *s*, diabetische Glomerulosklerose *w*.
Kimura disease: Kimura-Krankheit *w*.
kinaesthesia/*n*: Kinästhesie *w*.
kinaesthetic/*adj*: kinästhetisch.
kinase/*n*: Kinase *w*.
kind of bond: Bindungsart *w*.
kindred/*n*, *adj*: 1. Verwandtschaft *w*; 2. verwandt.
kinematic/*adj*: kinematisch.
kinematics/*n*: Bewegungslehre *w*.
kineplasty/*n*: Kineplastik *w*.
kineradiotherapy/*n*: Kineradiotherapie *w*.
kinescope/*n*: Kineskop *s*.
-kinesia: -kinese, -bewegung.
kinesiatrics: Kinesiotherapie *w*, Bewegungstherapie *w*.
kinesimeter/*n*: Kinesimeter *s*.
kinesio-: Kinesio-.
kinesiology/*n*: Kinesiologie *w*.
kinesiometer/*n*: Kinesiometer *s*.
kinesiotherapy/*n*: Kinesiotherapie *w*, Bewegungstherapie *w*.
kinesis/*n*: Kinese *w*, Kinetose *w*.
kinesitherapy/*n*: Kinesiotherapie *w*, Bewegungstherapie *w*.
kinesthesia/*n*: Kinästhesie *w*.
kinesthesiometer/*n*: Kinästhesiometer *s*.
kinesthetic/*adj*: kinästhetisch.
kinetic/*adj*: kinetisch.
kinetics/*n*: Kinetik *w*.
kinetocardiogram/*n*: Kinekardiogramm *s*.
kinetocardiography/*n*: Kinekardiographie *w*.
kinetochore/*n*: Kinetochor *s*, Zentromer *s*.
kinetogenic/*adj*: kinetogen.
kinetonucleus/*n*: Kinetoplast *m*.
kinetoplasm/*n*: Kinetoplasma *s*.
kinetoplast/*n*: Kinetoplast *m*.
kinetosis/*n*: Kinetose *w*, Bewegungskrankheit *w*.
kinetosome/*n*: Kinetosom *s*.
kinetotherapy/*n*: Kinesiotherapie *w*, Bewegungstherapie *w*.
king's evil: Skrofulose *w*.
kinin/*n*: Kinin *s*.
kininase/*n*: Kininase *w*.
kininogen/*n*: Kininogen *s*.
kininogenase/*n*: Kininogenase *w*.
kink/*n*, *vb*: 1. Knick *m*; 2. schlängeln.
kinking/*n*: Kinking *s*, Knickung *w*.
kinky/*adj*: verfilzt.
kinocentrum/*n*: Zentrosom *s*.
kinocilium/*n*: Kinozilie *w*.
kinology/*n*: Kinesiologie *w*.
kinoplasm/*n*: Kinoplasma *s*.
kinosphere/*n*: Aster *w*.
kinovin/*n*: Chinovin *s*, Chinovabitter *s*.
kinship/*n*: Verwandtschaft *w*.
kionitis/*n*: Kionitis *w*, Uvulaentzündung *w*.
kiotomy/*n*: Kiotomie *w*, Uvulektomie *w*.
Kirschner's traction: Kirschner-Drahtextension *w*.
Kirschner's wire: Kirschner-Draht *m*.
kiss/*vb*: küssen.
kissing disease: infektiöse Mononukleose *w*.
kissing spine: Baastrup-Zeichen *s*, Arthrosis interspinosa.
kiss of life: Mund-zu-Mund-Beatmung *w*.
kitasamycin/*n*: Kitasamycin *s*.
KJ [*abbr*] **knee jerk**: Patellarreflex *m*, Quadrizepssehnenreflex *m*.
Kjeldahl's method: Kjeldahl-Test *m*.
Klapp's creeping treatment: Klapp-Kriechübungen.
klebsiella: Klebsiella.

klebsiella pneumonia: Klebsiellenpneumonie w.
Kleine-Levin syndrome: Kleine-Levin-Syndrom s, periodische Schlafsucht w.
kleptomania/n: Kleptomanie w.
Kline test: Kline-Test m.
Klinefelter syndrome: Klinefelter-Syndrom s.
klinokinesis/n: Klinokinese w.
Klippel-Feil syndrome: Klippel-Feil-Syndrom s.
Klippel-Trénaunay syndrome: Klippel-Trénaunay-Syndrom s, angio-osteo-hypertrophisches Syndrom s.
Klüver-Bucy syndrome: Klüver-Bucy-Syndrom s.
Klumpke's paralysis: Klumpke-Lähmung w, untere Armplexuslähmung w.
km value: Km-Wert m.
Knapp's operation: Knapp-Schieloperation w.
knapsack paralysis: Tornisterlähmung w, Rucksacklähmung w.
knee/n: Knie s.
knee arthrography: Kniegelenkarthrographie w.
kneecap/n: Kniescheibe w, Patella.
knee-chest position: Knie-Brust-Lage w.
knee-elbow position: Knie-Ellbogen-Lage w.
knee jerk [abbr] **KJ**: Patellarreflex m, Quadrizepssehnenreflex m.
knee joint: Kniegelenk s.
knee joint effusion: Kniegelenkerguß m.
knee pain/n: Gonagra w.
knee position: Knielage w.
knee presentation: Knielage w.
knee reflex: Patellarreflex m, Quadrizepssehnenreflex m.
knemidokoptes/n: Knemidokoptes w.
knife/n: Messer s; **cautery** ~ Kauter m; **surgical** ~ Skalpell s.
knit/vb: zusammenfügen.
knob/n: Buckel m, Auswuchs m, runder Vorsprung m.
knock/n: Schlag m.
knock-knee: X-Beine w, Genu valgum.
knot/n, adj: 1. Knoten m; **embryonal** ~ Embryoblast m; **false** ~ falscher Knoten m, Weiberknoten m, falscher Nabelschnurknoten m; **net** ~ Karyosom s; **primitive** ~ Primitivknoten m; **true** ~ wahrer Nabelschnurknoten m; 2. knoten.
knuckle/n: Knöchel m, Fingerknöchel m.
knuckle pad: Fingerknöchelchenpolster s.
kocherization/n: Kocher-Duodenalmobilisierung w.
Kocher's forceps: Kocher-Zange w.
Kocher's operation: Kocher-Operation w, Kocher-Reposition w, Kocher-Kragenschnitt m.
Koch's bacillus: Koch-Bazillus m, Mycobacterium tuberculosis.
Koch's phenomenon: Koch-Phänomen s.
Koch's postulates: Koch-Postulate.
Koch-Weeks bacillus: Koch-Weeks-Bakterium s, Haemophilus aegypticus.
Koch-Weeks conjunctivitis: Koch-Weeks-Konjunktivitis w.
Köbner's disease: Köbner-Krankheit w, Epidermitis bullosa.
Köbner's phenomenon: Köbner-Phänomen s.
Köhler's disease: Köhler-Krankheit w.
Koenen's tumor: Koenen-Tumor m.
König's rods: König-Klangstäbe.
Kohs blocks: Kohs-Blöcke.
koilocytosis/n: Koilozytose w.
koilonychia/n: Koilonychie w.
koilosternia/n: Trichterbrust w.
kola nut: Cola-Nuß w.
Kolmer reaction: Kolmer-Reaktion w.
konimeter/n: Koniometer s.
konimetry/n: Koniometrie w.
koniocortex/n: Koniocortex m, granuläre Rinde w.
koniosis/n: Koniose w, Staublungenkrankheit w.
koomiss/n: Kumys m, Milchwein m.
kophemia/n: Worttaubheit w.
Koplik spots: Koplik-Flecken.
koprostearin/n: Koprosterin s.
Korff's fibers: Korff-Fasern.
koro/n: Koro s.

Korotkoff sounds: Korotkoff-Geräusche.
Korsakoff's psychosis: Korsakoff-Syndrom *s*.
Kostmann syndrome: Kostmann-Syndrom *s*, kongenitale Neutropenie *w*.
koumiss/*n*: Kumys *m*, Milchwein *m*.
Kozhevnikov's epilepsy: Kozhevnikov-Epilepsie *w*, Epilepsia partialis continua.
Krabbe's disease: Krabbe-Krankheit *w*, Globoidzellen-Leukodystrophie *w*.
kramotherapy/*n*: Kryotherapie *w*.
kratometer/*n*: Kratometer *s*.
kraurosis/*n*: Kraurosis *w*.
kraurosis vulvae: Kraurosis vulvae *w*.
Krause's corpuscle: Krause-Endorgan *s*.
Krause's end-bulb: Krause-Endorgan *s*.
Krause's membrane: Krause-Membran *w*.
kreatin/*n*: Kreatin *s*.
Krebs cycle: Krebs-Zyklus *m*, Zitronensäurezyklus *m*.
kresol/*n*: Kresol *s*.
Kristeller's method: Kristeller-Handgriff *m*.
Kromayer's lamp: Kromayer-UV-Lampe *w*.
Krompecher's carcinoma: Basaliom *s*, Basalzellkarzinom *s*.
Krukenberg's hand: Krukenberg-Arm *m*.
Krukenberg's tumor: Krukenberg-Tumor *m*.
krypton/*n*: Krypton *s*.
KS [*abbr*] **Kaposi sarcoma**: Kaposi-Sarkom *s*, Retikuloangiomatose *w*, Sarcoma idiopathicum multiplex haemorrhagicum.
KUB [*abbr*] **kidney, ureter, and bladder**: Niere, Harnleiter und Harnblase.
Kühne's terminal plates: Kühne-Endplatten.
Kümmell's disease: Kümmell-Syndrom *s*.

Küntscher nail: Küntscher-Marknagel *m*.
Kufs' disease: Kufs-Hallervorden-Krankheit *w*, amaurotische Idiotie *w*.
Kugelberg-Welander disease: Kugelberg-Welander-Syndrom *s*, neurogene Muskelatrophie *w*.
Kuhnt-Junius disease: Kuhnt-Junius-Krankheit *w*, scheibenförmige Makuladegeneration *w*.
Kulenkampff's anesthesia: Kulenkampff-Plexusanästhesie *w*.
Kunkel syndrome: Kunkel-Krankheit *w*, lupoide Hepatitis *w*.
Kupffer cell: Kupffer-Sternzelle *w*.
kurtosis/*n*: Krümmung *w*.
kuru/*n*: Kuru *s*.
Kurzrok-Miller test: Kurzrok-Miller-Test *m*.
Kussmaul breathing: Kussmaul-Atmung *w*, Azidoseatmung *w*.
Kussmaul-Meier disease: Kussmaul-Meier-Krankheit *w*, Periarteriitis nodosa.
Kussmaul's aphasia: Kussmaul-Aphasie *w*, totale sensorische Aphasie *w*.
Kveim test: Kveim-Nickerson-Hauttest *m*.
kwashiorkor/*n*: Kwashiorkor.
Kyasanur forest disease [*abbr*] **KFD**: Kyasanur-Wald-Krankheit *w*.
kymatism/*n*: Myokymie *w*.
kymogram/*n*: Kymogramm *s*.
kymograph/*n*: Kymograph *m*.
kymographic/*adj*: kymographisch.
kymography/*n*: Kymographie *w*.
kynurenine/*n*: Kynurenin *s*.
kyogenic/*adj*: kyogen.
Kyoto fever: Kyoto-Fieber *s*.
kyphorachitic/*adj*: kyphorachitisch.
kyphoscoliosis/*n*: Kyphoskoliose *w*.
kyphosis/*n*: Kyphose *w*.
kyphotic/*adj*: kyphotisch.

L

L [*abbr*] 1. Lactobacillus; 2. left; 3. levorotatory; 4. light sense; 5. liter; 6. length; 7. lumbar; 8. coefficient of induction: 1. Lactobacillus; 2. links; 3. Gesichtssinn *m*; 4. linksdrehend; 5. Liter *m*; 6. Länge *w*; 7. lumbal; 8. Induktionskoeffizient *m*.
La [*abbr*] lanthanum: Lanthanum *s*, La.
Labarraque solution: Labarraque-Lauge *w*.
Labbé's triangle: Labbé-Dreieck *s*.
label/*n, vb*: 1. Etikett *s*, Kennzeichen *s*; **radioactive** ~ radioaktive Markierung *w*; 2. kennzeichnen, markieren.
labeled/*adj*: deklariert, markiert.
labeling/*n*: Kennzeichnung *w*.
labetalol/*n*: Labetalol *s*.
lab ferment: Labferment *s*.
labial/*adj*: labial.
labialism/*n*: Labialsprache *w*.
labiate/*adj*: lippenförmig.
labile/*adj*: labil.
lability/*n*: Labilität *w*, Unbeständigkeit *w*; **affective** ~ Affektlabilität *w*; **circulatory** ~ Kreislauflabilität *w*; **mental** ~ psychische Labilität *w*.
labilize/*vb*: labilisieren.
lability of mood: Stimmungslabilität *w*.
labioalveolar/*adj*: labioalveolar.
labiochorea/*n*: choreatische Lippenbewegung *w*.
labiodental/*adj*: labiodental.
labiogingival/*adj*: labiogingival.
labioglossopharyngeal/*adj*: labioglossopharyngeal.
labiolingual/*adj*: labiolingual.
labiomental/*adj*: mentolabial, Lippen-Kinn-.
labionasal/*adj*: labionasal.
labiopalatine/*adj*: Lippen-Gaumen-.
labioplasty/*n*: Lippenplastik *w*, Cheiloplastik *w*.
labiorrhaphy/*n*: Cheilorrhaphie *w*.
labioscrotal/*adj*: labioskrotal.
labiotenaculum/*n*: Lippenhaken *m*.
labioversion/*n*: Labialverschiebung *w*.
labor/*n*: Arbeit *w*, Geburt *w*, Wehen; **active** ~ Eröffnungsperiode *w*; **artificial** ~ künstlich eingeleitete Wehen; **complicated** ~ komplizierte Geburt *w*; **delayed** ~ verspätete Geburt *w*; **false** ~ Senkungswehen; **habitual premature** ~ habituelle Frühgeburt *w*; **immature** ~ vorzeitige Wehen; **induced** ~ künstlich eingeleitete Wehen; **mimetic** ~ falsche Wehen; **missed** ~ missed labor, frustrane Wehen; **multiple** ~ Mehrlingsgeburt *w*; **obstructed** ~ Geburtshindernis; **postponed** ~ Spätgeburt *w*; **precipitate** ~ Sturzgeburt *w*; **premature** ~ Frühgeburt *w*; **prolonged** ~ prolongierte Geburt *w*; **protracted** ~ prolongierte Geburt *w*; **spontaneous** ~ Spontangeburt *w*.
laboratory/*n*: Labor *s*; **clinical** ~ klinisches Labor *s*.
laboratory animal: Versuchstier *s*.
laboratory apparatus: Laborgerät *s*.
laboratory diagnosis: Labordiagnose *w*.
laboratory findings: Laborbefunde.
laboratory medicine: Labormedizin *w*.
laboratory strain: Laborstamm *m*.
laboratory test: Laboruntersuchung *w*.
labor curve: Partogramm *s*.
Laborde's forceps: Laborde-Zange *w*.
labored/*adj*: angestrengt.
labergraph/*n*: Partogramm *s*.
labor induction: Geburtseinleitung *w*.
laboring/*n*: Kreißen *s*.
labor onset: Einsetzen der Wehen.
labor pains: Geburtsschmerz *m*.
labor protection: Arbeitsschutz *m*.
labor room: Geburtsvorbereitungsraum *m*.
labor stages: Geburtsphasen.
labrocyte/*n*: Mastzelle *w*.

laburinine/*n*: Cytisin *s*.

labyrinth/*n*: Labyrinth *s*; **acoustic** ~ Schneckenlabyrinth *s*; **bony** ~ knöchernes Labyrinth *s*; **cortical** ~ Nierenrindenlabyrinth *s*; **endolymphatic** ~ häutiges Labyrinth *s*; **ethmoidal** ~ Siebbeinzellen, Labyrinthus ethmoidalis; **membranous** ~ häutiges Labyrinth *s*; **nonacoustic** ~ Vorhoflabyrinth *s*; **osseous** ~ knöchernes Labyrinth *s*; **perilymphatic** ~ Spatium perilymphaticum; **statokinetic** ~ Vorhoflabyrinth *s*.

labyrinthectomy/*n*: Labyrinthektomie *w*.
labyrinthine/*adj*: labyrinthär.
labyrinthitis/*n*: Labyrinthitis *w*; **circumscribed** ~ umschriebene Labyrinthitis *w*.
labyrinthotomy/*n*: Labyrinthotomie *w*.
laccase/*n*: Laccase *w*, p-Diphenoloxidase *w*.
lacerable/*adj*: zerreißbar.
lacerate/*vb*: einreißen.
lacerated/*adj*: ausgefranst, eingerissen.
laceration/*n*: Riß *m*, Ruptur *w*, Rißwunde *w*; **cervical** ~ Zervixriß *m*; **perineal** ~ Dammriß *m*; **vaginal** ~ Scheidenriß *m*.
lacertus/*n*: Lacertus *m*.
lac factor: Laktosefaktor *m*.
lack/*n*: 1. Fehlen *s*, Mangel *m*; 2. fehlen.
lack of criminal responsibility: Unzurechnungsfähigkeit *w*.
lacmus/*n*: Lackmus *m*, Litmus *m*.
lacrimal/*adj*: Tränen-.
lacrimale/*n*: Lakrimale *s*.
lacrimation/*n*: Tränenbildung *w*, Tränensekretion *w*.
lacrimator/*n*: Tränensekretion bewirkende Substanz.
lacrimatory/*adj*: lakrimogen.
lacrimonasal/*adj*: Tränen-Nasen-.
lacrimotome/*n*: Tränengangsmesser *s*.
lacrimotomy/*n*: Tränengangseröffnung *w*, Dakryotomie *w*.
lact-: Lakto-.
lactacidemia/*n*: Laktazidämie *w*.
lactaciduria/*n*: Laktazidurie *w*.
lactagogue/*n*: Galaktagogum *s*.
lactalbumin/*n*: Laktalbumin *s*.

lactam/*n*: Laktam *s*.
β-lactamase/*n*: β-Laktamase *w*.
lactamide/*n*: Laktamid *s*.
lactase/*n*: Laktase *w*, β-Galaktosidase *w*.
lactase deficiency: Laktasemangel *m*.
lactate/*n, vb*: 1. Laktat *s*; **ferrous** ~ Ferrolaktat *s*; 2. Milch absondern.
lactate dehydrogenase [*abbr*] **LDH**: Laktatdehydrogenase *w*, LDH.
lactation/*n*: Milchsekretion *w*, Laktationszeit *w*; **inappropriate** ~ Galaktorrhö *w*.
lactational/*adj*: Laktations-.
lactation amenorrhea: Laktationsamenorrhö *w*.
lactation atrophy: Laktationsinvolution *w*.
lactation cycle: Laktationsperiode *w*.
lactation hormone: Prolaktin *s*.
lactation period: Stillperiode *w*.
lacteal/*adj*: milchig, chylös.
lactenin/*n*: Laktenin *s*.
lactescence/*n*: milchige Beschaffenheit *w*.
lactic/*adj*: milchig.
lacticemia/*n*: Laktazidämie *w*.
lactiferous/*adj*: milchproduzierend.
lactifuge/*n*: Laktifugum *s*.
lactigenous/*adj*: milchproduzierend.
lactigerous/*adj*: Milch sezernierend.
lactin/*n*: Laktose *w*.
lactobacillus/*n*: Laktobazillus *m*, Laktobacterium *s*.
lactobiose/*n*: Laktose *w*, Milchzucker *m*.
lactocele/*n*: Galaktozele *w*.
lactochrome/*n*: Riboflavin *s*.
lactocrit/*n*: Laktokrit *s*.
lactodensimeter/*n*: Laktodensimeter *s*.
lactoferrin/*n*: Laktoferrin *s*.
lactoflavin/*n*: Riboflavin *s*, Vitamin B_2 *s*.
lactogen/*n*: Laktogen *s*; **human placental** ~ [*abbr*] **HPL** laktogenes Plazentahormon *s*.
lactogenesis/*n*: Laktogenese *w*.
lactogenic/*adj*: laktogen.
lactoglobulin/*n*: Laktoglobulin *s*; **immune** ~ Immungalaktoglobulin *s*.
lactometer/*n*: Laktometer *s*.
lactone/*n*: Lakton *s*.

lacto-ovovegetarian/*n*: Laktoovovegetarier *m*.
lactoperoxidase/*n*: Laktoperoxidase *w*.
lactophenin/*n*: Laktophenin *s*.
lactophenol/*n*: Laktophenol *s*.
lactoprotein/*n*: Laktoprotein *s*.
lactorrhea/*n*: Galaktorrhö *w*.
lactosazone/*n*: Laktosazon *s*.
lactoscope/*n*: Laktoskop *s*.
lactose/*n*: Laktose *w*.
lactose intolerance: Laktoseintoleranz *w*.
lactose malabsorption: Laktosemalabsorption *w*.
lactoserum/*n*: Laktoserum *s*, Molke *w*.
lactoside/*n*: Galaktosid *s*.
lactosidosis/*n*: Galaktosidose *w*.
lactosum/*n*: Laktose *w*.
lactosuria/*n*: Laktosurie *w*.
lactotherapy/*n*: Milchdiät *w*.
lactotoxin/*n*: Laktotoxin *s*.
lactotrope/*adj*: laktotrop.
lactotropin/*n*: Prolaktin *s*.
lactovegetarian/*n*: Laktovegetarier.
lactulose/*n*: Laktulose *w*, β-Galaktosidofruktose *w*.
lacunar/*adj*: lakunär, lacunaris.
lacuna skull: Lückenschädel *m*.
lacune/*n*: Grube *w*, Loch *s*, Lacuna.
ladder, social: Statusgradient *m*.
ladder splint: Drahtleiterschiene *w*, Cramer-Schiene *w*.
Ladd-Franklin theory: Ladd-Franklin-Theorie *w*.
Ladin sign: Hegar-Zeichen *s*.
ladyfinger retractor: Bose-Haken *m*.
Laennec's cirrhosis: Laennec-Leberzirrhose *w*, atrophische Leberzirrhose *w*.
Lafora body disease: Lafora-Epilepsie *w*, myoklonische Epilepsie *w*.
Lafora's body: Lafora-Körperchen *s*.
Lafora's disease: Lafora-Epilepsie *w*, myoklonische Epilepsie *w*.
lag/*n*: Verzögerung *w*, Reflexverzögerung *w*.
lageniform/*adj*: kolbenförmig.
lag of sensation: Nachdauer *w*.
lagophthalmus/*n*: Lagophthalmus *m*.

lag phase: Lag-Phase *w*, Verzögerungsphase *w*.
Lagrange's operation: Sklerektomie *w*.
laicism/*n*: Laizismus *m*.
lake/*n, vb*: 1. See *m*, Lacus; **lacrimal** ~ Lacus lacrimalis; 2. hämolysieren.
Laki-Lorand factor: Laki-Lorand-Faktor *m*, Faktor XIII *m*.
laky/*adj*: hämolytisch, lackfarben.
laliatry/*n*: Phoniatrie *w*.
lallation/*n*: Lallen *s*.
Lallemand's bodies: Lallemand-Körper.
lalling/*n*: Lallen *s*.
lalognosis/*n*: Sprachverständnis *s*.
lalopathology/*n*: Sprachheilkunde *w*.
lalopathy/*n*: Lalopathie *w*.
lalophobia/*n*: Lalophobie *w*.
laloplegia/*n*: Laloplegie *w*, Sprechlähmung *w*.
lalorrhea/*n*: Logomanie *w*, Logorrhö *w*.
Lamarckism/*n*: Lamarckismus *m*.
lambda chain: Lambdakette *w*.
lambdacism/*n*: Lambdazismus *m*.
lambdoid/*adj*: lambdaförmig, lambdoideus.
Lambert-Eaton syndrome: Lambert-Eaton-Syndrom *s*, pseudomyasthenisches Syndrom *s*.
lambliasis/*n*: Lambliasis *w*.
lame/*adj*: lahm.
lamel/*n*: Lamelle *w*.
lamellar/*adj*: lamellenartig, Lamellen-.
lamellate/*adj*: lamellenartig.
lamelliform/*adj*: lamellenförmig.
lameness/*n*: Lahmheit *w*.
laminagram/*n*: Schichtbild *s*.
laminagraph/*n*: Tomograph *m*.
laminagraphy/*n*: Schichtdarstellung *w*.
laminar/*adj*: laminär.
laminary/*adj*: Laminar-.
laminated/*adj*: geschichtet.
lamination/*n*: laminäre Struktur *w*.
laminectomy/*n*: Laminektomie *w*.
laminogram/*n*: Tomogramm *s*.
laminographic/*adj*: tomographisch.
laminography/*n*: Tomographie *w*.
laminotomy/*n*: Laminotomie *w*.

lamp

lamp/*n*: Lampe *w*; **ultraviolet** ~ Ultraviolettlampe *w*.
lamprophonia/*n*: Stimmklarheit *w*.
lana/*n*: Wolle *w*.
lanatoside C/*n*: Lanatosid C *s*.
lance/*n*, *vb*: 1. Lanzette *w*, 2. ritzen.
Lancefield classification: Lancefield-Klassifikation *w*.
lanceolate/*adj*: lanzettenförmig.
Lancereaux-Mathieu disease: ikterische Leptospirose *w*.
Lancereaux's classification: Lancereaux-Diabeteseinteilung *w*.
lancet/*n*: Lanzette *w*; **gingival** ~ Zahnfleischlanzette *w*.
lancinating/*adj*: lanzinierend.
lancination/*n*: Lanzination *w*.
Lancisi's nerves: Lancisi-Nerven.
Landau reflex: Landau-Reflex *m*.
Landau's color reaction: Landau-Farbreaktion *w*.
landmark/*n*: Orientierungspunkt *m*.
Landolt ring: Landolt-Ring *m*.
Landolt's bodies: Landolt-Körper.
Landouzy's disease: Landouzy-Déjerine-Atrophie *w*.
Landry's paralysis: Landry-Paralyse *w*, Paralysis spinalis ascendens acuta.
land scurvy: idiopathische thrombozytopenische Purpura *w*.
Landsteiner classification: Landsteiner-Blutgruppeneinteilung *w*.
Lane's disease: Erythema palmoplantare, Palmarsyndrom *s*.
Lane's plates: Lane-Knochenplatten.
Langdon Down's syndrome: Down-Syndrom *s*, Trisomie 21 *w*.
Langenbeck's amputation: Langenbeck-Hämorrhoidektomie *w*.
Langenbeck's noise audiometer: Langenbeck-Lärmaudiometer *s*.
Lange-Nielsen syndrome: Lange-Nielsen-Syndrom *s*.
Langerhans cell: Langerhans-Zelle *w*.
Langerhans islet: Langerhans-Insel *w*.
Langer's axillary line: Langer-Achselbogen *m*.
Langer's lines: Langer-Linien, Hautspaltlinien.
Lange's operation: Lange-Implantation *w*.
Lange's test: Goldsolreaktion *w*.
Langhans giant cell: Langhans-Riesenzelle *w*.
Langhans layer: Zytotrophoblast *m*.
language/*n*: Sprache *w*.
language acquisition: Spracherwerb *m*.
language behavior: Sprachverhalten *s*.
language center: Sprachzentrum *s*.
language development: Sprachentwicklung *w*.
language development disorder: Sprachentwicklungsstörung *w*.
language disorder: Sprachstörung *w*.
language function: Sprachfunktion *w*.
language teaching: Spracherziehung *w*.
language therapy: Sprachtherapie *w*.
languid/*adj*: erschöpft.
languish/*vb*: erschlaffen.
languor/*n*: Mattigkeit *w*.
lanolin/*n*: Lanolin *s*, Wollfett *s*.
lanosterol/*n*: Lanosterin *s*.
Lansing virus: Lansing-Stamm *m*.
Lantermann's incisures: Lantermann-Einkerbungen.
lanthanic/*adj*: asymptomatisch.
lanthanide/*n*: Lanthanoid *s*.
lanthanin/*n*: Oxychromatin *s*.
lanthanum [*abbr*] **La**: Lanthan *s*, La.
lanuginous/*adj*: lanugoartig.
lanugo/*n*: Lanugo.
lanum/*n*: Lanolin *s*.
Lanz point: Lanz-Druckpunkt *m*.
LAP [*abbr*] **lyophilized anterior pituitary**: lyophilisiertes Hypophysenvorderlappengewebe *s*.
lapactic/*adj*: purgativ, kathartisch.
laparectomy/*n*: Laparektomie *w*, Bauchwandexzision *w*.
laparocele/*n*: Laparozele *w*, Bauchwandhernie *w*.
laparocholecystotomy/*n*: Cholezystotomie *w*.
laparocolectomy/*n*: Kolektomie *w*.

laparocolostomy/*n*: Laparokolostomie *w*.
laparocolotomy/*n*: transabdominelle Kolotomie *w*.
laparocystectomy/*n*: Laparozystektomie *w*.
laparocystidotomy/*n*: Laparozystotomie *w*.
laparocystotomy/*n*: Laparozystotomie *w*.
laparoenterostomy/*n*: Laparoenterostomie *w*.
laparoenterotomy/*n*: Laparoenterotomie *w*.
laparogastroscopy/*n*: Laparogastroskopie *w*.
laparogastrostomy/*n*: Laparogastrostomie *w*.
laparogastrotomy/*n*: Laparogastrotomie *w*.
laparohysterectomy/*n*: Laparohysterektomie *w*, abdominale Hysterektomie *w*.
laparohysterotomy/*n*: Laparohysterotomie *w*.
laparoileotomy/*n*: Laparoileotomie *w*.
laparomyitis/*n*: Entzündung der Bauchmuskeln *w*.
laparonephrectomy/*n*: Nierenentfernung nach Flankenschnitt.
laparorrhaphy/*n*: Bauchnaht *w*.
laparosalpingectomy/*n*: abdominale Salpingektomie *w*.
laparosalpingotomy/*n*: abdominale Salpingotomie *w*.
laparoscope/*n*: Laparoskop *s*.
laparoscopy/*n*: Laparoskopie *w*.
laparosplenectomy/*n*: abdominale Milzentfernung.
laparotomize/*vb*: laparotomieren.
laparotomophilia/*n*: Laparotomophilie *w*.
laparotomy/*n*: Laparotomie *w*; **explorative** ~ Probelaparotomie *w*.
Lapicque's constant: Lapicque-Konstante *w*.
lapinization/*n*: Kaninchentierpassage *w*.
lapinize/*vb*: lapinisieren.
lapse/*n*: Lapsus *m*.
lard/*n*: Fett *s*, Schmalz *s*; **benzoinated** ~ Benzoeschmalz *s*, Adeps benzoinatus.
lardaceous/*adj*: fettig, fettartig.
lardworm/*n*: Nierenwurm *m*.
large/*adj*: groß.
large-bore/*adj*: weitlumig.

large-for-date baby: Riesenkind *s*.
larixin/*n*: Larixin *s*.
larkspur/*n*: Rittersporn *m*.
Larrey's amputation: Larrey-Amputation *w*.
Larrey's bandage: Larrey-Verband *m*.
Larrey's spaces: Larrey-Spalte *w*, Trigonum sternocostale.
Larsen-Johansson syndrome: Larsen-Johansson-Syndrom *s*.
Larsen's disease: Larsen-Krankheit *w*.
larva/*n*: Larve *w*.
larvaceous/*adj*: larviert, maskiert.
larvate/*adj*: larviert, maskiert.
larvicide/*n*: Larvizid *s*.
larviposition/*n*: Absetzen von Larven *s*.
laryng-: Laryngo-.
laryngeal/*adj*: laryngeal, laryngealis.
laryngectomee/*n*: laryngektomierter Patient.
laryngectomy/*n*: Laryngektomie *w*.
laryngendoscope/*n*: Laryngoskop *s*.
laryngismus/*n*: Laryngismus *m*.
laryngitic/*adj*: laryngitisch.
laryngitis/*n*: Laryngitis *w*; **acute catarrhal** ~ akute katarrhalische Laryngitis *w*; **atrophic** ~ atrophische Laryngitis *w*; **chronic** ~ chronische Laryngitis *w*; **croupous** ~ kruppöse Laryngitis *w*; **diphtheritic** ~ Kehlkopfdiphtherie *w*; **membranous** ~ membranöse Laryngitis *w*; **subglottic** ~ stenosierende Laryngotracheitis *w*; **tuberculous** ~ Kehlkopftuberkulose *w*.
laryngocele/*n*: Laryngozele *w*.
laryngofission/*n*: Laryngofissur *w*.
laryngofissure/*n*: Laryngofissur *w*.
laryngogram/*n*: Laryngogramm *s*.
laryngography/*n*: Laryngographie *w*.
laryngologic/*adj*: laryngologisch.
laryngology/*n*: Laryngologie *w*.
laryngomalacia/*n*: Laryngomalazie *w*.
laryngoparalysis/*n*: Laryngoparalyse *w*, Kehlkopflähmung *w*.
laryngopathy/*n*: Kehlkopferkrankung *w*.
laryngopharyngeal/*adj*: laryngopharyngeal.
laryngopharyngectomy/*n*: Entfernung des

laryngopharyngitis

Laryngopharynx.
laryngopharyngitis/*n*: Laryngopharyngitis *w*.
laryngopharynx/*n*: Laryngopharynx *m*, Pars laryngea pharyngis.
laryngophony/*n*: Laryngophonie *w*.
laryngophthisis/*n*: Kehlkopftuberkulose *w*.
laryngoplasty/*n*: Kehlkopfplastik *w*.
laryngoplegia/*n*: Kehlkopflähmung *w*.
laryngoptosis/*n*: Laryngoptose *w*.
laryngopyocele/*n*: Kehlkopfabszeß *m*.
laryngorhinology/*n*: Rhinolaryngologie *w*.
laryngorrhagia/*n*: Kehlkopfblutung *w*.
laryngorrhea/*n*: Laryngorrhö *w*.
laryngoscleroma/*n*: Larynxsklerom *s*.
laryngoscope/*n*: Laryngoskop *s*.
laryngoscopic/*adj*: laryngoskopisch.
laryngoscopy/*n*: Laryngoskopie *w*, Kehlkopfspiegelung *w*; **direct** ~ direkte Laryngoskopie *w*; **indirect** ~ indirekte Laryngoskopie *w*.
laryngospasm/*n*: Laryngospasmus *m*, Stimmritzenkrampf *m*.
laryngostasis/*n*: Krupp *m*.
laryngostat/*n*: Laryngostat *m*.
laryngostenosis/*n*: Larynxstenose *w*.
laryngostomy/*n*: Laryngostomie *w*.
laryngostroboscope/*n*: Kehlkopfstroboskop *s*.
laryngotome/*n*: Laryngotom *s*.
laryngotomy/*n*: Laryngotomie *w*, Kehlkopfoperation *w*; **complete** ~ komplette Laryngotomie *w*; **inferior** ~ Krikothyreotomie *w*; **median** ~ Laryngofissur *w*; **superior** ~ Thyreotomie *w*; **thyrohyoid** ~ Thyreotomie *w*.
laryngotracheal/*adj*: laryngotracheal.
laryngotracheitis/*n*: Laryngotracheitis *w*; **infectious** ~ virale Laryngotracheitis *w*.
laryngotracheobronchitis/*n*: Laryngotracheobronchitis *w*.
laryngotracheobronchoscopy/*n*: Laryngotracheobronchoskopie *w*.
laryngotracheoscopy/*n*: Laryngotracheoskopie *w*.
laryngotracheotomy/*n*: Laryngotracheotomie *w*.
laryngoxerosis/*n*: Kehlkopftrockenheit *w*.
larynx/*n*: Kehlkopf *m*, Larynx.
lasanum/*n*: gynäkologischer Stuhl *m*.
Lasègue's contralateral sign: kontralaterales Lasègue-Zeichen *s*, Moutard-Martin-Zeichen *s*.
Lasègue sign: Lasègue-Zeichen *s*.
laser [*abbr*] **light amplification by stimulated emission of radiation**: Laser *m*.
laser iridotomy/*n*: Laseriridotomie *w*.
laser surgery: Laserchirurgie *w*.
laser therapy: Laserbehandlung *w*.
lash/*n*: Wimper *w*.
Lashley's jumping box: Lashley-Sprungkiste *w*.
L-asparaginase/*n*: L-Asparaginase *w*.
Lassa fever: Lassa-Fieber *s*.
Lassar's paste: Lassar-Zinnpaste *w*.
lassitude/*n*: Schwäche *w*, Erschöpfung *w*, Müdigkeit *w*.
latah/*n*: Latah *s*.
latamoxef/*n*: Latamoxef *s*.
late/*adj*: spät.
latency/*n*: Latenz *w*.
latency period: Latenzperiode *w*; **sexual** ~ sexuelle Latenzphase *w*.
latency time: Latenzzeit *w*.
latent/*adj*: latent.
late-onset/*adj*: Alters-, Spät-.
laterad/*adj*: seitwärts.
lateral/*adj*: lateral.
laterality/*n*: Lateralität *w*, Seitenbetonung *w*; **crossed** ~ Seitenpräferenz *w*; **dominant** ~ dominante Hemisphäre *w*.
lateral-viewing: Seitblick *m*.
latericeous/*adj*: ziegelrot.
laterodeviation/*n*: Seitenablenkung *w*.
lateroduction/*n*: Seitwärtsbewegung *w*.
lateroflexion/*n*: Lateroflexion *w*.
laterognathia/*n*: Laterognathie *w*.
lateroposition/*n*: Lateroposition *w*, Seitwärtsverlagerung *w*.
lateropulsion/*n*: Lateropulsion *w*.
laterotorsion/*n*: Lateroversion *w*, Seitwärtswendung *w*.

latex/*n*: Latex *s*.
latex agglutination test: Latexagglutinationstest *m*.
latex fixation test: Latexagglutinationstest *m*.
latex rubber: Latexgummi *m*.
lathyrism/*n*: Lathyrismus *m*.
lathyritic/*adj*: lathyristisch.
latrodectism/*n*: Latrodektismus *m*.
LATS [*abbr*] **long-acting thyroid stimulator**: Long-acting-thyroid-Stimulator, LATS.
lattice/*n*: Gefüge *s*, Gitter *s*; **argentaffine** ~ argyrophile Faser *w*; **crystal** ~ Kristallgitter *s*; **dynamic** ~ dynamisches Gefüge *s*; **square** ~ quadratisches Gitter *s*.
lattice dystrophy of cornea: gitterartige Hornhauttrübung *w*, Haab-Dimmer-Dystrophie *w*.
lattice theory: Gittertheorie *w*.
laudable/*adj*: gesund.
laudanidine/*n*: Laudanidin *s*.
laudanine/*n*: Laudanin *s*.
laudanosine/*n*: Laudanosin *s*, N-Methyltetrahydropapaverin *s*.
laudanum/*n*: Laudanum *s*, Opiumtinktur *w*.
Laufe's forceps: Laufe-Zange *w*.
laugh/*n, vb*: 1. Lachen *s*; **canine** ~ Risus sardonicus; 2. lachen.
laughter/*n*: Gelächter *s*; **compulsive** ~ Zwangslachen *s*; **spasmodic** ~ Lachkrampf *m*.
Laugier's hernia: Laugier-Hernie *w*, Hernia ligamenti Gimbernati.
laurel/*n*: Lorbeer *m*.
Laurell crossed immunoelectrophoresis: zweidimensionale Immunelektrophorese *w*.
Laurence-Biedl syndrome: Laurence-Moon-Biedl-Bardet-Syndrom *s*.
Lauth's violet: Thioninhydrochlorid *s*.
LAV [*abbr*] **lymphadenopathy-associated virus**: lymphadenopathieassoziierter Virus *m*, LAV.
lavage/*n, vb*: 1. Spülung *w*, Lavage *w*; **bronchial** ~ Bronchiallavage *w*; **gastric** ~ Magenspülung *w*; **intestinal** ~ Reinigungseinlauf *m*; **peritoneal** ~ Peritonealdialyse *w*; **pleural** ~ Pleuraspülung *w*; **systemic** ~ Blutwaschung *w*; 2. spülen.
lavage cytology: Lavagezytologie *w*.
lavage fluid: Spülflüssigkeit *w*.
lavation/*n*: Spülung *w*.
Lavdovski's nucleoid: Zentrosom *s*.
lavement/*n*: Spülung *w*, Lavage *w*.
lavender oil: Lavendelöl *s*.
Laveran's bodies: Laveran-Körperchen, Plasmodium malariae.
law/*n*: Gesetz *s*, Prinzip *s*; **biogenetic** ~ biogenetisches Grundgesetz *s*; **distributive** ~ Streuungsgesetz *s*; **myelinogenetic** ~ myelinogenetisches Gesetz *s*; **phonetic** ~ Lautgesetz *s*; **psychophysical** ~ psychophysisches Gesetz *s*.
lawful/*adj*: gesetzlich.
law of analogy: Analogiegesetz *s*.
law of configuration: Gestaltungsgesetz *s*.
law of conflicting associations: Gesetz der widerstreitenden Assoziationen.
law of dominance: 3. Mendelsches Gesetz *s*.
law of inverse square: Abstandquadratgesetz *s*.
law of mass action: Massenwirkungsgesetz *s*.
law of nature: Naturgesetz *s*.
law of regression: Regressionsgesetz *s*.
law of similarity: Ähnlichkeitsgesetz *s*.
law of specific irritability: Müller-Gesetz der spezifischen Reizbarkeit.
law of thermodynamics: thermodynamisches Grundgesetz *s*.
laws of refraction: Brechungsgesetze.
lawsone/*n*: Lawson *s*.
laxation/*n*: Defäkation *w*.
laxative/*n, adj*: 1. Laxans *s*, Abführmittel *s*; 2. laxierend.
laxative abuse: Laxanzienmißbrauch *m*.
laxity/*n*: Laxheit *w*.
lay analysis: Laienanalyse *w*.
layer/*n*: Schicht *w*, Lage *w*; **basal** ~ Basalzellenschicht *w*, Lamina basalis; **blastodermic** ~ Keimblatt *s*; **boundary** ~ Grenzschicht *w*; **cortical** ~ Rinde *w*, Kor-

layer, cuticular

tex *m*; **cuticular** ~ Bürstensaum *m*; **inner granular** ~ innere granuläre Schicht *w*; **intermediate** ~ Zwischenschicht *w*; **medullary** ~ Marklager *s*; **molecular** ~ Molekularschicht *w*; **outer nuclear** ~ äußere Körnerschicht *w*; **separating** ~ Trennschicht *w*; **splanchnic** ~ Splanchnopleura *w*, viszerales Mesoderm *s*; **transversal** ~ Transversalschicht *w*; **visceral** ~ viszerales Keimblatt *s*; **zonal** ~ Stratum zonale.
layer chromatography, thin: Dünnschichtchromatographie *w*.
layered/*adj*: geschichtet.
layering/*n*: Schichtenbildung *w*.
layman/*n*: Laie *m*.
laytherapeut: Laientherapeut *m*.
lazar/*n*: Leprakranker *m*, Aussätziger *m*.
lazar house: Leprosorium *s*.
LBBB [*abbr*] **left bundle branch block**: Linksschenkelblock *m*.
LBF [*abbr*] **Lactobacillus bulgaricus factor**: Pantethein *s*.
LC [*abbr*] **liquid chromatography**: Flüssigkeitschromatographie *w*.
LCAT [*abbr*] **lecithin-cholesterol acyl transferase**: Lezithin-Cholesterin-Azyltransferase *w*.
L chain [*abbr*] **light chain**: leichte Kette *w*, L-Kette *w*.
LCM [*abbr*] **lymphocytic choriomeningitis**: lymphozytäre Choriomeningitis *w*, LCM.
LD [*abbr*] **lethal dose**: Letaldosis *w*.
LD$_{50}$ [*abbr*] **lethal dose fifty percent**: mittlere letale Dosis *w*.
LDH [*abbr*] **lactate dehydrogenase**: Laktatdehydrogenase *w*.
LDL [*abbr*] **low density lipoproteins**: Low density lipoproteins, Lipoproteine niedriger Dichte, LDL.
LDL receptor disease: familiäre Hypercholesterinämie *w*.
L-dopa [*abbr*] **levodopa**: Levodopa *s*, L-Dopa.
LE [*abbr*] **lupus erythematosus**: Lupus erythematodes, LE.
leach/*vb*: auslaugen, herauslösen.

leachate/*n*: Auszug *m*, Perkolat *s*.
leaching/*n*: Auslaugung *w*.
lead/*n, vb*: 1. Blei *s*, Pb, Ableitung *w*; **black** ~ Graphit *s*; **negative** ~ Minusleiter *m*; 2. führen, leiten.
lead acetate: Bleiazetat *s*.
lead anemia: Bleianämie *w*.
lead blindness: Bleiamblyopie *w*.
lead body burden: Bleibelastung *w*.
lead carbonate: Bleikarbonat *s*.
lead chloride: Bleichlorid *s*.
lead chromate: Bleichromat *s*.
lead colic: Bleikolik *w*.
lead crystal: Bleiglas *s*.
leaded/*adj*: mit Blei vergiftet.
lead encephalopathy: Bleienzephalopathie *w*, Encephalopathia saturnina.
leader protein: Leitsequenzprotein *s*.
leader sequence: Leader-Sequenz *w*, Leitsequenz *w*.
lead jacket: Bleimantel *m*.
lead jodide: Bleijodid *s*.
lead line: Bleisaum *m*.
lead nephropathy: Bleinephropathie *w*.
lead neuropathy: Bleineuropathie *w*.
lead nitrate: Bleinitrat *s*.
lead palsy: Bleilähmung *w*.
lead poisoning: Bleivergiftung *w*.
lead-rubber apron: Bleischürze *w*.
leads: Ableitungen *w*; **bipolar** ~ bipolare Ableitungen; **esophageal** ~ Ösophagus-EKG *s*; **precordial** ~ präkordiale Ableitungen, Wilson-Ableitungen; **unipolar** ~ unipolare Ableitungen.
lead shielding: Bleiabschirmung *w*.
lead stomatitis: Bleistomatitis *w*.
leaf/*n*: Blatt *s*, dünne Schicht *w*.
leaflet/*n*: Klappensegel *s*, Broschüre *w*.
leak/*n, vb*: 1. Leck *s*, Loch *s*; 2. lecken.
leakage/*n*: Leckage *w*.
leakage headache: postpunktioneller Kopfschmerz *m*.
leakage radiation: Durchlaßstrahlung *w*.
leakproof/*adj*: undurchlässig.
leaky/*adj*: durchlässig.
lean/*adj*: mager.
leaning open: Anlehnung *w*.

learn/*vb*: lernen.
learning/*n*: Lernen *s*.
learning by discrimination: Diskriminationslernen *s*.
learning difficulty: Lernschwierigkeit *w*.
learning disorder: Lernstörung *w*.
leash/*n*: Band *s*, Bündel *s*.
leaven/*n*: Sauerteig *m*.
lebenswelt/*n*: Lebenswelt *w*.
Leber's congenital amaurosis: Leber-Syndrom *s*.
Leber's optic atrophy: Leber-Optikusatrophie *w*.
Lecat's gulf: Lecat-Bucht *w*.
LE cell [*abbr*] **lupus erythematosus cell**: Lupus erythematodes-Zelle *w*, LE-Zelle *w*.
LE cell test: LE-Zelltest *m*.
lechery/*n*: Wollust *w*.
lechopyra/*n*: Kindbettfieber *s*.
lecithal/*adj*: Lezithin-.
lecithin/*n*: Lezithin *s*.
lecithinase/*n*: Lezithinase *w*, Phospholipase *w*.
lecithinemia/*n*: Lezithinspiegel *m*.
lecithin-cholesterol acyl transferase [*abbr*] **LCAT**: Lezithin-Cholesterin-Azyltransferase *w*, LCAT.
lecithin-cholesterol acyl transferase deficiency: LCAT-Mangel *m*, Norum-Krankheit *w*.
lecithin:sphingomyelin ratio: Lezithin-Sphingomyelin-Quotient *m*.
lecithoblast/*n*: Dotterkeim *m*.
lectin/*n*: Lektin *s*.
lecture/*n*: Lehrveranstaltung *w*.
lecturer/*n*: Dozent *m*.
Lederer's anemia: Lederer-Brill-Anämie *w*.
ledging/*n*: Abstufung *w*.
leech/*n*, *vb*: 1. Blutegel *m*; **American** ~ Macrobdella decora; **artificial** ~ Schröpfkopf *m*; **medicinal** ~ Hirudo medicinalis; 2. behandeln, schröpfen.
leech-craft/*n*: Heilkunde *w*.
leeching/*n*: Schröpfen *s*.
Lee's maneuver: Lee-Handgriff *m*.
LeFort's fracture: LeFort-Fraktur *w*.

left/*adj*: links.
left-handed/*adj*: linkshändig.
left-to-right: links-rechts.
left ventricular: linksventrikulär.
leg/*n*: Bein *s*; **lower** ~ Unterschenkel *m*; **restless** ~ restless legs, Wittmaack-Ekbom-Syndrom *s*, Anxietas tibiarum; **swollen** ~ geschwollenes Bein *s*; **white** ~ Phlegmasia alba dolens.
legal/*adj*: legal, forensisch.
legalization/*n*: Legalisierung *w*.
Legal's disease: Glossopharyngeusneuralgie *w*.
Legal's test: Legal-Probe *w*.
legasthenia/*n*: Legasthenie *w*.
leg flexion sign: Froment-Peroneuszeichen *s*.
Legg's disease: Legg-Calvé-Perthes-Krankheit *w*, Osteochondrose *w*.
leghemoglobin/*n*: Leghämoglobin *s*.
legionellosis/*n*: Legionellose *w*.
legionnaires' disease: Legionärskrankheit *w*, Legionellose *w*.
leg phenomenon: Pool-Schlesinger-Zeichen *s*.
leg raising test, traight: Lasègue-Zeichen *s*.
leg sign: Pool-Schlesinger-Zeichen *s*, Neri-Zeichen *s*.
leg splint: Beinschiene *w*.
legume/*n*: Hülsenfrucht *w*.
legumelin/*n*: Legumelin *s*.
legumin/*n*: Legumin *s*.
leiasthenia/*n*: Asthenie der glatten Muskulatur *w*.
Leichtenstern's encephalitis: hämorrhagische Enzephalitis *w*.
Leichtenstern sign: Leichtenstern-Zeichen *s*.
Leigh's disease: Leigh-Krankheit *w*, subakute nekrotisierende Enzephalomyelopathie *w*.
Leiner's disease: Leiner-Krankheit, Erythrodermia desquamativa neonatorum.
leiodermia/*n*: Leiodermie *w*, Glanzhaut *w*.
leiomyoblastoma/*n*: epitheloides Leiomyom *s*.

leiomyoma/*n*: Leiomyom *s*.
leiomyosarcoma/*n*: Leiomyosarkom *s*.
leiotrichous/*adj*: leotrichös.
Leishman-Donovan body: Leishman-Donovan-Körperchen *s*.
leishmania/*n*: Leishmania.
leishmaniasis/*n*: Leishmaniase *w*; **Brazilian** ~ Haut-Schleimhaut-Leishmaniase *w*; **cutaneous** ~ Hautleishmaniase *w*; **dermal** ~ Hautleishmaniase *w*; **disseminated cutaneous** ~ diffuse Hautleishmaniase *w*; **visceral** ~ Kala-Azar *s*.
leishmanid/*n*: Leishmanid *s*.
leishmanin/*n*: Leishmanin *s*.
leishmanin test: Leishmanintest *m*, Montenegro-Test *m*.
leishmaniosis/*n*: Leishmaniase *w*.
leishmanoid/*n*: Hautleishmanoid *s*.
Leishman's anemia: Leishman-Anämie *w*.
leisure time: Freizeit *w*.
Leloir's disease: diskoider Lupus erythematodes.
Lembert suture: Lembert-Darmnaht *w*.
lemic/*adj*: epidemisch, Seuchen-.
lemmoblast/*n*: Lemnoblast *m*.
lemmocyte/*n*: Lemnozyt *m*, Mantelzelle *w*.
lemology/*n*: Seuchenlehre *w*, Loimologie *w*.
lemon/*n*: Zitrone *w*.
lemoparalysis/*n*: Ösophaguslähmung *w*.
lemostenosis/*n*: Ösophagusstenose *w*.
Lenègre disease: Lenègre-Krankheit *w*.
length/*n*: Länge *w*; **focal** ~ Brennweite *w*.
length-breadth index: Längen-Breiten-Index *m*, Schädelindex *m*.
lengthen/*vb*: verlängern.
lengthening/*n*: Verlängerung *w*.
lengthening reaction: Verlängerungsreaktion *w*.
length-height index: Längen-Höhen-Index *m*.
length of stay: Krankenhausaufenthaltsdauer *w*.
length-tension relation: Länge-Spannkraft-Relation *w*.
lengthwise/*adj*: längs.
Lenhartz diet: Lenhartz-Kost *w*.

leniency effect: Milde-Effekt *m*.
leniquinsin/*n*: Leniquinsinum *s*.
lenitive/*n*, *adj*: 1. Linderungsmittel *s*; 2. lindernd.
Lennander's operation: Lennander-Kulissenschnitt *m*.
Lennox-Gastaut syndrome: Lennox-Gastaut-Syndrom *s*.
lens/*n*: Linse *w*, Augenlinse *w*; **achromatic** ~ achromatische Linse *w*; **aplanatic** ~ Applanatlinse *w*; **biconcave** ~ Bikonkavlinse *w*; **biconvex** ~ Bikonvexlinse *w*; **bifocal** ~ bifokale Linse *w*; **concavoconcave** ~ Bikonkavlinse *w*; **converging** ~ Konvergenzlinse *w*; **crystalline** ~ Augenlinse *w*; **cylindric** ~ Zylinderlinse *w*; **dispersing** ~ Zerstreuungslinse *w*; **toric** ~ torische Linse *w*.
lens capsule: Linsenkapsel *w*.
lens cone: Lentikonus *m*.
lens curvature: Linsenkrümmung *w*.
lens dislocation: Linsenluxation *w*.
lens implantation: Linsenimplantation *w*.
lens opacity: Linsentrübung *w*.
lens opening: Blendenöffnung *w*.
lens pit: Linsenplakode *w*.
lens placode: Linsenplakode *w*.
lens scoop: Starlöffel *m*.
lens star: Linsenstar *m*.
lens subluxation: Linsensubluxation *w*.
lens system: Linsensystem *s*; **rigid** ~ starres Linsensystem *s*.
lens turret: Objektrevolver *m*.
lens vesicle: Linsenbläschen *s*.
lentectomize/*n*: Augenlinsenentfernung *w*.
lenticel/*n*: Lenticula.
lenticonus/*n*: Lentikonus *m*.
lenticular/*adj*: linsenförmig, lentikulär, lenticularis.
lentiform/*n*: linsenförmig, lentikulär.
lentiginosis/*n*: Lentiginose *w*; **progressive cardiomyopathic** ~ LEOPARD-Syndrom *s*, kardiokutanes Syndrom *s*.
lentiginous/*adj*: lentiginös.
lentiglobus/*n*: Lentiglobus *m*, Sphärophakie *w*.
lentigo/*n*: Lentigo *w*; **malignant** ~ Du-

breuilh-Hutchinson-Krankheit w.
lentitis/n: Lentitis w.
lentivirus/n: Lentivirus m.
lentoptosis/n: Linsenvorfall m.
leonine/adj: Löwen-, leoninus.
leontiasis/n: Leontiasis w, Löwengesicht s.
Leopard syndrome: LEOPARD-Syndrom s, kardiokutanes Syndrom s.
Leopold's law: Leopold-Gesetz s.
Leopold's maneuver: Leopold-Handgriff m.
leotropic/adj: linkswendig.
lepidoma/n: Lepidom s.
lepidoptera/n: Schmetterlinge.
lepidosis/n: Schuppenbildung w.
lepore hemoglobin: Lepore-Hämoglobin s.
lepothrix/n: Trichomycosis axillaris.
lepra/n: Lepra w.
leprechaunism/n: Leprechaunismus m, Donohue-Syndrom s.
leprid/n: Leprid s.
leprolin/n: Leprolin s.
leproma/n: Leprom s, Lepraknoten m.
lepromatous/adj: lepromatös.
lepromin/n: Lepromin s.
lepromin anergy: Leprominanergie w.
lepromin test: Leprominreaktion w.
leprosary/n: Leprosorium s.
leprostatic/n, adj: 1. Leprostatikum s; 2. leprostatisch.
leprosy/n: Lepra w; **anesthetic** ~ tuberkulöse Lepra w; **cutaneous** ~ lepromatöse Lepra w; **dimorphous** ~ dimorphe Lepra w, Borderline-Lepra w; **indeterminate** ~ Lepra indeterminata, uncharakteristische Lepra w; **lazarine** ~ Erythema nodosum leprosum; **lepromatous** ~ lepromatöse Lepra w; **macular** ~ tuberkuloide Lepra w; **tuberculoid** ~ tuberkuloide Lepra w.
leprotic/adj: leprös.
leprous/adj: leprakrank.
leptazol/n: Pentetrazol s, Pentamethylentetrazol s.
leptocephaly/n: Leptozephalie w.
leptocyte/n: Leptozyt m.
leptocytosis/n: Leptozytose w.
leptodactyly/n: Leptodaktylie w.

leptodermic/adj: dünnhäutig.
leptokurtic/adj: gewölbt, überhöht.
leptomeningeal/adj: leptomeningeal.
leptomeningioma/n: Leptomeningiom s.
leptomeningitis/n: Leptomeningitis w; **sarcomatous** ~ sarkomatöe Leptomeningitis w.
leptomonas/n: Leptomonas m.
leptomorph/adj: leptomorph.
leptomorphy/n: Leptomorphie w.
leptonema/n: Leptonem s.
leptonomorphology/n: Morphologie der Membranen w.
leptopellic/adj: engbeckig.
leptophonia/n: Stimmschwäche w.
leptoprosopia/n: Leptoprosopie w.
leptoprosopic/adj: leptoprosop, langgesichtig.
leptosomatic/adj: leptosom.
leptosomia/n: leptosomer Körperbau m.
leptosomic/adj: leptosom.
leptospiral/adj: Leptospiren-.
leptospire/n: Leptospira.
leptospirosis/n: Leptospirose w, Weil-Krankheit w; **anicteric** ~ anikterische Leptospirose w; **benign** ~ anikterische Leptospirose w.
leptotene/n: Leptotän s.
leptothricosis/n: Leptotrichose w.
leptothrix/n: Leptothrix.
leptotrichosis/n: Leptotrichose w.
leresis/n: Altersschwatzhaftigkeit w.
Leriche's disease: Leriche-Krankheit w, posttraumatische Osteoporose w.
Leriche syndrome: Leriche-Syndrom s, Aortenbifurkationssyndrom s.
Léri's disease: Léri-Krankheit w, Melorheostose w.
Léri sign: Léri-Zeichen s.
Léri-Weill syndrome: Léri-Weill-Syndrom s.
Lermoyez syndrome: Lermoyez-Syndrom.
lesbian/adj: lesbisch.
lesbianism/n: Lesbierinnentum s.
Lesch-Nyhan syndrome: Lesch-Nyhan-Syndrom s.

lesion/*n*: Läsion *w*, Schädigung *w*; **cutaneous** ~ Hautläsion *w*; **dermatologic** ~ Hautläsion *w*; **discrete** ~ diskrete Läsion *w*; **elevated** ~ erhabene Läsion *w*; **flat** ~ flache Läsion *w*; **focal** ~ Herdläsion *w*; **gross** ~ makroskopische Läsion *w*; **initial syphilitic** ~ Primäraffekt *m*; **patchy** ~ fleckförmige Läsion *w*; **primary** ~ Primäraffekt *m*; **round** ~ Rundherd *m*; **skip** ~ Skip lesion; **structural** ~ Gewebsläsion *w*; **tumorlike** ~ Pseudotumor *m*; **vascular** ~ Gefäßläsion *w*.
lessening/*n*: Verminderung *w*.
lesser/*adj*: kleiner, minor.
Lesser's test: Lesser-Test *m*.
LET [*abbr*] **linear energy transfer**: lineare Energieübertragung *w*.
lethal/*adj*: letal.
lethality/*n*: Letalität *w*.
lethality rate: Letalitätsrate *w*.
lethargic/*adj*: lethargisch.
lethargy/*n*: Lethargie *w*; **African** ~ afrikanische Schlafkrankheit *w*; **induced** ~ hypnotische Trance *w*.
Letterer-Siwe disease: Abt-Letterer-Siwe-Krankheit *w*.
Leu [*abbr*] **leucine**: Leucin *s*, Leuzin *s*.
leuc-: Leuko-.
leucemia/*n*: Leukämie *w*.
leucine [*abbr*] **Leu**: Leucin *s*, Leuzin *s*.
leucine aminopeptidase: Leuzinaminopeptidase *w*.
leucinocaine/*n*: Leucinocain *s*.
leucinosis/*n*: Leuzinose *w*, Ahornsirupkrankheit *w*.
leucinuria/*n*: Leuzinurie *w*.
leucismus/*n*: Leuzismus *m*, Albinismus partialis.
leucitis/*n*: Skleritis *w*.
leucocianidol/*n*: Leucocianidol *s*.
leucocidin/*n*: Leucocidin *s*.
leucocyte/*n*: Leukozyt *m*; **polymorphonuclear** ~ polymorphkerniger Leukozyt *w*.
leucofluorescein/*n*: Leukofluoreszein *s*.
leucomycin/*n*: Leucomycin *s*, Kitasamycin *s*.
leucopterin/*n*: Leukopterin *s*.
leucosin/*n*: Leukosin *s*.
leucovorin/*n*: Leukovorin *s*, N-Formyltetrahydrofolsäure *w*.
leuk-: Leuko-.
leukapheresis/*n*: Leukopherese *w*.
leukemia/*n*: Leukämie *w*; **acute lymphatic** ~ akute lymphatische Leukämie *w*, ALL; **acute myeloid** ~ akute myeloische Leukämie *w*, AML; **aleukemic** ~ aleukämische Leukämie *w*; **basophilic** ~ Basophilenleukämie *w*; **chronic granulocytic** ~ chronische myeloischen Leukämie *w*; **chronic myelocytic** ~ chronische myeloischen Leukämie *w*; **embryonal** ~ Stammzellenleukämie *w*; **eosinophilic** ~ Eosinophilenleukämie *w*; **hairy-cell** ~ Haarzellenleukämie *w*; **hemoblastic** ~ Stammzellenleukämie *w*; **lymphatic** ~ lymphatische Leukämie *w*; **lymphoblastic** ~ Lymphoblastenleukämie *w*; **megakaryocytic** ~ hämorrhagische Thrombozythämie *w*; **monocytic** ~ Monozytenleukämie *w*, Naegeli-Leukämie *w*; **myelogenous** ~ myeloische Leukämie *w*; **undifferentiated** ~ Stammzellenleukämie *w*.
leukemia virus, murine: Mäuseleukämievirus *m*.
leukemic/*adj*: leukämisch.
leukemid/*n*: Leukämid *s*.
leukemogen/*n*: Leukämogen *s*.
leukemogenesis/*n*: Leukämogenese *w*.
leukemogenic/*adj*: leukämogen.
leukemoid/*n*: Leukämoid *s*, leukämoide Reaktion *w*.
leukencephalitis/*n*: Leukoenzephalitis *w*.
leukin/*n*: Leukin *s*.
leukergy/*n*: Leukergie *w*.
leukoagglutinin/*n*: Leukoagglutinin *s*.
leukoblast/*n*: Leukoblast; **granular** ~ Promyelozyt *m*.
leukoblastosis/*n*: Leukoblastose *w*.
leukocidin/*n*: Leokozidin *s*.
leukocoria/*n*: Leukokorie *w*.
leukocytal/*adj*: leukozytär.
leukocytapheresis/*n*: Leukapherese *w*.
leukocyte/*n*: Leukozyt *m*; **basophilic** ~ Basophiler *m*; **endothelial** ~ Endotheliozyt

m; **eosinophilic** ~ Eosinophiler *m*; **granular** ~ Granulozyt *m*; **hyaline** ~ Monozyt *m*; **mononuclear** ~ mononukleärer Leukozyt *m*; **neutrophilic** ~ Neutrophiler *w*; **polymorphonuclear** ~ Polymorphkerniger *m*; **transitional** ~ Monozyt *m*.

leukocyte alkaline phosphatase: alkalische Leukozytenphosphatase *w*.

leukocyte antigen, human [*abbr*] **HLA**: humanes Leukozytenantigen *s*, HLA.

leukocyte cast: Leukozytenzylinder *m*.

leukocyte count: Leukozytenzählung *w*, Leukozytenzahl *w*.

leukocyte counter: Leukozytenzählgerät *s*.

leukocyte infiltration: Leukozyteninfiltration *w*.

leukocyte migration: Leukozytenmigration *w*.

leukocyte migration test: Makrophagenmigrationstest *m*.

leukocyte transfusion: Leukozytentransfusion *w*.

leukocythemia/*n*: Leukämie *w*.

leukocytic/*adj*: leukozytär.

leukocytoblast/*n*: Myeloblast *m*.

leukocytogenesis/*n*: Leukozytopoese *w*.

leukocytoid/*adj*: leukozytenähnlich.

leukocytolysin/*n*: Leukocytolysin *s*.

leukocytolysis/*n*: Leukozytenzerfall *m*.

leukocytoma/*n*: Leukozytom *s*.

leukocytometer/*n*: Leukozytenpipette *w*.

leukocytopenia/*n*: Leukopenie *w*.

leukocytoplania/*n*: Leukozytenmigration *w*.

leukocytopoiesis/*n*: Leukozytopoese *w*.

leukocytosis/*n*: Leukozytose *w*.

leukocytotaxis/*n*: Leukotaxis *w*.

leukocytotoxic/*adj*: leukozytotoxisch.

leukocytotoxin/*n*: Leukozytotoxin *s*.

leukocyturia/*n*: Leukozyturie *w*.

leukoderma/*n*: Leukoderm *s*; **syphilitic** ~ syphilitisches Leukoderm *s*.

leukodermia/*n*: Leukoderm *s*.

leukodextrin/*n*: Leukodextrin *s*.

leukodystrophy/*n*: Leukodystrophie *w*; **globoid** ~ Globoidzellen-Leukodystrophie *w*, Krabbe-Krankheit *w*; **metachromatic** ~ metachromatische Leukodystrophie *w*, familiäre juvenile diffuse Sklerose *w*, Scholz-Bielschowsky-Henneberg-Sklerose *w*; **spongiform** ~ Canavan-Krankheit *w*; **sudanophilic** ~ sudanophile Leukodystrophie *w*, familiäre zentrolobuläre Hirnsklerose *w*.

leukoedema/*n*: Leukoplakia buccalis.

leukoencephalitis/*n*: Leukoenzephalitis *w*; **acute hemorrhagic** ~ akute hämorrhagische Leukoenzephalitis *w*; **subacute sclerosing** ~ subakute sklerosierende Leukoenzephalitis *w*, Van-Bogart-Sklerose *w*.

leukoencephalopathy/*n*: Leukoenzephalopathie *w*; **metachromatic** ~ metachromatische Leukodystrophie *w*; **progressive multifocal** ~ progressive multifokale Leukoenzephalopathie *w*, PML.

leukoencephaly/*n*: Leukoenzephalopathie *w*.

leukoerythroblastosis/*n*: Erythroleukämie *w*.

leukogram/*n*: Leukogramm *s*, Differentialblutbild *s*.

leukokeratosis/*n*: Leukoplakie *w*.

leukokinesis/*n*: Leukozytenbeweglichkeit *w*.

leukokraurosis/*n*: Craurosis vulvae.

leukolymphosarcoma/*n*: lymphosarkomatöse Leukämie *w*.

leukolysin/*n*: Leukolysin *s*.

leukolysis/*n*: Leukozytolyse *w*.

leukoma/*n*: Leukom *s*.

leukomaine/*n*: Leukomain *s*.

leukomatous/*adj*: leukomatös.

leukomelanoderma/*n*: Leukomelanodermie *w*.

leukomonocyte/*n*: Lymphozyt *m*.

leukomyelitis/*n*: Leukomyelitis *w*.

leukomyelopathy/*n*: Leukomyelopathie *w*.

leukomyoma/*n*: Lipomyom *s*.

leukon/*n*: Leukon *s*.

leukonychia/*n*: Leukonychie *w*.

leukopathia/*n*: Leukoderm *s*.

leukopathy/*n*: Leukopathie *w*; **symmetrical progressive** ~ progressive symmetrische Leukopathie *w*.
leukopedesis/*n*: Leukodiapedese *w*.
leukopenia/*n*: Leukopenie *w*.
leukopenic/*adj*: leukopenisch.
leukopheresis/*n*: Leukopherese *w*.
leukophyl/*n*: Leukophyll *s*.
leukoplakia/*n*: Leukoplakie *w*; **cervical** ~ Zervixleukoplakie *w*; **hairy** ~ Haarleukoplakie *w*.
leukoplasia/*n*: Leukoplakie *w*.
leukopoiesis/*n*: Leukopoese *w*.
leukopoietin/*n*: Leukopoetin *s*.
leukopsin/*n*: Leukopsin *s*.
leukorrhagia/*n*: Leukorrhagie *w*.
leukorrhea/*n*: Leukorrhö *w*.
leukosarcoma/*n*: Leukosarkom *s*.
leukosis/*n*: Leukose *w*, Leukämie *w*.
leukosis virus, avian: Hühnerleukämievirus *m*.
leukotactic/*adj*: leukotaktisch.
leukotaxine/*n*: Leukotaxin *s*.
leukotaxis/*n*: Leukotaxis *w*.
leukotherapy/*n*: Leukozytentransfusion *w*.
leukotome/*n*: Leukotom *s*.
leukotomy/*n*: Leukotomie *w*.
leukotoxic/*adj*: leukozytotoxisch.
leukotoxin/*n*: Leukotoxin *s*.
leukotrichia/*n*: Leukotrichose *w*.
leukotriene/*n*: Leukotrien *s*.
leukourobilin/*n*: Leukourobilin *s*.
leukovirus/*n*: Leukämievirus *m*.
leuprorelin/*n*: Leuprorelin *s*.
leurocristin/*n*: Leurocristin *s*, Vincristin *s*.
Levaditi's method: Levaditi-Imprägnationsfärbung *w*.
Levaditi stain: Levaditi-Imprägnationsfärbung *w*.
levallorphan/*n*: Levallorphan *s*.
levamfetamine/*n*: Lev-amfetamin *s*, Levamphetamin *s*.
levamisole/*n*: Levamisolum *s*.
levan/*n*: Lävan *s*.
levansucrase/*n*: Levansucrase *w*.
levarterenol/*n*: Levarterenol *s*, Norepinephrin *s*.
levator sign: Levatorzeichen *s*, Cestan-Zeichen *s*.
levator sling: Levatorschlinge *w*.
LeVeen shunt: LeVeen-Shunt *m*, peritoneovenöser Shunt *m*.
level/*n, adj*: 1. Niveau *s*, Grad *m*, Stufe *w*, Spiegel *m*; **translational** ~ Translationsebene *w*; 2. eben.
leveling/*n*: Nivellierung *w*.
level of aspiration: Anspruchsniveau *s*.
level of knowledge: Wissensstand *m*.
level of significance: Signifikanzniveau *s*, Irrtumswahrscheinlichkeit *w*.
level of vocational standard: Ausbildungsstand *m*.
levels of character: Charakterschichten.
lever/*n*: Heber *m*, Löffel *m*; **obstetric** ~ Geburtslöffel *m*.
levicellular/*adj*: mit glatten Zellen.
levigate/*vb*: pulverisieren.
levigation/*n*: Pulverisierung *w*.
Levin's tube: Levin-Sonde *w*.
levisoprenaline/*n*: Levisoprenalin *s*.
levitation/*n*: Levitation *w*.
levobunolol/*n*: Levobunolol *s*.
levocardia/*n*: Lävokardie *w*.
levocardiogram/*n*: Lävokardiogramm *s*.
levocardiography/*n*: Lävokardiographie *w*.
levoclination/*n*: Lävoklination *w*.
levocycloduction/*n*: Lävozykloduktion *w*.
levo-dihydroxyphenylalanine: L-Dopa *s*.
levodopa [*abbr*] **L-dopa**/*n*: Levodopa *s*, L-Dopa.
levofuraltadone/*n*: Levofuraltadonum *s*.
levogram/*n*: Lävoelektrokardiogramm *s*.
levomenol/*n*: Levomenol *s*.
levomepromazine/*n*: Levomepromazin *s*.
levomethadone/*n*: Levomethadon *s*.
levomethorfan/*n*: Levomethorphan *s*.
levomycetin/*n*: Levomycetin *s*.
levonorgestrel/*n*: Levonorgestrel *s*.
levopropoxyphene/*n*: Levopropoxyphen *s*.
levopropylcillin potassium: Propicillin *s*.
levopropylhexidrine/*n*: Levopropylhexidrin *s*.

levorin/*n*: Levorin *s*.
levorotation/*n*: Linksdrehung *w*.
levorotatory [*abbr*] **l**/*adj*: linksdrehend.
levorphan/*n*: Levorphan *s*.
levorphanol/*n*: Levorphanol *s*.
levothyroxine/*n*: Laevothyroxin *s*.
levothyroxine sodium: Levothyroxin-Natrium *s*.
levoversion/*n*: Linkswendung *w*.
levoxadrol/*n*: Levoxadrol *s*.
Lev's disease: Lev-Krankheit *w*.
levulosan/*n*: Fruktosan *s*.
levulose/*n*: Lävulose *w*, Fruktose *w*.
levulosemia/*n*: Fruktosämie *w*.
levulosuria/*n*: Fruktosurie *w*.
levurid/*n*: Levurose *w*.
lewisite/*n*: Lewisit *s*, Gelbkreuz *s*.
Lewis system: Lewis-Blutgruppen.
Leyden's crystalls: Leyden-Kristalle.
Leydig cell: Leydig-Zwischenzelle *w*.
Leydig cell tumor: Leydig-Zwischenzelltumor *m*.
Leydig's tumor: Leydig-Zwischenzelltumor *m*.
LFD [*abbr*] **least fatal dose**: kleinste letale Dosis *w*.
L-form: L-Form *w*, L-Phase *w*.
LGH [*abbr*] **lactogenic hormone**: Prolaktin *s*.
LGL [*abbr*] **large granular lymphocyte**: großer granulärer Lymphozyt *m*, GGL.
LH [*abbr*] **luteinizing hormone**: luteinisierendes Hormon *s*.
Lhermitte sign: Lhermitte-Zeichen *s*.
LHRH [*abbr*] **luteinizing hormone releasing hormone**: Luteinisierungshormon freisetzendes Hormon *s*, LHRH.
Li [*abbr*] **lithium**: Lithium *s*, Li.
liability/*n*: Verantwortung *w*, Haftung *w*.
liberate/*vb*: freisetzen, entbinden.
liberation/*n*: Freisetzung *w*, Entbindung *w*.
libidinal/*adj*: libidinös.
libidinisation/*n*: Libidinisierung *w*.
libido/*n*: Libido *w*; **narcissistic** ~ narzißtische Libido *w*; **objectional** ~ Objektlibido *w*; **sexual** ~ Libido sexualis.
libido fixation: Libidofixierung *w*.

Libman-Sacks disease: Libman-Sacks-Endokarditis *w*.
lichen/*n*: Lichen *m*.
lichenase/*n*: Laminarinase *w*.
lichenification/*n*: Lichenifikation *w*.
lichenified/*adj*: lichenifiziert.
licheniformin/*n*: Licheniformin *s*.
lichenin/*n*: Lichenin *s*.
lichenization/*n*: Lichenisation *w*.
lichenoid/*adj*: lichenähnlich.
Lichtheim's aphasia: Lichtheim-Aphasie *w*, transkortikale Aphasie *w*.
Lichtheim's disease: Lichtheim-Syndrom *s*, funikuläre Spinalerkrankung *w*.
Lichtheim sign: Lichtheim-Phänomen *s*.
Lichtheim's test: Lichtheim-Prüfung *w*.
Lichtwitz trocar: Lichtwitz-Trokar *m*.
licorice/*n*: Lakritze *w*.
lid/*n*: Augenlid *s*; **granular** ~ Trachom *s*.
lid closure: Lidschluß *m*.
Liddel-Sherrington reflex: Sherrington-Reflex *m*, Streckreflex *m*.
Liddle syndrome: Liddle-Syndrom *s*, Pseudohyperaldosteronismus *m*.
lid drop: Ptosis *w*.
lid margin: Lidrand *m*.
lidocaine/*n*: Lidocain *s*.
lidoflazine/*n*: Lidoflazin *s*.
lid paralysis: Lidlähmung *w*.
lid reflex: Lidreflex *m*.
lid retraction: Lidretraktion *w*.
lie/*n, vb*: 1. Lüge *w*; Lage *w*, Kindslage *w*; **transverse** ~ Transversallage *w*; 2. lügen.
Lieberkühn's crypts: Lieberkühn-Krypten.
Liebermann's test: Liebermann-Burchard-Reaktion *w*.
Liebermeister's groove: Liebermeister-Furche *w*.
Liebig's test: Liebig-Reaktion *w*.
lie detector: Lügendetektor *m*.
lienectomy/*n*: Splenektomie *w*.
lienography/*n*: Splenographie *w*.
lientery/*n*: Lienterie *w*.
Lieutaud's triangle: Lieutaud-Dreieck *s*, Trigonum vesicae.
LIF [*abbr*] **1. leukocyte inhibitory fac-**

tor; 2. **leukocytosis inducing factor**: 1. Leukozytenhemmfaktor *m*; 2. Leukozytose induzierender Faktor *m*.

life/*n*: Leben *s*; **emotional** ~ Gefühlsleben *s*; **instinctual** ~ Triebleben *s*; **psychic** ~ Seelenleben *s*; **intrauterine** ~ Intrauterinperiode *w*.

life career: Lebenslauf *m*.

life cycle: Lebenszyklus *m*, Individualzyklus *m*.

life expectancy: Lebenserwartung *w*.

life event: Lebensereignis.

life history: Lebensgeschichte *w*.

life instinct: Lebenstrieb *m*.

life insurance: Lebensversicherung *w*.

life island: Life-island *s*, steriles Isolierzelt *s*.

lifeless/*adj*: leblos.

lifelong/*adj*: lebenslänglich, bleibend.

life perspective: Lebensperspektive *w*.

lifesaving/*adj*: lebensrettend.

life sciences: biologische Naturwissenschaften.

life space: Lebensraum *m*.

life span: Lebensspanne *w*.

life support, basic [*abbr*] **BLS**: Herz-Lungen-Wiederbelebung *w*.

life table: Sterbetafel *w*.

life-threatening/*adj*: lebensbedrohlich.

lifetime: Lebenszeit *w*.

life-wood: Kreuzkraut *s*, Senecio.

lift/*vb*: heben.

lifting/*n*: Lifting *s*, Heben *s*.

ligament/*n*: Ligament *s*, Band *s*, Ligamentum.

ligamentopexy/*n*: Ligamentopexie *w*.

ligamentous/*adj*: ligamentär, ligamentosus.

ligand/*n*: Ligand *m*.

ligandin/*n*: Ligandin *s*.

ligase/*n*: Ligase *w*.

ligate/*vb*: binden.

ligation/*n*: Abbinden *s*, Unterbinden *s*; **tubal** ~ Tubenligatur *w*.

ligature/*n, vb*: 1. Ligatur *w*; **elastic** ~ elastische Ligatur *w*; **interlocking** ~ Kettenligatur *w*; **lateral** ~ laterale Ligatur *w*, unvollständige Ligatur *w*; **occluding** ~ Okklusionsligatur *w*; **provisional** ~ provisorische Ligatur *w*; **soluble** ~ resorbierbare Ligatur *w*; **terminal** ~ Abbinden eines resezierten Gefäßes; 2. abbinden.

ligature carrier: Fadenführer *m*.

ligature forceps: Fadenpinzette *w*.

light/*n, adj, vb*: 1. Licht *s*; **actinic** ~ chemisch wirksames Licht *s*; **axial** ~ paralleles Licht *s*; **central** ~ paralleles Licht *s*; **coherent** ~ kohärentes Licht *s*; **direct** ~ Auflicht *s*; **incidental** ~ einfallendes Licht *s*; **infrared** ~ Infrarotlicht *s*; **monochromatic** ~ monochromatisches Licht *s*; **polarized** ~ polarisiertes Licht *s*; **transmitted** ~ durchfallendes Licht *s*; **ultraviolet** ~ Ultraviolettstrahlung *w*; 2. hell, leicht; 3. beleuchten.

light adaptation: Helladaptierung *w*.

light barrier: Lichtschranke *w*.

light beam: Lichtstrahl *m*.

light bundle: Lichtbündel *s*.

light diffuser: Lichtraster *m*.

light diffusive power: Lichtzerstreuungskraft *w*.

light dread: Lichtscheu *w*.

light energy: Lichtenergie *w*.

lightening/*n*: Stellwehen.

light exposure: Lichtexposition *w*.

lightfast/*adj*: lichtecht.

light-headed/*adj*: verwirrt, schwindlig.

lighting/*n*: Beleuchtung *w*, Illumination *w*.

light lock: Bettenschleuse *w*.

lightmeter/*n*: Belichtungsmesser *m*.

light microscope: Lichtmikroskop *s*.

lightness/*n*: Helligkeit *w*, Helligkeitswahrnehmung *w*.

lightning/*n*: Blitz *m*.

lightning stroke: Blitzschlag *m*.

light paralysis: Keraunoparalyse *w*.

light probe technique: Lichtsondentechnik *w*.

light radiation: Lichtstrahlung *w*.

light reflex: Lichtreflex *m*, Pupillenreflex *m*; **consensual** ~ konsensuelle Pupillenreaktion *w*.

light sense: Lichtsinn *m*.

light-sensitive/*adj*: lichtempfindlich.
light source: Lichtquelle *w*.
light-tight/*adj*: lichtundurchlässig.
light transmission: Lichtdurchlässigkeit *w*.
light treatment: Lichtbehandlung *w*.
Lightwood-Albright syndrome: Lightwood-Albright-Syndrom *s*, renale tubuläre Azidose *w*.
light yellow: hellgelb.
Lignac-Fanconi disease: Lignac-Fanconi-Krankheit *w*, Zystinose *w*.
ligneous/*adj*: hölzern.
lignin/*n*: Lignin *s*.
lignocaine/*n*: Lidocain *s*.
ligroine/*n*: Ligroin *s*, Petroläther *m*.
like-dislike: Anziehung-Abneigung *w*.
likelihood/*n*: Wahrscheinlichkeit *w*.
likeness/*n*: Ähnlichkeit *w*.
lilac/*adj*: lila.
limb/*n*: Extremität *w*, Schenkel *m*; **anacrotic** ~ anakrotischer Schenkel *m*; **artificial** ~ Prothese *w*; **ascending** ~ aufsteigender Schenkel *m*; **pectoral** ~ Arm *m*; **pelvic** ~ Bein *s*; **thoracic** ~ Arm *m*.
limbal/*adj*: Perikorneal-.
limb bath: Teilbad *s*.
limb darkening: Randverdunkelung *w*.
limb-girdle muscular dystrophy: Beckengürtelmuskeldystrophie *w*.
limbic/*adj*: limbisch, Perikorneal-.
limb lead: Extremitätenableitung *w*.
limb loss: Verlust einer Extremität.
limb pain: Gliederschmerz *m*.
limb reduction defect: Meromelie *w*.
lime/*n, vb*: 1. Kalziumoxid *s*, Kalk *m*, Limone *w*; **burnt** ~ gebrannter Kalk *m*, Kalziumoxid *s*; **chlorinated** ~ Chlorkalk *m*; **hydrated** ~ gelöschter Kalk *m*; **slaked** ~ gelöschter Kalk *m*; 2. kalken.
lime-like/*adj*: kalkartig.
limen/*n*: Reizschwelle *w*; **spatial** ~ Raumschwelle *w*.
limewater/*n*: Ätzkalklösung *w*.
liminal/*adj*: Schwellen-, Grenz-.
liminometer/*n*: Reflexschwellenmeßgerät *s*.

limit/*n, vb*: 1. Grenze *w*; **elastic** ~ Verformbarkeitsgrenze *w*; **fiducial** ~ Vertrauensgrenze *w*; **normal** ~ Normalbereich *m*; **upper** ~ Obergrenze *w*; 2. begrenzen.
limitable/*adj*: abgrenzbar.
limitation/*n*: Begrenzung *w*.
limit curve: Grenzkurve *w*.
limited/*adj*: begrenzt.
limiting/*adj*: beschränkend.
limit load: Grenzbelastung *w*.
limit of detection: Nachweisgrenze *w*.
limit of error/*n*: Fehlergrenze *w*.
limitrophic/*adj*: angrenzend, benachbart.
limonene/*n*: Limonen *s*.
limonite/*n*: Limonit *s*.
limosis/*n*: krankhaftes Hungergefühl *s*.
limotherapy/*n*: Hungerkur *w*.
limp/*n, vb, adj*: 1. Hinken *s*; 2. hinken; 3. schlaff, weich.
limy/*adj*: kalkig.
linamarin/*n*: Linamarin *s*.
lincomycin/*n*: Lincomycin *s*.
lincture/*n*: Lecksaft *m*, Linctus *m*.
lindane/*n*: Lindan *s*.
Lindau's disease: Hippel-Lindau-Krankheit *w*.
Lindner's initial bodies: Miyagawakörperchen, Gamna-Favre-Einschlußkörperchen.
line/*n*: Linie *w*, Kurve *w*, Stamm *m*, Linea *w*; **arithmetic** ~ arithmetische Kurve *w*; **axillary** ~ Axillarlinie *w*; **blue** ~ Bleisaum *m*; **gingival** ~ Gingivasaum *m*; **limiting** ~ Grenzlinie *w*; **midaxillary** ~ mittlere Axillarlinie *w*; **neutral** ~ Nullinie *w*; **spectral** ~ Spektrallinie *w*; **visual** ~ optische Achse *w*.
lineage/*n*: Abstammung *w*.
line angle: Linienwinkel *m*.
linear/*adj*: linear.
linearity/*n*: Linearität *w*, Geradlinigkeit *w*.
linearization/*n*: Linearisierung *w*.
line density: Liniendichte *w*.
line interval: Linienabstand *m*.
linen/*n*: Leinen *s*.
line of demarcation: Demarkationslinie *w*.
line of vision: optische Achse *w*.

line pair: Linienpaar *s*.
liner/*n*: Innenstück *s*.
line resistance: Leitungswiderstand *m*.
line reversal: Linienumkehr *w*.
line screen: Raster *m*.
line voltage: Leitungsspannung *w*.
Lineweaver-Burk plot: Lineweaver-Burk-Auftragung *w*.
line width: Linienbreite *w*.
linger/*vb*: dahinsiechen.
lingering/*adj*: fortdauernd, schleichend.
lingual/*adj*: Zungen-, lingualis.
lingually/*adj*: zungenseitig.
linguatula/*n*: Lingulatula *w*, Zungenwurm *m*.
linguatuliasis/*n*: Linguatuliasis *w*.
linguiform/*adj*: zungenförmig.
lingular/*adj*: Zungen-.
lingulectomy/*n*: Lingulektomie *w*.
linguoaxial/*adj*: linguoaxial.
linguoclusion/*n*: lingualisierte Okklusion *w*.
linguodental/*adj*: linguodental.
linguopapillitis/*n*: Entzündung der Zungenpapillen.
linguoversion/*n*: Lingualneigung *w*.
liniment/*n*: Liniment *s*.
linin/*n*: Linin *s*.
linitis/*n*: Linitis *w*.
linitis plastica: Linitis plastica, Konjetzny-Syndrom *s*, Magenszirrhus *m*.
link/*n, vb*: 1. Zusammenhang *m*, Verbindung *w*; 2. verbinden.
linkage/*n*: Nexus *m*, Verbindung *w*, Kopplung *w*.
linkage group: Verbindungsgruppe *w*.
linkage map: Genkarte *w*.
linked/*adj*: verbunden.
linoleic/*adj*: linolsauer.
linolein/*n*: Linolein *s*.
linseed/*n*: Leinsamen *m*.
linseed oil: Leinöl *s*.
Linser's method: Linser-Injektion *w*.
lint/*n*: Verbandmull *w*.
liothyronine/*n*: Liothyronin *s*.
lip/*n*: Lippe *w*, Labrum, Labium; **lower** ~ Unterlippe *w*; **upper** ~ Oberlippe *w*.

lipacidemia/*n*: Lipazidämie *w*, Hyperlipazidämie *w*.
lipaciduria/*n*: Lipazidurie *w*.
liparocele/*n*: Lipozele *w*, Adipozele *w*.
liparodyspnea/*n*: Atemnot bei Adipositas.
liparoid/*adj*: fettartig.
liparomphalus/*n*: Nabellipom *s*.
lipase/*n*: Lipase *w*; **pancreatic** ~ Pankreaslipase *w*.
lipasic/*adj*: Lipasen-, lipolytisch.
lipasuria/*n*: Ausscheidung von Lipasen im Urin.
lip biting: Lippenbeißen *s*.
lip carcinoma: Lippenkarzinom *s*.
lip cleft: Lippenspalte *w*.
lipectomy/*n*: Fettgewebsresektion *w*.
lipedemia/*n*: Lipödem *s*.
lipemia/*n*: Lipämie *w*; **alimentary** ~ postprandiale Lipämie *w*.
lip fissure: Lippenfissur *w*.
lipid/*n*: Lipid *s*; **nonsaponifiable** ~ nichtverseifbares Lipid *s*; **saponifiable** ~ verseifbares Lipid *s*.
lipidase/*n*: Lipidase *w*.
lipide/*n*: Lipid *s*.
lipidemia/*n*: Hyperlipidämie *w*.
lipidic/*adj*: fetthaltig, fett.
lipid layer: Lipidschicht *w*.
lipid-lowering/*adj*: lipidsenkend.
lipid membrane: Lipidmembran *w*.
lipid metabolism: Fettstoffwechsel *m*.
lipid micelle: Lipidmizelle *w*.
lipid mobilization: Lipolyse *w*.
lipidolysis/*n*: Fettabbau *m*, Lipolyse *w*.
lipidolytic/*adj*: lipolytisch.
lipidosis/*n*: Lipidose *w*; **hereditary dystopic** ~ Angiokeratoma corporis diffusum, Fabry-Syndrom *s*.
lipid pneumonia: Fettpneumonie *w*.
lipid solubility: Fettlöslichkeit *w*.
lipid storage disease: Lipidspeicherkrankheit *w*.
lipid synthesis: Lipidsynthese *w*.
lipiduria/*n*: Lipidurie *w*.
lipin/*n*: Lipid *s*.
lipo-: Lipo-.
lipoadenoma/*n*: Adenolipom *s*.

lipoatrophic/*adj*: lipoatrophisch.
lipoatrophy/*n*: Fettgewebsatrophie w.
lipoblast/*n*: Fettzelle w, Lipoblast m.
lipoblastoma/*n*: Lipoblastom s, Hibernom s.
lipocardiac/*adj*: Fettherz-.
lipocatabolic/*adj*: fettabbauend.
lipocatabolism/*n*: Fettabbau m.
lipocele/*n*: Adipozele w, Lipozele w.
lipocere/*n*: Leichenwachs s, Adipocire s.
lipochondrion/*n*: Golgi-Körperchen s.
lipochondrodystrophy/*n*: Lipochondrodystrophie w, Pfaundler-Hurler-Syndrom s.
lipochondroma/*n*: Lipochondrom s, benignes Mesenchymom s.
lipochrome/*n*: Lipochrom s.
lipoclasis/*n*: Lipolyse w.
lipoclastic/*adj*: lipolytisch.
lipocyte/*n*: Lipozyt m, Fettzelle w.
lipodieresis/*n*: Fettabbau m.
lipodystrophy/*n*: Lipodystrophie w; **congenital generalized** ~ kongenitale generalisierte Lipodystrophie w; **intestinal** ~ intestinale Lipodystrophie w, Whipple-Krankheit w; **progressive** ~ Lipodystrophia progressiva, Simons-Syndrom s.
lipoferous/*adj*: fetthaltig, sudanophil.
lipofibroma/*n*: Lipofibrom s.
lipofuscin/*n*: Lipofuszin s.
lipofuscinosis/*n*: Lipofuszinspeicherkrankheit w.
lipogenesis/*n*: Lipogenese w.
lipogenic/*adj*: fettbildend.
lipogenous/*adj*: fettbildend.
lipogranuloma/*n*: Lipogranulom s, lipophages Granulom s.
lipogranulomatosis/*n*: Lipogranulomatose w.
lipohemia/*n*: Lipämie w.
lipoid/*n, adj*: 1. Lipid s; 2. fettähnlich.
lipoidal/*adj*: fettartig.
lipoidemia/*n*: Lipämie w.
lipoidic/*adj*: fettartig.
lipoid nephrosis: Lipoidnephrose w, Fettniere w.
lipoidolytic/*adj*: lipolytisch.
lipoidosis/*n*: Lipoidose w; **arterial** ~ Atherosklerose w; **renal** ~ Fettniere w, Lipoidnephrose w.
lipoidproteinosis/*n*: Lipoidproteinose w, Lipoproteinose w, Urbach-Wiethe-Syndrom s, Hyalinosis cutis et mucosae.
lipoiduria/*n*: Lipidurie w.
lipol/*n*: Lipol s.
lipolysis/*n*: Lipolyse w.
lipolytic/*adj*: lipolytisch, fettspaltend.
lipoma/*n*: Lipom s.
lipomatoid/*adj*: lipomartig.
lipomatosis/*n*: Lipomatose w; **diffuse** ~ diffuse Lipomatose w; **multiple symmetrical** ~ multiple symmetrische Lipomatose w; **nodular circumscribed** ~ Madelung-Fetthals m.
lipomatous/*adj*: lipomatös.
lipometabolism/*n*: Fettstoffwechsel m.
lipomicron/*n*: Lipomikron s, Chylomikron s.
lipomucopolysaccharidosis/*n*: Lipomukopolysaccharidose w.
lipomyxoma/*n*: Lipomyxom s.
liponephrosis/*n*: Lipoidnephrose w, Fettniere w.
lipopathy/*n*: Fettstoffwechselstörung w.
lipopectic/*adj*: fettbindend.
lipopenia/*n*: Fettdefizit s.
lipopeptid/*n*: Lipopeptid s.
lipopexia/*n*: Lipopexie w.
lipopexic/*adj*: fettbindend.
lipophage/*n*: Lipophage m.
lipophagic/*adj*: lipophagisch.
lipophagy/*n*: Lipophagie w, Fettaufnahme w.
lipophanerosis/*n*: Lipophanerose w.
lipophil/*adj*: lipophil.
lipophilia/*n*: Lipophilie w.
lipophilic/*adj*: lipophil.
lipophobic/*adj*: lipophob.
lipoplastic/*adj*: fettbildend.
lipopolysaccharide/*n*: Lipopolysaccharid s.
lipoprotein/*n*: Lipoprotein s; **high-density** ~ [*abbr*] **HDL** High density lipoprotein, Lipoprotein hoher Dichte s; **low-density** ~ [*abbr*] **LDL** Low density lipoprotein,

lipoprotein, very low-density

Lipoprotein niedriger Dichte *s*; **very low-density** ~ [*abbr*] **VLDL** Very low density lipoprotein, Lipoprotein sehr niedriger Dichte *s*.
lipoproteinemia/*n*: Lipoproteinämie *w*.
lipoprotein envelope: Lipoproteinhülle *w*.
lipoprotein lipase: Lipoproteinlipase *w*, Klärfaktor *m*.
lipoprotein membrane: Lipoproteinmembran *w*.
lipoproteinosis/*n*: Lipoproteinose *w*, Lipoidproteinose *w*, Urbach-Wiethe-Syndrom *s*, Hyalinosis cutis et mucosae.
lipoprotein X: Lipoprotein X *s*, LP X.
liposarcoma/*n*: Liposarkom *s*.
liposis/*n*: Lipomatose *w*.
liposoluble/*adj*: fettlöslich.
liposome/*n*: Liposom *s*.
lipotrophy/*n*: Fettgewebsvermehrung *w*.
lipotropic/*adj*: lipotrop.
β-lipotropin/*n*: β-Lipotropin *s*.
lipotropism/*n*: Lipotropie *w*.
lipotropy/*n*: Lipotropie *w*.
lipovaccine/*n*: fettlösliches Vakzin *s*.
lipovitellin/*n*: Lipovitellin *s*.
lipoxidase/*n*: Lipoxygenase *w*.
lipoxygenase/*n*: Lipoxygenase *w*.
Lippes loop: Lippes-Intrauterinpessar *s*, Lippes-Schleife *w*.
lipping/*n*: Knochenwucherung *w*.
lippitude/*n*: Lippitudo *w*, Blepharitis marginalis, Triefauge *s*.
lipreading/*n*: Lippenlesen *s*.
lip reflex: Saugreflex *m*.
Lipschütz bodies: Lipschütz-Einschlußkörperchen.
Lipschütz disease: Ulcus vulvae acutum Lipschütz.
lip shadow: Lippenschatten *m*.
lipsotrichia/*n*: rascher Haarausfall *m*.
lipuria/*n*: Lipurie *w*.
lip vermilion: Lippenrot *s*.
Liq. [*abbr*] **1. liquid; 2. liquor**: 1. flüssig; 2. Liquor *m*.
liquefacient/*n, adj*: 1. Verflüssigungsmittel *s*; 2. verflüssigend, einschmelzend.
liquefaction/*n*: Liquefaktion *w*, Verflüssigung *w*.
liquefaction necrosis: Kolliquationsnekrose *w*.
liquefy/*vb*: verflüssigen.
liqueur/*n*: Likör *m*.
liquid/*n, adj*: 1. Flüssigkeit *w*; 2. flüssig.
liquiform/*adj*: flüssigkeitsähnlich.
liquor [*abbr*] **Liq.**: Liquor *m*, Flüssigkeit *w*.
liquorice/*n*: Lakritze *w*.
liquorrhea/*n*: Liquorrhö *w*, Liquorabfluß *m*.
Lisch nodules: Lisch-Knötchen.
Lisfranc's fracture: Lisfranc-Fraktur *w*.
Lisfranc's joint: Lisfranc-Gelenk *s*.
lisp/*vb*: lispeln.
lisping/*n, adj*: 1. Lispeln *s*, Sigmatismus *m*; 2. lispelnd.
Lissauer's column: Lissauer-Randbündel *s*, Fasciculus dorsolateralis.
Lissauer's marginal zone: Lissauer-Randzone *w*.
Lissauer's paralysis: Lissauer-Paralyse *w*.
lissencephalia/*n*: Lissenzephalie *w*, Agyrie *w*.
lissive/*adj*: muskelrelaxierend.
Listerella/*n*: Listeria *w*.
listerellosis/*n*: Listeriose *w*.
Listeria/*n*: Listeria *w*.
listeriosis/*n*: Listeriose *w*.
listerism/*n*: antiseptische Chirurgie *w*.
Listing's law: Listing-Regel *w*.
Liston scissors: Liston-Gipsschere *w*.
Liston's forceps: Liston-Zange *w*.
lisuride/*n*: Lisurid *s*.
lithagogectasy/*n*: Steinentfernung *w*.
lithagogue/*n*: Lithagogum *s*.
lithangiuria/*n*: Urolithiasis *w*.
litharge/*n*: Bleiglätte *w*.
lithecbole/*n*: Steinabstoßung *w*.
lithectomy/*n*: Lithotomie *w*.
lithemia/*n*: Hyperurikämie *w*.
lithiasis/*n*: Lithiasis *w*, Steinleiden *s*.
lithic/*adj*: Stein-, Lithium-.
lithium [*abbr*] **Li**: Lithium *s*, Li.
lithium benzoate: Lithiumbenzoat *s*.
lithium bromide: Lithiumbromid *s*.

lithium carbonate: Lithiumkarbonat *s*.
lithium citrate: Lithiumzitrat *s*.
lithium prophylaxis: Lithiumprophylaxe *w*.
lithium salicylate: Lithiumsalizylat *s*.
lithium salt: Lithiumsalz *s*.
lithocenosis/*n*: Litholapaxie *w*.
lithoclasis/*n*: Lithoklasie *w*, Lithotripsie *w*.
lithocystotomy/*n*: Lithozystotomie *w*, Blasensteinschnitt *m*, Lithotomie *w*.
lithodialysis/*n*: Steinauswaschung *w*.
lithogenesis/*n*: Steinbildung *w*.
lithogenic/*adj*: lithogen.
lithogenous/*adj*: lithogen.
lithokelyphos/*n*: Lithokelyphos *s*, Steinmole *w*.
lithokonion/*n*: Steinzertrümmerer *m*.
litholabe/*n*: Blasensteinfaßzange *w*.
litholapaxy/*n*: Litholapaxie *w*.
litholysis/*n*: Litholyse *w*; **chemical** ~ Chemolitholyse *w*..
litholytic/*adj*: litholytisch.
lithomyl/*n*: Steinzertrümmerer *m*.
lithonephrosis/*n*: Nierensteinerkrankung *w*.
lithontriptic/*adj*: lithotriptisch.
lithopedion/*n*: Lithopädion *s*, Steinmole *w*.
lithotomy/*n*: Lithotomie *w*; **high** ~ hoher Steinschnitt *m*, Sectio alta; **lateral** ~ seitlicher Steinschnitt *m*, Sectio lateralis; **marian** ~ medianer Steinschnitt *m*, Sectio mediana; **median** ~ medianer Steinschnitt *m*, Sectio mediana; **suprapubic** ~ hoher Steinschnitt *m*, Sectio alta; **vaginal** ~ vesikovaginaler Steinschnitt *m*.
lithotomy position: Steinschnittlage *w*.
lithotripsy/*n*: Lithotripsie *w*.
lithotriptic/*adj*: lithotriptisch.
lithotriptor/*n*: Lithotriptor *m*.
lithotriptoscope/*n*: Lithotriptoskop *s*.
lithotriptoscopy/*n*: Lithotriptoskopie *w*.
lithotrite/*n*: Steinzertrümmerer *m*.
lithotrity/*n*: Steinzertrümmerung *w*.
lithous/*adj*: Stein-.
lithoxiduria/*n*: Xanthinurie *w*.
lithuresis/*n*: Harngrießabgang *m*.
lithureteria/*n*: Harnleiterstein *m*.

litigous/*adj*: streitsüchtig.
litmocidin/*n*: Litmocidin *s*.
litmus/*n*: Lackmus *m*.
litmus blue: Lackmusblau *s*.
litmus paper: Lackmuspapier *s*.
Litten's diaphragm phenomenon: Litten-Phänomen *s*.
litter/*n*: Krankentrage *w*, Wurf *m*.
little/*adj*: klein.
Little's disease: Little-Krankheit *w*, spastische Zerebralparese *w*.
Littré's glands: Littré-Drüsen, Glandulae urethrales urethrae masculinae.
Littré's hernia: Littré-Hernie *w*.
littritis/*n*: Littré-Abszeß *m*.
Litzmann's obliquity: Litzmann-Obliquität *w*, hinterer Asynklitismus *m*.
live/*vb, adj*: 1. leben; 2. lebendig.
live-born/*adj*: lebendgeboren.
livedo/*n*: Livedo *w*.
livedoid/*adj*: livedoartig.
liver/*n*: Leber *w*; **albuminoid** ~ Amyloidleber *w*; **alcoholic fatty** ~ alkoholische Fettleber *w*; **biliary cirrhotic** ~ biliärzirrhotische Leber *w*; **cirrhotic** ~ Leberzirrhose *w*; **degraded** ~ gelappte Leber *w*; **fatty** ~ Fettleber *w*; **floating** ~ Wanderleber *w*; **foamy** ~ Schaumleber *w*; **frosted** ~ Zuckergußleber *w*, Perihepatitis chronica hyperplastica; **icing** ~ Zuckergußleber *w*, Perihepatitis chronica hyperplastica; **lardaceous** ~ Speckleber *w*; **nodular** ~ Knötchenleber *w*; **pigmented** ~ Pigmentleber *w*; **polycystic** ~ Zystenleber *w*; **wandering** ~ Wanderleber *w*; **waxy** ~ Amyloidleber *w*, Wachsleber *w*.
liver abscess: Leberabszeß *m*.
liver acinus: Leberazinus *m*.
liver biopsy: Leberbiopsie *w*.
liver capsule: Leberkapsel *w*.
liver carcinoma: Leberkarzinom *s*.
liver cell: Leberzelle *w*, Hepatozyt *m*.
liver cell adenoma: Leberzelladenom *s*.
liver cell carcinoma: Leberzellkarzinom *s*.
liver cell damage: Leberzellschädigung *w*.
liver cirrhosis/*n*: Leberzirrhose *w*; **biliary** ~ biliäre Zirrhose *w*; **nodular** ~ noduläre

liver cirrhosis, obstructive

Leberzirrhose w; **obstructive** ~ biliäre Zirrhose w; **periportal** ~ periportale Zirrhose w.
liver coma: Leberkoma s.
liver damage: Leberschädigung w.
liver disorder: Lebererkrankung w.
liver edge: Leberrand m.
liver engorgement: Leberanschoppung w.
liver enzyme: Leberenzym s.
liver failure: Leberversagen s.
liver flap: hepatischer Tremor m.
liver fluke: Leberegel m.
liver function: Leberfunktion w.
liver function test: Leberfunktionsprobe w.
liver involvement: Leberbeteiligung w.
liver metabolism: Leberstoffwechsel m.
liver microsome: Lebermikrosom s.
liver necrosis: Lebernekrose w.
liver palm: Palmarerythem bei Lebererkrankung.
liver palpation: Leberpalpation w.
liver retractor: Leberhaken m.
liver scan: Leberszintigraphie w.
liver solution: Leberextrakt m.
liver spot: Leberfleck m.
liver sugar: Glykogen s.
liver therapy, protective: Leberschutztherapie w.
liver transplantation: Lebertransplantation w.
livid/*adj*: livid, fahl.
lividity/*n*: Lividität w.
living/*adj*: lebend.
livor/*n*: Entfärbung w, Livor.
lixiviate/*vb*: auslaugen, mit Lauge behandeln.
lixiviation/*n*: Auslaugung w, Laugung w.
lixiviation residue: Laugenrückstand m.
l-loop/*n*: L-Schlinge w.
LNPF [*abbr*] **lymph node permeability factor**: Lymph-node permeability factor m, LNPF.
load/*n*, *vb*: 1. Belastung w; **full** ~ Vollbelastung w; **limiting** ~ Grenzbelastung w; **normal** ~ Normalbelastung w; **permanent** ~ Dauerbelastung w; 2. belasten.

loading/*n*: Ladung w.
loaiasis/*n*: Loiasis w, Loa-loa-Krankheit w.
loa loa: Loa loa, Dracunculus oculi, westafrikanischer Augenwurm m.
lobar/*adj*: lobär, Lappen-.
lobate/*adj*: gelappt.
lobation/*n*: Lappenbildung w.
lobe/*n*: Lappen m, Lobus; **frontal** ~ Frontallappen m; **hepatic** ~ Leberlappen m; **lower** ~ Unterlappen m; **middle** ~ Mittellappen m; **neural** ~ Neurohypophyse w, Hypophysenhinterlappen m; **occipital** ~ Okzipitallappen m; **parietal** ~ Parietallappen m; **posterior** ~ Hinterlappen m; **pulmonary** ~ Lungenlappen m; **temporal** ~ Temporallappen m, Schläfenlappen m; **upper** ~ Oberlappen m.
lobe abscess, temporal: Temporallappenabszeß m.
lobectomy/*n*: Lobektomie w.
lobeless/*adj*: ohne Lappen.
lobeline/*n*: Lobelin s.
lobe of the placenta: Kotyledon s, Plazentalappen m.
lobe resection: Lappenresektion w.
lobite/*adj*: auf einen Lappen begrenzt.
lobitis/*n*: Lungenlappenentzündung w.
loboa loboi: Loboa loboi, Glenosporella loboi.
lobopod/*n*: Pseudopodium s.
lobopodium/*n*: Pseudopodium s.
Lobo's disease: Lobo-Krankheit w, Blastomycosis queloidana.
lobotomize/*vb*: lobotomieren.
lobotomy/*n*: Lobotomie w; **frontal** ~ frontale Lobotomie w; **prefrontal** ~ präfrontale Lobotomie w; **transorbital** ~ Leukotomie w.
Lobstein's disease: Lobstein-Syndrom s, Osteogenesis imperfecta tarda.
lobster-claw hand: Spalthand w.
lobular/*adj*: lobulär, lobularis.
lobulated/*adj*: gelappt.
lobulation/*n*: Lappenbildung w.
lobule/*n*: Läppchen s, Ohrläppchen s, Lobulus.
lobulette/*n*: kleines Läppchen s.

lobulose/*adj*: gelappt.
lobulous/*adj*: gelappt.
local/*adj*: lokal, örtlich.
localization/*n*: Lokalisation *w*; **auditory** ~ Schallokalisation *w*; **cerebral** ~ Hirnlokalisation *w*; **selective** ~ gewebsspezifische Lokalisation *w*.
localization audiometry: Lokalisationsaudiometrie *w*.
localize/*vb*: lokalisieren.
localized/*adj*: lokalisiert, umschrieben.
localizer/*n*: Lokalisator *m*.
locate/*vb*: nachweisen.
location/*n*: Nachweis.
lochia/*n*: Lochien, Wochenfluß *m*; **retained** ~ Lochienstauung *w*.
lochial/*adj*: lochial.
lochiocolpos/*n*: Lochiokolpos *m*.
lochiometra/*n*: Lochiometra *w*.
lochiometritis/*n*: Lochiometritis *w*, Endometritis puerperalis.
lochiostasis/*n*: Lochienstauung *w*.
locked/*adj*: eingeschränkt, gesperrt.
Locke solution: Locke-Ringerlösung *w*.
lock finger: Fingersteife *w*.
locking/*n*: Verhakung *w*.
lockjaw/*n*: Trismus *m*, tetanische Kiefersperre *w*.
lock mechanism: Verschlußmechanismus *m*.
lock-stitch suture: Handschuhnaht *w*, Kürschner-Naht *w*.
Lockwood's ligament: Lockwood-Band *s*.
LOCM [*abbr*] **low osmolar contrast medium**: niederosmolares Kontrastmittel *s*.
locomotion/*n*: Lokomotion *w*, Fortbewegung *w*.
locomotive/*adj*: beweglich.
locomotor/*adj*: lokomotorisch.
locomotary/*adj*: lokomotorisch.
locular/*adj*: lokulär.
loculation syndrome: Nonne-Froin-Syndrom *s*.
locum-tenency: Praxisvertretung *w*.
locus/*n*: Ort *m*, Stelle *w*, Locus; **complex** ~ komplexer Genlokus *m*; **genetic** ~ Genlokus *m*.

Loeb's decidual reaction: Loeb-Reaktion *w*.
loefflerella/*n*: Loefflerella *w*, Pseudomonas *m*.
Löffler's agar: Löffler-Agar *m*.
Löffler's blood culture medium: Löffler-Serumnährboden *m*.
Löffler's blood serum: Löffler-Serumnährboden *m*.
Löffler stain: Löffler-Methylenblau *s*.
Löffler syndrome: Löffler-Syndrom *s*, eosinophiles Lungeninfiltrat *s*.
Löhlein's nephritis: Löhlein-Nephritis *w*.
loemology/*n*: Seuchenlehre *w*.
loempe/*n*: Beriberi *s*.
Loevit cell: Erythroblast *m*.
Löwenstein's culture medium: Löwenstein-Jensen-Nährboden *m*.
Loewi's reaction: Loewi-Phänomen *s*.
lofepramine/*n*: Lofepramin *s*.
lofexidine/*n*: Lofexidin *s*.
logaditis/*n*: Skleritis *w*.
logagnosia/*n*: Wortblindheit *w*.
logagraphia/*n*: Schreibunfähigkeit *w*.
logarithm/*n*: Logarithmus *m*.
logasthenia/*n*: Logasthenie *w*.
logic/*n, adj*: 1. Logik *w*; 2. logisch.
log-log/*adj*: doppeltlogarithmisch.
logoclonia/*n*: Logoklonie *w*.
logomania/*n*: Logomanie *w*.
logopathy/*n*: Logopathie *w*.
logopedics: Logopädie *w*.
logopedist/*n*: Logopäde.
logoplegia/*n*: Sprechlähmung *w*.
logorrhea/*n*: Logorrhö *w*.
logospasm/*n*: Logospasmus *m*.
logotherapy/*n*: Logotherapie *w*.
log phase: Log-Phase *w*, logarithmische Phase *w*.
logrank test: Logrank-Test *m*.
-logy: -logie.
loiasis/*n*: Loa-loa-Filariose *w*.
loimology/*n*: Seuchenlehre *w*, Loimologie *w*.
loin/*n*: Lende *w*, Lumbus.
Lombardi sign: Lombardi-Zeichen *s*.
Lombard's test: Lombard-Leseversuch *m*.

lomustine/*n*: Lomustin *s*.
lonazolac/*n*: Lonazolac *s*.
long/*adj*: lang, chronisch.
long-acting/*adj*: langwirkend.
long-chain/*adj*: langkettig.
longevity/*n*: Langlebigkeit *w*.
longilineal/*adj*: asthenisch.
longimanous/*adj*: mit langen Händen.
long-incubation hepatitis: Serumhepatitis *w*, Hepatitis B *w*.
longitudinal/*adj*: länglich, Längs-, Längsschnitt-.
longitypical/*adj*: dolichomorph.
long-sighted/*adj*: weitsichtig.
longsightedness: Weitsichtigkeit *w*, Hyperopie *w*.
long-term/*adj*: langfristig, Langzeit-.
look/*n, vb*: 1. Blick *m*; 2. sehen.
loop/*n*: Schlinge *w*, Kreislauf *m*, Kreis *m*; **afferent** ~ zuführende Schlinge *w*; **capillary** ~ Kapillarschenkel *m*; **closed** ~ Feedback-Mechanismus *m*, Rückkoppelung *w*, geschlossenes System *s*; **inoculating** ~ Impföse *w*; **intestinal** Darmschlinge *w*; **lenticular** ~ Linsenkernschlinge *w*, Ansa lenticularis; **nephronic** ~ Henle-Schleife *w*; **open** ~ offenes System *s*; **primitive intestinal** ~ Nabelschleife *w*; **ventricular** ~ Herzschleife *w*.
loop diuretic: Schleifendiuretikum *s*.
looped/*adj*: verschlungen.
loopful/*adj*: eine Platinöse voll.
looping/*n*: Schlingenbildung *w*.
loop of Henle: Henle-Schleife *w*.
loop stone extraction: Schlingenextraktion *w*.
loop syndrome, afferent: Syndrom der zuführenden Schlinge *s*.
loop syndrome, blind: Blind-loop-Syndrom *s*, Syndrom der blinden Schlinge.
loose/*adj*: locker, frei.
looseness/*n*: Schlaffheit *w*, Lockerung *w*, Durchfall *m*.
loosening/*n*: Lockerung *w*, zerfahrenes Denken *s*.
Looser-Milkman syndrome: Milkman-Syndrom *s*, Dekalzifikationssyndrom *s*.
Looser's transformation zones: Looser-Umbauzonen.
lop/*vb*: schlaff herunterhängen.
loperamide/*n*: Loperamid *s*.
lophophorine/*n*: Lophophorin *s*.
Lophotrichea: Lophotricha.
lophotrichous/*adj*: lophotrichös.
loquacious/*adj*: schwatzhaft.
Lorain's disease: Lorain-Syndrom *s*, hypophysärer Zwergwuchs *m*.
lorazepam/*n*: Lorazepam *s*.
lorcainide/*n*: Lorcainid *s*.
lordoscoliosis/*n*: Lordoskoliose *w*.
lordosis/*n*: Lordose *w*.
lordotic/*adj*: lordotisch.
Lorenz operation: Lorenz-Osteotomie *w*.
lose/*vb*: verlieren.
loss/*n*: Verlust *m*; **dissociated sensory** ~ dissoziierte Sensibilitätsstörung *w*; **hearing** ~ Hörverlust *m*; **labyrinthine hearing** ~ Innenohrschwerhörigkeit *w*; **nonorganic hearing** ~ hysterische Taubheit *w*; **sensorineural hearing** ~ zentrale Taubheit *w*; **sensory** ~ Sensibilitätsverlust *m*; **visual** ~ Visusverlust *m*.
lossless/*adj*: verlustfrei.
loss of appetite: Appetitverlust *m*.
loss of conciousness: Bewußtseinsverlust *m*.
loss of memory: Gedächtnisverlust *m*, Amnesie *w*.
loss of partner: Partnerverlust *m*.
loss of reality: Realitätsverlust *m*.
loss of vision: Sehverlust *m*.
lot/*n*: Charge *w*.
lota/*n*: Pinta-Krankheit *w*.
lotion/*n*: Lösung *w*, Lotion *w*; **white** ~ Lotio alba.
loud/*adj*: laut.
loudness/*n*: Lautstärke *w*; **equal** ~ Gleichlautheit *w*.
loudness level: Lautstärkeniveau *s*, Lautstärkepegel *m*.
loudness recruitment: Lautstärke-Recruitment *s*.
Louis angle: Angulus sterni.
Louis-Bar syndrome: Louis-Bar-Syn-

drom *s*, Ataxia teleangiectatica.
loupe/*n*: Lupe *w*, Linse *w*.
louse/*n*: Laus *w*; **pubic** ~ Filzlaus *w*; **sucking** ~ Anoplura.
louse-borne: durch Läuse übertragen.
lousicide/*n*: Pedikulizid *s*.
lousiness/*n*: Läusebefall *m*, Pedikulose *w*.
lousy/*adj*: verlaust.
love/*n*: 1. Liebe *w*; **Greek** ~ Homosexualität *w*; **maternal** ~ Mutterliebe *w*; 2. lieben.
lover's paralysis: Paralyse des amoureux, Medianuslähmung *w*.
low/*adj*: niedrig, mindest-.
low-back: Kreuz *s*.
low-back pain: Kreuzschmerz *m*.
low-birth-weight infant: Kind mit niedrigem Geburtsgewicht *s*.
low-caloric: kalorienarm.
low-convex/*adj*:leicht konvex.
low-density lipoprotein [*abbr*] **LDL**: Low density lipoprotein, Lipoprotein niedriger Dichte *s*, LDL.
low-dose: niedrigdosiert.
Lowenfeld's test: Mosaik-Test *m*.
lower/*vb, adj*: 1. senken, herabsetzen, abnehmen; 2. Unter-.
lowering/*n*: Senkung *w*.
Lowe syndrome: Lowe-Syndrom *s*, okulozerebrorenales Syndrom *s*.
low-fat/*adj*: fettarm.
low-grade/*adj*: geringgradig.
low-lying: Vorliegen *s*.
Lown-Ganong-Levine syndrome: Lown-Ganong-Levine-Syndrom *s*, LGL-Syndrom *s*.
low-purine: purinarm.
low-sodium: salzarm.
loxia/*n*: Tortikollis *m*, Schiefhals *m*.
loxophthalmus/*n*: Loxophthalmus *m*.
loxoscelism/*n*: Loxoscelismus *m*.
loxotomy/*n*: Loxotomie *w*, Schrägosteotomie *w*.
lozenge/*n*: Rhombus *m*, Pastille *w*, Hustenbonbon *m*.
LPF [*abbr*] **leukocytosis-promoting factor**: leukozytosefördernder Faktor *m*.

LPH [*abbr*] **lipotropic hormone**: lipotropes Hormon *s*.
L-phase: L-Phase *w*, L-Form *w*.
LRF [*abbr*] **luteinizing hormone releasing factor**: Gonadorelin *s*.
LSD [*abbr*] **lysergic acid diethylamide**: D-Lysergsäurediäthylamid *s*, LSD.
L-S ratio [*abbr*] **lecithin-sphingomylin ratio**: L/S-Quotient *m*, Lezithin-Sphingomyelin-Quotient *m*.
lt [*abbr*] **lymphotoxin**: Lymphotoxin *s*.
LTF [*abbr*] **lymphocyte transforming factor**: Lymphozytentransformationsfaktor *m*.
LTH [*abbr*] **luteotropic hormone**: luteotropes Hormon *s*.
Lu [*abbr*] **lutetium**: Lutetium *s*, Lu.
Lubarsch's crystals: Lubarsch-Kristalle.
lubricant/*n*: Gleitmittel *s*.
lubricate/*vb*: gleitfähig machen.
lubrication/*n*: Gleitfähigkeit *w*.
lubricatous/*adj*: glatt, schlüpfrig.
Lucae's probe: Lucae-Drucksonde *w*.
lucanthone hydrochloride: Lucanthonhydrochlorid *s*.
lucency/*n*: Aufhellung *w*.
lucensomycin/*n*: Lucensomycin *s*.
lucent/*adj*: glänzend, durchsichtig.
Lucey-Driscoll syndrome: Lucey-Driscoll-Syndrom *s*, passagere familiäre Neugeborenenhyperbilirubinämie *w*.
Luciani's triad: Luciani-Syndrom *s*.
lucid/*adj*: glänzend, klar.
lucidification/*n*: Sichaufhellen *s*.
lucidity/*n*: Klarheit *w*.
luciferase/*n*: Luciferase *w*.
luciferin/*n*: Luciferin *s*.
lucifugal/*adj*: lichtscheu.
Lucilia: Lucilia.
lucotherapy/*n*: Lichtbehandlung *w*.
Luc's operation: Caldwell-Luc-Operation *w*.
Ludloff sign: Ludloff-Zeichen *s*.
Ludwig's angina: Ludwig-Angina *w*, Mundbodenphlegmone *w*.
Ludwig's theory: Ludwig-Theorie *w*.
lückenschädel/*n*: Lückenschädel *m*.

Luer syringe

Luer syringe: Luer-Spritze w.
lues/n: Syphilis w.
luetic/adj: syphilitisch.
luetin/n: Luetin s.
lug/n: Aufruhe w.
Lugol's caustic: Lugol-Jodlösung w.
Lugol solution: Lugol-Lösung w.
lukewarm/adj: lauwarm.
lumbago/n: Lumbago w.
lumbar/adj: lumbal, Lenden-.
lumbarization/n: Lumbalisation w.
lumbocolostomy/n: linksseitige Kolonfistel w.
lumbocolotomy/n: Lumbarkolotomie w.
lumbocostal/adj: lumbokostal.
lumbodorsal/adj: lumbodorsal.
lumbodynia/n: Lumbago w.
lumbosacral/adj: lumbosakral.
lumbricoid/adj: regenwurmähnlich, lumbricalis.
lumbricosis/n: Askarideninfektion w.
lumbricus/n: Askaride w, Regenwurm m.
lumichrome/n: Lumichrom s.
lumiestrone/n: Lumiöstron s.
luminance/n: Leuchtdichte w.
luminescence/n: Lumineszenz w.
luminescent/adj: leuchtend.
luminiferous/adj: leuchtend.
luminosity/n: Luminosität w, Leuchtdichtenempfindung w.
luminous/adj: leuchtend.
luminousness/n: Helligkeit w, Glanz m.
lump/n, vb: 1. Klumpen m, Schwellung w; 2. Klumpen bilden.
lumpectomy/n: Tumorexstirpation w.
lumpy/adj: klumpig.
lunacy/n: Wahnsinn m.
lunate/adj: mondförmig, lunatus.
lunatic/n, adj: 1. Wahnsinniger; 2. geisteskrank.
lunatomalacia/n: Lunatummalazie w, Kienböck-Krankheit w.
Lundh test meal: Lundh-Testmahlzeit w.
lung/n: Lunge w, Pulmo; **black** ~ Bergarbeiterstaublunge w; **cardiac** ~ Stauungslunge w; **drowned** ~ Lungenödem s; **eosinophilic** ~ eosinophiles Lungeninfiltrat s; **fibroid** ~ Lungenfibrose w; **hyperlucent** ~ helle Lunge w; **iron** ~ eiserne Lunge w; **traumatic wet** ~ posttraumatische pulmonale Insuffizienz w, ARDS; **unilateral hyperlucent** ~ einseitig helle Lunge w, Swyer-James-Syndrom s; **uremic** ~ urämisches Lungenödem s; **vanishing** ~ progressive Lungendystrophie w; **wet** ~ Lungenödem s; **white** ~ interstitielle plasmazelluläre Pneumonie w, Pneumonia alba.
lung abscess: Lungenabszeß m.
lung alveolar surfactant: Lungensurfactant m.
lung auscultation: Lungenauskultation w.
lung biopsy: Lungenbiopsie w.
lung bud: Lungenknospe w.
lung cancer: Lungenkrebs m.
lung capacity: Lungenkapazität w; **total** ~ Totalkapazität w.
lung collapse: Lungenkollaps m.
lung disease: Lungenerkrankung w; **chronic obstructive** ~ chronisch-obstruktive Lungenerkrankung w.
lung fever: Pneumonie w.
lung fibrosis: Lungenfibrose w.
lung field: Lungenfeld s; **upper** ~ Lungenoberfeld s.
lung-irritant/adj: lungenreizend.
lung lavage: Bronchiallavage w.
lung markings: Lungenzeichnung w.
lung maturation: Lungenreifung w.
lungmotor/n: künstliche Lunge w, Atemapparat m.
lung nodule: Lungenrundherd m.
lung purpura with nephritis: Nephritis mit Lungenpurpura, Goodpasture-Syndrom s.
lung reflex: Hering-Breuer-Reflex m.
lung unit: terminale Atemwege.
lung volume: Lungenvolumen s.
lunule/n: Lunula w.
lupeose/n: Lupeose w.
lupiform/adj: lupoid, lupusähnlich.
lupine/n: Lupin s.
lupinosis/n: Lupinose w.
lupoid/adj: lupoid, lupusähnlich.

lupus/*n*: Lupus *m*; **drug-induced** ~ medikamentenbedingter Lupus *m*; **warty** ~ Hauttuberkulose *w*.

lupus erythematosus: Lupus erythematodes *m*; **discoid** ~ diskoider Lupus erythematodes; **disseminated** ~ systemischer Lupus erythematodes; **drug-induced** ~ medikamentös bedingter Lupus erythematodes; **pulmonary** ~ Lupus erythematodes mit Lungenbeteiligung.

lupus nephritis: Lupusnephritis *w*.

Luria's classification: Luria-Aphasieklassifikation *w*.

Luschka's crypts: Luschka-Gänge.

Luschka's ganglion: Luschka-Drüse *w*.

lust/*n*: Wollust *w*.

lustful/*adj*: lüstern.

lustfulness/*n*: Geilheit *w*.

lustration/*n*: Lustration *w*.

lustreless/*adj*: glanzlos, matt.

Lust's phenomenon: Lust-Phänomen *s*, Fibularisphänomen *s*.

luteal/*adj*: luteal.

lutein/*n*: Lutein *s*.

lutein cyst: Luteinzyste *w*.

luteinic/*adj*: Lutein-.

luteinization/*n*: Luteinisierung *w*.

Lutembacher syndrome: Lutembacher-Syndrom *s*.

luteohormone/*n*: Progesteron *s*.

luteol/*n*: Luteol *s*.

luteolin/*n*: Luteolin *s*.

luteoid/*adj*: progesteronähnlich.

luteolysis/*n*: Involution des Corpus luteum.

luteoma/*n*: Luteom *s*.

luteoma of pregnancy: Luteoma gravidarum.

luteotrope/*adj*: luteomammotrop.

luteotrophic/*adj*: luteotroph.

luteotrophin/*n*: Luteotropin *s*, Prolaktin *s*.

luteotropic/*adj*: luteotrop.

luteotropin/*n*: Luteotropin *s*, Prolaktin *s*.

lutetium [*abbr*] **Lu**: Lutetium *s*, Lu.

Lutheran system: Lutheran-Blutgruppensystem *s*.

lutidone/*n*: Lutidon *s*.

luting/*n*: Anwachstechnik *w*.

lututrin/*n*: Lututrin *s*.

luxate/*vb*: luxieren.

luxation/*n*: Luxation *w*, Dislokation *w*; **spontaneous** ~ Spontanluxation *w*.

luxuriant/*adj*: ungehemmt wachsend, wuchernd.

luxus/*n*: Luxus *m*.

luxus consumption: Luxuskonsum *m*.

luxus heart: Linksherzhypertrophie *w*.

Luys body: Luys-Körper *m*, Nucleus subthalamicus.

LVH [*abbr*] **left ventricular hypertrophy**: linksventrikuläre Hypertrophie *w*, LVH.

Lwoff's effect: Lwoff-Effekt *m*.

lyase/*n*: Lyase *w*.

lycanthropy/*n*: Lykanthropie *w*.

lycetol/*n*: Lycetol *s*.

lycine/*n*: Betain *s*.

lycomania/*n*: Lykanthropie *w*.

lycopene/*n*: Lycopin *s*.

lycopenemia/*n*: Lykopinämiesyndrom *s*.

lycorexia/*n*: Lykorexie *w*, Wolfshunger *m*.

lycorine/*n*: Lycorin *s*, Narcissin *s*.

lye/*n*: Lauge *w*.

Lyell syndrome: Lyell-Syndrom *s*, toxische epidermische Nekrolyse *w*.

lygosin/*n*: Lygosin *s*.

lying/*n*: Liegen *s*.

lying-in: Entbindung *w*, Wochenbett *s*.

Lyme disease: Lyme-Borreliose *w*.

lymph/*n*: Lymphe *w*, Impfstoff *m*; **animal** ~ Vakzine *w*; **bovine** ~ Kuhpockenlymphe *w*; **glycerinated** ~ Glyzerinlymphe *w*; **humanized** ~ menschliche Lymphe *w*; **intercellular** ~ Interstitialflüssigkeit *w*; **intravascular** ~ Lymphe *w*.

lymphaden/*n*: Lymphknoten *m*.

lymphadenectasis/*n*: Lymphknotenvergrößerung *w*.

lymphadenectomy/*n*: Lymphadenektomie *w*, Lymphknotenexstirpation *w*.

lymphadenhypertrophy/*n*: Lymphknotenhypertrophie *w*.

lymphadenia/*n*: Lymphadenie *w*.

lymphadenia ossea: Plasmozytom *s*.

lymphadenitis/*n*: Lymphadenitis *w*; **case-**

lymphadenitis, histiocytic necrotizing

ous ~ paratuberkulöse Lymphadenitis *w*; **histiocytic necrotizing** ~ histiozytäre nekrotisierende Lymphadenitis *w*, Kakuchi-Krankheit *w*; **mesenteric** ~ Masshoff-Lymphadenitis *w*, Yersiniose *w*; **nonbacterial regional** ~ Katzenkratzkrankheit *w*; **tuberculous** ~ Lymphknotentuberkulose *w*.
lymphadenocele/*n*: Lymphknotenzyste *w*.
lymphadenogram/*n*: Lymphadenogramm *s*.
lymphadenography/*n*: Lymphadenographie *w*.
lymphadenoid/*adj*: lymphadenoid.
lymphadenoleukopoiesis/*n*: Leukozytenbildung im lymphatischen Gewebe.
lymphadenoma/*n*: Lymphom *s*, Adenolymphom *s*; **malignant** ~ malignes Lymphom *s*; **multiple** ~ Hodgkin-Krankheit *w*.
lymphadenomatosis/*n*: Lymphadenomatose *w*.
lymphadenopathy/*n*: Lymphadenopathie *w*; **dermatopathic** ~ dermatopathische Lymphadenitis *w*, lipomelanotische Retikulose *w*, Pautrier-Woringer-Syndrom *s*; **giant follicular** ~ großfollikuläre Lymphadenopathie *w*, Brill-Symmers-Krankheit *w*; **hilar** ~ Hiluslymphknotenvergrößerung *w*.
lymphadenopathy syndrome: Lymphadenopathiesyndrom *s*.
lymphadenosis/*n*: Lymphadenose *w*; **acute** ~ infektiöse Mononukleose *w*; **aleukemic** ~ Pseudoleukämie *w*, Lymphosarkom *s*.
lymphadenotomy/*n*: Lymphadenotomie *w*.
lymphadenovarix/*n*: variköse Lymphknotenerweiterung *w*.
lymphagogue/*n*: Lymphagogum *s*.
lymphangeitis/*n*: Lymphangitis *w*.
lymphangial/*adj*: Lymphgefäß-.
lymphangiectasia/*n*: Lymphangiektasie *w*; **intestinal** ~ intestinale Lymphangiektasie *w*.
lymphangiectasis/*n*: Lymphangiektasie *w*, **cystic** ~ zystisches Lymphangiom *s*.
lymphangiectatic/*adj*: lymphangiektatisch.
lymphangiectomy/*n*: Lymphangiektomie *w*.
lymphangiitis/*n*: Lymphangitis *w*.
lymphangioadenography/*n*: Lymphographie *w*.
lymphangioendothelioblastoma/*n*: Lymphangioendotheliom *s*.
lymphangiofibroma/*n*: fibrosierendes Lymphangiom *s*.
lymphangiogram/*n*: Lymphgefäßdarstellung *w*.
lymphangiography/*n*: Lymphangiographie *w*, Lymphographie *w*.
lymphangiology/*n*: Lehre von den Lymphgefäßen *w*.
lymphangioma/*n*: Lymphangiom *s*.
lymphangiomyomatosis/*n*: Lymphangiomyomatosis-Syndrom *s*.
lymphangiophlebitis/*n*: Venen- und Lymphgefäßentzündung *w*.
lymphangioplasty/*n*: Lymphangioplastik *w*.
lymphangiosarcoma/*n*: Lymphangiosarkom *s*.
lymphangiotomy/*n*: Lymphangiotomie *w*.
lymphangitis/*n*: Lymphangitis *w*.
lymphapheresis/*n*: Lymphopherese *w*.
lymphatic/*adj*: lymphatisch.
lymphaticostomy/*n*: Lymphatikostomie *w*.
lymphatism/*n*: lymphatische Diathese *w*, Status lymphaticus.
lymphatolysis/*n*: Lymphgewebszerstörung *w*.
lymph channel: Lymphknotensinus *m*.
lymphedema/*n*: Lymphödem *s*; **congenital** ~ Nonne-Milroy-Meige-Syndrom *s*.
lymphepithelioma/*n*: Lymphoepitheliom *s*.
lymphization/*n*: Lymphbildung *w*.
lymph node: Lymphknoten *m*, Nodulus lymphaticus; **axillary** ~ Achsellymphknoten *m*; **inguinal** ~ Leistenlymphknoten *m*; **mammary** ~ Brustlymphknoten *m*;

lymphoma, malignant histiocytic

pelvic ~ Beckenlymphknoten *m*.
lymph node enlargement: Lymphknotenvergrößerung *w*.
lymph node metastasis: Lymphknotenmetastase *w*.
lymph node permeability factor [*abbr*] **LNPF**: lymph-node permeability factor *m*, LNPF.
lymph node puncture: Lymphknotenpunktion *w*.
lymph node syndrome, mucocutaneous: mukokutanes Lymphknotensyndrom *s*, Kawasaki-Syndrom *s*.
lymphnoditis/*n*: Lymphknotenentzündung *w*, Lymphadenitis *w*.
lymphoblast/*n*: Lymphoblast *m*.
lymphoblastoma/*n*: Lymphoblastom *s*.
lymphoblastosis/*n*: Lymphoblastose *w*.
lymphocele/*n*: Lymphozele *w*.
lymphoceratism/*n*: Bildung von Lymphoidzellen.
lymphocinesia/*n*: Lymphokinese *m*.
lymphocyst/*n*: zystisches Lymphangiom *s*.
lymphocytapheresis/*n*: Lymphozytapherese *w*.
lymphocyte/*n*: Lymphozyt *m*; **activated** ~ aktivierter Lymphozyt *m*; **atypical** ~ atypischer Lymphozyt *m*, Downey-Zelle *w*; **large granular** ~ großer granulärer Lymphozyt *m*, GGL; **null** ~ Null-Lymphozyt *m*; **transformed** ~ transformierter Lymphozyt *m*.
lymphocyte clone: Lymphozytenklon *m*.
lymphocyte culture: Lymphozytenkultur *w*.
lymphocyte-mediated: lymphozytenvermittelt.
lymphocyte transformation: Lymphozytentransformation *w*.
lymphocyte transformation test: Lymphozytentransformationstest *m*.
lymphocytic/*adj*: lymphozytär.
lymphocytoblast/*n*: Lymphozytoblast *m*, Lymphoblast *m*.
lymphocytoma/*n*: Lymphozytom *s*.
lymphcytopenia/*n*: Lymphozytopenie *w*.
lymphocytopheresis/*n*: Lymphozytapherese *w*.
lymphocytopoiesis/*n*: Lymphozytopoese *w*.
lymphocytosis/*n*: Lymphozytose *w*; **acute benign** ~ infektiöse Mononukleose *w*.
lymphocytotoxicity/*n*: Lymphozytotoxizität *w*.
lymphocytotoxicity test: Lymphozytentoxizitätstest *m*, Terasaki-Test *m*.
lymphocytotoxin/*n*: Lymphozytotoxin *s*.
lymphodermia/*n*: Lymphodermie *w*.
lymphoduct/*n*: Lymphgefäß *s*.
lymphoepithelioma/*n*: Lymphoepitheliom *s*, Schmincke-Tumor *m*.
lymphogenesis/*n*: Lymphproduktion *w*.
lymphoglandula/*n*: Lymphknoten *m*.
lymphogram/*n*: Lymphogramm *s*.
lymphogranuloma/*n*: Lymphogranulom *s*.
lymphogranulomatosis/*n*: Lymphogranulomatose *w*.
lymphography/*n*: Lymphographie *w*.
lymphohistiocytic/*adj*: lymphohistiozytär.
lymphohistioplasmacytic/*adj*: lymphohistioplasmozytär.
lymphoid/*adj*: lymphartig, lymphoid, lymphatisch.
lymphoidectomy/*n*: Exstirpation von lymphatischem Gewebe.
lymphoidocyte/*n*: Stammzelle *w*, Lymphoidozelle *w*, Lymphoidozyt *m*.
lymphokine/*n*: Lymphokin *s*.
lymphokinesis/*n*: Lymphokinese *w*.
lympholytic/*adj*: lympholytisch.
lymphoma/*n*: Lymphom *s*; **African** ~ Burkitt-Lymphom *s*; **clasmocytic** ~ malignes histiozytäres Lymphom *s*, Retikulumzellsarkom *s*; **extralymphatic** ~ extralymphatisches Lymphom *s*; **gastric** ~ Lymphom des Magens; **giant follicular** ~ Brill-Symmers-Krankheit *w*; **granulomatous** ~ Hodgkin-Krankheit *w*; **large-cell** ~ großzelliges Lymphom *s*; **lymphoblastic** ~ lymphoblastisches Lymphom *s*; **lymphocytic** ~ lymphozytisches Lymphom *s*; **malignant histiocytic** ~ malignes

lymphoma, poorly differentiated lymphocytic malignant

histiozytäres Lymphom *s*, Retikulumzellsarkom *s*; **poorly differentiated lymphocytic malignant** ~ lymphoblastisches Lymphosarkom *s*, Lymphoblastom *s*; **undifferentiated malignant** ~ Retikulosarkom *s*; **well-differentiated lymphocytic malignant** ~ Lymphozytom *s*.
lymphomatoid/*adj*: lymphomartig.
lymphomatosis/*n*: Lymphomatose *w*.
lymphomatous/*adj*: lymphomatös.
lymphomyeloma/*n*: multiples Myelom *s*.
lymphomyxoma/*n*: Lymphomyxom *s*.
lymphopathy/*n*: Lymphopathie *w*.
lymphopenia/*n*: Lymphopenie *w*.
lymphoplasm/*n*: Spongioplasma *s*.
lymphoplasty/*n*: Lymphangioplastie *w*.
lymphopoiesis/*n*: Entstehung lymphatischen Gewebes, Lymphopoese *w*.
lymphoproliferative/*adj*: lymphoproliferativ.
lymphoreticular/*adj*: lymphoretikulär.
lymphoreticulosis/*n*: Lymphoretikulose *w*; **benign** ~ Katzenkratzkrankheit *w*.
lymphorrhagia/*n*: Lymphorrhagie *w*.
lymphorrhea/*n*: Lymphorrhö *w*.
lymphosarcoma/*n*: Lymphosarkom *s*; **fascicular** ~ sklerosierendes Lymphosarkom *s*; **lymphoblastic** ~ lymphoblastisches Lymphom *s*; **lymphocytic** ~ lymphozytisches Lymphom *s*.
lymphosarcomatosis/*n*: Lymphosarkomatose *w*.
lymphosarcomatous/*adj*: lymphosarkomatös.
lymphostasis/*n*: Lymphostase *w*.
lymphotaxis/*n*: Lymphotaxis *w*.
lymphotoxin/*n*: Lymphotoxin *s*.
lymphous/*adj*: Lymph-.
lymph-vascular/*adj*: Lymphgefäß-.
lynestrenol/*n*: Lynestrenol *s*.
lyochrome/*n*: Lyochrom *s*, Flavin *s*.
lyogel/*n*: Lyogel *s*.
Lyon hypothesis: Lyon-Hypothese *w*.
lyonization/*n*: Lyonisation *w*.
lyophil/*adj*: lyophil.
lyophilization/*n*: Gefriertrocknung *w*, Lyophilisation *w*.
lyophilize/*vb*: gefriertrocknen, lyophilisieren.
lyophobe/*adj*: lyophob.
lyosol/*n*: Lyosol *s*.
lyotropic/*adj*: lyotrop.
lypemia/*n*: Lipemanie *w*.
lypressin/*n*: Lypressin *s*, 8-Lysinvasopressin *s*.
lysate/*n*: Lysat *s*.
lyse/*vb*: auflösen.
lysergene/*n*: Lysergen *s*.
lysergide/*n*: Lysergid *s*.
lysergol/*n*: Lysergol *s*.
lysidine/*n*: Lysidin *s*.
lysimeter/*n*: Lösungsmesser *m*.
lysin/*n*: Lysin *s*.
lysine/*n*: Lysin *s*, Diaminokapronsäure *w*.
lysine vasopressin: 8-Lysinvasopressin *s*, Lypressin *s*.
lysinogen/*n*: Lysinogen *s*.
lysis/*n*: Lyse *w*, Zerfall *m*.
lysis area: Lysehof *m*.
lysobacterium/*n*: Lysobacterium *s*.
lysoform/*n*: Lysoform *s*.
lysogen/*n*: Lysinogen *s*.
lysogenesis/*n*: Lysinbildung *w*.
lysogeny/*n*: Lysogenie *w*.
lysokinase/*n*: Lysokinase *w*, Fibrinolysokinase *w*.
lysolecithin/*n*: Lysolezithin *s*.
lysophosphatide/*n*: Lysophosphatid *s*.
lysosomal/*adj*: lysosomal.
lysosome/*n*: Lysosom *s*.
lysotype/*n*: Lysotypie *w*.
lysozyme/*n*: Lysozym *s*.
lyssic/*adj*: Tollwut-.
lyssoid/*adj*: tollwutähnlich.
Lyster tube: Lyster-Beutel *m*.
lysyl bradykinin: Kallidin *s*.
lyterian/*adj*: entfiebernd.
lytic/*adj*: lytisch, lösend.
lytta/*n*: Tollwut *w*.
lyxosamine/*n*: Lyxosamin *s*.
lyxose/*n*: Lyxose *w*.
lyze/*n*: Lyse *w*.

M

M [*abbr*] **1. male; 2. methionine; 3. muscle; 4. myopia:** 1. männlich; 2. Methionin *s*; 3. Muskel *m*, Musculus, M.; 4. Myopie *w*.
MA [*abbr*] **1. mental age; 2. meter angle:** 1. Intelligenzalter *s*; 2. metrischer Winkel *m*.
MAC [*abbr*] **1. maximum allowable concentration; 2. minimum alveolar concentration:** 1. maximale Arbeitsplatzkonzentration *w*, MAK; 2. minimale alveoläre Konzentration *w*.
macaca mulatta: Rhesusaffe *m*.
macaque/*n*: Makakenaffe *m*.
MacConkey's agar: MacConkey-Agar *m*.
macerate/*vb*: mazerieren.
maceration/*n*: Mazeration *w*, Zersetzung *w*.
macerative/*adj*: mazeriert.
Macewen sign: Macewen-Zeichen *s*, Geräusch des gesprungenen Topfes *s*.
Machado-Joseph disease: spinozerebelläre Degeneration *w*.
Mache unit: Mache-Einheit *w*.
machine/*n*: Maschine *w*, Apparat *m*.
machinery murmur: Maschinengeräusch *s*.
Machover's test: Machover-Test *m*, Personenzeichentest *m*.
macies/*n*: Gewichtsverlust *m*.
Mackenrodt's operation: Mackenrodt-Operation *w*.
Mackenzie's point: Mackenzie-Zone *w*.
Mackenzie syndrome: Mackenzie-Syndrom *s*.
Macleod syndrome: Macleod-Syndrom *s*, pulmonale Dystrophie *w*.
MacQuarrier syndrome: MacQuarrier-Krankheit *w*, infantile idiopathische Hypoglykämie *w*.
macr–: Makro–.
macroamylasemia/*n*: Makroamylasämie *w*.
macrobiosis/*n*: Makrobiose *w*.
macrobiot/*n*: Makrobiont *m*.
macrobiotics/*n*: Makrobiotik *w*.
macroblast/*n*: Makroblast *m*.
macroblast of Naegeli: Pronormoblast *m*.
macrocardia/*n*: Megalokardie *w*, Kardiomegalie *w*.
macrocephaly/*n*: Makrozephalie *w*.
macrocheilia/*n*: Makrocheilie *w*.
macrochiria/*n*: Makrochirie *w*.
macrochylomicron/*n*: Makrochylomikron *s*.
macrocrania/*n*: Makrokranie *w*.
macrocryoglobulinemia/*n*: Kryoglobulinämie *w*.
macrocyst/*n*: große Zyste *w*.
macrocyte/*n*: Makrozyt *m*.
macrocythemia/*n*: Makrozytose *w*.
macrocytic/*adj*: makrozytär.
macrocytosis/*n*: Makrozytose *w*.
macrodactyly/*n*: Makrodaktylie *w*.
macrodont/*n*, *adj*: 1. Makrodontie *w*; 2. makrodont.
macrodystrophy/*n*: disproportionales Riesenwachstum *s*.
macroembolism/*n*: massive Embolie *w*.
macroencephaly/*n*: Makroenzephalie *w*.
macroerythroblast/*n*: Makronormoblast *m*, Makroblast *m*.
macroesthesia/*n*: Makroästhesie *w*.
macrofollicular/*adj*: makrofollikulär.
macrogamete/*n*: Makrogamet *m*.
macrogametocyte/*n*: Makrogametozyt *m*.
macrogenesis/*n*: exzessives Wachstum *s*.
macrogenitosomia/*n*: Makrogenitosomie *w*, Makrogenitalismus *m*.
macrogingiva/*n*: Makrulie *w*.
macroglia/*n*: Makroglia *w*.
macroglial/*adj*: makrogliär.
macroglobulin/*n*: Makroglobulin *s*.
macroglobulinemia/*n*: Makroglobulinämie *w*.

macroglossia

macroglossia/*n*: Makroglossie *w*.
macrognathia/*n*: Makrognathie *w*.
macrogol/*n*: Macrogol *s*, Polyäthylenglykol *s*.
macrography/*n*: Megalographie *w*.
macrogyria/*n*: Makrogyrie *w*.
macrolabia/*n*: Makrocheilie *w*.
macrolecithal/*adj*: makrolezithal.
macrolide/*n*: Makrolid *s*.
macrolide antibiotic: Makrolidantibiotikum *s*.
macrolymphocyte/*n*: großer Lymphozyt *m*.
macromania/*n*: Größenwahn *m*.
macromastia/*n*: Makromastie *w*, Brustvergrößerung *w*.
macromelia/*n*: Makromelie *w*.
macromere/*n*: Makromer *s*.
macromethod/*n*: Makromethode *w*.
macromolecular/*adj*: makromolekular.
macromolecule/*n*: Makromolekül *s*.
macronodular/*adj*: makronodulär.
macronormoblast/*n*: Makronormoblast *m*, Makroblast *m*.
macronucleus/*n*: Makronukleus *m*.
macronutrients/*n*: Hauptbausteine der Nahrung.
macronychia/*n*: Makronychie *w*.
macroparasite/*n*: Makroparasit *m*.
macropathology/*n*: makroskopische Pathologie *w*.
macropenis/*n*: Makrophallus *m*.
macrophage/*n*: Makrophage *m*; **alveolar** ~ Alveolarmakrophage *m*; **fixed** ~ ruhende Wanderzelle *w*; **free** ~ freier Makrophage *m*; **inflammatory** ~ Entzündungsmakrophage *m*; **tingible-body** ~ getüpfelter Makrophage *m*.
macrophage activating factor [*abbr*] **MAF**: Migrationsaktivierungsfaktor *m*, MAF.
macrophage chemotactic factor: Makrophagenchemotaxin *s*.
macrophage chemotaxin: Makrophagenchemotaxin *s*.
macrophage inhibition factor [*abbr*] **MIF**: Migrationsinhibitionsfaktor *m*, MIF.
macrophage system: retikuloendotheliales System *s*, RES.
macrophagocyte/*n*: Makrophage *m*.
macrophagocytosis/*n*: Makrophagozytose *w*.
macrophagy/*n*: Makrophagenaktivität *w*.
macrophthalmia/*n*: Megalophthalmus *m*.
macropia/*n*: Makropsie *w*.
macroplasia/*n*: exzessives Gewebewachstum *s*.
macropodia/*n*: Makropodie *w*.
macropolycyte/*n*: Makropolyzyt *m*.
macropromyelocyte/*n*: Riesenpromyelozyt *m*.
macroprosopia/*n*: Makroprosopie *w*.
macropsia/*n*: Makropsie *w*.
macroscelia/*n*: Makroskelie *w*.
macroscopic/*adj*: makroskopisch.
macroscopy/*n*: Makroskopie *w*.
macrosigma/*n*: Sigmavergrößerung *w*.
macrosis/*n*: Größenzunahme *w*.
macrosomatia/*n*: Gigantismus *m*, Riesenwuchs *m*.
macrosomatic/*adj*: makrosomatisch.
macrosomia/*n*: Makrosomie *w*; **fetal** ~ fetale Makrosomie *w*.
macrostereognosis/*n*: Makroästhesie *w*.
macrostomia/*n*: Makrostomie *w*.
macrostructural/*adj*: Makrostruktur-.
macrothrombocyte/*n*: Makrothrombozyt *m*.
macrotia/*n*: Makrotie *w*.
macrotome/*n*: Makrotom *s*.
macrovascular/*adj*: makrovaskulär.
macula/*n*: Makula *w*, Macula.
macular/*adj*: gefleckt, Makula-.
maculate/*adj*: gefleckt, makulös.
macule/*n*: Makula *w*, Fleck *m*; **amelanotic** ~ pigmentarmer Fleck *m*; **leprotic** ~ Leprafleck *m*; **purpuric** ~ Purpura *w*; **white** ~ Weißfleck *m*.
maculoanesthetic/*adj*: makuloanästhetisch.
maculocerebral/*adj*: makulozerebral.
maculopapular/*adj*: makulopapulös.
maculopapulous/*adj*: makulopapulös.

maculopathy/*n*: Makulaerkrankung *w*.
mad/*adj*: toll, geisteskrank.
Maddox prism: Maddox-Prisma *s*.
Maddox rods: Maddox-Stäbchen.
Madelung's deformity: Madelung-Deformität *w*.
Madelung's disease: Madelung-Fetthals *m*.
Madelung's neck: Madelung-Fetthals *m*.
madescent/*adj*: nässend.
madhouse/*n*: Irrenanstalt *w*.
Madlener's operation: Madlener-Operation *w*.
madness/*n*: Geisteskrankheit *w*, Wahnsinn *m*, Verrücktheit *w*.
Madura foot: Madurafuß *m*, Myzetom *s*.
madurella/*n*: Madurella.
maduromycosis/*n*: Myzetom *s*.
MAF [*abbr*] **macrophage activating factor**: Migrationsaktivierungsfaktor *m*, MAF.
mafenide/*n*: Mafenid *s*.
Mafucci syndrome: Mafucci-Syndrom *s*, Dyschondroplasia haemangiomatosa.
magaldrate/*n*: Magaldrat *s*.
magazine/*n*: Magazin *s*.
magenblase/*n*: Magenblase *w*.
Magendie's law: Bell-Magendie-Gesetz *s*.
Magendie space: Subarachnoidalraum *m*.
Magendie symptom: Hertwig-Magendie-Schielstellung *w*.
magenta/*n*: Magenta *s*, Rosanilinhydrochlorid *s*.
maggot/*n*: Larve *w*, Made *w*.
magistery/*n*: Magistralformel *w*, Präzipitat *s*.
magistral/*adj*: magistral.
magma/*n*: Magma *s*, knetbare Masse *w*.
Magnan sign: Magnan-Zeichen *s*.
Magnan symptom: Magnan-Zeichen *s*, Ameisenlaufen *s*.
Magnan's trombone movement: Magnan-Zungenzeichen *s*.
magnesemia/*n*: Hypermagnesiämie *w*.
magnesia/*n*: Magnesia *s*.
magnesium [*abbr*] **Mg**: Magnesium *s*, Mg.
magnesium carbonate: Magnesiumkarbonat *s*.
magnesium chloride: Magnesiumchlorid *s*.
magnesium citrate: Magnesiumzitrat *s*.
magnesium deficiency: Magnesiummangel *m*.
magnesium hydroxide: Magnesiumhydroxid *s*.
magnesium oxide: Magnesiumoxid *s*.
magnesium peroxide: Magnesiumperoxid *s*.
magnesium phosphate: Magnesiumphosphat *s*.
magnesium poisoning: Magnesiumvergiftung *w*.
magnesium stearate: Magnesium stearicum.
magnesium sulfate: Magnesiumsulfat *s*.
magnesium trisilicate: Magnesiumtrisilikat *s*.
magnet/*n*: Magnet *m*; **permanent** ~ Dauermagnet *m*.
magnetism/*n*: Magnetismus *m*; **residual** ~ Restmagnetismus *m*, Remanenz *w*.
magnetocardiograph/*n*: Magnetokardiograph *m*.
magnetoencephalograph/*n*: Magnetoenzephalograph *m*.
magnicellular/*adj*: Riesenzell-.
magnification/*n*: Vergrößerung *w*; **biologic** ~ Bioakkumulation *w*; **radiographic** ~ Vergrößerungsaufnahme *w*.
magnification proportion: Vergrößerungsverhältnis *s*.
magnification roentgenography: Vergrößerungsaufnahme *w*.
magnify/*vb*: vergrößern.
magnitude/*n*: Größe *w*.
magnocellular/*adj*: großzellig.
Magnus and de Kleijn neck reflex: Magnus-Halsstellreflex *m*.
Magnuson splint: Magnuson-Abduktionsschiene *w*.
Mahaim type pre-excitation: Mahaim-Präexzitation *w*.
maidenhood/*n*: Jungfräulichkeit *w*, Virginität *w*.

maieutics/*n*: Geburtshilfe *w*.
maim/*vb*: verstümmeln.
maimed/*adj*: verstümmelt.
main/*adj*: Haupt-.
mains/*n*: elektrisches Netz *s*.
mains voltage: Netzspannung *w*.
maintain/*vb*: aufrechterhalten.
maintainer/*n*: Platzhalter *m*.
maintenance/*n*: Erhaltung *w*, Erhaltungstherapie *w*; **luteal** ~ Follikelpersistenz *w*.
maintenance dialysis: Dauerdialyse *w*.
maintenance dose: Erhaltungsdosis *w*.
maintenance functions: vitale Funktionen.
maintenance hemodialysis: Dauerdialyse *w*.
maintenance host: Erregerreservoir *s*.
maize/*n*: Mais *m*.
maize oil: Maisöl *s*.
maize starch: Maisstärke *w*.
Majocchi's disease: Majocchi-Syndrom *s*, Purpura annularis teleangiectodes.
major/*adj*: größer, Haupt-.
majority/*n*: Mehrheit *w*, Volljährigkeit *w*.
make/*vb*: machen.
makeshift/*n, adj*: 1. Notbehelf *m*, Notshunt *m*; 2. behelfsmäßig.
makro-: Makro-, groß.
mal/*n*: Krankheit *w*, Übel *s*, Leiden *s*.
mal-: Mal-.
malabsorption/*n*: Malabsorption *w*.
malabsorption syndrome: Malabsorptionssyndrom *s*.
malachite green: Malachitgrün *s*.
malacia/*n*: Malazie *w*; **metaplastic** ~ Osteitis fibrosa cystica.
malacic/*adj*: malazisch, weich.
malaco-: weich.
malacosteon/*n*: Osteomalazie *w*.
malacotic/*adj*: überweich.
malacotomy/*n*: Inzision in weiches Gewebe.
malactic/*n, adj*: 1. Emolliens *s*; 2. weichmachend.
maladaptation/*n*: Maladaptation *w*.
maladjustment/*n*: schlechte Anpassung *w*, Fehlanpassung *w*.

malady/*n*: Krankheit *w*.
malagma/*n*: Emolliens *s*.
malakoplakia/*n*: Malakoplakie *w*.
malalignment/*n*: Frakturfehlstellung *w*, Zahnfehlstellung *w*.
malar/*adj*: malar.
malaria/*n*: Malaria *w*; **acute** ~ akute Malaria *w*; **algid** ~ Malaria tropica; **benign subtertian** ~ benigne tertianaähnliche Malaria *w*; **benign tertian** ~ Malaria tertiana; **cerebral** ~ zerebrale Malaria *w*; **chronic** ~ chronische Malaria *w*; **double tertian** ~ Quotidiana *w*; **estivoautumnal** ~ Ästivoautumnalfieber *s*, Malaria tropica; **hemolytic** ~ Schwarzwasserfieber *s*; **induced** ~ Malariatherapie *w*; **intermittent** ~ intermittierende Malaria *w*; **malignant tertian** ~ Malaria falciparum; **quartan** ~ Malaria quartana, Malariae-Malaria; **quotidian** ~ Quotidiana *w*; **relapsing** ~ rekurrierende Malaria *w*; **subtertian** ~ Malaria falciparum; **therapeutic** ~ Malariatherapie *w*, Malariakur *w*.
malaria control: Malariabekämpfung *w*.
malarial/*adj*: Malaria-.
malaria parasite: Malariaparasit *m*.
malaricidal/*n, adj*: 1. Malariamittel; 2. plasmodienabtötend.
malariotherapy/*n*: Malariakur *w*.
malarious/*adj*: Malaria-.
malarization therapy: Malariatherapie *w*.
malarticulation/*n*: Artikulationsstörung *w*, Dysarthrie *w*.
malassezia/*n*: Malassezia.
Malassez rest: Malassez-Epithelrest *m*.
malassimilation/*n*: Malassimilation *w*.
malate/*n*: Malat *s*.
malate dehydrogenase: Malatdehydrogenase *w*, MDH.
malathion/*n*: Malathion *s*.
malaxate/*vb*: mischen.
malaxation/*n*: Komposition *w*, Mischung *w*.
malcontent/*adj*: verstimmt, unzufrieden.
maldeveloped/*adj*: fehlgebildet.
maldevelopment/*n*: Entwicklungsstörung *w*, Fehlentwicklung *w*.

maldigestion/*n*: Maldigestion *w*, Verdauungsinsuffizienz *w*.
male/*n, adj*: 1. Mann *m*; **genetic** ~ XY-Mann *m*; 2. männlich.
maleate/*n*: Maleat *s*.
maleruption/*n*: Dentitionsstörung *w*.
malformation/*n*: Malformation *w*, Fehlbildung *w*, Deformation *w*; **anorectal** ~ anorektale Mißbildung *w*; **arteriovenous** ~ arteriovenöse Gefäßmißbildung *w*; **cerebral arteriovenous** ~ arteriovenöse Hirngefäßmißbildung *w*; **congenital** ~ angeborene Mißbildung *w*; **developmental** ~ Entwicklungsmißbildung *w*; **life-threatening** ~ lebensbedrohliche Fehlbildung *w*; **major** ~ lebensbedrohliche Fehlbildung *w*; **minor** ~ kleine Anomalie *w*; **ureteral** ~ Ureterfehlbildung *w*; **vascular** ~ Gefäßmißbildung *w*.
malformation sequence: Fehlbildung *w*, Malformation *w*.
malformation syndrome: Mißbildungssyndrom *s*.
malfunction/*n*: Dysfunktion *w*, Funktionsstörung *w*.
Malgaigne's luxation: Malgaigne-Fraktur *w*.
Malherbe's tumor: Epithelioma calcificans Malherbe.
malign/*adj*: maligne, bösartig.
malignancy/*n*: Malignität *w*.
malignancy grade: Malignitätsgrad *m*.
malignant/*adj*: maligne, bösartig.
malinger/*vb*: simulieren.
malingerer/*n*: Simulant *m*.
malingering/*adj*: scheinkrank.
malleability/*n*: Anpassungsfähigkeit *w*, Flexibilität *w*, Dehnbarkeit *w*.
malleable/*adj*: anpassungsfähig, dehnbar.
malleal/*adj*: mallear.
malleiform/*adj*: hammerförmig.
mallein/*n*: Mallein *s*.
malleoincudal/*adj*: Hammer und Amboß betreffend.
malleolus/*n*: Malleolus.
malleomyces/*n*: Malleomyces, Actinobacillus mallei.
malleosidosis/*n*: Melioidose *w*, Pseudorotz *m*, Malleoidose *w*.
mallet finger: Hammerfinger *m*.
mallet fracture: Fraktur der Fingerendphalanx.
mallet toe: Hammerzehe *w*.
malleus/*n*: Hammer *m*, Malleus.
Mallory's acid fuchsin: Mallory-Fuchsin *s*.
Mallory's bodies: Mallory-Körperchen.
Mallory-Weiss syndrome: Mallory-Weiss-Syndrom *s*.
malnourish/*vb*: schlecht ernähren.
malnourished/*adj*: unterernährt.
malnutrition/*n*: Malnutrition *w*, Mangelernährung *w*, falsche Ernährung *w*; **malignant** ~ Kwashiorkor *s*.
malocclusion/*n*: Malokklusion *w*.
malodorous/*adj*: übelriechend.
malomaxillary/*adj*: zygomatikomaxillär.
malonal/*n*: Barbital *s*.
malonate/*n*: Malonat *s*.
malonyl/*n*: Malonyl *s*.
malonyl-ACP: Malonylsäureschwefelester *m*.
malonyl-coenzyme A: Malonyl-CoA *s*.
malonylurea/*n*: Malonylharnstoff *m*, Barbitursäure *w*.
malpighian/*adj*: Malpighi-.
malposition/*n*: Fehlstellung *w*.
malpractice, medical: ärztlicher Kunstfehler *m*.
malpresentation/*n*: anomale Kindslage *w*.
malreduction/*n*: fehlerhafte Reposition *w*.
malrotation/*n*: Malrotation *w*.
malt/*n*: Malz *s*.
Malta fever: Maltafieber *s*, Brucellose *w*.
maltase/*n*: Maltase *w*, α-Glukosidase *w*.
malt extract: Malzextrakt *m*.
Malthus principle: Malthus-Prinzip *s*.
maltodextrin/*n*: Maltosedextrin *s*.
maltose/*n*: Maltose *w*.
maltreatment/*n*: Mißhandlung *w*.
malt sugar: Maltose *w*.
malturned/*adj*: malrotiert.
malum/*n*: Erkrankung *w*, Malum.
malunion/*n*: Frakturheilung in Fehlstel-

mamanpianlung.
mamanpian/*n*: Muttereffloreszenz *w*, Frambösiom *s*.
mamelon/*n*: Höcker *m*.
mamelonated/*adj*: höckrig.
mamilla/*n*: Mamille *w*, Mamilla.
mamillary/*adj*: Mamillen-.
mamillated/*adj*: höckrig.
mamillation/*n*: mamillenförmige Protuberanz *w*.
mamilliform/*adj*: mamillenförmig.
mamilliplasty/*n*: Mamillenplastik *w*.
mamillitis/*n*: Mamillitis *w*.
mamma/*n*: Brust *w*, Mamma *w*; **accessory** ~ akzessorische Mamma *w*; **supernumerary** ~ akzessorische Mamma *w*.
mammal/*n*: Säugetier *s*.
mammalgia/*n*: Mastodynie *w*.
mammalian/*adj*: Säugetier-.
mammaplasty/*n*: Mammaplastik *w*.
mammary/*adj*: mammär.
mammectomy/*n*: Mastektomie *w*.
mammiform/*adj*: mammaförmig.
mammilar/*n*: Mamille *w*.
mammilary/*adj*: Mamillen-.
mammillation/*n*: mamillenförmige Protuberanz *w*.
mammilliplasty/*n*: Mamillenplastik *w*.
mammillitis/*n*: Mamillitis *w*.
mammitis/*n*: Mastitis *w*.
mammo-: Mammo-, Mamma-.
mammogen/*adj*: mammogen.
mammogram/*n*: Mammogramm *s*.
mammography/*n*: Mammographie *w*.
mammoplasia/*n*: Brustentwicklung *w*.
mammoplasty/*n*: Mammaplastik *w*.
mammose/*adj*: mammaförmig, vollbrüstig.
mammotomy/*n*: Mammainzision *w*.
mammotropic/*adj*: mammotrop.
mammotropin/*n*: Prolaktin *s*.
man/*n*: Mann *m*, Mensch *m*.
manage/*vb*: versorgen, behandeln.
management/*n*: Versorgung *w*, Behandlung *w*.
manager's disease: Managerkrankheit *w*.
Manchester operation: Manchester-Operation *w*, Gebärmutterhalsamputation *w*.
mandala/*n*: Mandala *s*.
mandatory/*adj*: obligatorisch.
man ape: Menschenaffe *m*.
mandible/*n*: Unterkiefer *m*, Mandibula.
mandibular/*adj*: mandibulär.
mandibulectomy/*n*: Unterkieferresektion *w*.
mandibulofacial/*adj*: mandibulofazial.
mandibulopharyngeal/*adj*: mandibulopharyngeal.
mandrake/*n*: Mandragora *w*.
mandrel/*n*: Mandrin *m*.
mandrin/*n*: Mandrin *m*.
manducate/*vb*: kauen.
maneuver/*n*: Manöver *s*, Handgriff *m*.
manganese [*abbr*] **Mn**: Mangan *s*, Mn.
manganese alum: Manganalaun *s*.
manganese poisoning: Manganvergiftung *w*.
manganism/*n*: Manganvergiftung *w*.
mange/*n*: Räude *w*, Krätze *w*.
mange mite: Räudemilbe *w*, Krätzmilbe *w*.
mania/*n*: Manie *w*; **alcoholic** ~ pathologischer Rausch *m*; **dancing** ~ Choreomanie *w*; **delirious** ~ delirante Manie *w*; **doubting** ~ Zweifelsucht *w*, Folie du doute.
-mania: -manie.
maniacal/*adj*: manisch.
manic/*n*, *adj*: 1. Manischer *m*; 2. manisch.
manic-depressive/*adj*: manisch-depressiv.
manifest/*vb*, *adj*: 1. sich manifestieren; 2. manifest.
manifestation/*n*: Manifestation *w*, Erscheinungsform *w*; **cutaneous** ~ Hautmanifestation *w*; **early** ~ Frühform *w*; **genetic** ~ Genmanifestation *w*; **ictal epileptic** ~ anfallsartige Epilepsiemanifestation *w*; **initial** ~ Erstmanifestation *w*; **neurological** ~ neurologisches Symptom *s*.
manikin/*n*: anatomisches Modell des menschlichen Körpers.
maniphalanx/*n*: Fingerphalanx *w*.
maniple/*adj*: handvoll.
manipulate/*vb*: manipulieren.

manipulation/*n*: Manipulation *w*.
mannan/*n*: Mannan *s*.
Mann-Bollman fistula: Mann-Bollman-Fistel *w*.
manner/*n*: Art *w*, Weise *w*.
mannered/*adj*: maniieriert.
mannerism/*n*: Maniriertheit *w*.
manner of death: Todesart *m*.
mannite/*n*: Mannit *s*, Mannitol *s*.
mannitol/*n*: Mannitol *s*, Mannit *s*.
mannitol hexanitrate: Mannitolhexanitrat *s*.
mannitol test: Mannitoltest *m*.
mannose/*n*: Mannose *w*.
mannosidase/*n*: Mannosidase *w*.
mannoside/*n*: Mannosid *s*.
mannosidosis/*n*: Mannosidose *w*.
Mann stain: Mann-Färbung *w*.
Mann-Whitney U test: Mann-Whitney-Test *m*, U-Test *m*.
manoeuvre/*n*: Handgriff *m*, Manöver *s*.
manometer/*n*: Manometer *s*.
manometric/*adj*: manometrisch.
manometry/*n*: Manometrie *w*; **esophageal** ~ Ösophagusmanometrie *w*.
manpower/*n*: Personal *s*; **medical** ~ medizinisches Personal *s*; **paramedical** ~ medizinisches Hilfspersonal *s*.
manslaughter/*n*: Totschlag *m*.
mansonella/*n*: Mansonella.
mansonelliasis/*n*: Mansonelliasis *w*.
Manson's disease: Mansonelliasis *w*, Schistosomiasis mansoni.
Manson tapeworm: Mansonella.
Mantel-Haenszel log rank test: logarithmischer Rangtest nach Mantel-Haenszel *m*.
mantle/*n*: Mantel *m*, Außenhülle *w*; **chordomesodermal** ~ chordomesodermale Epithelschicht *w*; **myoepicardial** ~ Epimyokard *s*.
mantle dentin: Manteldentin *s*.
mantle fibre: Chromosomenspindelfaser *w*.
mantle layer: Mantelschicht *w*.
mantle sclerosis: Mantelsklerose *w*.
mantle zone: Mantelschicht *w*.

marble bone disease

man-to-man: interindividuell.
Mantoux conversion: Mantoux-Konversion *w*.
Mantoux reaction: Mantoux-Reaktion *w*.
Mantoux test: Mendel-Mantoux-Probe *w*.
manual/*n, adj*: 1. Anleitung *w*; 2. manuell.
manubrial/*adj*: das Manubrium betreffend.
manubriosternal/*adj*: manubriosternal.
manubrium/*n*: Handhabe *w*, Manubrium.
manuduction/*n*: manuelles Vorgehen *s*.
manufacture/*vb*: herstellen.
manufacturer/*n*: Hersteller *m*.
manure gas: Biogas *s*.
manus/*n*: Hand *w*, Manus.
Manzullo's test: Telluritversuch *m*.
MAO [*abbr*] **monoamine oxidase**: Monoaminoxidase *w*, MAO.
MAOI [*abbr*] **monoamine oxidase inhibitor**: Monoaminoxidasehemmer *m*, MAO-Hemmer *m*.
MAO inhibitor: MAO-Hemmer *m*, Monoaminoxidasehemmer *m*.
map/*n, vb*: 1. Karte *w*; **cognitive** ~ kognitive Karte *w*; **cytogenetic** ~ Chromosomenkarte *w*; **genetic** ~ Chromosomenkarte *w*; 2. kartieren.
maphenide/*n*: Maphenid *s*.
maple bark disease: Towey-Krankheit *w*.
maple syrup urine disease: Ahornsirupkrankheit *w*.
maplike/*adj*: landkartenartig.
mapping/*n*: Mapping *s*, Kartierung *w*; **cytologic** ~ Chromosomenmapping *s*; **genetic** ~ Genmapping *s*.
maprotiline/*n*: Maprotilin *s*.
Maragliano's tuberculin: Maragliano-Tuberkulin *s*.
Marañón sign: Marañón-Zeichen *s*.
Marañón's reaction: Marañón-Zeichen *s*.
marantic/*adj*: marantisch.
marasmatic/*adj*: marantisch.
marasmic/*adj*: marantisch.
marasmoid/*adj*: marasmusartig.
marasmus/*n*: Marasmus *m*.
marathon group: Marathongruppe *w*.
marble bone disease: Marmorknochen-

marbleization

krankheit w.
marbleization/n: Marmorierung w.
marble state: État marbré, Status marmoratus.
Marburg's triad: Marburg-Trias m.
Marburg virus: Marburg-Virus m.
Marburg virus disease: Marburg-Virus-Krankheit w.
march/n, vb: 1. Marsch m, **jacksonian** ~ Jackson-Marsch m; 2. marschieren.
march albuminuria: Marschalbuminurie w.
Marchesani syndrome: Marchesani-Weil-Syndrom s.
march foot: Marschfraktur w.
march fracture: Marschfraktur w.
march hemoglobinuria: Marschhämoglobinurie w.
Marchiafava-Micheli syndrome: Marchiafava-Micheli-Anämie w.
Marchiafava's disease: Marchiafava-Bignami-Syndrom s.
Marchi's tract: Tractus tectospinalis.
march proteinuria: Marschproteinurie w.
march tumor: Weichteilödem bei Marschperiostitis w.
marcid/adj: abgemagert.
marcor/n: Marasmus m.
Marcus Gunn phenomenon: Marcus-Gunn-Pupillenphänomen s.
Marcus Gunn pupil: Marcus-Gunn-Pupillenphänomen s.
Marek's disease: ZNS-Lymphomatose w.
Marek's disease virus: Marek-Virus m.
mare serum gonadotropin, pregnant: Stutenserumgonadotropin s.
Marey's reflex: Marey-Reflex m.
Marfan syndrome: Marfan-Syndrom s, Arachnodaktyliesyndrom s.
margarine/n: Margarine w.
margin/n: Rand m, Kante w, Margo; **gingival** ~ Zahnfleischrand m; **labial** ~ Lippenrand m.
marginal/adj: marginal, randständig.
marginality/n: Randständigkeit w.
margination/n: Leukozytenwall m.
margin bleeding, placental: Plazentarandblutung w.
margin of safety: Sicherheitsabstand m.
marginoplasty/n: plastische Operation im Bereich eines Organrands.
Marie-Bamberger disease: Marie-Bamberger-Syndrom s, hypertrophe pulmonale Osteoarthropathie w, Akropachie w.
Marie-Foix sign: Marie-Foix-Zeichen s.
Marie sclerosis: Marie-Syndrom s, zerebelläre Heredoataxie w.
Marie's hereditary cerebellar ataxia: Marie-Syndrom s, zerebelläre Heredoataxie w.
Marie-Strümpell disease: Marie-Strümpell-Krankheit w, Bechterew-Krankheit w, ankylosierende Spondylitis w.
Marie syndrome: Marie-Syndrom s, Akromegalie w.
Marie-Tooth disease: Charcot-Marie-Tooth-Krankheit w.
marihuana/n: Marihuana s, Haschisch s.
marijuana/n: Marihuana s, Haschisch s.
Marinesco-Garland syndrome: Marinesco-Sjögren-Garland-Syndrom s.
Marinesco-Radovic reflex: Palmomentalreflex m.
Marinesco-Sjögren syndrome: Marinesco-Sjögren-Syndrom s.
Marion's disease: Marion-Syndrom s, angeborene Blasenhalsstenose w.
Mariotte's law: Boyle-Mariotte-Gesetz s.
marital/adj: ehelich.
Marjolin's ulcer: Brandnarbenkarzinom s.
mark/n: Zeichen s, Merkmal s, Mal s.
marker/n: Marker m, antigene Determinante w, Markersubstanz w; **biochemical** ~ biochemischer Marker m; **biological** ~ biologischer Marker m; **chromosomal** ~ Chromosomenmarker m; **clinical** ~ klinischer Marker m; **genetic** ~ Markierungsgen s.
marker antigen: Markerantigen s.
marker enzyme: Markerenzym s.
marker gene: Markierungsgen s.
marker protein: Markierungsprotein s.
marker site: Markierungsstelle w.

market psychology: psychologische Marktforschung w.
marking/n: Markierung w.
marmorization/n: Marmorierung w.
Maroteaux-Lamy disease: Lamy-Maroteaux-Syndrom s, Mukopolysaccharidose Typ V w.
marriage/n: Ehe w; **plural** ~ Polygamie w.
marrow/n: Mark s, Knochenmark s, Medulla; **depressed** ~ Knochenmarkdepression w; **fat** ~ gelbes Knochenmark s; **red** ~ rotes Knochenmark s; **spinal** ~ Rückenmark s; **yellow** ~ gelbes Knochenmark s.
marrowbrain/n: Medulla oblongata, Nachhirn s, Myelenzephalon s.
marrow cell: Knochenmarkzelle w.
marrow nailing: Marknagelung w.
marrow space: Markhöhle w.
marrow spoon: Marklöffel m.
Marshall Hall's facies: Gesichtsform bei Hydrozephalus.
marsh fever: Malaria w.
marsupialization/n: Marsupialisation w.
marsupialize/vb: marsupialisieren.
marsupium/n: Beuteltier s.
Martinotti cell: Neuron s.
Martin's disease: Martin-Krankheit w, Marschperiostitis w.
Martorell syndrome: Martorell-Syndrom s, Takayasu-Syndrom s, Aortenbogensyndrom s.
maschale/n: Achselhöhle w.
masculine/adj: maskulin, männlich.
masculinism/n: Männlichkeit w, Virilismus m.
masculinity/n: Maskulinisierung w, Virilismus m.
masculinity complex: Männlichkeitskomplex m.
masculinity rate: Geschlechtsverhältnis s.
masculinization/n: Virilisierung w.
masculinize/vb: maskulinisieren, virilisieren.
masculinizing/adj: virilisierend.
masculinovoblastoma/n: virilisierender Ovarialtumor m.
masculonucleus/n: männlicher Pronukleus m.
mash/n, vb: 1. Brei m, Mus s, Gemisch s; 2. zerquetschen.
mask/n, vb: 1. Maske w; **full-face** ~ Gesichtsmaske w; **luetic** ~ maskenartige Gesichtspigmentierung bei Syphilis; **nonrebreathing** ~ Narkosemaske ohne Rückatmung; **tabetic** ~ Hutchinson-Maskengesicht s; 2. maskieren.
masked/adj: maskiert.
masker/n: Maskierungsvorrichtung w.
mask face: Maskengesicht s.
masking/n: Maskierung w, Verschleierung w, Verrauschen s.
masking audiogram: Lärmaudiogramm s.
mask of pregnancy: Chloasma s, Melasma gravidarum.
masochism/n: Masochismus m.
masochist/n: Masochist m.
mass/n: Masse w, Massa; **achromatic** ~ achromatische Zellmasse w; **atomic** ~ Atommasse w; **blue** ~ Quecksilberfüllmasse w; **critical** ~ kritische Masse w; **electronic** ~ Elektronenmasse w; **intermediate** ~ Adhaesio interthalamica; **intracerebral** ~ intrakranielle Raumforderung w; **lateral** ~ Massa lateralis; **molecular** ~ Molekülmasse w; **pillular** ~ Pillenmasse w, Massa pilularum; **relative atomic** ~ relatives Atomgewicht s; **sarcoplasmic** ~ Sarkoplasmamasse w; **ventrolateral** ~ Hypomer s.
massage/n: Massage w; **cardiac** ~ Herzmassage w; **electrovibratory** ~ elektrische Vibrationsmassage w; **prostatic** ~ Prostatamassage w.
mass action constant: Massenwirkungskonstante w.
mass action law: Massenwirkungsgesetz s.
mass attraction: Gravitation w.
massc [abbr] **mass concentration**: Massenkonzentration w.
mass chest examination: Thoraxreihenuntersuchung w.
mass concentration [abbr] **massc**: Massenkonzentration w.

masseter/*n*: Musculus masseter.
masseter reflex: Masseterreflex *m*.
masseur/*n*: Masseur *m*.
masseuse/*n*: Masseurin *w*.
mass examination: Reihenuntersuchung *w*.
mass fluorography: Röntgenreihenuntersuchung *w*.
mass immunization: Reihenimpfung *w*.
massive/*adj*: massiv.
mass lesion: raumfordernde Läsion *w*.
mass movement: Massenbewegung *w*.
mass number: Massenzahl *w*.
Masson trichrome stain: Masson-Färbung *w*.
massotherapy/*n*: Massage *w*.
mass psychology: Massenpsychologie *w*.
mass psychosis: Massenpsychose *w*.
mass radiography: Röntgenreihenuntersuchung *w*.
mass reflex: Massenbewegung *w*.
mass roentgenography: Röntgenreihenuntersuchung *w*.
mass screening: Massenscreening *s*.
mass spectrometry: Massenspektrometrie *w*.
mass survey: Reihenuntersuchung *w*.
mass x-ray examination: Röntgenreihenuntersuchung *w*.
mast-: Masto-.
mastadenitis/*n*: Mastitis *w*.
mastalgia/*n*: Mastodynie *w*.
mastatrophy/*n*: Mammaatrophie *w*.
mastauxy/*n*: Brustvergrößerung *w*.
mast cell: Mastzelle *w*.
mast cell colony-stimulating factor: Interleukin 3 *s*.
mast cell disease: Mastozytose *w*.
mast cell growth factor: Interleukin 3 *s*.
mast cell leukemia: Mastzellenleukämie *w*.
mast cell reticulosis, malignant: mastozytäre Retikulose *w*.
mast cell sarcoma: Mastzellensarkom *s*.
mastecchymosis/*n*: subkutane Mammaeinblutung *w*.
mastectomy/*n*: Mastektomie *w*; **extended radical** ~ erweiterte radikale Mastektomie *w*; **modified radical** ~ modifizierte radikale Mastektomie *w*; **partial** ~ partielle Mastektomie *w*; **radical** ~ radikale Mastektomie *w*, Halsted-Operation *w*; **segmental** ~ partielle Mastektomie *w*; **simple** ~ einfache Mastektomie *w*; **subcutaneous** ~ subkutane Mastektomie *w*; **subradical** ~ subtotale Mastektomie *w*.
master/*vb*: beherrschen.
master film: Originalfilm *m*.
master gland: Hypophyse *w*.
master plate: Originalplatte *w*.
Master's test: Master-Kreislauftest *m*.
mastery/*n*: Beherrschung *w*.
mastic/*n*: Mastix *s*.
mastication/*n*: Mastikation *w*, Kaubewegung *w*.
masticatory/*adj*: mastikatorisch.
mastigophoran/*n*: Mastigophora, Geißeltierchen *s*.
mastigote/*n*: Mastigot *m*.
mastitis/*n*: Mastitis *w*; **acute** ~ akute Mastitis *w*; **chronic cystic** ~ zystische Mastopathie *w*; **glandular** ~ parenchymatöse Mastitis *w*; **interstitial** ~ interstitielle Mastitis *w*; **parenchymatous** ~ parenchymatöse Mastitis *w*; **periductal** ~ periduktale Mastitis *w*; **phlegmonous** ~ interstitielle Mastitis *w*; **puerperal** ~ puerperale Mastitis *w*; **submammary** ~ submammärer Abszeß *m*; **suppurative** ~ eitrige Mastitis *w*.
masto-: Masto-, Brust-.
mastocarcinoma/*n*: Mammakarzinom *s*.
mastoccipital/*adj*: mastookzipital.
mastocyte/*n*: Mastzelle *w*.
mastocytoma/*n*: Mastozytom *s*; **benign** ~ Mastozytose *w*; **malignant** ~ Mastzellsarkom *s*; **solitary** ~ solitäres Mastozytom *s*.
mastocytosis/*n*: Mastozytose *w*, Urticaria pigmentosa, Nettleship-Syndrom *s*; **diffuse cutaneous** ~ diffuse Hautmastozytose *w*; **malignant** ~ Mastzellenleukämie *w*; **systemic** ~ generalisierte Mastozytose *w*.
mastoid/*n, adj*: 1. Mastoid *s*, Processus

mastoideus; **acellular** ~ temporaler Mastoidfortsatz *m*; **pneumatic** ~ pneumatische Mastoidzelle *w*; 2. Mastoid-, warzenförmig, mastoideus.
mastoidal/*adj*: Mastoid-, warzenförmig, mastoideus.
mastoidale/*n*: Mastoidspitze *w*.
mastoidalgia/*n*: Mastoidschmerz *m*.
mastoid antrum: Antrum *s*.
mastoidectomy/*n*: Mastoidektomie *w*; **conservative** ~ einfache Mastoidektomie *w*; **cortical** ~ kortikale Antrotomie *w*; **modified radical** ~ modifizierte Radikalmastoidektomie *w*; **radical** ~ radikale Mastoidektomie *w*; **simple** ~ einfache Mastoidektomie *w*, Schwartze-Operation *w*.
mastoiditis/*n*: Mastoiditis *w*; **coalescent** ~ einschmelzende Mastoiditis *w*; **masked** ~ okkulte Mastoiditis *w*; **silent** ~ okkulte Mastoiditis *w*; **tuberculous** ~ tuberkulöse Mastoiditis *w*; **zygomatic** ~ Mastoiditis mit Zygomatizitis.
mastoid operation: Mastoidektomie *w*.
mastoidotympanectomy/*n*: radikale Mastoidektomie *w*.
mastoid pneumatisation: Mastoidpneumatisation *w*.
mastomenia/*n*: Mastomenie *w*.
masto-occipital/*adj*: mastoideookzipital.
mastoparietal/*adj*: parietomastoideal.
mastopathia/*n*: Mastopathie *w*.
mastopathy/*n*: Mastopathie *w*; **cystic** ~ zystische Mastopathie *w*; **proliferative** ~ proliferierende Mastopathie *w*.
mastopexy/*n*: Mastopexie *w*.
mastoplastia/*n*: Hyperplasie und Hypertrophie der Mamma.
mastoplasty/*n*: Mammaplastik *w*.
mastoptosis/*n*: Mastoptose *w*.
mastorrhagia/*n*: Mammablutung *w*.
mastoscirrhus/*n*: Mammainduration *w*.
mastosquamous/*adj*: Mastoid und Os temporale betreffend.
mastostomy/*n*: Mastotomie *w*.
mastosyrinx/*n*: Mammafistel *w*.
mastotomy/*n*: Mastotomie *w*.

masturbate/*vb*: masturbieren.
masturbation/*n*: Masturbation *w*.
Masugi's nephritis: Masugi-Nephritis *w*.
mat/*adj*: matt.
Matas test: Matas-Moskowicz-Test *m*.
match/*vb*: anpassen, abgleichen.
matching/*n, adj*: 1. Matching *s*, Anpassung *w*, Abgleichung *w*, Zuordnung *w*; 2. passend.
matching test: Zuordnungstest *m*.
mate/*vb*: kreuzen, paaren.
Mátéfy's reaction: Mátéfy-Reaktion *w*.
material/*n, adj*: 1. Material *s*, Substanz *w*, Stoff *m*; **air-equivalent** ~ luftartige Substanz *w*; **cross-reacting** ~ kreuzreagierende Substanz *w*; **dental filling** ~ Füllmaterial *s*; **fissionable** ~ spaltbares Material *s*; **genetic** ~ Genmaterial *s*; 2. materiell.
material defect: Materialfehler *m*.
materialization/*n*: Paarbildung *w*.
maternal/*adj*: maternal, mütterlich.
maternity/*n*: Maternität *w*, Mutterschaft *w*.
maternity hospital: Entbindungsklinik *w*.
maternity nurse: Hebamme *w*.
maternity patient: Wöchnerin *w*.
maternity protection: Mutterschutz *m*.
maternohemotherapy/*n*: Behandlung mit mütterlichem Blut.
Mathieu's disease: Mathieu-Krankheit *w*, ikterische Leptospirose *w*.
mating/*n*: Paarung *w*, Begattung *w*; **backcross** ~ Rückkreuzung *w*; **random** ~ Panmixie *w*.
mating behavior: Paarungsverhalten *s*.
matrical/*adj*: Matrix-.
matrilineal/*adj*: mütterlicherseits.
matrimonial/*adj*: matrimoniell.
matrix/*n*: Matrix *w*, Grundsubstanz *w*; **cartilaginous** ~ Knorpelmatrix *w*; **cytoplasmic** ~ Zytoplasmamatrix *w*; **mesangial** ~ Mesangium *s*; **mitochondrial** ~ Mitochondrienmatrix *w*; **nuclear** ~ Kernmatrix *w*.
matrix calculus: Matrixkonkrement *s*.
matrix protein: Matrixprotein *s*.
matrocliny/*n*: mütterliche Vererbung *w*.
matron/*n*: Oberschwester *w*.

Matson's operation: Matson-Operation *w*.

matter/*n*: Masse *w*, Substanz *w*, Eiter *m*; **central gray** ~ zentrales Höhlengrau *s*; **gelatinous** ~ Substantia gelatinosa; **gray** ~ graue Substanz *w*, Substantia grisea; **medullary white** ~ weiße Substanz *w*; **white** ~ weiße Substanz *w*, Substantia alba.

mattery/*adj*: eitrig.

mattress/*n*: Matratze *w*.

mattress suture: Matratzennaht *w*.

maturant/*n*: reifungsfördernde Substanz *w*.

maturate/*vb*: reifen.

maturation/*n*: Maturation *w*, Reifung *w*; **follicular** ~ Follikelreifung *w*.

maturation arrest: Maturationsarrest *m*.

maturation-development: Reifungsentwicklung *w*.

maturation division: Reifungsteilung *w*.

maturation of the fetus: fetale Reifung *w*.

maturation phase: Reifungsphase *w*.

maturation process: Reifungsprozeß *m*.

mature/*vb, adj*: 1. reifen; 2. reif.

maturity/*n*: Reife *w*, Pubertät *w*, Maturität *w*; **chronologic fetal** ~ Gestationsalter *s*; **fetal pulmonary** ~ fetale Lungenreife *w*; **intellectual** ~ intellektuelle Reife *w*.

maturity-onset: Alters-.

maturity signs: Reifezeichen.

maturity test, intrauterine: intrauterine Reifebestimmung *w*.

Maudsley personality inventory: Maudsley-Persönlichkeitsinventar *s*, MPI.

Maurer's clefts: Maurer-Flecken.

Maurer's dots: Maurer-Flecken.

Maurer stippling: Maurer-Körnelung *w*.

Mauriceau-Smellie-Veitmaneuver: Veit-Smellie-Handgriff *m*.

Mauthner's fiber: Mauthner-Faser *w*.

Mauthner sheath: Axolemm *s*.

mauve/*adj*: hellviolett.

mawworm/*n*: Spulwurm *m*.

max [*abbr*] **maximum**/*n, adj*: 1. Maximum *s*; 2. maximal.

maxillary/*adj*: maxillär.

maximal/*adj*: maximal.

maximation/*n*: Steigerung *w*.

maximum/*n*: Maximum *s*, Höchstwert *w*, Höchstgrenze *w*; **tubular** ~ tubuläres Maximum *s*.

maximum allowable concentration [*abbr*] **MAC**: maximale Arbeitsplatzkonzentration *w*, MAK.

maximum breathing capacity [*abbr*] **MBC**: Atemgrenzwert *m*.

maximum dose: Höchstdosis *w*.

maximum growth rate: maximale Wachstumsgeschwindigkeit *w*.

maximum permissible dosis: maximal zulässige Dosis *w*.

Maxwell ring: Maxwell-Ring *m*.

Mayer-Rokitansky-Küster-Hauser syndrome: Rokitansky-Küster-Hauser-Syndrom *s*.

Mayer's reflex: Mayer-Reflex *m*, Daumenmitbewegungszeichen *s*.

May-Grünwald stain: May-Grünwald-Färbung *w*.

May-Hegglin anomaly: May-Hegglin-Anomalie *w*, Hegglin-Syndrom *s*.

Mayer solution: Mayer-Lösung *w*, Hämalaun *s*.

Mayer's pessary: Mayer-Pessar *s*.

Mayer's reflex: Mayer-Reflex *m*, Daumenmitbewegungsphänomen *s*.

mayidism/*n*: Pellagra *w*.

Mayo-Robson position: Mayo-Robson-Lagerung *w*.

Mayo's operation: Mayo-Operation *w*.

mazarine/*adj*: dunkelblau.

maze/*n*: Labyrinth *s*.

maze test: Labyrinthtest *m*.

mazic/*adj*: plazentar.

mazindol/*n*: Mazindol *s*.

mazo-: Masto-, Brust-.

mazodynia/*n*: Mastodynie *w*.

mazolysis/*n*: Plazentalösung *w*.

mazopexy/*n*: Mastopexie *w*.

Mazzoni corpuscles: Golgi-Mazzoni-Lamellenkörperchen.

M band: M-Streifen *m*.

MBC [*abbr*] **1. maximum breathing capacity; 2. minimum bactericidal con-**

centration: 1. Atemgrenzwert *m*; 2. minimale bakterizide Konzentration *w*, MBK.

MB-CK isoenzyme: MB-Typ der Kreatinkinase, CK-MB.

MBD [*abbr*] **mimimal brain dysfunction**: minimale zerebrale Dysfunktion *w*, Little-Syndrom *s*.

McArdle's disease: McArdle-Krankheit *w*, Glykogenspeicherkrankheit Typ 5 *w*.

McBurney sign: McBurney-Appendizitiszeichen *s*.

McBurney's incision: McBurney-Schnitt *m*.

McBurney's point: McBurney-Punkt *m*.

McCarthy's reflex: Orbicularis-oculi-Reflex *m*.

McCune-Albright syndrome: Albright-McCune-Sternberg-Syndrom *s*.

McDonald's maneuver: McDonald-Handgriff *m*.

MCF [*abbr*] **macrophage chemotaxis factor**: Makrophagenchemotaxin *s*.

McGill pain questionnaire: McGill-Schmerzfragebogen *m*.

MCH [*abbr*] **mean corpuscular hemoglobin**: mittlerer absoluter Hämoglobinkoeffizient *m*, Färbekoeffizient *m*, MCH.

MCHC [*abbr*] **mean corpuscular hemoglobin concentration**: Sättigungsindex *m*, MCHC.

MCHg [*abbr*] **mean corpuscular hemoglobin**: mittlerer absoluter Hämoglobinkoeffizient *m*, Färbekoeffizient *m*, MCH.

MCL [*abbr*] **midclavicular line**: mittlere Klavikularlinie *w*, MCL.

McLean forceps: McLean-Zange *w*.

McMurray's circumduction maneuver: McMurray-Außenrotationsversuch *m*.

McMurray's test: McMurray-Probe *w*.

MCT [*abbr*] **mean circulation time**: mittlere Kreislaufzeit *w*.

MCTD [*abbr*] **mixed connective tissue disease**: Mixed connective tissue disease, Kollagenmischkrankheit *w*, MCTD.

MCV [*abbr*] **mean corpuscular volume**: Erythrozytenvolumen *s*, MCV.

MDA [*abbr*] **mentum dexter anterior**: rechte vordere Kinnlage *w*.

MDD [*abbr*] **mean daily dose**: mittlere Tagesdosis *w*.

MDR [*abbr*] **minimum daily requirement**: täglicher Mindestbedarf *m*.

Me [*abbr*] **methyl**/*n*: Methyl *s*.

MEA [*abbr*] **multiple endocrine adenomatosis**: multiple endokrine Neoplasie *w*.

meal/*n*: Mahlzeit *w*; **opaque** ~ Kontrastmittelbreimahlzeit *w*.

meals on wheels: Essen auf Rädern.

mean/*n, adj, vb*: 1. Mittelwert *m*, Mittel *s*; **arithmetic** ~ arithmetischer Mittelwert *m*; **geometric** ~ geometrisches Mittel *s*; 2. durchschnittlich, mittlere; 3. mitteln, beabsichtigen.

meander/*vb*: sich schlängeln.

meandering/*adj*: geschlängelt.

meaning/*n*: Bedeutung *w*.

measle/*n*: Zystizerkus *m*.

measled/*adj*: finnig.

measles/*n*: Masern *w*; **black** ~ hämorrhagische Masern *w*; **confluent** ~ konfluierendes Masernexanthem *s*; **French** ~ Röteln *w*; **German** ~ Röteln *w*; **hemorrhagic** ~ hämorrhagische Masern *w*; **three-day** ~ Röteln *w*.

measles virus: Masernvirus *m*.

measly/*adj*: mit Zystizerkus infiziert.

measurability/*n*: Meßbarkeit *w*.

measurable/*adj*: meßbar.

measure/*n, vb*: 1. Maß *s*, Maßnahme *w*; 2. messen.

measurement/*n*: Messung *w*; **axillary** ~ axilläre Messung *w*; **kinetic** ~ kinetische Messung *w*; **real-time** ~ Echtzeitmessung *w*; **rectal** ~ rektale Messung *w*.

measurement accuracy: Meßgenauigkeit *w*.

measuring/*n*: Messen *s*, Messung *w*.

measuring arrangement: Meßanordnung *w*.

measuring device: Meßgerät *s*.

meat/*n*: Fleisch *s*.

meatal/*adj*: Meatus-.

meat extract: Fleischextrakt *m*.

meatitis/*n*: Meatusentzündung *w*.
meato-: Meato-.
meatometer/*n*: Meatometer *s*.
meatorrhaphy/*n*: Meatorrhaphie *w*.
meatotomy/*n*: Meatotomie *w*.
meatus/*n*: Gang *m*, Meatus *m*; **acoustic** ~ Gehörgang *m*; **bony external auditory** ~ Meatus acusticus externus; **external auditory** ~ Meatus acusticus externus; **internal auditory** ~ Meatus acusticus internus; **urinary** ~ Ostium urethrae externum.
meatus reflex, external auditory: Kehrer-Reflex *m*, akustischer Lidreflex *m*.
mebendazole/*n*: Mebendazol *s*.
mebeverine/*n*: Mebeverin *s*.
mebhydrolin/*n*: Mebhydrolin *s*.
mebutamate/*n*: Mebutamat *s*.
mecamylamine/*n*: Mecamylamin *s*.
mecamylamine hydrochloride: Mecamylaminhydrochlorid *s*.
mechanical/*adj*: mechanisch.
mechanics/*n*: Mechanik *w*.
mechanism/*n*: Mechanismus *m*; **immunoregulatory** ~ Immunregulation *w*; **inhibiting** ~ Hemmechanismus *m*; **pathogeneic** ~ pathogenetischer Mechanismus *m*, Pathomechanismus *m*; **protective** ~ Schutzmechanismus *m*; **reentrant** ~ Reentrymechanismus *m*; **releasing** ~ Auslösemechanismus *m*; **somatic** ~ Körpermechanismus *m*; **splanchnic** ~ Splanchnikuseingeweide *w*; **suspensory** ~ Stützmechanismus *m*; **therapeutic** ~ therapeutischer Wirkmechanismus *m*.
mechano-: Mechano-.
mechanoreceptor/*n*: Mechanorezeptor *m*.
mecholyl/*n*: Mecholyl *s*.
mecism/*n*: abnorme Körperlänge *w*.
Meckel diverticulum: Meckel-Divertikel *s*.
Meckel ganglion: Meckel-Ganglion *s*, Ganglion pterygopalatinum.
Meckel-Gruber syndrome: Meckel-Syndrom *s*.
meclizine dihydrochloride: Meclozin *s*.
meclocycline/*n*: Meclocyclin *s*.
meclofenoxate/*n*: Meclofenoxat *s*.
mecloxamine/*n*: Mecloxamin *s*.
meclozine/*n*: Meclozin *s*.
meconalgia/*n*: Opiatentzugsschmerz *m*.
meconate/*n*: Mekonat *s*.
meconism/*n*: Mekonismus *m*, Opiatabhängigkeit *w*.
meconium/*n*: Mekonium *s*.
meconium ileus: Mekoniumileus *m*.
meconium peritonitis: Mekoniumperitonitis *w*.
meconium plug syndrome: Mekoniumpfropfsyndrom *s*.
meconium test: Mekoniumtest *m*.
mecysteine/*n*: Mecystein *s*.
MED [*abbr*] **1. minimum effective dose; 2. minimal erythema dose**: 1. geringste wirksame Dosis *w*; 2. minimale Erythemdosis *w*.
medallion/*n*: Medaillon *s*.
medazepam/*n*: Medazepam *s*.
medi-: Medio-.
media/*n*: Tunica media.
mediad/*adj*: medialwärts.
medial/*adj*: medial.
medialecithal/*adj*: mesolezithal.
median/*n, adj*: 1. Median *m*; 2. median, medianus.
media necrosis: Medianekrose *w*.
media of the eye, transparent: durchsichtige Augenanteile.
mediastinal/*adj*: mediastinal.
mediastinitis/*n*: Mediastinitis *w*; **fibrous** ~ Mediastinalfibrose *w*; **indurative** ~ Mediastinalfibrose *w*.
mediastinography/*n*: Mediastinographie *w*.
mediastinopericarditis/*n*: Mediastinoperikarditis *w*.
mediastinoscope/*n*: Mediastinoskop *s*.
mediastinoscopy/*n*: Mediastinoskopie *w*.
mediastinotomy/*n*: Mediastinotomie *w*.
mediastinum/*n*: Mediastinum *s*; **anterior** ~ vorderes Mediastinum *s*; **middle** ~ mittleres Mediastinum *s*; **posterior** ~ hinteres Mediastinum *s*.
mediate/*n, vb, adj*: 1. Mediator *m*; 2. vermitteln; 3. mittelbar, indirekt.

mediation/*n*: Vermittlung *w*.
mediator/*n*: Mediator *m*.
medicable/*adj*: behandelbar.
medical/*adj*: medizinisch, ärztlich.
medicament/*n*: Medikament *s*.
medicamentous/*adj*: medikamentös.
medicate/*vb*: medikamentös behandeln.
medication/*n*: Medikation *w*, medikamentöse Behandlung *w*; **preanesthetic** ~ Prämedikation *w*.
medication error: falsche Medikation *w*.
medicator/*n*: Medikamentenapplikator *m*.
medicerebral/*adj*: zentrale Hirnanteile betreffend.
medicinal/*adj*: medikamentös, medizinisch, medizinal.
medicine/*n*: Medizin *w*; **alternative** ~ Alternativmedizin *w*; **behavioral** ~ Verhaltensmedizin *w*; **clinical** ~ klinische Medizin *w*; **domestic** ~ Hausmedizin *w*; **environmental** ~ Umweltmedizin *w*; **experimental** ~ experimentelle Medizin *w*; **fetal-maternal** ~ fetomaternale Medizin *w*; **forensic** ~ Gerichtsmedizin *w*; **geriatric** ~ Geriatrie *w*; **herbal** ~ Kräutermedizin *w*; **holistic** ~ ganzheitliche Medizin *w*; **industrial** ~ Arbeitsmedizin *w*; **internal** ~ innere Medizin *w*; **legal** ~ Gerichtsmedizin *w*; **manipulative** ~ Chiropraxis *w*; **neonatal** ~ Neonatologie *w*; **nuclear** ~ Nuklearmedizin *w*; **occupational** ~ Arbeitsmedizin *w*; **oral** ~ Stomatologie *w*; **perinatal** ~ Perinatalmedizin *w*; **physical** ~ physikalische Medizin *w*; **preclinical** ~ präklinische Medizin *w*, Vorklinik *w*; **preventive** ~ präventive Medizin *w*; **proprietary** ~ geschütztes Handelspräparat *s*; **psychological** ~ Psychiatrie *w*; **psychosomatic** ~ Psychosomatik *w*; **pulmonary** ~ Pulmologie *w*; **social** ~ Sozialmedizin *w*; **socialized** ~ öffentliches Gesundheitswesen *s*; **traditional** ~ traditionelle Medizin *w*; **tropical** ~ Tropenmedizin *w*; **veterinary** ~ Tiermedizin *w*.
medicolegal/*adj*: forensisch, gerichtsmedizinisch.

medicopsychology/*n*: Psychiatrie *w*.
medifrontal/*adj*: mediofrontal.
Medin's disease: Heine-Medin-Krankheit *w*, Poliomyelitis anterior acuta.
medio-: Medio-, Mittel-.
mediocarpal/*adj*: mediokarpal.
mediofrontal/*adj*: mediofrontal.
medionecrosis/*n*: Medianekrose *w*.
medionecrosis of the aorta: zystische Medianekrose *w*.
mediopontine/*adj*: mediopontin.
mediotrusion/*n*: Zahneinwärtsdrehung *w*.
mediscalenus/*n*: Musculus scalenus medius.
meditation/*n*: Meditation *w*.
medium/*n*: Mittel *s*, Kulturmedium *s*, Medium *s*; **complete** ~ Vollmedium *s*; **dioptric** ~ brechendes Medium *s*; **liquid** ~ Flüssigmedium *s*; **radiopaque** ~ Kontrastmittel *s*; **receiving** ~ Empfangsorgan *s*; **refracting** ~ brechendes Medium *s*; **separating** ~ Trennmedium *s*.
medium preparation: Nährmediumzubereitung *w*.
medium yellow: mittelgelb.
medlar/*n*: Mispel *w*.
medrogestone/*n*: Medrogeston *s*.
medroxyprogesterone/*n*: Medroxyprogesteron *s*.
medroxyprogesterone acetate: Medroxyprogesteronacetat *s*.
medrylamine/*n*: Medrylamin *s*.
medrysone/*n*: Medryson *s*.
medulla/*n*: Mark *s*, Medulla; **adrenal** ~ Nebennierenmark *s*; **spinal** ~ Rückenmark *s*; **suprarenal** ~ Nebennierenmark *s*.
medullary/*adj*: medullär.
medullated/*adj*: markhaltig.
medullectomy/*n*: Medullaentfernung *w*.
medulliadrenal/*adj*: Nebennierenmark-.
medullispinal/*adj*: Rückenmarks-.
medullitis/*n*: Medullitis *w*, Myelitis *w*, Osteomyelitis *w*.
medulloadrenal/*adj*: Nebennierenmark-.
medulloblast/*n*: Medulloblast *m*, Neuroblast *m*.
medulloblastoma/*n*: Medulloblastom *s*.

medulloepithelioma/*n*: Medulloepitheliom *s*, Neurozytom *s*.
medullography/*n*: Medullographie *w*.
medullosis/*n*: Leukämie *w*.
medullosuprarenoma/*n*: Phäochromozytom *s*.
medullotherapy/*n*: Pasteur-Impfung *w*.
medusa's head: Caput medusae.
medusoid/*adj*: medusaartig.
mefenorex/*n*: Mefenorex *s*.
mefexamide/*n*: Mefenamid *s*.
mefruside/*n*: Mefrusid *s*.
MEG [*abbr*] **magnetoencephalograph**/*n*: Magnetenzephalograph *m*.
megabladder/*n*: Megazystis *w*.
megacardia/*n*: Kardiomegalie *w*.
megacephaly/*n*: Makrozephalie *w*.
megacolon/*n*: Megakolon *s*; **acquired ~** sekundäres Megakolon *s*; **acute ~** toxisches Megakolon *s*; **aganglionic ~** aganglionäres Megakolon *s*; **congenital ~** kongenitales Megakolon *s*, Hirschsprung-Krankheit *w*; **idiopathic constitutional ~** Megakolon unbekannter Ursache; **toxic ~** toxisches Megakolon *s*.
megacystis/*n*: Megazystis *w*.
megadactyly/*n*: Makrodaktylie *w*.
megadont/*n*: Makrodont *m*.
megadontic/*adj*: makrodont.
megaesophagus/*n*: Megaösophagus *m*.
megagamete/*n*: Makrogamet *m*.
megagnathia/*n*: Makrognathie *w*.
megakaryoblast/*n*: Megakaryoblast *m*; **basophilic ~** Promegakaryozyt *m*; **lymphoid ~** Promegakaryozyt *m*.
megakaryocytic/*adj*: megakaryozytär.
megakaryocytopenia/*n*: Megakaryozytopenie *w*.
megakaryocytosis/*n*: Megakaryozytose *w*.
megalecithal/*adj*: makrolezithal.
megalerythema/*n*: Megalerythema *s*, Erythema infectiosum acutum.
megalo-: Megalo-, Riesen-.
megaloblast/*n*: Megaloblast *m*.
megaloblasthemia/*n*: Megaloblastose *w*.
megaloblastic/*adj*: megaloblastär.
megaloblastoid/*adj*: megaloblastisch.
megaloblastosis/*n*: Megaloblastose *w*.
megalocardia/*n*: Kardiomegalie *w*.
megalocephalia/*n*: Makrozephalie *w*.
megalocheiria/*n*: Cheiromegalie *w*.
megaloclitoris/*n*: Klitorisvergrößerung *w*.
megalocornea/*n*: Megalokornea *w*.
megalocystitis/*n*: Megazystis *w*.
megalocyte/*n*: Makrozyt *m*.
megalocythemia/*n*: Makrozytose *w*.
megalocytosis/*n*: Makrozytose *w*.
megalodactylous/*adj*: makrodaktyl.
megalodont/*n*: Makrodont *m*.
megaloencephalic/*adj*: makroenzephal.
megaloenteron/*n*: intestinale Viszeromegalie *w*.
megaloesophagos/*n*: Megaösophagus *m*.
megalogastria/*n*: Magendilatation *w*.
megaloglossia/*n*: Makroglossie *w*.
megalokaryocyte/*n*: Megakaryozyt *m*.
megalomania/*n*: Megalomanie *w*, Größenwahn *m*.
megalomastia/*n*: Makromastie *w*.
megalomelia/*n*: Makromelie *w*.
megalonychosis/*n*: Makronychie *w*.
megalopenis/*n*: Makropenis *m*.
megalophallus/*n*: großer Penis *m*.
megalophthalmia/*n*: Makrophthalmie *w*.
megalophthalmos/*n*: Megalophthalmus *m*.
megalopia/*n*: Makropsie *w*.
megaloplastocyte/*n*: Riesenplättchen *s*.
megalopodia/*n*: Makropodie *w*.
megalopsia/*n*: Makropsie *w*.
megalosplenia/*n*: Splenomegalie *w*.
megalosporon/*n*: Trichophyton *s*.
megalosyndactyly/*n*: Makrosyndaktylie *w*.
megaloureter/*n*: Megaloureter *m*.
megalourethra/*n*: Megalourethra *w*.
-megaly: -megalie.
meganucleus/*n*: Makronukleus *m*.
megaprosopia/*n*: Makroprosopie *w*.
megarectum/*n*: Rektumerweiterung *w*.
megasigmoid/*n*: Megasigma *s*.
megasoma/*n*: Riesenwuchs *m*.
megasome/*n*: Riese *m*.

megasomia/*n*: Riesenwuchs *m*.
megavolt radiotherapy: Megavolttherapie *w*.
megestrol/*n*: Megestrolacetat *s*.
megestrol acetate: Megestrolacetat *s*.
meglumine/*n*: Meglumin *s*.
meglumine diatrizoate: Amidotrizoat *s*.
meglumine iodipamide: Adipiodon *s*.
meglumine iothalamate: Meglumin-Iothalamat *s*.
megophthalmus/*n*: Makrophthalmie *w*.
megrim/*n*: Migräne *w*.
Meibom's glands: Meibom-Drüsen, Glandulae tarsales.
meibomianitis/*n*: Meibomitis *w*, Hordeolum internum.
Meigs syndrome: Meigs-Syndrom *s*.
Meinecke's test: Meinecke-Klärungsreaktion *w*.
meio-: Mio-.
meiogenic/*adj*: Meiose auslösend.
meiosis/*n*: Meiose *w*.
meiosis-inducing: meioseinduzierend.
meiosis-preventing: meiosehemmend.
meiospore/*n*: Meiospore *w*.
meiotic/*adj*: meiotisch.
Meissner's corpuscles: Meissner-Tastkörperchen.
Meissner's plexus: Meissner-Plexus *m*, Plexus submucosus.
mel/*n*: Honig *m*.
melamine/*n*: Melamin *s*.
melancholia/*n*: Melancholie *w*, endogene Depression *w*; **agitated** ~ Involutionsmelancholie *w*; **involutional** ~ Involutionsdepression *w*; **stuporous** ~ depressiver Stupor *m*.
melancholic/*adj*: melancholisch.
melancholy/*n*: Melancholie *w*.
melanedema/*n*: Bergarbeiterpneumokoniose *w*.
melanemia/*n*: Melanämie *w*.
melanin/*n*: Melanin *s*.
melanin formation: Melaninbildung *w*.
melanin granule: Melanosom *s*.
melanism/*n*: verstärkte Melaninpigmentation *w*.
melanization/*n*: Melaninbildung *w*.
melano–: Melano–.
melanoacanthoma/*n*: Melanoakanthom *s*.
melanoblast/*n*: Melanoblast *m*.
melanocyte/*n*: Melanozyt *m*.
melanocyte inhibiting factor: Melatonin *s*.
melanocyte stimulating hormone: melanozytenstimulierendes Hormon *s*.
melanocytoma/*n*: Melanozytom *s*; **dermal** ~ dermales Melanozytom *s*, Mongolenfleck *m*.
melanoderma/*n*: Melanoderma *s*, Melanodermie *w*; **parasitic** ~ Vagabundenhaut *w*; **senile** ~ senile Melanodermie *w*.
melanogen/*n*: Melanogen *s*.
melanogenesis/*n*: Melaninbildung *w*.
melanogenic/*adj*: melaninbildend.
melanoid/*n, adj*: 1. melaninartiges Pigment *s*; 2. dunkel.
melanoleukoderma/*n*: Melanoleukoderm *s*.
melanoma/*n*: Melanom *s*; **acral lentiginous** ~ Lentigo-maligna-Melanom *s*; **amelanotic** ~ amelanotisches Melanom *s*; **benign** ~ Nävus *m*; **benign juvenile** ~ benignes juveniles Melanom *s*; **malignant** ~ malignes Melanom *s*; **subungual** ~ subunguales Melanom *s*.
melanoma cell: Melanomzelle *w*.
melanonychia/*n*: Melanonychie *w*, Melonychie *w*.
melanophage/*n*: Melanophage *m*.
melanophore/*n*: Melanophore *w*.
melanophore stimulating hormone: melanozytenstimulierendes Hormon *s*.
melanophorin/*n*: Melanophorin *s*, Melanotropin *s*.
melanoplakia/*n*: Melanoplakie *w*.
melanoptysis/*n*: Abhusten von schwarz tingiertem Sputum.
melanorrhagia/*n*: blutiger Teerstuhl *m*.
melanosis/*n*: Melanose *w*, Melasma *s*; **oculocutaneous** ~ Ota-Nävus *m*, Naevus fuscocoeruleus.
melanosis of Dubreuilh, precancerous: Dubreuilh-Hutchinson-Krankheit *w*.
melanosome/*n*: Melanosom *s*.

melanotic/*adj*: melanotisch.
melanotrichia/*n*: Melanotrichie *w*.
melanotropin/*n*: Melanotropin *s*.
melanuria/*n*: Melaninurie *w*.
melarsoprol/*n*: Melarsoprol *s*.
melasma/*n*: Melasma *s*, Melanose *w*, Chloasma *s*.
melatonin/*n*: Melatonin *s*.
melena/*n*: Melaena *w*.
melenemesis/*n*: kaffeesatzartiges Erbrechen *s*.
melenic/*adj*: Bluterbrechen betreffend.
melibiose/*n*: Melibiose *w*.
melicera/*n*: Zyste mit viskösem Inhalt.
melilotoxin/*n*: Dicumarol *s*.
melioidosis/*n*: Melioidose *w*, Malleoidose *w*, Pseudorotz *m*.
melissotherapy/*n*: Bienengiftbehandlung *w*.
melitensis/*n*: Maltafieber *s*.
melitracen/*n*: Melitracen *s*.
melitten/*n*: Melittin *s*.
melittin/*n*: Melittin *s*.
melituria/*n*: Melliturie *w*.
melituric/*adj*: melliturisch.
Melkersson syndrome: Melkersson-Rosenthal-Syndrom *s*, Ganglion-geniculi-Syndrom *s*.
mellituria/*n*: Melliturie *w*.
Melnick-Needles syndrome: Osteodysplasie *w*.
melo-: Backen-.
melocervicoplasty/*n*: Facelifting *s*.
melomelia/*n*: Melomelie *w*.
melonoplasty/*n*: Melonoplastik *w*, Wangenplastik *w*.
meloplastic/*adj*: meloplastisch.
meloplasty/*n*: Meloplastik *w*, Wangenplastik *w*.
melorheostosis/*n*: Melorheostose *w*, Léri-Joanny-Syndrom *s*, Osteopathia hyperostotica congenita.
meloschisis/*n*: Meloschisis *w*, Wangenspalte *w*.
melotia/*n*: Melotie *w*.
melperone/*n*: Melperon *s*.
melphalan/*n*: Melphalan *s*.

melt/*n*, *vb*: 1. Schmelze *w*; 2. schmelzen.
melting/*n*: Schmelzen *s*, Einschmelzen *s*.
Meltzer's law: Meltzer-Gesetz der konträren Innervation.
memantine/*n*: Memantin *s*.
member/*n*: Glied *s*, Gliedmaße *w*, Membrum; **virile** ~ Penis *m*.
membranaceous/*adj*: membranös.
membranate/*adj*: membranartig.
membrane/*n*: Membran *w*, Membrana; **allantoid** ~ Allantois *w*; **alveolodental** ~ Periodontium *s*; **aponeurotic** ~ Aponeurose *w*; **arachnoid** ~ Arachnoidea *w*; **basal** ~ Basalmembran *w*; **basilar** ~ Basilarmembran *w*; **chorioallantoic** ~ Chorioallantois *w*; **cloacal** ~ Kloakenmembran *w*; **compound** ~ komplexe Membran *w*; **cytoplasmic** ~ Plasmamembran *w*; **diphtheritic** ~ diphtheritische Membran *w*; **endoneural** ~ Neurilemm *s*; **excitable** ~ erregbare Membran *w*; **exocoelomic** ~ Heuser-Membran *w*; **extraembryonic** ~ extraembryonale Membran *w*; **false** ~ Pseudomembran *w*; **fetal** ~ extraembryonale Membran *w*; **hyaline** ~ hyaline Membran *w*; **hymenal** ~ Hymen *s*; **inner nuclear** ~ innere Kernhülle *w*; **ion-selective** ~ ionenselektive Membran *w*; **keratogenous** ~ Nagelmatrix *w*; **medullary** ~ Endost *s*; **mucous** ~ Schleimhaut *w*; **nictitating** ~ Palpebra tertia; **nuclear** ~ Kernmembran *w*; **outer** ~ Außenmembran *w*; **outer nuclear** ~ äußere Kernhülle *w*; **peridental** ~ Periodontium *s*; **placental** ~ Plazentahülle *w*; **porous** ~ poröse Membran *w*; **postsynaptic** ~ postsynaptische Membran *w*; **presynaptic** ~ präsynaptische Membran *w*; **respiratory** ~ Alveolarmembran *w*; **semipermeable** ~ semipermeable Membran *w*; **serous** ~ Tunica serosa; **submucous** ~ Tela submucosa; **synaptic** ~ synaptische Membran *w*; **synovial** ~ Synovialmembran *w*; **tectorial** ~ Tektoriummembran *w*; **tympanic** ~ Trommelfell *s*; **undulating** ~ undulierende Membran *w*; **urogenital** ~ Urogenitalmembran *w*; **vitelline** ~ Dottersackmem-

bran *w*; **vitreous ~** Membrana vitrea.
membrane attack complex: Membranangriffskomplex *m*.
membrane barrier: Membranschranke *w*.
membrane bone: Deckknochen *m*.
membrane-bound: membrangebunden.
membrane capacitance: Membrankapazität *w*.
membrane channel: Ionenkanal *m*.
membranectomy/*n*: Membranentfernung *w*.
membrane depolarization: Membrandepolarisation *w*.
membrane disease, hyaline: Syndrom der hyalinen Membranen.
membrane filter: Membranfilter *m*.
membrane lipid: Membranlipid *s*.
membrane oxygenation, extracorporeal: extrakorporale Membranoxygenisierung *w*.
membrane oxygenator: Membranoxygenator *m*.
membrane permeability: Membranpermeabilität *w*.
membrane potential: Membranpotential *s*.
membrane protein: Membranprotein *s*.
membrane transport: Membrantransport *m*.
membrane transport defect: Membrantransportstörung *w*.
membrane vesicle: Membranvesikel *s*.
membraniform/*adj*: membranartig.
membranocranium/*n*: Desmokranium *s*.
membranoid/*adj*: membranartig.
membranoproliferative/*adj*: membranoproliferativ.
membranous/*adj*: membranös.
membroid/*adj*: membranähnlich.
memorability/*n*: Memorabilität *w*.
memory/*n*: Gedächtnis *s*, Speicher *m*; **associative ~** Assoziationsgedächtnis *s*; **immediate ~** Kurzzeitgedächtnis *s*; **immunologic ~** immunologisches Gedächtnis *s*; **kinesthetic ~** Kinästhesie *w*; **long-term ~** Langzeitgedächtnis *s*; **photographic ~** eidetisches Gedächtnis *s*; **recent ~** Gedächtnis für kurz zurückliegende Ereignisse; **remote ~** Palinmnese *w*; **retrograde ~** retrograde Erinnerung *w*; **short-term ~** Kurzzeitgedächtnis *s*, **visual ~** visuelles Gedächtnis *s*.
memory cell: Gedächtniszelle *w*.
memory disorder: Gedächtnisstörung *w*.
memory ear: akustisches Gedächtnis *s*.
memory gap: Gedächtnislücke *w*.
memory image: Erinnerungsvorstellung *w*.
memory impairment: Gedächtnisstörung *w*.
memory loss: Erinnerungslücke *w*, Amnesie *w*.
memory response: anamnestische Reaktion *w*, Booster-Reaktion *w*.
memory span: Gedächtnisspanne *w*.
memory trace: Engramm *s*.
MEN [*abbr*] **multiple endocrine neoplasia**: multiple endokrine Neoplasie *w*.
menace reflex: Schreckreaktion *w*.
menacme/*n*: Menakme *w*.
menadiol/*n*: Menadiol *s*, Vitamin K_4 *s*.
menadiol sodium diphosphate: Menadiolnatriumdiphosphat *s*.
menadione/*n*: Menadion *s*, Vitamin K_3 *s*.
menadione sodium bisulfite: Menadion-Natriumbisulfit *s*.
menalgia/*n*: Dysmenorrhö *w*.
menaphtone/*n*: Menadion *s*, Vitamin K_3 *s*.
menaquinone/*n*: Menachinon *s*, Vitamin K_2 *s*.
menarche/*n*: Menarche *w*; **delayed ~** primäre Amenorrhö *w*.
mendacity/*n*: Lügensucht *w*.
mendelian/*adj*: Mendel-.
mendelism/*n*: Mendel-Vererbungstheorie *w*.
Mendel's law: Mendel-Vererbungsgesetz *s*.
Mendelson syndrome: Mendelson-Syndrom *s*.
Mendel's reflex: Bechterew-Mendel-Reflex *m*.
Mendel's test: Mendel-Mantoux-Test *m*.
Ménétrier's disease: Ménétrier-Syndrom

s, Riesenfaltengastritis *w*.
Menge's pessary: Menge-Pessar *s*.
Menghini needle: Menghini-Nadel *w*.
menglytate/*n*: Menglytat *s*.
menhidrosis/*n*: Menhidrosis *w*.
Menière syndrome: Menière-Krankheit *w*.
meningeal/*adj*: meningeal.
meningematoma/*n*: meningeales Hämatom *s*.
meningeocortical/*adj*: meningiokortikal.
meningeorrhaphy/*n*: Meningeorrhaphie *w*.
meninghematoma/*n*: meningeales Hämatom *s*.
meninginitis/*n*: Leptomeningitis *w*.
meningioma/*n*: Meningiom *s*; **anaplastic** ~ entdifferenziertes Meningiom *s*; **angiomatous** ~ Meningioma angiomatosum; **arachnotheliomatous** ~ Meningoendotheliom *s*; **endotheliomatous** ~ Meningoendotheliom *s*; **fibrous** ~ fibröses Meningiom *s*; **hemangiobalstic** ~ hämangioblastomatöses Meningiom *s*; **hemangiopericytic** ~ hämangioperizytisches Meningiom *s*; **meningothelial** ~ Meningoendotheliom *s*; **meningotheliomatous** ~ Meningoendotheliom *s*; **mixed** ~ gemischtes Meningiom *s*; **parasagittal** ~ parasagittales Meningiom *s*; **psammomatous** ~ Meningiom mit Psammomkörperchen; **syncytial** ~ Meningioendotheliom *s*; **transitional** ~ gemischtes Meningiom *s*.
meningiomatosis/*n*: Meningiomatose *w*.
meningion/*n*: Arachnoidea *w*.
meningism/*n*: Meningismus *m*.
meningitic/*adj*: meningitisch.
meningitis/*n*: Meningitis *w*; **acute benign lymphocytic** ~ lymphozytäre Choriomeningitis *w*; **acute septic** ~ akute septische Meningitis *w*; **aseptic** ~ abakterielle Meningitis *w*; **bacterial** ~ bakterielle Meningitis *w*; **basal** ~ Basilarmeningitis *w*; **benign lymphocytic** ~ lymphozytäre Meningitis *w*; **benign recurrent endothelioleukocytic** ~ Mollaret-Meningitis *w*; **brucellar** ~ Brucellosemeningitis *w*; **carcinomatous** ~ Meningitis carcinomatosa; **cerebrospinal** ~ epidemische Meningitis *w*, Meningitis cerebrospinalis; **cryptococcal** ~ Kryptokokkenmeningitis *w*; **curable serous** ~ lymphozytäre Choriomeningitis *w*; **eosinophilic** ~ eosinophile Meningoenzephalitis *w*; **epidemic serous** ~ lymphozytäre Choriomeningitis *w*; **external** ~ Pachymeningitis *w*; **gonococcal** ~ Gonokokkenmeningitis *w*; **granulomatous** ~ granulomatöse Meningitis *w*; **gummatous** ~ syphilitische Meningitis *w*; **influenzal** ~ Hämophilusmeningitis *w*; **leptospiral** ~ Leptospirenmeningitis *w*; **lymphocytic** ~ lymphozytäre Meningitis *w*; **menigococcal** ~ Meningokokkenmeningitis *w*; **mycotic** ~ Pilzmeningitis *w*; **neonatal** ~ Neugeborenenmeningitis *w*; **otogenic** ~ otogene Meningitis *w*; **plasmodial** ~ zerebrale Malaria *w*; **pneumococcal** ~ Pneumokokkenmeningitis *w*; **post-traumatic** ~ posttraumatische Meningitis *w*; **purulent** ~ eitrige Meningitis *w*; **pyogenic** ~ eitrige Meningitis *w*; **rheumatic** ~ rheumatische Meningitis *w*; **sarcoid** ~ Meningitis bei Sarkoidose; **saturnine** ~ Bleimeningitis *w*; **septicemic** ~ Meningitis bei Sepsis; **spinal** ~ Meningitis spinalis; **staphylococcal** ~ Staphylokokkenmeningitis *w*; **sterile** ~ abakterielle Meningitis *w*; **streptococcal** ~ Streptokokkenmeningitis *w*; **suppurative** ~ eitrige Meningitis *w*; **syphilitic** ~ syphilitische Meningitis *w*; **torular** ~ Kryptokokkenmeningitis *w*; **trypanosomal** ~ Trypanosomenmeningitis *w*; **tuberculous** ~ Meningitis tuberculosa; **typhoid** ~ Typhusmeningitis *w*; **viral** ~ Virusmeningitis *w*.
meningo-: Meningo-, Hirnhaut-.
meningoblast/*n*: Meningoblast *m*.
meningocele/*n*: Meningozele *w*; **cerebral** ~ Meningozele *w*; **spurious** ~ traumatische Meningozele *w*; **traumatic** ~ traumatische Meningozele *w*.
meningocephalitis/*n*: Meningoenzephalitis *w*.

meningocerebritis/*n*: Meningoenzephalitis *w*.

meningococcal/*adj*: Meningokokken-.

meningococcemia/*n*: Meningokokkensepsis *w*; **acute fulminating** ~ akute fulminante Meningokokkensepsis *w*, Waterhouse-Friderichsen-Syndrom *s*; **chronic** ~ chronische Meningokokkenbakteriämie *w*.

meningococcosis/*n*: Meningokokkeninfektion *w*.

meningococcus/*n*: Meningokokke *w*.

meningocortical/*adj*: meningokortikal.

meningoencephalitis/*n*: Meningoenzephalitis *w*; **amebic** ~ Amöbenmeningoenzephalitis *w*; **biundulant** ~ zentraleuropäische Zeckenenzephalitis *w*; **chronic** ~ chronische Meningoenzephalitis *w*, progressive Paralyse *w*; **eosinophilic** ~ Eosinophilenmeningitis *w*; **primary amebic** ~ primäre Amöbenmeningoenzephalitis *w*; **syphilitic** ~ syphilitische Meningoenzephalitis *w*, progressive Paralyse *w*; **trypanosomal** ~ Trypanosomenmeningoenzephalitis *w*.

meningoencephalocele/*n*: Enzephalomeningozele *w*.

meningoencephalomyelitis/*n*: Meningoenzephalomyelitis *w*.

meningoencephalomyelopathy/*n*: Meningoenzephalomyelopathie *w*.

meningoencephalomyeloradiculoneuritis /*n*: Meningo-enzephalo-myelo-radikuloneuritis *w*.

meningoencephalopathy/*n*: Meningoenzephalopathie *w*.

meningomyelitis/*n*: Meningomyelitis *w*; **blastomycotic** ~ Blastomyzetenmeningomyelitis *w*; **sporotrichotic** ~ Meningomyelitis bei Sporotrichose; **torular** ~ Kryptokokkenmeningomyelitis *w*.

meningomyelocele/*n*: Meningomyelozele *w*.

meningomyeloradiculitis/*n*: Meningomyeloradikulitis *w*.

meningopathy/*n*: Meningenerkrankung *w*.

meningoradiculitis/*n*: Meningoradikulitis *w*.

meningoradiculomyelitis/*n*: Meningomyeloradikulitis *w*; **progressive** ~ progrediente Meningomyeloradikulitis *w*.

meningorrhagia/*n*: Meningorrhagie *w*.

meningothelium/*n*: arachnoidale Epithelzellen.

meniscal/*adj*: Meniskus-.

meniscectomy/*n*: Meniskusentfernung *w*; **arthroscopic** ~ arthroskopische Meniskektomie *w*.

menischesis/*n*: Menostase *w*, Amenorrhö *w*.

meniscitis/*n*: Meniskusentzündung *w*.

meniscocyte/*n*: Meniskozyt *m*, Sichelzelle *w*.

meniscocytosis/*n*: Sichelzellenanämie *w*.

meniscopathy/*n*: Meniskopathie *w*.

meniscopexy/*n*: Meniskusreposition *w*.

meniscotomy/*n*: Meniskotomie *w*.

meniscus/*n*: Meniskus *m*, Meniscus.

meniscus injury: Meniskusverletzung *w*.

meniscus sign: Carman-Meniskus *m*.

Menkes syndrome: Menkes-Syndrom *s*, Kraushaarsyndrom *s*.

menolipsis/*n*: Menolipsis *w*, sekundäre Amenorrhö *w*.

menometrorrhagia/*n*: Menometrorrhagie *w*.

menopausal/*adj*: menopausal.

menopause/*n*: Menopause *w*; **artificial** ~ künstliche Menopause *w*; **male** ~ Climacterium virile; **premature** ~ Climacterium praecox.

menoplania/*n*: vikariierende Menstruation *w*.

menorrhagia/*n*: Menorrhagie *w*.

menorrhalgia/*n*: Dysmenorrhö *w*.

menorrhea/*n*: Menstruation *w*.

menoschesis/*n*: sekundäre Amenorrhö *w*.

menostasis/*n*: Menopause *w*.

menostaxis/*n*: Amenorrhö *w*.

menstrous/*adj*: menstrual.

menstrual/*adj*: menstrual.

menstruate/*vb*: menstruieren.

menstruation/*n*: Menstruation *w*; **absent**

menstruation, anovulatory

~ Amenorrhö w; **anovulatory** ~ anovulatorischer Zyklus m; **infrequent** ~ Oligomenorrhö w; **nonovulational** ~ anovulatorischer Zyklus m; **painful** ~ Dysmenorrhö w; **regurgitant** ~ retrograde Menstruation w; **retained** ~ Hämatokolpos m; **retrograde** ~ retrograde Menstruation w; **suppressed** ~ Amenorrhö w; **vicarious** ~ vikariierende Menstruation w.
menstruation disorder: Menstruationsstörung w.
mensuration/n: Meßung w.
mental/adj: mental, Kinn-, psychisch, geistig.
mentally handicapped: geistig behindert.
menthol/n: Menthol s.
menthyl acetate: Menthylacetat s.
mento-: mento-, Kinn-.
mentoanterior/adj: mentoanterior.
mentoplasty/n: plastische Kinnoperation w.
mentoposterior/adj: mentoposterior.
mentotransverse/adj: mentotransversal.
mentula/n: Penis m.
mentulagra/n: Priapismus m.
mentum/n: Kinn s, Mentum.
mepacrine/n: Mepacrin s.
mepacrine hydrochloride: Mepacrinhydrochlorid s.
mepazine/n: Mepazin s.
mepenzolate bromide: Mepensolat-bromid s.
meperidine/n: Pethidin s.
meperidine hydrochloride: Pethidinhydrochlorid s.
mephenamine/n: Orphenadrin s.
mephenesin/n: Mephenesin s.
mephentermine sulfate: Mephenterminsulfat s.
mephenytoin/n: Mephenytoin s.
mepindolol/n: Mepindolol s.
mepivacaine/n: Mepivacain s.
meprobamate/n: Meprobamat s.
meproscillarin/n: Meproscillarin s.
meprylcaine: Meprylcain s.
mepyramine/n: Mepyramin s.
mepyrapone/n: Metyrapon s.

mequitazine/n: Mequitazin s.
meractinomycin/n: Actinomycin D s.
meralgia/n: Meralgia w.
meralluride/n: Merallurid s.
merbromin/n: Merbromin s.
mercaptalbumin/n: Mercaptalbumin s.
mercaptan/n: Merkaptan s, Thioalkohol m.
mercaptide/n: Thiolat s.
mercapto-: Merkapto-.
mercaptoethanol/n: Merkaptoäthanol s.
mercaptoethylamine/n: Merkaptoäthylamin s.
mercaptoethylguanidine/n: Merkaptoäthylguanidin s.
mercaptomerin sodium: Merkaptomerin-Natrium s.
mercaptopurine/n: Mercaptopurin s.
Mercier's bar: Mercier-Barre w.
Mercier's barrier: Mercier-Barre w.
mercuhydrin/n: Mercuhydrin s.
mercupurin/n: Mercurophyllin s.
mercurial/adj: quecksilberhaltig, quecksilberartig.
mercurialentis/n: intrakapsuläre Quecksilberablagerung w.
mercurialism/n: Merkurialismus m, chronische Quecksilbervergiftung w.
mercuric/adj: Merkuri-.
mercurophylline/n: Merkurophyllin s.
mercurous/adj: Merkuro-.
mercury/n: Quecksilber s, Hg.
mercury poisoning: Quecksilbervergiftung w.
mercury thermometer: Quecksilberthermometer s.
mercury toxicity: Quecksilbervergiftung w.
mercury vapor lamp: Quecksilberdampflampe w.
mercy/n: Mitleid s.
mercy killing: Gnadentod m, Euthanasie w.
Merendino's technique: Merendino-Operationstechnik w.
meridian/n: Meridian m.
meridional/adj: meridian.

merispore/*n*: Sekundärspore *w*.
meristoma/*n*: Meristom *s*, Zytoblastom *s*.
Merkel cell: Merkel-Zelle *w*.
Merkel cell carcinoma: Merkel-Zellkarzinom *s*.
Merkel-Ranvier cell: Melanozyt *m*.
Merkel's corpuscles: Merkel-Körperchen.
mermaid deformity: Sirenomelie *w*, Sympodie *w*.
meroanencephaly/*n*: Meroanenzephalie *w*.
meroblast/*n*: Meroblast *m*.
meroblastic/*adj*: meroblastisch.
merocele/*n*: Merozele *w*, Schenkelhernie *w*, Hernia femoralis.
merocrine/*adj*: merokrin.
merocyte/*n*: Merozyt *m*.
meroencephaly/*n*: Meroenzephalie *w*.
meroergasia/*n*: Neurose *w*.
merogony/*n*: Merogonie *w*, Schizogonie *w*.
meromelia/*n*: Meromelie *w*.
meromicrosomia/*n*: Meromikrosomie *w*.
meromyosin/*n*: Meromyosin *s*.
merorachischisis/*n*: umschriebene Rachischisis *w*.
meros/*n*: Oberschenkel *m*, Hüfte *w*.
merozoite/*n*: Merozoit *m*.
merozygote/*n*: Merozygote *w*.
merphalan/*n*: Merphalan *s*.
Merritt syndrome: Kasabach-Merritt-Syndrom *s*.
Merzbacher-Pelizaeus disease: Pelizaeus-Merzbacher-Syndrom *s*, sudanophile Leukodystrophie *w*.
mes-: Mes-, Meso-.
mesad/*adj*: medialwärts.
mesangiolysis/*n*: Mesangiumablösung *w*.
mesangiocapillary/*adj*: mesangiokapillär.
mesangium/*n*: Mesangium *s*.
mesaortitis/*n*: Mesaortitis *w*.
mesarteritis/*n*: Mesarteriitis *w*.
mesaxon/*n*: Mesaxon *s*.
mescal/*n*: Meskal *s*.
mescaline/*n*: Meskalin *s*.
mesectoderm/*n*: Mesoektoderm *s*.
mesencephalic/*adj*: mesenzephal.
mesencephalitis/*n*: Mesenzephalitis *w*.
mesencephalon/*n*: Mesencephalon *s*.
mesencephalotomy/*n*: Mesenzephalotomie *w*.
mesenchyme/*n*: Mesenchym *s*; **interzonal** ~ interzonales Mesenchym *s*; **primary** ~ extraembryonales Mesenchym *s*; **secondary** ~ intraembryonales Mesenchym *s*.
mesenchymoma/*n*: Mesenchymom *s*.
mesenterectomy/*n*: Mesenterialresektion *w*.
mesenteric/*adj*: mesenterial.
mesenteriolum/*n*: Mesenteriolum *s*.
mesenteriopexy/*n*: Mesenteriumfixierung *w*.
mesenteriorrhaphy/*n*: Mesenterialnaht *w*.
mesenteriplication/*n*: Mesenterialfaltelung *w*.
mesenteritic/*adj*: mesenteritisch.
mesenteritis/*n*: Mesenteritis *w*.
mesenterium/*n*: Gekröse *s*, Mesenterium.
mesenteron/*n*: Mitteldarm *m*.
mesentery/*n*: Gekröse *s*, Mesenterium.
mesentorraphy/*n*: Mesenterialnaht *w*.
mesepithelium/*n*: Mesoepithel *s*.
mesh/*n*: Masche *w*.
meshgraft/*n*: Meshgraft *s*, Netztransplantat *s*.
meshwork/*n*: Netzwerk *s*; **trabecular** ~ Reticulum trabeculare sclerae, Trabekelnetzwerk *s*.
mesiad/*adj*: medialwärts.
mesial/*adj*: mesial.
mesio-: Mesio-, Mittel-.
mesioclusion/*n*: Mesiokklusion *w*, Mesialbiß *m*, Unterkieferprognathie *w*.
mesion/*n*: Mittelebene *w*.
mesio-occlusal/*adj*: mesiookklusal.
mesio-occlusion/*n*: Mesiokklusion *w*, Mesialbiß *m*.
mesi-occlusodistal/*adj*: mesiokklusiodistal.
mesioversion/*n*: mediale Zahnverlagerung *w*.
mesiris/*n*: Irisstroma *s*.
mesmerism/*n*: Mesmerismus *m*.

mesna/*n*: Mesna *s*.
meso-: Meso-, Mittel-.
mesoaortitis/*n*: Mesaortitis *w*.
mesoappendix/*n*: Mesoappendix *w*.
mesoarial/*adj*: mesovarial.
mesoblast/*n*: Mesoblast *m*, Mesoderm *s*.
mesocardium/*n*: Mesokard *s*.
mesocarpal/*adj*: mesokarpal.
mesocephalic/*adj*: mesozephal.
mesocephaly/*n*: Mesozephalie *w*.
mesochord/*n*: Mesochord *s*.
mesocoelia/*n*: Aquaeductus cerebri.
mesocolic/*adj*: mesokolisch.
mesocolon/*n*: Mesokolon *s*.
mesocolopexy/*n*: Mesokolopexie *w*.
mesocoloplication/*n*: Mesokoloplikation *w*.
mesocord/*n*: Mesochord *s*.
mesocranium/*n*: Scheitel *m*.
mesoderm/*n*: Mesoderm *s*; **extraembryonic** ~ extraembryonales Mesoderm *s*; **intermediate** ~ intermediäre Zellmasse *w*; **primary** ~ extraembryonales Mesoderm *s*; **secondary** ~ sekundäres Mesoderm *s*; **splanchnic** ~ Eingeweidemesoderm *s*.
mesodiastolic/*adj*: mesodiastolisch.
mesoduodenitis/*n*: Mesoduodenitis *w*.
mesoduodenum/*n*: Mesoduodenum *s*.
mesoepididymis/*n*: Mesoepididymis *m*.
mesoesophagus/*n*: Mesoösophagus *m*.
mesogastrium/*n*: Mittelbauch *m*, Mesogastrium *s*.
mesoglia/*n*: Mesoglia *w*, Hortega-Zellen.
mesognathic/*adj*: mesognath.
mesolecithal/*adj*: mesolezithal.
mesomelia/*n*: Mesomelie *w*.
mesomelic/*adj*: mesomelisch.
mesomere/*n*: Mesomer *s*, Somit *m*.
mesomerism/*n*: Mesomerie *w*.
mesometrium/*n*: Mesometrium *s*.
mesomorphic/*adj*: mesomorph.
mesomorphy/*n*: Endomorphie *w*.
meson/*n*: Meson *s*.
mesonasal/*adj*: nasomedial.
mesonephroma/*n*: Mesonephrom *s*.
mesonephros/*n*: Mesonephron *s*, Urniere *w*.
mesopallium/*n*: Paläopallium *s*.
mesopexy/*n*: Mesenterialfixierung *w*.
mesophilic/*adj*: mesophil.
mesophlebitis/*n*: Mesophlebitis *w*.
mesopic/*adj*: mesopisch.
mesopneumon/*n*: Mesopneumonium *s*.
mesoporphyrin/*n*: Mesoporphyrin *s*.
mesopumonon/*n*: Mesopneumonium *s*.
mesorchium/*n*: Mesorchium *s*.
mesorectum/*n*: Mesorektum *s*.
mesorrhaphy/*n*: Mesenteriorrhaphie *w*.
mesosalpinx/*n*: Mesosalpinx *m*.
mesosigmoid/*n*: Mesosigma *s*.
mesosigmoidopexy/*n*: Mesosigmoidopexie *w*.
mesosomatous/*adj*: mesosom.
mesosome/*n*: Mesosom *s*.
mesostenium/*n*: Mesenterium.
mesosyphilis/*n*: sekundäre Syphilis *w*.
mesosystolic/*adj*: mesosystolisch.
mesotarsal/*adj*: mesotarsal.
mesotendineum/*n*: Mesotendineum *s*.
mesotestis/*n*: Mesorchium *s*.
mesothelial/*adj*: mesothelial.
mesothelioma/*n*: Mesotheliom *s*; **pleural** ~ Pleuramesotheliom *s*.
mesothelium/*n*: Mesothel *s*.
mesotron/*n*: Meson *s*.
mesotropic/*adj*: mesotrop.
mesoturbinate/*n*: mittlere Nasenmuschel *w*, Concha nasalis media.
mesovarium/*n*: Mesovarium *s*.
mesoxalyl urea: Alloxan *s*.
messenger/*n*: Bote *m*; **second** ~ Second messenger *m*, zweiter Überträgerstoff *m*.
messenger ribonucleic acid [*abbr*] **mRNA**: Boten-RNS *w*, Messenger-Ribonukleinsäure *w*, messenger-RNA *w*, mRNA.
messenger RNA: Boten-RNS *w*, Messenger-Ribonukleinsäure *w*, messenger-RNA *w*, mRNA.
mestanolone/*n*: Mestanolon *s*.
mesterolone/*n*: Mesterolon *s*.
mestranol/*n*: Mestranol *s*.
mesulfen/*n*: Mesulfen *s*.
mesuximide/*n*: Mesuximid *s*.

mesylate/*n*: Mesylat *s*.
Met [*abbr*] **methionine**/*n*: Methionin *s*.
metabolic/*adj*: metabolisch, Stoffwechsel-.
metabolism/*n*: Metabolismus *m*; **aerobic** ~ aerober Stoffwechsel *m*; **basal** ~ Grundumsatz *m*; **endergonic** ~ endergoner Metabolismus *m*; **endogenous** ~ endogener Stoffwechsel *m*; **exergonic** ~ exergoner Metabolismus *m*; **exogenous** ~ exogener Metabolismus *m*; **intermediary** ~ Intermediärstoffwechsel *m*; **respiratory** ~ Gasaustausch *m*; **total** ~ Gesamtumsatz *m*.
metabolite/*n*: Metabolit *m*; **essential** ~ essentieller Metabolit *m*; **primary** ~ Hauptmetabolit *m*; **secondary** ~ Nebenmetabolit *m*.
metabolize/*vb*: metabolisieren, verstoffwechseln.
metabology/*n*: Stoffwechsellehre *w*.
metaboric/*adj*: metaborsauer.
metacarpal/*adj*: metakarpal.
metacarpectomy/*n*: Metakarpalresektion *w*.
metacarpophalangeal/*adj*: metakarpophalangeal.
metacarpus/*n*: Mittelhand *w*, Metacarpus.
metacentric/*adj*: metazentrisch.
metacercaria/*n*: Metazerkarie *w*.
metachromasia/*n*: Metachromasie *w*.
metachromatic/*adj*: metachromatisch.
metachromatism/*n*: Metachromasie *w*.
metachromatophil/*adj*: metachromophil.
metachromia/*n*: Metachromasie *w*.
metachromophil/*adj*: metachromophil.
metacoele/*n*: Metenzephalonhöhle *w*.
metacortandracin/*n*: Prednison *s*.
metacortandralone/*n*: Prednisolon *s*.
metacryptozoite/*n*: Metakryptozoit *m*.
metaerythrocytic/*adj*: extraerythrozytär.
metafemale/*n*: Superfemale *w*, XXX-Frau *w*.
metaglobulin/*n*: Metaglobulin *s*.
metagonimiasis/*n*: Metagonimiasis *w*.
metagonimus/*n*: Metagonimus.
metagranulocyte/*n*: Metamyelozyt *m*.
metaherpetic/*adj*: metaherpetisch.

metainfective/*adj*: metainfektiös.
metakaryocyte/*n*: Normoblast *m*.
metakentrin/*n*: luteinisierendes Hormon *s*, LH.
metal/*n*: Metall *s*; **heavy** ~ Schwermetall *s*; **noble** ~ Edelmetall *s*.
metalbumin/*n*: Metalbumin *s*, Pseudomuzin *s*.
metal chelate complex: Metallchelatkomplex *m*.
metal crown: Metallkrone *w*.
metaldehyde/*n*: Metaldehyd *s*.
metal-fume fever: Gießerfieber *s*.
metallic/*adj*: metallisch.
metalloenzyme/*n*: Metallenzym *s*.
metalloflavodehydrogenase/*n*: Metalloflavinenzym *s*.
metallophil/*adj*: metallophil.
metallophilic/*adj*: metallophil.
metalloprotein/*n*: Metalloprotein *s*.
metaluetic/*adj*: metaluetisch.
metamere/*n*: Metamer *s*.
metameric/*adj*: metamer.
metamerism/*n*: Metamerie *w*.
metamizole/*n*: Metamizol *s*.
metamorphic/*adj*: metamorph.
metamorphopsia/*n*: Metamorphopsie *w*.
metamorphosis/*n*: Metamorphose *w*; **fatty** ~ fettige Degeneration *w*; **retrograde** ~ retrograde Metamorphose *w*.
metamorphotic/*adj*: Metamorphose-.
metamyelocyte/*n*: Metamyelozyt *m*.
metamyxovirus/*n*: Metamyxovirus *m*.
metanephric/*adj*: metanephrisch.
metanephrogenic/*adj*: metanephrogen.
metanephros/*n*: Metanephros *m*, Nachniere *w*.
metanil yellow: Metanilgelb *s*.
metaphase/*n*: Metaphase *w*.
metaphase arrest: Metaphasenarrest *m*.
metaphase plate: Metaphaseplatte *w*.
metaphase spindle: Metaphasespindelapparat *m*.
metaphosphate/*n*: Metaphosphat *s*.
metaphosphoric/*adj*: Metaphosphor-.
metaphrenon/*n*: Rücken *m*.
metaphyseal/*adj*: metaphysär.

metaphysis/*n*: Metaphyse *w*.
metaphysitis/*n*: Metaphysenentzündung *w*.
metaplasia/*n*: Metaplasie *w*; **agnogenic myeloid** ~ myeloische Metaplasie *w*; **apocrine** ~ Metaplasie der apokrinen Drüsen; **intestinal** ~ intestinale Metaplasie *w*, Umbaugastritis *w*; **myeloid** ~ myeloische Metaplasie *w*; **squamous** ~ Plattenepithelmetaplasie *w*.
metaplasis/*n*: Metaplasis *w*.
metaplasm/*n*: Metaplasma *s*.
metaplastic/*adj*: metaplastisch.
metaplexus/*n*: Plexus chorioideus.
metapneumonic/*adj*: metapneumonisch.
metaposition/*n*: Metaposition *w*.
metaprotein/*n*: Metaprotein *s*.
metaproterenol sulfate: Metaproterenolsulfat *s*.
metapsychology/*n*: Metapsychologie *w*, Parapsychologie *w*.
metapyretic/*adj*: auf das Fieber folgend.
metapyrone/*n*: Metyrapon *s*.
metaraminol/*n*: Metaraminol *s*.
metarhodopsin/*n*: Metarhodopsin *s*.
metarteriole/*n*: Metarteriole *w*.
metarubricyte/*n*: orthochromatischer Normoblast *m*.
metastable/*adj*: stabil, metastabil.
metastasectomy/*n*: Metastasenresektion *w*.
metastasis/*n*: Metastase *w*, Metastasierung *w*; **cutaneous** ~ Hautmetastase *w*; **distant** ~ Fernmetastase *w*; **hematogenous** ~ hämatogene Metastasierung *w*; **lymphogenous** ~ lymphogene Metastasierung *w*; **osteoblastic** ~ osteoplastische Metastase *w*; **osteolytic** ~ osteolytische Metastase *w*; **osteoplastic** ~ osteoplastische Metastase *w*; **paradoxical** ~ paradoxe Metastase *w*; **pulmonary** ~ Lungenmetastase *w*; **retrograde** ~ paradoxe Metastase *w*.
metastasize/*vb*: metastasieren.
metastatic/*adj*: metastatisch.
metastrongylus/*n*: Fadenwurm *m*, Metastrongylus.
metasynapsis/*n*: Metasynapse *w*.

metasyphilitic/*adj*: metasyphilitisch.
metatarsal/*adj*: metatarsal.
metatarsalgia/*n*: Metatarsalgie *w*.
metatarsectomy/*n*: Metatarsusresektion *w*.
metatarsometatarsal/*adj*: metatarsometatarsal.
metatarsophalangeal/*adj*: metatarsophalangeal.
metatarsus/*n*: Mittelfuß *m*, Metatarsus.
metatela/*n*: Plexus chorioideus.
metathalamus/*n*: Metathalamus *m*.
metathrombin/*n*: Metathrombin *s*.
metatroph/*adj*: heterotroph.
metatrophic/*adj*: heterotrophisch.
metatypical/*adj*: metatypisch.
metaxeny/*n*: Metaxenie *w*.
metazoan/*n*: Metazoon *s*.
metazonal/*adj*: metazonal.
metazoonosis/*n*: Metazoonose *w*.
metecious/*adj*: heteroxen.
metempsychosis/*n*: Metempsychose *w*.
metencephalic/*adj*: metenzephal.
metencephalon/*n*: Metencephalon *s*.
metenolone/*n*: Metenolon *s*.
meteorism/*n*: Meteorismus *m*.
meteoropathology/*n*: Meteoropathologie *w*.
meteoropathy/*n*: Meteoropathie *w*.
meteorosensitive/*adj*: wetterfühlig.
meteorosensitivity/*n*: Wetterfühligkeit *w*.
meteorotropic/*adj*: wetterabhängig.
meteorotropism/*n*: Meteorotropismus *m*.
meter/*n*: Meter *m*, Meßgerät *s*.
-meter: -meter.
metestrus/*n*: Metöstrus *m*.
metformin/*n*: Metformin *s*, 1,1-Dimethylbiguanid *s*.
metformin hydrochloride: Metformin *s*, 1,1-Dimethylbiguanid *s*.
methacetin/*n*: Acetanisidin *s*.
methacholine/*n*: Methacholin *s*, Methylacetylcholin *s*.
methacholine bromide: Methacholinbromid *s*.
methacholine chloride: Methacholinchlorid *s*.

methacrylate/*n*: Methacrylat *s*.
methacycline/*n*: Methacyclin *s*.
methadone/*n*: Methadon *s*.
methadyl acetate: Acetylmethadol *s*.
methaemoglobin/*n*: Methämoglobin *s*.
methallenestril/*n*: Methallenestril *s*.
methamphetamine/*n*: Methamphetamin *s*.
methamphetamine hydrochloride: Methamphetaminhydrochlorid *s*.
methanal/*n*: Methanal *s*.
methandriol/*n*: Methandriol *s*.
methandrostenolone/*n*: Methandienon *s*.
methane/*n*: Methan *s*.
methanogenesis/*n*: Methanbildung *w*.
methanol/*n*: Methanol *s*.
methantheline/*n*: Methanthelin *s*.
methanthelinium bromide: Methantheliniumbromid *s*.
methapyrilene/*n*: Methapyrilen *s*.
methaqualone/*n*: Methaqualon *s*.
methazolamide/*n*: Methazolamid *s*.
MetHb [*abbr*] **methemoglobin**/*n*: Methämoglobin *s*, Met-Hb.
methdilazine/*n*: Methdilazin *s*.
metheme/*n*: Met-Häm *s*.
methemoglobin [*abbr*] **MetHb**: Methämoglobin *s*, Met-Hb.
methemoglobinemia/*n*: Methämoglobinämie *w*; **congenital** ~ hereditäre Methämoglobinämie *w*; **enterogenous** ~ toxische Methämoglobinämie *w*, alimentäre Methämoglobinämie *w*; **hereditary** ~ hereditäre Methämoglobinämie *w*; **primary** ~ hereditäre Methämoglobinämie *w*; **secondary** ~ sekundäre Methämoglobinämie *w*; **toxic** ~ toxische Methämoglobinämie *w*.
methemoglobinemic/*adj*: methämoglobinämisch.
methemoglobin reductase: Methämoglobinreduktase *w*.
methemoglobinuria/*n*: Methämoglobinurie *w*.
methenamine/*n*: Methenamin *s*, Hexamethylentetramin *s*.
methenamine hippurate: Methenaminhippurat *s*.

methene/*n*: Methylenradikal *s*.
methenolone/*n*: Methenolon *s*.
methicillin/*n*: Methicillin *s*.
methimazole/*n*: Methimazol *s*, Thiamazol *s*.
methiodal sodium: Methiodal-Natrium *s*.
methionine/*n*: Methionin *s*.
methionine adenosyltransferase: Methioninacetyltransferase *w*.
methixene/*n*: Metixen *s*.
methixene hydrochloride: Metixenhydrochlorid *s*.
methocarbomal/*n*: Methocarbomal *s*.
method/*n*: Methode *w*, Verfahren *s*, Handgriff *m*; **analytic** ~ Analyseverfahren *s*, Untersuchungsmethode *w*; **auxanographic** ~ Agardiffusionsmethode *w*; **biographic** ~ biographische Methode *w*; **cross-sectional** ~ Querschnittmethode *w*; **deductive** ~ deduktive Methode *w*; **exosomatic** ~ exosomatische Methode *w*; **inductive** ~ induktives Verfahren *s*; **introspective** ~ introspektives Verfahren *s*; **invasive** ~ invasive Methode *w*; **Italian** ~ italienische Rhinoplastik *w*; **longitudinal** ~ Longitudinaluntersuchung *w*; **outmoded** ~ veraltete Methode *w*; **projective** ~ projektives Verfahren *s*; **psychometric** ~ psychometrisches Testverfahren *s*; **scopic** ~ skopische Methode *w*; **sectional** ~ Schichtfüllungsverfahren *s*; **serial** ~ Reihenverfahren *s*; **staining** ~ Färbemethode *w*; **statistical** ~ statistisches Verfahren *s*; **subjective** ~ subjektive Methode *w*; **symptothermal** ~ Basaltemperaturverfahren *s*.
methodological/*adj*: methodologisch.
methodology/*n*: Methodenlehre *w*.
methohexital/*n*: Methohexital *s*.
methohexital sodium: Methohexitalnatrium *s*.
methopromazine/*n*: Methopromazin *s*.
methotrexate/*n*: Methotrexat *s*.
methotrimeprazine/*n*: Methotrimeprazin *s*.
methoxamine hydrochloride: Methoxaminhydrochlorid *s*.

methoxsalen/*n*: Methoxypsoralen *s*.
methoxy acetanilide: Acetanisidin *s*.
methoxychlor/*n*: Methoxychlor *s*.
methoxyflurane/*n*: Methoxyfluran *s*.
methoxyindole/*n*: Methoxyindol *s*.
methoxyphenamine/*n*: Methoxyphenamin *s*.
methoxypromazine/*n*: Methopromazin *s*, Methoxypromazin *s*.
8-methoxypsoralen/*n*: Methoxypsoralen *s*, Ammoidin *s*.
methscopolamine bromide: Methscopolaminbromid *s*.
methsuximide/*n*: Mesuximid *s*.
methyl [*abbr*] **Me**: Methyl *s*.
methylacetylcholine/*n*: Methacholin *s*.
methyl alcohol: Methylalkohol *m*, Methanol *s*.
methyl aldehyde: Formaldehyd *s*.
methylaminophenol/*n*: Methylaminophenol *s*.
methylandrosterone/*n*: Methylandrosteron *s*.
methylate/*vb*: methylieren.
methylated/*adj*: methyliert.
methylation/*n*: Methylierung *w*.
methylbenzethonium chloride: Methylbenzethoniumchlorid *s*.
methylblue/*n*: Methylblau *s*.
methyl bromide: Methylbromid *s*.
methylcalciol/*n*: Vitamin D$_4$ *s*.
methylcatechol/*n*: Guajakol *s*.
methylcellulose/*n*: Methylcellulose *w*.
methyl chloride: Methylchlorid *s*, Chlormethan *s*.
methylcholanthrene/*n*: Methylcholanthren *s*.
methyldigoxin/*n*: Methyldigoxin *s*, Medigoxin *s*.
methyldopa/*n*: Methyldopa *s*.
methylene/*n*: Methylen *s*.
methylene blue: Methylenblau *s*.
methylene blue test: Methylenblautest *m*.
methylene green: Methylengrün *s*.
methylene iodide: Methylenjodid *s*.
methylene prednisolone: Methylenprednisolon *s*, Prednyliden *s*.

methylenetetrahydrofolate dehydrogenase: Methylentetrahydrofolat-Dehydrogenase *w*.
methylergometrine/*n*: Methylergometrin *s*.
methylergonovine/*n*: Methylergonovin *s*.
methylglucamine/*n*: Methylglucamin *s*.
methyl group: Methylrest *m*.
methylguanidine/*n*: Methylguanidin *s*.
methylguanosine/*n*: Methylguanosin *s*.
methylhexaneamine/*n*: Dimethylamylamin *s*.
methylindole/*n*: Methylindol *s*, Skatol *s*.
methylinosine/*n*: Methylinosin *s*.
methyl malonate: Methylmalonat *s*.
methylmalonicaciduria/*n*: Methylmalonazidurie *w*.
methylmalonyl-CoA: Methylmalonyl-CoA *s*.
methylmalonyl-coenzyme A: Methylmalonyl-Koenzym A *s*.
methyl mercury: Methylquecksilber *s*.
methylmorphine/*n*: Methylmorphin *s*, Codein *s*, Kodein *s*.
2-methylnaphthalene-1,2-diol/*n*: Methylnaphtohydrochinon *s*.
methyl orange: Methylorange *s*.
methylpentose/*n*: Methylpentose *w*.
methylpentynol/*n*: Methylpentynol *s*.
methylphenetoin/*n*: Mephenytoin *s*.
methylphenidate/*n*: Methylphenidat *s*.
methylphenobarbital/*n*: Methylphenobarbital *s*.
methylprednisolone/*n*: Methylprednisolon *s*.
methylpurine/*n*: Methylpurin *s*.
methylrosanilium chloride: Methylrosaliniumchlorid *s*.
methyl salicylate: Methylsalizylat *s*.
methyltestosterone/*n*: Methyltestosteron *s*.
methylthionium chloride: Methylthioniumchlorid *s*.
methylthiouracil/*n*: Methylthiouracil *s*.
methyltransferase/*n*: Methyltransferase *w*, Transmethylase *w*.
5-methyluracil/*n*: Thymin *s*.

methyluridine/*n*: Methyluridin *s*.
methyl violet: Methylviolett *s*.
methyprylon/*n*: Methyprylon *s*.
methysergide/*n*: Methysergid *s*.
meticulousness/*n*: Genauigkeit *w*.
metildigoxin/*n*: Metildigoxin *s*, Methyldigoxin *s*.
metipranolol/*n*: Metipranolol *s*.
metisazone/*n*: Metisazon *s*.
metixene/*n*: Metixen *s*.
metmyoglobin/*n*: Metmyoglobin *s*.
metoclopramide/*n*: Metoclopramid *s*.
metoclopramide stimulation test: Metoclopramid-Stimulationstest *m*.
metoecious/*adj*: metök.
metolazone/*n*: Metolazon *s*.
metonymy/*n*: Metonymie *w*.
metopagus/*n*: Metopagus *m*.
metopion/*n*: Metopion *s*.
metopism/*n*: Metopismus *m*.
metopoplasty/*n*: plastische Stirnoperation *w*.
metoprolol/*n*: Metoprolol *s*.
metoxenous/*adj*: metök.
metoxeny/*n*: Heteroxenie *w*.
metralgia/*n*: Metralgie *w*.
metranastrophe/*n*: Uterusinversion *w*.
Métras catheter: Métras-Katheter *m*.
metratomy/*n*: Hysterotomie *w*.
metratonia/*n*: Uterusatonie *w*.
metratrophia/*n*: Gebärmutteratrophie *w*.
metre/*n*: Meter *m*.
metrectasia/*n*: Uterusdilatation *w*.
metrectomy/*n*: Hysterektomie *w*.
metreurynter/*n*: Metreurynter *m*.
metreurysis/*n*: Muttermundaufdehnung *w*.
metric/*adj*: metrisch.
metriol/*n*: Metriol *s*.
metritic/*adj*: metritisch.
metritis/*n*: Metritis *w*, Myometritis *w*; **dissecting** ~ Metritis dissecans; **puerperal** ~ Metritis puerperalis.
metrizamide/*n*: Metrizamid *s*.
metrizoate: Metrizoat *s*.
metro-: Metro-, Uterus-.
metrocarcinoma/*n*: Gebärmutterkarzinom *s*.
metrodynia/*n*: Metrodynie *w*.
metroendometritis/*n*: Endomyometritis *w*.
metrofibroma/*n*: Gebärmutterfibrom *s*.
metrogenous/*adj*: metrogen.
metrography/*n*: Hysterographie *w*.
metromalacia/*n*: Gebärmutternekrose mit Erweichung.
metromenorrhagia/*n*: Menometrorrhagie *w*.
metronania/*n*: kleiner Uterus *m*.
metronidazole/*n*: Metronidazol *s*.
metropathy/*n*: Metropathie *w*, Gebärmuttererkrankung *w*.
metroperitoneal/*adj*: Uterus und Peritoneum betreffend.
metropexy/*n*: Hysteropexie *w*.
metrophlebitis/*n*: Entzündung der Uterusvenen.
metroplasty/*n*: Gebärmutterplastik *w*.
metropolitan/*adj*: städtisch.
metroptosis/*n*: Metroptose *w*, Descensus uteri.
metrorrhagia/*n*: Metrorrhagie *w*.
metrosalpingography/*n*: Hysterosalpingographie *w*.
metrosalpinx/*n*: Tuba uterina.
metroscope/*n*: Hysteroskop *s*.
metrostenosis/*n*: Gebärmutterhalsstenose *w*.
metrotomy/*n*: Hysterotomie *w*.
-metry: -metrie.
metyrapone/*n*: Metyrapon *s*.
Meunier sign: Meunier-Zeichen *s*.
mevalonate kinase: Mevalonatkinase *w*.
mexiletine/*n*: Mexiletin *s*.
Meyenburg's complex: Meyenburg-Syndrom *s*, generalisierte Chondromalazie *w*.
Meyer-Betz disease: familiäre Myoglobinurie *w*.
Meyerhof cycle: Embden-Meyerhof-Zyklus *m*, Glykolyse *w*.
Meyer's law: Meyer-Gesetz *s*.
Meyer's operation: Meyer-Operation *w*, radikale Mastektomie *w*.
Meyer system: Psychobiologie *w*.

Meynert's bundle: Meynert-Bündel *s*, Fasciculus retroflexus.
Meynert's layer: Meynert-Schicht *w*, innere Pyramidenzellschicht *w*.
mezlocillin/*n*: Mezlocillin *s*.
MF [*abbr*] **mitotic figure:** Mitosefigur *w*.
MFD [*abbr*] **minimal fatal dose:** minimale letale Dosis *w*, LD_{min}.
Mg [*abbr*] **magnesium:** Magnesium *s*, Mg.
MGT [*abbr*] **mean generation time:** mittlere Verdopplungszeit *w*.
MGUS [*abbr*] **monoclonal gammopathy of undetermined significance:** benigne monoklonale Gammopathie *w*.
MHC [*abbr*] **major histocompatibility complex:** Major histocompatibility complex *m*, Haupthistokompatibilitätskomplex *m*, MHC.
mianserin/*n*: Mianserin *s*.
miasma theory: Miasmatheorie *w*.
Mibelli's disease: Mibelli-Krankheit *w*, Porokeratosis Mibelli.
mication/*n*: rasche Bewegung *w*.
micelle/*n*: Mizelle *w*.
Michaelis constant: Michaelis-Menten-Konstante *w*.
Michaelis-Gutmann bodies: Michaelis-Gutmann-Körperchen.
Michaelis-Menten equation: Michaelis-Menten-Gleichung *w*.
Michaelis-Menten kinetics: Michaelis-Menten-Kinetik *w*.
Michaelis rhomboid: Michaelis-Raute *w*.
Micheli syndrome: Marchiafava-Micheli-Syndrom *s*, paroxysmale nächtliche Hämoglobinurie *w*.
Michel's clamp: Michel-Klammer *w*, Hautklammer *w*.
miconazole/*n*: Miconazol *s*.
micr-: Mikro-.
micranatomy/*n*: Histologie *w*.
micrangiopathy/*n*: Mikroangiopathie *w*.
micrangium/*n*: Kapillargefäß *s*.
micro-: Mikro-.
microabscess/*n*: Mikroabszeß *m*.
microabsorption spectroscopy: Absorptionsspektroskopie *w*.

microadenoma/*n*: Mikroadenom *s*.
microaerophil/*adj*: mikroaerophil.
microaerophilism/*n*: Mikroaerophilie *w*.
microaerosol/*n*: Mikroaerosol *s*.
microalbuminuria/*n*: Mikroalbuminurie *w*.
microanalysis/*n*: Mikroanalyse *w*.
microanastomosis/*n*: Mikroanastomose *w*.
microanatomy/*n*: mikroskopische Anatomie *w*, Histologie *w*.
microaneurysm/*n*: Mikroaneurysma *s*; **diabetic** ~ diabetisches Mikroaneurysma *s*.
microaneurysmic/*adj*: mikroaneurysmatisch.
microangiography/*n*: Mikroangiographie *w*, Angiographie der kleinen Gefäße.
microangiopathic/*adj*: mikroangiopathisch.
microangiopathy/*n*: Mikroangiopathie *w*; **diabetic** ~ diabetische Mikroangiopathie *w*; **diabetic renal** ~ nierenbezogene diabetische Mikroangiopathie *w*; **thrombotic** ~ thrombotische Mikroangiopathie *w*, Moschcowitz-Syndrom *s*.
microangioscopy/*n*: Kapillaroskopie *w*.
microbalance/*n*: Feingewichtwaage *w*.
microbe/*n*: Mikrobe *w*, Mikroorganismus *m*.
microbial/*adj*: mikrobiell, mikrobisch.
microbicide/*adj*: mikrobizid.
microbicide/*n*: Mikrobizid *s*.
microbid/*n*: Mikrobid *s*.
microbiemia/*n*: Septikämie *w*, Bakteriämie *w*.
microbioassay/*n*: Mikrobioassay *m*.
microbiologic/*adj*: mikrobiologisch.
microbiology/*n*: Mikrobiologie *w*.
microbiosis/*n*: Mikrobeninfektion *w*.
microbism/*n*: Mikrobeninfektion *w*.
microblast/*n*: Mikroblast *m*.
microblepharon/*n*: Mikroblepharon *s*.
microblephary/*n*: Mikroblepharon *s*.
microbody/*n*: Microbody *m*, Zytosom *s*.
microbrenner/*n*: Nadelkauter *m*.
microcalcification/*n*: Mikrokalzifikation

w, Mikroverkalkung *w*.
microcalculus/*n*: Mikrolith *m*.
microcalorimetry/*n*: Mikrokalorimetrie *w*.
microcapsule/*n*: Mikrokapsel *w*.
microcardia/*n*: kleines Herz *s*.
microcarrier/*n*: Mikroträger *m*.
microcaulia/*n*: kleiner Penis *m*.
microcell/*n*: Mikroküvette *w*.
microcephaly/*n*: Mikrozephalie *w*.
microcheilia/*n*: Mikrocheilie *w*.
microcheiria/*n*: Mikrocheirie *w*.
microcirculation/*n*: Mikrozirkulation *w*.
micrococcus/*n*: Mikrokokkus *m*, Micrococcus.
microcolony/*n*: Mikrokolonie *w*.
microcoria/*n*: Mikrokorie *w*.
microcornea/*n*: Mikrokornea *w*.
microcrania/*n*: Mikrokranie *w*.
microcystometer/*n*: Mikrozystometer *s*.
microcythemia/*n*: Mikrozytose *w*.
microcytosis/*n*: Mikrozytose *w*.
microdactyly/*n*: Mikrodaktylie *w*.
microdissection/*n*: Mikrotomie *w*.
microdontia/*n*: Mikrodontie *w*.
microdose/*n*: kleine Dosis *w*.
microdrepanocytic/*adj*: mikrodrepanozytär.
microdrepanocytosis/*n*: Mikrodrepanozytose *w*.
microecology/*n*: Mikroökologie *w*.
microelectrode/*n*: Mikroelektrode *w*.
microelectrophoresis/*n*: Mikroelektrophorese *w*.
microembolism/*n*: Mikroembolie *w*.
microembolus/*n*: Mikroembolus *m*.
microesthesia/*n*: Mikroästhesie *w*.
microfibril/*n*: Mikrofibrille *w*.
microfilament/*n*: Mikrofilament *s*.
microfilaremia/*n*: Mikrofilariensepsis *w*.
microfilaria/*n*: Mikrofilarie *w*.
microfilariasis/*n*: Mikrofilariose *w*.
microflora/*n*: Bakterienflora *w*.
microflowmetry/*n*: Mikroflowmetrie *w*.
microfollicular/*adj*: mikrofollikulär.
microfracture/*n*: Mikrofraktur *w*.
microfungus/*n*: mikroskopisch kleiner Pilz *m*.
microgamete/*n*: Mikrogamet *m*.
microgenia/*n*: Mikrogenie *w*.
microgenitalism/*n*: Mikrogenitalismus *m*.
microglia/*n*: Mikroglia *w*.
microglial/*adj*: mikrogliomatös.
microgliomatosis/*n*: Mikrogliomatose *w*.
microgliosis/*n*: Mikrogliose *w*.
microglobulin/*n*: Mikroglobulin *s*.
microglossia/*n*: Mikroglossie *w*.
micrognathia/*n*: Mikrognathie *w*.
micrograph/*n*: Mikroaufnahme *w*.
micrographia/*n*: Mikrographie *w*.
micrography/*n*: Mikroskopie *w*, Mikrographie *w*.
microgyria/*n*: Mikrogyrie *w*.
microhemagglutination/*n*: Mikrohämagglutination *w*.
microhemagglutination test: Mikrohämagglutinationstest *m*.
microhepatia/*n*: kleine Leber *w*.
microheterogeneity/*n*: Mikroheterogenität *w*.
microhistology/*n*: Histologie *w*.
microincineration/*n*: Mikroveraschung *w*.
microincision/*n*: kleine Inzision *w*.
microinfarct/*n*: Mikroinfarkt *m*.
microinjection/*n*: Mikroinjektion *w*.
microinvasion/*n*: Mikroinvasion *w*.
microinvasive/*adj*: mikroinvasiv.
microlaryngoscopy/*n*: Lupenlaryngoskopie *w*.
microlecithal/*n*: mikrolezithal.
microlentia/*n*: Sphärophakie *w*.
microleukoblast/*n*: Myeloblast *m*.
microlith/*n*: Mikrolith *m*.
microlithiasis/*n*: Mikrolithiasis *w*.
micromandible/*n*: Brachygnathie *w*.
micromanipulation/*n*: Mikromanipulation *w*.
micromanometer/*n*: Mikromanometer *s*.
micromelia/*n*: Mikromelie *w*.
micromere/*n*: Mikromer *s*.
micrometastasis/*n*: mikroskopische Metastase *w*.
micrometer/*n*: Mikrometer *s*, Mikrometerokular *s*.

micromethod/*n*: Mikromethode *w*.
micrometry/*n*: Mikrometrie *w*.
micromicrogram/*n*: Picogramm *s*.
micromyelia/*n*: Mikromyelie *w*.
micromyeloblast/*n*: Mikromyeloblast *m*.
micromyelolymphocyte/*n*: Myeloblast *m*.
micron/*n*: Mikron *s*, Mikrometer *m*.
microneedle/*n*: Mikronadel *w*.
micronize/*vb*: zu Mikronen verarbeiten.
micronodular/*adj*: kleinknotig.
micronormoblast/*n*: Mikronormoblast *m*.
micronucleus/*n*: Mikronukleus *m*.
micronutrient/*n*: essentielles Spurenelement *s*.
micronychia/*n*: Mikronychie *w*.
micronystagmus/*n*: feiner Spontannystagmus *m*.
micro-orchidia/*n*: Mikrorchidie *w*.
microorganism/*n*: Mikroorganismus *m*.
microparasite/*n*: Mikroparasit *m*.
micropathology/*n*: Histopathologie *w*.
micropenis/*n*: kleiner Penis *m*.
microphage/*n*: Mikrophage *m*.
microphakia/*n*: Mikrophakie *w*.
microphonia/*n*: Mikrophonie *w*.
microphonics, cochlear: Mikrophonpotentiale.
microphotograph/*n*: Mikrophotographie *w*.
microphthalmia/*n*: Mikrophthalmie *w*.
microphthalmic/*adj*: mikrophthalmisch.
microphthalmos/*n*: Mikrophthalmus *m*.
micropia/*n*: Mikropsie *w*.
micropill/*n*: Mikropille *w*.
micropinocytosis/*n*: Mikropinozytose *w*.
micropipet/*n*: Mikropipette *w*.
microplasia/*n*: Mikroplasie *w*.
micropodia/*n*: Mikropodie *w*.
micropolygyria/*n*: Polymikrogyrie *w*.
micropore/*n*: Mikropore *w*.
micropore filter: Mikroporenfilter *m*.
microprobe/*n*: Mikrosonde *w*.
microprojection/*n*: mikroskopische Projektion *w*.
microprosopus/*n*: Mikroprosopus *m*.
micropsia/*n*: Mikropsie *w*.
micropuncture/*n*: Mikropunktion *w*.

micropyknometer/*n*: Mikrodichtemesser *m*.
microquantity/*n*: kleines Menge *w*.
microradiograph/*n*: Mikroradiogramm *s*.
microradiography/*n*: Mikroradiographie *w*.
microrchidia/*n*: Mikrorchidie *w*.
microrefractometer/*n*: Mikrorefraktometer *s*.
microrhinia/*n*: kleine Nase *w*.
microscope/*n*: Mikroskop *s*; **binocular** ~ Binokularmikroskop *s*; **capillary** ~ Kapillarmikroskop *s*; **compound** ~ Mikroskop mit zusammengesetztem Linsensystem; **corneal** ~ Spaltlampe *w*; **dark-field** ~ Dunkelfeldmikroskop *s*; **dissecting** ~ Seziermikroskop *s*; **ocular** ~ Mikroskop mit einem Linsensystem; **operating** ~ Operationsmikroskop *s*; **optical** ~ Lichtmikroskop *s*; **polarizing** ~ Polarisationsmikroskop *s*; **reflecting** ~ Spiegelmikroskop *s*; **simple** ~ Einlinsensystem *s*; **stereoscopic** ~ Stereomikroskop *s*; **surgical** ~ Operationsmikroskop *s*.
microscopic/*adj*: mikroskopisch.
microscopy/*n*: Mikroskopie *w*; **bright-field** ~ Auflichtmikroskopie *w*; **dark-field** ~ Dunkelfeldmikroskopie *w*; **immunofluorescent** ~ Immunfluoreszenzmikroskopie *w*.
microsection/*n*: Mikrotomschnitt *m*.
microsequencing/*n*: Mikrosequenzierung *w*.
microsomal/*adj*: mikrosomal.
microsomatia/*n*: Mikrosomie *w*.
microsome/*n*: Mikrosom *s*.
microsomia/*n*: Mikrosomie *w*.
microspectrography/*n*: Mikrospektrographie *w*.
microspectrophotometer/*n*: Mikrospektrophotometer *s*.
microspectrophotometry/*n*: Mikrospektrophotometrie *w*.
microspectroscope/*n*: Mikrospektroskop *s*.
microspherocyte/*n*: Sphärozyt *m*.
microspherocytosis/*n*: Sphärozytose *w*.

microspherulation/*n*: Erythrozytorrhexis *w*.
microsplanchnia/*n*: Mikrosplanchnie *w*.
microsplenia/*n*: kleine Milz *w*.
microsporid/*n*: Mikrosporid *s*.
microsporide/*n*: Mikrosporid *s*.
microsporosis/*n*: Mikrosporose *w*, Mikrosporie *w*.
microsporum/*n*: Microsporum.
microstereognosia/*n*: Mikrostereognosie *w*.
microstomia/*n*: Mikrostomie *w*.
microstrabismus/*n*: geringer Strabismus *m*.
microsurgical/*adj*: mikrochirurgisch.
microsurgery/*n*: Mikrochirurgie *w*.
microsuture/*n*: Mikronaht *w*.
microtest/*n*: Mikroanalyse *w*.
microthrombus/*n*: Mikrothrombus *m*.
microtia/*n*: Mikrotie *w*.
microtome/*n*: Mikrotom *s*; **freezing** ~ Gefriermikrotom *s*, Kryotom *s*.
microtomization/*n*: Mikrotomie *w*.
microtransfusion/*n*: Mikrotransfusion *w*.
microtrichia/*n*: Mikrotrichie *w*.
microtubule/*n*: Mikrotubulus *m*; **chromosomal** ~ Chromosomenspindelfaser *w*.
microtubule protein: Mikrotubulusprotein *s*.
microvasculature/*n*: Mikrogefäßsystem *s*.
microvilli/*n*: Mikrovilli.
microvillus/*n*: Mikrovillus *m*.
microvoltometer/*n*: Mikrovoltmeter *s*.
microwave/*n*: Mikrowelle *w*.
microwave diathermy: Mikrowellendiathermie *w*.
miction/*n*: Miktion *w*.
micturate/*vb*: urinieren.
micturation/*n*: Miktion *w*.
micturition center: Blasenzentrum *s*.
micturition urography: Miktionsurographie *w*.
MID [*abbr*] **1. minimal infective dose; 2. minimal inhibiting dose**: 1. minimale infektiöse Dosis *w*; 2. minimale Hemmkonzentration *w*, MHK.
midabdomen/*n*: Mittelbauch *m*.
midaxillary/*adj*: medioaxillar.
midazolam/*n*: Midazolam *s*.
midbody/*n*: zytokinetische Granula.
midbrain/*n*: Mittelhirn *s*, Mesencephalon *s*.
midbrain vesicle: Mesencephalon *s*, Mittelhirn *s*.
midcarpal/*adj*: mediokarpal.
midclavicular/*adj*: medioklavikular.
midcycle/*n*: Zyklusmitte *w*.
midcycle bleeding: Mittelblutung *w*.
middlepiece/*n*: Zwischenstück *s*, Mittelstück *s*.
midfoot/*n*: Mittelfuß *m*.
midforceps delivery: Zangenextraktion aus Beckenmitte.
midfrontal/*adj*: mediofrontal.
midge/*n*: Mücke *w*; **biting** ~ Stechmücke *w*.
midget/*n*: proportionierter Zwerg *m*.
midgut/*n*: Mitteldarm *m*.
midhead/*n*: Kopfmitte *w*.
mid-interval/*n*: Medianintervall *s*.
midline/*n*: Mittellinie *w*, Medianebene *w*.
midline granuloma: Mittelliniengranulom *s*.
midoccipital/*adj*: mediookzipital.
midodrine/*n*: Midodrin *s*.
midpain/*n*: Mittelschmerz *m*.
midpelvis/*n*: Beckendurchmesser *m*.
midphalangeal/*adj*: Mittelphalanx-.
mid-piece/*n*: Mittelstück *s*.
midplane/*n*: kleinster Beckendurchmesser *m*.
midpoint/*n*: Mittelpunkt *m*.
midriff/*n*: Diaphragma *s*.
midsection/*n*: Medianschnitt *m*.
midsternal/*adj*: mediosternal.
midsternum/*n*: Corpus sterni.
midstream specimen: Mittelstrahlurin *m*.
midtarsal/*adj*: mediotarsal.
midtrimester/*n*: zweiter Schwangerschaftstrimenon *m*.
midventral/*adj*: Bauchmitte-.
midwife/*n*: Hebamme *w*.
midwifery/*n*: Geburtshilfe *w*.
Miescher's tube: Miescher-Schlauch *m*.

MIF [*abbr*] 1. migration inhibiting factor; 2. melanocyte stimulating hormone inhibiting factor: 1. Migrationsinhibitionsfaktor *m*, MIF; 2. MSH-Inhibitingfaktor *m*, Melatonin *s*.

MIFC [*abbr*] **merthiolat iod formol concentration**: MIFC-Verfahren *s*.

mifepristone/*n*: Mifepriston *s*.

migraine/*n*: Migräne *w*; **abdominal** ~ Migräne mit intermittierender abdomineller Symptomatik; **cervical** ~ Migraine cervicale, Barré-Liéou-Syndrom *s*; **complicated** ~ Migraine accompagnée; **hemiplegic** ~ Migraine accompagnée; **ophthalmic** ~ Migraine ophthalmique; **ophthalmoplegic** ~ Moebius-Syndrom *s*, periodische Okkulomotoriuslähmung *w*.

migraine headache: Migräne *w*.

migrainous/*adj*: migränös.

migrant/*adj*: wandernd, Migrations-.

migrate/*vb*: wandern.

migrating/*adj*: wandernd.

migration/*n*: Migration *w*, Wanderung *w*.

Mikity-Wilson syndrome: Wilson-Mikity-Syndrom *s*.

mikro-: Mikro-.

Mikulicz operation: Mikulicz-Pyloroplastik *w*.

Mikulicz resection: Mikulicz-Magenresektion *w*.

Mikulicz-Sjögren syndrome: Mikulicz-Krankheit *w*.

mild/*adj*: mild, geringgradig, leicht.

mildness/*n*: Milde *w*.

Miles area brightness comparison test: Miles-Test *m*.

Miles operation: Miles-Operation *w*, abdominosakrale Rektumexstirpation *w*.

miliaria/*n*: Miliaria.

miliary/*adj*: miliar.

milieu/*n*: Milieu *s*, Umgebung *w*.

milieu therapy: Milieutherapie *w*.

military medicine: Wehrmedizin *w*.

milium/*n*: Milium *s*.

milk/*n*: Milch *w*; **adapted** ~ adaptierte Milch *w*; **condensed** ~ kondensierte Milch *w*; **dried** ~ Trockenmilch *w*; **evaporated** ~ evaporierte Milch *w*; **fortified** ~ angereicherte Milch *w*; **homogenized** ~ homogenisierte Milch *w*; **human** ~ Muttermilch *w*; **humanized** ~ humanisierte Milch *w*, adaptierte Milch *w*; **low-fat** ~ Magermilch *w*; **modified** ~ adaptierte Milch *w*; **pasteurized** ~ pasteurisierte Milch *w*; **skimmed** ~ Magermilch *w*; **sterilized** ~ sterilisierte Milch *w*.

milk abscess: Milchabszeß *m*.

milk-alkali syndrome: Milchalkalisyndrom *s*, Burnett-Syndrom *s*.

milk blood culture medium: Milch-Blut-Nährboden *m*.

milk crust: Milchschorf *m*.

milk cyst: Galaktozele *w*.

milk duct: Milchgang *m*.

milk duct carcinoma: Milchgangkarzinom *s*.

milk duct papilloma: Milchgangpapilom *s*.

milk ejection: Laktation *w*.

milker's nodule: Melkerknoten *m*.

milker's paralysis: Melkerlähmung *w*, Medianuslähmung *w*.

milk fermentation: Milchgärung *w*.

milk fever: Milchfieber *s*, Laktationsfieber *s*.

milk fistula: Milchfistel *w*.

milking/*n*: Melken *s*.

milk intolerance: Laktoseintoleranz *w*.

milk leg: Phlegmasia alba dolens.

milk line: Milchleiste *w*.

Milkman syndrome: Milkman-Syndrom *s*, Dekalzifikationssyndrom *s*.

milk patches: Milchflecken.

milk retention: Milchretention *w*, Galaktostase *w*.

milk secretion, neonatal: Hexenmilch *w*.

milk spot: Milchfleck *m*.

milk sugar: Laktose *w*.

milk thrombus: Milchpfropf *m*.

milk tooth: Milchzahn *m*.

milky/*adj*: milchig.

mill/*vb*: mahlen.

Millard-Gubler syndrome: Millard-Gubler-Syndrom *s*, Hemiplegia alternans in-

ferior.
Miller-Abbott tube: Miller-Abbott-Sonde *w*.
Miller-Kurzrok test: Miller-Kurzrok-Test *m*.
miller's asthma: Müllerasthma *s*, Mehlasthma *s*.
Millikan rays: kosmische Strahlung *w*.
Millin's operation: Millin-Operation *w*.
Mills test: Mills-Test *m*.
mill wheel murmur: Mühlradgeräusch *s*, Bruit de moulin.
Milroy's disease: Nonne-Milroy-Krankheit *w*, hereditäres Lymphödem *s*.
Milwaukee corset: Milwaukee-Korsett *s*.
milzbrand/*n*: Milzbrand *m*, Anthrax *m*.
mimesis/*n*: Ähnlichkeit *w*.
mimetic/*n*, *adj*: 1. Mimetikum *s*; 2. mimetisch.
mimic/*n*, *adj*: 1. Mimik *w*; 2. mimisch.
mimicry/*n*: Mimikrie *w*.
Minamata disease: Minamata-Krankheit *w*.
mince/*vb*: zerkleinern.
mind/*n*: Geist *m*, Gedächtnis *s*.
mind blindness: Rindenblindheit *w*, visuelle Agnosie *w*.
mind-body problem: Leib-Seele-Problem *s*.
mind deafness: Seelentaubheit *w*, akustische Agnosie *w*.
mind reading: Gedankenlesen *s*.
mineral/*n*: Mineral *s*.
mineralization/*n*: Mineralisation *w*.
mineralize/*vb*: Mineralien ablagern.
mineralocorticoid/*n*: Mineralokortikoid *s*.
miners' asthma: Anthrakose *w*.
miners' nystagmus: Bergarbeiternystagmus *m*.
miniature stomach: Pawlow-Magen *m*.
miniature swine: Minischwein *s*.
minicell/*n*: Minizelle *w*.
minimal/*adj*: minimal.
minimum/*n*: Minimum *s*.
minimum amount: Mindestmenge *w*.
minimum distance: Mindestabstand *m*.
minimum dose: Minimaldosis *w*.

minimum lethal dose [*abbr*] **DL$_{min}$**: minimale letale Dosis *w*, LD$_{min}$.
minimum space: Mindestabstand *m*.
minimum wavelength: Grenzwellenlänge *w*.
minipig/*n*: Minischwein *s*.
minipill/*n*: Minipille *w*.
minipolymyoclonus/*n*: leichter Bewegungstremor *m*.
Minkowski-Chauffard syndrome: Minkowski-Chauffard-Syndrom *s*, Kugelzellenanämie *w*.
Minkowski's method: Minkowski-Verfahren *s*.
Minnesota multiphasic personality inventory [*abbr*] **MMPI**: Minnesota Multiphasic Personality Inventory, MMPI.
minocycline/*n*: Minocyclin *s*.
minor/*adj*: geringer, kleiner.
minority/*n*: Minderheit *w*; **legal** ~ Minderjährigkeit *w*.
minority group: Minderheit *w*.
minoxidil/*n*: Minoxidil *s*.
minute ventilation: Atemminutenvolumen *s*.
minute volume: Minutenvolumen *s*.
mio-: Meio-.
miocardia/*n*: Systole *w*.
miolecithal/*adj*: dotterarm.
miosis/*n*: Miosis *w*.
miotic/*adj*: miotisch.
miracidium/*n*: Mirazidium *s*.
mirror/*n*: Spiegel *m*; **frontal** ~ Stirnspiegel *m*; **laryngeal** ~ Kehlkopfspiegel *m*; **nasopharyngeal** ~ Postrhinoskop *s*.
mirror galvanometer: Spiegelgalvanometer *s*.
mirror haploscope: Spiegelhaploskop *s*.
mirror image: Spiegelbild *s*.
mirror movement: Allokinese *w*.
mirror speech: Rückwärtssprechen *s*.
mirror viewing optics: Spiegelbetrachtungsoptik *w*.
misarticulation/*n*: Artikulationsstörung *w*, Dysarthrie *w*.
miscarriage/*n*: Spontanabort *m*.
miscible/*adj*: mischbar.

misdiagnose/*vb*: fehldiagnostizieren.
mishandle/*vb*: verkorksen.
misinterpret/*vb*: falsch deuten.
misinterpretation/*n*: Fehldeutung *w*.
mislead/*vb*: irreleiten.
mismanage/*vb*: unsachgemäß behandeln.
mismatch/*vb*: nicht übereinstimmen.
misperception/*n*: Trugwahrnehmung *w*, Wahrnehmungsstörung *w*.
miss/*vb*: entbehren, vermissen.
missense codon: Nonsensekodon *s*.
misshapen/*adj*: unförmig, mißgestaltet.
missing/*adj*: fehlend.
mist/*n*: Nebel *m*.
mistletoe/*n*: Mistel *w*, Viscum.
mistura/*n*: Mischung *w*.
Mitchell's disease: Mitchell-Krankheit *w*, Erythromelalgie *w*.
mite/*n*: Milbe *w*; **burrowing** ~ grabenbildende Milbe *w*; **red** ~ Trombiculamilbe *w*; **sarcoptic** ~ Krätzmilbe *w*; **trombicular** ~ Trombiculamilbe *w*.
mite fever: Fleckfieber *s*.
mithramycin/*n*: Mithramycin *s*.
miticidal/*adj*: milbenabtötend.
mitigate/*vb*: mitigieren.
mitis/*adj*: mild.
mitochondrion/*n*: Mitochondrion *s*, Mitochondrium *s*; **giant** ~ Riesenmitochondrium *s*.
mitogen/*n*: mitogene Substanz *w*.
mitogenesis/*n*: Mitogenese *w*.
mitogenetic/*adj*: mitogenetisch.
mitogenic/*adj*: mitogen.
mitoguazone/*n*: Mitoguazon *s*.
mitomycin/*n*: Mitomycin *s*.
mitopodozide/*n*: Mitopodozid *s*.
mitoschisis/*n*: Karyokinese *w*.
mitosis/*n*: Mitose *w*; **anastral** ~ apolare Mitose *w*; **astral** ~ Mitose mit Spindelbildung; **asymmetrical** ~ asymmetrische Mitose *w*; **heterotypic** ~ heterotypische Mitose *w*; **homotypic** ~ homotypische Mitose *w*; **multicentric** ~ multipolare Mitose *w*; **multipolar** ~ multipolare Mitose *w*.
mitotic/*adj*: mitotisch.

mitoxantrone/*n*: Mitoxantron *s*.
mitral/*adj*: mitral, mitralis.
mitralization/*n*: Mitralisation *w*.
mitroid/*adj*: mitraförmig.
Mitsuda's reaction: Mitsuda-Hayashi-Reaktion *w*, Leprominreaktion *w*.
mittelschmerz/*n*: Mittelschmerz *m*.
mix/*vb*: mischen.
mixable/*adj*: mischbar.
mixed/*adj*: gemischt, Misch-.
mixer/*n*: Mischer *m*.
mixing/*n*: Mischen *s*.
mixoploidy/*n*: Mixoploidie *w*.
mixoscopia/*n*: Mixoskopie *w*.
mixture/*n*: Mixtur *w*, Mischung *w*, Gemisch *s*, Zubereitung *w*; **effervescent** ~ Brausepulver *s*; **expectorant** ~ Mixtura expectorans; **extemporaneous** ~ frisch zubereitete Mixtur *w*; **pectoral** ~ Mixtura expectorans; **shaking** ~ Schüttelmixtur *w*.
Miyagawa bodies: Miyagawa-Einschlußkörperchen, Gamna-Favre-Körperchen.
Miyagawanella/*n*: Chlamydie *w*.
MKS [*abbr*] **meter-kilogram-second**: metrisches System *s*.
ML [*abbr*] **midline**/*n*: Mittellinie *w*.
MLA [*abbr*] **mentolaeva anterior**: linke vordere Kinnlage *w*.
MLC [*abbr*] **mixed lymphocyte culture**: gemischte Lymphozytenkultur *w*.
MLD [*abbr*] **1. median lethal dose; 2. minimum lethal dose**: 1. mittlere letale Dosis *w*, LD_{50}; 2. minimale letale Dosis *w*, LD_{min}.
M line: M-Streifen *m*.
MLP [*abbr*] **mentolaeva posterior**: linke hintere Kinnlage *w*.
MM [*abbr*] **1. mucous membrane; 2. myeloid metaplasia**: 1. Schleimhaut *w*; 2. myeloische Metaplasie *w*.
M-mode echocardiography: M-Mode-Echokardiographie *w*.
MMPI [*abbr*] **Minnesota multiphasic personality inventory**: Minnesota Multiphasic Personality Inventory, MMPI.
mmpp [*abbr*] **millimeters partial pressure**: mm Partialdruck *m*.

mnemic/*adj*: mnestisch.
mnemonic/*adj*: mnemisch.
mnemonics/*n*: Mnemismus *m*.
mnemotechnical/*adj*: mnemotechnisch.
mnemotechnics/*n*: Mnemotechnik *w*.
mnestic/*adj*: mnestisch.
MNSs blood-group system: MNSs-System *s*.
MO [*abbr*] **mesio-occlusal**/*adj*: mesiookklusal.
mobile/*adj*: beweglich, fahrbar.
mobility/*n*: Mobilität *w*, Beweglichkeit *w*; **electrophoretic** ~ elektrophoretische Wanderungsgeschwindigkeit *w*; **social** ~ soziale Mobilität *w*.
mobilization/*n*: Mobilisation *w*; **early** ~ Frühmobilisation *w*.
mobilization operation: Mobilisierung *w*.
mobilize/*vb*: mobilisieren.
Mobitz block: Mobitz-Block *m*, Interferenzdissoziation *w*.
Mobitz-type atrioventricular dissociation: Mobitz-Block *m*, Interferenzdissoziation *w*.
modal/*adj*: modal.
modality/*n*: Modalität *w*; **sensory** ~ Sinnesmodalität *w*.
modality therapy, combined: Kombinationstherapie *w*.
mode/*n*: Art *w*, Weise *w*, Modus *m*; **empirical** ~ empirischer Modus *m*; **computed** ~ berechneter Modus *m*; **estimated** ~ geschätzter Modus *m*; **refined** ~ korrigierter Modus *m*.
model/*n, vb*: 1. Modell *s*, Leitbild *s*; **anatomical** ~ anatomisches Modell *s*; **experimental** ~ Versuchsmodell *s*; **mathematical** ~ mathematisches Modell *s*; **predictive** ~ Prognosemodell *s*; 2. formen, modellieren.
model analysis: Modellanalyse *w*.
model discrimination: Modellunterscheidung *w*.
modeling/*n*: Formung *w*.
modeling compound: Abdruckmasse *w*.
model plaster: Abdruckgips *m*.
mode of action: Wirkmechanismus *m*.

moderate/*adj*: mäßig, moderat.
moderator band: Moderatorband *s*.
modification/*n*: Änderung *w*, Modifikation *w*.
modification allel: Modifikationsgen *s*.
modification site: Modifizierungsort *m*.
modified/*adj*: adaptiert.
modifier/*n*: Modifikationsgen *s*, Modifikator *m*.
modify/*vb*: modifizieren, abändern.
modiolus/*n*: Schneckenspindel *w*, Modiolus.
modulation/*n*: Modulation *w*.
modulation transfer function: Modulationsübertragungsfunktion *w*.
modulator/*n*: Modulator *m*, Induktor *m*.
Moebus dystrophy: Muskeldystrophie vom Beckengürteltyp.
Moebius sign: Moebius-Zeichen *s*.
Moebius syndrome: Moebius-Syndrom *s*.
Möller's glossitis: Möller-Hunter-Glossitis *w*.
Mönckeberg sclerosis: Mönckeberg-Sklerose *w*.
Mönckeberg's medial sclerosis: Mönckeberg-Sklerose *w*.
Mönckeberg's mesarteritis: Mönckeberg-Sklerose *w*.
moenomycin/*n*: Moenomycin *s*.
Moersch-Woltman syndrome: Stiffman-Syndrom *s*.
mofebutazone/*n*: Mofebutazon *s*.
mogi-: mogi-.
mogiarthria/*n*: Mogiarthrie *w*.
mogigraphia/*n*: Mogigraphie *w*, Schreibkrampf *m*.
Mohr syndrome: Mohr-Syndrom *s*, orofaziodigitales Syndrom *s*.
moiety/*n*: Hälfte *w*, Anteil *m*.
moist/*adj*: feucht.
moisten/*vb*: befeuchten.
moisture/*n*: Feuchtigkeit *w*.
molal/*adj*: molal.
molality/*n*: Molalität *w*.
molar/*n, adj*: 1. Molar *m*, Backenzahn *m*; **dome-shaped** ~ Fournier-Zahn *m*; **third** ~ Weisheitszahn *m*; 2. molar.

molar forceps: Molarzange *w*.
molarity/*n*: Molarität *w*.
molasses/*n*: Melasse *w*.
mold/*n*, *vb*: 1. Gußform *w*, Abguß *m*; **dental** ~ Zahngipsabdruck *m*; 2. formen, modellieren.
moldability/*n*: Formbarkeit *w*.
moldable/*adj*: formbar.
molding/*n*: Formen *s*, Abformen *s*, Einschneiden *s*.
mold mycosis: Schimmelpilzmykose *w*.
molds/*n*: Schimmelpilz *m*.
mole/*n*: Mole *w*, Muttermal *s*, Nävus *m*; **calcified** ~ Steinmole *w*; **carneous** ~ Fleischmole *w*; **cystic** ~ Blasenmole *w*; **fleshy** ~ Fleischmole *w*; **hairy** ~ Haarnävus *m*, Naevus pilosus; **hemorrhagic** ~ Blutmole *w*, Fleischmole *w*; **hydatidiform** ~ Blasenmole *w*; **invasive** ~ Chorioadenoma destruens; **maternal** ~ Fleischmole *w*; **metastasizing** ~ Chorioadenoma destruens; **pigmented** ~ pigmentierter Nävus *m*; **placental** ~ Plazentamole *w*; **true** ~ echte Mole *w*; **tuberous** ~ Blutmole *w*, Breus-Mole *w*; **vesicular** ~ Blasenmole *w*; **warty** ~ warzenförmiger Nävus *m*.
molecular/*adj*: molekular.
molecule/*n*: Molekül *s*.
molestation/*n*: Belästigung *w*.
molimen/*n*: Molimen *s*.
Molisch reaction: Molisch-Zuckerprobe *w*.
Mollaret's meningitis: Mollaret-Meningitis *w*.
mollusc/*n*: Molluske *w*, Weichtier *s*.
molluscum/*n*: Molluscum *s*, weicher Hauttumor *m*.
molluscum bodies: Henderson-Paterson-Körperchen.
mollusk/*n*: Molluske *w*, Weichtier *s*.
Moloney's test: Moloney-Underwood-Test *m*.
molsidomine/*n*: Molsidomin *s*.
molybdate/*n*: Molybdat *s*.
molybdenum/*n*: Molybdän *s*.
moment/*n*: Augenblick *m*, Moment *s*, Zeitpunkt *m*; **nuclear magnetic** ~ Kernmoment *s*.
momentary/*adj*: momentan, kurzzeitig, vorübergehend.
moment of death: Todeszeitpunkt *m*.
monad/*n*: Monade *w*.
Monakow's bundle: Monakow-Bündel *s*, Tractus rubrospinalis.
monalazone disodium: Monalazon-Dinatrium *s*.
monarthric/*adj*: monoartikulär.
monarthritis/*n*: Monarthritis *w*.
monarticular/*adj*: monoartikulär.
monaster/*n*: Monaster *m*.
monaural/*adj*: monaural.
monaxial/*adj*: monaxial.
monday fever: Montagsfieber *s*.
Mondini malformation: Mondini-Ohrmißbildung *w*.
Mondor's disease: Mondor-Krankheit *w*.
monensin/*n*: Monensin *s*.
monesthetic/*adj*: eine Sinneswahrnehmung betreffend.
monestrous/*adj*: mit einer Brunftzeit.
Monge's disease: Monge-Krankheit *w*, chronische Höhenkrankheit *w*.
mongolian/*adj*: mongoloid.
mongolism/*n*: Mongolismus *m*, Down-Syndrom *s*.
mongoloid/*adj*: mongoloid.
monilated/*adj*: moniliform.
monilethrix/*n*: Monilethrix *m*.
monilia/*n*: Monilia, Candida.
monilial/*adj*: monilial.
moniliasis/*n*: Candidiasis *w*, Kandidose *w*.
moniliform/*adj*: moniliform.
monitor/*n*, *vb*: 1. Monitor *m*, Sichtgerät *s*; 2. überwachen.
monitor image: Sichtbild *s*.
monitoring/*n*: Monitoring *s*, Überwachung *w*; **biological** ~ biologische Prüfung *w*; **cardiac** ~ Herzmonitoring *s*; **fetal** ~ Monitoring der kindlichen Herzfunktion; **self-glucose** ~ Blutzuckerselbstkontrolle *w*.
monkey/*n*: Affe *m*.
monkey hand: Affenhand *w*.

monoamine/*n*: Monoamin *s*.
monoamine oxidase [*abbr*] **MAO**: Monoaminoxidase *w*, MAO.
monoamine oxidase inhibitor [*abbr*] **MAOI**: Monoaminoxidasehemmer *m*, MAO-Hemmer *m*.
monoamino acid: Monoaminsäure *w*.
monoamniotic/*adj*: mit einem Amnion.
monoarticular/*adj*: monoartikulär.
monoaural/*adj*: monaural.
monoauricular/*adj*: monoaurikulär.
monobactam/*n*: Monobactam *s*.
monobacterial/*adj*: monobakteriell.
monoballism/*n*: Hemiballismus einer Extremität.
monobasic/*adj*: einbasisch.
monobenzone/*n*: Monobenzon *s*.
monoblast/*n*: Monoblast *m*.
monoblastic/*adj*: Monoblasten-.
monoblastoma/*n*: Monozytenleukämie *w*.
monobrachia/*n*: Monobrachie *w*, Einarmigkeit *w*.
monobromonaphthalene/*n*: Monobromnaphthalin *s*.
monocellular/*adj*: unizellulär, einzellig.
monocentric/*adj*: monozentrisch.
monocephalus/*n*: Zephalopagus *m*, Kephalopagus *m*.
monochord/*n*: Monochord *s*.
monochorionic/*adj*: monochorisch.
monochroic/*adj*: monochromatisch.
monochromasy/*n*: Monochromasie *w*, totale Farbenblindheit *w*.
monochromatism/*n*: Monochromasie *w*, totale Farbenblindheit *w*.
monochromatophil/*adj*: monochromatophil.
monochromator/*n*: Monochromator *m*.
monochrome/*adj*: monochrom.
monochromic/*adj*: monochrom.
monoclonal/*adj*: monoklonal.
monocontaminated/*adj*: mit einer Erregerspezies kontaminiert.
monocranius/*n*: Zephalopagus *m*, Kephalopagus *m*.
monocrotic/*adj*: monokrot.
monocrotism/*n*: Monokrotie *w*.

monocular/*adj*: monokular.
monoculus/*n*: Monoculus *m*, Zyklop *m*.
monocyclic/*adj*: monozyklisch.
monocyte/*n*: Monozyt *m*.
monocytic/*adj*: monozytisch.
monocytoid/*adj*: monozytär.
monocytoma/*n*: Monozytenleukämie *w*.
monocytopenia/*n*: Monozytopenie *w*.
monocytopoiesis/*n*: Monozytopoese *w*.
monocytosis/*n*: Monozytose *w*.
monodactyly/*n*: Monodaktylie *w*.
monodidymus/*n*: Zwilling *m*.
monodisperse/*adj*: monodispers.
Monod's equation: Monod-Gleichung *w*.
monoesterase/*n*: Monoesterase *w*.
monoethanolamine/*n*: Monoäthanolamin *s*.
monofactorial/*adj*: monofaktoriell.
monofilament/*n*: Monofilament *s*.
monofilm/*n*: einlagige Schicht *w*.
monogamic/*adj*: monogam.
monogamy/*n*: Monogamie *w*.
monogenesis/*n*: Monogenie *w*.
monogenetic/*adj*: monogen.
monogenic/*adj*: monogen.
monogenous/*adj*: monogen.
monoglyceride/*n*: Monoglyzerid *s*.
monoglycol salicylate: Äthylenglykolmonosalizylat *s*.
monogony/*n*: Monogonie *w*.
monohybrid/*n*: Monohybrid *s*.
monohydrate/*n*: Monohydrat *s*.
monoideism/*n*: Monoideismus *m*.
monoinfection/*n*: Monoinfektion *w*.
monoiodotyrosine/*n*: Monojodtyrosin *s*.
monolayer/*n*: Monolayer *m*, einlagige Schicht *w*.
monolayer tissue culture: Monolayer-Gewebekultur *w*.
monolocular/*adj*: einkammerig.
monologue/*n*: Monolog *m*.
monomania/*n*: Monomanie *w*.
monomastigote/*n*: Monomastigot *m*.
monomelic/*adj*: eine Extremität betreffend.
monomer/*n*: Monomer *s*.
monomeric/*adj*: monomer.

monomethylmorphine/*n*: Codein *s*, Kodein *s*.
monomicrobic/*adj*: monomikrobiell.
monomorphic/*adj*: monomorph.
monomorphism/*n*: Monomorphie *w*.
monomorphous/*adj*: monomorph.
monomphalus/*n*: Monomphalus *m*.
mononeuralgia/*n*: Mononeuralgie *w*.
mononeuritis/*n*: Mononeuritis *w*.
mononeuropathy/*n*: Mononeuropathie *w*.
mononodal/*adj*: mononodal.
monont/*n*: Schizont *m*.
mononuclear/*adj*: einkernig, mononukleär.
mononucleosis/*n*: Mononukleose *w*; **infectious** ~ infektiöse Mononukleose *w*, Pfeiffer-Drüsenfieber *s*.
mononucleotide/*n*: Mononukleotid *s*.
monoparesis/*n*: Monoparese *w*.
monoparesthesia/*n*: Monoparästhesie *w*.
monopenia/*n*: Monozytopenie *w*.
monophasic/*adj*: monophasisch.
monophosphate/*n*: Monophosphat *s*.
monophyletic/*adj*: monophyletisch, einstämmig.
monophyletism/*n*: Monophyletismus *m*.
monoplastic/*adj*: einzellig.
monoplegia/*n*: Monoplegie *w*.
monoploid/*n*: monoploid, haploid.
monopodia/*n*: monopodale Symmelie *w*.
monopolar/*adj*: unipolar.
monopus/*n*: Monopus *m*.
monorchidism/*n*: Monorchidie *w*.
monosaccharide/*n*: Monosaccharid *s*.
monosexual/*adj*: eingeschlechtlich.
monosodium glutamate: Natriumglutamat *s*.
monosome/*n*: Monosom *s*.
monosomic/*adj*: monosom.
monosomy/*n*: Monosomie *w*.
monospermy/*n*: Monospermie *w*.
monosporium/*n*: Monosporium.
monostotic/*adj*: monostotisch.
monostratified/*adj*: einschichtig.
monosymptom/*n*: einziges Symptom *s*.
monosymptomatic/*adj*: monosymptomatisch.
monosynaptic/*adj*: monosynaptisch.

monoterpene/*n*: Monoterpen *s*.
monotherapy/*n*: Monotherapie *w*.
monotic/*adj*: monotisch.
monotonous/*adj*: monoton, einförmig.
monotony/*n*: Monotonie *w*.
monotrichous/*adj*: monotrich.
monovalent/*adj*: monovalent.
monovular/*adj*: eineiig.
monoxenic/*adj*: mit einer Erregerspezies kontaminiert.
monoxeny/*n*: Monoxenie *w*.
monoxide/*n*: Monoxid *s*.
monozygosity/*n*: Monozygotie *w*.
monozygotic/*adj*: monozygot.
Monro-Richter line: Monro-Richter-Linie *w*.
monster/*n*: Monster *s*, Monstrum *s*, Mißgeburt *w*.
monstrecellular/*adj*: Monstrezell-.
monstrosity/*n*: Monstrosität *w*, Mißbildung *w*.
montage/*n*: Montage *w*.
Monteggia's dislocation: Monteggia-Fraktur *w*.
Monteggia's fracture: Monteggia-Fraktur *w*.
Montevideo unit: Montevideo-Einheit *w*.
Montgomery's glands: Montgomery-Drüsen, Glandulae areolares.
mood/*n*: Stimmung *w*; **irritable** ~ Affekt *m*.
mood-congruent/*adj*: stimmungskongruent.
mood depression: depressive Stimmung *w*.
modd disorder: affektive Störung *w*.
mood-elevating/*adj*: stimmungsaufhellend.
moody/*adj*: launisch, schwermütig.
moon face: Vollmondgesicht *s*.
moon-shaped/*adj*: mondförmig.
Moon's tooth: Fournier-Zahn *m*.
Moore's fracture: Moore-Fraktur *w*.
Moore's prosthesis: Moore-Endoprothese *w*.
Moore syndrome: Epilepsie mit gastraler Aura.

Mooser's reaction: Skrotalreflex *m*.
mopidamol/*n*: Mopidamol *s*.
moral/*n*, *adj*: 1. Moral *w*; 2. moralisch.
morality/*n*: Moralität *w*.
morazone/*n*: Morazon *s*.
morbid/*adj*: morbid.
morbidity/*n*: Morbidität *w*.
morbidity rate: Morbiditätsrate *w*.
morbidity statistics: Morbiditätsstatistik *w*.
morbigenous/*adj*: pathogen.
morbilli/*n*: Masern *w*.
morbilliform/*adj*: morbilliform.
morbus/*n*: Krankheit *w*, Morbus.
morcel/*vb*: zerstückeln.
morcellation/*n*: Morcellement *s*.
mordant/*n*, *adj*: 1. Ätzmittel *s*, Fixiermittel *s*; 2. brennend, ätzend.
Morel ear: Morel-Ohr *s*.
Morgagni-Adams-Stokes disease: Morgagni-Adams-Stokes-Anfall *m*.
Morgagni's disease: Hyperostosis frontalis interna.
Morgagni's ventricle: Morgagni-Tasche *w*, Ventriculus laryngis.
Morgagni syndrome: Morgagni-Syndrom *s*.
morgue/*n*: Leichenhalle *w*.
moria/*n*: Moria *w*, Witzelsucht *w*.
moribund/*adj*: moribund.
Morison's pouch: Recessus hepatorenalis.
morning epilepsy: Aufwachepilepsie *w*.
morning sickness: Hyperemesis gravidarum.
morning vomiting: morgendliches Erbrechen *s*.
moronity/*n*: leichte Debilität *w*.
Moro's reagent: Moro-Tuberkulin *s*.
Moro's reflex: Moro-Reflex *m*.
Moro's test: Moro-Probe *w*.
moroxydine/*n*: Moroxydin *s*.
morph-: Morpho-.
morphea/*n*: Morphaea.
morphia/*n*: Morphin *s*.
morphine/*n*: Morphin *s*.
morphine dependence: Morphinabhängigkeit *w*.
morphine derivative: Morphinderivat *s*.

morphine receptor: Morphinrezeptor *m*.
morphinic/*adj*: Morphin-.
morphinism/*n*: Morphinismus *m*.
morphinist/*n*: Morphinist *m*.
morphinium/*n*: Morphin *s*.
morphocytology/*n*: morphologische Zytologie *w*.
morphodifferentiation/*n*: morphologische Differenzierung *w*.
morphogenesis/*n*: Morphogenese *w*.
morphogenetic/*adj*: morphogenetisch.
morphological/*adj*: morphologisch.
morphology/*n*: Morphologie *w*.
morpholysis/*n*: Morpholyse *w*.
morphoplasm/*n*: retikuläres Protoplasma *s*.
morphosis/*n*: Morphose *w*.
morphosynthesis/*n*: Morphosynthese *w*.
-morphous: -morph.
Morquio's disease: Morquio-Syndrom *s*, spondyloepiphysäre Dysplasie *w*, Mukopolysaccharidose Typ 4 *w*.
Morris syndrome: Morris-Syndrom *s*, testikuläre Feminisierung *w*.
morsal/*adj*: okklusal.
morselize/*vb*: zerstückeln.
mortal/*adj*: sterblich, letal.
mortality/*n*: Mortalität *w*, Sterblichkeit *w*; **fetal** ~ Totgeburtenrate *w*; **maternal** ~ Müttersterblichkeit *w*; **neonatal** ~ Neugeborenensterblichkeit *w*; **perinatal** ~ Perinatalsterblichkeit *w*; **postnatal** ~ Säuglingssterblichkeit *w*.
mortality rate: Mortalitätsrate *w*, Sterberate *w*.
mortality risk: Mortalitätsrisiko *s*.
mortar/*n*: Mörser *m*.
mortification/*n*: Teiltod *m*, Gangrän *w*, Nekrose *w*.
Mortimer's disease: Sarkoidose *w*.
mortinatality/*n*: Totgeburtenrate *w*.
mortisemblant/*adj*: scheintot.
Morton's neuralgia: Morton-Neuralgie *w*.
Morton's toe: Morton-Neuralgie *w*.
Morton syndrome: Morton-Neuralgie *w*.
mortuary/*n*, *adj*: 1. Leichenhalle *w*; 2. den Tod betreffend.

morula/*n*: Morula *w*.
morula cell: Morulazelle *w*.
morulation/*n*: Morulabildung *w*.
morulus/*n*: Muttereffloreszenz *w*, Frambösiom *s*.
Morvan syndrome: Morvan-Syndrom *s*.
mosaic/*n*: Mosaik *s*; **chromosomal** ~ Chromosomenmosaik *s*.
mosaicism/*n*: Mosaik *s*.
mosaic test: Mosaiktest *m*.
Moschcowitz disease: Moschcowitz-Syndrom *s*, thrombotisch-thrombozytopenische Purpura *w*.
mosquiticidal/*adj*: moskitovernichtend.
mosquiticide/*n*: mückentötendes Mittel *s*.
mosquito/*n*: Moskito *m*, Stechmücke *w*.
mosquito-borne/*adj*: durch Stechmücken übertragen.
mosquito clamp: Mosquitoklemme *w*.
mossy/*adj*: moosartig.
moth/*n*: Motte *w*.
mother/*n*: Mutter *w*; **expectant** ~ werdende Mutter *w*, Schwangere *w*.
mother cell: Mutterzelle *w*.
mother fixation: Mutterfixierung *w*.
motherhood/*n*: Mutterschaft *w*.
mother liquid: Stammlösung *w*.
mother milk: Muttermilch *w*.
mother surrogate: Mutterersatz *m*.
mother yaw: Muttereffloreszenz *w*, Frambösiom *s*.
motif/*n*: Motiv *s*.
motile/*adj*: beweglich.
motilin/*n*: Motilin *s*.
motility/*n*: Motilität *w*, Beweglichkeit *w*; **abnormal** ~ abnorme Beweglichkeit *w*; **automatic** ~ Spontanbewegung *w*; **directed** ~ Zielbewegung *w*; **intestinal** ~ Darmmotilität *w*; **segmental** ~ segmentale Bewegung *w*; **uterine** ~ Uterusmotilität *w*; **voluntary** ~ Willkürbewegung *w*.
motility disorder: Motilitätsstörung *w*.
motility disturbance: Motilitätsstörung *w*.
motility test: Motilitätstest *m*.
motion/*n*: Bewegung *w*, Stuhlgang *m*; **active** ~ Willkürbewegung *w*; **apparent** ~ Scheinbewegung *w*; **chewing** ~ Kaubewegung *w*; **diaphragmatic** ~ Zwerchfellbewegung *w*; **illusory** ~ Scheinbewegung *w*; **regular** ~ regelmäßiger Stuhlgang *m*; **rotary** ~ Drehbewegung *w*.
motional/*adj*: Bewegungs-.
motion perception: Bewegungswahrnehmung *w*.
motion sickness: Kinetose *w*.
motivate/*vb*: motivieren.
motivation/*n*: Motivierung *w*, Stimulierung *w*; **primary** ~ Primärtrieb *m*; **secondary** ~ erworbener Trieb *m*.
motivation research: Motivationsforschung *w*.
motive/*n*: Motiv *s*.
motive pattern: Motivkonstellation *w*.
motoceptor/*n*: Motorezeptor *m*.
motofacient/*adj*: eine Bewegung auslösend.
motoneuron/*n*: Motoneuron *s*.
motor/*n, adj*: 1. Motor; 2. motorisch.
motor cell: Motoneuron *s*.
motorial/*adj*: motorisch.
motoricity/*n*: Motorik *w*.
motorium: motorische Rinde *w*.
Mott body: Mott-Zelle *w*.
Mott cell: Mott-Zelle *w*.
mottle/*vb*: sprenkeln.
mottled/*adj*: gesprenkelt.
mottling/*n*: Sprenkelung *w*.
moulage/*n*: Abdruckpräparat *s*.
mould/*n, vb*: 1. Schimmelpilz *m*; 2. verschimmeln, formen.
mouldy/*adj*: verschimmelt.
mount/*n, vb*: 1. Halterung *w*; 2. aufstellen, fixieren.
mountain sickness: Höhenkrankheit *w*.
mountain tick fever: Colorado-Zeckenfieber *s*.
mountant/*n*: Fixiermittel *s*.
mounting/*n*: Anstieg *m*.
mouse/*n*: Maus *w*; **nude** ~ nackte Maus *w*; **peritoneal** ~ Peritonealkalzifikation *w*; **pleural** ~ Pleuraknötchen *s*.
mouse antialopecia factor: Inositol *s*.
mouse leukemia virus: Mäuseleukämievirus *m*.

mouse typhus: Mäusetyphus *m*.
Moutard-Martin sign: Moutard-Martin-Zeichen *s*, kontralaterales Lasègue-Zeichen *s*.
mouth/*n*: Mund *m*; **dry** ~ Mundtrockenheit *w*, Xerostomie *w*.
mouth-and-hand synkinesis: Mitbewegung von Mund und Hand.
mouth breathing: Mundatmung *w*.
mouth dryness: Mundtrockenheit *w*, Xerostomie *w*.
mouth erotism: Oralerotik *w*.
mouth gag: Mundsperrer *m*.
mouthguard/*n*: Mundschutz *m*.
mouth mucosa: Mundschleimhaut *w*.
mouthpart/*n*: Mundstück *s*.
mouth protector: Mundschutz *m*.
mouth rinsing: Mundspülung *w*.
mouth-to-mouth respiration: Mund-zu-Mund-Beatmung *w*.
mouth-to-mouth resuscitation: Mund-zu-Mund-Beatmung *w*.
mouth-to-nose respiration: Mund-zu-Nase-Beatmung *w*.
mouthwash/*n*: Mundspülung *w*.
mouth wedge: Mundkeil *m*.
movable/*adj*: beweglich.
move/*vb*: bewegen.
movement/*n*: Bewegung *w*; **active** ~ Willkürbewegung *w*; **adversive** ~ Adversivbewegung *w*; **ameboid** ~ amöboide Bewegung *w*; **associated** ~ Mitbewegung *w*; **automatic** ~ Bewegungsautomatismus *m*; **brownian** ~ Brown-Molekularbewegung *w*; **cardinal** ~ Hauptbewegungsrichtungen des Auges; **choreiform** ~ choreatische Bewegung *w*; **circular** ~ Kreisbewegung *w*; **complex** ~ komplexer Bewegungsablauf *m*; **compulsive** ~ Zwangsbewegung *w*; **directed** ~ Zielbewegung *w*; **downward** ~ Abwärtsbewegung *w*; **fetal** ~ Kindsbewegung *w*; **fibrillary** ~ fibrilläre Zuckung *w*; **forced** ~ unwillkürliche Bewegung *w*; **involuntary** ~ unwillkürliche Bewegung *w*; **molecular** ~ Molekularbewegung *w*; **opening** ~ Öffnungsbewegung *w*; **paddling** ~ Pedalbewegung *w*; **passive** ~ passive Bewegung *w*; **pendular** ~ Pendelbewegung *w*; **peristaltic** ~ Peristaltik *w*; **protoplasmic** ~ Protoplasmabewegung *w*; **resistive** ~ Bewegung gegen einen Widerstand; **running** ~ Steppergang *m*; **saccadic** ~ ruckartige Bewegung *w*; **spontaneous** ~ Spontanbewegung *w*; **streaming** ~ amöboide Bewegung *w*; **upward** ~ Aufwärtsbewegung *w*; **voluntary** ~ Willkürbewegung *w*.
movement therapy, concentrative: konzentrative Bewegungstherapie *w*.
moving-field therapy: Bewegungsbestrahlung *w*.
moxaverine/*n*: Moxaverin *s*.
moxibustion/*n*: Moxibustion *w*.
moxisylyte/*n*: Moxisylyt *s*.
moyamoya/*n*: Moyamoya-Krankheit *w*.
mp [*abbr*] **melting point**: Schmelzpunkt *m*.
MPD [*abbr*] **maximum permissible dose**: maximal zulässige Dosis *w*.
MPGN [*abbr*] **membranoproliferative glomerulonephritis**: membranoproliferative Glomerulonephritis *w*.
MPS [*abbr*] **mucopolysaccharidosis**/*n*: Mukopolysaccharidose *w*.
MPV [*abbr*] **mean platelet volume**: mittleres Thrombozytenvolumen *s*.
MRD [*abbr*] **minimal reacting dose**: kleinste wirksame Dosis *w*.
MRI [*abbr*] **magnetic resonance imaging**: Kernspintomographie *w*.
mRNA [*abbr*] **messenger ribonucleic acid**: Boten-RNS *w*, Messenger-Ribonukleinsäure *w*, mRNA.
MR tomography [*abbr*] **magnetic resonance tomography**: Kernspinresonanztomographie *w*.
MS [*abbr*] **1. mitral stenosis; 2. multiple sclerosis**: 1. Mitralstenose *w*; 2. multiple Sklerose *w*, MS.
MSH [*abbr*] **melanocyte stimulating hormone**: melanozytenstimulierendes Hormon *s*, MSH.
MSHRF [*abbr*] **melanocyte stimulating hormone releasing factor**: MSH-Relea-

singfaktor *m*, MSH-RF.
MSL [*abbr*] **midsternal line**: mittlere Sternallinie *w*.
MT [*abbr*] **1. empty; 2. membrana tympani; 3. metatarsal**: 1. leer; 2. Membrana tympani; 3. metatarsal.
MTU [*abbr*] **methylthiouracil**/*n*: Methylthiouracil's, MTU.
MTX [*abbr*] **methotrexate**/*n*: Methotrexat *s*.
MU [*abbr*] **mouse unit**: Mäuseinheit *w*.
Mucha's disease: Mucha-Habermann-Syndrom *s*, Pityriasis lichenoides.
mucic/*adj*: schleimig.
mucicarmine/*n*: Muzikarmin *s*.
muciform/*adj*: schleimartig.
mucigenous/*adj*: schleimproduzierend.
mucigogue/*n*, *adj*: 1. Mucigogum *s*; 2. schleimabsondernd.
mucilage/*n*: Schleimstoff *m*, Muzilago *w*.
mucilaginous/*adj*: schleimig.
mucilago/*n*: Schleimstoff *m*, Muzilago *w*.
mucilloid/*n*: Schleimdroge *w*.
mucin/*n*: Muzin *s*.
mucinase/*n*: Muzinase *w*, Hyaluronidase *w*.
mucinemia/*n*: Auftreten von Muzin im Blut.
mucinoblast/*n*: unreife Schleimzelle *w*.
mucinolytic/*adj*: muzinolytisch.
mucinosis/*n*: Muzinose *w*.
mucinuria/*n*: Muzinurie *w*.
muciparous/*adj*: schleimproduzierend, muciparus.
mucivorous/*adj*: in Schleim lebend.
muco-: Muko-, Schleim-.
mucoalbuminous/*adj*: mukoserös.
mucoantibody/*n*: auf Schleimhautoberflächen nachweisbarer Antikörper.
mucobuccal/*adj*: Wangenschleimhaut-.
mucocele/*n*: Mukozele *w*.
mucociliary/*adj*: mukoziliar.
mucoclasis/*n*: Mukoklase *w*.
mucocolitis/*n*: Colica mucosa, Schleimkolik *w*.
mucocolpos/*n*: intravaginale Schleimansammlung *w*.

mucocutaneous/*adj*: mukokutan.
mucocyte/*n*: Mukozyt *m*.
mucoderm/*n*: Lamina propria mucosae.
mucoepidermoid/*adj*: mukoepidermoid.
mucofibrous/*adj*: myxoid.
mucogingival/*adj*: mukogingival.
mucohemorrhagic/*adj*: blutig-schleimig.
mucoid/*n*, *adj*: 1. Mukoid *s*; 2. mukoid.
mucolipidosis/*n*: Mukolipidose *w*.
mucolytic/*adj*: mukolytisch.
mucomembranous/*adj*: mukomembranös, Schleimhaut-.
mucopeptide/*n*: Mukopeptid *s*.
mucoperiosteum/*n*: Mukoperiost *s*.
mucopoiesis/*n*: Schleimproduktion *w*.
mucopolysaccharide/*n*: Mukopolysaccharid *s*, MPS.
mucopolysaccharidosis/*n*: Mukopolysaccharidose *w*.
mucopolysacchariduria/*n*: Mukopolysaccharidurie *w*.
mucoprotein/*n*: Mukoprotein *s*.
mucopurulent/*adj*: mukopurulent, schleimig-eitrig.
mucor/*n*: Mucor, Kopfschimmel *m*.
mucormycosis/*n*: Mukormykose *w*.
mucosa/*n*: Mukosa *w*, Schleimhaut *w*, Tunica mucosa; **buccal** ~ Wangenschleimhaut *w*; **endocervical** ~ Zervikalschleimhaut *w*; **gastric** ~ Magenschleimhaut *w*; **intestinal** ~ Darmschleimhaut *w*; **labial** ~ Lippenschleimhaut *w*; **laryngeal** ~ Kehlkopfschleimhaut *w*; **muscular** ~ Lamina mucosa muscularis; **nasal** ~ Nasenschleimhaut *w*; **olfactory** ~ Riechschleimhaut *w*; **oral** ~ Mundschleimhaut *w*; **pharyngeal** ~ Rachenschleimhaut *w*; **respiratory** ~ Atemwegschleimhaut *w*; **tracheal** ~ Trachealschleimhaut *w*.
mucosa biopsy: Mukosabiopsie *w*.
mucosa defect, oral: Mundschleimhautdefekt *m*.
mucosal/*n*: Mukosa-, Schleimhaut-.
mucosalpinx/*n*: Mukosalpinx *w*.
mucosanginous/*adj*: blutig-schleimig.
mucosa prolapse: Mukosaprolaps *m*.
mucosedative/*adj*: mukosedativ.

mucoserous/*adj*: mukoserös.
mucosin/*n*: Mukosin *s*.
mucostatic/*adj*: mukostatisch.
mucotome/*n*: Mukotom *s*.
mucous/*adj*: mukös, Schleim-.
mucoviscidosis/*n*: Mukoviszidose *w*, zystische Fibrose *w*.
mucro/*n*: Spitze *w*.
muculent/*adj*: mukös.
mucus/*n*: Mukus *m*, Schleim *w*; **bronchial** ~ Bronchialschleim *m*; **cervical** ~ Zervikalschleim *m*; **gastric** ~ Magenschleim *w*; **vaginal** ~ Vaginalschleim *m*; **viscid** ~ zähflüssiger Schleim *m*; **viscous** ~ zäher Schleim *m*.
mucus arborization, cervical: Farnkrautbildung *w*.
mucus-bicarbonate barrier: Magenschleimhautbarriere *w*.
mucus blanket: Mukusschicht *w*.
mucus method, cervical: Zervixschleimmethode *w*, Billings-Ovulationsmethode *w*.
mucus plug: Schleimpfropf *m*.
mud/*n*: Schlamm *m*, Schlick *m*; **medicinal** ~ Heilsediment *s*.
mud bath: Schlammbad *s*.
mudpack/*n*: Moorpackung *w*.
mud therapy: Moortherapie *w*.
Mueller cells: Mueller-Stützfasern.
Müller's experiment: Müller-Versuch *m*.
Mueller's fibers: Mueller-Stützfasern.
Müller's law: Müller-Gesetz der spezifischen Reizbarkeit.
Müller's maneuver: Müller-Handgriff *m*.
muff/*n*: Pulswärmer *m*.
mugwort/*n*: Beifuß *m*.
mulberry/*n*: Maulbeere *w*.
mulberry cell: Morulazelle *w*.
mulberry hypertrophy: Rhinitis hypertrophicans.
mulberry mark: Naevus morus, Maulbeernävus *m*.
mulberry tooth: Fournier-Zahn *m*.
mule/*n*: Bastard *m*.
mule-spinners' cancer: Paraffinkrebs *m*.
muliebrity/*n*: Weiblichkeit *w*.

mull/*n*: Mull *m*.
mullein/*n*: Wollkraut *s*.
muller/*n*: Stößel *m*.
multangular/*adj*: vieleckig.
multi-: Multi-, Mehrfach-.
multiarticular/*adj*: polyartikulär.
multicapsular/*adj*: multikapsulär.
multicausal/*adj*: multikausal.
multicellular/*adj*: vielzellig.
multicentric/*adj*: multizentrisch.
multiceps/*n*: Multiceps.
multicipital/*adj*: vielköpfig.
multiclonal/*adj*: polyklonal.
multicore disease: Multicore disease, multifokale Myopathie *w*.
multicostate/*adj*: mit vielen Rippen.
multicuspid/*adj*: mehrhöckerig.
multicuspidate/*n*: Molar *m*.
multidentate/*adj*: vielzahnig.
multidetermination/*n*: Multidetermination *w*.
multidigitate/*adj*: vielfingerig.
multidimensional/*adj*: multidimensional.
multifactorial/*adj*: multifaktoriell.
multifetation/*n*: Entwicklung mehrerer Feten.
multifid/*adj*: gefächert, multifidus.
multiflagellate/*adj*: mehrgeißelig.
multifocal/*adj*: multifokal.
multiform/*adj*: vielgestaltig, polymorph.
multifunctional/*adj*: multifunktionell, Vielzweck-.
multiganglionic/*adj*: multiganglionär.
multigesta/*n*: Multigravida *w*.
multiglandular/*adj*: pluriglandulär.
multigravida/*n*: Multigravida *w*.
multihallucism/*n*: tibiale Hyperdaktylie *w*.
multi-infarct/*n*: Mehrfachinfarkt *m*.
multi-infarct dementia: Multiinfarktdemenz *w*.
multi-infection/*n*: Mehrfachinfektion *w*.
multilobular/*adj*: multilobulär.
multilocular/*adj*: mehrkammerig.
multimammae/*n*: Polymastie *w*.
multimer/*n*: Multimer *s*.
multimodal/*adj*: multimodal.

multinodular/*adj*: multinodulär.
multinucleate/*adj*: vielkernig.
multipara/*n*: Multipara *w*.
multi-parameter: multiparametrisch.
multiparous/*adj*: multipar.
multipartite/*adj*: multipartial.
multiphasic/*adj*: multiphasisch.
multiple/*adj*: mehrfach, multipel.
multiplication/*n*: Vermehrung *w*.
multiplicity/*n*: Vielfaltigkeit *w*.
multiplier/*n*: Vervielfacher *m*.
multipolar/*adj*: multipolar.
multipotential/*adj*: pluripotent.
multisensitivity/*n*: Mehrfachallergie *w*.
multiseptate/*adj*: mehrfach septiert.
multisynaptic/*adj*: multisynaptisch.
multisystem degeneration, progressive: Shy-Drager-Syndrom *s*.
multituberculate/*adj*: mehrhöckerig.
multivalent/*adj*: multivalent, polyvalent.
multivariate/*adj*: multivariabel.
multivitamin capsule: Multivitaminkapsel *w*.
mumbling/*adj*: mussitierend.
mummification/*n*: Mumifikation *w*, Mumifizierung *w*.
mummify/*vb*: einbalsamieren, mumifizieren.
mumps/*n*: Mumps *m*, Ziegenpeter *m*, Parotitis epidemica.
mumps meningitis: Mumpsmeningitis *w*.
mumps orchitis: Mumpsorchitis *w*.
mumps pancreatitis: Mumpspankreatitis *w*.
mumps skin test antigen: Mumpsantigen-Hauttest *m*.
mumps vaccine: Mumpsimpfstoff *m*.
Munchausen syndrome: Münchhausen-Syndrom *s*.
munity/*n*: Anfälligkeit *w*.
Munro-Kerr maneuver: Kerr-Handgriff *m*.
Munro's microabscess: Munro-Mikroabszeß *m*.
mural/*adj*: mural, Wand-.
muramidase/*n*: Muramidase *w*, Lysozym *m*.
Murat sign: Murat-Zeichen *s*.
Murchison-Pel-Ebstein fever: Pel-Ebstein-Fieber *s*.
murder/*n*: Mord *m*.
murein/*n*: Murein *s*.
murein hydrolase: Mureinhydrolase *w*.
murexide/*n*: Murexid *s*.
murexide test: Murexidprobe *w*.
murine/*adj*: murin, Maus-.
murmur/*n*: Geräusch *s*; **anemic** ~ Anämiegeräusch *s*; **aortic** ~ Aortenmurmeln *s*; **apical** ~ apikales Geräusch *s*; **arterial** ~ Arterienrauschen *s*; **atriosystolic** ~ atriosystolisches Geräusch *s*, Vorhofsystolikum *s*; **bronchial** ~ Bronchialatmen *s*; **cardiac** ~ Herzgeräusch *s*; **cardiopulmonary** ~ atemabhängiges Herzgeräusch *s*; **continuous** ~ Kontinuum *s*; **diamond-shaped** ~ Crescendo-Decrescendo-Geräusch *s*; **diastolic** ~ diastolisches Geräusch *s*, Diastolikum *s*; **distant cardiac** ~ Distanzton *m*; **exocardial** ~ extrakardiales Geräusch *s*; **expiratory** ~ exspiratorisches Geräusch *s*; **extracardiac** ~ extrakardiales Geräusch *s*; **functional** ~ funktionelles Herzgeräusch *s*; **hemic** ~ Anämiegeräusch *s*; **holodiastolic** ~ holodiastolisches Geräusch *s*; **holosystolic** ~ holosystolisches Geräusch *s*; **humming-top** ~ venöses Schwirren *s*; **innocent** ~ funktionelles Geräusch *s*; **inorganic** ~ funktionelles Geräusch *s*; **late systolic** ~ spätsystolisches Geräusch *s*; **machinelike** ~ Maschinengeräusch *s*; **mid-diastolic** ~ mesodiastolisches Geräusch *s*; **mitral** ~ Mitralklappengeräusch *s*; **muscular** ~ Muskelton *m*; **musical** ~ musikalisches Geräusch *s*; **organic** ~ organisches Geräusch *s*; **pansystolic** ~ holosystolisches Geräusch *s*; **pericardial** ~ Perikardreiben *s*; **physiologic** ~ funktionelles Geräusch *s*; **presystolic** ~ Präsystolikum *s*; **pulmonic** ~ Pulmonalgeräusch *s*; **regurgitant** ~ Regurgitationsgeräusch *s*, Insuffizienzgeräusch *s*; **systolic** ~ systolisches Geräusch *s*, Systolikum *s*; **transmitted** ~ fortgeleitetes Geräusch *s*; **tricuspid** ~ Trikuspidal-

geräusch *s*; **vascular** ~ Gefäßgeräusch *s*; **vesicular** ~ vesikuläres Atemgeräusch *s*.
Murphy sign: Murphy-Zeichen *s*.
Murphy's punch: Murphy-Knopf *m*.
Murray's thematic apperception test: thematischer Apperzeptionstest *m*, TAT.
Murray-Valley encephalitis: Murray-Valley-Enzephalitis *w*.
musca/*n*: Fliege *w*, Musca.
muscarine/*n*: Muskarin *s*.
muscarinic/*adj*: muskarinartig.
muscarinism/*n*: Muskarinvergiftung *w*.
muscicide/*n*: Fliegenvertilgungsmittel *s*.
muscle/*n*: Muskel *m*; Musculus; **abdominal** ~ Bauchmuskel *m*; **agonistic** ~ Agonist *m*; **antagonistic** ~ Antagonist *m*; **bicipital** ~ zweiköpfiger Muskel *m*; **cardiac** ~ Herzmuskel *m*; **diaphragmatic** ~ Zwerchfell *s*; **facial** ~ Gesichtsmuskel *m*; **intercostal** ~ Interkostalmuskel *m*; **involuntary** ~ glatte Muskulatur *w*; **nonstriated** ~ glatter Muskel *m*; **ocular** ~ Augenmuskel *m*; **sceletal** ~ Skelettmuskel *m*; **smooth** ~ glatter Muskel *m*; **striated** ~ quergestreifter Muskel *m*; **synergic** ~ Synergist *m*; **unipennate** ~ einfiedriger Muskel *m*, Musculus unipennatus; **unstriated** ~ glatter Muskel *m*; **uterine** ~ Myometrium *s*.
muscle action: Muskelaktion *w*.
muscle activation: Muskelaktivierung *w*.
muscle antibody, smooth [*abbr*] SMA: Antikörper gegen glatte Muskulatur.
muscle asthenia: Myasthenie *w*.
muscle atony: Myatonie *w*.
muscle balance: Muskelgleichgewicht *s*.
muscle belly: Muskelbauch *m*.
muscle biopsy: Muskelbiopsie *w*.
muscle cell: Muskelzelle *w*.
muscle contractility: Muskelkontraktilität *w*.
muscle contracture: Muskelkontraktur *w*.
muscle cramp: Muskelkrampf *m*, Krampus *m*.
muscle deficiency, abdominal: Prunebelly-Syndrom *s*, Bauchdeckenaplasie *w*.
muscle denervation: Muskeldenervierung *w*.
muscle disease: Muskelerkrankung *w*.
muscle dysfunction, papillary: Papillenfunktionsstörung *w*.
muscle dystonia: Muskeldystonie *w*.
muscle fiber: Muskelfaser *w*; **intrafusal** ~ intrafusale Muskelfaser *w*.
muscle fiber activity, continous: Neuromyotonie *w*, Isaacs-Syndrom *s*.
muscle fibril: Myofibrille *w*.
muscle flaccidity: Muskelhypotonie *w*.
muscle flap: Muskellappen *m*.
muscle hemoglobin: Myoglobin *s*.
muscle hernia: Muskelhernie *w*, Myozele *w*.
muscle hypertonia: gesteigerter Muskeltonus *m*.
muscle hypotonia: Muskelhypotonie *w*.
muscle mass: Muskelmasse *w*.
muscle metabolism: Muskelstoffwechsel *m*.
muscle phosphofructokinase: Muskelphosphofruktokinase *w*.
muscle phosphorylase: Muskelphosphorylase *w*, α-Glukanphosphorylase *w*.
muscle phosphorylase deficiency: McArdle-Krankheit *w*, Glykogenose Typ 5 *w*.
muscle plate: Muskelplatte *w*.
muscle power: Muskelkraft *w*.
muscle protein: Muskelprotein *s*.
muscle pump: Muskelpumpe *w*.
muscle receptor: Muskelrezeptor *m*.
muscle relaxant: Muskelrelaxans *s*; **centrally acting** ~ zentral wirksames Muskelrelaxans *s*; **depolarizing** ~ depolarisierendes Muskelrelaxans *s*; **non-depolarizing** ~ nicht depolarisierendes Muskelrelaxans *s*; **skeletal** ~ Muskelrelaxans *s*.
muscle relaxation: Muskelrelaxation *w*.
muscle retractor: Muskelretraktor *m*.
muscle rigidity: Muskelsteife *w*.
muscle rod: Myofibrille *w*.
muscle rupture: Muskelriß *m*.
muscle segment: Muskelsegment *s*.
muscle sense: Muskelsensibilität *w*, Propriozeptivität *w*.

muscle sound: Muskelton *m*.
muscle spasm: Muskelkrampf *m*.
muscle spasticity: muskuläre Spastik *w*.
muscle spindle: Muskelspindel *w*.
muscle stimulation point: Muskelstimulationspunkt *m*.
muscle stretch reflex: Muskeldehnungsreflex *m*.
muscle tension: Muskelspannung *w*.
muscle tissue: Muskelgewebe *s*, Muskulatur *w*.
muscle tone: Muskeltonus *m*.
muscle twitch: Muskelzuckung *w*.
muscle unit: motorische Einheit *w*.
muscle wasting: Muskelschwund *m*.
muscle weakness: Muskelschwäche *w*.
muscular/*adj*: muskulär, muskulös.
muscularity/*n*: Muskularität *w*.
musculation/*n*: Muskelkontraktion *w*.
musculature/*n*: Muskulatur *w*.
musculo-: Muskulo-.
musculoaponeurotic/*adj*: Muskel-Sehnen-.
musculocutaneous/*adj*: muskulokutan.
musculoelastic/*adj*: Muskel und elastisches Bindegewebe betreffend.
musculofascial/*adj*: aus Muskel- und Faziengewebe.
musculofibrous/*adj*: muskulofibrös.
musculomembranous/*adj*: muskulomembranös.
musculophrenic/*adj*: Muskel und Zwerchfell betreffend.
musculorachidian/*n*: Spinalmuskel-.
musculoskeletal/*adj*: muskuloskeletal.
musculospiralis/*n*: Nervus radialis.
musculotegumentary/*adj*: Muskulatur und Integument betreffend.
musculotendinous/*adj*: muskulotendinös.
musculotonic/*adj*: myotonisch.
mushroom/*n*: Pilz *m*.
mushroom poisoning: Pilzvergiftung *w*.
musicogen/*adj*: musikogen.
music therapy: Musiktherapie *w*.
mussel/*n*: Miesmuschel *w*.
mussel poisoning: Muschelvergiftung *w*.
Musset sign: Musset-Zeichen *s*.
mussitation/*n*: Murmeln *s*.
mustard/*n*: Senf *m*.
mustard gas: Senfgas *s*, N-Lost *s*.
mustard poultice: Senfwickel *m*.
mustine hydrochloride: Chlormethin *s*, N-Lost *s*.
mutable/*adj*: mutierbar.
mutafacient/*adj*: mutagen.
mutagen/*n, adj*: 1. Mutagen *s*; 2. mutagen.
mutagenesis/*n*: Mutagenese *w*; **directed** ~ ortsspezifische Mutagenese *w*; **insertional** ~ Insertionsmutagenese *w*; **site-specific** ~ ortsgerichtete Mutagenese *w*.
mutagenic/*adj*: mutagen.
mutagenicity/*n*: Mutagenität *w*.
mutagenicity test: Mutagenitätstest *m*.
mutagenize/*vb*: mit einem Mutagen behandeln.
mutant/*n*: Mutante *w*; **auxotrophic** ~ auxotrophe Mutante *w*; **cryptic** ~ kryptische Mutante *w*.
mutant allele: mutiertes Allel *s*.
mutant strain: Mutantenstamm *m*.
mutase/*n*: Mutase *w*.
mutation/*n*: Mutation *w*; **back** ~ Rückmutation *w*; **conditional lethal** ~ Letalmutation *w*; **constitutive** ~ konstitutive Mutation *w*; **forward** ~ Vorwärtsmutation *w*; **genomic** ~ Genommutation *w*; **induced** ~ induzierte Mutation *w*; **lethal** ~ Letalmutation *w*; **natural** ~ Spontanmutation *w*; **opal** ~ Umber-Mutation *w*; **saltatory** ~ Sprungmutation *w*; **silent** ~ silente Mutation *w*; **somatic** ~ somatische Mutation *w*; **spontaneous** ~ Spontanmutation *w*.
mutational/*adj*: Mutations-.
mutation breeding: Mutationszüchtung *w*.
mutation frequency: Mutationsfrequenz *w*.
mutation rate: Mutationsrate *w*.
mutative/*adj*: mutierend.
mutator/*n*: Mutator *m*.
mutator gene: Mutatorgen *s*.
mute/*n, adj*: 1. Stummer *m*; **deaf** ~ Taubstummer *m*; 2. stumm.
mutilant/*adj*: mutilierend.

mutilate/*vb*: mutilieren, verstümmeln.
mutism/*n*: Mutismus *m*; **akinetic** ~ akinetischer Mutismus *m*, Coma vigile; **deaf** ~ Taubstummheit *w*; **elective** ~ elektiver Mutismus *m*; **hearing** ~ Hörstummheit *w*; **schizophrenic** ~ schizophrener Mutismus *m*.
muton/*n*: Muton *s*.
mutorotation/*n*: Mutorotation *w*.
mutual/*adj*: gegenseitig.
mutualism/*n*: Mutualismus *m*.
muzzy/*adj*: benebelt, verschwommen.
MVV [*abbr*] **maximum voluntary ventilation**: Atemgrenzwert *m*.
MW [*abbr*] **molecular weight**: Molekulargewicht *s*.
My. [*abbr*] **myopia**/*n*: Myopie *w*.
my-: Myo-.
myalgia/*n*: Myalgie *w*; **epidemic** ~ Bornholm-Krankheit *w*; **spastic** ~ schmerzhafte Muskelspastik *w*.
myalgic/*adj*: myalgisch.
myasis/*n*: Myiasis *w*.
myasthenia/*n*: Myasthenie *w*; **angiosclerotic paroxysmal** ~ Claudicatio intermittens; **carcinomatous** ~ Lambert-Eaton-Syndrom *s*; **neonatal** ~ Neugeborenenmyasthenie *w*.
myasthenia gravis: Myasthenia gravis.
myasthenic/*adj*: myasthenisch.
myatonia/*n*: Myatonie *w*.
myatonic/*adj*: amyotonisch.
myatony/*n*: Myatonie *w*.
myatrophy/*n*: Amyotrophie *w*.
myautonomy/*n*: Muskelautonomie *w*.
myc-: Myko-.
mycelium/*n*: Myzel *s*.
-myces: -myzes.
mycet-: Myko-.
mycete/*n*: Myzet *m*, Pilz *m*.
mycethemia/*n*: Pilzsepsis *w*.
mycetism/*n*: Pilzvergiftung *w*.
myceto-: Myko-.
mycetogenic/*adj*: pilzbedingt.
mycetogenous/*adj*: pilzbedingt.
mycetoid/*adj*: pilzartig.
mycetology/*n*: Mykologie *w*.
mycetoma/*n*: Myzetom *s*, Madurabeule *w*.
mycid/*n*: Mykid *s*.
-mycin: -Myzin *s*.
myco-: Myko-, Pilz-.
mycobacidin/*n*: Acidomycin *s*.
mycobacteriosis/*n*: Mykobakteriose *w*.
mycobacterium/*n*: Mykobakterium *s*, Mycobacterium.
mycocide/*n*: Fungizid *s*.
mycocidin/*n*: Mycocidin *s*.
mycogastritis/*n*: Pilzgastritis *w*.
mycohemia/*n*: Pilzsepsis *w*.
mycoid/*adj*: pilzartig.
mycology/*n*: Mykologie *w*.
mycopathogen/*n*: pathogener Pilz *m*.
mycophage/*n*: Mykophage *m*.
mycoplasma/*n*: Mykoplasma *s*, Mycoplasma.
mycosis/*n*: Mykose *w*; **cutaneous** ~ Tinea *w*; **deep** ~ tiefe Mykose *w*; **genital** ~ Genitalmykose *w*; **vaginal** ~ Vaginalmykose *w*.
mycostat/*n*: Mykostatikum *s*, Fungistatikum *s*, Antimykotikum *s*.
mycotic/*adj*: mykotisch.
mycotization/*n*: Pilzbefall *m*.
mycotoxicosis/*n*: Mykotoxikose *w*.
mycotoxin/*n*: Mykotoxin *s*.
mydesis/*n*: Verwesung *w*, Fäulnis *w*.
mydriasis/*n*: Mydriasis *w*; **alternating** ~ Mydriasis alternans, springende Mydriasis *w*; **paradoxical** ~ Reizmydriasis *w*; **paralytic** ~ Mydriasis paralytica; **spasmodic** ~ Mydriasis spastica; **spastic** ~ Mydriasis spastica; **springing** ~ springende Mydriasis *w*, Mydriasis alternans.
mydriatic/*n, adj*: 1. Mydriatikum *s*; 2. mydriatisch, pupillenerweiternd.
myectomy/*n*: Myektomie *w*.
myectopy/*n*: Muskelverlagerung *w*.
myel-: Myelo-.
myelanalosis/*n*: Tabes dorsalis.
myelencephalitis/*n*: Enzephalomyelitis *w*.
myelencephalon/*n*: Myelencephalon *s*, Medulla oblongata.
myelic/*adj*: spinal.
myelin/*n*: Myelin *s*.

myelinated/*adj*: myelinhaltig.
myelination/*n*: Myelinisation *w*.
myelinic/*adj*: myelin-.
myelinization/*n*: Myelinisation *w*.
myelinogenesis/*n*: Myelinogenese *w*; **dystopic cortical** ~ dystope Myelogenese *w*.
myelinogenetic/*adj*: myelinogenetisch.
myelinogeny/*n*: Myelogenie *w*.
myelinolysis/*n*: Myelinolyse *w*, Entmarkung *w*; **central pontine** ~ zentrale pontine Myelinolyse *w*.
myelinopathy/*n*: Myelinopathie *w*.
myelinosis/*n*: Myelinosis *w*, Myelindegeneration *w*; **central pontine** ~ zentrale pontine Myelinolyse *w*.
myelin sheath: Myelinscheide *w*.
myelitic/*adj*: myelitisch.
myelitis/*n*: Myelitis *w*; **acute syphilitic** ~ akute syphilitische Myelitis *w*; **acute transverse** ~ Myelitis transversa acuta; **angiohypertrophic spinal** ~ subakute nekrotisierende Myelitis *w*; **ascending** ~ aszendierende Myelitis *w*; **cavitary** ~ Syringomyelie *w*; **cavitating** ~ Syringomyelie *w*; **central** ~ zentrale Myelitis *w*; **cornual** ~ Vorderhornmyelitis *w*; **descending** ~ deszendierende Myelitis *w*; **diffuse** ~ disseminierte Myelitis *w*; **disseminated** ~ disseminierte Myelitis *w*; **focal** ~ fokale Myelitis *w*; **metastatic** ~ metastatische Myelitis *w*; **neuro-optic** ~ Neuromyelitis optica; **parenchymatous** ~ parenchymatöse Myelitis *w*; **postvaccinal** ~ Vakzinationsmyelitis *w*; **pseudotumoral** ~ pseudotumoröse Myelitis *w*; **subacute necrotic** ~ subakute nekrotisierende Myelitis *w*, Foix-Alajouanine-Krankheit *w*; **transverse** ~ Myelitis transversa, Querschnittmyelitis *w*; **traumatic** ~ posttraumatische Myelitis *w*; **tuberculous** ~ tuberkulöse Myelitis *w*.
myelo-: Myelo-, Mark-.
myeloarchitecture/*n*: Myeloarchitektonik *w*.
myeloblast/*n*: Myeloblast *m*.
myeloblastemia/*n*: Myeloblastose *w*.
myeloblastic/*adj*: myeloblastisch.
myeloblastosis/*n*: Myeloblastose *w*.
myelocele/*n*: Myelozele *w*.
myeloclast/*n*: Myeloklast *m*.
myelocoele/*n*: Canalis centralis.
myelocyst/*n*: Myelozyste *w*.
myelocystocele/*n*: Myelozystozele *w*.
myelocystomeningocele/*n*: Myelozystomeningozele *w*.
myelocyte/*n*: Myelozyt *m*.
myelocythemia/*n*: Myelozytose *w*.
myelocytosis/*n*: Myelozytose *w*.
myelodiastasis/*n*: Myelodiastema *s*.
myelodysplasia/*n*: Myelodysplasie *w*.
myelodysplastic/*adj*: myelodysplastisch.
myeloencephalic/*adj*: enzephalomyeloisch.
myeloencephalitis/*n*: Enzephalomyelitis *w*; **epidemic** ~ Poliomyelitis anterior acuta.
myelofibrosis/*n*: Myelofibrose *w*, Osteomyelofibrose *w*.
myelogenesis/*n*: Myelogenese *w*, Myelinisation *w*.
myelogenic/*adj*: myelogen.
myelogenous/*adj*: myelogen.
myelogeny/*n*: Myelogenie *w*.
myelogone/*n*: Hämatogon *s*.
myelographic/*adj*: myelographisch.
myelography/*n*: Myelographie *w*.
myeloid/*adj*: myeloid, myeloisch.
myelokentric/*adj*: Granulozytenbildung stimulierend.
myeloleukemia/*n*: Myeloleukämie *w*.
myelolipoma/*n*: Myelolipom *s*.
myelolymphangioma/*n*: Filariose *w*.
myelolysis/*n*: Myelinolyse *w*, Entmarkung *w*.
myeloma/*n*: Myelom *s*, Plasmozytom *s*; **endothelial** ~ Ewing-Sarkom *s*; **extramedullary** ~ extramedulläres Plasmozytom *s*; **multiple** ~ multiples Myelom *s*.
myeloma cell: Plasmozytomzelle *w*.
myeloma kidney: Plasmozytomniere *w*.
myelomalacia/*n*: Myelomalazie *w*, Rückenmarkerweichung *w*; **angiodysgenetic** ~ subakute nekrotisierende Myelitis *w*.
myelomatoid/*adj*: myelomartig.

myelomatosis/*n*: multiples Myelom *s*.
myelomenia/*n*: spinale Endometriose *w*.
myelomeningocele/*n*: Meningomyelozele *w*.
myelomere/*n*: Rückenmarksegment *s*, spinales Segment *s*.
myelomonocyte/*n*: Knochenmarkmonozyt *m*.
myelon/*n*: Myelon *s*.
myeloneuritis/*n*: Neuromyelitis *w*.
myelo-opticoneuropathy/*n*: Myelooptikoneuropathie *w*; **subacute** ~ [*abbr*] **SMON** subakute Myelooptikoneuropathie *w*.
myelopathy/*n*: Myelopathie *w*; **arteriosclerotic** ~ arteriosklerotische Myelopathie *w*; **ascending** ~ aszendierende Myelopathie *w*; **cervical** ~ zervikale Myelopathie *w*; **descending** ~ deszendierende Myelopathie *w*; **diabetic** ~ diabetische Myelopathie *w*; **focal** ~ fokale Myelopathie *w*; **ischemic** ~ ischämische Myelopathie *w*; **necrotic** ~ subakute nekrotisierende Myelopathie *w*, Foix-Alajouanine-Syndrom *s*; **toxic** ~ toxische Myelopathie *w*; **transverse** ~ Querschnittmyelopathie *w*; **vacuolar** ~ vakuoläre Myelopathie *w*.
myeloperoxidase/*n*: Leukozytenperoxidase *w*.
myelopetal/*adj*: rückenmarkwärts.
myelophage/*n*: Myelinphage *m*.
myeloplasm/*n*: Myeloplasma *s*.
myelopoiesis/*n*: Myelopoese *w*.
myelopoietic/*adj*: myelopoetisch.
myeloproliferative/*adj*: myeloproliferativ.
myelopticoneuropathy/*n*: Myelooptikoneuropathie *w*.
myeloradiculitis/*n*: Radikulomyelitis *w*.
myeloradiculodysplasia/*n*: Myeloradikulodysplasie *w*.
myeloradiculopathy/*n*: Myelopathie und Wurzelsyndrom.
myeloradiculopolyneuronitis/*n*: Myeloradikulopolyneuritis *w*.
myelorrhagia/*n*: Myelorrhagie *w*.
myelosarcoma/*n*: Myelosarkom *s*; **erythroblastic** ~ erythroblastisches Myelosarkom *s*.
myeloschisis/*n*: Myeloschisis *w*.
myeloscintigraphy/*n*: Rückenmarkszintigraphie *w*.
myelosclerosis/*n*: Myelosklerose *w*, Osteomyelofibrose *w*.
myelosclerotic/*adj*: myelosklerotisch.
myelosis/*n*: Myelose *w*; **aplastic** ~ aplastische Anämie *w*; **chronic nonleukemic** ~ myeloische Metaplasie *w*; **erythremic** ~ akute Erythrämie *w*, Di Guglielmo-Krankheit *w*; **funicular** ~ funikuläre Myelose *w*; **nonleukemic** ~ myeloische Metaplasie *w*.
myelospongium/*n*: Myelospongium *s*.
myelosyringocele/*n*: Syringomyelie *w*.
myelosyringosis/*n*: Syringomyelie *w*.
myelotome/*n*: Myelotom *s*.
myelotomy/*n*: Myelotomie *w*; **commissural** ~ Bischof-Myelotomie *w*.
myelotoxicity/*n*: Myelotoxizität *w*.
myelotoxin/*n*: Myelotoxin *s*.
myelotropic/*adj*: myelotrop.
myentasis/*n*: Muskeldehnung *w*.
myenteric/*adj*: myenterisch.
myenteron/*n*: Tunica muscularis.
myesthesia/*n*: Muskelsensibilität *w*.
myiasis/*n*: Myiasis *w*; **aural** ~ Ohrmyiasis *w*; **creeping** ~ kutane Larva migrans; **dermal** ~ Dermatomyiasis *w*; **ocular** ~ Ophthalmomyiasis *w*; **subcutaneous** ~ kutane Larva migrans; **traumatic** ~ Wundmyiasis *w*.
myiocephalon/*n*: Iridozele *w*.
myiodesopsia/*n*: Mouches volantes, Mückensehen *s*.
myiosis/*n*: Myiasis *w*.
myitis/*n*: Myositis *w*.
myko-: Myko-, Pilz-.
mylohyoid/*adj*: mylohyoid.
myo-: Myo-, Muskel-.
myoasthenia/*n*: Myasthenie *w*.
myoatrophy/*n*: Amyotrophie *w*.
myoblast/*n*: Myoblast *m*.
Myoblastoma/*n*: Myoblastenmyom *s*.
myoblastomyoma/*n*: Myoblastenmyom *s*.

myocardial/*adj*: myokardial.
myocardiopathy/*n*: Myokardiopathie w, Kardiomyopathie w.
myocardiorrhaphy/*n*: Myokardnaht w.
myocardiosis/*n*: Kardiomyopathie w.
myocarditis/*n*: Myokarditis w; **acute bacterial** ~ akute bakterielle Myokarditis w; **acute isolated** ~ Fiedler-Myokarditis w; **acute rheumatic** ~ akute rheumatische Myokarditis w; **chronic** ~ chronische Myokarditis w; **diphtheritic** ~ diphtherische Myokarditis w; **fibrous** ~ chronisch-interstitielle Myokarditis w; **idiopathic** ~ idiopathische Myokarditis, Fiedler-Myokarditis w; **interstitial** ~ interstitielle Myokarditis w; **local** ~ umschriebene Myokarditis w; **nutritional** ~ ernährungsbedingte Kardiomyopathie w; **parenchymatous** ~ parenchymatöse Myokarditis w; **rheumatic** ~ rheumatische Myokarditis w; **suppurative** ~ eitrige Myokarditis w; **toxic** ~ toxische Myokarditis w.
myocardium/*n*: Myokard s.
myocardosis/*n*: Kardiomyopathie w.
myocele/*n*: Myozele w, Muskelhernie w.
myoceptor/*n*: motorische Endplatte w.
myocinesimeter/*n*: Myokinesimeter s.
myoclonia/*n*: Myoklonus m.
myoclonia epilepsy: Myoklonusepilepsie w.
myoclonic/*adj*: myoklonisch.
myoclonus/*n*: Myoklonus m; **diaphragmatic** ~ Schluckauf m; **encephalitic** ~ postenzephalitischer Myoklonus m; **epileptic** ~ Myoklonusepilepsie w; **facial** ~ Hemispasmus facialis; **focal** ~ fokaler Myoklonus w; **hereditary essential** ~ familiäre essentielle Myoklonie w; **massive** ~ massiver Myoklonus m; **nocturnal** ~ nächtlicher Myoklonus m; **palatal** ~ Gaumensegelnystagmus m; **postural** ~ Intentionsmyoklonie w; **spinal** ~ Myoklonus bei Rückenmarkerkrankung.
myoclonus epilepsy: Myoklonusepilepsie w.
myocoele/*n*: Somitenhöhle w.
myocolpitis/*n*: Myokolpitis w.

myoculator/*n*: Myokulator m.
myocutaneous/*adj*: muskulokutan.
myocyst/*n*: intramuskulärer zystischer Tumor.
myocyte/*n*: Muskelzelle w.
myocytolysis/*n*: Myozytolyse w.
myocytoma/*n*: Muskelzelltumor m.
myodegeneration/*n*: Myodegeneration w, Muskeldegeneration w.
myodesopsia/*n*: Mouches volantes, Mückensehen s.
myodiastasis/*n*: Muskelablösung w.
myodynamics/*n*: Muskeldynamik w.
myodysplasia/*n*: Myodysplasie w.
myodystonia/*n*: Myodystonie w.
myodystony/*n*: Myodystonie w.
myodystrophia/*n*: Muskeldystrophie w.
myodystrophy/*n*: Muskeldystrophie w.
myoedema/*n*: Muskelödem s.
myoelastic/*adj*: myoelastisch.
myoepithelial/*adj*: myoepithelial.
myoepithelioma/*n*: Myoepitheliom s.
myoepithelium/*n*: Myoepithel m.
myoesthesia/*n*: Muskelsensibilität w.
myofascial/*adj*: myofaszial.
myofascitis/*n*: Muskelfaszienentzündung w.
myofiber/*n*: Muskelfaser w.
myofibril/*n*: Myofibrille w.
myofibroblast/*n*: Myofibroblast m.
myofibroma/*n*: Myofibrom s, Fibromyom s.
myofibrose/*n*: Myofibrose w.
myofibrositis/*n*: Myofibrositis w.
myofilament/*n*: Myofilament s.
myogaster/*n*: Muskelbauch m.
myogenesis/*n*: Muskelbildung w.
myogenic/*adj*: myogen.
myogenous/*adj*: myogen.
myoglobin/*n*: Myoglobin s.
myoglobinemia/*n*: Myoglobinämie w.
myoglobinuria/*n*: Myoglobinurie w; **familial** ~ familiäre Myoglobinurie w; **paroxysmal** ~ paroxysmale Myoglobinurie w, idiopathische Rhabdomyolyse w; **traumatic** ~ posttraumatische Myoglobinurie w.

myogram/*n*: Myogramm *s*.
myograph/*n*: Myograph *m*.
myography/*n*: Myographie *w*.
myohemoglobin/*n*: Myoglobin *s*.
myohypertrophy/*n*: Muskelhypertrophie *w*.
myoid/*adj*: myoid, muskelartig.
myoideum/*n*: Muskelgewebe *s*.
myoinositol/*n*: Myoinositol *s*.
myoischemia/*n*: Muskelischämie *w*.
myokinase/*n*: Myokinase *w*, Adenylatkinase *w*.
myokinetic/*adj*: myomotorisch.
myokymia/*n*: Myokymie *w*; **facial** ~ Gesichtsmuskelmyokymie *w*; **hereditary** ~ familiäre Myokymie *w*.
myolemma/*n*: Sarkolemm *s*.
myology/*n*: Myologie *w*.
myolysis/*n*: Myolyse *w*.
myoma/*n*: Myom *s*; **intraligamentary** ~ intraligamentäres Myom *s*; **myoblastic** ~ Myoblastenmyom *s*.
myomalacia/*n*: Myomalazie *w*.
myomatectomy/*n*: Myomektomie *w*.
myomatous/*adj*: myomatös.
myomectomy/*n*: Myomektomie *w*; **abdominal** ~ abdominelle Myomektomie *w*; **vaginal** ~ transvaginale Myomektomie *w*.
myomelanosis/*n*: Myomelanose *w*.
myomere/*n*: Muskelsegment *s*, Myomer *s*.
myometritis/*n*: Myometritis *w*.
myometrium/*n*: Myometrium *s*.
myomitochondrion/*n*: Sarkosom *s*.
myomotomy/*n*: Myominzision *w*.
myon/*n*: Myon *s*.
myonecrosis/*n*: Muskelnekrose *w*.
myonephropexy/*n*: Myonephropexie *w*.
myoneural/*adj*: myoneural.
myoneuralgia/*n*: Muskelneuralgie *w*.
myoneurasthenia/*n*: Muskelschwäche *w*.
Myoneuroma/*n*: Myoneurom *s*.
myonitis/*n*: Myositis *w*.
myonosus/*n*: Myopathie *w*.
myoparalysis/*n*: Muskellähmung *w*.
myopathia/*n*: Myopathie *w*.
myopathic/*adj*: myopathisch.
myopathy/*n*: Myopathie *w*, Muskelerkrankung *w*; **acute thyrotoxic** ~ thyreotoxische Myopathie *w*; **alcoholic** ~ alkoholische Myopathie *w*; **carcinomatous** ~ paraneoplastische Myopathie *w*; **centronuclear** ~ myotubuläre Myopathie *w*; **corticosteroid-induced** ~ Steroidmyopathie *w*; **diabetic** ~ diabetische Myopathie *w*; **distal** ~ distale Myopathie *w*; **granulomatous** ~ granulomatöse Myopathie *w*; **hypermetabolic** ~ metabolische Myopathie *w*; **hypothyroid** ~ myxödematöse Myopathie *w*; **late distal hereditary** ~ Myopathia distalis hereditaria, Welander-Myopathie *w*; **myotonic** ~ myotonische Myopathie *w*, Curschmann-Syndrom *s*, Myotonia congenita; **ocular** ~ okuläre Myopathie *w*; **pleoconial** ~ pleokoniale Myopathie *w*; **primary progressive** ~ Muskeldystrophie *w*; **progressive atrophic** ~ Muskeldystrophie *w*; **slow distal hereditary** ~ Myopathia distalis hereditaria, Welander-Myopathie *w*; **thyrotoxic** ~ thyreotoxische Myopathie *w*; **uremic** ~ urämische Myopathie *w*; **visceral** ~ intestinale Pseudoobstruktion *w*.
myope/*n*: Kurzsichtiger *m*.
myopericarditis/*n*: Myoperikarditis *w*.
myophage/*n*: Myophage *m*.
myophagism/*n*: Muskelatrophie *w*.
myopia/*n*: Myopie *w*, Kurzsichtigkeit *w*.
myopic/*adj*: myop.
myoplasm/*n*: Myoplasma *s*, Sarkoplasma *s*.
myoplastic/*adj*: myoplastisch.
myoplasty/*n*: Myoplastik *w*, Muskelplastik *w*.
myoplegia/*n*: Myoplegie *w*, Muskellähmung *w*.
myoprotein/*n*: Myoprotein *s*.
myoreceptor/*n*: Muskelrezeptor *m*.
myorrhaphy/*n*: Myorrhaphie *w*.
myorrhexis/*n*: Muskelriß *m*.
myorrhythmia/*n*: Myorhythmie *w*.
myosalgia/*n*: Myalgie *w*.
myosarcoma/*n*: Myosarkom *s*.
myoschwannoma/*n*: Myoblastenmyom *s*.
myosclerosis/*n*: Myosklerose *w*, Muskelhartspann *m*.

myoserum/*n*: Sarkoplasma *s*.
myosin/*n*: Myosin *s*.
myosis/*n*: Muskelbeteiligung *w*, Miosis *w*.
myositis/*n*: Myositis *w*; **acute disseminated** ~ primär multiple Myositis *w*; **acute progressive** ~ Myositis progressiva multiplex; **epidemic** ~ Myositis epidemica, Bornholm-Krankheit *w*; **infectious** ~ infektiöse Myositis *w*; **multiple** ~ Polymyositis *w*; **orbital** ~ Augenmuskelmyositis *w*; **rheumatoid** ~ Fibrositis *w*; **suppurative** ~ eitrige Myositis, Myositis purulenta; **trichinous** ~ Myositis trichinosa; **tropical** ~ tropische Pyomyositis *w*.
myospasia/*n*: Paramyoclonus multiplex.
myospasm/*n*: Myospasmus *m*, Muskelspasmus *m*; **facial** ~ Hemispasmus facialis.
myostasis/*n*: Myostatik *w*.
myostatic/*adj*: myostatisch.
myosthenic/*adj*: Muskelstärke-.
myostroma/*n*: Muskelstroma *s*.
myosuture/*n*: Muskelnaht *w*.
myotasis/*n*: Muskeldehnung *w*.
myotatic/*adj*: myostatisch.
myotendinitis/*n*: Myotendinitis *w*.
myotendinous/*adj*: myotendinös.
myotenontoplasty/*n*: Myotenoplastik *w*.
myotenositis/*n*: Myotendinitis *w*.
myotenotomy/*n*: Myotenotomie *w*.
myotic/*adj*: mitisch.
myotome/*n*: Myotom *s*.
myotomy/*n*: Myotomie *w*; **intraocular** ~ intraokuläre Myotomie *w*.
myotonia/*n*: Myotonie *w*.
myotonic/*adj*: myotonisch.
myotonus/*n*: Muskelspasmus *m*.
myotony/*n*: Myotonie *w*.
myotropic/*adj*: myotrop.
myotube/*n*: Myotubulus *m*.
myovascular/*adj*: Muskel- und Gefäßsystem betreffend.
myricin/*n*: Myricin *s*.
myringa/*n*: Trommelfell *s*.
myringitis/*n*: Myringitis *w*, Trommelfellentzündung *w*.
myringo-: Myringo-, Trommelfell-.
myringoplasty/*n*: Myringoplastik *w*.
myringostapediopexy/*n*: Myringostapediopexie *w*.
myringotome/*n*: Myringotom *s*.
myringotomy/*n*: Myringotomie *w*, Parazentese *w*.
myrinx/*n*: Trommelfell *s*, Myrinx.
myristicin/*n*: Myristicin *s*.
myristicism/*n*: Muskatnußvergiftung *w*.
myrrh/*n*: Myrrhe *w*.
myrtecaine/*n*: Myrtecain *s*.
mysophilia/*n*: Mysophilie *w*.
mysophobia/*n*: Mysophobie *w*.
mythomania/*n*: pathologische Lügensucht *w*.
mytilotoxism/*n*: Mytilotoxismus *m*, Muschelvergiftung *w*.
mytilus/*n*: Miesmuschel *w*.
myxadenitis/*n*: Myxadenitis *w*.
myxedema/*n*: Myxödem *s*; **circumscribed** ~ Myxoedema circumscriptum; **circumscribed plane** ~ prätibiales Myxödem *s*, Myxoedema circumscriptum tuberosum; **congenital** ~ Kretinismus *m*; **hypothalamic** ~ hypothalamischer Hypothyreoidismus *m*; **nodular** ~ tuberöses Myxödem *s*; **operative** ~ postoperatives Myxödem *s*; **postoperative** ~ postoperatives Myxödem *s*; **pretibial** ~ prätibiales Myxödem *s*; **surgical** ~ postoperatives Myxödem *s*; **tertiary** ~ hypothalamischer Hypothyreoidismus *m*; **tuberous** ~ Myxoedema tuberosum.
myxedema madness: Kretinismus *m*.
myxedematous/*adj*: myxödematös.
myxidiocy/*n*: Myxidiotie *w*.
myxo-: Myxo-, Schleim-.
myxoblastoma/*n*: Myxoblastom *s*, Myxom *s*.
myxocystitis/*n*: Blasenschleimhautentzündung *w*.
myxocystoma/*n*: muzinöses Kystadenom *s*.
myxocyte/*n*: Myxozyt *m*.
myxofibroma/*n*: Fibromyxom *s*.
myxoid/*adj*: mukofibrös.
myxolipoma/*n*: Myxolipom *s*, Lipomyxom *s*.
myxoma/*n*: Myxom *s*; **atrial** ~ Vorhofmy-

xom *s*; **giant mammary** ~ Cystosarcoma phyllodes; **lipomatous** ~ Lipomyxom *s*.
myxomatosis/*n*: Myxomatose *w*.
myxomatosis virus: Myxomavirus *m*.
myxomatous/*adj*: myxomatös.
myxoma virus: Myxomavirus *m*.

myxomyces/*n*: Schleimpilz *m*.
myxopoiesis/*n*: Schleimproduktion *w*.
myxorrhea/*n*: Myxorrhö *w*, Schleimfluß *m*.
myxosarcoma/*n*: Myxosarkom *s*.
myxovirus/*n*: Myxovirus *m*.

N

N [*abbr*] **1. nasal; 2. Newton; 3. nitrogen:** 1. nasal; 2. Newton; 3. Stickstoff *m*.
n [*abbr*] **normal**/*adj*: normal.
NA [*abbr*] **1. Nomina Anatomica; 2. numerical aperture; 3. nurses' aide:** 1. Nomina Anatomica; 2. numerische Apertur *w*; 3. Krankenpflegehelfer.
Na [*abbr*] **sodium**/*n*: Natrium *s*, Na.
Naboth cyst: Naboth-Zyste *w*.
Naboth's follicles: Naboth-Eier, Ovuli Nabothi.
nacreous/*adj*: perlmuttartig.
NAD [*abbr*] **1. nicotinamide adenine dinucleotide; 2. nothing abnormal detected; 3. no agglutination discovered; 4. no antibodies discovered**: 1. Nicotinamid-Adenin-Dinucleotid *s*, NAD; 2. ohne pathologischen Befund; 3. keine Agglutination nachweisbar; 4. keine Antikörper nachweisbar.
NADH [*abbr*] **reduced NAD**: reduziertes Nicotinamid-Adenin-Dinucleotid *s*, NADH.
NADH methemoglobin reductase: NADH-Methämoglobinreduktase *w*.
nadide/*n*: Nadid *s*.
Nadi reaction: Nadi-Reaktion *w*, Peroxidasereaktion *w*.
nadolol/*n*: Nadolol *s*.
NADP [*abbr*] **nicotinamide adenine dinucleotide phosphate**: Nicotinamid-Adenin-Dinucleotid-Phosphat *s*, NADP.
NADPH [*abbr*] **reduced NADP**: reduziertes Nicotinamid-Adenin-Dinucleotid-Phosphat *s*, NADPH.
Naegele's forceps: Naegele-Zange *w*.
Naegele's obliquity: Naegele-Obliquität *w*.
Naegele's pelvis: Naegele-Becken *s*.
Naegele's rule: Naegele-Regel *w*.
Naegeli's leukemia: Monozytenleukämie *w*.
Naegleria/*n*: Naegleria.

naepaine/*n*: Naepain *s*.
naevus/*n*: Nävus *m*.
nafazatrom/*n*: Nafazatrom *s*.
nafcillin/*n*: Nafcillin *s*.
Naffziger sign: Naffziger-Zeichen *s*.
Naffziger syndrome: Naffziger-Syndrom *s*, vorderes Skalenussyndrom *s*.
nafoxidine/*n*: Nafoxidin *s*.
naftidrofuryl/*n*: Naftidrofuryl *s*.
naftifine/*n*: Naftifin *s*.
naftypramide/*n*: Naftipramin *s*.
nagana/*n*: Nagana *w*, Tsetse-Krankheit *w*.
naganol/*n*: Suraminnatrium *s*.
Naga sore: tropisches Ulkus *s*, Ulcus tropicum.
Nagel's test: Nagel-Farbsehprüfung *w*.
Nager's acrofacial dysostosis: Nager-De-Reynier-Syndrom *s*, Dysostosis mandibularis.
nail/*vb, n*: 1. nageln; 2. Nagel *m*; **hippocratic** ~ Uhrglasnagel *m*; **ingrowing** ~ einwachsender Nagel *m*; **ingrown** ~ eingewachsener Nagel *m*; **malformed** ~ Nagelmißbildung *w*; **pitted** ~ Grübchennagel *m*, Tüpfelnagel *m*; **reedy** ~ längsgefurchter Nagel *m*.
nail affection: Nagelerkrankung *w*.
nail bed: Nagelbett *s*.
nail biting: Nagelbeißen *s*, Onychophagie *w*.
nail cleaner: Nagelreiniger *m*.
nail extraction forceps: Nagelextraktionszange *w*.
nail file: Nagelfeile *w*.
nail floor: Nagelgrund *m*.
nail fold: Nagelfalz *m*.
nail groove: Nagelfurche *w*.
nailing/*n*: Nageln *s*, Knochenosteosynthese *w*; **intramedullary** ~ Marknagelung *w*.
nail matrix: Nagelmatrix *w*.
nail-patella syndrome: Nagel-Patella-Syndrom *s*.

nail plate: Nagelplatte w.
nail pulse: Fingernagelpuls m.
nail root: Nagelwurzel w.
nail skin: Nagelhaut w, Cuticula.
nail traction: Nagelextension w.
nail wall: Nagelwall m.
Nairobi disease: Nairobi-Krankheit w.
naive/*adj*: naiv.
Najjar-Crigler jaundice: Najjar-Crigler-Ikterus m.
naked/*adj*: nackt.
nalbuphine/*n*: Nalbuphin s.
naled/*n*: Naled s.
nalidixine/*n*: Nalidixin s.
nalmexone/*n*: Nalmexon s.
nalorphine/*n*: Nalorphin s, N-Allylnormorphin s.
naloxone/*n*: Naloxon s.
naltrexone/*n*: Naltrexon s.
name/*n*: Name m, Bezeichnung w; **international nonproprietary** ~ [*abbr*] **INN** internationaler Freiname m; **trivial** ~ Trivialname m.
NANB hepatitis [*abbr*] **non-A, non-B-Hepatitis**: Non-A, Non-B-Hepatitis w.
Nance holding arch: Nance-Haltebogen m.
nandrolone/*n*: Nandrolon s.
nanism/*n*: Nanismus m, Zwergwuchs m; **pituitary** ~ hypophysärer Minderwuchs m; **renal** ~ infantile renale Osteodystrophie w; **senile** ~ Progerie w.
nanocephalia/*n*: Mikrozephalie w.
nanocephalic/*adj*: mikrozephal.
nanocephalous/*adj*: mikrozephal.
nanofin/*n*: Nanofin s.
nanoid/*adj*: zwergenhaft.
nanomelia/*n*: Mikromelie w.
nanophthalmia/*n*: Mikrophthalmie w.
nanophthalmus/*n*: Mikrophthalmus m.
nanosomia/*n*: Nanosomie w, Zwergwuchs m, Nanismus m.
nanous/*adj*: zwergwüchsig.
nantradol/*n*: Nantradol s.
nanukayami/*n*: Nanukayami s, japanisches Siebentagefieber s.
nanus/*n*: Zwerg m.

nape/*n*: Nacken m.
napelline/*n*: Napellin s.
naphazoline/*n*: Naphazolin s.
naphthalin/*n*: Naphthalin s.
naphthalene/*n*: Naphthalin s; **chlorinated** ~ [*abbr*] **Perna** Perchlornaphthalin s.
naphthalenol/*n*: Naphthol s.
naphthamine/*n*: Naphthamin s.
naphthidine/*n*: Naphthidin s.
naphthoate/*n*: Naphthoat s.
naphthol/*n*: Naphthol s.
naphthol violet: Naphtholviolett s.
naphtholate/*n*: Naphtholat s.
naphthoquinone/*n*: Naphthochinon s.
naphthoresorcine/*n*: Naphthoresorcin s.
naphthyl/*n*: Naphthyl s.
naphthylamine/*n*: Naphthylamin s.
naphthyl benzoate: Naphtholbenzoat s.
naphthylthiourea/*n*: Naphthylthioharnstoff m.
naphthyridine/*n*: Naphthyridin s.
napiform/*adj*: zwiebelförmig.
napkin/*n*: Windel w; **sanitary** ~ Damenbinde w.
naprapathy/*n*: Naprapathie w.
naprodoxime/*n*: Naprodoxim s.
naproxen/*n*: Naproxen s.
naranol/*n*: Naranol s.
narasil/*n*: Narasil s.
Narath's operation: Narath-Operation w, Omentopexie w.
narceine/*n*: Narzein s.
narcism/*n*: Narzißmus m.
narcissine/*n*: Narcissin s, Lycorin s.
narcissism/*n*: Narzißmus m.
narcissistic/*adj*: narzißtisch.
narc-: Narko-.
narcoanalysis/*n*: Narkoanalyse w.
narcoanesthesia/*n*: Narkoanästhesie w.
narcodiagnosis/*n*: Narkodiagnose w.
narcohypnosis/*n*: Narkohypnose w.
narcolepsy/*n*: Narkolepsie w.
narcoleptic/*n, adj*: 1. Narkoleptiker m; 2. narkoleptisch.
narcomania/*n*: Schlafmittelmißbrauch m.
narcose/*adj*: stupurös.
narcosine/*n*: Noscapin s.

narcosis/*n*: Narkose *w*; basal ~ Pränarkose *w*.
narcosis therapy: Schlaftherapie *w*.
narcosuggestion/*n*: Narkosugggestion *w*.
narcosynthesis/*n*: Schlaftherapie *w*.
narcotherapy/*n*: Schlaftherapie *w*.
narcotic/*n, adj*: 1. Opiat *s*; 2. narkotisch.
narcotine/*n*: Narkotin *s*, Noscapin *s*.
narcotism/*n*: Narkotismus *m*, Opiatabhängigkeit *w*.
narcotization/*n*: Narkotisierung *w*, Betäubung *w*.
narcotize/*vb*: narkotisieren, betäuben.
narcylen/*n*: Narcylen *s*.
nares/*n*: Nasenlöcher.
narial/*adj*: Nasen-.
narrow/*vb, adj*: 1. verengen; 2. eng.
narrowing/*n*: Einengung *w*, Stenose *w*, Verengung *w*.
narrowing of the esophagus: Ösophagusenge *w*.
narrow-spectrum: Schmalspektrum *s*.
narrow-spectrum antibiotic: Schmalspektrum-Antibiotikum *s*.
nasal/*adj*: nasal.
nasality/*n*: Nasalität *w*.
nascent/*adj*: wachsend, entstehend, freiwerdend.
nasion/*n*: Nasion *s*.
nasitis/*n*: Rhinitis *w*.
Nasmyth's membrane: Nasmyth-Membran *w*, Schmelzoberhäutchen *s*, Cuticula dentalis.
naso-: Naso-, Nasen-.
nasoalveolar/*adj*: nasoalveolär.
nasobasilar/*adj*: nasobasilär.
nasobronchial/*adj*: bronchonasal.
nasociliary/*adj*: nasoziliar.
nasocular/*adj*: nasookular.
nasofacial/*adj*: nasofazial.
nasofrontal/*adj*: nasofrontal.
nasogastric/*adj*: nasogastrisch.
nasolabial/*adj*: nasolabial.
nasolacrimal/*adj*: nasolakrimal.
nasomanometer/*n*: Rhinomanometer *s*.
nasomaxillary/*adj*: nasomaxillar.
naso-ocular/*adj*: nasookular.

naso-oral/*adj*: nasooral.
nasopalatine/*adj*: nasopalatinal.
nasopharyngeal/*adj*: nasopharyngeal.
nasopharyngitis/*n*: Nasopharyngitis *w*.
nasopharyngolaryngoscope/*n*: Nasopharyngolaryngoskop *s*.
nasopharyngoscope/*n*: Nasopharyngoskop *s*.
nasopharyngoscopy/*n*: Nasopharyngoskopie *w*.
nasopharynx/*n*: Nasopharynx *m*.
nasoscope/*n*: Nasenspekulum *s*, Rhinoskop *s*.
nasoscopy/*n*: Nasenspiegelung *w*.
nasoseptoplasty/*n*: Nasenscheidewandplastik *w*.
nasosinusitis/*n*: Nasennebenhöhlenentzündung *w*.
nasotracheal/*adj*: nasotracheal.
nasotracheobronchial/*adj*: nasotracheobronchial.
natal/*adj*: Geburts-.
natality/*n*: Natalität *w*, Geburtenziffer *w*.
natality rate: Geburtenrate *w*.
natality statistics: Geburtenstatistik *w*.
nataloin/*n*: Nataloin *s*.
natamycin/*n*: Natamycin *s*.
natimortality/*n*: Totgeburtenziffer *w*.
National Formulary [*abbr*] **NF**: Nationale Pharmakopoe *w*.
native/*n, adj*: 1. Eingeborener; 2. angeboren, nativ, natürlich.
nativism/*n*: Nativismus *m*.
natremia/*n*: Naträmie *w*.
natriferic/*adj*: den Natriumtransport steigernd.
natriuresis/*n*: Natriurese *w*.
natriuretic/*adj*: natriuretisch.
natriuria/*n*: Natriumausscheidung im Urin *w*.
natron/*n*: Natron *s*.
natural/*adj*: natürlich.
nature/*n*: Natur *w*, Wesen *s*.
naturopath/*n*: Naturheilkundiger.
naturopathic/*adj*: naturheilkundlich.
naturopathy/*n*: Naturheilkunde *w*.
naupathia/*n*: Seekrankheit *w*.

nausea/*n*: Brechreiz *m*, Nausea.
nauseant/*adj*: Brechreiz hervorrufend.
nauseate/*vb*: anekeln, Brechreiz hervorrufen.
nauseating/*adj*: ekelerregend, Nausea hervorrufend.
nauseous/*adj*: ekelhaft.
navel/*n*: Nabel *m*, Umbilicus; blue ~ blauer Nabel *m*, Cullen-Zeichen *s*.
navel ill: Nabelsepsis *w*.
navel string: Nabelschnur *w*.
navicular/*adj*: navikulär, kahnförmig.
NB [*abbr*] newborn: Neugeborenes *s*.
NBT [*abbr*] nitroblue tetrazolium test: Nitroblau-Tetrazolium-Test *m*.
NCA [*abbr*] neurocirculatory asthenia: neurozirkulatorische Asthenie *w*, DaCosta-Syndrom *s*.
Nd [*abbr*] neodymium/*n*: Neodym *s*, Nd.
nead/*n*: Naht *w*.
Nealon-technique: Nealon-Technik *w*.
near/*adj*: nahe, benachbart.
near-normal/*adj*: fast normal.
nearsighted/*adj*: kurzsichtig.
nearsightedness: Kurzsichtigkeit *w*, Myopie *w*.
nearthrosis/*n*: Pseudarthrose *w*.
neat/*n*: Rind *s*.
nebenkern/*n*: Nebenkern *m*.
nebidrazine/*n*: Nebidrazin *s*.
nebramycin/*n*: Nebramycin *s*.
Nebraska neuropsychological test: Nebraska-Luria-Test *m*.
nebula/*n*: Nebelfleck *m*, Urinflockung *w*.
nebulization/*n*: Vernebelung *w*.
nebulize/*vb*: vernebeln.
nebulizer/*n*: Vernebler *m*.
NEC [*abbr*] necrotizing enterocolitis: nekrotisierende Enterokolitis *w*.
Necator americanus: Necator americanus.
necatoriasis/*n*: Hakenwurmkrankheit *w*.
necessity/*n*: Notwendigkeit *w*.
neck/*n*: Hals *m*, Cervix, Collum; stiff ~ Nackensteife *w*; true ~ Collum anatomicum; webbed ~ Pterygium colli; wry ~ Torticollis, Schiefhals *m*.

neck dissection: Neck dissection *w*, Halsdissektion *w*; radical ~ Radical neck dissection, radikale Halsdissektion *w*.
neck fracture, surgical: Oberschenkelhalsfraktur *w*.
neck muscle: Halsmuskulatur *w*.
neck of the femur: Oberschenkelhals *m*.
neck of the tooth: Zahnhals *m*.
neck of the womb: Gebärmutterhals *m*.
neck pain: Nackenschmerz *m*.
neck phenomenon: Lhermitte-Zeichen *s*.
neck reflex, tonic: tonischer Halsstellreflex *m*.
neck rigidity: Nackensteife *w*.
neck roll: Nackenrolle *w*.
neck-shaft angle, femoral: Schenkelhals-Schaftwinkel *m*.
neck sign: Nackenzeichen *s*.
neck stiffness: Nackensteife *w*, Opisthotonus *m*.
neck support: Nackenstütze *w*.
neck vein: Halsvene *w*.
neck vein congestion: Halsvenenstauung *w*.
necoloidine/*n*: Necoloidin *s*.
necrectomize/*vb*: Nekrosen abtragen.
necrectomy/*n*: Nekroseabtragung *w*.
necrobacillosis/*n*: Fusibacterium-necrophorum-Infektion *w*.
necrobiosis/*n*: Nekrobiose *w*.
necrobiosis lipoidica: Necrobiosis lipoidica, Urbach-Oppenheim-Krankheit *w*.
necrobiotic/*adj*: nekrobiotisch.
necrocytosis/*n*: Zelltod *w*.
necrocytotoxin/*n*: Nekrozytotoxin *s*.
necrogenic/*adj*: eine Nekrose auslösend.
necrology/*n*: Nekrologie *w*, Lehre von den Todesursachen.
necrolysis/*n*: Nekrolyse *w*; toxic epidermal ~ [*abbr*] TEN Epidermolysis acuta toxica, Lyell-Syndrom *s*.
necromania/*n*: Nekromanie *w*.
necromimesis/*n*: Scheintod *m*.
necronectomy/*n*: Nekroseabtragung *w*.
necrophagia/*n*: Nekrophagie *w*.
necrophile/*adj*: nekrophil.
necrophilia/*n*: Nekrophilie *w*.

necrophilism/*n*: Nekrophilie *w*.
necrophilous/*adj*: nekrophil.
necrophobia/*n*: Nekrophobie *w*.
necropneumonia/*n*: Lungengangrän *w*.
necropsy/*n*: Nekropsie *w*, Autopsie *w*, Leichenschau *w*; **medicolegal** ~ gerichtliche Leichenschau *w*.
autopsy findings: Autopsiebefund *m*.
necroscopy/*n*: Leichenschau *w*.
necrose/*vb*: nekrotisieren.
necrosin/*n*: Nekrosin *s*.
necrosis/*n*: Nekrose *w*; **acute tubular** ~ akute Tubulusnekrose *w*; **aseptic** ~ aseptische Nekrose *w*; **bacillary** ~ Fusibacterium-necrophorum-Infektion *w*; **bland** ~ aseptische Nekrose *w*; **caseous** ~ verkäsende Nekrose *w*; **central** ~ zentrale Nekrose *w*; **cheesy** ~ verkäsende Nekrose *w*; **colliquative** ~ Kolliquationsnekrose *w*; **decubital** ~ Drucknekrose *w*; **fat** ~ Fettgewebsnekrose *w*, Steatonekrose *w*; **focal** ~ Herdnekrose *w*; **hepatic** ~ Lebernekrose *w*; **hyaline** ~ Zenker-Degeneration *w*; **ischemic** ~ ischämische Nekrose *w*; **liquefactive** ~ Kolliquationsnekrose *w*; **mandibular** ~ Phosphornekrose des Kiefers; **medial** ~ Medianekrose *w*; **pancreatic** ~ Pankreasnekrose *w*; **papillary** ~ Papillennekrose *w*; **postpartal pituitary** ~ Hypophysennekrose *w*, Sheehan-Syndrom *s*; **progressive emphysematous** ~ Gasgangrän *w*; **renal cortical** ~ Nierenrindennekrose *w*, Juhel-Renoy-Syndrom *s*; **renal papillary** ~ Papillennekrose *w*; **septic** ~ septische Nekrose *w*; **subcutaneous fat** ~ Adiponecrosis subcutanea neonatorum.
necrosis of bone: Knochennekrose *w*; **aseptic** ~ aseptische Knochennekrose *w*.
necrospermia/*n*: Nekrospermie *w*.
necrotic/*adj*: nekrotisch.
necrotize/*vb*: nekrotisieren.
necrotizing/*adj*: nekrotisierend.
necrotomy/*n*: Nekrotomie *w*.
necrotoxin/*n*: Nekrotoxin *s*.
necrozoospermia/*n*: Nekrospermie *w*.
nectin/*n*: Nektin *s*.

need/*n*, *vb*: 1. Bedürfnis *s*, Bedarf *m*, Mangel *m*; **basic** ~ Grundbedürfnis *s*; **viscerogenic** ~ leibliches Bedürfnis *s*; 2. benötigen, brauchen.
need cathexis: Bedürfnisbesetzung *w*.
need for care: Pflegebedürftigkeit *w*.
neediness/*n*: Hilfsbedürftigkeit *w*.
needle/*n*: Nadel *w*; **aspirating** ~ Aspirationsnadel *w*; **hollow** ~ Hohlnadel *w*; **hypodermic** ~ Subkutannadel *w*; **intestinal** ~ Darmnahtnadel *w*; **spinal** ~ Lumbalpunktionsnadel *w*.
needle aspiration biopsy: Nadelaspirationsbiopsie *w*.
needle bearing: Nadellager *s*.
needle biopsy: Nadelbiopsie *w*; **fine** ~ Feinnadelbiopsie *w*.
needle carrier: Nadelhalter *m*.
needle-driver: Nadelhalter *m*.
needle electrode: Nadelelektrode *w*.
needle forceps: Nadelhalter *m*.
needle holder: Nadelhalter *m*.
needle-shaped/*adj*: nadelförmig.
needle sharing: Needle-Sharing *s*, gemeinsame Nadelverwendung.
needlestick injury: Nadelstichverletzung *w*.
needling/*n*: Punktion *w*.
neencephalon/*n*: Neenzephalon *s*.
NEEP [*abbr*] **negative end-expiratory pressure**: negativer endexspiratorischer Druck *m*.
NEFA [*abbr*] **non esterified fatty acids**: freie Fettsäuren, FFS.
nefopam/*n*: Nefopam *s*.
negation/*n*: Negation *w*, Verneinung *w*.
negative/*adj*: negativ.
negativism/*n*: Negativismus *m*.
neglect/*n*, *vb*: 1. Neglect *m*, Vernachlässigung *w*; 2. vernachlässigen.
negligence/*n*: Nachlässigkeit *w*, Fahrlässigkeit *w*.
Negri's body: Negri-Körperchen *s*.
negroid/*adj*: negroid.
Negro's sign: Negro-Zeichen *s*, Zahnradphänomen *s*.
neighborhood sign: Nachbarschaftssym-

neoplasm, embryonal

ptom *s*.
neighboring/*adj*: benachbart.
neighbor sequence, nearest: Nearest-neighbor-Sequenz *w*.
Neill-Mooser reaction: Neill-Mooser-Skrotalreaktion *w*.
Neisseria gonorhoeae: Gonokokke *w*.
Neisseria intracellularis: Meningokokke *w*.
Neisseria meningitidis: Meningokokke *w*.
Neisseria weichselbaumii: Meningokokkus *m*.
Neisser's method: Neisser-Polkörnchenfärbung *w*.
Neisser's reaction: Neisser-Reaktion *w*.
Neisser-Wechsberg phenomenon: Neisser-Wechsberg-Phänomen *s*.
Nélaton's catheter: Nélatonkatheter *m*.
Nélaton's tumor: Nélaton-Tumor *m*.
nelavane/*n*: afrikanische Trypanosomiasis *w*.
Nelson's test: Nelson-Immobilisierungstest *m*.
Nelson syndrome: Nelson-Syndrom *s*.
nema-: Nemato-.
nemaline/*adj*: fadenförmig.
nemathelminth/*n*: Nemathelminthe *w*.
nemathelminthiasis/*n*: Nematodeninfektion *w*.
nematicidal/*adj*: nematizid.
nematicide/*n*: Nematizid *s*.
nematization/*n*: Nematodenbefall *m*.
nematoblast/*n*: Spermatid *s*.
nematocide/*n*: Nematizid *s*.
nematode/*n*: Nematode *w*, Fadenwurm *m*.
nematode infection: Nematodeninfektion *w*.
nematodiasis/*n*: Nematodeninfektion *w*.
nematoid/*adj*: nematodenartig.
nematomorpha/*n*: Nematomorpha.
nematosis/*n*: Nematodenbefall *m*.
nemodipine/*n*: Nemodipin *s*.
neo-: Neo-, Neu-.
neoanalysis/*n*: Neoanalyse *w*.
neoantigen/*n*: Tumorantigen *s*.
neoarsphenamine/*n*: Neosalvarsan *s*.
neobiogenesis/*n*: Neobiogenese *w*.

neoblastic/*adj*: neoblastisch, neugebildet.
neocerebellum/*n*: Neocerebellum.
neocinchophen/*n*: Neocinchophen *s*.
neocortex/*n*: Neokortex *m*.
neocortical/*adj*: neokortikal.
neocystostomy/*n*: Neozystostomie *w*.
neocytosis/*n*: Retikulozytose *w*.
neodarwinism: Neo-Darwinismus *m*.
neodiathermy: Kurzwellendiathermie *w*.
neodymium [*abbr*] **Nd**: Neodym *s*, Nd.
neoendorphin/*n*: Neoendorphin *s*.
neoformation/*n*: Neubildung *w*, Regeneration *w*.
neo-Freudian: Neo-Freudianer.
neogala/*n*: Kolostrum *s*.
neogenesis/*n*: Neubildung *w*, Regeneration *w*.
neogenetic/*adj*: neugebildet.
neoglottis/*n*: Pseudoglottis *w*.
neoglycogenesis/*n*: Glukoneogenese *w*.
neohesperidin dihydrochalcone: Neohesperidin *s*.
neohexaose/*n*: Neohexaose *w*.
neohymen/*n*: Pseudomembran *w*.
neolalia/*n*: Neolalie *w*.
neologism/*n*: Neologismus *m*.
neomembrane/*n*: Pseudomembran *w*.
neomin/*n*: Neomycin *s*.
neomorph/*adj*: neugebildet.
neomorphism/*n*: Neubildung *w*.
neomycin/*n*: Neomycin *s*.
neon [*abbr*] **Ne**: Neon *s*, Ne.
neonatal/*adj*: neonatal, neugeboren.
neonate/*n*: Neugeborenes *s*.
neonatology/*n*: Neonatologie *w*.
neopallium/*n*: Isokortex *m*.
neopathy/*n*: neue Krankheit *w*.
neoplasia/*n*: Neoplasie *w*.
neoplasm/*n*: Neoplasma *s*, Tumor *m*; **abdominal** ~ abdomineller Tumor *m*; **appendiceal** ~ Appendixtumor *m*; **benign** ~ benigner Tumor *m*; **cecal** ~ Zäkumtumor *m*; **cerebellar** ~ Kleinhirntumor *m*; **cerebral** ~ Hirntumor *m*; **colonic** ~ Kolonneoplasma *s*; **colorectal** ~ kolorektaler Tumor *m*; **duodenal** ~ Duodenaltumor *m*; **embryonal** ~ embryonales Neoplasma *s*;

neoplasm, esophageal

esophageal ~ Ösophagusneoplasma *s*; **experimental** ~ experimenteller Tumor *m*; **gastrointestinal** ~ Neoplasma des Magen-Darm-Trakts; **glandular epithelial** ~ Drüsenepitheltumor *m*; **gynecologic** ~ 's gynäkologische Tumoren; **intestinal** ~ Darmtumor *m*; **jejunal** ~ Jejunumtumor *m*; **laryngeal** ~ Larynxneoplasma *s*; **multiple endocrine** ~ 's multiple endokrine Neoplasie *w*; **malignant** ~ maligner Tumor *m*; **metastatic** ~ metastasierender Tumor *m*; **occult primary** ~ unbekannter Primärtumor *m*; **orbital** ~ Orbitatumor *m*; **pancreatic** ~ Pankreastumor *m*; **radiation-induced** ~ strahleninduzierter Tumor *m*; **splenic** ~ Milztumor *m*; **testicular** ~ Hodentumor *m*; **tracheal** ~ Trachealtumor *m*; **unknown primary** ~ unbekannter Primärtumor *m*; **ureteral** ~ Uretertumor *m*; **urethral** ~ Harnröhrentumor *m*.
neoplasma antibody: Tumorantikörper *m*.
neoplasm antigen: Tumorantigen *s*.
neoplasm circulating cells: zirkulierende Tumorzellen.
neoplasm invasiveness: Tumorinvasivität *w*.
neoplasm metabolic marker: Tumorstoffwechselmarker *m*.
neoplasm metastasis: Tumormetastase *w*.
neoplasm recurrence: Tumorrezidiv *s*; **local** ~ lokales Tumorrezidiv *s*.
neoplasm remission, spontaneous: spontane Tumorremission *w*.
neoplasm staging: Tumor-Staging *s*.
neoplasm transplantation: Tumorübertragung *w*.
neoplastic/*adj*: neoplastisch.
neostigmine/*n*: Neostigmin *s*.
neostigmine test: Neostigmin-Test *m*.
neostomy/*n*: Neostomie *w*.
neostriatic/*adj*: neostriär.
neosynephrine/*n*: Neosynephrin *s*, Phenylephrin *s*.
neoteny/*n*: Neotenie *w*.
neotetraose/*n*: Neotetraose *w*.
neovascular/*adj*: neovaskulär.
neovascularization/*n*: Gefäßneubildung *w*.
neovasculature/*n*: Gefäßneuanordnung *w*.
neovitamin/*n*: Neovitamin *s*.
nepenthic/*adj*: sorglos.
nephazoline/*n*: Naphazolin *s*.
nephelometer/*n*: Nephelometer *s*.
nephelometric/*adj*: nephelometrisch.
nephelometry/*n*: Nephelometrie *w*.
nephelopia/*n*: Nephelopsie *w*, Nebelsehen *s*.
nephr-: Nephro-, Nieren-.
nephradenoma/*n*: Nierenadenom *s*.
nephralgia/*n*: Nierenschmerzen *w*.
nephrapostasis/*n*: eitrige Nierenentzündung *w*.
nephrectasis/*n*: Nierenerweiterung *w*, Sackniere *w*.
nephrectomize/*vb*: nephrektomieren.
nephrectomy/*n*: Nephrektomie *w*; **abdominal** ~ transabdominelle Nephrektomie *w*; **lumbar** ~ Nephrektomie nach Flankenschnitt; **paraperitoneal** ~ paraperitoneale Nephrektomie *w*; **posterior** ~ lumbale Nephrektomie *w*.
nephredema/*n*: Hydronephrose *w*.
nephrelcosis/*n*: Nierenbeckenschleimhautulzeration *w*.
nephremorrhagia/*n*: Nierenblutung *w*.
nephric/*adj*: renal, Nieren-.
nephridium/*n*: exkretorische Einheit während der Embryonalperiode.
nephritic/*adj*: nephritisch.
nephritis/*n*: Nephritis *w*; **acute** ~ akute diffuse Glomerulonephritis *w*; **acute glomerular** ~ akute Glomerulonephritis *w*; **acute suppurative** ~ Nierenabszeß *m*; **arteriosclerotic** ~ Arterionephrosklerose *w*; **bacterial** ~ Pyelonephritis *w*; **cheesy** ~ verkäsende Nierentuberkulose *w*; **chronic** ~ chronische Nephritis *w*; **dropsical** ~ nephrotisches Syndrom *s*; **familial** ~ familiäre Nephritis *w*; **focal** ~ Herdnephritis *w*; **glomerular** ~ Glomerulonephritis *w*; **hereditary** ~ familiäre Nephritis *w*; **interstitial** ~ interstitielle Nephritis *w*; **pneumococcal** ~ Pneumokokkennephritis *w*; **poststreptococcal** ~

Poststreptokokkennephritis *w*; **potassium-losing** ~ Kaliumverlustnephritis *w*; **salt-losing** ~ Salzverlustnephritis *w*; **scarlatinal** ~ Scharlachnephritis *w*; **suppurative** ~ abszedierende fokale Glomerulonephritis *w*; **tuberculous** ~ Nierentuberkulose *w*; **tubular** ~ tubuläre Nephritis *w*; **tubulointerstitial** ~ interstitielle Nephritis *w*; **vascular** ~ Nephrosklerose *w*.
nephritis and nerve deafness, hereditary: familiäre Nephritis mit Schwerhörigkeit, Alport-Syndrom *s*.
nephritis of pregnancy: Schwangerschaftsnephritis *w*.
nephritogenic/*adj*: nephritogen.
nephro-: Nephro-, Nieren-.
nephroangiosclerosis/*n*: Nephroangiosklerose *w*, Nephrosklerose *w*.
nephroblastoma/*n*: Nephroblastom *s*, Wilms-Tumor *m*.
nephrocalcinosis/*n*: Nephrokalzinose *w*.
nephrocapsectomy/*n*: Nierendekapsulation *w*.
nephrocapsulectomy/*n*: Nierendekapsulation *w*.
nephrocapsulotomy/*n*: Nierenkapselschnitt *m*.
nephrocarcinoma/*n*: Nierenkarzinom *s*.
nephrocardiac/*adj*: kardiorenal.
nephrocele/*n*: Nephrozele *w*.
nephrocirrhosis/*n*: Nierenschrumpfung *w*.
nephrocolic/*n*: Nierenkolik *w*.
nephrocystitis/*n*: Nephrozystitis *w*.
nephrocystosis/*n*: Zystenniere *w*.
nephrogenesis/*n*: Nierenentwicklung *w*.
nephrogenetic/*adj*: die Nierenentwicklung betreffend.
nephrogenic/*adj*: nephrogen.
nephrogenous/*adj*: nephrogen.
nephrogram/*n*: Nephrogramm *s*.
nephrography/*n*: Nephrographie *w*.
nephrohydrosis/*n*: Hydronephrose *w*.
nephrohypertrophy/*n*: Nierenhypertrophie *w*.
nephroid/*adj*: nierenförmig.
nephrolith/*n*: Nierenstein *m*.
nephrolithiasis/*n*: Nephrolithiasis *w*.
nephrolithic/*adj*: nephrolithisch.
nephrolithotomy/*n*: Nephrolithotomie *w*.
nephrologic/*adj*: nephrologisch.
nephrology/*n*: Nephrologie *w*.
nephrolysin/*n*: Nephrolysin *s*.
nephrolysis/*n*: Nephrolyse *w*.
nephrolytic/*adj*: nephrolytisch.
nephroma/*n*: Nephrom *s*; **embryonal** ~ Nephroblastom *s*, Wilms-Tumor *m*; **malignant** ~ Nephroblastom *s*, Wilms-Tumor *m*; **mesoblastic** ~ Nierenhamartom *s*.
nephromalacia/*n*: Nephromalazie *w*.
nephromegaly/*n*: Nierenvergrößerung *w*.
nephromere/*n*: Nephromer *s*.
nephron/*n*: Nephron *s*; **lower** ~ distaler Tubulus *m*.
nephronophthisis/*n*: Nierenschwund *m*; **familial juvenile** ~ familiäre juvenile Nephronophthise *w*, hereditäre idiopathische Nephronophthisis *w*.
nephro-omentopexy/*n*: Nephroomentopexie *w*.
nephroparalysis/*n*: Nierenversagen *s*.
nephropathy/*n*: Nephropathie *w*; **analgesic** ~ Analgetikaniere *w*; **diabetic** ~ diabetische Nephropathie *w*; **epidemic** ~ Balkan-Nephritis *w*; **familial** ~ familiäre Nephritis *w*; **gouty** ~ Gichtniere *w*; **hereditary** ~ familiäre Nephritis *w*; **hypercalcemic** ~ hyperkalzämische Nephropathie *w*; **membranous** ~ membranöse Glomerulonephritis *w*; **mesangial** ~ mesangiale Glomerulonephritis *w*; **obstructive** ~ obstruktive Nephropathie *w*; **toxic** ~ toxische Nephropathie *w*; **tubular** ~ tubuläre Nephropathie *w*; **vascular** ~ Arteriolonephrosklerose *w*.
nephropathy of potassium depletion: hypokaliämische Nephropathie *w*.
nephropexy/*n*: Nephropexie *w*.
nephrophthisis/*n*: Nierentuberkulose *w*, Nephronophthisis *w*.
nephropoietic/*adj*: nephropoetisch.
nephropoietin/*n*: Nephropoetin *s*.
nephroptosis/*n*: Nephroptose *w*.
nephropyelitic/*adj*: pyelonephritisch.

nephropyelitis/*n*: Pyelonephritis *w*.
nephropyelolithotomy/*n*: Pyelonephrolithotomie *w*.
nephropyeloplasty/*n*: Nierenbeckenplastik *w*.
nephropyosis/*n*: Nierenabszeß *m*.
nephrorrhagia/*n*: Nierenblutung *w*.
nephrorrhaphy/*n*: Nephrorraphie *w*.
nephrosclerosis/*n*: Nierensklerose *w*; **arterial** ~ Arterionephrosklerose *w*; **arteriolar** ~ Nierenarteriolosklerose *w*; **benign** ~ benigne Nephrosklerose *w*; **congenital** ~ fokale Glomerulosklerose *w*; **hyaline arteriolar** ~ hyaline Arteriolonephrosklerose *w*; **malignant** ~ Nephrosklerose bei maligner Hypertonie.
nephrosclerotic/*adj*: nephrosklerotisch.
nephrosiderosis/*n*: Nephrosiderose *w*.
nephrosis/*n*: Nephrose *w*; **acute** ~ akute Nephrose *w*; **amyloid** ~ Amyloidnephrose *w*; **congenital** ~ kongenitales nephrotisches Syndrom *s*; **hemoglobinuric** ~ Nephrose mit Hämoglobinurie; **hypoxic** ~ hypoxämische Nephrose *w*; **lipoid** ~ Lipoidnephrose *w*; **osmotic** ~ osmotische Nephrose *w*; **toxic** ~ toxische Nierenschädigung *w*; **vacuolar** ~ osmotische Nephrose *w*.
nephrosonephritis/*n*: Nephrosonephritis *w*.
nephrosonography: Nierensonographie.
nephrosplenopexy/*n*: Nephrosplenopexie *w*.
nephrostogram/*n*: Urographie *w*.
nephrostomal/*adj*: Nephrostoma-.
nephrostome/*n*: Nephrostoma *s*, äußere Nierenfistel *w*.
nephrostomy/*n*: Nephrostomie *w*; **percutaneous** ~ perkutane Nephrostomie *w*.
nephrostomy tube: Nephrostomiekatheter *m*.
nephrotic/*adj*: nephrotisch.
nephrotome/*n*: Nephrotom *s*.
nephrotomogram/*n*: Nierentomogramm *s*.
nephrotomography/*n*: Nierenschichtaufnahme *w*.
nephrotomy/*n*: Nephrotomie *w*.
nephrotoxic/*adj*: nephrotoxisch, nephrolytisch.
nephrotoxicity/*n*: Nephrotoxizität *w*.
nephrotoxin/*n*: Nephrotoxin *w*.
nephrotropic/*adj*: nephrotrop.
nephrotuberculosis/*n*: Nierentuberkulose *w*.
nephrouretercystectomy/*n*: Nephroureterozystektomie *w*.
nephroureterectomy/*n*: Nephroureterektomie *w*.
nepiology/*n*: Neonatologie *w*.
neptunium [*abbr*] Np: Neptunium *s*, Np.
Nernst equation: Nernst-Gleichung *w*.
Nernst potential: Nernst-Potential *s*.
neroli oil: Neroliöl *s*, Pomeranzenblütenöl *s*.
nerval/*adj*: nerval.
nerve/*n*: Nerv *m*, Nervus, N.; **adrenergic** ~ adrenerger Nerv *m*; **afferent** ~ afferenter Nerv *m*; **centrifugal** ~ efferenter Nerv *m*; **centripetal** ~ afferenter Nerv *m*; **cervical** ~ Zervikalnerv *m*; **cranial** ~ Hirnnerv *m*; **efferent** ~ efferenter Nerv *m*; **ganglionated** ~ sympathischer Nerv *m*; **medullated** ~ myelinisierter Nerv *m*; **mixed** ~ gemischter Nerv; **motor** ~ motorischer Nerv *m*; **sciatic** ~ Ischiadikus *m*; **sensory** ~ sensorischer Nerv *m*; **spinal** ~ Spinalnerv *m*; **vascular** ~ perivaskulärer Nerv *m*.
nerve action current: Nervenaktionspotential *s*.
nerve action potential: Nervenaktionspotential *s*.
nerve anastomosis: Nervenanastomose *w*.
nerve anesthesia: Nervenblockade *w*.
nerve avulsion: Neuroexhärese *w*.
nerve biopsy: Nervenbiopsie *w*.
nerve block: Nervenblockade *w*.
nerve blocking anesthesia: Leitungsanästhesie *w*.
nerve branch: Nervenast *m*.
nerve canal: Nervenkanal *m*.
nerve cavity: Pulpahöhle *w*.
nerve cell: Nervenzelle *w*.
nerve center: Nervenzentrum *s*.
nerve ceptor: Nervenrezeptor *m*.
nerve chromatin: Nervenchromatin *s*,

Nissl-Substanz *w*.
nerve compression syndrome: Nervenkompressionssyndrom *s*.
nerve conduction: Nervenleitung *w*.
nerve conduction velocity: Nervenleitungsgeschwindigkeit *w*, NLG.
nerve cord: Nervenstrang *m*.
nerve corpuscle: Schwann-Zelle *w*.
nerve crush: Nervenquetschung *w*.
nerve deafness: zentrale Taubheit *w*.
nerve decompression: Nervendekompression *w*.
nerve disease: Nervenerkrankung *w*; **cranial** ~ Hirnnervenerkrankung *w*; **peripheral** ~ Erkrankung der peripheren Nerven.
nerve ending: Nervenendigung *w*; **free** ~ freie Nervenendigung *w*; **sensory** ~ sensible Nervenendigung *w*.
nerve end-organs: Nervenendorgane.
nerve entrapment syndrome: Nervenkompressionssyndrom *s*.
nerve epithelium: Neuroepithel *s*.
nerve excitability: Nervenerregbarkeit *w*.
nerve exit: Nervenaustrittspunkt *m*.
nerve fiber: Nervenfaser *w*; **myelinated** ~ markhaltige Nervenfaser *w*.
nerve fibril: Neurofibrille *w*.
nerve function: Nervenfunktion *w*.
nerve gas: Nervengas *s*.
nerve graft: Nerventransplantat *s*.
nerve growth factor [*abbr*] **NGF**: Nervenwachstumsfaktor *m*.
nerve hillock: Axonhügel *m*.
nerve hook: Nervenhäkchen *s*.
nerve impulse: Nervenimpuls *m*.
nerve layer: Nervenschicht *w*.
nerve lesion: Nervenläsion *w*.
nerve-muscle junction: neuromuskuläre Verbindung *w*, motorische Endplatte *w*.
nerve net: Nervenfasergeflecht *s*.
nerve of Hering: Ramus sinus carotici nervi glossopharyngei.
nerve of Wrisberg: Nervus intermedius.
nerve pain: Nervenschmerz *m*.
nerve palsy: Nervenlähmung *w*; **cranial** ~ Hirnnervenlähmung *w*; **facial** ~ Fazialislähmung *w*.
nerve papilla: Nervenpapille *w*.
nerve-plate, terminal : motorische Endplatte *w*.
nerve point: Nervenaustrittspunkt *m*.
nerve potential: Nervenpotential *s*.
nerve pressure paralysis: Nervendrucklähmung *w*.
nerve pressure point: Nervendruckpunkt *m*.
nerve process: Nervenfortsatz *m*.
nerve root: Nervenwurzel *w*; **spinal** ~ Spinalnervenwurzel *w*.
nerve root anesthesia: Nervenwurzelanästhesie *w*.
nerve root irritation: Wurzelirritationssyndrom *s*.
nerve sheath: Nervenscheide *w*.
nerve sheath tumor: Neurilemmom *s*.
nerve stimulation: Nervenstimulation *w*.
nerve supply: Innervation *w*.
nerve suture: Nervennaht *w*, Neurorrhaphie *w*.
nerve syndrome, cranial: Hirnnervensyndrom *s*.
nerve tissue: Nervengewebe *s*.
nerve track: Nervenbahn *w*, Leitungsbahn *w*.
nerve tract: Nervenbahn *w*, Leitungsbahn *w*.
nerve transmission: neurale Übertragung *w*.
nerve transmitter substance: Neurotransmitter *m*.
nerve trunk: Nervenstamm *m*.
nerve trunk anesthesia: Leitungsanästhesie *w*.
nerve twig: Nervenstrang *m*.
nervimotor/*adj*: neuromotorisch.
nervine/*n, adj*: 1. Nerventonikum *s*; 2. nervenstärkend.
nervone/*n*: Nervon *s*.
nervosism/*n*: Neurasthenie *w*.
nervosity/*n*: Nervosität *w*.
nervous/*adj*: nervös, Nerven-.
nervousness/*n*: Nervosität *w*.
nervus/*n*: Nerv *m*, Nervus, N.
nesidioblastoma/*n*: Nesidioblastom *s*, In-

selzelltumor *m*.
nesidioblastosis/*n*: Inselzellenhyperplasie *w*.
nesslerization/*n*: Neßler-Reaktion *w*.
nest/*n*: Nest *s*, Nidus.
nested/*adj*: ineinandergeschachtelt.
nestiatria/*n*: Hungerkur *w*.
nestiostomy/*n*: Jejunumfistel *w*.
nestitherapy/*n*: Fastenbehandlung *w*.
net/*n*, *adj*: 1. Netz *s*; 2. netto, Rein-.
Netherton syndrome: Netherton-Syndrom *s*.
netilmycin/*n*: Netilmycin *s*.
nettle/*n*: Urtica, Brennessel *w*.
nettle rash: Nesselsucht *w*.
network/*n*: Netz *s*, Geflecht *s*, Faserwerk *s*, Netzwerk *s*.
Neubauer's counting chamber: Neubauer-Zählkammer *w*.
Neufeld nail: Neufeld-Nagel *m*.
Neufeld quellung test: Neufeld-Quellungsreaktion *w*.
Neufeld's reaction: Neufeld-Quellungsreaktion *w*.
Neumann syndrome: Neumann-Krankheit *w*, Pemphigus vegetans.
neur-: Neuro-, Nerv-.
neuradynamia/*n*: Neurasthenie *w*.
neural/*adj*: neural, Nerven-.
neuralgia/*n*: Neuralgie *w*; **atypical facial** ~ atypische Gesichtsneuralgie *w*; **brachial** ~ Armneuralgie *w*; **cardiac** ~ Angina pectoris; **cervico-brachial** ~ Zervikobrachialneuralgie *w*, neuralgische Schulteramyotrophie *w*; **ciliar** ~ Erythroprosopalgie *w*; **facial** ~ Gesichtsneuralgie *w*; **glossopharyngeal** ~ Glossopharyngealneuralgie *w*, Sicard-Syndrom *s*; **idiopathic** ~ idiopathische Neuralgie *w*; **intercostal** ~ Interkostalneuralgie *w*; **mammary** ~ Mastodynie *w*, Cooper-Syndrom *s*; **migrainous** ~ Histaminkopfschmerz *m*, Horton-Syndrom *s*; **occipital** ~ Okzipitalneuralgie *w*; **pudendal** ~ Pudendusneuralgie *w*; **radicular** ~ Wurzelneuralgie *w*; **red** ~ Erythromelalgie *w*; **sciatic** ~ Ischialgie *w*; **traumatic** ~ traumatische Neuralgie *w*; **trifacial** ~ Trigeminusneuralgie *w*; **trigeminal** ~ Trigeminusneuralgie *w*.
neuralgic/*adj*: neuralgisch.
neuralgiform/*adj*: neuralgiform.
neuralward/*adj*: neuralwärts.
neuraminidase/*n*: Neuraminidase *w*.
neuranagenesis/*n*: Nervengeweberegeneration *w*.
neurangiosis/*n*: Gefäßneurose *w*.
neurapophysis/*n*: Neuroapophyse *w*, Wirbelplatte *w*, Lamina arcus vertebrae.
neurapraxia/*n*: Neurapraxie *w*.
neurasthenia/*n*: Neurasthenie *w*; **cardiac** ~ neurozirkulatorische Asthenie *w*; **obsessive** ~ Psychasthenie *w*; **traumatic** ~ traumatische Neurasthenie *w*.
neurasthenic/*n*, *adj*: 1. Neurastheniker; 2. neurasthenisch.
neuraxis/*n*: Neuralachse *w*.
neuraxon/*n*: Achsenzylinderfortsatz *m*, Axon *s*.
neurectasia/*n*: Nervendehnung *w*.
neurectoderm/*n*: Neuroektoderm *s*.
neurectomy/*n*: Neurektomie *w*; **gastric** ~ Vagotomie *w*; **presacral** ~ Cotte-Operation *w*.
neurectopia/*n*: Versprengung von Nervengewebe *w*.
neurenteric/*adj*: neurenterisch.
neurepithelium/*n*: Neuroepithel *s*.
neurergic/*adj*: die Nervenaktivität betreffend.
neurexeris/*n*: Neurexhairese *w*.
neuri-: Neuro-, Nerv-.
neuriasis/*n*: Hypochondrie *w*.
neuriatry/*n*: neurologische Behandlung *w*.
neurilemma/*n*: Neurilemm *s*, Schwann-Scheide *w*.
neurilemmitis/*n*: Neurolemmitis *w*, periaxiale Neuritis *w*.
neurilemmoma/*n*: Neurinom *s*, Schwannom *s*; **acoustic** ~ Akustikusneurinom *s*; **malignant** ~ malignes Schwannom *s*.
neurilemmosarcoma/*n*: Neurofibrosarkom *s*.
neurine/*n*: Neurin *s*.
neurinoma/*n*: Neurinom *s*, Schwannom *s*;

acoustic ~ Akustikusneurinom *s*.
neurinomatosis/*n*: Neurofibromatose *w*.
neurite/*n*: Neurit *m*.
neuritic/*adj*: neuritisch.
neuritis/*n*: Neuritis *w*; **adventitial ~** Nervenscheidenentzündung *w*; **ascending ~** Guillan-Barré-Syndrom *s*; **brachial ~** neuralgische Amyotrophie *w*; **central ~** zentrale Neuritis *w*; **dietetic ~** Beriberi *w*; **diphtheric ~** diphtherische Neuritis *w*; **disseminated ~** Polyneuritis *w*; **endemic ~** Beriberi *w*; **experimental allergic ~** experimentelle allergische Neuritis *w*; **multiple ~** Polyneuropathie *w*; **optic ~** Neuritis nervi optici, Retrobulbärneuritis *w*; **retrobulbar ~** Neuritis nervi optici, Retrobulbärneuritis *w*; **segmental ~** segmentale Neuritis *w*; **trigeminal ~** Trigeminusneuritis *w*.
neuro-: Neuro-, Nerv-.
neuroabiotrophy/*n*: Neuroabiotrophie *w*.
neuroanatomic/*adj*: neuroanatomisch.
neuroanatomy/*n*: Neuroanatomie *w*.
neuroarthropathy/*n*: Arthropathia neuropathica, Charcot-Gelenk *s*.
neuroastrocytoma/*n*: Neuroastrozytom *s*, Ganglioneurom *s*.
neuroaxonal/*adj*: neuroaxonal.
neurobiologic/*adj*: neurobiologisch.
neurobiology/*n*: Neurobiologie *w*.
neurobiotaxis/*n*: Neurobiotaxis *w*.
neuroblast/*n*: Neuroblast *m*.
neuroblastoma/*n*: Neuroblastom *s*.
neuroblastomatosis/*n*: Neuroblastomatose *w*, Neurofibromatose *w*.
neurocanal/*n*: Zentralkanal *m*, Canalis centralis.
neurocardiac/*adj*: die Herzinnervation betreffend, herzneurotisch.
neurocele/*n*: Neurozele *w*.
neurocentrum/*n*: primordiale Wirbelkörperanlage *w*.
neuroceptor/*n*: Rezeptor *m*.
neuroceratin/*n*: Neurokeratin *s*.
neurochemistry/*n*: Neurochemie *w*.
neurochorioretinitis/*n*: Neurochorioretinitis *w*.
neurochoroiditis/*n*: Neurochorioiditis *w*.
neurocirculatory/*adj*: neurozirkulatorisch.
neuroclonic/*adj*: klonisch.
neurocoele/*n*: Neuralkanal *m*.
neurocranium/*n*: Neurokranium *s*, Gehirnschädel *m*.
neurocrine/*adj*: neuroendokrin.
neurocristopathy/*n*: Neuralrohrdefekt *m*.
neurocutaneous/*adj*: neurokutan.
neurocyte/*n*: Neurozyt *m*, Nervenzelle *w*.
neurocytolysin/*n*: Neurozytolysin *s*.
neurocytoma/*n*: Neurozytom *s*, Ganglioneurom *s*.
neurocytolysis/*n*: Neuronenzerstörung *w*, Nervenzelluntergang *m*.
neurodealgia/*n*: Retinaschmerz *m*.
neurodeatrophia/*n*: Netzhautatrophie *w*.
neurodendrite/*n*: Dendrit *m*.
neurodendron/*n*: Dendrit *m*.
neuroderm/*n*: Neuroderm *s*.
neurodermatitis/*n*: Neurodermitis *w*, Lichen chronicus Vidal; **atopic ~** atopische Dermatitis *w*.
neurodermatosis/*n*: Neurodermitis *w*, Lichen chronicus Vidal.
neurodermitis/*n*: Neurodermitis *w*, Lichen chronicus Vidal.
neurodiagnosis/*n*: neurologische Diagnose *w*.
neurodiastasis/*n*: Nervendehnung *w*.
neurodine/*n*: Neurodin *s*.
neurodocitis/*n*: Sicard-Ostitis *w*, vertebrale Funikulitis *w*.
neurodynia/*n*: Neuralgie *w*, Nervenschmerz *m*.
neurodystonia/*n*: vegetative Dystonie *w*.
neurodystrophic/*adj*: neurodystrophisch.
neurodystrophy/*n*: Neurodystrophie *w*.
neuroectoderm/*n*: Neuroektoderm *s*.
neuroectodermal/*adj*: neuroektodermal.
neuroencephalomyelopathy/*n*: Neuroenzephalomyelopathie *w*.
neuroendocrine/*adj*: neuroendokrin.
neuroendocrinology/*n*: Neuroendokrinologie *w*.
neuroepidermal/*adj*: neuroepidermal.

neuroepithelial/*adj*: neuroepithelial.
neuroepithelioma/*n*: Neuroepitheliom *s*.
neuroepithelium/*n*: Neuroepithel *s*; **olfactory** ~ Riechepithel *s*.
neuroethology/*n*: Neuroethologie *w*.
neurofibril/*n*: Neurofibrille *w*.
neurofibrilla/*n*: Neurofibrille *w*.
neurofibrillar/*adj*: neurofibrillär.
neurofibroma/*n*: Neurofibrom *s*; **multiple ~ 's** Neurofibromatose *w*, Recklinghausen-Krankheit *w*.
neurofibromatosis/*n*: Neurofibromatose *w*, Recklinghausen-Krankheit *w*.
neurofibromatosis Recklinghausen: Neurofibromatosis generalisata, Recklinghausen-Krankheit *w*.
neurofibromyxoma/*n*: Neurofibromyxom *s*.
neurofibrosarcoma/*n*: Neurofibrosarkom *s*.
neurofibrositis/*n*: Neurofibrositis *w*.
neurofilament/*n*: Neurofilament *s*.
neuroganglion/*n*: Nervenganglion *s*, Ganglion *s*.
neuroganglionitis/*n*: Ganglionitis *w*.
neurogen/*adj*: neurogen.
neurogenesis/*n*: Neurogenese *w*.
neurogenetic/*adj*: neurogen.
neurogenetics/*n*: Neurogenetik *w*.
neurogenic/*adj*: neurogen.
neurogenous/*adj*: neurogen.
neuroglia/*n*: Neuroglia *w*, Glia *w*.
neurogliacyte/*n*: Gliazelle *w*.
neuroglial/*adj*: neurogliär.
neurogliocyte/*n*: Gliazelle *w*.
neurogliocytoma/*n*: Neurogliozytom *s*.
neuroglioma/*n*: Neurogliom *s*.
neurogliomatosis/*n*: Neurogliomatose *w*.
neurogliosis/*n*: Neurogliose *w*.
neurograft cut: Okulierschnitt *m*.
neurogram/*n*: Neurogramm *s*, Engramm *s*.
neurography/*n*: Neurographie *w*.
neurohistology/*n*: Neurohistologie *w*.
neurohormonal/*adj*: neurohormonal.
neurohormone/*n*: Neurohormon *s*, Neurotransmitter *m*.
neurohumor/*n*: Neurotransmitter *m*.
neurohumoral/*adj*: neurohumoral.
neurohypophyseal/*adj*: neurohypophysär.
neurohypophysectomy/*n*: Hypophysenhinterlappenresektion *w*.
neurohypophysial/*adj*: neurohypophysär.
neurohypophysis/*n*: Neurohypophyse *w*, Hypophysenhinterlappen *m*, HHL.
neuroid/*adj*: nervenähnlich.
neuroimmunology/*n*: Neuroimmunologie *w*.
neuroimmunomodulation/*n*: Neuroimmunmodulation *w*.
neuroinhibitor/*n*: Nervenhemmstoff *m*.
neuroinhibitory/*adj*: neuroinhibitorisch.
neurokeratin/*n*: Neurokeratin *s*.
neurokinin/*n*: Neurokinin *s*.
neurol [*abbr*] **1. neurology; 2. neurological**: 1. Neurologie *w*; 2. neurologisch.
neurolemma/*n*: Neurilemm *s*.
neuroleprid/*n*: Neuroleprid *s*.
neuroleptanalgesia/*n*: Neuroleptanalgesie *w*.
neuroleptanesthesia/*n*: Neuroleptanalgesie *w*.
neuroleptic/*n*: Neuroleptikum *s*.
neuroleptoanalgesia/*n*: Neuroleptanalgesie *w*.
neurolinguistics: Neurolinguistik *w*.
neurolipid/*n*: Neurolipid *s*, Sphingolipid *s*.
neurolipidosis/*n*: Sphingolipidose *w*.
neurolipid storage disease: Neurolipidspeicherkrankheit *w*.
neurolipomatosis/*n*: Neurolipomatose *w*.
neurologic/*adj*: neurologisch.
neurologist/*n*: Neurologe.
neurology/*n*: Neurologie *w*.
neurolues/*n*: Neurolues *w*, Neurosyphilis *w*.
neurolymph/*n*: Lumbalflüssigkeit *w*, Liquor *m*.
neurolymphomatosis/*n*: ZNS-Lymphomatose *w*.
neurolymphomatosis virus: Marek-Virus *m*.
neurolysin/*n*: Neurolysin *s*.

neurolysis/*n*: Neurolyse *w*.
neurolytic/*adj*: neurolytisch.
neuroma/*n*: Neurom *s*; **acoustic** ~ Akustikusneurinom *s*; **false** ~ Amputationsneurom *s*; **plexiform** ~ rankenförmiges Neurom *s*, Verneuil-Neurom *s*; **traumatic** ~ Amputationsneurom *s*.
neuromalacia/*n*: Neuromalazie *w*.
neuromatosis/*n*: Neuromatose *w*, Neurofibromatose *w*, Recklinghausen-Krankheit *w*.
neuromechanism/*n*: neuronaler Mechanismus *m*.
neuromedin/*n*: Neuromedin *s*.
neuromere/*n*: Neuromer *s*, Nervensegment *s*.
neuromery/*n*: Neuromerie *w*.
neuromodulator/*n*: Neuromodulator *m*.
neuromorphology/*n*: Neuroanatomie *w*.
neuromotor/*adj*: neuromotorisch.
neuromuscular/*adj*: neuromuskulär.
neuromyal/*adj*: neuromuskulär.
neuromyasthenia/*n*: Neuromyasthenie *w*; **epidemic** ~ benigne myalgische Enzephalomyelitis *w*.
neuromyelitis/*n*: Neuritis und Myelitis.
neuromyelitis optica: Neuromyelitis optica *w*, Devic-Krankheit *w*.
neuromyic/*adj*: neuromuskulär.
neuromyoarterial/*adj*: neuromyoarteriell.
neuromyon/*n*: Neuromyon *s*.
neuromyopathy/*n*: Neuromyopathie *w*; **carcinomatous** ~ paraneoplastische Neuromyopathie *w*.
neuromyositis/*n*: Neuromyositis *w*.
neuromyotonia/*n*: Myokymie *w*.
neuromyotonic/*adj*: neurotonisch.
neuron/*n*: Neuron *s*; **afferent** ~ afferentes Neuron *s*; **bipolar** ~ bipolares Neuron *s*; **efferent** ~ efferentes Neuron *s*; **fusiform** ~ Gammamotoneuron *s*; **intercalary** ~ Zwischenneuron *s*; **internuncial** ~ Zwischenneuron *s*; **lower motor** ~ zweites motorisches Neuron *s*; **motor** ~ motorisches Neuron *s*, Motoneuron *s*; **pyramidal** ~ Pyramidenbahnzelle *w*; **sensory** ~ sensorisches Neuron *s*; **unipolar** ~ unipolares Neuron *s*; **upper** ~ erstes motorisches Neuron *s*.
neuronagenesis/*n*: Neuronagenesie *w*.
neuronal/*adj*: neuronal.
neuron doctrin: Neuronentheorie *w*.
neurone/*n*: Neuron *s*.
neuronic/*adj*: neuronal.
neuronitis/*n*: Neuronitis *w*; **infective** ~ Guillain-Barré-Syndrom *s*; **subacute myoclonic spinal** ~ subakute myoklonische spinale Neuronitis *w*; **vestibular** ~ Neuronitis vestibularis *w*.
neuronography/*n*: Neuronographie *w*.
neuronopathy/*n*: Neuronopathie *w*.
neuronophage/*n*: Neuronophage *m*.
neuronophagy/*n*: Neuronophagie *w*.
neuronosis/*n*: Neuropathie *w*.
neuronotropic/*adj*: neurotrop.
neurooncology/*n*: Neuroonkologie *w*.
neuro-ophthalmology/*n*: Neuroophthalmologie *w*.
neuro-optic/*adj*: Sehnerven-.
neuro-otology/*n*: Otoneurologie *w*.
neuropapillitis/*n*: Neuropapillitis *w*, Retrobulbärneuritis *w*.
neuroparalysis/*n*: nervale Lähmung *w*.
neuroparalytic/*adj*: neuroparalytisch.
neuropath/*n*: Neuropath *m*.
neuropathia/*n*: Neuropathie *w*.
neuropathic/*adj*: neuropathisch.
neuropathogenesis/*n*: Neuropathogenese *w*.
neuropathogenic/*adj*: neuropathogen.
neuropathology/*n*: Neuropathologie *w*.
neuropathy/*n*: Neuropathie *w*; **acute autonomic** ~ Pandysautonomie *w*; **acute idiopathic** ~ Guillain-Barré-Syndrom *s*; **alcoholic** ~ alkoholische Neuropathie *w*; **amyloid** ~ Amyloidneuropathie *w*; **arsenical** ~ Arsenneuropathie *w*; **ascending** ~ aszendierende Neuropathie *w*; **asymmetrical** ~ asymmetrische Neuropathie *w*; **autonomic** ~ Vasoneuropathie *w*; **carcinomatous** ~ paraneoplastische Neuropathie *w*; **chronic** ~ chronische Neuropathie *w*; **diabetic** ~ diabetische Neuropathie *w*; **drug-induced** ~ medikamenten-

neuropathy, dying-back

bedingte Neuropathie *w*; **dying-back** ~ Dying-back-Neuropathie *w*; **dysautonomic** ~ autonome Neuropathie *w*; **genetically determined** ~ genetisch bedingte Neuropathie *w*; **hereditary hypertrophic** ~ Déjerine-Sottas-Syndrom; **hereditary sensorimotor** ~ Charcot-Marie-Tooth-Krankheit; **hypertrophic** ~ hypertropheNeuropathie;**Intercostal**~ Interkostalneuralgie; **ischemic** ~ ischämische Neuropathie *w*; **leprous** ~ lepromatöse Neuropathie *w*; **migrant sensory** ~ migrierende sensible Neuropathie *w*; **motor** ~ motorische Neuropathie *w*; **multifocal** ~ multifokale Neuropathie *w*; **optic** ~ Optikus-Neuropathie *w*; **peripheral** ~ periphere Neuropathie *w*, Polyneuropathie *w*; **porphyric** ~ porphyrische Neuropathie *w*; **proximal** ~ proximale Neuropathie *w*; **retrobulbar** ~ Retrobulbärneuritis *w*; **sensimotor** ~ sensomotorische Neuropathie *w*; **sensory** ~ sensorische Neuropathie *w*; **symmetrical** ~ symmetrische Neuropathie *w*; **toxic** ~ toxische Neuropathie *w*; **uremic** ~ urämische Neuropathie *w*.

neuropeptide/*n*: Neuropeptid *s*.

neuropharmacology/*n*: Neuropharmakologie *w*.

neurophilic/*adj*: neurotrop.

neurophrenia/*n*: minimale zerebrale Dysfunktion *w*.

neurophthalmology/*n*: Neuroophthalmologie *w*.

neurophysin/*n*: Neurophysin *s*.

neurophysiology/*n*: Neurophysiologie *w*.

neuropil/*n*: Neuropilem *s*.

neuropilem/*n*: Neuropilem *s*.

neuropituitary/*adj*: neurohypophysär.

neuroplasm/*n*: Neuroplasma *s*.

neuroplasty/*n*: Nervenplastik *w*.

neuroplegic/*n, adj*: 1. Neuroplegikum *s*; 2. neuroplegisch, nervenlähmend.

neuroplexus/*n*: Nervenplexus *m*.

neuropodium/*n*: Neuropodium *s*.

neuropore/*n*: Neuroporus *m*.

neuropotential/*n*: Nervenpotential *s*.

neuropraxia/*n*: Neuropraxie *w*.

neuropsychiatric/*adj*: neurologisch-psychiatrisch.

neuropsychiatry/*n*: Neuropsychiatrie *w*.

neuropsychic/*adj*: neuropsychisch.

neuropsychological/*adj*: neuropsychologisch.

neuropsychology/*n*: Neuropsychologie *w*.

neuropticomyelitis/*n*: Sehnervenentzündung *w*.

neuroradiography/*n*: Neuroradiologie *w*.

neuroradiologic/*adj*: neuroradiologisch.

neuroradiology/*n*: Neuroradiologie *w*.

neuroreceptor/*n*: Neurorezeptor *m*.

neuroregulation/*n*: nervale Regulation *w*.

neuroregulator/*n*: Neuroregulator *m*.

neurorelapse/*n*: Rezidiv einer Neurosyphilis *s*.

neuroretinitis/*n*: Neuroretinitis *w*.

neuroretinopathy/*n*: Neuroretinitis *w*.

neuroroentgenology/*n*: Neuroradiologie *w*.

neurorrhaphy/*n*: Neurorrhaphie *w*, Nervennaht *w*.

neurorrhexis/*n*: Nervenausriß *m*, Neurorhexis *w*.

neurosarcoidosis/*n*: Sarkoidose des Nervensystems.

neurosarcoma/*n*: Neurosarkom *s*, malignes Schwannom *s*.

neurosarcomatosis/*n*: Neurosarkomatose *w*.

neurosciences/*n*: Neurowissenschaften.

neurosclerosis/*n*: Sklerose des Nervengewebes.

neurosecretion/*n*: Neurosekretion *w*.

neurosecretory/*adj*: neurosekretorisch.

neurosegmental/*adj*: Nervensegment-.

neurosensorial/*adj*: sensorisch, neurosensorisch.

neurosensory/*adj*: sensorisch, neurosensorisch.

neurosis/*n*: Neurose *w*; **accidental** ~ Unfallneurose *w*; **actual** ~ Aktualneurose *w*; **anankastic** ~ Zwangsneurose *w*; **artificial** ~ experimentelle Neurose *w*; **cardiac** ~ Herzneurose *w*; **compulsive** ~ Zwangsneurose *w*; **depressive** ~ depressive Neurose *w*; **emotional** ~ Emotionsneurose *w*; **fright** ~ Unfallneurose *w*; **gastric** ~ Magenneurose *w*; **hypochondriacal** ~ Hypochondrie *w*; **hysterical** ~ Hysterie *w*; **marginal** ~ Randneurose *w*; **mixed** ~ Mischneurose *w*; **neurasthenic** ~ Neurasthenie *w*; **nuclear** ~ Kernneurose *w*; **obsessional** ~ Zwangsneurose *w*; **obsessive-compulsive** ~ Zwangsneurose *w*; **occupational** ~ Arbeitsneurose *w*, Beschäftigungsneurose *w*; **organic** ~ Organneurose *w*; **phobic** ~ phobische Neurose *w*; **post-traumatic** ~ Unfallneurose *w*; **professional** ~ Arbeitsneurose *w*, Beschäftigungsneurose *w*; **sexual** ~ Sexualneurose *w*; **traumatic** ~ traumatische Neurose *w*, Unfallneurose *w*; **visceral** ~ Organneurose *w*.

neurosism/*n*: Neurasthenie *w*.
neurosome/*n*: Neurosom *s*.
neurosonographics/*n*: Echoenzephalographie *w*.
neurosonology/*n*: Echoenzephalographie *w*.
neurosplanchnic/*adj*: neuroviszeral.
neurospongioma/*n*: Gliom *s*.
neurospora/*n*: Neurospora crassa.
neurosthenia/*n*: Nervenstärke *w*.
neurostimulator/*n*: Nervenstimulator *m*.
neurosurgeon/*n*: Neurochirurg *m*.
neurosurgery/*n*: Neurochirurgie *w*.
neurosurgical/*adj*: neurochirurgisch.
neurosuture/*n*: Nervennaht *w*.
neurosyphilis/*n*: Neurosyphilis *w*, Neurolues *w*; **paretic** ~ progressive Paralyse *w*; **tabetic** ~ Tabes dorsalis.
neurosyphilitic/*n, adj*: 1. Patient mit Neurosyphilis *m*; 2. neurosyphilitisch.
neurotabes/*n*: Pseudotabes *m*.
neurotendinous/*adj*: Nerven und Sehnen.
neurotensin/*n*: Neurotensin *s*.
neuroterminal/*n*: Nervenendorgan *s*.
neurothele/*n*: Nervenpapille *w*.
neurotic/*n, adj*: 1. Neurotiker; 2. neurotisch, Nerven-.
neuroticism/*n*: Neurotizismus *m*.
neurotigenic/*n*: neurotogen.
neurotization/*n*: Neurotisierung *w*.
neurotmesis/*n*: Neurotmesis *w*.
neurotogenic/*adj*: neurotogen, eine Neurose verursachend.
neurotology/*n*: Otoneurologie *w*.
neurotome/*n*: Neurotom *s*, Neuromer *s*.
neurotomy/*n*: Neurotomie *w*.
neurotonic/*adj*: nervenstärkend.
neurotony/*n*: Neurotonie *w*.
neurotoxic/*adj*: neurotoxisch.
neurotoxicity/*n*: Neurotoxizität *w*.
neurotoxin/*n*: Neurotoxin *s*; **clostridial** ~ Neurospasmin *s*.
neurotransmitter/*n*: Neurotransmitter *m*.
neurotrauma/*n*: traumatische Nervenläsion *w*.
neurotripsy/*n*: Nervenquetschung *w*.
neurotrope/*adj*: neurotrop.
neurotrophic/*adj*: neurotroph.
neurotropic/*adj*: neurotrop.
neurotropism/*n*: Neurotropismus *m*.
neurotropy/*n*: Neurotropismus *m*.
neurotrosis/*n*: Nervenverletzung *w*.
neurotubule/*n*: Nerventubulus *m*.
neurovaccine/*n*: Neurovakzin *s*.
neurovascular/*adj*: neurovaskulär.
neurovegetative/*adj*: neurovegetativ.
neurovirulence/*n*: Neurovirulenz *w*.
neurovirus/*n*: neurotroper Virus *m*.
neurovisceral/*adj*: neuroviszeral, autonomes Nervensystem betreffend.
neurula/*n*: Neurula *w*.
neurulation/*n*: Neurulation *w*.
neuter/*adj, vb*: 1. geschlechtslos; 2. kastrieren.
neutral/*adj*: neutral, wirkungslos.
neutrality/*n*: Neutralität *w*.
neutralization/*n*: Neutralisierung *w*, Neutralisierungsreaktion *w*, Nullung *w*.
neutralization curve: Neutralisierungskurve *w*.
neutralization test: Neutralisationstest *m*.
neutralize/*vb*: neutralisieren, unwirksam machen.
neutralizing/*adj*: neutralisierend.
neutrino/*n*: Neutrino *s*.
neutrino charge: Neutrinoladung *w*.
neutrino radiation: Neutrinostrahlung *w*.

neutro-: Neutro-.
neutrocclusion/*n*: Neutralbiß *m*.
neutrocyte/*n*: neutrophiler Leukozyt *m*.
neutrocytopenia/*n*: Neutropenie *w*.
neutrocytophilia/*n*: Neutrophilie *w*.
neutrocytosis/*n*: Neutrophilie *w*.
neutron/*n*: Neutron *s*.
neutron diffraction: Neutronenbeugung *w*.
neutron number: Neutronenzahl *w*.
neutron radiation: Neutronenstrahlung *w*.
neutron scattering: Neutronenstreuung *w*.
neutrontherapy/*n*: Neutronenbehandlung *w*.
neutroocclusion/*n*: Neutralbiß *m*.
neutropenia/*n*: Neutropenie *w*; **chronic benign** ~ benigne Neutropenie *w*; **congenital** ~ kongenitale Neutropenie *w*, Kostmann-Syndrom *s*; **cyclic** ~ periodische Neutropenie *w*; **malignant** ~ Agranulozytose *w*; **periodic** ~ periodische Neutropenie *w*; **transitory neonatal** ~ transitorische Neugeborenenneutropenie *w*.
neutrophil/*n*: neutrophiler Leukozyt *m*; **giant** ~ Riesenzelle *w*; **juvenile** ~ Metamyelozyt *m*; **segmented** ~ reifer neutrophiler Leukozyt *m*.
neutrophil alkaline phosphatase reaction: alkalische Leukozytenphosphatase *w*.
neutrophilia/*n*: Neutrophilie *w*.
neutrophilic/*adj*: neutrophil.
neutrophil-leukozyte quotient: Leukozytenindex *m*.
neutrophilopenia/*n*: Neutropenie *w*.
neutropism/*n*: Neurotropismus *m*.
nevocarcinoma/*n*: Nävuskarzinom *s*.
nevocytic/*adj*: nävozellulär, naevocellularis.
nevoid/*adj*: nävusähnlich.
nevolipoma/*n*: Naevus lipomatodes.
nevomelanoma/*n*: Nävusmelanom *s*.
nevoxanthoendothelioma/*n*: Nävoxanthoendotheliom *s*, juveniles Xanthogranulom *s*.
nevus/*n*: Nävus *m*, Muttermal *s*; **achromic** ~ Naevus achromicus; **amelanotic** ~ nichtpigmentierter Nävus *m*; **angiomatous** ~ Naevus vasculosus; **blue** ~ blauer Nävus *m*; **blue rubber-bleb** ~ Blue rubber bleb Nävus *m*, Blaue Gummiblasen-Nävus-Syndrom *s*; **hairy** ~ Tierfellnävus *m*; **intradermal** ~ intradermaler Nävus *m*; **junctional** ~ junktionaler Nävus *m*, Junktionsnävus *m*; **marginal** ~ Junktionsnävus *m*; **nevocytic** ~ Nävuszellnävus *m*; **pigmented** ~ Pigmentnävus *m*; **pilose** ~ Tierfellnävus *m*; **vascular** ~ Naevus vasculosus; **venous** ~ venöses Hämangiom *s*; **wooly-hair** ~ Allotrichia circumscripta.
nevus albus: weißer Nävus *m*.
nevus angiomatodes: Angioelephantiasis *w*.
nevus cell: Melanozyt *m*.
nevus-cell nevus: Nävuszellnävus *m*.
nevus depigmentosus: weißer Nävus *m*.
nevus flammeus: Feuermal *s*, Naevus flammeus *m*.
nevus syndrome, dysplastic: dysplastisches Nävussyndrom *s*.
new/*adj*: neu.
newborn/*n*, *adj*: 1. Neugeborenes *s*; 2. neugeboren.
newborn jaundice: Neugeborenenikterus *m*, Icterus neonatorum.
newborn mortality: Neugeborenensterblichkeit *w*.
Newcastle disease/*n*: Newcastle-Krankheit *w*.
news/*n*: Nachricht *w*.
newspaper sign: Froment-Daumenzeichen *s*.
newton/*n*: Newton *s*.
Newton law for cooling: Newton-Abkühlungsgesetz *s*.
Newton laws of motion: Newton-Bewegungsgesetze.
Newton rings: Newton-Ringe.
next-to-end: endständig.
nexus/*n*: Verbindung *w*, Nexus; **causal** ~ Kausalverbindung *w*.
Nezelof syndrome: Nezelof-Krankheit *w*.

NF [*abbr*] **1. National Formulary; 2. neurofibromatosis**: 1. Nationale Pharmakopoe *w*; 2. Neurofibromatose *w*, Recklinghausen-Krankheit *w*.

NG [*abbr*] **nasogastric**/*adj*: nasogastrisch.

n'gana/*n*: Nagana *w*, Tsetse-Krankheit *w*.

NGF [*abbr*] **nerve growth factor**: Nervenwachstumsfaktor *m*.

NGU [*abbr*] **nongonococcal urethritis**: nicht-gonorrhoische Urethritis *w*.

NHL [*abbr*] **non-Hodgkin lymphoma**: Non-Hodgkin-Lymphom *s*.

NHS [*abbr*] **1. normal human serum; 2. National Health Service**: 1. normales menschliches Serum; 2. Nationaler Gesundheitsdienst *m*.

Ni [*abbr*] **nickel**/*n*: Nickel *s*, Ni.

niacin/*n*: Niazin *s*, Nikotinsäure *w*, Nikotinsäureamid *s*.

niacinamide/*n*: Niazinamid *s*, Nikotinamid *s*.

niacinamidosis/*n*: Pellagra *w*.

nialamide/*n*: Nialamid *s*.

nib/*n*: Schnabel *m*.

nibbed/*adj*: spitz.

nib instrument: Schnabelkatheter *m*.

nicametate/*n*: Nicametat *s*.

nicergoline/*n*: Nicergolin *s*.

nicethamide/*n*: Nicethamid *s*.

niche/*n*: Nische *w*, Ulkusnische *w*, Höhle *w*.

niche sign: Haudek-Nische *w*.

nick/*n*, *vb*: 1. Schnitt *m*, Bruch *m*, Kerbe *w*; 2. anschneiden.

nickel [*abbr*] **Ni**: Nickel *s*, Ni.

nickel alloy: Nickellegierung *w*.

nickel cancer: Nickelkarzinom *s*.

nickel carbonyl: Nickelkarbonyl *s*.

Nickerson-Kveim test: Nickerson-Kveim-Test *m*.

nickkrampf/*n*: Nickkrampf *m*.

nick translation: Nick-Translation *w*.

niclosamide/*n*: Niclosamid *s*.

nicoboxil/*n*: Nicoboxil *s*.

Nicolas-Favre disease: Nicolas-Favre-Krankheit *w*, Lymphogranuloma inguinale.

nicotiana/*n*: Solanacae.

nicotinaldehyde/*n*: Nikotinaldehyd *s*.

nicotinamide/*n*: Niazinamid *s*, Nicotinamid *s*.

nicotinamide adenine dinucleotide [*abbr*] **NAD**: Nicotinamid-Adenin-Dinucleotid *s*, NAD; **reduced** ~ reduziertes Nicotinamid-Adenin-Dinucleotid *s*, NADH.

nicotinamide adenine dinucleotide phosphate [*abbr*] **NADP**: Nicotinamid-Adenin-Dinucleotid-Phosphat *s*, NADP; **reduced** ~ reduziertes Nicotinamid-Adenin-Dinucleotid-Phosphat *s*, NADPH.

nicotinate/*n*: Nicotinsäureester *m*, Niazinester.

nicotine/*n*: Nikotin *s*, Nicotin *s*.

nicotine effect: nikotinartige Wirkung *w*.

nicotinic/*adj*: nikotinartig.

nicotinism/*n*: Nikotinabusus *m*.

nicotinolytic/*adj*: nikotinolytisch.

nicotinomimetic/*adj*: nikotinartig.

nictate/*vb*: blinzeln.

nictation/*n*: Blinzeln *s*.

nictitate/*vb*: blinzeln.

nictitation/*n*: Blinzeln *s*.

nidal/*adj*: nestartig.

nidation/*n*: Nidation *w*, Einnistung *w*, Ei-implantation *w*.

nidation blockers: Nidationshemmer *m*.

NIDDM [*abbr*] **non-insulin-dependent diabetes mellitus**: nicht-insulinabhängiger Diabetes mellitus *m*.

nidus/*n*: Nidus *m*, Brutplatz *m*, Brutstätte *w*, Herd *m*.

Niehaus therapy: Frischzellentherapie *w*.

Niemann-Pick cell: Niemann-Pick-Zelle *w*.

Niemann-Pick disease: Niemann-Pick-Krankheit *w*, Sphingomyelin-Lipidose *w*.

Niemann-Pick lipid: Sphingomyelin *s*.

nifedipine/*n*: Nifedipin *s*.

nifenazone/*n*: Nifenazon *s*.

nif gene [*abbr*] **nitrogen fixation gene**: nif-Gen *s*.

niflumid acid: Nifluminsäure *w*.

nifuratel/*n*: Nifuratel *s*.

nifuroxazide/*n*: Nifuroxazid *s*.

nifurtoinol/*n*: Nifurtoinol *s*.

nigericin/*n*: Nigericin *s*.
night/*n*: Nacht *w*.
night-blind: nachblind.
night blindness: Nachtblindheit *w*, Nyktalopie *w*.
night clinic: Nachtklinik *w*.
night cry: Pavor nocturnus *m*, Nachtangst *w*.
night guard: Nachtschiene *w*.
night hospital: Nachtklinik *w*.
nightmare/*n*: Alptraum *m*.
nightnurse/*n*: Nachtschwester *w*.
night palsy: Schlaflähmung *w*.
nightshade/*n*: Nachtschattengewächs *s*; **deadly** ~ Belladonna.
night sweat: Nachtschweiß *m*.
night terrors: Pavor nocturnus *m*, Nachtangst *w*.
night vision: Nachtsichtigkeit *w*.
night walking: Schlafwandeln *s*.
night work: Nachtarbeit *w*.
nigra/*n*: Substantia nigra *w*.
nigrosin/*n*: Nigrosin *s*.
nigrosin method: Nigrosinfärbung *w*.
nigrostriatal/*adj*: nigrostriatal.
nihilism/*n*: Nihilismus *m*; **therapeutic** ~ therapeutischer Nihilismus *m*.
nihilistic/*adj*: nihilistisch.
nikethamide/*n*: Nicethamid *s*.
Nikolsky sign: Nikolski-Zeichen *s*.
nil disease: Lipoidnephrose *w*.
Nile blue: Nilblau *s*.
Nile blue sulphate: Nilblausulfat *s*.
nimble/*adj*: flink, beweglich.
nimodipine/*n*: Nimodipin *s*.
nimovazole/*n*: Nimovazol *s*.
nimustine/*n*: Nimustin *s*.
Nine Mile fever: Balkangrippe *w*, Pneumorickettsiose *w*, Q-Fieber *s*.
ninhydrin/*n*: Ninhydrin *s*.
ninhydrin test: Ninhydrin-Reaktion *w*, Ninhydrin-Test *m*.
niobate/*n*: Niobat *s*.
niobium [*abbr*] **Nb**: Niob *s*, Nb.
niometacin/*n*: Niometacin *s*.
nip/*vb*: kneifen, klemmen.
niphablepsia/*n*: Niphablepsie *w*, Schneeblindheit *w*.
nipper/*n*: Kneifzange *w*, Nagelzange *w*.
nipple/*n*: Mamille *w*; Sauger *m*; Saugpipette *w*; Schnuller *m*; **cracked** ~ Mamillenfissur *w*; **retracted** ~ retrahierte Mamille *w*; **sunken** ~ Hohlwarze *w*; **supernumerary** ~ überzählige Brustwarze *w*.
nipple adenomatosis: Adenomatose der Brustwarze *w*.
nipple complex: Saugkomplex *m*.
nipple protector: Brustwarzenkappe *w*.
niprofazone/*n*: Niprofazon *s*.
niridazole/*n*: Niridazol *s*.
nirvanol/*n*: Nirvanol *s*.
NIS [*abbr*] **near-normoglycemic insulin substitution**: nahe-normoglykämische Insulin-Substitution *w*.
nisbet's chancre: Bubonuli.
nisbuterol/*n*: Nisbuterol *s*.
nisin/*n*: Nisin *s*.
nisobamate/*n*: Nisobamat *s*.
nisoldipine/*n*: Nisoldipin *s*.
nisoxetine/*n*: Nisoxetin *s*.
Nissen fundoplication: Fundoplicatio nach Nissen.
Nissl body: Nissl-Scholle *w*, Nissl-Körper *m*, Tigroidscholle *w*.
Nissl granula: Nissl-Körperchen *s*, Tigroidscholle *w*.
Nissl's degeneration: axonale Degeneration *w*.
Nissl stain: Nissl-Färbung *w*.
Nissl substance: Nissl-Substanz *w*.
nit/*n*: Nisse *w*.
nitarsone/*n*: Nitarson *s*.
nite/*n*: Salpeter *m*.
niter/*n*: Salpeter *m*.
niton/*n*: Radiumemanation *w*, Radon *s*.
nitrate/*n*: Nitrat *s*.
nitrate broth: Nitratbouillon *w*.
nitrate reductase: Nitratreduktase *w*.
nitration/*n*: Nitration *s*.
nitrazepam/*n*: Nitrazepam *s*.
nitrazepate/*n*: Nitrazepat *s*.
nitre/*n*: Salpeter *m*.
nitrefazole/*n*: Nitrefazol *s*.
nitremia/*n*: Azotämie *w*.

nitric/*adj*: salpetrig.
nitriferous/*adj*: stickstoffhaltig, salpeterhaltig.
nitrification/*n*: Nitrifizierung *w*.
nitrifier/*n*: Nitratbildner *m*.
nitrify/*vb*: nitrifizieren, Nitrat bilden.
nitrite/*n*: Nitrit *s*.
nitrite reductase: Nitritreduktase *w*.
nitrituria/*n*: Nitriturie *w*.
nitro-: Nitro-.
nitrobacter/*n*: Nitrobacter *m*.
nitrobacterium/*n*: Nitrobakterium *s*.
nitrobenzene/*n*: Nitrobenzen *s*.
nitroblue tetrazolium: Nitroblautetrazolium *s*.
nitroblue tetrazolium test [*abbr*] **NBT**: Nitroblautetrazolium-Test *m*.
nitrocellulose/*n*: Nitrozellulose *w*.
nitrochloroform/*n*: Chloropiricin *s*.
nitro compound: Nitroverbindung *w*.
nitroderivate/*n*: Nitroderivat *s*.
nitro dyes: Nitrofarbstoffe.
nitroferricyanide/*n*: Nitroprussid *s*.
nitrofuran/*n*: Nitrofuran *s*.
nitrofurantoin/*n*: Nitrofurantoin *s*.
nitrofurazone/*n*: Nitrofurazon *s*.
nitrogen [*abbr*] **N**: Stickstoff *m*; **atmospheric** ~ Luftstickstoff *m*; **nonprotein** ~ [*abbr*] **NPN** Reststickstoff *m*; **total ammonia** ~ Gesamtammoniakstickstoff *m*; **uric acid** ~ Harnsäurestickstoff *m*; **urinary** ~ Harnstickstoff *m*.
nitrogenase/*n*: Nitrogenase *w*.
nitrogen bacteria: Stickstoffbakterie *w*.
nitrogen balance: Stickstoffhaushalt *m*.
nitrogen base/*n*: Stickstoffbase *w*.
nitrogen cycle: Stickstoffzyklus *m*.
nitrogen desaturation: Denitrogenisation *w*, Stickstoffentbindung *w*.
nitrogen dioxide: Stickstoffdioxid *s*.
nitrogen distribution: Stickstoffverteilung *w*.
nitrogen equilibrium: Stickstoffgleichgewicht *s*.
nitrogen fixation: Stickstoffixierung *w*.
nitrogen fixation gene [*abbr*] **nif gene**: nif-Gen *s*.
nitrogen mustard: N-Lost *s*.
nitrogen narcosis: Stickstoffnarkose *w*, Taucherkrankheit *w*.
nitrogenous/*adj*: stickstoffhaltig.
nitrogen urea: Harnstoff-Stickstoff *m*.
nitroglycerin/*n*: Nitroglyzerin *s*, Glyzerintrinitrat *s*.
nitroglycerol/*n*: Nitroglyzerin *s*.
nitrogroup/*n*: Nitrogruppe *w*.
nitroguanidine/*n*: Nitroguanidin *s*.
nitroimidazol/*n*: Metronidazol *s*.
nitromannitol/*n*: Mannitolhexanitrit *s*.
nitromersol/*n*: Metaphen *s*.
nitron/*n*: Nitron *s*.
nitrophenol/*n*: Nitrophenol *s*.
p-nitrophenyl acetate: p-Nitrophenylazetat *s*.
p-nitrophenyl phosphate: p-Nitrophenylphosphat *s*.
nitroprusside/*n*: Nitroprussid *s*.
nitroreductase/*n*: Nitroreduktase *w*.
nitrosamine/*n*: Nitrosamin *s*.
nitrosation/*n*: Nitrosation *w*.
nitroso-: Nitroso-.
nitrosobacterium/*n*: Nitrosobakterium *s*.
nitrosomonas/*n*: Nitrosomonas, Nitritbildner *m*.
nitrosubstance/*n*: Nitrokörper *m*.
p-nitrosulfathiazole/*n*: p-Nitrosulfathiazol *s*.
nitroxoline/*n*: Nitroxolin *s*.
nitroxylene/*n*: Nitroxylol *s*.
nitrufurazone/*n*: Nitrofural *s*.
NK cell [*abbr*] **natural killer cell**: Natural-Killer-Zelle *w*.
NM [*abbr*] **1. neuromuscular; 2. nonmotile; 3. nanometre; 4. nuclear medicine**: 1. neuromuskulär; 2. unbeweglich; 3. Nanometer; 4. Nuklearmedizin *w*.
nml [*abbr*] **normal**: normal.
NMN [*abbr*] **nicotinamide mononucleotide**: Nikotinamidmononukleotid *s*.
NMP [*abbr*] **nucleoside monophosphate**: Nukleosidmonophosphat *s*.
NMR [*abbr*] **nuclear magnetic resonance**: Kernspinresonanz *w*, NMR.
NMR imaging: NMR-Bildgebung *w*.

NMR spectroscopy: NMR-Spektroskopie w.
NMR tomography: Kernspinresonanztomographie w, KST.
NMS [abbr] **neuroleptic malignant syndrome**: malignes neuroleptisches Syndrom s.
Nn [abbr] **nerves**: Nerven, Nervi, Nn.
NNN culture medium [abbr] **Novy-Nicolle-McNeal culture medium**: NNN-Agar m.
No [abbr] **nobelium**/n: Nobelium s, No.
no [abbr] **number**: Zahl w, Nummer w.
nobelium [abbr] **No**: Nobelium s, No.
Nobel laureate: Nobelpreisträger m.
noble/adj: edel.
Noble sign: Noble-Zeichen s.
Noble's plication operation: Noble-Faltungsoperation w.
nocardamin/n: Nocardamin s.
nocardia/n: Nocardia w.
nocardial/adj: Nocardia-.
nocardia infection: Nokardiose w.
nocardia minutissima: Microsporon minutissimum.
nocardicin/n: Nocardicin s.
nocardiosis/n: Nokardiose w.
Nocht's method: Nocht-Färbung w.
noci-: Nozi-, Schmerz-.
nociception/n: Nozizeption w.
nociceptive/adj: nozizeptiv.
nociceptor/n: Nozizeptor m.
nociperception/n: Schmerzwahrnehmung w, Nozizeption w.
nociperceptor/n: Nozizeptor m.
nocobactin/n: Nocobactin s.
noct-: Nykt-, Nacht-.
noctalbuminuria/n: nächtliche Albuminurie w, Nyktalbuminurie w.
noctambulant/adj: schlafwandelnd.
noctambulic/n, adj: 1. Schlafwandler m; 2. schlafwandelnd.
noctambulism/n: Noktambulismus m.
noctile/adj: nächtlich.
noctiphobia/n: Nachtangst w.
nocturia/n: Nykturie w.
nocturnal/adj: nächtlich.

nocuity/n: Schädlichkeit w.
nocuous/adj: schädlich, giftig.
nocousness/n: Schädlichkeit w.
nod/vb: nicken.
nodal/adj: nodös, knotig.
nodding/n: Nicken s.
nodding spasm: Nickkrampf m.
node/n: Knoten m, Nodus; **adenomatous** ~ Adenomknoten m; **atrioventricular** ~ Atrioventrikulärknoten m, AV-Knoten m, Aschoff-Tawara-Knoten m; **gouty** ~ Gichtknoten m, Tophus m; **hemorrhoidal** ~ Hämorrhoidalknoten m; **lymphatic** ~ Lymphknoten m; **primitive** ~ Primitivknoten m; **sentinel** ~ linker supraklavikulärer Lymphknoten m, Virchow-Drüse w; **sinuatrial** ~ Sinusknoten m; **vital** ~ Atemzentrum s.
node of Ranvier: Ranvier-Knoten m.
nodoc/n: Nodoc s, Antikodon s.
nodose/adj: knotig.
nodosity/n: Nodosität w, Knotenbildung w.
nodular/adj: nodulär, knotenförmig.
nodulated/adj: knotig.
nodulation/n: Knotenbildung w.
nodule/n: Knötchen s, Nodulus; **aggregated lymphatic** ~ Peyer-Plaques w; **cold** ~ kalter Knoten m; **cortical** ~ Nodulus lymphaticus; **fibrositic** ~ Rheumaschwiele w; **hemorrhoidal** ~ Hämorrhoidalknoten m; **hot** ~ heißer Knoten m; **kissing** ~ Abklatschknoten m; **leprous** ~ Lepraknoten m; **lymphatic** ~ Lymphknötchen s; **metastatic** ~ metastatischer Knoten m; **pearly** ~ Perlknoten m; **rabic** ~ Babès-Tuberkel s; **rheumatic** ~ Rheumaknötchen s; **rheumatoid** ~ Rheumaknötchen s; **siderotic** ~ Gamna-Gandy-Körperchen s; **solitary pulmonary** ~ isolierter Lungenrundherd m; **tophaceous** ~ Gichttophus m; **typhoid** ~ Typhusknoten m; **vocal** ~ Sängerknötchen s; **warm** ~ heißer Knoten m.
nodulous/adj: knotig.
nodulus/n: Knötchen s, Nodulus.
nodus/n: Knoten m, Nodus.
no-effect level: unwirksame Dosis w.

NOEL [*abbr*] **no observed effect level**: kein Effekt nachweisbar.
noesis/*n*: Noese *w*, Geistestätigkeit *w*.
noetic/*adj*: noetisch.
nogalamycin/*n*: Nogalamycin *s*.
noise/*n*: Geräusch *s*, Rauschen *s*, Lärm *m*; **crackling** ~ Dekrepitation *w*; **drumming** ~ Trommelgeräusch *s*; **sucking** ~ saugendes, pfeifendes Geräusch *s*; **white** ~ Wärmerauschen *s*.
noise apparatus: Lärmapparat *m*, Bárány-Lärmtrommel *w*.
noise audiogram: Lärmaudiogramm *s*.
noise disturbance: Lärmbelästigung *w*.
noiseless/*adj*: geräuschlos.
noise level: Rauschpegel *m*, Störpegel *m*.
noise of brass: Metallgeräusch *s*.
noise pollution: Lärmbelastung *w*.
noise prevention: Lärmschutz *m*.
noma/*n*: Noma *w*, Wasserkrebs *m*.
nomadic/*adj*: nomadenhaft, wandernd.
nomenclature/*n*: Nomenklatur *w*.
nomifensine/*n*: Nomifensin *s*.
nominal/*adj*: nominell, Nenn-.
nomogram/*n*: Nomogramm *s*.
nomograph/*n*: Nomogramm *s*.
nomological/*adj*: nomologisch.
nomology/*n*: Nomologie *w*.
nomothetic/*adj*: nomothetisch.
nomotopic/*adj*: nomotop.
non-: Non-, Nicht-.
nonabsorbable/*adj*: nicht absorbierbar, nicht resorbierbar.
nonacidfast/*adj*: nicht säurefest.
nonacified/*adj*: nicht gesäuert.
nonadherent/*adj*: nicht zusammenhängend.
nonalcoholic/*adj*: alkoholfrei.
nonallergic/*n*: Nicht-Atopiker *m*.
nonanatomic/*adj*: nichtanatomisch.
nonaqueous/*adj*: nichtwäßrig.
nonbacterial/*n*: abakteriell.
nonbeing/*n*: Nichts *s*.
nonchromaffin/*adj*: nichtchromaffin.
noncoherent/*adj*: unzusammenhängend.
noncohesive/*adj*: nichtkohäsiv.
noncomitance/*n*: Inkonkomitanz *w*.

noncommunicable/*adj*: nicht übertragbar.
noncompetitive/*adj*: nichtkompetitiv.
noncompliance/*n*: fehlende Kooperationsbereitschaft *w*.
nonconductor/*n*: Nichtleiter *m*.
nonconscious/*adj*: unbewußt.
nondepolarizing/*adj*: nicht depolarisierend.
nondirective/*adj*: nicht-direktiv.
non-disjunction/*n*: Non-Disjunction, Nichttrennung *w*.
noneffective/*adj*: unwirksam.
non-ego/*n*: Nicht-Ich *s*.
nonfebril/*adj*: afebril.
nonheritable/*adj*: nicht erblich.
nonhistone/*n*: Nichthiston *s*.
non-Hodgkin lymphoma [*abbr*] **NHL**: Non-Hodgkin-Lymphom *s*.
nonhomogeneity/*n*: Inhomogenität *w*.
nonicteric/*adj*: anikterisch.
nonidentical/*adj*: zweieiig.
nonimmunity/*n*: fehlende Immunität *w*.
noninhibition/*n*: Ungehemmtheit *w*.
nonintention tremor: bewegungsunabhängiger Tremor *m*.
noninvasive/*adj*: nichtinvasiv.
nonionic/*adj*: nichtionisch.
nonivamide/*n*: Nonivamid *s*.
nonleukemic/*adj*: aleukämisch.
nonlinear/*adj*: nichtlinear.
nonmedullated/*adj*: marklos.
nonmyelinated/*adj*: marklos.
Nonne-Apelt-reaction: Nonne-Apelt-Reaktion *w*.
Nonne-Froin syndrome: Nonne-Froin-Syndrom *s*, Liquorsperrsyndrom *s*.
Nonne-Milroy syndrome: Nonne-Milroy-Syndrom *s*, hereditäres Lymphödem *s*.
non-Newtonian fluid: Nicht-Newton-Flüssigkeit *w*.
non-nucleated/*adj*: kernlos.
nonocclusion/*n*: Nonokklusion *w*, offener Biß *m*.
nonopaque/*adj*: lichtdurchlässig, nicht schattengebend.
nonorganic: nicht organisch, funktionell.

nonovulatory/*adj*: anovulatorisch.
nonoxynol/*n*: Nonoxinol *s*.
nonparametric/*adj*: parameterfrei.
nonparous/*adj*: nullipar.
nonpenetrating/*adj*: nicht penetrierend.
nonpermissive/*adj*: restriktiv.
nonpolar/*adj*: unpolar.
nonproductive/*adj*: unproduktiv.
nonprofit/*adj*: gemeinnützig.
nonprotein carbon: Restkohlenstoff *m*.
nonprotein nitrogen [*abbr*] **NPN**: Reststickstoff *m*.
nonrandom/*adj*: nicht zufällig.
nonreactive/*adj*: unempfindlich.
nonreinforcement/*n*: Nicht-Verstärkung *w*.
nonresponder/*n*: Nicht-Responder *m*.
nonrotation/*n*: Nonrotation *w*.
nonscreen film: folienloser Film *m*.
nonseasonal/*adj*: jahreszeitunabhängig.
nonsecretor/*n*: Nichtausscheider *m*.
nonsegmented/*adj*: nicht segmentiert, unsegmentiert.
nonselective/*adj*: nicht-selektiv.
nonself/*adj*: körperfremd.
nonsense/*n*: Unsinn *m*, Nonsensemutation *w*.
nonsense codon: Nonsensekodon *s*.
nonsense correlation: Scheinkorrelation *w*.
nonsense mutation: Nonsensemutation *w*.
nonsense syndrome: Ganser-Syndrom *s*, Scheinblödsinn *m*.
nonsexual/*adj*: ungeschlechtlich, agamisch.
nonsocial/*adj*: asozial.
nonspecific/*adj*: unspezifisch.
nonsporogenous/*adj*: nicht sporenbildend.
nonsteroidal/*adj*: nicht-steroidal.
nonstriated/*adj*: nicht gestreift, glatt.
nonstructural/*adj*: non-Struktur-.
nonsurgical/*adj*: konservativ.
nontaster/*n*: Nichtschmecker *m*.
nontoxic/*adj*: ungiftig.
nontransparent/*adj*: undurchsichtig.
nonunion/*n*: Nichtvereinigung *w*.
nonverbal/*adj*: nonverbal.
nonvascular/*adj*: gefäßfrei.
nonviability/*n*: Lebensunfähigkeit *w*.
nonviable/*adj*: nicht lebensfähig.
nonvital/*adj*: leblos, avital.
no-observed-effect level [*abbr*] **NOEL**: kein Effekt nachweisbar.
Noonan syndrome: Noonan-Syndrom *s*, Pseudo-Ullrich-Turner-Syndrom *s*.
noopsyche/*n*: Noopsyche *w*.
nopalin/*n*: Nopalin *s*.
noradrenaline/*n*: Noradrenalin *s*, Norepinephrin *s*.
noradrenergic/*adj*: noradrenerg.
norandrostenolone/*n*: Norandrostenolon *s*.
norboletone/*n*: Norboleton *s*.
norepinephrine/*n*: Noradrenalin *s*, Norepinephrin *s*.
norethandrolone/*n*: Norethandrolon *s*, Äthylnylnortestosteron *s*.
norethindrone/*n*: Norethisteron *s*.
norethisterone/*n*: Norethisteron *s*.
norethynodrel/*n*: Norethynodrel *s*.
norfenefrine/*n*: Norfenefrin *s*.
norfloxacin/*n*: Norfloxacin *s*.
norgestimate/*n*: Norgestimat *s*.
norgestrel/*n*: Norgestrel *s*.
norleucine/*n*: Norleucin *s*.
norlevorphanol/*n*: Norlevorphanol *s*.
norm/*n*: Norm *w*, Standard *m*; **behavioral ~** Verhaltensnorm *w*; **cultural ~** kulturelle Norm *w*; **social ~** soziale Norm *w*.
normal/*n, adj*: 1. Normalperson *w*; 2. normal.
normalization/*n*: Normalisierung *w*.
normalize/*vb*: normalisieren.
Norman-Wood syndrome: Norman-Wood-Syndrom *s*, kongenitale amaurotische Idiotie *w*.
normative/*adj*: normativ.
normergic/*adj*: normerg.
normetanephrine/*n*: Normetanephrin *s*.
normethadone/*n*: Normethadon *s*.
normo-: Normo-.
normobaric/*adj*: isobar.
normoblast/*n*: Normoblast *m*; **acidophilic ~** orthochromatischer Normoblast *m*; **ba-**

sophilic ~ basophiler Erythroblast *m*; **eosinophilic** ~ orthochromatischer Normoblast *m*; **intermediate** ~ polychromatischer Normoblast *m*; **orthochromatic** ~ orthochromatischer Normoblast *m*; **polychromatophilic** ~ polychromatischer Erythroblast *m*.
normoblastosis/*n*: Normoblastose *w*.
normocalcemia/*n*: Normokalzämie *w*.
normocapnia/*n*: Normokapnie *w*.
normocholesterolemia/*n*: Normocholesterinämie *w*.
normochromasia/*n*: Normochromie *w*.
normochromia/*n*: Normochromie *w*.
normochromic/*adj*: normochrom.
normocyte/*n*: Normozyt *m*.
normocytic/*adj*: normozytär.
normocytosis/*n*: Normozytose *w*.
normoerythrocyte/*n*: Normozyt *m*.
norm of reaction: Reaktionsnorm *w*.
normoglycemia/*n*: Normoglykämie *w*.
normoglycemic/*adj*: normoglykämisch.
normokalemic/*adj*: normokaliämisch.
normo-orthocytosis/*n*: Normozytose *w*.
normoreflexia/*n*: normaler Reflexstatus *m*.
normotension/*n*: Normotension *w*, normaler Druck *m*.
normotensive/*adj*: normoton.
normothermia/*n*: Normothermie *w*.
normothermic/*adj*: normotherm.
normotonia/*n*: Normotonie *w*.
normotonic/*adj*: normoton.
normotopic/*adj*: normotop.
normovolemia/*n*: Normovolämie *w*.
nornicotine/*n*: Nornicotin *s*.
norprogesterone/*n*: Norprogesteron *s*.
norpseudoephedrine/*n*: Pseudonorephedrin *s*.
Norrie's disease: Norrie-Krankheit *w*.
norsynephrin/*n*: Norsynephrin *s*.
nortestosterone/*n*: Nortestosteron *s*.
nortriptyline/*n*: Nortriptylin *s*.
Norum's disease: Norum-Krankheit *w*, angeborener LCAT-Mangel *m*.
Norwalk virus: Norwalk-Virus *m*.
Norway itch: Boeck-Skabies *w*, Scabies norvegica.
noscapine/*n*: Narkotin *s*.
nose/*n*: Nase *w*.
nosebleed/*n*: Nasenbluten *s*, Epistaxis.
nosebrain/*n*: Rhinenzephalon *s*.
nose-bridge-lid reflex: Orbicularis-oculi-Reflex *m*.
nose deformity: Nasendeformität *w*.
nose drops: Nasentropfen.
nose-eye reflex: Orbicularis-oculi-Reflex *m*.
nose job: Rhinoplastik *w*.
nosepiece/*n*: Mikroskop *s*, Brillenbügel *m*.
nose speculum: Nasenspekulum *s*.
noso-: Noso-.
nosochthonography/*n*: Nosographie *w*.
nosocomial/*adj*: nosokomial.
nosogenic/*adj*: pathogen.
nosogeography/*n*: Geomedizin *w*.
nosography/*n*: Nosographie *w*.
nosological/*adj*: nosologisch.
nosologist/*n*: Pathologe *m*.
nosology/*n*: Nosologie *w*.
nosomania/*n*: Hypochondrie *w*.
nosomycosis/*n*: Mykose *w*.
nosonomy/*n*: Nosologie *w*.
nosoparasite/*n*: Nosoparasit *m*.
nosophen/*n*: Nosophen *s*, Jodophen *s*.
nosophobia/*n*: Nosophobie *w*.
nosopoietic/*adj*: pathogen.
nosotaxy/*n*: Krankheitsklassifikation *w*, Nosologie *w*.
nosotoxicosis/*n*: Vergiftung *w*.
nosotoxin/*n*: pathogenes Toxin *s*.
nosotrophy/*n*: Krankenversorgung *w*.
nostalgia/*n*: Nostalgie *w*, Heimweh *s*.
nostalgy/*n*: Nostalgie *w*, Heimweh *s*.
nostology/*n*: Gerontologie *w*.
nostril/*n*: Nasenloch *s*, Naris.
notal/*adj*: dorsal, Rücken-.
notalgia/*n*: Rückenschmerz *m*.
notch/*n*: Inzisur *w*, Verengung *w*, Stufe *w*; **aortic** ~ Aorteninzisur *w*; **cardiac** ~ Kardiaverengung *w*; **dicrotic** ~ Pulswelleneinkerbung *w*.
note/*n*: Ton *m*, Geräusch *s*.
Nothnagel sign: Nothnagel-Zeichen *s*.

Nothnagel syndrome

Nothnagel syndrome: Nothnagel-Syndrom *s*, oberes Nucleus-ruber-Syndrom *s*.
noticeable/*adj*: wahrnehmbar, merklich.
notifiable/*adj*: meldepflichtig.
notification/*n*: Meldung *w*.
notochord/*n*: primitives Achsenskelett *s*, Chorda dorsalis.
notochordoma/*n*: Chordom *s*.
notogenesis/*n*: Wirbelsäulenbildung *w*.
notomyelitis/*n*: Myelitis *w*.
no-touch method: No-touch-Operation *w*.
not-self/*adj*: körperfremd.
nourish/*vb*: ernähren.
nourishing/*adj*: nahrhaft.
nourishment/*n*: Nahrung *w*, Ernährung *w*.
nourseothricin/*n*: Nourseothricin *s*.
novalminsulfone/*n*: Novalminsulfon *s*.
novarsenobenzene/*n*: Neosalvarsan *s*, Neoarsphenamin *s*.
novarsenobenzol/*n*: Neosalvarsan *s*, Neoarsphenamin *s*.
novobiocin/*n*: Novobiocin *s*.
noxa/*n*: Noxe *w*.
noxious/*adj*: schädlich.
noxiousness/*n*: Schädlichkeit *w*.
noxiptiline/*n*: Noxiptilin *s*.
nozzle/*n*: Düse *w*.
nozzle loop reactor: Umlaufdüsenreaktor *m*.
NP [*abbr*] **neuropsychiatry**/*n*: Neuropsychiatrie *w*.
Np [*abbr*] **neptunium**/*n*: Neptunium *s*, Np.
NPN [*abbr*] **nonprotein nitrogen**: Reststickstoff *m*.
NPT [*abbr*] **noctile penile tumescence**: nächtliche Penisschwellung *w*.
nr [*abbr*] **1. near; 2. no refill**: 1. nahe, benachbart; 2. nicht nachfüllen.
NRC [*abbr*] **normal retinal correspondence**: normale Netzhautkorrespondenz *w*.
NREM [*abbr*] **non rapid eye movement**: Phase der langsamen Augenbewegungen *w*, non-REM-Schlafphase *w*.
n. s. [*abbr*] **not significant**: nicht signifikant.
NSAIS [*abbr*] **non-steroidal anti-inflammatory agents**: nicht-steroidale entzündungshemmende Substanzen, nicht-steroidale antiinflammatorische Antirheumatika, NSAIR.
NSR [*abbr*] **normal sinus rhythm**: normaler Sinusrhythmus *m*.
N-terminal/*n*: N-Ende *s*, Amino-Ende *s*.
n-type semiconductor: n-Halbleiter *m*.
nubile/*adj*: heiratsfähig.
nuchal/*adj*: nuchal.
Nuck's canal: Nuck-Kanal *m*, Processus vaginalis peritonei.
Nuck's hydrocele: Hydrocele feminae.
nucl-: Nukleo-, Kern-.
nuclear/*adj*: nukleär, Nuklear-.
nuclear magnetic: kernmagnetisch.
nuclear medical: nuklearmedizinisch.
nuclease/*n*: Nuklease *w*.
nucleated/*adj*: kernhaltig.
nucleation center: Nukleationszentrum *s*, Faltungskern *m*.
nuclein/*n*: Nuklein *s*.
nucleinase/*n*: Nukleinase *w*.
nucleinate/*n*: Nukleinat *s*.
nucleo-: Nukleo-, Kern-.
nucleocapsid/*n*: Nukleokapsid *s*.
nucleography/*n*: Diskographie *w*.
nucleohistone/*n*: Nukleohiston *s*.
nucleohyaloplasm/*n*: Kernhyaloplasma *s*.
nucleoid/*n*: Nukleoid *s*.
nucleolar/*adj*: nukleolär.
nucleole/*n*: Nukleolus *m*.
nucleoliform/*adj*: nukleolenförmig.
nucleololus/*n*: Nukleolus *m*.
nucleolonema/*n*: Nukleonema *s*.
nucleolus/*n*: Nukleolus *m*; **false ~** Karyosom *s*.
nucleolymph/*n*: Karyolymphe *w*.
nucleolysis/*n*: Nukleolyse *w*.
nucleomicrosome/*n*: Nukleosom *s*.
nucleon/*n*: Nukleon *s*.
nucleophilic/*adj*: nukleophil.
nucleophosphatase/*n*: Nukleotidase *w*.
nucleoplasm/*n*: Nukleoplasma *s*, Karyoplasma *s*.
nucleoproteid/*n*: Nukleoproteid *s*, Nukleoprotein *s*.

nucleoprotein/*n*: Nukleoproteid *s*, Nukleoprotein *s*.
nucleorrhexis/*n*: Karyorrhexis *w*.
nucleosidase/*n*: Nukleosidase *w*.
nucleoside/*n*: Nukleosid *s*.
nucleoside analogue: Nukleosidanalogon *s*.
nucleoside deaminase: Nukleosiddesaminase *w*.
nucleoside diphosphatase: Nukleosiddiphosphatase *w*.
nucleoside diphosphate: Nukleosiddiphosphat *s*.
nucleoside diphosphate kinase: Nukleosiddiphosphatkinase *w*.
nucleoside diphosphate sugar: Nukleosiddiphosphatzucker *m*.
nucleoside monophosphate: Nukleosidmonophosphat *s*.
nucleoside monophosphate kinase: Nukleosidmonophosphatkinase *w*.
nucleoside phosphate: Nukleosidphosphat *s*.
nucleosin/*n*: Thymopoeitin *s*.
nucleosome/*n*: Nukleosom *s*.
nucleospindle/*n*: Kernspindel *w*.
nucleotidase/*n*: Nukleotidase *w*.
nucleotide/*n*: Nukleotid *s*.
nucleotide mapping: Nukleotidmapping *s*.
nucleotide replacement site: Nukleotidaustauschstelle *w*.
nucleotide sequence: Nukleotidsequenz *w*, Basensequenz *w*.
nucleotidyltransferase/*n*: Nukleotidyltransferase *w*.
nucleotoxin/*n*: Kerngift *s*.
nucleus/*n*: Kern *m*, Nucleus.
nucleus syndrome, red: Nucleus-ruber-Syndrom *s*; **inferior** ~ unteres Nucleus-ruber-Syndrom *s*, Benedikt-Syndrom *s*, Claude-Syndrom *s*; **upper** ~ oberes Nucleus-ruber-Syndrom *s*, Nothnagel-Syndrom *s*.
nuclide/*n*: Nuklid *s*; **radioactive** ~ Radionuklid *s*.
nude/*adj*: nackt.
nudity/*n*: Nacktheit *w*.
Nuel space: Nuel-Raum *m*.
NUG [*abbr*] **necrotizing ulcerative gingivitis**: nekrotisierende ulzerierende Gingivitis *w*.
Nuhn's gland: Nuhn-Drüse *w*, Glandula lingualis anterior.
nuisance/*n*: unangenehme Empfindung *w*.
null cell: Null-Lymphozyt *m*.
null hypothesis: Nullhypothese *w*.
nulligravida/*n*: Nulligravida *w*.
nullipara/*n*: Nullipara *w*.
numb/*adj*: taub, gefühllos.
number/*n*: Zahl *w*, Anzahl *w*, Nummer *w*; **atomic** ~ Atomzahl *w*; **basic** ~ haploide Chromosomenzahl *w*.
number average: Zahlenmittel *s*.
numberblindness/*n*: Zahlenblindheit *w*, Akalkulie *w*.
number of strips: Lamellenzahl *w*.
numbness/*n*: Taubheitsgefühl *s*.
numerator/*n*: Zähler *m*.
numeric/*adj*: numerisch.
numerous/*adj*: zahlreich.
nummiform/*adj*: nummulär, münzenförmig.
nummular/*adj*: nummulär, münzenförmig.
nummulation/*n*: Geldrollenbildung *w*.
nuptiality/*n*: Heiratsrate *w*.
nurse/*n*: Krankenschwester *w*; **auxiliary** ~ Hilfsschwester *w*; **geriatric** ~ Altenpflegerin *w*; **male** ~ Krankenpfleger *m*; **registered** ~ examinierte Krankenschwester *w*; **teaching** ~ Schulschwester *w*.
nurse cell: Sertoli-Zelle *w*, Fußzelle *w*.
nurse manpower: Pflegepersonal *s*.
nurse-midwife: Hebamme *w*.
nursery/*n*: Neugeborenenstation *w*.
nursery school: Kindergarten *m*.
nurses' aide [*abbr*] **NA**: Krankenpflegehelfer *m*.
nursing/*n*: Krankenpflege *w*, Pflege *w*, Säugen *s*.
nursing auxiliary: Schwesternhelferin *w*.
nursing bottle: Säuglingsflasche *w*.
nursing care: Pflege *w*.
nursing profession: Pflegeberuf *m*.
nursing service: Pflegedienst *m*.

nursing shortage: Pflegenotstand *m*.
nursing staff: Pflegepersonal *s*.
nursling/*n*: Säugling *m*, Pflegekind *s*.
nurturance/*n*: Pflege *w*, Erziehung *w*.
nurture/*n, vb*: 1. Nahrung *w*, Ernährung *w*, Pflege *w*, Erziehung *w;* 2. ernähren, pflegen.
nutation/*n*: Nickbewegung *w*.
nutmeg/*n*: Muskatnuß *w*.
nutmeg liver: Muskatnußleber *w*.
nutrient/*n, adj*: 1. Nährstoff *m*, Ingredienz *w*; 2. nährend.
nutrient broth: Nährbouillon *w*.
nutriment/*n*: Nahrung *w*, Nahrungsmittel *s*.
nutrition/*n*: Ernährung *w*; **adequate** ~ angemessene Ernährung *w*; **enteral** ~ enterale Ernährung *w*; **parenteral** ~ parenterale Ernährung *w*.
nutritional/*adj*: alimentär, Nähr-.
nutrition chart: Ernährungsprotokoll *s*.
nutrition disorder: Ernährungsstörung *w*.
nutritionist/*n*: Ernährungswissenschaftler *m*.
nutrition status: Ernährungsstatus *m*.
nutritious/*adj*: nahrhaft.
nutritive/*adj*: nutritiv.
nutritory/*adj*: nahrhaft.
nutriture/*n*: Ernährungszustand *m*.
nyacine/*n*: Neomycin *s*.
nychthemeral/*adj*: nyktohemeral, Tag- und Nacht-.
nyct-: Nykt-, Nacht-.
nyctalbuminuria/*n*: Nyktalbuminurie *w*.
nyctalgia/*n*: Nachtschmerz *m*.
nyctalopia/*n*: Nyktalopie *w*, Nachtblindheit *w*.
nyctanopia/*n*: Nyktanopsie *w*, Nachtblindheit *w*.
nycterine/*adj*: nächtlich, dunkel.
nycterohemeral/*adj*: nyktohemeral, Tag- und Nacht-.
nycturia/*n*: Nykturie *w*.
nydrazid/*n*: Nydrazid *s*.
Nylander's test: Nylander-Probe *w*.
nylidrin/*n*: Buphenin *s*.
nylon/*n*: Nylon *s*.
nympha/*n*: kleine Schamlippe *w*.

nymphectomy/*n*: Resektion der Labia minora.
nympholabial/*adj*: nympholabial.
nymphomania/*n*: Nymphomanie *w*.
nymphomaniac/*n*: Nymphomane *m*.
nymphotomy/*n*: Nymphotomie *w*.
Nyquist's plot: Ortskurve *w*.
nystagmograph/*n*: Nystagmograph *m*.
nystagmography/*n*: Nystagmographie *w*.
nystagmoid/*adj*: nystagmusartig.
nystagmus/*n*: Nystagmus *m*; **ataxic** ~ intranukleäre Ophthalmoplegie *w*, Lhermitte-Lähmung *w*; **aural** ~ vestibulärer Nystagmus *m*; **caloric** ~ kalorischer Nystagmus *m*; **central** ~ zentralnervöser Nystagmus *m*; **conjugate** ~ konjugierter Nystagmus *m*; **dissociated** ~ dissoziierter Nystagmus *m*; **horizontal** ~ horizontaler Nystagmus *m*; **jerky** ~ Rucknystagmus *m*; **labyrinthine** ~ Labyrinthnystagmus *m*; **ocular** ~ okulärer Nystagmus *m*; **optokinetic** ~ optokinetischer Nystagmus *m*, Eisenbahnnystagmus *m*; **palatal** ~ Gaumensegelnystagmus *m*; **paroxysmal** ~ Nystagmusklonus *m*; **pendular** ~ Pendelnystagmus *m*; **physiologic** ~ physiologischer Nystagmus *m*; **positional** ~ Stellungsnystagmus *m*; **postural** ~ Stellungsnystagmus *m*; **rotatory** ~ Rotationsnystagmus *m*, Drehnystagmus *m*; **vertical** ~ vertikaler Nystagmus *m*; **vestibular** ~ Vestibularnystagmus *m*; **vibratory** ~ Pendelnystagmus *m*.
nystagmus beat: Nystagmusschlag *m*.
nystagmus direction: Nystagmusrichtung *w*.
nystagmus goggles: Nystagmusbrille *w*.
nystagmus-myoclonus: Nystagmusmyoklonie *w*.
nystagmus recording: Nystagmographie *w*.
nystatin/*n*: Nystatin *s*.
nystatin ointment: Nystatinsalbe *w*.
nystaxis/*n*: Nystagmus *m*.
Nysten's rule: Nysten-Regel *w*.
nyxis/*n*: Parazentese *w*.

O

O [*abbr*] **oxygen**/*n*: Sauerstoff *m*, O.
o-: Oo-, Ei-.
OAF [*abbr*] **osteoclast activating factor**: Osteoklastenaktivierungsfaktor *m*.
oak/*n*: Eiche *w*.
O antigen/*n*: O-Antigen *s*.
oat/*n*: Hafer *m*.
oat cell: Haferzelle *w*.
oat cell carcinoma: Oat-cell-Karzinom *s*, kleinzelliges Bronchialkarzinom *s*.
oat flakes: Haferflocken.
oath/*n*: Eid *m*; **hippocratic** ~ hippokratischer Eid *m*.
OB [*abbr*] **obstetrics**/*n*: Geburtshilfe *w*.
obduction/*n*: Obduktion *w*.
obedience/*n*: Gehorsam *m*, Abhängigkeit *w*.
obelion/*n*: Obelion *s*.
Ober's operation: Gelenkkapselspaltung *w*.
Obersteiner-Redlich space: Obersteiner-Redlich-Zone *w*.
obese/*adj*: adipös.
obesity/*n*: Fettsucht *w*, Obesitas; **alimentary** ~ alimentäre Fettsucht *w*; **endocrine** ~ endokrine Obesitas *w*; **exogenous** ~ alimentäre Fettsucht *w*; **hypothyreoid** ~ Obesitas bei Hypothyreose; **plethoric** ~ Plethora *w*; **simple** ~ alimentäre Fettsucht *w*.
obesity diet: Reduktionskost *w*.
obesogenous/*adj*: dick machend.
obex/*n*: Obex *m*.
OB-GYN [*abbr*] **obstetrics-gynecology**: Gynäkologie und Geburtshilfe.
obidoxime/*n*: Obidoxim *s*.
obidoxime chloride: Obidoximchlorid *s*.
object/*n*: Objekt *s*, Absicht *w*; **libidinal** ~ Libidoobjekt *s*; **transitional** ~ Ersatzobjekt *s*.
object attachment: Objektbindung *w*.
object axis: Objektachse *w*.

object choice: Objektwahl *w*.
object constancy: Objektkonstanz *w*.
object constant: Objektkonstante *w*.
object error: Reizquellenaufmerksamkeitsfehler *m*.
object-film distance: Objekt-Film-Abstand *m*.
object glass: Objektiv *s*.
objectivation/*n*: Objektivierung *w*.
objective/*n, adj*: 1. Ziel *s*, Objektiv *s*; **achromatic** ~ Achromat *m*; **binocular** ~ Binokularobjektiv *s*; **dry** ~ Trockenobjektiv *s*; 2. objektiv.
objectivity/*n*: Objektivität *w*.
objectivization/*n*: Objektivierung *w*.
object-lens: Objektiv *s*.
object libido: Objektlibido *w*.
object point: Objektpunkt *m*.
object relationship: Objektbeziehung *w*.
object stage: Objekttisch *m*.
oblate/*adj*: abgeflacht.
obligate/*adj*: obligat.
obligation/*n*: Pflicht *w*, Verpflichtung *w*.
obligation of supervision: Aufsichtspflicht *w*.
obligation to treatment: Behandlungspflicht *w*.
obligatory/*adj*: obligatorisch.
oblique/*adj*: schräg, obliquus.
obliquity/*n*: Obliquität *w*, Schrägstellung *w*; **pelvic** ~ Beckenobliquität *w*.
obliterate/*vb*: obliterieren.
obliteration/*n*: Obliteration *w*, Verödung *w*; **vascular** ~ Gefäßverödung *w*.
obliterative/*adj*: obliterierend.
obnubilation/*n*: Stupor *m*.
OBS [*abbr*] **obstetrics**: Geburtshilfe *w*.
obscuration/*n*: Verdunklung *w*.
obscure/*adj, vb*: 1. dunkel; 2. verdunkeln.
obscurity/*n*: Dunkelheit *w*, Unklarheit *w*.
observation/*n*: Beobachtung *w*.
observation distance: Betrachtungsab-

observation procedure

stand *m*.
observation procedure: Beobachtungsverfahren *s*.
observation tube: Studentenoptik *w*.
observe/*vb*: beobachten.
observer/*n*: Beobachter *m*.
obsession/*n*: Obsession *w*, Zwangsvorstellung *w*.
obsessional/*adj*: Zwangs-.
obsessive/*adj*: zwanghaft.
obsessive-compulsive/*adj*: zwangsneurotisch.
obsolete/*adj*: obsolet.
obstetric/*adj*: geburtshilflich, Geburts-.
obstetrical/*adj*: geburtshilflich, Geburts-.
obstetrician/*n*: Geburtshelfer *m*.
obstetrician's hand: Pfötchenstellung *w*.
obstetrics: Geburtshilfe *w*.
obstinacy/*n*: Eigenart *w*.
obstinate/*adj*: eigensinnig.
obstipate/*vb*: verstopfen, obstipieren.
obstipation/*n*: Obstipation *w*.
obstruct/*vb*: verstopfen, verlegen.
obstructed/*adj*: undurchgängig.
obstruction/*n*: Obstruktion *w*, Hindernis *s*; **arterial** ~ Arterienverschluß *m*; **biliary** ~ Gallengangsverschluß *m*; **bronchial** ~ Bronchusverlegung *w*; **duodenal** ~ Duodenumverlegung *w*; **false colonic** ~ Pseudoobstruktionsileus *m*, Ogilvie-Syndrom *s*; **laryngeal** ~ Larynxstenose *w*; **renal pelvic** ~ Nierenbeckenverlegung *w*; **ureteral** ~ Ureterverschluß *m*; **ureterovesical** ~ ureterovesikale Obstruktion *w*; **urethral** ~ Harnröhrenobstruktion *w*.
obstruction box: Hinderniskasten *m*.
obstructive/*adj*: obstruktiv.
obstruent/*adj*: obstruierend.
obtund/*vb*: abstumpfen, dämpfen, lindern.
obtundation/*n*: Bewußtseinstrübung *w*.
obtundent/*n*, *adj*: 1. Linderungsmittel *s*; 2. lindernd.
obtundity/*n*: Linderung *w*.
obturate/*vb*: verstopfen, abschließen.
obturation/*n*: Obturation *w*, Verschließung *w*; **intestinal** ~ Darmverschluß *m*; **retrograde** ~ retrograder Verschluß *m*.

obturator/*n*: Obturator *m*, Musculus obturatorius; **palatal** ~ Oberkieferverschlußprothese *w*.
obturator hernia: Obturatoriushernie *w*.
obturator sign: Obturatorzeichen *s*.
obtuse/*adj*: stumpf.
obtuseness/*n*: Stumpfheit *w*.
obtusion/*n*: Sensibilitätsminderung *w*.
obversion/*n*: Umkehrung *w*.
occasional/*adj*: gelegentlich.
occipital/*adj*: okzipital.
occipitalization/*n*: Okzipitalisation *w*, Atlasassimilation *w*.
occipitoanterior/*adj*: okzipitoanterior.
occipitobasilar/*adj*: okzipitobasilär.
occipitofrontal/*adj*: okzipitofrontal.
occipitoparietal/*adj*: parietookzipital.
occipitoposterior/*adj*: okzipitoposterior.
occipitothalamic/*adj*: okzipitothalamisch.
occiput/*n*: Okziput *s*, Hinterhaupt *s*.
occiput presentation: Hinterhauptslage *w*.
occlude/*vb*: verschließen, okkludieren.
occluder/*n*: Artikulator *m*, Okklusivschielverband *m*.
occlusal/*adj*: okklusal, Okklusions-.
occlusion/*n*: Okklusion *w*, Verschluß *m*; **acentric** ~ Okklusionsstörung *w*; **acute coronary** ~ akuter Koronararterienverschluß *m*; **anatomical** ~ Normalbiß *m*; **balanced** ~ ausgeglichene Artikulation *w*; **centric** ~ mittige Okklusion *w*, Normalbiß *m*; **distal** ~ Distalbiß *m*; **dynamic** ~ Zahnartikulation *w*; **eccentric** ~ ekzentrische Okklusion *w*, Seitbiß *m*; **ideal** ~ anatomische Okklusion *w*; **locked** ~ Bißsperre *w*; **mesenteric vascular** ~ Mesenterialgefäßverschluß *m*; **mesial** ~ Mesialbiß *m*; **normal** ~ Normalbiß *m*; **prenormal** ~ Mesialbiß *m*; **protrusive** ~ Unterkieferprognathie *w*; **traumatic** ~ traumatische Okklusionsstörung *w*; **vascular** ~ Gefäßverschluß *m*.
occlusion force: Okklusionskraft *w*.
occlusion plethysmography, venous: Venenverschlußplethysmographie *w*.
occlusive/*adj*: abschließend, okklusiv.
occlusometer/*n*: Okklusometer *s*.

occult/*adj*: okkult.
occupancy/*n*: Okkupanz *w*, Belegung *w*.
occupation/*n*: Beruf *m*; **therapeutic ~** Heilberuf *m*.
occupational/*adj*: Berufs-, Arbeits-.
occupation of binding site: Besetzung der Bindungsstelle.
occupation spasm: Beschäftigungskrampf *m*.
occupation time: Okkupationszeit *w*.
occur/*vb*: vorkommen, auftreten.
occurance/*n*: Vorkommen *s*, Auftreten *s*.
oceanography/*n*: Ozeanographie *w*.
ocellus/*n*: Punktauge *s*.
ochre codon: Ochre-Kodon *s*.
ochre mutant: Ochre-Mutante *w*.
ochronosis/*n*: Ochronosis *w*.
ochronotic/*adj*: ochronotisch.
Ochsner's ring: Ochsner-Muskelring *m*.
octagonal/*adj*: achteckig.
octahedral/*adj*: oktaedrisch.
octahedron/*n*: Oktaeder *m*.
octamylamine/*n*: Ocatmylamin *s*.
octan/*n*: Oktan *s*.
octanoate/*n*: Caprylat *s*.
octanoic/*adj*: Oktyl-.
octanol/*n*: Oktanol *s*.
octant diagram: Oktanten-Diagramm *s*.
octapeptide/*n*: Oktapeptid *s*.
octodrine/*n*: Octodrin *s*.
octopamine/*n*: Octopamin *s*.
octopine/*n*: Oktopin *s*.
octoploid: achtfach.
octose/*n*: Oktose *w*.
octotiamine/*n*: Octotiamin *s*.
ocul-: Okulo-, Augen-.
ocular/*n, adj*: 1. Okular *s*; 2. okulär, Augen-.
oculentum/*n*: Augensalbe *w*.
oculist/*n*: Augenarzt *m*.
oculoauricular/*adj*: okuloaurikulär.
oculoauriculovertebral/*adj*: okuloaurikulovertebral.
oculocardiac/*adj*: okulokardial.
oculocephalic/*adj*: okulozephal.
oculocerebrorenal/*adj*: okulozerebrorenal.
oculocutaneous/*adj*: okulokutan.
oculofacial/*adj*: okulofazial.

oculoglandular/*adj*: okuloglandulär.
oculogyration/*n*: Augenrotation *w*.
oculogyric/*adj*: okulogyr.
oculometroscope/*n*: Skiaskop *s*.
oculomotor/*adj*: okulomotorisch, oculomotorius.
oculopalpebral/*adj*: okulopalpebral.
oculopathy/*n*: Augenerkrankung *w*.
oculoplethysmography/*n*: Okuloplethysmographie *w*.
oculopupillary/*adj*: okulopupillär.
oculosensory/*adj*: okulosensorisch.
ocyodinic/*adj*: geburtsbeschleunigend.
ocytocin/*n*: Oxytocin *s*.
OD [*abbr*] **1. optical density; 2. outside diameter; 3. overdose**: 1. optische Dichte *w*; 2. äußerer Durchmesser *m*; 3. Überdosis *w*.
odaxesmus/*n*: Zungenbiß *m*, Lippenbiß *m*.
odd/*adj*: ungerade.
Oddi's muscle: Musculus sphincter Oddi.
ODD syndrome: okulodentodigitales Syndrom *s*, ODD-Syndrom *s*.
odiferous/*adj*: riechend, duftend.
-odont: -odont.
odontalgia/*n*: Odontalgie *w*, Zahnschmerz *m*.
odontectomy/*n*: exodonte Zahnentfernung *w*.
odonterism/*n*: Zähneklappern *s*.
odontexesis/*n*: Zahnsteinentfernung *w*.
-odontia: -odontie.
odontiasis/*n*: Dentition *w*.
odontiatria/*n*: Zahnheilkunde *w*.
odontic/*adj*: Zahn-.
odontitis/*n*: Zahnentzündung *w*.
odontoameloblastoma/*n*: Odontoameloblastom *s*.
odontoatlantal/*adj*: atlantoaxial.
odontoblast/*n*: Odontoblast *m*.
odontoblastic/*adj*: odontoblastisch.
odontoblastoma/*n*: Odontoblastom *s*.
odontocele/*n*: Zahnzyste *w*.
odontoclamis/*n*: Zahnfleischkappe *w*.
odontoclasis/*n*: Dentinresorption *w*.
odontoclast/*n*: Odontoklast *m*.
odontodynia/*n*: Zahnschmerz *m*.

odontodysplasia/*n*: Zahnfehlbildung *w*.
odontogenesis/*n*: Odontogenese *w*, Zahnentwicklung *w*.
odontogenesis imperfecta: Dentinogenesis imperfecta.
odontogenic/*adj*: dentogen.
odontogeny/*n*: Odontogenese *w*, Zahnentwicklung *w*.
odontogram/*n*: Bißbild *s*.
odontographic/*adj*: odontographisch.
odontohyperesthesia/*n*: Zahnüberempfindlichkeit *w*.
odontoiatria/*n*: Zahnbehandlung *w*.
odontolith/*n*: Zahnstein *m*.
odontologist/*n*: Zahnarzt *m*.
odontology/*n*: Zahnheilkunde *w*.
odontoloxy/*n*: Zahnfehlstellung *w*.
odontoma/*n*: Odontom *s*; **ameloblastic** ~ Ameloblastenodontom *s*; **calcified** ~ kalzifiziertes Odontom *s*; **dilated** ~ Dens invaginatus; **fibrous** ~ odontogenes Fibrom *s*.
odontome/*n*: Odontom *s*.
odontomy/*n*: Odontomie *w*, Zahntrepanation *w*.
odontoneuralgia/*n*: Zahnneuralgie *w*.
odontoparallaxis/*n*: Malokklusion *w*.
odontopathy/*n*: Zahnerkrankung *w*.
odontoperiosteum/*n*: Periodontium *s*.
odontoplasty/*n*: Odontoplastik *w*.
odontoplerosis/*n*: Zahnfüllung *w*.
odonthorthosis/*n*: Orthodontie *w*.
odontosarcoma/*n*: Ameloblastosarkom *s*.
odontoscope/*n*: Zahnspiegel *m*.
odontotechny/*n*: Zahntechnik *w*.
odontotheca/*n*: Zahnfollikel *m*.
odontotherapy/*n*: Zahnbehandlung *w*.
odontotomy/*n*: Zahntrepanation *w*.
odor/*n*: Odor *m*, Geruch *m*; **fruity** ~ Obstgeruch *m*.
odorant/*n, adj*: 1. Geruchsstoff *m*; 2. duftend.
odoriferous/*adj*: riechend, duftend.
odorless/*adj*: geruchsfrei.
odorocity/*n*: Geruchsintensität *w*.
odor-of-sweaty-feet syndrome: Isovalerianazidämie *w*.

odorogram/*n*: Odorimetrie *w*, Olfaktometrie *w*.
odorous/*adj*: riechend, duftend.
odor threshold: Geruchsschwelle *w*.
odour/*n*: Geruch *m*, Odor *m*.
odynacusis/*n*: lärminduzierter Ohrenschmerz *m*.
-odynia: -odynie.
odynometry/*n*: Schmerzmessung *w*.
odynophagia/*n*: Schluckschmerz *m*.
odynuria/*n*: Schmerzen beim Wasserlassen.
oedema/*n*: Ödem *s*.
oedematous/*adj*: ödematös.
oedipal/*adj*: ödipal.
Oedipus complex/*n*: Ödipus-Komplex *m*.
Oehl's layer: Oehl-Schicht *w*, Stratum lucidum epidermis.
OER [*abbr*] **oxygen enhancement ratio**: Sauerstoffverstärkungsverhältnis *s*.
oesophago-: Ösophago-.
oesophagitis/*n*: Ösophagitis *w*.
oesophagoscopy/*n*: Ösophagoskopie *w*.
oesophagostome/*n*: Oesophagostomum *s*.
oesophagostomiasis/*n*: Oesophagostomiasis *w*.
oesophagus/*n*: Ösophagus *m*.
oestradiol/*n*: Östradiol *s*.
oestriasis/*n*: Oestridenbefall *m*.
oestriol/*n*: Östriol *s*.
oestrogen/*n*: Östrogen *s*.
oestrone/*n*: Östron *s*.
oestrus/*n*: Östrus *m*.
OFD [*abbr*] **orofaciodigital syndrome**: orofaziodigitales Syndrom *s*.
off: aus.
off-center/*adj*: unmittig.
off-effect: Off-Effekt *m*, Berger-Effekt *m*.
off-flavor/*n*: Geschmacksabweichung *w*, Beigeschmack *m*.
office/*n*: Praxis *w*, Büro *s*.
office surgery: ambulante Chirurgie *w*.
office visit: Arztbesuch *m*.
official/*adj*: amtlich.
officinal/*n, adj*: 1. offizinelles Arzneimittel *s*; 2. offizinell.
off-position/*n*: Nullstellung *w*, Aus-Stel-

lung w.
offspring/n: Nachkommenschaft w.
ofloxacin/n: Ofloxacin s.
Ogilvie syndrome: Ogilvie-Syndrom s, Pseudoobstruktionsileus m.
Ogino-Knaus method: Knaus-Ogino-Methode w.
ogive/n: Ogive w.
Oguchi's disease: Oguchi-Krankheit w, angeborene Hemeralopie w.
Ohara's disease: Ohara-Krankheit w, Tularämie w.
Ohlmacher solution: Ohlmacher-Lösung w.
ohm/n: Ohm s; **reciprocal** ~ elektrischer Leitwert m, Siemens m.
Ohm's law: Ohm-Gesetz s.
o-hydroxyanisole/n: Guajacol s.
oidiomycosis/n: Oidiomykose w.
oikosite/n: Ekoparasit m.
oil/n: Öl s; **aromatic** ~ aromatisches Öl s; **camphorated** ~ Kampferliniment s; **carbolic** ~ Oleum phenolatum; **distilled** ~ ätherisches Öl s; **ethereal** ~ ätherisches Öl s; **iodized** ~ Jodöl s; **mineral** ~ Mineralöl s; **vegetable** ~ Pflanzenöl s; **volatile** ~ ätherisches Öl s.
oil acne: Ölakne w.
oil-aspiration pneumonia: Ölpneumonie w, Fettpneumonie w, Pneumolipidose w.
oil-cooling/n: Ölkühlung w.
oil cyst: Ölzyste w.
oil-drop sign: Kerzenwachsphänomen s.
oil folliculitis: Ölfollikulitis w.
oil gland: Talgdrüse w.
oil-immersion objective: Ölimmersionsobjektiv s.
oil insulation: Ölisolierung w.
oil-soluble: fettlöslich.
ointment/n: Salbe w, Unguentum; **golden** ~ Unguentum hydrargyri flavum; **greasy** ~ Fettsalbe w; **hydrophilic** ~ Unguentum hydrophilicum; **iodine** ~ Jodsalbe w; **mercurial** ~ Präzipitatsalbe w; **ophthalmic** ~ Augensalbe w; **protective** ~ Schutzsalbe w; **simple** ~ weiße Salbe w; **soothing** ~ Kühlsalbe w; **white** ~ weiße Salbe w; **white precipitate** ~ weiße Präzipitatsalbe w.
ointment base: Salbengrundlage w.
ointment for burns: Brandsalbe w.
old/adj: alt.
old-age: Alters-.
oleaginous/adj: ölig, fettig.
oleandomycin/n: Oleandomycin s.
oleandrin/n: Oleandrin s.
oleandrism/n: Oleandrinintoxikation w.
oleate/n: Oleat s.
olecranal/adj: Olekranon-.
olecranarthocace/n: Entzündung des Ellbogengelenks.
olecranarthropathy/n: Erkrankung des Ellbogengelenks.
olecranon/n: Olekranon s.
olefin/n: Olefin s.
olein/n: Olein s, Ölsäureglyzerid s.
oleochrysotherapy/n: Goldsalzbehandlung w.
oleodipalmitin/n: Oleodipalmitin s.
oleogranuloma/n: Oleogranulom s, Paraffinom s.
oleoinfusion/n: Ölaufschwemmung w.
oleoma/n: Oleom s.
oleomargarine/n: Margarine w.
oleone/n: Oleon s.
oleoresin/n: Oleoresin s, Fettharz s.
oleovitamin/n: Lösung fettlöslicher Vitamine.
oleum/n: Oleum s, Öl s.
olfaction/n: Riechen s.
olfactometer/n: Olfaktometer s.
olfactometry/n: Olfaktometrie w.
olfactory/adj: olfaktorisch.
olig-: Oligo-.
oligergasia/n: Oligophrenie w.
oligoamnios/n: Oligoamnion s.
oligoarthritis/n: Oligoarthritis w.
oligoastrocytoma/n: Oligoastrozytom s.
oligoblast/n: Oligodendroblast m.
oligochromasia/n: Hypochromasie w.
oligocythemia/n: Anämie w.
oligodactyly/n: Oligodaktylie w.
oligodendria/n: Oligodendroglia w.
oligodendroblast/n: Oligodendroblast m.

oligodendrocyte/*n*: Oligodendrozyt *m*.
oligodendroglia/*n*: Oligodendroglia *w*.
oligodendroglioma/*n*: Oligodendrogliom *s*.
oligodendrogliomatosis/*n*: Oligodendrogliomatose *w*.
oligodeoxyribonucleotide/*n*: Oligodesoxyribonukleotid *s*.
oligodipsia/*n*: Oligodipsie *w*.
oligodontia/*n*: Oligoodontie *w*.
oligodynamic/*adj*: oligodynamisch.
oligodynamics/*n*: Oligodynamik *w*.
oligoencephalon/*n*: Mikroenzephalon *s*.
oligogalactia/*n*: Hypogalaktie *w*.
oligogene/*n*: Oligogen *s*.
oligogenic/*adj*: oligogen.
oligogenics/*n*: Geburtenkontrolle *w*.
oligoglia/*n*: Oligodendroglia *w*.
oligohidrosis/*n*: Hypohidrose *w*.
oligohydramnios/*n*: Oligohydramnion *s*.
oligohypermenorrhea/*n*: Oligohypermenorrhö *w*.
oligohypomenorrhea/*n*: Oligohypomenorrhö *w*.
oligolalia/*n*: Oligolalie *w*.
oligolecithal/*adj*: oligolezital, dotterarm.
oligoleukocythemia/*n*: Leukopenie *w*.
oligoleukocytosis/*n*: Leukopenie *w*.
oligomenorrhea/*n*: Oligomenorrhö *w*.
oligomer/*n*: Oligomer *s*.
oligomeric/*adj*: oligomer.
oligomycin/*n*: Oligomycin *s*.
oligonucleotide/*n*: Oligonukleotid *s*.
oligopeptide/*n*: Oligopeptid *s*.
oligophosphate/*n*: Oligophosphat *s*.
oligophrenia/*n*: Oligophrenie *w*; **polydystrophic** ~ polydystrophische Oligophrenie *w*, Sanfillipo-Krankheit *w*, Mukopolysaccharidose Typ III.
oligophrenic/*adj*: oligophren.
oligoplasmia/*n*: Plasmamangel *m*.
oligopnea/*n*: Oligopnoe *w*, Hypopnoe *w*.
oligoptyalism/*n*: verminderter Speichelfluß *m*.
oligopyrene/*adj*: oligopyren.
oligosaccharide/*n*: Oligosaccharid *s*.
oligosideremia/*n*: Hyposiderinämie *w*.
oligospermatic/*adj*: oligospermatisch.
oligospermia/*n*: Oligospermie *w*.
oligosteatosis/*n*: Oligosteatose *w*.
oligosymptomatic/*adj*: oligosymptomatisch.
oligosynaptic/*adj*: oligosynaptisch.
oligotrichy/*n*: Hypotrichie *w*.
oligozoospermia/*n*: Oligozoospermie *w*.
oliguria/*n*: Oligurie *w*.
oliguric/*adj*: oligurisch.
oliva/*n*: Olive *w*, Oliva.
olivary/*n*: olivenförmig.
olive/*n*: Olive *w*, Oliva.
olivocerebellar/*adj*: olivozerebellär.
olivonuclear/*adj*: olivonukleär.
olivopontocerebellar/*adj*: olivopontozerebellär.
olivospinal/*adj*: olivospinal.
Ollendorff syndrome: Buschke-Ollendorff-Syndrom *s*, Dermatofibrosis lenticularis disseminata mit Osteopoikilie.
Ollier's disease: Ollier-Krankheit *w*, Hemichondrodysplasie *w*.
Ollier's layer: Ollier-Schicht *w*, Stratum osteogeneticum.
Ollier's operation: Ollier-Thiersch-Transplantation *w*.
Ollier's osteochondromatosis: Hemichondrodysplasie *w*.
Ollier-Thiersch graft: Ollier-Thiersch-Transplantat *s*.
OM [*abbr*] **1. otitis media; 2. outer membrane**: 1. Otitis media; 2. äußere Membran *w*.
-oma: -om.
omalgia/*n*: Schulterschmerz *m*.
Ombrédanne's operation: Hypospadiekorrektur nach Ombrédanne.
omental/*adj*: omentalis, Omentum-.
omentectomy/*n*: Omentumresektion *w*.
omentitis/*n*: Omentitis *w*.
omentopexy/*n*: Omentopexie *w*.
omentoplasty/*n*: Omentoplastik *w*.
omentoportography/*n*: Omentoportographie *w*.
omentorrhaphy/*n*: Omentorrhaphie *w*.
omentosplenopexy/*n*: Omentosplenope-

xie w.
omentotomy/n: Omentotomie w.
omentovolvulus/n: Netztorsion w.
omentum/n: Omentum s, Netz s.
omentumectomy/n: Omentumresektion w.
omnidirectional/adj: in alle Richtungen.
omnipotence of thought: Gedankenallmacht w.
omnivorous/adj: allesfressend.
omoclavicular/adj: omoklavikulär.
omodynia/n: Schulterschmerz m.
omohyoid/n: Musculus omohyoideus.
omophagia/n: Genuß ungekochter Nahrungsmittel.
omoplate/n: Skapula w.
omphal-: Omphalo-, Nabel-.
omphalectomy/n: Omphalektomie w.
omphalic/adj: umbilikal, Nabel-.
omphalitis/n: Omphalitis w.
omphalocele/n: Omphalozele w.
omphalodidymus/n: Omphalopagus m.
omphalogenesis/n: Nabelentwicklung w.
omphalointestinal/adj: omphalomesenterisch, Dottersack-.
omphaloma/n: Nabeltumor m.
omphalomesenteric/adj: omphalomesenterisch, Dottersack-.
omphalopagus/n: Omphalopagus m.
omphalophlebitis/n: Nabelvenenentzündung w.
omphalophlegmon/n: Nabelphlegmone w.
omphaloproptosis/n: Nabelschnurvorfall m.
omphalos/n: Nabel m.
omphalosite/n: Omphalosit m.
omphalotaxis/n: Nabelschnurreposition w, Omphalotaxis w.
omphalotomy/n: Nabelschnurdurchtrennung w, Abnabelung w.
omphalus/n: Nabel m.
onanism/n: Masturbation w, Coitus interruptus.
on call: Rufbereitschaft w.
once a day: einmal täglich.
onchocerca/n: Onchocerca.

onchocerciasis/n: Onchozerkose w.
onchocercoma/n: Onchozerkom s.
onchocercosis/n: Onchozerkose w.
onchodermatitis/n: Onchodermatitis w.
onchosphere/n: Bandwurmlarve w.
oncocerciasis/n: Onchozerkose w.
oncocyte/n: Onkozyt m, Hürthle-Zelle w.
oncocytoma/n: onkozytäres Adenom s, Hürthle-Zelltumor m.
oncofetal/adj: onkofetal.
oncogene/n: Onkogen s; **cellular** ~ zelluläres Onkogen s; **viral** ~ virales Onkogen s.
oncogene protein: Onkogenprotein s.
oncogenesis/n: Onkogenese w.
oncogenetic/adj: onkogenetisch.
oncogenic/adj: onkogen.
oncogenicity/n: Onkogenität w.
oncologic/adj: onkologisch.
oncology/n: Onkologie w.
oncolysis/n: Onkolyse w, Tumorzerstörung w.
oncoma/n: Neoplasma s.
oncornavirus/n: Onkornavirus m.
oncosis/n: Onkose w.
oncosphere/n: Onkosphäre w, Sechshakenlarve w.
oncotherapy/n: Tumortherapie w.
oncotic/adj: onkotisch.
oncovirus/n: Onkovirus m.
on-demand: On-demand, auf Verlangen.
Ondine's curse: Undines Fluch m.
one-carbon fragment: C1-Bruchstück s.
one gene-one enzyme hypothesis: Ein-Gen-Ein-Enzym-Hypothese w.
oneiric/adj: oneirisch, Traum-.
oneirism/n: Oneirismus m.
oneirodirium/n: Somnambulismus m.
one-sided: einseitig, hemi-.
one-stage/adj: einzeitig.
one-substrate reaction: Einsubstratreaktion w.
one-way/adj: Einmal-.
onion/n: Zwiebel w.
onion scale lesion: zwiebelschalenartige Läsion w.
oniric/adj: oneirisch, Traum-.

onium compound: Oniumverbindung *w*.
onlay/*n*: Onlay *m*, Kuppelfüllung *w*.
onlay graft: Onlay-Span *m*, Anlegespan *m*.
onlay rest: Okklusalauflage *w*.
on-line/*adj*: on-line, direkt verbunden.
on-off effect: On-Off-Effekt *m*.
onset/*n*: Beginn *m*, Ausbruch *m*; **rapid** ~ plötzlicher Ausbruch *m*, akuter Beginn *m*.
ontogenesis/*n*: Ontogenese *w*.
ontogenetic/*adj*: ontogenetisch.
ontogenic/*adj*: ontogenetisch.
ontogeny/*n*: Ontogenie *w*.
onyalai/*n*: Onyalai *s*.
onych-: Onycho-.
onychatrophia/*n*: Onychatrophie *w*.
onychectomy/*n*: Nagelentfernung *w*.
onychia/*n*: Onychie *w*.
onychitis/*n*: Onychitis *w*, Onychie *w*.
onychoclasis/*n*: Onychoklasie *w*.
onychodysplasia/*n*: Onychodysplasie *w*.
onychodystrophy/*n*: Onychodystrophie *w*.
onychography/*n*: Nagelpulsaufzeichnung *w*.
onychogryposis/*n*: Onychogrypose *w*.
onychology/*n*: Lehre von den Nagelerkrankungen.
onychomadesis/*n*: Onychomadesis *w*, Ausfallen der Nägel.
onychomycosis/*n*: Onychomykose *w*, Nagelmykose *w*.
onycho-osteodysplasia: Nagel-Patella-Syndrom *s*.
onychopacity/*n*: Leukonychie *w*.
onychophagia/*n*: Onychophagie *w*, Nägelkauen *s*.
onychophosis/*n*: Onychophosis *w*.
onychorrhexis/*n*: Onychorrhexis *w*, Onychoklasie *w*.
onychoschizia/*n*: Onychoschisis *w*.
onychostroma/*n*: Nagelbett *s*, Matrix unguis.
onychotomy/*n*: Onychotomie *w*, Nageltrepanation *w*.
onyx/*n*: Onyx *m*.
onyxitis/*n*: Onychitis *w*, Onychie *w*.
oo-: Oo-, Ei-.
ooblast/*n*: Ooblast *m*.
oocenter/*n*: Ovozentrum *s*.
oocinete/*n*: Ookinet *m*.
oocyst/*n*: Oozyste *w*, Zygote *w*.
oocyte/*n*: Oozyte *w*.
oogamous/*adj*: oogam.
oogamy/*n*: Oogamie *w*.
oogenesis/*n*: Oogenese *w*.
oogenetic/*adj*: oogenetisch.
oogenic/*adj*: eierlegend.
oogonium/*n*: Oogonium *s*.
ookinete/*n*: Ookinet *m*.
oolemma/*n*: Oolemma *s*, Dottersackmembran *w*, Zona pellucida.
oophor-: Oophoro-, Ovar-.
oophoralgia/*n*: Ovaralgie *w*.
oophorectomy/*n*: Oophorektomie *w*.
oophoritis/*n*: Oophoritis *w*, Eierstockentzündung *w*.
oophorogenous/*adj*: oophorogen.
oophoroma/*n*: Ovartumor *m*.
oophoron/*n*: Oophoron *s*, Ovar *s*, Eierstock *m*.
oophoropathy/*n*: Eierstockerkrankung *w*.
oophoropexy/*n*: Oophoropexie *w*.
oophoroplasty/*n*: Oophoroplastik *w*.
oophorosalpingectomy/*n*: Oophorosalpingektomie *w*, Ovariosalpingektomie *w*.
oophorosalpingitis/*n*: Ovariosalpingitis *w*.
oophorostomy/*n*: Ovariostomie *w*.
oophorotomy/*n*: Ovariotomie *w*.
oophorrhagia/*n*: ovarielle Blutung *w*.
ooplasm/*n*: Ooplasma *s*.
oosperm/*n*: Spermovium *s*, befruchtetes Ei *s*, Zygote *w*.
oosphere/*n*: Oosphäre *w*.
oospore/*n*: Oospore *w*.
oothecectomy/*n*: Ovariektomie *w*.
oothecitis/*n*: Oophoritis *w*.
ootomy/*n*: Ootomie *w*.
ooze/*vb*: durchsickern.
opacify/*vb*: undurchsichtig werden.
opacity/*n*: Opazität *w*; **corneal** ~ Hornhauttrübung *w*.
opalescence/*n*: Opaleszenz *w*.
opalescent/*adj*: opaleszierend.

opal glass: Milchglas *s*.
Opalski cell: Opalski-Zelle *w*.
opaque/*adj*: opak, undurchsichtig, lichtundurchlässig.
opaqueness/*n*: Undurchlässigkeit *w*.
OPD [*abbr*] **outpatient department**: Ambulanz *w*.
OPD syndrome: okulodentodigitales Syndrom *s*.
open/*vb, adj*: 1. öffnen; 2. offen.
open-air/*adj*: Freiluft-.
opening/*n, adj*: 1. Öffnung *w*, Orificium *s*; 2. öffnend.
operability/*n*: Operabilität *w*.
operable/*adj*: operabel.
operant/*n*: Operante *w*.
operate/*vb*: betätigen, betreiben, operieren.
operating room: Operationssaal *m*.
operating room nurse: Operationsschwester *m*.
operation/*n*: Operation *w*, Betätigung *w*, Bedienung *w*, Betrieb *m*; **anastomotic** ~ Anastomosenoperation *w*; **capital** ~ großer Eingriff *m*; **celsian** ~ perineale Lithotomie *w*; **cosmetic** ~ Schönheitsoperation *w*; **early** ~ Frühoperation *w*; **equilibrating** ~ Schieloperation *w*; **filtering** ~ Fistelungsoperation *w*; **Italian** ~ Rhinoplastik nach italienischer Methode; **mastoid** ~ Mastoidektomie *w*; **open** ~ offener Eingriff *m*; **plastic** ~ plastische Operation *w*; **reconstructive** ~ Wiederherstellungschirurgie *w*; **shelving** ~ Hüftpfannenplastik *w*; **Z-plastic relaxing** ~ Z-Plastik *w*.
operative/*adj*: operativ, wirksam.
operator/*n*: Operateur *m*, Operator *m*, Bedienungsperson *w*.
operator gene: Operatorgen *s*.
operator region: Operatorregion *w*.
opercle/*n*: Operculum, Deckschicht *w*.
operculectomy/*n*: Operkulektomie *w*.
operculitis/*n*: Operkulitis *w*.
operculum/*n*: Operculum, Deckschicht *w*.
operon/*n*: Operon *s*.
operon model: Operonmodell *s*.
ophiasis/*n*: Ophiasis *w*.

ophidism/*n*: Ophidismus *m*, Schlangengiftvergiftung *w*.
ophthalm-: Ophthalmo-, Augen-.
ophthalmacrosis/*n*: Makrophthalmie *w*.
ophthalmatrophia/*n*: Bulbusatrophie *w*.
opthalmectomy/*n*: Augenenukleation *w*.
ophthalmia/*n*: Ophthalmie *w*; **Egyptian** ~ Trachom *s*; **electric** ~ aktinische Konjunktivitis *w*; **gonococcal** ~ Gonoblennorrhö *w*; **neuroparalytic** ~ neuroparalytische Keratitis *w*; **solar** ~ Blendungskonjunktivitis *w*; **sympathetic** ~ sympathische Ophthalmie *w*; **ultraviolet** ~ aktinische Konjunktivitis *w*; **varicose** ~ variköse Ophthalmie *w*.
ophthalmic/*adj*: Augen-.
ophthalmitic/*adj*: Ophthalmie-.
ophthalmitis/*n*: Ophthalmie *w*.
ophthalmoblennorrhea/*n*: Gonoblennorrhö *w*.
ophthalmocopia/*n*: Asthenopie *w*.
ophthalmodiaphanoscope/*n*: Augendiaphanoskop *s*.
ophthalmodonesis/*n*: Augenzittern *s*.
ophthalmodynamometer/*n*: Ophthalmodynamometer *s*.
ophthalmodynamometry/*n*: Ophthalmodynamometrie *w*.
ophthalmography/*n*: Ophthalmographie *w*.
ophthalmogyric/*adj*: okulogyr.
ophthalmologic/*adj*: ophthalmologisch.
ophthalmology/*n*: Ophthalmologie *w*, Augenheilkunde *w*.
ophthalmomalacia/*n*: Ophthalmophtisis *w*.
ophthalmometer/*n*: Ophthalmometer *s*.
ophthalmometry/*n*: Ophthalmometrie *w*.
ophthalmomyiasis/*n*: Ophthalmomyiasis *w*.
ophthalmomyotomy/*n*: Augenmuskeldurchtrennung *w*.
ophthalmoneuritis/*n*: Neuritis optici.
ophthalmoneuromyelitis/*n*: Neuromyelitis optica.
ophthalmoparalysis/*n*: Ophthalmoplegie *w*.

ophthalmopathy/*n*: Augenerkrankung *w*; **endocrine** ~ endokriner Exophthalmus *w*; **infiltrative** ~ endokriner Exophthalmus *m*; **thyrotoxic** ~ endokriner Exophthalmus *m*.

ophthalmophacometer/*n*: Linsenkrümmungsmesser *m*.

ophthalmoplasty/*n*: Augenplastik *w*.

ophthalmoplegia/*n*: Ophthalmoplegie *w*; **anterior internuclear** ~ internukleäre vordere Ophthalmoplegie *w*, Lhermitte-Lähmung *w*; **congenital** ~ angeborene Ophthalmoplegie *w*; **diabetic** ~ diabetische Ophthalmoplegie *w*; **exophthalmic** ~ endokriner Exophthalmus *m*; **external** ~ Ophthalmoplegia externa; **hyperthyroid** ~ endokriner Exophthalmus *m*; **internal** ~ Ophthalmoplegia interna; **internuclear** ~ internukleäre Ophthalmoplegie *w*; **nuclear** ~ Kernlähmung *w*, Graefe-Moebius-Syndrom *s*; **painful** ~ Tolosa-Hunt-Syndrom *s*, Orbitaspaltsyndrom *s*; **progressive** ~ obere Bulbärparalyse *w*, Graefe-Syndrom *s*; **relapsing** ~ ophthalmoplegische Migräne *w*; **sensorimotor** ~ Orbitaspitzensyndrom *s*; **thyrotoxic** ~ endokriner Exophthalmus *m*.

ophthalmoplegia-ataxia-areflexia syndrome: Fisher-Syndrom *s*.

ophthalmoplegic/*adj*: ophthalmoplegisch.

ophthalmoptosis/*n*: Exophthalmus *m*.

ophthalmoreaction/*n*: Ophthalmoreaktion *w*, konjunktivale Calmette-Reaktion *w*.

ophthalmoscope/*n*: Ophthalmoskop *s*, Augenspiegel *m*.

ophthalmoscopy/*n*: Ophthalmoskopie *w*.

ophthalmostat/*n*: Ophthalmostat *m*.

ophthalmostatometer/*n*: Exophthalmometer *s*.

ophthalmotomy/*n*: Bulbusinzision *w*.

ophthalmotonometer/*n*: Tonometer *s*.

ophthalmotonometry/*n*: Augeninnendruckmessung *w*, Tonometrie *w*.

ophthalmotonus/*n*: Augeninnendruck *m*.

ophthalmovascular/*adj*: Augengefäß-.

–opia: –opie.

opian/*n*: Narkotin *s*.

opianine/*n*: Narkotin *s*.

opiate/*n*: Opiat *s*; **endogenous** ~ Endorphin *s*.

opiate dependence: Opiatabhängigkeit *w*.

opiate-like: opiatartig.

opiate receptor: Opiatrezeptor *m*.

opinion/*n*: Meinung *w*, Gutachten *s*; **second** ~ Zweitgutachten *s*.

opioid/*n*: Opioid *s*.

opisthencephalon/*n*: Metencephalon *s*.

opisthion/*n*: Opisthion *s*.

opistho-: Opistho-.

opisthogenia/*n*: Opisthogenie *w*.

opisthognathism/*n*: Opisthognathie *w*.

opisthoporeia/*n*: Retropulsion *w*.

opisthorchiasis/*n*: Opisthorchiasis *w*.

opisthorchid/*adj*: Opisthorchis-.

opisthorchis/*n*: Opisthorchis.

opisthorchosis/*n*: Opisthorchiasis *w*.

opisthotic/*adj*: retroaurikulär.

opisthotonos/*n*: Opisthotonus *m*.

Opitz disease: Opitz-Krankheit *w*, Milzvenenthrombose *w*.

opium/*n*: Opium *s*.

opium dependency: Opiatabhängigkeit *w*.

opotherapy/*n*: Organpräparatbehandlung *w*.

Oppenheim's disease: Oppenheim-Krankheit *w*, Amyotonia congenita.

Oppenheim's reflex: Oppenheim-Pyramidenbahnzeichen *s*.

Oppenheim's triad: Oppenheim-Trias *w*.

Oppenheim syndrome: Oppenheim-Syndrom *s*, Myatonia congenita.

Oppenheim-Urbach disease: Oppenheim-Urbach-Krankheit *w*, Necrobiosis lipoidica.

Oppenheim-Ziehen syndrome: Oppenheim-Ziehen-Syndrom *s*, Torsionsdystonie *w*.

opponent/*n*: Musculus opponens.

opportunist/*n*: Opportunist *m*.

opportunistic/*adj*: opportunistisch.

oppose/*vb*: opponieren.

opposite/*adj*: entgegengesetzt.

oppressive/*adj*: beklemmend, beengend.

-opsia: -opsie.

opsin/*n*: Opsin *s*.
opsinogenous/*adj*: opsoninstimulierend.
opsiometer/*n*: Optometer *s*.
opsiometry/*n*: Optometrie *w*.
OPSI syndrome [*abbr*] **overwhelming postsplenectomy infection syndrome**: OPSI-Syndrom *s*, Pneumokokkensepsis nach Splenektomie.
opsoclonus/*n*: Opsoklonus *m*.
opsomania/*n*: Opsomanie *w*.
opsone/*n*: Opsonin *s*.
opsonic/*adj*: Opsonin-.
opsonification/*n*: Opsonieren *s*.
opsonin/*n*: Opsonin *s*.
opsonization/*n*: Opsonisation *w*.
opsonize/*vb*: opsonieren.
opsonocytophagic/*adj*: opsonozytophagisch.
opsonometry/*n*: Opsoninindexbestimmung *w*.
opsonophilia/*n*: Opsoninaffinität *w*.
-opsy: -opsie.
optic/*adj*: optisch, Augen-, opticus.
optical/*adj*: optisch.
optically inactive: optisch inaktiv.
optician/*n*: Optiker *m*; **ophthalmic** ~ Augenoptiker *m*.
opticianry/*n*: Lehre von der Optik *w*.
opticoagnosia/*n*: visuelle Agnosie *w*.
opticochiasmatic/*adj*: optikochiasmatisch.
opticociliary/*adj*: Sehnerv und Ziliarkörper betreffend.
opticokinetic/*adj*: optokinetisch.
opticopupillary/*adj*: optikopupillär.
optics/*n*: Optik *w*.
optimal/*adj*: optimal.
optimism/*n*: Optimismus *m*.
optimization/*n*: Optimierung *w*.
optimum/*n, adj*: 1. Optimum *s*; 2. optimal.
option/*n*: Option *w*, Auswahl *w*.
optional/*adj*: wahlweise.
opto-: Opto-.
optoacoustic/*adj*: optoakustisch.
optoblast/*n*: Optoblast *m*, retinale Ganglienzelle *w*.
optodynamometer/*n*: Optodynamometer *s*.
optogram/*n*: Netzhautbild *s*.
optokinetic/*adj*: optokinetisch.
optomeninx/*n*: Retina *w*.
optometer/*n*: Optometer *s*.
optometry/*n*: Optometrie *w*.
optomyometer/*n*: Optomyometer *s*.
optostriate/*adj*: optostriatal.
optotype/*n*: Optotyp *m*.
OR [*abbr*] **operating room**: Operationssaal *m*, OP.
orad/*adj*: mundwärts.
oral/*adj*: oral, Mund-.
orality/*n*: Oralität *w*.
orange/*n, adj*: 1. Orange *s*; 2. orange.
orange-G dye: Methylorange *s*.
orange-peel sign: Orangenhautzeichen *s*.
orbicular/*adj*: kreisrund, orbicularis.
orbicularis phenomenon: Orbikularisphänomen *s*, Westphal-Pilcz-Zeichen *s*.
orbit/*n*: Augenhöhle *w*, Orbita.
orbita/*n*: Augenhöhle *w*, Orbita.
orbital/*adj*: orbital, orbitalis.
orbitonasal/*adj*: orbitonasal.
orbitonometer/*n*: Tonometer *s*.
orbitotomy/*n*: Orbitotomie *w*.
orbivirus/*n*: Orbivirus *m*.
orcein/*n*: Orcein *s*.
orchectomy/*n*: Orchidektomie *w*.
orchialgia/*n*: Orchialgie *w*, Hodenschmerz *m*.
orchidatrophia/*n*: Hodenatrophie *w*.
orchidectomy/*n*: Orchidektomie *w*.
orchidic/*adj*: Orchido-.
orchiditis/*n*: Orchitis *w*.
orchidoepididymectomy/*n*: Orchidepididymektomie *w*.
orchidoepididymitis/*n*: Orchiepididymitis *w*, Hoden-Nebenhodenentzündung *w*.
orchidopexy/*n*: Orchidopexie *w*.
orchidoplasty/*n*: Hodenplastik *w*.
orchidorrhaphy/*n*: Orchiopexie *w*.
orchidotherapy/*n*: Hodenextraktbehandlung *w*.
orchidotomy/*n*: Orchiotomie *w*.
orchiectomy/*n*: Orchiektomie *w*.
orchil/*n*: roter Indigo *m*.
orchiocatabasis/*n*: Descensus testis.

orchiocele/*n*: Orchiozele *w*, Skrotalhernie *w*, Hydrocele testis.
orchiodynia/*n*: Orchialgie *w*, Hodenschmerz *m*.
orchioneuralgia/*n*: Orchialgie *w*, Hodenschmerz *m*.
orchiopathy/*n*: Hodenerkrankung *w*.
orchiorrhaphy/*n*: Orchiopexie *w*.
orchiotomy/*n*: Orchiotomie *w*.
orchis/*n*: Testis, Hoden *m*.
orchitic/*adj*: orchitisch.
orchitis/*n*: Orchitis *w*; **acute pyogenic** ~ akute eitrige Orchitis *w*; **metastatic** ~ metastatische Orchitis *w*; **traumatic** ~ traumatische Orchitis *w*.
orchotomy/*n*: Orchiotomie *w*.
orcin/*n*: Orcin *s*.
orciprenaline/*n*: Orciprenalin *s*.
ORD [*abbr*] **optical rotatory dispersion**: optische Rotationsdispersion *w*.
order/*n*: Ordnung *w*, Anordnung *w*, Reihenfolge *w*.
orderly/*n*: Krankenpflegehelfer *m*.
order of magnitude: Größenordnung *w*.
ordinal/*adj*: ordinal.
ordinary/*adj*: gewöhnlich, vulgaris.
ordinate/*n*: Ordinate *w*.
orectic/*n, adj*: 1. Orektikum *s*; 2. hungrig.
orexia/*n*: Orexie *w*, Heißhunger *m*.
orexis/*n*: Appetit *m*.
ORF virus: Orf-Virus *m*.
organ/*n*: Organ *s*; **digestive** ~ Verdauungsapparat *m*; **external genital** ~ äußeres Geschlechtsorgan *s*; **internal reproductive** ~ 's innere Geschlechtsorgane; **neurotendineous** ~ Sehnenorgan *s*; **pineal** ~ Corpus pineale; **primitive** ~ Urorgan *s*; **reproductive** ~ Genitalorgan *s*; **segmental** ~ Holonephron *s*; **spiral** ~ Corti-Organ *s*; **terminal** ~ Endorgan *s*; **visual** ~ Sehorgan *s*.
organ-: Organ-, Organo-.
organ cluster transplantation: Organpakettransplantation *w*.
organ culture: Organkultur *w*.
organ donation: Organspende *w*.
organ donator: Organspender *m*.

organ dose: Organdosis *w*.
organelle/*n*: Organelle *w*, Zellorganelle *w*.
organ failure: Organversagen *s*.
organic/*adj*: organisch.
organicism/*n*: Organizismus *m*.
organism/*n*: Organismus *m*, Mikroorganismus *m*; **anaerobic** ~ Anaerobiont *m*; **campylobacter-like** ~ [*abbr*] **CLO** Campylobacter-artiger Organismus *m*; **nitrifying** ~ Nitrosobakterium *s*; **nitrosifying** ~ Nitrosobakterium *s*; **pleuropneumonialike** ~ Mykoplasma *s*; **poikilothermic** ~ Wechselblüter *m*; **protozoan** ~ Einzeller *m*.
organization/*n*: Organisation *w*; **nonprofit** ~ gemeinnützige Organisation *w*.
organization center: embryonales Organisationszentrum *s*.
organization of the ego: Ich-Organisation *w*.
organize/*vb*: sich organisieren.
organizer/*n*: Induktor *m*, Aktivator *m*, Organisator *m*.
organ maturity: Organreife *w*.
organ neurosis: Organneurose *w*.
organogenesis/*n*: Organogenese *w*.
organogenic/*adj*: somatogen.
organoid/*n*: Zellorganelle *w*.
organoleptic/*adj*: organoleptisch.
organology/*n*: Organologie *w*.
organomegaly/*n*: Viszeromegalie *w*.
organometallic/*adj*: metallorganisch.
organon/*n*: Organ *s*, Organum.
organopexy/*n*: Organfixierung *w*.
organotherapy/*n*: Organpräparatbehandlung *w*, Zellulartherapie *w*.
organotrope/*adj*: organotrop.
organotrophic/*adj*: organotroph.
organotropic/*adj*: organotrop.
organotropism/*n*: Organotropie *w*.
organ preservation: Organkonservierung *w*.
organ procurement: Organvermittlung *w*.
organ recipient: Organempfänger *m*.
organ-related/*adj*: organbezogen.
organspecific/*adj*: organspezifisch.
organ specifity: Organspezifität *w*.

organ survival: Organüberlebensdauer w.
organ system: Organsystem s.
organ transplant: Organtransplantat s.
organ transplantation: Organtransplantation w.
organum/n: Organ s, Organum.
organ weight: Organgewicht s.
orgasm/n: Orgasmus m.
orgastic/adj: orgastisch.
orgiastic/adj: orgiastisch.
orgotein/n: Orgotein s.
oriental/adj: Orient-.
orientation/n: Orientierung w, Ausrichtung w.
orifice/n: Körperöffnung w, Orifizium s.
oriform/adj: mundartig.
origin/n: Ursprung m, Ursache w, Replikationsstartpunkt m.
original/adj: original.
originate/vb: abstammen.
origin of replication: Replikationsstartpunkt m.
ormetoprim/n: Ormetoprimum s.
Ormond's disease: Ormond-Syndrom s, idiopathische retroperitoneale Fibrose w.
ornidazole/n: Ornidazol s.
ornipressin/n: Ornipressin s.
ornithine/n: Ornithin s, Diaminovaleriansäure w.
ornithine carbamoyltransferase: Ornithin-karbamoyl-transferase w.
ornithine cycle: Harnstoffzyklus m, Krebs-Zyklus m.
ornithine decarboxylase: Ornithindekarboxylase w.
ornithinemia/n: Ornithinämie w.
ornithine vasopressin: Ornipressin s.
ornithodorus/n: Ornithodorus m.
ornithonyssus/n: Ornithonyssus m.
ornithosis/n: Ornithose w, Psittakose w.
ornithosis virus: Ornithose-Virus m, Chlamydia psittaci.
oro-: Oro-, Mund-.
oroantral/adj: oroantral, zwischen Mund und Antrum.
orofacial/adj: orofazial.
orofaciodigital/adj: orofaziodigital.
oromandibular/adj: oromandibulär.
oronasal/adj: oronasal.
oropharyngeal/adj: oropharyngeal.
oropharynx/n: Oropharynx m.
orosomucoid/n: Orosomukoid s.
orotaciduria/n: Orotazidurie w.
orotate/n: Orotat s.
orotidine/n: Orotidin s.
orotidine-5-phosphate: Orotidin-5-phosphat s.
orotracheal/adj: orotracheal.
Oroya fever: Oroya-Fieber s, peruanische Bartonellose w.
orphan/n: Waise m.
orphan virus: Orphan-Virus m.
orphenadrine/n: Orphenadrin s.
orphenadrine citrate: Orphenadrinzitrat s.
orphenadrine hydrochlorid: Orphenadrinhydrochlorid s.
orpressin/n: Ornipressin s.
ortet/n: Ursprungszelle w.
ortho-: Ortho-.
orthesis/n: Orthese w.
orthetic/adj: orthotisch.
ortho-acid: Orthosäure w.
orthocaine/n: Orthocain s.
orthocephalic/adj: orthozephalisch.
orthochromatia/n: Orthochromasie w.
orthochromatic/adj: normochrom.
orthochromic/adj: orthochrom.
orthocompound/n: Orthoverbindung w.
orthocranic/adj: orthozephal.
orthodentin/n: Orthodentin s.
orthodiagraph/n: Orthodiagraph m.
orthodiagraphy/n: Orthodiagraphie w.
orthodiascope/n: Orthodiagraph m.
orthodiascopy/n: Orthodiagraphie w.
orthodontia/n: Orthodontie s.
orthodontic/adj: orthodontisch.
orthodontics: Orthodontie w, Kieferorthopädie w.
orthodontology/n: Orthodontie w, Kieferorthopädie w.
orthodromic/adj: orthodrom.
orthoformate/n: Orthoameisensäureester m.

orthogenesis/*n*: Orthogenese *w*.
orthoglycemic/*adj*: normoglykämisch.
orthognathic/*adj*: orthognathisch.
orthogonal/*adj*: orthogonal, rechtwinklig.
orthograde/*adj*: gerade, aufrecht.
orthography/*n*: Orthographie *w*.
orthokeratosis/*n*: normale Verhornung *w*.
orthokinetics: Orthokinetik *w*.
orthometer/*n*: Exophthalmometer *s*.
orthomyxovirus/*n*: Orthomyxovirus *m*.
orthopantomography/*n*: Panoramaschichtaufnahme *w*.
orthopedic/*adj*: orthopädisch.
orthopedics: Orthopädie *w*; **dental** ~ Kieferorthopädie *w*; **dentofacial** ~ Kieferorthopädie *w*.
orthophoria/*n*: Orthophorie *w*, Sehgleichgewicht *s*.
orthophosphate/*n*: Orthophosphat *s*.
orthoplast/*n*: Orthoplastik *s*.
orthopnea/*n*: Orthopnoe *w*.
orthopnea position: Orthopnoelagerung *w*.
orthopneic/*adj*: orthopnoisch.
orthoposition/*n*: Orthostellung *w*.
orthopoxvirus/*n*: Orthopoxvirus *m*.
orthopraxy/*n*: Orthopraxie *w*.
orthoptic/*adj*: orthoptisch.
orthoptics: Orthoptik *w*.
orthoradioscopy/*n*: Orthodiagraphie *w*.
orthoroentgenology/*n*: Orthoröntgenographie *w*, Orthodiagraphie *w*.
orthoscope/*n*: Orthoskop *s*.
orthoscopy/*n*: Orthoskopie *w*.
orthoselection/*n*: Orthoselektion *w*.
orthosis/*n*: Orthese *w*.
orthoskiagraphy/*n*: Orthodiagraphie *w*.
orthostasis/*n*: Orthostase *w*.
orthostatic/*adj*: orthostatisch.
orthostatism/*n*: Orthostase *w*.
orthotanasia/*n*: passive Euthanasie *w*.
orthotherapy/*n*: Haltungstherapie *w*.
orthotic/*adj*: orthetisch.
orthotonus/*n*: Haltungstonus *m*.
orthotopic/*adj*: orthotop.
orthovoltage/*n*: Orthovoltage *w*.
orthuria/*n*: Orthurie *w*.
ortol/*n*: Ortol *s*.
Ortolani's sign: Ortolani-Zeichen *s*.
Os [*abbr*] **osmium**: Osmium *s*, Os.
os/*n*: Mund *m*, Knochen *m*, Os.
osazone/*n*: Osazon *s*.
oschea/*n*: Skrotum *s*.
oscheitis/*n*: Skrotalentzündung *w*.
oscheocele/*n*: Skrotalhernie *w*, Skrotumschwellung *w*.
oscheoma/*n*: Skrotaltumor *m*.
oscheoplasty/*n*: Skrotumplastik *w*.
oscillate/*vb*: oszillieren.
oscillation/*n*: Oszillation *w*, Schwingung *w*; **damped** ~ gedämpfte Schwingung *w*; **dying** ~ abklingende Schwingung *w*; **free** ~ Eigenschwingung *w*; **harmonic** ~ harmonische Schwingung *w*; **high-frequency** ~ Hochfrequenzschwingung *w*; **partial** ~ Teilschwingung *w*; **sustained** ~ ungedämpfte Schwingung *w*.
oscillation amplitude: Schwingungsamplitude *w*.
oscillation camera: Oszillationskamera *w*.
oscillation discharge: oszillierende Entladung *w*.
oscillation energy: Schwingungsenergie *w*.
oscillation period: Schwingungsdauer *w*.
oscillation phase: Schwingungsphase *w*.
oscillation time: Schwingungsperiode *w*.
oscillator/*n*: Oszillator *m*.
oscillator circuit: Schwingkreis *m*.
oscillogram/*n*: Oszillogramm *s*.
oscillograph/*n*: Oszillograph *m*.
oscillographic/*adj*: oszillographisch.
oscillometer/*n*: Oszillometer *s*, Schwingungsmesser *m*.
oscillometric/*adj*: oszillometrisch.
oscillometry/*n*: Oszillometrie *w*.
oscillopsia/*n*: Oszillopsie *w*, Brückner-Phänomen *s*.
oscilloscope/*n*: Oszilloskop *s*.
oscitate/*vb*: gähnen.
oscitation/*n*: Gähnen *s*.
osculum/*n*: kleine Öffnung *w*.
Osgood-Schlatter disease: Osgood-Schlatter-Syndrom *s*, aseptische Tibia-

kopfnekrose *w*.
Osiander sign: Osiander-Arterienzeichen *s*.
-osis: -ose.
Osler nodes: Osler-Knötchen.
Osler-Rendu-Weber syndrome: Osler-Rendu-Weber-Syndrom *s*, hereditäre Teleangiektasie *w*.
Osler's disease: Osler-Rendu-Weber-Syndrom *s*.
Osler-Vaquez disease: Osler-Vaquez-Krankheit *w*, Polycythaemia vera.
osm-: Osmo-.
osmatic/*adj*: olfaktorisch.
osmesthesia/*n*: Geruchssinn *m*.
osmicate/*vb*: mit Osmiumperoxid behandeln.
osmium [*abbr*] **Os**: Osmium *s*, Os.
osmium peroxide: Osmiumperoxid *s*, Osmiumtetraoxid *s*.
osmium tetroxide: Osmiumperoxid *s*, Osmiumtetraoxid *s*.
osmoceptor/*n*: Osmorezeptor *m*.
osmolality/*n*: Osmolalität *w*.
osmolar/*adj*: osmolar.
osmolarity/*n*: Osmolarität *w*.
osmole/*n*: Osmol *s*.
osmology/*n*: Osmologie *w*, Lehre vom Geruchssinn *w*.
osmometer/*n*: Osmometer *s*.
osmometry/*n*: Osmometrie *w*.
osmophily/*n*: Osmophilie *w*.
osmoreceptor/*n*: Osmorezeptor *m*.
osmoregulation/*n*: Osmoregulation *w*.
osmoregulator/*n*: Osmoregulator *m*.
osmose/*n*: Osmose *w*.
osmosis/*n*: Osmose *w*.
osmotherapy/*n*: Osmotherapie *w*.
osmotic/*adj*: osmotisch.
osphresiology/*n*: Osphresiologie *w*, Lehre vom Geruchssinn *w*.
osphresiometer/*n*: Olfaktometer *s*.
ossature/*n*: Knochenanordnung *w*.
osse-: Osseo-, Knochen-.
ossein/*n*: Ossein *s*, Ostein *s*, Knochenkollagen *s*.
osseo-: Osseo-, Knochen-.

osseoaponeurotic/*n*: Knochen-Aponeurose-.
osseocartilaginous/*adj*: osseokartilaginär, osteochondral.
osseofibrous/*adj*: osseofibrös.
osseoligamentous/*adj*: osseoligamentär.
osseomucin/*n*: Knochenmuzin *s*.
osseous/*adj*: knöchern, osseus.
ossicle/*n*: Knöchelchen *s*; **auditory** ~ Hörknöchelchen *s*; **sphenoturbinal** ~ Concha sphenoidalis.
ossicular/*adj*: ossikulär.
ossiculectomy/*n*: Ossikulektomie *w*, Entfernung der Gehörknöchelchen.
ossiculoplasty/*n*: Ossikuloplastik *w*.
ossidesmosis/*n*: Osteodesmose *w*.
ossiferous/*adj*: knochenbildend.
ossific/*adj*: knochenbildend, ossifizierend.
ossification/*n*: Ossifikation *w*, Verknöcherung *w*, Knochenbildung *w*; **cartilaginous** ~ enchondrale Ossifikation *w*; **enchondral** ~ enchondrale Ossifikation *w*; **heterotopic** ~ heterotope Ossifikation *w*; **intramembraneous** ~ endesmale Ossifikation *w*; **pathologic** ~ pathologische Ossifikation *w*; **perichondral** ~ perichondrale Ossifikation *w*; **physiologic** ~ Knochenbildung *w*, Osteogenese *w*.
ossification center: Knochenkern *m*.
ossiform/*adj*: knochenartig.
ossify/*vb*: verknöchern.
ostalgia/*n*: Knochenschmerz *m*.
ostarthritis/*n*: Osteoarthritis *w*.
osteal/*adj*: knöchern.
ostealgia/*n*: Knochenschmerz *m*.
osteanabrosis/*n*: Osteoporose *w*.
ostearthritis/*n*: Osteoarthritis *w*.
ostearthrectomy/*n*: Osteoarthroektomie *w*.
ostectomy/*n*: Ostektomie *w*.
ostein/*n*: Ostein *s*, Ossein *s*.
osteite/*n*: Ossifikationszentrum *s*.
osteitis/*n*: Ostitis *w*; **alveolar** ~ Zahnalveolenostitis *w*; **apical** ~ Zahnspitzenostitis *w*; **carious** ~ Osteomyelitis *w*; **caseous** ~ Knochentuberkulose *w*; **central** ~ Osteomyelitis mit Markbeteiligung; **chronic** ~

osteitis, chronic non-suppurative

chronische Ostitis *w*; **chronic non-suppurative** ~ sklerosierende Ostitis *w*; **condensing** ~ Ostitis condensans, Osteopoikilie *w*; **cortical** ~ Periostitis *w*; **fibrocystic** ~ Osteitis fibrosa cystica, Albright-Krankheit *w*; **formative** ~ sklerosierende Ostitis *w*; **gummatous** ~ syphilitische Ostitis *w*; **hematogenous** ~ hämatogene Ostitis *w*; **pagetoid** ~ Paget-Krankheit *w*, Ostitis deformans; **rarefying** ~ Osteoporose *w*; **sclerosing** ~ sklerosierende Ostitis *w*, Knochensklerosierung *w*; **secondary hyperplastic** ~ hypertrophe pulmonale Osteoarthropathie *w*.

ostemia/*n*: Osteoporose *w*.

ostempyesis/*n*: eitrige Osteomyelitis *w*.

osteoacousis/*n*: Osteoakusis *w*, Knochenschalleitung *w*.

osteoanabrosis/*n*: Osteoporose *w*.

osteoanesthesia/*n*: fehlende Wahrnehmung von Knochenschmerz.

osteoaneurysm/*n*: Knochenaneurysma *s*.

osteoarthrectomy/*n*: Osteoarthroektomie *w*, Knochen- und Gelenkresektion *w*.

osteoarthritis/*n*: Osteoarthritis *w*.

osteoarthropathy/*n*: Osteoarthropathie *w*; **hypertrophic pulmonary** ~ hypertrophe pulmonale Osteoarthropathie *w*, Marie-Bamberger-Krankheit *w*; **tabetic** ~ tabische Arthropathie *w*.

osteoarthropathy of the fingers, familial: Thiemann-Krankheit *w*.

osteoarthrosis/*n*: Osteoarthrose *w*.

osteoarticular/*adj*: Knochen-Gelenk-.

osteoblast/*n*: Osteoblast *m*.

osteoblastic/*adj*: osteoblastisch.

osteoblastoma/*n*: Osteoblastom *s*.

osteocampsia/*n*: Knochenverbiegung *w*.

osteocartilaginous/*adj*: osteokartilaginär, osteochondral.

osteocele/*n*: Osteozele *w*.

osteocementum/*n*: Zellzement *m*.

osteochondral/*adj*: osteochondral.

osteochondritis/*n*: Osteochondritis *w*; **adolescent** ~ juvenile Osteochondritis *w*; **calcaneal** ~ Achillobursitis *w*, Sever-Krankheit *w*, Apophysitis calcanei; **syphilitic** ~ Wegner-Krankheit *w*, spezifische Osteochondritis *w*.

osteochondritis of the tarsal navicular: Kahnbeinnekrose *w*, Köhler-Krankheit *w*.

osteochondroarthropathy/*n*: Osteochondroarthropathie *w*.

osteochondrodysplasia/*n*: Osteochondrodysplasie *w*.

osteochondrolysis/*n*: Osteochondrolyse *w*, Osteochondritis dissecans.

osteochondroma/*n*: Osteochondrom *s*.

osteochondromatosis/*n*: Osteochondromatose *w*; **synovial** ~ Gelenkchondromatose *w*.

osteochondropathy/*n*: Osteochondropathie *w*.

osteochondrophyte/*n*: Osteochondrom *s*.

osteochondroplasia/*n*: Osteochondroplasie *w*.

osteochondrosis/*n*: Osteochondrosis *w*.

osteochondrosarcoma/*n*: Osteochondrosarkom *s*.

osteochondrous/*adj*: osteochondral.

osteoclasia/*n*: Osteoklasie *w*.

osteoclasis/*n*: Osteoklasie *w*.

osteoclast/*n*: Osteoklast *m*.

osteoclast activating factor [*abbr*] **OAF**: Osteoklastenaktivierungsfaktor *m*.

osteoclastic/*adj*: osteoklastisch.

osteoclastoma/*n*: Osteoklastom *s*, Riesenzellknochentumor *m*.

osteoclasty/*n*: Osteoklasie *w*.

osteocranium/*n*: knöcherner Schädel *m*, Osteocranium.

osteocystoma/*n*: Knochenzyste *w*.

osteocyte/*n*: Osteozyt *m*.

osteodentin/*n*: Osteodentin *s*.

osteodermia/*n*: Hautverknöcherung *w*.

osteodesmosis/*n*: Osteodesmose *w*.

osteodiastasis/*n*: Knochendiastase *w*.

osteodynia/*n*: Knochenschmerz *m*.

osteodysplasia/*n*: Osteodysplasie *w*.

osteodysplasty/*n*: Osteodysplastie *w*.

osteodystrophy/*n*: Osteodystrophie *w*; **azotemic** ~ renale Osteodystrophie *w*; **parathyroid** ~ hyperparathyreoide Osteodystrophie *w*; **renal** ~ renale Osteo-

dystrophie *w.*
osteoectomy/*n*: Knochenresektion *w.*
osteoepiphysis/*n*: Epiphyse *w.*
osteofibroma/*n*: Osteofibrom *s.*
osteofibromatosis/*n*: Osteofibromatose *w*; **cystic** ~ zystische Osteofibromatose *w.*
osteofibrosis/*n*: Osteofibrose *w.*
osteofluorosis/*n*: Fluorosteopathie *w.*
osteogenesis/*n*: Osteogenese *w*; **endochondral** ~ chondrale Ossifikation *w*; **periosteal** ~ periostale Ossifikation *w.*
osteogenic/*adj*: osteogen.
osteogenous/*adj*: osteogen.
osteogeny/*n*: Osteogenese *w.*
osteohalisteresis/*n*: Osteomalazie *w.*
osteohydatidosis/*n*: Knochenhydatid *s.*
osteohypertrophic/*adj*: knöchern hypertroph.
osteoid/*n, adj*: 1. Osteoid *s*; 2. knochenartig.
osteoid osteoma: Osteoidosteom *s.*
osteolith/*n*: Osteolith *m.*
osteology/*n*: Osteologie *w.*
osteolysis/*n*: Osteolyse *w.*
osteoma/*n*: Osteom *s*; **compact** ~ Eburnisation *w*; **ivory** ~ Elfenbeintumor *m*; **giant osteoid** ~ Osteoblastom *s*; **maxillary** ~ Oberkieferosteom *s.*
osteomalacia/*n*: Osteomalazie *w*; **infantile** ~ Rachitis *w*; **renal tubular** ~ renale tubuläre Osteomalazie *w.*
osteomalacic/*adj*: osteomalazisch.
osteomatoid/*adj*: osteomähnlich.
osteomere/*n*: Knochensegment *s.*
osteometric/*adj*: osteometrisch.
osteometry/*n*: Osteometrie *w.*
osteomyelitic/*adj*: osteomyelitisch.
osteomyelitis/*n*: Osteomyelitis *w*; **chronic hemorrhagic** ~ Ostitis fibrosa cystica; **chronic sclerosing** ~ sklerosierende Ostitis *w*; **nonsuppurative** ~ sklerosierende Osteomyelitis *w*, Garré-Osteomyelitis *w*; **tuberculous spinal** ~ tuberkulöse Spondylitis *w.*
osteomyelodysplasia/*n*: Osteomyelodysplasie *w.*
osteomyelosclerosis/*n*: Osteomyelosklerose *w.*
osteon/*n*: Osteon *s.*
osteonecrosis/*n*: Knochennekrose *w.*
osteoneuralgia/*n*: Knochenschmerz *m.*
osteonosus/*n*: Osteopathie *w.*
osteopathia/*n*: Osteopathie *w*, Osteopathia.
osteopathic/*adj*: osteopathisch.
osteopathy/*n*: Osteopathie *w*; **alimentary** ~ Hungerosteopathie *w*; **dissiminated condensing** ~ Osteopoikilie *w*; **scorbutic** ~ infantiler Skorbut *m.*
osteopedion/*n*: Lithopädion *s*, Steinmole *w.*
osteopenia/*n*: Osteopenie *w.*
osteoperiostitis/*n*: Osteoperiostitis *w*; **alveolodental** ~ Periodontitis *w.*
osteopetrosis/*n*: Osteopetrose *w*, Marmorknochenkrankheit *w*, Albers-Schönberg-Krankheit *w.*
osteophage/*n*: Osteoklast *m.*
osteophagia/*n*: Osteophagie *w*, osteoklastische Knochenerosion *w.*
osteophlebitis/*n*: Osteophlebitis *w.*
osteophony/*n*: Knochenschalleitung *w.*
osteophyte/*n*: Osteophyt *m.*
osteophytosis/*n*: Osteophytose *w.*
osteoplasia/*n*: Osteoplasie *w.*
osteoplast/*n*: Osteoblast *m.*
osteoplastic/*adj*: osteoblastisch, osteoplastisch.
osteoplasty/*n*: Osteoplastik *w.*
osteopoikilosis/*n*: Osteopoikilose *w.*
osteoporosis/*n*: Osteoporose *w*; **post-traumatic** ~ Sudeck-Dystrophie *w.*
osteoporosis with renal diabetes: renale Osteodystrophie *w.*
osteoporotic/*adj*: osteoporotisch.
osteoradionecrosis/*n*: Osteoradionekrose *w.*
osteosarcoma/*n*: Osteosarkom *s.*
osteosarcomatous/*adj*: osteosarkomatös.
osteosclerosis/*n*: Osteosklerose *w*; **myelofibrous** ~ Myelofibrose *w.*
osteosclerosis congenita: Achondrodysplasie *w.*
osteosclerosis fibrosa: Osteopetrose *w.*

osteoseptum/*n*: knöcherner Anteil des Nasenseptums.
osteosis/*n*: Knochenbildung *w*.
osteosynthesis/*n*: Osteosynthese *w*.
osteoteleangiectasia/*n*: teleangiektatisches Osteosarkom *s*.
osteothrombophlebitis/*n*: Thrombophlebitis der Knochenvenen.
osteotome/*n*: Osteotom *s*.
osteotomy/*n*: Osteotomie *w*; **cuneiform** ~ Keilosteotomie *w*; **linear** ~ gerade Osteotomie *w*; **pelvic** ~ Beckenosteotomie *w*; **subtrochanteric** ~ subtrochantäre Osteotomie *w*; **transtrochanteric** ~ intertrochantäre Osteotomie *w*.
ostial/*adj*: Vorhof-.
ostitis/*n*: Ostitis *w*.
ostium/*n*: Öffnung *w*, Mündung *w*, Ostium *s*.
ostium primum, persistent: Ostium-primum-Defekt *m*, tiefsitzender Vorhofseptumdefekt *m*.
ostomy/*n*: Stomaanlage *w*.
-ostosis: -ostose.
ostosis/*n*: Osteogenese *w*, Ostose *w*.
ostraceous/*adj*: austernschalenartig.
ostreotoxism/*n*: Austernvergiftung *w*.
Ostrum-Furst syndrome: Ostrum-Furst-Syndrom *s*, Sprengeldeformität mit Platybasie.
Ostwald's coefficient: Ostwald-Koeffizient *m*.
OT [*abbr*] **1. old tuberculin; 2. original tuberculin; 3. occupational therapy**: 1. Alttuberkulin *s*; 2. Alttuberkulin *s*; 3. Beschäftigungstherapie *w*.
ot-: Oto-, Ohr-.
otalgia/*n*: Otalgie *w*, Ohrenschmerz *m*; **geniculate** ~ Genikulatumotalgie *w*; **referred** ~ reflektorische Otalgie *w*; **tabetic** ~ Otalgia tabetica.
Ota's nevus: Ota-Nävus *m*, Naevus fuscocoeruleus.
OTC drug [*abbr*] **over the counter drug**: frei verkäufliches Medikament *s*.
-otic: -otisch, -ohrig.
oticodinia/*n*: aurikulärer Schwindel *m*.

otitis/*n*: Otitis *w*; **adhesive** ~ adhäsive Otitis *w*; **barotraumatic** ~ Barootitis *w*; **catarrhal** ~ Tuben-Mittelohrkatarrh *m*; **furuncular** ~ Gehörgangfurunkel *m*; **necrotizing** ~ nekrotisierende Otitis media; **serous** ~ seröse Otitis *w*; **traumatic** ~ traumatische Otitis *w*.
otitis externa: Otitis externa *w*; **malignant** ~ Otitis externa maligna; **necrotizing** ~ Otitis externa maligna.
otitis media: Mittelohrentzündung *w*, Otitis media *w*; **purulent** ~ eitrige Otitis media; **secretory** ~ seröse Otitis media; **serous** ~ seröse Otitis media; **suppurative** ~ eitrige Otitis media.
otitis media with effusion: seröse Otitis media.
otocatarrh/*n*: Ohrenkatarrh *m*.
otocephaly/*n*: Otozephalie *w*.
otoconia/*n*: Statoconium *s*.
otoconites/*n*: Statoconium *s*.
otocrane/*n*: Otocranium *s*.
otocyst/*n*: Hörbläschen *s*.
otodynia/*n*: Otalgie *w*, Ohrenschmerz *m*.
otoencephalitis/*n*: otogene Enzephalitis *w*.
otoganglion/*n*: Ganglion oticum *s*.
otogenic/*adj*: otogen.
otogenous/*adj*: otogen.
otolarngology/*n*: Otolaryngologie *w*.
otolith/*n*: Otolith *m*, Statolith *m*.
otology/*n*: Otologie *w*.
otomycosis/*n*: Otomykose *w*.
otomyiasis/*n*: Otomyiasis *w*.
otopathy/*n*: Ohrenerkrankung *w*.
otophone/*n*: Hörrohr *s*.
otoplasty/*n*: Otoplastik *w*.
otorhinolaryngology/*n*: Otorhinolaryngologie *w*, Hals-Nasen-Ohren-Heilkunde *w*.
otorrhea/*n*: Otorrhö *w*; **cerebrospinal** ~ Liquorrhö *w*, Ohr-Liquor-Fistel *w*.
otosclerosis/*n*: Otosklerose *w*; **cochlear** ~ Innenohrotosklerose *w*.
otoscope/*n*: Otoskop *s*, Ohrentrichter *m*.
otoscopy/*n*: Otoskopie *w*.
otospongiosis/*n*: Otosklerose *w*.
otosteon/*n*: Statoconium *s*.
ototoxic/*adj*: ototoxisch.

ototoxicity/*n*: Ototoxizität *w*.
Otto's disease: Otto-Krankheit *w*, Pfannenvorfall *m*.
ouabain/*n*: Ouabain *s*.
ouch-ouch disease: Itai-Itai-Krankheit *w*.
Ouchterlony method: Ouchterlony-Präzipitationsverfahren *s*.
oula/*n*: Zahnfleisch *s*, Gingiva *w*.
outbreak/*n*: Ausbruch *m*.
outbreeding/*n*: Herauszüchten *s*.
outcome/*n*: Ergebnis *s*.
outcrossing/*n*: Herauskreuzen *s*.
outdated/*adj*: überholt.
outdoor/*adj*: Freiland-.
outer/*adj*: Außen-, äußerer.
outfit/*vb*: ausrüsten.
outflow/*n*: Ausfluß *m*.
outflow obstruction, ventricular: Ventrikelausflußbehinderung *w*.
outfracture/*n*: Nasenknochenreposition *w*.
outgrowth/*n*: Auswuchs *m*.
outlast/*vb*: überdauern.
outlay/*n*: Onlay-Span *m*.
outlet/*n*: Ausgang *m*, Abfluß *m*, Öffnung *w*; **double** ~ double outlet; **pelvic** ~ Beckenausgang *m*; **thoracic** ~ Thoraxapertur *w*; **vesical** ~ Blasenausgang *m*.
outlet forceps: Extraktionszange *w*.
outlet obstruction: Ausgangsstenose *w*; **gastric** ~ Magenausgangsstenose *w*.
outlet syndrome, thoracic: Thoracic-outlet-Syndrom *s*, Halsrippensyndrom *s*.
outlier/*n*: Ausreißer *m*.
outlimb/*n*: distale Extremität *w*.
outlook/*n*: Prognose *w*.
outmoded/*adj*: veraltet.
out of center: dezentriert.
outpatient/*n*: ambulanter Patient.
outpatient care: ambulante Behandlung *w*.
outpatient clinic: Poliklinik *w*.
outpatient department [*abbr*] **OPD**: Ambulanz *w*.
outpatient service: ambulante Versorgung *w*.
outpocketing/*n*: Evagination *w*.
outpouching/*n*: Evagination *w*.
output/*n*: Abgabe *w*, Ausscheidung *w*, Ertrag *m*; **cardiac** ~ Auswurfvolumen des Herzens, Herzminutenvolumen *s*; **low** ~ niedriges Herzauswurfvolumen *s*; **urinary** ~ Urinmenge *w*.
output level: Ertragsniveau *s*.
outside/*adj*: außen.
ov-: Ovo-, Ei-.
oval/*adj*: eiförmig, oval.
ovalbumin/*n*: Ovalbumin *s*.
ovalocytary/*adj*: ellpitozytär.
ovalocyte/*n*: Ovalozyt *m*, Elliptozyt *m*.
ovalocytosis/*n*: Elliptozytose *w*.
ovarialgia/*n*: Ovarialgie *w*.
ovarian/*adj*: ovarial.
ovariectomy/*n*: Ovarektomie *w*.
ovaries, polycystic: polyzystisches Ovarsyndrom *s*, Stein-Leventhal-Syndrom *s*.
ovariocele/*n*: Ovariozele *w*.
ovariocentesis/*n*: Ovariozentese *w*.
ovariocyesis/*n*: Ovarialgravidität *w*.
ovarioepilepsy/*n*: Menstruationsepilepsie *w*.
ovariopathy/*n*: Eierstockerkrankung *w*.
ovariopexy/*n*: Ovariopexie *w*.
ovariorrhexis/*n*: Eierstockruptur *w*.
ovariosteresis/*n*: Ovarektomie *w*.
ovariostomy/*n*: Oophorostomie *w*.
ovariotestis/*n*: Ovotestis *m*.
ovariotomy/*n*: Oophorotomie *w*.
ovaritis/*n*: Oophoritis *w*.
ovarium/*n*: Eierstock *m*, Ovar *s*.
ovary/*n*: Eierstock *m*, Ovar *s*.
ovary abscess: Ovarialabszeß *m*.
ovary syndrome, polycystic: polyzystisches Ovarsyndrom *s*, Stein-Leventhal-Syndrom *s*.
ovary torsion: Ovarialtorsion *w*.
over-: Über-, Hyper-.
overactive/*adj*: hyperaktiv.
overaging/*n*: Überalterung *w*.
overall/*adj*: insgesamt.
overbite/*n*: Überbiß *m*; **deep** ~ tiefer Überbiß *m*; **impinging** ~ palatinaler Mukosakontakt *m*.
overbreathing/*n*: Hyperventilation *w*.
overburden/*vb*: überlasten.
overcharge/*n*: Überlastung *w*.

overclosure/*n*: geschlossener Biß *m*.
overcompensation/*n*: Überkompensation *w*.
overdetermination/*n*: Multidetermination *w*.
overdevelopment/*n*: Überentwicklung *w*.
overdigitalization/*n*: Überdigitalisierung *w*.
overdistend/*vb*: überdehnen.
overdistention/*n*: Überdehnung *w*.
overdominance/*n*: Dominanz *w*.
overdominant/*adj*: dominant.
overdosage/*n*: Überdosierung *w*.
overdose/*n*: Überdosis *w*.
overdrive/*vb*: überanstrengen, übertreiben.
overdriving/*n*: Overdriving *s*, schnelle Vorhofstimulation *w*.
overeat/*vb*: zuviel essen.
overeating/*n*: Hyperphagie *w*.
overemotional/*adj*: leicht erregbar.
overestimation/*n*: Überbewertung *w*.
overexcitation/*n*: Übererregung *w*.
overexert/*vb*: überanstrengen.
overexertion/*n*: Überanstrengung *w*.
overexpose/*vb*: überbelichten.
overexposure/*n*: Überbelichtung *w*.
overfatigue/*n*, *vb*: 1. Übermüdung *w*; 2. übermüden.
overflexion/*n*: Hyperflexion *w*.
overflow/*n*, *vb*: 1. Überlauf *m*; 2. überlaufen, überschwemmen.
overflow incontinence: Überlaufblase *w*.
overframing/*n*: Overframing, Ausschnittvergrößerung *w*.
overgrow/*vb*: überwachsen, überwuchern.
overgrowth/*n*: vermehrtes Wachstum *s*.
overhand/*adj*: proniert.
overhang/*n*: Overhang *m*, Narkosenachwirkungen.
overhead extension: Overhead-Extension *w*.
overhead support: Deckenstativ *s*.
overheat/*vb*: überhitzen.
overhydration/*n*: Überwässerung *w*.
overjet/*n*: horizontaler Überbiß *m*.
overlap/*n*, *vb*: 1. Überlappung *w*; **vertical** ~ Deckbiß *m*; 2. überlappen.
overlap integral: Überlappungsintegral *s*.
overlapping/*n*: Überlappung *w*.
overlay/*n*, *vb*: 1. Überzug *m*; 2. überschichten, überlagern.
overload/*n*: Überlastung *w*, Überladung *w*; **aortic** ~ linksventrikuläre Überlastung *w*; **circulatory** ~ Kreislaufbelastung *w*.
overloaded/*adj*: überlastet.
overload in renal failure, circulatory: Kreislaufüberlastung bei Nierenversagen.
overlying/*adj*: überlagernd.
overnutrition/*n*: Überernährung *w*.
overoscillation/*n*: Überschwingung *w*.
overpigmented/*adj*: hyperpigmentiert.
overpopulation/*n*: Überbevölkerung *w*.
overpressure/*n*: Überdruck *m*.
overprotection/*n*: Overprotection *w*, übermäßiger Schutz *m*.
overrate/*vb*: überbewerten.
overriding/*n*, *adj*: 1. Hammerzehe *w*, Frakturendendislokation *w*; 2. reitend.
oversaturation/*n*: Übersättigung *w*.
oversensitive/*adj*: überempfindlich.
oversensitivity/*n*: Überempfindlichkeit *w*.
overshadow/*vb*: verschatten.
overshadowing/*n*: Verschattung *w*.
overshoot/*n*: Überschwingung *w*.
overstain/*vb*: überfärben.
overstimulate/*vb*: überreizen.
overstimulation/*n*: Reizüberflutung *w*.
overstrain/*n*: Überanstrengung *w*.
overstretch/*vb*: überstrecken.
oversuppression syndrome: Oversuppression-Syndrom *s*, Syndrom der übermäßigen Unterdrückung.
overt/*adj*: manifest, explizit.
overtable examination unit: Obertischgerät *s*.
overtable image-intensifier: Obertischbildverstärker *m*.
overtable tube: Obertischröhre *w*.
overtemperature/*n*: Übertemperatur *w*.
over the counter [*abbr*] **OTC**: frei verkäuflich.
overtire/*vb*: übermüden.
overtoe/*n*: Hammerzehe *w*.

overtone/*n*: Überton *m*.
overtube/*n*: Überzugtubus *m*.
overvaluation/*n*: Überbewertung *w*.
overventilation/*n*: Überventilation *w*.
overvibration/*n*: Überschwingung *w*.
overvoltage/*n*: Überspannung *w*.
overweight/*n*: Übergewicht *s*.
ovicide/*n*: Ovizid *s*.
oviduct/*n*: Eileiter *m*, Tuba uterina.
oviferous/*adj*: Eier enthaltend.
ovification/*n*: Ovulation *w*.
oviform/*adj*: eiförmig.
ovigenic/*adj*: oogen.
ovigenous/*adj*: oogen.
ovine/*adj*: Schaf-.
oviparous/*adj*: eierlegend.
oviposition/*n*: Eiablage *w*.
ovisac/*n*: Bläschenfollikel *s*.
ovisorption/*n*: Oozytenresorption *w*.
ovium/*n*: Keimzelle *w*, Ei *s*.
ovocentre/*n*: Ovozentrum *s*, Zentralkörperchen *s*.
ovocyte/*n*: Oozyte *w*.
ovogenesis/*n*: Oogenese *w*.
ovoid/*adj*: eiförmig.
ovomucoid/*n*: Ovomukoid *s*.
ovoplasm/*n*: Eiplasma *s*.
ovotestis/*n*: Ovotestis *m*.
ovotransferrin/*n*: Conalbumin *s*.
ovovitellin/*n*: Dottersackprotein *s*.
ovoviviparous/*adj*: ovovivipar.
ovulation/*n*: Ovulation *w*.
ovulation induction: Ovulationsinduktion *w*.
ovulation inhibitor: Ovulationshemmer *m*.
ovulation method: Ovulationsmethode *w*.
ovulation test: Ovulationstest *m*.
ovulation timing: Eisprungbestimmung *w*.
ovulatory/*adj*: ovulatorisch.
ovule/*n*: Ei *s*; **primitive** ~ Primordialfollikel *m*.
ovum/*n*: Ei *s*, Ovum *s*; **fertilized** ~ Zygote *w*; **unfertilized** ~ unbefruchtetes Ei *s*.
ovum transport: Eitransport *m*.
owl's eye cell: Eulenaugenzelle *w*.
Owren's disease: Owren-Syndrom *s*, Parahämophilie *w*, Faktor-V-Mangel *m*.
oxabolone cipionate: Oxaboloncipionat *s*.
oxaceprol/*n*: Oxaceprol *s*.
oxacillin/*n*: Oxacillin *s*.
oxalate/*n*: Oxalat *s*.
oxalate calculus: Oxalatstein *m*.
oxalated/*adj*: mit Oxalsäure behandelt.
oxalate nephropathy: Oxalatnephropathie *w*.
oxalism/*n*: Oxalsäurevergiftung *w*.
oxalosis/*n*: Oxalose *w*.
oxaluria/*n*: Oxalurie *w*.
oxamic/*adj*: oxamsauer.
oxamniquine/*n*: Oxamniquinum *s*.
oxamycin/*n*: Oxamycin *s*.
oxanamide/*n*: Oxanamid *s*.
oxandrolone/*n*: Oxandrolon *s*.
oxatomide/*n*: Oxatomid *s*.
oxazepam/*n*: Oxazepam *s*.
oxazolam/*n*: Oxazolam *s*.
ox bile: Ochsengalle *w*.
oxeladin/*n*: Oxeladin *s*.
oxetacaine/*n*: Oxetacain *s*.
oxethazaine/*n*: Oxethazain *s*.
oxgall/*n*: Ochsengalle *w*.
oxidant/*n*: Oxidant *m*, Oxidationsmittel *s*.
oxidase/*n*: Oxidase *w*.
oxidase reaction: Oxidasetest *m*, Indophenolreaktion *w*.
oxidase test: Oxidasetest *m*.
oxidation/*n*: Oxidation *w*; **aerobic** ~ aerobe Oxidation *w*; **anaerobic** ~ anaerobe Oxidation *w*.
oxidation number: Oxydationszahl *w*.
oxidation-reduction potential: Redoxpotential *s*.
oxidation-reduction reaction: Redoxreaktion *w*.
oxidation step: Oxidationsstufe *w*.
oxidative/*adj*: oxydativ.
oxide/*n*: Oxid *s*.
oxidizable/*adj*: oxidierbar.
oxidize/*vb*: oxidieren.
oxidizer/*n*: Oxidationsmittel *s*.
oxidoreductase/*n*: Oxidoreduktase *w*.
oxidoreduction/*n*: Oxidoreduktion *w*.
oxime/*n*: Oxim *s*.

oximeter/*n*: Oximeter *s*.
oximetry/*n*: Oximetrie *w*, Sauerstoffmessung *w*; **transcutaneous** ~ perkutane Sauerstoffmessung *w*.
oxitriptan/*n*: Oxitriptan *s*.
oxitropium bromide: Oxitropiumbromid *s*.
oxoisomerase/*n*: Glukosephosphat-Isomerase *w*.
oxomemazine/*n*: Oxomemazin *s*.
oxone/*n*: Oxon *s*.
oxonuria/*n*: Ketonurie *w*.
oxophenarsine/*n*: Oxophenarsin *s*.
oxosteroid/*n*: Oxosteroid *s*.
oxprenolol/*n*: Oxprenolol *s*.
oxtriphylline/*n*: Oxtriphyllin *s*, Cholintheophyllinat *s*.
oxyacid/*n*: Oxysäure *w*.
oxybuprocaine/*n*: Oxybuprocain *s*.
oxycephaly/*n*: Spitzschädel *m*.
oxychromatin/*n*: Oxychromatin *s*.
oxycodone/*n*: Oxycodon *s*.
oxydosome/*n*: Mitochondrium *s*.
oxyesthesia/*n*: Hyperästhesie *w*.
oxyfedrine/*n*: Oxyfedrin *s*.
oxygen [*abbr*] **O**: Sauerstoff *m*, O; **atmospheric** ~ Luftsauerstoff *m*; **pure** ~ reiner Sauerstoff *m*.
oxygenase/*n*: Oxygenase *w*.
oxygenate/*vb*: oxidieren, mit Sauerstoff anreichern.
oxygenated/*adj*: mit Sauerstoff gesättigt.
oxygenation/*n*: Oxygenation *w*, Sauerstoffzufuhr *w*; **extracorporeal** ~ extrakorporale Oxygenation *w*; **hyperbaric** ~ hyperbare Oxygenation *w*.
oxygenator/*n*: Oxygenator *m*.
oxygen capacity: Sauerstoffkapazität *w*.
oxygen carrier: Sauerstoffträger *m*.
oxygen concentration: Sauerstoffkonzentration *w*.
oxygen consumption: Sauerstoffverbrauch *m*.
oxygen content: Sauerstoffgehalt *m*.
oxygen debt: Sauerstoffschuld *w*.
oxygen deficiency: Sauerstoffmangel *m*.
oxygen deficit: Sauerstoffdefizit *s*.

oxygen diffusion capacity: Sauerstoffdiffusionskapazität *w*.
oxygen dissociation: Sauerstoffdissoziation *w*.
oxygen dissociation curve: Sauerstoffdissoziationskurve *w*.
oxygen electrode, transcutaneous: perkutane Sauerstoffelektrode *w*.
oxygen enhancement ratio [*abbr*] **OER**: Sauerstoffverstärkungsverhältnis *s*.
oxygen extraction: Sauerstoffausschöpfung *w*.
oxygen gradient: Sauerstoffgradient *m*; **alveolar-arterial** ~ alveoloarterieller Sauerstoffgradient *m*.
oxygenic/*adj*: oxygen.
oxygen inhalation therapy: Sauerstoffinhalationstherapie *w*.
oxygen mask: Sauerstoffmaske *w*.
oxygen partial pressure: Sauerstoffpartialdruck *m*.
oxygen radical: Sauerstoffradikal *s*.
oxygen requirement: Sauerstoffbedarf *m*.
oxygen saturation: Sauerstoffsättigung *w*.
oxygen tension: Sauerstoffspannung *w*.
oxygen tent: Sauerstoffzelt *s*.
oxygen therapy: Sauerstoffbehandlung *w*; **hyperbaric** ~ [*abbr*] **HOT** hyperbare Oxygenation *w*.
oxygen toxicity: Sauerstofftoxizität *w*.
oxygen transfer: Sauerstoffübertragung *w*.
oxygen transport: Sauerstofftransport *m*.
oxygen uptake: Sauerstoffaufnahme *w*.
oxygen utilization: Sauerstoffutilisation *w*.
oxygen want: Sauerstoffbedarf *m*.
oxygeusia/*n*: Hypergeusie *w*.
oxyhematin/*n*: Häm *s*.
oxyheme/*n*: Häm *s*.
oxyhemochromogen/*n*: Häm *s*.
oxyhemoglobin/*n*: Oxyhämoglobin *s*.
oxykrinin/*n*: Sekretin *s*.
oxymesterone/*n*: Oxymesteron *s*.
oxymetazoline/*n*: Oxymetazolin *s*.
oxymetholone/*n*: Oxymetholon *s*.
oxymetry/*n*: Oxymetrie *w*.

oxymorphine/*n*: Dehydromorphin *s*.
oxymorphone/*n*: Oxymorphon *s*.
oxymyoglobin/*n*: oxygeniertes Myoglobin *s*, Metmyoglobin *s*.
oxynervon/*n*: Oxynervon *s*.
oxyneurine/*n*: Betain *s*.
oxyntic/*adj*: säureproduzierend.
oxyopia/*n*: Sehschärfe *w*.
oxyopter/*n*: Sehschärfeneinheit *w*.
oxypathia/*n*: Hyperpathie *w*.
oxypertine/*n*: Oxypertin *s*.
oxyphenarsine/*n*: Oxyphenarsin *s*.
oxyphenbutazone/*n*: Oxyphenbutazon *s*.
oxyphencyclimine/*n*: Oxyphencyclimin *s*.
oxyphil/*adj*: oxyphil, azidophil, eosinophil.
oxyphilic/*adj*: oxyphil, azidophil, eosinophil.
oxyplasm/*n*: Oxyplasma *s*.
oxyquinoline/*n*: Oxychinolin *s*.
oxyspore/*n*: Sporozoit *m*.
oxytetracycline/*n*: Oxytetracyclin *s*.

oxytocic/*n, adj*: 1. Wehenmittel *s*; 2. wehenauslösend.
oxytocin/*n*: Oxytocin *s*, Oxytozin *s*.
oxytocinase/*n*: Oxytozinase *w*, L-Zystin-Aminopeptidase *w*.
oxytocin challenge test: Oxytozinbelastungstest *m*.
oxyuria/*n*: Oxyuriasis *w*, Enterobiasis *w*.
oxyuriasis/*n*: Oxyuriasis *w*, Enterobiasis *w*.
oyster cell: Pflasterepithelzelle *w*.
oz [*abbr*] **ounce**/*n*: Ounce, Unze *w*.
ozamin/*n*: Benzopurpurin *s*.
ozena/*n*: Ozäna *w*, atrophische Rhinitis *w*.
ozone/*n*: Ozon *s*.
ozone layer: Ozonschicht *w*.
ozone poisoning: Ozonvergiftung *w*.
ozone sickness: Ozonkrankheit *w*.
ozoniferous/*adj*: ozonerzeugend.
ozonize/*vb*: mit Ozon behandeln.

P

P [*abbr*] **1. phosphorus; 2. plasma; 3. proline; 4. properdin**: 1. Phosphor *m*, P; 2. Plasma *s*; 3. Prolin *s*; 4. Properdin *s*.

P. [*abbr*] **1. position; 2. presbyopia**: 1. Position *w*, Lage *w*; 2. Presbyopie *w*.

p- [*abbr*] **para-**: p-, para-.

PA [*abbr*] **1. paralysis agitans; 2. pernicious anemia; 3. physician assistant; 4. pulmonary artery**: 1. Paralysis agitans; 2. perniziöse Anämie *w*; 3. Arzthelfer *m*; 4. Pulmonalarterie *w*.

P-A [*abbr*] **posteroanterior**: posterior-anterior, p.a.

P & A [*abbr*] **percussion and auscultation**: Perkussion und Auskultation.

Paas disease: Paas-Syndrom *s*, familiäre Skelettdeformität *w*.

PAB [*abbr*] **p-aminobenzoate**: p-Aminobenzoesäure *w*, PABA.

PABA [*abbr*] **p-aminobenzoic acid**: p-Aminobenzoesäure *w*, PABA.

pabular/*adj*: Fuß-.

pabulum/*n*: Nahrungsmittel *s*.

PAC [*abbr*] **premature atrial contraction**: vorzeitige Vorhofkontraktion *w*.

Pacchioni's granulations: Pacchioni-Granulationen, Granulationes arachnoideales.

pace/*n*, *vb*: 1. Schritt *m*, Tempo *s*; 2. schreiten, Tempo bestimmen.

pacemade/*adj*: schrittmacherstimuliert.

pacemaker/*n*: Schrittmacher *m*; **artificial cardiac** ~ künstlicher Herzschrittmacher *m*; **asynchronous** ~ frequenzstabiler Schrittmacher *m*; **cardiac** ~ Herzschrittmacher *m*; **ectopic** ~ ektoper Schrittmacher *m*; **external** ~ externer Schrittmacher *m*; **fixed-rate** ~ frequenzstabiler Schrittmacher *m*, starrfrequenter Schrittmacher *m*; **implanted** ~ implantierter Herzschrittmacher *m*; **shifting** ~ wandernder Schrittmacher *m*; **synchronous** ~ synchroner Schrittmacher *m*; **ventricular** ~ Kammerschrittmacher *m*; **wandering** ~ wandernder Schrittmacher *m*.

pacemaker cell: P-Zelle *w*, Schrittmacherzelle *w*.

pacemaker center: Herzschrittmacherzentrum *s*.

pacemaker function: Schrittmacherfunktion *w*.

pacemaker insertion: Schrittmacherimplantation *w*.

pacemaker potential: Schrittmacherpotential *s*.

pacemaker registration card: Herzschrittmacher-Paß *m*.

pacemaker stimulus potential: Schrittmacherstimulationspotential *s*.

pacer/*n*: Schrittmacher *m*.

pacesetter/*n*: Schrittmacher *m*.

pachonychia/*n*: Pachyonychie *w*.

pachy-: Pachy-, Dick-.

pachyblepharon/*n*: Pachyblepharon *s*, Lidrandverdickung *w*.

pachycephaly/*n*: Pachyzephalie *w*.

pachydactyly/*n*: Pachydaktylie *w*.

pachyderma/*n*: Pachydermie *w*.

pachydermatocele/*n*: Elephantiasis neurofibromatosa.

pachydermatous/*adj*: pachydermal.

pachydermia/*n*: Pachydermie *w*.

pachydermic/*adj*: pachyderm.

pachydermoperiostosis/*n*: Pachydermoperiostose *w*, Touraine-Solente-Golé-Syndrom *s*.

pachygyria/*n*: Pachygyrie *w*.

pachyleptomeningitis/*n*: Pachyleptomeningitis *w*.

pachymeningitis/*n*: Pachymeningitis *w*; **acute spinal** ~ Pachydermitis spinalis externa; **cerebral** ~ zerebrale Pachymeningitis *w*; **fibrinohemorrhagic** ~ eitrige Pachymeningitis *w*; **hemorrhagic** ~ Subduralhämatom *s*; **hypertrophic spinal** ~ Pachymeningitis hypertrophica spinalis; **suppurative** ~ eitrige Pachymeningitis; **syphilitic hyperplastic** ~ Pachymeningitis cervicalis hypertrophica; **syphilitic spinal** ~ Pachymeningitis cervicalis hypertrophica.

pachymeninx/*n*: Pachymeninx, Dura mater.

pachynema/*n*: Pachytän *s*.

pachyonychia/*n*: Pachyonychie *w*.

pachyonychosis/*n*: Pachyonychie *w*.

pachyperiosteoderma/*n*: Pachydermoperiostose *w*, Touraine-Solente-Golé-Syndrom *s*.

pachyperiostitis/*n*: entzündliche Periostverdickung *w*.

pachyperitonitis/*n*: Pachyperitonitis *w*.

pachypleuritis/*n*: Fibrothorax *m*.

pachysalpingitis/*n*: entzündliche Tubenverdickung *w*.

pachysalpingo-ovaritis/*n*: chronische Salpingo-Oophoritis *w*.

pachytene/*n*: Pachytän *s*.

pachyvaginitis/*n*: chronische Vaginitis mit Wandverdickung.

pacifier/*n*: Schnuller *m*, Tranquilizer *m*, Beruhigungsmittel *s*.

pacify/*vb*: beruhigen.

pacing/*n*: Stimulieren *s*, Stimulation *w*, Steuerung *w*; **atrial** ~ Vorhofstimulation *w*; **cardiac** ~ Herzfrequenzsteuerung *w*; **dual-chamber** ~ Zweikammerstimulation *w*; **endocardial** ~ endokardiale Schrittmacherstimulation *w*; **programed** ~ Herzfrequenzregulation mit programmiertem Schrittmacher; **sequential** ~ sequentielle Stimulation *w*; **temporary** ~ temporärer Schrittmacher *m*; **ventricular** ~ kammergesteuerte Herzschrittmacherfunktion *w*, Kammerstimulation *w*.

Pacini's corpuscles: Pacini-Körperchen.

pacinitis/*n*: Entzündung der Pacini-Körperchen.

pack/*n, vb*: 1. Packung *w*, Tupfer *m*, Tampon *m*; **cold** ~ kalte Packung *w*; **hot** ~ warme Packung *w*; **individual** ~ Einzelpackung *w*; **surgical** ~ Tamponade *w*; **wet** ~ feuchte Packung *w*; 2. packen, einwikkeln.

package/*n*: Packung *w*.

packing/*n*: Packing *s*, Packmethode *w*, Packung *w*, Tamponade *w*, Füllung *w*.

PACS [*abbr*] **Picture Archiving and Communication System**: Bild-Archiv-Kommunikations-System *s*.

pad/*n*: Kompresse *w*, Kissen *s*, Polster *s*, Pelotte *w*; **abdominal** ~ Bauchtupfer *m*, Bauchtuch *s*; **infrapatellar fat** ~ Corpus adiposum infrapatellare; **occlusal** ~ Zahnfüllung *w*; **periarterial** ~ Juxtaglomerularapparat *m*; **sucking** ~ Bichat-Wangenfettpfropf *m*; **suctorial** ~ Bichat-Wangenfettpfropf *m*.

padding/*n*: Polster *s*.

Padgett's dermatome: Dermatom *s*.

paed-: Pädo-.

paeid-: Pädo-.

paediatrics/*n*: Pädiatrie *w*.

Paget cell: Paget-Zelle *w*.

pagetic/*adj*: pagetoid.

pagetoid/*adj*: pagetoid.

Paget's disease of bone: Paget-Krankheit *w*, Osteitis deformans.

Paget's disease of nipple: Paget-Karzinom *s*, intradermales Mammakarzinom *s*.

Paget's disease of skin: Paget-Krankheit *w*.

Paget syndrome: Paget-Syndrom *s*, Osteodystrophia deformans.

Paget-von Schroetter syndrome: Paget-Schroetter-Syndrom *s*, akute Achselvenenthrombose *w*.

PAGE [*abbr*] **polyacrylamide gel electrophoresis**: Polyacrylamid-Gelelektrophorese *w*.

-pagus: -pagus.

PAH [*abbr*] **p-aminohippuric acid**: Paraaminohippursäure *w*, PAH.

PAHA [*abbr*] **p-aminohippuric acid**: Paraaminohippursäure *w*, PAH.

Pahvat Valley plague: Tularämie *w*.

paidology/*n*: Pädologie *w*.

pain/*n*: Schmerz *m*, Kummer *m*, Leid *s*;

pain, abdominal

abdominal ~ Bauchschmerz *m*; **acute** ~ akuter Schmerz *m*; **arthritic** ~ Gelenkschmerz *m*; **atypical facial** ~ atypische Gesichtsneuralgie *w*; **boring** ~ stechender Schmerz *m*; **burning** ~ brennender Schmerz *m*; **central** ~ zentralnervöser Schmerz *m*; **chronic** ~ chronischer Schmerz *m*; **cross-referred** ~ gekreuztes Lasègue-Zeichen *s*, Moutard-Martin-Zeichen *s*; **eccentric** ~ fortgeleiteter Schmerz *m*; **epigastric abdominal** ~ epigastrischer Bauchschmerz *m*; **evoked contralateral** ~ gekreuztes Lasègue-Zeichen *s*, Moutard-Martin-Zeichen *s*; **facial** ~ Gesichtsschmerz *m*; **fulgurant** ~ 's blitzartig einschießender Schmerz *m*; **griping** ~ kneifender Schmerz *m*; **growing** ~ Wachstumsschmerz *m*; **heterotopic** ~ fortgeleiteter Schmerz *m*; **intermenstrual** ~ Mittelschmerz *m*; **intractable** ~ unbehandelbarer Schmerz *m*; **lancinating** ~ lanzinierender Schmerz *m*; **lightning** ~ blitzartig einschießender Schmerz *m*, lanzinierender Schmerz *m*; **localized** ~ umschriebener Schmerz *m*; **menstrual** ~ Menstruationsschmerz *m*; **muscular** ~ Muskelschmerz *m*; **precordial** ~ Präkordialschmerz *m*; **radicular** ~ radikulärer Schmerz *m*; **referred** ~ fortgeleiteter Schmerz *m*, Synalgie *w*; **renal** ~ Nierenschmerz *m*; **shooting** ~ einschießender Schmerz *m*; **somatic** ~ somatischer Schmerz *m*; **terebrant** ~ stechender Schmerz *m*; **thalamic** ~ Thalamusschmerz *m*; **vasculosympathetic facial** ~ Histaminkopfschmerz *m*, Horton-Syndrom *s*; **visceral** ~ Eingeweideschmerz *m*.
pained/*adj*: schmerzvoll.
pain ending: Nozizeptor *m*.
pain expeller: Schmerzmittel *s*, Analgetikum *s*.
painfree/*adj*: schmerzfrei.
painful/*adj*: schmerzhaft.
painfulness/*n*: Schmerzhaftigkeit *w*, Peinlichkeit *w*.
pain insensitivity, congenital: kongenitale Analgesie *w*.
painkiller/*n*: Schmerzmittel *s*, Analgetikum *s*.
painless/*adj*: schmerzlos, indolent.
painlessness/*n*: Schmerzlosigkeit *w*.
pain measurement: Schmerzmessung *w*.
pain point: Schmerzpunkt *m*.
pain reaction: Schmerzreaktion *w*.
pain receptor: Nozizeptor *m*.
pain reflex: Schmerzreflex *m*.
pain-relieving/*adj*: schmerzlindernd.
pains: Wehen *w*; **false** ~ Senkungswehen; **bearing-down** ~ Austreibungswehen; **dilating** ~ Eröffnungswehen; **expulsive** ~ Austreibungswehen; **premonitory** ~ Vorwehen.
pain scale: Schmerzskala *w*.
pain sense: Schmerzsinn *m*.
pain-sensitive/*adj*: schmerzempfindlich.
pain spot: Schmerzpunkt *m*.
paint/*n, vb*: 1. Tinktur *w*; 2. einpinseln.
painter's colic: Bleikolik *w*.
pain threshold: Schmerzgrenze *w*.
painting/*n*: Einpinselung *w*.
pair/*n, vb*: 1. Paar *s*; 2. sich paaren.
paired/*adj*: gepaart.
pair emission: Paarbildung *w*.
pairing/*n*: Paarung *w*, Begattung *w*; **distributive** ~ Teilungspaarung *w*; **somatic** ~ somatische Paarung *w*.
pairs, matched: Vergleichspaare.
Palade granules: Palade-Granula, Ribosomen.
palaeo-: Paläo-.
palat-: Palato-.
palatal/*adj*: palatinal.
palate/*n*: Gaumen *m*, Palatum; **artificial** ~ Gaumenprothese *w*; **bony** ~ knöcherner Gaumen *m*; **congenitally defective** ~ kongenitaler Gaumendefekt *m*; **gothic** ~ gothischer Gaumen *m*, Palatum ogivale; **hard** ~ harter Gaumen *m*; **osseous** ~ knöcherner Gaumen *m*; **pendulous** ~ Gaumenzäpfchen *s*; **primary** ~ primärer Gaumen *m*; **secondary** ~ sekundärer Gaumen *m*; **soft** ~ weicher Gaumen *m*.
palate hook: Gaumenhaken *m*.
palate palsy: Gaumenlähmung *w*.

palate plate: Gaumenplatte w.
palatic/adj: palatinal.
palatine/adj: palatinal.
palatinol/n: Palatinit s.
palato-: Palato-, Gaumen-.
palatodynia/n: Palatodynie w.
palatoglossal/adj: palatolingual.
palatognathous/adj: Palatognatho-.
palatograph/n: Palatograph m.
palatography/n: Gaumenaufnahme w.
palatomyograph/n: Palatomyograph m.
palatopagus/n: Palatopagus m.
palatopharyngoplasty/n: Pharyngopalatoplastik w.
palatoplasty/n: Palatoplastik w.
palatoplegia/n: Gaumensegellähmung w.
palatopterygoid/adj: pterygopalatinal.
palatorrhaphy/n: Palatoplastik w.
palatoschisis/n: Palatoschisis w, Gaumenspalte w.
pale/adj: bleich.
pale-: paläo-.
paleness/n: Blässe w, Pallor.
paleo-: paläo-.
paleocerebellar/adj: paläozerebellär.
paleocerebellum/n: Paläozerebellum s.
paleocinetic/adj: paläokinetisch.
paleocortex/n: Archikortex m.
paleogenesis/n: Paläogenese w, Palingenesis w.
paleo-olive/n: Paläoolive w.
paleopallium/n: Paläopallium s, Archikortex m.
paleophrenia/n: Schizophrenie w.
pali-: Palin-.
palicinesia/n: Palikinesie w.
paligraphia/n: Paligraphie w.
palikinesia/n: Palikinesie w.
palilalia/n: Palilalie w.
palin-: Palin-.
palindrome/n: Palindrom s.
palindromia/n: Palindromie w.
palindromic/adj: palindromisch.
palingenesis/n: Palingenesis w.
palingenetic/adj: palingenetisch.
palingraphia/n: Paligraphie w.
palinmnesis/n: Palinmnese w.

palinodia/n: Palindromie w.
palinphrasia/n: Palilalie w.
paliphrasia/n: Palilalie w.
palisade/n: Palisade w.
pall/n: Leichentuch s.
palladium [abbr] **Pd**: Palladium s, Pd.
pallanesthesia/n: Pallanästhesie w.
pallesthesia/n: Pallästhesie w.
pallesthetic/adj: pallästhetisch.
pallial/adj: Pallium-.
palliate/vb: lindern.
palliation/n: Linderung w.
palliative/n, adj: 1. Palliativum s; 2. palliativ.
pallid/adj: bleich, blaß.
pallidness/n: Blässe w.
pallid-: Pallido-.
pallidal/adj: pallidal.
pallidectomy/n: Pallidumresektion w, Pallidotomie w.
pallido-: Pallido-.
pallidotomy/n: Pallidotomie w.
pallidus/n: Globus pallidus.
pallium/n: Pallium, Cortex cerebri.
pallor/n: Blässe w, Pallor; **temporal ~** temporale Papillenabblassung w.
palm/n: Hohlhand w, Palma manus.
palmanesthesia/n: Pallanästhesie w.
palmar/adj: palmar, Handflächen-, palmaris.
palmate/adj: handförmig.
palmature/n: Schwimmhautfinger.
palmesthesia/n: Vibrationsempfinden s.
palmesthetic/adj: pallästhetisch.
palmitate/n: Palmitat s.
palmitoyl-CoA: Palmityl-CoA s.
palmprint/n: Palmarabdruck m.
palmus/n: Palpitation w.
palp/n: Fühler m.
palpable/adj: palpabel.
palpate/vb: palpieren, tasten.
palpation/n: Palpation w.
palpatopercussion/n: Palpation und Perkussion w.
palpatory/adj: palpatorisch.
palpebra/n: Augenlid s, Palpebra.
palpebral/adj: palpebral.
palpebrate/vb: zwinkern.

palpebration/*n*: Zwinkern *s*.
palpebritis/*n*: Blepharitis *w*.
palpiform/*adj*: fühlerähnlich.
palpitate/*vb*: palpitieren.
palpitation/*n*: Palpitation *w*.
palsied/*adj*: gelähmt.
palsy/*n*: Lähmung *w*, Paralyse *w*; **acute thyrotoxic bulbar** ~ thyreotoxische Bulbärparalyse *w*; **atonic cerebral** ~ hypotone zerebrale Lähmung *w*; **brachial** ~ Armplexuslähmung *w*; **bulbar** ~ Bulbärparalyse *w*; **cerebral** ~ zerebrale Lähmung *w*; **creeping** ~ progressive Muskelatrophie *w*; **epidemic infantile** ~ Poliomyelitis anterior acuta; **facial** ~ Fazialislähmung *w*, Bell-Lähmung *w*; **hypotonic cerebral** ~ Foerster-Lähmung *w*, Atonie-Astasie-Syndrom *s*; **infantile cerebral** ~ zerebrale Kinderlähmung *w*, Little-Krankheit *w*; **infantile progressive bulbar** ~ familiäre infantile progressive Bulbärparalyse *w*, Fazio-Londe-Syndrom *s*; **inherited bulbar** ~ hereditäre Bulbärparalyse *w*; **ischemic** ~ ischämische Lähmung *w*; **laryngeal** ~ Kehlkopflähmung *w*; **lateral popliteal** ~ Peronäuslähmung *w*; **minimal cerebral** ~ minimale zerebrale Dysfunktion *w*; **occupational** ~ berufsbedingte Lähmung *w*; **ocular** ~ Augenmuskellähmung *w*; **pharyngeal** ~ Schlundlähmung *w*; **progressive bulbar** ~ progrediente Bulbärparalyse *w*; **progressive supranuclear** ~ progressive supranukläere Lähmung *w*, Steele-Richardson-Olszewski-Syndrom *s*; **pseudobulbar** ~ Pseudobulbärparalyse *w*; **radial** ~ Radialislähmung *w*; **shaking** ~ Schüttellähmung *w*, Paralysis agitans; **spastic bulbar** ~ Pseudobulbärparalyse *w*; **supranuclear** ~ supranukleäre Lähmung *w*; **tardy median** ~ Karpaltunnelsyndrom *s*; **tardy ulnar** ~ Kubitaltunnelsyndrom *s*; **transverse** ~ gekreuzte Lähmung *w*.
Paltauf's dwarf: hypophysärer Zwerg *m*.
Paltauf stain: Paltauf-Färbung *w*.
Paltauf-Sternberg cell: Paltauf-Sternberg-Zelle *w*.

paludal/*adj*: sumpfig, Malaria-.
paludism/*n*: Paludismus *m*, Malaria *w*.
pamaquine/*n*: Pamaquin *s*.
pampiniform/*adj*: rankenförmig, pampiniformis.
pampinocele/*n*: Varikozele *w*.
pamplegia/*n*: Paraplegie *w*.
pan-: Pan-, Ganz-.
panacinar/*adj*: panazinär.
panagglutinable/*adj*: panagglutinierend.
panagglutination/*n*: Panagglutination *w*.
panagglutinin/*n*: Panagglutinin *s*.
panaris/*n*: Paronychie *w*; **painless** ~ Syringomyelie *w*.
panaritium/*n*: Panaritium *s*, Paronychie *w*.
panarteritis/*n*: Panarteriitis *w*.
panarthritis/*n*: Panarthritis *w*.
panatrophy/*n*: Panatrophie *w*.
panautonomic/*adj*: panautonom.
pancarditis/*n*: Pankarditis *w*.
pancavernositis/*n*: Kavernitis *w*.
pancerebral/*adj*: panzerebral.
panchromatic/*adj*: panchromatisch.
Pancoast syndrome: Pancoast-Syndrom *s*.
Pancoast tumor: Pancoast-Tumor *m*.
pancolectomy/*n*: komplette Kolektomie *w*.
pancreas/*n*: Pankreas *s*; **annular** ~ Pancreas annulare; **artificial** ~ künstliches Pankreas *s*; **divided** ~ Pancreas divisum; **lesser** ~ Processus uncinatus pancreatis; **unciform** ~ Processus uncinatus pancreatis; **ventral** ~ ventrales Pankreas *s*.
pancreas abscess: Pankreasabszeß *m*.
pancreas autodigestion: Pankreasautodigestion *w*.
pancreas enzyme: Pankreasenzym *s*.
pancreas insufficiency: Pankreasinsuffizienz *w*.
pancreat-: Pankreato-.
pancreatectomy/*n*: Pankreatektomie *w*.
pancreatic/*adj*: pankreatisch.
pancreatico-: Pankreatiko-.
pancreaticoduodenal/*adj*: pankreatikoduodenal.
pancreaticoduodenectomy/*n*: Pankreatikoduodenektomie *w*.
pancreaticoduodenotomy/*n*: Pankreati-

koduodenotomie w.
pancreaticoduodenostomy/n: Pankreatoduodenostomie w.
pancreaticoenterostomy/n: Pankreatikoenterostomie w.
pancreaticogastrostomy/n: Pankreatikogastrostomie w.
pancreaticojejunostomy/n: Pankreatikojejunostomie w.
pancreaticosplenic/adj: Pankreas-Milz-.
pancreatin/n: Pankreatin s.
pancreatitis/n: Pankreatitis w; **acute hemorrhagic** ~ akute hämorrhagische Pankreatitis w; **alcoholic** ~ Alkoholpankreatitis w; **chronic** ~ chronische Pankreatitis w; **drug-induced** ~ medikamenteninduzierte Pankreatitis w; **edematous** ~ ödematöse Pankreatitis w; **fulminant** ~ fulminante Pankreatitis w.
pancreato-: Pankreato-.
pancreatoduodenectomy/n: Pankreatikoduodenektomie w.
pancreatoenterostomy/n: Pankreatikoenterostomie w.
pancreatogenous/adj: pankreatisch.
pancreatography/n: Pankreatographie w; **retrograde** ~ retrograde Pankreatographie w.
pancreatolipase/n: Pankreaslipase w.
pancreatolith/n: Pankreatolith m, Pankreasstein m.
pancreatolithectomy/n: Pankreassteinentfernung w.
pancreatolysis/n: Pankreasauflösung w.
pancreatolytic/adj: pankreatolytisch.
pancreatomegaly/n: Pankreasvergrößerung w.
pancreatomy/n: Pankreatotomie w.
pancreatopathy/n: Pankreaserkrankung w.
pancreatopeptidase/n: Pankreaspeptidase w.
pancreatotomy/n: Pankreatotomie w.
pancreatotropic/adj: pankreatotrop.
pancreectomy/n: Pankreatektomie w.
pancreolith/n: Pankreolith m, Pankreasstein m.
pancreolysis/n: Pankreasauflösung w.

pancreozyme/n: Pankreozym s.
pancreozymin/n: Pankreozymin s, Cholezystokinin s.
pancreozymin-secretin test: Pankreozymin-Sekretin-Test m.
pancuronium bromide: Pancuroniumbromid s.
pancytolysis/n: Panzytolyse w.
pancytopenia/n: Panzytopenie w; **congenital** ~ Fanconi-Anämie w.
pancytosis/n: Panzytose w.
pandemia/n: Pandemie w.
pandemic/n, adj: 1. Pandemie w; 2. pandemisch.
pandiculation/n: Strecken s, Streckbewegung w.
pandysautonomia/n: Pandysautonomie w.
Pandy's test: Pandy-Reaktion w.
panel/n: Liste w, Arztregister m, Panel s.
panel design: Panel-Untersuchungsplan m.
panel doctor: Kassenarzt m.
panelectroscope/n: Panelektroskop s.
panencephalitis/n: Panenzephalitis w; **subacute sclerosing** ~ subakute sklerosierende Enzephalitis w, Bogaert-Enzephalitis w.
panendoscope/n: Panendoskop s.
panendoscopy/n: Panendoskopie w.
panesthesia/n: Gesamtheit der Sinneswahrnehmungen.
Paneth cell: Paneth-Zelle w.
pang/n: plötzlicher, stechender Schmerz m.
pangenesis/n: Pangenesie w.
panhematopenia/n: Panzytopenie w.
panhidrosis/n: Panhidrose w.
panhyperemia/n: Plethora w.
panhypopituitarism/n: Panhypopituitarismus m; **prepubertal** ~ hypophysärer Zwergwuchs m.
panhysterectomy/n: totale Hysterektomie w.
panhysterocolpectomy/n: Hysterokolpektomie w.
panhysterosalpingectomy/n: Hysterosalpingektomie w.
panhysterosalpingo-oophorectomy/n:

panic

Hysterosalpingo-Oophorektomie w.
panic/n, adj, vb: 1. Panik w, panischer Schreck m; 2. panisch, ängstlich; 3. erschrecken.
panicky/adj: überängstlich.
panidrosis/n: Panhidrose w.
panimmunity/n: allgemeine Immunität w.
panlobular/adj: panlobulär, panazinär.
panmetritis/n: Panmetritis w.
panmixis/n: Panmixie w.
panmyeloid/adj: panmyeloisch.
panmyelopathy/n: Panmyelopathie w; **constitutional infantile** ~ Fanconi-Anämie w.
panmyelophthisis/n: Panmyelophthisis w.
panmyelosis/n: Hyperplasie der Knochenmarkzellen.
Panner's disease: Panner-Krankheit w.
panneuritis/n: Neuritis mit Beteiligung aller Nervenschichten.
panniculalgia/n: Adiposalgie w, Schmerzen des subkutanen Fettgewebes.
panniculitis/n: Panniculitis w, Pannikulitis w; **relapsing febrile non-suppurative** ~ Panniculitis nodularis non suppurativa febrilis et recidivans, Pfeifer-Weber-Christian-Syndrom s; **subacute nodular migratory** ~ subakute noduläre Pannikulitis w.
panophobia/n: Panphobie w.
panophthalmitis/n: Panophthalmitis w.
panoptic/adj: panoptisch.
panorama panographic system: Panoramaschichtverfahren s.
panorama radiograph: Panoramaaufnahme w.
panosteitis/n: Panostitis w.
panphobia/n: Panphobie w.
panplegia/n: Panplegie w.
panproctocolectomy/n: komplette Kolon- und Rektumresektion w.
panpsychism/n: Panpsychismus m.
pansclerosis/n: Pansklerose w.
pansinusitis/n: Pansinusitis w.
pansystolic/adj: pansystolisch, holosystolisch.
pant/n, vb: 1. Keuchen s, Schnaufen s; 2. keuchen, Luft schnappen.

pant-: Pan-.
pantaloon embolus: reitender Embolus m.
pantamorphia/n: vollständige Amorphie w.
pantanencephaly/n: vollständige Anenzephalie w.
pantatrophy/n: Panatrophie w.
pantetheine/n: Pantethein s.
panthenol/n: Panthenol s.
pantherine/n: Pantherin s.
panting/n: Atemnot w.
panto-: Pan-.
pantocaine/n: Pantokain s.
pantomography/n: Pantomographie w.
pantomorphic/adj: polymorph.
pantophobia/n: Panphobie w.
pantoscopic/adj: pantoskopisch.
pantothenate/n: Pantothenat s.
pantropic/adj: pantrop.
panturbinate/n: gesamte Nasenmuschel.
panuveitis/n: Panuveitis w.
panzerherz/n: Panzerherz s.
pap/n: Brei m.
papain/n: Papain s.
papain hydrolysis: Papainhydrolyse w.
Papanicolaou classification: Papanicolaou-Einteilung w.
Papanicolaou smear: Papanicolaou-Abstrich m.
Papanicolaou stain: Papanicolaou-Färbung w.
Papanicolaou test: Papanicolaou-Test m.
papaverine/n: Papaverin s.
papaverine sulfate: Papaverinsulfat s.
paper/n: Papier s; **absorbent** ~ Absorberpapier s; **articulating** ~ Artikulationspapier s; **bibulous** ~ Saugpapier s, Löschpapier s; **waxed** ~ Wachspapier s.
paper chromatography: Papierchromatographie w.
paper electrophoresis: Papierelektrophorese w.
paper-like: papierartig.
paper skin: Pergamenthaut w.
papescent/adj: breiförmig.
papill-: Papillo-.
papilla/n: Papille w, Sehnervenpapille w,

Papilla; **acoustic** ~ Hörbläschen *s*; **anal** ~ Analpapille *w*, Morgagni-Papille *w*; **dental** ~ Zahnpapille *w*, Papilla dentis; **dermal** ~ Hautpapille *w*; **duodenal** ~ Papilla duodeni; **gingival** ~ Interdentalpapille *w*; **ileocecal** ~ Papilla ileocaecalis; **interdental** ~ Interdentalpapille *w*; **interproximal** ~ Interdentalpapille *w*; **lacrimal** ~ Papilla lacrimalis; **major duodenal** ~ Papilla duodenalis major, Vater-Papille *w*; **minor duodenal** ~ Papilla duodenalis minor; **optic** ~ Papilla nervi optici; **parotid** ~ Papilla parotidea; **renal** ~ Nierenpapille *w*, Papilla renalis; **sublingual** ~ Caruncula sublingualis; **tactile** ~ Tastkörperchen *s*; **vallate** ~ Wallpapille *w*, Papilla vallata; **vascular** ~ Gefäßpapille *w*.

papillary/*adj*: papillär, Papillen-.

papillate/*adj*: höckerig, papillenartig.

papilledema/*n*: Papillenödem *s*, Stauungspapille *w*.

papilliferous/*adj*: papillentragend.

papilliform/*adj*: papillär.

papillitis/*n*: Papillitis *w*.

papillo-: Papillen-, Papillo-.

papillocarcinoma/*n*: Papillenkarzinom *s*.

papilloedema/*n*: Papillenödem *s*.

papilloma/*n*: Papillom *s*; **ductal** ~ intraduktales Papillom *s*; **endophytic** ~ endophytisches Papillom *s*; **exophytic** ~ exophytisches Papillom *s*; **fibroepithelial** ~ fibroepitheliales Papillom *s*; **intracanalicular** ~ intrakanalikuläres Papillom *s*; **intraductal** ~ intraduktales Papillom *s*; **inverted** ~ endophytisch wachsendes Papillom *s*; **soft** ~ Papilloma molle; **villous** ~ villöses Adenom *s*; **warty** ~ warzenförmiges Papillom *s*.

papillomacular/*adj*: papillomakulär.

papilloma of choroid plexus: Plexus-choroideus-Papillom *s*.

papilloma of the bladder: Blasenpapillom *s*.

papillomas of the penis, hirsutoid: Hirsuties papillaris penis.

papillomatosis/*n*: Papillomatose *w*; **confluent and reticulate** ~ Gougerot-Carteaud-Krankheit *w*, Pemphigus chronicus benignus familiaris.

papillomatous/*adj*: papillomatös.

papillomavirus/*n*: Papillomavirus *m*; **human** ~ humaner Papillomavirus *m*, HPV, Warzenvirus *m*.

Papillon-Lefèvre syndrome: Papillon-Lefèvre-Syndrom *s*, Keratosis palmoplantaris.

papillopathy/*n*: Papillenerkrankung *w*; **ischemic** ~ ischämische Papillenschädigung *w*.

papilloretinitis/*n*: Papilloretinitis *w*.

papillospincterotomy/*n*: Papillosphinkterotomie *w*.

papovavirus/*n*: Papovavirus *m*.

pappataci fever: Pappataci-Fieber *s*, Dreitagefieber *s*.

Pappenheim's reagent: Pappenheim-Färbung *w*.

Pap stain: Papanicolaou-Färbung *w*.

Pap test: Papanicolaou-Test *m*.

papular/*adj*: papulös.

papule/*n*: Papula *w*, Papel *w*; **flat** ~ flache Papel *w*; **moist** ~ nässende Papel *w*; **mucous** ~ Condyloma latum; **piezogenic pedal** ~ piezogene Fußpapel *w*.

papules, pearly penile: Hirsuties papillaris penis.

papuliferous/*adj*: mit Papeln.

papuloerythematous/*adj*: papuloerythematös.

papuloid/*adj*: papelartig.

papulopustular/*adj*: papulopustulös.

papulopustule/*n*: aus einer Papel entstandene Pustel.

par/*n*: Paar *s*.

par-: para-.

para-: para-.

para-actinomycosis/*n*: Pseudoaktinomykose *w*.

para-albumin/*n*: Paralbumin *s*.

para-amyloid/*n*: Paraamyloid *s*.

paraaortic/*adj*: paraaortal.

parabiosis/*n*: Parabiose *w*.

parablepsis/*n*: Parablepsis *w*, Paropsie *w*.

parabulia/*n*: Parabulie *w*.

paracardiac

paracardiac/*adj*: parakardial.
paracasein/*n*: Paracasein *s*.
paracele/*n*: Seitenventrikel *m*.
paracentesis/*n*: Parazentese *w*.
paracentesis of the chest: Thorakozentese *w*, Pleurapunktion *w*.
paracerebellar/*adj*: parazerebellär.
paracetaldehyde/*n*: Paraldehyd *s*.
paracetamol/*n*: Paracetamol *s*.
parachlorophenol/*n*: Parachlorphenol *s*.
paracholera/*n*: choleraähnliche Erkrankung *w*.
parachordal/*adj*: parachordal.
parachromatosis/*n*: Parachromatose *w*.
parachute reaction: Sprungbereitschaft *w*.
paraclonus/*n*: Paramyoclonus multiplex.
paracme/*n*: Entfieberung *w*.
paracnemidion/*n*: Wadenbein *s*, Fibula.
paracoccidioidomycosis/*n*: Parakokzidioidomykose *w*, südamerikanische Blastomykose *w*.
paracoele/*n*: Seitenventrikel *m*.
paracolpitis/*n*: Parakolpitis *w*.
paracolpium/*n*: Paracolpium *s*.
paracompound/*n*: Para-Verbindung *w*.
paracondylar/*adj*: parakondylär.
paracoxalgia/*n*: Pseudokoxalgie *w*.
paracrine/*adj*: parakrin.
paracusia/*n*: Parakusis *w*.
paracusis/*n*: Parakusis *w*.
paracusis of Willis: Paracusis Willisii.
paracyesis/*n*: Extrauteringravidität *w*.
paracystic/*adj*: parazystisch, paravesikal.
paracystitis/*n*: Parazystitis *w*.
paracystium/*n*: Paracystium.
paradental/*adj*: paradental.
paradentitis/*n*: Periodontitis *w*.
paradentium/*n*: Periodontium *s*.
paradidymis/*n*: Paradidymis.
paradimethylaminobenzaldehyde/*n*: p-Dimethylaminobenzaldehyd *s*.
paradimethylaminobenzaldehyde test: p-Dimethylaminobenzaldehydreaktion *w*, Ehrlich-Reaktion *w*.
paradontosis/*n*: Parodontose *w*.
paradox/*n*: Paradox *s*.

paradoxical/*adj*: paradox.
paraduodenal/*adj*: paraduodenal.
paradysentery/*n*: Durchfall *m*, leichte Dysenterie *w*.
paraendocrine/*adj*: paraendokrin.
paraenteric/*adj*: paratyphös.
paraepilepsy/*n*: leichte fokale Epilepsie *w*.
paraesophageal/*adj*: paraösophageal.
paraesthesia/*n*: Parästhesie *w*.
parafascicular/*adj*: parafaszikulär.
paraffin/*n*: Paraffin *s*.
paraffin cancer: Paraffinkrebs *m*.
paraffin oil: Paraffinöl *s*.
paraffin ointment: Paraffinsalbe *w*.
paraffinoma/*n*: Paraffinom *s*, Elaiom *s*.
paraffin section: Paraffinschnitt *m*.
paraffin tumor: Paraffinom *s*, Elaiom *s*.
paraflagellate/*n*: Paramastigot *m*.
paraflutizide/*n*: Paraflutizid *s*.
parafollicular/*adj*: parafollikulär.
paraformaldehyde/*n*: Paraformaldehyd *s*.
parafoveal/*adj*: parafoveal.
parafunction/*n*: gestörte Funktion *w*.
paragammacism/*n*: Paragammazismus *m*.
paraganglioma/*n*: Paragangliom *s*; **chromaffin** ~ chromaffines Paragangliom *s*; **medullary** ~ Phäochromozytom *s*; **nonchromaffin** ~ nichtchromaffines Paragangliom *s*.
paraganglion/*n*: Paraganglion *s*; **adrenergic** ~ adrenerges Paraganglion *s*; **aortic** ~ paraaortales Ganglion *s*; **cardiac** ~ Paraganglion cardiacum; **cholinergic** ~ cholinerges Paraganglion *s*.
paragenesis/*n*: Modifikation der Entwicklung.
paragenetic/*adj*: paragenetisch.
paragenitalis/*adj*: paragenital.
parageusia/*n*: Parageusie *w*.
parageusic/*adj*: Parageusie-.
paragglutination/*n*: Paragglutination *w*, Paraagglutination *w*.
paraglobulin/*n*: Thrombin *s*.
paragnathus/*n*: Paragnathus *m*.
paragnosis/*n*: Paragnosie *w*.
paragomphosis/*n*: Einkeilung im Geburtskanal.

paragonimiasis/*n*: Paragonimiasis *w*.
paragonimus/*n*: Paragonimus, Lungenegel *m*.
paragrammatism/*n*: Paragrammatismus *m*.
paragranuloma/*n*: Paragranulom *s*.
paragraphia/*n*: Paragraphie *w*.
parahemophilia/*n*: Parahämophilie *w*, Faktor-V-Mangel *m*, Owren-Syndrom *s*.
parahepatic/*adj*: perihepatisch.
parahepatitis/*n*: Perihepatitis *w*.
parahidrosis/*n*: Parahidrose *w*.
parahormone/*n*: Parahormon *s*.
parainfluenza/*n*: Parainfluenza *w*.
parainfluenzal/*adj*: Parainfluenza-.
parakeratosis/*n*: Parakeratose *w*.
parakinetic/*adj*: parakinetisch.
paralambdacism/*n*: Paralambdazismus *m*.
paralax/*n*: Parallaxe *w*; **ocular** ~ Augenparallaxe *w*.
paraldehyde/*n*: Paraldehyd *s*.
paraldehyde poisoning: Paraldehydvergiftung *w*.
paralexia/*n*: Paralexie *w*.
paralgesia/*n*: schmerzhafte Parästhesie *w*.
parallactic/*adj*: parallaktisch.
parallax/*n*: Parallaxe *w*.
parallel/*n, adj*: 1. Parallele *w*; 2. parallel.
parallelism/*n*: Parallelismus *m*.
parallergic/*adj*: parallerg.
paralogia/*n*: Paralogie *w*; **thematic** ~ Vorbeireden *s*.
paralysis/*n*: Paralyse *w*, Lähmung *w*; **acute ascending** ~ Paralysis acuta ascendens spinalis, Landry-Paralyse *w*; **acute atrophic** ~ paralytische Poliomyelitis *w*; **acute infectious** ~ Poliomyelitis anterior acuta; **acute wasting** ~ Poliomyelitis anterior acuta; **alcoholic** ~ Alkoholneuropathie *w*, Alkoholmyopathie *w*; **alternate** ~ gekreuzte Lähmung *w*; **alternating** ~ alternierende Lähmung *w*; **ambiguoaccessorius-hypoglossal** ~ Jackson-Syndrom *s*; **ambiguospinothalamic** ~ Avellis-Syndrom *s*; **anterior spinal** ~ Poliomyelitis anterior acuta; **ascending** ~ aszendierende Lähmung *w*; **asthenic bulbar** ~ Myasthenia gravis; **axillary** ~ Axillarislähmung *w*; **basal-ganglionic** ~ Paralysis agitans, Parkinson-Syndrom *s*; **bifacial** ~ beidseitige Fazialislähmung *w*; **brachiofacial** ~ brachiofaziale Lähmung *w*; **bulbar** ~ Bulbärparalyse *w*; **bulbospinal** ~ Myasthenia gravis; **central** ~ zentrale Lähmung *w*; **central facial** ~ zentrale Fazialislähmung *w*; **cerebral spastic infantile** ~ zerebrale Kinderlähmung *w*; **cervical sympathetic** ~ zervikale Sympathikuslähmung *w*; **circumflex** ~ Axillarislähmung *w*; **congenital abducens-facial** ~ Möbius-Syndrom *s*; **congenital oculofacial** ~ Möbius-Syndrom *s*; **conjugate** ~ konjugierte Augenmuskellähmung *w*, Blicklähmung *w*; **cortical** ~ kortikale Lähmung *w*; **creeping** ~ progressive Muskelatrophie *w*; **crossed** ~ gekreuzte Lähmung *w*; **crossed hypoglossal** ~ paramedianes Oblongatasyndrom *s*; **cruciate** ~ gekreuzte Lähmung *w*; **crural** ~ Femoralislähmung *w*; **cubital** ~ Ulnarislähmung *w*; **diaphragmatic** ~ Zwerchfelllähmung *w*; **epidemic infantile** ~ Poliomyelitis anterior acuta; **epidural ascending spinal** ~ epidurale aszendierende Spinalparalyse *w*; **esophageal** ~ Ösophagusmotilitätsstörung *w*; **essential** ~ idiopathische Lähmung *w*; **extraocular** ~ Lähmung der äußeren Augenmuskeln; **facial** ~ Fazialislähmung *w*; **false** ~ Pseudolähmung *w*; **familial hyperkalemic periodic** ~ hereditäre hyperkaliämische periodische Lähmung *w*; **familial hypokalemic periodic** ~ hereditäre hypokaliämische periodische Lähmung *w*; **familial periodic** ~ hereditäre familiäre Lähmung *w*; **familial recurrent** ~ hereditäre familiäre Lähmung *w*; **familial spastic** ~ hereditäre spastische Paraplegie *w*; **faucial** ~ Schlundlähmung *w*; **flaccid** ~ schlaffe Lähmung *w*; **functional** ~ funktionelle Lähmung *w*; **general** ~ [*abbr*] GP progressive Paralyse *w*; **glossolabial** ~ progressive Bulbärparalyse *w*; **hereditary cerebrospinal** ~ hereditäre spastische Pa-

paralysis, hyperkalemic periodic

raplegie *w*; **hyperkalemic periodic** ~ hyperkaliämische periodische Lähmung *w*, Gamstorp-Syndrom *s*; **hypoglossal** ~ Hypoglossuslähmung *w*; **hypokalemic familial** ~ hereditäre hypokaliämische Lähmung *w*; **hysterical** ~ hysterische Lähmung *w*; **idiopathic facial** ~ idiopathische Fazialislähmung *w*, Bell-Lähmung *w*; **immune** ~ Immunoparalyse *w*; **incomplete** ~ Parese *w* ; **infantile** ~ Poliomyelitis anterior acuta; **infantile flaccid and atrophic spinal**~ Poliomyelitis anterior acuta; **inferior alternate** ~ Millard-Gubler-Syndrom *s*, Hemiplegia alternans facialis; **infranuclear** ~ infranukleäre Lähmung *w*; **internuclear** ~ internukleäre Ophthalmoplegie *w*; **ischemic** ~ ischämische Lähmung *w*; **isolated** ~ isolierte Lähmung *w*; **juvenile** ~ juvenile Paralyse *w*; **juvenile distal atrophic** ~ Charcot-Marie-Tooth-Krankheit *w*; **labial** ~ progressive Bulbärparalyse *w*; **laryngeal** ~ Kehlkopflähmung *w*; **masticatory** ~ Kaumuskellähmung w; **median** ~ Medianuslähmung *w*; **mesencephalic** ~ Mittelhirnsyndrom *s*; **mimetic** ~ Lähmung der mimischen Gesichtsmuskulatur; **motor** ~ motorische Lähmung *w*; **motor trigeminal** ~ Lähmung der motorischen Trigeminusanteile; **myogenic** ~ myogene Lähmung *w*; **neurogenic** ~ neurogene Lähmung *w*; **normokalemic periodic** ~ normokaliämische periodische Lähmung *w*; **nuclear** ~ Kernlähmung *w*; **obstetrical** ~ Geburtslähmung *w*; **oculofacial** ~ Moebius-Syndrom *s*; **palatal** ~ Gaumenmuskellähmung *w*; **periodic** ~ periodische Lähmung *w*; **periphereal facial** ~ periphere Fazialislähmung *w*; **peroneal** ~ Peronäuslähmung *w*; **pharyngeal** ~ Pharynxlähmung *w*; **phrenic** ~ Phrenikuslähmung *w*; **postdormital** ~ Schlaflähmung *w*; **postepileptic** ~ postiktale Lähmung *w*, Todd-Paralyse *w*; **progressive bulbar** ~ progressive Bulbärparalyse *w*; pseudobulbar ~ Pseudobulbärparalyse *w*; **radial** ~ Radialislähmung *w*; **sensory** ~ Pseudoparalyse *w*; **sodium-responsive periodic** ~ normokaliämische periodische Lähmung *w*; **spastic** ~ spastische Lähmung *w*; **supranuclear** ~ supranukleäre Lähmung *w*; **syphilitic spastic spinal** ~ syphilitische spastische Spinalparalyse *w*; **tegmental mesencephalic** ~ Benedikt-Syndrom *s*; **trochlear** ~ Trochlearislähmung *w*; **unilateral** ~ Hemiplegie *w*, einseitige Lähmung *w*; **vagal** ~ Vaguslähmung *w*; **vagoaccessory hypoglossal** ~ paramedianes Oblongatasyndrom *s*, Jackson-Syndrom *s*; **vasomotor** ~ Vasomotorenlähmung *w*; **vestibular** ~ Vestibularislähmung *w*; **wasting** ~ progressive Muskelatrophie *w*.

paralysis of accommodation: Akkommodationslähmung *w*, Zykloplegie *w*.

paralysis of gaze: Blicklähmung *w*.

paralysis of the vocal cords: Stimmbandlähmung *w*.

paralyssa/*n*: Paralyssa *w*, Trinidad-Krankheit *w*.

paralytic/*n, adj*: 1. Paralytiker *m*; 2. paralytisch.

paralyzant/*n, adj*: 1. paralysierende Substanz *w*; 2. paralysierend.

paralyze/*vb*: paralysieren, lähmen.

paramagnetic/*adj*: paramagnetisch.

paramalta fever: brucelloseartiges Fieber *s*.

paramastitis/*n*: Paramastitis *w*.

paramastoid/*adj*: paramastoidal.

paramecium/*n*: Paramecium, Pantoffeltierchen *s*.

paramedial/*adj*: paramedial.

paramedian/*adj*: paramedian, parasagittal.

paramediastinal/*adj*: paramediastinal.

paramedic/*n*: Angehöriger eines medizinischen Assistenzberufs.

paramedical/*n, adj*: 1. Angehöriger eines medizinischen Assistenzberufs; 2. paramedizinisch.

paramenia/*n*: Menstruationsstörung *w*.

paramesial/*adj*: paramedian, parasagittal.

parameter/*n*: Parameter *m*.

paramethadione/*n*: Paramethadion *s*.

paramethasone/*n*: Paramethason *s*.

paramethasone acetate: Paramethasonacetat *s*.
parametrial/*adj*: parametran.
parametric/*adj*: parametrisch, parametran.
parametrismus/*n*: Muskelspasmus im Bereich des Ligamentum latum.
parametritic/*adj*: parametritisch.
parametritis/*n*: Parametritis *w*.
parametrium/*n*: Parametrium *s*.
parametropathy/*n*: Parametropathia.
paramnesia/*n*: Paramnesie *w*.
paramolar/*n*: akzessorischer Molar *m*.
paramorphine/*n*: Paramorphin *s*, Thebain *s*.
paramucin/*n*: Paramuzin *s*.
paramusia/*n*: Paramusie *w*.
paramutable/*adj*: paramutierbar.
paramutagenic/*adj*: Paramutagen *s*.
paramutation/*n*: Paramutation *w*.
paramyloid/*n*: Paraamyloid *s*.
paramyoclonus multiplex: Paramyoclonus multiplex, Polyklonie *w*.
paramyosinogen/*n*: Paramyosin *s*.
paramyotone/*n*: Paramyotonus *m*.
paramyotonia/*n*: Paramyotonie *w*.
paramyxovirus/*n*: Paramyxovirus *m*.
paranasal/*adj*: paranasal, Nasenneben-.
paranea/*n*: Paranoia *w*.
paranemic/*adj*: paranemisch.
paraneoplasia/*n*: paraneoplastisches Syndrom *s*.
paraneoplastic/*adj*: paraneoplastisch.
paraneoxenous/*adj*: paraneoxen.
paranephric/*adj*: paranephritisch.
paranephritic/*adj*: paranephritisch.
paranephritis/*n*: Paranephritis *w*, Epinephritis *w*.
paranephros/*n*: Nebenniere *w*.
paraneural/*adj*: perineural.
paranoia/*n*: Paranoia *w*; **alcoholic** ~ Alkoholparanoia *w*; **amourous** ~ Erotomanie *w*; **heboid** ~ paranoide Schizophrenie *w*; **querulous** ~ Querulantenwahn *m*.
paranoiac/*n*: Paranoiker *m*.
paranoid/*adj*: paranoid.
paranomia/*n*: Paranomie *w*.

paranormal/*adj*: paranormal.
paranosis/*n*: primärer Krankheitsgewinn *m*.
paranucleolus/*n*: Paranukleolus *m*.
paranucleus/*n*: Paranukleus *m*.
paraomphalic/*adj*: periumbilikal.
paraoperative/*adj*: perioperativ.
paraoral/*adj*: perioral.
paraortic/*adj*: paraaortal.
parapancreatic/*adj*: peripankreatisch.
paraparesis/*n*: Paraparese *w*; **spastic** ~ spastische Paraparese *w*.
paraparetic/*n*: paraparetisch.
paraperitoneal/*adj*: dem Peritoneum benachbart.
parapertussis/*n*: Parapertussis *w*.
parapharyngeal/*adj*: parapharyngeal.
paraphasia/*n*: Paraphasie *w*; **choreic** ~ Jargonaphasie *w*; **literal** ~ Jargonaphasie *w*.
paraphemia/*n*: Paraphemie *w*, Paraphasie *w*.
paraphilia/*n*: abweichendes Sexualverhalten *s*.
paraphimosis/*n*: Paraphimose *w*.
paraphonia/*n*: Paraphonie *w*.
paraphonia of puberty: Stimmbruch *m*.
paraphrase/*n*: Paraphrase *w*.
paraphrasia/*n*: Paraphrasie *w*.
paraphrastic/*adj*: umschreibend, paraphrastisch.
paraphrenia/*n*: Paraphrenie *w*; **involutional** ~ Involutionsmelancholie *w*; **late** ~ Alterscharaphrenie *w*.
paraphrenic/*adj*: paraphrenisch.
paraphysis/*n*: Paraphyse *w*.
paraplectic/*adj*: paraplegisch.
paraplegia/*n*: Paraplegie *w*; **alcoholic** ~ alkoholische paraplegische Polyneuropathie *w*; **ataxic** ~ ataktische Paraplegie *w*; **congenital spastic** ~ infantile spastische Paraplegie *w*; **familial spastic** ~ hereditäre spastische Paraplegie *w*; **flaccid** ~ schlaffe Paraplegie *w*, Paraparese *w*; **functional** ~ psychogene Paraplegie *w*; **hysterical** ~ hysterische Paraplegie *w*; **primary spastic** ~ primäre Lateralsklerose *w*; **senile myopathic** ~ senile myopa-

paraplegia, spastic

thische Paraplegie w; **spastic** ~ spastische Paraplegie w; **syphilitic spastic** ~ Erb-Charcot-Lähmung w, spastische Spinalparalyse w.
paraplegia-in-extension: Strecklähmung w.
paraplegia-in-flexion: Flexionslähmung w.
paraplegic/n, adj: 1. Paraplegiker m; 2. paraplegisch.
paraplexus/n: periventrikulärer Plexus m, Plexus choroideus.
para-position/n: Parastellung w.
parapoxvirus/n: Parapoxvirus m.
paraproctitis/n: Periproktitis w.
paraprofessional/n: Angehöriger eines Hilfsberufs.
paraprostatitis/n: Paraprostatitis w.
paraprotein/n: Paraprotein s.
paraproteinemia/n: Paraproteinämie w.
parapsoriasis/n: Parapsoriasis w; **acute** ~ Parapsoriasis varioliformis; **guttate** ~ Parapsoriasis guttata, Mucha-Habermann-Krankheit w; **reticulate** ~ Parapsoriasis papulata.
parapsychology/n: Parapsychologie w.
parapyloric/adj: parapylorisch.
parapyramidal/adj: parapyramidal.
pararectal/adj: pararektal, perirektal.
parareflexia/n: Reflexstörung w.
pararenal/adj: perirenal.
pararrhythmia/n: Pararrhythmie w.
pararthria/n: Pararthrie w, Artikulationsstörung w.
parasagittal/adj: parasagittal.
parasalpingeal/adj: paratubar.
parasalpingitis/n: Perisalpingitis w.
parascarlatina/n: Exanthema subitum.
parasecretion/n: Sekretionsstörung w.
parasellar/adj: parasellär.
parasexual/adj: parasexuell.
parasexuality/n: Parasexualität w, abweichendes Sexualverhalten s.
parasinoidal/adj: parasinoidal.
parasite/n: Parasit m; **accidental** ~ Zufallsparasit m; **animal** ~ Zooparasit m; **autistic** ~ autochthoner Parasit m; **autochthonous** ~ autochthoner Parasit m; **cytozoic** ~ intrazellulärer Parasit m; **digenetic** ~ heteroxener Parasit m; **ectozoic** ~ tierischer Ektoparasit m; **entozoic** ~ Darmparasit m; **euroxenous** ~ euryxener Parasit m; **eurytrophic** ~ eurytropher Parasit m; **facultative** ~ fakultativer Parasit m; **false** ~ Pseudoparasit m; **hematozoic** ~ Blutparasit m; **heterogenetic** ~ polyxener Parasit m; **incidental** ~ Zufallsparasit m; **intracellular** ~ intrazellulärer Parasit m; **karyozoic** ~ Zellkernparasit m; **obligate** ~ obligater Parasit m; **optimal** ~ optimal angepaßter Parasit m; **periodic** ~ inchoativer Parasit m; **specific** ~ wirtspezifischer Parasit m; **spurious** ~ Pseudoparasit m; **stenotrophic** ~ stenoxener Parasit m; **stenoxenous** ~ stenoxener Parasit m; **teratoid** ~ Teratom s.
parasite egg count: Parasiteneizahl w.
parasite-host relation: Parasit-Wirt-Beziehung w.
parasitemia/n: Parasitämie w.
parasitic/adj: parasitär.
parasiticidal/adj: parasitenvernichtend.
parasiticide/n: Parasitizid s.
parasiticus/n, adj: 1. Parasit m; 2. parasitär.
parasitiferous/adj: Parasiten enthaltend.
parasitism/n: Parasitismus m; **extracellular** ~ Extrazellularparasitismus m; **intracellular** ~ intrazellulärer Parasitismus m; **multiple** ~ Polyparasitismus m.
parasitization/n: Parasitenbefall m.
parasitize/vb: parasitieren.
parasitogenesis/n: Parasitenentwicklung w.
parasitogenic/adj: parasitär.
parasitoid/adj: parasitenartig.
parasitology/n: Parasitologie w.
parasitome/n: Parasitenpopulation w.
parasitotropic/adj: parasitotrop.
parasitotropism/n: Parasitotropismus m.
parasitotropy/n: Parasitotropismus m.
parasmallpox/n: Alastrim s.
parasomnia/n: Parasomnie w, Schlafstörung w.
paraspadia/n: Paraspadie w.

parental

paraspasm/*n*: Paraspastik *w*.
parasplenic/*adj*: der Milz benachbart.
parastriate/*adj*: parastriär.
parasympathetic/*adj*: parasympathisch.
parasympathicotonia/*n*: Vagotonie *w*.
parasympathin/*n*: Parasympathin *s*.
parasympatholytic/*n, adj:* 1. Parasympatholytikum *s*; 2. parasympathikolytisch.
parasympathomimetic/*n, adj:* 1. Parasympathikomimetikum *s*; 2. parasympathikomimetisch.
parasympathoparalytic/*n, adj*: 1. Parasympathikolytikum *s*; 2. parasympathikolytisch.
parasympathotonia/*n*: Vagotonie *w*.
parasynapsis/*n*: Parasyndese *w*.
parasynovitis/*n*: Parasynovitis *w*.
parasyphilis/*n*: Neurosyphilis *w*, tertiäre Syphilis *w*.
parasyphilitic/*adj*: neurosyphilitisch.
parasystole/*n*: Parasystole *w*.
parasystolic/*adj*: parasystolisch.
parataenial/*adj*: bandförmig.
parataxic/*adj*: parataktisch.
paratenon/*n*: Paratenonium.
paratereseomania/*n*: Voyeurismus *m*.
paraterminal/*adj*: einem Endstück benachbart.
parathion/*n*: Parathion *s*.
parathormone/*n*: Parathormon *s*.
parathymia/*n*: Parathymie *w*.
parathyrin/*n*: Parathyrin *s*, Parathormon *s*.
parathyroid/*n, adj*: 1. Nebenschilddrüse *w*; 2. parathyreoidal.
parathyroid adenoma: Nebenschilddrüsenadenom *s*.
parathyroid body: Nebenschilddrüse *w*.
parathyroidectomy/*n*: Parathyreoidektomie *w*.
parathyroprival/*adj*: parathyreopriv.
parathyroprivia/*n*: Fehlen der Nebenschilddrüse.
parathyroprivic/*adj*: parathyreopriv.
parathyrotropic/*adj*: parathyreotrop.
paratoloid/*n*: Alttuberkulin *s*.
paratonia/*n*: Paratonie *w*.
paratonsillar/*adj*: paratonsillär, peritonsillär.
paratope/*n*: Paratop *s*, Antigenbindungsstelle *w*.
paratrachoma/*n*: Einschlußkörperchenkonjunktivitis *w*.
paratrophy/*n*: Dystrophie *w*.
paratubal/*adj*: paratubar.
paratuberculosis/*n*: Pseudotuberkulose *w*.
paratyphlitis/*n*: Perityphlitis *w*.
paratyphoid/*n*: Paratyphus *m*.
paratypical/*adj*: atypisch.
paraungual/*adj*: periungual.
paraureteric/*adj*: paraureteral.
paraurethra/*n*: Paraurethra *w*.
paraurethritis/*n*: Paraurethritis *w*.
parauterine/*adj*: dem Uterus benachbart.
paravaginitis/*n*: Parakolpitis *w*.
paravenous/*adj*: paravenös, perivenös.
paravesical/*adj*: paravesikal.
paravitaminosis/*n*: Dysvitaminose *w*.
paraxial/*adj*: an einer Körperachse, periaxial.
paraxon/*n*: Paraxon *s*.
parazoon/*n*: Zooparasit *m*.
parboil/*vb*: aufkochen, abbrühen.
parch/*vb*: austrocknen.
parchment/*n*: Pergament *s*.
parchment skin: Pergamenthaut *w*.
parchment heart: Hypoplasie des rechten Ventrikels.
pare/*vb*: beschneiden.
parectasia/*n*: Parektasie *w*.
paregoric/*n*: Opium-Kampher-Tinktur *w*.
parencephalitis/*n*: zerebelläre Enzephalitis *w*.
parencephalon/*n*: Kleinhirn *s*.
parenchyma/*n*: Parenchym *s*.
parenchymal/*adj*: parenchymatös.
parenchymatous/*adj*: parenchymatös.
parenchyme/*n*: Parenchym *s*.
parent/*n*: Elternteil *s*, Ausgangsradionuklid *s*, Stammlösung *w*.
parentage/*n*: Elternschaft *w*, Vaterschaft *w*, Abstammung *w*.
parentage test: Vaterschaftstest *m*.
parental/*adj*: elterlich.

parent cell: Mutterzelle *w*.
parenteral/*adj*: parenteral.
parenteric/*adj*: paratyphös.
parenthood/*n*: Elternschaft *w*.
parenting/*n*: Fortpflanzungsakt *m*, elterliche Pflege *w*.
parents/*n*: Eltern.
parepididymal/*adj*: neben dem Epididymus, am Nebenhoden.
parergasia/*n*: Schizophrenie *w*, schizophrene Psychose *w*.
paresis/*n*: Parese *w*; **galloping** ~ rasch fortschreitende progressive Paralyse *w*; **general** ~ [*abbr*] GP progressive Paralyse *w*; **juvenile** ~ juvenile Paralyse *w*.
paresoanalgesia/*n*: Parese mit Analgesie.
paresoanesthesia/*n*: Parese mit Anästhesie.
paresthesia/*n*: Parästhesie *w*.
paresthetic/*adj*: parästhetisch.
paretic/*adj*: paretisch.
pareunia/*n*: Pareunie *w*, Koitus *m*.
parfocal/*adj*: parfokal.
pargyline/*n*: Pargylin *s*.
paries/*n*: Wand *w*, Paries.
parietal/*adj*: parietal.
parieto-: Parieto-.
parietofrontal/*adj*: parietofrontal.
parietography/*n*: Parietographie *w*; **gastric** ~ Magenparietographie *w*.
parietomastoid/*adj*: parietomastoidal.
parieto-occipital/*adj*: parietookzipital.
parietosphenoid/*adj*: sphenoparietal.
parietosplanchnic/*adj*: parietoviszeral.
parietosquamosal/*adj*: parietotemporal.
parietotemporal/*adj*: parietotemporal.
parietovisceral/*adj*: parietoviszeral.
Parinaud's oculoglandular syndrome: Parinaud-Konjunktivitis *w*.
Parinaud's ophthalmoplegia: Parinaud-Syndrom *s*, Parinaud-Ophthalmoplegie *w*, supranukleäre Ophthalmoplegie *w*.
Parinaud syndrome: Parinaud-Syndrom *s*, Vierhügelsyndrom *s*.
parity/*n*: Gebärfähigkeit *w*.
parkbench palsy: Parkbanklähmung *w*.
Park's aneurysm: Park-Aneurysma *s*.
Parker-Kerr suture: Parker-Kerr-Naht *w*.

Parkinson-dementia complex: Parkinson-Demenz-Komplex *m*.
parkinsonian/*adj*: Parkinson-.
parkinsonism/*n*: Parkinsonismus *m*, Parkinson-Syndrom *s*; **atherosclerotic** ~ arteriosklerotisches Parkinson-Syndrom *s*; **drug-induced** ~ medikamentös bedingtes Parkinson-Syndrom *s*, Parkinsonoid *s*; **hemiplegic** ~ Hemiparkinson *m*; **juvenile** ~ juvenile Paralysis agitans; **postencephalitic** ~ postenzephalitisches Parkinson-Syndrom *s*; **symptomatic** ~ symptomatisches Parkinson-Syndrom *s*; **traumatic** ~ Boxerenzephalopathie *w*, traumatisches Parkinson-Syndrom *s*; **vascular** ~ arteriosklerotisches Parkinson-Syndrom *s*.
Parkinson's disease: Parkinson-Syndrom *s*.
Parkinson's mask: Maskengesicht *s*.
parodontal/*adj*: paradontal.
parodontitis/*n*: Parodontitis *w*.
parodontium/*n*: Periodontium *s*.
parodontopathy/*n*: Parodontopathie *w*.
parolivary/*adj*: paraolivär.
paromomycin/*n*: Paromomycin *s*.
Parona space: Parona-Raum *m*.
paronychia/*n*: Paronychie *w*; **herpetic** ~ Herpes-simplex-Paronychie *w*.
paronychomycosis/*n*: Paronychomykose *w*.
paroophoric/*adj*: Paroophoron-.
paroophoritis/*n*: Paroophoritis *w*.
parorchis/*n*: Nebenhoden *m*, Epididymis.
parorexia/*n*: Eßstörung *w*.
parosteal/*adj*: paraostal.
parosteitis/*n*: Parostitis *w*.
parosteosis/*n*: Parostosis *w*.
parostitis/*n*: Parostitis *w*.
parostosis/*n*: Parostosis *w*.
parotic/*adj*: neben dem Ohr.
parotid/*n, adj*: 1. Parotis *w*, Glandula parotis; 2. parotideus.
parotid abscess: Parotisabszeß *m*.
parotid cyst: Parotiszyste *w*.
parotidectomy/*n*: Parotidektomie *w*.
parotid gland calculus: Parotisstein *m*.
parotitic/*adj*: parotitisch.

parotitis/*n*: Parotitis *w*; **epidemic** ~ Mumps, Parotitis epidemica; **postoperative** ~ postoperative Parotitis *w*.
parotitis virus, epidemic: Mumpsvirus *m*.
parous/*adj*: geboren haben.
parovarian/*adj*: neben dem Ovar.
parovarium/*n*: Epoophoron *s*, Paroophoron *s*.
paroxia/*n*: Pikazismus *m*.
paroxypropione/*n*: Paroxypropion *s*.
paroxysm/*n*: Paroxysmus *m*, Anfall *m*.
paroxysmal/*adj*: paroxysmal.
parrot fever: Papageienkrankheit *w*, Psittakose *w*.
Parrot's atrophy of the newborn: Marasmus *m*.
Parrot's disease: Parrot-Krankheit *w*, Chondrodystrophia fetalis.
Parrot's pseudoparalysis: Parrot-Lähmung *w*, syphilitische Pseudoparese *w*.
Parry-Romberg syndrome: Romberg-Syndrom *s*, Hemiatrophia facialis progressiva.
Parry's disease: Hyperthyreose *w*, Basedow-Krankheit *w*.
Parsonage-Turner syndrome: Schultergürtelsyndrom *s*, amyotrophische Schulterneuralgie *w*.
part/*n*: Teil *m*, Organabschnitt *m*, Pars.
partal/*adj*: Geburts-, Entbindungs-.
parthenogenesis/*n*: Parthenogenese *w*.
parthenogenetic/*adj*: parthenogenetisch.
parthogenesis/*n*: Parthenogenese *w*.
partially/*adj*: partiell.
participant-observer: teilnehmender Beobachter *m*.
participation/*n*: Partizipation *w*, Beteiligung *w*.
particle/*n*: Partikel *s*, Teilchen *s*; **elementary** ~ Elementarteilchen *s*; **nuclear** ~ Howell-Jolly-Körperchen *s*; **viral** ~ Virion *s*.
particle accelerator: Teilchenbeschleuniger *m*.
particle counter: Teilchenzähler *m*.
particle size: Partikelgröße *w*.
particulate/*adj*: aus kleinen Partikeln bestehend.
partigen/*n*: Partialantigen *s*.
partition/*n*: Teilung *w*, Unterteilung *w*, Scheidewand *w*, Septum *s*.
partition chromatography: Verteilungschromatographie *w*.
partition coefficient: Verteilungskoeffizient *m*.
partner/*n*: Partner *m*.
partnership practice: Gemeinschaftspraxis *w*.
partner therapy: Partnertherapie *w*.
partogram/*n*: Partogramm *s*.
Partsch's operation: Marsupialisation *w*.
parturient/*n*, *adj*: 1. Kreißende *w*; 2. kreißend.
parturient fever: Milchfieber *s*, Laktationsfieber *s*.
parturifacient/*n*, *adj*: 1. Wehenmittel *s*; 2. weheninduzierend.
parturiometer/*n*: Wehentokometer *s*.
parturition/*n*: Geburt *w*, Partus; **double** ~ Zwillingsgeburt *w*.
part-whole test: Teil-Gesamt-Assoziationstest *m*.
parumbilical/*adj*: paraumbilikal.
paruria/*n*: Miktionsstörung *w*, Urinveränderung *w*.
parvicellular/*adj*: kleinzellig.
parvilocular/*adj*: mit wenigen Vakuolen.
parvovirus/*n*: Parvovirus *m*.
parvule/*n*: kleine Tablette *w*, kleine Pille *w*.
Pascall distribution: Pascal-Verteilung *w*.
Pascheff's conjunctivitis: Conjunctivitis necroticans infectiosa.
Paschen's bodies: Paschen-Elementarkörperchen.
Paschen's corpuscles: Paschen-Elementarkörperchen.
Paschen's granules: Paschen-Elementarkörperchen.
pasiniazid/*n*: Pasiniazid *s*.
Pasini-Pierini syndrome: Pasini-Pierini-Syndrom *s*, Atrophodermia idiopathica Pasini-Pierini.
PAS reaction [*abbr*] periodic acid Schiff

passage reaction: PAS-Reaktion *w*.
passage/*n*: Passage *w*, Gang *m*, Kanal *m*; **blind** ~ Blindpassage *w*; **clocal** ~ Kloakengang *m*; **false** ~ unnatürlicher Kanal *m*; **gastrointestinal** ~ Magen-Darm-Passage *w*; **serial** ~ Reihenpassage *w*.
Passavant's bar: Passavant-Wulst *m*.
Passavant's cushion: Passavant-Wulst *m*.
Passavant's pad: Passavant-Wulst *m*.
passband/*n*: Filterband *s*.
passenger/*n*: Kind während der Geburt.
passing/*n*: Einführen *s*.
passion/*n*: Leidenschaft *w*.
passive/*adj*: passiv.
passivity/*n*: Passivität *w*.
PAS stain: PAS-Färbung *w*.
paste/*n*: Paste *w*, Salbe *w*.
paster/*n*: Nahsichtanteil einer Bifokallinse.
pasteurella/*n*: Pasteurella.
pasteurism/*n*: aktive Immunisierung *w*.
pasteurization/*n*: Pasteurisation *w*.
pasteurize/*vb*: pasteurisieren.
Pasteur's reaction: Pasteur-Effekt *m*.
Pasteur vaccine: Pasteur-Impfstoff *m*.
Pastia sign: Pastia-Zeichen *s*.
pastil/*n*: Pastille *w*.
past-pointing/*n*: Vorbeizeigen *s*.
pasty/*adj*: pastös.
PAT [*abbr*] **paroxysmal atrial tachycardia**: paroxysmale Vorhoftachykardie *w*.
Patau syndrome: Patau-Syndrom *s*, Trisomie-13-Syndrom *s*.
patch/*n*: Fleck *m*, Lappen *m*, Hautlappen *m*; **mucous** ~ Plaque muqueuse; **opaline** ~ Plaque opaline; **white** ~ Milchfleck *m*.
patch clamp technique: Patch-clamp-Methode *w*.
patch graft: Patchgraft *s*.
patch test: Patchtest *m*.
patchy/*adj*: fleckig.
patefaction/*n*: weite Eröffnung *w*.
patella/*n*: Kniescheibe *w*, Patella; **bipartite** ~ Patella bipartita; **floating** ~ tanzende Patella *w*.
patellar/*adj*: Patellar-.
patellectomy/*n*: Patellaentfernung *w*.
patency/*n*: Durchgängigkeit *w*; **vascular** ~ Gefäßdurchgängigkeit *w*.
patent/*n, adj*: 1. Patent *s*; 2. offen.
patent medicine: Markenpräparat *s*.
paternity/*n*: Vaterschaft *w*.
paternity test: Vaterschaftstest *m*.
Paterson-Kelly syndrome: Paterson-Kelly-Syndrom *s*, Plummer-Vinson-Syndrom *s*.
path/*n*: Weg *m*, Pfad *m*, Bahn *w*; **afferent** ~ afferente Bahn *w*; **conductive** ~ Leitungsbahn *w*; **final common** ~ gemeinsame Endstrecke *w*; **nervous** ~ Nervenleitungsbahn *w*.
path-: Patho-.
-path: -path.
pathema/*n*: Erkrankung *w*.
pathematology/*n*: Psychopathologie *w*.
pathetic/*adj*: pathetisch.
-pathia: -pathie.
patho-: Patho-.
pathoanatomy/*n*: pathologische Anatomie *w*.
pathobiochemistry/*n*: Pathobiochemie *w*.
pathobiology/*n*: Pathologie *w*.
pathoclisis/*n*: Pathoklise *w*.
pathocure/*n*: neurotischer Symptomwechsel *m*.
pathogen/*n*: pathogener Mikroorganismus *m*, Krankheitserreger *m*.
pathogenesis/*n*: Pathogenese *w*.
pathogenesy/*n*: Pathogenese *w*.
pathogenetic/*adj*: pathogenetisch.
pathogenic/*adj*: pathogen.
pathogenicity/*n*: Pathogenität *w*.
pathogeny/*n*: Pathogenese *w*.
pathognomonic/*adj*: pathognomonisch.
pathognomy/*n*: Pathognomie *w*.
pathognostic/*adj*: pathognomonisch.
pathography/*n*: Pathographie *w*, Krankheitsbeschreibung *w*.
pathoklisis/*n*: Pathoklise *w*.
pathologic/*adj*: pathologisch.
pathological/*adj*: pathologisch.
pathologist/*n*: Pathologe *m*.
pathology/*n*: Pathologie *w*; **anatomic** ~ pathologische Anatomie *w*; **cellular** ~ Zellularpathologie *w*; **chemical** ~ Pa-

thochemie *w*; **clinical** ~ klinische Pathologie *w*; **experimental** ~ experimentelle Pathologie *w*; **forensic** ~ forensische Pathologie *w*, Gerichtsmedizin *w*; **functional** ~ Pathophysiologie *w*; **general** ~ allgemeine Pathologie *w*; **molecular** ~ Molekularpathologie *w*; **morbid** ~ pathologische Anatomie *w*; **surgical** ~ chirurgische Pathologie *w*.

pathomimesis/*n*: Simulation *w*.
pathomimia/*n*: Simulation *w*.
pathomimicry/*n*: Simulation *w*.
pathomorphism/*n*: Pathomorphose *w*.
pathomorphology/*n*: Pathomorphologie *w*.
pathonomy/*n*: Pathonosologie *w*.
patho-occlusion/*n*: Okklusionsstörung *w*.
pathophoresis/*n*: Ausbreitung einer Erkrankung *w*.
pathophysiology/*n*: Pathophysiologie *w*.
pathway/*n*: Weg *m*, Bahn *w*, Stoffwechselweg *m*, Leitungsbahn *w*; **accessory** ~ Nebenstoffwechselweg *m*; **afferent** ~ afferente Bahn *w*; **anabolic** ~ anaboler Stoffwechselweg *m*; **auditory** ~ Hörbahn *w*; **biosynthetic** ~ anaboler Stoffwechselweg *m*; **cerebellorubral** ~ Tractus cerebellorubralis; **corticostrionigral** ~ kortikostrionigrales System *s*; **efferent** ~ efferente Bahn *w*; **gustatory** ~ gustatorische Bahn *w*; **internuncial** ~ Verbindungsfasern; **metabolic** ~ Stoffwechselweg *m*; **olfactory** ~ Riechbahn *w*; **optical** ~ Sehbahn *w*; **pallidofugal** ~ Pallidumsystem *s*; **reentrant** ~ Reentryleitungsweg *m*; **thalamostriate** ~ thalamostriäres Fasersystem *s*.

-pathy: -pathie.
patient/*n*: Patient *m*; **private** ~ Privatpatient *m*; **public** ~ Kassenpatient *m*.
patient advocacy: Patientenanwalt *m*.
patient appointment: Patienteneinbestellung *w*.
patient blood: Patientenblut *s*.
patient care: Patientenpflege *w*.
patient compliance: Patientencompliance *w*.
patient cooperation: Patientenkooperation *w*, Patientencompliance *w*.
patient data: Patientendaten.
patient-day: Patiententag *m*.
patient discharge: Entlassung *w*.
patient dose: Patientendosis *w*.
patient government: Patientenselbstverwaltung *w*.
patient monitoring: Patientenüberwachung *w*.
patient preparation: Patientenvorbereitung *w*.
patient reception: Aufnahme *w*.
patient's history: Krankengeschichte *w*.
patient transfer: Patientenverlegung *w*.
patriarchy/*n*: Patriarchat *s*.
Patrick's trigger area: Patrick-Areal *s*.
patrilineal/*adj*: väterlicherseits.
patrocliny/*n*: väterliche Vererbung *w*.
patrogenesis/*n*: Androgenese *w*.
PAT-SED [*abbr*] **pseudoachondroplastic dysplasia**: pseudoachondroplastische Dysplasie *w*.
patten/*n*: metallene Beinstütze *w*.
pattern/*n*: Muster *s*, Modell *s*, Schema *s*; **motor** ~ motorische Gestalt *w*; **neural** ~ Innervationsmuster *s*; **occlusal** ~ Gebißschema *s*; **skeletal** ~ Knochenschema *s*.
pattern analysis: multiple Faktorenanalyse *w*.
patterning/*n*: Prägen *s*.
pattern learning: Lernen von Gestalten.
pattern recognition: Mustererkennung *w*.
patulous/*adj*: weit offen.
Paul-Bunnell reaction: Paul-Bunnell-Reaktion *w*.
Pauling-Corey helix: Alphahelix *w*.
Paul's test: Paul-Versuch *m*.
paunchy/*adj*: dickbäuchig.
pause/*n*: Pause *w*; **cardiac** ~ Herzpause *w*; **compensatory** ~ kompensatorische Pause *w*; **diastolic** ~ diastolische Pause *w*; **post-extrasystolic** ~ postextrasystolische Pause *w*.
Pautrier's microabscess: Pautrier-Abszeß *m*.
pavement cell: Plattenepithelzelle *w*.

pavement epithelium: Plattenepithel *s*.
pavilion/*n*: Gangerweiterung *w*.
Pavlov's pouch: Pawlow-Tasche *w*, Pawlow-Magen *m*.
Pavlov's reflex: Pawlow-Reflex *m*, bedingter Reflex *m*.
Pavlov stomach: Pawlow-Magen *m*, Pawlow-Tasche *w*.
paw/*n*: Tatze *w*.
paw hand: Tatzenhand *w*.
Payr clamp: Payr-Klemme *w*.
Payr's disease: Payr-Syndrom *s*, Doppelflintenstenose *w*.
Payr's method: Payr-Methode *w*.
PB [*abbr*] **1. Pharmacopoeia Britannica; 2. pressure breathing**: 1. britische Pharmakopoe *w*; 2. Druckbeatmung *w*.
Pb [*abbr*] **lead**/*n*: Blei *s*, Pb.
PBC [*abbr*] **primary biliary cirrhosis**: primär biliäre Zirrhose *w*.
PBI [*abbr*] **protein-bound iodine**: proteingebundenes Jod *s*.
P-blood-group system: P-Blutgruppen.
PBSP classification: PBSB-Klassifikation *w*.
Pc [*abbr*] **professional corporation**: Berufsvereinigung *w*.
PCA [*abbr*] **passive cutaneous anaphylaxis**: passive kutane Anaphylaxie *w*.
PCB [*abbr*] **polychlorinated biphenyl**: polychloriertes Biphenyl *s*, PCB.
PCG [*abbr*] **phonocardiogram**/*n*: Phonokardiogramm *s*.
PCM [*abbr*] **protein-calorie malnutrition**: Eiweiß-Kalorien-Unterernährung *w*.
PCR [*abbr*] **polymerase chain reaction**: Polymerasekettenreaktion *w*.
pcs [*abbr*] **preconscious**/*adj*: vorbewußt, VBW.
PCV [*abbr*] **packed cell volume**: Hämatokrit *m*, Hk.
PD [*abbr*] **interpupillary distance**: Pupillenabstand *m*.
Pd [*abbr*] **palladium**/*n*: Palladium *s*, Pd.
pd [*abbr*] **1. potential difference; 2. prism diopter; 3. pupillary distance**: 1. Potentialdifferenz *w*; 2. Prismendioptrie *w*; 3. Pupillenabstand *m*.
PDA [*abbr*] **patent ductus arteriosus**: offener Ductus Botalli.
PDGF [*abbr*] **platelet derived growth factor**: platelet-derived growth factor, PDGF.
PDI [*abbr*] **periodontal disease index**: Parodontoseindex *m*.
PDLL [*abbr*] **poorly differentiated lymphocytic lymphoma**: schlecht differenziertes lymphozytisches Lymphom *s*.
PE [*abbr*] **1. physical examination; 2. potential energy; 3. pulmonary edema; 4. pulmonary embolism**: 1. körperliche Untersuchung *w*; 2. Potentialenergie *w*; 3. Lungenödem *s*; 4. Lungenembolie *w*.
peak/*n*: Spitze *w*, Gipfel *m*, Höhepunkt *m*.
peak acid output [*abbr*] **PAO**: peak acid output, maximale Säuresekretion *w*.
peak clipping: peak clipping *s*, Konstanthaltung des Schalldrucks.
Péan's forceps: Péan-Klemme *w*.
pearl/*n*, *vb*: 1. Perle *w*; **epidermic** ~ Epithelperle *w*; **epithelial** ~ Epithelperle *w*; **gouty** ~ Tophus *m*; **parakeratotic** ~ Hornhautperle *w*; 2. perlen, tropfen.
pearl cyst: Perlzyste *w*.
pearly/*adj*: perlförmig.
Pearson's correlation: Pearson-Korrelationskoeffizient *m*.
peat/*n*: Torf *m*.
peat therapy: Moortherapie *w*.
pecazine/*n*: Pecazin *s*, Mepazin *s*.
peccant/*adj*: ungesund, erkrankt.
pecilo-: Poikilo-.
pecking hierarchy: Hackordnung *w*.
pectenosis/*n*: Pektenose *w*.
pectenotomy/*n*: Pektenotomie *w*.
pectin/*n*: Pektin *s*.
pectinate/*adj*: kammförmig, pectinatus.
pectineal/*adj*: Os pubis betreffend, pectinealis.
pectiniform/*adj*: kammförmig, pectinatus.
pectoral/*adj*: zur Brust gehörig, pectoralis.
pectoriloquy/*n*: Pektoralfremitus *m*, verstärkter Stimmfremitus *m*; **whispering** ~

Bronchophonie *w*.
ped-: Pädo-, Pedi-.
pedagogics/*n*: Pädagogik *w*; **therapeutic** ~ Heilpädagogik *w*.
pedal/*adj*: Fuß-.
pedatrophia/*n*: Pädatrophie *w*.
pederasty/*n*: Päderastie *w*.
Pedersen speculum: Pedersen-Scheidenspekulum *s*.
pedestal/*n*: Pedestal *s*, Zellmembranausstülpung *s*.
pedi-: Pädi-, Pedi-.
pediadontia/*n*: Pädodontie *w*.
pedialgia/*n*: Fußschmerz *m*.
pediatric/*adj*: pädiatrisch.
pediatrician/*n*: Kinderarzt *m*.
pediatrics/*n*: Pädiatrie *w*, Kinderheilkunde *w*.
pediatry/*n*: Pädiatrie *w*.
pedication/*n*: Pedikation *w*, Päderastie *w*.
pedicel/*n*: Zytoplasmafortsatz *m*, Pediculus.
pedicellate/*adj*: mit Pediculus.
pedicle/*n*: Stiel *m*, Pediculus; **tubed** ~ Gefäßstiel *m*.
pedicle clamp: Stielklemme *w*.
pedicled/*adj*: gestielt.
pedicle flap: Stiellappen *m*.
pedicle graft: Stiellappen *m*.
pedicular/*adj*: Läuse-.
pediculated/*adj*: gestielt, mit Pediculus.
pediculation/*n*: Stielbildung *w*, Verlausung *w*.
pediculicide/*n*: Pedikulizid *s*, Läusemittel *s*.
pediculosis/*n*: Pedikulose *w*, Lausebefall *m*.
pediculous/*adj*: verlaust.
pediculus/*n*: Menschenlaus *w*, Pediculus, kleines Füßchen *s*.
pedigree/*n*: Stammbaum *m*.
pediodontia/*n*: Pädodontie *w*.
pedion/*n*: Fußsohle *w*.
pediphalanx/*n*: Zehenphalanx *w*.
pedo-: Pädo-, Pedi-.
pedobaromacrometer/*n*: Babywaage *w*.
pedobarometer/*n*: Babywaage *w*.
pedodontia/*n*: Pädodontie *w*.
pedodontics/*n*: Pädodontie *w*.
pedodynamometer/*n*: Gerät zur Bestimmung der Beinmuskelkraft.
pedogenesis/*n*: Pädogenese *w*.
pedologic/*adj*: pädiatrisch.
pedology/*n*: Pädologie *w*, Pädiatrie *w*.
pedometer/*n*: Schrittzähler *m*.
pedophilia/*n*: Pädophilie *w*.
peduncle/*n*: Stiel *m*, Pedunculus; **cerebellar** ~ Kleinhirnstiel *m*; **cerebral** ~ Großhirnschenkel *m*; **thalamic** ~ Thalamusstiel *m*.
pedunculate/*adj*: gestielt.
pedunculated/*adj*: gestielt.
pedunculotomy/*n*: Pedunkulotomie *w*.
pee/*vb*: pissen.
peel/*vb*: pellen, abschälen, epilieren.
peeling/*n*: Schälen *s*, Abschälen *s*, Schuppung *w*.
PEEP [*abbr*] **positive end-expiratory pressure**: PEEP, positiver endexspiratorischer Beatmungsdruck *m*.
peg/*n*: Nagel *m*, Dübel *m*, Zapfen *m*; **epithelial** ~ Epithelzapfen *m*.
peg-and-socket suture: Gomphosis *w*, Articulatio dentoalveolaris.
peg-shaped/*adj*: zapfenartig.
pelage/*n*: Behaarung *w*.
Pel-Ebstein fever: Pel-Ebstein-Fieber *s*.
Pelger-Huet nuclear anomaly: Pelger-Huet-Kernanomalie *w*.
pelioma/*n*: Pelioma *s*.
peliosis/*n*: Peliosis *w*, Purpura *w*.
peliotic/*adj*: Peliose-.
pellagra/*n*: Pellagra *w*, Erythema endemicum.
pellagragenic/*adj*: Pellagra verursachend.
pellagramin/*n*: Niacin *s*, Nikotinsäure *w*.
pellagrous/*adj*: Pellagra-.
pellant/*n*: Reinigungsmittel *s*.
Pellegrini's disease: Dietrich-Stieda-Pellegrini-Syndrom *s*.
pellet/*n*: Pellet *s*, Kügelchen *s*, kleine Pille *w*.
pellicle/*n*: dünne Membran *w*, Häutchen *s*; **dental** ~ Zahnhäutchen *s*.
pellotine/*n*: Pellotin *s*.

pellucid/*adj*: durchscheinend, pellucidus.
pelmatic/*adj*: plantar.
pelo-: Pelo-.
peloid/*n*: Peloid *s*.
pelotherapy/*n*: Moortherapie *w*.
pelt/*n*: Pelz *m*, Fell *s*.
pelvi-: Pelvio-.
pelvic/*adj*: Becken-, Pelveo-.
pelvicellulitis/*n*: Parametritis *w*.
pelvicephalometry/*n*: Kopf-Becken-Messung *w*.
pelvifemoral/*adj*: Becken und Oberschenkel betreffend.
pelvifixation/*n*: Fixation eines Beckenorgans.
pelvilithotomy/*n*: Pyelolithotomie *w*.
pelvimeter/*n*: Pelvimeter *s*.
pelvimetry/*n*: Pelvimetrie *w*, Beckenmessung *w*; **combined** ~ kombinierte Beckenmessung *w*; **digital** ~ digitale Beckenmessung *w*; **external** ~ äußere Beckenmessung *w*; **internal** ~ innere Beckenmessung *w*; **manual** ~ digitale Beckenmessung *w*.
pelvio-: Becken-, Pelveo-.
pelviography/*n*: Pelvigraphie *w*.
pelvioileoneocystostomy/*n*: Pyeloileoneozystostomie *w*.
pelviolithotomy/*n*: Pyelolithotomie *w*.
pelvioneostomy/*n*: Ureteroneopyelostomie *w*.
pelvioperitonitis/*n*: Pelviperitonitis *w*.
pelvioplasty/*n*: Pelveoplastik *w*, Nierenbeckenplastik *w*.
pelvioscopy/*n*: Pelviskopie *w*.
pelviostomy/*n*: Pyelostomie *w*.
pelviotomy/*n*: Pyelotomie *w*.
pelviperitonitis/*n*: Pelviperitonitis *w*.
pelvis/*n*: Becken *s*, Nierenbecken *s*; **achondroplastic** ~ achondroplastisches Becken *s*; **android** ~ männliche Beckenform *w*, Trichterbecken *s*; **anthropoid** ~ anthropoides Becken *s*; **asymmetrical** ~ asymmetrisches Becken *s*; **beaked** ~ Schnabelbecken *s*; **bifid** ~ Nierenbecken mit zwei Hauptkelchen; **bony** ~ knöchernes Becken *s*; **brachypellic** ~ flachovales steiles Becken *s*; **contracted** ~ enges Becken *s*; **cordate** ~ Kartenherzbecken *s*; **cordiform** ~ Kartenherzbecken *s*; **coxarthrolisthetic** ~ Koxitisbecken *s*; **deformed** ~ Beckendeformität *w*; **dolichopellic** ~ langes Becken *s*; **elastic** ~ osteomalazisches Becken *s*; **extrarenal** ~ extrarenales Nierenbecken *s*; **false** ~ großes Becken *s*, Pelvis major; **flat** ~ flaches Becken *s*; **frozen** ~ Beckenverwachsung *w*; **funnel-shaped** ~ androides Becken *s*; **generally contracted** ~ allgemein verengtes Becken *s*; **generally enlarged** ~ weites, langes Becken *s*; **giant** ~ erweitertes Becken *s*, Pelvis justo major; **greater** ~ großes Becken *s*, Pelvis major; **gynecoid** ~ gynäkoides Becken *s*; **hardened** ~ Beckenverwachsung *w*; **infantile** ~ infantiles Becken *s*; **inverted** ~ gespaltenes Becken *s*; **justo major** ~ erweitertes Becken *s*; **juvenile** ~ infantiles Becken *s*; **kyphorachitic** ~ rachitisches Becken *s*; **kyphotic** ~ kyphotisches Becken *s*; **large** ~ großes Becken *s*, Pelvis major; **lesser** ~ kleines Becken *s*, Pelvis minor; **lordotic** ~ Lordosebecken *s*; **mesatipellic** ~ rundes Becken *s*; **oblique contracted** ~ schrägverengtes Becken *s*; **osteomalacic** ~ osteomalazisches Becken *s*; **platypelloid** ~ plattverengtes Becken *s*; **rachitic** ~ rachitisches Becken *s*; **renal** ~ Nierenbecken *s*; **round** ~ rundes Becken *s*; **scoliotic** ~ Skoliosebecken *s*; **small** ~ kleines Becken *s*, Pelvis minor; **spondylolisthetic** ~ Spondylolisthesisbecken *s*, Rokitansky-Becken *s*; **triangular** ~ dreieckiges Becken *s*; **triradiate** ~ dyspygisches Becken *s*; **true** ~ kleines Becken *s*, Pelvis minor.
pelvis exenteration/*n*: Beckenexenteration *w*.
pelvis inflammation: Beckenentzündung *w*.
pelvis of ureter: Nierenbecken *s*.
pelvisacrum/*n*: Becken und Sakrum.
pelvisection/*n*: Pubotomie *w*.
pelvitherm/*n*: Beckenthermosonde *w*.
pelvitomy/*n*: Pelviotomie *w*.

pelviureteroradiography/*n*: Nierenbekken-Harnleiter-Darstellung *w*.
pelvo-: Pelveo-, Pelvi-.
pelvocaliectasis/*n*: Nierenbeckenkelcherweiterung *w*.
pelvocaliceal/*adj*: Nierenbeckenkelch-.
pelvospondylitis/*n*: Sakroiliakalspondylitis *w*.
pelycephalometry/*n*: Messung von Kindskopf- und Beckenmaßen.
pelyco-: Becken-.
pemoline/*n*: Pemolin *s*.
pemphigoid/*n*: Pemphigoid *s*; **benign mucosal** ~ Schleimhautpemphigoid *s*; **bullous** ~ bullöses Pemphigoid *s*; **chronic localized** ~ umschriebenes chronisches Pemphigoid *s*.
pemphigoid antibody, bullous: Pemphigoidantikörper *m*.
pemphigus/*n*: Pemphigus *m*, Pemphigus vulgaris; **benign familial** ~ Pemphigus benignus familiaris, Hailey-Hailey-Krankheit *w*; **syphilitic** ~ syphilitischer Pemphigus *m*.
pen/*n*: Stift *m*, Stylus.
penbutolol/*n*: Penbutolol *s*.
pendelluft/*n*: Pendelluft *w*.
pendelluft thorax: instabiler Thorax *m*.
Pendred syndrome: Pendred-Syndrom *s*.
pendular/*adj*: pendelnd, pendulus.
pendulum axis: Pendelachse *w*.
pendulum therapy unit: Pendelbestrahlungsgerät *s*.
penectomy/*n*: Penektomie *w*, Penisamputation *w*.
penethamate hydroiodide: Penethacillin *s*.
penetrability/*n*: Penetrierbarkeit *w*, Durchdringbarkeit *w*.
penetrable/*adj*: penetrierbar, durchdringbar.
penetrance/*n*: Penetranz *w*; **complete** ~ vollständige Penetranz *w*; **genetic** ~ Genpenetranz *w*.
penetrant/*adj*: penetrant.
penetration/*n*: Penetration *w*.
penetration wound: Penetrationswunde *w*.

penetrometer/*n*: Penetrometer *s*, Härtemesser *m*.
Penfield syndrome: Penfield-Syndrom *s*.
penfluridol/*n*: Penfluridol *s*.
penflutizide/*n*: Penflutizid *s*.
-penia: -penie.
penicillamine/*n*: Penicillamin *s*.
penicillin/*n*: Penicillin *s*; **buffered crystalline** ~ gepuffertes Kristallpenicillin *s*; **repository** ~ Depotpenicillin *s*.
penicillin allergy: Penicillinallergie *w*.
penicillin G: Penicillin G *s*.
penicillin N: Cephalosporin N *s*.
penicillinase/*n*: Penicillinase *w*.
penicillin dihydro F sodium: Amylpenicillinnatrium *s*.
penicillinfast/*adj*: penicillinresistent.
penicillin G benzathine: Benzathin-Penicillin G.
penicillin G sodium: Penicillin-G-Natrium *s*.
penicillin resistance: Penizillinresistenz *w*.
penicillin-resistant: penizillinresistent.
penicillin sensitivity: Penizillinempfindlichkeit *w*.
penicillin-streptomycin blood agar: Penizillin-Streptomycin-Blutagar *m*.
penicilloyl-polylysine: Penicilloyl-Polylysin *s*.
penicilloyl-polylysine test: Penicilloyl-Polylysin-Test *m*, PPL-Test *m*.
penicillus/*n*: Penicillus, Pinselarterie *w*.
penile/*adj*: penil, Penis-.
penis/*n*: Penis *m*; **chordeic** ~ Gryposis penis; **cleft** ~ Diphallie *w*.
penis carcinoma: Peniskarzinom *s*.
penischisis/*n*: Penisspalte *w*.
penis envy: Penisneid *m*.
penis reflex: Bulbocavernosusreflex *m*.
penitis/*n*: Penitis *w*, Penisentzündung *w*.
pennate/*adj*: gefiedert, pennatus.
penniform/*adj*: federartig, pennatus.
Penrose drain: Penrose-Drain *m*.
pension neurosis: Rentenneurose *w*.
pent-: Penta-.
penta [*abbr*] **pentachlorophenol**/*n*: Pen-

tachlorphenol *s*.
pentachlorine/*n*: Chlorophenothan *s*.
pentachlorophenol [*abbr*] **penta**/*n*: Pentachlorphenol *s*.
pentachromic/*adj*: fünffarbig.
pentadactyl/*adj*: fünffingrig.
pentaerythritol/*n*: Pentaerythrit *s*.
pentaerythrityl tetranitrate: Pentaerithrityltetranitrat *s*.
pentagastrin/*n*: Pentagastrin *s*.
pentalogy/*n*: Pentalogie *w*.
pentalogy of Fallot: Fallot-Pentalogie *w*.
pentamer/*n*: Pentamer *s*.
pentamethazene/*n*: Azamethonium *s*.
pentamethonium/*n*: Pentamethonium *s*.
pentamidine/*n*: Pentamidin *s*.
pentane/*n*: Pentan *s*.
1,5-pentanediol/*n*: Glutaraldehyd *s*.
pentaquine/*n*: Pentaquin *s*.
pentastome/*n*: Pentastomum.
pentastomiasis/*n*: Pentastomiasis *w*, Zungenwurmbefall *m*.
pentastomid/*n, adj*: 1. Pentastomidum, Zungenwurm *m*; 2. zungenwurmähnlich.
pentatrichomonas/*n*: Pentatrichomonas.
pentavalent/*adj*: fünfwertig.
pentazocine/*n*: Pentazocin *s*.
2-pentenylpenicillin/*n*: Penicillin F *s*.
pentetrazol/*n*: Pentetrazol *s*.
pentitol/*n*: Pentit *s*.
pentobarbital/*n*: Pentobarbital *s*.
pentobarbital sodium: Pentobarbitalnatrium *s*.
pentobarbitone sodium: Pentobarbitalnatrium *s*.
penton/*n*: Penton *s*.
pentosan/*n*: Pentosan *s*.
pentose/*n*: Pentose *w*.
pentosemia/*n*: Pentosämie *w*.
pentose nucleotide: Nukleosidphosphat *s*.
pentose phosphate: Pentosephosphat *s*.
pentose phosphate cycle: Pentosephosphatzyklus *m*, Warburg-Dickens-Zyklus *m*.
pentose phosphate shunt: Pentosephosphatzyklus *m*.
pentose test: Bial-Pentoseprobe *w*.

pentoside/*n*: Pentosid *s*.
pentosuria/*n*: Pentosurie *w*.
pentosyl/*n*: Pentosyl *s*.
pentoxifylline/*n*: Pentoxifyllin *s*.
pentoxyverine/*n*: Pentoxyverin *s*.
pentyl-: Pentyl-.
pentylenetetrazole/*n*: Pentetrazol *s*, Pentamethylentetrazol *s*.
penumbra/*n*: Halbschatten *m*.
peotomy/*n*: Penektomie *w*, Penisamputation *w*.
peplomer/*n*: Peplomer *s*.
peplos/*n*: Peplos *s*, Virushülle *w*.
pepper and salt ulceration: Pfeffer-Salz-Ulkus *s*.
peppermint/*n*: Pfefferminze *w*.
peppermint camphor: Mentholkampfer *m*.
Pepper's neuroblastoma: Pepper-Sympathoblastom *s*, Pepper-Syndrom *s*.
Pepper syndrome: Pepper-Syndrom *s*, Pepper-Sympathoblastom *s*.
pep pill: Aufputschdroge *w*.
pepsic/*adj*: peptisch.
pepsigogue/*n*: die Pepsinsekretion stimulierende Substanz *w*.
pepsin/*n*: Pepsin *s*.
pepsinase/*n*: Pepsin *s*.
pepsiniferous/*adj*: pepsinbildend.
pepsinogen/*n*: Pepsinogen *s*.
pepsinogenous/*adj*: pepsinbildend.
pepsin secretion: Pepsinsekretion *w*.
pepsinum/*n*: Pepsin *s*.
pepsinuria/*n*: Pepsinurie *w*.
peptase/*n*: Peptidase *w*.
peptic/*adj*: peptisch.
peptidase/*n*: Peptidase *w*.
peptide/*n*: Peptid *s*; **adrenocorticotropic** ~ adrenokortikotropes Hormon *s*, ACTH.
peptide elongation factor: Elongationsfaktor *m*.
peptide fragment: Peptidfragment *s*.
peptide sequence: Peptidsequenz *w*.
peptidoglycan/*n*: Peptidoglykan *s*.
peptidolytic/*adj*: proteolytisch.
peptidyl-: Peptidyl-.
peptidyltransferase/*n*: Peptidyltransfera-

se *w*.
peptidyl-tRNA: Peptidyl-tRNA *w*.
peptococcus/*n*: Peptococcus.
peptogenic/*adj*: peptidproduzierend.
peptolysis/*n*: Proteolyse *w*.
peptolytic/*adj*: proteolytisch.
peptone/*n*: Pepton *s*.
peptonize/*vb*: Eiweiß hydrolysieren.
peptostreptococcus/*n*: Peptostreptococcus.
peptotoxin/*n*: Peptotoxin *s*.
per-: Per-.
peracephalus/*n*: Peracephalus *m*.
peracid/*n*: Persäure *w*.
peracidity/*n*: Hyperazidität *w*.
perarticulation/*n*: Diarthrose *w*.
peraxillary/*adj*: transaxillär.
perborax/*n*: Perborax *m*.
perceive/*vb*: wahrnehmen.
percent/*n*: Prozent *s*.
percentage/*n*: Anteil *m*.
percent hearing loss: prozentualer Gehörverlust *m*.
percentile/*n*: Perzentile *w*.
perceptible/*adj*: wahrnehmbar, merklich.
perception/*n*: Wahrnehmung *w*; **abstract** ~ Halluzination *w*; **auditory** ~ akustische Wahrnehmung *w*, Schallwahrnehmung *w*; **cutaneous** ~ Hautempfindung *w*; **retinal** ~ Netzhautwahrnehmung *w*; **sensory** ~ Sinneswahrnehmung *w*; **subliminal** ~ unterschwellige Wahrnehmung *w*; **tactile** ~ Tastwahrnehmung *w*; **visual** ~ optische Wahrnehmung *w*.
perceptional/*adj*: Wahrnehmungs-.
perceptive/*adj*: perzeptiv.
perceptiveness/*n*: Wahrnehmungsvermögen *s*.
perceptivity/*n*:Wahrnehmungsvermögen *s*.
perceptorium/*n*: Sensorium *s*.
perceptual/*adj*: perzeptiv.
perceptuomotor/*adj*: sensomotorisch.
perchlorate/*n*: Perchlorat *s*.
perchlormethylformate/*n*: Diphosgen *s*.
perchloroethylene/*n*: Tetrachloräthylen *s*.
perchloronaphthalene [*abbr*] **perna**: Perchlornaphthalin *s*, Perna.

percolate/*n*, *vb*: 1. Perkolat *s*; 2. perkolieren.
percolator/*n*: Perkolator *m*.
percuss/*vb*: perkutieren, klopfen.
percussible/*adj*: perkussorisch, perkutorisch.
percussion/*n*: Perkussion *w*; **abdominal** ~ Perkussion des Abdomens; **bimanual** ~ bimanuelle Perkussion *w*; **comparative** ~ vergleichende Perkussion *w*; **direct** ~ direkte Perkussion *w*; **immediate** ~ direkte Perkussion *w*; **indirect** ~ indirekte Perkussion *w*; **mediate** ~ Plessimeterperkussion *w*; **spinal** ~ Wirbelsäulenperkussion *w*.
percussion and auscultation [*abbr*] **P&A**: Perkussion und Auskultation.
percussion dullness: Dämpfung *w*.
percussion hammer: Perkussionshammer *m*.
percussion movements: Klopfmassage *w*.
percussion sound: Klopfschall *m*.
percussion wave: Perkussionswelle *w*, Klopfwelle *w*.
percussor/*n*: Perkussionsinstrument *s*, Perkuteur *m*.
percutaneous/*adj*: perkutan.
perencephaly/*n*: Porenzephalie *w*.
perforate/*vb*, *adj*: 1. perforieren; 2. perforiert.
perforating/*adj*: perforierend, perforans.
perforation/*n*: Perforation *w*; **esophageal** ~ Ösophagusperforation *w*; **intestinal** ~ Darmperforation *w*; **lateral** ~ seitliche Perforation *w*; **radicular** ~ Wurzelperforation *w*; **scleral** ~ Skleraperforation *w*; **uterine** ~ Uterusperforation *w*, Uterusruptur *w*.
perforation of nasal septum: Nasenseptumperforation *w*.
perforator/*n*: Perforatorium *s*.
perform/*vb*: durchführen.
performance/*n*: Leistung *w*.
performance behavior: Leistungsverhalten *s*.
performance test: Leistungstest *m*.
perfrication/*n*: Einreibung *w*.
perfrigeration/*n*: Frostbeule *w*.

perfusate

perfusate/*n*: Perfusat *s*.
perfuse/*vb*: perfundieren.
perfusion/*n*: Perfusion *w*, Durchblutung *w*; **cerebral** ~ Hirndurchblutung *w*; **pulmonary** ~ Lungenperfusion *w*; **regional** ~ Regionalperfusion *w*; **selective** ~ selektive Perfusion *w*, Regionalperfusion *w*.
perfusion imaging: Perfusionsstudie *w*.
perfusion pressure: Perfusionsdruck *m*.
perfusion scan: Perfusionsaufnahme *w*.
perfusion scintigraph, pulmonary: Lungenperfusionszintigraphie *w*.
perfusor/*n*: Perfusor *m*.
pergolide/*n*: Pergolid *s*.
perhexiline/*n*: Perhexilin *s*.
peri-: Peri-.
periacinal/*adj*: periazinär.
periadenitis/*n*: Periadenitis *w*.
periadventitial/*adj*: um die Tunica adventitia.
perianal/*adj*: perianal.
periangiitis/*n*: Periangiitis *w*.
periangioma/*n*: Hämangioperizytom *s*.
periaortic/*adj*: paraaortal.
periapical/*adj*: periapikal.
periappendicitis/*n*: Periappendizitis *w*.
periappendicular/*adj*: um die Appendix.
periaqueductal/*adj*: um den Äquadukt.
periarteriolar/*adj*: periarteriolar.
periarteritis/*n*: Periarteriitis *w*; **disseminated necrotising** ~ Polyarteriitis nodosa *w*.
periarthric/*adj*: periartikulär.
periarthritis/*n*: Periarthritis *w*.
periarticular/*adj*: periartikulär.
periatrial/*adj*: periatrial.
periaxonal/*adj*: periaxonal.
periblast/*n*: Synzytiotrophoblastenzelle *w*, Peridermzelle *w*.
periblastic/*adj*: peridermal.
peribronchial/*adj*: parabronchial.
peribronchiolar/*adj*: peribronchiolär.
peribronchitis/*n*: Peribronchitis *w*.
peribulbar/*adj*: um den Augenbulbus herum.
peribursal/*adj*: parabursal.
pericapillary/*adj*: perikapillär.

pericapsular/*adj*: perikapsulär.
pericardectomy/*n*: Perikardektomie *w*.
pericardiac/*adj*: perikardial.
pericardial/*adj*: perikardial.
pericardicentesis/*n*: Perikardpunktion *w*, Herzbeutelpunktion *w*.
pericardiectomy/*n*: Perikardektomie *w*.
pericardiocentesis/*n*: Perikardpunktion *w*, Herzbeutelpunktion *w*.
pericardiolysis/*n*: Perikardiolyse *w*.
pericardiomediastinitis/*n*: Perikarditis mit Mediastinitis.
pericardiopleural/*adj*: pleuroperikardial.
pericardiorrhaphy/*n*: Perikardnaht *w*.
pericardiostomy/*n*: Perikardiostomie *w*.
pericardiotomy/*n*: Perikardiotomie *w*.
pericarditic/*adj*: perikarditisch.
pericarditis/*n*: Perikarditis *w*; **acute benign** ~ akute benigne Perikarditis *w*; **acute exudative** ~ akute exsudative Perikarditis *w*; **adhesive** ~ adhäsive Perikarditis *w*, Perikardsynechie *w*; **amebic** ~ Amöbenperikarditis *w*; **carcinomatous** ~ Pericarditis carcinomatosa; **constrictive** ~ Pericarditis constrictiva; **fibrinous** ~ fibrinöse Perikarditis *w*; **fibrous** ~ fibröse Perikarditis *w*; **hemorrhagic** ~ hämorrhagische Perikarditis *w*; **leukemic** ~ leukämische Perikarditis *w*; **malignant** ~ maligne Perikarditis *w*; **purulent** ~ eitrige Perikarditis *w*; **rheumatic** ~ rheumatische Perikarditis *w*; **septic** ~ septische Perikarditis *w*; **serofibrinous** ~ Pericarditis serofibrinosa; **tuberculous** ~ tuberkulöse Perikarditis *w*; **uremic** ~ urämische Perikarditis *w*.
pericardium/*n*: Perikard *s*, Pericardium.
pericaryon/*n*: Perikaryon *s*.
pericaval/*adj*: perikaval.
pericecal/*adj*: perityphlitisch.
pericellular/*adj*: perizellulär.
pericementitis/*n*: Perizementitis *w*; **apical** ~ Alveolarabszeß *m*.
pericementum/*n*: Periodontium.
pericentric/*adj*: perizentrisch.
pericholangitis/*n*: Pericholangitis *w*.
pericholecystitis/*n*: Pericholezystitis *w*.
perichondral/*adj*: perichondral.

perichondritic/*adj*: perichondritisch.
perichondritis/*n*: Perichondritis *w*.
perichondrium/*n*: Perichondrium.
perichondroma/*n*: Perichondrom *s*.
perichord/*n*: Perichord *s*.
perichoroidal/*adj*: um die Chorioidea herum.
periciazine/*n*: Periciazin *s*.
pericision/*n*: Umschneidung *w*.
pericolic/*adj*: perikolonisch.
pericolitis/*n*: Perikolitis *w*.
pericolpitis/*n*: Parakolpitis *w*.
periconchal/*adj*: periorbital.
pericorneal/*adj*: um die Hornhaut herum.
pericoronal/*adj*: die Zahnkrone umgebend.
pericoronitis/*n*: Operkulitis *w*.
pericranial/*adj*: um den Schädel, Pericranium-.
pericranium/*n*: Pericranium.
pericystic/*adj*: perizystisch.
pericystitis/*n*: Perizystitis *w*.
pericyte/*n*: Perizyt *m*, Adventitiazelle *w*, Rouget-Zelle *w*.
pericytial/*adj*: perizellulär, Perizyten-.
pericytoma/*n*: Hämangioperizytom *s*.
peridectomy/*n*: Peridektomie *w*, Periektomie *w*.
perideferentitis/*n*: Perideferentitis *w*.
peridendritic/*adj*: peridendritisch.
peridental/*adj*: peridental.
peridentitis/*n*: Peridentitis *w*, Periodentitis *w*.
peridentium/*n*: Periodontium.
periderm/*n*: Periderm *s*.
perididymis/*n*: Tunica albuginea testis.
peridiverticulitis/*n*: Peridivertikulitis *w*.
periductal/*adj*: periduktal.
periduodenitis/*n*: Periduodenitis *w*.
peridural/*adj*: peridural.
peridurogram/*n*: peridurales Myelogramm *s*.
peridurography/*n*: Peridurographie *w*, peridurale Myelographie *w*.
periencephalitis/*n*: Perienzephalitis *w*, Meningoenzephalitis *w*.
periencephalography/*n*: röntgenographische Subarachnoidalraumdarstellung *w*.
periencephalomeningitis/*n*: Meningoenzephalitis *w*.
periependymal/*adj*: periependymal.
periesophageal/*adj*: paraösophageal.
periesophagitis/*n*: Periösophagitis *w*.
perifocal/*adj*: perifokal.
perifolliculitis/*n*: Perifollikulitis *w*; **superficial pustular** ~ Perifolliculitis superficialis pustulosa, Bockhart-Impetigo *m*.
perigangliitis/*n*: Periganglionitis *w*.
periganglionic/*adj*: paraganglionär.
perigastritis/*n*: Perigastritis *w*.
periglottis/*n*: Zungenschleimhaut *w*.
perihepatic/*adj*: perihepatisch.
perihepatitis/*n*: Perihepatitis *w*, Glissonitis *w*; **gonococcal** ~ gonorrhoische Perihepatitis *w*, Fitz-Hugh-Syndrom *s*.
perihilar/*adj*: perihilär.
perihypophysial/*adj*: parahypophysär.
perikaryon/*n*: Perikaryon *s*.
perilabyrinth/*n*: perilymphatisches Gewebe *s*.
perilabyrinthitis/*n*: Perilabyrinthitis *w*.
perilenticular/*adj*: perilentikulär.
periligamentous/*adj*: periligamentär.
perilimbal/*adj*: perikorneal.
perilymph/*n*: Perilymphe *w*.
perilymphadenitis/*n*: Perilymphadenitis *w*.
perilymphangial/*adj*: perilymphangial.
perilymphangitis/*n*: Perilymphangitis *w*.
perilymphatic/*adj*: perilymphatisch.
perimacular/*adj*: um die Makula.
perimastitis/*n*: Perimastitis *w*.
perimeningitis/*n*: Pachymeningitis *w*.
perimeter/*n*: Perimeter *s*.
perimetric/*adj*: perimetrisch.
perimetritis/*n*: Perimetritis *w*.
perimetrium/*n*: Perimetrium *s*.
perimetry/*n*: Perimetrie *w*; **quantitative** ~ quantitative Perimetrie *w*.
perimycin/*n*: Fungimycin *s*.
perimyelis/*n*: Endost *s*.
perimyocarditis/*n*: Perimyokarditis *w*.
perimyoendocarditis/*n*: Perimyoendokarditis *w*.

perimyometrium/*n*: Perimyometrium *s*.
perimyositis/*n*: Perimyositis *w*.
perimysial/*adj*: Perimysium-.
perimysium/*n*: Perimysium.
perinatal/*adj*: perinatal.
perinatology/*n*: Perinatologie *w*.
perineal/*adj*: perineal.
perineo-: Perineo-, Damm-.
perineocele/*n*: Perinealhernie *w*.
perineometer/*n*: Perineometer *s*.
perineoplasty/*n*: Perineoplastik *w*.
perineorectal/*adj*: perineorektal.
perineorrhaphy/*n*: Perineorrhaphie *w*.
perineoscrotal/*adj*: perineoskrotal.
perineosynthesis/*n*: Dammnaht *w*.
perineotomy/*n*: Dammschnitt *m*.
perineovaginal/*adj*: perineovaginal.
perineovulvar/*adj*: vulvoperineal.
perinephric/*adj*: perinephritisch.
perinephritis/*n*: Perinephritis *w*.
perinephrium/*n*: Perinephrium, Nierenhülle *w*.
perineural/*adj*: perineural.
perineuritic/*adj*: perineuritisch.
perineuritis/*n*: Perineuritis *w*.
perineurium/*n*: Perineurium.
perinuclear/*adj*: perinukleär.
periocular/*adj*: periokulär.
period/*n*: Periode *w*, Phase *w*, Zeitraum *m*; **absolute refractory** ~ absolute Refraktärperiode *w*; **child-bearing** ~ Fruchtbarkeitsperiode *w*; **critical** ~ kritische Periode *w*; **early neonatal** ~ Perinatalzeit *w*; **elective** ~ Famulatur *w*; **fertile** ~ fruchtbare Tage; **isoelectric** ~ isoelektrische Phase *w*; **latent** ~ Latenzphase *w*; **menstrual** ~ Menstruation *w*; **monthly** ~ Menstruation *w*; **neonatal** ~ Neugeborenenperiode *w*; **oral** ~ orale Phase *w*; **perinatal** ~ Perinatalzeit *w*; **postneonatal** ~ Säuglingsalter *s*; **prenatal** ~ Pränatalzeit *w*; **prepatent** ~ Latenzzeit *w*, Inkubationszeit *w*; **puerperal** ~ Wochenbett *s*; **quarantine** ~ Quarantänezeit *w*; **refractory** ~ Refraktärperiode *w*; **relative refractory** ~ relative Refraktärperiode *w*; **reproductive** ~ Fortpflanzungsperiode *w*; **safe** ~ sichere Tage; **silent** ~ silent period, stummes Intervall *s*, Pause *w*; **steady** ~ Eröffnungsperiode *w*; **waiting** ~ Wartezeit *w*.
periodic/*adj*: periodisch.
periodicity/*n*: Periodizität *w*, Regelmäßigkeit *w*.
period of cardiac cycle, isometric: isovolumetrisches Intervall *s*.
period of emptying: Abstillperiode *w*.
period of filling: Füllungszeit *w*.
period of gestation: Schwangerschaftsdauer *w*.
periodontal/*adj*: alveolär, paradontal.
periodontia/*n*: Orthodontie *w*.
periodontics/*n*: Periodontologie *w*.
periodontitis/*n*: Periodontitis *w*, Parodontitis *w*.
periodontium/*n*: Periodontium *s*, Parodontium *s*, Zahnhalteapparat *m*.
periodontoclasia/*n*: Zahnlockerung *w*.
periodontosis/*n*: Parodontose *w*.
periodoscope/*n*: Schwangerschaftskalender *m*.
periomphalic/*adj*: periumbilikal.
perionychia/*n*: Paronychie *w*.
perionyxis/*n*: Paronychie *w*.
perioophoritis/*n*: Paroophoritis *w*.
perioptic/*adj*: periokulär.
periorbital/*adj*: periorbital.
periorchitis/*n*: Periorchitis *w*.
periost/*n*: Periost *s*, Periosteum.
periosteal/*adj*: periostal.
periosteitis/*n*: Periostitis *w*.
periosteoma/*n*: Periosteom *s*.
periosteomedullitis/*n*: Periostitis mit Myelitis.
periosteophyte/*n*: Periosteophyt *m*.
periosteosis/*n*: Periostose *w*.
periosteotomy/*n*: Periostspaltung *w*.
periosteous/*adj*: periostal.
periosteum/*n*: Periost *s*, Periosteum.
periostitis/*n*: Periostitis *w*; **dental** ~ Periodontitis *w*; **diffuse** ~ diffuse Periostitis *w*; **hemorrhagic** ~ hämorrhagische Periostitis *w*.
periostoma/*n*: Periosteom *s*.
periostosis/*n*: Periostose *w*.

periotic/*adj*: um das Ohr.
periovaritis/*n*: Paroophoritis *w*.
periovular/*adj*: um das Ei herum.
peripancreatitis/*n*: Peripankreatitis *w*.
peripatetic/*adj*: ambulant.
periphakus/*n*: Linsenkapsel *w*.
peripherad/*adj*: nach peripher.
peripheral/*adj*: peripher.
peripheroceptor/*n*: Nervenendapparat *m*.
periphery/*n*: Peripherie *w*.
periphlebitic/*adj*: periphlebitisch.
periphlebitis/*n*: Periphlebitis *w*.
periphoria/*n*: Strabismus *m*.
periplasm/*n*: Membranplasma *s*.
periplasmic/*adj*: periplasmatisch.
peripleuritic/*adj*: peripleuritisch.
periporitis/*n*: Periporitis *w*.
periportal/*adj*: periportal.
periproctal/*adj*: periproktisch.
periproctitis/*n*: Periproktitis *w*.
periprostatitis/*n*: Periprostatitis *w*.
peripyelitis/*n*: Peripyelitis *w*.
peripylephlebitis/*n*: Peripylephlebitis *w*, periportale Entzündung *w*.
peripylic/*adj*: periportal.
perirectal/*adj*: perirektal.
perirenal/*adj*: perinephritisch, perirenal.
perisalpingitis/*n*: Perisalpingitis *w*.
perisalpingoophoritis/*n*: Perisalpingitis und Oophoritis *w*.
periscopic/*adj*: periskopisch.
perisinusoidal/*adj*: perisinusoidal.
perispermatitis/*n*: Perispermatitis *w*.
perisplanchnic/*adj*: um die Eingeweide.
perispondylic/*adj*: paraspondylär.
perispondylitis/*n*: Perispondylitis *w*.
peristalsis/*n*: Peristaltik *w*; **intestinal** ~ Darmperistaltik *w*; **retrograde** ~ retrograde Peristaltik *w*.
peristaltic/*adj*: peristaltisch.
peristasis/*n*: Peristase *w*, Umgebung *w*, Milieu *s*.
peristome/*n*: Peristomfeld *s*.
perisynovial/*adj*: periartikulär.
perisynovitis/*n*: Periarthritis *w*.
peritectomy/*n*: Periektomie *w*.
peritendineum/*n*: Peritendineum.

peritendinitis/*n*: Peritendinitis *w*, Sehnenscheidenentzündung *w*; **adhesive** ~ adhäsive Peritendinitis *w*.
peritendineous/*adj*: peritendinös.
peritenon/*n*: Sehnenscheide *w*.
perithelial/*adj*: perithelial.
perithelioma/*n*: Peritheliom *s*.
perithelium/*n*: Perithel *s*.
peritomize/*vb*: periektomieren.
peritomy/*n*: Peritomie *w*, Periektomie *w*.
peritoneal/*adj*: peritoneal.
peritonealgia/*n*: Peritonealschmerz *m*.
peritonealize/*vb*: mit Peritoneum bedecken, peritonealisieren.
peritoneocentesis/*n*: Bauchpunktion *w*.
peritoneoclysis/*n*: Peritonealinjektion *w*.
peritoneography/*n*: Peritonealdarstellung *w*.
peritoneopathy/*n*: Peritonealerkrankung *w*.
peritoneopexy/*n*: Peritoneopexie *w*.
peritoneoplasty/*n*: Peritonealplastik *w*.
peritoneoscope/*n*: Peritoneoskop *s*, Laparoskop *s*.
peritoneoscopy/*n*: Peritoneoskopie *w*, Laparoskopie *w*.
peritoneotome/*n*: Peritonealsegment *s*.
peritoneum/*n*: Peritoneum, Bauchfell *s*; **abdominal** ~ Peritoneum parietale; **intestinal** ~ Peritoneum viscerale.
peritonism/*n*: Peritonismus *m*.
peritonitis/*n*: Peritonitis *w*; **acute sterile** ~ akute abakterielle Peritonitis *w*; **adhesive** ~ adhäsive Peritonitis *w*; **benign paroxysmal** ~ rekurrierende nichtinfektiöse Peritonitis *w*; **biliary** ~ gallige Peritonitis *w*; **chemical** ~ Reizperitonitis *w*; **pelvic** ~ Pelviperitonitis *w*; **perforating** ~ perforierende Peritonitis *w*; **septic** ~ septische Peritonitis *w*; **serous** ~ seröse Peritonitis *w*.
peritonization/*n*: Peritonealisierung *w*.
peritonize/*vb*: mit Peritoneum bedecken, peritonealisieren.
peritonsillar/*adj*: peritonsillar.
peritonsillitis/*n*: Peritonsillitis *w*.
peritrichous/*adj*: peritrich.

peritrochanteric/*adj*: paratrochantär.
perityphlic/*adj*: perityphlitisch.
periumbilical/*adj*: periumbilikal.
periungual/*adj*: periungual.
periureteritis/*n*: Periureteritis *w*.
periureteritis plastica: idiopathische Retroperitonealfibrose *w*.
periurethritis/*n*: Periurethritis *w*.
periuterine/*adj*: periuterin.
perivaginal/*adj*: perivaginal.
perivaginitis/*n*: Perivaginitis *w*, Parakolpitis *w*.
perivascular/*adj*: perivaskulär.
perivasculitis/*n*: Perivaskulitis *w*.
perivenitis/*n*: Periphlebitis *w*.
perivenous/*adj*: perivenös.
perivertebral/*adj*: paravertebral.
perivesical/*adj*: perivesikal.
perivesiculitis/*n*: Perivesikulitis *w*.
perivisceral/*adj*: um die Eingeweide.
perivitelline/*adj*: perivitellin.
perivulvar/*adj*: um die Vulva.
Perlia nucleus: Perlia-Kern *m*, Nucleus caudalis centralis.
Perls stain: Perls-Eisenfärbung *w*.
perlsucht/*n*: Perlsucht *w*.
permanganate/*n*: Permanganat *s*.
permeability/*n*: Permeabilität *w*; **differential** ~ selektive Permeabilität *w*; **increased vascular** ~ gesteigerte Gefäßpermeabilität *w*; **magnetic** ~ Magnetdurchlässigkeit *w*; **selective** ~ selektive Permeabilität *w*.
permeability quotient [*abbr*] **PQ**: Permeabilitätsquotient *m*.
permeable/*adj*: permeabel.
permeant/*adj*: durchdringend.
permease/*n*: Permease *w*.
permeatal/*adj*: transmeatal.
permeation/*n*: Permeation *w*.
permissive/*adj*: permissiv.
permissiveness/*n*: Permissivität *w*, Toleranz *w*, Entgegenkommen *s*.
permutation/*n*: Permutation *w*.
perna [*abbr*] **perchloronaphthalene**/*n*: Perna *s*, Perchlornaphthalin *s*.
pernasal/*adj*: pernasal, transnasal.

perniciosiform/*adj*: bösartig.
pernicious/*adj*: perniziös, perniciosus.
perniosis/*n*: Perniose *w*, Kälteschaden *m*.
pero-: Pero-.
perocephaly/*n*: Perokephalie *w*.
perodactyly/*n*: Perophalangie *w*.
peromelia/*n*: Peromelie *w*.
peroneal/*adj*: peronäal, fibular.
peropus/*n*: Peropus *m*.
peroral/*adj*: peroral.
perosomy/*n*: Perosomie *w*.
peroxidase/*n*: Peroxidase *w*.
peroxidase reaction: Peroxidasereaktion *w*.
peroxidase stain: Peroxidasefärbung *w*.
peroxidatic/*adj*: Peroxidase-.
peroxisome/*n*: Peroxisom *s*.
peroxyacylnitrate/*n*: Peroxyazylnitrat *s*.
perphenazine/*n*: Perphenazin *s*.
Perrin-Ferraton disease: schnappende Hüfte *w*.
PERRLA [*abbr*] **pupils equal, round, and react to light and accommodation**: seitengleiche runde Pupillen, Lichtreaktion und Akkommodationsreaktion.
persecution/*n*: Verfolgung *w*.
persecution mania: Verfolgungswahn *m*.
perseverate/*vb*: perseverieren.
perseveration/*n*: Perseveration *w*.
persist/*vb*: persistieren.
persistence/*n*: Persistenz *w*, Andauern *s*.
persistence of fetal hemoglobin, hereditary [*abbr*] **HPFH**: hereditäre Persistenz von fetalem Hämoglobin.
persistent/*adj*: persistierend.
persister/*n*: Persister *m*, resistenter Keim *m*.
persisting/*adj*: persistierend.
person/*n*: Person *w*, Charakter *m*; **disabled** ~ Behinderter *m*; **querulous** ~ Querulant *m*.
personage/*n*: Persönlichkeit *w*.
personal/*adj*: persönlich.
personality/*n*: Persönlichkeit *w*, Charakter *m*, Persönlichkeitstyp *m*; **affective** ~ zyklothyme Persönlichkeit *w*; **aggressive** ~ aggressiver Charakter *m*; **amoral** ~ dissoziale Persönlichkeit *w*; **anancastic** ~ anankastischer Charakter *m*, Zwangs-

charakter *m*; **antisocial** ~ antisoziale Persönlichkeit *w*, psychopathischer Charakter *m;* **authoritarian** ~ autoritärer Charakter *m;* **compulsive** ~ anankastischer Charakter *m*, Zwangscharakter *m*; **coronary prone** ~ Typ-A-Persönlichkeit *w*; **cycloid** ~ zyklothymer Charakter *m*; **cyclothymic** ~ zyklothymer Charakter *m*; **dependent** ~ abhängiger Charakter *m*; **double** ~ gespaltene Persönlichkeit *w*; **epileptoid** ~ epileptische Persönlichkeit *w*; **kolytic** ~ schizoider Charakter *m*; **multiple** ~ gespaltene Persönlichkeit *w*; **obsessive** ~ Zwangscharakter *m*; **passive** ~ passiv-abhängige Persönlichkeit *w*; **psychopathic** ~ psychopathische Persönlichkeit *w*, antisozialer Charakter *m*; **schizoid** ~ schizoider Charaktertyp *m*; **schizothymic** ~ schizoider Charaktertyp *m*; **split** ~ gespaltene Persönlichkeit *w*; **total** ~ Gesamtpersönlichkeit *w*.
personality change: Persönlichkeitsveränderung *w*, Wesensänderung *w*.
personality development: Persönlichkeitsentwicklung *w*.
personality disorder: Persönlichkeitsstörung *w*; **epileptoid** ~ epileptische Persönlichkeitsstörung *w*; **schizoid** ~ schizoide Persönlichkeitsstörung *w*.
personality inventory: Persönlichkeitsinventar *s*.
personality questionnaire: Persönlichkeitsinventar *s*.
personality structure: Persönlichkeitsstruktur *w*.
personality test: Persönlichkeitstest *m*.
personification/*n*: Personifikation *w*.
personify/*vb*: personifizieren.
personnel/*n*: Personal *s*.
perspiration/*n*: Perspiration *w*, Schwitzen *s*; **insensible** ~ Perspiratio insensibilis; **sensible** ~ Perspiratio sensibilis, Transpiration *w*.
perspire/*vb*: schwitzen.
persuasion/*n*: Überredung *w*.
persulfate/*n*: Persulfat *s*.
pertechnetate/*n*: Pertechnat *s*.

Perthes disease: Perthes-Calvé-Legg-Krankheit *w*.
Perthes test: Perthes-Versuch *m*.
pertubation/*n*: Pertubation *w*, Persufflation *w*.
perturbation/*n*: Störung *w*.
pertussal/*adj*: Keuchhusten-.
pertussis/*n*: Keuchhusten *m*, Pertussis.
pervenous/*adj*: pervenös, intravenös.
perverse/*adj*: pervers.
perversion/*n*: Perversion *w*.
perversity/*n*: Perversität *w*.
pervious/*adj*: permeabel, durchlässig.
pervitin/*n*: Pervitin *s*.
pes/*n*: Fuß *m*, Pes.
pessary/*n*: Pessar *s*; **air-ball** ~ aufblasbares Pessar *s*; **contraceptive** ~ Scheidendiaphragma *s*.
pessimism/*n*: Pessimismus *m*.
pessulum/*n*: Pessar *s*.
pessus/*n*: Pessar *s*.
pest/*n*: Plage *w*, Pest *w*, Schädling *m*.
pest control: Schädlingsbekämpfung *w*.
pesticide/*n*: Pestizid *s*, Schädlingsbekämpfungsmittel *s*; **hard** ~ persistierendes Pestizid *s*; **nonpersistent** ~ biologisch abbaubares Pestizid *s*; **soft** ~ biologisch abbaubares Pestizid *s*; **persistent** ~ persistierendes Pestizid *s*.
pesticide residue: Pestizidrückstand *m*.
pestis/*n*: Pest *w*.
pestivirus/*n*: Pestivirus *m*.
pestle/*n*: Pistill *m*.
PET [*abbr*] **1. positron emission tomography; 2. preeclamptic toxemia**: 1. Positronenemissionstomographie *w*, PET; 2. präeklamptische Toxämie *w*.
-petal: -petal.
petechia/*n*: Petechie *w*.
petechial/*adj*: petechial.
petechiometer/*n*: Petechiometer *s*.
Peters anomaly: Peters-Syndrom *s*.
pethidine/*n*: Pethidin *s*, Meperidin *s*, Isonipecain *s*.
petiole/*n*: Stiel *m*, Petiolus.
Petit's ligament: Petit-Ligament *s*, Uterosakralligament *s*.

Petit's triangle

Petit's triangle: Petit-Dreieck *s*, unteres Lendendreieck *s*.
petit mal: Petit mal *s*, kleiner epileptischer Anfall *m*; **atonic** ~ atonisches Petit mal; **intellectual** ~ Petit-mal-Status *m*; **myoclonic** ~ myoklonisches Petit mal.
Petren's gait: kleinschrittiger Gang *m*, Marche à petits pas.
Petri dish: Petri-Kulturschale *w*.
petrifaction/*n*: Petrifikation *w*, Versteinerung *w*.
pétrissage/*n*: Knetung *w*, Pétrissage *w*.
petrogenous/*adj*: steinbildend.
petrolatum/*n*: Petrolatum *s*.
petroleum/*n*: Petroleum *s*, Erdöl *s*.
petromastoid/*n*: Otocranium, Pars petrosa ossis temporalis.
petrosectomy/*n*: Felsenbeinresektion *w*.
petrositis/*n*: Petrositis *w*.
petrous/*adj*: steinartig, petrosus, Felsenbein-.
Petruschky sign: Petruschky-Zeichen *s*.
PET scanning: Positronenemissionstomographie *w*, PET.
PETT [*abbr*] **positron emission transaxial tomography**: transaxiale Positronenemissionstomographie *w*, PET.
pet/*vb*: streicheln.
petting/*n*: Petting *s*, Streicheln *s*.
Peutz-Jeghers syndrome: Peutz-Jeghers-Syndrom *s*, Lentigopolyposis *w*.
pexia/*n*: Pexie *w*, Befestigung *w*, Fixation *w*, Anheftung *w*.
pexic/*adj*: Fixations-.
pexin/*n*: Chymosin *s*, Pexin *s*.
-pexy: -pexie.
Peyer's glands: Peyer-Drüsen.
Peyer's plaques: Peyer-Plaques.
peyote/*n*: Peyotle *s*.
Peyronie's disease: Peyronie-Krankheit *w*, Induratio penis plastica.
peyotism/*n*: Peyotismus *m*.
Pezzer's catheter: Pezzer-Katheter *m*.
Pf [*abbr*] **platelet factor**: Plättchenfaktor *m*.
Pfannenstiel's incision: Pfannenstiel-Schnitt *m*.

PFC [*abbr*] **1. persistent fetal circulation; 2. plaque-forming cells**: 1. persistierender fetaler Kreislauf *m*; 2. plaquebildende Zellen.
Pfeiffer reaction: Pfeiffer-Phänomen *s*.
Pfeiffer's bacillus: Pfeiffer-Bakterium *s*, Haemophilus influenzae.
Pfeiffer's disease: Pfeiffer-Drüsenfieber *s*, infektiöse Mononukleose *w*.
Pfeiffer syndrome: Akrozephalosyndaktylie Typ IV *w*.
Pflüger's law: Pflüger-Zuckungsgesetz *s*.
PFO [*abbr*] **patent foramen ovale**: offenes Foramen ovale.
PFU [*abbr*] **plaque-forming unit**: plaquebildende Einheit *w*.
PGE [*abbr*] **prostaglandin E**: Prostaglandin E *s*.
PGH synthase: Prostaglandin-H-Synthase *w*.
PGR [*abbr*] **psychogalvanic reflex**: psychogalvanische Hautreaktion *w*.
Ph [*abbr*] **1. phenyl; 2. pharmacopeia**: 1. Phenyl *s*; 2. Pharmakopoe *w*.
pH [*abbr*] **potential of hydrogen ions**: Wasserstoffionenpotential *s*, pH; **isoelectric** ~ isoelektrischer Punkt *m*; **optimum** ~ pH-Optimum *s*.
PHA [*abbr*] **phytohemagglutinin**/*n*: Phytohämagglutinin *s*, PHA.
phacic/*adj*: Linsen-.
phacitis/*n*: Phakitis *w*, Lentitis *w*.
phaco-: Phako-.
phacoanaphylactic/*adj*: phakoanaphylaktisch.
phacocele/*n*: Phakozele *w*.
phacocyst/*n*: Linsenkapsel *w*.
phacocystectomy/*n*: Linsenkapselentfernung *w*.
phacocystitis/*n*: Linsenkapselentzündung *w*.
phacoemulsification/*n*: Phakoemulsifikation *w*.
phacoerysis/*n*: Phakoeresis *w*, vollständige Linsenabsaugung *w*.
phacohymenitis/*n*: Linsenkapselentzündung *w*.
phacoid/*n, adj*: 1. Linse *w*; 2. linsenför-

mig.
phacoiditis/*n*: Phakitis *w*.
phacoidoscope/*n*: Phakoskop *s*.
phacolysis/*n*: Phakolyse *w*.
phacoplanesis/*n*: Linsenschlottern *s*.
phacoscopy/*n*: Phakoskopie *w*.
phaeo-: Phäo-.
-phage: -phage.
phage/*n*: Phage *m*.
phage conversion: Phagenkonversion *w*.
phagedena/*n*: Phagedäna *w*; **geometric** ~ Pyoderma gangraenosum; **sloughing** ~ Phagedaena gangraenosa.
phagedenic/*adj*: phagedän.
phagedenism/*n*: Phagedänismus *m*.
phage induction: Phageninduktion *w*.
phage neutralization test: Phagenneutrallisationstest *m*.
phage-typing: Phagentypisierung *w*.
-phagia: -phagie.
phago-: Phago-.
phagocaryosis/*n*: nukleäre Phagozytoseaktivität *w*.
phagocyte/*n*: Phagozyt *m*; **alveolar** ~ Alveolarmakrophage *m*; **endothelial** ~ Monozyt *m*; **fixed** ~ fixierter Phagozyt *m*; **free** ~ freier Phagozyt *m*; **habitual** ~ zur Phagozytose befähigte Zelle.
phagocytic/*adj*: phagozytär.
phagocytin/*n*: Phagozytin *s*.
phagocytize/*vb*: phagozytieren.
phagocytolysis/*n*: Phagozytolyse *w*.
phagocytose/*vb*: phagozytieren.
phagocytosis/*n*: Phagozytose *w*; **spontaneous** ~ Spontanphagozytose *w*.
phagokaryosis/*n*: nukleäre Phagozytoseaktivität *w*.
phagolysis/*n*: Phagozytolyse *w*.
phagolysosome/*n*: Phagolysosom *s*.
phagomania/*n*: Bulimie *w*.
phagopyrosis/*n*: Bulimie *w*.
phagosome/*n*: Phagosom *s*.
-phagous: -phagisch.
-phagy: -phagie.
phakitis/*n*: Phakitis *w*.
phako-: Phako-.
phakoma/*n*: Phakom *s*; **retinal** ~ Netzhautphakom *s*.
phakomatosis/*n*: Phakomatose *w*.
phalangeal/*adj*: phalangeal.
phalangectomy/*n*: Phalanxresektion *w*.
phalangette/*n*: Endphalanx *w*.
phalangitis/*n*: Phalanxentzündung *w*.
phalangization/*n*: operative Phalanxbildung *w*.
phalanx/*n*: Phalanx *w*.
phall-: Phallo-.
phallalgia/*n*: Penisschmerz *m*.
phallanastrophe/*n*: Peniskrümmung *w*.
phallectomy/*n*: Phallektomie *w*, Penisamputation *w*.
phalli-: Phallo-.
phallic/*adj*: phallisch.
phalliform/*adj*: penisförmig.
phallin/*n*: Phalloin *s*.
phallo-: Phallo-.
phallocampsis/*n*: Krümmung des eregierten Penis.
phallocrypsis/*n*: Penisretraktion *w*.
phallodynia/*n*: Penisschmerz *m*.
phalloid/*adj*: penisförmig.
phalloidin/*n*: Phalloidin *s*.
phalloplasty/*n*: Penisplastik *w*.
phallorhagia/*n*: Penisblutung *w*.
phallorrhea/*n*: Harnröhrenausfluß *m*.
phallotomy/*n*: Penisinzision *w*.
phallus/*n*: Penis *m*, Phallus.
phanero-: Phanero-.
phanerogenic/*adj*: sichtbar.
phaneroscopy/*n*: Phaneroskopie *w*.
phanerosis/*n*: Phanerosis *w*.
phantasia/*n*: Phantasie *w*.
phantasm/*n*: Phantasma *s*.
phantasy/*n*: Phantasie *w*.
phantogeusia/*n*: Geschmackstäuschung *w*.
phantom/*n*: Phantoms,Trugbild *s*, Modell *s*.
phantom cell: Erythrozytenschatten *m*.
phantom corpuscle: Erythrozytenschatten *m*.
phantom hand: Phantomhand *w*.
phantom leg: Phantombein *s*.
phantom limb: Phantomglied *s*.
phantom limb pain: Phantomschmerz *m*.
phantom pregnancy: Pseudogravidität *w*,

phantom tumor

Scheinschwangerschaft w.
phantom tumor: Pseudotumor m.
phar [abbr] 1. pharmaceutical; 2. pharmacopeia; 3. pharmacy: 1. pharmazeutisch; 2. Pharmakopoe w; 3. Apotheke w.
pharm [abbr] 1. pharmaceutical; 2. pharmacopeia; 3. pharmacy: 1. pharmazeutisch; 2. Pharmakopoe w; 3. Apotheke w.
pharmaceutical/n, adj: 1. Pharmakon s; 2. pharmazeutisch.
pharmaceutics/n: Pharmazie w.
pharmacist/n: Apotheker m.
pharmaco-: Pharmako-.
pharmacochemistry/n: pharmazeutische Chemie w.
pharmacodiagnosis/n: Diagnose durch Einsatz eines Pharmakons.
pharmacodynamics/ Pharmakodynamik w.
pharmacogenetics/n: Pharmakogenetik w.
pharmacognostics/n: Pharmakognosie w.
pharmacognosy/n: Pharmakognosie w.
pharmacokinetics/n: Pharmakokinetik w.
pharmacologic/adj: pharmakologisch.
pharmacologist/n: Pharmakologe m.
pharmacology/n: Pharmakologie w; **biochemical** ~ pharmakologische Biochemie w; **veterinary** ~ Tierarzneikunde w.
pharmacomania/n: Pharmakomanie w, Arzneimittelabhängigkeit w.
pharmacometrics/n: Pharmakometrie w.
pharmacopedia/n: Drogenkunde w.
pharmacopeia/n: Pharmakopoe w, Arzneibuch s.
pharmacophore/n: pharmakologisch aktive Gruppe w, Wirkgruppe w.
pharmacopoeia/n: Pharmakopoe w, Arzneibuch s.
pharmacopsychosis/n: Pharmakopsychose w.
pharmacoroentgenography/n: Pharmakoszintigraphie w.
pharmacotherapeutics/n: Pharmakotherapie w.
pharmacotherapy/n: medikamentöse Behandlung w.
pharmacy/n: Apotheke w, Pharmazie w;

chemical ~ Pharmakochemie w; **clinical** ~ Pharmakologie w.
pharyng-: Pharyngeo-.
pharyngeal/adj: pharyngeal.
pharyngectomy/n: Pharyngektomie w.
pharyngi-: Pharyngeo-.
pharyngism/n: Pharyngismus m, Pharyngospasmus m.
pharyngitic/adj: pharyngitisch.
pharyngitis/n: Pharyngitis w; **acute** ~ akute Pharyngitis w; **acute lymphonodular** ~ Coxsackie-Pharyngitis w; **atropic** ~ Pharyngitis atrophicans; **chronic** ~ chronische Pharyngitis w; **follicular** ~ hypertrophe Pharyngitis w; **gangrenous** ~ gangränöse Pharyngitis w; **granular** ~ hypertrophe Pharyngitis w; **herpetic** ~ Pharyngitis herpetica; **hypertrophic** ~ hypertrophe Pharyngitis w; **ulceromembranous** ~ ulzeromembranöse Pharyngitis w.
pharyngo-: Pharyngeo-.
pharyngocele/n: Hypopharynxdivertikel s.
pharyngoconjunctivitis/n: Pharyngokonjunktivitis w.
pharyngoesophagoplasty/n: Pharyngoösophagoplastik w.
pharyngoesophagus/n: Hypopharynx, Pars laryngea pharyngis.
pharyngolaryngectomy/n: Pharyngolaryngektomie w.
pharyngolaryngitis/n: Laryngopharyngitis w.
pharyngomaxillary/adj: pharyngomaxillär.
pharyngonasal/adj: nasopharyngeal.
pharyngoparalysis/n: Schlundlähmung w, Pharyngoplegie w.
pharyngopathy/n: Rachenerkrankung w.
pharyngoplasty/n: Pharyngoplastik w.
pharyngoplegia/n: Pharyngoplegie w, Schlundlähmung w.
pharyngorhinitis/n: Pharyngorhinitis w.
pharyngoscleroma/n: Pharyngosklerom s.
pharyngoscope/n: Pharyngoskop s.
pharyngoscopy/n: Pharyngoskopie w.
pharyngostenosis/n: Pharynxstenose w.
pharyngostoma/n: Pharyngostoma s.
pharyngostomy/n: Pharyngostomie w.

pharyngotomy/*n*: Pharyngotomie *w*; **anterior** ~ vordere Pharyngotomie *w*; **external** ~ äußere Pharyngotomie *w*; **infrahyoid** ~ vordere Pharyngotomie *w*; **internal** ~ innere Pharyngotomie *w*; **lateral** ~ seitliche Pharyngotomie *w*; **median** ~ mediane Pharyngotomie *w*; **subhyoid** ~ vordere Pharyngotomie *w*; **translingual** ~ mediane Pharyngotomie *w*; **transthyroid** ~ seitliche Pharyngotomie *w*; **transverse** ~ vordere Pharyngotomie *w*.

pharyngotyphoid/*n*: Daguet-Ulkus *s*, typhöse Rachenulzeration *w*.

pharynx/*n*: Rachen *m*, Pharynx; **laryngeal** ~ Hypopharynx *m*; **oral** ~ Mesopharynx *m*; **primitive** ~ Schlunddarm *m*.

phase/*n*: Phase *w*, Periode *w*; **active** ~ Eröffnungsperiode *w*; **anal** ~ Analphase *w*; **aqueous** ~ wässerige Phase *w*; **coupling** ~ Kopplung *w*; **diastolic isometric** ~ isometrische Diastolenphase *w*; **disperse** ~ disperse Phase *w*; **erythrocytic** ~ intraerythrozytäres Stadium *s*; **exponential** ~ exponentielle Wachstumsphase *w*; **genital** ~ Genitalphase *w*; **inductive** ~ Induktionsphase *w*; **latent** ~ Wehenbeginn *m*; **logarithmic** ~ exponentielle Wachstumsphase *w*; **luteal** ~ Lutealphase *w*; **meiotic** ~ Reduktionsphase *w*; **menstrual** ~ Menstruation *w*; **motofacient** ~ Muskelkontraktionsphase *w*; **negative** ~ negative Phase *w*; **nephrographic** ~ Nierenphase *w*; **oedipal** ~ ödipale Phase *w*; **oral** ~ Oralphase *w*; **oral-sucking** ~ präambivalente Phase *w*; **phallic** ~ phallische Phase *w*; **preambivalent** ~ präambivalente Phase *w*; **pregenital** ~ vorgenitale Phase *w*; **premenstrual** ~ Prämenstruationsphase *w*; **progestational** ~ Lutealphase *w*; **proliferative** ~ Proliferationsphase *w*; **refractory** ~ Refraktärperiode *w*; **second systolic** ~ Austreibungsphase *w*; **secretory** ~ Sekretionsphase *w*, Lutealphase *w*; **stationary** ~ stationäre Phase *w*; **synaptic** ~ synaptische Phase *w*; **transitional** ~ Durchgangsphase *w*.

phase angle: Phasenwinkel *m*.

phase-contrast microscope: Phasenkontrastmikroskop *s*.

phase current: Phasenstrom *m*.

phase determination: Phasenermittlung *w*.

phase difference: Phasendifferenz *w*.

phase inversion: Phasenumkehr *w*.

phase microscope: Phasenmikroskop *s*.

phase of contraction: Kontraktionsphase *w*; **diastolic** ~ Entspannungsphase *w*; **systolic** ~ Austreibungsphase *w*.

phase reactant, acute: Akute-Phasen-Protein *s*.

phase section: Phasenanschnitt *m*.

phase sequence: Phasenfolge *w*.

phase shift: Phasenverschiebung *w*.

phase shift mutation: Rasterverschiebungsmutation *w*.

phase time ratio, inspiratory-expiratory: Verhältnis Inspirationsdauer zu Exspirationsdauer.

phasic/*adj*: phasisch.

phasmid/*n*: Gespensterheuschrecke *w*.

Phe [*abbr*] **phenylalanine**/*n*: Phenylalanin *s*, Phe.

Phelps operation: Phelps-Klumpfußoperation *w*.

Phemister's operation: Phemister-Operation *w*.

phemitone/*n*: Methylphenobarbital *s*.

phen-: Pheno-, Phäno-.

phenacaine/*n*: Phenacain *s*, Phenylazetylharnstoff *m*.

phenacemide/*n*: Phenacemid *s*.

phenacetin/*n*: Phenacetin *s*.

phenacetin nephropathy: Phenacetinniere *w*.

phenacetin toxicity: Phenacetinschaden *m*.

phenacetylurea/*n*: Phenylazetylharnstoff *m*, Phenacemid *s*.

phenaglycodol/*n*: Phenaglycodol *s*.

phenakistoscope/*n*: Stroboskop *s*.

phenanthrene/*n*: Phenanthren *s*.

phenanthroline hydrochloride: Phenanthrolinhydrochlorid *s*.

phenazocine/*n*: Phenazocin *s*.

phenazocine hydrobromide

phenazocine hydrobromide: Phenazocinhydrobromid *s*.
phenazone/*n*: Phenazon *s*, Phenyldimethylpyrazolon *s*.
phenazone salicylate: Phenazonsalizylat *s*.
phenazopyridine/*n*: Phenazopyridin *s*.
phenazopyridine hydrochloride: Phenazopyridinhydrochlorid *s*.
phenbenicillin/*n*: Phenbenicillin *s*, Fenbencillin *s*.
phenbenzamine/*n*: Phenbenzamin *s*.
phencyclidine [*abbr*] **PCP: Phencyclidin** *s*.
phendimetrazine/*n*: Phendimetrazin *s*.
phene/*n*: Phän *s*.
phenelzine/*n*: Phenelzin *s*.
phenethanol/*n*: Phenäthanol *s*.
phenethicillin/*n*: Phenethicillin *s*.
phenethicillin potassium: Phenethicillin-Kalium *s*.
phenethyl/*n*: Phenethyl *s*.
phenethylbiguanide/*n*: Phenformin *s*.
phenetidin/*n*: Phenetidin *s*.
phenetidinurea/*n*: Dulcin *s*.
phenformin/*n*: Phenformin *s*.
phenformin hydrochloride: Phenforminhydrochlorid *s*.
phenindamine/*n*: Phenindamin *s*.
phenindione/*n*: Phenylindandion *s*.
pheniodol/*n*: Pheniodol *s*.
pheniprazine/*n*: Pheniprazin *s*.
pheniramine/*n*: Pheniramin *s*.
phenmetrazine/*n*: Phenmetrazin *s*.
phenmetrazine hydrochloride: Phenmetrazin-hydrochlorid *s*.
pheno-: Pheno-, Phäno-.
phenobarbital/*n*: Phenobarbital *s*.
phenobarbital sodium: Phenobarbital-Natrium *s*.
phenobarbitone/*n*: Phenobarbital *s*.
phenocopy/*n*: Phänokopie *w*.
phenol/*n*: Phenol *s*; **camphorated** ~ Phenolkampfer *m*; **liquefied**~ Phenollösung *w*.
phenolate/*n*: Phenolat *s*.
phenolemia/*n*: Phenolämie *w*.
phenolic/*adj*: phenolisch.
phenol glycoside: Phenolglykosid *s*.
phenol oxidase: Phenoloxidase *w*.

phenolphthalein/*n*: Phenolphthalein *s*.
phenol poisoning: Phenolvergiftung *w*.
phenol red: Phenolrot *s*, Phenolsulfonphthalein *s*.
phenolsulfonphthalein/*n*: Phenolsulfonphthalein *s*, Phenolrot *s*.
phenolsulfonphthalein test: Phenolsulfonphthaleinreaktion *w*.
phenomenology/*n*: Phänomenologie *w*.
phenomenon/*n*: Phänomen *s*, Zeichen *s*, Symptom *s*; **anaphylactoid** ~ Pseudoanaphylaxie *w*; **aqueous-influx** ~ Ascher-Phänomen *s*; **autokinetic** ~ autokinetische Illusion *w*; **borrowing-lending hemodynamic** ~ Borrowing-lending-Phänomen *s*; **declamping** ~ Hypotension bei Öffnung einer Arterienklemme; **ideomotor** ~ Ideomotorik *w*; **reclotting** ~ Thixotropie *w*.
phenomorphan/*n*: Phenomorphan *s*.
phenothiazine/*n*: Phenothiazin *s*.
phenotype/*n*: Phänotyp *m*.
phenotypic/*adj*: phänotypisch.
phenoxide/*n*: Phenolat *s*.
phenoxy-: Phenoxy-.
phenoxybenzamine/*n*: Phenoxybenzamin *s*.
phenoxyethanol/*n*: Phenoxyäthanol *s*.
α-phenoxyethylpenicillin potassium: Phenethicillin-Kalium *s*.
phenoxymethylpenicillin/*n*: Phenoxymethylpenicillin *s*, Penicillin V *s*.
phenoxypropazin/*n*: Fenoxypropazin *s*.
phenprobamate/*n*: Phenprobamat *s*.
phenprocoumon/*n*: Phenprocoumon *s*.
phensuximide/*n*: Phensuximid *s*.
phentermine/*n*: Phentermin *s*.
phentolamine/*n*: Phentolamin *s*.
phentolamine test: Phentolamintest *m*.
phenyl/*n*: Phenyl *s*.
phenylalanine [*abbr*] **Phe**: Phenylalanin *s*, Phe.
phenylalanine hydroxylase: Phenylalanin-4-hydroxylase *w*.
phenylalanine intake: Phenylalaninaufnahme *w*.
phenylbutazone/*n*: Phenylbutazon *s*.
phenylcarbinol/*n*: Phenylcarbinol *s*, Ben-

zylalkohol *m*.
phenyldichlorarsine/*n*: Phenyldichlorarsin *s*.
phenylene/*n*: Phenylen *s*.
p-phenylene diamine/*n*: Phenylendiamin *s*.
phenylephrine/*n*: Phenylephrin *s*.
phenyl hydrate: Phenol *s*.
phenylhydrazine/*n*: Phenylhydrazin *s*.
phenylhydrazone/*n*: Phenylhydrazon *s*.
phenyl hydroxide: Phenol *s*.
2-phenyl-1,3-indandione: Phenylindandion *s*.
phenylketonuria/*n*: Phenylketonurie *w*, PKU, Fölling-Krankheit *w*.
phenylketonuric/*adj*: phenylketonurisch.
phenylmercuric borate: Phenylmercuriborat *s*.
phenylosazone/*n*: Phenylosazon *s*.
phenylpropanolamine/*n*: Phenylpropanol *s*.
phenylpyruvate/*n*: Phenylpyruvat *s*.
phenylpyruvate tautomerase: Phenylpyruvattautomerase *w*.
phenylquinoline/*n*: Phenylchinolin *s*.
phenyl salicylate: Phenylsalizylat *s*.
phenylthiocarbamide/*n*: Phenylthiocarbamid *s*.
phenylthiohydantoin/*n*: Phenylthiohydantoin *s*.
phenylthiourea/*n*: Phenylthioharnstoff *m*.
phenyltoloxamine/*n*: Phenyltoloxamin *s*.
phenytoin/*n*: Phenytoin *s*.
phenytoin sodium: Phenytoinnatrium *s*.
pheo-: Phäo-.
pheochrome/*adj*: phäochrom.
pheochromoblast/*n*: Phäochromoblast *m*.
pheochromocyte/*n*: Phäochromozyt *m*.
pheochromocytoma/*n*: Phäochromozytom *s*.
pheresis/*n*: Hämapherese *w*.
pheromone/*n*: Pheromon *s*.
phial/*n*: Phiole *w*, Medizinfläschchen *s*.
-phil: -phil.
Philadelphia chromosome: Philadelphia-Chromosom *s*.
philanthropy/*n*: Philanthropie *w*.
-philia: -philie.

-philic: -phil.
Phillipson's reflex: gekreuzter Hüftstreckreflex *m*.
phimosiectomy/*n*: Zirkumzision *w*.
phimosis/*n*: Phimose *w*, Verengung *w*.
phleb-: Phlebo-.
phlebalgia/*n*: Phlebalgie *w*, Venenschmerz *m*.
phlebangioma/*n*: venöses Aneurysma *s*.
phlebectasia/*n*: Phlebektasie *w*.
phlebectomy/*n*: Phlebektomie *w*.
phlebectopia/*n*: Phlebektopie *w*.
phlebitic/*adj*: phlebitisch.
phlebitis/*n*: Phlebitis *w*; **adhesive** ~ adhäsive Phlebitis *w*; **blue** ~ Phlegmasia coerulea dolens; **migrating** ~ Phlebitis migrans; **obliterating** ~ obliterierende Phlebitis *w*; **obstructing** ~ obliterierende Phlebitis *w*; **productive** ~ Phlebosklerose *w*, Venensklerose *w*; **proliferative** ~ adhäsive Phlebitis *w*; **puerperal** ~ Wochenbettphlebitis *w*; **septic** ~ eitrige Thrombophlebitis *w*; **suppurative** ~ eitrige Venenthrombose *w*.
phlebo-: Phlebo-.
phleboclysis/*n*: intravenöse Injektion *w*.
phlebodynamics/*n*: Phlebodynamik *w*.
phlebofibrosis/*n*: Phlebosklerose *w*.
phlebogenous/*adj*: venösen Ursprungs.
phlebogram/*n*: Phlebogramm *s*.
phlebographic/*adj*: phlebographisch.
phlebography/*n*: Phlebographie *w*.
phlebolith/*n*: Phlebolith *m*.
phlebolithiasis/*n*: Phlebolithiasis *w*.
phlebology/*n*: Phlebologie *w*.
phlebomanometer/*n*: Venendruckmesser *m*.
phlebometritis/*n*: Metritis mit Beteiligung der Uterusvenen.
phlebophlebostomy/*n*: Venovenostomie *w*, venovenöse Anastomose *w*.
phleboplasty/*n*: Venenplastik *w*.
phleborheography/*n*: Phleborheographie *w*.
phleborrhaphy/*n*: Venennaht *w*.
phlebosclerosis/*n*: Phlebosklerose *w*, Venensklerose *w*.

phlebostasis/*n*: venöse Stase *w*, venöse Stauung *w*.
phlebostenosis/*n*: Venenstenose *w*.
phlebothrombosis/*n*: Phlebothrombose *w*.
phlebotomize/*vb*: zur Ader lassen.
phlebotomy/*n*: Venenpunktion *w*, Phlebotomie *w*, Venaesectio *w*.
phlegm/*n*: Phlegma *s*.
phlegmasia/*n*: Phlegmasia; **cellulitic** ~ Phlegmasia puerperalis; **thrombotic** ~ Phlegmasia alba dolens.
phlegmatic/*adj*: phlegmatisch.
phlegmon/*n*: Phlegmone *w*; **appendiceal** ~ Appendixphlegmone *w*; **palmar** ~ Hohlhandphlegmone *w*; **pancreatic** ~ Pankreasphlegmone *w*; **urinary** ~ Urinphlegmone *w*.
phlegmonosis/*n*: Phlegmasia.
phlegmonous/*adj*: phlegmonös.
phlogistic/*adj*: phlogistisch.
phlogo-: Entzündungs-.
phlogocyte/*n*: Entzündungszelle *w*.
phlogogen/*n*: Phlogistikum *s*.
phlogogenic/*adj*: phlogogen.
phlorhidzin/*n*: Phlorizin *s*.
phloridzin/*n*: Phlorizin *s*.
phlorizin/*n*: Phlorizin *s*.
phloroglucinol/*n*: Phloroglucin *s*.
phlorrhizin/*n*: Phlorizin *s*.
phloxine/*n*: Phloxin *s*.
phlycten/*n*: Phlyktäne *w*, Bläschen *s*.
phlyctena/*n*: Phlyktäne *w*, Bläschen *s*.
phlyctenula/*n*: Bläschen *s*, Phlyktäne *w*.
phlyctenular/*adj*: phlyktänular.
phlyctenulosis/*n*: Bläschenbildung *w*.
pH measurement: pH-Messung *w*.
phobia/*n*: Phobie *w*.
-phobia: -phobie.
phobism/*n*: Angstneurose *w*.
phocomelia/*n*: Phokomelie *w*, Robbengliedrigkeit *w*.
pholcodine/*n*: Pholcodin *s*.
pholedrine/*n*: Pholedrin *s*.
phon/*n*: Phon *s*.
phon-: Phono-.
phonal/*adj*: Stimme-.
phonangiography/*n*: Phonoangiographie *w*.
phonasthenia/*n*: Phonasthenie *w*, Stimmschwäche *w*.
phonate/*vb*: phonieren.
phonation/*n*: Phonation *w*.
phonatory/*adj*: phonatorisch.
phoneme/*n*: Phonem *s*.
phonetic/*adj*: phonetisch.
phonetics/*n*: Phonetik *w*.
phoniatrician/*n*: Phoniater *m*.
phoniatrics/*n*: Phoniatrie *w*.
phonic/*adj*: phonisch.
phonism/*n*: Phonismus *m*.
phono-: Phono-.
phonocardiogram [*abbr*] **PCG**: Phonokardiogramm *s*.
phonocardiograph/*n*: Phonokardiograph *m*.
phonocardiographic/*adj*: phonokardiographisch.
phonocardiography/*n*: Phonokardiographie *w*.
phonocatheter/*n*: Phonokatheter *m*.
phonology/*n*: Phonologie *w*.
phonometry/*n*: Phonometrie *w*.
phonomyography/*n*: Phonomyographie *w*.
phonopathy/*n*: Erkrankung des Sprechapparats.
phonopsia/*n*: Phonopsie *w*.
phonoreceptor/*n*: Schallrezeptor *m*.
phonoscope/*n*: Phonoskop *s*.
phonoscopy/*n*: Phonoskopie *w*.
phonosurgery/*n*: stimmverbessernde Operation *w*.
phor-: Phoro-.
-phore: -phor.
-phoresis: -phorese.
phoresy/*n*: Phorese *w*.
phoria/*n*: latenter Strabismus *m*.
-phoria: -phorie.
phoro-: Phoro-.
phoroblast/*n*: Fibroblast *m*.
phorocyte/*n*: Fibroblast *m*.
phorometer/*n*: Phorometer *s*.
phorometry/*n*: Phorometrie *w*.
phorone/*n*: Phoron *s*.
phoro-optometer/*n*: Phoropter *m*.

phose/*n*: Sinneswahrnehmung *w*.
phosphagen/*n*: Phosphagen *s*, Kreatinphosphat *s*.
phosphatase/*n*: Phosphatase *w*.
phosphate/*n*: Phosphat *s*; **high-energy** ~ energiereiches Phosphat *s*; **triple** ~ tertiäres Phosphat *s*.
phosphate acetyltransferase: Phosphatazetyltransferase *w*.
phosphate buffer: Phosphatpuffer *m*.
phosphate calculus: Phosphatstein *m*.
phosphate diabetes: Phosphatdiabetes *m*.
phosphatemia/*n*: Phosphatämie *w*.
phosphate tetany: Phosphattetanie *w*.
phosphatidate/*n*: Phosphatidat *s*.
phosphatide/*n*: Phosphatid *s*.
phosphatidyl/*n*: Phosphatidyl *s*.
phosphatidylcholine/*n*: Phosphatidylcholin *s*.
phosphatidylethanolamine/*n*: Phosphatidyläthanolamin *s*.
phosphatidylglycerol/*n*: Phosphatidylglyzerin *s*.
phosphatidylinositide/*n*: Phosphatidylinositid *s*.
phosphatidylserine/*n*: Phosphatidylserin *s*.
phosphatidyltransferase/*n*: Phosphatidyltransferase *w*.
phosphaturia/*n*: Phosphaturie *w*.
phosphene/*n*: Phosphen *s*.
phosphine/*n*: Phosphin *s*, Phosphorwasserstoff *m*.
phosphocreatine/*n*: Phosphokreatin *s*.
phosphodiester/*n*: Phosphodiester *m*.
phosphodiesterase/*n*: Phosphodiesterase *w*.
phosphodiester bond: Phosphodiesterbindung *w*.
phosphodihydroxyacetone/*n*: Phosphodihydroxyaceton *s*.
phosphoenolpyruvate/*n*: Phosphoenolpyruvat *s*.
phosphoenolpyruvate carboxylase: Phosphoenolpyruvatkarboxylase *w*.
phosphofructokinase/*n*: Phosphofruktokinase *w*.

phosphofruktomutase/*n*: Phosphofruktomutase *w*.
phosphogalactoisomerase/*n*: Phosphogalaktoisomerase *w*.
phosphogalactose uridylyltransferase: Galaktose-Phosphat-Uridyltransferase *w*.
phosphoglucokinase/*n*: Phosphoglukokinase *w*.
phosphoglucomutase/*n*: Phosphoglukomutase *w*.
6-phosphogluconate/*n:* Phosphoglukonat *s*.
phosphogluconate dehydrogenase: Phosphoglukonatdehydrogenase *w*.
phosphoglyceracetal/*n*: Azetalphosphatid *s*, Plasmalogen *s*.
3-phosphoglyceraldehyde/*n*: Glyceraldehyd-3-Phosphat *s*.
phosphoglycerate/*n*: Phosphoglyzerat *s*.
phosphoglycerate kinase: Phosphoglyzeratkinase *w*.
phosphoglyceride/*n*: Phosphoglyzerid *s*.
phosphoglyceromutase/*n*: Phosphoglyzeromutase *w*.
phosphoguanidine/*n*: Phosphoguanidin *s*.
phosphohexoisomerase/*n*: Glukose-Phosphat-Isomerase *w*.
phosphoinositide/*n*: Phosphoinositid *s*.
phosphoketolase/*n*: Phosphoketolase *w*.
phosphokinase/*n*: Phosphokinase *w*, Phosphotransferase *w*.
phospholipase/*n*: Phospholipase *w*.
phospholipid/*n*: Phospholipid *s*, Phosphatid *s*.
phospholipidemia/*n*: Phospholipidämie *w*.
phosphomevalonate/*n*: Phosphomevalonat *s*.
phosphomevalonate kinase: Phosphomevalonatkinase *w*.
phosphomonoesterase/*n*: Phosphomonoesterase *w*.
phosphomutase/*n*: Phosphomutase *w*.
phosphonate/*n*: Phosphosäuresalz *s*.
phosphonecrosis/*n*: Phosphornekrose *w*.
phosphonolipid/*n*: Phospholipid *s*.
phosphonuclease/*n*: Phosphonuklease *w*, Nukleotidase *w*.

phosphopantetheine/*n*: phosphoryliertes Pantethein *s*.
phosphoprotein/*n*: Phosphorprotein *s*.
phosphor [*abbr*] **P**: Phosphor *m*, P.
phosphorescence/*n*: Phosphoreszenz *w*.
phosphoribokinase/*n*: Phosphoribokinase *w*.
phosphoribose/*n*: Ribose-5-Phosphat *s*.
phosphoribose isomerase: Ribosephosphatisomerase *w*.
phosphoribosylamine/*n*: Phosophoribosylamin *s*.
phosphoribosyl pyrophosphate: Phosphoribosylpyrophosphat *s*.
phosphoribosyltransferase/*n*: Phosphoribosyltransferase *w*.
phosphoribulose/*n*: Ribulose-5-Phosphat *s*.
phosphoric/*adj*: phosphorisch.
phosphorism/*n*: Phosphorvergiftung *w*.
phosphorolysis/*n*: Phosphorolyse *w*.
phosphoruria/*n*: Phosphaturie *w*.
phosphorus [*abbr*] **P**: Phosphor *m*, P.
phosphorylase/*n*: Phosphorylase *w*.
phosphorylase kinase: Phosphorylasekinase *w*.
phosphorylase phosphatase: Phosphorylasephosphatase *w*.
phosphorylation/*n*: Phosphorylierung *w*; **oxidative** ~ oxidative Phosphorylierung *w*.
phosphoserine/*n*: Phosphoserin *s*.
phosphosphingoside/*n*: Phosphosphingolipid *s*, Sphingomyelin *s*.
phosphothreonine/*n*: Phosphothreonin *s*.
phosphotransacetylase/*n*: Phosphatazetyltransferase *w*.
phosphotransferase/*n*: Phosphotransferase *w*.
phosphotriose/*n*: Triosephosphat *s*.
phosphuria/*n*: Phosphaturie *w*.
phosphovitin/*n*: Phosphovitin *s*.
phot-: Photo-.
photic/*adj*: photisch, Licht-.
photoallergen/*n*: Photoallergen *s*.
photoallergy/*n*: Lichtallergie *w*.
photobacterium/*n*: Photobakterium *s*.
photocathode/*n*: Photokathode *w*.
photocauterization/*n*: Photokoagulation *w*, Lichtkoagulation *w*.
photoceptor/*n*: Lichtrezeptor *m*.
photochemical/*adj*: photochemisch.
photochemistry/*n*: Photochemie *w*.
photochromogen/*adj*: photochromogen.
photocoagulation/*n*: Photokoagulation *w*.
photocoagulator/*n*: Photokoagulator *m*.
photocutaneous/*adj*: photokutan, Licht-Haut-.
photodensitometer/*n*: Photodensitometer *s*.
photodermatitis/*n*: Photodermatitis *w*, Lichtdermatitis *w*.
photodermatosis/*n*: Photodermatose *w*, Lichtdermatose *w*.
photodiode/*n*: Photodiode *w*.
photoelectric/*adj*: photoelektrisch.
photoelectron/*n*: Photoelektron *s*.
photoemission/*n*: Lichtemission *w*, Photoemission *w*.
photoerythema/*n*: lichtinduziertes Erythem *s*.
photoesthetic/*adj*: lichtempfindlich.
photofluorogram/*n*: Schirmbildaufnahme *w*.
photofluorography/*n*: Schirmbildaufnahme *w*.
photofluoroscopy/*n*: Schirmbildaufnahme *w*.
photogene/*n*: Nachbild *s*.
photogenesis/*n*: Lichtproduktion *w*.
photogenic/*adj*: photogen.
photography/*n*: Photographie *w*.
photohapten/*n*: Lichthapten *s*.
photokinesis/*n*: lichtinduzierte Bewegung *w*, Photokinese *w*.
photokinetic/*adj*: photokinetisch.
photolabile/*adj*: lichtempfindlich.
photoluminescence/*n*: Photolumineszenz *w*.
photolysis/*n*: Photolyse *w*, lichtbedingte Auflösung *w*.
photomagnetism/*n*: Photomagnetismus *m*.
photometer/*n*: Photometer *s*.
photometry/*n*: Photometrie *w*.

photomicrograph/*n*: Mikroaufnahme *w*.
photomicroscope/*n*: Photomikroskop *s*.
photomotor/*adj*: photomotorisch.
photomultiplier/*n*: Elektronenvervielfacher *m*.
photomyoclonus/*n*: lichtinduzierter Myoklonus *m*.
photon/*n*: Photon *s*.
photon emission computed tomography, single [*abbr*] **SPECT**: Single-Photon-Emissions-Computertomographie *w*, SPECT.
photoneutron/*n*: Photoneutron *s*.
photo-ophthalmia/*n*: lichtbedingte Augenentzündung *w*, Photoophthalmie *w*.
photo-oxidation/*n*: Photooxidation *w*.
photopathologic/*adj*: photopathologisch.
photoperiodism/*n*: lichtabhängiger Rhythmus *m*.
photophobia/*n*: Photophobie *w*.
photophosphorylation/*n*: Photophosphorylierung *w*.
photopia/*n*: photopisches Sehen *s*.
photopic/*adj*: photopisch.
photopigment/*n*: Photopigment *s*.
photoplethysmograph/*n*: Lichtplethysmograph *m*.
photoprotection/*n*: Lichtschutz *m*.
photoproton/*n*: Photoproton *s*.
photopsia/*n*: Photopsie *w*, Lichtsehen *s*.
photopsin/*n*: Photopsin *s*.
photopsy/*n*: Photopsie *w*, Lichtsehen *s*.
photoptometer/*n*: Lichtstärkemesser *m*.
photoreception/*n*: Lichtwahrnehmung *w*.
photoreceptive/*adj*: lichtempfindlich.
photoreceptor/*n*: Photorezeptor *m*.
photoretinopathy/*n*: Photoretinopathie *w*.
photoscan/*n*: Photoscan *m*, Photoszintigraphie *w*.
photosensitize/*vb*: gegen Licht sensibilisieren.
photosensitization/*n*: Photosensibilisierung *w*.
photostable/*adj*: lichtstabil.
photostethoscope/*n*: Photostethoskop *s*.
photosynthesis/*n*: Photosynthese *w*.
phototaxis/*n*: Phototaxis *w*.
phototherapy/*n*: Phototherapie *w*, Lichttherapie *w*.
photothermal/*adj*: photothermisch.
photothermy/*n*: Photothermie *w*.
phototopia/*n*: Lichtsehen *s*.
phototoxicity/*n*: Phototoxizität *w*.
phototoxis/*n*: Lichtschädigung *w*.
phototroph/*n*: phototropher Organismus *m*.
phototrophic/*adj*: phototroph.
phototropism/*n*: Phototropismus *m*.
photoxylin/*n*: Celloidin *s*.
phren/*n*: Zwerchfell *s*, Diaphragma.
phren-: Phreno-.
phrenasthenic/*adj*: schwachsinnig.
phrenatrophia/*n*: Hirnatrophie *w*.
phrenectomy/*n*: Zwerchfellresektion *w*.
phreni-: Phreno-.
-phrenia: -phrenie.
phrenic/*adj*: diaphragmatisch, Geist-.
phrenicectomy/*n*: Phrenikusresektion *w*.
phrenico-: Phreniko-.
phrenicocostal/*adj*: phrenikokostal.
phrenicoexeresis/*n*: Phrenikusexhärese *w*.
phrenicotomy/*n*: Phrenikotomie *w*.
phrenitis/*n*: Enzephalitis *w*, Zwerchfellentzündung *w*.
phreno-: Phreno-, Phreniko-.
phrenocolopexy/*n*: Phrenokolopexie *w*.
phrenocostal/*adj*: kostodiaphragmatisch.
phrenograph/*n*: Phrenograph *m*.
phrenology/*n*: Phrenologie *w*.
phrenoplasty/*n*: Phrenoplastik *w*.
phrenoplegia/*n*: Zwerchfellähmung *w*.
phrenoptosis/*n*: Phrenoptose *w*, Zwerchfellvorfall *m*.
phrenosin/*n*: Phrenosin *s*, Zerebron *s*.
phrenospasm/*n*: Zwerchfellspasmus *m*.
phronema/*n*: kortikales Assoziationsareal *s*.
phrynoderma/*n*: Phrynoderma *s*, Krötenhaut *w*.
pH scale/*n*: pH-Werte-Skala *w*.
phthalazine/*n*: Phthalazin *s*.
phthalein/*n*: Phthalein *s*.
phthalic/*adj*: phthalsauer.
phthalocyanine/*n*: Phthalocyanin *s*.
phthalylsulfacetamide/*n*: Phthalylsulf-

phthalylsulfathiazole acetamid *s*.
phthalylsulfathiazole/*n*: Phthalylsulfathiazol *s*.
phthinoid/*adj*: tuberkulös, schwindsüchtig, dumpf.
phthiriasis/*n*: Phthiriasis *w*, Lausbefall *m*.
phthisic/*adj*: phthisisch.
phthisis/*n*: Phthise *w*, Phthisis; **bacillary** ~ Tuberkulose *w*; **black** ~ Bergarbeiterpneumokoniose *w*; **dorsal** ~ Wirbelsäulentuberkulose *w*; **nonbacillary** ~ Lungentuberkulose ohne Bakteriennachweis; **ocular** ~ Phthisis bulbi.
phthisical/*adj*: phthisisch.
pH value: pH-Wert *m*.
phyco-: Phyko-.
phycomycete/*n*: Phykomyzet *m*.
phycomycetosis/*n*: Phykomyzetose *w*, Mukormykose *w*.
phylactotransfusion/*n*: Immuntransfusion *w*.
phylaxis/*n*: Phylaxis *w*, Infektabwehr *w*.
phyletic/*adj*: Stammes-, phylo-.
phyllo-: Phyllo-, Phyto-.
phyllode/*adj*: phylloid.
phylloid/*adj*: phylloid.
phylloquinone/*n*: Phyllochinon *s*, Vitamin K *s*.
phylogenesis/*n*: Phylogenese *w*.
phylogenetic/*adj*: phylogenetisch.
phylogeny/*n*: Phylogenese *w*.
phylum/*n*: Stamm *m*, Phylum.
physaliferous/*adj*: mit Blasen, mit Vakuolen.
physaliform/*adj*: bläschenförmig.
physaliphorous/*adj*: mit Blasen, mit Vakuolen.
physiatrics/*n*: Physiatrik *w*, physikalische Therapie *w*.
physic/*n, vb*: 1. praktische Medizin *w*, Medikament *s*, Abführmittel *s*; 2. behandeln.
physical/*adj*: physisch, körperlich, physikalisch.
physician/*n*: Arzt *m*; **admitting** ~ aufnehmender Arzt *m*; **attending** ~ behandelnder Arzt *m*; **referring** ~ überweisender Arzt *m*.

physician assistant [*abbr*] **PA**: Arzthelfer *m*.
physician extender: Arzthelfer *m*.
physician-patient relation: Arzt-Patient-Beziehung *w*.
physician's examination: ärztliche Untersuchung *w*.
physician shortage: Ärztemangel *m*.
physicist/*n*: Physiker *m*; **radiological** ~ Strahlenphysiker *m*.
physicochemical/*adj*: physikalisch-chemisch.
physicogenic/*adj*: körperlich.
physicotherapeutics/*n*: Physiotherapie *w*.
physicotherapy/*n*: Physiotherapie *w*.
physics: Physik *w*; **nuclear** ~ Kernphysik *w*.
physinosis/*n*: durch physikalische Einwirkung bedingte Erkrankung.
physio-: Physio-.
physiognomy/*n*: Physiognomie *w*.
physiologic/*adj*: physiologisch.
physiological/*adj*: physiologisch.
physiology/*n*: Physiologie *w*; **antenatal** ~ Embryonalphysiologie *w*; **applied** ~ angewandte Physiologie *w*; **cellular** ~ Zellphysiologie *w*; **comparative** ~ vergleichende Physiologie *w*; **developmental** ~ Entwicklungsphysiologie *w*; **human** ~ Physiologie des Menschen; **pathologic** ~ Pathophysiologie *w*.
physiolysis/*n*: Histolyse *w*.
physioneurosis/*n*: Aktualneurose *w*.
physiopathology/*n*: Pathophysiologie *w*.
physiotherapeutic/*adj*: physiotherapeutisch.
physiotherapist/*n*: Physiotherapeut *m*.
physiotherapy/*n*: Physiotherapie *w*.
physique/*n*: Physik *w*.
physo-: Physo-, Gas-, Luft-.
physohematometra/*n*: Physohämatometra *w*.
physohydrometra/*n*: Physohydrometra *w*.
physometra/*n*: Physometra *w*.
physopyosalpinx/*n*: Physopyosalpinx *w*.
physostigmine/*n*: Physostigmin *s*.
physostigmine poisoning/*n*: Physostig-

minvergiftung *w*.
physostigmine salicylate: Physostigminsalizylat *s*.
physostigmine sulfate: Physostigminsulfat *s*.
physostigminism/*n*: Physostigminvergiftung *w*.
phyt-: Phyto-.
phytagglutinin/*n*: Phytohämagglutinin *s*, PHA.
phytate/*n*: Phytat *s*.
phytid/*n*: Phytid *s*.
phytin/*n*: Phytin *s*.
phyto-: Phyto-.
phytobezoar/*n*: Phytobezoar *m*.
phytoderma/*n*: Phytoderma *s*.
phytohemagglutinin [*abbr*] **PHA**: Phytohämagglutinin *s*, PHA.
phytohormone/*n*: Phytohormon *s*.
phytoid/*adj*: pflanzenartig.
phytol/*n*: Phytol *s*.
phytomelin/*n*: Rutin *s*.
phytomenadione/*n*: Phytomenadion *s*, Vitamin K₁ *s*.
phytomitogen/*n*: pflanzliches Mitogen *s*.
phytonadione/*n*: Vitamin K₁ *s*.
phytonosis/*n*: Phytonose *w*.
phytosterol/*n*: Phytosterin *s*.
phytotherapy/*n*: Phytotherapie *w*.
phytothrombokinase/*n*: Phytothrombokinase *w*.
phytotoxic/*adj*: phytotoxisch.
phytotoxin/*n*: Phytotoxin *s*.
phytotrichobezoar/*n*: Phytotrichobezoar *m*.
phytylmenaquinone/*n*: Phytylmenachinon *s*, Vitamin K₁ *s*.
PI [*abbr*] **protamine insulin**: Protamin-Insulin *s*.
pI [*abbr*] **isoelectric point**: isoelektrischer Punkt *m*.
pia-arachnitis/*n*: Leptomeningitis *w*.
pia-glia/*n*: Intima der Pia mater.
pial/*adj*: zur Pia mater gehörig.
piamatral/*adj*: zur Pia mater gehörig.
pian/*n*: Frambösie *w*.
piarachnitis/*n*: Leptomeningitis *w*.
piastrinemia/*n*: Thrombozythämie *w*.
pica/*n*: Pica *w*, Pikazismus *m*.
Pick bodies: Pick-Körperchen.
Pick cell: Niemann-Pick-Zelle *w*.
Pick cirrhosis: Pick-Zirrhose *w*.
picket fence: picket fence, Staketenzaunphänomen *s*.
pickler/*n*: Abbeizgerät *s*.
Pick's convolutional atrophy: Pick-Atrophie *w*.
Pick's disease: Pick-Syndrom, Pick-Atrophie *w*.
Pick's gyral atrophy: Pick-Atrophie *w*.
Pick syndrome: Autotopagnosie *w*, Pick-Zirrhose *w*.
pickwickian/*adj*: Pickwick-.
picornavirus/*n*: Picornavirus *m*.
picro-: Pikro-, Bitter-.
picrogeusia/*n*: Pikrogeusie *w*.
picrotoxin/*n*: Pikrotoxin *s*, Cocculin *s*.
picrotoxinism/*n*: Pikrotoxinvergiftung *w*.
Pic syndrome: Bard-Pic-Syndrom *s*.
picture/*n*: Bild *s*; **clinical** ~ klinisches Bild *s*; **microscopic** ~ mikroskopischer Befund *m*; **neurological** ~ neurologisches Bild *s*; **radiographic** ~ Röntgenbild *s*.
Picture Archiving and Communication System [*abbr*] **PACS**: Bild-Archiv-Kommunikations-System *s*.
picture completion test: Bildergänzungstest *m*.
picture duration: Bilddauer *w*.
picture element: Bildpunkt *m*, Bildmatrixelement *s*, Pixel *s*.
picture interpretation test: Bildinterpretationstest *m*.
picture point: Bildpunkt *m*.
picture signal: Bildsignal *s*.
picture test: Bildtest *m*.
picture tube: Fernsehbildröhre *w*.
PIE [*abbr*] **pulmonary infiltration with eosinophilia**: eosinophiles Lungeninfiltrat *s*, PIE-Syndrom *s*, Löffler-Syndrom *s*.
piebaldism/*n*: Piebaldismus *m*, partieller Albinismus *m*.
piebald skin: Piebaldismus *m*, partieller Albinismus *m*.

piece/*n*: Stück *s*; **central** ~ Mittelstück *s*; **middle** ~ Mittelstück *s*; **secretory** ~ T-Kette *w*.
piedra/*n*: Piedra *w*; **white** ~ Piedra alba, Beigel-Krankheit *w*.
Pierre-Robin syndrome: Pierre-Robin-Syndrom *s*.
piesesthesia/*n*: Druckwahrnehmung *w*.
piezesthesia/*n*: Druckwahrnehmung *w*.
piezoelectric/*adj*: piezoelektrisch.
piezoelectricity/*n*: Piezoelektrizität *w*.
piezometer/*n*: Piezometer *s*.
PIF [*abbr*] **prolactin inhibiting factor**: PIF, Prolaktin-inhibiting-Faktor *m*.
pig/*n*: Schwein *s*.
pigbel/*n*: Schweinebauch *m*, Bauchaspekt bei Clostridienkolitis.
pigeon breast: Hühnerbrust *w*, Pectus carinatum.
pigeon breeder's lung: Vogelzüchterlunge *w*.
pigeon chest: Hühnerbrust *w*, Pectus carinatum.
piglet/*n*: Minischwein *s*.
pigment/*n*: Pigment *s*; **biliary** ~ Gallenpigment *s*; **endogenous** ~ endogenes Pigment *s*; **respiratory** ~ Atmungspigment *s*; **retinal** ~ Netzhautpigment *s*; **visual** ~ Sehpigment *s*.
pigmentation/*n*: Pigmentierung *w*, Pigmentation *w*; **addisonian dermal** ~ Addison-Bronzehaut *w*; **arsenic** ~ Arsenpigmentierung *w*; **exogenous** ~ exogene Pigmentierung *w*; **gingival** ~ Zahnfleischpigmentierung *w*; **hematogenous** ~ hämatogene Pigmentierung *w*.
pigmentation disorder: Pigmentanomalie *w*.
pigment border: Pigmentsaum *m*.
pigment cell of skin: Melanozyt *m*.
pigment deposition: Pigmentablagerung *w*.
pigmented/*adj*: pigmentiert.
pigment epithelium: Pigmentepithel *s*.
pigment granule: Pigmentkörnchen *s*.
pigment layer: Pigmentschicht *w*.
pigmentodermia/*n*: Pigmentodermie *w*, Pigmentdermatose *w*.
pigmentogenesis/*n*: Pigmentbildung *w*.
pigmentophage/*n*: Pigmentfreßzelle *w*.
pigmentophore/*n*: Chromatophore *w*, Pigmentzelle *w*.
pigment seam: Pigmentsaum *m*.
pigmy/*n, adj*: 1. Pygmäe *m*, Zwerg *m*; 2. zwerghaft.
PIH [*abbr*] **prolactin inhibiting hormone**: Prolactin-inhibiting-Hormon *s*, PIH.
pila/*n*: Säule *w*, Pila.
pilar/*adj*: pilar.
pilary/*adj*: haarig, pilar.
pilation/*n*: Haarrißfraktur *w*.
pile/*n*: Hämorrhoidalknoten *m*; **sentinel** ~ hämorrhoidenartige Analschleimhautverdickung *w*; **thermoelectric** ~ Thermosäule *w*; **thrombosed** ~ Hämorrhoidalthrombose *w*.
piles: Hämorrhoiden.
piliated/*adj*: mit Pili.
piliation/*n*: Haarbildung *w*, Haarwachstum *s*.
pilimiction/*n*: Ausscheidung von Schleimfäden im Urin.
pilin/*n*: Pilin *s*.
pill/*n*: Pille *w*, Pilula; **combined oral contraceptive** ~ orales Kombinationskontrazeptivum *s*; **enteric** ~ magensaftresistente Pille *w*; **morning-after** ~ Postkoitalpille *w*, Pille danach; **sequential oral** ~ Mehrphasenpille *w*.
pillar/*n*: Säule *w*, Pfeiler *m*.
pillar cell: Pfeilerzelle *w*.
pill box: Pillenschachtel *w*.
pillet/*n*: kleine Pille *w*, Pilula.
pillion fracture: T-förmige Femurfraktur *w*.
pill mass: Pillenmasse *w*, Massa pilularum.
pillow/*n*: Kissen *s*, Kopfkissen *s*.
pill-rolling: Pillendrehen *s*.
pilo-: Pilo-.
pilobezoar/*n*: Pilobezoar *m*, Trichobezoar *m*.
pilocarpine/*n*: Pilocarpin *s*.
pilocarpine hydrochloride: Pilocarpin-

hydrochlorid *s*.
pilocytic/*adj*: haarzellartig.
piloerection/*n*: Piloerektion *w*.
pilology/*n*: Lehre von den Haaren und Haarerkrankungen.
pilomatrixoma/*n*: Malherbe-Epitheliom *s*.
pilomotor/*adj*: pilomotorisch.
pilonidal/*adj*: Pilonidal-.
pilose/*adj*: behaart, haarig.
pilosebaceous/*adj*: Haarfollikel und Schweißdrüsen betreffend.
pilot study: Pilotstudie *w*, Vorversuch *m*.
Piltz sign: Westphal-Pilcz-Zeichen *s*, Orbikularisphänomen *s*.
pilular/*adj*: pillenförmig.
pilule/*n*: kleine Pille *w*, Pilula.
pilus/*n*: Pilus *m*, Haar *s*, Fimbrie *w*.
pimelo-: Fett-, Fettgewebs-.
pimeloma/*n*: Lipom *s*.
pimelopterygium/*n*: konjunktivale Fetteinlagerung *w*.
pi-meson: Pi-Meson *s*.
piminodine esylate: Piminodin *s*.
pimozide/*n*: Pimozid *s*.
pimpernel/*n*: Pimpernelle *w*, Bockspetersilie *w*.
pimple/*n*: Pustel *w*, Papel *w*.
pimply/*adj*: pustulös.
pin/*n*, *vb*: Stift *m*, Knochennagel *m*, Knochenschraube *w*; **friction-retained** ~ Bolzenschraube *w*.
Pinard sign: Pinard-Schwangerschaftszeichen *s*.
Pinard's maneuver: Pinard-Handgriff *m*.
pincers/*n*: Pinzette *w*.
pincers nail: Pincers nail, idiopathische Onychodystrophie *w*.
pinch/*n*, *vb*: 1. Kneifen *s*, Zwicken *s*; 2. kneifen, zwicken.
pinched/*adj*: abgezehrt.
pinch graft: freies Hauttransplantat *s*.
Pindborg tumor: Pindborg-Tumor *m*.
pindolol/*n*: Pindolol *s*.
pineal/*adj*: Pineal-, pinealis.
pinealectomy/*n*: Pinealdrüsenentfernung *w*.
pinealoblastoma/*n*: Pinealoblastom *s*, Pinealom *s*.
pinealocyte/*n*: Pinealozyt *m*.
pinealocytoma/*n*: Pinealozytom *s*.
pinealoma/*n*: Pinealom *s*, Pinealoblastom *s*.
pin endosteal implant: Knochenschraubenimplantat *s*.
pineo-: Pineo-, Pinealo-.
pineoblastoma/*n*: Pinealoblastom *s*, Pinealom *s*.
pineocytoma/*n*: Pinealozytom *s*.
pingpong fracture: Schädelimpressionsfraktur *w*.
pinguecula/*n*: Pinguecula *w*.
pinhole pupil: extreme Miosis *w*.
pink/*adj*: rosa.
pinkeye/*n*: akute Konjunktivitis *w*, rotes Auge *s*.
pinlay/*n*: Stifteinlage *w*.
pinnal/*adj*: aurikulär.
pinning/*n*: Nagelung *w*.
pinocytosis/*n*: Pinozytose *w*; **reverse** ~ Exozytose *w*.
pinpoint/*n*: Nadelspitze *w*.
pinpoint pupil: extreme Miosis *w*.
pins-and-needles: Kribbelparästhesie *w*.
Pins sign: Pins-Zeichen *s*, Ewart-Zeichen *s*.
pinta/*n*: Pinta-Krankheit *w*.
pinworm/*n*: Madenwurm *m*; **human** ~ Enterobius vermicularis.
pion/*n*: Pi-Meson *s*.
Piotrowski sign: Piotrowski-Zeichen *s*.
pipamazine/*n*: Pipamazin *s*.
pipamperone/*n*: Pipamperon *s*.
pipazetate/*n*: Pipazetat *s*.
pipenzolate bromide: Pipenzolatbromid *s*.
piperacillin/*n*: Piperacillin *s*.
piperazine/*n*: Piperazin *s*.
piperazine hexahydrate: Piperazinhexahydrat *s*.
piperazine tartrate: Piperazin-tartrat *s*.
piperidine/*n*: Piperidin *s*.
piperidolate/*n*: Piperidolat *s*.
piperidyl/*n*: Piperidyl *s*.
piperocaine/*n*: Piperocain *s*.
Piper's forceps: Piper-Zange *w*.

pipet

pipet/*vb*: pipettieren.
pipette/*n*: Pipette *w*.
pipoxolan/*n*: Pipoxolan *s*.
γ-pipradol/*n*: Azacyclonal *s*.
pipradol/*n*: Pipradol *s*.
piprinhydrinate/*n*: Piprinhydrinat *s*.
piprozolin/*n*: Piprozolin *s*.
piptonychia/*n*: Onychomadesis *w*, Nagelausfall *m*.
piracetam/*n*: Piracetam *s*.
pirenoxin/*n*: Pirenoxin *s*.
pirenzepine/*n*: Pirenzepin *s*.
piretanide/*n*: Piretanid *s*.
piribedil/*n*: Piribedil *s*.
piridoxilate/*n*: Piridoxilat *s*.
Pirie's bone: Pirie-Knochen *m*, akzessorischer Tarsalknochen *m*.
piriform/*adj*: birnenförmig, piriformis.
piritramide/*n*: Piritramid *s*.
piromen/*n*: Pseudomonas-Proteus-Extrakt *m*.
piroplasma/*n*: Piroplasma *s*, Babesia.
piroplasmosis/*n*: Babesiose *w*.
piroxicam/*n*: Piroxicam *s*.
pirprofen/*n*: Pirprofen *s*.
Pirquet's test: Pirquet-Reaktion *w*.
piscicide/*n*: Fischgift *s*.
pisiform/*n, adj*: 1. Os pisiforme; 2. erbsenförmig, pisiform.
Piskacek sign: Piskatschek-Zeichen *s*.
Piskacek uterus: Piskatschek-Uterusasymmetrie *w*.
pistol-shot sound: Pistolenschußphänomen *s*, Duroziez-Geräusch *s*.
piston/*n*: Kolben *m*, Stempel *m*.
pit/*n*: Grube *w*, Fossa, Fovea; **auditory** ~ Ohrplakode *w*; **costal** ~ Fovea costalis; **gastric** ~ Foveolae gastricae, Magengrube *w*; **nasal** ~ Riechplakode *w*; **olfactory** ~ Riechplakode *w*; **optic** ~ Augenbläschen *s*; **otic** ~ Ohrplakode *w*; **postanal** ~ Foveola coccygea; **primitive** ~ Primitivplakode *w*.
pitch/*n*: Tonhöhe *w*, Pech *s*.
pitchblende/*n*: Pechblende *w*.
pitch discrimination: Tonhöhenunterscheidung *w*.

pitch limit: Tongrenze *w*.
pitofenone/*n*: Pitofenon *s*.
pit of the stomach: Magengrube *w*.
pitted/*adj*: narbig.
pitting/*n*: Eindellung *w*, Dellenbildung *w*.
pituicyte/*n*: Pituizyt *m*.
pituitary/*n, adj*: 1. Hypophyse *w*, Hypophysenextrakt *m*; **pharyngeal** ~ Adenohypophyse *w*; 2. pituitär, hypophysär.
pityriasis/*n*: Pityriasis *w*, Kleienflechte *w*.
pityroid/*adj*: kleieartig, flockig.
pivampicillin/*n*: Pivampicillin *s*.
pivot/*n*: Drehpunkt *m*, Zapfen *m*, Stiftzahn *m*.
pivot joint: Radgelenk *s*, Articulatio trochoidea.
pivot-shift sign: Pivot-shift-Zeichen *s*.
pivot tooth: Stiftzahn *m*.
pix/*n*: Teer *m*.
pixel/*n*: Pixel *s*, Bildelement *s*.
pizotifen/*n*: Pizotifen *s*.
PKU [*abbr*] **phenylketonuria**/*n*: Phenylketonurie *w*, PKU, Fölling-Krankheit *w*.
pK value: pK-Wert *m*.
place/*n, vb*: 1. Platz *m*; 2. plazieren *w*.
placebo/*n*: Placebo *s*.
placebo effect: Placeboeffekt *m*.
placement/*n*: Plazierung *w*; **lingual** ~ Lingualneigung *w*.
placenta/*n*: Plazenta *w*; **accessory** ~ Placenta accessoria, Nebenplazenta *w*; **adherent** ~ Placenta adhaerens, festhaftende Plazenta *w*; **allantoic** ~ Allantoisplazenta *w*; **annular** ~ ringförmige Plazenta *w*; **battledore** ~ Placenta marginata; **bidiscoidal** ~ zweilappige Plazenta *w*; **bilobate** ~ zweigelappte Plazenta *w*; **chorioallantoic** ~ Placenta haemochorialis; **circumvallate** ~ Placenta circumvallata; **cirsoid** ~ Placenta cirsoides; **deciduate** ~ Deziduaplazenta *w*; **discoid** ~ diskoide Plazenta *w*; **fenestrated** ~ Placenta fenestrata; **fetal** ~ kindliche Plazenta *w*; **fundal** ~ fundusständige Plazenta *w*; **hemochorial** ~ Placenta haemochorialis; **hemodichorial** ~ Placenta haemodichorialis; **lobed** ~ gelappte Plazenta *w*; **marginal** ~ Pla-

centa marginalis; **maternal** ~ mütterliche Plazenta *w*; **monochorionic monoamniotic** ~ monochoriote Plazenta mit einem Amnion; **multilobate** ~ Placenta multipartita; **reniform** ~ nierenförmige Plazenta *w*; **retained** ~ Plazentaretention *w*; **succenturiate** ~ Placenta succenturiata, Nebenplazenta *w*; **trapped** ~ Plazentaretention *w*; **uterine** ~ Pars uterina placentae; **velamentous** ~ Placenta velamentosa; **villous** ~ Zottenplazenta *w*; **zonary** ~ ringförmige Plazenta *w*; **zonular** ~ ringförmige Plazenta *w*.

placental/*adj*: plazentar.

placenta seperation: Plazentalösung *w*.

placentation/*n*: Plazentaentstehung *w*.

placentation bleeding: Nidationsblutung *w*.

placentiform/*adj*: plazentaförmig.

placentitis/*n*: Plazentaentzündung *w*.

placentogenesis/*n*: Plazentabildung *w*.

placentoid/*adj*: plazentaartig.

placentopathy/*n*: Plazentaerkrankung *w*.

placentosis/*n*: Plazentathrombose *w*.

placentula/*n*: kleine Plazenta *w*.

Placido disk: Placido-Scheibe *w*.

placodal/*adj*: Plakoden-.

placode/*n*: Plakode *w*; **auditory** ~ Ohrplakode *w*; **olfactory** ~ Riechplakode *w*; **optic** ~ Linsenplakode *w*; **otic** ~ Ohrplakode *w*.

plagiocephaly/*n*: Plagiozephalie *w*.

plague/*n*: Pest *w*, Seuche *w*; **ambulatory** ~ Pestis minor; **black** ~ schwarze Pest *w*; **bubonic** ~ Bubonenpest *w*, Beulenpest *w*; **domestic** ~ Rattenpest *w*; **glandular** ~ Drüsenpest *w*, Beulenpest *w*; **hemorrhagic** ~ hämorrhagische Bubonenpest *w*; **murine** ~ Yersiniose *w*; **pneumonic** ~ Lungenpest *w*; **pulmonary** ~ Lungenpest *w*; **septicemic** ~ Pestseptikämie *w*; **siderating** ~ Pestseptikämie *w*; **urban** ~ Rattenpest *w*; **white** ~ Tuberkulose *w*.

plague pneumonia: Lungenpest *w*.

plan/*n*: Plan *m*, Schema *s*.

Planck's constant: Planck-Wirkungsquantum *s*.

Planck's quantum relation: Planck-Quantenrelation *w*.

plane/*n*: Ebene *w*, Planum, Facies; **coronal** ~ Koronarebene *w*; **first parallel pelvic** ~ Durchtrittsebene *w*, obere Beckenapertur *w*; **frontal** ~ Koronarebene *w*; **horizontal** ~ Horizontalebene *w*; **median** ~ Medianebene *w*; **median sagittal** ~ Mediansagittalebene *w*; **nuchal** ~ Nackenebene *w*; **occipital** ~ Planum occipitale; **occlusal** ~ Okklusionsebene *w*, Bißebene *w*; **parasagittal** ~ Paramedianebene *w*; **pelvic** ~ Beckenebene *w*; **planigraphic** ~ Schichtebene *w*; **sagittal** ~ Sagittalebene *w*; **spinous** ~ Spina-iliaca-Ebene *w*; **transverse** ~ Transversalebene *w*; **vertical** ~ Vertikalebene *w*; **visual** ~ Blickebene *w*.

plane of inlet, pelvic: Durchtrittsebene *w*.

planigraphic/*adj*: Schicht-.

planigraphy/*n*: Schichtaufnahme *w*, Tomographie *w*.

planing/*n*: Dermabrasion *w*.

planithorax/*n*: Thoraxdiagramm *s*.

planning/*n*: Planung *w*.

plano/*adj*: plan.

planocellular/*adj*: flachzellig, planocellularis.

planoconcave/*adj*: plankonkav.

planoconvex/*adj*: plankonvex.

planocyte/*n*: Planozyt *m*, Leptozyt *m*.

planography/*n*: Schichtaufnahmeverfahren *s*, Tomographie *w*.

planorbid/*n*: Planorbisschnecke *w*.

planovalgus/*n*: Plattfuß *m*.

plant/*n*: Pflanze *w*.

plant agglutinin: pflanzliches Agglutinin *s*, Phytagglutinin *s*.

plantar/*adj*: plantar.

plantiflexion/*n*: Plantarflexion *w*.

plantigrade/*adj*: auf den Sohlen gehend.

plant oil: Pflanzenöl *s*.

plant sterol: Phytosterin *s*.

plant toxin/*n*: pflanzliches Toxin *s*.

planum/*n*: Ebene *w*, Planum.

planuria/*n*: Urinausscheidung durch eine nicht natürliche Körperöffnung.

plaque

plaque/*n*: Plaque *w*, Fleck *m*, Platte *w*; **agyrophile** ~ Altersplaque *w*; **atheromatous** ~ atheromatöse Plaque *w*; **bacterial** ~ Zahnbelag *m*; **dental** ~ Zahnbelag *m*; **fibromyelinic** ~ Fibromyelinplaque *w*; **gelatinoid** ~ Zahnbelag *m*; **mucinous** ~ Zahnbelag *m*; **mucous** ~ Plaque muceuse; **opaline** ~ Plaque muceuse; **senile** ~ senile Plaque *w*, Altersplaque *w*.

plaque technic, hemolytic: Plaque-Test *m*.

-plasia: -plasie.

plasm/*n*: Plasma *s*.

-plasm: -plasma.

plasma/*n*: Plasma *s*, Blutplasma *s*; **citrated** ~ Zitratplasma *s*; **dried human** ~ humanes Trockenplasma *s*; **fresh frozen** ~ [*abbr*] **FFP** fresh frozen plasma *s*, FFP; **hyperimmune** ~ Hyperimmunplasma *s*; **normal human** ~ normales menschliches Plasma *s*; **oxalated** ~ Oxalatplasma *s*; **pooled** ~ Mischplasma *s*.

plasma-: Plasmo-.

plasma accelerator: Plasmaakzelerator *m*.

plasma bank: Plasmabank *w*.

plasmablast/*n*: Plasmazellenvorstufe *w*, Myeloblast *m*.

plasma cell: Plasmazelle *w*.

plasma cell balanitis: Balanitis chronica circumscripta benigna plasmacellularis.

plasma cell dyskrasia: Paraproteinämie *w*.

plasma cell granuloma: Plasmazellgranulom *s*.

plasma cell hepatitis: Plasmazellenhepatitis *w*, lupoide Hepatitis *w*.

plasma cell infiltration: Plasmazellinfiltration *w*.

plasma cell leukemia: Plasmazellenleukämie *w*.

plasma cell mastitis: Plasmazellmastitis *w*.

plasma cell myeloma: Plasmozytom *s*.

plasma cell pneumonia, interstitial: interstitielle plasmazelluläre Pneumonie *w*, Pneumocystis-Pneumonie *w*.

plasma cell vulvitis: Vulvitis plasmacellularis.

plasma clearance: Plasmaclearance *w*.

plasma clot: Plasmagerinnsel *s*.

plasma coagulation factor: plasmatischer Gerinnungsfaktor *m*.

plasma cortisol test: Plasmakortisoltest *m*.

plasmacrit/*n*: relatives Plasmavolumen *s*.

plasmacyte/*n*: Plasmazelle *w*.

plasmacytic/*adj*: plasmazellulär.

plasmacytoma/*n*: Plasmozytom *s*, Myelom *s*; **cutaneous** ~ Hautplasmozytom *s*; **extramedullary** ~ extramedulläres Myelom *s*; **solitary** ~ solitärer Myelomherd *m*.

plasmacytosis/*n*: Plasmozytose *w*.

plasma depletion: Plasmapherese *w*.

plasma exchange: Plasmaaustausch *m*.

plasma filtration treatment: Plasmapherese *w*.

plasma-free: plasmafrei.

plasmagel/*n*: Plasmagel *s*.

plasmagene/*n*: Plasmagen *s*.

plasmal/*adj*: Plasma-.

plasmalemma/*n*: Plasmalemm *s*, Plasmamembran *w*.

plasmalogen/*n*: Plasmalogen *s*.

plasma membrane: Plasmamembran *w*, Plasmalemm *s*.

plasmapheresis/*n*: Plasmapherese *w*.

plasma protein fraction: Plasmaprotein *s*.

plasma stain: Zytoplasmafärbung *w*.

plasma substitute: Plasmaersatz *m*.

plasmat-: Plasmo-.

plasma therapy: Plasmatherapie *w*.

plasma thromboplastin antecedent: plasma thromboplastin antecedent *s*, PTA, Faktor XI *m*.

plasma thromboplastin component [*abbr*] **PTC**: Faktor IX *m*, PTC.

plasmatic/*adj*: plasmatisch.

plasmatogamy/*n*: Zellvereinigung *w*, Zellverschmelzung *w*.

plasmatorrhexis/*n*: Plasmamembranruptur *w*.

plasma viscosity: Plasmaviskosität *w*.

plasma volume expander: Plasmaexpander *m*.

plasmic/*adj*: plasmatisch.

plasmid/*n*: Plasmid *s*; **conjugative** ~ Konjugationsplasmid *s*; **recombinant** ~ re-

kombinantes Plasmid *s*; **self-transmissible** ~ Konjugationsplasmid *s*; **transmissible** ~ übertragbares Plasmid *s*.
plasmin/*n*: Plasmin *s*.
plasminogen/*n*: Plasminogen *s*.
plasminogen activator: Plasminogenaktivator *m*.
plasmo-: Plasmo-.
plasmocyte/*n*: Plasmazelle *w*.
plasmocytoma/*n*: Plasmozytom *s*, multiples Myelom *s*, Köhler-Krankheit *w*.
plasmodial/*adj*: plasmodisch.
plasmodiblast/*n*: Synzytiotrophoblast *m*.
plasmodicidal/*adj*: Plasmodien abtötend.
plasmodicide/*n*: Plasmodizid *s*.
plasmoditrophoblast/*n*: Synzytiotrophoblast *m*.
plasmodium/*n*: Plasmodium *s*.
plasmogamy/*n*: Plasmogamie *w*.
plasmolysis/*n*: Protoplasmaauflösung *w*, Zytoplasmaablösung *w*.
plasmoma/*n*: Plasmozytom *s*, Myelom *s*.
plasmon/*n*: Plasmagen *s*.
plasmorrhexis/*n*: Plasmamembranruptur *w*.
plasmosome/*n*: Zellkern *m*, Nucleolus.
plasmotrophoblast/*n*: Synzytiotrophoblast *m*.
-plast: -plast.
plaster/*n*: Pflaster *s*, Gipsverband *m*; **adhesive** ~ Heftpflaster *s*; **dental** ~ Dentalgips *m*.
plaster bandage: Gipsbinde *w*, Pflasterverband *m*; **fenestrated** ~ Brückengips *m*.
plaster bed: Gipsbett *s*.
plaster body cast: Gipslonguette *w*.
plaster breaker: Gipszange *w*.
plaster cast: Gips *m*.
plaster collar: Gipskrawatte *w*.
plaster impression: Abdruckgips *m*.
plaster of Paris: Gips *m*.
plaster room: Gipsraum *m*.
plaster slab: Gipslonguette *w*.
plaster splint: Gipsschiene *w*.
plastic/*n, adj*: 1. Plastik *s*; 2. plastisch.
plasticity/*n*: Plastizität *w*.
plastid/*n*: Plastid *s*.

plastin/*n*: Plastin *s*.
plastination/*n*: Plastinierung *w*.
plastocythemia/*n*: Thrombozythämie *w*, Thrombozytose *w*.
plastocytopenia/*n*: Thrombozytopenie *w*.
plastocytosis/*n*: Thrombozythämie *w*, Thrombozytose *w*.
plastron/*n*: Rippen-Sternum-Übergang *m*.
-plasty: -plastik.
plate/*n*: Platte *w*; **anal** ~ Analplatte *w*; **basal** ~ Basalplatte *w*; **cardiogenic** ~ Herzanlage *w*; **cerebellar** ~ Flügelplatte *w*; **chordal** ~ Chordalplatte *w*; **colored** ~ Farbtafel *w*; **decidual** ~ Deziduaplatte *w*; **dental** ~ Zahnprothese *w*, künstliches Gebiß *s*; **dorsal** ~ Dorsalplatte *w*; **epiphysial** ~ Epiphysenknorpel *m*; **equatorial** ~ Äquatorialplatte *w*; **facial** ~ embryonale Gesichtsregion; **lingual** ~ Zungenplatte *w*; **meatal** ~ Gehörgangplatte *w*; **medullary** ~ Neuralplatte *w*; **motor** ~ motorische Endplatte *w*; **neural** ~ Neuralplatte *w*; **notochordial** ~ Chordalplatte *w*; **nuclear** ~ Äquatorialplatte *w*; **optic** ~ Augenfurche *w*; **palatal** ~ Gaumenplatte *w*; **parachordal** ~ Basalplatte *w*; **prechordal** ~ Prächordalplatte *w*; **quadrigeminal** ~ Lamina tecti; **retaining** ~ Klammer *w*, Zahnbrücke *w*; **segmental** ~ Segmentzone *w*; **tympanic** ~ Trommelfellplatte *w*; **urethral** ~ Urethralplatte *w*; **ventral** ~ Bodenplatte *w*; **ventrolateral** ~ Basalschicht *w*.
plateau/*n*: Plateau *s*.
plateau formation: Plateaubildung *w*.
plate diaphragm: Blendenplatte *w*.
plate dilution test: Plättchenverdünnungstest *m*.
platelet/*n*: Plättchen *s*, Thrombozyt *m*; **giant** ~ Megalothrombozyt *m*, Riesenplättchen *s*.
platelet aggregation: Thrombozytenaggregation *w*.
platelet aggregation inhibitor: Thrombozytenaggregationshemmer *m*.
platelet aggregation test: Thrombozytenaggregationstest *m*.

platelet antagonist: Thrombozytenaggregationshemmer *m*.
platelet antiaggregant: Thrombozytenaggregationshemmer *m*.
platelet cofactor: Faktor VIII *m*.
platelet concentrate: Thrombozytenkonzentrat *s*.
platelet count: Thrombozytenzahl *w*, Thrombozytenbestimmung *w*.
platelet embolus: Thrombembolus *m*.
platelet factor: Plättchenfaktor *m*.
plateletpheresis/*n*: Thrombozytapherese *w*.
platelet phospholipase: Thrombozytenphospholipase *w*.
platinectomy/*n*: Platinektomie *w*.
plating/*n*: Beschicken *s*, Plattenverankerung *w*.
platinum [*abbr*] **Pt**: Platin *s*, Pt.
platinum loop: Platinöse *w*.
platode/*n*: Plathelminthe *w*, Plattwurm *m*.
platy-: Platy-.
platybasia/*n*: Platybasie *w*.
platycephaly/*n*: Platyzephalie *w*.
platycnemia/*n*: Platyknemie *w*.
platycrania/*n*: Platyzephalie *w*.
platycyte/*n*: tuberkulöse Riesenzelle *w*.
platyhelminth/*n*: Plathelminth *m*.
platyhieric/*adj*: mit breitem Sakrum.
platyknemia/*n*: Platyknemie *w*.
platykurtic/*adj*: abgeflacht, flachkurvig.
platymorphia/*n*: Platymorphie *w*.
platyonychia/*n*: Platonychie *w*.
platyopia/*n*: breites Gesicht *s*.
platyrrhine/*adj*: breitnasig.
platysma/*n*: Platysma *s*.
platyspondylia/*n*: Platyspondylie *w*.
platystaphyline/*adj*: mit breitem Gaumen.
play/*n, vb*: 1. Spiel *s*; 2. spielen.
play therapy: Spieltherapie *w*.
PLE [*abbr*] **protein-losing enteropathy**: Eiweißverlustsyndrom *s*, exsudative Enteropathie *w*.
pleasure/*n*: Lust *w*, Vergnügen *s*; **functional** ~ Funktionslust *w*.
pleasure-pain principle: Lust-Schmerz-Prinzip *s*.

pleasure principle: Lustprinzip *s*.
plectonemic/*adj*: plektonemisch.
plectrum/*n*: Gaumenzäpfchen *s*.
pledget/*n*: Tupfer *m*.
plegia/*n*: Plegie *w*.
-plegia: -plegie.
pleio-: Pleio-, Pleo-.
pleiotropia/*n*: Pleiotropie *w*.
pleiotropic/*adj*: pleiotrop.
pleiotropism/*n*: Pleitropie *w*.
pleo-: Pleo-, Pleio-.
pleochromocytoma/*n*: Pleiochromozytom *s*.
pleocytosis/*n*: Pleozytose *w*.
pleomorphic/*adj*: pleomorph, polymorph.
pleomorphism/*n*: Pleomorphismus *m*, Polymorphie *w*.
pleomorphous/*adj*: pleomorph, polymorph.
pleonasm/*n*: partielle Übergröße *w*.
pleonosteosis/*n*: exzessive Knochenbildung *w*.
pleoptics/*n*: Pleoptik *w*.
pleoptophor/*n*: Pleoptophor *s*.
plerocercoid/*n*: Plerozerkoid *m*.
plesiomorphic/*adj*: plesiomorph.
plesiomorphism/*n*: Formähnlichkeit *w*.
plesiopia/*n*: Plesiopie *w*, Myopie *w*.
plessimeter/*n*: Plessimeter *s*.
plessor/*n*: Perkussionshammer *m*.
plethora/*n*: Volumenüberfüllung *w*, Plethora.
plethysmogram/*n*: Plethysmogramm *s*.
plethysmograph/*n*: Plethysmograph *m*.
plethysmography/*n*: Plethysmographie *w*; **tympanic** ~ Trommelfellplethysmographie *w*; **venous-occlusion** ~ Venenverschlußplethysmographie *w*.
plethysmometer/*n*: Plethysmometer *s*.
pleur-: Pleura-.
pleura/*n*: Brustfell *s*, Pleura; **cervical** ~ Pleurakuppel *w*; **costal** ~ Pleura costalis; **visceral** ~ viszerale Pleura *w*.
pleura-: Pleura-.
pleuracentesis/*n*: Pleurapunktion *w*.
pleural/*adj*: pleural.
pleuralgia/*n*: Pleuraschmerz *m*.

pleurapophysis/*n*: Rippe *w*.

pleurisy/*n*: Pleuritis *w*, Rippenfellentzündung *w*, Pleurareizung *w*; **adhesive** ~ adhäsive Pleuritis *w*; **basal** ~ basale Pleuritis *w*; **benign dry** ~ gutartige trockene Pleuritis *w*; **blocked** ~ abgekapselte Pleuritis *w*; **chronic** ~ chronische Pleuraentzündung *w*; **chylous** ~ chylöse Pleuritis *w*; **double** ~ bilaterale Pleuritis *w*; **dry** ~ trockene Pleuritis *w*, Pleuritis plastica; **encysted** ~ abgekapselte Pleuritis *w*; **epidemic benign dry** ~ Bornholm-Krankheit *w*; **exudative** ~ exsudative Pleuritis *w*; **fibrinous** ~ fibrinöse Pleuritis *w*; **ichorous** ~ wäßrig-exsudative Pleuritis *w*; **mediastinal** ~ Mediastinalpleuritis *w*; **metapneumonic** ~ metapneumonische Pleuritis *w*; **sacculated** ~ abgekapselte Pleuritis *w*, Pleuritis saccata; **serofibrinous** ~ serofibrinöse Pleuritis *w*; **serous** ~ seröse Pleuritis *w*; **wet** ~ exsudative Pleuritis *w*.

pleurisy with effusion: exsudative Pleuritis *w*.

pleuritic/*adj*: pleuritisch.

pleuritis/*n*: Pleuritis *w*.

pleuro-: Pleura-.

pleurocentesis/*n*: Pleurapunktion *w*.

pleurodesis/*n*: Pleurodese *w*.

pleurodynia/*n*: Pleurodynie *w*; **epidemic** ~ Bornholm-Krankheit *w*.

pleurohepatitis/*n*: Hepatitis mit Pleurabeteiligung.

pleurolysis/*n*: Pleurolyse *w*.

pleuroparietopexy/*n*: Pleuroparietopexie *w*.

pleuropericardial/*adj*: pleuroperikardial.

pleuropericarditis/*n*: Pleuroperikarditis *w*.

pleuroperitoneal/*adj*: pleuroperitoneal.

pleuroperitoneum/*n*: Pleuroperitoneum *s*.

pleuropneumonia/*n*: Pleuropneumonie *w*.

pleuropneumonolysis/*n*: Thorakoplastik *w*.

pleuropulmonary/*adj*: pleuropulmonal.

pleurorhea/*n*: Pleurorrhö *w*, Pleuraerguß *m*.

pleuroscopy/*n*: Thorakoskopie *w*.

pleurotome/*n*: Pleurotom *s*.

plexalgia/*n*: Plexalgie *w*, Plexusschmerz *m*.

plexectomy/*n*: Plexusresektion *w*.

plexiform/*adj*: geflechtartig, plexiformis.

pleximeter/*n*: Plessimeter *s*.

plexitis/*n*: Nervenplexusentzündung *w*; **acute** ~ Guillain-Barré-Syndrom *s*.

plexometer/*n*: Plessimeter *s*.

plexor/*n*: Perkussionshammer *m*.

plexus/*n*: Geflecht *s*, Netzwerk *s*, Plexus; **brachial** ~ Armplexus *m*; **celiac** ~ Plexus coeliacus; **cervical** ~ Plexus cervicalis; **choroid** ~ Plexus choroideus, Adergeflecht *s*; **lumbosacral** ~ Lumbosakralplexus *m*; **submucous** ~ submuköser Plexus *m*, Meissner-Plexus *m*.

plexus paralysis: Plexuslähmung *w*; **brachial** ~ Armplexuslähmung *w*; **lower brachial** ~ untere Armplexuslähmung *w*, Klumpke-Lähmung *w*; **upper brachial** ~ obere Armplexuslähmung *w*, Duchenne-Erb-Lähmung *w*.

pliability/*n*: Anpassungsfähigkeit *w*.

pliable/*adj*: anpassungsfähig.

pliancy/*n*: Anpassungsfähigkeit *w*.

plica/*n*: Falte *w*, Rinne *w*, Plica.

plicate/*vb*: falten.

plication/*n*: Plikation *w*, Fältelung *w*, Falte *w*; **caval** ~ Kavaplikation *w*.

pliers/*n*: Zange *w*; **clasp-wire bending** ~ Klammerdrahtbiegezange *w*.

plinth/*n*: Sockel *m*, Polstertisch *m*.

-ploid: -ploid, -fach.

ploidy/*n*: Ploidie *w*.

plomb/*n*: Plombe *w*.

plosive/*n*: Verschlußlaut *m*.

plot/*n, vb*: 1. graphische Darstellung *w*; aufzeichnen.

plotter/*n*: Zeichengerät *s*, Aufzeichnungsgerät *s*.

plug/*n, vb*: Pfropf *m*, Klumpen *m*, Zahnplombe *w*, Stecker *m*; **cervical** ~ Schleimpfropf *m*; **epithelial** ~ Epithelpfropf *m*; **fatty** ~ Fettpfropf *m*; **mucous** ~ Schleimpfropf *m*; **nasal** ~ Nasentampon

plugger

m; 2. ausstopfen, tamponieren.
plugger/*n*: Kondensator *m*.
plumbism/*n*: Bleivergiftung *w*.
plumbotherapy/*n*: Bleitherapie *w*.
Plummer's disease: Plummer-Krankheit *w*, toxisches Schilddrüsenadenom *s*.
Plummer treatment: Plummern *s*, Plummer-Jodbehandlung *w*.
Plummer-Vinson syndrome: Plummer-Vinson-Syndrom *s*.
plumose/*adj*: gefiedert.
pluri-: Pluri-.
plurideficient/*adj*: mit mehrfachem Mangel, multidefizitär.
plurifocal/*adj*: multifokal.
pluriglandular/*adj*: pluriglandulär.
plurigravida/*n*: Multigravida *w*.
plurilocular/*adj*: mehrkammerig.
plurinuclear/*adj*: multinukleär.
pluripara/*n*: Multipara *w*.
pluripolar/*adj*: multipolar.
pluripotent/*adj*: pluripotent.
pluripotential/*adj*: pluripotent.
pluripotentiality/*n*: Pluripotenz *w*, Omnipotenz *w*.
pluriresistant/*adj*: mehrfach resistent.
plurisensitivity/*n*: Plurisensibilität *w*.
plutonism/*n*: Plutoniumkontamination *w*.
plutonium [*abbr*] **Pu**: Plutonium *s*, Pu.
PMB [*abbr*] **1. polymorphonuclear basophil leukocyte; 2. postmenopausal bleeding**: 1. polymorphkerniger basophiler Leukozyt *m*; 2. postmenopausale Blutung *w*.
PMI [*abbr*] **point of maximum impulse**: Punctum maximum.
PML [*abbr*] **progressive multifocal leukoencephalopathy**: progressive multifokale Leukenzephalopathie *w*, PML.
PMN [*abbr*] **polymorphonuclear neutrophil**: polymorphkerniger Neutrophiler *m*.
PMS [*abbr*] **pregnant mare serum**: Serum trächtiger Stuten *s*.
PMSG [*abbr*] **pregnant mare serum gonadotropin**: Gonadotropin aus dem Serum trächtiger Stuten, PMSG.
PMT [*abbr*] **premenstrual tension**: prämenstruelle Verspannung *w*.
PN [*abbr*] **1. percussion note; 2. peripheral nerve; 3. peripheral neuropathy; 4. polyneuritis**: 1. Perkussionsschall *m*; 2. peripherer Nerv *m*; 3. periphere Neuropathie *w*; 4. Polyneuritis *w*.
PND [*abbr*] **paroxysmal nocturnal dyspnea**: paroxysmale nächtliche Dyspnoe *w*.
-pnea: -pnoe.
pneo-: Atmung-, Pneumo-.
pneodynamics/*n*: Atemmechanik *w*.
pneogram/*n*: Spirogramm *s*.
pneometer/*n*: Spirometer *s*.
pneuma-: Pneumato-.
pneumathemia/*n*: Luftembolie *w*.
pneumatic/*adj*: pneumatisch.
pneumatics/*n*: Pneumatologie *w*.
pneumatinuria/*n*: Pneumaturie *w*.
pneumatization/*n*: Pneumatisation *w*.
pneumatized/*adj*: pneumatisiert, luftgefüllt.
pneumato-: Pneumato-.
pneumatocardia/*n*: Pneumatokardie *w*.
pneumatocele/*n*: Pneumatozele *w*, Lungenhernie *w*; **extracranial** ~ subperiostale Pneumatozele *w*; **intracranial** ~ intrakranielle Pneumatozele *w*; **scrotal** ~ Skrotumzele *w*.
pneumatocephalus/*n*: Pneumatozephalus *m*.
pneumatogram/*n*: Spirogramm *s*.
pneumatograph/*n*: Spirograph *m*.
pneumatology/*n*: Pneumologie *w*.
pneumatometer/*n*: Spirometer *s*.
pneumatometry/*n*: Spirometrie *w*.
pneumatorrhachis/*n*: Luftansammlung im Spinalkanal.
pneumatosis/*n*: Pneumatosis *w*.
pneumatotherapy/*n*: Pneumotherapie *w*, Atemtherapie *w*.
pneumatothorax/*n*: Pneumothorax *m*.
pneumaturia/*n*: Pneumaturie *w*.
pneumectomy/*n*: Pneumonektomie *w*.
pneumencephalography/*n*: Pneumoenzephalographie *w*.
pneumo-: Pneumo-.

pneumoarctia/*n*: Pulmonalklappenstenose *w*.
pneumoarthrography/*n*: Luftarthrographie *w*.
pneumoblastoma/*n*: Lungenblastom *s*.
pneumobulbar/*adj*: das Atemzentrum betreffend.
pneumocardial/*adj*: kardiopulmonal.
pneumicardiography/*n*: Pneumokardiographie *w*.
pneumocele/*n*: Pneumatozele *w*.
pneumocentesis/*n*: Lungenpunktion *w*.
pneumocephalon/*n*: Pneumozephalon *s*.
pneumocholecystitis/*n*: emphysematöse Cholezystitis *w*.
pneumococcal/*adj*: Pneumokokken-.
pneumococcemia/*n*: Pneumokokkensepsis *w*.
pneumococcidal/*adj*: Pneumokokken abtötend.
pneumococcosis/*n*: Pneumokokkeninfektion *w*.
pneumococcus/*n*: Pneumokokkus *m*.
pneumocolon/*n*: Pneumokolon *s*.
pneumoconiosis/*n*: Pneumokoniose *w*; **collagenous** ~ fortschreitende Fibrose *w*; **noncollagenous** ~ benigne Pneumokoniose ohne Kollagenfaserbildung; **rheumatoid** ~ Caplan-Syndrom *s*; **siderotic** ~ Siderose *w*.
pneumocrania/*n*: Pneumatozephalus *m*.
pneumocystis/*n*: Pneumocystis.
pneumocystis carinii pneumonia [*abbr*] **PCP**: Pneumocystis-carinii-Pneumonie *w*, PCP.
pneumocystography/*n*: Pneumozystographie *w*.
pneumocystosis/*n*: Pneumocystis-Infektion *w*.
pneumocyte/*n*: Pneumozyt *m*, Lungenepithelzelle *w*, Alveolarzelle *w*.
pneumoderma/*n*: Hautemphysem *s*.
pneumodynamics/*n*: Atemmechanik *w*.
pneumoempyema/*n*: Pneumopyothorax *m*.
pneumoencephalocele/*n*: Pneumatozephalus *m*.
pneumoencephalography/*n*: Pneumoenzephalographie *w*.
pneumoencephalomyelography/*n*: Pneumoenzephalomyelographie *w*.
pneumoenteritis/*n*: Enteritis mit Pneumonie.
pneumogastrography/*n*: Magenröntgenuntersuchung nach Luftinsufflation.
pneumography/*n*: Pneumographie *w*.
pneumohemia/*n*: Luftembolie *w*.
pneumohemipericardium/*n*: Pneumohämoperikard *s*.
pneumohemothorax/*n*: Hämatopneumothorax *m*.
pneumohydrometra/*n*: Pneumohydrometra *w*.
pneumohydropericardium/*n*: Pneumohydroperikard *s*.
pneumohydrothorax/*n*: Pneumohydrothorax *m*.
pneumokidney/*n*: Gasansammlung im Nierenbecken.
pneumokoniosis/*n*: Pneumokoniose *w*.
pneumolith/*n*: Pneumolith *m*, Lungenstein *m*.
pneumology/*n*: Pneumologie *w*.
pneumolysin/*n*: Pneumolysin *s*.
pneumolysis/*n*: Pneumolyse *w*.
pneumomediastinography/*n*: Pneumomediastinographie *w*.
pneumomediastinum/*n*: Pneumomediastinum *s*.
pneumometer/*n*: Pneumometer *s*, Spirometer *s*.
pneumomoniliasis/*n*: Lungencandidiasis *w*.
pneumomyelography/*n*: Pneumomyelographie *w*.
pneumon-: Pneumo-.
pneumonectomy/*n*: Pneumonektomie *w*.
pneumonia/*n*: Pneumonie *w*, Lungenentzündung *w*; **acute** ~ akute Lungenentzündung *w*; **alcoholic** ~ Alkoholikerpneumonie *w*, Klebsiellenpneumonie *w*; **amebic** ~ Amöbenpneumonie *w*; **apical** ~ apikale Pneumonie *w*; **atypical** ~ atypische Pneumonie *w*, Mykoplasmenpneumonie *w*;

pneumonia, bacterial

bacterial ~ bakterielle Pneumonie *w*; **bronchial** ~ Bronchopneumonie *w*; **caseous** ~ tuberkulöse Pneumonie *w*; **catarrhal** ~ Bronchopneumonie *w*; **cheesy** ~ tuberkulöse Pneumonie *w*; **chronic fibrous** ~ chronisch-fibröse Pneumonie *w*; **creeping** ~ wandernde Pneumonie *w*; **croupous** ~ Lobärpneumonie *w*; **double** ~ beidseitige Lungenentzündung *w*; **embolic** ~ embolische Pneumonie *w*; **fibrous** ~ fibrinöse Pneumonie *w*; **gangrenous** ~ gangränöse Pneumonie *w*; **giant-cell** ~ Riesenzellpneumonie *w*, Hecht-Pneumonie *w*; **hypostatic** ~ hypostatische Pneumonie *w*; **interstitial** ~ interstitielle Pneumonie *w*; **lobar** ~ Lobärpneumonie *w*; **lobular** ~ lobuläre Pneumonie *w*, Bronchopneumonie *w*; **metastatic** ~ metastatische Pneumonie *w*; **migratory** ~ wandernde Pneumonie *w*, Pneumonia migrans; **mycoplasmal** ~ Mykoplasmenpneumonie *w*, atypische Pneumonie *w*; **obstructive** ~ Obstruktionspneumonie *w*; **pneumococcal** ~ Pneumokokkenpneumonie *w*; **primary atypical** ~ primär atypische Pneumonie *w*, Mykoplasmenpneumonie *w*; **purulent** ~ Pneumonie mit purulentem Sputum; **rheumatic** ~ rheumatische Pneumonitis *w*; **secondary** ~ Sekundärpneumonie *w*; **staphylococcal** ~ Staphylokokkenpneumonie *w*; **suppurative** ~ eitrige Lungenentzündung *w*; **traumatic** ~ Kontusionspneumonie *w*; **tuberculous** ~ tuberkulöse Pneumonie *w*; **tularemic** ~ tularämische Pneumonie *w*; **typhoid** ~ Typhuspneumonie *w*; **unresolved** ~ persistierende Pneumonie *w*; **viral** ~ Viruspneumonie *w*; **wandering** ~ wandernde Pneumonie *w*, Pneumonia migrans; **white** ~ Pneumonia alba.

pneumonic/*adj*: pneumonisch, Lungen-.

pneumonitis/*n*: Pneumonitis *w*; **chemical** ~ chemische Pneumonitis *w*; **eosinophilic** ~ Löffler-Syndrom *s*; **interstitial** ~ interstitielle Pneumonie *w*; **malarial** ~ Malariapneumonie *w*; **rheumatic** ~ rheumatische Pneumonitis *w*; **uremic** ~ Urämielunge *w*.

pneumono-: Pneumo-.

pneumonocele/*n*: Lungenhernie *w*.

pneumonocentesis/*n*: Lungenpunktion *w*.

pneumonocyte/*n*: Pneumozyt *m*, Lungenepithelzelle *w*, Alveolarzelle *w*.

pneumonography/*n*: Lungenröntgen *s*.

pneumonokoniosis/*n*: Pneumokoniose *w*.

pneumonolipoidosis/*n*: Lipidpneumonie *w*.

pneumonolysis/*n*: Pneumolyse *w*.

pneumonometer/*n*: Spirometer *s*.

pneumonometry/*n*: Spirometrie *w*.

pneumonopaludism/*n*: Malariapneumonie *w*.

pneumonopexy/*n*: Lungenanheftung *w*.

pneumonophthisis/*n*: Lungenschwindsucht *w*, Lungentuberkulose *w*.

pneumonoresection/*n*: Lungenresektion *w*.

pneumonorrhaphy/*n*: Lungennaht *w*.

pneumonotomy/*n*: Pneumotomie *w*, Lungeninzision *w*.

pneumono-orbitography: Luftkontrastorbitadarstellung *w*.

pneumopericarditis/*n*: Pneumoperikarditis *w*.

pneumopericardium/*n*: Pneumoperikard *s*.

pneumoperitoneum/*n*: Pneumoperitoneum *s*.

pneumoperitonitis/*n*: Pneumoperitonitis *w*.

pneumopexy/*n*: Lungenanheftung *w*.

pneumophagia/*n*: Aerophagie *w*.

pneumoplethysmography/*n*: Okulopneumoplethysmographie *w*.

pneumopleuroparietopexy/*n*: Pneumopleuroparietopexie *w*.

pneumopyelography/*n*: Pneumopyelographie *w*.

pneumopyopericardium/*n*: Pneumopyoperikard *s*.

pneumorachicentesis/*n*: Pneumomyelographie *w*.

pneumorachis/*n*: intraspinale Luftansammlung.

pneumoradiography/*n*: Pneumoröntgenographie *w*.

pneumoresection/*n*: Lungenresektion *w*.
pneumoroentgenography/*n*: Pneumoradiographie *w*.
pneumosilicosis/*n*: Pneumosilikose *w*.
pneumosurgery/*n*: Lungenchirurgie *w*.
pneumotaxic/*adj*: die Atemregulation betreffend.
pneumotherapy/*n*: Pneumotherapie *w*, Atemtherapie *w*.
pneumothermomassage/*n*: Heißluftmassage *w*.
pneumothorax/*n*: Pneumothorax *m*; **artificial** ~ künstlicher Pneumothorax *m*; **closed** ~ geschlossener Pneumothorax *m*; **diagnostic** ~ diagnostischer Pneumothorax *m*; **extrapleural** ~ extrapleuraler Pneumothorax *m*; **induced** ~ künstlicher Pneumothorax *m*; **open** ~ offene Pneumothorax *m*; **spontaneous** ~ Spontanpneumothorax *m*; **sucking** ~ Ventilpneumothorax *m*; **therapeutic** ~ therapeutischer Pneumothorax *m*; **traumatic** ~ traumatischer Pneumothorax *m*; **valvular** ~ Ventilpneumothorax *m*.
pneumotomy/*n*: Pneumotomie *w*, Lungeninzision *w*.
pneumotropic/*adj*: pneumotrop.
pneumouria/*n*: Pneumaturie *w*.
pneumoventriculography/*n*: Pneumoventrikulographie *w*.
pneumovirus/*n*: Pneumovirus *m*.
PNH [*abbr*] **paroxysmal nocturnal hemoglobinuria**: paroxysmale nächtliche Hämoglobinurie *w*, PNH.
-pnoea: -pnoe.
PNPB [*abbr*] **positive-negative pressure breathing**: positiv-negative Druckbeatmung *w*, PNPB.
PNS [*abbr*] **peripheral nervous system**: peripheres Nervensystem *s*.
pock/*n*: Pustel *w*, Blatter *w*.
pocked/*adj*: pockennarbig.
pocket/*n, vb*: 1. Tasche *w*, Hohlraum *m*, Höhle *w*; **absolute** ~ Zahnfleischtasche *w*; **compound** ~ mehrschichtige Zahntasche *w*; **endocardial** ~ Endokardausbuchtung *w*; **false** ~ Zahnfleischtasche *w*; **gingival** ~ Zahnfleischtasche *w*; **nuclear** ~ Kernvorhof *m*; **periodontal** ~ Zahnfleischtasche *w*; **regurgitant** ~ Endokardausbuchtung *w*; 2. eine Tasche bilden.
pocket chamber: Taschendosimeter *s*.
pocket dosimeter: Taschendosimeter *s*.
pocket flap: Rundstiellappen *m*.
pocket of Zahn: Zahn-Tasche *w*.
pockmark/*n*: Windpockennarbe *w*, Pockennarbe *w*.
poculiform/*adj*: becherförmig.
pod-: Podo-.
-pod: -pod.
podagra/*n*: Podagra *w*.
podalgia/*n*: Podalgie *w*, Zehenschmerz *m*.
podalic/*adj*: Fuß-.
podarthritis/*n*: Fußgelenkentzündung *w*.
podiatrist/*n*: Fußpfleger *m*.
podiatry/*n*: Fußpflege *w*.
poditis/*n*: Fußentzündung *w*.
podium/*n*: fußartiger Fortsatz *m*.
podo-: Podo-.
podocyte/*n*: Podozyt *m*, Deckzelle *w*.
pododynamometer/*n*: Pedodynamometer *s*.
pododynia/*n*: Fußschmerz *m*.
podogram/*n*: Podogramm *s*.
podology/*n*: Fußpflege *w*.
podophyllin/*n*: Podophyllin *s*.
podophyllum resin: Podophyllin *s*.
podopompholyx/*n*: Fußpompholyx *m*.
pogonion/*n*: Kinnspitze *w*.
-poiesis: -poese, -poiese, -bildung.
poikilo-: Poikilo-.
poikilocyte/*n*: Poikilozyt *m*.
poikilocythemia/*n*: Poikilozytose *w*.
poikilocytosis/*n*: Poikilozytose *w*.
poikiloderma/*n*: Poikilodermie *w*; **congenital** ~ Rothmund-Thomson-Syndrom *s*.
poikilodermatomyositis/*n*: Poikilodermie bei Dermatomyositis.
poikilopicria/*n*: Poikilopikrie *w*.
poikilothermic/*adj*: poikilotherm.
poikilothermy/*n*: Poikilothermie *w*.
point/*n, vb*: 1. Punkt *m*, Spitze *w*, Punctum *m*; **absolute near** ~ absoluter Nahpunkt *m*; **absorbent** ~ Absorptionspunkt *m*; **alveo-**

point, boiling

lar ~ Alveolarpunkt *m*; **boiling** ~ Siedepunkt *m*; **cardinal** ~ 's Kardinalpunkte, Grundpunkte; **craniometric** ~ Schädelmeßpunkt *m*; **critical** ~ kritischer Punkt *m*; **deaf** ~ tauber Punkt *m*; **far** ~ Fernpunkt *m*; **freezing** ~ Gefrierpunkt *m*; **growing** ~ Replikationsabschnitt *m*; **hot** ~ Wärmepunkt *m*; **indifferent** ~ Indifferenzpunkt *m*; **isoelectric** ~ isoelektrischer Punkt *m*; **lacrimal** ~ Punctum lacrimale; **melting** ~ Schmelzpunkt *m*; **mental** ~ Progonion *s*; **metopic** ~ Glabella *w*; **motor** ~ motorischer Reizpunkt *m*; **near** ~ Nahpunkt *m*; **neutral** ~ Neutralpunkt *m*; **occipital** ~ Okzipitalpunkt *m*; **supraclavicular** ~ Supraklavikularpunkt *m*; **vital** ~ Atemregulationszentrum *s*; 2. hinweisen, zeigen, reifen, durchbrechen, punktieren.

pointed/*adj*: spitz, scharf.

pointing/*n*: Durchbrechen *s*, Zeigen *s*.

point mutation: Punktmutation *w*.

point of dispersion: virtueller Fokus *m*.

point of ossification: Ossifikationszentrum *s*.

point of proximal contact: Kontaktfläche *w*.

point of Sudeck: Sudeck-Punkt *m*.

point prevalence: Punktprävalenz *w*.

point source: punktförmige Lichtquelle *w*.

Poiseuille's equation: Hagen-Poiseuille-Gesetz *s*.

poison/*n, vb*: 1. Gift *s*; **acrid** ~ Reizgift *s*; **hemotropic** ~ hämatotoxisches Gift *s*; **irritant** ~ Reizgift *s*; **mitotic** ~ Mitosegift *s*; **sedative** ~ Depressorgift *s*; 2. vergiften.

poison control center: Vergiftungsberatungsstelle *w*.

poisoning/*n*: Vergiftung *w*; **saturnine** ~ Bleivergiftung *w*.

poisonous/*adj*: giftig.

Poisson's distribution: Poisson-Verteilung *w*.

Poisson series: Poisson-Reihe *w*.

poker spine: Wirbelsäulenversteifung *w*, Bambusstabwirbelsäule *w*.

pokeweed lectin: Kermesbeerenlektin *s*.

pokeweed mitogen: Kermesbeerenmitogen *s*.

Poland's anomaly: Poland-Syndrom *s*.

polar/*adj*: polar.

polarimeter/*n*: Polarimeter *s*.

polarity/*n*: Polarität *w*.

polarization/*n*: Polarisation *w*; **circular** ~ Zirkularpolarisation *w*; **plane** ~ planare Polarisation *w*; **rotatory** ~ Drehungspolarisation *w*.

polarization microscopy: Polarisationsmikroskopie *w*.

polarize/*vb*: polarisieren.

polarizer/*n*: Polarisator *m*.

polarizing/*adj*: polarisierend.

polarography/*n*: Polarographie *w*.

polaron/*n*: Polaron *s*.

poldine methylsulfate: Poldin-methylsulfat *s*.

pole/*n*: Pol *m*, Eipol *m*, Polus *m*; **apical** ~ Keimpol *m*; **animal** ~ Keimpol *m*; **cephalic** ~ Kopfpol *m*; **germinal** ~ Keimpol *m*; **negative** ~ Kathode *w*; **nutritive** ~ vegetativer Pol *m*; **placental** ~ Plazentapol *m*; **positive** ~ Anode *w*; **vegetative** ~ vegetativer Pol *m*; **vitelline** ~ vegetativer Eipol *m*.

pole resection: Polresektion *w*.

pole reversal: Umpolung *w*.

policy/*n*: Versicherungsvertrag *m*.

polidocanol/*n*: Polidocanol *s*.

poliencephalitis/*n*: Polioenzephalitis *w*.

poliencephalomyelitis/*n*: Polioenzephalomyelitis *w*.

polio/*n*: Polio *w*, Poliomyelitis anterior acuta.

polio-: Polio-.

poliocidal/*adj*: Polioviren abtötend.

polioclastic/*adj*: die graue Substanz zerstörend.

poliodystrophy/*n*: Poliodystrophie *w*; **progressive cerebral** ~ Alpers-Syndrom *s*.

polioencephalitis/*n*: Polioenzephalitis *w*; **acute bulbar** ~ Bulbärpoliomyelitis *w*; **superior hemorrhagic** ~ Wernicke-Polioenzephalitis *w*.

polioencephalomeningomyelitis/*n*: Polioenzephalomeningomyelitis *w*.

polioencephalomyelitis/*n*: Polioenzephalomyelitis *w*.
polioencephalopathy/*n*: Polioenzephalopathie *w*.
polioencephalotropic/*adj*: mit Affinität für die graue Substanz.
poliomyelencephalitis/*n*: Polioenzephalomyelitis *w*.
poliomyelitic/*adj*: poliomyelitisch.
poliomyeliticidal/*adj*: Polioviren abtötend.
poliomyelitis/*n*: Poliomyelitis *w*, Heine-Medin-Krankheit *w*; **abortive** ~ aparalytische Poliomyelitis *w*; **acute anterior** ~ Poliomyelitis anterior acuta; **ascending** ~ aszendierende Poliomyelitis *w*; **bulbar** ~ zerebrale Poliomyelitis *w*, Polioenzephalitis *w*; **bulbospinal** ~ bulbopontine Form der Poliomyelitis; **cerebral** ~ zerebrale Poliomyelitis *w*, Polioenzephalitis *w*; **encephalitic** ~ zerebrale Poliomyelitis *w*, Polioenzephalitis *w*; **nonparalytic** ~ aparalytische Poliomyelitis *w*; **paralytic** ~ paralytische Poliomyelitis *w*, Kinderlähmung *w*; **postvaccinal** ~ postvakzinale Poliomyelitis *w*; **spinal paralytic** ~ spinale Form der Poliomyelitis; **spinobulbar** ~ bulbopontine Form der Poliomyelitis.
poliomyelitis vaccine: Polioimpfstoff *m*.
poliomyeloencephalitis/*n*: Polioenzephalomyelitis *w*.
poliosis/*n*: Poliosis *w*, Weißhaarigkeit *w*, Canities.
poliovirus/*n*: Poliovirus *m*, Poliomyelitisvirus *m*.
poliovirus vaccine: Poliovirusimpfstoff *m*.
politzerization/*n*: Politzern *s*, Politzer-Luftdusche *w*.
Politzer's bag: Politzer-Ballon *m*.
Politzer's treatment: Politzer-Luftdusche *w*.
pollakidipsia/*n*: Polydipsie *w*.
pollakiuria/*n*: Pollakisurie *w*.
pollakisuria/*n*: Pollakisurie *w*.
pollen allergy: Pollenallergie *w*.
pollen antigen: Pollenantigen *s*.
pollen asthma: Pollenasthma *s*.
pollen count: Pollenzahl *w*.
pollenosis/*n*: Pollinose *w*, Pollenallergie *w*.
pollicization/*n*: Daumenrekonstruktion *w*.
pollinic/*adj*: Pollen-.
pollinosis/*n*: Pollinose *w*, Pollenallergie *w*.
pollutant/*n*: verunreinigende Substanz *w*.
pollution/*n*: Pollution *w*, Verschmutzung *w*, Verunreinigung *w*.
poloxamer/*n*: Poloxamer *s*.
polster/*n*: Polster *s*.
polus/*n*: Pol *m*, Polus.
poly/*n*: segmentierter Neutrophiler *m*.
poly-: Poly-.
Polya's operation: Polya-Reichel-Operation *w*.
polyacrylamide gel: Polyacrylamidgel *s*.
polyacrylamide gel electrophoresis [*abbr*] **PAGE**: Polyacrylamid-Gelelektrophorese *w*.
polyadenitis/*n*: Polyadenitis *w*; **malignant** ~ Bubonenpest *w*.
polyadenomatosis/*n*: Polyadenomatose *w*.
polyadenopathy/*n*: Polyadenopathie *w*.
polyadenylation/*n*: Polyadenylierung *w*.
polyagglutinability/*n*: Polyagglutinierbarkeit *w*.
polyamide/*n*: Polyamid *s*.
polyamine/*n*: Polyamin *s*.
polyandry/*n*: Polyandrie *w*.
polyangiitis/*n*: Entzündung mehrerer Gefäße.
polyarteritis/*n*: Polyarteriitis *w*, Panarteriitis *w*.
polyarthric/*adj*: polyartikulär.
polyarthritis/*n*: Polyarthritis *w*; **benign** ~ benigne Polyarthritis *w*; **chronic** ~ chronische Polyarthritis *w*; **chronic osteolytic** ~ chronisch-osteolytische Polyarthritis *w*; **chronic villous** ~ Polysynovitis *w*; **infectious** ~ infektiöse Polyarthritis *w*; **rheumatoid** ~ rheumatoide Polyarthritis *w*; **tuberculous** ~ hypertrophe pulmonale Osteoarthropathie *w*, Marie-Bamberger-Krankheit *w*; **vertebral** ~ Entzündung eines Wirbelgelenks; **xanthomatous** ~ xanthomatöse Polyarthritis *w*.
polyarthropathy/*n*: Polyarthropathie *w*.
polyarthrosis/*n*: Polyarthrose *w*.

polyarticular/*adj*: polyartikulär.
polyavitaminosis/*n*: Vitaminmangelsyndrom *s*.
polyaxon/*n*: polydendritische Nervenzelle *w*.
polyblast/*n*: freier Makrophage *m*.
polycentric/*adj*: polyzentrisch.
polycheiria/*n*: akzessorische Hand *w*.
polychemotherapy/*n*: Polychemotherapie *w*, Kombinationstherapie *w*.
polychlorinated/*adj*: polychloriert.
polychondritis/*n*: Polychondritis *w*; **chronic atrophic** ~ Polychondritis chronica atrophicans, generalisierte Chondromalazie *w*; **relapsing** ~ Meyenburg-Syndrom *s*.
polychondropathy/*n*: Polychondropathie *w*.
polychrest/*n*, *adj*: 1. Allheilmittel *s*; 2. mehrfach wirksam.
polychromasia/*n*: Polychromasie *w*.
polychromatic/*adj*: polychromatisch.
polychromatocyte/*n*: Polychromatozyt *m*.
polychromatocytosis/*n*: Polychromasie *w*.
polychromatophil/*n*, *adj*: 1. Polychromatozyt *m*; 2. polychromatisch.
polychromatophilia/*n*: Polychromasie *w*.
polychromatophilic/*n*, *adj*: 1. Polychromatozyt *m*; 2. polychromatisch.
polychromatosis/*n*: Polychromasie *w*.
polychromic/*adj*: polychrom.
polychromophil/*n*, *adj*: 1. Polychromatozyt *m*; 2. polychrom.
polyclinic/*n*: Klinik mit mehreren Fachabteilungen.
polyclonal/*adj*: polyklonal.
polycoria/*n*: Polikorie *w*.
polycystic/*adj*: polyzystisch.
polycyte/*n*: hypersegmentierter Neutrophiler *m*.
polycythemia/*n*: Polyzythämie *w*; **absolute** ~ Polycythaemia vera; **chronic splenomegalic** ~ Polycythaemia vera, Osler-Vaquez-Krankheit *w*; **compensatory** ~ kompensatorische Polyzythämie *w*; **familial** ~ familiäre Polyzythämie *w*; **myelopathic** ~ Polycythaemia vera; **primary** ~ Polycythaemia vera; **relative** ~ relative Polyzythämie *w*; **secondary** ~ sekundäre Polyzythämie *w*, Polyglobulie *w*; **spurious** ~ relative Polyzythämie *w*.
polydactyly/*n*: Polydaktylie *w*.
polydeficient/*adj*: pluridefizient.
polydipsia/*n*: Polydipsie *w*.
polydontia/*n*: Polydontie *w*.
polydysplasia/*n*: Polydysplasie *w*.
polydystrophic/*adj*: polydystrophisch.
polydysspondylism/*n*: Polydysspondylie *w*.
polydystrophy/*n*: Polydystrophie *w*.
polyelectrolyte/*n*: Polyelektrolyt *m*.
polyembryoma/*n*: Polyembryom *s*.
polyembryony/*n*: Polyembryonie *w*.
polyemia/*n*: Polyämie *w*.
polyendocrine/*adj*: mehrere endokrine Drüsen betreffend, polyglandulär.
polyendocrinoma/*n*: multiple endokrine Neoplasie *w*.
polyene/*n*: Polyen *s*.
polyene acid: Polyensäure *w*.
polyesthetic/*adj*: mehrere Sinne betreffend.
polyestradiol phosphate: Polyestradiolphosphat *s*.
polyethylene/*n*: Polyäthylen *s*.
polyethylene glycol: Polyäthylenglykol *s*.
polygalactia/*n*: Polygalaktie *w*, Hypergalaktie *w*.
polygalin/*n*: Senein *s*.
polygamy/*n*: Polygamie *w*.
polyganglionic/*adj*: polyganglionär.
polygene/*n*: Polygen *s*.
polygenic/*adj*: polygenetisch.
polygeny/*n*: Polygenie *w*.
polyglandular/*adj*: polyglandulär, pluriglandulär.
polyglobulia/*n*: Polyglobulie *w*.
polyglobulism/*n*: Polyglobulie *w*.
polygon/*n*: Polygon *s*.
polygraph/*n*: Polygraph *m*, Mehrfachschreiber *m*, Lügendetektor *m*.
polygyria/*n*: Polygyrie *w*.
polyheteroxenous/*adj*: polyheteroxen.

polyhidrosis/*n*: Hyperhidrose *w*.
polyhydramnios/*n*: Polyhydramnion *s*.
polyhydric/*adj*: polyhydrisch.
polyhydruria/*n*: Polyurie *w*.
polyinfection/*n*: Mehrfachinfektion *w*.
polykaryocyte/*n*: Polykaryozyt *m*.
polyketide/*n*: Polyketid *s*.
polylecithal/*adj*: makrolezital.
polyleptic/*adj*: durch zahlreiche Phasen charakterisiert.
polylobular/*adj*: multilobulär.
polylogia/*n*: Logomanie *w*.
polylysine/*n*: Polylysin *s*.
polymastia/*n*: Polymastie *w*.
polymastigote/*n*: mehrgeißeliger Flagellat *m*.
polymazia/*n*: Polymastie *w*.
polymelia/*n*: Polymelie *w*.
polymenia/*n*: Polymenorrhö *w*.
polymenorrhea/*n*: Polymenorrhö *w*.
polymer/*n*: Polymer *s*.
polymerase/*n*: Polymerase *w*.
polymerase chain reaction [*abbr*] **PCR**: Polymerasekettenreaktion *w*.
polymeria/*n*: Polymerie *w*.
polymeric/*adj*: polymer.
polymerization/*n*: Polymerisation *w*.
polymerize/*vb*: polymerisieren.
polymetacarpia/*n*: Polymetakarpie *w*.
polymicrolipomatosis/*n*: generalisierte Lipomatose *w*.
polymorph/*adj*: polymorph, polymorphkernig.
polymorphic/*adj*: polymorph.
polymorphism/*n*: Polymorphie *w*, Polymorphismus *m*; **balanced** ~ balancierter Polymorphismus *m*; **genetic** ~ genetische Polymorphie *w*; **transient** ~ transitorische Polymorphie *w*.
polymorphocellular/*adj*: polymorph.
polymorphocyte/*n*: polymorphkerniger Lymphozyt *m*.
polymorphonuclear/*adj*: polymorphkernig.
polymorphous/*adj*: polymorph.
polymyalgia/*n*: Polymyalgie *w*.
polymyoclonus/*n*: Polymyoklonie *w*.

polymyopathy/*n*: Polymyopathie *w*.
polymyositis/*n*: Polymyositis *w*; **trichinous** ~ Trichinose *w*.
polymyxin/*n*: Polymyxin *s*.
polymyxin B: Polymyxin B *s*.
polyneural/*adj*: polyneural.
polyneuralgia/*n*: Polyneuralgie *w*.
polyneuric/*adj*: polyneural.
polyneuritic/*adj*: polyneuritisch.
polyneuritis/*n*: Polyneuritis *w*; **acute febrile** ~ Guillain-Barré-Syndrom *s*; **acute idiopathic** ~ Guillain-Barré-Syndrom *s*; **acute infective** ~ akute infektiöse Polyneuritis *w*, Guillain-Barré-Syndrom *s*; **alcoholic** ~ Alkoholneuropathie *w*; **anemic** ~ Vitamin-B-Mangel-Neuropathie *w*; **ascending** ~ aszendierende Polyneuritis *w*, Landry-Paralyse *w*, Guillain-Barré-Syndrom *s*; **axonal** ~ axonale Neuropathie *w*; **cranial** ~ Polyneuritis cranialis, Fisher-Syndrom *s*; **diabetic** ~ diabetische Polyneuropathie *w*; **endemic** ~ Beriberi *s*; **infectious** ~ infektiöse Polyneuritis *w*, Guillain-Barré-Syndrom *s*; **postinfectious** ~ Guillain-Barré-Syndrom *s*; **progressive hypertrophic** ~ hereditäre hypertrophische interstitielle Neuropathie *w*.
polyneuromyositis/*n*: Neuromyositis *w*.
polyneuronitis/*n*: Polyneuronitis *w*.
polyneuropathy/*n*: Polyneuropathie *w*; **acromegalic** ~ Polyneuropathie bei Akromegalie; **acute febrile** ~ Guillain-Barré-Syndrom *s*; **acute postinfectious** ~ Guillain-Barré-Syndrom *s*; **alcoholic** ~ Alkoholneuropathie *w*; **carcinomatous** ~ paraneoplastische Polyneuropathie *w*; **cranial** ~ Hirnnervenpolyneuritis *w*; **diabetic** ~ diabetische Polyneuropathie *w*; **familial recurrent** ~ rezidivierende familiäre Polyneuropathie *w*; **paraneoplastic** ~ paraneoplastische Polyneuropathie *w*; **recurrent** ~ rezidivierende Polyneuropathie *w*; **relapsing** ~ rezidivierende Polyneuropathie *w*; **uremic** ~ urämische Polyneuropathie *w*.
polyneuroradiculitis/*n*: Polyneuroradikulitis *w*.

polynuclear/*adj*: polynukleär, mehrkernig, polymorphkernig.
polynucleolar/*adj*: polynukleolär.
polynucleosis/*n*: Auftreten polymorphkerniger Lymphozyten.
polynucleotide/*n*: Polynukleotid *s*.
polynucleotide ligase: Polynukleotidligase *w*.
polynucleotide phosphorylase: Polyribonukleotid-nukleotidyl-transferase *w*.
polynychia/*n*: Polyonychie *w*.
polyol pathway: Polyolstoffwechsel *m*.
polyoma/*n*: Polyom *s*.
polyomavirus: Polyomavirus *m*, Papova-Virus *m*.
polyonychia/*n*: Polyonychie *w*.
polyopia/*n*: Polyopie *w*.
polyorchidism/*n*: Polyorchidie *w*.
polyorexia/*n*: Bulimie *w*.
polyostotic/*adj*: polyostotisch.
polyotia/*n*: Polyotie *w*.
polyovular/*adj*: polyovulatorisch.
polyovulatory/*adj*: polyovulatorisch.
polyp/*n*: Polyp *m*; **adenomatous** ~ adenomatöser Polyp *m*; **antrochoanal** ~ Nasenhöhlenpolyp *m*; **aural** ~ Mittelohrpolyp *m*; **cardiac** ~ Herzpolyp *m*; **cervical** ~ Zervixpolyp *m*; **choanal** ~ Choanalpolyp *m*; **colonic** ~ Dickdarmpolyp *m*; **cutaneous fibrous** ~ fibröser Hautpolyp *m*; **endometrial** ~ Endometriumpolyp *m*; **fibrous** ~ fibrinöser Polyp *m*; **fleshy** ~ fleischiger Polyp *m*; **inflammatory** ~ entzündlicher Polyp *m*; **intestinal** ~ Darmpolyp *m*; **laryngeal** ~ Kehlkopfpolyp *m*; **lipomatous** ~ polypoides Lipom *s*; **myomatous** ~ myomatöser Polyp *m*; **nasal** ~ Nasenpolyp *m*; **pedunculated** ~ gestielter Polyp *m*; **sessile** ~ breitbasig aufsitzender Polyp *m*.
polypapilloma tropicum: Frambösie *w*.
polypectomy/*n*: Polypektomie *w*.
polypeptide/*n*: Polypeptid *s*; **gastric inhibitory** ~ [*abbr*] GIP gastric inhibitory polypeptide, GIP; **vasoactive intestinal** ~ [*abbr*] VIP vasoaktives inhibitorisches Peptid *s*, VIP.

polyperiostitis/*n*: Polyperiostitis *w*.
polyphagia/*n*: Polyphagie *w*, Bulimie *w*.
polyphalangia/*n*: Polyphalangie *w*, Hyperphalangie *w*.
polypharmaceutic/*adj*: polymedikamentös.
polypharmacy/*n*: Polypragmasie *w*, Mehrfachkombinationstherapie *w*.
polyphenic/*adj*: pleiotrop.
polypheny/*n*: Polyphänie *w*, Pleiotropie *w*.
polyphosphate/*n*: Polyphosphat *s*.
polyphrasia/*n*: Logomanie *w*.
polyphyletic/*adj*: polyphyletisch.
polyphyletism/*n*: Polyphyletismus *m*.
polypiferous/*adj*: polypentragend.
polyplastic/*adj*: polymorph.
polyploid/*n, adj*: 1. polyploide Zelle *w*; 2. polyploid.
polyploidy/*n*: Polyploidie *w*.
polypnea/*n*: Tachypnoe *w*.
polypneic/*adj*: tachypnoisch.
polypodia/*n*: Polypodie *w*.
polypoid/*adj*: polypoid, gestielt.
polyposis/*n*: Polypose *w*; **acquired** ~ sekundäre Polypose *w*; **adenomatous** ~ adenomatöse Polypose *w*, familiäre Polyposis coli; **familial** ~ familiäre Polyposis coli; **gastric** ~ Polyposis ventriculi, Gastropathia hypertrophica; **intestinal** ~ Polyposis intestinalis; **nasal** ~ Nasenpolypen.
polyposis-cutaneous pigmentation syndrome, intestinal: Peutz-Jeghers-Syndrom *s*.
polyposis syndrome, familial: familiäre Polypose *w*.
polypous/*adj*: polypös.
polypragmasy/*n*: Polypragmasie *w*.
polypus/*n*: Polyp *m*.
polyradiculitis/*n*: Polyradikulitis *w*; **acute idiopathic** ~ Guillain-Barré-Syndrom *s*.
polyradiculoneuropathy/*n*: Polyradikuloneuropathie *w*, Guillain-Barré-Syndrom *s*.
polyribonucleotide nucleotidyltransferase: Polyribonukleotid-nukleotidyltransferase *w*.

polyribosome/*n*: Polyribosom *s*, Ergosom *s*.
polysaccharidase/*n*: Polysaccharidase *w*.
polysaccharide/*n*: Polysaccharid *s*; **capsular** ~ Kapselpolysaccharid *s*; **gastric** ~ Magenpolysaccharid *s*; **pneumococcal** ~ Pneumokokkensaccharid *s*.
polysclerosis/*n*: Polysklerose *w*, multiple Sklerose *w*.
polyserositis/*n*: Polyserositis *w*; **familial recurrent** ~ rezidivierende familiäre Polyserositis *w*; **periodic** ~ rezidivierende Polyserositis *w*; **recurrent** ~ rezidivierende Polyserositis *w*; **tuberculous** ~ tuberkulöse Polyserositis *w*.
polysomaty/*n*: Polysomatie *w*.
polysome/*n*: Polysom *s*.
polysomia/*n*: Polysomie *w*.
polysomic/*adj*: polysom.
polysomy/*n*: Polysomie *w*.
polyspermia/*n*: Polyspermie *w*.
polyspermy/*n*: Polyspermie *w*; **pathologic** ~ Polyzoospermie *w*.
polyspike-wave: elektroenzephalographische Welle mit mehreren Spikes.
polysplenia/*n*: Polysplenie *w*.
polystichia/*n*: Polystichiasis *w*.
polysynaptic/*adj*: polysynaptisch.
polysynbrachydactyly/*n*: Polysynbrachydaktylie *w*.
polysyndactyly/*n*: Polysyndaktylie *w*.
polysyphilide/*n*: Polysyphilid *s*.
polytene/*adj*: polytän.
polytenization/*n*: Polytänbildung *w*.
polyteny/*n*: Polytänie *w*.
polythelia/*n*: Polythelie *w*.
polythiazide/*n*: Polythiazid *s*.
polytrichia/*n*: Polytrichie *w*, Hypertrichose *w*.
polytypic/*adj*: polytypisch.
poly U [*abbr*] **polyuridylic acid**: Polyuridylsäure *w*.
polyunsaturated/*adj*: mehrfach ungesättigt.
polyvalent/*adj*: polyvalent, multivalent.
polyvidone/*n*: Polyvidon *s*.
polyvidone iodid: Polyvidone-Iod *s*.

polyvinyl alcohol: Polyvinylalkohol *m*.
polyvinylpyrrolidone/*n*: Polyvinylpyrrolidon *s*, PVP.
Pomeroy's operation: Pomeroy-Sterilisationsoperation *w*.
Pompe's disease: Pompe-Krankheit *w*, Glykogenspeicherkrankheit Typ II *w*.
pompholyx/*n*: Pompholyx *m*.
Poncet's rheumatism: Poncet-Krankheit *w*.
ponesiatrics/*n*: Biofeedback-Training *s*.
pontic/*n*: Brückenzahn *m*.
pontile/*adj*: pontin, Brücken-.
pontine/*adj*: pontin, Brücken-.
pontobulbar/*adj*: bulbopontin.
pontomedullary/*adj*: pontomedullär.
pontopeduncular/*adj*: Pedunculus und Pons betreffend.
pool/*n*: Pfütze *w*, Pool *m*, Ansammlung *w*; **abdominal** ~ intrabdominelle Blutmenge *w*; **metabolic** ~ Stoffwechselsubstanzen.
Pool-Schlesinger sign: Pool-Schlesinger-Zeichen *s*.
popliteal/*adj*: popliteal.
popliteus/*n*: Musculus popliteus.
POPOP: 1,4,-Bis-(5-phenoxazol-2yl)benzol *s*.
poppers/*n*: Poppers, Amylnitrite.
poppy/*n*: Mohn *m*.
population/*n*: Population *w*, Bevölkerung *w*, Studiengruppe *w*, Kollektiv *s*; **closed** ~ geschlossene Population *w*; **local** ~ Gemeindebevölkerung *w*.
population attitude: Bevölkerungseinstellung *w*.
population decline: Bevölkerungsrückgang *m*.
population distribution: Bevölkerungsverteilung *w*.
population dynamics: Populationsdynamik *w*.
population genetics: Populationsgenetik *w*.
population growth: Bevölkerungswachstum *s*.
population growth rate: Bevölkerungswachstumsrate *w*.

population migration

population migration: Bevölkerungswanderung w.
population pyramid: Bevölkerungspyramide w.
population statics: Bevölkerungsstatistik w.
population study: Bevölkerungsstudie w, Populationsstudie w.
population total: Gesamtpopulation w.
poradenitis/n: abszedierende Lymphadenitis w.
poradenolymphitis/n: Lymphogranuloma venereum.
porcelain/n: Porzellan s; **dental** ~ Dentalporzellan s; **metal-bonding** ~ Metallbindungsporzellan s; **synthetic** ~ Silikatzement m.
porcelain gallbladder: Porzellangallenblase w.
pore/n: Öffnung w, Eingang m; Porus; **alveolar** ~ Alveolarpore w; **external osseous acoustic** ~ Porus acusticus externus; **gustatory** ~ Porus gustatorius; **interalveolar** ~ Alveolarpore w; **mammary** ~ Milchgangöffnung w; **nuclear** ~ Kernpore w; **urinary** ~ distale Sammelrohröffnung w.
porencephalia/n: Porenzephalie w.
porencephalic/adj: porenzephalisch.
porencephalous/adj: porenzephalisch.
porencephaly/n: Porenzephalie w; **schizocephalic** ~ Schizenzephalie w; **traumatic** ~ traumatische Porenzephalie w, traumatischer innerer Pseudohydrozephalus m.
porin/n: Matrixportein s.
pork/n: Schwein s.
pork tapeworm: Schweinebandwurm m.
porkworm/n: Trichine w.
poro-: Poro-.
porocele/n: Skrotalhernie w.
porocephaliasis/n: Porozephalose w.
porocephalus/n: Porocephalus.
porokeratosis/n: Porokeratose w; **disseminated superficial actinic** ~ disseminierte superfizielle aktinische Porokeratosis w.
porokeratosis of Mibelli: Porokeratosis Mibelli w.
poroma/n: Porom s, Verhornung w; **eccrine** ~ ekkrines Porom s, Porosyringeom s.
poroplastic/adj: porös und plastisch.
porosis/n: Porose w; **cerebral** ~ Porenzephalie w.
porosity/n: Porosität w.
porotic/adj: Porose betreffend, -porotisch.
porotomy/n: Meatotomie w.
porous/adj: porös.
porphin/n: Porphin s.
porphobilin/n: Porphobilin s.
porphobilinogen/n: Porphobilinogen s.
porphobilinogen deaminase: Porphobilinogendesaminase w.
porphobilinogen test: Watson-Schwartz-Reaktion w.
porphyria/n: Porphyrie w; **acquired** ~ sekundäre Porphyrie w; **acute** ~ akute intermittierende Porphyrie w; **acute intermittent** ~ [abbr] AIP akute intermittierende Porphyrie w; **congenital erythropoietic** ~ kongenitale erythropoetische Porphyrie w; **cutaneous** ~ Porphyria cutanea tarda; **erythropoietic** ~ kongenitale erythropoetische Porphyrie w; **hepatic** ~ hepatische Porphyrie w; **mixed** ~ Porphyria variegata; **photosensitive** ~ photosensitive Porphyrie w; **Swedish** ~ akute intermittierende Porphyrie w; **variegate** ~ Porphyria cutanea tarda hereditaria.
porphyrin/n: Porphyrin s.
porphyrinogen/n: Porphyrinogen s.
porphyrinopathy/n: Porphyrie w.
porphyrinuria/n: Porphyrinurie w.
porphyrism/n: Porphyrismus m.
porphyruria/n: Porphyrinurie w.
porphyry spleen: Porphyrmilz w.
porrigo/n: Porrigo, Kopfhauterkrankung w.
portacaval/adj: portokaval.
portal/n, adj: 1. Eingang m, Pforte w, Porta; **hepatic** ~ Leberpforte w, Porta hepatica; **intestinal** ~ Darmpforte w; 2. portal.
portal of entry: Eintrittspforte w.
portasystemic/adj: portosystemisch.
porte-aiguille: Nadelhalter m.

Porter-Silber chromogens: Porter-Silber-Chromogene.
Porter-Silber chromogens test: Porter-Silber-Chromogenreaktion *w*.
portion/*n*: Portio *w*, Teil *m*, Anteil *m*.
portiplexus/*n*: intraventrikulärer Plexus choroideus.
Portmann interposition operation: Platinektomie *w*.
portoenterostomy, hepatic: Leberpforten-Darm-Anastomose *w*.
portography/*n*: Portographie *w*; **percutaneous transhepatic** ~ perkutane transhepatische Portographie *w*; **portal** ~ portale Portographie *w*; **splenic** ~ Splenoportographie *w*; **umbilical** ~ transumbilikale Portographie *w*.
portosystemic/*adj*: portosystemisch.
portwine nevus: Portweinnävus *m*, Nävus Unna *m*.
porus/*n*: Öffnung *w*, Porus.
pose/*n, vb*: 1. Haltung *w*; 2. posieren.
position/*n*: Position *w*, Lage *w*, Kindslage *w*, Einstellung *w*; **abdominal** ~ Bauchlage *w*; **abnormal** ~ Lageanomalie *w*; **anatomical** ~ anatomische Lage *w*; **bronchoscopic** ~ Bronchoskopielagerung *w*; **cadaveric** ~ Kadaverstellung *w*; **centric** ~ Mittelstellung *w*; **coiled** ~ Seitenlage mit angezogenen Beinen; **decerebrate** ~ Dezerebrationslage *w*; **dorsal** ~ Rückenlage *w*; **dorsal elevated** ~ Rückenlage mit erhöhtem Kopf; **dorsal recumbent** ~ Rückenlage mit gebeugten, außenrotierten Beinen; **dorsal rigid** ~ Rückenlage mit angezogenen Beinen; **dorsosacral** ~ Steinschnittlage *w*; **eccentric** ~ exzentrische Stellung *w*; **emprosthotonos** ~ Episthotonus *m*; **English** ~ Seitenlage mit angezogenen Beinen; **frontal anterior** ~ vordere Vorderhauptlage *w*; **frontal posterior** ~ vordere Hinterhauptlage *w*; **frontotransverse** ~ vordere Querlage *w*; **genucubital** ~ Knie-Ellbogen-Lage *w*; **genufacial** ~ Knie-Gesicht-Lage *w*; **genupectoral** ~ Knie-Brust-Lage *w*; **high pelvic** ~ Trendelenburg-Lagerung *w*; **horizontal** ~ Horizontallage *w*; **lateral recumbent** ~ Seitenlage mit angezogenen Beinen; **lateroabdominal** ~ Bauchseitenlage *w*; **obstetrical** ~ Seitenlage mit angezogenen Beinen; **occlusal** ~ Okklusionsstellung *w*; **scorbutic** ~ Hampelmannphänomen *s*; **semiprone** ~ Sims-Lage *w*; **squatting** ~ Hockerstellung *w*; **standing** ~ Stand *m*; **supine** ~ Rückenlage *w*; **vertical** ~ senkrechte Lage *w*.
positional/*adj*: Lage-.
positioner/*n*: Zahnpositionierer *m*.
positioning/*n*: Lagerung *w*.
position of function: Funktionsstellung *w*.
positive/*adj*: positiv.
positron/*n*: Positron *s*.
positron emission tomography [*abbr*] **PET**: Positronenemissionstomographie *w*, PET.
posologic/*adj*: Dosierung-.
posology/*n*: Wissenschaft von der Dosierung.
post/*n*: Stütze *w*, Stiftzahn *m*.
post-: Post-, Nach-.
postabortal/*adj*: postabortiv.
postacidotic/*adj*: postazidotisch.
postanesthetic/*adj*: postnarkotisch.
postapoplectic/*adj*: postapoplektisch.
postauditory/*adj*: nach einem akustischen Reiz.
postaxial/*adj*: postaxial.
postbrachial/*adj*: hinter dem Plexus brachialis.
postbulbar/*adj*: kaudal der Medulla oblongata.
postcapillary/*adj*: postkapillär.
postcardiotomy: Postkardiotomie-.
postcava/*n*: Vena cava inferior.
postcaval/*adj*: Vena cava inferior betreffend.
postcecal/*adj*: retrozäkal.
postcentral/*adj*: postzentral.
postcholecystectomy syndrome: Postcholezystektomiesyndrom *s*.
postchroming/*n*: Nachfärbung *w*.
postcibal/*adj*: postprandial.
postcisterna/*n*: Cisterna cerebromedullaris.

postcoital/*adj*: postkoital.
postcommissurotomy/adj: Postkommissurotomie-.
postconceptual/*adj*: Postkonzeptions-.
postcondylare/*n*: Bolton-Punkt *m*.
postconvulsive/*adj*: postiktal.
postcranial/*adj*: unterhalb des Schädels.
post crown: Stiftkrone *w*.
postdamming/*n*: operativer Verschluß hinteren Gaumens.
postdicrotic/*adj*: postdikrotisch.
postdiphtheric/*adj*: postdiphtherisch.
postductal/*adj*: postduktal.
postembryonic/*adj*: nach der Embryonalzeit.
postencephalitic/*adj*: postenzephalitisch.
postepileptic/*adj*: postiktal.
posteriad/*adj*: nach hinten.
posterior/*adj*: hinterer, posterior.
postero-: Postero-.
posteroclusion/*n*: Unterkieferretrusion *w*.
posteroexternal/*adj*: posterolateral.
posterointernal/*adj*: posteromedial.
posterolateral/*adj*: posterolateral.
posteromedial/*adj*: posteromedial.
postesophageal/*adj*: retroösophageal.
postexposure/*adj*: nach Exposition.
postfebrile/*adj*: postfebril.
postganglionic/*adj*: postganglionär.
postgastrectomy syndrome: Postgastrektomiesyndrom *s*.
postglomerular/*adj*: distal des Glomerulus.
posthemiplegic/*adj*: posthemiplegisch.
posthemorrhagic/*adj*: posthämorrhagisch.
posthepatic/*adj*: posthepatisch.
posthepatitic/*adj*: nach Hepatitis.
postherpetic/*adj*: postherpetisch.
posthioplasty/*n*: Präputiumplastik *w*.
posthippocampal/*adj*: hinter dem Hippocampus.
posthitis/*n*: Posthitis *w*.
postholith/*n*: Präputiumkonkrement *s*, Balanolith *m*.
posthumous/*adj*: posthum.
posthypoglycemic/*adj*: posthypoglykämisch.

posthypoxic/*adj*: posthypoxisch.
postictal/*adj*: postiktal, nach dem Anfall.
posticus/*n*: Postikus *m*.
posticus palsy: Postikuslähmung *w*.
postinfective/*adj*: postinfektiös.
postinoculation poliomyelitis: postvakzinale Poliomyelitis *w*.
postmalarial/*adj*: nach einer Malaria.
postmature/*adj*: überreif.
postmaturity/*n*: Überreife *w*, Überfälligkeit *w*.
postmaxillary/*adj*: retromaxillär.
postmediastinal/*adj*: im hinteren Mediastinum.
postmeiotic/*adj*: postmeiotisch.
postmenopausal/*adj*: postmenopausal.
postmitotic/*adj*: postmitotisch.
postmortal/*adj*: post mortem.
postnaris/*n*: hintere Nasenmuschel *w*, Choana.
postnatal/*adj*: postnatal.
postneuritic/*adj*: im Anschluß an eine Neuritis.
postoperative/*adj*: postoperativ.
postovulatory/*adj*: postovulatorisch.
postparalytic/*adj*: nach einer Lähmung.
postperfusion syndrome: Posttransfusionssyndrom *s*.
postpericardiotomy syndrome: Postperikardiotomiesyndrom *s*.
postphlebitic/*adj*: nach Phlebitis.
postpneumonic/*adj*: postpneumonisch, metapneumonisch.
postpontine/*adj*: kaudal der Pons.
postprandial/*adj*: postprandial.
postprimary/*adj*: postprimär.
postpyramidal/*adj*: kaudal der Pyramidenbahnkreuzung.
post-receptor defect: Postrezeptordefekt *m*.
postrenal/*adj*: hinter der Niere, distal der Niere.
postrhinoscopy/*n*: Postrhinoskopie *w*.
postrolandic/*adj*: postzentral.
postsphenoid/*n*: hinteres Sphenoid.
postsphygmic/*adj*: im Anschluß an die Pulswelle.

poststenotic/*adj*: poststenotisch.
postsurgical/*adj*: postoperativ.
postsynaptic/*adj*: postsynaptisch.
posttracheotomy stenosis: Stenose nach Tracheotomie.
postsystolic/*adj*: postsystolisch.
post-transfusion hepatitis: Transfusionshepatitis *w*.
post-transfusion mononucleosis: Transfusionsmononukleose *w*.
post-traumatic/*adj*: posttraumatisch.
postulate/*n, vb*: 1. Postulat *s*; 2. fordern.
postural/*adj*: Lage-, Stellungs-.
posture/*n*: Körperhaltung *w*, Körperstellung *w*.
posture sense: Stellungssinn *m*.
postvaccinal/*adj*: postvakzinal.
postvaccinial/*adj*: postvakzinal.
postvesical/*adj*: retrovesikal.
postzone/*n*: Postzone *w*.
potash/*n*: Kaliumkarbonat *s*; **sulfurated** ~ Potassa sulfurata.
potassemia/*n*: Hyperkaliämie *w*.
potassium [*abbr*] **K**: Kalium *s*, K.
potassium acetate: Kaliumazetat *s*.
potassium bitartrate: Weinstein *m*.
potassium deficiency: Kaliummangel *m*.
potassium depletion: Hypokaliämie *w*.
potassium ferricyanide: Ferrizyanidkalium *s*.
potassium gluconate: Kaliumglukonat *s*.
potassium iodide solution: Jodkalilösung *w*.
potassium oxalate: Kaliumoxalat *s*.
potassium penicillin: Penicillin-G-Kalium *s*.
potassium permanganate: Kaliumpermanganat *s*.
potassium sodium tartrate: Kalium-Natrium-Tartrat *s*.
potassium sulfate: Kaliumsulfat *s*.
potato culture medium: Kartoffelagar *m*.
potato nose: Rhinophym *s*.
potency/*n*: Potenz *w*, Wirkpotential *w*, Potentia.
potent/*adj*: potent.
potential/*n*: Potential *s*; **auditory evoked** ~ akustisch evoziertes Potential *s*; **bioelectric** ~ bioelektrisches Potential *s*; **cochlear microphonic** ~ Mikrophonpotential *s*; **electrocortical** ~ kortikales EEG-Potential *s*; **electrotonic** ~ Spannungspotential *s*; **endocochlear** ~ endocochleäres Potential *s*; **evoked** ~ evoziertes Potential *s*; **evoked cortical** ~ evoziertes kortikales Potential *s*; **excitatory postsynaptic** ~ [*abbr*] **EPSP** exzitatorisches postsynaptisches Potential *s*, EPSP; **hyperpolarizing** ~ hyperpolarisierendes Potential *s*; **inhibitory postsynaptic** ~ [*abbr*] **IPSP** inhibitorisches postsynaptisches Potential *s*, IPSP; **morphogenetic** ~ morphogenetische Potential *s*; **myopathic** ~ myopathisches Muskelaktionspotential *s*; **negative summating** ~ negatives Summationspotential *s*; **postsynaptic** ~ postsynaptisches Potential *s*; **reproductive** ~ Reproduktionspotential *s*; **resting** ~ Ruhepotential *s*; **somatosensory evoked** ~ somatosensibel evoziertes Potential *s*, SEP; **spinal evoked** ~ spinales evoziertes Potential *s*; **summating** ~ Summationspotential *s*; **transmembrane** ~ Membranpotential *s*; **visual evoked** ~ visuell evoziertes Potential *s*, VEP.
potentialization/*n*: Potenzierung *w*.
potential rise: Spannungsanstieg *m*.
potentiate/*vb*: potenzieren.
potentiation/*n*: Potenzierung *w*.
potentiometer/*n*: Potentiometer *s*.
potentize/*vb*: potenzieren.
potion/*n*: Arzneitrank *m*, Potus.
potomania/*n*: Dipsomanie *w*.
Potter-Bucky diaphragm: Bucky-Blende *w*.
Pott's abscess: Pott-Abszeß *m*.
Potts clamp: Potts-Klemme *w*, Patent-ductus-Klemme *w*.
Pott's disease: Pott-Krankheit *w*, tuberkulöse Spondylitis *w*.
Potts operation: Potts-Smith-Gibson-Operation *w*, Potts-Anastomose *w*.
Pott's paralysis: Pott-Lähmung *w*.
Potts procedure: Potts-Operation *w*.

pouch/*n*: Sack *m*, Tasche *w*; **blind ~** Blindsack *m*; **branchial ~** Kiementasche *w*; **hepatorenal ~** Recessus hepatorenalis; **paravesical ~** Obturatortasche *w*; **pharyngeal ~** Kiementasche *w*; **rectouterine ~** Douglas-Raum *m*; **rectovaginal ~** Douglas-Raum *m*; **uterovesical ~** Douglas-Raum *m*.

poultice/*n*: Umschlag *m*.

Poupart's ligament: Poupart-Band *s*, Ligamentum inguinale.

Poupart's line: Poupart-Linie *w*.

poverty/*n*: Armut *w*.

povidone/*n*: Polyvinylpyrrolidon *s*, PVP.

povidone iodine solution: Povidonjod *s*, PVP-Jodlösung *w*.

powder/*n*, *vb*: 1. Puder *m*, Pulver *s*; **compound effervescent ~** Seidlitz-Puder *m*; **dusting ~** Streupuder *m*; 2. pudern, pulverisieren.

powder burn: Schmauchspur *w*.

powdered/*adj*: pulverisiert.

power/*n*: Stärke *w*, Kraft *w*, Macht *w*, Energie *w*; **acoustic ~** akustische Energie *w*; **buffering ~** Puffervermögen *s*; **defining ~** Auflösungsvermögen *s*; **dioptric ~** Dioptriestärke *w*; **discriminatory ~** Unterscheidungsvermögen *s*; **electric ~** Strom *m*; **generative ~** Zeugungsfähigkeit *w*, Potentia generandi; **muscular ~** Muskelkraft *w*; **refractive ~** Brechungskraft *w*; **resolving~** Auflösungsvermögen *s*.

power amplifier: Leistungsverstärker *m*.

power curve: Potenzkurve *w*.

power failure: Stromausfall *m*.

power supply: Stromversorgung *w*.

pox/*n*: Pocken *w*, Blattern *w*, Syphilis *w*.

poxvirus/*n*: Poxvirus *m*, Pockenvirus *m*.

PP [*abbr*] **pyrophosphate**/*n*: Pyrophosphat *s*, PP.

PPCF [*abbr*] **proserum prothrombin conversion accelerator**: Faktor V *m*, PPCF.

PPD [*abbr*] **purified protein derivative of tuberculin**: gereinigtes Tuberkulin *s*, PPD.

PPDS [*abbr*] **PPD-Seibert**: PPD-Seibert *s*, Seibert-Tuberkulin *s*.

PPLO [*abbr*] **pleuropneumonialike organism**: Mykoplasma *s*, PPLO.

PPO [*abbr*] **diphenyloxazole**/*n*: Diphenyloxazol *s*.

ppt. [*abbr*] **precipitate**/*n*: Präzipitat *s*.

PQ [*abbr*] **permeability quotient**: Permeabilitätsquotient *m*.

PQ interval: PQ-Intervall *s*.

PR [*abbr*] **partial remission**: partielle Rückbildung *w*.

PR [*abbr*] **production rate**: Produktionsrate *w*.

PRA [*abbr*] **plasma renin activity**: Plasmareninaktivität *w*.

practicable/*adj*: ausführbar.

practice/*n*, *vb*: 1. Praxis *w*, Gewohnheit *w*, Verfahren *s*; **general ~** Allgemeinpraxis *w*; **individual ~** Einzelpraxis *w*; **medical ~** medizinische Praxis *w*, praktische Medizin *w*; **private ~** Privatpraxis *w*; **surgical ~** chirurgisches Verfahren *s*; 2. praktizieren, ausüben.

practice period: Praktikum *s*.

practitioner/*n*: praktischer Arzt *m*, Praktiker *m*; **general ~** [*abbr*] **GP** Arzt für Allgemeinmedizin; **indigenous ~** Medizinmann *m*; **medical ~** praktischer Arzt *m*.

Prader-Willi syndrome: Prader-Labhart-Willi-Syndrom *s*.

pragmatagnosia/*n*: Pragmatagnosie *w*.

pragmatamnesia/*n*: Pragmatamnesie *w*.

Prague maneuver: Prager Handgriff *m*.

prajmalium bitartrate: Prajmaliumbitartrat *s*.

pralidoxime chloride: Pralidoximchlorid *s*.

pramiverine/*n*: Pramiverin *s*.

pramocaine/*n*: Pramocain *s*.

prandial/*adj*: prandial.

prasterone/*n*: Prasteron *s*.

Prausnitz-Küster test: Prausnitz-Küster-Reaktion *w*.

praxis/*n*: Praxie *w*.

prazepam/*n*: Prazepam *s*.

praziquantel/*n*: Praziquantel *s*.

prazosin/*n*: Prazosin *s*.

pre-: Prä-, Vor-.
preacher's hand: Predigerhand w.
preadmission physical examination: Aufnahmeuntersuchung w.
preagonal/*adj*: vor dem Tod.
pre-AIDS: AIDS-related Komplex m, ARC.
prealbumin/*n*: Präalbumin s.
preamplifier/*n*: Vorverstärker m.
preanesthesia/*n*: Pränarkose w.
preanesthetic/*adj*: pränarkotisch.
preaortic/*adj*: präaortal.
preaxial/*adj*: präaxial.
prebetalipoproteinemia/*n*: Präbetalipoproteinämie w.
prebladder/*n*: Vorblase w.
precancer/*n*: Präkanzerose w.
precancerosis/*n*: Präkanzerose w.
precancerous/*adj*: präkanzerös.
precapillary/*n*: Metarteriole w.
precarcinogen/*n*: Präkarzinogen s.
precardium/*n*: Präkordialraum m.
precartilage/*n*: Vorknorpel m.
precaution/*n*: Vorsichtsmaßnahme w.
precava/*n*: Vena cava superior.
precentral/*adj*: präzentral.
precession/*n*: Präzession w.
prechordal/*adj*: prächordal.
precipitant/*n*: Präzipitant s.
precipitate/*n*, *vb*: 1. Präzipitat s, Niederschlag m; **keratic** ~ Hornhautpräzipitat s; 2. präzipitieren.
precipitation/*n*: Präzipitation w.
precipitin/*n*: Präzipitin s.
precision/*n*: Präzision w, Genauigkeit w.
preclinical/*adj*: vorklinisch.
preclival/*adj*: rostral des Clivus.
preclotting/*n*: preclotting s, Fibrinisieren s.
precocious/*adj*: frühreif, vorzeitig, praecox.
precocity/*n*: Frühreife w; **sexual** ~ Pubertas praecox; **skeletal** ~ vorzeitige Skelettreife w.
precollagenous/*adj*: Kollagenvorstufen betreffend.
precoma/*n*: Präkoma s.
precommissural/*adj*: rostral der Kommissur.
preconscious/*adj*: vorbewußt.
precordial/*adj*: präkordial.
precordium/*n*: Präkordialraum m.
precritical/*adj*: vor einer Krise.
precuneal/*adj*: rostral des Praecuneus.
precuneus/*n*: Praecuneus m.
precursor/*n*: Vorläufer m, Vorstadium s, Präkursor m.
predentin/*n*: Prädentin s.
prediabetes/*n*: Prädiabetes m.
prediction/*n*: Voraussage w.
predictive/*adj*: Vorhersage-.
predictor/*n*: Prädiktor m.
predictor variable: unabhängige Variable w.
predigest/*vb*: vorverdauen.
predigestion/*n*: Vorverdauung w.
predispose/*vb*: prädisponieren.
predisposing/*adj*: prädisponierend.
predisposition/*n*: Prädisposition w.
prednicarbate/*n*: Prednicarbat s.
prednimustine/*n*: Prednimustin s.
prednisolamate/*n*: Prednisolondiäthylaminoazetat s.
prednisolone/*n*: Prednisolon s.
prednisolone acetate: Prednisolonazetat s.
prednisolone butylacetate: Prednisolontebutat s.
prednisolone sodium phosphate: Prednisolon-Natriumphosphat s.
prednisolone succinate: Prednisolonsukzinat s.
prednisolone tebutate: Prednisolontebutat s.
prednisone/*n*: Prednison s.
prednylidene/*n*: Prednyliden s.
predominance/*n*: Vorherrschaft w.
predominant/*adj*: überwiegend, dominant.
predormital/*adj*: hypnagogisch.
predormitium/*n*: Einschlafstadium s.
preeclampsia/*n*: Präeklampsie w; **superimposed** ~ Pfropfgestose w.
preeclamptic/*adj*: präeklamptisch.
preeruptive/*adj*: vor dem Eruptionsstadi-

preexcitation

um.
preexcitation/*n*: Präexzitation *w*.
preexposure/*n*: Vorbelichtung *w*.
preference/*n*: Präferenz *w*.
preferment/*n*: Proenzym *s*.
preformation/*n*: Präformation *w*.
preformation theory: Präformationstheorie *w*.
prefrontal/*adj*: präfrontal.
preganglionic/*adj*: präganglionär.
pregenital/*adj*: vorgeschlechtlich.
preglomerular/*adj*: proximal des Glomerulus.

pregnancy/*n*: Schwangerschaft *w*, Gravidität *w*; **abdominal** ~ Bauchhöhlenschwangerschaft *w*; **ampullar** ~ Eileiterschwangerschaft *w*; **angular** ~ intramurale Schwangerschaft *w*; **bigeminal** ~ Zwillingsschwangerschaft *w*; **cervical** ~ Zervikalkanalschwangerschaft *w*; **combined** ~ heterotope Schwangerschaft *w*; **cornual** ~ Uterushornschwangerschaft *w*; **early** ~ Frühschwangerschaft *w*; **ectopic** ~ Extrauteringravidität *w*; **exochorial** ~ extrachorionale Gravidität *w*; **extra-amniotic** ~ Schwangerschaft außerhalb des Amnions; **extrauterine** ~ Extrauteringravidität *w*; **fallopian** ~ Tubargravidität *w*; **false** ~ Pseudoschwangerschaft *w*; **gemellary** ~ Zwillingsschwangerschaft *w*; **heterotopic** ~ heterotope Gravidität *w*; **hysterical** ~ Pseudoschwangerschaft *w*, eingebildete Schwangerschaft *w*; **incomplete** ~ unterbrochene Schwangerschaft *w*; **interstitial** ~ intramurale Gravidität *w*; **intraligamentous** ~ Schwangerschaft im Ligamentum latum; **intraperitoneal** ~ Bauchhöhlenschwangerschaft *w*; **intrauterine** ~ Intrauteringravidität *w*; **isthmic** ~ Isthmusschwangerschaft *w*; **membranous** ~ extrachorionale Schwangerschaft *w*; **molar** ~ Molenschwangerschaft *w*; **multiple** ~ Mehrfachschwangerschaft *w*; **mural** ~ intramurale Schwangerschaft *w*; **ovarian** ~ Eierstockgravidität *w*; **oviductal** ~ Tubargravidität *w*; **plural** ~ Mehrfachschwangerschaft *w*; **prolonged** ~ Übertragung *w*; **spurious** ~ Pseudoschwangerschaft *w*; **tubal** ~ Tubargravidität *w*; **unwanted** ~ unerwünschte Schwangerschaft *w*.

pregnancy cell: Schwangerschaftszelle *w*.
pregnancy complication: Schwangerschaftskomplikation *w*.
pregnancy diabetes: Schwangerschaftsdiabetes *m*.
pregnancy epilepsy: Schwangerschaftsepilepsie *w*.
pregnancy maintenance: Schwangerschaftserhaltung *w*.
pregnancy protein: Schwangerschaftsprotein *s*.
pregnancy test: Schwangerschaftstest *m*.
pregnancy trimester: Schwangerschaftstrimenon *m*.
pregnane/*n*: Pregnan *s*.
pregnanediol/*n*: Pregnandiol *s*.
pregnanetriol/*n*: Pregnantriol *s*.
pregnant/*adj*: schwanger.
pregnene/*n*: Pregnen *s*.
pregneninolone/*n*: Pregneninolon *s*, Ethisteron *s*.
prehallux/*n*: Prähallux *m*.
prehensile/*adj*: zum Greifen geeignet.
prehensility/*n*: Greifvermögen *s*.
prehension arm: Greifarm *m*.
prehepatic/*adj*: prähepatisch.
Prehn sign: Prehn-Zeichen *s*.
prehormone/*n*: Prohormon *s*.
prehyoid/*adj*: frontal des Zungenbeins.
prehypophysis/*n*: Adenohypophyse *w*.
preictal/*adj*: präiktal.
preimplantation phase: Präimplantationsphase *w*.
preinduction/*n*: Präinduktion *w*.
preinfarction angina: Präinfarktsyndrom *s*.
preinfarction syndrome: Präinfarktsyndrom *s*.
preinvasive/*adj*: präinvasiv.
Preiser's disease: Preiser-Krankheit *w*, Köhler-Mouchet-Syndrom *s*.
prejudice/*n*: Vorurteil *s*.
prekallikrein/*n*: Präkallikrein *s*, Fletcher-Faktor *m*.

prelacteal/*adj*: vor der Laktation.
preleptotene/*n*: Präleptotän *s*.
preleukemia/*n*: Präleukämie *w*, präleukämisches Syndrom *s*.
preleukimic/*adj*: präleukämisch.
prelocalization/*n*: Prälokalisation *w*.
premalignant/*adj*: präkanzerös.
premature/*adj*: prämatur, vorzeitig, nicht ausgereift.
prematurity/*n*: Unreife *w*.
premaxilla/*n*: Goethe-Knochen *m*.
premaxillary/*adj*: prämaxillär.
premedical/*adj*: vor dem Medizinstudium.
premedication/*n*: Prämedikation *w*.
premeiotic/*adj*: prämeiotisch.
premelanosome/*n*: Melanosompräkursor *m*.
premenarche/*n*: Prämenarche *w*.
premenopausal/*adj*: prämenopausal.
premenstrual/*adj*: prämenstruell.
premitotic/*adj*: prämitotisch.
premolar/*n*: Prämolar *m*.
premonitory/*adj*: prämonitorisch.
premonocyte/*n*: Promonozyt *m*.
premorbid/*adj*: prämorbid.
premortal/*adj*: prämortal.
premyeloblast/*n*: Myeloblast *m*.
premyelocyte/*n*: Promyelozyt *m*.
prenatal/*adj*: pränatal.
preneoplastic/*adj*: präneoplastisch, präkanzerös.
prenyl/*n*: Prenyl *s*.
prenylamine/*n*: Prenylamin *s*.
preoccipital/*adj*: rostral des Okzipitallappens.
preoccupation/*n*: Voreingenommenheit *w*, Vorurteil *s*.
preoedipal/*adj*: präödipal.
preoperative/*adj*: präoperativ.
preovulatory/*adj*: präovulatorisch.
preparalytic/*adj*: präparalytisch.
preparation/*n*: Präparation *w*, Vorbereitung *w*, Präparat *s*;; **commercial** ~ Handelspräparat *s*; **delayed-action** ~ Verzögerungspräparat *s*; **experimental** ~ Versuchspräparat *s*; **hanging-drop** ~ hängender Tropfen *m*; **preoperative** ~ Operationsvorbereitung *w*; **surgical** ~ Operationsvorbereitung *w*; **time-release** ~ Retardpräparat *s*.
prepare/*vb*: vorbereiten.
preparetic/*adj*: präparetisch.
prepartal/*adj*: antepartal.
prepatellar/*adj*: präpatellar.
prepatency/*n*: Latenzphase *w*, Präpatenz *w*.
prepatent/*adj*: latent.
preperitoneal/*adj*: präperitoneal.
preplacental/*adj*: präplazentar.
prepollex/*n*: Präpollex *m*.
preponderance/*n*: Präponderanz *w*, Überwiegen *s*; **ventricular** ~ Kammerübergewicht *s*.
prepotence/*n*: Vorherrschen *s*.
prepotent/*adj*: vorherrschend.
prepotential/*n*: Präpotential *s*.
preprandial/*adj*: präprandial.
preprocessing/*n*: Vorverarbeitung *w*.
preprohormone/*n*: Präprohormon *s*.
preproinsulin/*n*: Präproinsulin *s*.
prepubertal/*adj*: präpubertär.
prepuberty/*n*: Präpubertät *w*.
prepubescence/*n*: Präpubertät *w*.
prepubescent/*adj*: präpubertär.
prepuce/*n*: Vorhaut *w*, Präputium *s*.
prepucotomy/*n*: Präputiotomie *w*.
preputial/*adj*: Vorhaut-.
preputiotomy/*n*: Präputiotomie *w*.
prepyloric/*adj*: präpylorisch.
pre-receptor defect: Prärezeptordefekt *m*.
prerectal/*adj*: vor dem Rektum.
prerenal/*adj*: prärenal.
prerennin/*n*: Chymosinogen *s*.
prereproductive/*adj*: präpubertär.
prerequisite/*n*, *adj*: 1. Voraussetzung *w*; 2. notwendig.
preretinal/*adj*: präretinal.
presby-: Presby-, Alter-.
presbyacusis/*n*: Presbyakusis *w*, Altersschwerhörigkeit *w*.
presbyatrics/*n*: geriatrische Medizin *w*.
presbycusis/*n*: Presbyakusis *w*, Altersschwerhörigkeit *w*.
presbyo-: Presby-, Alter-.

presbyophrenia/*n*: Presbyophrenie *w*, senile Demenz *w*.
presbyopia/*n*: Presbyopie *w*, Alterssichtigkeit *w*.
presbyopic/*adj*: presbyop.
presbytism/*n*: Presbyopie *w*, Alterssichtigkeit *w*.
preschool age: Vorschulalter *s*.
prescribe/*vb*: verschreiben, verordnen.
prescription/*n*: Verordnung *w*, Rezept *s*, Praescriptio.
prescription drug: verschreibungspflichtiges Medikament *s*.
prescription fee: Rezeptgebühr *w*.
presecretory/*adj*: präsekretorisch.
preselection/*n*: Vorauswahl *w*.
presence/*n*: Vorliegen *s*.
present/*adj*: manifest, gegenwärtig.
presentation/*n*: Kindseinstellung *w*, Einstellung *w*, Vorstellung *w*, Manifestation *w*, Praesentatio; **cephalic** ~ Kopflage *w*; **clinical** ~ klinisches Bild *s*; **deep transverse** ~ tiefer Querstand *m*; **funic** ~ Nabelschnurvorfall *m*; **longitudinal** ~ Längslage *w*; **pelvic** ~ Beckenendlage *w*; **placental** ~ Placenta praevia; **transverse** ~ Querstand *m*.
presentation of the cord: Nabelschnurvorfall *m*.
presentiment/*n*: Vorahnung *w*.
preserve/*vb*: bewahren, konservieren.
preservative/*n*, *adj*: 1. Konservierungsmittel *s*; 2. konservierend.
presomite/*n*: Präsomit *m*.
prespermatid/*n*: Präspermatid *m*, Spermatozyt zweiter Ordnung.
presphenoid/*adj*: präsphenoidal.
presphygmic/*adj*: vor einer Pulswelle.
prespondylolisthesis/*n*: Präspondylolisthesis *w*.
press/*n*, *vb*: 1. Presse *w*; **abdominal** ~ Bauchpresse *w*; 2. pressen, drücken.
pressometer/*n*: Manometer *s*.
pressor/*n*: Pressor *m*.
pressoreceptive/*adj*: druckempfindlich.
pressoreceptor/*n*: Pressorezeptor *m*, Barozeptor *m*.
pressoreceptor reflex: Pressorezeptorenreflex *m*.
pressor headache: Hochdruckkopfschmerz *m*.
pressosensitive/*adj*: druckempfindlich.
pressosensitivity/*n*: Druckempfindlichkeit *w*.
pressure/*n*: Druck *m*; **abdominal** ~ Bauchpresse *w*; **absolute** ~ absoluter Druck *m*; **alveolar** ~ Alveolardruck *m*; **amniotic** ~ intraamniotischer Druck *m*; **arterial** ~ arterieller Blutdruck *m*; **atmospheric** ~ Atmosphärendruck *m*; **biting** ~ Okklusionskraft *w*; **capillary** ~ Kapillardruck *m*; **central venous** ~ zentraler Venendruck *m*, ZVD; **cerebrospinal** ~ Liquordruck *m*; **closing** ~ Verschlußdruck *m*; **colloid osmotic** ~ kolloidosmotischer Druck *m*; **critical closing** ~ kritischer Verschlußdruck *m*; **diastolic** ~ diastolischer Blutdruck *m*; **diminished** ~ Unterdruck *m*; **expiratory** ~ exspiratorischer Druck *m*; **hyperbaric** ~ Überdruck *m*; **inspiratory** ~ inspiratorischer Druck *m*; **interstitial** ~ interstitieller Druck *m*; **intracranial** ~ intrakranieller Druck *m*; **intraocular** ~ Augeninnendruck *m*; **intrapulmonary** ~ intrapulmonaler Druck *m*; **intraspinal** ~ Liquordruck *m*; **intrathecal** ~ Liquordruck *m*; **intrathoracic** ~ intrathorakaler Druck *m*; **intraventricular** ~ Kammerdruck *m*; **jugular venous** ~ Jugularisdruck *m*; **negative** ~ negativer Druck *m*, Unterdruck *m*; **negative end-expiratory** ~ negativer endexspiratorischer Beatmungsdruck *m*; **occlusal** ~ Okklusionskraft *w*; **oncotic** ~ onkotischer Druck *m*; **osmotic** ~ osmotischer Druck *m*; **partial** ~ Partialdruck *m*; **pleural** ~ Pleuradruck *m*; **portal venous** ~ Portalvenendruck *m*; **positive** ~ Überdruck *m*; **positive end-expiratory** ~ [*abbr*] PEEP positiver endexspiratorischer Beatmungsdruck *m*, PEEP; **pulmonary** ~ Pulmonalisdruck *m*; **pulmonary capillary** ~ pulmonaler Kapillardruck *m*; **subambient** ~ Unterdruck *m*; **subatmospheric** ~ Unterdruck *m*; **systolic** ~

systolischer Blutdruck *m*; **transmural** ~ Wanddruck *m*; **venous** ~ venöser Blutdruck *m*; **wedged hepatic** ~ Portalvenenkatheterdruck *m*.
pressure atrophy: Druckatrophie *w*.
pressure bandage: Druckverband *m*.
pressure compress: Druckkompresse *w*.
pressure cone: Druckkonus *m*; **cerebellar** ~ Kleinhirndruckkonus *m*; **tentorial** ~ Tentoriumdruckkonus *m*.
pressure curve: Druckkurve *w*; **intracardiac** ~ intrakardiale Druckkurve *w*.
pressure dressing: Druckverband *m*.
pressure gradient: Druckgradient *m*.
pressure group: Interessengruppe *w*.
pressure level, acoustic: Schalldruckpegel *m*.
pressure limitation: Druckbegrenzung *w*.
pressure load: Druckbelastung *w*.
pressure mark: Druckmarke *w*.
pressure necrosis: Drucknekrose *w*.
pressure neuropathy: Kompressionsneuropathie *w*.
pressure palsy: Drucklähmung *w*.
pressure paralysis: Drucklähmung *w*.
pressure pneumothorax: Spannungspneumothorax *m*.
pressure point: Druckpunkt *m*.
pressure receptor: Druckrezeptor *m*, Pressozeptor *m*.
pressure sensation: Druckempfindung *w*.
pressure sense: Drucksinn *m*.
pressure sore: Druckgeschwür *s*, Dekubitus *m*.
pressure spot: Druckpunkt *m*.
pressure stimulus: Druckreiz *m*.
pressure substance: blutdruckerhöhende Substanz *w*.
pressure suit: Druckanzug *m*.
pressure technique, multiple: Multipunktur *w*.
pressure ventilation: Druckbeatmung *w*; **positive-negative** ~ Wechseldruckbeatmung *w*.
pressure wave: Druckwelle *w*.
presternum/*n*: Manubrium sterni.
presumption/*n*: Annahme *w*.
presumptive/*adj*: präsumptiv.
presuppurative/*adj*: vor der suppurativen Phase.
presymptom/*n*: Prodrom *s*.
presymptomatic/*adj*: prodromal.
presynaptic/*adj*: präsynaptisch.
presystole/*n*: Präsystole *w*.
presystolic/*adj*: präsystolisch.
pretarsal/*adj*: antetarsal.
preterm/*adj*: vorzeitig, unreif.
preterminal/*adj*: präterminal, vorzeitig.
pretesting/*n*: Vortesten *s*.
pretuberculosis/*n*: Initialphase der Tuberkulose.
prevalence/*n*: Prävalenz *w*.
prevalence rate: Prävalenz *w*.
prevention/*n*: Prävention *w*; **primary** ~ Primärprävention *w*; **secondary** ~ Sekundärprävention *w*; **tertiary** ~ Tertiärprävention *w*.
preventive/*adj*: präventiv.
preventriculosis/*n*: Kardiaachalasie *w*.
prevermis/*adj*: rostral des Vermis.
prevertebral/*adj*: prävertebral.
prevesical/*adj*: prävesikal.
previous/*adj*: vorig, Vor-.
previtamin/*n*: Provitamin *s*.
previtamin H: Karoten *s*.
prezone/*n*: Prozone *w*, Hemmzone *w*.
PRF [*abbr*] **prolactin releasing factor**: Prolaktin-releasing-Faktor *m*, PRF.
priapism/*n*: Priapismus *m*.
priapitis/*n*: Penisentzündung *w*.
priapus/*n*: Penis *m*.
pricefighter's ear: Boxerohr *s*.
Price-Jones curve: Price-Jones-Kurve *w*.
Price-Jones method: Price-Jones-Verfahren *s*.
prick/*n, vb*: 1. Penis *m*; 2. stechen.
prickle/*n*: Korn *s*, Körnchen *s*.
prickle cell: Plattenepithelzelle *w*.
prickle layer: Körnerschicht *w*, Stratum granulosum.
prickling/*n*: Prickeln *s*, Kribbeln *s*.
pridinol/*n*: Pridinol *s*.
prilocaine/*n*: Prilocain *s*.
primacy/*n*: Priorität *w*, Primat *m*.

primal/*adj*: zuerst, primär.
primamycin/*n*: Hamycin *s*.
primaquine/*n*: Primaquin *s*.
primary/*adj*: primär, ursprünglich.
primate/*n*: Primat *m*.
primed/*adj*: immunstimuliert.
primer/*n*: Primer *m*, Starter *m*.
primidone/*n*: Primidon *s*.
primiparous/*adj*: primipar.
primitivation/*n*: Primitivreaktion *w*, Regression *w*.
primitive/*adj*: primitiv.
primordial/*adj*: primordial.
primordium/*n*: Primordium *s*.
principal/*adj*: erster, wichtigster, princeps.
principle/*n*: Prinzip *s*; **active** ~ Wirkprinzip *s*; **fundamental** ~ Grundprinzip *s*; **luteinizing** ~ luteinisierendes Hormon *s*.
Pringle syndrome: Pringle-Bourneville-Syndrom *s*, tuberöse Hirnsklerose *w*.
print/*n, vb*: 1. Abdruck *m*, 2. drucken.
Prinzmetal's angina: Prinzmetal-Angina *w*.
prion/*n*: Prion *s*.
priority/*n*: Priorität *w*.
prism/*n*: Prisma *s*.
prismatic/*adj*: prismatisch.
prismoid/*adj*: prismaförmig.
prison hospital: Gefängniskrankenhaus *s*.
prison psychosis: Haftpsychose *w*.
privacy/*n*: Privatsphäre *w*.
-prival: -priv.
private/*adj*: privat, persönlich.
privation/*n*: Mangel *m*.
Pro [*abbr*] **proline**/*n*: Prolin *s*, Pro.
pro-: Pro-, Prä-, Vor-.
proaccelerin/*n*: Proakzelerin *s*, Faktor V *m*.
proactinium/*n*: Protactinium *s*.
proactivator/*n*: Proaktivator *m*.
proal/*adj*: Vorwärtsbewegungen betreffend.
proalbumin/*n*: Präalbumin *s*.
proangiotensin/*n*: Angiotensin 1 *s*.
proantigen/*n*: Hapten *s*.
probability/*n*: Wahrscheinlichkeit *w*.
probacteriophage/*n*: Prophage *m*.

proband/*n*: Proband *m*, Versuchsperson *w*.
probang/*n*: Ösophagussonde *w*.
probarbital/*n*: Probarbital *s*.
probe/*n, vb*: 1. Sonde *w*; **blunt** ~ stumpfe Sonde *w*, Knopfsonde *w*; **calibrated** ~ Zahnfleischsonde *w*; **chromosomal** ~ DNA-Sonde *w*; **electric** ~ Elektrosonde *w*; **esophageal** ~ Ösophagussonde *w* ; **eyed** ~ Schlitzsonde *w*; **lacrimal** Tränengangsonde *w*; **periodontal** ~ Zahnfleischsonde *w*; **telephonic** ~ Elektrosonde *w*; **uterine** ~ Uterussonde *w*; 2. sondieren.
probenecid/*n*: Probenecid *s*.
probe syringe: Spritzensonde *w*.
probing/*n*: Sondierung *w*.
problem/*n*: Problem *s*.
problem solving: Problemlösung *w*.
probucol/*n*: Probucol *s*.
procainamide/*n*: Procainamid *s*.
procainamide hydrochloride: Procainamidhydrochlorid *s*.
procaine/*n*: Procain *s*.
procaine borate: Procainborat *s*.
procaine hydrochloride: Procainhydrochlorid *s*.
procaine penicillin G: Procainpenizillin G *s*.
procallus/*n*: Vorkallus *m*.
procarbazine/*n*: Procarbazin *s*.
procarboxypeptidase/*n*: Procarboxypeptidase *w*.
procarcinogen/*n*: Prokarzinogen *s*.
procaryote/*n*: Prokaryont *m*.
procaryotic/*adj*: prokaryontisch.
procaterol/*n*: Procaterol *s*.
procedure/*n*: Verfahren *s*, Vorgehen *s*, Behandlungsmethode *w*; **pull-through** ~ Durchzugsoperation *w*; **second-look** ~ Second-look-Operation *w*; **stereotaxic** ~ stereotaktisches Verfahren *s*; **surgical** ~ Operationsverfahren *s*.
proceed/*vb*: vorgehen, verfahren.
proceedings/*n*: Verfahren *s*.
procentriole/*n*: Zentriolenvorstufe *w*.
procephalic/*adj*: Vorderkopf-.
procercoid/*n*: Prozerkoid *s*.
process/*n, vb*: 1. Prozeß *m*, Verfahren *s*,

Fortsatz *m*, Processus; **articular** ~ Gelenkfortsatz *m*; **bony** ~ knöcherner Fortsatz *m*; **costal** ~ Processus costalis; **dendritic** ~ Dendritenfortsatz *m*; **dental** ~ Alveolarfortsatz *m*; **excitatory** ~ Erregungsablauf *m*; **inflammatory** ~ Entzündungsvorgang *m*; **neuroimmune** ~ Neuroimmunmodulation *w*; **pathological** ~ pathologischer Prozeß *m*; **regenerative** ~ Regenerationsvorgang *m*; **vertebral** ~ Wirbelfortsatz *m*; **xiphoid** ~ Processus xiphoideus; 2. anfertigen.
process complex, jumped: Wirbelgelenkfortsatzdislokation *w*.
processing/*n*: Entwicklung *w*, Verarbeitung *w*.
process of individuation: Ablösungsprozeß *m*.
prochlorperazine/*n*: Prochlorperazin *s*.
prochlorperazine edisylate: Prochlorperazinedisylat *s*.
prochlorperazine maleate: Prochlorperazinmaleat *s*.
prochondral/*adj*: prächondral.
prochordal/*adj*: prächordal.
procidentia/*n*: Prolaps *m*.
proclination/*n*: Proklination *w*.
procoagulant/*n*: Gerinnungsfaktorvorstufe *w*.
procollagen/*n*: Prokollagen *s*.
proconceptive/*adj*: präkonzeptiv.
proconvertin/*n*: Proconvertin *s*, Faktor VII *m*.
procreate/*vb*: zeugen.
procreation/*n*: Zeugung *w*, Fortpflanzung *w*.
procreative/*adj*: vor der Zeugung.
proct-: Prokto-.
proctalgia/*n*: Proktalgie *w*.
proctectasia/*n*: Proktektasie *w*.
proctectomy/*n*: Proktektomie *w*.
proctitis/*n*: Proktitis *w*; **epidemic gangrenous** ~ infektiöse Proktitis *w*; **ulcerative** ~ Colitis ulcerosa des Rektums.
procto-: Prokto-.
proctocele/*n*: Rektumprolaps *m*.
proctoclysis/*n*: Rektaleinlauf *m*.

proctococcypexy/*n*: Proktokokzygopexie *w*.
proctocolectomy/*n*: Proktokolektomie *w*.
proctocolitis/*n*: Proktokolitis *w*.
proctocolonoscopy/*n*: Proktokoloskopie *w*.
proctocolpoplasty/*n*: Proktokolpoplastik *w*.
proctocystocele/*n*: Proktozystozele *w*.
proctocystoplasty/*n*: Proktozystoplastik *w*, Mastdarm-Blasen-Plastik *w*.
proctocystotomy/*n*: Rektozystotomie *w*.
proctodeum/*n*: Proktodeum *s*.
proctodynia/*n*: Proktalgie *w*.
proctologic/*adj*: proktologisch.
proctology/*n*: Proktologie *w*.
proctoparalysis/*n*: Mastdarmlähmung *w*.
proctoperineoplasty/*n*: Proktoperineoplastik *w*.
proctopexy/*n*: Proktopexie *w*.
proctoplasty/*n*: Proktoplastik *w*, Rektumplastik *w*.
proctoplegia/*n*: Mastdarmlähmung *w*.
proctorrhagia/*n*: Proktorrhagie *w*, rektale Blutung *w*.
proctorrhaphy/*n*: Rektumnaht *w*.
proctorrhea/*n*: rektaler Schleimabgang *m*.
proctoscope/*n*: Proktoskop *s*.
proctoscopy/*n*: Proktoskopie *w*.
proctosigmoid/*n*: Rektosigmoid *s*.
proctosigmoidectomy/*n*: Rektosigmoidektomie *w*.
proctosigmoiditis/*n*: Proktosigmoiditis *w*.
proctosigmoidopexy/*n*: Proktosigmoidopexie *w*.
proctosigmoidoscope/*n*: Proktosigmoidoskop *s*.
proctosigmoidoscopy/*n*: Proktosigmoidoskopie *w*.
proctostat/*n*: Radiumrektumsonde *w*.
proctostenosis/*n*: Rektumstenose *w*, Analstriktur *w*.
proctostomy/*n*: Proktostomie *w*.
proctotomy/*n*: Proktotomie *w*; **external** ~ transperineale Proktotomie *w*; **internal** ~ innere Proktotomie *w*; **linear** ~ Rektumlängsinzision *w*.

proctovalvotomy/*n*: Proktovalvotomie *w*.
procumbent/*adj*: bäuchlings.
procurvation/*n*: Vorwärtsbeugung *w*.
procyclidine/*n*: Procyclidin *s*.
procyclidine hydrochloride: Procyclidinhydrochlorid *s*.
prodromal/*adj*: prodromal.
prodrome/*n*: Prodrom *s*.
prodromic/*adj*: prodromal.
prodrug/*n*: Pro-drug, Arzneimittelvorstufe *w*.
produce/*vb*: bilden, produzieren, herstellen.
product/*n*: Produkt *s*, Ergebnis *s*, Resultat *s*.
production/*n*: Produktion *w*, Bildung *w*, Herstellung *w*.
productive/*adj*: produktiv, fruchtbar.
product-moment curve: Pearson-Korrelationskoeffizient *m*.
proelastase/*n*: Proelastase *w*.
proemial/*adj*: prodromal.
proencephaly/*n*: Hirnprolaps *m*.
proenzyme/*n*: Proenzym *s*.
proerythroblast/*n*: Proerythroblast *m*.
profibrinolysin/*n*: Profibrinolysin *s*, Plasminogen *s*.
proficiency/*n*: Fertigkeit *w*.
profilactin/*n*: Aktin-Profilin-Komplex *m*.
profile/*n*: Profil *s*; **biochemical** ~ Laborbefunde; **facial** ~ Gesichtsprofil *s*; **histochemical** ~ histochemisches Muster *s*; **mental** ~ Persönlichkeitsprofil *s*.
profilin/*n*: Profilin *s*.
proflavin/*n*: Proflavin *s*.
profundaplasty/*n*: Arteria-femoralis-profunda-Plastik *w*.
progastrin/*n*: Gastrinpräkursor *m*.
progenia/*n*: Progenie *w*.
progenital/*adj*: auf den äußeren Genitalien.
progenitor/*n*: Elternteil *s*, Vorfahr *m*; **hematopoietic** ~ hämatopoetische Stammzelle *w*.
progeny/*n*: Nachkommenschaft *w*.
progeria/*n*: Progerie *w*, Hutchinson-Gilford-Syndrom *s*.

progestational/*adj*: progesteronartig.
progesterone/*n*: Progesteron *s*.
progesterone unit: Progesteroneinheit *w*.
progestin/*n*: Progestin *s*.
progestogen/*n*: Gestagen *s*.
proglottid/*n*: Proglottid *m*.
proglumetacin/*n*: Proglumetacin *s*.
proglumide/*n*: Proglumid *s*.
prognathism/*n*: Prognathie *w*; **mandibular** ~ Unterkieferprognathie *w*.
prognose/*vb*: prognostizieren.
prognosis/*n*: Prognose *w*.
prognostic/*n*, *adj*: 1. prognostisches Zeichen *s*; 2. prognostisch.
prognosticate/*vb*: prognostizieren.
prognostication/*n*: Prognostik *w*.
program/*n*: Programm *s*.
programmability/*n*: Programmierbarkeit *w*.
progranulocyte/*n*: Promyelozyt *m*.
progress/*n*, *vb*: 1. Fortschritt *m*, Progredienz *w*; 2. voranschreiten.
progression/*n*: Progredienz *w*, Progression *w*, Vorwärtsbewegung *w*; **cross-legged** ~ Scherengang *m*.
progressive/*adj*: progressiv, progredient.
proguanil hydrochloride: Proguanil *s*.
prohistiocyte/*n*: Histiozytenpräkursorzelle *w*.
prohormone/*n*: Prohormon *s*.
proinsulin/*n*: Proinsulin *s*.
project/*n*, *vb*: 1. Projekt *s*; 2. projizieren.
projection/*n*: Projektion *w*, Verlagerung *w*, Hinausverlagerung *w*.
projection area: Projektionsfeld *s*.
projection fiber: Projektionsfaser *w*.
projection frequency: Projektionsfrequenz *w*.
projection perimeter: Projektionsperimeter *s*.
projection perimetry: Projektionsperimetrie *w*.
projection system: Projektionsfasersystem *s*; **corticopontine** ~ kortikopontines Fasersystem *s*.
projection tract: Projektionsbahn *w*.
projection view: Projektionsrichtung *w*.

projective/*adj*: projektiv.
prokaryoblast/*n*: Megaloblast *m*.
prokaryoblastic/*adj*: megaloblastär.
prokaryote/*n*: Prokaryont *m*.
prokaryotic/*adj*: prokaryontisch.
prolactin/*n*: Prolaktin *s*, Prolactin *s*.
prolactinoma/*n*: Prolaktinom *s*.
prolapse/*n, vb*: 1. Prolaps *m*, Vorfall *m*; **anal** ~ Analprolaps *m*; **rectal** ~ Rektumprolaps *m*; **uterine** ~ Gebärmuttervorfall *m*; 2. vorfallen, prolabieren.
prolapse of cord: Nabelschnurvorfall *m*.
prolapse of intervertebral disk: Bandscheibenvorfall *m*.
prolapse of uterus: Gebärmuttervorfall *m*, Uterusprolaps *m*.
prolapse pessary: Prolapspessar *s*.
proleptic/*adj*: proleptisch.
prolidase/*n*: Prolidase *w*.
proliferate/*vb*: proliferieren.
proliferation/*n*: Proliferation *w*; **mesangial** ~ Mesangiumproliferation *w*.
proliferation cyst: Hydatidzyste *w*.
proliferative/*adj*: proliferativ.
proliferous/*adj*: proliferativ.
prolific/*adj*: fruchtbar.
proline [*abbr*] **Pro**: Prolin *s*, Pro.
proline dehydrogenase: Prolindehydrogenase *w*.
proline dipeptidase: Prolindipeptidase *w*.
prolin-hydroxyproline-glycinuria: Iminoglyzinurie *w*.
prolinemia/*n*: Hyperprolinämie *w*.
prolintane/*n*: Prolintan *s*.
prolong/*vb*: verlängern, ausdehnen, prolongieren.
prolonium iodide: Proloniumiodid *s*.
prolotherapy/*n*: Sklerotherapie *w*.
prolymphoblast/*n*: Lymphoblast *m*.
prolymphocyte/*n*: Prolymphozyt *m*, Lymphoblast *m*.
promastigote/*adj*: promastigot.
promazine/*n*: Promazin *s*.
promazine hydrochloride: Promazinhydrochlorid *s*.
promegakaryocyte/*n*: Promegakaryozyt *m*.
promegaloblast/*n*: Promegaloblast *m*.
prometaphase/*n*: Prometaphase *w*.
promethazine/*n*: Promethazin *s*.
promethazine hydrochloride: Promethazin-Hydrochlorid *s*.
prominence/*n*: Vorsprung *m*, Prominentia.
prominent/*adj*: vorstehend.
promonocyte/*n*: Promonozyt *m*.
promontory/*n*: Promontorium.
promote/*vb*: fördern, anregen.
promoter/*n*: Promotor *m*.
promoter region: Promotorregion *w*.
promotion/*n*: Promotion *w*, Förderung *w*.
promoxolane/*n*: Promoxolan *s*.
promyeloblast/*n*: Promyeloblast *m*.
promyelocyte/*n*: Promyelozyt *m*.
pronase/*n*: Pronase *w*.
pronation/*n*: Pronation *w*.
pronation fracture: Pronationsfraktur *w*.
pronation phenomenon: Pronationsphänomen *s*, Strümpell-Zeichen *s*.
pronation sign: Babinski-Zeichen *s*.
pronation-supination test: Pronations-Supinations-Versuch *m*, Dysdiadochokineseprüfung *w*.
pronator/*n*: Pronatormuskel *m*.
prone/*adj*: in Bauchlage, geneigt.
proneness/*n*: Neigung *w*.
pronephron/*n*: Pronephron *s*.
pronephros/*n*: Pronephros *m*, Vorniere *w*.
pronormoblast/*n*: Proerythroblast *m*.
pronucleus/*n*: Pronukleus *m*.
proof/*n*: Beweis *m*, Nachweis *m*.
proovarium/*n*: Epoophoron *s*.
prop/*n, vb*: 1. Stütze *w*; **dental** ~ Zahnhalterung *w*; 2. stützen.
propafenone/*n*: Propafenon *s*.
propagate/*vb*: fortpflanzen, fortleiten.
propagation/*n*: Fortpflanzung *w*, Fortleitung *w*.
propalinal/*adj*: vor- und rückwärts beweglich.
propamidine/*n*: Propamidin *s*.
propane/*n*: Propan *s*.
propanidid/*n*: Propanidid *s*.
propanol/*n*: Propanol *s*, Propylalkohol *m*.
propantheline bromide: Propanthelin-

bromid *s*.
proparacaine/*n*: Proxymetacain *s*.
propatylnitrate/*n*: Propatylnitrat *s*.
propellant/*n*: Treibmittel *s*.
propene/*n*: Propen *s*.
propension/*n*: Disposition *w*.
propepsin/*n*: Pepsinogen *s*.
properdin/*n*: Properdin *s*.
properdin factor B: Properdinfaktor B *m*.
properitoneal/*adj*: präperitoneal.
property/*n*: Eigenschaft *w*; **biological** ~ biologische Eigenschaft *w*.
prophage/*n*: Prophage *w*.
prophase/*n*: Prophase *w*.
prophenpyridamine/*n*: Pheniramin *s*.
prophylactic/*n, adj*: 1. prophylaktisches Mittel *s*; 2. prophylaktisch.
prophylaxis/*n*: Prophylaxe *w*, Vorbeugung *w*; **chemical** ~ Chemoprophylaxe *w*; **clinical** ~ Suppression einer klinischen Manifestation; **dental** ~ Zahnprophylaxe *w*; **suppressive** ~ Suppression einer klinischen Manifestation.
propicillin/*n*: Propicillin *s*.
propicillin potassium: Propicillinkalium *s*.
β-**propiolactone**/*n*: β-Propiolakton *s*.
propionate/*n*: Propionat *s*.
propionibacter/*n*: Propionibacterium *s*.
propionyl/*n*: Propionyl *s*.
propionyl-CoA: Propionyl-CoA *s*.
proplasmin/*n*: Plasminogen *s*.
proplastid/*n*: Proplastid *s*.
propolis/*n*: Propolis *s*, Bienenharz *s*.
proportion/*n*: Teil *m*, Anteil *m*, Proportion *w*, Größenverhältnis *s*.
proportional/*adj*: proportional.
proportionality/*n*: Proportionalität *w*.
proposita/*n*: Probandin *w*.
propositus/*n*: Proband *m*.
propoxycaine/*n*: Propoxycain *s*.
propoxycaine hydrochloride: Propoxycainhydrochlorid *s*.
propranolol/*n*: Propranolol *s*.
proprietary/*adj*: geschützt.
proprioception/*n*: Propriozeption *w*.
proprioceptive/*adj*: propriozeptiv.

proprioceptor/*n*: Propriorezeptor *m*.
propriospinal/*adj*: spinal.
proptometer/*n*: Exophthalmometer *s*.
proptosis/*n*: Vorfall *m*.
propulsion/*n*: Propulsion *w*, Antepulsion *w*.
propyl/*n*: Isopropyl *s*.
propyl alcohol: Propylalkohol *m*, Propanol *s*.
propylene/*n*: Propen *s*.
propylhexedrine/*n*: Propylhexedrin *s*.
propyliodone/*n*: Propyliodon *s*.
propylthiouracil/*n*: Propylthiouracil *s*.
propyphenazone/*n*: Propyphenazon *s*.
proquazone/*n*: Proquazon *s*.
prorennin/*n*: Chymosinogen *s*.
prorsad/*adj*: vorwärts.
prorubricyte/*n*: basophiler Normoblast *m*.
proscillaridin/*n*: Proscillaridin *s*.
prosect/*vb*: präparieren.
prosection/*n*: anatomische Präparation *w*.
prosector/*n*: Prosektor *m*.
prosencephalon/*n*: Prosencephalon *s*.
proserum prothrombin conversion accelerator [*abbr*] **PPCF**: Faktor V *m*, PPCF.
prosodemic/*adj*: direkt übertragen.
prosody/*n*: Prosodie *w*.
prosop-: Prosopo-.
prosopagnosia/*n*: Prosopagnosie *w*.
prosopalgia/*n*: Prosopalgie *w*, Trigeminusneuralgie *w*.
prosopectasia/*n*: Gesichtsverbreiterung *w*.
prosopo-: Prosopo-.
prosopodiplegia/*n*: bilaterale Fazialislähmung *w*.
prosopodysmorphia/*n*: Hemiatrophia facialis progressiva, Romberg-Syndrom *s*.
prosopopagus/*n*: Prosopopagus *m*.
prosopoplegia/*n*: Prosoplegie *w*.
prosopoplegic/*adj*: prosoplegisch.
prosopospasm/*n*: Gesichtsspasmus *m*.
prosopothoracopagus/*n*: Prosopothorakopagus *m*.
prospective/*adj*: prospektiv.
prospermia/*n*: Prospermie *w*.
prostacyclin/*n*: Prostacyclin *s*.

prostaglandin: Prostaglandin *s*.
prostaglandin antagonist: Prostaglandinantagonist *m*.
prostaglandin inhibitor: Prostaglandinantagonist *m*.
prostaglandin reductase: Prostaglandinreduktase *w*.
prostaglandin synthetase: Zyklooxygenase *w*.
prostanoid/*n*: Prostanoid *s*.
prostat-: Prostat-.
prostatalgia/*n*: Prostataschmerz *m*.
prostate/*n*: Prostata *w*; **funnel-neck** ~ Schramm-Sphinkterphänomen *s*.
prostatectomy/*n*: Prostatektomie *w*; **perineal** ~ perineale Prostatektomie *w*; **retropubic** ~ retropubische Prostatektomie *w*; **suprapubic transvesical** ~ suprapubische transvesikale Prostatektomie *w*; **transurethral** ~ transurethrale Prostataresektion *w*.
prostateria/*n*: Prostatismus *m*.
prostatic/*adj*: prostatisch.
prostaticovesiculectomy/*n*: Prostata-Samenblasen-Entfernung *w*.
prostatism/*n*: Prostatismus *m*.
prostatitis/*n*: Prostatitis *w*; **acute bacterial** ~ akute bakterielle Prostatitis *w*; **nonbacterial** ~ abakterielle Prostatitis *w*.
prostato-: Prostato-.
prostatocystitis/*n*: Prostatitis und Zystitis.
prostatocystotomy/*n*: Prostatozystotomie *w*.
prostatodynia/*n*: Prostataschmerz *m*.
prostatolith/*n*: Prostatolith *m*, Prostatastein *m*.
prostatomegaly/*n*: Prostatavergrößerung *w*.
prostatomy/*n*: Prostatainzision *w*.
prostatovesiculectomy/*n*: Prostata-Samenblasen-Entfernung *w*.
prostatovesiculitis/*n*: Prostatitis mit Vesikulitis.
prosthesis/*n*: Prothese *w*; **caged-ball** ~ Kugelventilklappenprothese *w*; **dental** ~ Zahnprothese *w*; **endoskeletal** ~ intrakorporale Prothese *w*; **knitted vascular** ~ Textilgefäßprothese *w*; **laryngeal** ~ künstlicher Kehlkopf *m*; **myoelectric** ~ myoelektrische Prothese *w*; **ocular** ~ Augenprothese *w*; **vascular** ~ Gefäßprothese *w*.
prosthesis loosening: Prothesenlockerung *w*.
prosthetic/*n*, *adj*: 1. Prothese *w*; 2. prothetisch, prosthetisch.
prosthetics/*n*: Prothetik *w*, Prothesenherstellung *w*.
prosthodontics/*n*: Dentalprothetik *w*.
prostitute/*n*: Prostituierte *w*.
prostitution/*n*: Prostitution *w*.
prostration/*n*: Prostration *w*.
prot-: Proto-.
protactinium [*abbr*] **Pa**: Protactinium *s*, Pa.
protamine/*n*: Protamin *s*.
protamine sulfate: Protaminsulfat *s*.
protamine zinc insulin: Protamin-Zink-Insulin *s*.
protan/*adj*: protanop.
protanomalous/*adj*: protanomal.
protanomaly/*n*: Protanomalie *w*, Rotschwäche *w*.
protanope/*n*: Protanope *m*.
protanopia/*n*: Protanopie *w*, Rotblindheit *w*.
protanopic/*adj*: protanop.
protean/*n*: Protean *s*.
protease/*n*: Protease *w*, Proteinase *w*.
protease antagonist: Proteaseinhibitor *m*.
protease inhibitor: Proteaseinhibitor *m*.
protect/*vb*: schützen.
protected/*adj*: geschützt.
protection/*n*: Schutz *m*, Schutzvorrichtung *w*; **environmental** ~ Umweltschutz *m*; **passive** ~ passive Immunisierung *w*; **radiological** ~ Strahlenschutz *m*.
protective/*adj*: Schutz-, protektiv.
protector/*n*: Schutzgerät *n*.
protein/*n*: Protein *s*, Eiweiß *s*; **animal** ~ tierisches Eiweiß *s*; **autologous** ~ körpereigenes Eiweiß *s*; **calcium-binding** ~ kalziumbindendes Protein *s*; **conjugated** ~ konjugiertes Protein *s*; **corticosteroid-**

protein, C-reactive

binding ~ kortikosteroidbindendes Globulin *s*; **C-reactive** ~ C-reaktives Protein *s*; **dietary** ~ Nahrungseiweiß *s*; **fibrous** ~ Faserprotein *s*, fibrilläres Protein *s*; **globular** ~ globuläres Protein *s*; **heterologous** ~ körperfremdes Eiweiß *s*; **native** ~ Nativeiweiß *s*; **nonstructural** ~ nichtstrukturelles Protein *s*; **regulatory** ~ Regulatorprotein *s*; **thyroxine-binding** ~ thyroxinbindendes Protein *s*; **urinary** ~ Proteinurie *w*.

proteinaceous/*adj*: proteinartig.
protein antigen: Proteinantigen *s*.
proteinase/*n*: Proteinase *w*.
protein band: Proteinbande *w*.
protein binding: Proteinbindung *w*.
protein binding capacity: Proteinbindungskapazität *w*.
protein-bound: proteingebunden.
protein-calorie malnutrition: Marasmus *m*.
protein coat: Proteinhülle *w*, Eiweißhülle *w*.
protein complex: Proteinkomplex *m*.
protein conformation: Eiweißkonformation *w*.
protein content: Eiweißgehalt *m*.
protein deficiency: Eiweißmangel *m*.
protein degradation: Proteinabbau *m*.
protein denaturation: Proteindenaturierung *w*.
protein design: Proteindesign *s*.
protein detection: Proteinnachweis *m*.
protein diet: Eiweißdiät *w*.
protein digestion: Proteinverdauung *w*.
proteinemia/*n*: Proteinämie *w*.
protein engineering: Proteintechnik *w*.
protein envelope: Proteinhülle *w*.
protein factor, animal: Vitamin B_{12} *s*, Cobalamin *s*.
protein hydrolysate: Proteinhydrolysat *s*.
protein kinase: Proteinkinase *w*.
protein liquid chromatography, fast: schnelle Protein-Flüssigkeitschromatographie *w*.
protein-losing enteropathy [*abbr*] **PLE**: Eiweißverlustsyndrom *s*, exsudative Enteropathie *w*.
protein loss: Eiweißverlust *m*.
protein malnutrition: Kwashiorkor *s*.
protein metabolism: Proteinstoffwechsel *m*, Eiweißstoffwechsel *m*.
proteinosis/*n*: Proteinose *w*; **lipoid** ~ Lipoidproteinose *w*, Urbach-Wiethe-Syndrom *s*; **pulmonary alveolar** ~ Alveolarproteinose *w*, Lungenproteinose *w*.
protein preparation: Proteinextrakt *m*.
protein ratio: Eiweißquotient *m*.
protein requirement: Eiweißbedarf *m*.
protein sequence: Proteinsequenz *w*.
protein shock: Eiweißschock *m*.
protein structure: Proteinstruktur *w*.
protein synthesis: Proteinsynthese *w*.
proteinuria/*n*: Proteinurie *w*; **adventitious** ~ idiopathische Proteinurie *w;* **asymptomatic** ~ asymptomatische Proteinurie *w*; **athletic** ~ Belastungsproteinurie *w*; **benign** ~ benigne Proteinurie *w*; **essential** ~ essentielle Proteinurie *w*; **false** ~ Pseudoproteinurie *w*; **febrile** ~ Fieberproteinurie *w*; **functional** ~ physiologische Proteinurie *w*; **gestational** ~ Schwangerschaftsproteinurie *w*; **glomerular** ~ glomeruläre Proteinurie *w*; **intermittent** ~ intermittierende Proteinurie *w*; **isolated** ~ isolierte Proteinurie *w*; **lordotic** ~ orthostatische Albuminurie *w*; **nonselective** ~ gemischte Proteinurie *w*; **orthostatic** ~ orthostatische Albuminurie *w*; **persistent** ~ persistierende Proteinurie *w*; **physiologic** ~ physiologische Proteinurie *w*; **pyogenic** ~ Proteinurie mit Pyurie; **selective** ~ selektive Proteinurie *w*; **transient** ~ transitorische Proteinurie *w*; **tubular** ~ tubuläre Proteinurie *w*.
proteinuric/*adj*: proteinurisch.
protension/*n*: Dauer *w*.
proteoglycan/*n*: Proteoglykan *s*.
proteolysis/*n*: Proteolyse *w*.
proteohormone/*n*: Proteohormon *s*.
proteolysis/*n*: Proteolyse *w*.
proteolytic/*adj*: proteolytisch.
proteometabolism/*n*: Proteinmetabolismus *m*.

proteopepsis/*n*: Proteinverdauung *w*.
proteopeptic/*adj*: die Eiweißverdauung betreffend.
proteopexy/*n*: Eiweißbindung *w*.
proteosemia/*n*: Proteinämie *w*.
protest/*n*: Protest *m*.
proteus/*n*: Proteus.
prothesis/*n*: Prothese *w*.
prothetic/*adj*: prothetisch.
prothipendyl/*n*: Prothipendyl *s*.
prothrombin/*n*: Prothrombin *s*, Faktor II *m*.
prothrombin activator: Prothrombinaktivator *m*.
prothrombinase/*n*: Prothrombinase *w*.
prothrombin consumption test: Prothrombinkonsumptionstest *m*, Serumprothrombinzeit *w*.
prothrombin deficiency: Hypoprothrombinämie *w*.
prothrombin factor: Vitamin K *s*.
prothrombinogen/*n*: Prothrombinogen *s*.
prothrombinopenia/*n*: Prothrombinopenie *w*, Hypoprothrombinämie *w*.
prothrombin time: Prothrombinzeit *w*.
prothromboplastin/*n*: Prothromboplastin *s*.
prothromboplastin time: Prothromboplastinzeit *w*.
protides/*n*: Proteine und Peptide.
protionamide/*n*: Protionamid *s*.
protirelin/*n*: Protirelin *s*.
protist/*n*: Protist *m*.
proto-: Proto-.
protoactinium/*n*: Protactinium *s*.
protoblast/*n*: Blastomer *s*.
protochlorophyll/*n*: Protochlorophyll *s*.
protochondrium/*n*: Primitivknorpel *m*.
protocol/*n*: Protokoll *s*.
protocoproporphyria/*n*: Porphyria variegata.
protodiabetes/*n*: Protodiabetes *m*.
protodiastole/*n*: Protodiastole *w*.
protodiastolic/*adj*: protodiastolisch.
protoduodenum/*n*: Protoduodenum *s*.
protofibril/*n*: Protofibrille *w*.
protofilament/*n*: Axonkern *m*.
protogaster/*n*: Vordarm *m*.

protometer/*n*: Exophthalmometer *s*.
proton/*n*: Proton *s*.
protonate/*vb*: Protonen anlagern.
proto-oncogene: Protoonkogen *s*.
protopathic/*adj*: protopathisch.
protopianoma/*n*: Muttereffloreszenz *w*, Frambösiom *s*.
protoplasm/*n*: Protoplasma *s*.
protoplasmatic/*adj*: protoplasmatisch.
protoplasmic/*adj*: protoplasmatisch.
protoplasmolysis/*n*: Plasmolyse *w*.
protoplast/*n*: Protoplast *m*.
protoporphyria/*n*: Protoporphyrie *w*.
protoporphyrin/*n*: Protoporphyrin *s*.
protopsis/*n*: Exophthalmus *m*.
protospasm/*n*: Jackson-Krampf *m*.
protospore/*n*: Protospore *w*.
protosyphilis/*n*: primäre Syphilis *w*.
protosystolic/*adj*: protosystolisch.
prototroph/*adj*: prototroph.
prototype/*n*: Prototyp *m*.
protoveratrine/*n*: Protoveratrin *s*.
protozoan/*n*: Protozoon *s*.
protozoiasis/*n*: Protozoonose *w*.
protozoon/*n*: Protozoon *s*.
protozootherapy/*n*: Behandlung einer Protozoeninfektion.
protract/*vb*: protrahieren, hinziehen.
protracted/*adj*: protrahiert.
protraction/*n*: Protraktion *w*, Protrahierung *w*.
protriptyline hydrochloride: Protriptylin-hydrochlorid *s*.
protrude/*vb*: vorwölben.
protrusion/*n*: Fortstoßen *s*, Protrusion *w*, Vorwölbung *w*; **acetabular** ~ Protrusio acetabuli.
protrusive/*adj*: vorgewölbt.
protrypsin/*n*: Trypsinogen *s*.
protuberance/*n*: Protuberanz *w*, Protuberantia.
provide/*vb*: zur Verfügung stellen.
proviral/*adj*: proviral.
provirus/*n*: Provirus *m*.
provitamin/*n*: Provitamin *s*.
provocation test: Provokationstest *m*.
provocative/*adj*: provokativ, stimulierend,

hervorrufend.
Prower factor: Stewart-Prower-Faktor *m*.
prox-: Proximo-.
proxibarbal/*n*: Proxibarbal *s*.
proximad/*adj*: proximal.
proximal/*adj*: proximal, ungefähr.
proximo-: Proximo-, Proximal-.
proxymetacaine/*n*: Proxymetacain *s*.
proxyphylline/*n*: Proxyphyllin *s*.
prozonal/*adj*: prozonal.
prozone/*n*: Prozone *w*.
prozymogen/*n*: Prozymogen *s*.
PRPP [*abbr*] **5-phosphoribosyl pyrophosphate**: Phosphoribosyl-pyrophosphat *s*, PRPP.
PR segment: PR-Strecke *w*.
prune belly syndrome: Prune-belly-Syndrom *s*, Bauchdeckenaplasie *w*, Fröhlich-Obrinski-Syndrom *s*.
prurigo/*n*: Prurigo *w*; **flexural** ~ Besnier-Prurigo *w*, Neurodermitis atopica; **leukodermic** ~ Prurigo mit Depigmentierung; **melanotic** ~ melanotische Prurigo *w*.
prurigo of pregnancy: Schwangerschaftsprurigo *w*.
pruritus/*n*: Pruritus *m*, Hautjucken *s*.
Prussak space: Prussak-Raum *m*, Recessus membranae tympani superior.
psammism/*n*: Psammotherapie *w*.
psammoma/*n*: Psammom *s*.
psammoma body: Psammomkörperchen *s*.
psammomatous/*adj*: psammomatös.
psammotherapy/*n*: Psammotherapie *w*.
psammous/*adj*: psammomatös.
psellism/*n*: Psellismus *m*, Stottern *s*.
pseud-: Pseudo-.
pseudacusis/*n*: Pseudakusis *w*.
pseudactinomycosis/*n*: Pseudoaktinomykose *w*.
pseudalbuminuria/*n*: Pseudoalbuminurie *w*.
pseudamnesia/*n*: transitorische Amnesie *w*.
pseudankylosis/*n*: Pseudankylose *w*, fibröse Ankylose *w*.
pseudarthritis/*n*: Pseudarthritis *w*.

pseudarthrosis/*n*: Pseudarthrose *w*.
pseudelminth/*n*: Pseudohelminth *m*.
pseudesthesia/*n*: Pseudästhesie *w*.
pseudinoma/*n*: Phantomgeschwulst *w*.
pseudo-: Pseudo-.
pseudoabscess/*n*: Pseudoabszeß *m*, benigne intrakranielle Drucksteigerung *w*.
pseudoacephalus/*n*: Pseudoazephalus *m*.
pseudoactinomycosis/*n*: Pseudoaktinomykose *w*.
pseudoagglutination/*n*: Pseudoagglutination *w*.
pseudoagraphia/*n*: Pseudoagraphie *w*.
pseudoallele/*n*: Pseudoallel *s*.
pseudoallelic/*adj*: Pseudoallel-.
pseudoalveolar/*adj*: pseudoalveolär.
pseudoamenorrhea/*n*: Pseudoamenorrhö *w*.
pseudoanaphylaxis/*n*: Pseudoallergie *w*.
pseudoanemia/*n*: Blässe *w*.
pseudoaneurysm/*n*: Pseudoaneurysma *s*.
pseudoankylosis/*n*: Pseudankylose *w*, fibröse Ankylose *w*.
pseudoanorexia/*n*: Anorexia nervosa.
pseudoantagonist/*n*: Pseudoantagonist *m*.
pseudoaphasia/*n*: funktionelle Aphasie *w*.
pseudoappendicitis/*n*: Pseudoappendizitis *w*.
pseudoarthrosis/*n*: Pseudarthrose *w*.
pseudoastereognosis/*n*: Stereoanästhesie *w*.
pseudoathetosis/*n*: Pseudoathetose *w*.
pseudoatrophoderma/*n*: Pseudoatrophodermie *w*.
pseudobulbar/*adj*: pseudobulbär.
pseudocartilage/*n*: Stützgewebe *s*.
pseudocast/*n*: Pseudozylinder *m*.
pseudocele/*n*: Cavum septi pellucidi.
pseudocephalocele/*n*: Pseudozephalozele *w*.
pseudochancre/*n*: schankerartige Läsion *w*.
pseudocholesteatoma/*n*: Pseudocholesteatom *s*.
pseudocholinesterase/*n*: Pseudocholinesterase *w*.
pseudochromesthesia/*n*: fehlerhafte

Farbwahrnehmung *w*.
pseudocirrhosis/*n*: Pseudozirrhose *w*.
pseudoclaudication/*n*: Pseudo-Claudicatio *w*.
pseudocoarctation of the aorta: Pseudocoarctatio aortae.
pseudocolloid of lips: Fordyce-Flecken.
pseudocoxalgia/*n*: Perthes-Krankheit *w*.
pseudocrisis/*n*: Pseudokrise *w*.
pseudocroup/*n*: Pseudokrupp *m*.
pseudocryptorchidism/*n*: Pseudokryptorchismus *m*.
pseudocyesis/*n*: Pseudokyese *w*, Scheinschwangerschaft *w*.
pseudocyst/*n*: Pseudozyste *w*; **pancreatic** ~ Pankreaspseudozyste *w*.
pseudodeficiency rickets: Vitamin-D-resistente Rachitis *w*.
pseudodementia/*n*: Pseudodemenz *w*.
pseudodextrocardia/*n*: Pseudodextrokardie *w*.
pseudodiabetes/*n*: latenter Diabetes *m*.
pseudodominance/*n*: Pseudodominanz *w*.
pseudodysentery/*n*: Pseudodiarrhö *w*.
pseudoedema/*n*: Pseudoödem *s*.
pseudoelastin/*n*: Pseudoelastin *s*.
pseudoembryonic/*adj*: pseudoembryonal.
pseudoendometritis/*n*: Pseudoendometritis *w*.
pseudoephedrine/*n*: Pseudoephedrin *s*.
d-pseudoephedrine hydrochloride: Pseudoephedrinhydrochlorid *s*.
pseudoepilepsy/*n*: hysterischer Anfall *m*.
pseudoepiphysis/*n*: Pseudoepiphyse *w*.
pseudoerosion/*n*: Pseudoerosion *w*.
pseudoesthesia/*n*: Pseudästhesie *w*.
pseudoexophthalmus/*n*: Pseudoexophthalmus *m*.
pseudofracture/*n*: Pseudofraktur *w*.
pseudoganglion/*n*: Pseudoganglion *s*.
pseudogene/*n*: Pseudogen *s*.
pseudoglioma/*n*: Pseudogliom *s*.
pseudoglobulin/*n*: Pseudoglobulin *s*.
pseudogout/*n*: Pseudogicht *w*, Chondrokalzinose *w*.
pseudogynecomastia/*n*: Pseudogynäkomastie *w*.

pseudohallucination/*n*: Pseudohalluzination *w*.
pseudohemagglutination/*n*: Pseudoagglutination *w*, Geldrollenbildung *w*.
pseudohematuria/*n*: Pseudohämaturie *w*.
pseudohemophilia/*n*: Blutungstendenz *w*.
pseudohemoptysis/*n*: Pseudohämoptyse *w*.
pseudohermaphrodite/*n*: Pseudohermaphrodit *m*.
pseudohernia/*n*: Pseudohernie *w*, Hernia spuria.
pseudo-Hurler disease: Pseudo-Hurler-Krankheit *w*, Mukolipidose Typ II *w*.
pseudohydrocephaly/*n*: Pseudohydrozephalus *m*.
pseudohyperaldosteronism/*n*: Pseudohyperaldosteronismus *m*, Liddle-Syndrom *s*.
pseudohyperkalemia/*n*: in-vitro-Hyperkaliämie *w*.
pseudohypertrophy/*n*: Pseudohypertrophie *w*; **muscular** ~ Pseudomuskelhypertrophie *w*.
pseudohypoaldosteronism/*n*: Pseudohypoaldosteronismus *m*.
pseudohyponatremia/*n*: Pseudohyponatriämie *w*.
pseudohypoparathyroidism/*n*: Pseudohypoparathyreoidismus *m*.
pseudohypothyroidism/*n*: Pseudohypothyreoidismus *m*.
pseudoicterus/*n*: Pseudoikterus *m*.
pseudointima/*n*: Pseudointima *w*.
pseudojaundice/*n*: Pseudoikterus *m*.
pseudokeratin/*n*: Pseudokeratin *s*, falsches Keratin *s*.
pseudoleukemia/*n*: Pseudoleukämie *w*.
pseudolipoma/*n*: Ödem *s*.
pseudolymphoma/*n*: Pseudolymphom *s*.
pseudomegacolon/*n*: Kolondilatation *w*.
pseudomelia/*n*: Phantomglied *s*.
pseudomembrane/*n*: Pseudomembran *w*.
pseudomemory/*n*: Pseudoerinnerung *w*.
pseudomeningitis/*n*: Meningismus *m*.
pseudomenstruation/*n*: Ausfluß *m*.
pseudomicrocephaly/*n*: Hirnatrophie *w*.

pseudomilium/*n*: Pseudomilium *s*, Kolloidmilium *s*.
pseudomonad/*n*: Pseudomonade *w*.
pseudomonas/*n*: Pseudomonas.
pseudomorphine/*n*: Dehydromorphin *s*.
pseudomotivation/*n*: Scheinmotivation *w*.
pseudomotor/*adj*: abnorme Bewegungen betreffend.
pseudomucin/*n*: Pseudomuzin *s*.
pseudomyasthenia/*n*: Pseudomyasthenie *w*, Lambert-Eaton-Syndrom *s*.
pseudomycelium/*n*: Pseudomyzel *w*.
pseudomyiasis/*n*: Pseudomyiasis *w*.
pseudomyotonia/*n*: Pseudomyotonie *w*.
pseudomyxoma/*n*: Pseudomyxoma.
pseudomyxovirus/*n*: Pseudomyxovirus *m*.
pseudoneoplasm/*n*: Scheintumor *m*.
pseudoneuritis/*n*: Pseudoneuritis optica.
pseudoneurotic/*adj*: pseudoneurotisch.
pseudonucleolus/*n*: Karyosom *s*.
pseudo-obstruction: Pseudoobstruktion *w*, Pseudookklusion *w*.
pseudopapilledema/*n*: Pseudoneuritis optica.
pseudoparalysis/*n*: Pseudoparalyse *w*; **congenital atonic** ~ Myatonia congenita; **generalized alcoholic** ~ Marchiafava-Bignami-Syndrom *s*; **syphilitic** ~ Parrot-Lähmung *w*, Wegner-Krankheit *w*.
pseudoparasite/*n*: Pseudoparasit *m*.
pseudoparkinsonism/*n*: Pseudoparkinsonismus *m*.
pseudopelade/*n*: Pseudopelade *w*.
pseudoperitonitis/*n*: Pseudoperitonitis *w*; **diabetic** ~ diabetische Pseudoperitonitis *w*.
pseudophakia/*n*: Linsenersatz *m*.
pseudophlegmon/*n*: Pseudophlegmone *w*.
pseudoplegia/*n*: Pseudoparalyse *w*.
pseudopocket/*n*: Zahnfleischtasche *w*.
pseudopod/*n*: Pseudopodium *s*.
pseudopodium/*n*: Pseudopodium *s*.
pseudopolycythemia/*n*: Gaisböck-Krankheit *w*.
pseudopolyp/*n*: Pseudopolyp *m*.
pseudopolyposis/*n*: Pseudopolypose *w*.
pseudoporencephaly/*n*: Pseudoporenzephalie *w*.
pseudopregnancy/*n*: Scheinschwangerschaft *w*, Pseudogravidität *w*, eingebildete Schwangerschaft *w*.
pseudopseudohypoparathyroidism/*n*: Pseudo-Pseudohypoparathyreoidismus *m*.
pseudoptosis/*n*: Pseudoptose *w*.
pseudoptyalism/*n*: Speichelansammlung *w*.
pseudopuberty/*n*: Pseudopubertas.
pseudoreaction/*n*: unspezifische positive Reaktion *w*.
pseudoreminiscence/*n*: pathologische Lügensucht *w*.
pseudoretinitis/*n*: Pseudoretinitis *w*.
pseudorickets/*n*: renale Osteodystrophie *w*.
pseudorosette/*n*: Pseudorosette *w*.
pseudosarcoma/*n*: Pseudosarkom *s*.
pseudosclerema/*n*: subkutane Fettgewebsnekrose *w*.
pseudoscleroderma/*n*: Pseudosklerodermie *w*.
pseudosclerosis/*n*: Pseudosklerose *w*.
pseudosign/*n*: Pseudozeichen *s*.
pseudosenility/*n*: Pseudodemenz *w*.
pseudosmallpox/*n*: Alastrim.
pseudostoma/*n*: falsche Öffnung *w*.
pseudostrabism/*n*: Pseudostrabismus *m*.
pseudostratified/*adj*: scheinbar mehrschichtig.
pseudostructure/*n*: retikuläre Substanz *w*.
pseudotabes/*n*: Pseudotabes *w*, Polyneuropathie *w*; **diabetic** ~ diabetische Polyneuropathie *w*; **pupillotonic** ~ Adie-Syndrom *s*.
pseudotetanus/*n*: Pseudotetanus *m*.
pseudotrachoma/*n*: follikuläre Konjunktivitis *w*.
pseudotrism/*n*: Pseudotrismus *m*.
pseudotubercle/*n*: Pseudotuberkel *s*.
pseudotuberculoma/*n*: Pseudotuberkel *s*.
pseudotuberculosis/*n*: Pseudotuberkulose *w*.
pseudotumor/*n*: Pseudotumor *m*.

psychological

pseudotympanitis/*n*: Pseudotympanie *w*.
pseudouridine/*n*: 5-Ribosyluracil *s*.
pseudovacuole/*n*: Pseudovakuole *w*.
pseudoventricle/*n*: Cavum septi pellucidi.
pseudovertigo/*n*: subjektives Schwindelgefühl *s*.
pseudovillus/*n*: Pseudozotte *w*.
pseudovirion/*n*: Pseudovirion *s*.
pseudovitamin/*n*: Pseudovitamin *s*.
pseudovoice/*n*: Ösophagusstimme *w*.
pseudovomiting/*n*: Regurgitation *w*.
psilocin/*n*: Psilocin *s*.
psilosis/*n*: Psilosis *w*.
psittacism/*n*: Psittazismus *m*.
psittacosis/*n*: Psittakose *w*, Papageienkrankheit *w*.
psoas abscess: Psoasabszeß *m*.
psoas sign: Psoaszeichen *s*.
psoralen/*n*: Psoralen *s*.
psoriasiform/*adj*: psoriatiform.
psoriasis/*n*: Psoriasis *w*; **erythrodermic** ~ erythrodermale Psoriasis *w*; **exfoliative** ~ erythrodermale Psoriasis *w*; **flexural** ~ Psoriasis im Bereich der Körperfalten; **guttate** ~ punktförmige Psoriasis *w*; **inverse** ~ Psoriasis im Bereich der Körperfalten.
psorophthalmia/*n*: Blepharitis ulcerosa.
psorospermosis/*n*: Psorospermosis, Darier-Krankheit *w*.
psych-: Psycho-.
psychanopsia/*n*: hysterische Blindheit *w*.
psychasthenia/*n*: Psychasthenie *w*.
psyche/*n*: Psyche *w*.
psycheclampsia/*n*: Manie *w*.
psychedelic/*adj*: psychedelisch.
psychergograph/*n*: Psychergograph *m*.
psychesthesia/*n*: Psychästhesie *w*.
psychesthetic/*adj*: psychästhetisch.
psychiatric/*adj*: psychiatrisch.
psychiatrist/*n*: Psychiater *m*.
psychiatry/*n*: Psychiatrie *w*; **comparative** ~ Ethnopsychiatrie *w*; **cross-cultural** ~ Ethnopsychiatrie *w*; **descriptive** ~ deskriptive Psychiatrie *w*; **dynamic** ~ dynamische Psychiatrie *w*; **existential** ~ existentialistische Psychiatrie *w*; **experimental** ~ experimentelle Psychiatrie *w*; **forensic** ~ Gerichtspsychiatrie *w*, forensische Psychiatrie *w*; **geriatrics** ~ Alterspsychiatrie *w*; **phenomenological** ~ phänomenologische Psychiatrie *w*; **social** ~ Sozialpsychiatrie *w*; **transcultural** ~ interkulturelle Psychiatrie *w*.
psychic/*adj*: psychisch.
psycho-: Psycho-.
psychoacoustics/*n*: Psychoakustik *w*.
psychoactivator/*n*: Stimulans *s*.
psychoactive/*adj*: psychoaktiv.
psychoanaleptic/*adj*: psychoanaleptisch.
psychoanalysis/*n*: Psychoanalyse *w*; **classic** ~ Freud-Psychoanalyse *w*.
psychoanalyst/*n*: Psychoanalytiker *w*.
psychoanalytic/*adj*: psychoanalytisch.
psychobiology/*n*: Psychobiologie *w*.
psychocatharsis/*n*: Katharsis *w*.
psychodiagnosis/*n*: Psychodiagnose *w*.
psychodiagnostic/*adj*: psychodiagnostisch.
psychodiagnostics/*n*: Psychodiagnostik *w*.
psychodrama/*n*: Psychodrama *s*.
psychodynamics/*n*: Psychodynamik *w*.
psychoepilepsy/*n*: genuine Epilepsie *w*.
psychogalvanic/*adj*: psychogalvanisch.
psychogalvanometer/*n*: Psychogalvanometer *s*.
psychogender/*n*: psychische Geschlechtsidentifikation *w*.
psychogenesis/*n*: Psychogenese *w*.
psychogenic/*adj*: psychogen.
psychogenetic/*adj*: psychogenetisch.
psychogenetics/*n*: Psychogenetik *w*.
psychogeny/*n*: Psychogenie *w*.
psychogeriatric/*adj*: gerontopsychiatrisch.
psychogeriatrics/*n*: Gerontopsychiatrie *w*, Alterspsychiatrie *w*.
psychokinesis/*n*: Psychokinese *w*.
psycholeptic/*n, adj*: 1. Psycholeptikum *s*; 2. psycholeptisch.
psycholinguistics/*n*: Psycholinguistik *w*.
psychologic/*adj*: psychologisch.
psychological/*adj*: psychologisch.

psychologist/*n*: Psychologe *m*.
psychology/*n*: Psychologie *w*; **abnormal** ~ abnormale Psychologie *w*, Psychopathologie *w*; **analytic** ~ analytische Psychologie *w*; **applied** ~ angewandte Psychologie *w*; **behavioristic** ~ Behaviorismus *m*; **clinical** ~ klinische Psychologie *w*; **cognitive** ~ kognitive Psychologie *w*; **comparative** ~ vergleichende Psychologie *w*; **criminal** ~ Kriminalpsychologie *w*; **developmental** ~ Entwicklungspsychologie *w*; **educational** ~ pädagogische Psychologie *w*; **experimental** ~ experimentelle Psychologie *w*; **humanistic** ~ humanistische Psychologie *w*; **individual** ~ Individualpsychologie *w*; **industrial** ~ Arbeitspsychologie *w*, Betriebspsychologie *w*; **jungian** ~ analytische Psychologie *w*; **medical** ~ medizinische Psychologie *w*; **pathological** ~ Psychopathologie *w*; **social** ~ Sozialpsychologie *w*; **vocational** ~ Berufspsychologie *w*.
psychometric/*adj*: psychometrisch.
psychometrics/*n*: Psychometrie *w*.
psychometry/*n*: Psychometrie *w*.
psychomotility/*n*: Psychomotorik *w*.
psychomotor/*adj*: psychomotorisch.
psychoneuroimmunology/*n*: Psychoneuroimmunologie *w*.
psychoneurosis/*n*: Psychoneurose *w*, Neurose *w*.
psychopath/*n*: Psychopath *m*.
psychopathist/*n*: Psychiater *m*.
psychopathological/*adj*: psychopathologisch.
psychopathology/*n*: Psychopathologie *w*.
psychopathy/*n*: Psychopathie *w*.
psychopharmacology/*n*: Psychopharmakologie *w*.
psychophysical/*adj*: psychophysisch.
psychophysics/*n*: Psychophysik *w*.
psychophysiology/*n*: Psychophysiologie *w*, physiologische Psychologie *w*.
psychopneumatology/*n*: psychosomatische Medizin *w*.
psychoprophylaxis/*n*: Psychoprophylaxe *w*.

psychosexual/*adj*: psychosexuell.
psychosine/*n*: Psychosin *s*.
psychosis/*n*: Psychose *w*; **affective** ~ affektive Psychose *w*; **alcoholic** ~ Alkoholpsychose *w*; **alcoholic polyneuritic** ~ Wernicke-Korsakoff-Syndrom *s*; **alternating** ~ bipolare Psychose *w*; **associated** ~ Begleitpsychose *w*; **atypical** ~ atypische Psychose *w*; **bipolar affective** ~ bipolare affektive Psychose *w*; **chronic epileptic** ~ chronische halluzinatorische Psychose *w*; **circular** ~ manisch-depressive Psychose *w*; **climacteric** ~ Involutionsmelancholie *w*; **depressive** ~ depressive Psychose *w*; **functional** ~ funktionelle Psychose *w*; **hysterical** ~ hysterische Psychose *w*; **induced** ~ induzierte Psychose *w*; **involutional** ~ Involutionsmelancholie *w*; **manic-depressive** ~ manisch-depressive Psychose *w*; **marginal** ~ Randpsychose *w*; **organic** ~ hirnorganisches Psychosyndrom *s*; **paranoic** ~ Paranoia *w*; **paranoid** ~ Paranoia *w*; **periodic** ~ manisch-depressive Psychose *w*; **polyneuritic** ~ Wernicke-Korsakoff-Psychose *w*; **puerperal** ~ Wochenbettpsychose *w*; **reactive** ~ reaktive Psychose *w*; **reactive depressive** ~ reaktive Depression *w*; **schizoaffective** ~ schizoaffektive Psychose *w*; **schizophrenic** ~ Schizophrenie *w*; **schizophreniform** ~ schizophreniforme Psychose *w*; **senile** ~ Alterspsychose *w*; **situational** ~ reaktive Psychose *w*; **substance-induced** ~ substanzbedingte Psychose *w*; **symbiotic** ~ symbiotische Psychose *w*; **unipolar** ~ unipolare Depression *w*.
psychosocial/*adj*: psychosozial.
psychosomatic/*adj*: psychosomatisch.
psychosomatics/*n*: Psychosomatik *w*.
psychosurgery/*n*: Psychochirurgie *w*.
psychosyndrome/*n*: Psychosyndrom *s*.
psychosynthesis/*n*: Psychosynthese *w*.
psychotherapeutic/*adj*: psychotherapeutisch.
psychotherapeutics/*n*: Psychotherapie *w*.
psychotherapist/*n*: Psychotherapeut *m*.

psychotherapy/*n*: Psychotherapie *w*; **ambulatory** ~ ambulante Psychotherapie *w*; **brief** ~ Kurztherapie *w*; **directive** ~ direktive Psychotherapie *w*; **dynamic** ~ Psychoanalyse *w*; **hypnotic** ~ Hypnose *w*; **psychoanalytic** ~ psychoanalytische Psychotherapie *w*; **suggestive** ~ direktive Psychotherapie *w*; **supportive** ~ unterstützende Psychotherapie *w*; **transactional** ~ Transaktionsanalyse *w*.
psychotic/*adj*: psychotisch.
psychotogen/*n*: Halluzinogen *s*.
psychotogenic/*adj*: halluzinogen.
psychotomimetic/*adj*: halluzinogen.
psychro-: Psychro-.
psychro-algia/*n*: Psychroalgie *w*, Kälteschmerz *m*.
psychroesthesia/*n*: Psychroästhesie *w*.
psychrometer/*n*: Psychrometer *s*, Hygrometer *s*.
psychrotherapy/*n*: Kryotherapie *w*.
psyllium/*n*: Psylliumsamen *m*, Plantago psyllium.
pt [*abbr*] **point**/*n*: Punkt *m*.
PTA [*abbr*] **plasma thromboplastin antecedent**: Faktor XI *m*.
ptarmic/*n, adj*: 1. Sternutatorium *s*; 2. Niesreiz auslösend.
PTC [*abbr*] **plasma thromboplastin component**: Faktor IX *m*.
pter-: Ptero-.
pteridine/*n*: Pteridin *s*.
pterin/*n*: Pterin *s*.
pterin deaminase: Pterindesaminase *w*.
pteroyl/*n*: Pteroyl *s*.
pterygo-: Pterygo-.
pterygoid/*adj*: flügelartig, pterygoideus.
PTF [*abbr*] **plasma thromboplastin factor**: Plasmathromboplastinfaktor *m*.
PTH [*abbr*] **1. parathormone; 2. parathyroid hormone**: 1. Parathormon *s*; 2. Parathyrin *s*.
PTHC [*abbr*] **percutaneous transhepatic cholangiogram**: perkutanes transhepatisches Cholangiogramm *s*.
pthiriasis/*n*: Filzlausbefall *m*.
ptomaine/*n*: Ptomain *s*.
ptomatropine/*n*: Ptomatropin *s*.
ptomatropism/*n*: Ptomatropismus *m*, Ptomatropinvergiftung *w*, Leichenvergiftung *w*.
ptosed/*adj*: ptotisch, herabhängend.
ptosis/*n*: Ptose *w*, Senkung *w*; **false** ~ Pseudoptose *w*; **traumatic** ~ traumatische Ptosis *w*.
-ptosis: -ptose.
ptotic/*adj*: ptotisch, herabhängend.
PTT [*abbr*] **partial thromboplastin time**: partielle Thromboplastinzeit *w*, PTZ.
ptyal-: Ptyalo-.
ptyalectasis/*n*: Sialektasie *w*.
ptyalism/*n*: Ptyalismus *m*, Sialorrhö *w*.
ptyalo-: Ptyalo-.
ptyalography/*n*: Sialographie *w*.
ptyalolithiasis/*n*: Sialolithiasis *w*.
ptyalolithotomy/*n*: Sialolithotomie *w*.
ptyalorrhea/*n*: Ptyalismus *m*, Sialorrhö *w*.
Pu [*abbr*] **plutonium**/*n*: Plutonium *s*, Pu.
pubarche/*n*: Pubarche *w*.
puberphonia/*n*: Ausbleiben des Stimmbruchs.
pubertal/*adj*: pubertär.
puberty/*n*: Pubertät *w*; **delayed** ~ Pubertas tarda; **precocious** ~ Pubertas praecox.
pubescence/*n*: Pubertätsphase *w*.
pubic/*adj*: Scham-, pubicus.
pubiotomy/*n*: Pubiotomie *w*, Hebeosteotomie *w*.
public/*adj*: öffentlich.
publication/*n*: Veröffentlichung *w*.
pudding face: Vollmondgesicht *s*.
puddle/*n*: Pfütze *w*.
pudendagra/*n*: Pudendalgie *w*.
Pudenz-Heyer valve: Pudenz-Heyer-Ventil *s*.
pudgy/*adj*: untersetzt.
puericulture/*n*: Kindererziehung *w*.
puerile/*adj*: kindisch.
puerperal/*adj*: puerperal.
puerperium/*n*: Wochenbett *s*, Puerperalperiode *w*.
puff/*n*: Stoß *m*, blasendes Geräusch *s*, Puff *m*; **chromosomal** ~ chromosomaler Puff *m*.

puffed/*adj*: aufgedunsen.
puffer, pink: pink puffer *m*, rosa Schnaufer *m*.
puffer poisoning: Tetrodotoxinvergiftung *w*.
puffing/*n*: Keuchen *s*.
pug nose: Stupsnase *w*.
puke/*vb*: kotzen.
pulicicide/*n*: Flohvertilgungsmittel *s*.
pulicide/*n*: Flohvertilgungsmittel *s*.
pulicosis/*n*: Flohbefall *m*, Pulicosis.
pull/*n, vb*: 1. Muskelriß *m*; 2. ziehen.
pulley/*n*: Rolle *w*, Trochlea.
pullulan/*n*: Pullulan *s*.
pullulanase/*n*: Pullulanase *w*.
pulmo-: Pulmo-, Lungen-.
pulmoaortic/*adj*: aortopulmonal.
pulmolith/*n*: Pulmolith *m*, Lungenstein *m*.
pulmometer/*n*: Spirometer *s*.
pulmometry/*n*: Spirometrie *w*.
pulmon-: Pulmo-, Lungen-.
pulmonary/*adj*: pulmonal, Lungen-.
pulmonate/*adj*: mit Lungen.
pulmonectomy/*n*: Pneumektomie *w*.
pulmonic/*adj*: pulmonal.
pulmonitis/*n*: Pneumonie *w*.
pulmono-: Pulmonal-.
pulmonology/*n*: Pulmologie *w*.
pulp/*n*: Pulpa *w*, Fleisch *s*, Masse *w*; **dental** ~ Zahnpulpa *w*; **digital** ~ Fingerpulpa *w*; **red** ~ rote Milzpulpa *w*; **splenic** ~ Milzpulpa *w*; **vertebral** ~ Nucleus pulposus; **vital** ~ vitale Zahnpulpa *w*; **white** ~ weiße Pulpa *w*.
pulp abscess: Pulpaabszeß *m*.
pulpal/*adj*: Pulpa-.
pulp amputation: Pulpaamputation *w*.
pulp canal Therapy: Wurzelkanalbehandlung *w*.
pulp capping: Pulpaüberkappung *w*.
pulp cavity: Pulpakammer *w*.
pulp chamber: Pulpahöhle *w*.
pulp denticle: Pulpadentikel *s*.
pulp devitalization: Devitalisation *w*.
pulpectomy/*n*: Pulparesektion *w*.
pulp exposure: Pulpafreilegung *w*.
pulp gangrene: Pulpagangrän *w*.

pulp horn: Pulpahorn *s*.
pulpiform/*adj*: pulpaartig.
pulpitis/*n*: Zahnfleischentzündung *w*.
pulpless/*adj*: ohne Pulpa, avital.
pulpotomy/*n*: Pulpotomie *w*.
pulp removal/*n*: Pulpektomie *w*, Pulparesektion *w*.
pulp space: Pulparaum *m*.
pulp stone: Dentikel *s*.
pulp test: Vitalitätsprobe *w*.
pulsate/*vb*: pulsieren.
pulsatile/*adj*: pulsatil, pulsierend.
pulsating/*adj*: pulsierend.
pulsation/*n*: Pulsation *w*; **palpable** ~ palpierbare Pulsation *w*; **visible** ~ sichtbare Pulsation *w*.
pulsator/*n*: Pulsgeber *m*.
pulsatory/*adj*: pulsierend, klopfend.
pulse/*n, vb*: 1. Puls *m*, Impuls *m*, Pulsus; **abdominal** ~ abdomineller Aortenpuls *m*; **abrupt** ~ schnellender Puls *m*; **allorhythmic** ~ unregelmäßiger Puls *m*; **alternating** ~ Pulsus alternans; **anacrotic** ~ anadikroter Puls *m*, Anakrotie *w*; **anadicrotic** ~ anadikrotischer Puls *m*, Anakrotie *w*; **arachnoid** ~ fadenförmiger Puls *m*; **arterial** ~ Arterienpuls *m*; **atrial venous** ~ atriovenöser Puls *m*; **biferious** ~ Pulsus bisferiens; **bigeminal** ~ Bigeminie *w*; **catadicrotic** ~ Katadikrotie *w*; **collapsing** ~ Pulsus celer et altus, Corrigan-Puls *m*, Wasserhammer-Puls *m*; **coupled** ~ Bigeminie *w*; **dicrotic** ~ Dikrotie *w*; **digitalate** ~ Bigeminie *w*; **entoptic** ~ pulssynchrone Farbsensation *w*; **epigastric** ~ epigastrische Pulsation *w*; **febrile** ~ Fieberpuls *m*; **feeble** ~ schwacher Puls *m*; **filiform** ~ fadenförmiger Puls *m*; **frequent** ~ beschleunigter Puls *m*; **full** ~ Pulsus plenus, voller Puls *m*; **hard** ~ Pulsus durus; **hepatic** ~ Leberpuls *m*; **intermittent** ~ Pulsus intermittens; **irregular** ~ unregelmäßiger Puls *m*; **jerky** ~ hüpfender Puls *m*; **jugular** ~ Jugularispuls *m*; **low-tension** ~ weicher Puls *m*; **paradoxical** ~ Pulsus paradoxus; **quick** ~ schneller Puls *m*, Pulsus celer; **radial** ~ Radialispuls *m*;

small ~ Pulsus parvus; **small weak** ~ Pulsus parvus; **soft** ~ weicher Puls *m*; **strong** ~ kräftiger Puls *m*; **thready** ~ fadenförmiger Puls *m*; **trigeminal** ~ Trigeminie *w*; **unequal** ~ ungleicher Puls *m*; **venous** ~ Venenpuls *m*; **weak** ~ schwacher Puls *m*; **wire-like** ~ Drahtpuls *m*; 2. pulsieren, schlagen.
pulse curve: Pulskurve *w*.
pulse deficit: Pulsdefizit *s*.
pulse delay: Pulsverspätung *w*.
pulse duration: Pulsdauer *w*.
pulse echo image: Pulsechobild *s*.
pulse echo technic: Impulsechoverfahren *s*.
pulseless/*adj*: pulslos.
pulselessness/*n*: Pulslosigkeit *w*.
pulse number: Pulszahl *w*.
pulse pressure: Pulsdruck *m*.
pulser/*n*: Kontaktgeber *m*.
pulse rate: Pulsfrequenz *w*.
pulse sphygmography, jugular: Jugularispulssphygmographie *w*.
pulse tracing: Sphygmographie *w*.
pulse volume recorder: Pulsvolumenaufzeichnungsgerät *s*.
pulse wave: Pulswelle *w*.
pulse width: Pulsbreite *w*.
pulsion/*n*: Pulsion *w*.
pulsion diverticulum: Pulsionsdivertikel *s*.
pulverization/*n*: Pulverisierung *w*.
pulverize/*vb*: pulverisieren.
pump/*n, vb*: 1. Pumpe *w*; **muscular** ~ Muskelpumpe *w*; 2. pumpen.
pump failure: Pumpversagen *s*.
pumping/*n*: Pumpen *s*.
pumpkin/*n*: Kürbis *m*.
pump oxygenator: Pumpenoxygenator *m*.
punch/*n, vb*: 1. Locher *m*, Stanze *w*; 2. stanzen.
punch-drunk syndrome: punch drunk syndrome, Boxerenzephalopathie *w*.
punched-out/*adj*: ausgestanzt.
punch forceps: Stanzgerät *s*.
punctate/*n, adj*: 1. Punktat *s*; 2. punktiert, punktförmig, getüpfelt.
puncture/*n, vb*: 1. Punktion *w*, Punktur *w*, Einstich *m*; **cisternal** ~ Zisternenpunktion *w*; **diabetic** ~ Bernard-Zuckerstich *m*; **exploratory** ~ explorative Punktion *w*; **intracisternal** ~ Zisternenpunktion *w*; **lumbar** ~ Lumbalpunktion *w*; **spinal** ~ Lumbalpunktion *w*; **splenic** ~ Milzpunktion *w*; **sternal** ~ Sternalpunktion *w*; **subdural** ~ Subduralpunktion *w*; **suboccipital** ~ Subokzipitalpunktion *w*; **suprapubic** ~ suprapubische Blasenpunktion *w*; **thecal** ~ Lumbalpunktion *w*; **tracheoesophageal** ~ Tracheoösophagealpunktion *w*; **transethmoidal** ~ transethmoidale Punktion *w*; **ventricular** ~ Ventrikelpunktion *w*; 2. punktieren.
puncture fracture: Lochfraktur *w*.
puncture headache, lumbar: postpunktioneller Kopfschmerz *m*.
puncture needle: Punktionsnadel *w*.
pungent/*adj*: scharf, beißend.
PUO [*abbr*] **pyrexia of unknown origin**: Fieber unbekannter Ursache *s*.
pupa/*n*: Puppenstadium *s*.
pupate/*vb*: zur Puppe entwickeln.
pupil/*n*: Pupille *w*; **artificial** ~ künstliche Pupille *w*; **bounding** ~ Hippus, springende Pupille *w*; **double** ~ Polykorie *w*; **fixed** ~ starre Pupille *w*; **multiple** ~ Polykorie *w*; **myotonic** ~ Adie-Pupille *w*; **tonic** ~ Pseudo-Argyll-Robertson-Pupille *w*, Pupillotonie *w*.
pupil dilatation: Pupillenerweiterung *w*.
pupillary/*adj*: Pupillen-.
pupillatonia/*n*: Pupillotonie *w*.
pupillo-: Pupillo-.
pupilloconstriction/*n*: Pupillenkonstriktion *w*.
pupillograph/*n*: Pupillograph *m*.
pupillography/*n*: Pupillographie *w*.
pupillometer/*n*: Pupillometer *s*.
pupillometry/*n*: Pupillometrie *w*.
pupillomotor/*adj*: pupillomotorisch.
pupilloplegia/*n*: Pupillenlähmung *w*.
pupilloscopy/*n*: Pupilloskopie *w*, Skiaskopie *w*.
pupillotonia/*n*: Pupillotonie *w*, Adie-Syndrom *s*.

pupil unrest: Hippus *m*.
pur [*abbr*] **purine**/*n*: Purin *s*.
pure/*adj*: rein, sauber.
purgation/*n*: Abführen *s*.
purgative/*n, adj*: 1. Purgativum *s*; 2. purgativ.
purge/*vb*: abführen.
purging/*n*: Abführen *s*.
purification/*n*: Reinigung *w*.
puriform/*adj*: eiterartig.
purify/*vb*: reinigen.
purine [*abbr*] **PUR**: Purin *s*.
purinemia/*n*: Purinämie *w*.
purine nucleosidase: Purinnukleosidase *w*.
purine-nucleoside phosphorylase: Purin-Nukleosid-phosphorylase *w*.
purity/*n*: Reinheit *w*.
Purkinje layer: Purkinje-Schicht *w*, Stratum gangliosum cerebelli.
Purkinje phenomenon: Purkinje-Phänomen *s*.
Purkinje's afterimage: Purkinje-Nachbild *s*.
Purkinje's corpuscle: Purkinje-Zelle *w*.
Purkinje's fiber: Purkinje-Faser *w*.
Purkinje's network: Purkinje-Fasern.
Purkinje system: Purkinje-Fasern.
puromycin/*n*: Puromycin *s*.
purple/*n, adj*: 1. Purpur *s*; **visual** ~ Sehpurpur *m*, Rhodopsin *s*; 2. purpurn.
purpose/*n*: Absicht *w*, Intention *w*, Zweck *m*.
purpura/*n*: Purpura *w*; **acute vascular** ~ Schoenlein-Henoch-Purpura *w*; **allergic** ~ allergische Purpura *w*, Schoenlein-Henoch-Purpura *w*; **benign hyperglobulinemic** ~ Purpura hyperglobulinaemica, Waldenström-Syndrom *s*; **dysproteinemic** ~ Purpura hyperglobulinaemica, Waldenström-Syndrom *s*; **essential** ~ idiopathische Purpura *w*; **idiopathic thrombocytopenic** ~ essentielle Thrombozytopenie *w*; **malignant** ~ Waterhouse-Friderichsen-Syndrom *s*; **mechanical** ~ mechanische Purpura *w*; **senile** ~ Purpura senilis; **thrombocytopenic** ~ thrombozytopenische Purpura *w*; **thrombotic thrombocytopenic** ~ thrombotisch-thrombozytopenische Purpura *w*, Moschcowitz-Krankheit *w*; **vascular** ~ vaskuläre Purpura *w*.
purpureaglycoside/*n*: Digitalis purpurea.
purpurin/*n*: Purpurin *s*.
purr/*vb*: schnurren, summen.
Purtscher's angiopathic retinopathy: Purtscher-Syndrom *s*.
purulence/*n*: Eiterung *w*.
purulent/*adj*: purulent.
pus/*n*: Eiter *m*, Pus; **beneficial** ~ Pus laudabile; **blue** ~ bläulicher Eiter *m*; **cheesy** ~ käsiger Eiter *m*; **laudable** ~ Pus laudabile.
pus corpuscle: Eiterkörperchen *s*.
pustulation/*n*: Pustelbildung *w*.
pustule/*n*: Pustel *w*, Pustula; **amniotic** ~ Amnion nodosum; **compound** ~ mehrkammerige Pustel *w*; **malignant** ~ Hautmilzbrand *m*.
pustulosis/*n*: Pustulose *w*; **acral** ~ Akropustulose *w*.
Putnam-Dana syndrome: Putnam-Dana-Syndrom *s*, funikuläre Myelose *w*.
putrefaction/*n*: Fäulnisvorgang *m*.
putrefactive/*adj*: fäulniserregend.
putrefy/*vb*: verfaulen.
putrescine/*n*: Putreszin *s*.
putrid/*adj*: verfaulend, faulig.
Putti syndrome: Putti-Syndrom *s*.
putty/*n*: Kitt *m*.
putty kidney: Kittniere *w*.
Puusepp's reflex: Puusepp-Reflex *m*.
PUVA [*abbr*] **psoralens and longwave ultraviolet light**: PUVA, Psoralene plus UV-A.
PUVA therapy: PUVA-Behandlung *w*.
PV [*abbr*] **1. polycythemia vera; 2. plasma volume; 3. peripheral vascular; 4. portal vein**: 1. Polycythaemia vera; 2. Plasmavolumen *s*, PV; 3. peripher vaskulär; 4. Pfortader *w*.
PVC [*abbr*] **1. premature ventricular contraction; 2. polyvinylchloride**: 1. vorzeitige Kammerkontraktion *w*;

2. Polyvinylchlorid *s*, PVC.
p wave: p-Zacke *w*.
py-: Pyo-.
pyarthrosis/*n*: Pyarthrose *w*.
pycno-: Pykno-.
pyel-: Pyelo-.
pyelectasis/*n*: Pyelektasie *w*.
pyelitic/*adj*: pyelitisch.
pyelitis/*n*: Pyelitis *w*; **acute** ~ akute Pyelitis *w*; **calculous** ~ Steinpyelitis *w*; **chronic** ~ chronische Pyelonephritis *w*; **cystic** ~ Pyelitis cystica; **hematogenous** ~ hämatogene Pyelonephritis *w*; **hemorrhagic** ~ hämorrhagische Pyelitis *w*; **suppurative** ~ Nierenbeckenabszeß *m*; **urogenous** ~ aszendierende Pyelonephritis *w*.
pyelo-: Pyelo-, Nieren-.
pyelocaliceal/*adj*: Nieren- und Nierenkelch-.
pyelocaliectasis/*n*: Nierenkelcherweiterung *w*.
pyelocalyceal/*adj*: Pyelokaliko-.
pyelocystanastomosis/*n*: Pyelozystoanastomose *w*.
pyelocystitis/*n*: Pyelozystitis *w*, Zystopyelitis *w*.
pyelogram/*n*: Pyelogramm *s*; **intravenous** ~ intravenöses Pyelogramm *s*.
pyelography/*n*: Pyelographie *w*; **ascending** ~ retrograde Pyelographie *w*; **intravenous** ~ Ausscheidungspyelographie *w*; **retrograde** ~ retrograde Pyelographie *w*.
pyelolithotomy/*n*: Pyelolithotomie *w*.
pyelonephritis/*n*: Pyelonephritis *w*; **acute** ~ akute Pyelonephritis *w*; **ascending** ~ aszendierende Pyelonephritis *w*; **asymptomatic** ~ asymptomatische Pyelonephritis *w*; **chronic bacterial** ~ chronische bakterielle Nephritis *w*; **hematogenous** ~ hämatogene Pyelonephritis *w*; **necrotizing** ~ Papillennekrose *w*; **xanthogranulomatous** ~ xanthogranulomatöse Pyelonephritis *w*.
pyelonephritis of pregnancy: Pyelitis gravidarum.
pyelonephrosis/*n*: Pyelonephrose *w*.
pyeloplasty/*n*: Pyeloplastik *w*, Nierenbeckenplastik *w*.
pyelostomy/*n*: Pyelostomie *w*.
pyelotomy/*n*: Pyelotomie *w*.
pyeloureteral/*adj*: pyeloureteral.
pyeloureterectasis/*n*: Nierenbecken-Harnleiter-Erweiterung *w*.
pyeloureteroplasty/*n*: Pyeloureteroplastik *w*.
pyelovenous/*adj*: Nierenbeckenvenen-.
pyemesis/*n*: Eitererbrechen *s*.
pyemia/*n*: Pyämie *w*.
pyemic/*adj*: pyämisch.
pyencephalus/*n*: Hirnabszeß *m*.
pyg-: Pygo-.
pygic/*adj*: Gesäß-.
pygalgia/*n*: Gesäßschmerz *m*.
pygo-: Pygo-.
pygopagus/*n*: Pygopagus *m*.
pykn-: Pykno-.
pyknic/*adj*: pyknisch.
pyknocyte/*n*: Pyknozyt *m*.
pyknocytosis/*n*: Pyknozytose *w*.
pyknodysostosis/*n*: Pyknodysostose *w*.
pyknolepsy/*n*: Pyknolepsie *w*.
pyknomorphic/*adj*: pyknomorph.
pyknosis/*n*: Pyknose *w*.
pyknosomatic/*adj*: pyknisch.
pyknotic/*adj*: pyknotisch.
Pyle's disease: Pyle-Syndrom *s*, kraniometaphysäre Dysplasie *w*.
pyle-: Pyle-, Pfortader-.
pylephlebitis/*n*: Pylephlebitis *w*, Pfortaderwandentzündung *w*.
pylic/*adj*: Pfortader-.
PYLL [*abbr*] **potential years of life lost**: potentielle Lebensverkürzung *w*.
pylon/*n*: Beinprothese *w*.
pylor-: Pyloro-.
pyloralgia/*n*: Pylorusschmerz *m*.
pylorectomy/*n*: Pylorektomie *w*.
pyloric/*adj*: pylorisch.
pyloritis/*n*: Pylorusschleimhautentzündung *w*.
pyloro-: Pyloro-.
pylorodilator/*n*: Pylorusdehnsonde *w*.
pylorodiosis/*n*: Pylorusdilatation *w*.
pyloroduodenitis/*n*: Pyloroduodenitis *w*.

pylorogastrectomy/n: Pylorogastrektomie w.
pyloromyotomy/n: Pyloromyotomie w, Ramstedt-Operation w.
pyloroplasty/n: Pyloroplastik w.
pylorospasm/n: Pylorospasmus m.
pylorostenosis/n: Pylorusstenose w.
pylorostomy/n: Pylorostomie w.
pylorotomy/n: Pylorotomie w.
pylorus/n: Magenpförtner m, Pylorus.
pyo-: Pyo-.
pyoarthrosis/n: Pyarthrose w, Gelenkempyem s.
pyoblennorrhea/n: eitrige Blenorrhö w.
pyocalix/n: Nierenkelchabszeß m.
pyocephalus/n: Hirnabszeß m.
pyocolpocele/n: Pyokolpozele w.
pyocolpos/n: Pyokolpos m.
pyocyanosis/n: Pyocyaneusinfektion w.
pyocyst/n: Eiterzyste w.
pyocystis/n: Pyozystitis w.
pyocyte/n: Eiterkörperchen s.
pyoderma/n: Pyodermie w; **oral** ~ orale Pyodermie w; **primary** ~ primäre Pyodermie w; **verrucous** ~ verruköse Pyodermie w.
pyoderma diabeticum: Pyodermia diabetica.
pyodermatitis/n: Pyodermatitis w, Pyodermitis w.
pyodermatosis/n: eitrige Hauterkrankung w.
pyodermia/n: Pyodermie w.
pyodermitis/n: Pyodermitis w.
pyoemesis/n: Eitererbrechen s.
pyogenesis/n: Eiterbildung w.
pyogenic/adj: eiterbildend, pyogen.
pyogenous/adj: eitrig.
pyohemothorax/n: Pyohämothorax m.
pyoid/adj: eiterartig.
pyometra/n: Pyometra w.
pyometritis/n: Pyometritis w.
pyomyositis/n: Pyomyositis w, Myositis purulenta.
pyonephritis/n: abszedierende Pyelonephritis w.
pyonephrosis/n: Pyonephrose w, infizierte Hydronephrose w.
pyonephrotic/adj: pyonephrotisch.
pyo-ovarium/n: Ovarialabszeß m.
pyopericarditis/n: eitrige Perikarditis w.
pyophthalmia/n: Pyophthalmitis w.
pyophylactic/adj: eiterabwehrend.
pyophysometra/n: Pyophysometra w.
pyopneumocholecystitis/n: Pyopneumocholezystitis w.
pyopneumocyst/n: Pyopneumozyste w.
pyopneumopericarditis/n: Pyopneumoperikarditis w.
pyopneumopericardium/n: Pyopneumoperikard s.
pyopneumoperitonitis/n: Pyopneumoperitonitis w.
pyopneumothorax /n: Pyopneumothorax m.
pyopoiesis/n: Eiterbildung w.
pyopoietic/adj: pyogen.
pyoptysis/n: Eiterauswurf m.
pyorrhea/n: Pyorrhö w.
pyorrhea pocket: Eiterhöhle w.
pyosalpingitis/n: eitrige Salpingitis w.
pyosalpinx/n: Pyosalpinx w.
pyosepticemia/n: Septikämie w.
pyosis/n: Eiterbildung w.
pyospermia/n: Pyospermie w.
pyostatic/n: Eiterung eindämmende Substanz w.
pyothorax/n: Pyothorax m, Pleuraempyem s.
pyoumbilicus/n: eitrige Nabelentzündung w.
pyourachus/n: Pyourachus m.
pyr-: Pyro-.
pyramid/n: Pyramide w, Pyramis; **olfactory** ~ Trigonum olfactorium; **renal** ~ Nierenpyramide w.
pyramidotomy/n: Pyramidenbahndurchtrennung w.
pyran/n: Pyran s.
pyranose/n: Pyranose w.
pyranoside/n: Pyranosid s.
pyrantel/n: Pyrantel s.
pyrazinamide/n: Pyrazinamid s.
pyrazine/n: Pyrazin s.

pyrectic/*n, adj*: 1. Pyretikum *s*; 2. pyretisch.
pyrene/*n*: Pyren *s*.
pyrenolysis/*n*: Nukleolusruptur *w*.
pyret-: Pyreto-.
pyrethrin/*n*: Pyrethrin *s*.
pyreto-: Pyreto-.
pyretolysis/*n*: Fiebersenkung *w*.
pyretotherapy/*n*: Fiebertherapie *w*.
pyrexia/*n*: Pyrexie *w*, Fieber *s*.
pyrexial/*adj*: febril.
pyrexia of unknown origin [*abbr*] **PUO**: Fieber unbekannter Ursache *s*.
pyrexin/*n*: Pyrexin *s*.
pyridine/*n*: Pyridin *s*.
pyridostigmine bromid: Pyridostigminbromid *s*.
pyridoxal/*n*: Pyridoxal *s*.
pyridoxal kinase: Pyridoxalkinase *w*.
pyridoxal phosphate: Pyridoxalphosphat *s*.
pyridoxamine/*n*: Pyridoxamin *s*.
pyridoxine/*n*: Pyridoxin *s*.
pyridoxine dehydrogenase: Pyridoxindehydrogenase *w*.
pyridoxine hydrochloride: Pyridoxinhydrochlorid *s*.
pyridoxol/*n*: Pyridoxol *s*.
pyrilamine/*n*: Mepyramin *s*.
pyrimethamine/*n*: Pyrimethamin *s*.
pyrimidine/*n*: Pyrimidin *s*.
pyrithione zinc: Pyrithion-Zink *s*.
pyritinol/*n*: Pyritinol *s*.
pyro-: Pyro-.
pyrocatechol/*n*: Catechol *s*.
pyrogallol/*n*: Pyrogallol *s*.
pyrogen/*n*: Pyrogen *s*; **bacterial** ~ Endotoxin *s*; **endogenous** ~ endogenes Pyrogen *s*.
pyrogenic/*adj*: pyrogen.

pyrogenicity/*n*: Pyrogenität *w*.
pyroglobulin/*n*: Pyroglobulin *s*.
pyrolyse/*n*: Hitzedenaturierung *w*.
pyromania/*n*: Pyromanie *w*.
pyronine/*n*: Pyronin *s*.
pyroninophilia/*n*: Pyroninophilie *w*.
pyrophos/*n*: Tetraäthylpyrophosphat *s*.
pyrophosphatase/*n*: Pyrophosphatase *w*.
pyrophosphate [*abbr*] **PP**/*n*: Pyrophosphat *s*, PP.
pyrophosphomevalonate/*n*: Pyrophosphomevalonat *s*.
pyrophosphorolysis/*n*: Pyrophosphorolyse *w*.
pyroplasma/*n*: Babesia.
pyrosis/*n*: Sodbrennen *s*.
pyrotic/*adj*: Sodbrennen-.
pyrrobutamine/*n*: Pyrrobutamin *s*.
pyrrole/*n*: Pyrrol *s*, Imidol *s*.
pyrrolidine/*n*: Pyrrolidin *s*.
pyrroloporphyria/*n*: akute intermittierende Porphyrie *w*.
pyrroloquinoline quinone: Pyrrolochinolinchinon *s*.
pyruvate/*n*: Pyruvat *s*.
pyruvate carboxylase: Pyruvatkarboxylase *w*.
pyruvate decarboxylase: Pyruvatdekarboxylase *w*.
pyruvate dehydrogenase: Pyruvatdehydrogenase *w*.
pyruvate dehydrogenase complex: Pyruvatdehydrogenase-Komplex *m*.
pyruvate kinase: Pyruvatkinase *w*.
pyuria/*n*: Pyurie *w*.
pyx/*n*: Pyxis *w*.
PZI [*abbr*] **protamine zinc insulin**: Protamin-Zink-Insulin *s*.
PZT [*abbr*] **lead zirconate titanate**: Bleizirkonat-Titanat *s*.

Q

Q [*abbr*] **glutamine**: Glutamin *s*.
Q. [*abbr*] **electric quantity**: Elektrizitätsmenge *w*.
Q band: Q-Bande *w*.
Q-fever: Q-Fieber *s*.
qhat/*n*: Kat *s*.
QRS complex: QRS-Komplex *m*.
Q technique: Q-Technik *w*.
Q-T interval: QT-Intervall *s*.
QT syndrome: QT-Syndrom *s*, Pseudohyperkaliämiesyndrom *s*.
quack/*n, vb*: 1. Quacksalber *m*, Kurpfuscher *m*; 2. quacksalbern, pfuschen.
quackery/*n*: Quacksalberei *w*, Kurpfuscherei *w*.
quader/*n*: Quader *m*, Praecuneus.
quadragenerian/*n, adj*: 1. Vierzigjähriger; 2. vierzigjährig.
quadrant/*n*: Quadrant *m*.
quadrantal/*adj*: Quadranten-.
quadrantanopsia/*n*: Quadrantenanopsie *w*.
quadrantectomy/*n*: Quadrantenresektion *w*.
quadrantic/*adj*: Quadranten-.
quadrant resection: Quadrantenresektion *w*.
quadrate/*n, adj*: 1. Quadrat *s*; 2. quadratisch, quadratus.
quadrature/*n*: Phasenverschiebung *w*.
quadrigeminus/*n*: Vierling *m*.
quadrilateral/*adj*: vierseitig, viereckig.
quadriplegia/*n*: Tetraplegie *w*.
quadriplegic/*n, adj*: 1. Tetraplegiker; 2. tetraplegisch.
quadrivalent/*n, adj*: 1. quadrivalente Chromosomengruppe *w*; 2. vierwertig, tetravalent.
quadruped/*n*: Vierfüßler *m*.
quadruplet/*n*: Vierling *m*.
quagmire/*n*: Moor *s*.
qualimeter/*n*: Härtemesser *m*, Penetrameter *s*.
qualitative/*adj*: qualitativ.

quality/*n*: Qualität *w*.
quality assurance: Qualitätssicherung *w*.
quality control: Qualitätskontrolle *w*.
quality factor: Qualitätsfaktor *m*.
quality of Gestalt: Gestaltqualität *w*.
quality of taste: Geschmacksqualität *w*.
qualm/*n*: Skrupel *w*, Bedenken *w*, Schwächeanfall *m*, Übelkeitsgefühl *s*, Angstgefühl *s*.
qualmish/*adj*: unwohl.
quantal/*adj*: Quanten-.
quantifiable/*adj*: quantifizierbar, meßbar.
quantification/*n*: Quantifizierung *w*.
quantitative/*adj*: quantitativ.
quantity/*n*: Quantität *w*, Menge *w*; **regulated ~** Stellgröße *w*.
quantity of heat: Wärmemenge *w*.
quantization/*n*: Quantisierung *w*.
quantize/*vb*: quanteln.
quantosome/*n*: Quantosom *s*.
quantum/*n*: 1. Menge *w*; 2. Quantum *s*.
quantum counter: Quantenzähler *m*.
quantum energy: Quantenenergie *w*.
quantum theory: Quantentheorie *w*.
quantum weight: Quantengewicht *s*.
quarantine/*n, vb*: 1. Quarantäne *w*; 2. unter Quarantäne stellen, isolieren.
quarantine flag: Quarantänefahne *w*.
quark/*n*: Quark *s*.
quartan/*n*: Quartana *w*, Malaria quartana.
quartana/*n*: Quartana *w*, Malaria quartana.
quartan fever: Viertagefieber *s*.
quarter/*n*: Viertel *s*, Quartal *s*.
quarternary/*adj*: quarternär, quartär.
quartile/*n*: Quartil *s*.
quartz/*n*: Quarz *m*; **piezoelectric ~** piezoelektrischer Quarz *m*; **racemic ~** optisch inaktiver Quarz *m*.
quartz glass: Quarzglas *s*.
quartz lamp: Quarzlampe *w*.
quartzouse/*adj*: quarzhaltig.
quasidominance/*n*: Pseudodominanz *w*.

quasi-marital/*adj*: eheähnlich.
quassia/*n*: Bitteresche *w*.
quassia wood: Bitterholz *s*.
quassin/*n*: Quassin *s*.
quat/*n*: Kat *s*.
quaternary/*adj*: quartär, quarternär.
quaternization/*n*: Quarternisierung *w*.
quaternize/*vb*: quarternisieren.
queasiness/*n*: Übelkeit *w*, Ekel *m*.
quebrachine/*n*: Quebrachin *s*.
quebracho/*n*: Aspidosperma-Rinde *w*.
Queckenstedt's test: Queckenstedt-Versuch *m*.
Queensland tick fever: Queensland-Fieber *s*.
quellung reaction: Quellungsreaktion *w*.
quench/*vb*: abschrecken, abkühlen.
quenching/*n*: Auslöschung *w*, Löschung *w*, Löschen *s*.
querbalken/*n*: Querbalken *m*.
quercetin/*n*: Quercetin *s*.
quercimeritrin/*n*: Quercimeritrin *s*.
quercitrin/*n*: Quercitrin *s*.
quercitron/*n*: Färbereiche *w*, Quercitron *s*.
Querenne's iron: reduziertes Eisen *s*.
querulance/*n*: Querulantentum *s*.
querulant/*n*, *adj*: 1. Querulant *m*; 2. querulant.
querulent/*n*, *adj*: 1. Querulant *m*; 2. querulant.
question/*n*: Frage *w*, Fragestellung *w*; **leading** ~ suggestive Frage *w*.
questionnaire/*n*: Fragebogen *m*.
questionary/*n*: Fragebogen *m*.
Queyrat's disease: Erythroplasie Queyrat *w*.
quick/*n*, *adj*: 1. Lebender *m*; 2. schnell, lebendig
quicken/*vb*: sich regen.
quickening/*n*: erste spürbare Kindsbewegungen.
quicklime/*n*: ungelöschter Kalk *m*.
quicksilver/*n*: Quecksilber *s*, Hg.
Quick's test: Quick-Test *m*, Prothrombintest *m*.
quick with a child: schwanger.
quiescence/*n*: Stille *w*, Ruhestadium *s*.

quiescent/*adj*: ruhend, inaktiv, asymptomatisch.
quiet/*adj*, *vb*: 1. ruhig, still; 2. beruhigen.
quietus/*n*: Lebensende *s*.
quillaja/*n*: Quillaja, Seifenbaum *m*.
quin-: Quin-, Chinin-.
quina/*n*: Chinarinde *w*, Cinchona.
quinacrine/*n*: Mepacrin *s*.
quinacrine hydrochloride: Mepacrinhydrochlorid *s*.
quinalbarbitone/*n*: Sekobarbital *s*.
quinaldine/*n*: Chinaldin *s*.
quinaquina/*n*: Chinarinde *w*, Cinchona.
Quincke's disease: Quincke-Ödem *s*, angioneurotisches Ödem *s*.
Quincke's pulse: Quincke-Puls *m*, Kapillarpuls *m*.
quinestrol/*n*: Quinestrol *s*.
quinethazone/*n*: Quinethazone *s*.
quinetum/*n*: Quinetum *s*, Chinetum *s*.
quinhydrone/*n*: Chinhydron *s*.
quinic/*adj*: chinasauer.
quinicine/*n*: Chinicin *s*.
quinidamine/*n*: Chinidamin *s*.
quinidine/*n*: Chinidin *s*.
quinidine sulphate: Chinidinsulfat *s*.
quinindole/*n*: Chinidol *s*.
quinine/*n*: Chinin *s*.
quinine hydrobromide: Chininbromhydrat *s*.
quinine sulfate: Chininsulfat *s*.
quininic/*adj*: Chinin-.
quininism/*n*: Chininvergiftung *w*, Chininrausch *m*.
quinisocaine/*n*: Chinisocain *s*.
quinoid/*adj*: Chinon-ähnlich.
quinol/*n*: Chinol *s*.
quinoline/*n*: Chinolin *s*.
quinolinol/*n*: Chinolinol *s*, 8-Hydroxychinolin *s*.
quinolone/*n*: Chinolon *s*.
quinone/*n*: Chinon *s*.
quinonoid/*adj*: chinonähnlich.
quinosol/*n*: Chinosol *s*.
quinotoxine/*n*: Chinotoxin *s*.
quinotropine/*n*: Chinotropin *s*.
quinovin/*n*: Chinovin *s*.

quinovose/*n*: Chinovose *w*.
quinquagenarian/*n, adj*: 1. Fünfzigjähriger; 2. fünfzigjährig.
quinquevalent/*adj*: fünfwertig.
quinquina/*n*: Chinarinde *w*.
quinsy/*n*: Mandelentzündung *w*, Peritonsillarabszeß *m*.
quintuple/*n*: Fünfling *m*.
quintuplet/*n*: Fünflingsgeburt *w*.
quinuclidine/*n*: Chinuclidin *s*.
quitch/*n*: Quecke *w*.
quiver/*n, adj*: 1. Zittern *s*, Zuckung *w*; 2. zittern, zucken.
quota/*n*: Quote *w*.

quota sample: Stichprobe *w*.
quota sampling: Quotenmethode *w*, Stichprobensammlung *w*.
quotation/*n*: Quotierung *w*.
quotidian/*adj*: täglich.
quotient/*n*: Quotient *m*; **caloric** ~ kalorischer Quotient *m*; **developmental** ~ Entwicklungsquotient *m*; **rachidian** ~ Ayala-Quotient *m*; **respiratory** ~ respiratorischer Quotient *m*; **spinal** ~ Ayala-Quotient *m*.
quotient of intelligence: Intelligenzquotient *m*.
Q wave: Q-Zacke *w*.

R

R [*abbr*] **1. roentgen; 2. gas constant; 3. rough; 4. respiratory exchange ratio; 5. arginine:** 1. Röntgen *s*; 2. Gaskonstante *w*; 3. roh; 4. Gasaustauschquotient *m*; 5. Arginin *s*.
–R [*abbr*] **Rinne's test negative:** negativer Rinne-Test *m*.
+R [*abbr*] **Rinne's test positive:** positiver Rinne-Test *m*.
Ra [*abbr*] **radium**/*n*: Radium *s*, Ra.
rabbit/*n*: Kaninchen *s*.
rabbit fever: Tularämie *w*, Hasenfieber *s*.
rabic/*adj*: tollwütig.
rabicidal/*adj*: tollwutvirusabtötend.
rabid/*adj*: tollwütig.
rabies/*n*: Rabies *w*, Lyssa *w*, Tollwut *w*; **dumb** ~ stille Lyssa *w*, paralytische Tollwut *w*; **paralytic** ~ paralytische Tollwut *w*; **sullen** ~ stille Lyssa *w*, paralytische Tollwut *w*.
rabies antiserum: Tollwutantiserum *s*.
rabies immunization: Tollwutschutzimpfung *w*.
rabies prophylaxis: Tollwutprophylaxe *w*.
rabies vaccine: Tollwutvakzine *w*.
rabies virus: Tollwutvirus *m*.
rabietic/*adj*: tollwütig.
race/*n*: Rasse *w*.
Race-Coombs test: Antiglobulintest *m*, Coombs-Test *m*.
racemase/*n*: Racemase *w*.
racemate/*n*: Racemat *s*.
racemic/*adj*: racemisch.
racemization/*n*: Racemisierung *w*.
racemose/*adj*: traubenförmig, racemosus.
racephedrine/*n*: Ephedrinracemat *s*.
rachi-: Rachi- Rhachio-, Wirbelsäulen-.
rachial/*adj*: spinal.
rachialgia/*n*: Rückenschmerz *m*.
rachianesthesia/*n*: Spinalanästhesie *w*.
rachianalgesia/*n*: Spinalanästhesie *w*.
rachicentesis/*n*: Lumbalpunktion *w*.
rachidial/*adj*: spinal.
rachidian/*adj*: spinal.
rachilysis/*n*: Skoliosezugbehandlung *w*.
rachio-: Rachio-, Rhachio-, Wirbelsäulen-.
rachiocentesis/*n*: Lumbalpunktion *w*.
rachiocyphosis/*n*: Kyphose *w*.
rachidynia/*n*: Rückenschmerz *m*.
rachiokyphosis/*n*: Kyphose *w*.
rachiomyelitis/*n*: Myelitis *w*.
rachiopagus/*n*: Rhachiopagus *m*.
rachiopathy/*n*: Wirbelsäulenerkrankung *w*.
rachiotomy/*n*: Laminektomie *w*.
rachis/*n*: Wirbelsäule *w*, Rückgrat *s*.
rachischisis/*n*: Rhachischisis *w*.
rachitic/*adj*: rachitisch.
rachitis/*n*: Rachitis *w*.
rachitism/*n*: Rachitisanfälligkeit *w*.
rachitogenic/*adj*: rachitogen.
rachitomy/*n*: Laminektomie *w*.
Racine syndrome: prämenstruelles Syndrom *s*.
rack/*n*: Ständer *m*.
racket amputation: Racketschnitt *m*.
Racouchot syndrome: Favre-Racouchot-Syndrom *s*, noduläre Elastose *w*.
radarkymogram/*n*: Videobildverstärkeraufnahme *w*.
radarkymography/*n*: Videobildverstärkerkymographie *w*.
radectomy/*n*: Wurzelresektion *w*.
radiability/*n*: Strahlendurchlässigkeit *w*.
radiable/*adj*: strahlendurchlässig.
radiad/*adj*: radialwärts.
radial/*adj*: radial, Radius-, strahlenförmig.
radialis sign: Strümpell-Zeichen *s*.
radiance/*n*: Strahlung *w*.
radiant/*adj*: strahlend.
radiate/*vb, adj*: 1. abstrahlen; 2. strahlenförmig.
radiated/*adj*: strahlenförmig.
radiatio/*n*: Radiatio *w*, Strahlung *w*.
radiation/*n*: Strahlung *w*, Radiatio; **acous-**

radiation, auditory

tic ~ Radiatio acustica; **auditory** ~ Radiatio acustica; **backscattered** ~ Rückstreustrahlung *w*; **braking** ~ Bremsstrahlung *w*; **characteristic** ~ charakteristische Eigenstrahlung *w*; **corpuscular** ~ Korpuskularstrahlung *w*; **cosmic** ~ kosmische Strahlung *w*; **electromagnetic** ~ elektromagnetische Strahlung *w*; **fluorescent** ~ Fluoreszenzstrahlung *w*; **fractionated** ~ fraktionierte Strahlung *w*; **hard** ~ harte Strahlen; **heterogenous** ~ inhomogene Strahlen; **homogenous** ~ homogene Strahlung *w*; **infrared** ~ Infrarotstrahlung *w*; **ionizing** ~ ionisierende Strahlung *w*; **natural** ~ natürliche Strahlung *w*; **non-ionizing** ~ nichtionisierende Strahlung *w*; **nuclear** ~ Kernstrahlung *w*; **occipitothalamic** ~ Radiatio optica; **optic** ~ Sehstrahlung *w*, Radiatio optica; **protracted** ~ protrahierte Strahlung *w*; **pyramidal** ~ Radiatio pyramidalis; **scattered** ~ Streustrahlung *w*; **solar** ~ Sonnenstrahlung *w*; **striatothalamic** ~ Radiatio corporis striati; **tegmental** ~ Tegmentumfaserbündel *s*; **thalamic** ~ Radiatio thalami; **visual** ~ Radiatio optica.
radiation-absorbing/*adj*: strahlenabsorbierend.
radiation absorption: Strahlenabsorption *w*.
radiation area: Strahlenbereich *m*.
radiation beam: Strahlenbündel *s*.
radiation biology: Strahlenbiologie *w*.
radiation carcinoma: Strahlenkrebs *m*.
radiation castration: Strahlenkastration *w*.
radiation chimera: Strahlungschimäre *w*.
radiation cystitis: Strahlenzystitis *w*.
radiation damage: Strahlenschaden *m*.
radiation density: Strahlungsdichte *w*.
radiation dermatitis: Strahlendermatitis *w*.
radiation detector: Strahlendetektor *m*.
radiation dose: Strahlendosis *w*.
radiation effect: Strahlenwirkung *w*.
radiation energy: Strahlenenergie *w*.
radiation exposure: Strahlenbelastung *w*.

radiation fibrosis: Strahlenfibrose *w*.
radiation field: Strahlenfeld *s*.
radiation hardness: Strahlenhärte *w*.
radiation hazard: Strahlungsgefahr *w*.
radiation-induced/*adj*: strahleninduziert.
radiation injury: Strahlenschaden *m*.
radiation intensity: Strahlenintensität *w*.
radiationless/*adj*: strahlungslos.
radiation measurement: Strahlenmessung *w*.
radiation myelitis: Strahlenmyelitis *w*.
radiation myelopathy: Strahlenmyelopathie *w*.
radiation necrosis: Strahlennekrose *w*.
radiation nephritis: Strahlennephritis *w*.
radiation osteonecrosis: Strahlenosteonekrose *w*.
radiation pattern: Strahlenrelief *s*.
radiation pressure: Strahlungsdruck *m*.
radiation-proof/*adj*: strahlengeschützt.
radiation protection: Strahlenschutz *m*.
radiation quality: Strahlenqualität *w*.
radiation reaction: Strahlenreaktion *w*.
radiation-resistant/*adj*: strahlenresistent.
radiation scattering: Streustrahlung *w*.
radiation screen: Strahlungsabschirmung *w*.
radiation sequela: Bestrahlungsfolge *w*.
radiation sickness: Strahlenkrankheit *w*, Strahlenkater *m*.
radiation source: Strahlenquelle *w*.
radiation survey: Strahlenschutzkontrolle *w*.
radiation syndrome: Strahlensyndrom *s*.
radiation therapist: Strahlentherapeut *m*.
radiation therapy: Strahlentherapie *w*; **intracavitary** ~ intrakavitäre Strahlentherapie *w*.
radiation tolerance: Strahlentoleranz *w*.
radiation treatment: Bestrahlung *w*.
radiator/*n*: Radiator *m*.
radical/*n, adj*: 1. Radikal *s*; **free** ~ freies Radikal *s*; 2. radikal.
radical scavenger: Radikalfänger *m*.
radicle/*n*: Radicula.
radicotomy/*n*: Rhizotomie *w*, Wurzeldurchtrennung *w*.

radicul-: Radikulo-.
radiculalgia/*n*: Wurzelschmerz *m*.
radicular/*adj*: radikulär, radicularis.
radiculectomy/*n*: Radiektomie *w*, Nervenwurzelresektion *w*.
radiculitis/*n*: Radikulitis *w*; **spinal** ~ Wurzelentzündung *w*.
radiculo-: Radikulo-.
radiculoganglionitis/*n*: Radikuloganglionitis *w*.
radiculomedullary/*adj*: Nervenwurzel- und Rückenmark betreffend.
radiculomeningomyelitis/*n*: Meningomyeloradikulitis *w*.
radiculomyelopathy/*n*: Radikulomyelopathie *w*.
radiculoneuritis/*n*: Radikuloneuritis *w*, Wurzelneuritis *w*.
radiculoneuropathy/*n*: Radikuloneuropathie *w*; **hypertrophic interstitial** ~ hereditäre hypertrophische interstitielle Neuropathie *w*.
radiculopathy/*n*: Nervenwurzelerkrankung *w*, Wurzelsyndrom *s*.
radio-: Radio-, Radius-.
radioablation/*n*: Strahlenablation *w*.
radioactive/*adj*: radioaktiv.
radioactivity/*n*: Radioaktivität *w*; **artificial** ~ künstliche Radioaktivität *w*; **induced** ~ künstliche Radioaktivität *w*; **natural** ~ natürliche Radioaktivität *w*.
radioactivity detection: Radioaktivitätsnachweis *m*.
radioactivity determination: Radioaktivitätsbestimmung *w*.
radioallergosorbent test [*abbr*] **RAST**: Radioallergosorbenttest *m*, RAST.
radioautogram/*n*: Autoradiogramm *s*.
radioautography/*n*: Autoradiographie *w*.
radiobiology/*n*: Radiobiologie *w*, Strahlenbiologie *w*.
radiocarbon/*n*: radioaktiver Kohlenstoff *m*.
radiocarcinogenesis/*n*: strahleninduzierte Karzinogenese *w*.
radiocardiogram/*n*: Radiokardiogramm *s*.
radiocardiography/*n*: Radiokardiographie *w*.

radiocarpal/*adj*: radiokarpal.
radiochemistry/*n*: Radiochemie *w*.
radiocobalt/*n*: radioaktives Kobalt *s*.
radiocolloid/*n*: radioaktives Kolloid *s*.
radiocystitis/*n*: Strahlenzystitis *w*.
radiode/*n*: Radiumkapsel *w*.
radiodense/*adj*: schattengebend, strahlenundurchlässig.
radiodensity/*n*: Kontrastdichte *w*.
radiodermatitis/*n*: Strahlendermatitis *w*.
radiodiagnostics/*n*: Röntgendiagnostik *w*.
radiodigital/*adj*: Radius und Finger betreffend.
radiodontia/*n*: Zahnröntgenaufnahme *w*.
radiodosimetry/*n*: Strahlendosimetrie *w*.
radioelement/*n*: radioaktives Element *s*.
radioepithelioma/*n*: Strahlenkarzinom *s*.
radiogallium/*n*: radioaktives Gallium *s*.
radiogold/*n*: Radiogold *s*, Gold-198 *s*.
radiogold seed: Radiogoldhohlnadel *w*.
radiograph/*n*: Röntgenaufnahme *w*; **harmonized** ~ harmonisierte Röntgenaufnahme *w*; **indirect** ~ Indirektaufnahme *w*; **oblique** ~ Schrägaufnahme *w*; **occlusal** ~ Okklusionsaufnahme *w*; **panoramic** ~ Panoramaaufnahme *w*.
radiography/*n*: Röntgenaufnahme *w*; **dental** ~ Zahnaufnahme *w*; **digital** ~ digitale Radiographie *w*; **fetal** ~ Fetographie *w*; **panoramic** ~ Panoramaaufnahme *w*; **thoracic** ~ Thoraxaufnahme *w*.
radiohumeral/*adj*: humeroradial.
radiohypophysectomy/*n*: Hypophysenausschaltung durch Bestrahlung.
radioimmunoassay/*n*: Radioimmunoassay *m*.
radioimmunodiffusion/*n*: Radioimmunodiffusion *w*.
radioimmunoelectrophoresis/*n*: Radioimmunoelektrophorese *w*.
radioimmunoprecipitation/*n*: Radioimmunpräzipitation *w*.
radioimmunoprecipitation assay [*abbr*] **RIPA**/*n*: Radioimmunpräzipitationsassay *m*.
radioindicator/*n*: Radioindikator *m*, Tracer *m*.

radioiodinated/*adj*: mit radioaktivem Jod markiert.
radioiodination/*n*: Radiojodmarkierung *w*.
radioiodine/*n*: Radiojod *s*.
radioiodine therapy: Radiojodbehandlung *w*.
radioiodine uptake test: Radiojodtest *m*.
radioisotope/*n*: Radioisotop *s*.
radioisotope brachytherapy: Radioisotopenkontaktbehandlung *w*.
radioisotope camera: Isotopenkamera *w*.
radioisotope generator: Radionuklidgenerator *m*.
radioisotope renogram: Isotopennephrogramm *s*.
radioisotope scan: Isotopenaufnahme *w*.
radiokymography/*n*: Radiokymographie *w*.
radiolead/*adj*: radioaktives Blei *s*.
radioligand/*n*: radioaktiver Ligand *m*.
radiologic/*adj*: radiologisch.
radiologist/*n*: Radiologe *m*.
radiologists' cancer: Strahlenkrebs *m*.
radiology/*n*: Radiologie *w*; **diagnostic** ~ Röntgendiagnostik *w*; **interventional** ~ interventionelle Radiologie *w*; **nuclear** ~ Nuklearmedizin *w*; **therapeutic** ~ Strahlentherapie *w*.
radiolucency/*n*: Strahlendurchlässigkeit *w*.
radiolucent/*adj*: strahlendurchlässig.
radioluminescence/*n*: Radiolumineszenz *w*.
radiolus/*n*: Sonde *w*.
radiolysis/*n*: Radiolyse *w*.
radiomanometry/*n*: Radiomanometrie *w*.
radiometer/*n*: Radiometer *s*.
radiometric/*adj*: radiometrisch.
radiometry/*n*: Radiometrie *w*.
radiomimetic/*n*, *adj*: 1. Radiomimetikum *s*; 2. radiomimetisch.
radiomutation/*n*: strahleninduzierte Mutation *w*.
radionecrosis/*n*: Radionekrose *w*.
radionephrography/*n*: Isotopennephrographie *w*.
radioneuritis/*n*: Strahlenneuritis *w*.
radionuclide/*n*: Radionuklid *s*.

radionuclide angiocardiography: Radionuklidangiokardiographie *w*.
radionuclide camera: Szintillationskamera *w*.
radionuclide cardiography: Radionuklidkardiographie *w*.
radionuclide generator: Radionuklidgenerator *m*.
radionuclide hepatogram: Leberszintigraphie *w*.
radionuclide study: Isotopenuntersuchung *w*.
radionuclide test: Isotopenuntersuchung *w*.
radionuclide tomography: Radionuklidschichtaufnahme *w*.
radio-opacity/*n*: Schattengebung *w*.
radiopacity/*n*: Schattengebung *w*.
radiopalmar/*adj*: radiopalmar.
radiopaque/*n*, *adj*: 1. Röntgenkontrastmittel *s*; 2. strahlenundurchlässig.
radioparent/*adj*: röntgennegativ.
radiopathology/*n*: Strahlenpathologie *w*.
radiopharmaceutical/*n*: Radiopharmakon *s*.
radiopharmacology/*n*: Radiopharmakologie *w*.
radiopharmacy/*n*: Radiopharmazie *w*.
radiopotentiation/*n*: medikamentöse Potenzierung einer Strahlenwirkung.
radioprotection/*n*: Strahlenschutz *m*.
radioprotective/*adj*: Strahlenschutz-.
radioreaction/*n*: Strahlenreaktion *w*.
radiorenography/*n*: Radioisotopennephrographie *w*.
radioresistance/*n*: Strahlenresistenz *w*.
radioresistant/*adj*: strahlenresistent.
radioresponsive/*adj*: strahlensensibel.
radioscopy/*n*: Radioskopie *w*, Durchleuchtung *w*.
radiosensibility/*n*: Strahlenempfindlichkeit *w*.
radiosensitive/*adj*: strahlenempfindlich.
radiosensitivity/*n*: Strahlenempfindlichkeit *w*.
radiosodium/*n*: radioaktives Natrium *s*.
radiospirometry/*n*: Ventilationsszintigra-

phie w.
radiostereoscopy/n: Radiostereoskopie w.
radiosterilization/n: Strahlensterilisation w.
radiosulfur/n: radioaktiver Schwefel m.
radiosurgery/n: chirurgischer Eingriff mit Anwendung von radioaktiven Substanzen, Hochfrequenzchirurgie w.
radiotelemetry/n: Radiotelemetrie w.
radiotelemetry capsule: Endoradiosonde w.
radiotherapeutics/n: Radiotherapie w, Strahlentherapie w.
radiotherapy/n: Radiotherapie w, Strahlentherapie w; **interstitial** ~ interstitielle Bestrahlung w; **intracavitary** ~ intrakavitäre Strahlentherapie w; **whole-body** ~ Ganzkörperbestrahlung w.
radiotherapy planning: Bestrahlungsplanung w.
radiothermy/n: Diathermie w.
radiothermoluminescence/n: Radiothermolumineszenz w.
radiothorium/n: Radiothorium s.
radiothyroxine/n: radioaktives Thyroxin s.
radiotoxemia/n: Strahlenkater m.
radiotracer/n: radioaktiver Tracer m, Radioindikator m.
radiotransparent/adj: strahlendurchlässig.
radioulnar/adj: radioulnar.
radish/n: Rettich m.
radium [abbr] **Ra**: Radium s, Ra.
radium emanation: Radiumemanation w, Radon s.
radium iodide: Radiumjodid s.
radium needle: Radiumnadel w.
radium source: Radiumquelle w.
radium therapy: Radiumtherapie w.
radius/n: Speiche w, Radius m.
radius gauge: Halbmesserlehre w.
radon [abbr] **Rn**: Radon s, Rn, Radiumemanation w.
radon seed: Radonhohlnadel w.
Radovici sign: Radovici-Zeichen s, Palmomentalreflex m.
Raeder syndrome: Raeder-Syndrom s, paratrigeminales Syndrom s.

Ramstedt's operation

rage/n: Wut w.
rage reaction: Wutreaktion w.
ragocyte/n: Rhagozyt m.
ragsorter's disease: Lungenmilzbrand m.
rail/n: Schiene w.
railroad nystagmus: Eisenbahnnystagmus m.
railroad sickness: Kinetose w.
rain, acid: saurer Regen m.
rainbow pill: bunte Pille w.
rainbow syndrome: Halo m.
rale/n, vb: 1. Rasselgeräusch s, Atemgeräusch s; **amphoric** ~ amphorisches Atemgeräusch s; **atelectatic** ~ Atelektaseknistern s; **consonating** ~ klingendes Rasselgeräusch s; **crackling** ~ knarrendes Atemgeräusch s; **crepitant** ~ Knisterrasseln s, Rhonchus m; **laryngeal** ~ Kehlkopfrasseln s; **marginal** ~ Atelektaseknistern s; **metallic** ~ metallisches Rasselgeräusch s; **moist** ~ feuchtes Rasselgeräusch s; **sibilant** ~ giemendes Rasselgeräusch s, Pfeifen s, Brummen s; **snoring** ~ schnarchendes Geräusch s; **vesicular** ~ Vesikuläratmen s, knisterndes Rasselgeräusch s; **whistling** ~ giemendes Rasselgeräusch s; 2. rasseln.
ramal/adj: Ramus-.
ramex/n: Ramex m, Varikozele w.
ramicotomy/n: Ramikotomie w.
ramification/n: Verzweigung w; **nervous** ~ Nervenaufzweigung w.
ramiform/adj: astartig.
ramify/vb: verzweigen.
ramisectomy/n: Ramisektion w.
ramitis/n: Entzündung eines Nervenasts.
Ramon's flocculation test: Ramon-Reaktion w.
ramose/adj: verzweigt.
ramous/adj: verzweigt.
rampart, maxillary: Maxillarbogen m.
Ramsden's eyepiece: Ramsden-Okular s.
Ramsey-Hunt paralysis: Hunt-Lähmung w, Paralysis agitans juvenilis.
Ramstedt's operation: Ramstedt-Weber-Operation w, Pyloromyotomie w.

635

ramulus/*n*: kleiner Ast *m*, Ramulus.
ramus/*n*: Ast *m*, Zweig *m*, Ramus.
rancid/*adj*: ranzig.
random/*n, adj*: 1. Zufall; 2. zufällig, ungeordnet.
randomization/*n*: Randomisierung *w*; **stratified** ~ vorherige Randomisierung *w*.
random probability: Zufallswahrscheinlichkeit *w*.
range/*n, vb*: 1. Bereich *m*, Variationsbreite *w*; **dynamic** ~ dynamischer Bereich *m*; **interquartile** ~ Quartilabstand *m*; **measuring** ~ Meßbereich *m*; **normal** ~ Referenzbereich *m*, Normalbreite *w*; **regulating** ~ Regelbereich *m*; **therapeutic** ~ therapeutische Breite *w*; **visual** ~ Sehweite *w*; 2. ausdehnen, erstrecken.
range of accommodation: Akkommodationsbereich *m*.
range of application: Anwendungsbereich *m*.
range of attention: Aufmerksamkeitsumfang *m*.
range of audibility: Hörbereich *m*.
range of convergence: Akkommodationsbereich *m*.
range of hearing: Hörbereich *m*.
range of scatter: Streubereich *m*.
ranine/*adj*: Ranula-.
ranitidine/*n*: Ranitidin *s*.
rank/*n, vb*: 1. Rang *m*, Reihe *w*; **percentile** ~ Perzentilrang *m*; 2. einreihen, ordnen.
rank correlation: Rangkorrelation *w*.
Ranke stages: Ranke-Stadien.
Ranke's theory: Ranke-Dreistadienlehre *w*.
rank order: Rangordnung *w*.
ranula/*n*: Ranula *w*, Froschgeschwulst *w*.
ranular/*adj*: ranulaartig.
ranunculus/*n*: Hahnenfuß *m*.
Ranvier segment: Ranvier-Schnürring *m*.
Ranvier's node: Ranvier-Schnürring *m*.
Ranvier's tactile disk: Ranvier-Tastscheibe *w*.
rape/*n, vb*: 1. Vergewaltigung *w*; 2. vergewaltigen.
rape oil: Rapsöl *s*.

raphe/*n*: Naht *w*, Raphe *w*.
rapid/*adj*: schnell.
Rappaport classification: Rappaport-Klassifikation *w*.
rapport/*n*: Rapport *m*, Verbindung *w*; **affective** ~ affektiver Rapport *m*; **emotional** ~ emotionales Verhältnis *s*.
rapt/*adj*: versunken.
rapture/*n*: Begeisterung *w*.
rapture of the deep: Tiefenrausch *m*, Stickstoffnarkose *w*, Taucherkrankheit *w*.
raptus/*n*: Raptus *m*.
rare/*adj*: selten.
rarefaction/*n*: Verdünnung *w*, Dichteabnahme *w*, Rarefizierung *w*.
rarefy/*vb*: verdünnen.
RAS [*abbr*] **reticular activating system**: retikuläres aktivierendes System *s*.
rash/*n, adj*: 1. Ausschlag *m*, Exanthem *s*; **maculopapular** ~ makulopapulärer Ausschlag *m*; **medicinal** ~ Arzneimittelexanthem *s*; **mottled** ~ gesprenkelter Ausschlag *m*; **petechial** ~ petechiale Hautblutung *w*; **profuse** ~ profuser Ausschlag *m*; **pustular** ~ pustulöser Ausschlag *m*; **syphilitic** ~ syphilitisches Exanthem *s*; **vesicular** ~ bläschenförmiger Ausschlag *m*; 2. überstürzt.
Rashkind's procedure: Rashkind-Ballonseptostomie *w*.
rasp/*n, vb*: 1. Raspel *w*; 2. raspeln.
raspatory/*n*: Knochenschaber *m*, Raspatorium *s*.
raspberry mark: blastomatöses Hämangiom *s*.
raspberry tongue: Himbeerzunge *w*.
rasping/*adj*: krächzend.
RAST [*abbr*] **radioallergosorbent test**: Radioallergosorbenttest *m*, RAST.
Rastelli's operation: Rastelli-Operation *w*.
raster/*n*: Raster *s*, Rasterblende *w*.
rat/*n*: Ratte *w*.
ratable/*adj*: abschätzbar.
rat-bite fever: Rattenbißfieber *s*.
ratchet mechanism: Verschlußmechanismus *m*.

rate/*n*: Häufigkeit *w*, Rate *w*, Anteil *m*, Verhältnis *s*; **adjusted** ~ korrigierter Anteil *m*; **basal** ~ Grundumsatz *m*; **basal crude** ~ Gesamtzahl *w*; **basal metabolic** ~ [*abbr*] **BMR** Grundumsatz *m*; **cardiac** ~ Herzfrequenz *w*; **metabolic** ~ Grundumsatz *m*; **false-negative** ~ falsch-negativer Anteil *m*; **false-positive** ~ falsch-positiver Anteil *m*; **general** ~ Gesamtzahl *w*; **respiratory** ~ Atemfrequenz *w*; **secretory** ~ Sekretionsrate *w*; **ventricular** ~ Kammerfrequenz *w*.

rate constant: Geschwindigkeitskonstante *w*.

ratee/*n*: Beurteilter *m*.

rate equation: Geschwindigkeitsgleichung *w*.

ratemeter/*n*: Mittelwertmesser *m*.

rate of natural increase, internal: Reproduktionsvermögen *s*.

rater/*n*: Beurteiler *m*.

rat flea: Rattenfloh *m*.

Rathke's cleft cyst: Rathke-Zyste *w*.

Rathke's pouch: Rathke-Tasche *w*.

Rathke's pouch tumor: Kraniopharyngeom *s*, Erdheim-Tumor *m*.

raticide/*n*: Rattenvertilgungsmittel *s*.

rating/*n*: Bewertung *w*, Einschätzung *w*.

rating scale: Beurteilungssystem *s*.

ratio/*n*: Verhältnis *s*, Quotient *m*, Relation *w*; **cardiothoracic** ~ Herz-Thorax-Verhältnis *s*; **curative** ~ therapeutische Breite *w*; **dietary** ~ Nährstoffrelation *w*; **karyoplasmic** ~ Kern-Zytoplasma-Relation *w*; **male/female** ~ Geschlechtsverhältnis *s*; **nucleocytoplasmic** ~ Kern-Zytoplasma-Relation *w*; **therapeutic** ~ therapeutische Breite *w*; **toxic/therapeutic** ~ therapeutische Breite *w*.

ratiocination/*n*: Syllogismus *m*.

ration/*n*: Ration *w*.

rational/*adj*: rational.

rationale/*n*: Grund *m*.

rationality/*n*: Rationalität *w*.

rationalization/*n*: Rationalisierung *w*.

rationalize/*vb*: rationalisieren.

ratio scale: Verhältnisskala *w*.

rat-mite dermatitis: Rattenmilbendermatitis *w*.

ratsbane/*n*: Rattengift *s*.

Ratschow's test: Ratschow-Lagerungsprobe *w*.

rattle/*n*, *vb*: 1. Rasseln *s*; 2. rasseln.

rattlesnake/*n*: Klapperschlange *w*.

rattling/*adj*: rasselnd.

rat typhus: endemischer Typhus *m*.

rat unit [*abbr*] **RU**: Ratteneinheit *w*.

raubasine/*n*: Raubasin *s*.

Rauber's layer: Rauber-Schicht *w*, primitives Ektoderm *s*.

raucous/*adj*: rauh, heiser.

rauwolfia alkaloid: Rauwolfia-Alkaloid *s*.

rauwolfia serpentina: Rauwolfia serpentina, Schlangenwurzel *w*.

RAV [*abbr*] **Rous-associated virus**: Rous-assoziierter Virus *m*.

ravage/*n*: Verwüstung *w*, Zerstörung *w*.

rave/*vb*: phantasieren.

raw/*adj*: roh.

ray/*n*: Strahl *m*, Lichtstrahl *m*; **actinic** ~'s aktinische Strahlen; **astral** ~ Polstrahl *m*; **central** ~ Zentralstrahl *m*; **characteristic** ~ charakteristische Strahlung *w*; **chemical** ~'s aktinische Strahlen; **cortical** ~ Pars radiata lobuli corticalis renis; **cosmic** ~'s kosmische Strahlen; **digital** ~ Phalanx *w*, Fingerstrahl *m*; **incident** ~ einfallender Strahl *m*; **indirect** ~ indirekte Strahlung *w*; **infrared** ~ Infrarotstrahlung *w*; **intermediate** ~ W-Strahl *m*; **luminous** ~ sichtbarer Lichtstrahl *m*; **medullary** ~ Markstrahl *m*, Ferrein-Fortsätze; **paracathodic** ~ Röntgenstrahl *m*; **reflected** ~ reflektierter Strahl *m*; **secondary** ~'s Sekundärstrahlen; **ultraviolet** ~'s ultraviolette Strahlen.

ray beam: Strahl *m*.

ray exit portal: Strahlenaustrittsfenster *s*.

ray fungus: Strahlenpilz *m*, Aktinomyzet *m*.

ray-fungus disease: Aktinomykose *w*.

Rayleigh scattering: Rayleigh-Anomalie *w*.

Raymond syndrome: Raymond-Syndrom

s, Hemiplegia alternans abducens.

Raymond-Cestan syndrome: Raymond-Cestan-Syndrom *s*, oberes Brückenhaubensyndrom *s*.

Raynaud's disease: Raynaud-Krankheit *w*, symmetrischer Vasospasmus *m*.

Raynaud's phenomenon: Raynaud-Phänomen *s*.

Raynaud syndrome: Raynaud-Syndrom *s*.

razor graft: Ollier-Thiersch-Transplantat *s*, Spalthauttransplantat *s*.

R band: R-Bande *w*, Revers-Bande *w*.

RBBB [*abbr*] **right bundle branch block:** Rechtsschenkelblock *m*.

RBC [*abbr*] **1. red blood cell; 2. red blood count:** 1. Erythrozyt *m*; 2. Erythrozytenzahl *w*.

RBE [*abbr*] **relative biologic effectiveness:** relative biologische Wirksamkeit *w*, RBW.

RBF [*abbr*] **renal blood flow:** Nierendurchblutung *w*.

RD [*abbr*] **1. reaction of degeneration; 2. retinal detachment:** 1. Entartungsreaktion *w*, EaR; 2. Netzhautablösung *w*.

RDA [*abbr*] **recommended daily allowance:** empfohlene tägliche Menge *w*.

r-determinant: Resistenzgen *s*.

RDP [*abbr*] **right dorsoposterior position:** dorsoposteriore Querlage *w*.

RDS [*abbr*] **respiratory distress syndrome:** Atemnotsyndrom *s*.

reablement/*n*: Rehabilitation *w*.

reabsorb/*vb*: resorbieren.

reabsorption/*n*: Rückresorption *w*; **intestinal** ~ intestinal Rückresorption *w*; **tubular** ~ tubuläre Rückresorption *w*.

reabsorption maximum, tubular: maximale tubuläre Rückresorption *w*.

react/*vb*: reagieren.

reactance/*n*: induktiver Widerstand *m*, Reaktanz *w*.

reactant/*n*: Reagenz *s*, Reaktionspartner *m*.

reaction/*n*: Reaktion *w*; **acute situational** ~ transitorische Persönlichkeitsstörung *w*;

allergic ~ allergische Reaktion *w*; **anaphylactic** ~ Anaphylaxie *w*; **anergastic** ~ hirnorganisches Psychosyndrom *s*; **anticipatory** ~ antizipatorische Reaktion *w*; **argentaffin** ~ argentaffine Reaktion *w*; **axonal** ~ Axonreaktion *w*; **biphasic** ~ biphasische Reaktion *w*; **blocking** ~ Blokkadephänomen *s*; **browning** ~ Bräunungsreaktion *w*; **capsular** ~ Kapselreaktion *w*; **catastrophic** ~ Katastrophenreaktion *w*; **consensual** ~ konsensueller Lichtreflex *m*; **cutaneous** ~ Hautreaktion *w*; **cytotoxic** ~ zytotoxische Reaktion *w*; **decidual** ~ reaktive Deziduaveränderung *w*; **delayed** ~ Reaktion vom verzögerten Typ, Spätreaktion *w*; **depressive** ~ reaktive Depression *w*; **differential** ~ Unterschiedsreaktion *w*; **disjunctive** ~ disjunktive Reaktion *w*; **dissociative** ~ Abspaltung *w*; **eczematoid** ~ Ekzem *s*; **electric** ~ elektrische Antwort *w*; **first-order** ~ Reaktion 1. Ordnung; **foreign-body** ~ Fremdkörperreaktion *w*; **galvanic** ~ galvanische Hautreaktion *w*; **hemoclastic** ~ Hämolyse *w*; **hunting** ~ alternierende Vasodilatation und Vasokonstriktion; **immediate** ~ Sofortreaktion *w*; **immune** ~ Immunantwort *w*; **indirect pupillary** ~ indirekte Pupillenreaktion *w*, konsensueller Lichtreflex *m*; **intentional** ~ Willkürreaktion *w*; **intracutaneous** ~ Intrakutanreaktion *w*; **investigatory** ~ Orientierungsreaktion *w*; **late** ~ Reaktion vom verzögerten Typ; **leukemic** ~ leukämoide Reaktion *w*; **local** ~ Lokalreaktion *w*; **myasthenic** ~ myasthenische Reaktion *w*; **myotonic pupillary** ~ myotone Pupillenreaktion *w*, Adie-Pupillenreaktion *w*; **myotonoid** ~ pseudomyotonische Reaktion *w*; **near-point** ~ Akkommodationsreflex *m*; **negative therapeutic** ~ therapeutische Verneinungsreaktion *w*; **nuclear** ~ Kernreaktion *w*; **obsessive-compulsive** ~ Zwangsneurose *w*; **ophthalmic** ~ Calmette-Reaktion *w*; **orienting** ~ Orientierungsreaktion *w*; **orthostatic** ~ orthostatische Reaktion *w*; **paradoxical pupil-**

lary ~ paradoxe Pupillenreaktion *w*; **phobic** ~ Angstreaktion *w*; **pseudomyotonic** ~ pseudomyotonische Reaktion *w*; **psychotic depressive** ~ depressive Psychose *w*; **recurrent** ~ Rückfallreaktion *w*; **second-order** ~ Reaktion 2. Ordnung; **serial** ~ Reihenreaktion *w*; **shortening** ~ Verkürzungsreaktion *w*; **statokinetic** ~ statokinetischer Reflex *m*; **sympathetic** ~ Fluchtreflex *m*; **thermonuclear** ~ thermische Nuklearreaktion *w*; **tuberculin-like** ~ tuberkulinartige Reaktion *w*; **vital** ~ Vitalreaktion *w*; **voluntary** ~ Willkürreaktion *w*.

reaction center: Reaktionszentrum *s*.
reaction formation: Reaktionsbildung *w*.
reaction kinetics: Reaktionskinetik *w*.
reaction latency: Reaktionslatenz *w*.
reaction of degeneration [*abbr*] **RD**: Entartungsreaktion *w*, EaR.
reaction of exhaustion: Erschöpfungsreaktion *w*.
reaction pattern: Reaktionsmuster *s*.
reaction potential: Reaktionspotential *s*.
reaction psychosis: reaktive Psychose *w*.
reaction rate: Reaktionsgeschwindigkeit *w*.
reaction threshold: Reaktionsschwelle *w*.
reaction time: Reaktionszeit *w*.
reaction type: Reaktionstyp *m*.
reactivate/*vb*: reaktivieren.
reactivation/*n*: Reaktivierung *w*.
reactive/*adj*: reaktiv.
reactivity/*n*: Reaktivität *w*.
reactor/*n*: allergisch reagierende Person *w*, Reaktor *m*; **nuclear** ~ Kernreaktor *m*.
read error: Abtastfehler *m*.
readiness/*n*: Bereitschaft *w*.
reading/*n*: Lesen *s*, Ablesen *s*, Auswertung *w*.
reading disability: Lesestörung *w*, Dyslexie *w*.
reading frame: Leseraster *s*.
readmission/*n*: Wiederaufnahme *w*.
readmit/*vb*: wiederaufnehmen.
Read's method: Read-Methode *w*.
readthrough/*n*: Durchlesen *s*.

ready/*adj*: bereit, fertig.
reagent/*n*: Reagenz *s*.
reagent bottle: Reagenzflasche *w*.
reagin/*n*: Reagin *s*.
reaginic/*adj*: Reagin-.
real/*adj*: wirklich, real.
realistic/*adj*: realistisch.
reality/*n*: Realität *w*.
reality concept: Realitätskonzept *s*.
reality ego: Realitäts-Ich *s*.
reality orientation: Realitätsbezug *m*.
reality principle: Realitätsprinzip *s*.
reality sense: Wirklichkeitssinn *s*.
reality testing: Realitätsprüfung *w*.
realization/*n*: Verwirklichung *w*.
realize/*vb*: ausführen, realisieren.
real-time: Real-Time *w*, Echtzeit *w*.
real-time measurement: Echtzeitmessung *w*.
real-time method: Echtzeitverfahren *s*.
reamer/*n*: Wurzelkanalbohrer *m*.
reamputation/*n*: Reamputation *w*, Nachamputation *w*.
reanastomosis/*n*: Reanastomosierung *w*.
reanimate/*vb*: reanimieren.
reanimation/*n*: Reanimation *w*.
reanimation room: Reanimationsraum *m*.
reannealing/*n*: Reassoziation *w*.
reappearance/*n*: Wiederauftreten *s*.
rearrange/*vb*: neu ordnen.
rearrangement/*n*: Neuordnung *w*.
reason/*n*: Verstand *m*, Ursache *w*, Grund *m*.
reasoning/*n*: Urteilen *s*.
reassort/*vb*: neu kombinieren.
reattach/*vb*: erneut befestigen.
reattachment/*n*: Wiederanheften *s*.
rebase/*vb*: unterfüttern.
rebleeding/*n*: Blutungsrezidiv *s*.
rebound/*n*, *vb*: 1. Rebound *m*, Rückstoß *m*; 2. zurückprallen.
rebound effect: Rebound-Effekt *m*, Rückstoßphänomen *s*.
rebound phenomenon: Rebound-Effekt *m*, Rückstoßphänomen *s*.
rebound sign: Rebound-Phänomen *s*.
rebound tenderness: Loslaßschmerz *m*.
rebreak/*vb*: refrakturieren.

rebreathing/*n*: Rückatmen *s*.
rebreathing bag: Rückatmungsbeutel *m*.
rebreathing technique: Rückatmungsmethode *w*.
recalcification time: Rekalzifizierungszeit *w*.
recall/*n, vb*: 1. Erinnerung *w*; 2. erinnern.
recall antigen: Recall-Antigen *s*.
recall dose: Booster-Dosis *w*, Auffrischungsdosis *w*.
recall response: anamnestische Reaktion *w*, Booster-Reaktion *w*.
recanalization/*n*: Rekanalisierung *w*.
recapitulate/*vb*: rekapitulieren.
recapitulation/*n*: Rekapitulation *w*.
recapitulation principle: biogenetisches Grundgesetz *s*.
recede/*vb*: zurückbilden.
receiver/*n*: Empfänger *m*.
receiver coil: Empfängerspule *w*.
receiver operating characteristic curve [*abbr*] **ROC curve**: ROC-Kurve *w*.
recency/*n*: Neuheit *w*.
recent/*adj*: rezent, kürzlich.
reception/*n*: Rezeption *w*, Aufnahme *w*, Empfang *m*.
receptive/*adj*: rezeptiv.
receptiveness/*n*: Aufnahmefähigkeit *w*.
receptoma/*n*: Paragangliom *s*.
receptor/*n*: Rezeptor *m*, Empfänger *m*; **adrenergic** ~ adrenerger Rezeptor *m*; **cholinergic** ~ cholinerger Rezeptor *m*; **cutaneous** ~ Hautrezeptor *m*; **dopaminergic** ~ dopaminerger Rezeptor *m*; **gustatory** ~ Geschmacksrezeptor; **hormonal** ~ Hormonrezeptor *m*; **muscarinic** ~ muskarinartiger Rezeptor *m*; **narcotic** ~ Endorphinrezeptor *m*; **nicotinic** ~ nikotinartiger Rezeptor *m*; **olfactory** ~ olfaktorische Sinneszelle *w*; **osmotic** ~ Osmorezeptor *m*; **synaptic** ~ synaptischer Rezeptor *m*; **tactile** ~ Mechanorezeptor *m*; **thermal** ~ Temperaturrezeptor *m*; **visual** ~ Stäbchen *s*, Zapfen *m*.
receptor defect: Rezeptorendefekt *m*.
receptor-hormone complex: Rezeptor-Hormon-Komplex *m*.

receptor-mediated/*adj*: rezeptorabhängig.
receptor protein: Rezeptorprotein *s*.
receptor site: Rezeptorort *m*.
receptor stimulation: Rezeptorstimulation *w*.
recess/*n*: Ausbuchtung *w*, Tasche *w*, Recessus.
recession/*n*: Rückbildung *w*, Rückgang *m*; **gingival** ~ Paradontose *w*.
recessive/*adj*: rezessiv.
recessiveness/*n*: Rezessivität *w*.
recidivation/*n*: Rückfall *m*.
recidivism/*n*: Rezidiv *s*.
recidivist/*n*: Rückfälliger *m*.
recipe/*n*: Rezept *s*.
recipient/*n*: Empfänger *m*.
reciprocal/*adj*: reziprok.
reciprocation/*n*: Reziprozität *w*.
reciprocity/*n*: Wechselwirkung *w*, Gegenseitigkeit *w*.
reciprocity law: Reziprozitätsgesetz *s*.
recircularization/*n*: Rezirkularisierung *w*.
Recklinghausen-Appelbaum disease: Recklinghausen-Appelbaum-Krankheit *w*, idiopathische Hämochromatose *w*.
Recklinghausen's disease: Recklinghausen-Krankheit *w*, Neurofibromatose *w*.
Recklinghausen's disease of bone: Osteodystrophia fibrosa cystica generalisata.
reclination/*n*: Reklination *w*, Rückwärtsbiegung *w*.
recline/*vb*: reklinieren.
recognition/*n*: Erkennung *w*, Bewußtsein *s*.
recognition sequence: Erkennungssequenz *w*.
recognition site: Erkennungsstelle *w*.
recognize/*vb*: wiedererkennen.
recoil/*n, vb*: 1. Rücklauf *m*; 2. zurückprallen.
recollect/*vb*: erinnern.
recollection/*n*: Erinnerung *w*.
recombinant/*n, adj*: 1. Rekombinante *w*; 2. rekombiniert.
recombination/*n*: Rekombination *w*; **bacterial** ~ Bakterienrekombination *w*; **genetic** ~ genetische Rekombination *w*; **in-**

trachromosomal ~ intrachromosomale Rekombination w; **molecular** ~ Molekülrekombination w.
recombination analysis: Rekombinationsanalyse w.
recombination bridge: Rekombinationsbrücke w.
recombination repair: Rekombinationsreparatur w.
recombine/vb: rekombinieren.
recommend/vb: empfehlen.
recommendation/n: Empfehlung w.
recompensation/n: Rekompensation w.
recompose/vb: umgruppieren.
recompression/n: Rekompression w.
recondition/vb: wiederherstellen.
reconditioning/n: Aufarbeitung w.
reconstitution/n: Wiederaufbau m.
reconstruct/vb: wiederherstellen.
reconstruction/n: Wiederherstellung w, Wiederherstellungschirurgie w.
reconstructive/adj: rekonstruktiv.
recontour/vb: neu formen.
record/n, vb: 1. Bericht m, Aufzeichnung w; **medical** ~ Krankenbericht m; 2. registrieren, aufzeichnen.
recorder/n: Aufzeichnungsgerät s; **magnetic** ~ Bandspeicher m.
recording/n: Aufzeichnung w; **magnetic** ~ Magnetaufzeichnung w.
recourse/n: Inanspruchnahme w.
recover/vb: genesen.
recoverable/adj: heilbar.
recovery/n: Erholung w, Erholungsphase w; **complete** ~ vollständige Heilung w; **partial** ~ Defektheilung w; **spontaneous** ~ Spontanheilung w.
recovery phase: Erholungsphase w.
recovery rate: Wiederfindungszeit w.
recovery room: Aufwachstation w.
recovery score: Apgar-Index m.
recovery time: Erholungszeit w.
recreation/n: Erholung w.
recrement/n: Rekrement s, reabsorbiertes Sekret s.
recrudesce/vb: wiederauftreten.
recrudescence/n: Wiederauftreten s, Rekrudeszenz w.
recrudescent/adj: erneut auftretend, verschlechternd.
recruitment/n: Rekruitment s, Rekrutierung w, Lautstärkeausgleich m.
rectal/adj: rektal.
rectectomy/n: Rektumresektion w.
rectangle/n: Rechteck s.
rectangular/adj: rechteckig.
rectification/n: Gleichrichtung w, Einrichtung w, Rektifikation w.
rectifier/n: Gleichrichter m.
rectifier tube: Gleichrichterröhre w.
rectify/vb: rektifizieren.
rectilinear/adj: geradlinig.
rectitis/n: Proktitis w.
recto-: Rekto-, Prokto-.
rectoabdominal/adj: rektoabdominal.
rectoanal/adj: anorektal.
rectocele/n: Rektozele w.
rectoclysis/n: rektaler Einlauf m.
rectococcypexy/n: Proktokokzygopexie w.
rectocolonic/adj: rektokolisch.
rectocystotomy/n: Proktozystotomie w.
rectofistula/n: Rektumfistel w.
rectolabial/adj: labiorektal.
rectoperineorrhaphy/n: Proktoperineoplastik w.
rectopexy/n: Rektopexie w, Proktopexie w.
rectoplasty/n: Rektumplastik w.
rectoromanoscope/n: Rektoromanoskop s, Rektosigmoideoskop s.
rectoromanoscopy/n: Rektoromanoskopie w, Rektosigmoideoskopie w.
rectorrhaphy/n: Rektumnaht w.
rectoscope/n: Rektoskop s.
rectoscopy/n: Rektoskopie w.
rectosigmoid/n, adj: 1. Rektosigmoid s; 2. Rektosigmoid-.
rectosigmoidectomy/n: Rektosigmoidektomie w.
rectosigmoiditis/n: Proktosigmoiditis w.
rectosigmoidoscopy/n: Rektosigmoideoskopie w.
rectostenosis/n: rektale Striktur w.
rectostomy/n: Proktostomie w.

rectotomy/*n*: Proktotomie *w*.
rectouterine/*adj*: rektouterin.
rectovaginal/*adj*: rektovaginal.
rectovesical/*adj*: rektovesikal.
rectovestibular/*adj*: rektovestibulär.
rectovulvar/*adj*: Vulva und Rektum betreffend.
rectum/*n*: Rektum *s*.
rectum biopsy: Rektumbiopsie *w*.
rectum cancer: Rektumkarzinom *s*.
rectum carcinoma: Rektumkarzinom *s*.
rectum prolapse: Rektumprolaps *m*.
rectum reflex: Mastdarmreflex *m*.
rectum resection: Rektumresektion *w*.
rectus/*n*: Musculus rectus abdominis.
rectus diastasis: Rektusdiastase *w*.
rectus sheath: Rektusscheide *w*.
recumbency/*n*: Liegen *s*.
recumbent/*adj*: liegend, rekliniert.
recuperate/*vb*: erholen.
recuperation/*n*: Erholung *w*, Rekonvaleszenz *w*.
recuperative/*adj*: erholsam.
recur/*vb*: rezidivieren.
recurrence/*n*: Wiederauftreten *s*, Rezidiv *s*.
recurrence-free/*adj*: rezidivfrei.
recurrence rate: Rezidivrate *w*.
recurrent/*adj*: rekurrierend, wiederkehrend, recurrens.
recurvate/*adj*: zurückgebogen, recurvatus.
recurve/*vb*: sich zurückbiegen.
red/*n, adj*: 1. Rot; **neutral** ~ Neutralrot *s*; 2. rot.
red-blind/*adj*: rotblind.
red blindness: Rotblindheit *w*.
redden/*vb*: röten.
red-green blindness: Rotgrünblindheit *w*.
redheaded/*adj*: rothaarig.
redifferentiation/*n*: Redifferenzierung *w*.
redintegrate/*vb*: wiederherstellen.
redintegration/*n*: Wiederherstellung *w*.
redislocation/*n*: erneute Luxation *w*.
redistil/*vb*: redestillieren.
redistilled/*adj*: zweifach destilliert.
redistribution/*n*: Umverteilung *w*.

Redlich space: Redlich-Obersteiner-Zone *w*.
redness/*n*: Rötung *w*, Rubor.
redox [*abbr*] **reduction and oxidation**: Redox *s*.
redox carrier: Redox-Carrier *m*.
redox couple: Redoxpaar *s*.
redox potential: Redoxpotential *s*.
redox reaction: Redoxreaktion *w*.
redress/*n, vb*: 1. Wiedergutmachung *w*; 2. wiederherstellen.
redressement/*n*: Verbandswechsel *m*, Fraktureinrichtung *w*.
red-sighted/*adj*: rotsichtig.
reduce/*vb*: reduzieren, verringern, abnehmen, reponieren.
reducer/*n*: Verdünnungsmittel *s*.
reducible/*adj*: reduzierbar, reponierbar.
reducing/*adj*: reduzierend, Reduktions-.
reductant/*n*: Reduktionsmittel *s*.
reductase/*n*: Reduktase *w*.
reduction/*n*: Abnahme *w*, Reduktion *w*, Reposition *w*, Einrenken *s*; **closed** ~ geschlossene Reposition *w*; **hydrostatic** ~ Einlaufreposition *w*, Kontrastmitteldesinvagination *w*; **linear** ~ lineare Abnahme *w*; **open** ~ offene Reposition *w*, operative Reposition *w*.
reduction deformity: Hemmungsmißbildung *w*.
reduction diet: Reduktionskost *w*.
reduction division: Reduktionsteilung *w*.
reduction en bloc: Blockresektion *w*.
reductionism/*n*: Reduktionismus *m*.
reduction mammoplasty: Mammareduktionsplastik *w*.
reduction mastectomy: Mammareduktionsplastik *w*.
reduction of chromosomes: Chromosomenreduktion *w*.
reduction plasty: Reduktionsplastik *w*.
redundancy/*n*: Redundanz *w*.
redundant/*adj*: redundant, überzählig.
reduplicated/*adj*: gedoppelt.
reduplication/*n*: Reduplikation *w*, Verdoppelung *w*.
reduviid/*n*: Raubwanze *w*, Reduviida.

redye/*vb*: umfärben.
Reed-Hodgkin disease: Hodgkin-Krankheit *w*, Lymphogranulomatose *w*.
Reed-Sternberg cell: Reed-Sternberg-Zelle *w*, Sternberg-Riesenzelle *w*.
reef/*n*: Faltung *w*, Plikation *w*.
Reenstierna's reaction: Ito-Reenstierna-Reaktion *w*.
reentrant/*adj*: wiedereintretend.
reentry/*n*: Reentryphänomen *s*, Erregungsrückkehr *w*.
reentry mechanism: Reentrymechanismus *m*.
reentry tachycardia: Reentrytachykardie *w*.
reepithelialization/*n*: Reepithelialisierung *w*.
reestablish/*vb*: wiederherstellen.
reevaluation/*n*: Wiederholung der Auswertung.
reexcitation/*n*: Wiedererregung *w*.
reexpand/*vb*: wieder entfalten.
refection/*n*: Erfrischung *w*.
refer/*vb*: beziehen, hinweisen, überweisen.
referable/*adj*: zuzurechnen.
reference/*n*: Bezugnahme *w*, Hinweis *m*, Literaturangabe *w*.
reference group: Bezugsgruppe *w*.
reference man: Standardmensch *m*, Normalperson *w*.
reference method: Referenzmethode *w*.
reference person: Bezugsperson *w*.
reference range: Referenzbereich *m*.
reference system: Bezugssystem *s*.
reference value: Referenzwert *m*.
referential/*adj*: hinweisend.
referral/*n*: Überweisung *w*.
referred/*adj*: fortgeleitet.
refine/*vb*: reinigen, raffinieren.
refinement/*n*: Verfeinerung *w*.
refining/*n*: Raffinieren *s*.
reflect/*vb*: reflektieren, spiegeln.
reflectance/*n*: Reflexionsstärke *w*.
reflection/*n*: Reflexion *w*, Spiegelung *w*; **corneal** ~ Hornhautspiegelung *w*.
reflection point: Reflexionspunkt *m*.
reflector/*n*: Reflektor *m*; **specular** ~ Reflektorspiegel *m*.
reflex/*n*: Reflex *m*; **abdominal** ~ Bauchmuskelreflex *m*; **abdominal cutaneous** ~ Bauchhautreflex *m*; **abnormal** ~ pathologischer Reflex *m*; **acceleratory** ~ Stellreflex *m*; **acoustic** ~ Stapediusreflex *m*; **acousticopalpebral** ~ Kochleopupillarreflex *m*; **acoustic stapedial** ~ Stapediusreflex *m*; **acquired** ~ konditionierter Reflex *m*; **acromial** ~ Akromionreflex *m*; **anal** ~ Analreflex *m*; **antagonistic** ~ alternierender Reflex *m*; **aortic** ~ Depressorreflex *m*; **aponeurotic** ~ Fußsohlenreflex *m*; **attitudinal** ~ Haltungsreflex *m*; **auditory** ~ Kochlearisreflex *m*; **auditory-palpebral** ~ Kochleopupillarreflex *m*; **bladder-emptying** ~ Blasenreflex *m*; **blinking** ~ Blinzelreflex *m*; **body-righting** ~ Körperstellreflex *m*; **bowing** ~ gekreuzter Patellarsehnenreflex *m*; **bulbomimic** ~ bulbomimischer Reflex *m*, Mondonesi-Reflex *m*; **cardiac** ~ kardialer Reflex *m*; **carotidosympathoatrial** ~ Karotissinusreflex *m*; **carpophalangeal** ~ Karpophalangealreflex *m*; **cerebropupillary** ~ Haab-Reflex *m*; **ciliary** ~ Ziliarisreflex *m*; **ciliospinal** ~ Ziliospinalreflex *m*; **cochleopalpebral** ~ Kochlearisreflex *m*; **conditioned** ~ bedingter Reflex *m*; **conjunctival** ~ Konjunktivalreflex *m*; **contralateral** ~ Kontralateralreflex *m*, Brudzinski-Zeichen *s*; **coordinated** ~ Phasenreflex *m*, koordinierter Reflex *m*; **corneal** ~ Hornhautreflex *m*; **corticopupillary** ~ Haab-Reflex *m*; **costopectoral** ~ Pektoralisreflex *m*; **cremasteric** ~ Kremasterreflex *m*; **crossed** ~ gekreuzter Reflex *m*; **cuboidodigital** ~ Tarsophalangealreflex *m*; **cutaneous** ~ Hautreflex *m*; **cutaneous pupillary** ~ Ziliospinalreflex *m*; **darwinian** ~ Darwin-Greifreflex *m*; **dazzle** ~ Peiper-Reflex *m*; **deep** ~ Tiefenreflex *m*; **defensive** ~ Schutzreflex *m*; **delayed** ~ verzögerte Reflexantwort *m*; **deltoid** ~ Deltoideusreflex *m*; **digital** ~ Fingerreflex *m*, Hoffman-Zeichen *s*; **direct** ~ homolateraler Reflex *m*; **disynap-**

reflex, dorsal

tic ~ disynaptischer Reflex *m*; **dorsal** ~ Erector-spinae-Reflex *m*; **enteroceptive** ~ enterozeptiver Reflex *m*; **epigastric** ~ Rectus-abdominis-Reflex *m*; **external oblique** ~ Obliquusreflex *m*; **exteroceptive** ~ exterozeptiver Reflex *m*; **facial** ~ bulbomimischer Reflex *m*, Mondonesi-Reflex *m*; **faucial** ~ Rachenreflex *m*; **femoral** ~ Femoralisreflex *m*, Remak-Zeichen *s*; **femoroabdominal** ~ Femoroabdominalreflex *m*; **galvanic** ~ psychogalvanische Hautreaktion *w*; **glossary** ~ Würgreflex *m*; **gluteal** ~ Glutäalreflex *m*; **gripping** ~ Greifreflex *m*; **gustolacrimal** ~ Gustolakrimalreflex *m*; **hypogastric** ~ Femoroabdominalreflex *m*; **inborn** ~ angeborener Reflex *m*; **inguinal** ~ Leistenreflex *m*, Geigel-Reflex *m*; **interoceptive** ~ enterozeptiver Reflex *m*; **interscapular** ~ Skapulareflex *m*; **investigatory** ~ Orientierungsreaktion *w*; **ischemic** ~ Ischämiereflex *m*; **labial** ~ Nasolabialreflex *m*; **labyrinthine** ~ Labyrinthreflex *m*; **labyrinthine righting** ~ Labyrinthstellreflex *m*; **laryngeal** ~ Hustenreflex *m*; **let-down** ~ reflektorische Milchsekretion *w*; **little-toe** ~ Puusepp-Reflex *m*; **lower abdominal periosteal** ~ Galant-Reflex *m*; **macular** ~ Makulareflex *m*; **mamillary** ~ Mamillenreflex *m*; **metatarsal** ~ Fußsohlenreflex *m*; **monosynaptic** ~ monosynaptischer Reflex *m*; **myostatic** ~ Streckreflex *m*; **nasal** ~ Niesreflex *m*; **nasolabial** ~ Nasolabialreflex *m*; **near** ~ Akkommodationsreflex *m*; **nociceptive** ~ Schmerzreflex *m*; **oculocardiac** ~ Bulbusreflex *m*, Aschner-Phänomen *s*; **oculocephalic** ~ Puppenaugenphänomen *s*; **oculocephalogyric** ~ Puppenaugenphänomen *s*; **oculopupillary** ~ Trigeminusreflex *m*; **oculovestibular** ~ Okulovestibularisreflex *m*; **orbiculopupillary** ~ Westphal-Pilcz-Zeichen *s*, Orbikularisphänomen *s*; **orienting** ~ Orientierungsreaktion *w*; **palatine** ~ Gaumenreflex *m*; **palmar** ~ Palmarreflex *m*; **palmomental** ~ Palmomentalreflex *m*; **paradoxical** ~ paradoxer Reflex *m*; **patellar** ~ Patellarsehnenreflex *m*, Quadrizepssehnenreflex *m*; **pectoral** ~ Pektoralisreflex *m*; **pendular** ~ Pendelreflex *m*; **penile** ~ Bulbokavernosusreflex *m*; **perianal** ~ Analreflex *m*; **periosteal** ~ Sehnenreflex *m*; **periosteoradial** ~ Radiusperiostreflex *m*, Brachioradialisreflex *m*; **pharyngeal** ~ Rachenreflex *m*, Würgreflex *m*; **phasic** ~ Phasenreflex *m*; **placing** ~ Stellreaktion *w*; **plantar** ~ Plantarreflex *m*; **pollicomental** ~ Palmomentalreflex *m*; **polysynaptic** ~ polysynaptischer Reflex *m*; **positive supporting** ~ positiver Stützreflex *m*; **postural** ~ Stellreflex *m*, Lagereflex *m*; **prehensory** ~ Greifreflex *m*; **primitive** ~ primitiver Reflex *m*; **proprioceptive** ~ propriozeptiver Reflex *m*; **protective** ~ Schutzreflex *m*; **protective laryngeal** ~ reflektorischer Kehlkopfdeckelschluß *m*; **psychic** ~ Psychoreflex *m*; **psychogalvanic** ~ psychogalvanische Reaktion *w*; **pupillary** ~ Pupillenreflex *m*, Lichtreflex *m*; **pupillary-skin** ~ Ziliospinalreflex *m*; **pyelovesical** ~ Miktionsreflex *m*; **radial** ~ Radiusperiostreflex *m*, Brachioradialisreflex *m*; **radioperiosteal** ~ Radiusperiostreflex *m*, Brachioradialisreflex *m*; **rectal** ~ Mastdarmreflex *m*; **red** ~ Rotspiegelung *w*; **reinforced** ~ verstärkter Reflex *m*; **renal** ~ Mitreaktion der kontralateralen Niere; **renoureteral** ~ Miktionsreflex *m*; **righting** ~ Stellreflex *m*; **scapular** ~ Skapulareflex *m*; **scrotal** ~ Skrotalreflex *m*; **segmental** ~ segmentale Reflexantwort *w*; **sensory blinking** ~ Blinzelreflex *m*; **sexual** ~ Erektionsreflex *m*; **somatointestinal** ~ kutanoviszeraler Reflex *m*; **spinal** ~ spinaler Reflex *m*, Rückenmarkreflex *m*; **static** ~ Stellreflex *m*, Lagereflex *m*; **static attitudinal** ~ Stellreflex *m*; **styloradial** ~ Brachioradialisreflex *m*; **sucking** ~ Saugreflex *m*; **superficial** ~ oberflächlicher Hautreflex *m*; **superficial abdominal** ~ Bauchdeckenreflex *m* ; **supraorbital** ~ Orbicularis-oculi-Reflex *m*; **swallowing** ~ Schluckreflex *m*; **tactile** ~ Be-

rührungsreflex *m*; **tonic** ~ tonischer Reflex *m*; **tonic labyrinthine** ~ tonischer Labyrinthreflex *m*; **trigeminofacial** ~ Orbicularis-oculi-Reflex *m*; **tympanic** ~ Trommelfellreflex *m*; **ulnar** ~ Ulnarreflex *m*; **unconditioned** ~ unkonditionierter Reflex *m*; **unloading** ~ Entladungsreaktion *w*; **urinary** ~ Miktionsreflex *m*; **vagal pupillary** ~ vagotone Pupillenreaktion *w*; **vagovagal** ~ Vagovagalreflex *m*; **vasovagal** ~ vasovagaler Reflex *m*; **vesical** ~ Blasenreflex *m*; **vestibular** ~ Labyrinthreflex *m*; **vestibulo-ocular** ~ Okulovestibularisreflex *m*; **vestibulospinal** ~ vestibulospinaler Reflex *m*; **virile** ~ Bulbocavernosusreflex *m*; **visceral** ~ viszeraler Reflex *m*; **walking** ~ Schreitreflex *m*; **zygomatic** ~ Jochbogenreflex *m*.
reflex action: Reflextätigkeit *w*.
reflex anoxic crisis: respiratorischer Affektkrampf *m*.
reflex arc: Reflexbogen *m*.
reflex automatism: Reflexautomatie *w*.
reflex bladder: Reflexblase *w*.
reflex bradycardia: reflektorische Bradykardie *w*.
reflex center: Reflexzentrum *s*.
reflex circuit: Reflexbogen *m*.
reflex epilepsy: Reflexepilepsie *w*.
reflex hammer: Reflexhammer *m*.
reflex headache: symptomatischer Kopfschmerz *m*.
reflex inhibition: Reflexhemmung *w*.
reflexion/*n*: Reflexion *w*.
reflex movement: Reflexbewegung *w*.
reflex muscular contraction: reflektorische Muskelkontraktion *w*.
reflexogenic/*adj*: reflexogen.
reflexograph/*n*: Gerät zur Aufzeichnung der Reflexantwort.
reflexology/*n*: Reflexologie *w*.
reflexometry/*n*: Reflexmessung *w*.
reflexotherapy/*n*: Reflextherapie *w*.
reflex path: Reflexbahn *w*.
reflex pattern: Reflexmuster *s*.
reflex response: Reflexantwort *w*.
reflex summation: Reflexsummation *w*.
reflex therapy: Reflextherapie *w*.
reflex torticollis: reflektorischer Schiefhals *m*.
reflux/*n*: Reflux *m*; **abdominojugular** ~ hepatojugulärer Reflux *m*; **duodenogastric** ~ duodenaler Reflux *m*; **esophageal** ~ ösophagealer Reflux *m*; **gastroesophageal** ~ gastroösophagealer Reflux *m*; **hepatojugular** ~ hepatojugulärer Reflux *m*; **pyelorenal** ~ pyelorenaler Reflux *m*; **pyelotubular** ~ pyelotubulärer Reflux *m*; **ureteral** ~ vesikoureteraler Reflux *m*; **vesicoureteral** ~ vesikoureteraler Reflux *m*.
reflux condenser: Kühler *m*.
reflux esophagitis: Refluxösophagitis *w*.
reflux gastritis: Refluxgastritis *w*.
refolding/*n*: Rückfaltung *w*.
refract/*vb*: brechen.
refractile/*adj*: refraktär, brechend.
refraction/*n*: Refraktion *w*, Brechung *w*; **cycloplegic** ~ Refraktion bei Akkommodationslähmung; **double** ~ Doppelbrechung *w*; **dynamic** ~ dynamische Refraktion *w*; **ocular** ~ Refraktion des Auges; **static** ~ Refraktion bei Akkommodationslähmung.
refraction angle: Refraktionswinkel *m*, Brechungswinkel *m*.
refractive/*adj*: refraktär.
refractivity/*n*: Brechungsvermögen *s*.
refractometer/*n*: Refraktometer *s*.
refractometry/*n*: Refraktometrie *w*.
refractor/*n*: Refraktor *m*.
refractory/*adj*: refraktär, obstinat, widerspenstig.
refracture/*n, vb*: 1. Refraktur *w*; 2. refrakturieren.
refrangibility/*n*: Brechbarkeit *w*.
refrangible/*adj*: brechbar.
refresh/*vb*: anfrischen, erfrischen, auffrischen.
refrigerant/*n, adj*: 1. Refrigerans *s*; 2. kühlend.
refrigerate/*vb*: kühlen.
refrigeration/*n*: Kühlung *w*.
refringent/*adj*: brechend.

Refsum's disease: Refsum-Krankheit *w*.
refuin/*n*: Anthramycin *s*.
refusal/*n*: Ablehnung *w*, Weigerung *w*.
refuse/*n, vb*: 1. Abfall *m*; 2. ablehnen, verweigern.
refusion/*n*: Rücktransfusion *w*, Reinfusion *w* Retransfusion *w*.
refute/*vb*: widerlegen.
regard/*n, vb*: 1. Aufmerksamkeit *w*; 2. betrachten.
regenerate/*vb*: regenerieren.
regeneration/*n*: Regeneration *w*.
regenerative/*adj*: regenerativ.
regimen/*n*: Regimen *s*, Diätverordnung *w*, Therapieplan *m*; **sanitary** ~ Regimen sanitatis, Hygienemaßnahme *w*.
region/*n*: Region *w*, Bereich *m*, Regio; **abdominal** ~ Bauchregion *w*; **anal** ~ Analregion *w*; **cervical** ~ Halsregion *w*; **constant** ~ konstanter Bereich *m*; **cranial** ~ Schädelregion *w*; **facial** ~ Gesichtsregion *w*; **hypervariable** ~ hypervariable Region *w*; **iliac** ~ Leistenregion *w*; **inguinal** ~ Leistenregion *w*; **motor** ~ motorisches Areal *s*; **pelvic** ~ kleines Becken *s*; **umbilical** ~ Nabelregion *w*.
regional/*adj*: regional.
region of accommodation: Akkommodationsbereich *m*.
region of interest [*abbr*] **ROI**: Region of interest, Objektbereich *m*.
register/*n, vb*: 1. Verzeichnis *s*; 2. registrieren.
register technique: Registertechnik *w*.
registration/*n*: Registrierung *w*, Meldung *w*, Aufzeichnung *w*; **graphic** ~ graphische Aufzeichnung *w*; **medical**~ Approbation *w*.
registry/*n*: Register *s*.
regress/*vb*: regredieren.
regression/*n*: Regression *w*, Rückbildung *w*; **curvilinear** ~ nichtlineare Regression *w*; **filial** ~ filiale Regression *w*; **multiple** ~ multiple Regression *w*; **nonlinear** ~ nichtlineare Regression *w*; **spontaneous** ~ Spontanrückbildung *w*.
regression analysis: Regressionsanalyse *w*.

regression coefficient: Regressionskoeffizient *m*.
regression-correlation analysis: Regressionskorrelationsanalyse *w*.
regression equation: Regressionsgleichung *w*.
regression line: Regressionslinie *w*.
regressive/*adj*: regressiv.
regular/*adj*: normal, regelrecht.
regulate/*vb*: regulieren, steuern, regeln.
regulation/*n*: Regelung *w*, Steuerung *w*, Vorschrift *w*; **allosteric** ~ allosterische Regulation *w*; **automatic** ~ Selbststeuerung *w*; **down** ~ Downregulation *w*, Genrepression *w*; **osmotic** ~ Osmoregulation *w*.
regulator/*n*: Regler *m*.
regulator gene: Regulatorgen *s*.
regulator protein: Regulatorprotein *s*.
regulatory/*adj*: regulatorisch.
regulon/*n*: Regulon *s*.
regurgitant/*adj*: regurgitierend, zurückfließend.
regurgitate/*vb*: regurgitieren.
regurgitation/*n*: Regurgitation *w*, Würgen *s*, Rückfließen *s*; **aortic** ~ Aortenregurgitation *w*; **duodenal** ~ duodenaler Reflux *m*; **gastric** ~ gastroösophagealer Reflux *m*; **mitral** ~ Mitralinsuffizienz *w*; **pulmonary** ~ Blutrückfluß von der Pulmonalarterie in den rechten Ventrikel; **valvular** ~ Regurgitation bei Klappeninsuffizienz.
rehabilitant/*n*: Rehabilitand *m*.
rehabilitate/*vb*: rehabilitieren.
rehabilitation/*n*: Rehabilitation *w*, Wiederherstellung *w*; **functional** ~ funktionelle Rehabilitation *w*; **oral** ~ stomatologische Wiederherstellung *w*; **vocational** ~ berufliche Rehabilitation *w*.
rehabilitation center: Rehabilitationszentrum *s*.
rehabilitation medicine: Rehabilitationsmedizin *w*.
rehabilitee/*n*: Rehabilitand *m*.
rehalation/*n*: Rückatmung *w*.
Rehfuß tube: Rehfuß-Magensonde *w*.
rehospitalization/*n*: Wiederaufnahme *w*.

rehydration/*n*: Rehydratation *w*.
rehydration therapy, oral: oraler Flüssigkeitsersatz *m*.
Reichert's cartilage: Reichert-Knorpel *m*.
Reider cell: Reider-Lymphozyt *m*.
Reifenstein syndrome: Reifenstein-Syndrom *s*, hereditärer männlicher Pseudohermaphroditismus *m*.
Reilly anomaly: Alder-Reilly-Granulationsanomalie *w*.
Reilly bodies: Alder-Reilly-Körperchen.
reimplant/*vb*: replantieren.
reimplantation/*n*: Reimplantation *w*, Replantation *w*.
reinfarction/*n*: Reinfarkt *m*.
reinfect/*vb*: wiederanstecken, reinfizieren.
reinfection/*n*: Reinfektion *w*.
reinforce/*vb*: verstärken.
reinforcement/*n*: Verstärkung *w*; **accidental** ~ zufällige Verstärkung *w*; **conditioned** ~ bedingte Verstärkung *w*; **delayed** ~ verzögerte Verstärkung *w*; **incentive** ~ Anreizverstärkung *w*; **negative** ~ negative Verstärkung *w*; **positive** ~ positive Verstärkung *w*; **primary** ~ Primärverstärkung *w*; **secondary** ~ Sekundärverstärkung *w*.
reinforcement conditioning: operante Konditionierung *w*.
reinforcement of reflexes: Reflexbahnung *w*.
reinfusion/*n*: Reinfusion *w*.
Reinke's edema: Reinke-Ödem *s*.
reinnervation/*n*: Reinnervation *w*.
reinnervation potential: Reinnervationspotential *s*.
reintegrate/*vb*: wiederherstellen.
reintegration/*n*: Wiederherstellung *w*.
reinversion/*n*: Gebärmutterwendung *w*.
Reissner's membrane: Reissner-Membran *w*.
reiterate/*vb*: wiederholen.
Reiter syndrome: Reiter-Syndrom *s*.
reject/*vb*: abstoßen, ablehnen.
rejection/*n*: Abstoßung *w*, Ablehnung *w*, Zurückweisung *w*; **acute** ~ akute Abstoßungsreaktion *w*; **chronic** ~ chronische Abstoßungsreaktion *w*; **immunologic** ~ Abstoßungsreaktion *w*.
relapse/*n*, *vb*: 1. Rezidiv *s*, Rückfall *m*; 2. rezidivieren, rückfällig werden.
relapse operation: Rezidivoperation *w*.
relapse rate: Rezidivrate *w*.
relapsing/*adj*: rekurrierend.
relate/*vb*: vergleichen, in Zusammenhang stehen.
relation/*n*: Relation *w*, Verhältnis *s*, Beziehung *w*; **centric** ~ zentrische Position *w*; **eccentric** ~ ausmittige Stellung *w*.
relationship/*n*: Verwandtschaft *w*, Beziehung *w*; Verhältnis *s*; **causal** ~ kausaler Zusammenhang *m*; **confidential** ~ Vertrauensverhältnis *s*; **interpersonal** ~ zwischenmenschliche Beziehung *w*; **linear** ~ lineare Beziehung *w*; **positional** ~ Lagebeziehung *w*; **spatial** ~ Raumbeziehung *w*; **topographic** ~ topographische Beziehung *w*.
relative/*n, adj:* 1. Verwandter *m;* 2. relativ.
relax/*vb*: relaxieren, entspannen.
relaxant/*n, adj*: 1. Relaxans *s*; 2. relaxierend.
relaxation/*n*: Relaxation *w*, Entspannung *w*; **isometric** ~ isometrische Entspannung *w*; **isovolumetric** ~ isovolumetrische Entspannung *w*; **mecystatic** ~ isometrische Entspannung *w*.
relaxation incision: Entlastungsschnitt *m*.
relaxation period: Entspannungszeit *w*.
relaxation suture: Entspannungsnaht *w*.
relaxation therapy: Entspannungstherapie *w*.
relaxation time: Relaxationszeit *w*; **longitudinal** ~ T_1-Relaxationszeit *w*; **transverse** ~ T_2-Relaxationszeit *w*.
relaxed/*adj*: entspannt.
relaxin/*n*: Relaxin *s*.
relay/*n*: Relais *s*.
relay cell: Relaiszelle *w*.
relearning/*n*: Wiedererlernen *s*.
releasability/*n*: Releasability *w*, gesteigerte Reaktionsbereitschaft *w*.
release/*n, vb*: 1. Freisetzung *w*, Entlassung

release phenomenon

w; 2. freisetzen, auslösen.
release phenomenon: Liberationsphänomen s.
releasing/*adj*: freisetzend.
relevance/*n*: Relevanz w.
relevancy/*n*: Relevanz w.
reliability/*n*: Reliabilität w, Zuverlässigkeit w.
reliable/*adj*: zuverlässig.
relief/*n*: Entlastung w, Erleichterung w, Milderung w, Relief s.
relief chamber: Entlastungsraum m.
relief incision: Entlastungsschnitt m.
relief space: Entlastungsraum m.
relieve/*vb*: erleichtern, mildern.
relieving/*adj*: entlastend.
reline/*vb*: unterfüttern.
relucence/*n*: Reflexion w.
REM [*abbr*] **rapid eye movement**: REM-Phase w, Phase der schnellen Augenbewegungen.
remain/*vb*: verbleiben.
remainder/*n*: Rückstand m.
Remak's nuclear division: Amitose w.
Remak symptom: Remak-Zeichen s, Femoralisreflex m.
remanence/*n*: Remanenz w, Restmagnetismus m.
remedial/*adj*: heilsam.
remedy/*n, vb*: 1. Medikament s, Heilmittel s, Behandlung w; 2. behandeln, heilen.
remember/*vb*: sich erinnern.
remembrance/*n*: Erinnerung w.
remineralization/*n*: Remineralisierung w.
remission/*n*: Remission w; **spontaneous** ~ Spontanremission w.
remit/*vb*: zurückgehen.
remittence/*n*: Remission w.
remittent/*adj*: remittierend.
remnant/*n*: Überrest m.
remote/*adj*: distal, entfernt, Fern-.
remote control: Remote control, Fernsteuerung w.
removal/*n*: Entfernung w, Beseitigung w, Exstirpation w.
remove/*vb*: beseitigen, entfernen.
remover/*n*: Faßzange w.

REM sleep: REM-Schlaf m.
remyelination/*n*: Remyelinisierung w.
renal/*adj*: renal, Nieren-.
renal-splenic: splenorenal.
renaturation/*n*: Renaturierung w.
Rendu-Osler-Weber syndrome: Rendu-Osler-Weber-Syndrom s.
Rendu syndrome: Fiessinger-Rendu-Syndrom s.
renicapsule/*n*: Nierenkapsel w.
renifleur/*n*: Renifleur m.
reniform/*adj*: nierenförmig.
renin/*n*: Renin s.
renin-angiotensin-aldosterone system: Renin-Angiotensin-Aldosteron-System s.
renin substrate: Angiotensinogen s.
reninoma/*n*: reninsekretierender Tumor m.
renipuncture/*n*: Nierenpunktion w.
rennet/*n*: Lab s.
rennin/*n*: Rennin s, Labferment s.
renninogen/*n*: Chymosinogen s.
reno-: Reno-, Nieren-.
renogenic/*adj*: nephrogen.
renogram/*n*: Nephrogramm s.
renography/*n*: Isotopennephrographie w.
renoprival/*adj*: renopriv.
renorenal/*adj*: renorenal.
renotrophic/*adj*: nephrotroph.
renotropic/*adj*: nephrotrop.
renovascular/*adj*: renovaskulär.
Renshaw cells: Renshaw-Zellen.
Renshaw inhibition: Renshaw-Hemmung w.
renunciation/*n*: Verzicht m.
reocclusion/*n*: erneuter Verschluß m.
reorganization/*n*: Neuorganisation w, Reorganisation w.
reovirus/*n*: REO-Virus m.
repair/*n, vb*: 1. Reparation w, Instandsetzung w; **recombinational** ~ Rekombinationsreparatur w; 2. reparieren.
repair enzyme: Reparaturenzym s.
repair mechanism: Reparaturmechanismus m.
reparative/*adj*: Reparations-.
repatency/*n*: Wiederdurchgängigkeit w.
repeat/*n, vb*: 1. Wiederholung w; **direct** ~

direktes Repeat s, gleichgerichtete Wiederholung w; **long terminal** ~ Long terminal repeat, lange terminale Sequenzwiederholung w; 2. wiederholen.
repel/vb: vertreiben, abwehren.
repellent/n, adj: 1. Repellent s; 2. abstoßend.
repercussion/n: Rückwirkung w, Ballottement s.
reperfusion/n: Reperfusion w, Wiederdurchblutung w.
repetition/n: Wiederholung w; **compulsive** ~ Wiederholungszwang m.
repetition compulsion: Wiederholungszwang m.
repetition frequency: Repetitionshäufigkeit w.
repetition time: Repetitionszeit w, T$_R$.
repetitive/adj: repetitiv.
replace/vb: ersetzen, verdrängen.
replacement/n: Austausch m, Ersatz m.
replacement arthroplasty: Gelenkersatz m.
replacement therapy: Substitutionsbehandlung w.
replacement transfusion: Austauschtransfusion w.
replacement vector: Substitutionsvektor m.
replant/vb: replantieren.
replantation/n: Replantation w, Reimplantation w.
repletion/n: Ersatz m, Substitution w.
replicable/adj: reproduzierbar.
replicase/n: Replikase w.
replicate/vb: kopieren, replizieren.
replication/n: Replikation w, Wiederholung w; **autonomous** ~ autonome Replikation w; **conservative** ~ konservative Replikation w; **nonconservative** ~ dispersive Replikation w; **semiconservative** ~ semikonservative Replikation w.
replication origin: Replikationsstartpunkt m.
replication system: Replikationssystem s.
replication unit: Replikon s.
replicator/n: Replikator m.

replicon/n: Replikon s.
replisome/n: Replikationskomplex m.
reply/n, vb: 1. Antwort w; 2. antworten.
repolarization/n: Repolarisierung w, Erregungsrückbildung w.
report/n, vb: 1. Bericht m; 2. berichten.
reporting/n: Dokumentation w, Bericht m.
reposition/n: Reposition w.
repositioning/n: Reponierung w.
repositor/n: Repositionsinstrument s.
repository/n: intrakorporales Medikamentendepot s.
representation/n: Repräsentation w, Darstellung w; **mental** ~ Vorstellungsbild s; **sensorimotor** ~ sensomotorische Repräsentation w; **spatial** ~ Raumvorstellung w.
representative/adj: repräsentativ.
representativity/n: Repräsentativität w.
repress/vb: unterdrücken, verdrängen.
repressible/adj: hemmbar.
repression/n: Unterdrückung w, Hemmung w, Repression w, Verdrängung w.
repression of instincts: Triebverdrängung w.
repressor/n: Repressor m.
repressor gene: Repressorgen s.
repressor molecule: Repressormolekül s.
repressor protein: Repressorprotein s.
reprocessing/n: Wiederaufarbeitung w.
reproduce/vb: reproduzieren, sich fortpflanzen.
reproducibility/n: Reproduzierbarkeit w.
reproducible/adj: reproduzierbar.
reproduction/n: Reproduktion w, Fortpflanzung w; **asexual** ~ ungeschlechtliche Fortpflanzung w; **bisexual** ~ geschlechtliche Fortpflanzung w; **cytogenic** ~ Sporenbildung w; **human** ~ menschliche Fortpflanzung w; **sexual** ~ geschlechtliche Fortpflanzung w; **successive** ~ sukzessive Reproduktion w; **unisexual** ~ Parthenogenese w; **vegetative** ~ vegetative Reproduktion w.
reproductive/adj: reproduktiv.
reproterol/n: Reproterol s.
reptilase/n: Reptilase w.

reptilase time: Reptilasezeit w.
repudiation/n: Ablehnung w.
repugnance/n: Widerwillen.
repugnant/adj: abstoßend.
repullulation/n: Ausbreitung w, Sprossung w.
repulse/vb: abstoßen.
repulsion/n: Repulsion w, Abstoßung w.
repulsion phase: Repulsionsphase w.
repulsive/adj: widerlich.
reputation/n: Ansehen s.
request/n: Überweisung w.
require/vb: erfordern.
requirement/n: Erfordernis s, Bedarf m; **basal** ~ Grundbedarf m; **caloric** ~ Kalorienbedarf m; **daily** ~ Tagesbedarf m; **minimum daily** ~ täglicher Mindestbedarf m; **total** ~ Gesamtbedarf m.
RES [abbr] **reticuloendothelial system**: retikuloendotheliales System s, RES.
rescinnamine/n: Rescinnamin s.
rescue/n, vb: 1. Rettung w; 2. retten, bergen.
rescue party: Rettungsmannschaft w.
rescuer/n: Retter m.
rescuework/n: Bergungsarbeit w.
research/n, vb: 1. Forschung w; **applied** ~ angewandte Forschung w; **basic** ~ Grundlagenforschung w; **clinical** ~ klinische Forschung w; 2. erforschen.
research design: Forschungsansatz m.
research project: Forschungsprojekt s.
research subject: Forschungsgegenstand m.
resect/vb: resezieren.
resectability/n: Resezierbarkeit w.
resectable/adj: resezierbar.
resection/n: Resektion w; **gastric** ~ Magenresektion w; **mandibular** ~ Mandibularesektion w; **maxillary** ~ Maxillaresektion w; **prostatic** ~ Prostataresektion w; **pulmonary** ~ Lungenresektion w; **submucous** ~ submuköse Resektion w; **transurethral** ~ transurethrale Resektion w; **vascular** ~ Gefäßresektion w.
resectoscope/n: Resektoskop s.
resectoscopy/n: transurethrale Prostataresektion w, TURP.
resemblance/n: Ähnlichkeit w.
resemble/vb: ähneln.
resentment/n: Ressentiment s.
reserpine/n: Reserpin s.
reserpinine/n: Reserpinin s.
reservation/n: Verschlossenheit w.
reserve/n: Reserve w, Vorrat m; **breathing** ~ Atemreserve w, Reservevolumen s; **cardiac** ~ Reservekraft des Herzens; **functional** ~ Reservekraft w; **myocardial** ~ Reservekraft des Herzens; **respiratory** ~ Atemreserve w, Reservevolumen s.
reserve air: Reserveluft w.
reserve cell carcinoma: Oat-cell-Karzinom s, kleinzelliges Bronchialkarzinom s.
reserve force: Reservekraft des Herzens.
reserve protein: Speicherprotein s.
reserve volume: Reservevolumen s.
reservoir/n: Reservoir s.
reservoir host: Nebenwirt m.
reservoir of infection: Infektionsreservoir s.
reset/vb: zurücksetzen, reponieren.
resettlement/n: Wiedereingliederung w.
reshape/vb: umformen.
residency/n: Assistenzzeit w.
resident/n, adj: 1. Assistenzarzt m; 2. resident.
residual/adj: residual, Rest-.
residue/n: Residuum s, Rückstand m, Rest m.
residuum/n: Rückstand m, Residuum s.
resignation/n: Resignation w.
resin/n: Harz m, **acrylic** ~ Akrylharz m; **activated** ~ Autopolymerisationsharz m; **autopolymerizing** ~ Autopolymerisationsharz m; **self-curing** ~ Autopolymerisationsharz m; **synthetic** ~ Kunstharz m.
resinous/adj: harzig.
resist/vb: widerstehen.
resistance/n: Resistenz w, Widerstand m; **capillary** ~ Kapillarwiderstand m; **circulatory** ~ Strömungswiderstand m; **diminished** ~ Resistenzminderung w; **dry** ~ Trockenresistenz w; **expiratory** ~ exspiratorischer Widerstand m; **inductive** ~ Induktionswiderstand m; **multiple**

Mehrfachresistenz *w*; **natural** ~ natürliche Immunität *w*; **peripheral** ~ peripherer Widerstand *m*; **phenotypic** ~ phänotypische Resistenz *w*; **vascular** ~ Gefäßwiderstand *m*.
resistance factor [*abbr*] **R factor**: Resistenzfaktor *m*, R-Faktor *m*.
resistance gauge: Dehnungsmeßstreifen *m*.
resistance modification: Widerstandsänderung *w*.
resistance phase: Widerstandsphase *w*.
resistance plasmid: Resistenzplasmid *s*.
resistance screening: Resistenzbestimmung *w*.
resistance transfer factor [*abbr*] **RTF**: Resistenztransferfaktor *m*, RTF.
resistant/*adj*: resistent, widerstandsfähig.
resistivity/*n*: spezifischer Widerstand *m*.
resistor/*n*: Widerstand *m*.
resolution/*n*: Auflösung *w*, Auflösungsvermögen *s*; **peripheral** ~ Randunschärfe *w*; **spatial** ~ räumliche Auflösung *w*.
resolve/*vb*: auflösen.
resolvent/*n*, *adj*: 1. Lösungsmittel *s*; 2. auflösend.
resonance/*n*: Resonanz *w*, Schall *m*; **amphoric** ~ amphorischer Schall *m*; **bell-metal** ~ Münzenklirren *s*; **cavernous** ~ amphorisches Geräusch *s*; **cracked-pot** ~ Geräusch des gesprungenen Topfes, Bruit de pot fêlé, Münzenklirren *s*; **nasal** ~ Rhinolalie *w*; **nuclear** ~ Kernresonanz *w*; **nuclear magnetic** ~ nuklearmagnetische Resonanz *w*, NMR; **paramagnetic** ~ Elektronenspinresonanz *w*; **tympanic** ~ Tympanie *w*; **tympanitic** ~ tympanitisches Geräusch *s*; **vesicular** ~ vesikuläres Geräusch *s*; **vocal** ~ Stimmschall *m*; **whispering** ~ Flüsterschall *m*.
resonance box: Resonanzkasten *m*.
resonance energy transfer: Resonanzenergietransfer *m*.
resonance image, nuclear magnetic: Kernspinbild *s*, NMR-Bild *s*.
resonance imaging, magnetic [*abbr*] **MRI**: MRI, Kernspintomographie *w*.

respiration, vesicular

resonance imaging, nuclear magnetic: Kernspintomographie *w*, NMR-Bildgebung *w*.
resonance spectroscopy, nuclear magnetic: Kernspinresonanzspektroskopie *w*.
resonance theory: Resonanztheorie *w*.
resonant/*adj*: widerhallend.
resonator/*n*: Resonanzkörper *m*.
resorb/*vb*: resorbieren.
resorbent/*n*, *adj*: 1. Resorbens *s*; 2. resorptiv.
resorcin/*n*: Resorcin *s*, Resorzin *s*.
resorcinol/*n*: Resorzinol *s*.
resorption/*n*: Resorption *w*; **external** ~ äußere Resorption *w*.
resorption atelectasis: Resorptionsatelektase *w*.
resound/*vb*: reverberieren.
resource/*n*: Quelle *w*, Mittel *s*, Bodenschatz *m*.
respirable/*adj*: atmungsfähig.
respiration/*n*: Respiration *w*, Atmung *w*; **abdominal** ~ Bauchatmung *w*; **anaerobic** ~ anaerobe Atmung *w*; **artificial** ~ künstliche Beatmung *w*; **ataxic** ~ unregelmäßige Atmung *w*; **bronchial** ~ Bronchialatmen *s*; **bronchocavernous** ~ bronchokavernöse Atmung *w*; **cellular** ~ Zellatmung *w*; **costal** ~ Kostalatmung *w*; **diaphragmatic** ~ Zwerchfellatmung *w*; **difficult** ~ Dyspnoe *w*; **direct** ~ direkte Atmung *w*; **external** ~ äußere Atmung *w*; **fetal** ~ Fetalatmung *w*, Plazentagasaustausch *m*; **increased** ~ Hyperventilation *w*; **internal** ~ innere Atmung *w*, Gewebsatmung *w*; **interrupted** ~ intermittierende Atmung *w*; **jerky** ~ intermittierende Atmung *w*; **paradoxical** ~ paradoxe Atmung *w*; **periodic** ~ periodische Atmung *w*; **placental** ~ Plazentagasaustausch *m*; **reduced** ~ Hypoventilation *w*; **spontaneous** ~ Spontanatmung *w*; **stenotic** ~ Stenoseatmung *w*; **stertorous** ~ röchelndes Atmen *s*; **suppressed** ~ Schonatmung *w*; **thoracic** ~ Kostalatmung *w*; **tubular** ~ Bronchialatmen *s*; **vesicular** ~ Vesikulär-

respiration, wavy

atmen *s*; **wavy** ~ intermittierende Atmung *w*.
respiration calorimeter: Atmungskalorimeter *s*.
respiration rate: Atemfrequenz *w*.
respiration work: Atemarbeit *w*.
respirator/*n*: Respirator *m*, Beatmungsgerät *s*.
respirator weaning: Respiratorentwöhnung *w*.
respiratory/*adj*: respiratorisch.
respire/*vb*: atmen.
respirometer/*n*: Spirometer *s*.
respirometry/*n*: Spirometrie *w*.
respond/*vb*: antworten, reagieren.
respondent conditioning: klassische Konditionierung *w*.
response/*n*: Antwort *w*, Reaktion *w*, Reizantwort *w*, Ansprechen *s*; **allergic** ~ allergische Reaktion *w*, Immunantwort *w*; **anal** ~ Analreflex *m*; **anamnestic** ~ anamnestische Reaktion *w*, Booster-Antwort *w*; **autoimmune** ~ Autoimmunantwort *w*; **average evoked** ~ evoziertes Potential *s*; **cellular immune** ~ zelluläre Immunantwort *w*; **conditioned** ~ konditionierte Reaktion *w*; **corneal** ~ Hornhautreflex *m*; **delayed** ~ verzögerte Reaktion *w*; **elicited** ~ provozierte Reaktion *w*; **evoked** ~ evoziertes Potential *s*; **flare** ~ reaktive Hautrötung *w*; **fright** ~ Angstreaktion *w*; **humoral immune** ~ humorale Immunantwort *w*; **immediate** ~ Sofortreaktion *w*; **immune** ~ Immunreaktion *w*; **orienting**~ Orientierungsreaktion *w*; **placing** ~ Stellreaktion *w*; **protective** ~ Schutzreaktion *w*; **psychogalvanic** ~ psychogalvanischer Reflex *m*; **secondary** ~ anamnestische Reaktion *w*, Booster-Reaktion *w*; **startle** ~ Schreckreaktion *w*; **thalamic** ~ Thalamusantwort *w*; **therapeutic** ~ therapeutisches Ansprechen *s*; **unconditioned** ~ unkonditionierter Reflex *m*; **vestibular placing** ~ vestibuläre Stellreaktion *w*; **visual evoked** ~ visuell evozierte Reizantwort *w*; **wink** ~ Analreflex *m*.

response generalization: Antwortgeneralisation *w*.
response strength: Reaktionsstärke *w*.
response threshold: Reaktionsschwelle *w*.
response time: Ansprechzeit *w*, Reaktionszeit *w*.
response type: Reaktionstyp *m*.
responsibility/*n*: Verantwortung *w*.
responsible/*adj*: verantwortlich.
responsiveness/*n*: Anregbarkeit *w*.
rest/*n*, *vb*: 1. Ruhe *w*, Erholung *w*, Rest *m*, Überbleibsel *s*, Auflage *w*; **aberrant** ~ Choristom *s*; **adrenal** ~ akzessorische Nebenniere *w*; **embryonic** ~ embryonales Überbleibsel *s*; **epithelial** ~ Epithelrest *m*; **fetal** ~ embryonales Überbleibsel *s*; **mesonephric** ~ Mesonephrosüberbleibsel *s*; **occlusal** ~ Okklusionsauflage *w*; **suprarenal** ~ akzessorische Nebenniere *w*; 2. ruhen.
restbite/*n*: Ruheokklusion *w*.
restenosis/*n*: Restenosierung *w*.
rest home: Erholungsheim *s*.
restiform/*adj*: strangförmig, restiformis.
resting/*adj*: ruhend, Ruhe-.
restitution/*n*: Restitution *w*, Wiederherstellung *w*.
restless/*adj*: ruhelos.
restlessness/*n*: Unruhe *w*.
rest nitrogen: Reststickstoff *m*.
restoration/*n*: Wiederherstellung *w*.
restorative/*n*, *adj*: 1. stärkendes Mittel *s*; 2. restorativ.
restore/*vb*: wiederherstellen.
rest pain: Ruheschmerz *m*.
rest period: Ruhephase *w*.
rest position: Ruhestellung *w*.
restrain/*vb*: hindern, einschränken.
restraint/*n*: Zwangsmaßnahme *w*, Ruhigstellung *w*; **chemical** ~ medikamentöse Ruhigstellung *w*; **mechanical** ~ Festschnallen *s*, Fixierung *w*; **medicinal** ~ medikamentöse Ruhigstellung *w*.
rest relation: Ruhestellung *w*.
restrict/*vb*: beschränken.
restricted/*adj*: restringiert.
restriction/*n*: Restriktion *w*, Beschrän-

kung w.
restriction allele: Restriktionsallel s.
restriction endonuclease: Restriktionsendonuklease w.
restriction enzyme: Restriktionsenzym s.
restriction fragment: Restriktionsfragment s.
restriction mapping: Restriktionskartierung w.
restructuring/n: Umstrukturierung w.
result/n, vb: 1. Ergebnis s, Resultat s; **interim** ~ Zwischenergebnis s; **long-term** ~ Langzeitresultat s; 2. zur Folge haben, resultieren.
resultant/n: Resultante w.
resurrection bone: Kreuzbein s, Os sacrum.
resuscitation/n: Reanimation w, Wiederbelebung w; **cardiac** ~ kardiale Reanimation w; **cardiopulmonary** ~ kardiopulmonale Reanimation w; **crystalloid** ~ Schockbehandlung mit kristallinen Lösungen; **oral** ~ orale Flüssigkeitssubstitution w.
resuscitation time: Wiederbelebungszeit w.
resuscitator/n: Beatmungsgerät s, Reanimationshelfer m.
resuscitatory/adj: wiederbelebend.
resuture/n: Sekundärnaht w.
retain/vb: behalten.
retained/adj: retiniert.
retainer/n: Zahnbrücke w, Klammer w.
retaliation/n: Vergeltung w.
retard/vb: behindern, verzögern, hemmen.
retardate/n: geistig Behinderter m.
retardation/n: Retardierung w, Verzögerung w, Behinderung w; **mental** ~ geistige Behinderung w; **psychomotor** ~ psychomotorischer Entwicklungsrückstand m.
retardation factor: Verzögerungsfaktor m.
retardment/n: Verzögerung w.
retch/vb: würgen, brechen.
retching/n: Würgen s, Erbrechen s.
rete/n: Netz s, Rete.
retention/n: Retention w, Zurückhalten s, Halterung w; **urinary** ~ Harnretention w.

retention curve: Retentionskurve w.
retention cyst: Retentionszyste w.
retention enema: Retentionseinlauf m.
retention jaundice: Retentionsikterus m.
retention polyp: Hamartom s.
retention suture: Situationsnaht w.
retention time: Verweildauer w.
retentive/adj: zurückhaltend.
rete peg: intrakapilläres Epithel s.
retest/n, vb: 1. Testwiederholung w; 2. wiedertesten.
retial/adj: netzartig.
reticular/adj: retikulär.
reticulated/adj: retikulär.
reticulation/n: Netzbildung w, Maschenbildung w.
reticulin/n: Retikulin s.
reticulin fiber: retikuläre Faser w.
reticulin stain: Retikulinfärbung w.
reticulo-: Retikulo-.
reticulocyte/n: Retikulozyt m.
reticulocyte count: Retikulozytenzahl w.
reticulocyte index: Retikulozytenindex m.
reticulocytopenia/n: Retikulozytopenie w.
reticulocytosis/n: Retikulozytose w.
reticuloendothelial/adj: retikuloendothelial.
reticuloendotheliosis/n: Retikuloendotheliose w; **leukemic** ~ Haarzellenleukämie w; **systemic aleukemic** ~ Abt-Letterer-Siwe-Krankheit w.
reticuloendothelium/n: retikuloendotheliales System s, RES.
reticulohistiocytoma/n: Retikulohistiozytom s, Dermatofibrom s.
reticulohistiocytosis/n: Retikulohistiozytose w, Pautrier-Woringer-Syndrom s; **multicentric** ~ multizentrische Retikulohistiozytose w.
reticuloid/n, adj: 1. Retikulom s; 2. retikuloseähnlich.
reticulolymphosarcoma/n: Retikulolymphosarkom s.
reticulopenia/n: Retikulozytopenie w.
reticuloplasmocytoma/n: Retikuloplasmozytom s.
reticulosarcoma/n: Retikulosarkom s, Re-

reticulose

tikulumzellensarkom *s*.
reticulose/*adj*: retikulär.
reticulosis/*n*: Retikulose *w*; **benign ~** Katzenkratzkrankheit *w*; **benign lymphocytic ~** Bäfverstedt-Syndrom *s*; **bony ~** maligne Histiozytose *w*; **familial histiocytic ~** familiäre histiozytäre Retikulose *w*; **histiocytic medullary ~** histiozytäre medulläre Retikulose *w*, Robb-Smith-Krankheit *w*.
reticulosis of the brain, primary: primäres intrazerebrales Lymphom *s*.
reticulospinal/*adj*: retikulospinal.
reticulothelium/*n*: retikuläres Bindegewebe *s*; **agranular ~** glattes endoplasmatisches Retikulum *s*.
reticulotomy/*n*: Inzision in die Formatio reticularis.
reticulum/*n*: Retikulum *s*; **agranular endoplasmic ~** glattes endoplasmatisches Retikulum *s*; **endoplasmic ~** endoplasmatisches Retikulum *s*; **granular endoplasmic ~** rauhes endoplasmatisches Retikulum *s*; **nuclear ~** Kerngerüst *s*; **rough endoplasmic ~** rauhes endoplasmatisches Retikulum *s*; **sarcoplasmic ~** sarkoplasmatisches Retikulum *s*; **smooth endoplasmic ~** glattes endoplasmatisches Retikulum *s*; **stellate ~** Schmelzpulpa *w*.
reticulum cell: Retikulumzelle *w*.
reticulum cell sarcoma: Retikulumzellsarkom *s*.
retin-: Retino-, Netzhaut-.
retina/*n*: Netzhaut *w*, Retina; **detached ~** Netzhautablösung *w*; **tigroid ~** gesprenkelter Fundus *m*.
retina aneurysm: Netzhautaneurysma *s*.
retina blood vessel: Netzhautgefäß *s*.
retinaculum/*n*: Halteband *s*, Retinaculum.
retina coloboma: Netzhautkolobom *s*.
retinal/*n, adj*: 1. Retinal *s*; 2. retinal, Netzhaut-.
retinaldehyde/*n*: Retinal *s*.
retinal reductase: Retinalreduktase *w*.
retinascope/*n*: Retinoskop *s*.
retinene/*n*: Retinal *s*.
retinitis/*n*: Retinitis *w*, Dyktiitis *w*; **actinic ~** aktinische Retinopathie *w*; **apoplectic ~** Zentralvenenthrombose *w*; **central angiospastic ~** Retinopathia angiospastica; **circinate ~** Retinopathia circinata; **diabetic ~** diabetische Retinopathie *w*; **exudative ~** Retinitis exsudativa; **hypertensive ~** Retinopathia hypertonica; **leukemic ~** leukämische Retinopathie *w*; **punctate ~** Retinitis punctata; **renal ~** Retinopathia renalis; **splenic ~** leukämische Retinopathie *w*; **suppurative ~** eitrige Retinitis *w*; **uremic ~** urämische Retinitis *w*.
retino-: Retino-, Netzhaut-.
retinoblastoma/*n*: Retinoblastom *s*.
retinocerebelloangiomatosis/*n*: Hippel-Lindau-Syndrom *s*.
retinochoroiditis/*n*: Retinochorioiditis *w*, Chorioretinitis *w*.
retinocystoma/*n*: Retinoblastom *s*.
retinocytoma/*n*: Retinozytom *s*.
retinodialysis/*n*: Iridodialysis *w*, periphere Netzhautablösung *w*.
retinography/*n*: Retinographie *w*.
retinoid/*n, adj*: 1. Retinoid *s*; 2. netzhautartig.
retinol/*n*: Retinol *s*.
retinol deficiency: Retinolmangel *m*, Vitamin-A-Mangel *m*.
retinomalacia/*n*: Netzhauterweichung *w*.
retinometer/*n*: Retinometer *s*.
retinopapillitis/*n*: Neuropapillitis *w*.
retinopathy/*n*: Retinopathie *w*; **actinic ~** aktinische Retinopathie *w*; **apoplectic ~** Zentralvenenthrombose *w*, Apoplexia retinalis; **arteriosclerotic ~** Netzhautarteriosklerose *w*; **central angiospastic ~** Retinopathia angiospastica; **circinate ~** Retinitis circinata; **diabetic ~** diabetische Retinopathie *w*; **eclamptic ~** eklamptische Retinopathie *w*; **exudative ~** Retinitis exsudativa; **leukemic ~** leukämische Retinopathie *w*; **macular ~** Makulaerkrankung *w*; **pigmentary ~** Retinitis pigmentosa; **preproliferative ~** präproliferative Retinopathie *w*; **proliferative ~** proliferative Retinopathie *w*; **purulent ~** eitrige Retinopathie *w*, septische Retinitis

w; **septic** ~ septische Retinitis *w*; **suppurative** ~ septische Retinitis *w*.
retinopathy of pregnancy, toxemic: Retinopathia eclamptica.
retinopathy of prematurity: Retinopathia praematurorum, retrolentale Fibroplasie *w*.
retinopexy/*n*: Retinaanheftung *w*.
retinophotoscopy/*n*: Retinoskopie *w*.
retinoschisis/*n*: Retinoschisis *w*.
retinoscope/*n*: Retinoskop *s*.
retinoscopy/*n*: Retinoskopie *w*.
retinosis/*n*: degenerative Netzhauterkrankung *w*.
retinoskiascopy/*n*: Retinoskopie *w*.
retinotopic/*adj*: retinotopisch.
retirement/*n*: Ruhestand *m*.
retoperithelium/*n*: Retikulinfaserhülle *w*.
retort/*n*: Retorte *w*.
retothel/*n*: Retikuloendothel *s*.
retothelial/*adj*: retothelial, retikulohistiozytär.
retothelioma/*n*: Retotheliom *s*, Retikulumzellsarkom *s*.
retract/*vb*: zurückziehen, retrahieren.
retracted/*adj*: retrahiert.
retractile/*adj*: retraktil.
retraction/*n*: Retraktion *w*, Schrumpfung *w*; **gingival** ~ Zahnfleischrückgang *m*, Parodontose *w*; **mandibular** ~ Unterkieferretraktion *w*; **massive vitreous** ~ Glaskörperretraktion *w*, Stilling-Türk-Duane-Syndrom *s*; **systolic** ~ systolische Einziehung *w*; **uterine** ~ Uterusretraktion *w*.
retraction nystagmus: Retraktionsnystagmus *m*.
retraction pocket: Trommelfelleinziehung *w*.
retraction ring: Retraktionsfurche *w*.
retraction ring, pathologic: Bandl-Kontraktionsring *m*.
retraction syndrome: Duane-Syndrom *s*, Stilling-Türk-Syndrom *s*.
retractor/*n*: Spreizhaken *m*; **abdominal** ~ Bauchdeckenhaken *m*; **palate** ~ Gaumenhaken *m*; **periosteal** ~ Periosthaken *m*; **rectal** ~ Rektumspreizer *m*; **self-retaining** ~ automatischer Wundsperrer *m*.
retrad/*adj*: rückwärts.
retreat, vegetative: psychosomatische Regression *w*.
retro-: Retro-, zurück.
retroaction/*n*: Rückwirkung *w*, Rückwärtsbewegung *w*.
retroactive/*adj*: retroaktiv, rückwirkend.
retroauricular/*adj*: retroaurikulär.
retrobuccal/*adj*: retrobukkal.
retrobulbar/*adj*: retrobulbär.
retrocalcaneal/*adj*: retrokalkaneal.
retrocalcaneobursitis/*n*: Achillessehnenbursitis *w*.
retrocardiac/*adj*: retrokardial.
retrocatheterism/*n*: Retrokatheterismus *m*.
retrocaval/*adj*: retrokaval.
retrocecal/*adj*: retrozäkal.
retrocedent/*adj*: zurückgehend.
retrocession/*n*: Rückwärtsverlagerung *w*, Retrozession *w*.
retroclination/*n*: Retroklination *w*.
retrocochlear/*adj*: retrokochlear.
retrocolic/*adj*: retrokolisch.
retrocollic/*adj*: Retrocollis betreffend.
retrocollis/*n*: Retrocollis *m*.
retroconduction/*n*: retrograde Erregungsleitung *w*.
retrocursive/*adj*: retrokursiv.
retrodeviation/*n*: Rückwärtsbeugung *w*.
retrodisplacement/*n*: Rückwärtsverlagerung *w*.
retroduodenal/*adj*: retroduodenal.
retrofilling/*n*: retrograde Füllung *w*.
retroflex/*vb*: retroflektieren.
retroflexed/*adj*: retroflektiert.
retroflexion/*n*: Retroflexion *w*.
retroflexion of uterus: Retroflexio uteri.
retrogasserian/*adj*: hinter dem Gasser-Ganglion.
retrogene/*n*: Retrogen *s*.
retrognathism/*n*: Retrognathie *w*.
retrograde/*adj, vb*: 1. retrograd; 2. regredieren.
retrography/*n*: Spiegelschrift *w*.
retrogression/*n*: Regression *w*, Katabolis-

mus *m*.
retrogressive/*adj*: regressiv, katabol.
retroinfection/*n*: Retroinfektion *w*, Pingponginfektion *w*.
retruinsular/*adj*: retroinsulär.
retroiridian/*n*: hinter der Iris.
retrojection/*n*: Ausspülen einer Körperhöhle.
retrolental/*adj*: retrolental.
retrolenticular/*adj*: retrolental.
retrolingual/*adj*: retrolingual.
retromammary/*adj*: retromammär.
retromandibular/*adj*: retromandibulär.
retromastoid/*adj*: hinter dem Mastoid.
retromaxillary/*adj*: retromaxillär.
retromolar/*adj*: retromolar.
retroperitoneal/*adj*: retroperitoneal.
retroperitoneum/*n*: Retroperitoneum *s*.
retroperitonitis/*n*: Retroperitonitis *w*.
retropharyngeal/*adj*: retropharyngeal.
retropharyngitis/*n*: Retropharyngitis *w*.
retropharynx/*n*: Retropharyngealraum *m*.
retroplacental/*adj*: retroplazentar.
retroplasia/*n*: Retroplasie *w*, Rückbildung *w*.
retropneumoperitoneum/*n*: Retropneumoperitoneum *s*.
retroposition/*n*: Retroposition *w*.
retropubic/*adj*: retropubisch.
retropulsion/*n*: Retropulsion *w*.
retropulsive/*adj*: retropulsiv.
retrorsine/*n*: Retrorsin *s*.
retrospect/*vb*: zurückblicken.
retrospection/*n*: Rückblick *m*.
retrospective/*adj*: retrospektiv.
retrosplenial/*adj*: hinter dem Splenium.
retrospondylolisthesis/*n*: Spondylolisthesis im Bereich der hinteren Wirbelsäulengelenke.
retrostalsis/*n*: Retroperistaltik *w*.
retrosternal/*adj*: retrosternal.
retrotarsal/*adj*: retrotarsal.
retrotonsillar/*adj*: retrotonsillär.
retrouterine/*adj*: retrouterin.
retroversioflexion/*n*: Retroversioflexio uteri.
retroversion/*n*: Retroversion *w*.
retroversion of uterus: Retroversio uteri.
retrovesical/*adj*: retrovesikal.
retrovirus/*n*: Retrovirus *m*.
retrovitral/*adj*: hinter dem Glaskörper.
retrusion/*n*: Retrusion *w*; **mandibular** ~ Unterkieferretrusion *w*.
return/*n*, *vb*: 1. Rückfluß *m*; **venous** ~ venöser Rückfluß *m*; 2. zurückkehren.
Retzius vein: Retzius-Vene *w*.
reumbancy cramp: nächtlicher Muskelkrampf *m*.
reunion/*n*: Wiedervereinigung *w*.
revaccinate/*vb*: nachimpfen.
revaccination/*n*: Wiederholungsimpfung *w*.
revascularization/*n*: Revaskularisation *w*.
reveal/*vb*: zeigen, enthüllen.
reverberate/*vb*: reverberieren.
reverberation/*n*: Reverberation *w*, Echo *s*.
Reverdin's graft: Reverdin-Läppchen *s*.
Reverdin's method: Reverdin-Plastik *w*.
Reverdin's needle: Reverdin-Nadel *w*.
reversal/*n*: Umkehr *w*, Reversion *w*.
reversal-formation/*n*: Reaktionsbildung *w*.
reverse/*vb*, *adj*: 1. umkehren; 2. umgekehrt.
reversed/*adj*: invertiert.
reversibility/*n*: Reversibilität *w*.
reversible/*adj*: reversibel.
reversion/*n*: Reversion *w*, Umkehr *w*, Atavismus *m*.
revertant/*n*: Revertante *w*.
revery/*n*: Träumerei *w*.
review/*n*, *vb*: 1. Überblick *m*, Überprüfung *w*; 2. überprüfen, besprechen.
revification/*n*: Wiederaufleben *s*.
revigorate/*vb*: kräftigen.
Revilliod sign: Orbicularis-oculi-Reflex *m*.
revision/*n*: Revision *w*; **surgical** ~ operative Revision *w*.
revitalization/*n*: Revitalisierung *w*.
revitalize/*vb*: neu beleben.
revival/*n*: Wiederbelebung *w*.
revive/*vb*: erneuern, auffrischen, wiederbeleben.

rheumatism, inflammatory

revivification/*n*: Wiederaufleben *s*, Wiederbelebung *w*, Wundanfrischung *w*, Débridement *s*.
reviviscent/*adj*: wiederbelebend.
revocation/*n*: Entzug *m*.
revolute/*adj*: zurückgerollt.
revolution/*n*: Umdrehung *w*.
revolutions per minute [*abbr*] **rpm**: Umdrehungen pro Minute, Drehzahl *w*.
revolve/*vb*: drehen, rotieren.
revulsant/*n*: ableitendes Mittel *s*, Revulsivum *s*.
revulsion/*n*: Ableitung *w*, Revulsio.
revulsive/*n, adj*: 1. ableitendes Mittel *s*, Revulsivum *s*; 2. ableitend.
reward/*n, vb*: 1. Belohnung *w*; 2. belohnen.
rewarming/*n*: Wiederaufwärmen *s*.
rewind/*vb*: zurückspulen.
Reye syndrome: Reye-Syndrom *s*, hepatozerebrales Syndrom *s*.
RF [*abbr*] **1. releasing factor; 2. rheumatoid factor**: 1. Releasingfaktor *m*; 2. Rheumafaktor *m*.
RFA [*abbr*] **right frontoanterior position**: rechte vordere Vorderhauptlage *w*.
R-factor [*abbr*] **resistance factor**: Resistenzfaktor *m*, R-Faktor *m*.
RFP [*abbr*] **right frontoposterior position**: rechte hintere Vorderhauptlage *w*.
RFT [*abbr*] **right frontotransverse position**: rechter vorderer Querstand *m*.
RH [*abbr*] **releasing hormone**: Releasinghormon *s*.
rh [*abbr*] **1. rhesus; 2. rhodium**: 1. Rhesusantigen *s*, Rh; 2. Rhodium *s*, Rh.
rhabd-: Rhabdo-.
rhabditic/*adj*: Fadenwurm-.
rhabditiform/*adj*: fadenwurmähnlich.
rhabditis/*n*: Rhabditis.
rhabditoid/*adj*: fadenwurmartig.
rhabdo-: Rhabdo-.
rhabdocyte/*n*: Metamyelozyt *m*.
rhabdoid/*adj*: stabförmig.
rhabdomyoblast/*n*: Rhabdomyoblast *m*.
rhabdomyochondroma/*n*: Rhabdomyochondrom *s*.
rhabdomyolysis/*n*: Rhabdomyolyse *w*; **exertional** ~ Belastungsrhabdomyolyse *w*; **familial paroxysmal** ~ Glykogenspeicherkrankheit Typ V *w*; **idiopathic** ~ idiopathische Rhabdomyolyse *w*, paroxysmale Myoglobinurie *w*.
rhabdomyoma/*n*: Rhabdomyom *s*.
rhabdomyosarcoma/*n*: Rhabdomyosarkom *s*; **embryonal** ~ embryonales Rhabdomyosarkom *s*.
rhabdomyosarcoma of the urinary bladder: Harnblasenrhabdomyosarkom *s*.
rhabdosphincter/*n*: Rhabdosphinkter *m*.
rhabdovirus/*n*: Rhabdovirus *m*.
rhachi-: Rhachi-, Wirbelsäulen-.
rhacous/*adj*: faltig.
-rhage: -rrhagie.
Rh agglutinogen: Rh-Agglutinogen *s*.
Rh antibody: Rhesus-Antikörper *m*.
Rh antiserum: Rhesus-Antikörper *m*.
rhaphe/*n*: Raphe *w*, Naht *w*.
-rhaphy: -rhaphie, -naht.
Rh blood groop: Rh-Blutgruppe *w*.
RHD [*abbr*] **rheumatic heart disease**: rheumatische Herzerkrankung *w*.
rheo-: Rheo-.
rheobase/*n*: Rheobase *w*.
rheoencephalography/*n*: Rheoenzephalographie *w*, REG.
rheology/*n*: Rheologie *w*.
rheometer/*n*: Galvanometer *s*.
rheometry/*n*: Durchflußmessung *w*.
rheostat/*n*: Schiebewiderstand *m*.
rheostosis/*n*: Melorheostose *w*.
Rh erythroblastosis: Rh-Erythroblastose *w*.
rhesus antigen: Rhesusantigen *s*.
rhesus incompatibility: Rhesusinkompatibilität *w*.
rhesus monkey: Rhesusaffe *m*.
rheum/*n*: Schleimsekretion *w*, Schnupfen *m*, Rheum *s*, Rhabarber *m*.
rheuma/*n*: Katarrh *m*.
rheumatic/*adj*: rheumatisch.
rheumatism/*n*: Rheuma *s*, Rheumatismus *m*; **gonorheal** ~ gonorrhoische Arthritis *w*; **inflammatory** ~ rheumatisches Fieber

rheumatism, lumbar

s; **lumbar** ~ Lumbago *w*; **muscular** ~ Weichteilrheumatismus *w*; **nodose** ~ Rheumatismus nodosus; **nonarticular** ~ extraartikulärer Rheumatismus *m*; **palindromic** ~ palindromischer Rheumatismus *m*, intermittierender Rheumatismus *m*, Hench-Rosenberg-Syndrom *s*; **subacute** ~ chronischer Rheumatismus *m*; **synovial** ~ Gelenkrheumatismus *m*; **tuberculous** ~ Poncet-Krankheit *w*; **visceral** ~ viszeraler Rheumatismus *m*.
rheumatismal/*adj*: rheumatoid.
rheumatogenic/*adj*: rheumatogen.
rheumatoid/*adj*: rheumatoid.
rheumatologic/*adj*: rheumatologisch.
rheumatology/*n*: Rheumatologie *w*.
-rhexis: -rhexis, -riß.
rhigosis/*n*: Kälteempfinden *s*.
Rh factor: Rh-Faktor *m*, Rhesusfaktor *m*.
rhinal/*adj*: nasal.
rhinallergosis/*n*: Rhinallergose *w*, Heuschnupfen *m*.
Rh incompatibility: Rhesusinkompatibilität *w*.
rhinectomy/*n*: Nasenresektion *w*.
rhinencephalic/*adj*: rhinenzephal.
rhinencephalon/*n*: Rhinencephalon *s*.
rhinenchysis/*n*: Nasenspülung *w*.
rhinesthesia/*n*: Geruchswahrnehmung *w*.
rhinion/*n*: Rhinion *s*.
rhinism/*n*: Rhinolalie *w*, Näseln *s*.
rhinitis/*n*: Rhinitis *w*, Nasenschleimhautentzündung *w*; **acute** ~ Rhinitis acuta, Schnupfen *m*; **acute catarrhal** ~ Erkältung *w*; **allergic** ~ allergische Rhinopathie *w*; **allergic perennial** ~ Rhinopathia vasomotorica; **atopic** ~ allergische Rhinopathie *w*; **atrophic** ~ atrophische Rhinitis *w*, Ozäna *w*; **fibrinous** ~ Rhinitis membranacea; **gangrenous** ~ Cancrum nasi; **granulomatous** ~ Rhinitis granulomatosa; **hypertrophic** ~ Rhinitis hypertrophicans; **infective** ~ infektiöse Rhinitis *w*; **intrinsic** ~ Rhinitis vasomotorica; **membranous** ~ Rhinitis membranacea; **nonseasonal allergic** ~ Rhinitis vasomotorica; **perennial allergic** ~ Rhinitis vasomotorica; **periodic** ~ Rhinitis vasomotorica; **polypoid** ~ Rhinitis bei Nasenpolypen; **pseudomembranous** ~ Rhinitis pseudomembranosa; **purulent** ~ eitrige Rhinitis *w*; **syphilitic** ~ syphilitische Rhinitis *w*; **tuberculous** ~ Rhinitis tuberculosa; **vasomotor** ~ Rhinitis vasomotorica.
rhino-: Rhino-, Nasen-.
rhinoblennorrhea/*n*: Rhinoblennorrhö *w*.
rhinocanthectomy/*n*: Rhinokanthektomie *w*.
rhinocephaly/*n*: Rhinozephalie *w*.
rhinocerebral/*adj*: rhinozerebral.
rhinocheiloplasty/*n*: Rhinocheiloplastik *w*.
rhinodymia/*n*: Rhinodymie *w*.
rhinoentomophthoromycosis/*n*: Rhinophykomykose *w*.
rhinoestrus/*n*: Rhinoestrus.
rhinogenous/*adj*: rhinogen.
rhinohyperplasia/*n*: Nasenhyperplasie *w*.
rhinolalia/*n*: Rhinolalie *w*.
rhinolaryngology/*n*: Rhinolaryngologie *w*.
rhinolith/*n*: Rhinolith *m*, Nasenstein *m*.
rhinolithiasis/*n*: Rhinolithiasis *w*.
rhinology/*n*: Rhinologie *w*.
rhinomanometer/*n*: Rhinomanometer *s*.
rhinomanometry/*n*: Rhinomanometrie *w*.
rhinommectomy/*n*: Rhinokanthektomie *w*.
rhinomykosis/*n*: Rhinomykose *w*.
rhinopathy/*n*: Rhinopathie *w*, Nasenerkrankung *w*; **vasomotor** ~ Rhinopathia vasomotorica.
rhinopharyngitis/*n*: Rhinopharyngitis *w*.
rhinopharyngolith/*n*: Rhinopharyngolith *m*.
rhinopharynx/*n*: Rhinopharynx.
rhinophonia/*n*: Rhinophonie *w*.
rhinophycomycosis/*n*: Rhinophykomykose *w*.
rhinophyma/*n*: Rhinophym *s*.
rhinoplastic/*adj*: rhinoplastisch.
rhinoplasty/*n*: Rhinoplastik *w*, Nasenplastik *w*; **Italian** ~ italienische Rhinoplastik *w*; **Indian** ~ indische Rhinoplastik *w*; **reconstructive** ~ rekonstruktive Rhinoplastik *w*; **tagliacotian** ~ italienische Rhino-

plastik w.
rhinorrhea/n: Rhinorrhö w; **cerebrospinal** ~ Liquorrhö w.
rhinoscleroma/n: Rhinosklerom s.
rhinoscope/n: Rhinoskop s, Nasenspiegel m.
rhinoscopy/n: Rhinoskopie w; **anterior** ~ Rhinoscopia anterior; **posterior** ~ Rhinoscopia posterior, Postrhinoskopie w.
rhinosinusitis/n: Rhinosinusitis w.
rhinosporidiosis/n: Rhinosporidiose w.
rhinosporidium/n: Rhinosporidium.
rhinostenosis/n: Nasenstenose w.
rhinotomy/n: Rhinotomie w, Nasenoperation w.
rhinotracheitis/n: Rhinotracheitis w.
rhinovaccination/n: Rhinovakzination w.
rhinovirus/n: Rhinovirus m.
rhiz-: Rhizo-, Wurzel-.
rhizanesthesia/n: spinale Anästhesie w.
rhizoid/n, adj: 1. Rhizoid s; 2. wurzelförmig.
rhizomelia/n: Rhizomelie w.
rhizomelic/adj: rhizomelisch.
rhizomeningomyelitis/n: Radikulomeningomyelitis w.
rhizomere/n: Dermatom s.
rhizoneure/n: Rhizoneuron s.
rhizopod/n: Rhizopodium, Wurzelfüßler m.
rhizotomy/n: Rhizotomie w, Radikulotomie w, Wurzeldurchtrennung w.
rh-negative/adj: Rh-negativ.
rhod-: Rhodo-, Rot-.
rhodamine/n: Rhodamin s.
rhodanese/n: Rhodanese w.
rhodium [abbr] **Rh**: Rhodium s, Rh.
rhodnius/n: Rhodnius.
rhodo-: Rhodo-, Rot-.
rhodocyte/n: Erythrozyt m.
rhodogenesis/n: Rhodopsinbildung w.
rhodomycin/n: Rhodomycin s.
rhodophylaxis/n: Rhodopsinbildung w.
rhodopsin/n: Rhodopsin s.
rhodotorula/n: Rhodotorula.
rhodotolurosis/n: Rhodotorula-Infektion w.
rhombencephalic/adj: rhombenzephal.

rhombencephalitis/n: Hirnstammenzephalitis w.
rhombencephalon/n: Rhombencephalon s, Rautenhirn s.
rhomboid/n, adj: 1. Rautendreieck s, Raute w; 2. rhombusförmig.
rhombomere/n: Neuromer s.
rhonchal/adj: Rhonchus-.
rhonchial/adj: Rhonchus-.
rhonchus/n: Rhonchus m, Rasselgeräusch s; **sibilant** ~ pfeifendes Rasselgeräusch s.
rhoptry/n: Paarorganelle w.
rhotacism/n: Rhotazismus m.
rh-positive/adj: Rh-positiv.
rhythm/n: Rhythmus m; **accelerated idioventricular** ~ beschleunigter Kammereigenrhythmus m; **atrioventricular** ~ AV-Rhythmus m; **bigeminal** ~ Bigeminie w; **biologic** ~ Biorhythmus m; **cardiac** ~ Herzrhythmus m; **circadian** ~ zirkadianer Rhythmus m; **cortical** ~ kortikaler Rhythmus m; **coupled** ~ gekoppelter Rhythmus m; **diurnal** ~ zirkadianer Rhythmus m; **ectopic** ~ ektoper Rhythmus m; **fetal** ~ fetaler Herzrhythmus m, Embryokardie w; **idionodal** ~ AV-Rhythmus m; **idioventricular** ~ Kammereigenrhythmus m; **junctional** ~ AV-Rhythmus m; **nodal** ~ AV-Rhythmus m; **normal** ~ Normorhythmie w; **parasystolic** ~ Parasystolie w; **quadrigeminal** ~ Quadrigeminus m; **reciprocal** ~ reziproker Rhythmus m; **regular** ~ regelmäßiger Rhythmus m; **sinusoidal** ~ sinusartiger Rhythmus m; **triple** ~ Trigeminie w; **ventricular** ~ Kammerrhythmus m.
rhythm contraception: Rhythmusmethode w.
rhythm disturbance: Rhythmusstörung w.
rhythmic/adj: rhythmisch, regelmäßig.
rhythmicity/n: Rhythmizität w.
rhythm method: Rhythmusmethode w.
rhytid-: Rhytid-, Falten-.
rhytidectomy/n: Rhytidektomie w, Facelifting s.
rhytidoplasty/n: Rhytidektomie w, Face-

rhytidosis

lifting *s*.
rhytidosis/*n*: Rhytidose *w*.
RIA [*abbr*] **radioimmunoassay**/*n*: Radioimmunoassay *m*, RIA.
rib/*n*: Rippe *w*; **abdominal** ~ Costa spuria; **cervical** ~ Halsrippe *w*; **false** ~ Costa spuria.
rib approximator: Rippenapproximator *m*.
ribbon/*n*: Band *s*, Streifen *m*.
ribbon arch appliance: Bandbogenapparat *m*.
ribbon-like/*adj*: bandförmig.
ribbon of Reil: Reil-Band *s*.
rib cage: Brustkorb *m*.
rib erosion: Rippenusur *w*.
rib fracture: Rippenfraktur *w*.
riboflavin/*n*: Riboflavin *s*, Vitamin B_2 *s*.
riboflavin deficiency: Riboflavinmangel *m*, Vitamin-B_2-Mangel *m*.
riboflavin mononucleotide: Riboflavinmononucleotid *s*.
ribofuranose/*n*: Ribofuranose *w*.
ribofuranosyladenine/*n*: Adenosin *s*.
ribofuranosylcytosine/*n*: Zytidin *s*, Cytidin *s*.
ribofuranosylguanine/*n*: Guanosin *s*.
ribonuclease [*abbr*] **RNase**/*n*: Ribonuklease *w*, RNase *w*; **pancreatic** ~ Pankreasribonuklease *w*, RNase I.
ribonucleic/*adj*: Ribonuklein-.
ribonucleoprotein/*n*: Ribonukleoprotein *s*.
ribonucleoside/*n*: Ribonukleosid *s*.
ribonucleotide/*n*: Ribonukleotid *s*.
ribonucleotide reductase: Ribonukleosiddiphosphat-Reduktase *w*.
ribose/*n*: Ribose *w*.
ribose nucleic acid: Ribonukleinsäure *w*.
ribose nucleoprotein: Ribonukleoprotein *s*.
ribose 5-phosphate: Ribose-5-phosphat *s*.
ribosephosphate isomerase: Ribosephosphatisomerase *w*.
riboside/*n*: Ribosid *s*.
ribosomal/*adj*: ribosomal.
ribosome/*n*: Ribosom *s*.

ribosome-lamella complex: rauhes endoplasmatisches Retikulum *s*.
ribostamycin/*n*: Ribostamycin *s*.
ribosuria/*n*: Riboseausscheidung im Urin.
ribosyl/*n*: Ribosyl *s*.
ribosylthymine/*n*: Ribothymidin *s*.
ribothymidine/*n*: Ribothymidin *s*.
ribovirus/*n*: RNA-Virus *m*.
ribozyme/*n*: Ribozym *s*.
rib resection: Rippenresektion *w*.
rib syndrome, cervical: Halsrippensyndrom *s*, Thoracic-outlet-Syndrom *s*.
ribulose/*n*: Ribulose *w*.
ribulose 1,5-biphosphate: Ribulose-1,5-diphosphat *s*.
ribulose 1,5-diphosphate: Ribulose-1,5-diphosphat *s*.
ribulose 5-phosphate: Ribulose-5-phosphat *s*.
rice/*n*: Reis *m*.
rice bodies: Reiskörperchen.
rice-field fever: Reisfeldfieber *s*, Bataviafieber *s*.
rice gruel: Reisschleim *m*.
rice starch: Reisstärke *w*.
rich/*adj*: reich.
Rich syndrome: Hamman-Rich-Syndrom *s*, idiopathische Lungenfibrose *w*.
Richter's line: Monro-Richter-Linie *w*.
ricin/*n*: Rizin *s*.
ricinism/*n*: Rizinismus *m*.
rickets/*n*: Rachitis *w*; **celiac** ~ pankreatische Osteodystrophie *w*; **familial hypophosphatemic** ~ familiäre hypophosphatämische Rachitis *w*, familiäre Hypophosphatämie *w*; **fetal** ~ fetale Rachitis *w*, angeborene Rachitis *w*; **hemorrhagic** ~ hämorrhagische Rachitis *w*, infantiler Skorbut *m*, Moeller-Barlow-Krankheit *w*; **hepatic** ~ hepatische Rachitis *w*; **late** ~ Osteomalazie *w*; **refractory** ~ Vitamin-D-resistente Rachitis *w*; **renal** ~ renale Osteodystrophie *w*; **resistant** ~ Vitamin-D-resistente Rachitis *w*; **tardy** ~ Osteomalazie *w*; **vitamin D resistant** ~ Vitamin-D-resistente Rachitis *w*.
rickettsemia/*n*: Rickettsiensepsis *w*.

rickettsia/*n*: Rickettsie *w*.
rickettsialpox/*n*: Rickettsienpocken *w*.
rickettsicidal/*n, adj*: 1. Rickettsien abtötende Substanz *w*; 2. Rickettsien abtötend.
rickettsiosis/*n*: Rickettsiose *w*; **north Asian tick-borne** ~ sibirisches Zeckenbißfieber *s*.
rickety/*adj*: rachitisch.
rictal/*adj*: Fissur-.
rictus/*n*: Riß *m*, Fissur *w*.
RID [*abbr*] **radioimmunodiffusion**/*n*: Radioimmunodiffusion *w*, RID.
Riddoch's mass reflex: Riddoch-Reflex *m*, Massenbewegung *w*.
rider's bone: Reiterknochen *m*.
rider's vertigo: Schwankschwindel *m*.
ridge/*n*: Kamm *m*, Crista; **alveolar** ~ Alveolarkamm *m*; **basal** ~ basale Erhöhung *w*; **cuticular** ~ Bürstensaum *m*; **dermal** ~ Hautleiste *w*; **edentulous** ~ Alveolarkamm *m*; **genital** ~ Keimleiste *w*; **mammary** ~ Milchleiste *w*; **triangular** ~ Dreieckswulst *m*.
ridge augmentation: Alveolarkammplastik *w*.
ridge extension: Alveolarkammextension *w*.
ridging/*n*: Nagelfurchung *w*.
riding/*adj*: reitend.
Riedel's disease: Riedel-Struma *w*.
Riedel's thyroiditis: Riedel-Struma *w*.
Rieder's paralysis: Rieder-Lähmung *w*.
Rieder syndrome: Rieder-Lähmung *w*.
Rieger's anomaly: Rieger-Syndrom *s*, Embryotoxon corneae posterius.
Rieger's dysgenesis: Rieger-Syndrom *s*, Embryotoxon corneae posterius.
Rieger syndrome: Rieger-Syndrom *s*, Embryotoxon corneae posterius.
RIF [*abbr*] **right iliac fossa**: rechte Fossa iliaca.
rifampicin/*n*: Rifampicin *s*.
rifampin/*n*: Rifampicin *s*.
rifamycin/*n*: Rifamycin *s*.
rift valley fever: Rift-Tal-Fieber *s*.
Riga-Frede disease: Riga-Frede-Geschwür *s*.

right/*n, adj*: 1. Recht *s*; 2. rechts.
right-handed/*adj*: rechtshändig, rechtsdrehend.
rightness/*n*: Richtigkeit *w*.
right-to-left: rechts-links.
right to treatment: Recht auf Behandlung *w*.
rigid/*adj*: starr.
rigidity/*n*: Rigidität *w*, Steife *w*, Rigor *m*; **cadaveric** ~ Totenstarre *w*, Rigor mortis; **clasp-knife** ~ Taschenmesserphänomen *s*; **decerebrate** ~ Dezerebrationsstarre *w*, Enthirnungsstarre *w*; **extrapyramidal** ~ extrapyramidaler Rigor *m*; **hemiplegic** ~ hemiplegische Tonuserhöhung *w*; **hysterical** ~ psychogener Rigor *m*; **muscular** ~ Muskelsteife *m*, Muskelhypertonie *w*; **nuchal** ~ Nackensteife *w*; **pallidal** ~ Pallidumsyndrom *s*; **parkinsonian** ~ Parkinson-Rigor *m*; **pathologic** ~ pathologische Starre *w*; **spastic** ~ Spastizität *w*.
rigor/*n*: Rigor *m*.
Riley-Day syndrome: Riley-Day-Syndrom *s*, familiäre Dysautonomie *w*.
Riley virus: Riley-Virus *m*.
rim/*n*: Rand *m*.
rima/*n*: Spalte *w*, Rima.
rimal/*adj*: Rima-.
rimless/*adj*: randlos.
rimose/*adj*: rissig.
rimous/*adj*: rissig.
rimula/*n*: kleine Spalte *w*.
RIND [*abbr*] **reversible ischemic neurologic deficit**: reversibles ischämisches neurologisches Defizit *s*, RIND.
ring/*n*: Ring *m*, Annulus; **anal** ~ Analring *m*; **annular** ~ Rundring *m*; **anorectal** ~ Levatorschlinge *w*; **glaucomatous** ~ Halo *m*; **inguinal** ~ Leistenring *m*; **lymphoid** ~ Rachenring *m*; **pathologic** ~ Bandl-Kontraktionsring *m*; **pleural** ~ Pleuraring *m*; **scleral** ~ Skleraring *m*; **terminal** ~ Annulus; **tonsillar** ~ lymphatischer Rachenring *m*, Waldeyer-Rachenring *m*; **tracheal** ~ Trachealknorpel *m*; **umbilical** ~ Nabelring *m*, Annulus umbilicalis; **unsaturated** ~ ungesättigter Ring *m*; **vascu-**

lar ~ Gefäßarkade *w*.
ring biopsy: Ringbiopsie *w*.
ring canal: Ringkanal *m*.
ring centriole: Annulus.
ring chromosome: Ringchromosom *s*.
ring compound: Ringverbindung *w*.
ring constriction, intrauterine: amniotische Schnürringe.
ring-core regulator: Ringkernregler *m*.
ring distribution: ringförmige Verteilung *w*.
ringed/*adj*: geringelt.
Ringer's mixture: Ringer-Lösung *w*.
Ringer solution: Ringer-Lösung *w*.
ring fiber: Ringfaser *w*.
ring finger: Ringfinger *m*.
ring form: Ringform *w*.
ringing in the ears: Ohrgeräusch *s*.
ring-knife/*n*: Rundmesser *s*.
ring pessary: Ringpessar *s*.
ring scotoma: Ringskotom *s*.
ring-shaped/*adj*: ringförmig.
ring stricture: ringförmige Striktur *w*.
ringworm/*n*: Tinea, Fadenpilz *m*; **crusted** ~ Favus *m*.
ringworm of the beard: Tinea barbae.
ringworm of the body: Tinea corporis.
ringworm of the feet: Tinea pedis.
Rinne response: Rinne-Zeichen *s*.
Rinne's test: Rinne-Test *m*; **negative** ~ [*abbr*] **-R** negativer Rinne-Test *m*; **positive** ~ [*abbr*] **+R** positiver Rinne-Test *m*.
rinse/*vb*: spülen.
rinsing/*n*: Spülung *w*.
Riolan's arc: Riolan-Bogen *m*.
RIPA [*abbr*] **radioimmunoprecipitation assay**/*n*: Radioimmunpräzipitationstest *m*.
ripe/*adj*: reif.
ripen/*vb*: reifen.
ripple/*n*: Welligkeit *w*.
RISA [*abbr*] **radioiodinated serum albumin**: radioaktiv markiertes Serumalbumin *s*.
risk/*n, vb*: 1. Risiko *s*; **absolute** ~ absolutes Risiko *s*; **anesthetic** ~ Narkoserisiko *s*; **attributable** ~ annehmbares Risiko *s*; **cumulative** ~ kumulatives Risiko *s*; **empiric** ~ empirisches Risiko *s*; **relative** ~ relatives Risiko *s*; 2. riskieren.
risk assessment: Risikoabschätzung *w*.
risk behavior: Risikoverhalten *s*.
risk factor: Risikofaktor *m*.
risk group: Risikogruppe *w*.
risk ratio: relatives Risiko *s*.
RIST [*abbr*] **radioimmunosorbent test**: Radioimmunosorbenttest *m*, RIST.
ristocetin/*n*: Ristocetin *s*.
risus/*n*: Risus *m*.
rite/*n*: Ritus *m*.
Ritgen's maneuver, modified: Ritgen-Handgriff *m*.
Ritgen's method: Ritgen-Handgriff *m*.
ritodrine/*n*: Ritodrin *s*.
Ritter's disease: Ritter-Syndrom *s*, physiologischer Ikterus *m*.
Ritter's fibers: Ritter-Fibrillen.
ritual/*n*: Ritual *s*, stereotypes Verhalten *s*.
ritualization/*n*: Ritualisierung *w*.
rivalry/*n*: Rivalität *w*; **binocular** ~ binokulärer Wettstreit *m*.
Rivalta's test: Rivalta-Probe *w*.
river blindness: Flußblindheit *w*, okuläre Onchozerkose *w*.
Rivinus membrane: Rivinus-Membran *w*, Pars flaccida des Trommelfells.
rivus/*n*: Kanal *m*, Rivus.
rizolipase/*n*: Rizolipase *w*.
RLF [*abbr*] **retrolental fibroplasia**: retrolentale Fibroplasie *w*.
RLL [*abbr*] **right lower lobe**: rechter Unterlappen *m*.
RLQ [*abbr*] **right lower quadrant**: rechter unterer Quadrant *m*.
RMA [*abbr*] **right mentoanterior position**: rechte vordere Gesichtslage *w*.
RML [*abbr*] **right middle lobe**: rechter Mittellappen *m*.
RMP [*abbr*] **right mentoposterior position**: rechte hintere Gesichtslage *w*.
RMSF [*abbr*] **Rocky Mountain spotted fever**: Rocky-Mountain-Fieber *s*, amerikanisches Zeckenfieber *s*.
RN [*abbr*] **registered nurse**: examinierte Krankenschwester *w*.
Rn [*abbr*] **radon**/*n*: Radon *s*, Rn.

RNA [*abbr*] **ribonucleic acid**: Ribonukleinsäure *w*, RNS; **informational** ~ messenger RNA *w*, mRNA; **ribosomal** ~ ribosomale RNA *w*; **soluble** ~ lösliche RNA *w*, Transfer-RNA *w*, tRNA.
RNAase [*abbr*] **ribonuclease**/*n*: Ribonuklease *w*, RNase *w*.
RNA ligase: RNA-Ligase *w*.
RNA nucleotidyltransferase: RNA Polymerase *w*.
RNA polymerase: RNA-Polymerase *w*.
RNA primer: RNA-Primer *m*.
RNase [*abbr*] **ribonuclease**/*n*: Ribonuklease *w*, RNase *w*.
RNA splicing: RNA-Spleißen *s*.
RNA synthesis: RNA-Synthese *w*.
RNA template: RNA-Matritze *w*.
ROA [*abbr*] **right occipitoanterior position**: rechte vordere Hinterhauptlage *w*.
roach/*n*: Kakerlake *w*, Küchenschabe *w*.
road accident: Verkehrsunfall *m*.
Robertson sign: Argyll Robertson-Zeichen *s*.
Robin anomaly: Robin-Syndrom *s*.
Robinson's catheter: Robinson-Katheter *m*.
Robin space: Virchow-Robin-Raum *m*.
Robin syndrome: Robin-Syndrom *s*.
Robison ester: Robison-Ester *m*, Glukose-6-phosphat *s*.
Robles disease: Onchozerkose *w*.
roborant/*n*, *adj*: 1. Roborantium *s*; 2. kräftigend.
robust/*adj*: robust.
ROC curve [*abbr*] **receiver operating characteristic curve**: ROC-Kurve *w*.
Rocher sign: Rocher-Zeichen *s*, Schubladenphänomen *s*.
rock crystal: Quarz *s*.
rocket immunoelectrophoresis: Rocket-Immunelektrophorese *w*.
rod/*n*: Stab *m*, Stäbchen *s*; **basal** ~ Basalkörperchen *s*; **germinal** ~ Sporozoit *m*; **retinal** ~ Netzhautstäbchen *s*.
rod cell: Stäbchenzelle *w*.
rodent/*n*: Nagetier *s*.
rodenticide/*n*: Rodentizid *s*, Nagetiervernichtungsmittel *s*.
rod epithelium: Säulenepithel *s*.
rod myopathy: Nemalinmyopathie *w*.
rod neutrophil: Stabkerniger *m*.
rods: Stäbchen.
rod-shaped/*adj*: stäbchenförmig.
rod vision: Stäbchensehen *s*.
Roederer obliquity: Roederer-Kopfeinstellung *w*.
roentgen/*n*: Röntgen *s*.
roentgen equivalent man [*abbr*] **REM**: Äquivalentdosis *w*, REM.
roentgenize/*vb*: röntgen.
roentgenkymograph/*n*: Röntgenkymograph *m*.
roentgenkymography/*n*: Röntgenkymographie *w*.
roentgeno-: Röntgen-.
roentgenocardiogram/*n*: Herzröntgenaufnahme *w*.
roentgenocinematography/*n*: Kineradiographie *w*.
roentgenoderma/*n*: Strahlendermatitis *w*.
roentgenogram/*n*: Röntgenaufnahme *w*.
roentgenography/*n*: Röntgenaufnahme *w*; **abdominal** ~ Abdomenröntgenaufnahme *w*; **cranial** ~ Schädelröntgen *s*; **sectional** ~ Schichtaufnahme *w*; **selective** ~ selektive Röntgenaufnahme *w*; **vertebral** ~ Wirbelsäulenaufnahme *w*.
roentgenokymography/*n*: Röntgenkymographie *w*.
roentgenologist/*n*: Radiologe *m*.
roentgenology/*n*: Radiologie *w*.
roentgenopaque/*adj*: strahlenundurchlässig, röntgendicht.
roentgenoparent/*adj*: strahlendurchlässig.
roentgenoscope/*n*: Röntgendurchleuchtungsgerät *s*.
roentgenoscopy/*n*: Durchleuchtung *w*.
roentgenotherapy/*n*: Strahlentherapie *w*.
roentgen ray: Röntgenstrahl *m*.
roentgentherapy/*n*: Strahlentherapie *w*; **intraoral** ~ intraorale Strahlentherapie *w*; **intravaginal** ~ intravaginale Strahlentherapie *w*.
roeteln/*n*: Röteln *w*, Rubella.

Roger's bruit: Roger-Geräusch *s*, holosystolisches Preßstrahlgeräusch *s*.
Roger's disease: Roger-Syndrom *s*, Ventrikelseptumdefekt *m*, VSD.
Roger's murmur: Roger-Geräusch *s*, holosystolisches Preßstrahlgeräusch *s*.
Rohr's layer: Rohr-Fibrinoid *s*.
ROI [*abbr*] **region of interest**: Region of interest, Objektbereich *m*.
Rokitansky-Cushing ulcer: Rokitansky-Cushing-Ulkus *s*, Cushing-Ulkus *s*.
Rokitansky's disease: Rokitansky-Syndrom *s*, akute gelbe Leberatrophie *w*.
Rokitansky's diverticulum: ösophageales Traktionsdivertikel *s*.
Rokitansky's pelvis: Rokitansky-Becken *s*, Spondylolisthesebecken *s*.
rolandic/*adj*: Rolando-.
Rolando's gelatineous substance: Substantia Rolandi.
role/*n*: Rolle *w*; **achieved** ~ erreichte Rolle *w*; **imposed** ~ auferlegte Rolle *w*; **social** ~ soziale Rolle *w*.
role ascription: Rollenzuschreibung *w*.
role behavior: Rollenverhalten *s*.
role conflict: Rollenkonflikt *m*.
role expectation: Rollenerwartung *w*.
role identity: Rollenidentität *w*.
role-playing: Rollenspiel *s*.
rolitetracycline/*n*: Rolitetracyclin *s*.
roll/*n, vb*: 1. Rolle *w*, Watterolle *w*; 2. rollen.
roller/*n*: Rollbinde *w*.
roller bandage: Rollbinde *w*.
roller coaster effect: Roller-coaster-Effekt *m*, Berg- und Talbahn-Syndrom *s*.
rollfilm/*n*: Rollfilm *m*.
rollfilm changer: Rollfilmwechsler *m*.
Rollier's formula: Rollier-Behandlung *w*.
Rollier's treatment: Rollier-Behandlung *w*.
ROM [*abbr*] **rupture of membranes**: Blasensprung *m*.
Romaña sign: Romaña-Zeichen *s*.
romanopexy/*n*: Sigmafixation *w*.
romanoscope/*n*: Sigmoidoskop *s*.
Romano-Ward syndrome: Romano-Ward-Syndrom *s*.
Romanowsky stain: Romanowsky-Färbung *w*.
Romberg-Howship symptom: Romberg-Howship-Phänomen *s*.
rombergism/*n*: Romberg-Zeichen *s*.
Romberg's disease: Romberg-Krankheit *w*.
Romberg's facial hemiatrophy: Romberg-Trophoneurose *w*, Hemiatrophia facialis progressiva.
Romberg sign: Romberg-Zeichen *s*.
Romberg's progressive facial hemiatrophy: Romberg-Trophoneurose *w*, Hemiatrophia facialis progressiva.
Romberg's test: Romberg-Versuch *m*.
rongeur/*n*: Knochenzange *w*.
R-on-T phenomenon: R-on-T-Phänomen *s*.
roof/*n*: Dach *s*.
roof of skull: Schädeldach *s*, Kalotte *w*, Calvaria.
roof plate: Dorsalplatte *w*.
room/*n*: Raum *m*; **birthing** ~ Kreißsaal *m*; **consulting** ~ Behandlungszimmer *s*; **operating** ~ Operationssaal *m*; **waiting** ~ Wartezimmer *s*.
room disinfection: Raumdesinfektion *w*.
rooming-in: Rooming-in *s*.
room temperature: Raumtemperatur *w*.
root/*n*: Wurzel *w*, Radix; **anatomic** ~ Zahnwurzel *w*; **anterior** ~ Vorderwurzel *w*; **dorsal** ~ Hinterwurzel *w*; **penile** ~ Penisschaft *m*; **posterior** ~ Hinterwurzel *w*; **sweet** ~ Lakritze *w*; **ventral** ~ Vorderwurzel *w*.
root amputation: Wurzelresektion *w*.
root canal: Wurzelkanal *m*.
root canal file: Wurzelkanalfeile *w*.
root canal treatment: Wurzelkanalbehandlung *w*.
root caries: Zementkaries *w*.
root cell: Vorderhornzelle *w*.
root cyst: Wurzelzyste *w*.
rooted/*adj*: verwurzelt.
root-end cyst: Wurzelzyste *w*.
root filling: Wurzelfüllung *w*.
root foot: Basalzellenwurzelfortsatz *m*.
rootlet/*n*: Wurzelfaden *m*.

root of spinal nerve: Spinalnervenwurzel w.
root of tooth: Zahnwurzel w.
root pain: Wurzelschmerz m.
root resection: Wurzelresektion w.
root section: Rhizotomie w, Wurzeldurchtrennung w.
root sheath: Wurzelscheide w.
root stimulation: Nervenwurzelstimulation w.
root tip: Wurzelspitze w.
root treatment: Wurzelbehandlung w.
ROP [*abbr*] **right occipitoposterior position**: rechte hintere Hinterhauptlage w.
rope flap: Rundstiellappen m.
ropy/*adj*: viskös, zäh.
Rorschach test: Rorschach-Test m.
rosacea/*n*: Rosazea w, Kupferfinne w, Acne rosacea.
rosaniline/*n*: Rosanilin s.
rose, bengal: Bengalrosa s.
rosemary/*n*: Rosmarin m.
Rosenbach's law: Rosenbach-Semon-Gesetz s.
Rosenfeld syndrome: Rosenfeld-Syndrom s.
Rosenmüller's cavity: Rosenmüller-Grube w.
Rosenmüller's gland: Rosenmüller-Drüse w.
Rosenmüller's organ: Epoophoron s.
Rosenthal's vein: Vena basalis.
Rosenthal syndrome: Melker-Rosenthal-Syndrom s.
Rose position: Rose-Lagerung w.
rosette/*n*: Rosette w.
rosette test: Rosettentest m.
Rose-Waaler test: Waaler-Rose-Test m.
rosin/*n*: Kolophonium s, Harz s.
rosoxacin/*n*: Rosoxacin s.
Ross cycle: Ross-Zyklus m.
Rossbach's disease: Hyperchlorhydrie w.
Rossolimo sign: Rossolimo-Zeichen s.
Rossolimo's reflex: Rossolimo-Zeichen s.
Rostan's asthma: kardiales Asthma s.
rostrad/*adj*: rostralwärts.
rostral/*adj*: rostral.
rostrate/*adj*: schnabelförmig.
rostrum/*n*: Schnabel m, Rostrum.
ROT [*abbr*] **right occipitotransverse position**: rechte hintere Querlage w.
rot/*n, vb*: 1. Verfall m, Fäulnis w; 2. verfaulen, verwesen.
rotameter/*n*: Rotameter s.
rotary/*adj*: rotierend.
rotate/*vb*: rotieren, drehen, alternieren.
rotation/*n*: Rotation w, Umdrehung w, Wendung w; **counterclockwise** ~ Linksdrehung w; **external** ~ äußere Wendung w, Außenrotation w; **internal** ~ innere Wendung w, Innenrotation w; **lateral** ~ Außenrotation w; **manual** ~ manuelle Rotation w; **medial** ~ Innenrotation w; **molecular** ~ Molekülrotation w; **optical** ~ optische Drehung w; **renal** ~ Nierendrehung w; **specific** ~ spezifische optische Drehung w.
rotational/*adj*: Rotations-.
rotation angle: Rotationswinkel m.
rotation anode: Drehanode w.
rotation axis: Rotationsachse w.
rotation center: Rotationszentrum s.
rotation flap: Rotationslappen m.
rotation joint: Rotationsgelenk s.
rotation nystagmus: Rotationsnystagmus m, Drehnystagmus m.
rotation osteotomy: Drehosteotomie w.
rotation sense: Drehsinn m.
rotation test: Drehversuch m.
rotation therapy: Rotationsbestrahlung w.
rotator/*n*: Rotatormuskel m.
rotator cuff: Rotatorenmanschette w.
rotatory/*adj*: rotatorisch, Dreh-.
rotavirus/*n*: Rotavirus m.
rotenone/*n*: Rotenon s.
Rothera's test: Rothera-Probe w.
Rothmund syndrome: Rothmund-Syndrom s.
Roth's disease: Bernhardt-Roth-Krankheit w, Meralgia paraesthetica.
Roth spots: Roth-Flecke.
Rotor syndrome: Rotor-Syndrom s, familiärer Ikterus m.
rotoscoliosis/*n*: unkorrigierbare Skoliose w.

Rotter's node: Rotter-Knötchen *s*.
rotula/*n*: kleine Rolle *w*, Rotula.
rotulad/*adj*: patellarwärts.
Rouget cell: Rouget-Zelle *w*, Adventitiazelle *w*.
rough/*adj*: roh.
roughage/*n*: Ballaststoff *m*, Schlacke *w*.
roughen/*vb*: aufrauhen.
roughness/*n*: Rauheit *w*.
rouleaux formation: Rollenbildung *w*, Geldrollenbildung *w*.
round/*adj*: rund.
round filter: Rundfilter *m*.
roundness/*n*: Rundung *w*.
roundworm/*n*: Rundwurm *m*, Nemathelminth *m*.
Rous sarcoma virus [*abbr*] **RSV**: Rous-Sarkomvirus *m*, RSV.
Roussy-Lévy syndrome: Roussy-Lévy-Syndrom *s*, hereditäre areflektorische Dysstasie *w*.
Roussy syndrome: Déjerine-Roussy-Syndrom *s*, Thalamussyndrom *s*.
route/*n*: Weg *m*, Route *w*; **transnasal** ~ transnasaler Zugangsweg *m*.
route of infection: Infektionsweg *m*.
routine/*n*: Routine *w*.
routine admission tests: Aufnahmeroutineuntersuchungen.
routine care: Regelversorgung *w*.
routine diagnosis: Routinediagnostik *w*.
routine diagnostic test: Routineuntersuchung *w*.
routine examination: Routineuntersuchung *w*.
routinely/*adj*: routinemäßig.
routine servicing: Routineinspektion *w*.
Roux-en-Y gastroenterostomy: Roux-Anastomose *w*.
Roux-en-Y operation: Roux-Operation *w*.
Roux loop: Roux-Schlinge *w*.
Roux serum: Diphtherieantitoxin *s*.
Roux-Y gastroenterostomy: Roux-Anastomose *w*.
Rovsing sign: Rovsing-Symptom *s*.
row/*n*: Reihe *w*.
RPF [*abbr*] **renal plasma flow**: Nierenplasmastrom *m*.
rpm [*abbr*] **revolutions per minute**: Umdrehungen pro Minute.
RPR test [*abbr*] **rapid plasma reagin test**: RPR-Test *m*, Plasmareaginschnelltest *m*.
RQ [*abbr*] **1. recovery quotient; 2. respiratory quotient**: 1. Erholungsquotient *m*; 2. respiratorischer Quotient *m*, RQ.
-rrhachia: -rrhachie.
-rrhea: -rrhö.
-rrhexis: -rhexis.
-rrhoea: -rrhö.
rRNA [*abbr*] **ribosomal RNA**: ribosomale RNA *w*.
RSA [*abbr*] **right sacroanterior position**: rechte vordere Steißlage *w*.
RSP [*abbr*] **right sacroposterior position**: rechte hintere Steißlage *w*.
RST [*abbr*] **right sacrotransverse position**: rechte transversale Steißlage *w*.
RSV [*abbr*] **Rous sarcoma virus**: Rous-Sarkomvirus *m*, RSV.
RS virus [*abbr*] **respiratory syncytial virus**: RS-Virus *m*.
RTA [*abbr*] **renal tubular acidosis**: renaltubuläre Azidose *w*.
RTF [*abbr*] **resistance transfer factor**: Resistenztransferfaktor *m*, RTF.
RU [*abbr*] **rat unit**: Ratteneinheit *w*.
rub/*n, vb*: 1. Reibegeräusch *s*, Reiben *s*; **pericardial** ~ Perikardreiben *s*; **pleural** ~ Pleurareiben *s*; **pleuropericardial** ~ Pleuroperikardialreiben *s*; 2. reiben, frottieren.
rubber/*n*: Gummi *s*.
rubber bandage: elastische Binde *w*.
rubber gasket: Gummidichtung *w*.
rubber glove: Gummihandschuh *m*.
rubber hose: Gummischlauch *m*.
rubber pelvis: osteomalazisches Becken *s*.
rubber tube: Gummischlauch *m*.
rubefacient/*n, adj*: 1. Rubefaziens *s*; 2. rötend.
rubella/*n*: Röteln *w*, Rubella.
rubella embryopathy: Rötelnembryopathie *w*, Gregg-Syndrom *s*.
rubella encephalitis: Rötelnenzephalitis

rubella infection: Rötelninfektion *w*.
rubella syndrome, congenital: Rötelnembryopathie *w*, Gregg-Syndrom *s*.
rubella virus: Rötelnvirus *m*.
rubelliform/*adj*: rubelliform.
rubeola/*n*: Masern *w*.
rubeola notha: Röteln *w*.
rubeosis/*n*: Rubeose *w*, Rötung *w*.
rubescence/*n*: Röten *s*.
rubin/*n*: saures Fuchsin *s*.
Rubinstein-Taybi syndrome: Rubinstein-Taybi-Syndrom *s*, kraniomandibulofaziale Dysmorphie *w*.
Rubin's test: Insufflationsprobe *w*.
rubor/*n*: Rötung *w*, Rubor.
rubreserine/*n*: Rubreserin *s*.
rubricyte/*n*: polychromatischer Normoblast *m*.
rubrobulbar/*adj*: rubroretikulär.
rubrocerebellar/*adj*: rubrozerebellär.
rubroreticular/*adj*: rubroretikulär.
rubrospinal/*adj*: rubrospinal.
rubrothalamic/*adj*: rubrothalamisch.
rubrum Congo: Kongorot *s*.
ruby/*n*: Rubin *m*.
Ruck's watery extract tuberculin: Ruck-Tuberkulinextrakt *m*.
ructus/*n*: Ruktus *m*, Aufstoßen *s*.
rudiment/*n*: Rudiment *s*, Rudimentärorgan *s*.
rudimentary/*adj*: rudimentär.
Ruffini's corpuscles: Ruffini-Körperchen.
Ruffini's endings: Ruffini-Endkörperchen.
rufochromomycin/*n*: Streptonigrin *s*.
rugby knee: aseptische Tibianekrose *w*, Osgood-Schlatter-Syndrom *s*.
Ruggeri sign: Ruggeri-Reflex *m*.
rugine/*n*: Raspatorium *s*.
rugosity/*n*: Falte *w*, Runzel *w*, Ruga.
rugous/*adj*: runzelig.
RUL [*abbr*] **right upper lobe**: rechter Oberlappen *m*.
rule/*n*: Norm *w*, Gesetz *s*, Prinzip *s*; **analytic** ~ analytisches Grundgesetz *s*; **basic** ~ analytisches Grundgesetz *s*; **dermatomal** ~ Dermatomgesetz *s*; **fundamental** ~ Grundgesetz *s*.
rule of nine: Wallace-Neunerregel *w*.
rule out/*vb*: ausschließen.
rumble/*n, vb*: 1. Rumpeln *s*, Poltern *s*; **diastolic** ~ diastolisches Geräusch *s*; 2. knurren.
rumbling/*adj*: dröhnend.
ruminant/*n*: Wiederkäuer *m*.
ruminationn/*n*: Rumination,*w*, Wiederkäuen *s*
rump/*n*: Hinterteil *s*.
Rumpel-Leede sign: Rumpel-Leede-Phänomen *s*.
Rumpel-Leede test: Rumpel-Leede-Test *m*.
run/*n, vb*: 1. Lauf *m*; 2. laufen, fließen.
runaround/*n*: Umlauf *m*, Panaritium *s*.
runaway/*vb*: rasen.
runaway pacemaker failure: Schrittmacherrasen *s*.
Rundles-Falls syndrome: hereditäre sideroblastische Anämie *w*.
Runeberg's anemia: perniziöse Anämie *w*.
runnel/*n*: Rinne *w*, Kanal *m*.
running/*adj*: fortlaufend.
runoff/*n, vb*: 1. Versacken *s*, Abfluß *m*; 2. versacken.
runt/*n*: untersetzte Person *w*.
runt disease: Runt-Krankheit *w*, Zwergenkrankheit *w*.
run test: Zeitreihentest *m*.
rupia/*n*: Rupia *w*, Crusta ostracea.
rupioid/*adj*: rupiaartig.
rupture/*n, vb*: 1. Ruptur *w*, Riß *m*; **aortic** ~ Aortenruptur *w*; **cardiac** ~ Herzruptur *w*; **esophageal** ~ Ösophagusruptur *w*; **extracapsular** ~ Eileiterruptur bei Extrauterinschwangerschaft; **incidental** ~ Spontanruptur *w*; **retinal** ~ Netzhautruptur *w*; **splenic** ~ Milzruptur *w*; **spontaneous** ~ spontaner Blasensprung *m*; **tubal** ~ Eileiterruptur *w*; **uterine** ~ Uterusruptur *w*; 2. rupturieren.
ruptured/*adj*: rupturiert.

rupture of membranes [*abbr*] **ROM**: Blasensprung *m*.
RUQ [*abbr*] **right upper quadrant**: rechter oberer Quadrant *m*.
rush/*n*: Andrang *m*.
Rush pin: Rush-Nagel *m*.
rusk/*n*: Zwieback *m*.
Russell's body: Russell-Einschlußkörperchen *s*.
Russell syndrome: Russell-Syndrom *s*, dienzephales Syndrom *s*.
Russel's corpuscles: Russel-Krukenberg-Körperchen.
russet/*adj*: rostbraun.
rust/*n*: Rost *m*.
rustle/*n*, *vb*: 1. Knistern *s*; 2. rascheln.
rustless/*adj*: rostfrei.
Rust sign: Rust-Zeichen *s*.
rusty/*adj*: rostfarben.
rut/*n*: Brunft *w*, Östrus *m*, Routine *w*.
ruth/*n*: Mitleid *s*.
ruthless/*adj*: erbarmungslos.
rutidosis/*n*: Rhytidose *w*.
rutin/*n*: Rutin *s*.
rutoside/*n*: Rutosid *s*.
rutting/*n*: Brunft *w*, Östrus *m*.
RUV [*abbr*] **residual urine volume**: Restharnvolumen *s*.
Ruysch disease: Megacolon congenitum.
RV [*abbr*] **residual volume**: Residualvolumen *s*, RV.
RVH [*abbr*] **right ventricular hypertrophy**: Hypertrophie des rechten Ventrikels.
R wave: R-Zacke *w*.
Rx [*abbr*] **medical prescription**: Rezept *s*.
rye/*n*: Roggen *m*.

S

S [*abbr*] **1. siemens; 2. sulfur; 3. serum**: 1. Siemens *s*; 2. Schwefel *m*, S; 3. Serum *s*.

S₁ [*abbr*] **first heart sound**: erster Herzton *m*.

S₂ [*abbr*] **second heart sound**: zweiter Herzton *m*.

SAA [*abbr*] **severe aplastic anemia**: schwere aplastische Anämie *w*.

saber shin: Säbelscheidentibia *w*.

Sabin-Feldman dye test: Sabin-Feldman-Test *m*.

Sabin vaccine: Sabin-Poliomyelitisimpfstoff *m*.

sabot heart: Coeur en sabot, Holzschuhherz *s*.

Sabouraud's agar: Sabouraud-Pilzagar *m*.

sabre-shaped: säbelförmig.

sabulous/*adj*: sandig, kiesig.

sabulum/*n*: Hirnsand *m*, Acervulus, Sabulum.

saburra/*n*: Fuligo *m*, Ballast *m*, Saburra.

sac/*n*: Sack *m*, Tasche *w*, Saccus, Sacculus; **abdominal** ~ primärer Dottersack *m*; **allantoic** ~ Allantoisbläschen *s*; **alveolar** ~ Lungenalveole *w*; **amniotic** ~ Amnion *s*; **aneurysmal** ~ Aneurysmawandaussackung *w*; **aortic** ~ embryonale Aortenanlage *w*; **chorionic** ~ Chorion *s*; **conjunctival** ~ Bindehautsack *m*; **dental** ~ Zahnsäckchen *s*; **dural** ~ Duratasche *w*; **endolymphatic** ~ Saccus endolymphaticus; **lacrimal** ~ Tränensack *m*; **laryngeal** ~ Sacculus laryngealis; **omental** ~ Bursa omentalis; **pericardial** ~ Perikard *s*; **peritoneal** ~ Peritonealtasche *w*; **pleural** ~ Pleurahöhle *w*; **preputial** ~ Vorhauttasche *w*; **serous** ~ seröse Höhle *w*; **splenic** ~ Recessus lienalis; **synovial** ~ Synovialtasche *w*; **tubotympanic** ~ Recessus membranae tympanici; **vaginal** ~ Saccus vaginalis; **vitelline** ~ Dottersack *m*.

saccade/*n*: Sakkade *w*.

saccadic/*adj*: sakkadenartig.

saccate/*adj*: sackförmig.

sacchari-: Saccharo-.

saccharide/*n*: Saccharid *s*.

saccharification/*n*: Verzuckerung *w*.

saccharimeter/*n*: Saccharimeter *s*.

saccharimetry/*n*: Saccharimetrie *w*.

saccharin/*n*: Saccharin *s*.

saccharine/*adj*: Zucker-, süß.

saccharo-: Saccharo-, Zucker-.

saccharometabolism/*n*: Zuckerstoffwechsel *m*.

saccharomycete/*n*: Hefepilz *m*, Saccharomycet *m*.

saccharometer/*n*: Saccharimeter *s*.

saccharose/*n*: Saccharose *w*.

saccharose phosphorylase: Saccharosephosphorylase *w*.

sacciform/*adj*: sackförmig.

saccular/*adj*: sackförmig.

sacculated/*adj*: ausgesackt, säckchenförmig.

sacculation/*n*: Sakkulation *w*, Sackbildung *w*, Haustrierung *w*; **cecal** ~ 's Haustra coli; **uterine** ~ Uteruswandaussackung *w*.

saccule/*n*: Säckchen *s*, Sacculus.

sacculiform/*adj*: säckchenförmig.

sacculocochlear/*adj*: sakkulokochleär.

sacculotomy/*n*: Sakkulotomie *w*, Fick-Operation *w*.

Sachs disease: Tay-Sachs-Krankheit *w*.

Sacks disease: Libman-Sacks-Endokarditis *w*.

sac of peritoneal cavity, lesser: Bursa omentalis.

sacr-: Sakro-.

sacrad/*adj*: sakralwärts.

sacral/*adj*: sakral.

sacralgia/*n*: Sakralgie *w*.

sacralization/*n*: Sakralisation *w*; **lumbar** ~ obere Sakralisation *w*.

sacrectomy/*n*: Sakrumresektion *w*.
sacro-: Sakro-.
sacrococcyx/*n*: Sakrum und Steißbein.
sacrocoxalgia/*n*: Sakrokoxalgie *w*.
sacrocoxitis/*n*: Sakrokoxitis *w*.
sacrodynia/*n*: Sakralgie *w*.
sacroiliac/*adj*: sakroiliakal.
sacroiliitis/*n*: Sakroiliitis *w*.
sacrolisthesis/*n*: sakrale Spondylolisthesis *w*.
sacrospinal/*adj*: sakrospinal.
sacrotomy/*n*: Sakrotomie *w*.
sacrum/*n*: Sakrum *s*, Os sacrum.
sacrum anterior position: vordere Steißlage *w*.
sactosalpinx/*n*: Saktosalpinx *w*, Hydrosalpinx *w*.
saddle/*n*: Sattel *m*.
saddleback/*n*: Lordose *w*.
saddleback fever: biphasisches Fieber *s*.
saddleback temperature curve: Dromedarfieberkurve *w*.
saddle-block anesthesia: Sattelblockanästhesie *w*.
saddle embolus: reitender Embolus *m*.
saddle joint: Sattelgelenk *s*.
saddlenose: Sattelnase *w*.
saddle-shaped: sattelförmig.
saddle thrombus: reitender Thrombus *m*.
sadism/*n*: Sadismus *m*.
sadist/*n*: Sadist *m*.
sadistic/*adj*: sadistisch.
sadomasochism/*n*: Sadomasochismus *m*.
sadomasochistic/*adj*: sadomasochistisch.
Saemisch's ulcer: Saemisch-Ulkus *s*, serpiginöses Hornhautgeschwür *s*.
Saenger sign: Saenger-Zeichen *s*.
safety/*n*: Sicherheit *w*.
safety factor: Sicherheitsfaktor *m*.
safety pipette: Sicherheitspipette *w*.
safety profile: Sicherheitsprofil *s*.
safranine/*n*: Safranin *s*.
safranine stain: Safraninfärbung *w*.
safranophilic/*adj*: mit Affinität für Safraninfärbung.
sagacious/*adj*: klug.
sagittal/*adj*: sagittal.

sago spleen: Sagomilz *w*.
sail/*n*: Segel *s*.
sailor's skin: Seemannshaut *w*.
Saint Anthony's fire: Sankt-Antonsfeuer *s*, Ergotismus *m*.
Saint's triad: Saint-Syndrom *s*.
Saint Vitus' dance: Veitstanz *m*, Chorea *w*.
sal/*n*: Salz *s*.
salaam convulsion: Salaamkrampf *m*.
salabrasion/*n*: Dermabrasion mit Salz.
Sala cell: Sala-Zelle *w*.
salacetamide/*n*: Salacetamid *s*, N-Acetylsalicylamid *s*.
salazosulfapyridine/*n*: Salazosulfapyridin *s*, Sulfasalazin *s*.
salbutamol/*n*: Salbutamol *s*.
salcatonin/*n*: Kalzitonin vom Lachs.
Salem sarcoidosis: Berylliumgranulomatose *w*.
salicylaldehyde/*n*: Salizylaldehyd *s*.
salicylamide/*n*: Salicylamid *s*.
salicylate/*n*: Salizylat *s*; **bornyl** ~ Salit *s*.
salicylazosulfapyridine/*n*: Sulfasalazin *s*.
salicylism/*n*: Salizylismus *m*.
salidiuretic/*n*, *adj*: 1. Saluretikum *s*; 2. saluretisch.
salience/*n*: Bedeutsamkeit *w*.
salient/*n*: Vorsprung *m*, Protuberanz *w*.
salifebrin/*n*: Salizylanilid *s*.
saliferous/*adj*: salzbildend.
saligenin/*n*: Saligenin *s*.
salimeter/*n*: Salinometer *s*.
saline/*n*, *adj*: 1. Salzlösung *w*; **hypertonic** ~ hypertone Salzlösung *w*; **hypotonic** ~ hypotone Salzlösung *w*; **normal** ~ Kochsalzlösung *w*; **physiologic** ~ physiologische Kochsalzlösung *w*; 2. salzig, salzhaltig.
salinity/*n*: Salzgehalt *m*.
salinometer/*n*: Salinometer *s*.
salit/*n*: Salit *s*.
saliva/*n*: Speichel *m*, Saliva; **lingual** ~ Mundspeichel *m*; **parotid** ~ Parotisspeichel *m*; **sublingual** ~ Speichel der Glandula sublingualis.
saliva ejector: Speichelabsauger *m*.
salivary/*adj*: Speichel-, Sialo-.

salivate/*vb*: Speichel bilden.
salivolithiasis/*n*: Sialolithiasis *w*.
Salk vaccine: Salk-Poliomyelitisimpfstoff *m*.
salmon calcitonin: Kalzitonin vom Lachs.
salmonella/*n*: Salmonelle *w*.
salmonella infection: Salmonellose *w*.
salmonellosis/*n*: Salmonellose *w*.
salol/*n*: Salol *s*, Phenylsalizylat *s*.
salping-: Salpingo-.
salpingeal/*adj*: Salpinx-.
salpingectomy/*n*: Salpingektomie *w*.
salpingion/*n*: Salpingion *s*.
salpingitic/*adj*: salpingitisch.
salpingitis/*n*: Salpingitis *w*; **chlamydial** ~ Chlamydiensalpingitis *w*; **chronic interstitial** ~ chronische interstitielle Salpingitis *w*; **follicular** ~ pseudofollikuläre Salpingitis *w*; **gonorrheal** ~ Gonokokkensalpingitis *w*; **hypertrophic** ~ entzündliche Tubenverdickung *w*; **mural** ~ entzündliche Tubenverdickung *w*; **nodular** ~ noduläre Salpingitis *w*; **parenchymatous** ~ entzündliche Tubenverdickung *w*; **pseudofollicular** ~ pseudofollikuläre Salpingitis *w*; **tuberculous** ~ tuberkulöse Salpingitis *w*.
salpingo-: Salpingo-.
salpingocele/*n*: Salpingozele *w*.
salpingocyesis/*n*: Eileiterschwangerschaft *w*.
salpingography/*n*: Salpingographie *w*.
salpingolithiasis/*n*: Salpingolithiasis *w*.
salpingolysis/*n*: Salpingolysis *w*.
salpingo-oophorectomy/*n*: Salpingoophorektomie *w*.
salpingo-oophoritis/*n*: Salpingoophoritis *w*.
salpingo-oophorocele/*n*: Salpingoophorozele *w*.
salpingo-oothecectomy/*n*: Salpingoophorektomie *w*.
salpingo-oothecitis/*n*: Salpingoophoritis *w*.
salpingo-oothecocele/*n*: Salpingoophorozele *w*.
salpingo-ovariectomy/*n*: Salpingoovariektomie *w*, Salpingoophorektomie *w*.
salpingo-ovariotomy/*n*: Salpingo-Ovariotomie *w*, Salpingo-Oophorektomie *w*.
salpingopalatine/*adj*: Tuben-Gaumen-.
salpingopexy/*n*: Tubenfixation *w*.
salpingopharyngeal/*adj*: salpingopharyngeal.
salpingoplasty/*n*: Salpingoplastik *w*.
salpingorrhaphy/*n*: Tubennaht *w*.
salpingosalpingostomy/*n*: Salpingosalpingostomie *w*.
salpingostaphyline/*adj*: salpingopalatinal.
salpingostomy/*n*: Salpingostomie *w*.
salpingothecal/*adj*: Salpinx und Theka betreffend.
salpingotomy/*n*: Salpingotomie *w*.
salpinx/*n*: Salpinx, Tube *w*, Eileiter *m*, Ohrtrompete *w*.
salsalate/*n*: Salsalat *s*, Disalicylsäure *w*.
salt/*n*: Salz *s*; **artificial** ~ künstliche Salzmischung *w*; **common** ~ Kochsalz *s*, Natriumchlorid *s*; **complex** ~ Komplexsalz *s*; **double** ~ Doppelsalz *s*; **effervescent** ~ Brausesalz *s*; **iodized** ~ jodiertes Salz *s*.
saltation/*n*: Sprunghaftigkeit *w*.
saltative/*adj*: saltatorisch.
saltatoric/*adj*: saltatorisch.
saltatory/*adj*: saltatorisch.
salt content: Salzgehalt *m*.
salt deficiency: Salzmangel *m*.
salt-depletion crisis: Salzverlustkrise *w*.
salt-depletion syndrome: Salzverlustsyndrom *s*, Thorn-Syndrom *s*.
salt diuresis: Salzdiurese *w*.
salt fever: Salzfieber *s*.
saltiness/*n*: Salzigkeit *w*.
salting-out: Salzausfällung *w*.
salt ion: Salzion *s*.
salt-loosing: Salzverlust-.
saltpeter/*n*: Salpeter *m*.
salt precipitation: Salzausfällung *w*.
salt tolerance: Salztoleranz *w*.
salty/*adj*: salzig.
salubrious/*adj*: gesundheitsfördernd, heilsam, zuträglich.
saluresis/*n*: Salurese *w*.
saluretic/*n*, *adj*: 1. Saluretikum *s*; 2. saluretisch.

salutary/*adj*: heilsam.
salvage/*n, vb*: 1. Rettung *w*; 2. bergen, retten.
salvage pathway: Salvage pathway *m*, Bergungsweg *m*.
salvarsan/*n*: Salvarsan *s*.
salvarsan copper: Salvarsankupfer *m*.
salve/*n*: Salbe *w*.
salysal/*n*: Salsalat *s*, Disalicylsäure *w*.
samarium [*abbr*] Sm/*n*: Samarium *s*, Sm.
sameness/*n*: Gleichheit *w*.
sample/*n, vb*: 1. Sample *s*, Probe *w*, Stichprobe *w*; **biased** ~ nichtzufällige Stichprobengenerierung *w*, Bias; **matched** ~ gepaarte Probe *w*; **random** ~ Zufallsstichprobe *w*; **representative** ~ repräsentative Stichprobe *w*; **stratified** ~ geschichtete Stichprobe *w*; **systematic** ~ systematische Probe *w*; 2. Stichproben erheben.
sample collection: Probenentnahme *w*.
sample enrichment: Probenanreicherung *w*.
sample estimate: Stichprobenschätzung *w*.
sample excision: Probeexzision *w*.
sample mean: Stichprobendurchschnitt *m*.
sampler/*n*: Probensammler *m*.
sample size: Stichprobengröße *w*.
sample storage: Probenaufbewahrung *w*.
sample survey: Stichprobenumfrage *w*.
sampling/*n*: Probenentnahme *w*, Stichprobenerhebung *w*; **purposive** ~ zufällige Stichprobenauswahl *w*; **random** ~ zufällige Stichprobe *w*; **representative** ~ repräsentativer Querschnitt *m*; **sequential** ~ serielle Probe *w*.
sampling error: Stichprobenfehler *m*.
sampling fluctuation: Stichprobenschwankung *w*.
sampling method: Stichprobenmethode *w*.
Sampson cyst: Endometriom *s*.
sanative/*adj*: heilsam.
sanatorium/*n*: Sanatorium *s*.
sanatory/*adj*: kurativ, heilend.
sanction/*n*: Sanktion *w*.
sand/*n*: Sand *m*.

sandarac/*n*: Sandarakharz *s*.
sand bath: Sandbad *s*.
sand bodies: Sandkörperchen, Corpora arenacea.
Sander's disease: epidemische Keratokonjunktivitis *w*.
sand flea: Sandfloh *m*.
sandfly/*n*: Sandfliege *w*.
sandfly fever: Sandfliegenfieber *s*, Phlebotomusfieber *s*, Pappataci-Fieber *s*.
sandglass/*n*: Sanduhr *w*.
Sandhoff's disease: Sandhoff-Jatzkewitz-Syndrom *s*.
Sandstroem's body: Nebenschilddrüse *w*, Glandula parathyreoidea.
sand tumor: Sandgeschwulst *s*, Psammom *s*.
sandwich method: Sandwich-Methode *w*.
sandworm disease: Larva migrans cutanea.
sane/*adj*: gesund, zurechnungsfähig.
Sanfilippo syndrome: Sanfilippo-Syndrom *s*, Mukopolysaccharidose Typ III *w*.
Sanger-Brown ataxia: hereditäre Ataxie *w*.
sangui-: Sanguino-, Blut-.
sanguicolous/*adj*: im Blut lebend.
sanguiferous/*adj*: blutführend.
sanguificant/*adj*: blutbildend.
sanguification/*n*: Blutbildung *w*, Hämatopoese *w*.
sanguimotor/*adj*: Blutkreislauf-.
sanguin-: Sanguino-, Blut-.
sanguine/*adj*: plethorisch, blutreich, lebhaft, optimistisch, sanguinisch.
sanguineous/*adj*: blutig.
sanguinification/*n*: Hämatopoese *w*.
sanguino-: Sanguino-, Blut-.
sanguinolent/*adj*: sanguinolent, bluthaltig, blutig tingiert.
sanguinopoetic/*adj*: hämatopoetisch.
sanguinopurulent/*adj*: blutig-eitrig.
sanguinous/*adj*: blutig.
sanguis/*n*: Blut *s*, Sanguis.
sanguisuga/*n*: Blutegel *m*.
sanguivorous/*adj*: blutsaugend.
sanies/*n*: übelriechendes blutig-purulentes

Exsudat *s*.
saniopurulent/*adj*: übelriechend-purulent.
sanioserous/*adj*: übelriechend-serös.
sanious/*adj*: übelriechend blutig-purulent.
sanitarium/*n*: Sanatorium *s*.
sanitary/*adj*: sanitär, sauber, hygienisch.
sanitate/*vb*: sanieren, säubern.
sanitation/*n*: Sanitation *w*, Sanierung *w*, sanitäre Einrichtung *w*.
sanitization/*n*: Entkeimung *w*.
sanitize/*vb*: entkeimen, sterilisieren.
sanitorium/*n*: Sanatorium *s*.
sanity/*n*: Gesundheit *w*, normaler Geisteszustand *m*.
San Joaquin valley fever: Kokzidioidomykose *w*.
S-A node: sinuatrialer Knoten *m*.
santonin/*n*: Santonin *s*.
Santorini's cartilage: Santorini-Knorpel *m*, Cartilago corniculata.
Santorini's plexus: Plexus prostaticus.
sap/*n*: Saft *m*, Kraft *w*; **nuclear** ~ Karyolymphe *w*.
saphena/*n*: Vena saphena.
saphenectomy/*n*: Saphenaresektion *w*.
saphenofemoral/*adj*: Saphena-Femoralis-.
saphenous/*adj*: Saphena-.
sapid/*adj*: schmackhaft.
sapidity/*n*: Schmackhaftigkeit *w*.
sapless/*adj*: kraftlos, saftlos.
sapo/*n*: Seife *w*.
sapo-: Sapo-, Seifen-.
sapogenin/*n*: Sapogenin *s*.
sapon-: Seife-.
saponaceous/*adj*: seifig.
saponifiable/*adj*: verseifbar.
saponification/*n*: Saponifikation *w*, Verseifung *w*.
saponification number: Verseifungszahl *w*.
saponify/*vb*: verseifen.
saponin/*n*: Saponin *s*.
saporosity/*n*: Schmackhaftigkeit *w*.
sapphic/*adj*: sapphisch.
sapphism/*n*: Sapphismus *m*.
sapro-: Sapro-.

sarcoma, granulocytic

saprobe/*n*: Saprobiont *m*.
saprobic/*adj*: saprobiotisch.
saprodontia/*n*: Karies *w*.
saprophagous/*adj*: saprophag.
saprophyte/*n*: Saprophyt *m*.
saprophytic/*adj*: saprophytisch, saprophytär.
saprotroph/*adj*: saprotroph.
saprozoite/*n*: Saprozoon *s*.
saprozoonosis/*n*: Saprozoonose *w*.
saralasin/*n*: Saralasin *s*.
sarcina/*n*: Sarzine *w*.
sarcitis/*n*: Myositis *w*.
sarco-: Sarko-.
sarcoblast/*n*: Myoblast *m*.
sarcocyst/*n*: Sarcocystis-Zyste *w*.
sarcocystis/*n*: Sarcocystis.
sarcocystosis/*n*: Sarkosporidiose *w*.
sarcocyte/*n*: Sarkozyt *m*.
sarcode/*n*: Protoplasma *s*.
sarcogenic/*adj*: muskelbildend.
sarcoid/*n, adj*: 1. Sarkoid *s*; **multiple benign** ~'s Sarkoidose *w*; 2. sarkoidartig.
sarcoidosis/*n*: Sarkoidose *w*, Besnier-Boeck-Schaumann-Krankheit *w*; **cerebral** ~ Sarkoidose mit Hirnbeteiligung *w*; **hepatic** ~ Lebersarkoidose *w*; **hypercalcemic** ~ hyperkalzämische Sarkoidose *w*; **intrathoracic** ~ thorakale Sarkoidose *w*; **myocardial** ~ Myokardsarkoidose *w*; **pulmonary** ~ Lungensarkoidose *w*.
sarcolemma/*n*: Sarkolemm *s*.
sarcolysin/*n*: Melphalan *s*.
sarcolysis/*n*: Sarkolyse *w*.
sarcolytic/*adj*: sarkolytisch.
sarcoma/*n*: Sarkom *s*; **ameloblastic** ~ Amelosarkom *s*; **botryoid** ~ Sarcoma botryoides; **cervical** ~ Zervixsarkom *s*; **circumscribed cerebellar arachnoidal** ~ desmoplastisches Medulloblastom *s*; **cylindromatous** ~ Zylinderzellsarkom *s*; **deciduocellular** ~ Chorionkarzinom *s*; **embryonal** ~ embryonales Sarkom *s*; **endometrial stromal** ~ Stromaendometriose *w*, Stromatose *w*; **germinoblastic** ~ Germinoblastom *s*; **glandular** ~ Hodgkin-Krankheit *w*; **granulocytic** ~ Myelosar-

sarcoma, histiocytic

kom *s*; **histiocytic** ~ histiozytäres Lymphom; **idiopathic multiple pigmented hemorrhagic** ~ Kaposi-Sarkom *s*; **intracanalicular** ~ Cystosarcoma phylloides; **leukocytic** ~ Leukämie *w*; **lymphangioendothelial** ~ Lymphangiosarkom *s*; **monstrocellular** ~ Monstrezellensarkom *s*; **multiple idiopathic hemorrhagic** ~ Kaposi-Sarkom *s*; **myeloid** ~ Myelosarkom *s*; **neurogenic** ~ malignes Schwannom; **osteogenic** ~ Osteosarkom; **parosteal** ~ periostales Sarkom *s*; **periductal** ~ Cystosarcoma phylloides; **synovial** ~ Synovialsarkom *s*, malignes Synoviom *s*.

sarcomagenic/*adj*: sarkombildend.
sarcoma of peripheral nerve: malignes Schwannom *s*.
sarcoma of the testis: Hodensarkom *s*.
sarcomatoid/*adj*: sarkomartig.
sarcomatosis/*n*: Sarkomatose *w*; **meningeal** ~ meningeale Sarkomatose *w*.
sarcomatous/*adj*: sarkomatös.
sarcomelanin/*n*: Sarkomelanin *s*.
sarcomere/*n*: Sarkomer *s*.
sarcomesothelioma/*n*: malignes Mesotheliom *s*.
sarcoplasm/*n*: Sarkoplasma *s*.
sarcoplasmic/*adj*: sarkoplasmatisch.
sarcoplast/*n*: Muskelsatellitenzelle *w*.
sarcopoietic/*adj*: muskelbildend.
sarcopsyllosis/*n*: Tungiasis *w*.
sarcoptic/*adj*: sarkoptisch, Sarcoptes-.
sarcoptidosis/*n*: Krätzmilbenbefall *m*.
sarcoptoid/*adj*: krätzmilbenartig.
sarcosine/*n*: Sarkosin *s*.
sarcosinemia/*n*: Sarkosinämie *w*.
sarcosis/*n*: Sarkomatose *w*, exzessive Fleischbildung *w*.
sarcosome/*n*: Sarkosom *s*, Myomitochondrium *s*.
sarcosporidiasis/*n*: Sarkosporidiose *w*.
sarcosporidiosis/*n*: Sarkosporidiose *w*.
sarcostosis/*n*: Weichteilverknöcherung *w*.
sarcotic/*adj*: sarkomatös.
sarcotubules: sarkoplasmatisches Retikulum *s*.

sarcous/*adj*: muskelartig, fleischig.
sardonic/*adj*: sardonisch, sardonicus.
sarin/*n*: Sarin *s*.
sarkolysin/*n*: Melphalan *s*.
sarmentogenin/*n*: Sarmentus-Glykosid *s*.
satellite/*n*: Satellit *m*, Satellitenchromosom *s*; **nucleolar** ~ Nukleolarchromosom *s*; **pericentriolar** ~ perizentriolärer Satellit *m*; **perivascular** ~ Perizyt *m*.
satellite cell: Satellitenzelle *w*, Mantelzelle *w*.
satellite DNA: Satelliten-DNA *w*.
satellite virus: Satellitenvirus *m*.
satiate/*vb*: sättigen, saturieren.
satiated/*adj*: satt, gesättigt.
satiation/*n*: Sättigung *w*.
satiation point: Sättigungspunkt *m*.
satiety/*n*: Sattheit *w*.
satiety center: Sättigungszentrum *s*.
satisfaction/*n*: Befriedigung *w*, Sättigung *w*.
satisfy/*vb*: sättigen, befriedigen.
saturate/*vb*: sättigen.
saturated/*adj*: gesättigt.
saturation/*n*: Sättigung *w*, Faktorbewertung *w*.
saturation hybridization: Sättigungshybridisierung *w*.
saturation index: Sättigungsindex *m*.
saturation kinetics: Sättigungskinetik *w*.
saturation point: Sättigungspunkt *m*.
saturation scale: Sättigungsskala *w*.
saturnine/*adj*: Blei-, bleiern.
saturnism/*n*: Saturnismus *m*, Bleivergiftung *w*.
satyriasis/*n*: Satyriasis *w*.
satyrism/*n*: Satyrismus *m*.
sauna bath: Sauna *w*.
sausage poisoning: Wurstvergiftung *w*.
Sauvineau's ophthalmoplegia: Sauvineau-Ophthalmoplegie *w*.
Savage's perineal body: Centrum tendineum perinei.
savor/*n*, *vb*: 1. Geschmack *m*, Beigeschmack *m*; 2. schmecken, riechen.
savoriness/*n*: Schmackhaftigkeit *w*.
savorless/*adj*: geschmacklos.

savory/*adj*: würzig, schmackhaft.
saw/*n*: Säge *w*; **amputating** ~ Amputationssäge *w*; **nasal** ~ Nasenmuschelresektor *m*; **surgical** ~ Operationssäge *w*.
saw-toothed/*adj*: sägezahnförmig.
saxe/*n*: Sächsischblau *s*.
saxifragant/*n, adj*: 1. steinauflösende Substanz *w*; 2. steinauflösend, litholytisch.
Sayre's bandage: Sayre-Verband *m*.
Sayre's jacket: Sayre-Gipskorsett *s*.
Sb [*abbr*] **stibium**/*n*: Antimon *s*, Sb.
SBE [*abbr*] **subacute bacterial endocarditis**: subakute bakterielle Endokarditis *w*.
SC [*abbr*] **closure of semilunar valves**: Semilunarklappenschluß *m*.
Sc [*abbr*] **scandium**/*n*: Scandium *s*, Sc.
scab/*n, vb*: 1. Kruste *w*, Schorf *s*; 2. verkrusten.
scabetic/*adj*: Skabies-.
scabicide/*n*: Krätzmilbenvertilgungsmittel *s*.
scabies/*n*: Skabies *w*; **Norwegian** ~ Scabies norvegica, Boeck-Skabies *w*; **sarcoptic** ~ Sarcoptes-Skabies *w*.
scaffold/*n*: Gerüst *s*.
scalalibility/*n*: Skalierbarkeit *w*.
scalar/*adj*: skalar, ungerichtet.
scald/*n, vb*: 1. Verbrühung *w*, Verbrennung *w*; 2. verbrühen.
scale/*n, vb*: 1. Skala *w*, Maßstab *m*, Treppe *w*, Schuppe *w*, Zahnstein *m*; **developmental** ~ Entwicklungstabelle *w*; **French** ~ Charrière-Skala *w*; **gray** ~ Grautonskala *w*; **horny** ~ Hornhautschuppe *w*; **joint** ~ kombinierte Skala *w*; **nominal** ~ Nominalskala *w*; **nonlinear** ~ nichtlineare Skala *w*; **ordinal** ~ Ordinatenskala *w*; **rating** ~ Beurteilungsskala *w*; **social** ~ soziale Stufenleiter *w*; **unidimensional** ~ eindimensionale Skala *w*; 2. abschälen, abschilfern.
scale analysis: Skalenanalyse *w*.
scalene/*n*: Skalenus *m*.
scalenectomy/*n*: Skalenusresektion *w*.
scalene lymph node biopsy: Skalenuslymphknotenbiopsie *w*.
scalenotomy/*n*: Skalenotomie *w*.
scalenus/*n*: Musculus scalenus.
scalenus anterior syndrome: Scalenusanterior-Syndrom *s*, Naffziger-Syndrom *s*.
scaler/*n*: Zähler *m*, Impulszähler *m*, Zahnsteinschaber *m*; **ultrasonic** ~ Ultraschallschaber *m*.
scale variable: Skalenvariable *w*.
scaling/*n*: Skalierung *w*, Zahnsteinentfernung *w*.
scall/*n*: Kopfgrind *m*, Schorf *m*, Favus *m*.
scalloped/*adj*: ausgezackt.
scalloping, vertebral: Wirbelaussackung *w*.
scalogram/*n*: Skalogramm *s*.
scalp/*n, vb*: 1. Kopfhaut *w*; 2. skalpieren.
scalp avultion: Skalpierung *w*.
scalpel/*n*: Skalpell *s*.
scalp hair: Kopfhaar *s*.
scalprum/*n*: Raspatorium *s*.
scaly/*adj*: schuppig.
scan/*n, vb*: 1. Scan *m*; **radioactive** ~ Szintigramm *s*; 2. abtasten.
scandium [*abbr*] **Sc**/*n*: Scandium *s*, Sc.
scanner/*n*: Scanner *m*, Abtastgerät *s*; **multicrystal whole-body** ~ Multikristall-Ganzkörperscanner *m*; **rectilinear** ~ Szintillationsscanner *m*; **tomographic** ~ Scannertomograph *m*.
scanning/*n*: Abtasten *s*, Scanning.
scanography/*n*: Scan-Röntgenaufnahme *w*.
Scanzoni's maneuver: Scanzoni-Manöver *s*.
scapegoat/*n*: Sündenbock *m*.
scapho-: Kahn-.
scaphocephaly/*n*: Skaphokephalie *w*.
scaphohydrocephaly/*n*: Skaphohydrozephalus *m*.
scaphoid/*n, adj*: 1. Kahnbein *s*; 2. kahnförmig.
scaphoiditis/*n*: Kahnbeinentzündung *w*; **tarsal** ~ Köhler-Krankheit *w*.
scapula/*n*: Skapula *w*, Schulterblatt *s*; **alar** ~ Scapula alata; **scaphoid** ~ Skapulakonkavität *w*; **winged** ~ Scapula alata.
scapular/*adj*: Skapular-.

scapulary/n, adj: 1. Schulterverband m; 2. Schulter-.
scapulectomy/n: Skapularesektion w.
scapuloclavicular/adj: akromioklavikular.
scapulopexy/n: operative Skapulafixierung w.
scapus/n: Skapus m, Haarschaft m.
scar/n, vb: 1. Narbe w; **bridle** ~ Narbenstriktur w; **mature** ~ ausgeheilte Narbe w; 2. vernarben.
scarabiasis/n: Skarabiasis w.
scar contracture: Narbenkontraktur w.
Scardino's operation: Ureteropelvioplastik w.
scarf/n: Dreiecktuch s.
Scarff's operation: Scarff-Operation w.
scarification/n: Skarifikation w.
scarification test: Pirquet-Hauttest m.
scarificator/n: Skarifizierungsmesser s.
scarify/vb: skarifizieren, einritzen, veröden.
scarlatina/n: Scharlach m.
scarlatinal/adj: Scharlach-.
scarlatiniform/adj: scarlatiniform.
scarlet/n, adj: 1. Scharlach m; 2. scharlachfarben.
scarlet fever: Scharlach m; **malignant** ~ Scarlatina fulminans, Scarlatina septica.
scarlet fever antitoxin: Scharlachantitoxin s.
scarlet fever erythrogenic toxin: Scharlachtoxin s.
scarlet fever rash: Scharlachausschlag m.
scarlet rash: Scharlachausschlag m.
scarlet red: Scharlachrot s, Sudan s.
scar of ovary, white: Corpus albicans.
Scarpa's canals: Scarpa-Kanälchen, Canalis incisivus.
Scarpa's fluid: Endolymphe w.
Scarpa's ganglion: Scarpa-Ganglion s, Ganglion vestibulare.
Scarpa's triangle: Scarpa-Dreieck s, Trigonum femorale.
scarred/adj: vernarbt.
scarring/n: Vernarbung w.
scar tissue: Narbengewebe s.
scar uterus: Narbenuterus m.
SCAT [abbr] **sheep cell agglutination test**: Rose-Waaler-Test m, Paul-Bunnell-Reaktion w.
scato-: Skat-, Kot-.
scatologia/n: Koprolalie w.
scatologic/adj: skatologisch.
scatology/n: Skatologie w.
scatoma/n: Sterkoraltumor m.
scatophagy/n: Koprophagie w.
scatophilia/n: Skatophilie w, Koprophilie w.
scatter/n, vb: 1. Streustrahlung w, Streuung w; 2. streuen.
scatter diagram: Streuungsdiagramm s.
scattergram/n: Streuungsdiagramm s.
scattering/n: Streuung w, Streustrahlung w; **coherent** ~ Rayleigh-Strahlung w.
scatter phenomenon: Dispersionsphänomen s.
scatter radiation: Streustrahlung w.
scatula/n: Schatulle w, Pillenschachtel w.
scavenge/vb: spülen.
scavenger/n: Fängersubstanz w.
scavenger cell: Phagozyt m.
scene, primal: Urszene w.
scent/n: Duft m, Parfüm s.
Schafer syndrome: Pachyonychia congenita.
Schamberg's dermatosis: Schamberg-Dermatose w, progressive Pigmentdermatose w.
Schardinger's enzyme: Xanthinoxidase w.
Schatzki's ring: Schatzki-Ring m.
Schaudinn's fixative: Schaudinn-Fixiermittel s.
Schaumann bodies: Schaumann-Körperchen.
Schaumann's disease: Besnier-Boeck-Schaumann-Krankheit w, Sarkoidose w.
Schauta's operation: Schauta-Operation w, Schauta-Wertheim-Operation w.
Schede's clot: Schede-Gerinnsel s.
Schede's vertical extension: Schede-Suspension w.
schedule/n: Folge w, Schema s, Liste w,

Zeitplan *m*; **concurrent** ~ Simultanfolge *w*; **interlocking** ~ abhängige Folge *w*; **interpolated** ~ Einsatzfolge *w*.
Scheie syndrome: Scheie-Syndrom *s*.
Schellong's test: Schellong-Test *m*.
schema/*n*: Schema *s*.
schematic/*adj*: schematisch.
schematization/*n*: Schematisierung *w*.
schematogram/*n*: schematische Darstellung *w*.
scheme/*n*: Schema *s*, Plan *m*.
Scheuermann's disease: Scheuermann-Krankheit *w*, Adoleszentenkyphose *w*.
Schick's reaction: Schick-Probe *w*.
Schick test: Schick-Test *m*.
Schiff's base: Schiff-Base *w*.
Schiff's reagent: Schiff-Reagenz *s*.
Schiff's test: Schiff-Reaktion *w*.
Schilder-Addison complex: Adrenoleukodystrophie *w*.
Schilder's encephalitis: Schilder-Krankheit *w*, Encephalitis periaxialis diffusa.
Schiller's iodine test: Schiller-Jodprobe *w*.
Schilling blood count: Schilling-Zählung *w*.
Schilling classification: Schilling-Index *m*.
Schilling index: Schilling-Leukozytenindex *m*.
Schilling's counting chamber: Schilling-Zählkammer *w*.
Schilling test: Schilling-Test *m*.
Schimmelbusch disease: zystische Mastopathie *w*.
Schiötz tonometer: Schiötz-Tonometer *s*.
Schirmer test: Schirmer-Test *m*.
-schisis: -schisis.
schistasis/*n*: Spaltbildung *w*.
schistencephaly/*n*: Schizenzephalus *m*.
schisto-: Schisto-.
schistocelia/*n*: Bauchspalte *w*.
schistocephalus/*n*: Schizocephalus *m*, Kranioschisis *w*.
schistocormia/*n*: Körperspalte *w*.
schistocyte/*n*: Schistozyt *m*, Fragmentozyt *m*.
schistoglossia/*n*: Lingua bifida.
schistomelia/*n*: Extremitätenspalte *w*.
schistoprosopia/*n*: Schistoprosopie *w*, Gesichtsspalte *w*.
schistorachis/*n*: Rachischisis *w*.
schistosoma/*n*: Schistosoma.
schistosomacidal/*adj*: schistosomizidal.
schistosomal/*adj*: schistosomal.
schistosome/*n*: Schistosoma.
schistosome dermatitis: Schistosomendermatitis *w*.
schistosomia/*n*: Körperspalte *w*.
schistosomiasis/*n*: Schistosomiasis *w*, Bilharziose *w*; **Asiatic** ~ Schistosomiasis japonica; **cerebral** ~ zerebrale Schistosomiasis *w*; **cutaneous** ~ Schistosomendermatitis *w*; **eastern** ~ Schistosomiasis japonica; **hepatic** ~ Leberschistosomiasis *w*; **intestinal** ~ Darmschistosomiasis *w*; **oriental** ~ Schistosomiasis japonica; **pulmonary** ~ Lungenbilharziose *w*, Schistosomiasis pulmonalis; **rectal** ~ rektale Schistosomiasis *w*; **urinary** ~ Blasenbilharziose *w*; **vesical** ~ Blasenbilharziose *w*.
schistosomicidal/*adj*: schistosomenabtötend.
schistosomicide/*n*: Schistosomen abtötende Substanz *w*.
schistosternia/*n*: Sternum bifidum.
schistothorax/*n*: Thoraxspalte *w*.
schiz-: Schizo-.
schizencephaly/*n*: Schizozephalus *m*.
schizo-: Schizo-.
schizoaffective/*adj*: schizoaffektiv.
schizobulia/*n*: Schizobulie *w*.
schizocyte/*n*: Schistozyt *m*, Fragmentozyt *m*.
schizocytosis/*n*: Schizozytose *w*.
schizogenesis/*n*: Schizogonie *w*.
schizogony/*n*: Schizogonie *w*.
schizogyria/*n*: Schizogyrie *w*.
schizoid/*adj*: schizoid.
schizomycete/*n*: Schizomyzet *m*, Spaltpilz *m*.
schizomycosis/*n*: Spaltpilzerkrankung *w*.
schizont/*n*: Schizont *m*.

schizonticide/*n*: Schizontozid *s*.
schizophasia/*n*: Schizophasie *w*.
schizophrenia/*n*: Schizophrenie *w*; **atypical** ~ undifferenzierte Schizophrenie *w*; **catatonic** ~ katatone Schizophrenie *w*; **hebephrenic** ~ hebephrene Schizophrenie *w*; **incipient** ~ beginnende Schizophrenie *w*; **latent** ~ pseudoneurotische Schizophrenie *w*; **paranoid** ~ paranoide Schizophrenie *w*; **prepsychotic** ~ Grenzpsychose *w*, pseudoneurotische Schizophrenie *w*; **pseudopsychopathic** ~ pseudoneurotische Schizophrenie *w*; **residual** ~ Residualschizophrenie *w*; **schizoaffective** ~ schizoaffektive Psychose *w*; **simple** ~ Schizophrenia simplex; **undifferentiated** ~ undifferenzierte Schizophrenie *w*.
schizophrenic/*n, adj*: 1. Schizophrener *m*; 2. schizophren.
schizophreniform/*adj*: schizophreniform.
schizoprosopia/*n*: Schistoprosopie *w*.
schizothorax/*n*: Thoraxspalte *w*.
schizothymia/*n*: Schizothymie *w*.
schizothymic/*adj*: schizothym.
schizotonia/*n*: Muskeltonusgleichgewicht *s*.
schizotrichia/*n*: Schizotrichie *w*.
schizotropic/*adj*: mit Affinität für Schizonten.
schizotrypanosis/*n*: Chagas-Krankheit *w*, amerikanische Trypanosomiasis *w*.
schizozoite/*n*: Merozoit *m*.
Schlatter's disease: Osgood-Schlatter-Krankheit *w*, aseptische Tibianekrose *w*.
Schlatter sprain: Osgood-Schlatter-Krankheit *w*, aseptische Tibianekrose *w*.
Schlemm's canal: Schlemm-Kanal *m*, Sinus venosus sclerae.
Schlesinger sign: Pool-Schlesinger-Zeichen *s*.
Schlösser treatment: Alkoholinjektion in die Trigeminusäste.
Schmidt-Lanterman clefts: Schmidt-Lanterman-Einkerbungen.
Schmidt-Lanterman incisures: Schmidt-Lanterman-Einkerbungen.

Schmidt-Lanterman segment: Schmidt-Lanterman-Segment *s*.
Schmiedel's anastomosis: Schmiedel-Anastomose *w*.
Schmincke tumor: Schmincke-Regaud-Tumor *m*, Lymphoepitheliom *s*.
Schmorl body: Schmorl-Körper *m*.
Schmorl's nodules: Schmorl-Knötchen.
Schneeberg cancer: Schneeberger Lungenkrebs *m*.
Schoemaker's line: Schoemaker-Linie *w*.
Schoenlein-Henoch purpura: Schoenlein-Henoch-Purpura *w*.
Schoenlein-Henoch purpura nephritis: Schoenlein-Henoch-Nephritis *w*.
Schoenlein-Henoch syndrome: Schoenlein-Henoch-Syndrom *s*.
Scholander's apparatus: Scholander-Analysegerät *s*.
Scholte syndrome: Scholte-Syndrom *s*, Karzinoidsyndrom *s*.
Scholz disease: Scholz-Syndrom *s*, metachromatische Leukoenzephalitis *w*.
Scholz metachromatic leukoencephalitis: Scholz-Syndrom *s*, metachromatische Leukoenzephalitis *w*.
Scholz-Bielschowsky-Henneberg diffuse cerebral sclerosis: diffuse Hirnsklerose Scholz-Henneberg-Bielschowsky.
school admission criteria: Schulreifekriterien.
school age: Schulalter *s*.
schooling/*n*: Schulung *w*.
school phobia: Schulangst *w*.
Schottmüller's disease: Paratyphus *m*.
Schramm's phenomenon: Schramm-Sphinkterphänomen *s*.
Schreger's lines: Schreger-Linien.
Schroeder's fibers: Stilling-Fasern.
Schröder sign: Schröder-Zeichen *s*.
Schroetter syndrome: Paget-Schroetter-Syndrom *s*, Überanstrengungsthrombose *w*.
Schuchardt's incision: Schuchardt-Schnitt *m*.
Schüffner's granules: Schüffner-Tüpfelung *w*.

Schüller's disease: Hand-Christian-Schüller-Krankheit *w*.
Schüller's glands: Ductus paraurethrales.
Schütz tract: Schütz-Bündel *s*, Fasciculus longitudinalis dorsalis.
Schultz-Dale reaction: Schultz-Dale-Versuch *m*.
Schultze mechanism: Schultze-Modus *m*.
Schultze's phantom: Schultze-Beckenphantom *s*.
Schultze's tract: Schultze-Bündel *s*, Fasciculus interfascicularis.
Schultz syndrome: Agranulozytose *w*.
Schumm's test: Schumm-Reaktion *w*, Benzidintest *m*.
Schwabach's test: Schwabach-Stimmgabelversuch *m*.
Schwalbe's ring: Schwalbe-Grenzring *m*.
Schwann cell: Schwann-Zelle *w*.
Schwann cell tumor: Schwannom *s*, Neurinom *s*.
Schwann hyperplasia: hereditäre hypertrophe interstitielle Neuropathie *w*.
schwannoglioma/*n*: Schwannom *s*, Neurinom *s*.
schwannoma/*n*: Schwannom *s*; **acoustic** ~ Akustikusneurinom *s*; **malignant** ~ malignes Neurinom *s*.
Schwann sheath: Schwann-Scheide *w*, Neurolemm *s*.
Schwann's membrane: Schwann-Scheide *w*, Neurolemm *s*.
Schwartz-Bartter syndrome: Schwartz-Bartter-Syndrom *s*.
Schwartze's operation: Schwartze-Mastoidektomie *w*.
Schwartz-Jampel syndrome: chondrodystrophische Myotonie *w*.
scia-: Skia-.
sciatic/*adj*: ischial, Hüft-.
sciatica/*n*: Ischiassyndrom *s*.
SCID [*abbr*] **severe combined immunodeficiency:** schwerer kombinierter Immundefekt *m*.
science/*n*: Wissenschaft *w*; **natural** ~ Naturwissenschaft *w*; **social** ~ Sozialwissenschaft *w*.

scientific/*adj*: wissenschaftlich.
scilla/*n*: Meerzwiebel *w*.
scintiangiography/*n*: Gefäßszintigraphie *w*.
scintigram/*n*: Szintigramm *s*.
scintigraph/*n*: Szintigraph *m*.
scintigraphy/*n*: Szintigraphie *w*; **computed tomographic** ~ Emissionscomputertomographie *w*.
scintillant/*n, adj*: 1. Szintillator *m*; 2. flimmernd.
scintillation/*n*: Szintillation *w*.
scintillation camera: Szintillationskamera *w*.
scintillation counter: Szintillationszähler *m*.
scintillation crystal: Szintillationskristall *s*.
scintillation scan: Szintigramm *s*.
scintillation scanner: Szintiscanner *m*.
scintillation spectrometer: Szintillationsspektrometer *s*.
scintillometer/*n*: Szintillationszähler *m*.
scintiphotograph/*n*: Szintillationsaufnahme *w*.
scintiscan/*n*: Szintigramm *s*; **dynamic** ~ Sequenzszintigramm *s*.
scintiscanner/*n*: Szintiscanner *m*.
scintiscanning/*n*: Szintigraphie *w*.
sciopody/*n*: Makropodie *w*.
scirrhoid/*adj*: szirrhusähnlich.
scirrhoma/*n*: szirrhöses Karzinom *s*, Gallertkarzinom *s*.
scirrhous/*adj*: szirrhös.
scirrhus/*n*: Zirrhus *m*.
scissile/*adj*: schneidbar.
scission/*n*: Spaltung *w*, Schnitt *m*.
scissiparity/*n*: Schizogonie *w*.
scissor gait: Scherengang *m*.
scissoring/*n*: Scherengang *m*.
scissors/*n*: Schere *w*.
scissura/*n*: Inzisur *w*, Spaltung *w*.
scissural/*adj*: Spalt-.
scler-: Sklero-.
sclera/*n*: Sklera *w*; **blue** ~ blaue Sklera *w*; **yellow** ~ gelbe Sklera *w*.
scleradenitis/*n*: Skleradenitis *w*.

scleral/*adj*: Skleren-.
sclera syndrome, blue: Syndrom der blauen Skleren, Lobstein-Syndrom *s*, Osteogenesis imperfecta.
scleratitis/*n*: Skleritis *w*.
sclerectoiridodialysis/*n*: Sklerektoiridodialyse *w*.
sclerectome/*n*: Sklerektomieinstrument *s*.
sclerectomy/*n*: Sklerektomie *w*.
scleredema/*n*: Sklerödem *s*.
sclerema/*n*: Sklerem *s*.
scleriritomy/*n*: Skleriritomie *w*.
scleritic/*adj*: sklerotisch, verhärtet.
scleritis/*n*: Skleritis *w*; **annular** ~ ringförmige Skleritis *w*.
sclero-: Sklero-.
scleroblastema/*n*: Skleroblastem *s*.
sclerochoroiditis/*n*: Sklerochorioiditis *w*.
scleroconjunctivitis/*n*: Sklerokonjunktivitis *w*.
sclerocornea/*n*: Sklerokornea *w*.
sclerocorneal/*adj*: Sklerokornea-.
sclerodactyly/*n*: Sklerodaktylie *w*.
scleroderma/*n*: Sklerodermie *w*, Skleroderm *s*; **annular** ~ Morphaea; **circumscribed** ~ zirkumskriptes Skleroderm *s*, Morphaea; **diffuse** ~ diffuses Skleroderm *s*; **generalized** ~ generalisierendes Skleroderm *s*; **linear** ~ linienförmig angeordnete zirkumskripte Morphaea; **localized** ~ umschriebens Skleroderm *s*, Morphaea; **progressive** ~ progressives Skleroderm *s*, diffuses Skleroderm *s*; **pulmonary** ~ Sklerodermie mit Lungenbeteiligung; **systemic** ~ generalisierte Sklerodermie *w*.
scleroderma heart disease: Herzbeteiligung bei Sklerodermie.
sclerodermatitis/*n*: Sklerodermitis *w*.
sclerodermatomyositis/*n*: Sklerodermatomyositis *w*.
sclerodermatous/*adj*: sklerodermatös.
sclerodermitis/*n*: Sklerodermitis *w*.
sclerogummatous/*adj*: mit sklerosierendem Gumma.
sclerogyria/*n*: Gyrussklerosierung *w*.
scleroid/*adj*: sklerotisch, verhärtet.
scleroiritis/*n*: Skleren- und Irisentzündung.
sclerokeratitis/*n*: Sklerokeratitis *w*.
sclerokeratosis/*n*: Skleraverhornung *w*.
scleroma/*n*: Sklerom *s*, Rhinosklerom *s*.
scleromalacia/*n*: Skleromalazie *w*.
scleromeninx/*n*: Dura mater.
scleromere/*n*: Skleromer *s*.
scleronyxis/*n*: Skleronyxis *w*, Sklerotomie *w*.
sclero-oophoritis/*n*: sklerosierende Oophoritis *w*.
sclerophthalmia/*n*: Sklerophthalmie *w*, sklerosierende Keratitis *w*.
scleroprotein/*n*: Skleroprotein *s*.
sclerosal/*adj*: sklerotisch, verhärtet.
sclerosant/*n*: sklerosierende Substanz *w*.
sclerose/*vb*: sklerosieren, verhärten.
sclerosed/*adj*: sklerosiert.
sclérose en plaque: multiple Sklerose *w*.
sclerosing/*adj*: sklerosierend.
sclerosis/*n*: Sklerose *w*; **acute diffuse familial infantile cerebral** ~ Krabbe-Syndrom *s*, Globoidzellen-Leukodystrophie *w*; **amyotrophic lateral** ~ amyotrophe Lateralsklerose *w*, AML; **annular** ~ ringförmige Sklerose *w*; **anterolateral** ~ Vorder-Seitenstrang-Sklerose *w*; **arterial** ~ Arteriosklerose *w*; **arteriocapillary** ~ Arteriosklerose *w*; **arteriolar** ~ Arteriolosklerose *w*; **atrophic** ~ Pick-Krankheit *w*; **bulbar multiple** ~ multiple Sklerose mit Hirnstammbeteiligung; **central areolar choroidal** ~ netzförmige Aderhauterkrankung *w*; **cerebral centrolobar** ~ Schilder-Krankheit *w*; **cerebral diffuse** ~ diffuse Hirnsklerose *w*; **cerebrospinal** ~ multiple Sklerose *w*; **choroidal** ~ Aderhautsklerose *w*; **combined** ~ subakute kombinierte Rückenmarkdegeneration *w*; **concentric** ~ konzentrische Sklerose *w*, Baló-Sklerose *w*; **coronary** ~ Koronarsklerose *w*; **dentinal** ~ sklerotisches Dentin *s*; **diaphyseal** ~ Camurati-Engelmann-Syndrom *s*, Osteopathia hyperostotica multiplex infantilis; **diffuse cerebral** ~ diffuse Hirnsklerose *w*; **diffuse cortical** ~ Alpers-Syndrom *s*; **diffuse infantile fa-**

milial ~ familiäre diffuse Hirnsklerose *w*; **diffuse mesangial** ~ diffuse Mesangiumsklerose *w*; **diffuse systemic** ~ systemische Sklerodermie *w*; **dissiminated** ~ Encephalomyelitis disseminata, multiple Sklerose *w*; **dorsolateral** ~ Hinter-Seitenstrang-Sklerose *w*; **familial centrolobar** ~ Pelizaeus-Merzbacher-Krankheit *w*; **focal** ~ multiple Sklerose *w*; **gastric** ~ Linitis plastica; **glomerular** ~ Glomerulosklerose *w*; **hereditary spinal** ~ Friedreich-Ataxie *w*; **insular** ~ multiple Sklerose *w*; **laminar cortical** ~ kortikale laminäre Sklerose *w*; **lateral** ~ Lateralsklerose *w*; **lobar** ~ Pick-Krankheit *w*; **multiple** ~ multiple Sklerose *w*; **nodular** ~ Atherosklerose *w*; **nuclear** ~ Kernstar *m*; **posterior spinal** ~ Tabes dorsalis; **presenile** ~ präsenile Demenz *w*; **primary lateral** ~ primäre Lateralsklerose *w*, Erb-Sklerose *w*; **primary systemic** ~ Sklerodermie *w*; **progressive lateral** ~ amyotrophe Lateralsklerose *w*; **progressive systemic** ~ systemische Sklerodermie *w*; **renal** ~ Nephrosklerose *w*; **subendocardial** ~ Endokardfibroelastose *w*, Endomyokardfibrose *w*; **sudanophilic diffuse** ~ diffuse sudanophile Hirnsklerose *w*; **systemic** ~ systemische Sklerodermie *w*; **tuberous** ~ tuberöse Hirnsklerose *w*; **unicellular** ~ Drüsenzellfibrose *w*; **vascular** ~ Gefäßsklerose *w*, Arteriosklerose *w*; **venous** ~ Phlebosklerose *w*; **ventrolateral** ~ Vorder-Seitenstrang-Sklerose *w*.
scleroskeleton/*n*: verknöcherte Weichteile.
sclerostenosis/*n*: Stenose mit Induration.
sclerosteosis/*n*: Buchem-Krankheit *w*, Hyperostosis corticalis generalisata familiaris.
sclerostome/*n*: Strongylus *m*.
sclerostomy/*n*: Sklerostomie *w*.
sclerotherapy/*n*: Sklerotherapie *w*; **endoscopic** ~ endoskopische Sklerotherapie *w*.
sclerotic/*adj*: sklerotisch.
scleroticectomy/*n*: Sklerektomie *w*.
scleroticochoroiditis/*n*: Sklerochorioiditis *w*.
scleroticotomy/*n*: Sklerotomie *w*.
sclerotitis/*n*: Skleritis *w*.
sclerotized/*adj*: sklerotisiert.
sclerotome/*n*: Sklerotom *s*.
sclerotomy/*n*: Sklerotomie *w*.
sclerotomy knife: Sklerotom *s*.
sclerous/*adj*: sklerotisch, verhärtet.
scobinate/*adj*: mit unregelmäßiger Oberfläche.
scoleciform/*adj*: scolexförmig.
scoleco-: Wurm-.
scolecoid/*adj*: scolexförmig.
scolecology/*n*: Helminthologie *w*.
scolex/*n*: Skolex *m*.
scolio-: Skolio-.
scoliokyphosis/*n*: Kyphoskoliose *w*.
scoliolordosis/*n*: Skoliolordose *w*.
scoliometer/*n*: Skoliosometer *s*.
scoliosis/*n*: Skoliose *w*; **cicatricial** ~ Narbenskoliose *w*; **congenital** ~ kongenitale Skoliose *w*; **coxitic** ~ Skoliose bei Hüftgelenkerkrankung; **fixed** ~ fixierte Skoliose *w*; **functional** ~ funktionelle Skoliose *w*; **inflammatory** ~ entzündungsbedingte Skoliose *w*; **mobile** ~ korrigierbare Skoliose *w*; **muscular** ~ myopathische Skoliose *w*; **myopathic** ~ myopathische Skoliose *w*; **ophthalmic** ~ okulär bedingte Skoliose *w*; **organic** ~ unkorrigierbare Skoliose *w*; **osteopathic** ~ osteopathische Skoliose *w*; **paralytic** ~ myopathische Skoliose *w*; **sacral** ~ Beckenskoliose *w*; **structural** ~ unkorrigierbare Skoliose *w*.
scoliosometer/*n*: Skoliosometer *s*.
scoliotic/*adj*: skoliotisch.
scoop/*n*: Löffel *m*.
-scope: -skop.
scopolagnia/*n*: Voyeurismus *m*.
scopolamine/*n*: Scopolamin *s*.
scopolamine hydrobromide: Scopolaminhydrobromid *s*.
scopomorphinism/*n*: Scopolamin-Morphin-Abhängigkeit *w*.
scopophilia/*n*: Voyeurismus *m*.
-scopy: -skopie.
scorbutic/*adj*: Skorbut-.
scorbutigenic/*adj*: Skorbut auslösend.

scorbutus/*n*: Skorbut *m*.
score/*n*, *vb*: 1. Score *m*, Bewertungsziffer *w*, Maßzahl *w*; **critical** ~ kritischer Score *m*; **cutting** ~ Grenzscore *m*; **normalized** ~ normalisierter Punktwert *m*; **rough** ~ Rohwert *m*; **sociometric** ~ soziometrischer Score *m*; **weighted** ~ gewichteter Score *m*; 2. scoren.
scoring/*n*: Scoren *s*, Punktbewertung *w*.
scorpion venom: Skorpiongift *s*.
scoto-: Skoto-.
scotochromogen/*adj*: skotochromogen.
scotoma/*n*: Skotom *s*; **annular** ~ Ringskotom *s*; **arcuate** ~ bogenförmiger Gesichtsfelddefekt *m*; **central** ~ Zentralskotom *s*; **centrocecal** ~ zentrozäkales Skotom *s*; **cuneate** ~ keilförmiges Skotom *s*; **flittering** ~ Flimmerskotom *s*, Teichopsie *w*; **hemianopic** ~ Halbseitenskotom *s*; **insular** ~ isoliertes Skotom *s*; **negative** ~ negatives Skotom *s*; **paracecal** ~ parazäkales Skotom *s*; **paracentral** ~ parazentrales Skotom *s*; **pericecal** ~ peripapilläres Skotom *s*; **positive** ~ positives Skotom *s*; **relative** ~ relatives Skotom *s*; **scintillating** ~ Flimmerskotom *s*, Teichopsie *w*; **zonular** ~ zentrales Skotom *s*.
scotomagraph/*n*: Skotometer *s*.
scotomatous/*adj*: Skotom-.
scotometer/*n*: Skotometer *s*.
scotometry/*n*: Skotometrie *w*.
scotomization/*n*: Skotombildung *w*, Skotomisation *w*, Realitätsverleugnung *w*.
scotopia/*n*: Skotopsie *w*.
scotopic/*adj*: skotopisch.
scotopsin/*n*: Scotopsin *s*.
scotoskopy/*n*: Skotoskopie *w*, Skiaskopie *w*.
scout film: Übersichtsaufnahme *w*.
scrape/*n*, *vb*: 1. Kratzen *s*; 2. schaben, kratzen.
scrape out/*vb*: auskratzen.
scraper/*n*: Schaber *m*.
scraping/*n*: Kratzen *s*.
scratch/*n*, *vb*: 1. Kratzen *s*, Schramme *w*, Kratzwunde *w*; 2. kratzen.
scratch reflex: Kratzreflex *m*.

scratch test: Scratch-Test *m*, Kratztest *m*.
scratchy/*adj*: kratzend.
scream/*n*, *vb*: 1. Geschrei *s*; 2. kreischen.
screen/*n*: Schirm *m*; **double-intensifying** ~ Doppelfolie *w*; **fluorescent** ~ Leuchtschirm *m*; **folding** ~ Spanische Wand *w*; **high-speed** ~ hochverstärkende Folie *w*; **intensifying** ~ Verstärkerfolie *w*; **protective** ~ Schutzschirm *m*; **radiographic intensifying** ~ Röntgenverstärkerfolie *w*; **tangent** ~ Kampimeter *s*, Bjerrum-Schirm *m*.
screen-film combination: Folienfilm *m*.
screening/*n*: Screening *s*, Durchleuchten *s*, Reihenuntersuchung *w*; **genetic** ~ genetisches Screening *s*; **neonatal** ~ Neugeborenen-Screening *s*; **prenatal** ~ pränatales Screening *s*; **random** ~ Zufallsauslese *w*.
screening test: Screening-Test *m*, Suchtest *m*.
screen memory: Deckerinnerung *w*.
screen test: Abdeckversuch *m*.
screwdriver tooth: Hutchinson-Zahn *m*, Tonnenzahn *m*.
screwworm/*n*: Calliphora-Larve *w*.
screwworm fly: Cochliomyia hominivorax.
Scribner shunt: Scribner-Shunt *m*.
scrobiculate/*adj*: gedellt, mit Grübchen.
scrofula/*n*: Skrofeln, Skrofulose *w*.
scrofuloderma/*n*: Skrofuloderm *s*; **papular** ~ Lichen scrofulosorum; **tuberculous** ~ tuberkulöse Skrofulose *w*; **ulcerative** ~ Scrophuloderma ulcerosum; **verrucous** ~ verruköse Hauttuberkulose *w*.
scrofulous/*adj*: skrofulös.
scrotal/*adj*: skrotal.
scrotectomy/*n*: Skrotumentfernung *w*.
scrotocele/*n*: Skrotalhernie *w*.
scrotoplasty/*n*: Skrotumplastik *w*.
scrotum/*n*: Skrotum *s*.
scrub/*n*, *vb*: 1. Scheuern *s*, Putzen *s*; **surgical** ~ chirurgische Händereinigung *w*; 2. scheuern.
scrub disinfection: Scheuerdesinfektion *w*.
scurf/*n*: Kopfschuppen, Pityriasis capitis.

scurvy/*n*: Skorbut *m*; **alpine** ~ Pellagra *w*; **infantile** ~ infantiler Skorbut *m*, Möller-Barlow-Krankheit *w*; **subclinical** ~ Ascorbinsäuremangel *m*.
scurvy rickets: hämorrhagische Rachitis *w*, infantiler Skorbut *m*.
scutate/*adj*: scheibenförmig.
scute/*n*: Schuppe *w*, dünne Schicht *w*.
scutiform/*adj*: schildförmig.
scutulum/*n*: Scutulum *s*, Favusskutulum *s*.
scutum/*n*: Chitinpanzer *m*.
scybala: Skybala, Kotballen.
scyphoid/*adj*: becherförmig.
SD [*abbr*] **1. standard deviation; 2. streptodornase; 3. skin dose; 4. sudden death**: 1. Standardabweichung *w*; 2. Streptodornase *w*; 3. Hautdosis *w*; 4. plötzlicher Herztod *m*.
SDA [*abbr*] **1. sacrodextra anterior; 2. specific dynamic action**: 1. rechte vordere Steißlage *w*; 2. spezifisch-dynamische Wirkung *w*.
SDE [*abbr*] **specific dynamic effect**: spezifisch-dynamische Wirkung *w*.
SDS [*abbr*] **sodium dodecyl sulfate**: Natriumdodecylsulfat *s*, SDS.
SDS gel electrophoresis: SDS-Gelelektrophorese *w*.
SE [*abbr*] **standard error**: Standardfehler *m*.
Se [*abbr*] **selenium**/*n*: Selenium *s*, Se.
sea anemone ulcer: Amöbenulkus *s*.
sea gull murmur: Sea-gull-Geräusch *s*, Seemöwengeräusch *s*.
seal/*n, vb*: 1. Siegel *s*, Verschluß *m*; **hermetic** ~ Luftabschluß *m*; 2. verschließen.
sealant/*n*: Dichtungsmittel *s*.
sealing/*n*: Verschluß *m*.
seam/*n*: Naht *w*, Verschmelzungslinie *w*.
sea onion: Meerzwiebel *w*.
seasick/*adj*: seekrank.
seasickness/*n*: Seekrankheit *w*.
season/*n*: Jahreszeit *w*, Saison *w*.
seat/*n*: Sitz *m*, Auflage *w*.
seat-belt syndrome: Seat-belt-Syndrom *s*, Sicherheitsgurtsyndrom *s*.
seatworm/*n*: Madenwurm *m*, Enterobius vermicularis.
sebaceous/*adj*: talgig, Talg-.
sebiagogic/*adj*: die Talgsekretion fördernd.
sebo-: Sebo-.
sebopoiesis/*n*: Talgproduktion *w*.
seborrhea/*n*: Seborrhö *w*; **eczematoid** ~ seborrhoische Dermatitis *w*.
seborrheic/*adj*: seborrhoisch.
seborrheid/*n*: seborrhoische Dermatitis *w*.
seborrhoic/*adj*: seborrhoisch.
sebotrophic/*adj*: die Talgsekretion fördernd.
sebum/*n*: Talg *m*, Sebum.
secbutabarbital/*n*: Secbutabarbital *s*.
Seckel dwarf: Seckel-Zwergwuchs *m*.
Seckel syndrome: Seckel-Syndrom *s*.
seco-: Seco-.
secobarbital/*n*: Secobarbital *s*.
secodont/*adj*: schneidend, sektoriell.
second/*n, adj*: 1. Sekunde *w*; 2. zweitens.
secondaries/*n*: Symptome des Syphilissekundärstadiums.
secondary/*adj*: sekundär, Tochter-, Zweit-.
second-degree: zweiten Grades.
second volume: Sekundenvolumen *s*.
secosteroid/*n*: Secosteroid *s*.
secretagogue/*n, adj*: 1. sekretionsförderndes Mittel *s*; 2. sekretionsfördernd.
secrete/*vb*: sekretieren, sezernieren.
secretin/*n*: Secretin *s*, Sekretin *s*; **gastric** ~ Gastrin *s*.
secretin test: Sekretintest *m*.
secretion/*n*: Sekretion *w*, Ausscheidung *w*, Absonderung *w*, Sekret *s*; **external** ~ äußere Sekretion *w*; **fasting** ~ Nüchternsekretion *w*; **gastric** ~ Magensekretion *w*; **internal** ~ innere Sekretion *w*, Hormon *s*; **neurohumoral** ~ Neurotransmitterfreisetzung *w*; **salivary** ~ Speichelsekretion *w*.
secretoinhibitory/*adj*: sekretionshemmend.
secretomotor/*adj*: sekretomotorisch.
secretor/*n*: Sekretor *m*, Ausscheider *m*.
secretor factor: Ausscheiderfaktor *m*.
secretor gene: Sekretorgen *s*.
secretor trait: Ausscheider *m*.

secretory/*adj*: sekretorisch, Sekretions-.
sectile/*adj*: schneidbar, abtrennbar.
section/*n, vb*: 1. Schnitt *m*, Sektion *w*, Sectio; **abdominal** ~ Laparotomie *w*; **cesarean** ~ Kaiserschnitt *m*; **classic cesarean** ~ klassischer Kaiserschnitt *m*; **cross** ~ Kreuzinzision *w*; **frontal** ~ Koronarschnitt *m*; **frozen** ~ Gefrierschnitt *m*; **low cervical** ~ abdominale intraperitoneale Schnittentbindung *w*; **perineal** ~ externe Urethrotomie *w*; **radical caesarean** ~ Kaiserschnitt *m*; **sagittal** ~ Sagittalschnitt *m*; **serial** ~ Serienschnitt *m*; **thin** ~ Dünnschnitt *m*; **transverse** ~ Querschnitt *m*; **ultrathin** ~ Ultradünnschnitt *m*; 2. schneiden, durchtrennen.
section cutter: Mikrotom *s*.
sectioning/*n*: Schnittverfahren *s*.
section roentgenography: Schichtaufnahme *w*.
sector/*n*: Sektor *m*, Bereich *m*.
sector scan: Schnittaufnahme *w*.
secundines/*n*: Nachgeburt *w*.
security/*n*: Sicherheit *w*; **social** ~ Sozialversicherung *w*.
SED [*abbr*] **skin erythema dose**: Hauterythemdosis *w*.
sedate/*vb*: sedieren.
sedation/*n*: Sedierung *w*.
sedative/*n, adj*: 1. Sedativum *s*; **cerebral** ~ zentral wirkendes Sedativum *s*; **respiratory** ~ Atemsedativum *s*; 2. beruhigend, sedierend.
sedentariness/*n*: sitzende Lebensweise *w*.
sedentary/*adj*: sitzend, seßhaft.
sedigitate/*adj*: sechsfingrig.
sediment/*n*: Sediment *s*, Niederschlag *m*; **urinary** ~ Harnsediment *s*.
sedimentation coefficient: Sedimentationskoeffizient *m*.
sedimentation constant: Sedimentationskonstante *w*.
sedimentation rate: Sedimentationsrate *w*.
sedimentation reaction: Blutkörperchensenkungsreaktion *w*, BSG.
sedimentation test: Senkungsreaktion *w*.

sedimentometer/*n*: Apparat zur Messung der Blutkörperchensenkungsgeschwindigkeit.
sedoheptose/*n*: Sedoheptulose *w*.
sedoheptulose/*n*: Sedoheptulose *w*.
sed rate: Sedimentationsrate *w*.
seduce/*vb*: verführen.
seed/*n, vb*: 1. Samenkorn *s*, Seed *s*, Radioisotopenpräparat *s*; 2. säen.
seed corn: Dornwarze *w*, Verucca plantaris.
seed graft: Reverdin-Läppchen *s*.
seed tick: Zeckenlarve *w*.
seep/*vb*: sickern.
seepage/*n*: Durchsickern *s*.
seesaw/*n, vb, adj*: 1. Wippen *s*, Schaukeln *s*; 2. wippen, hin- und herbewegen; 3. schaukelnd, wippend.
seesaw nystagmus: Seesaw-Nystagmus *m*, Sägenystagmus *m*.
segment/*n*: Segment *s*, Abschnitt *m*, Segmentum; **bronchopulmonary** ~ Lungensegment *s*; **connecting** ~ Verbindungsröhrchen *s*; **differential** ~ Differentialsegment *s*; **hepatic** ~ Lebersegment *s*; **internodal** ~ Ranvier-Segment *s*; **medullary** ~ Markscheidensegment *s*; **mesoblastic** ~ Ursegment *s*; **mesodermal** ~ Somit *m*; **neural** ~ Neuromer *s*; **pairing** ~ Paarungssegment *s*; **pharyngobranchial** ~ oberes Kiemenbogensegment *s*; **primitive** ~ Ursegment *s*, Somit *m*; **spinal** ~ Rückenmarksegment *s*, spinales Segment *s*.
segmental/*adj*: segmental.
segmentary/*adj*: segmental.
segmentation/*n*: Segmentierung *w*, Unterteilung *w*; **complete** ~ vollständige Teilung *w*; **haustral** ~ Haustrierung *w*; **metameric** ~ Metamerie *w*; **partial** ~ meroblastische Teilung *w*, unvollständige Teilung *w*; **regular** ~ Teilung in gleiche Teile; **unequal** ~ Teilung in ungleiche Teile.
segmentation cavity: Blastozele *w*.
segmentation cell: Blastomere *w*, Furchungszelle *w*.
segmentation contraction: segmentale

Darmkontraktion *w*.
segmentectomy/*n*: Segmentresektion *w*.
segmenter/*n*: reifer Schizont *m*.
segregate/*vb*: aufspalten.
segregation/*n*: Segregation *w*, Aufspaltung, Auftrennung *w*; **nuclear** ~ Kernspaltung *w*.
Seip-Lawrence syndrome: Seip-Lawrence-Syndrom *s*, Lipodystrophie *w*.
seisesthesia/*n*: Vibrationsempfinden *s*.
seismesthesia/*n*: Vibrationsempfinden *s*.
seizure/*n*: Anfall *m*, Krampf *m*; **adversive** ~ Adversivanfall *m*; **apoplectic** ~ Schlaganfall *m*; **atonic** ~ atonischer Anfall *m*; **audiogenic** ~ auditorisch-epileptischer Anfall *m*; **cerebral** ~ fokaler Anfall *m*; **complex partial** ~ komplexe Absence *w*; **febrile** ~ Fieberkrampf *m*; **generalized** ~ generalisierter Anfall *m*; **jacksonian** ~ Jackson-Anfall *m*; **myoclonic** ~ myoklonischer Anfall *m*; **photogenic** ~ Anfall bei photogener Epilepise; **psychomotor** ~ psychomotorischer Anfall *m*; **tonic-clonic** ~ tonisch-klonischer Anfall *m*; **traumatic** ~ posttraumatische Epilepsie *w*; **uncinate** ~ Unzinatuskrise *w*.
seizure pattern: Anfallsmuster *s*.
seizure poison: Krampfgift *s*.
sejunction/*n*: Gedankenstop *m*, Sejunktion *w*, Trennung *w*.
Seldinger technique: Seldinger-Technik *w*.
select/*vb*: auswählen.
selection/*n*: Selektion *w*, Auswahl *w*; **artificial** ~ künstliche Selektion *w*; **directional** ~ gerichtete Selektion *w*; **disruptive** ~ disruptive Selektion *w*; **germinal** ~ Keimselektion *w*; **natural** ~ natürliche Selektion *w*; **random** ~ Zufallsstichprobe *w*, zufällige Auswahl *w*; **stabilizing** ~ stabilisierende Selektion *w*.
selection pressure: Selektionsdruck *m*.
selective/*adj*: selektiv.
selegiline/*n*: Selegilin *s*.
selene/*n*: sichelförmiges Gebilde *s*, Lunula.
selenium [*abbr*] **Se**/*n*: Selen *s*, Se.
selenium sulfide: Selensulfid *s*.

selenosis/*n*: Selenvergiftung *w*.
self/*n*, *adj*: 1. Selbst *s*; 2. Selbst-.
self-absorption/*n*: Eigenabsorption *w*.
self-acceptance/*n*: Selbstakzeptanz *w*.
self-accusation/*n*: Selbstanklage *w*.
self-assembly/*n*: Self-assembly.
self-awareness/*n*: Selbstbewußtsein *s*.
self-care/*n*: Selbstversorgung *w*.
self-centered/*adj*: egozentrisch.
self-concept/*n*: Selbstkonzept *s*.
self-conception/*n*: Selbstverständnis *s*.
self-conscious/*adj*: selbstbewußt.
self-consciousness/*n*: Selbstbewußtsein *s*.
self-contained/*adj*: eigenständig, abgeschlossen.
self-control/*n*: Selbstkontrolle *w*, Selbstbeherrschung *w*.
self-denial/*n*: Selbstverleugnung *w*.
self-destruction/*n*: Selbstzerstörung *w*.
self-esteem/*n*: Selbsteinschätzung *w*.
self-experience/*n*: Selbsterfahrung *w*.
self-extinction/*n*: Selbstextinktion *w*.
self-fertilization/*n*: Selbstbefruchtung *w*.
self-help group: Selbsthilfegruppe *w*.
self hypnosis: Autohypnose *w*.
self-image/*n*: Selbstbild *s*.
selfing/*n*: Selbstbefruchtung *w*.
self-limiting/*adj*: selbstlimitierend.
self-love/*n*: Selbstliebe *w*, Narzißmus *m*.
self-medication/*n*: Selbstmedikation *w*.
self-monitoring/*n*: Selbstkontrolle *w*.
self mutilation: Selbstverstümmelung *w*.
self-observation/*n*: Selbstbeobachtung *w*.
self-perception/*n*: Selbstwahrnehmung *w*.
self-preservation/*n*: Selbsterhaltung *w*.
self-rating/*n*: Selbstbewertung *w*.
self-recognition/*n*: Autoantigenerkennung *w*.
self-suggestion/*n*: Autosuggestion *w*.
self-therapy/*n*: Selbsttherapie *w*, Selbstmedikation *w*.
self-tolerance/*n*: Horror autotoxicus.
self-treatment: Eigenbehandlung *w*.
Seligmann's disease: Seligmann-Syndrom *s*.
Selivanoff's test: Resorcinoltest *m*.
sella/*n*: Sella *w*; **empty** ~ leere Sella *w*.

sellar/*adj*: sellar.
sella syndrome, empty: Syndrom der leeren Sella.
Selter's disease: Akrodynie *w*, Feer-Krankheit *w*, Rosa-Krankheit *w*.
SEM [*abbr*] **scanning electron microscope**: Rasterelektronenmikroskop *s*, REM.
semantic/*adj*: semantisch.
semeiography/*n*: Symptombeschreibung *w*.
semeiology/*n*: Semiologie *w*, Zeichenlehre *w*.
semeiotic/*adj*: semiotisch.
semen/*n*: Samen *m*, Samenflüssigkeit *w*.
semen analysis: Spermauntersuchung *w*, Spermatogramm *s*.
semen preservation: Samenkonservierung *w*.
semenuria/*n*: Seminurie *w*, Spermaturie *w*.
semi-: Semi-, Halb-.
semialdehyde/*n*: Semialdehyd *s*.
semiapochromat/*n*: Semiapochromatobjektiv *s*.
semicanal/*n*: Halbkanal *m*, Rinne *w*, Semicanalis.
semicarbazide/*n*: Semikarbazid *s*.
semicarbazone/*n*: Semikarbazon *s*.
semicoma/*n*: Bewußtseinsbeeinträchtigung *w*, leichtes Koma *s*.
semiconductor/*n*: Halbleiter *m*.
semiconscious/*adj*: teilbewußt.
semiconservative/*adj*: semikonservativ.
semidecussation/*n*: Halbkreuzung *w*, Semidecussatio.
semidominance/*n*: unvollständige Dominanz *w*.
semidominant/*adj*: semidominant.
semiflexion/*n*: Semiflexion *w*, Mittelstellung *w*.
semifluid/*adj*: halbflüssig, viskös.
semilunar/*adj*: halbmondförmig, semilunaris.
semiluxation/*n*: Subluxation *w*.
semimembranous/*adj*: semimembranös.
seminal/*adj*: Samen-.
seminate/*vb*: befruchten.
semination/*n*: Insemination *w*, Befruchtung *w*.
seminiferous/*adj*: samenführend, seminifer.
seminoma/*n*: Seminom *s*; **ovarian** ~ Dysgerminom *s*; **spermatocytic** ~ spermatozytäres Seminom *s*.
seminuria/*n*: Spermaturie *w*.
semiography/*n*: Symptombeschreibung *w*.
semiology/*n*: Semiologie *w*, Symptomatologie *w*.
semiparasite/*n*: fakultativer Parasit *m*.
semipenniform/*adj*: einfiedrig, unipennatus.
semipermeability/*n*: Semipermeabilität *w*.
semipermeable/*adj*: semipermeabel.
semiplegia/*n*: Hemiplegie *w*.
semiprivate/*adj*: halbprivat.
semipronation/*n*: partielle Pronation *w*.
semiprone/*adj*: halbgeneigt, in Halbseitenlage.
semiquantitative/*adj*: semiquantitativ.
semiquinone/*n*: Semichinon *s*.
semirecumbent/*adj*: halbliegend.
semisolid/*adj*: halbfest.
semistarvation/*n*: Unterernährung *w*.
semisupination/*n*: partielle Supination *w*.
semisynthetic/*adj*: halbsynthetisch.
semitendinous/*adj*: zur Hälfte sehnig, semitendinös.
Semon's law: Semon-Rosenbach-Gesetz *s*.
Senear-Usher syndrome: Senear-Usher-Syndrom *s*, Pemphigus seborrhoicus.
Sendai virus: Sendai-Virus *m*.
senega/*n*: Senegawurzel *w*.
senegenin/*n*: Senegenin *s*.
senescence/*n*: Seneszenz *w*, Altern *s*.
senescent/*adj*: alternd.
Sengstaken-Blakemore tube: Sengstaken-Blakemore-Sonde *w*.
senile/*adj*: senil.
senility/*n*: Senilität *w*, hohes Alter *s*.
senna/*n*: Sennesblätter.
senography/*n*: Senographie *w*, Niedervolt-

aufnahme *w*, Mammographie *w*.
senopia/*n*: Presbyopie *w*.
sensation/*n*: Sensation *w*, Sinn *m*, Wahrnehmung *w*, Sinnesempfindung *w*, Gefühlssensation *w*; **aricular** ~ Gelenksensibilität *w*; **chromatic** ~ Farbsinn *m*; **common** ~ Körpersinn *m*; **concomitant** ~ Begleitsensation *w*; **cutaneous** ~ Hautsinn *m*; **delayed** ~ verzögerte Wahrnehmung *w*; **dermal** ~ Hautsinn *m*; **general** ~ Allgemeinempfinden *s*; **generalized epileptic somatic** ~ generalisierte epileptische somatische Aura *w*; **gnostic** ~ gnostische Sensibilität *w*, epikritische Sensibilität *w*; **gustatory** ~ Geschmackssinn *m*; **internal** ~ Viszerosensibilität *w*; **kinesthetic** ~ Kinästhesie *w*; **new** ~ epikritische Sensibilität *w*; **palmesthetic** ~ Vibrationsempfinden *s*; **primary** ~ Primärwahrnehmung *w*; **proprioceptive** ~ Propriozeptivität *w*; **protopathic** ~ protopathische Sensibilität *w*; **radiating** ~ ausstrahlender Reiz *m*; **referred** ~ fortgeleiteter Reiz *m*; **secondary** ~ Sekundärempfinden *s*; **subjective** ~ subjektive Wahrnehmung *w*; **tactile** ~ Tastsinn *m*; **transferred** ~ fortgeleiteter Reiz *m*; **vibratory** ~ Vibrationsempfinden *s*; **visceral** ~ Viszerosensibilität *w*.
sensational/*adj*: Sinnes-, sinnlich.
sensation of cold: Kälteempfinden *s*.
sensation of warmth: Wärmeempfinden *s*.
sense/*n*, *vb*: 1. Sinn *m*, Sensus; **dermal** ~ Hautsinn *m*; **equilibratory** ~ Gleichgewichtssinn *m*; **internal** ~ Viszerosensibilität *w*; **kinesthetic** ~ Kinästhesie *w*, Muskelsinn *m*; **labyrinthine** ~ Labyrinthgleichgewichtssinn *m*; **proprioceptive** ~ Propriozeptivität *w*; **seventh** ~ Viszerosensibilität *w*; **static** ~ Gleichgewichtssinn *m*; **steroгnostic** ~ stereognostischer Tastsinn *m*; **tactile** ~ Tastsinn *m*; **vestibular** ~ Gleichgewichtssinn *m*; **visceral** ~ Viszerosensibilität *w*; **visual** ~ Gesichtssinn *m*; 2. empfinden.
sense epithelium: Sinnesepithel *s*.
sense modality: Sinnesmodalität *w*.
sense of equilibrium: Gleichgewichtssinn *m*.
sense of pitch: Tonhöhenempfinden *s*.
sense organ: Sinnesorgan *s*.
sensibiligen/*n*: Allergen *s*.
sensibilisinogen/*n*: Allergen *s*.
sensibility/*n*: Sensibilität *w*, Sinneswahrnehmung *w*; **articular** ~ Gelenksensibilität *w*; **binaural** ~ binaurale Wahrnehmung *w*; **common** ~ Körperempfinden *s*; **cutaneous** ~ Hautsinn *m*; **deep** ~ Tiefensensibilität *w*; **epicritic** ~ epikritische Sensibilität *w*; **gnostic** ~ gnostische Sensibilität *w*; **interoceptive** ~ Viszerosensibilität *w*; **kinesthetic** ~ Kinästhesie *w*; **mesoblastic** ~ Muskelsensibilität *w*; **muscular** ~ Muskelsinn *m*; **myotatic** ~ Muskelpropriozeptivität *w*; **nervous** ~ Sensibilität des Nervengewebes; **pallesthetic** ~ Pallästhesie *w*, Vibrationsempfinden *s*; **palmesthetic** ~ Vibrationsempfinden *s*; **protopathic** ~ protopathische Sensibilität *w*; **splanchnesthetic** ~ Viszerosensibilität *w*; **thermal** ~ Temperatursensibilität *w*; **two-point** ~ Zwei-Punkte-Diskrimination *w*; **uterine** ~ Uterussensibilität *w*; **vibratory** ~ Vibrationsempfinden *s*.
sensibilization/*n*: Sensibilisierung *w*.
sensibilizator/*n*: Sensibilisator *m*.
sensible/*adj*: sensibel.
sensitive/*adj*: sensitiv, empfindlich.
sensitivity/*n*: Empfindlichkeit *w*, Sensitivität *w*; **allergic** ~ Allergie *w*; **antibiotic** ~ Antibiotikasensitivität *w*; **deep** ~ Tiefensensibilität *w*; **delayed** ~ verzögerte Reaktionsbereitschaft *w*; **diagnostic** ~ diagnostische Sensitivität *w*; **differential** ~ Unterscheidungssensitivität *w*; **thermal** ~ Thermästhesie *w*; **seismogenic** ~ Erregbarkeit durch Vibrationsreize.
sensitivity test, microbial: Resistenztestung *w*.
sensitivity threshold: Sensibilitätsschwelle *w*.
sensitivity training: Sensitivity-Training *s*, Sensitivitätsschulung *w*.
sensitivity training group: Encounter-

sensitization

Gruppe *w*.
sensitization/*n*: Sensibilisierung *w*; **active** ~ aktive Immunisierung *w*; **passive** ~ passive Immunisierung *w*; **photodynamic** ~ photodynamische Schädigung *w*.
sensitizer/*n*: Antikörper *m*, Allergen *s*.
sensitizin/*n*: Allergen *s*.
sensomotor/*adj*: sensomotorisch.
sensomotoricity/*n*: Sensomotorik *w*.
sensoparalysis/*n*: Sensibilitätsverlust *m*.
sensor/*n*: Sinnesorgan *s*, Sensor *m*.
sensorial/*adj*: sensorisch, Sinnes-.
sensoriglandular/*adj*: sensoglandulär.
sensorimetry/*n*: Empfindungsmessung *w*, Reizmessung *w*.
sensorimotor/*adj*: sensomotorisch.
sensorimuscular/*adj*: sensomotorisch.
sensorineural/*adj*: sensorisch, Sensorium-.
sensory/*adj*: sensorisch.
sensuality/*n*: Sensualität *w*, Sinnlichkeit *w*.
sentient/*adj*: empfindend, wahrnehmend, bewußt.
sentinence/*n*: Sinnenhaftigkeit *w*.
separate/*vb*: trennen, separieren.
separation/*n*: Separation *w*, Trennung *w*; **placental** ~ Plazentalösung *w*.
separation anxiety: Trennungsangst *w*.
separation bleeding: Lösungsblutung *w*.
sepsis/*n*: Sepsis *w*; **postabortal** ~ Abortsepsis *w*; **puerperal** ~ Wochenbettfieber *s*, Kindbettfieber *s*.
sept-: Septi-, Septo-.
septal/*adj*: septal, Septum-.
septate/*adj*: septiert.
septation/*n*: Septierung *w*.
septectomy/*n*: Septumresektion *w*.
septemia/*n*: Septikämie *w*.
septi-: Septi-, Sieben-.
septic/*adj*: septisch.
septic-: Septiko-.
septicemia/*n*: Septikämie *w*, Sepsis *w*; **acute fulminating meningococcal** ~ akute fulminante Meningokokkensepsis *w*, Waterhouse-Friderichsen-Syndrom *s*; **cryptogenic** ~ kryptogenetische Sepsis *w*; **metastasizing** ~ septische Metastasierung *w*; **puerperal** ~ Puerperalfieber *s*, Wochenbettfieber *s*.
septicemic/*adj*: septikämisch.
septico-: Sepsis-.
septicopyemia/*n*: Septikopyämie *w*, septische Metastasierung *w*, Eitermetastase *w*.
septiform/*adj*: septumförmig.
septile/*adj*: Septum-.
septimetritis/*n*: septische Metritis *w*.
septo-: Septum-.
septomarginal/*adj*: septomarginal.
septoplasty/*n*: Septumplastik *w*.
septorhinoplasty/*n*: Nasenseptumplastik *w*.
septostomy/*n*: Septostomie *w*.
septulum/*n*: kleines Septum *s*.
septum/*n*: Septum *s*, Scheidewand *w*; **atrial** ~ Vorhofseptum *s*; **cloacal** ~ Kloakenmembran *w*; **gingival** ~ Zahnfleischseptum *s*; **nasal** ~ Nasenseptum *s*; **pellucid** ~ Septum pellucidum; **placental** ~ Plazentaseptum *s*; **spiral** ~ aortopulmonales Septum *s*; **urorectal** ~ Kloakenmembran *w*.
septum hematoma, nasal: Nasenseptumhämatom *s*.
sequel/*n*: Folge *w*, Folgezustand *m*.
sequence/*n*: Sequenz *w*; **canonical** ~ kanonische Sequenz *w*; **coding** ~ kodierende Sequenz *w*, Exon *s*; **intervening** ~ Intron *s*; **random** ~ Zufallssequenz *w*; **regulatory** ~ Regulationssequenz *w*.
sequence analysis: Sequenzanalyse *w*.
sequence homology: Sequenzhomologie *w*.
sequential/*adj*: sequentiell.
sequester/*n*, *vb*: 1. Sequester *m*; 2. sequestrieren, abteilen.
sequestral/*adj*: Sequester-.
sequestration/*n*: Sequesterbildung *w*, Sequestrierung *w*, Abtrennung *w*; **biochemical** ~ biochemische Sequestrierung *w*; **bronchopulmonary** ~ Lungensequester *m*; **pulmonary** ~ Lungensequester *m*.
sequestration cyst: Sequesterzyste *w*.
sequestrectomy/*n*: Sequestrotomie *w*.
sequestrotomy/*n*: Sequestrotomie *w*.
sequestrum/*n*: Sequester *m*.

SER [*abbr*] 1. sensory-evoked response; 2. smooth endoplasmic reticulum: 1. sensibel evozierte Response; 2. glattes endoplasmatisches Retikulum *s*.
Ser [*abbr*] **serine**/*n*: Serin *s*, Ser.
serangitis/*n*: Kavernitis *w*.
serapheresis/*n*: Plasmapherese *w*.
serial/*adj*: seriell, in Reihen.
serialograph/*n*: Röntgenreihenaufnahmegerät *s*.
sericin/*n*: Sericin *s*.
series/*n*: Serie *w*, Reihe *w*; **erythrocytic** ~ rote Zellreihe *w*; **gastrointestinal** ~ Magen-Darm-Passage *w*; **granulocytic** ~ Granulozytenreihe *w*; **leukocytic** ~ Leukozytenreihe *w*; **lymphocytic** ~ Lymphozytenreihe *w*; **myelogenous** ~ Granulozytenreihe *w*; **radioactive** ~ Gruppe radioaktiver Elemente; **statistical** ~ statistische Reihe *w*.
series effect: Reiheneffekt *m*.
serine [*abbr*] **Ser**: Serin *s*, Ser.
serine dehydratase: Serindehydratase *w*.
serine hydroxymethyltransferase: Serinhydroxymethyltransferase *w*.
serine proteinase: Serinproteinase *w*.
serious/*adj*: schwer, ernst.
sero-: Sero-.
seroalbuminous/*adj*: seroalbuminös.
seroconversion/*n*: Serokonversion *w*.
serocystic/*adj*: serozystisch.
serodiagnosis/*n*: Serodiagnostik *w*.
seroenteritis/*n*: Entzündung der Darmserosa.
seroepidemiology/*n*: Seroepidemiologie *w*.
serofibrinous/*adj*: serofibrinös.
seroflocculation/*n*: Serumausflockung *w*.
serogroup/*n*: Serogruppe *w*.
serohemorrhagic/*adj*: blutig-serös.
serolipase/*n*: Serumlipase *w*.
serologic/*adj*: serologisch.
serology/*n*: Serologie *w*.
serolysin/*n*: Serolysin *s*.
seromembranous/*adj*: seromembranös.
seromucin/*n*: Seromuzin *s*.
seromucoid/*n*: Seromukoid *s*.
seromuscular/*adj*: serös-muskulär.
seronegative/*adj*: seronegativ.
seronegativity/*n*: Seronegativität *w*.
seroperitoneum/*n*: Aszites *m*.
seropheresis/*n*: Plasmapherese *w*.
seropneumothorax/*n*: Seropneumothorax *m*.
seropositive/*adj*: seropositiv.
seroprevalence/*n*: Seroprävalenz *w*.
seroprognosis/*n*: serologische Prognose *w*.
seropurulent/*adj*: eitrig-serös.
seropus/*n*: eitrig-seröses Exsudat *s*.
seroreaction/*n*: Seroreaktion *w*.
seroresistance/*n*: Seroresistenz *w*.
seroreversal/*n*: Serumumkehr *w*.
serosa/*n*: Tunica serosa.
serosanguineous/*adj*: blutig-serös.
serosa suture: Serosanaht *w*.
seroserous/*adj*: seroserös.
serositis/*n*: Serositis *w*.
serosynovitis/*n*: Serosynovitis *w*.
serothorax/*n*: seröser Pleuraerguß *m*.
serotonergic/*adj*: serotonerg.
serotonin/*n*: Serotonin *s*.
serotonin antagonist: Serotoninantagonist *m*.
serotonin blockader: Serotoninantagonist *m*.
serotype/*n, vb*: 1. Serotyp *m*; 2. serotypisieren.
serotyping/*n*: Serotypisierung *w*.
serous/*adj*: serös.
serovaccination/*n*: Serovakzination *w*.
serovar/*n*: Serotyp *m*.
serozyme/*n*: Prothrombinrest *m*.
serpent/*n*: Schlange *w*.
serpentine/*adj*: schlangenförmig, gewunden, serpentinus.
serpiginous/*adj*: kriechend, serpens, serpiginosus.
serrapeptase/*n*: Serrapeptase *w*.
serratia/*n*: Serratia.
serration/*n*: Auszackung *w*, Zahnung *w*.
Serres glands: Serres-Drüsen.
serrulate/*adj*: fein gezackt.
Sertoli cells: Sertoli-Stützzellen.

Sertoli cell tumor: Sertoli-Zelltumor *m*.
Sertoli-Leydig cell tumor: Sertoli-Leydig-Zelltumor *m*, Androblastom *s*.
serum/*n*: Serum *s*; **antilymphocyte** ~ Antilymphozytenserum *s*; **antiophidic** ~ Schlangenbißserum *s*; **antireticular cytotoxic** ~ antiretikuloendotheliales Serum *s*, Bogomolez-Serum *s*; **antitoxic** ~ Antitoxin *s*; **articular** ~ Synovia; **autologous** ~ Eigenserum *s*; **foreign** ~ Fremdserum *s*; **heterologous** ~ Heteroserum *s*; **hyperimmune** ~ Hyperimmunserum *s*; **immune** ~ Antiserum *s*; **inactivated** ~ inaktiviertes Serum *s*; **monospecific** ~ monovalentes Antiserum *s*; **monovalent** ~ monovalentes Antiserum *s*; **multipartial** ~ polyvalentes Antiserum *s*; **pericardial** ~ Perikardflüssigkeit *w*; **pooled** ~ Mischserum *s*, gepooltes Serum *s*; **prophylactic** ~ antikörperhaltiges Serum *s*.
serum albumin: Serumalbumin *s*; **human** ~ Serumhumanalbumin *s*; **radioiodinated** ~ Radiojodserumalbumin *s*.
serum disease: Serumkrankheit *w*.
serum electrophoresis: Serumelektrophorese *w*.
serum globulin: Serumglobulin *s*.
serum glutamic oxaloacetic transaminase [*abbr*] **SGOT**: Serum-Glutamat-Oxalat-Transaminase *w*, SGOT.
serum glutamic pyruvic transaminase [*abbr*] **SGPT**: Serum-Glutamat-Pyruvat-Transaminase *w*, SGPT.
serum gonadotrophin: Serumgonadotrophin *s*, Gonadotropin *s*.
serum hepatitis: Serumhepatitis *w*, Hepatitis B *w*.
serum hepatitis antigen: Hepatitis-B-Oberflächenantigen *s*.
serum iodine: Serumjod *s*.
serum level: Serumspiegel *m*, Blutspiegel *m*.
serum meningitis: Serummeningitis *w*.
serum neuritis: Serumneuritis *w*.
serum neuropathy: Serumneuritis *w*.
serum paralysis: Serumlähmung *w*.
serum prophylaxis: Serumprophylaxe *w*.
serum protein: Serumeiweiß *s*.
serum prothrombin conversion accelerator [*abbr*] **SPCA**: Faktor VII *m*, SPCA.
serum rash: Serumexanthem *s*.
serum reaction: Seroreaktion *w*.
serum sample: Serumprobe *w*.
serum shock: Serumschock *m*.
serum sickness: Serumkrankheit *w*.
serum sickness nephritis, acute: akute Immunkomplex-Glomerulonephritis *w*.
serum therapy: Serumtherapie *w*.
service/*n*: Dienst *m*, Leistung *w*; **ancillary** ~ Hilfsleistung *w*; **basic** ~ Grundleistungen; **social** ~ 's soziale Dienste.
servomechanism/*n*: Servomechanismus *m*.
sesamoid/*adj*: sesamkornartig.
sessile/*adj*: sessil, breitbasig.
session/*n*: Sitzung *w*.
set/*n*, *vb*: 1. Besteck *s*, Anordnung *w*, Satz *m*, Bereitschaft *w*; **mental** ~ Einstellung *w*; **preparatory** ~ Vorbereitungseinstellung *w*; 2. setzen, stellen, legen.
setaceous/*adj*: borstenartig.
setback/*n*: Rückfall *m*.
setiferous/*adj*: borstig.
seton/*n*: Führungsdraht *m*.
setterwort/*n*: stinkende Niewurz *w*.
set theory: Einstellungstheorie *w*.
setting/*n*: Anordnung *w*, Einrichtung *w*.
settle/*vb*: sedimentieren, klären.
settlement/*n*: Abkommen *s*, Klärung *w*.
settling/*n*: Absetzen *s*.
setup/*n*: Aufstellung *w*.
sever/*vb*: abscheiden, lösen.
severe/*adj*: schwer, heftig.
severely ill: schwerkrank.
Sever's disease: Sever-Krankheit *w*, Apophysitis calcanei.
seviparous/*adj*: talgproduzierend.
sevum/*n*: Talg *m*.
sew/*vb*: nähen.
sewer/*n*: Heftmaschine *w*, Nahtapparat *m*.
sex/*n*: Geschlecht *s*, Sexualität *w*; **chromosomal** ~ chromosomales Geschlecht *s*; **endocrinologic** ~ phänotypisches Geschlecht *s*; **genetic** ~ chromosomales Ge-

schlecht *s*; **gonadal** ~ Gonadengeschlecht *s*; **morphological** ~ morphologisches Geschlecht *s*; **nuclear** ~ Kerngeschlecht *s*; **somatic** ~ Körpergeschlecht *s*.

sex act: Geschlechtsakt *m*, Koitus *m*.

sex assignment: Geschlechtszuordnung *w*.

sex attractant: Lockstoff *m*, Pheromon *s*.

sex behavior: Sexualverhalten *s*.

sex-behavior center: Nucleus ventromedialis hypothalami.

sex cell: Gamet *m*.

sex center: Sexualzentrum *s*.

sex change: Geschlechtsänderung *w*.

sex characteristic: Geschlechtsmerkmal *s*; **secondary** ~ sekundäres Geschlechtsmerkmal *s*.

sex chromatin: Geschlechtschromatin *s*, Barr-Körperchen *s*.

sex chromosomal trisomy: Geschlechtschromosomentrisomie *w*.

sex chromosome: Geschlechtschromosom *s*.

sex chromosome abnormality: Geschlechtschromosomenstörung *w*.

sex-conditioned: geschlechtsbestimmt.

sex crime: Sexualverbrechen *s*.

sex cycle: Geschlechtszyklus *m*.

sex determination: Geschlechtsbestimmung *w*.

sex-determining: geschlechtsbestimmend.

sex deviation: abweichendes Sexualverhalten *s*.

sex difference: Geschlechtsunterschied *m*.

sex differentiation: Geschlechtsdifferenzierung *w*.

sexdigitate/*adj*: sechsfingrig.

sex drive: Geschlechtstrieb *m*, Libido sexualis.

sexduction/*n*: Sexduktion *w*.

sex education: Sexualaufklärung *w*.

sex factor, bacterial: Fertilitätsfaktor *m*, F-Faktor *m*.

sex gland: Geschlechtsdrüse *w*, Gonade *w*.

sex hormone: Geschlechtshormon *s*.

sex-hormone binding globulin [*abbr*] **SHBG**: Sexualhormon bindendes Globulin *s*, SHBG.

sex-influenced: geschlechtlich bestimmt.

sexivalent/*adj*: sechswertig.

sexless/*adj*: geschlechtslos.

sex life: Geschlechtsleben *s*.

sex-linked: geschlechtsgebunden.

sexology/*n*: Sexologie *w*, Sexualwissenschaft *w*.

sex pilus: Sexpilus *m*.

sex ratio: Geschlechtsverteilung *w*, Geschlechtsverhältnis *s*.

sex reversal: Geschlechtsumkehr *w*.

sex role: Geschlechtsrolle *w*.

sex-specific: geschlechtsspezifisch.

sex therapy: Sexualtherapie *w*.

sexual/*adj*: sexuell, Geschlechts-.

sexuality/*n*: Sexualität *w*.

sexualization/*n*: Sexualisierung *w*.

Sézary cell: Sézary-Zelle *w*.

Sézary syndrome: Sézary-Syndrom *s*.

SF [*abbr*] **1. spinal fluid; 2. synovial fluid**: 1. Liquor *m*; 2. Synovia *w*, Gelenkflüssigkeit *w*.

SGOT [*abbr*] **serum glutamic oxaloacetic transaminase**: Serum-Glutamat-Oxalat-Transaminase *w*, SGOT.

SGPT [*abbr*] **serum glutamic pyruvic transaminase**: Serum-Glutamat-Pyruvat-Transaminase *w*, SGPT.

shade/*n, vb*: 1. Schatten *m*; 2. schattieren.

shading/*n*: Shading *s*, Abstufung *w*.

shadow/*n*: Schatten *m*, Dunkel *s*, Verschattung *w*.

shadow cell: Erythrozytenschatten *m*.

shadow corpuscle: Erythrozytenschatten *m*.

shadowed/*adj*: verschattet.

shadowless/*adj*: schattenfrei.

shaft/*n*: Schaft *m*, Knochenschaft *m*, Einführungsteil *s*.

shaft fracture: Schaftfraktur *w*; **femoral** ~ Femurschaftfraktur *w*.

shaggy/*adj*: zottig.

shagreen skin: Chagrinlederhaut *w*.

shake/*vb*: schütteln.

shake culture: Schüttelkultur *w*.

shakes/*n*: Schütteln *s*, Schaudern, Tremor.

shaking/*n, adj*: 1. Schütteln *s*, Tremor *m*; 2. schüttelnd.
shank/*n*: Schenkel *m*, Unterschenkel *m*, Bein *s*.
SH antigen: Hepatitis-B-Oberflächenantigen *s*.
shape/*n, vb*: 1. Form *w*; 2. formen.
shape change: Formwechsel *m*.
shaping/*n*: Formen *s*.
sharp/*adj*: scharf.
Sharpey's fibers: Sharpey-Fasern.
shatter/*vb*: zertrümmern.
Shaver's disease: Bauxitpneumokoniose *w*.
SHBG [*abbr*] **sex-hormone binding globulin**: Sexualhormon bindendes Globulin *s*, SHBG.
shear/*n*: Scherkraft *w*.
shear fracture: Scherfraktur *w*.
shears/*n*: stumpfe Schere *w*.
sheath/*n*: Scheide *w*, Hülle *w*, Vagina; **caudal** ~ Manschette *w*; **endoneurial** ~ Endoneurium *s*; **epithelial** ~ Hertwig-Scheide *w*, Wurzelscheide *w*; **fibrous** ~ fibröse Kapsel *w*; **lamellar** ~ Perineurium *s*; **medullary** ~ Myelinscheide *w*; **neurilemmal** ~ Neurilemm *s*; **nucleated** ~ Neurilemm *s*; **perivascular** ~ Gefäßscheide *w*; **pial** ~ Pia-mater-Scheide *w*; **synovial** ~ Vagina synovialis.
shed/*vb*: abstoßen.
shedding/*n*: Shedding *s*, Abstoßung *w*.
Sheehan syndrome: Sheehan-Syndrom *s*.
sheep cell agglutination: Schafzellagglutination *w*.
sheep cell agglutination test [*abbr*] **SCAT**: Rose-Waaler-Test *m*, Paul-Bunnell-Reaktion *w*.
sheep cell test, sensitized: Rose-Waaler-Test *m*.
sheep pox: Schafpocken *w*.
sheet/*n*: Blatt *s*, dünne Schicht *w*, Laken *s*.
shelf/*n*: Bord *s*, Sockel *m*; **palatine** ~ Processus palatinus; **rectal** ~ Blumer-Zeichen *s*.
shelf life: Lagerdauer *w*.
shell/*n*: Schale *w*, Rinde *w*.
shell ceramics: Schalenkeramik *w*.
shell crown: Bandkrone *w*.
shell ear: helixloses Ohr.
shellfish poisoning: Muschelvergiftung *w*.
shell shock: Explosionstrauma *s*.
sheltered/*adj*: geschützt.
Shenton's arch: Shenton-Linie *w*.
Shepherd's fracture: Shepherd-Fraktur *w*.
Sherren's triangle: Sherren-Dreieck *s*.
Sherrington's law: Sherrington-Gesetz *s*, Gesetz der reziproken Innervation *w*.
Sherrington's phenomenon: Sherrington-Zeichen *s*.
shiatsu/*n*: Akupressur *w*.
shield/*n, vb*: 1. Schild *s*, Schirm *m*; 2. abschirmen.
shielding/*n*: Abschirmung *w*.
shift/*n, vb*: 1. Verschiebung *w*; **antigenic** ~ Antigenshift *m*, Antigenverschiebung *w*; **isohydric** ~ isohydrischer Protonenshift *m*; **spectral** ~ Spektralverschiebung *w*; 2. verschieben.
shifting/*adj*: verschiebend, wandernd.
shift to the left: Linksverschiebung *w*.
shift to the right: Rechtsverschiebung *w*.
Shiga's dysentery: Shigellendysenterie *w*.
Shiga's toxin: Shiga-Toxin *s*.
shigella/*n*: Shigella.
shigellosis/*n*: Shigellose *w*.
shimming/*n*: Shimming *s*, Schimmern *s*.
shin/*n*: Schienbein *s*, Tibiavorderseite *w*.
shinbone/*n*: Tibia *w*.
shin splinting: Tibialis-anterior-Syndrom *s*.
singles/*n*: Herpes zoster.
ship fever: Fleckfieber *s*.
shipyard conjunctivitis: epidemische Keratokonjunktivitis *w*.
shipyard eye: epidemische Keratokonjunktivitis *w*.
shirt-collar abscess: Knopflochabszeß *m*.
shirt-stud abscess: Zweihöhlenabszeß *m*.
shiver/*vb*: zittern.
shivering/*n*: Zittern *s*.
shivers/*n*: Schüttelfrost *m*.
shock/*n*: Schock *m*; **acoustic** ~ akustischer

Schock *m*; **anaphylactic** ~ anaphylaktischer Schock *m*; **apoplectic** ~ Apoplexie *w*; **asthmatic** ~ Asthma mit Kreislaufkollaps; **cardiac** ~ kardialer Schock *m*; **cardiogenic** ~ kardiogener Schock *m*; **cerebral** ~ zerebraler Schock *m*; **declamping** ~ Schock bei Reperfusion; **diastolic** ~ diastolische Kontraktion *w*; **electrotherapeutic** ~ Elektrokrampf *m*; **endotoxic** ~ Endotoxinschock *m*; **hematogenic** ~ Blutungsschock *m*; **hemorrhagic** ~ hämorrhagischer Schock *m*, Blutungsschock *m*; **hypoglycemic** ~ hypoglykämischer Schock *m*; **hypovolemic** ~ hypovolämischer Schock *m*; **irreversible** ~ irreversibler Schock *m*; **neural** ~ neuraler Schock *m*, spinaler Schock *m*; **neurogenic** ~ neurogener Schock *m*; **oligemic** ~ hypovolämischer Schock *m*; **osmotic** ~ osmotischer Schock *m*; **pleural** ~ Capps-Reflex *m*, reflektorischer Schock *m*; **primary** ~ sofortiger Schockzustand *m*; **septic** ~ septischer Schock *m*; **spinal** ~ spinaler Schock *m*; **surgical** ~ intraoperativer Schock *m*; **traumatic** ~ traumatischer Schock *m*.

shock anuria: Schockanurie *w*.
shock bladder, spinal: Schockblase *w*.
shock index: Schockindex *m*.
shock kidney: Schockniere *w*.
shock lung: Schocklunge *w*.
shock syndrome, toxic: Syndrom des toxischen Schocks *s*.
shock therapy: Elektrokrampftherapie *w*, EKT.
shock wave: Stoßwelle *w*.
shock-wave lithotripsy, extracorporal: extrakorporale Stoßwellenlithotripsie *w*.
shoe/*n*: Schuh *m*; **orthopedic** ~ orthopädischer Schuh *m*.
Shohl solution: Shohl-Lösung *w*.
Shone's anomaly: Shone-Syndrom *s*.
short/*adj*: kurz.
shortage/*n*: Mangel *m*, Knappheit *w*.
short-distance irradiation: Nahbestrahlung *w*.
shortened/*adj*: verkürzt.
shortening/*n, adj*: 1. Verkürzung *w*; 2. verkürzend.
shortness/*n*: Knappheit *w*.
shortness of breath: Kurzatmigkeit *w*, Dyspnoe *w*.
shortsighted/*adj*: kurzsichtig, myop.
shortsightedness/*n*: Kurzsichtigkeit *w*.
short-term/*adj*: kurzfristig.
short-wave: Kurzwellen-.
short-windedness/*n*: Kurzatmigkeit *w*, Dyspnoe *w*.
shot/*n*: Schuß *m*, Spritze *w*, Injektion *w*.
shotgun wound: Schußwunde *w*.
shot peening: Kugelstrahlen *s*.
shotty/*adj*: hart und granulär.
shoulder/*n*: Schulter *w*; **knocked-down** ~ Schulterluxation *w*; **loose** ~ lose Schulter *w*.
shoulder blade: Schulterblatt *s*, Scapula.
shoulder dislocation: Schulterluxation *w*.
shoulder girdle: Schultergürtel *m*.
shoulder-girdle neuritis: Schultergürtelneuritis *w*.
shoulder-girdle syndrome: Schultergürtelsyndrom *s*, Parsonage-Turner-Syndrom *s*.
shoulder-hand syndrome: Schulter-Hand-Syndrom *s*.
shoulder harness: Schultergurt *m*.
shoulder joint: Schultergelenk *s*.
shoulder pain: Schulterschmerz *m*.
shoulder presentation: Schultervorfall *m*.
show/*n, vb*: 1. Vorblutung *w*; 2. zeigen.
shower/*n*: Dusche *w*.
Shrapnell's membrane: Shrapnell-Membran *w*.
shrink/*n, vb*: 1. Psychiater *m*; 2. schrumpfen, verkleinern.
shrinkage/*n*: Schrumpfen *s*, Schwund *m*.
shrinking/*n*: Schrumpfung *w*.
shudder/*n*: Schütteln *s*, Erschütterung *w*, Zittern *s*.
shuffle/*vb*: schlurfen.
shunt/*n*: Shunt *m*, Nebenschluß *m*; **arteriovenous** ~ arteriovenöser Shunt *m*; **cardiovascular** ~ Kreislaufkurzschluß *m*; **cavomesenteric** ~ mesenterikokavaler

shunt, endolymphatic

Shunt *m*; **endolymphatic** ~ endolymphatische Fistel *w*; **end-to-side** ~ End-zu-Seit-Anastomose *w*; **internal** ~ Überbrückungsprothese *w*; **left-to-right** ~ Links-Rechts-Shunt *m*; **lymphaticovenous** ~ lymphatikovenöse Anastomose *w*; **mesocaval** ~ mesenterikokavaler Shunt *m*; **peritoneosubarachnoid** ~ peritoneothekaler Shunt *m*; **portacaval** ~ portokavaler Shunt *m*; **portarenal** ~ portorenaler Shunt *m*; **portasystemic** ~ portosystemischer Shunt *m*; **pulmonary** ~ pulmonaler Shunt *m*; **renal-splenic venous** ~ splenorenaler Shunt *m*; **right-to-left** ~ Rechts-Links-Shunt *m*; **side-to-side** ~ Seit-zu-Seit-Anastomose *w*; **splenorenal** ~ splenorenaler Shunt *m*; **subduropleural** ~ subdural-pleuroperitonealer Shunt *m*; **surgical** ~ operativer Shunt *m*; **total** ~ Totalshunt *m*; **ureterothecal** ~ ureterothekaler Shunt *m*; **ventriculoatrial** ~ ventrikuloatrialer Shunt *m*; **ventriculojugular** ~ ventrikulojugulärer Shunt *m*; **ventriculoperitoneal** ~ ventrikuloperitonealer Shunt *m*; **ventriculovenous** ~ ventrikulovenöser Shunt *m*.
shunt cyanosis: Shuntzyanose *w*.
shunt operation: Shuntoperation *w*.
shunt reversal: Shuntumkehr *w*.
shunt volume: Shuntvolumen *s*.
shuttle/*n*: Pendelmechanismus *m*.
Shwartzman's phenomenon: Shwartzman-Sanarelli-Reaktion *w*.
Shy-Drager syndrome: Shy-Drager-Syndrom *s*.
SI [*abbr*] **1. soluble insulin; 2. Système International d'Unités**: *s*. Altinsulin *s*; 2. Système International d'Unités, SI-System *s*.
Si [*abbr*] **silicon**/*n*: Silizium *s*, Si.
SIADH [*abbr*] **syndrome of inappropriate antidiuretic hormone secretion**: Syndrom der inappropriaten ADH-Sekretion, SIADH, Schwartz-Bartter-Syndrom *s*.
sial-: Sialo-.
sialaden/*n*: Speicheldrüse *w*.
sialadenectomy/*n*: Speicheldrüsenexzision *w*.
sialadenitis/*n*: Sialadenitis *w*; **chronic nonspecific** ~ chronische unspezifische Sialadenitis *w*.
sialadenography/*n*: Sialoadenographie *w*, Sialographie *w*.
sialadenotomy/*n*: Sialadenotomie *w*.
sialagoge/*n*: Sialagogum *s*.
sialagogic/*adj*: die Speichelsekretion fördernd.
sialangiography/*n*: Sialographie *w*.
sialectasia/*n*: Sialektasie *w*.
sialidase/*n*: Sialidase *w*.
sialism/*n*: Ptyalismus *m*.
sialo-: Sialo-.
sialoadenectomy/*n*: Speicheldrüsenentfernung *w*.
sialoadenography/*n*: Sialographie *w*.
sialoadenotomy/*n*: Sialadenotomie *w*.
sialoaerophagia/*n*: Aerophagie *w*.
sialoangiectasis/*n*: Speicheldrüsengangerweiterung *w*.
sialoangiitis/*n*: Sialoangitis *w*.
sialodochitis/*n*: Sialodochitis *w*.
sialodochoplasty/*n*: Sialodochoplastik *w*.
sialoductitis/*n*: Sialoductitis *w*.
sialogoge/*n*: Sialagogum *s*.
sialogogic/*adj*: die Speichelsekretion fördernd.
sialography/*n*: Sialographie *w*.
sialolithiasis/*n*: Sialolithiasis *w*.
sialolithotomy/*n*: Sialolithotomie *w*.
sialoma/*n*: Sialom *s*.
sialometer/*n*: Gerät zur Messung der Speichelsekretionsrate.
sialon/*n*: Speichel *m*, Saliva.
sialophagia/*n*: Sialophagie *w*.
sialoprotein/*n*: Sialoprotein *s*.
sialorrhea/*n*: Sialorrhö *w*, Ptyalismus *m*.
sialosis/*n*: Ptyalismus *m*.
sialostenosis/*n*: Speicheldrüsenausführungsgangstenose *w*.
Sia's test: Sia-Reaktion *w*.
Sia water test: Sia-Serumlabilitätsprobe *w*.
sib/*n*: Geschwisterteil *s*, Blutsverwandtschaft *w*.

sibilant/*adj*: pfeifend, zischend, sibilans.
sibling/*n*: Geschwisterteil *s*.
siblings/*n*: Geschwister *w*.
Sicard's posterior condylar syndrome: Sicard-Ostitis *w*.
siccant/*n, adj*: 1. Trockenmittel *s*; 2. getrocknet.
siccative/*n, adj*: 1. Sikkativ *s*, Trockenmittel *s*; 2. trocknend.
siccolabile/*adj*: trockenlabil.
sick/*n, adj*: 1. Kranker *m*; 2. krank, übel, leidend.
sick-bay/*n*: Krankenrevier *s*.
sick-bed: Krankenbett *s*.
sick-benefit: Krankengeld *s*.
sicken/*vb*: erkranken, kränkeln.
sickish/*adj*: kränklich, unpassend.
sickle/*n*: Sichel *w*, Falx.
sick-leave/*n*: Krankschreibung *w*.
sickle cell: Sichelzelle *w*.
sickle-cell anemia: Sichelzellenanämie *w*.
sickle-cell carrier: Sichelzellenträger *m*.
sickle-cell crisis: Sichelzellenkrise *w*.
sickle-cell disease: Sichelzellenanämie *w*.
sickle-cell hemoglobin: Sichelzellenhämoglobin *s*, Hb S.
sickle cell-hemoglobin C disease: Sichelzellen-Hb-C-Krankheit *w*, Hämoglobin-S-C-Krankheit *w*.
sickle cell-thalassemia disease: Sichelzellenthalassämie *w*.
sickle cell trait: sickle cell trait *m*, Sichelzellenanlage *w*.
sickliness/*n*: Kränklichkeit *w*.
sick-list: Krankenstand *m*.
sickly/*adj*: schwächlich, krankhaft.
sickness/*n*: Erkrankung *w*, Krankheit *w*; **acute sleeping** ~ Trypanosomiasis rhodiensis; **black** ~ Kala Azar *w*; **chronic sleeping** ~ afrikanische Schlafkrankheit *w*; **falling** ~ Epilepsie *w*; **green** ~ Chlorose *w*; **jumping** ~ Chorea *w*; **laughing** ~ Pseudobulbärparalyse *w*; **morning** ~ Hyperemesis gravidarum; **painted** ~ Pinta; **Rhodesian sleeping** ~ Trypanosomiasis rhodiensis; **secondary** ~ Folgekrankheit *w*; **sleeping** ~ Schlafkrankheit *w*; **spotted** ~ Pinta, Meningitis cerebrospinalis; **talking** ~ Encephalitis lethargica; **West African sleeping** ~ Trypanosomiasis gambiensis.
sickness concept: Krankheitsbegriff *m*.
sickness insurance: Krankenversicherung *w*.
sickness rate: Morbiditätsrate *w*.
sick-nurse/*n*: Krankenschwester *w*.
sick-rate/*n*: Krankenstand *m*.
sick-report: Krankschreibung *w*.
sick role: Patientenrolle *w*.
sick-room: Krankenzimmer *s*.
SID [*abbr*] **sudden infant death**: plötzlicher Kindstod *m*.
Sidbury syndrome: Isovalerianazidämie *w*.
side/*n*: Seite *w*, Körperhälfte *w*; **balancing** ~ Balanceseite *w*; **working** ~ Arbeitsseite *w*.
sidechain: Seitenkette *w*.
sidechain theory: Ehrlich-Seitenkettentheorie *w*.
side-effect: Nebenwirkung *w*.
sideramine/*n*: Sideramin *s*.
sidero-: Sidero-.
sideroblast/*n*: Sideroblast *m*; **ringed** ~ Ringsideroblast *m*.
siderocyte/*n*: Siderozyt *m*.
siderocytosis/*n*: Siderozytose *w*.
sideroderma/*n*: Siderodermie *w*, bronzefarbene Haut *w*.
siderogenous/*adj*: eisenbildend, aus Eisen gebildet.
sideromycin/*n*: Sideromycin *s*.
sideropenia/*n*: Sideropenie *w*, Eisenmangel *m*.
sideropenic/*adj*: sideropenisch.
siderophil/*n, adj*: 1. siderophile Zelle *w*; 2. siderophil.
siderophilin/*n*: Siderophilin *s*, Transferrin *s*.
siderophilous/*adj*: siderophil.
sideroscope/*n*: Sideroskop *s*.
siderosilicosis/*n*: Silikosiderose *w*.
siderosis/*n*: Siderose *w*; **hematogenous** ~ hämatogene Siderose *w*; **nutritional** ~

ernährungsbedingte Hämosiderose *w.*
siderotic/*adj*: siderotisch.
side-shift: Seitwärtsneigung *w.*
SIDS [*abbr*] **sudden infant death syndrome**: plötzlicher Kindstod *m.*
Siegle's otoscope: Siegle-Ohrtrichter *m.*
sieve/*n*: Sieb *s.*
sieve bone: Siebbein *s.*
sievelike/*adj*: siebartig, cribriformis.
SIg [*abbr*] **surface immunoglobulin**: Oberflächenimmunglobulin *s.*
sighing/*adj*: seufzend.
sigh respiration: Seufzeratmung *w.*
sight/*n, vb*: 1. Sicht *w*; **far** ~ Weitsichtigkeit *w*, Hyperopie *w*; **long** ~ Hyperopie *w*; **near** ~ Myopie *w*, Kurzsichtigkeit *w*; **old** ~ Presbyopie *w*, Alterssichtigkeit *w*; **second** ~ Presbyopie *w*; **short** ~ Kurzsichtigkeit *w*, Myopie *w*; 2. erblicken, sichten.
-sighted: -sichtig.
sightless/*adj*: blind.
sightlessness/*n*: Blindheit *w.*
sight test: Sehtest *m.*
sigma factor: Sigmafaktor *m.*
sigmoid/*n*: Sigmoid *s.*
sigmoidal/*adj*: sigmaförmig, sigmoidal.
sigmoid bladder: Sigmablase *w.*
sigmoidectomy/*n*: Sigmoidektomie *w.*
sigmoiditis/*n*: Sigmoiditis *w.*
sigmoidopexy/*n*: Sigmoidopexie *w.*
sigmoidoproctostomy/*n*: Sigmoidoproktostomie *w.*
sigmoidorectostomy/*n*: Sigmoidoproktostomie *w.*
sigmoidoscope/*n*: Sigmoidoskop *s.*
sigmoidoscopy/*n*: Sigmoidoskopie *w.*
sigmoidosigmoidostomy/*n*: Sigmoidosigmoidostomie *w.*
sigmoidostomy/*n*: Sigmoidostomie *w.*
sigmoidotomy/*n*: Sigmoidotomie *w.*
sigmoidovesical/*adj*: sigmoidovesikal, Sigma-Blasen-.
sigmoid polyp: Sigmapolyp *m.*
sign/*n*: Zeichen *s*, Symptom *s*; **accessory** ~ Nebensymptom *s*; **antecedent** ~ Vorzeichen *s*; **anterior tibial** ~ Strümpell-Zeichen *s*; **assident** ~ Nebensymptom *s*; **auscultatory** ~ Nachweis fetaler Herztöne als Schwangerschaftszeichen; **cardinal** ~ Hauptsymptom *s*; **cephalic** ~ Schädelzeichen *s*; **clavicular** ~ Higoumenakis-Zeichen *s*; **clinical** ~ klinische Symptomatik *w*; **contralateral** ~ Brudzinski-Zeichen *s*; **coughing** ~ Huntington-Zeichen *s*; **crescent** ~ Halbmondzeichen *s*; **cushingoid** ~'s Cushing-Symptome; **cutaneous** ~ Hautsymptom *s*; **femoral** ~ Psoaszeichen *s*; **first** ~ Initialsymptom *s*; **jugular** ~ Queckenstedt-Zeichen *s*; **local** ~ Lokalzeichen *s*; **nuchal** ~ Nackenzeichen *s*; **objective** ~ körperliches Symptom *s*; **pathognomonic** ~ pathognomonisches Zeichen *s*; **peroneal** ~ Peronäuszeichen *s*; **physical** ~ körperliches Symptom *s*; **placental** ~ Plazentazeichen *s*; **subjective** ~ subjektives Symptom *s*; **subtle** ~ dezentes Anzeichen *s*; **vital** ~ 's Lebenszeichen.
signal/*n*: Signal *s*, Anzeichen *s*; **sensory** ~ Sinnesreiz *m.*
signal node: Virchow-Drüse *w.*
signal-symptom: Leitsymptom *s.*
signal-to-noise ratio: Signal-Rausch-Verhältnis *s.*
signal transduction: Signalübertragung *w.*
signature/*n*: Signatur *w*, Signatura.
sign blindness: visuelle Asymbolie *w.*
signet ring cell: Siegelringzelle *w.*
signet ring cell carcinoma: Siegelringkarzinom *s.*
significance/*n*: Bedeutung *w*, Signifikanz *w*; **statistical** ~ statische Signifikanz *w.*
significance test: Signifikanztest *m.*
sign language: Zeichensprache *w.*
silence/*n*: Stille *w*, Ruhe *w*; **electrical** ~ elektrische Stille *w*, hirnelektrisches Nullpotential *s.*
silent/*adj*: stumm, ruhig.
silibinin/*n*: Silibinin *s.*
silica/*n*: Quarz *s*, Siliziumdioxyd *s.*
silica gel: Quarzgel *s.*
silicate/*n*: Silikat *s.*
silicatosis/*n*: Silikatose *w.*
siliceous/*adj*: Silikat-.

silicious/*adj*: Silikat-.
silicon/*n*: Silizium *s*.
silicon carbide: Siliziumkarbid *s*, Karborund *s*.
silicone/*n*: Silikon *s*.
siliconoma/*n*: Silikongranulom *s*.
silicosiderosis/*n*: Silikosiderose *w*.
silicosis/*n*: Silikose *w*; **infective** ~ Silikotuberkulose *w*.
silicotic/*adj*: silikotisch.
silicotuberculosis/*n*: Silikotuberkulose *w*.
silk/*n*: Seide *w*; **surgical** ~ Seidennaht *w*, Nahtseide *w*.
silk-stocking disease: Erythrozyanose *w*.
silkworm/*n*: Seidendarm *m*.
silo-fillers' disease: exogene allergische Alveolitis *w*.
silo workers disease: exogene allergische Alveolitis *w*.
silt/*vb*: verschlammen.
silver [*abbr*] Ag: Silber *s*, Ag.
silver amalgam: Silberamalgam *s*.
silver foil: Silberfolie *w*.
silver-fork fracture: Colles-Fraktur *w*, Ulnafraktur *w*.
silver iodide: Silberjodid *s*.
Silverman needle: Silverman-Nadel *w*.
Silverman syndrome: Silverman-Syndrom *s*, Caffey-Silverman-Syndrom *s*.
silver nitrate: Silbernitrat *s*.
silver nitrate ophthalmic solution: Silbernitrataugentropfen.
Silverskiöld syndrome: Silverskiöld-Syndrom *s*, Osteochondropathia multiplex.
silver stain: Silberfärbung *w*.
silver sulfadiazine/*n*: Silbersulfadiazin *s*.
silver-wire arteries: Silberdrahtarterien.
simethicone/*n*: Simethicon *s*.
simian/*adj*: Affen-.
similar/*adj*: ähnlich.
similarity/*n*: Ähnlichkeit *w*.
Simmerlin's disease: progressive Muskeldystrophie *w*.
Simmonds disease: Simmonds-Syndrom *s*, Hypopituitarismus *m*.
Simon sign: Simon-Zeichen *s*.
Simon's position: Simon-Lage *w*.

simple/*adj*: unkompliziert, einfach.
simplification/*n*: Vereinfachung *w*.
Sims position: Sims-Lage *w*, stabile Linksseitenlage *w*.
Sims test: Sims-Huhner-Test *m*.
simulate/*vb*: simulieren.
simulation/*n*: Simulation *w*.
simulator/*n*: Simulator *m*.
simulium/*n*: Simulium.
simultagnosia/*n*: visuelle Agnosie *w*.
simultaneity/*n*: Gleichzeitigkeit *w*.
simultaneous/*adj*: gleichzeitig, simultan.
simultaneousness/*n*: Gleichzeitigkeit *w*.
sin/*n*: Sünde *w*; **original antigenic** ~ Davenport-Phänomen *s*.
sinapine/*n*: Sinapin *s*.
sincalide/*n*: Sincalid *s*.
sinciput/*n*: Vorderhaupt *s*, Sinciput.
sinew/*n*: Sehne *w*.
singers' nodules: Sängerknötchen *s*.
single/*adj*: einfach, einmalig.
single-blind: einfach blind.
single-stranded: einstrangig.
single-tail: einseitig.
single-use: Einweg-.
singultation/*n*: Schluckauf *s*.
singultus/*n*: Singultus *m*, Schluckauf *s*.
sinistr-: Sinistro-.
sinistrad/*adj*: nach links.
sinistral/*adj*: links-, sinister.
sinistrality/*n*: Linkshändigkeit *w*.
sinistro-: Sinistro-.
sinistrocardia/*n*: Sinistrokardie *w*, Lävokardie *w*.
sinistrocerebral/*adj*: die linke Hirnhälfte betreffend.
sinistrocular/*adj*: das linke Auge betreffend.
sinistrous/*adj*: links-, sinister.
sinoatrial/*adj*: sinuatrial.
sinoauricular/*adj*: sinuaurikulär.
sinography/*n*: Sinographie *w*.
sinoventricular/*adj*: sinuventrikulär.
sinuatrial/*adj*: sinuatrial.
sinuose/*adj*: gewunden, sinös.
sinuosity/*n*: Windung *w*.
sinuous/*adj*: gewunden, sinös.

sinus/*n*: Sinus *m*, Bucht *w*, Tasche *w*, Nebenhöhle *w*; **alveolar** ~ Alveolarfistel *w*; **anal** ~ Sinus anales; **aortic** ~ Sinus aortae; **cerebral** ~ Sinus durae matris; **coccygeal** ~ Pilonidalsinus *m*; **dermal** ~ Dermalsinus *m*; **draining** ~ Drainagesinus *m*; **falcial** ~ Sinus sagittalis inferior; **frontal** ~ Stirnhöhle *w*; **lateral** ~ Sinus transversus durae matris; **lymphatic** ~ Lymphknotensinus *m*; **marginal** ~ Randsinus *m*; **maxillary** ~ Kieferhöhle *w*; **nasal** ~ Nasennebenhöhle *w*; **paranasal** ~ Nasennebenhöhle *w*; **pilonidal** ~ Pilonidalsinus *m*; **preauricular** ~ Präaurikulärfistel *w*; **rhomboid** ~ Cavum septi pellucidi, Septum-pellucidum-Zyste *w*; **serous** ~ Sinusmukozele *w*; **straight** ~ Sinus rectus.

sinusal/*adj*: Sinus-.

sinus arrest: Sinusarrest *m*.

sinus arrhythmia: Sinusarrhythmie *w*.

sinus barotrauma: Barosinusitis *w*.

sinus bradycardia: Sinusbradykardie *w*.

sinus disease, paranasal: Nasennebenhöhlenerkrankung *w*.

sinuses of the nose, accessory: Nasennebenhöhlen.

sinus exenteration: Sinusektomie *w*.

sinusitis/*n*: Sinusitis *w*; **allergic** ~ allergische Sinusitis *w*; **barotraumatic** ~ Barosinusitis *w*; **chronic** ~ chronische Nasennebenhöhlenentzündung *w*; **chronic caseous** ~ Nasennebenhöhlencholesteatom *s*; **ethmoidal** ~ Ethmoiditis *w*; **frontal** ~ Sinusitis frontalis, Stirnhöhlenentzündung *w*; **maxillary** ~ Sinusitis maxillaris, Kieferhöhlenentzündung *w*, Antritis *w*; **papillary** ~ Sinusitis mit Papillenhypertrophie *w*; **paranasal** ~ Nasennebenhöhlenentzündung *w*; **serous** ~ Sinusmukozele *w*; **sphenoidal** ~ Sinusitis sphenoidalis, Sphenoiditis *w*, Keilbeinhöhlenentzündung *w*.

sinus mucocele: Sinusmukozele *w*.

sinus node: Sinusknoten *m*.

sinusoid/*n, adj*: 1. Sinusoid *s*; **hepatic** ~ Lebersinusoid *s*; **myocardial** ~ Myokardsinusoid *s*; **soleal** ~ klappenlose Venen im Bereich des Musculus soleus; 2. sinusförmig.

sinusoidalization/*n*: Anwendung von Sinusstrom.

sinusotomy/*n*: Nasennebenhöhleneröffnung *w*.

sinus phlebitis: Sinusvenenphlebitis *w*.

sinus rhythm: Sinusrhythmus *m*.

sinus standstill: Sinusarrest *m*.

sinus syndrome, sick [*abbr*] **SSS**: Sick-Sinus-Syndrom *s*, Sinusknotensyndrom *s*.

sinus tachycardia: Sinustachykardie *w*.

sinus thrombosis: Sinusthrombose *w*.

sinuventricular/*adj*: sinuventrikulär.

siomycin/*n*: Siomycin *s*.

siphon/*n*: Siphon *m*.

Sipple syndrome: Sipple-Syndrom *s*.

Sipply's diet: Sipply-Diät *w*.

sirenoform/*adj*: sirenoid.

sirenomelia/*n*: Sirenomelie *w*.

sirup/*n*: Sirup *m*.

-sis: -sis.

SISI [*abbr*] **short increment sensitivity index**: SISI, Erkennbarkeit kurzer Lautstärken.

sisomicin/*n*: Sisomicin *s*.

sister/*n*: Schwester *w*, Krankenschwester *w*.

sister chromatid exchange: intrachromosomale Rekombination *w*.

sit/*vb*: sitzen.

site/*n*: Bereich *m*, Bezirk *w*, Region *w*; **active** ~ aktive Region *w*; **antigenic** ~ antigener Bereich *m*; **binding** ~ Bindungsstelle *w*; **catalytic** ~ katalytischer Bereich *m*; **combining** ~ Antikörperbindungsstelle *w*; **fragile** ~ Bruchstelle *w*; **genetic** ~ genetischer Site *m*, genetischer Ort *m*; **hypersensitive** ~ hypersensibler Bereich *m*; **mutable** ~ mutierbare Stelle *w*.

sitiomania/*n*: Bulimie *w*.

sito-: Sitio-, Nahrungsmittel-.

sitology/*n*: Ernährungswissenschaft *w*.

sitomania/*n*: Bulimie *w*.

sitosterol/*n*: Sitosterin *s*.

sitotherapy/*n*: Diättherapie *w*.

situated/*adj*: gelegen, lokalisiert.
situation/*n*: Situation *w*, Lage *w*, Position *w*, Situs.
situational/*adj*: Situations-, Lage-.
situation anxiety: Situationsangst *w*.
situation psychosis: reaktive Psychose *w*.
situation therapy: Milieutherapie *w*.
situs/*n*: Lage *w*, Position *w*, Situs.
sitz bath: Sitzbad *s*.
SI unit: SI-Einheit *w*.
size/*n*: Größe *w*; **actual** ~ Lebensgröße *w*; **apparent** ~ scheinbare Größe *w*; **French** ~ Durchmesser in French.
size constance: Größenkonstanz *w*.
Sjögren syndrome: Marinesco-Sjögren-Garland-Syndrom *s*.
Sjöqvist tractotomy: Traktotomie des Nervus trigeminus.
Sjörensen scale: pH-Skala *w*.
skale workers' cancer: Paraffinkrebs *m*.
skatole/*n*: Skatol *s*.
skatology/*n*: Skatologie *w*.
skeletal/*adj*: Skelett-.
skeletofusimotor/*adj*: extra- und intrafusale Muskelfasern innervierend.
skeletogenous/*adj*: skeletogen.
skeletogeny/*n*: Skeletogenese *w*.
skeletography/*n*: Skelettbeschreibung *w*.
skeletomotor/*adj*: skelettmotorisch.
skeleton/*n*: Skelett *s*; **appendicular** ~ Extremitätenskelett *s*; **articulated** ~ bewegliches Skelettmodell *s*; **axial** ~ Achsenskelett *s*; **cardiac** ~ Herzskelett *s*; **visceral** ~ Viszeroskelett *s*.
skeletopy/*n*: Skeletopie *w*, topographische Beziehung der Organe zum Skelett.
Skene's glands: Skene-Drüsen, Glandulae urethrales urethrae femininae.
Skene's tubules: Skene-Gänge, Ductus paraurethrales.
skenitis/*n*: Skenitis *w*.
skeocytosis/*n*: Linksverschiebung *w*.
skew/*adj*: schräg.
skewed/*adj*: abgeschrägt, schräg verlaufend.
skewfoot/*n*: Knickfuß *m*.
skewness/*n*: Schrägheit *w*, Schiefe *w*, Asymmetrie *w*.
skia-: Skia-.
skiametry/*n*: Retinoskopie *w*.
skiascope/*n*: Skiaskop *s*, Retinoskop *s*.
skiascope-optometer: Phoropter *m*.
skiascopy/*n*: Skiaskopie *w*.
skill/*n*: Fähigkeit *w*, Geschicklichkeit *w*; **motor** ~ motorische Fertigkeit *w*.
skilled/*adj*: geübt, erfahren.
skimming/*n*: Abschöpfen *s*.
skin/*n*: Haut *w*, Cutis; **atrophic** ~ Hautatrophie *w*; **bronzed** ~ Bronzehaut *w*; **dry** ~ trockene Haut *w*; **elastic** ~ Cutis elastica; **freeze-dried** ~ lyophilisierte Haut *w*; **glabrous** ~ glatte Haut *w*; **loose** ~ Cutis laxa; **lyophilized** ~ lyophilisierte Haut *w*; **thickened** ~ Hautverdickung *w*; **wrinkled** ~ faltige Haut *w*.
skin abrasion: Hautabrasio *w*, Dermabrasion *w*.
skin absorption: Hautresorption *w*.
skin alteration: Hautveränderung *w*.
skin appendage: Hautanhangsgebilde *s*.
skin atrophy: Hautatrophie *w*.
skin biopsy: Hautbiopsie *w*.
skin cancer: Hautkrebs *m*.
skin change: Hautveränderung *w*.
skin clip: Michel-Klammer *w*, Hautklammer *w*.
skin color: Hautfarbe *w*.
skin crease: Hautfalte *w*.
skin crust: Hautverkrustung *w*.
skin disease: Hautkrankheit *w*, Dermatose *w*; **bullous** ~ bullöse Dermatose *w*; **fungal** ~ Dermatomykose *w*; **infectious** ~ infektiöse Hauterkrankung *w*; **staphylococcal** ~ Staphylodermie *w*.
skin disorder: Hautkrankheit *w*.
skin dose: Hautdosis *w*.
skin erythema dose [*abbr*] **SED**: Hauterythemdosis *w*.
skin fissure: Hauteinriß *m*.
skin flap: Hautlappen *m*.
skin flora: Hautflora *w*.
skinfold/*n*: Hautfalte *w*.
skinfold measurement: Hautfaltenmessung *w*.

skin graft: Hauttransplantat *s*.
skin grafting: Hauttransplantation *w*.
skin homograft: homologes Hauttransplantat *s*.
skin incision: Hautschnitt *m*.
skin infection: Hautinfektion *w*.
skin lesion: Hautläsion *w*.
skin manifestation: Hautmanifestation *w*.
skin metastasis: Hautmetastase *w*.
skinned/*adj*: mit Haut, -häutig.
skin neoplasm: Hautneoplasma *s*.
Skinner box: Skinner-Kasten *m*.
skin papillae: Hautpapillen.
skin pattern: Hautpapillenmuster *s*.
skin pigmentation: Hautpigmentierung *w*.
skin plaque: Hautplaque *w*.
skin plate: Dermatom *s*.
skin punch: Hautstanze *w*.
skin rash: Hautausschlag *m*.
skin reflex: Hautreflex *m*; **galvanic** ~ galvanische Hautreaktion *w*.
skin response, galvanic: galvanischer Hautreflex *m*.
skin sensation: Hautempfindung *w*.
skin sense: Hautsinn *m*.
skin syndrome, scalded: nekrotisierende toxische Epidermolyse *w*.
skin syndrome, staphylococcal scalded: Staphylodermie *w*.
skin tag: Hautanhang *m*.
skin temperature: Hauttemperatur *w*.
skin test: Hauttest *m*.
skin testing: Hauttestung *w*.
skin thickness: Hautdicke *w*.
skin turgor: Hautturgor *m*.
skin twitch: sichtbare fibrilläre Zuckung *w*.
skin ulcer: Hautgeschwür *s*.
skin wrinkle: Hautfalte *w*.
skin writing: Dermographismus *m*.
skip/*vb*: springen, überspringen.
sklero-: Sklero-.
skull/*n*: Schädel *m*, Cranium; **fractured** ~ Schädelbruch *m*; **maplike** ~ Landkartenschädel *m*; **membranous** ~ membranöse Schädelhäute.
skull base: Schädelbasis *w*.
skullcap/*n*: Schädelkalotte *w*, Calvaria.
skull fracture: Schädelfraktur *w*; **basal** ~ Schädelbasisfraktur *w*; **depressed** ~ Schädelimpressionsfraktur *w*.
skull malformation: Schädeldeformität *w*.
skull measurement: Schädelmessung *w*.
skull tongs: Crutchfield-Klammer *w*.
skull traction: Schädelextension *w*.
slant/*n, adj*: 1. Neigung *w*, Schräge *w*; 2. schräg.
slant culture: Schrägkultur *w*.
slanting/*adj*: schief.
slant of occlusal plane: Okklusionswinkel *m*.
SLE [*abbr*] **systemic lupus erythematosus**: systemischer Lupus erythematodes *m*, SLE.
sleep/*n, vb*: 1. Schlaf *m*; **activated** ~ REM-Schlaf *m*; **deep** ~ Tiefschlaf *m*; **deep restful** ~ non-REM-Schlaf *m*; **desynchronized** ~ REM-Schlaf *m*; **dreamless** ~ non-REM-Schlaf *m*; **hypnotic** ~ Hypnose *w*; **orthodox** ~ non-REM-Schlaf *m*; **paradoxical** ~ REM-Schlaf *m*; **pontine** ~ REM-Schlaf *m*; **synchronized** ~ non-REM-Schlaf *m*; 2. schlafen.
sleep apnea: Schlafapnoe *w*.
sleep center: Schlafzentrum *s*.
sleep deprivation: Schlafentzug *m*.
sleep disorder: Schlafstörung *w*.
sleep drunkenness: Schlaftrunkenheit *w*.
sleeper/*n*: Schlafender *m*.
sleepiness/*n*: Schläfrigkeit *w*.
sleeping/*n*: Schlafen *s*.
sleeping-draught: Schlaftrunk *m*.
sleepless/*adj*: schlaflos.
sleeplessness/*n*: Schlaflosigkeit *w*, Insomnie *w*.
sleep paralysis: Schlaflähmung *w*, Wachanfall *m*, narkoleptischer Anfall *m*.
sleep stages: Schlafstadien.
sleep therapy: Schlafbehandlung *w*, Schlaftherapie *w*.
sleep treatment: Schlafkur *w*.
sleepwalking/*n*: Schlafwandeln *s*, Somnambulismus *m*.
sleepy/*adj*: schläfrig.

sleeve/*n*: Schutzhülle *w*, Ärmel *m*.
slender/*adj*: schlank, schmal.
slice/*n*: Scheibe *w*, Schicht *w*; **double** ~ Doppelschicht *w*.
slice thickness: Schichtdicke *w*.
slick/*adj*: glatt, glitschig.
slide/*n, vb*: 1. Gleiten *s*, Rutschen *s*, Objektträger *m*, Dia *s*; 2. gleiten, rutschen.
slide agglutination: Objektträgeragglutination *w*.
slide-bar: Gleitschiene *w*.
slide cover glass: Deckglas *s*.
sliding/*adj*: gleitend, verschiebbar.
slight/*adj*: schwach, mild, oberflächlich.
slim/*adj*: schlank, schwach.
slime/*n*: Schleim *m*, Schlamm *m*.
slime bacterium: Myxobacterium *s*.
slime fever: Feldfieber *s*, Schlammfieber *s*.
slime mold: Myxomyzet *m*.
slimming/*n*: Schlankheitskur *w*.
sling/*n*: Schlinge *w*, Armschlinge *w*, Binde *w*, Schulterriemen *m*.
sling procedure: Schlingenoperation *w*.
slink/*vb*: fehlgebären.
slip/*vb*: ausgleiten, ausrutschen.
slipperiness/*n*: Schlüpfrigkeit *w*.
slippy/*adj*: schlüpfrig.
slit/*n, vb*: 1. Schlitz *m*, Spalte *w*; **limiting** ~ Begrenzungsblende *w*; **pharyngeal** ~ Gaumenspalte *w*; **vulvar** ~ Rima pudendi; 2. aufschlitzen.
slit collimator: Schlitzkollimator *m*.
slit lamp: Spaltlampe *w*.
slit pupil: Stenokorie *w*.
sliver/*n*: Span *m*, Splitter *m*.
slobber/*vb*: sabbern.
sloe/*n*: Schwarzdorn *m*, Schlehe *w*.
slope/*n*: Neigung *w*, Abhang *m*.
slope culture: Schrägkultur *w*.
sloping/*adj*: abgeschrägt.
slops/*n*: Abwasser *s*.
slouch/*n, vb*: 1. Schlendergang *m*; 2. schlendern, schlurfen.
slow/*adj*: langsam.
slowed/*adj*: verlangsamt.
slow-motion: Zeitlupe-.

slowness/*n*: Langsamkeit *w*, Trägheit *w*.
Sluder's neuralgia: Sluder-Neuralgie *w*.
sludge/*n*: Schlamm *m*, Rückstand *m*, Blutschlamm *m*.
sludge phenomenon: Sludge-Phänomen *s*, Geldrollenbildung *w*.
sluggish/*adj*: träge.
sluice/*n*: Schleuse *w*.
slumber/*n*: Schlummer *m*.
slump/*vb*: plötzlich umfallen.
slurry/*n*: Aufschlämmung *w*.
Sm [*abbr*] **samarium**/*n*: Samarium *s*, Sm.
SMAF [*abbr*] **specific macrophage arming factor**: SMAF.
smallpox/*n*: Pocken *w*, Blattern *w*, Variola vera; **black** ~ hämorrhagische Pocken *w*; **bovine** ~ Kuhpocken *w*; **coherent** ~ konfluierende Pocken; **hemorrhagic** ~ hämorrhagische Pocken *w*; **malignant** ~ hämorrhagische Pocken *w*; **mild** ~ Alastrim *s*, Variola minor; **modified** ~ Variolois, Variola mitigata.
smallpox vaccine: Pockenvakzine *w*.
smear/*n, vb*: 1. Abstrich *m*; **buccal** ~ Wangenschleimhautabstrich *m*; **cervical** ~ Zervixabstrich *m*; **cytologic** ~ zytologischer Abstrich *m*; **vaginal** ~ Scheidenabstrich *m*; 2. schmieren, ausstreichen.
smear infection: Schmierinfektion *w*.
smear test: Papanicolaou-Test *m*.
smegma/*n*: Smegma *s*.
smegmolith/*n*: Smegmolith *m*.
smell/*n, vb*: 1. Geruch *m*, Geruchssinn *m*; 2. riechen.
smell-brain: Rhinenzephalon *s*.
Smellie's maneuver: Veit-Smelli-Handgriff *m*.
smell quality: Geruchsqualität *w*.
Smith dislocation: Smith-Radiusfraktur *w*, umgekehrte Colles-Fraktur *w*.
Smith fracture: Smith-Fraktur *w*, umgekehrte Colles-Fraktur *w*.
Smith-Lemli-Opitz syndrome: Smith-Lemli-Opitz-Syndrom *s*.
Smith-peterson nail: Smith-Peterson-Dreikantlamellennagel *m*.
Smith-Robinson operation: Smith-Ope-

ration w.
Smith stain: Smith-Färbung w.
Smithwick's operation: Smithwick-Operation w, dorsolumbale Splanchnikusdurchtrennung w.
smog/n: Smog m.
smoke/n, vb: 1. Rauch m; 2. rauchen.
smoke inhalation: Rauchinhalation w.
smoke poisoning: Rauchvergiftung w.
smoker/n: Raucher m.
smoking/n: Rauchen s; **passive** ~ passives Rauchen s.
smoker's palate: Rauchergaumen m.
smoker's patch: Leukoplakie w.
SMON [abbr] **subacute myeloopticoneuropathy**: subakute Myeloopticoneuropathie w, SMON.
smooth/adj: glatt.
smoothness/n: Glätte w.
smoulder/vb: schwelen.
SMR [abbr] **submucous resection**: submuköse Resektion w.
smudge cell: Korbzelle w.
Sn [abbr] **tin**/n: Zinn s, Sn.
snail/n: Schnecke w.
snail fever: Schistosomiasis w.
snake/n, vb: 1. Schlange w; 2. schlängeln.
snake bite/n: Schlangenbiß m.
snake venom: Schlangengift s.
snap/n, vb: 1. schneller, akzentuierter Ton m; **opening** ~ Mitralklappenöffnungston m; 2. schnellen, schnappen.
snapping/adj: schnappend, schnellend.
snare/n, vb: 1. Schlinge w; **nasal** ~ Nasenpolypschlinge w; 2. anschlingen.
snare loop: Diathermieschlinge w.
Sneddon-Wilkinson disease: subkorneale bullöse Dermatose w.
sneeze/n, vb: 1. Niesen s; 2. niesen.
sneezing/n: Niesen s.
Snellen's chart: Snellen-Sehprobentafel w.
Snellen's test: Snellen-Sehprobe w.
snick/n: Einschnitt m.
Snider match test: Snider-Streichholzprobe w.
sniff/vb: schnüffeln.

sniffing/n: Schnüffeln s.
sniff test: Schnüffelversuch m.
sniffy/adj: übelriechend.
snip/vb: schneiden.
snivel/n, vb: 1. Nasenschleim m; 2. aus der Nase triefen.
snooze/vb: dösen.
snore/n, vb: 1. Schnarchen s; 2. schnarchen.
snoring/n: Schnarchen s.
snort/vb: schnaufen, schnauben, schnupfen.
snot/n: Rotz m.
snout/n: Schnauze w, Rüssel m.
snow/n: Schnee m, Kokain s, Heroin s.
snow blindness: Schneeblindheit w.
SNS [abbr] **sympathic nervous system**: sympathisches Nervensystem s.
snub-nose: Stupsnase w.
snuff/vb: schnupfen, schneuzen.
snuffbox, anatomical: Tabatière w.
snuffle/vb: schnaufen.
snuffles/n: Schniefen s, luetischer Schnupfen m.
Snyder's test: Snyder-Test m.
soap/n: Seife w, Sapo; **animal** ~ Sapo animalis; **green** ~ medizinische Seife w, Sapo medicinalis; **soft** ~ Schmierseife w.
soapbark/n: Seifenbaum m, Quillaja.
soap cyst: zystische Fettansammlung w.
soapstone: Talkum s.
soapy/adj: seifig.
SOB [abbr] **shortness of breath**: Kurzatmigkeit w.
sob/vb: schluchzen.
sobbing/n: Seufzeratmung w.
sober/adj: nüchtern.
soberness/n: Nüchternheit w.
sobriety/n: Nüchternheit w.
socia/n: Organteil s.
sociability/n: Soziabilität w, Gesellschaft w.
social/adj: sozial.
socialization/n: Sozialisation w.
socialize/vb: sozialisieren.
society/n: Gesellschaft w.
socio-: Sozio-.

sociodemography/*n*: Soziodemographie *w*.
sociodrama/*n*: Soziodrama *s*.
socioeconomic/*adj*: sozioökonomisch.
sociogenesis/*n*: Soziogenese *w*.
sociogram/*n*: Soziogramm *s*.
sociological/*adj*: soziologisch.
sociology/*n*: Soziologie *w*; **medical ~** Medizinsoziologie *w*.
sociomedical/*adj*: sozialmedizinisch.
sociometry/*n*: Soziometrie *w*.
sociopath/*n*: Soziopath *m*.
sociopathy/*n*: Soziopathie *w*.
sociopsychological/*adj*: sozialpsychologisch.
sociotherapy/*n*: Sozialtherapie *w*.
socket/*n*: Hülse *w*, Höhle *w*, Fassung *w*, Muffe *w*; **adjustable ~** adaptierbare Hülle *w*; **dry ~** Alveolitis *w*; **infected ~** Alveolitis *w*; **partial-contact ~** Teilkontaktprothesenbett *s*; **prosthetic ~** Prothesenbett *s*; **septic ~** Alveolitis *w*.
socket joint: Kugelgelenk *s*.
soda/*n*: Soda *w*, Natron *s*; **baking ~** Natriumbikarbonat *s*; **bicarbonate ~** Natriumbikarbonat *s*; **caustic ~** Natriumhydroxid *s*, Ätznatron *s*; **washing ~** Natriumbikarbonat *s*.
soda lime: Natronkalk *m*.
soda soap: Natronseife *w*.
sod disease: bullöse Dermatose *w*.
sodio-: Natrium-.
sodium/*n*: Natrium *s*, Na; **dietary ~** Kochsalz *s*; **urinary ~** Natriumausscheidung im Urin.
sodium acetarsol: Natriumacetarsol *s*.
sodium acetate: Natriumacetat *s*.
sodium acetriozate: Natriumazetriozat *s*.
sodium acid citrate: Dinatriumzitrat *s*.
sodium aminosalicylate: Natriumaminosalizylat *s*.
sodium apolate: Natriumapolat *s*.
sodium aurothiomalate: Natriumaurothiomalat *s*.
sodium aurothiosuccinate: Dinatriumaurothiomalat *s*.
sodium azide: Natriumazid *s*.
sodium barbital: Natriumbarbital *s*.
sodium benzoate: Natriumbenzoat *s*.
sodium benzosulfimide: Saccharin *s*.
sodium bicarbonate: Natriumbikarbonat *s*.
sodium biphosphate: Natriumbiphosphat *s*.
sodium bisulfite: Natriumbisulfit *s*.
sodium borate: Borax *m*.
sodium bromide: Natriumbromid *s*, Bromnatrium *s*.
sodium butabarbital: Natriumbutabarbital *s*.
sodium calcium edetate: Natriumcalciumedetat *s*.
sodium carbonate: Natriumkarbonat *s*, Soda *s*.
sodium cephalothin: Cephalothin-Natrium *s*.
sodium channel: Natriumkanal *m*.
sodium chloride: Natriumchlorid *s*, Kochsalz *s*.
sodium chloride solution: Kochsalzlösung *w*; **hypertonic ~** hypertone Kochsalzlösung *w*; **physiologic ~** physiologische Kochsalzlösung *w*.
sodium citrate: Natriumzitrat *s*.
sodium cyclamate: Natriumcyclamat *s*.
sodium deficit: Salzmangel *m*, Hyponatriämie *w*.
sodium dextrothyroxine: Natrium-d-Thyroxin *s*.
sodium dibunate: Natriumdibunat *s*.
sodium diphenylhydantoin: Phenytoinnatrium *s*.
sodium dodecyl sulfate [*abbr*] **SDS**: Natriumdodecylsulfat *s*, SDS.
sodium edetate: Dinatrium-edetat *s*.
sodium excess: Hypernatriämie.
sodium fluoride: Natriumfluorid *s*.
sodium gentisate: Natriumgentisat *s*.
sodium glutamate: Natriumglutamat *s*.
sodium gualenate: Natriumgualenat *s*.
sodium hydroxide: Natriumhydroxid *s*, Ätznatron *s*.
sodium intake: Kochsalzzufuhr *w*.
sodium iodide: Jodnatrium *s*.

sodium iothalamate: Natriumiothalamt *s*.
sodium ipodate: Ipodas-Natrium *s*.
sodium isoamylethyl barbiturate: Natriumamobarbital *s*.
sodium levothyroxine: Tetrajodthyroninnatriumsalz *s*.
sodium loss: Kochsalzverlust *m*.
sodium membrane transport: Natriummembrantransport *m*.
sodium metabisulfite: Natriummetabisulfit *s*.
sodium methicillin: Methicillinnatrium *s*.
sodium morrhuate: Natriummorrhuat *s*.
sodium nitrate: Natriumnitrat *s*.
sodium nitrite: Natriumnitrit *s*.
sodium nitroprusside: Natriumnitroprussid *s*.
sodium oxacillin: Oxacillinnatrium *s*.
sodium p-aminohippuric acid clearance: Natrium-PAH-Clearance *w*.
sodium penicillin G: Penicillin-G-Natrium *s*.
sodium phosphate: Natriumphosphat *s*.
sodium picosulfate: Natriumpicosulfat *s*.
sodium-potassium pump: Natrium-Kalium-Pumpe *w*.
sodium pump: Natriumpumpe *w*.
sodium salicylate: Natriumsalizylat *s*.
sodium salt: Natriumsalz *s*.
sodium secobarbital: Secobarbitalnatrium *s*.
sodium sulfacetamide: Natriumsulfacetamid *s*.
sodium sulfadiazine: Sulfadiazinnatrium *s*.
sodium sulfate: Natriumsulfat *s*.
sodium syndrome, low: Salzverlustsyndrom *s*.
sodium tartrate: Natriumtartrat *s*.
sodium thiopental: Natriumthiopental *s*.
sodium thiosulfate: Natriumthiosulfat *s*.
sodium valproate: Valproat-Natrium *s*.
sodium warfarin: Warfarin-Natrium *s*.
sodokosis/*n*: Rattenbißfieber *s*.
sodoku/*n*: Sodoku *s*, Rattenbißfieber *s*.
sodomy/*n*: Sodomie *w*.
Soemmering's nerve: Nervus pudendus.

soft/*adj*: weich.
soften/*vb*: weich machen, erweichen.
softener/*n*: Weichmacher *m*.
softening/*n*: Erweichung *w*; **anemic** ~ weißer Infarkt *m*; **cerebral** ~ Hirnerweichung *w*; **inflammatory** ~ entzündliche Einschmelzung *w*; **mucoid** ~ myxomatöse Degeneration *w*; **red** ~ hämorrhagischer Infarkt *m*; **white** ~ weißer Infarkt *m*.
softening of the bones: Osteomalazie *w*.
softening of the brain: Enzephalomalazie *w*, Hirnerweichung *w*.
softening of the heart: Kardiomalazie *w*.
soil bacterium: Bodenbakterium *s*.
soja bean: Sojabohne *w*.
sokosho/*n*: Sodoku *s*, Rattenbißfieber *s*.
sol/*n*: Sol *s*.
solanidine/*n*: Solanidin *s*.
solanine/*n*: Solanin *s*.
solanism/*n*: Solanismus *m*.
solanum/*n*: Nachtschattengewächs *s*, Solanum.
solapsone/*n*: Solapson *s*.
solar/*adj*: solar, Sonnen-.
solarium/*n*: Solarium *s*.
solarization/*n*: Solarbehandlung *w*.
solasulfone/*n*: Solapson *s*.
solder/*n*: Lötmetall *s*.
soldier's heart: Soldatenherz *s*, neurozirkulatorische Asthenie *w*, daCosta-Syndrom *s*.
sole/*n, adj*: 1. Fußsohle *w*; 2. isoliert, vereinzelt.
soleal/*adj*: soleus.
soleno-: Kanal-.
solenonychia/*n*: mediane rinnenförmige Nageldystrophie *w*.
solenopsin/*n*: Solenopsin *s*.
sole reflex: Fußsohlenreflex *m*.
solid/*n, adj*: 1. feste Substanz *w*; 2. solide, fest.
solipsism/*n*: Solipsismus *m*.
soliloquy/*n*: Selbstgespräch *s*.
solitary/*adj*: solitär.
solitude/*n*: Einsamkeit *w*.
solubility/*n*: Löslichkeit *w*.
soluble/*adj*: löslich.

solum/*n*: Sohle *w*, Boden *m*.
solute/*n*: gelöste Substanz *w*.
solution/*n*: Lösung *w*, Solutio; **alkaline** ~ alkalische Lösung *w*; **aminoacetic acid sterile** ~ sterile Aminoessigsäurelösung *w*; **antiseptic** ~ antiseptische Lösung *w*; **aqueous** ~ wässerige Lösung *w*; **arsenical** ~ Fowler-Arsenlösung *w*; **auxiliary** ~ Teillösung *w*, Zwischenlösung *w*; **colloidal** ~ Kolloidlösung *w*; **diluted** ~ verdünnte Lösung *w*; **disclosing** ~ Markierungslösung *w*; **fixative** ~ Fixierlösung *w*; **fixing** ~ Fixierlösung *w*; **hardening** ~ stabilisierende Lösung *w*; **isotonic** ~ isotone Lösung *w*; **isotonic saline** ~ isotone Kochsalzlösung *w*; **pituitary** ~ Hypophysenhinterlappenextrakt *m*; **saline** ~ Salzlösung *w*; **saponated** ~ Seifenlösung *w*; **sclerosing** ~ sklerosierende Substanz *w*; **unsaturated** ~ ungesättigte Lösung *w*; **volumetric** ~ Standardlösung *w*.
solution pressure: Lösungsdruck *m*.
solvable/*adj*: auflösbar, lösbar.
solvate/*vb*: solvatisieren.
solvation/*n*: Solvatation *w*.
solvency/*n*: Lösungsvermögen *s*.
solvent/*n, adj*: 1. Solvens *s*, Lösungsmittel *s*; **nonpolar** ~ nichtpolares Lösungsmittel *s*; **polar** ~ polares Lösungsmittel *s*; 2. lösend.
solvent extraction: Lösungsmittelextraktion *w*.
soma/*n*: Körper *m*, Zellkörper *m*, Soma *s*.
somal/*adj*: somatisch, Körper-.
somaplasm/*n*: Somatoplasma *s*.
somat-: Somato-.
somatagnosia/*n*: Somatoagnosie *w*.
somatesthesia/*n*: Körpersensibilität *w*.
somatic/*adj*: somatisch, körperlich.
somatico-: Somato-.
somatization/*n*: Somatisierung *w*, Konversion *w*.
somatize/*vb*: somatisieren.
somato-: Somato-, Körper-.
somatoblast/*n*: Somatoblast *m*.
somatochrome/*n*: Somatochrom *s*.
somatocyte/*n*: Somatozyt *m*.
somatoform/*adj*: körperlich manifestierend.
somatogenesis/*n*: Somatogenese *w*.
somatogenic/*adj*: somatogen.
somatognosia/*n*: Somatognosie *w*.
somatology/*n*: Somatologie *w*, Körperlehre *w*.
somatomammotropin/*n*: Somatomammotropin *s*, humanes Plazentalaktogen *s*.
somatomedin/*n*: Somatomedin *s*.
somatomegaly/*n*: Gigantismus *m*.
somatometry/*n*: Körpervermessung *w*.
somatopagus/*n*: Somatopagus *m*.
somatopathic/*adj*: körperliche Krankheiten betreffend.
somatopathy/*n*: körperliche Erkrankung *w*.
somatophrenia/*n*: Hypochondrie *w*.
somatoplasm/*n*: Somatoplasma *s*.
somatopleure/*n*: Somatopleura *w*.
somatopsychic/*adj*: somatopsychisch.
somatoschisis/*n*: Körperspalte *w*.
somatosensory/*adj*: somatosensibel, somatosensorisch.
somatostatin/*n*: Somatostatin *s*.
somatotherapy/*n*: körperliche Behandlung *w*.
somatotopagnosia/*n*: Somatotopagnosie *w*.
somatotopic/*adj*: somatotopisch.
somatotroph/*n*: somatotrophe Zellen.
somatotrophic/*adj*: somatotrop.
somatotropin/*n*: Somatotropin *s*, Wachstumshormon *s*.
somatotype/*n*: Körpertyp *m*.
somatropin/*n*: Somatotropin *s*, Wachstumshormon *s*.
-some: -som.
somesthesia/*n*: Körpersensibilität *w*.
somite/*n*: Somit *m*.
somitic/*adj*: Somiten-.
somnambulism/*n*: Somnambulismus *m*, Nachtwandeln *s*.
somni-: Somni-, Schlaf-.
somnial/*adj*: Schlaf-.
somnifacient/*n, adj*: 1. Schlafmittel *s*; 2. einschläfernd.

somniferous/*adj*: einschläfernd.
somnific/*n, adj*: 1. Schlafmittel *s*; 2. einschläfernd.
somnolence/*n*: Somnolenz *w*.
somnolent/*adj*: somnolent.
somnopathy/*n*: Schlafstörung *w*.
Somogy effect: Somogy-Effekt *m*.
Somogyi's method: Somogyi-Methode *w*.
sonic/*adj*: Schall-.
sonicate/*vb*: beschallen.
sonicated/*adj*: ultraschallbehandelt.
sonication/*n*: Beschallung *w*, Sonifikation *w*.
Sonne's disease: Shigellenruhr *w*.
sonogram/*n*: Sonogramm *s*.
sonography/*n*: Sonographie *w*, Ultraschallsonographie *w*.
sonoinversion/*n*: Schallinversion *w*.
sonology/*n*: Ultraschallbildgebung *w*.
sonorous/*adj*: klingend.
sonoscope/*n*: Ultraschallgerät *s*.
sonotomogram/*n*: Ultraschallaufnahme *w*.
soot/*n*: Ruß *m*.
soot cancer: Schornsteinfegerkrebs *m*.
soot lung: Rußlunge *w*.
sophisticate/*vb*: verderben, strecken, verschneiden.
sopor/*n*: Sopor *m*.
soporific/*adj*: hypnotisch, einschläfernd.
sorbefacient/*n, adj*: 1. Absorbens *s*; 2. absorptionsfördernd.
sorbitol/*n*: Sorbitol *s*, Sorbit *s*.
sorbitol dehydrogenase: Sorbitdehydrogenase *w*.
sore/*n, adj*: 1. Geschwür *s*, umschriebene Hautläsion *w*, Ulkus *s*; **hard** ~ harter Schanker *m*; **oriental** ~ Orientbeule *w*, Hautleishmaniase *w*; **primary** ~ echter Schanker *m*; **soft** ~ weicher Schanker *m*; **venereal** ~ Genitalulkus *s*; 2. schmerzhaft.
soreness/*n*: Wundsein *s*.
sore throat: Angina *w*.
soroche/*n*: Andenkrankheit *w*.
sorrow/*n*: Kummer *m*, Sorge *w*.
sortion/*n*: Sortion *w*.

sotalol/*n*: Sotalol *s*.
soterocyte/*n*: Thrombozyt *m*.
Sotos syndrome: Sotos-Syndrom *s*.
Sottas-Déjerine syndrome: Déjerine-Sottas-Syndrom *s*.
souffle/*n*: Hauch *m*, blasendes Geräusch *s*; **cardiac** ~ weiches Herzgeräusch *s*; **fetal** ~ Nabelschnurgeräusch *s*; **funic** ~ Nabelschnurgeräusch *s*; **funicular** ~ Nabelschnurgeräusch *s*; **placental** ~ Plazentageräusch *s*; **splenic** ~ Milzgeräusch *s*; **umbilical** ~ Nabelschnurgeräusch *s*; **uterine** ~ Uteringeräusch *s*, Strepitus uterinus.
soul/*n*: Seele *w*.
soul blindness: Rindenblindheit *w*.
soul pain: Psychialgie *w*.
sound/*n, vb*: 1. Geräusch *s*, Ton *m*, Sonde *w*; **additional** ~ zusätzlicher Herzton *m*; **atrial** ~ Vorhofgeräusch *s*; **auscultatory** ~ auskultatorisches Geräusch *s*; **blowing** ~ fauchendes Geräusch *s*; **cardiac** ~ Herzgeräusch *s*; **continuous** ~ Dauergeräusch *s*, Maschinengeräusch *s*; **cracked-pot** ~ Geräusch des springenden Topfes, Bruit de pot fêlé; **crackling** ~ Knistergeräusch *s*; **crunching** ~ Knistergeräusch *s*; **diastolic** ~ Diastolikum *s*; **dull** ~ dumpfes Geräusch *s*; **duplicated** ~ Doppelton *m*; **entotic** ~ entotisches Geräusch *s*; **esophageal** ~ Ösophagussonde *w*; **expiratory** ~ exspiratorisches Geräusch *s*; **first** ~ erster Herzton *m*; **hippocratic** ~ Plätschergeräusch *s*; **lacrimal** ~ Tränengangsonde *w*; **low-pitched** ~ tiefes Geräusch *s*; **peristaltic** ~ Darmgeräusch *s*; **phonatory** ~ Phonationslaut *m*; **pulmonic second** ~ zweiter Herzton *m*, Pulmonaliston *m*; **respiratory** ~ Atemgeräusch *s*; **second** ~ zweiter Herzton *m*; **splashing** ~ Plätschergeräusch *s*, Clapotement *s*; **split** ~ gespaltener Herzton *m*; **third** ~ dritter Herzton *m*; **uterine** ~ Uterussonde *w*; **vesicular** ~ vesikuläres Atemgeräusch *s*; **whistling** ~ Pfeifgeräusch *s*; **white** ~ Wärmerauschen *s*; **xiphisternal crunching** ~ suprasternales Knistergeräusch *s*; 2. klingen, sondieren.

sound amplification: Schallverstärkung *w*.
sound beam: Schallbündel *s*.
sound-conducting: schalleitend.
sound conduction: Schalleitung *w*.
sound conduction apparatus: Schalleitungsapparat *m*.
sound density: Schalldichte *w*.
sound energy flux: Schallenergiefluß *m*.
sound hammer: Perkussionshammer *m*.
sound intensity: Schallintensität *w*.
sound interference: Schallinterferenz *w*.
sound localization: Schallokalisation *w*.
sound pattern theory: Schallmustertheorie *w*.
sound pollution: Lärmbelastung *w*.
sound pressure: Schalldruck *m*.
sound reference intensity: Normalschallstärke *w*.
sound reflection: Schallreflektion *w*.
sound threshold: Schallschwelle *w*.
sound velocity: Schallgeschwindigkeit *w*.
sound wave: Schallwelle *w*.
sour/*adj*: sauer.
source/*n*: Quelle *w*, Ursprung *m*.
source-skin distance: Fokus-Haut-Abstand *m*.
soybean/*n*: Sojabohne *w*.
sp. [*abbr*] **1. species; 2. specific**: 1. Spezies *w*; 2. spezifisch.
space/*n*: Raum *m*, Spatium; **alveolar dead** ~ alveolärer Totraum *m*; **axillary** ~ Achselhöhle *w*; **bregmatic** ~ vordere Fontanelle *w*; **capsular** ~ Bowman-Kapsel *w*; **complemental** ~ Komplementärraum *m*; **dead** ~ Totraum *m*; **epidural** ~ Epiduralraum *m*; **episcleral** ~ Episkleralraum *m*, Spatium episclerale; **epitympanic** ~ Kuppelraum *m*, Recessus epitympanicus; **extradural** ~ Epiduralraum *m*; **follicular** ~ Antrum folliculare; **haversian** ~ Havers-Kanal *m*; **intercellular** ~ Interzellularraum *m*, Interzellularspalte *w*; **intercostal** ~ Interkostalraum *m*; **interdental** ~ Interdentalraum *m*; **interglobular** ~ Interglobulärraum *m*, Czermak-Räume; **interlamellar** ~ Lamellenzwischenraum *m*; **intermesoblastic** ~ Zölom *s*; **interpleural** ~ Mediastinum *s*; **interseptal** ~ Septumzwischenraum *m*; **interstitial** ~ Interstitialraum *m*; **intervillous** ~ intervillöser Raum *m*; **intra-adventitial** ~ Adventitiaraum *m*; **intracapsular** ~ Lymphsinus *m*; **lymphatic** ~ Lymphraum *m*; **medullary** ~ Markraum *m*; **meningeal** ~ Subarachnoidalraum *m*; **palmar** ~ Palmarraum *m*; **pararenal** ~ perirenaler Raum *m*; **parasinoidal** ~ parasinoidale Raum *m*; **periaxial** ~ Lymphraum *m*; **perilymphatic** ~ Perilymphraum *m*; **perineural** ~ Perivaskulärraum *m*, Virchow-Robin-Raum *m*; **perinuclear** ~ perinukleärer Raum *m;* **periotic** ~ Perilymphraum *m*; **peritoneal** ~ Peritonealhöhle *w*; **perivascular** ~ Perivaskulärraum *m*, Virchow-Robin-Raum *m*; **perivitelline** ~ Dotterraum *m*; **pharyngeal** ~ Rachenraum *m*; **physiologic dead** ~ physiologischer Totraum *m*; **pia-arachnoid** ~ Subarachnoidalraum *m*; **pleural** ~ Pleurahöhle *w*; **pneumatic** ~ pneumatisierter Knochenanteil *m*; **postnasal** ~ Nasenrachenraum *m*; **preputial** ~ Präputialraum *m*; **prevesical** ~ retropubischer Raum *m*; **respiratory dead** ~ respiratorischer Totraum *m*; **retrobulbar** ~ Retrobulbärraum *m*; **retroperitoneal** ~ Retroperitonealraum *m*; **retropharyngeal** ~ Retropharyngealraum *m*; **semilunar** ~ Traube-Raum *m*; **subarachnoid** ~ Subarachnoidalraum *m*; **subdural** ~ Subduralraum *m*; **subphrenic** ~ Recessus subphrenicus; **suprahepatic** ~ Recessus subphrenicus; **suprapubic** ~ suprapubisches Dreieck *s*; **suprasternal** ~ Fossa suprasternalis; **third** ~ dritter Raum *m*; **vitelline** ~ Dotterraum *m*; **zonular** ~ Spatium zonulare.
space illusion: Raumtäuschung *w*.
space interval: Raumintervall *s*.
space maintainer: Platzhalter *m*.
space-occupying: raumfordernd.
space orientation: Raumorientierung *w*.
space perception: räumliche Wahrnehmung *w*.

spacer/n: Abstands-DNA w.
space retainer: Platzhalter m.
space sense: Raumsinn m.
space sickness: Weltraumkrankheit w.
spade finger: Pratzenhände.
Spalding sign: Spalding-Schädelzeichen s.
spallation/n: Splitterung w.
span/n: Spanne w, Zeitintervall s; **auditory** ~ Hörspanne w.
spar/n: Rundholz s, Spat m.
sparganosis/n: Sparganose w.
sparganum/n: Sparganum, Botriocephalus-Finne w.
sparing/n: Aussparung w; **macular** ~ Makulaaussparung w.
spark coil: Induktionsspule w.
sparsomycin/n: Sparsomycin s.
sparteine/n: Spartein s.
spartism/n: Sparteinvergiftung w.
spasm/n: Spasmus m, Zuckung w, Krampf m; **arterial** ~ Arterienspasmus m; **athetoid** ~ Athetose w; **bowing** ~ Nickkrampf m; **bronchial** ~ Bronchospasmus m; **cadaveric** ~ Totenstarre w; **canine** ~ Risus sardonicus; **carpopedal** ~ Karpopedalspasmus m; **clonic** ~ klonischer Krampf m; **clonic facial** ~ Hemispasmus facialis; **cynic** ~ Risus sardonicus; **diffuse esophageal** ~ diffuser Ösophagospasmus m, Barsony-Teschendorf-Syndrom s; **epidemic transient diaphragmatic** ~ Bornholm-Krankheit w; **esophageal** ~ Ösophagospasmus m; **facial** ~ Fazialiskrampf m, Bell-Spasmus m; **functional** ~ Beschäftigungskrampf m; **glottic** ~ Laryngospasmus m; **histrionic** ~ Krampf der mimischen Gesichtsmuskulatur; **infantile massive** ~ Blitz-Nick-Salaam-Krämpfe; **massive** ~ massiver Spasmus m; **masticatory** ~ Trismus m; **mimic** ~ Krampf der mimischen Gesichtsmuskulatur; **mobile** ~ Spasmus mobilis, posthemiplegische Choreoathetose w; **myopathic** ~ Krampf bei Myopathie; **nictitating** ~ Blinzelkrampf m, Blepharospasmus m; **nodding** ~ Spasmus nutans, Nickkrampf m; **oculogyric** ~ okulogyre Lähmung w; **pantomimic** ~ Tic m; **pedal** ~ Fußkrampf m; **professional** ~ Beschäftigungskrampf m; **respiratory** ~ Spasmus respiratorius, Atemmuskelkontraktion w; **rotatory** ~ Drehkrampf m; **saltatory** ~ Blitz-Nick-Salaam-Krämpfe; spinal accessory ~ Torticollis spasticus, spastischer Schiefhals m; **tetanic** ~ tetanischer Muskelkrampf m; **tonic** ~ tonischer Anfall m; **tonoclonic** ~ tonisch-klonischer Krampf m; **toxic** ~ toxischer Krampfanfall m; **vaginal** ~ Scheidenkrampf m, Vaginismus m; **vascular** ~ Vasospasmus m; **vasomotor** ~ Vasomotorenspasmus m; **winking** ~ Blinzelkrampf m, Blepharospasmus m.
spasmo-: Spasmo-.
spasmodic/adj: spastisch, spasmodisch.
spasmogen/n: spasmogene Substanz w.
spasmogenic/adj: spasmogen.
spasmolygmus/n: Schluckauf m, Singultus.
spasmolysant/n, adj: 1. Spasmolytikum s; 2. krampflösend.
spasmolysis/n: Spasmolyse w.
spasmolytic/adj: spasmolytisch.
spasmophilia/n: Spasmophilie w.
spasmus/n: Krampf m, Spasmus.
spastic/adj: spastisch, spasmodisch.
spasticity/n: Spastizität w, Spastik w; **cerebral** ~ zerebrale Spastik w.
spatial/adj: räumlich.
spatic/adj: räumlich.
spatium/n: Raum m, Spatium.
spatula/n: Spatel m.
spatulate/vb, adj: 1. spateln; 2. spatelförmig.
spatulation/n: Spachteln s.
spatuliform/adj: spatelförmig.
Spatz disease: Hallervorden-Spatz-Krankheit w.
spay/vb: ovarektomieren.
SPCA [abbr] serum prothrombin conversion accelerator: Faktor VII m, SPCA.
speak/vb: sprechen.
speaking/n: Sprechen s.
spec. [abbr] 1. special; 2. specific;

3. specimen: 1. speziell; 2. spezifisch; 3. Probe *w*, Untersuchungsmaterial *s*.
special/*adj*: speziell, Spezial-.
specialist/*n*: Spezialist *m*, Facharzt *m*.
specialization/*n*: Spezialisierung *w*.
specialize/*vb*: spezialisieren.
specialized/*adj*: spezialisiert, Spezial-.
specialty/*n*: Spezialität *w*, Fachgebiet *s*.
speciation/*n*: Artentwicklung *w*.
species/*n*: Spezies *w*, Art *w*.
species-specific/*adj*: artspezifisch.
specific/*n, adj*: 1. Spezifikum *s*; 2. spezifisch.
specification/*n*: Spezifizierung *w*, Einzeldarstellung *w*.
specificity/*n*: Spezifität *w*; **antigenic** ~ Antigenspezifität *w*; **diagnostic** ~ diagnostische Spezifität *w*; **neuronal** ~ Neuronenspezifität *w*.
specillum/*n*: Bougie *m*, kleine Sonde *w*.
specimen [*abbr*] **spec.**: Probe *w*, Untersuchungsmaterial *s*, Muster *s*; **cytologic** ~ zytologische Probe *w*.
specimen handling: Probenhandhabung *w*.
specimen trap: Probenkollektor *m*.
speck/*n*: Fleck *m*.
speckle/*n*: Sprenkel *m*, Tüpfelung *w*.
speckled/*adj*: gefleckt.
SPECT [*abbr*] **single photon emission computed tomography**: Single-Photon-Emissions-Computertomographie *w*, SPECT.
spectacled/*adj*: brillentragend.
spectacle-frame: Brillengestell *s*.
spectacles/*n*: Brille *w*; **bifocal** ~ Zweigläserbrille *w*; **decentered** ~ dezentrierte Brillengläser; **half-glass** ~ Halbbrille *w*; **prismatic** ~ Prismenbrille *w*; **protective** ~ Schutzbrille *w*; **reading** ~ Lesebrille *w*; **stenopeic** ~ Schlitzbrille *w*.
spectinomycin/*n*: Spectinomycin *s*.
spectinomycin hydrochloride: Spectinomycin-Hydrochlorid *s*.
spectral/*adj*: spektral.
spectrin/*n*: Spektrin *s*.
spectro-: Spektro-.
spectrocolorimeter/*n*: Spektrokolorimeter *s*.
spectrofluorometer/*n*: Spektrofluorometer *s*.
spectrogram/*n*: Spektrogramm *s*.
spectrograph/*n*: Spektrograph *m*, Spektralapparat *m*.
spectrometer/*n*: Spektrometer *s*.
spectrometry/*n*: Spektrometrie *w*.
spectrophotofluorometer/*n*: Spektrophotofluorometer *s*.
spectrophotometer/*n*: Spektrophotometer *s*.
spectrophotometry/*n*: Spektrophotometrie *w*.
spectropolarimeter/*n*: Spektropolarimeter *s*.
spectroscope/*n*: Spektroskop *s*.
spectroscopy/*n*: Spektroskopie *w*.
spectrum/*n*: Spektrum *s*; **antibiotic** ~ antibiotisches Wirkspektrum *s*; **chromatic** ~ Farbenspektrum *s*; **continuous** ~ kontinuierliches Spektrum *s*; **electromagnetic** ~ elektromagnetisches Spektrum *s*; **grating** ~ Brechungsspektrum *s*; **normal** ~ Normalspektrum *s*; **thermal** ~ Wärmespektrum *s*; **visible** ~ sichtbarer Spektralbereich *m*.
spectrum analysis: Spektralanalyse *w*.
spectrum color: Spektralfarbe *w*.
speculum/*n*: Spekulum *s*, Spiegel *m*; **anal** ~ Analspekulum *s*; **aural** ~ Ohrenspekulum *s*; **duck-billed** ~ Sims-Spekulum *s*; **esophageal** ~ Pharyngoskop *s*; **nasal** ~ Nasenspekulum *s*; **nasopharyngeal** ~ Nasopharyngealspekulum *s*; **rectal** ~ Rektalspekulum *s*; **tubular** ~ Röhrenspekulum *s*; **urethral** ~ Urethralspekulum *s*; **vaginal** ~ Scheidenspekulum *s*.
speech/*n*: Sprache *w*; **ataxic** ~ zerebelläre Dysarthrie *w*; **clipped** ~ Silbenverschlucken *s*; **esophageal** ~ Ösophagussprache *w*; **interjectional** ~ abgehackte, unzusammenhängende Äußerungen; **jumbled** ~ Jargonaphasie *w*; **nasal** ~ Näseln *s*; **scamping** ~ Silbenverschlucken *s*; **scanning** ~ skandierende Sprache *w*;

speech, scattered

scattered ~ unlogische Äußerungen, Neologismen; **slurred** ~ verwaschene Sprache *w*; **spastic** ~ spastische Dysarthrie *w*; **telegraphic** ~ Telegrammstil *m*.
speech act: Sprechakt *m*.
speech apparatus: Sprachapparat *m*.
speech appliance: Sprechhilfe *w*.
speech area: Sprachzentrum *s*; **auditory** ~ sensorisches Sprachzentrum *s*; **motor** ~ motorisches Sprachzentrum *s*; **sensory** ~ sensorisches Sprachzentrum *s*.
speech audiogram: Sprachaudiogramm *s*.
speech audiometry: Sprachaudiometrie *w*.
speech center: Sprachzentrum *s*.
speech defect: Sprachfehler *m*.
speech development: Sprachentwicklung *w*.
speech disorder: Sprachstörung *w*.
speech handicap: Sprachbehinderung *w*.
speech pathology: Sprachpathologie *w*.
speech reading: Lippenlesen *s*.
speech reception threshold: Sprachwahrnehmungsschwelle *w*.
speech therapist: Sprachtherapeut *m*.
speech therapy: Sprachtherapie *w*.
speed/*n*: Geschwindigkeit *w*, Speed *s*, Amphetamin *s*; **periphereal** ~ Umfangsgeschwindigkeit *w*.
spelencephaly/*n*: Porenzephalie *w*.
spell/*n*: kurze Zeit *w*, Zeitspanne *w*, Zeitabschnitt *m*.
spelling/*n*: Rechtschreibung *w*.
Spens syndrome: Spens-Syndrom *s*, Adam-Stokes-Anfall *m*.
sperm/*n*: Sperma *s*, Spermatozoon *s*.
sperm-: Spermato-.
spermacrasia/*n*: Spermakrasie *w*, Spermienreduktion *w*.
spermagglutination/*n*: Spermienagglutination *w*.
sperm analysis: Spermienuntersuchung *w*.
sperm antibody: Sperma-Antikörper *m*.
sperm antigen: Sperma-Antigen *s*.
spermary/*n*: Samenblase *w*.
spermateliosis/*n*: Spermiogenese *w*.
spermatemphraxis/*n*: Blockierung der Samenfreisetzung.

spermatic/*adj*: spermatisch, Samen-.
spermaticidal/*adj*: spermizid.
spermaticide/*n*: Spermizid *s*.
spermatid/*n*: Spermatide *w*, Spermatoblast *m*.
spermatism/*n*: Spermienbildung *w*.
spermatitis/*n*: Spermatitis *w*, Funikulitis *w*.
spermato-: Spermato-.
spermatocele/*n*: Spermatozele *w*.
spermatocelectomy/*n*: Spermatozelenexzision *w*.
spermatocidal/*adj*: spermizid.
spermatocide/*n*: Spermizid *s*.
spermatocyst/*n*: Samenblase *w*, Spermatozele *w*.
spermatocystectomy/*n*: Spermatozystektomie *w*, Samenblasenentfernung *w*.
spermatocystitis/*n*: Spermatozystitis *w*.
spermatocystotomy/*n*: Samenblaseninzision *w*.
spermatocyte/*n*: Spermatozyt *m*; **primary** ~ Spermatozyt I. Ordnung; **secondary** ~ Spermatozyt II. Ordnung.
spermatocytogenesis/*n*: Spermatozytogenese *w*, Spermiogenese *w*.
spermatocytoma/*n*: Seminom *s*.
spermatogenesis/*n*: Spermatogenese *w*.
spermatogenic/*adj*: spermatogen.
spermatogenous/*adj*: samenbildend.
spermatogeny/*n*: Spermatogenese *w*.
spermatogonium/*n*: Spermatogonium *s*.
spermatolysin/*n*: Spermatolysin *s*.
spermatolysis/*n*: Spermatolyse *w*.
spermatolytic/*adj*: spermatolytisch.
spermatorrhea/*n*: Spermatorrhö *w*.
spermatotoxin/*n*: Spermatotoxin *s*.
spermatozoicide/*n*: Spermizid *s*.
spermatozoon/*n*: Spermatozoon *s*.
sperm bank: Samenbank *w*.
sperm capacitation: Spermienkapazitation *w*.
sperm cell: Spermie *w*, Spermatoblast *m*.
sperm centre: Spermienzentrosom *s*.
sperm count: Spermienzahl *w*.
sperm donor: Samenspender *m*.
sperm duct: Vas deferens.

spermectomy/*n*: Samenstrangresektion *w*.
sperm head: Spermienkopf *m*.
spermiation/*n*: Spermienfreisetzung *w*.
spermicidal/*adj*: spermizid.
spermicide/*n*: Spermizid *s*.
spermidine/*n*: Spermidin *s*.
spermiduct/*n*: Samenausführungsgang *m*.
spermine/*n*: Spermin *s*.
spermiogenesis/*n*: Spermiogenese *w*.
spermioteleosis/*n*: Spermiohistogenese *w*.
sperm maturation: Spermienreifung *w*.
sperm migration: Spermienwanderung *w*.
sperm motility: Spermienmotilität *w*.
sperm number: Spermienzahl *w*.
spermo-: Spermato-.
spermocytoma/*n*: Seminom *s*.
spermolith/*n*: Samengangstein *m*.
spermoloropexy/*n*: Samenstrangfixierung *w*.
spermolysis/*n*: Spermatolyse *w*.
spermoplasm/*n*: Spermienprotoplasma *s*.
spermorrhea/*n*: Spermatorrhö *w*.
sperm penetration: Penetration *w*.
sperm tail: Spermienschwanz *m*.
sperm transport: Spermientransport *m*.
spew/*vb*: ausspucken.
sphacelation/*n*: Gangränbildung *w*.
sphacelism/*n*: Sphakelismus *m*.
sphaceloid/*adj*: gangränartig.
sphacelous/*adj*: gangränös.
sphacelus/*n*: Sphakelus *m*, Brand *m*, Gangrän *w*.
sphagiasmus/*n*: Sphagiasmus *m*.
sphagnum/*n*: Torfmoos *s*.
S phase: S-Phase *w*.
sphenic/*n*, *adj*: 1. Os sphenoidale; 2. keilförmig, sphenoidal.
spheno-: Spheno-, Keil-.
sphenobasilar/*adj*: Keilbein und Basis betreffend.
sphenocephaly/*n*: Sphenokephalie *w*.
sphenoid/*n*, *adj*: 1. Os sphenoidale; 2. keilförmig, sphenoidal.
sphenoidal/*adj*: sphenoidal.
sphenoiditis/*n*: Sphenoiditis *w*.
sphenoidostomy/*n*: Erweiterung des Keilbeinhöhlenostiums.
sphenoidotomy/*n*: Sphenoidotomie *w*.
sphenoparietal/*adj*: sphenoparietal.
sphenosis/*n*: Einkeilung *w*.
sphenotic/*adj*: zur Keilbeinknorpelplatte gehörig.
sphenotribe/*n*: Kephalotripter *m*.
sphenotripsy/*n*: Sphenotripsie *w*, Kephalotripsie *w*.
sphenoturbinal/*adj*: die Keilbeinhöhlen betreffend.
sphere/*n*: Sphäre *w*; **neurosecretory** ~ neurosekretorische Granula; **volitional** ~ Willenssphäre *w*.
spherical/*adj*: sphärisch.
sphero-: Sphäro-.
spherocylinder/*n*: torische Linse *w*.
spherocyte/*n*: Sphärozyt *m*, Kugelzelle *w*.
spherocytic/*adj*: sphärozytär.
spherocytosis/*n*: Sphärozytose *w*; **hereditary** ~ hereditäre Sphärozytose *w*, Minkowski-Chauffard-Syndrom *s*.
spheroid/*n*, *adj*: kugelförmige Struktur *w*; 2. Sphäroid-, kugelartig.
spheroidin/*n*: Tetrodotoxin *s*.
spherometer/*n*: Sphärometer *s*.
spherophakia/*n*: Sphärophakie *w*, Lentiglobus *m*.
spheroplast/*n*: Sphäroplast *m*.
spherule/*n*: Kügelchen *s*.
sphincter/*n*: Sphinkter *m*, Sphinktermuskel *m*; **anatomic** ~ anatomischer Sphinkter *m*; **artificial** ~ künstlicher Sphinkter *m*; **cardiac** ~ Kardiaringmuskulatur *w*; **cardioesophageal** ~ kardioösophageale Ringmuskulatur *w*; **choledochal** ~ Choledochussphinkter *m*, Boyden-Sphinkter *m*; **esophageal** ~ Ösophagussphinkter *m*; **ileal** ~ Ileumsphinkter *m*; **internal** ~ Musculus sphincter ani internus; **larnygeal** ~ Kehlkopfverschlußmechanismus *m*; **ostial** ~ Ostiumsphinkter *m*; **pancreatic** ~ Sphincter pancreaticus; **pyloric** ~ Sphincter pylori; **striated muscular** ~ Rhabdosphinkter *m*; **tubular** ~ Tubensphinkter *m*.
sphincteral/*adj*: Sphinkter-.
sphincteralgia/*n*: Sphinkterschmerz *m*.

sphincterectomy/*n*: Sphinkterektomie *w*.
sphincteric/*adj*: Sphinkter-.
sphincter mechanism: Sphinktermechanismus *m*.
sphincter muscle: Sphinktermuskel *m*, Schließmuskel *m*.
sphincterolysis/*n*: Sphinkterolyse *w*.
sphincteroplasty/*n*: Sphinkterplastik *w*.
sphincteroscope/*n*: Sphinkterspekulum *s*.
sphincteroscopy/*n*: Sphinkterinspektion *w*.
sphincterotome/*n*: Sphinkterotom *s*.
sphincterotomy/*n*: Sphinkterotomie *w*; **internal** ~ innere Sphinkterotomie *w*.
sphincter weakness: Sphinkterschwäche *w*.
sphinganine/*n*: Sphinganin *s*.
sphingo-: Sphingo-.
sphingoid/*n*: Sphingoid *s*.
sphingolipid/*n*: Sphingolipid *s*.
sphingolipidosis/*n*: Sphingolipidose *w*; **late onset cerebral** ~ adulte Zeroidlipofuszinose *w*, Kufs-Hallervorden-Krankheit *w*.
sphingolipodystrophy/*n*: Sphingolipidose *w*.
sphingomyelin/*n*: Sphingomyelin *s*.
sphingomyelinase deficiency: Sphingomyelinose *w*, Nieman-Pick-Krankheit *w*.
sphingomyelinosis/*n*: Sphingomyelinose *w*, Niemann-Pick-Krankheit *w*.
sphingophospholipid/*n*: Sphingophospholipid *s*.
sphingosine/*n*: Sphingosin *s*.
sphygm-: Sphygmo-.
sphygmic/*adj*: Puls-.
sphygmochronograph/*n*: Sphygmochronograph *m*.
sphygmogram/*n*: Sphygmogramm *s*.
sphygmograph/*n*: Sphygmograph *m*.
sphygmography/*n*: Sphygmographie *w*.
sphygmomanometer/*n*: Sphygmomanometer *s*, Blutdruckmeßgerät *s*.
sphygmomanometry/*n*: Sphygmomanometrie *w*, Blutdruckmessung *w*.
sphygmometer/*n*: Sphygmomanometer *s*.
sphygmoscope/*n*: Sphygmoskop *s*.
sphygmus/*n*: Puls *m*, Sphygmus.

sphyrotomy/*n*: Sphyrotomie *w*.
spica bandage: Kornährenverband *m*, Bindenverband *m*.
spicular/*adj*: spornförmig.
spicule/*n*: Spitze *w*, Spicula.
spider/*n*: Spinne *w*; **arterial** ~ Spidernävus *m*; **vascular** ~ Spidernävus *m*.
spider bite: Spinnenbiß *m*.
spider-burst: Besenreiservarizen.
spider cell: Astrozyt *m*, Perizyt *m*.
spider finger: Spinnenfinger *m*, Arachnodaktylie *w*.
spider nevus: Spider-Nävus, Sternnävus *m*, Naevus araneus.
spider poison: Spinnengift *s*.
spider poisoning: Spinnengiftvergiftung *w*, Arachnidismus *m*.
spider teleangiectasis: Naevus araneus, Spider-Nävus *m*.
spider venom: Spinnengift *s*.
spiderweb/*n*: Spinnengewebe *w*.
spiderweb clot: Spinnengewebsgerinnsel *s*.
Spiegelberg's criteria for ovarian pregnancy: Spiegelberg-Schwangerschaftskriterien.
Spieghel's line: Spieghel-Linie *w*.
Spiegler's tumor: Spiegler-Tumor *m*, Zylindrom der Haut.
Spielmeyer-Vogt disease: Spielmeyer-Stock-Vogt-Krankheit *w*, juvenile Zeroidlipofuszinose *w*, amaurotische Idiotie *w*.
spike/*n*: Spitze *w*, Stachel *m*, Spike *m*; **focal** ~'s fokale Spikes; **initial** ~ Initialzacke *w*; **multiple** ~'s aufeinanderfolgende Spikes; **physiologic occipital** ~'s Lambdawellen; **slow** ~ Slow Spike.
spike discharge: Spike-Entladung *w*.
spike focus: Spike-Herd *m*.
spike potential: Spike *s*, Spitzenpotential *s*.
spike-wave complex: Spike-Wave-Komplex *m*.
spike-wave stupor: Petit-mal-Status *m*.
spill/*n, vb*: 1. Übertreten *s*; **cellular** ~ Zellverschleppung *w*; 2. verschütten.
Spiller syndrome: subakute nekrotisieren-

de Myelitis w.
spiloma/n: Muttermal s, Nävus m.
spilus/n: Nävus m.
spin/n, vb: 1. Drehung w, Spin m; **nuclear** ~ Kernspin m; 2. rotieren, drehen, spinnen.
spin-: Spino-.
spina/n: Stachel m, Rückgrat s, Spina.
spinach/n: Spinat m.
spinach stool: Spinatstuhl m.
spinal/adj: spinal.
spinal-fluid loss headache: postpunktioneller Kopfschmerz m.
spinalgia/n: Rückenschmerz m.
spindle/n: Spindel w; **aortic** ~ Aortenspindel w; **mitotic** ~ Mitosespindel w, Spindelapparat m; **monofibral** ~ monofibrilläre Spindel w; **neuromuscular** ~ Muskelspindel w; **neurotendinous** ~ Sehnenorgan s; **nuclear** ~ Kernspindel w.
spindle apparatus: Spindelapparat m.
spindle cataract: Spindelstar m.
spindle cell: Spindelzelle w.
spindle cell carcinoma: Spindelzellkarzinom s.
spindle cell nevus: Spindelzellnävus m.
spindle cell sarcoma: Spindelzellsarkom s.
spindle fiber: Spindelfaser w.
spindle traction fiber: Spindelzugfaser w.
spine/n: Rückgrat s, Stachel m, Spina; **cervical** ~ Halswirbelsäule w; **hysterical** ~ Eisenbahnrücken m; **ischial** ~ Spina ischiadica; **kissing** ~ kissing spine, Baastrup-Phänomen s; **lumbar** ~ Lendenwirbelsäule w; **rigid** ~ Wirbelsäulenversteifung w; **sciatic** ~ Spina ischiadica; **stiff** ~ Wirbelsäulenversteifung w, Bambusstabwirbelsäule w; **thoracic** ~ Brustwirbelsäule w.
spine cell: Stachelzelle w.
spine curvature: Wirbelsäulenkrümmung w.
spine sign: Kniekußphänomen s.
spiniform/adj: stachelförmig.
spinifugal/adj: spinofugal.
spin immunoassay: Spin-Immunoassay m.
spinipetal/adj: spinopetal.
spinitis/n: Myelitis w, Meningitis spinalis.
spinning/adj: rotierend, drehend.
spinnbarkeit/n: Spinnbarkeit w.
spino-: Spino-.
spinobulbar/adj: spinobulbär.
spinocerebellar/adj: spinozerebellar.
spinosal/adj: zum Foramen spinosum gehörig.
spinose/adj: dornförmig, spinosus.
spinous/adj: dornförmig, spinosus.
spin resonance, nuclear magnetic: Kernspinmagnetresonanz w.
spin variation: Drehimpulsänderung w.
spiny/adj: dornig.
spir-: Spiro-.
spiradenoma/n: Spiradenom s; **cylindromatous** ~ zylindromartiges Spiradenom s; **eccrine** ~ ekkrines Spiradenom s.
spiral/n, adj: 1. Spirale w; 2. spiralförmig.
spiral-shaped: spiralförmig.
spiramycin/n: Spiramycin s.
spire/n: Spirale w.
spireme/n: Spirem s.
spirilliform/adj: spirillenförmig.
spirillosis/n: Spirillose w.
spirillum/n: Spirillum.
spirit/n: Spiritus m, Branntwein m, Geist m, Seele w; **crude** ~ Rohspiritus m; **industrial methylated** ~ denaturierter Methylalkohol m; **rectified** ~ rektifizierter Alkohol m.
spirit of sal volatile: Ammoniakgeist m.
spirits/n: alkoholisches Getränk s.
spiro-: Spiro-, spiralig.
spirochetal/adj: Spirochäten-.
spirochete/n: Spirochäte w.
spirochetemia/n: Spirochätensepsis w.
spirochetosis/n: Spirochätose w; **bronchopulmonary** ~ Bronchospirochätose w; **icterogenic** ~ ikterische Leptospirose w.
spirochetotic/adj: spirochätotisch.
spirogram/n: Spirogramm s.
spirograph/n: Spirograph m.
spirography/n: Spirographie w.

spiroid/*adj*: spiralförmig.
spiroma/*n*: ekkrines Spiradenom *s*.
spirometer/*n*: Spirometer *s*.
spirometry/*n*: Spirometrie *w*; **bronchoscopic** ~ Bronchospirometrie *w*.
spironolactone/*n*: Spironolacton *s*.
spiroscope/*n*: Spiroskop *s*.
spit/*n, vb*: 1. Speichel *m*; 2. spucken.
spittle/*n*: Speichel *m*, Saliva.
Spitzka's marginal zone: Spitzka-Randzone *w*, Tractus dorsolateralis.
Spitz nevus: Spindelzellnävus *m*.
splanchn-: Splanchniko-.
splanchnapophysis/*n*: knöcherner Eingeweidefortsatz *m*.
splanchnectopia/*n*: Eingeweideektopie *w*.
splanchnesthesia/*n*: Viszerosensibilität *w*.
splanchni-: Splanchniko-, Splanchno-.
splanchnic/*adj*: Splanchniko-, viszeral, Eingeweide-.
splanchnicectomy/*n*: Splanchnikektomie *w*; **lumbodorsal** ~ bilaterale Grenzstrangresektion mit Splanchnikektomie, untere Smithwick-Operation *w*.
splanchnicotomy/*n*: Splanchnikotomie *w*.
splanchno-: Splanchniko-.
splanchnocele/*n*: Baucheingeweidehernie *w*.
splanchnocoele/*n*: viszerales Zölom *s*.
splanchnocranium/*n*: Splanchnokranium *s*, Eingeweideschädel *m*.
splanchnography/*n*: beschreibende Anatomie der Eingeweide *w*.
splanchnology/*n*: Splanchnologie *w*.
splanchnomegaly/*n*: Splanchnomegalie *w*.
splanchnomicria/*n*: Splanchnomikrie *w*.
splanchnopathy/*n*: Erkrankung mit Beteiligung der Eingeweide.
splanchnopleure/*n*: Splanchnopleura *w*, viszerales Mesoderm *s*.
splanchnoptosis/*n*: Splanchnoptose *w*.
splanchnoskeleton/*n*: Viszeroskelett *s*, Splanchniokranium *s*.
splanchnosomatic/*adj*: viszerosomatisch.
splash/*n, vb*: 1. Plätschern *s*, Plätschergeräusch *s*; 2. spritzen, planschen.

S-plasty: S-Plastik *w*, modifizierte Z-Plastik *w*.
splatter/*vb*: planschen, plätschern.
splay/*adj*: gespreizt.
splayfoot/*n*: Spreizfuß *m*.
spleen/*n*: Milz *w*, Splen, Lien; **accessory** ~ Nebenmilz *w*; **amyloid** ~ Amyloidmilz *w*; **diffuse waxy** ~ diffuse Milzamyloidose *w*; **enlarged** ~ Splenomegalie *w*, vergrößerte Milz *w*; **floating** ~ Wandermilz *w*; **iced** ~ Zuckergußmilz *w*; **lardaceous** ~ Wachsmilz *w*, diffuse Milzamyloidose *w*; **mobile** ~ Wandermilz *w*; **movable** ~ Wandermilz *w*; **wandering** ~ Wandermilz *w*; **waxy** ~ Wachsmilz *w*, diffuse Milzamyloidose *w*.
spleen disease, big: tropische Splenomegalie *w*.
splen-: Spleno-.
splenalgia/*n*: Milzschmerz *m*.
splenauxe/*n*: Splenomegalie *w*.
splenculus/*n*: Nebenmilz *w*.
splenectasis/*n*: Splenektasie *w*.
splenectomize/*vb*: splenektomieren.
splenectomy/*n*: Splenektomie *w*; **subcapsular** ~ subkapsuläre Splenektomie *w*.
splenectopia/*n*: Milzektopie *w*, Wandermilz *w*.
spleneolus/*n*: Nebenmilz *w*.
splenetic/*adj*: milzkrank, Milz-, schlecht gelaunt.
splenial/*adj*: splenial.
splenic/*adj*: Milz-, lienal.
splenicopancreatic/*adj*: pankreatikolienal.
spleniculus/*n*: Nebenmilz *w*.
spleniform/*adj*: milzförmig.
splenin/*n*: Milzextrakt *m*.
splenisserate/*adj*: Musculus serratus und Musculus splenius betreffend.
splenitis/*n*: Splenitis *w*, Lienitis *w*.
splenium/*n*: Longuette *w*, Kompresse *w*, Splenium *s*.
splenization/*n*: Splenisation *w*.
spleno-: Spleno-.
splenoblast/*n*: Splenozytenpräkursor *m*.
splenocele/*n*: Splenom *s*, Milztumor *m*.

splenocleisis/*n*: Neubildung der Milzkapsel.
splenocolic/*adj*: splenokolisch.
splenocyte/*n*: Splenozyt *m*, Monozyt *m*.
splenodynia/*n*: Milzschmerz *m*.
splenogenous/*adj*: splenogen.
splenogranulomatosis siderotica: siderotische Splenomegalie *w*.
splenography/*n*: Splenographie *w*.
splenohepatomegaly/*n*: Hepatosplenomegalie *w*.
splenoid/*adj*: milzförmig.
splenolaparotomy/*n*: abdominale Milzentfernung *w*.
splenology/*n*: Splenologie *w*.
splenolymphatic/*adj*: Milz und Lymphknoten betreffend.
splenolysin/*n*: Splenolysin *s*.
splenolysis/*n*: Milzauflösung *w*.
splenoma/*n*: Splenom *s*.
splenomalacia/*n*: Lienomalazie *w*.
splenomedullary/*adj*: Milz und Knochenmark betreffend.
splenomegaly/*n*: Splenomegalie *w*; **chronic congestive** ~ chronisch-kongestive Splenomegalie *w*; **chronic malarial** ~ chronische Splenomegalie bei Malaria; **congestive** ~ kongestive Splenomegalie *w*, Banti-Krankheit *w*; **Egyptian** ~ Splenomegalie bei Schistosomiasis; **febrile tropic** ~ tropische Splenomegalie *w*, Kala-Azar *w*; **hemolytic** ~ Milzvergrößerung bei Hämolyse; **hypercholesterolemic** ~ Splenomegalie bei Hypercholesterinämie; **siderotic** ~ Gandy-Gamna-Milz *w*; **thrombophlebitic** ~ Milzvenenthrombose *w*, Opitz-Krankheit *w*; **tropical** ~ tropische Splenomegalie *w*; Kala-Azar *w*.
splenomyelogenous/*adj*: Milz und Knochenmark betreffend.
splenomyelomalacia/*n*: Splenomyelomalazie *w*.
splenopancreatic/*adj*: pankreatikolienal.
splenopathy/*n*: Milzerkrankung *w*.
splenoportography/*n*: Splenoportographie *w*.
splenoptosis/*n*: Splenoptose *w*.
splenorenal/*adj*: splenorenal.
splenorenopexy/*n*: Splenorenopexie *w*.
splenorrhagia/*n*: Milzblutung *w*.
splenorrhaphy/*n*: Milznaht *w*.
splenotomy/*n*: Milzinzision *w*.
splenotoxin/*n*: auf die Milz wirkendes Gift.
splenule/*n*: Nebenmilz *w*.
splice/*n*, *vb*: 1. Spleißstelle *w*; 2. spleißen.
splicing/*n*: Spleißen *s*, Splicing.
splint/*n*, *vb*: 1. Schiene *w*; **acid-etching** ~ Absäuerungsschiene *w*; **diodontic** ~ Zahnstabilisator *m*; **dynamic** ~ Funktionsschiene *w*; **fixed** ~ unbewegliche Schiene *w*; **functional** ~ Funktionsschiene *w*; **inflatable** ~ aufblasbare Schiene *w*; **interdental** ~ Zahnschiene *w*; **live** ~ Funktionsschiene *w*; **nasal** ~ Nasenschiene *w*; **plastic** ~ Plastikschiene *w*; **surgical** ~ Lagerungsschiene *w*; 2. schienen.
splintage/*n*: Schienung *w*.
splint apparatus: Schienenapparat *m*.
splint dressing: Schienenverband *m*.
splinter/*n*, *vb*: 1. Splitter *m*; 2. splittern.
splinter hemorrhage: splitterförmige Hämorrhagie *w*, subunguale Osler-Knötchen.
splinting/*n*: Schienung *w*.
split/*vb*, *adj*: 1. spalten; 2. gespalten.
split-brain state: Split-brain-Syndrom *s*.
splitting/*n*, *adj*: 1. Spaltung *w*; 2. spaltend.
splitting-off: Abspaltung *w*.
splitting of heart sounds: Spaltung der Herztöne.
splitting of the ego: Ich-Spaltung *w*.
splitting of the personality: Persönlichkeitsspaltung *w*.
spodiomyelitis/*n*: Poliomyelitis anterior acuta.
spodogenous/*adj*: spodogen.
spodography/*n*: Spodographie *w*, Aschenbild *s*.
spoke bone: Speiche *w*, Radius.
spokeshave/*n*: Schabhobel *m*.
spondyl-: Spondylo-.
spondylarthritis/*n*: Spondylarthritis *w*.
spondylarthrosis/*n*: Spondylarthrose *w*.

spondylitis/n: Spondylitis w; **ankylosing** ~ Spondylitis ankylosans, Bechterew-Syndrom s, Marie-Strümpell-Krankheit w; **hypertrophic** ~ hypertrophe Spondylitis w; **post-traumatic** ~ Kümmell-Verneuil-Syndrom s, Spondylopathia traumatica; **rheumatoid** ~ Spondylitis ankylosans, Bechterew-Syndrom s; **rhizomelic** ~ Spondylitis ankylosans, Bechterew-Syndrom s; **traumatic** ~ traumatisch bedingte Wirbelsäulenentzündung w; **tuberculous** ~ Wirbeltuberkulose w, Spondylitis tuberculosa, Pott-Krankheit w.

spondylo-: Spondylo-.
spondylodesis/n: Spondylodese w.
spondylodidymia/n: Spondylodydimus m.
spondylodiscitis/n: Spondylodiszitis w.
spondyloepiphyseal/adj: spondyloepiphysär.
spondylolisthesis/n: Spondylolisthesis w.
spondylolisthetic/adj: spondylolisthetisch.
spondylolysis/n: Spondylolyse w.
spondylomalacia/n: Spondylomalazie w; **traumatic** ~ Kümmell-Verneuil-Syndrom s, Spondylopathia traumatica.
spondylopathy/n: Spondylopathie w; **traumatic** ~ Kümmell-Verneuil-Syndrom s, Spondylopathia traumatica.
spondyloptosis/n: Spondylolisthesis w.
spondyloschisis/n: Rhachischisis w.
spondylosis/n: Spondylose w; **cervical** ~ Halswirbelsäulenspondylose w; **degenerative** ~ degenerative Wirbelsäulengelenkerkrankung w; **hyperostotic** ~ Spondylosis hyperostotica; **rhizomelic** ~ Spondylosis ankylosans, Bechterew-Syndrom s.
spondylosyndesis/n: Wirbelfusion w.
spondylotomy/n: Laminektomie w.
spondylus/n: Wirbel m, Vertebra.
sponge/n, vb: 1. Schwamm m, Tupfer m; **spermicidal** ~ spermizidhaltiger Tampon m; 2. vollsaugen, abwischen.
spongeable/adj: wischfest.
sponge biopsy: Schwammbiopsie w.
sponge dermatitis: Dermatitis spongiosa.
sponge-holding forceps: Tupferhalter m.
spongeitis/n: Corpus-spongiosum-Entzündung w.
sponge kidney: Schwammniere w; **medullary** ~ Markschwammniere w.
sponge stick: Stieltupfer m.
sponge tent: Zervixdilatator m, Zervixdilatationsschwamm m.
spongi-: Spongio-.
spongioblast/n: Spongioblast m.
spongioblast of the retina: Retinaspongioblast m.
spongioblastoma/n: Spongioblastom s.
spongiocyte/n: Spongiozyt m, Neurogliazelle w.
spongiocytoma/n: Spongioblastom s.
spongiosa/n: Spongiosa w, Substantia spongiosa ossium.
spongiose/adj: spongiös.
spongiosis/n: Spongiose w.
spongiositis/n: Corpus-spongiosum-Entzündung w.
spongy/adj: schwammartig, spongiös.
spontaneity/n: Spontaneität w.
spontaneous/adj: spontan.
spoon/n: Löffel m.
spoon nail: Löffelnagel m, Koilonychie w.
spoon-shaped/adj: löffelförmig.
spor-: Sporo-.
sporadic/adj: sporadisch.
sporadin/n: Sporont m.
spore/n: Spore w; **asexual** ~ asexuelle Spore w; **bacterial** ~ Bakterienspore w; **fungal** ~ Pilzspore w; **permanent** ~ Dauerspore w; **resistent** ~ Dauerspore w; **sexual** ~ sexuelle Spore w.
spore activation: Sporenaktivierung w.
spore coat: Sporenhülle w.
spore count: Sporenzahl w.
spore formation: Sporenbildung w.
spore germination: Sporenkeimung w.
spore stain: Sporenfärbung w.
spore test: Sporenprobe w.
spori-: Sporo-.
sporicidal/adj: sporentötend.
sporicide/n: Sporizid s.
sporidiosis/n: Sporidiose w.

-sporium: -sporium.
sporo-: Sporo-.
sporoagglutination/*n*: Sporothrix-Agglutinationstest *m*.
sporoblast/*n*: Sporoblast *m*.
sporocyst/*n*: Sporozyste *w*.
sporodin/*n*: Sporont *m*.
sporogenesis/*n*: Sporogonie *w*.
sporogony/*n*: Sporogonie *w*.
sporont/*n*: Sporont *m*.
sporoplasm/*n*: Protoplasma einer Spore.
sporotrichosis/*n*: Sporotrichose *w*.
sporozoite/*n*: Sporozoit *m*.
sporozoon/*n*: Sporozoon *s*.
sport/*n*: Abart *w*, Sport *m*, Spiel *s*.
sportsman/*n*: Sportler *m*.
sports medicine: Sportmedizin *w*.
sporular/*adj*: Sporen-.
sporulation/*n*: Sporulation *w*, Sporenbildung *w*; **endogenous** ~ endogene Sporenbildung *w*; **exogenous** ~ exogene Sporenbildung *w*.
sporule/*n*: kleine Spore *w*.
spot/*n*, *vb*: 1. Fleck *m*; **actual focal** ~ elektronischer Brennfleck *m*; **blind** ~ blinder Fleck *m*; **cherry-red** ~ kirschrote Makula *w*, Tay-Spot *m*; **cold** ~ kalter Fleck *m*; **genital** ~ Schambereich *m*; **germinal** ~ Area germinativa; **hot** ~ Wärmepunkt *m*, hot spot *m*; **interpalpebral** ~ Pinguecula; **mongolian** ~ Mongolenfleck *m*; **pigmental** ~ Pigmentfleck *m*; **rose** ~ Typhusroseola *w*; **typhoid** ~ Typhusroseola *w*; **yellow** ~ gelber Fleck *m*, Macula lutea; 2. sprenkeln, tüpfeln.
spot check: Stichprobe *w*.
spot film: Zielaufnahme *w*, unterteilte Aufnahme *w*.
spotfil device: Zielaufnahmegerät *s*.
spot size, focal: Fokusgröße *w*.
spotted/*adj*: gefleckt.
spot test: Stichprobe *w*.
spotting/*n*: Spotting *s*, Zwischenblutung *w*, Fleckenbildung *w*.
spot tube, double focal: Doppelfokusröhre *w*.
spouse/*n*: Ehegatte *m*, Gemahlin *w*.

sprain/*n*, *vb*: 1. Verrenkung *w*, Verstauchung *w*; **acromioclavicular** ~ Einriß des Akromioklavikularligaments; **vertebral cervical** ~ posttraumatisches Halswirbelsäulensyndrom *s*; 2. verrenken, verstauchen.
sprain fracture: Distorsionsbruch *m*.
spray/*n*, *vb*: 1. Spray *s*, Zerstäuber *m*; 2. sprayen, zerstäuben, sprühen.
spray endings: Ruffini-Körperchen.
spread/*n*, *vb*: 1. Ausbreitung *w*; **electrotonic** ~ elektrische Potentialausbreitung *w*; **secondary** ~ sekundäre Generalisation *w*, generalisiertes Ekzem *s*; 2. ausbreiten.
spreader/*n*: Spreizer *m*, Sperrer *m*, Verteilungsinstrument *s*.
spreading/*n*: Ausbreitung *w*, Verbreitung *w*.
spreading effect: Dispersionseffekt *m*.
Sprengel's deformity: Sprengel-Deformität *w*.
spring/*n*, *vb*: 1. Quelle *w*, Brunnen *m*, Sprung *m*, Frühjahr *s*, Bandfeder *w*; **hot** ~ heiße Quelle *w*; **saline** ~ Salzquelle *w*; **thermal** ~ Thermalquelle *w*; 2. springen, federn.
spring catarrh: Frühjahrskonjunktivitis *w*.
spring-summer encephalitis: Frühsommerenzephalitis *w*.
springwater cyst: Perikardzyste *w*.
springworm/*n*: Springwurm *m*.
sprinkle/*vb*: sprenkeln, befeuchten.
sprout/*n*, *vb*: 1. Sproß *m*, Ableger *m*; 2. keimen, sprießen.
sprouting/*n*: Aussprießen *s*.
sprue/*n*: Sprue *w*; **celiac** ~ Zöliakie *w*, einheimische Sprue *w*; **nontropical** ~ einheimische Sprue *w*, Zöliakie *w*; **tropical** ~ tropische Sprue *w*.
spud/*n*: Flachmeißel *m*.
spumavirus/*n*: Spumavirus *m*.
spur/*n*: Sporn *m*, Knochenzacke *w*; **calcaneal** ~ Kalkaneussporn *m*; **occipital** ~ Okzipitalfortsatz *m*.
spur cell: Akanthozyt *m*.
spur crusher: Spornquetsche *w*.
spurious/*adj*: falsch, unecht, spurius.

Spurway syndrome

Spurway syndrome: Lobstein-Syndrom *s*, Osteogenesis imperfecta tarda.
sputter/*vb*: bedampfen.
sputum/*n*: Sputum *s*, Auswurf *m*; **bloodtinged** ~ blutig tingiertes Sputum *s*; **colorless** ~ farbloses Sputum *s*; **green** ~ grünliches Sputum *s*; **mucoid** ~ schleimiges Sputum *s*; **nummular** ~ Sputum nummulare; **purulent** ~ eitriger Auswurf *m*; **rusty** ~ rostbraunes Sputum *s*.
sputum induction: Sputuminduktion *w*.
SQ [*abbr*] **subcutaneous**/*adj*: subkutan.
sq [*abbr*] **square**/*n*: Quadrat *s*.
squalene/*n*: Squalen *s*.
squalene monooxygenase: Squalenmonooxygenase *w*.
squama/*n*: Schuppe *w*, Hautschuppe *w*, Squama; **external mental** ~ Protuberantia mentalis; **occipital** ~ Hinterhauptschuppe *w*, Squama occipitalis; **perpendicular** ~ Stirnbeinschuppe *w*, Squama frontalis.
squamate/*adj*: schuppig.
squamatization/*n*: Plattenepithelbildung *w*.
squame/*n*: Schuppe *w*.
squamo-: Schuppen-.
squamofrontal/*adj*: zur Stirnbeinschuppe gehörig.
squamoid/*adj*: schuppenförmig.
squamo-occipital/*adj*: zur Hinterhauptschuppe gehörig.
squamoparietal/*adj*: zur Schläfenbein- und Parietalschuppe gehörig.
squamosal/*adj*: schuppig, schuppenförmig.
squamosoparietal/*adj*: zur Schläfenbein- und Parietalschuppe gehörig.
squamotemporal/*adj*: zur Schläfenbeinschuppe gehörig.
squamous/*adj*: schuppig, schuppenförmig, squamosus.
square/*n, adj*: 1. Quadrat *s*; 2. quadratisch.
squaring/*n*: Squaring *s*, viereckige Wirbelkörperumwandlung.
squash/*n, vb*: 1. Quetschpräparat *s*, Brei *m*; 2. quetschen.
squat/*vb*: hocken.
squatting/*n*: Squatting *s*, Hockerstellung *w*.
squeeze/*vb*: zusammendrücken, quetschen.
squill/*n*: Meerzwiebel *w*, Scilla.
squint/*n, vb*: 1. Schielen *s*, Strabismus *m*; **comitant** ~ Begleitschielen *s*; **concomitant** ~ Begleitschielen *s*; **convergent** ~ Esotropie *w*; **divergent** ~ Exotropie *w*; 2. schielen.
squint angle: Schielwinkel *m*.
Sr [*abbr*] **strontium**/*n*: Strontium *s*, Sr.
SRBC [*abbr*] **sheep red blood cells**: Schaferythrozyten.
SRF [*abbr*] **somatotropin releasing factor**: Somatotropin-releasing-Faktor *m*.
SRH [*abbr*] **somatotropin releasing hormone**: Somatotropin-releasing-Hormon *s*.
sRNA [*abbr*] **soluble RNA**: lösliche RNA, sRNA, Transfer-RNA *w*.
SRS [*abbr*] **slow-reacting substance**: slow-reacting substance, langsam reagierende Substanz *w*, SRS.
SRT [*abbr*] **1. sedimentation rate test; 2. speech reception threshold**: 1. Blutkörperchensenkungsreaktion *w*, BSG; 2. Sprachwahrnehmungsschwelle *w*.
SSPE [*abbr*] **subacute sclerosing panencephalitis**: subakute sklerosierende Panenzephalitis *w*, SSPE.
SSS [*abbr*] **sick sinus syndrome**: Sick-Sinus-Syndrom *s*, SS-Syndrom *s*.
ST [*abbr*] **1. stable toxin; 2. survival time; 3. standardized test; 4. skin test**: 1. stabiles Toxin *s*; 2. Überlebensdauer *w*; 3. standardisierter Test *m*; 4. Hauttest *m*.
stab/*n, vb*: 1. Stich *m*; 2. stechen.
stabbing/*adj*: stechend.
stab cell: Stabkerniger *m*.
stab culture: Stichkultur *w*.
stab form: Stabkerniger *m*.
stabilimeter/*n*: Stabilograph *m*.
stability/*n*: Stabilität *w*, Festigkeit *w*.
stabilize/*vb*: stabilisieren.
stabilizer/*n*: Stabilisator *m*.

stab incision: Stichinzision w.
stable/*adj*: stabil, fest, beständig.
stab wound: Stichinzision w, Stichwunde w.
staccato speech: Stakkatosprache w, abgehackte Sprache w.
stachydrine/*n*: Stachydrin s.
stachyose/*n*: Stachyose w.
Stacke's meatoplasty: Stacke-Mittelohrradikaloperation w.
Stacke's operation: Stacke-Operation w.
stactometer/*n*: Titrierpipette w.
Stader splint: Stader-Schiene w.
stadium/*n*: Stadium s, Abschnitt m.
staff/*n*: Personal s, Stab m; **medical** ~ medizinisches Personal s; **nursing** ~ Pflegepersonal s.
staff cell: Stabkerniger m.
staff count: Schilling-Zellzählung w.
staff of Aesculapius: Äskulapstab m.
stage/*n, vb*: 1. Stadium s, Plattform w; **advanced** ~ fortgeschrittenes Stadium s; **algid** ~ Unterkühlung w; **anal** ~ Analphase w; **cold** ~ Schüttelfrost m; **crithidial** ~ Epimastigot m; **defervescent** ~ Stadium des Fieberabfalls, Stadium decrementi; **developmental** ~ Entwicklungsstadium s; **early** ~ Frühstadium s; **emergent** ~ REM-Schlafphase w; **exoerythrocytic** ~ extraerythrozytäres Stadium s; **expulsive** ~ Austreibungsperiode w; **final** ~ Endstadium s; **genital** ~ Genitalphase w; **hot** ~ Fieberstadium s; **imperfect** ~ asexuelles Stadium s; **incubative** ~ Inkubationsperiode w; **microscopic** ~ Mikroskopschlitten m; **oral** ~ Oralphase w; **phallic** ~ phallische Phase w; **premenstrual** ~ prämenstruelle Phase w; **primary** ~ Primärstadium s; **prodromal** ~ Prodromalstadium s; **progestational** ~ Sekretionsphase w; **proliferative** ~ Proliferationsphase w; **pyrogenetic** ~ Stadium des Fieberanstiegs; **transitional** ~ Übergangsstadium s; **vegetative** ~ vegetatives Stadium s; 2. in Stadien einteilen.
stage of invasion: Inkubationsperiode w.
stage of labor: Geburtsphase w; **first** ~ Eröffnungsperiode w; **second** ~ Austreibungsperiode w.
stage of latency: Latenzphase w.
stagger/*vb*: wanken, taumeln.
staghorn calculus: Nierenausgußstein m.
staging/*n*: Staging s, Stadieneinteilung w.
staging of cancer: Tumorstadieneinteilung w.
staging of lymphomas: Lymphomklassifikation w.
stagnancy/*n*: Stagnation w, Stillstand m.
stagnant/*adj*: stagnierend.
stagnate/*vb*: stagnieren.
stagnation mastitis: Stauungsmastitis w.
Stahl ear: Stahl-Ohrdeformität w.
stain/*n, vb*: 1. Färbung w, Farbstoff m, Fleck m; **acid-fast** ~ säurefeste Färbung w; **basic** ~ basischer Farbstoff m; **cytochemical** ~ histochemische Färbemethode w; **differential** ~ Differenzierungsfärbung w; **double** ~ Doppelfärbung w; **fluorescent** ~ Fluoreszenzfärbung w; **heavy-metal** ~ schwermetallhaltige Farblösung w; **intravital** ~ Vitalfärbung w; **metachromatic** ~ metachromatischer Farbstoff m; **multiple** ~ Mehrfachfärbung w; **neutral** ~ Neutralfarbstoff m; **nuclear** ~ Kernchromatinfarbstoff m; **permanent** ~ Dauerfärbung w; **protoplasmic** ~ Plasmafarbstoff m; **Prussian blue** ~ Preußischblau-Farbstoff m; **selective** ~ Selektivfarbstoff m; **successive** ~ Sukzessivfärbemethode w; **trichrome** ~ Trichromfärbung w, Dreifachfärbung w; **vital** ~ Vitalfärbung w; 2. färben.
stainability/*n*: Anfärbbarkeit w.
staining/*n*: Färben s, Färbung w; **histologic** ~ histologische Färbemethode w; **negative** ~ Negativfärbung w; **postvital** ~ postmortem-Färbung w; **simple** ~ einfache Färbung w.
stainless/*adj*: rostfrei.
staircase phenomenon: Treppenphänomen s.
stalk/*n*: Stengel m, Stiel m; **allantoic** ~ Allantoisstiel m; **cerebellar** ~ Kleinhirnstiel m, Pedunculus cerebellaris; **connect-**

stalk, hypophysial

ing ~ Verbindungszone *w*; **hypophysial** ~ Hypophysenstiel *m*, Infundibulum hypothalami; **mesangial** ~ Mesangiumfortsatz *m*; **neural** ~ Hypophysenstiel *m*, Infundibulum hypothalami; **omphalomesenteric** ~ Dottergang *m*, Ductus omphaloentericus; **optic** ~ Augenbecherstiel *m*.

staltic/*adj*: styptisch.
stammer/*vb*: stottern, stammeln.
stammering/*n*: Stottern *s*.
stance/*n*: Haltung *w*.
stance phase: Standphase *w*.
stance reflex: Haltungsreflex *m*.
stanch/*vb*: stillen.
stand/*n, vb*: 1. Ständer *m*; 2. stehen.
standard/*n, adj*: 1. Standard *m*, Maß *s*, Norm *w*; 2. Standard-.
standardization/*n*: Standardisierung *w*, Anpassung *w*; **biologic** ~ biologische Standardisierung *w*; **direct** ~ direkte Anpassung *w*; **indirect** ~ indirekte Anpassung *w*; 2. Standard-, normal.
standardize/*vb*: standardisieren.
standardized/*adj*: standardisiert.
standard leads: Standardableitungen.
standard man: Normalmensch *m*.
standard medication regime: Standardmedikation *w*.
standard solution: Standardlösung *w*.
stand-by pacemaker: Stand-by-Schrittmacher *m*.
standstill/*n*: Stillstand *m*; **atrial** ~ Vorhofstillstand *m*; **auricular** ~ Vorhofstillstand *m*; **cardiac** ~ Herzstillstand *m*; **expiratory** ~ exspiratorischer Atemstillstand *m*; **ventricular** ~ ventrikulärer Herzstillstand *m*.
Stanford achievement test: Stanford-Leistungstest *m*.
Stanford-Binet intelligence scale: Stanford-Binet-Intelligenzskala *w*.
Stanford-Binet intelligence test: Stanford-Binet-Intelligenztest *m*.
stannosis/*n*: Zinnstaubpneumokoniose *w*.
stannous/*adj*: Stanni-, Zinn-.
stanozolol/*n*: Stanozolol *s*.
Stanton's disease: Melioidose *w*, Pseudorotz *m*.
stapedectomy/*n*: Stapedektomie *w*.
stapedial/*adj*: Stapes-.
stapediolysis/*n*: Stapesmobilisation *w*.
stapediotenotomy/*n*: Stapediotenotomie *w*.
stapedius/*n*: Musculus stapedius.
stapedius reflex: Stapediusreflex *m*.
stapes mobilization: Stapesmobilisation *w*.
staphyl-: Staphylo-.
staphylectomy/*n*: Uvulektomie *w*.
staphyline/*adj*: uvulär.
staphylo-: Staphylo-.
staphylocoagulase/*n*: Staphylokoagulase *w*.
staphylococcemia/*n*: Staphylokokkensepsis *w*.
staphylococcolysin/*n*: Staphylolysin *s*.
staphylococcosis/*n*: Staphylokokkeninfektion *w*.
staphylococcus/*n*: Staphylokokkus *m*.
staphylococcus antitoxin: Staphylokokkenantitoxin *s*.
staphylococcus toxoid: Staphylokokkentoxoid *s*.
staphyloderma/*n*: Staphylodermie *w*.
staphylohemia/*n*: Staphylokokkensepsis *w*.
staphylohemolysin/*n*: Staphylolysin *s*.
staphyloleukocidin/*n*: Staphyloleukozidin *s*.
staphylolysin/*n*: Staphylolysin *s*.
staphyloma/*n*: Staphylom *s*; **anterior** ~ Hornhautstaphylom *s*, Staphyloma conicum; **posterior** ~ Staphyloma posticum.
staphylomatous/*adj*: staphylomatös.
staphyloplasty/*n*: Staphyloplastik *w*.
staphylorrhaphy/*n*: Staphylorrhaphie *w*.
staphyloschisis/*n*: Staphyloschisis *w*.
staphylotomy/*n*: Staphylotomie *w*.
stapler, surgical: chirurgischer Klammerapparat *m*.
star/*n*: Stern *m*, Stella.
starch/*n*: Stärke *w*.
starch glycerite: Stärkeglycerit *s*.
starch iodide: Jodstärke *w*.

starch sugar: Glukose *w*.
starch test: Stärkeprobe *w*.
Stargardt's disease: Stargardt-Syndrom *s*, juvenile Makuladegeneration *w*.
Starling's curve: Frank-Starling-Kurve *w*.
Starling's law: Starling-Herzgesetz *s*.
Starr-Edwards prosthesis: Starr-Edwards-Kugelventilprothese *w*.
star-shaped/*adj*: sternförmig, stellatus.
start/*n, vb*: 1. Anfang *m*; 2. anfangen, beginnen.
start codon: Starterkodon *s*.
starter/*n*: Starter *m*.
startle myoclonus: Schreckmyoklonus *m*.
startle reflex: Stellreflex *m*.
start point: Startpunkt *m*, Anfangspunkt *m*.
starvation/*n*: Verhungern *s*, Hungertod *m*.
starvation acidosis: Hungerazidose *w*.
starve/*vb*: hungern.
stasibasiphobia/*n*: Stasobasophobie *w*.
stasis/*n*: Stauung *w*, Stase *w*; **biliary** ~ Cholestase *w*; **intestinal** ~ Enterostase *w*; **papillary** ~ Stauungspapille *w*; **urinary** ~ Harnstauung *w*; **venous** ~ venöse Stase *w*, Venostase *w*.
-stasis: -stase.
stasis cirrhosis: Stauungszirrhose *w*.
stasis eczema: Stauungsekzem *s*.
stasis liver: Stauungsleber *w*.
stasis ulcer: Stauungsulkus *s*.
stat-: Stato-.
-stat: -stat.
state/*n*: Status *m*, Zustand *m*; **absent** ~ Absence *w*; **alcoholic paranoid** ~ alkoholische Paranoia *w*; **aneuploid** ~ Aneuploidie *w*; **catelectrotonic** ~ Katelektrotonus *m*; **central excitatory** ~ zentralnervöser Erregungszustand *m*; **compulsive** ~ Zwangsneurose *w*; **convulsive** ~ Status epilepticus; **correlated** ~ steady state, Fließgleichgewicht *s*; **dreamy** ~ dreamy state, Traumzustand *m*; **epileptic** ~ Status epilepticus; **euploid** ~ Euploidie *w*; **excited** ~ angeregter Zustand *m*; **haploid** ~ Haploidie *w*; **hypnagogic** ~ hypnagoger Zustand *m*; **lacunar** ~ Status lacunaris; **local excitatory** ~ Zustand gesteigerter lokaler Erregbarkeit; **obsessive-ruminative** ~ Zwangsneurose *w*; **plastic** ~ pluripotentes Stadium *s*; **pluripotent** ~ pluripotentes Stadium *s*; **postepileptic** ~ postiktaler Zustand *m*; **prediabetic** ~ Prädiabetesstadium *s*; **refractory** ~ Refraktärphase *w*; **resting** ~ Ruhephase *w*; **steady** ~ steady state, Fließgleichgewicht *s*; **subscurvy** ~ asymptomatischer Skorbut *m*; **suicidal** ~ suizidales Syndrom *s*; **vegetative** ~ vegetatives Stadium *s*.
state of consciousness: Bewußtseinszustand *m*.
static/*n, adj*: 1. Bakteriostatikum *s*; 2. statisch, staticus, bakteriostatisch.
-static: -statisch.
station/*n*: Stellung *w*, Lage *w*, Station *w*.
stationary/*adj*: stillstehend, gleichbleibend.
station test: Romberger-Versuch *m*.
statistic/*adj*: statistisch.
statistical/*adj*: statistisch.
statistics/*n*: Statistik *w*; **distribution-free** ~ parameterfreie Statistik *w*; **medical** ~ medizinische Statistik *w*; **nonparametric** ~ parameterfreie Statistik *w*; **vital** ~ Biostatistik *w*.
stato-: Stato-.
statoconia/*n*: Statokonie *w*, Statoconia.
statocyst/*n*: Statorezeptor *m*.
statokinetic/*adj*: statokinetisch.
statokinetics/*n*: Statokinetik *w*.
statolith/*n*: Statolith *m*.
statolon/*n*: Statolon *s*.
statometer/*n*: Statometer *s*.
statoreceptor/*n*: Statorezeptor *m*.
statural/*adj*: Statur-.
stature/*n*: Statur *w*; **short** ~ Zwergwuchs *m*.
status/*n*: Status *m*, Zustand *m*; **nutritional** ~ Ernährungszustand *m*.
status gradient: Statusgradient *m*.
staunch/*vb*: stillen.
stauroplegia/*n*: Hemiplegia alternans.
stay/*n, vb*: 1. Stütze *w*, Aufenthalt *m*; 2. bleiben.

stay suture: Haltenaht *w*.
STD [*abbr*] 1. sexually transmitted disease; 2. skin test dose; 3. standard test dose: 1. Geschlechtskrankheit *w*; 2. Hauttestdosis *w*; 3. definierte Testdosis *w*.
steady/*adj*: gleichbleibend, beständig.
steal/*n, vb*: 1. Steal-Effekt *m*, Anzapfsyndrom *s*; **subclavian** ~ Subclavian-steal-Syndrom *s*; 2. stehlen.
steal syndrome: Anzapfsyndrom *s*; **aortoiliac** ~ aortoiliakales Anzapfsyndrom *s*; **subclavian** ~ Subclavian-steal-Syndrom *s*.
steam/*n, vb*: 1. Dampf *m*, Dampfkraft *w*; 2. verdampfen.
steam autoclave: Dampfautoklav *m*.
steam gauge: Dampfdruckmesser *m*, Manometer *s*.
steam sterilization: Dampfsterilisation *w*.
steam sterilizer: Dampfdrucksterilisator *m*.
steam tent: Verneblerzelt *s*.
steapsin/*n*: Steapsin *s*.
steapsinogen/*n*: Steapsinogen *s*.
stear-: Stearo-.
stearate/*n, adj*: 1. Stearat *s*; 2. stearinsauer.
stearic/*adj*: Stearin-.
stearo-: Stearo-.
steatadenoma/*n*: Adenoma sebaceum.
steato-: Steato-.
steatocele/*n*: Steatozele *w*.
steatocystoma/*n*: Schweißdrüsenzyste *w*.
steatolysis/*n*: Lipolyse *w*.
steatolytic/*adj*: lipolytisch.
steatoma/*n*: Steatom *s*.
steatomatosis/*n*: multiple Schweißdrüsenzysten.
steatomatous/*adj*: lipomatös.
steatopygia/*n*: Steatopygie *w*, Fettsteiß *m*.
steatorrhea/*n*: Steatorrhö *w*; **congenital pancreatic** ~ zystische Fibrose *w*, Mukoviszidose *w*; **idiopathic** ~ Zöliakie *w*, einheimische Sprue *w*.
steatosis/*n*: Steatose *w*, Verfettung *w*.
Steblay's nephritis: Autoimmunglomerulonephritis *w*.

Steele-Richardson-Olszewski syndrome: Steele-Richardson-Olszewski-Syndrom *s*, progressive supranukleäre Lähmung *w*.
Steell's murmur: Graham-Steell-Geräusch *s*.
steel wire: Stahldraht *m*.
steering/*n*: Vorschieben *s*.
Steinbrinck's anomaly: Steinbrinck-Granulationsanomalie *w*, Chediak-Higashi-Syndrom *s*.
Steiner's tumor: Steiner-Syndrom *s*, Karzinoidsyndrom *s*.
Stein-Leventhal syndrome: Stein-Leventhal-Syndrom *s*, polyzystisches Ovar *s*.
Steinmann's extension: Steinmann-Extension *w*.
Steinmann's pin: Steinmann-Knochennagel *m*.
stellate/*adj*: sternförmig, stellatus.
stellectomy/*n*: Stellektomie *w*.
Stellwag sign: Stellwag-Zeichen *s*.
stem/*n*: Stamm *m*, Hauptachse *w*; **infundibular** ~ Hypophysenstiel *m*.
stem cell: Stammzelle *w*; **aplastic** ~ aplastische Stammzelle *w*; **erythropoietic** ~ Stammzelle der Erythropoese *w*; **neoplastic** ~ Tumorstammzelle *w*; **pluripotent** ~ pluripotente Stammzelle *w*.
stem-cell leukemia: Stammzellenleukämie *w*.
stem pessary: intrauterines Stielpessar *s*.
stenion/*n*: Stenion *s*.
steno-: Steno-.
stenocardia/*n*: Stenokardie *w*, Angina pectoris.
stenocephaly/*n*: Stenozephalie *w*.
stenocoriasis/*n*: Stenokorie *w*.
stenocrotaphy/*n*: Stenokrotaphie *w*.
stenopoeic/*adj*: stenopäisch.
stenose/*vb*: stenosieren.
stenosed/*adj*: stenosiert.
stenosis/*n*: Stenose *w*; **aortic** ~ [*abbr*] AS Aortenstenose *w*; **aortic subvalvular** ~ subvalvuläre Aortenstenose *w*; **aortic valvular** ~ Aortenklappenstenose *w*; **arterial**

~ Arterienverengung *w*; **bronchial** ~ Bronchostenose *w*; **calcified aortic** ~ verkalkende Aortenstenose *w*; **caroticovertebral** ~ Karotis-Vertebralis-Stenose *w*; **choanal** ~ Choanalstenose *w*; **congenital aortic** ~ kongenitale Aortenstenose *w*; **congenital hypertrophic pyloric** ~ kongenitale hypertrophische Pylorusstenose *w*; **coronary** ~ Koronararterienstenose *w*; **coronary ostial** ~ Koronararterienabgangsstenose *w*; **critical** ~ kritische Stenose *w*; **idiopathic hypertrophic subaortic** ~ muskuläre subvalvuläre Stenose *w*; **infundibular pulmonary** ~ infundibuläre Pulmonalisstenose *w*; **laryngeal** ~ Kehlkopfstenose *w*; **lumbar** ~ Lumbalkanalstenose *w*; **mitral** ~ Mitralstenose *w*; **muscular subaortic** ~ muskuläre subvalvuläre Stenose *w*; **nasal** ~ Nasenstenose *w*; **papillary** ~ Papillenstenose *w*; **pulmonary** ~ Pulmonalstenose *w*; **pyloric** ~ Pylorusstenose *w*; **spinal** ~ Spinalkanalstenose *w*; **subvalvular aortic** ~ subvalvuläre Aortenstenose *w*; **supravalvular aortic** ~ supravalvuläre Aortenstenose *w*; **tracheal** ~ Trachealstenose *w*; **tricuspid** ~ Trikuspidalstenose *w*; **ureteral** ~ Ureterstenose *w*; **vaginal** ~ Vaginalstenose *w*; **valvular** ~ Klappenstenose *w*; **vertebral** ~ Vertebralarterienstenose *w*.

stenosis of the urethra, posterior: Marion-Syndrom *s*, angeborene Blasenhalsstenose *w*.

stenostomia/*n*: Mundverengung *w*.

stenothorax/*n*: Thoraxenge *w*.

stenotic/*adj*: stenotisch.

stenotrophic/*adj*: stenoxen.

stenoxenous/*adj*: stenoxen.

Stensen's duct: Stensen-Gang *m*, Stenon-Gang *m*, Ductus parotideus.

stent/*n*: Stentabdruck *m*.

Stent's dressing: Stent-Abdruckmasse *w*.

Stent's mass: Stent-Abdruckmasse *w*.

Stenvers' projection: Stenvers-Projektion *w*.

step/*n, vb*: 1. Schritt *m*; **rate-determining** ~ geschwindigkeitsbestimmender Reaktionsschritt *m*; **rate-limiting** ~ geschwindigkeitsbegrenzender Reaktionsschritt *m*; 2. schreiten, treten, gehen.

steppage gait: Steppergang *m*.

stepping/*n*: Schreitphänomen *s*.

step test: Stufentest *m*.

step up pill: Zweistufenpille *w*.

steradian/*n*: Steradian *m*.

sterco-: Sterko-.

stercobilin/*n*: Sterkobilin *s*.

stercobilinogen/*n*: Sterkobilinogen *s*.

stercolith/*n*: Sterkolith *m*, Kotstein *m*.

stercoraceous/*adj*: fäkal.

stercoral/*adj*: sterkoral, fäkal.

stercorolith/*n*: Sterkolith *m*, Kotstein *m*.

stercoroma/*n*: Sterkoraltumor *m*.

stercorous/*adj*: sterkoral, fäkal.

stereo-: Stereo-.

stereoagnosis/*n*: Stereoagnosie *w*, Astereognosie *w*.

stereoanesthesia/*n*: Stereoanästhesie *w*.

stereoblastula/*n*: Stereoblastula *w*.

stereocampimeter/*n*: Binokularperimeter *s*.

stereochemical/*adj*: stereochemisch.

stereochemistry/*n*: Stereochemie *w*.

stereocilium/*n*: Stereocilium *s*.

stereocognosy/*n*: Stereognosie *w*.

stereocolpogram/*n*: Stereokolpogramm *s*.

stereocolposcope/*n*: Stereokolposkop *s*.

stereoencephalotome/*n*: Stereoenzephalotom *s*.

stereoencephalotomy/*n*: Stereoenzephalotomie *w*.

stereognosis/*n*: Stereognosie *w*.

stereognostic/*adj*: stereognostisch.

stereogram/*n*: Stereogramm *s*.

stereoisomer/*n*: Stereoisomer *s*.

stereoisomerism/*n*: Stereoisomerie *w*.

stereology/*n*: Stereologie *w*.

stereometry/*n*: Stereometrie *w*.

stereophonic/*adj*: stereophonisch.

stereopsis/*n*: Stereopsie *w*.

stereoroentgenogram/*n*: Röntgenstereoaufnahme *w*.

stereoroentgenography/*n:* Stereoröntgenographie *w*.

stereoroentgenometry/*n*: Röntgenstereometrie *w*.
stereoscopic/*adj*: stereoskopisch.
stereoscopy/*n*: Stereoskopie *w*.
stereospecific/*adj*: stereospezifisch.
stereospecifity/*n*: Stereospezifität *w*.
stereostroboscope/*n*: Stereostroboskop *s*.
stereotactic/*adj*: stereotaktisch.
stereotaxy/*n*: Stereotaxis *w*.
stereotropic/*adj*: stereotaktisch, thigmotaktisch.
stereotropism/*n*: Stereotaxismus *m*, Thigmotaxis *w*.
stereotype/*adj*: stereotypisch.
stereotypical/*adj*: stereotypisch.
stereotypy/*n*: Stereotypie *w*.
steric/*adj*: sterisch, räumlich.
sterilant/*n*: Sterilisationsmittel *s*.
sterile/*adj*: steril, unfruchtbar, keimfrei.
sterility/*n*: Sterilität *w*, Keimfreiheit *w*; **absolute** ~ unkorrigierbare Sterilität *w*; **aspermatogenic** ~ Sterilität bei Aspermie; **partial** ~ relative Sterilität *w*; **primary** ~ primäre Sterilität *w*; **relative** ~ relative Sterilität *w*; **revocable** ~ relative Sterilität *w*; **secondary** ~ sekundäre Sterilität *w*.
sterilizable/*adj*: sterilisierbar.
sterilization/*n*: Sterilisation *w*, Sterilisierung *w*; **tubal** ~ tubare Sterilisation *w*.
sterilization apparatus: Sterilisationsgerät *s*.
sterilization reversal: Refertilisierung *w*.
sterilize/*vb*: sterilisieren.
sterilizer/*n*: Sterilisator *m*.
stern-: Sterno-.
sternad/*adj*: sternalwärts.
sternal/*adj*: sternal.
Sternberg-Reed cells: Sternberg-Reed-Riesenzellen.
Sternberg's disease: Sternberg-Paltauf-Krankheit *w*, Hodgkin-Krankheit *w*.
sternen/*adj*: sternal.
sterno-: Sterno-.
sternoclavicular/*adj*: sternoklavikulär.
sternocleidal/*adj*: sternoklavikulär.
sternocleidomastoid/*adj*: sternokleidomastoidal.
sternocoracoid/*adj*: sternokorakoidal.
sternocostal/*adj*: sternokostal.
sternodymus/*n*: Sternopagus *m*.
sternohyoid/*adj*: sternohyoidal.
sternoid/*adj*: sternalartig.
sternomastoid/*adj*: Sternomastoid-.
sternopagus/*n*: Sternopagus *m*.
sternopericardial/*adj*: Sternum und Perikard betreffend.
sternoscapular/*adj*: sternoskapular.
sternothyroid/*adj*: Sternum und Schilddrüse betreffend.
sternotomy/*n*: Sternotomie *w*.
sternotracheal/*adj*: tracheosternal.
sternoxiphoid/*n*: Sternum und Xiphoid betreffend.
sternoxiphopagus/*n*: Xiphopagus *m*.
sternum/*n*: Sternum *s*; **bony** ~ knöchernes Sternum *s*.
sternutation/*n*: Niesen *s*.
sternutator/*n*: Niesreiz auslösende Substanz *w*.
sternutatory/*adj*: zum Niesen reizend.
sternzellen/*n*: Sternzellen.
steroid/*n*: Steroid *s*; **adrenal** ~ Nebennierensteroid *s*; **anabolic** ~ anaboles Steroid *s*; **heterocyclic** ~ heterozyklisches Steroid *s*; **ovarial** ~ ovarielles Steroid *s*; **semisynthetic** ~ semisynthetisches Steroid *s*; **testicular** ~ Testosteron *s*.
steroid acne: Steroidakne *w*.
steroid diabetes: Steroiddiabetes *m*.
steroid hormone: Steroidhormon *s*.
steroid molecule: Steroidmolekül *s*.
steroid monooxygenase: Steroidmonoxygenase *w*.
steroid myopathy: Steroidmyopathie *w*.
steroid nucleus: Steroidring *m*.
steroidogenesis/*n*: Steroidbiosynthese *w*.
steroid purpura: Steroidpurpura *w*.
steroid receptor: Steroidrezeptor *m*.
steroid sepsis: Steroidsepsis *w*.
steroid structure: Steroidstruktur *w*; **basic** ~ Steroidgrundstruktur *w*.
steroid ulcer: Steroidulkus *s*.
steroid withdrawal syndrome: Steroid-

entzugssyndrom *s*.
sterol/*n*: Sterin *s*.
stertor/*n*: Stertor *m*, röchelnde Atmung *w*.
stertorous/*adj*: stertorös.
steth-: Stetho-.
stethalgia/*n*: Brustschmerz *m*.
stethograph/*n*: Stethograph *m*.
stethoscope/*n*: Stethoskop *s*; **binaural** ~ Doppelstethoskop *s*.
stethoscopic/*adj*: stethoskopisch.
stethoscopy/*n*: Auskultation mit dem Stethoskop.
Stevens-Johnson syndrome: Stevens-Johnson-Syndrom *s*, Erythema exsudativum multiforme majus.
Stewart-Treves syndrome: Stewart-Treves-Syndrom *s*.
STH [*abbr*] **somatotropic hormone**: somatotropes Hormon *s*, Somatotropin *s*, Wachstumshormon *s*.
stheno-: Stheno-.
sthenometry/*n*: Muskelkraftmessung *w*.
stibamine glucoside: Stibaminglucosid *s*.
stibenyl/*n*: Stibenyl *s*.
stibialism/*n*: Stibialismus *m*, Antimonvergiftung *w*.
stibiated/*adj*: antimonbehandelt.
stibine/*n*: Stibin *s*, Antimonwasserstoff *m*.
stibosamine/*n*: Stibosamin *s*.
stick/*n*: Stock *m*.
Sticker's disease: Erythema infectiosum.
sticking-plaster: Heftpflaster *s*.
sticky/*adj*: klebrig, zäh.
Stieda's disease: Stieda-Pellegrini-Köhler-Krankheit *w*.
Stieda's process: Stieda-Fortsatz *m*, Processus posterior tali.
Stierlin sign: Stierlin-Zeichen *s*.
stiff/*adj*: steif.
stiffen/*vb*: steif machen, versteifen.
stiffening/*n*: steife Einlage *w*, Versteifung *w*.
stiffness/*n*: Steifheit *w*.
stiffness fever: Dengue-Fieber *s*, Meningitis *w*.
stigma/*n*: Stigma *s*, Markierung *w*, Mal *s*; **professional** ~ Berufsstigma *s*; **syphilitic** ~ Symptome kongenitaler Lues.
stigma of degeneracy: Degenerationszeichen *s*.
stigmatization/*n*: Stigmatisierung *w*.
stigmatize/*vb*: stigmatisieren.
stilalgin/*n*: Mephenesin *s*.
stilbamidine/*n*: Stilbamidin *s*.
stilbazole/*n*: Stilbazol *s*.
stilbene/*n*: Stilben *s*.
stilbestrol/*n*: Diäthylstilböstrol *s*.
stilet/*n*: Stilett *s*.
stilette/*n*: Stilett *s*.
stillbirth/*n*: Totgeburt *w*.
stillbirth rate: Totgeburtenrate *w*.
stillborn/*adj*: totgeboren.
Still-Chauffard syndrome: Still-Chauffard-Syndrom *s*, juvenile Polyarthritis *w*.
stillicidium/*n*: Tränenträufeln *s*, Epiphora.
Stilling's nucleus: Stilling-Kern *m*, Nucleus ruber.
Stilling-Türk-Duane syndrome: Stilling-Türk-Duane-Syndrom *s*.
Still's disease: Still-Krankheit *w*.
Still's murmur: Still-Geräusch *s*.
stilus/*n*: Stilett *s*, Stylus *m*.
stimulant/*n, adj*: 1. Stimulans *s*, Stimulator *m*; **alcoholic** ~ alkoholhaltiges Stimulans *s*; **cardiac** ~ Kardiotonikum *s*; **central** ~ zentralnervös wirksames Stimulans *s*; **cerebral** ~ Weckamin *s*; **diffusable** ~ Kurzzeitstimulans *s*; **local** ~ lokal wirksames Stimulans *s*; **nervous** ~ zentralnervös wirksames Stimulans *s*; **respiratory** ~ Atemstimulans *s*; **uterine** ~ Wehenmittel *s*; 2. stimulierend.
stimulate/*vb*: stimulieren, anregen, erregen.
stimulation/*n*: Stimulation *w*, Anregung *w*, Reiz *m*; **cerebellar** ~ elektrische Kleinhirnstimulation *w*; **dichotic** ~ dichotische Reizung *w*; **direct** ~ direkter Muskelreiz *m*; **electric** ~ elektrische Stimulation *w*; **faradic** ~ faradische Stimulation *w*; **intermittent photic** ~ intermittierende Photostimulation *w*; **nonspecific** ~ unspezifischer Reiz *m*; **paired** ~ paired stimulation *w*, gepaarte Stimulation *w*; **paradoxical**

stimulation, photic

~ paradoxe Stimulation *w*; **photic** ~ Photostimulation *w*; **punctual** ~ punktförmiger Reiz *m*; **transcutaneous electric** ~ transkutane elektrische Nervenstimulation *w*; **visual** ~ visuelle Stimulation *w*.

stimulation current: Reizstrom *m*.

stimulator/*n*: Stimulator *m*, Stimulans *s*, Reizmittel *s*.

stimulus/*n*: Reiz *m*, Stimulus *m*; **adequate** ~ adäquater Reiz *m*; **auditory** ~ akustischer Reiz *m*; **aversive** ~ Aversivreiz *m*, Schmerzreiz *m*; **chemical** ~ chemischer Reizstoff *m*; **conditioned** ~ konditionierter Stimulus *m*; **conditioning** ~ konditionierender Reiz *m*; **constant** ~ konstanter Reiz *m*; **discriminative** ~ Diskriminationsreiz *m*; **heterotopic** ~ heterotoper Impuls *m*; **homologous** ~ adäquater Reiz *m*; **inadequate** ~ inadäquater Reiz *m*; **latent** ~ unterschwelliger Reiz *m*; **liminal** ~ Schwellenreiz *m*; **manifest** ~ wirksamer Reiz *m*; **maximal** ~ maximaler Stimulus *m*; **mechanical** ~ mechanischer Reiz *m*; **minimal** ~ Schwellenreiz *m*; **morphogenetic** ~ morphogenetischer Stimulus *m*; **subthreshold** ~ unterschwelliger Reiz *m*; **supraliminal** ~ überschwelliger Reiz *m*; **thermal** ~ Temperaturreiz *m*; **unconditioned** ~ unkonditionierter Reiz *m*.

stimulus conduction: Reizleitung *w*.

stimulus generalization: Reizgeneralisierung *w*.

stimulus magnitude: Reizstärke *w*.

stimulus organization: Reizorganisation *w*.

stimulus pattern: Reizanordnungsmuster *s*.

stimulus response: Reizantwort *w*.

stimulus scale: Reizskala *w*.

stimulus threshold: Reizschwelle *w*.

stimulus variable: Reizvariable *w*.

sting/*n*: Stich *m*.

stinger/*n*: Stachel *m*.

stinging/*n, adj*: 1. Stechen *s*; 2. stechend.

stinking/*adj*: stinkend, übelriechend.

stippled/*adj*: getüpfelt.

stippling/*n*: Tüpfelung *w*; **basophil** ~ basophile Tüpfelung *w*; **gingival** ~ Zahnfleischtüpfelung *w*; **malarial** ~ Schüffner-Tüpfelung *w*.

stir/*vb*: rühren, umrühren.

stirrup/*n*: Extensionsbügel *m*, Steigbügel *m*, Stapes.

stirrup bone: Stapes *m*, Steigbügel *m*.

stitch/*n, vb*: 1. Stich *m*, Naht *w*, Stechen *s*, Seitenstechen *s*; 2. nähen, stechen.

stitch abscess: Nahtabszeß *m*.

stitch scissors: Fadenschere *w*.

stithe/*n*: Incus *m*.

stochastic/*adj*: stochastisch.

stock/*n*: Stamm *m*, Wurzel *w*.

stock culture: Stammkultur *w*, Mutterkultur *w*.

Stockholm method: Stockholmer Methode *w*.

stockiness/*n*: Stämmigkeit *w*, Untersetztheit *w*.

stockinet/*n*: Strumpfbinde *w*.

stocking/*n*: Strumpf *m*; **elastic** ~ Gummistrumpf *m*.

stocky/*adj*: untersetzt, stämmig.

stodginess/*n*: Unverdaulichkeit *w*.

stoicheiometric/*adj*: stöchiometrisch.

stoicheiometry/*n*: Stöchiometrie *w*.

stoichiometry/*n*: Stöchiometrie *w*.

Stokes disease: Adams-Stokes-Syndrom *s*.

stolid/*adj*: teilnahmslos, phlegmatisch.

stom-: Stomato-.

stoma/*n*: Stoma *s*, Mund *m*, Rachen *m*.

stomach/*n*: Magen *m*, Gaster, Bauch *m*; **bilocular** ~ Uhrglasmagen *m*; **cardiac** ~ Kardia *w*; **dilated** ~ Magendilatation *w*; **empty** ~ leerer Magen *m*, Nüchternzustand *m*; **hypotonic** ~ Magenhypotonie *w*; **primitive** ~ Archenteron *s*; **pyloric** ~ Pylorus *m*; **sclerotic** ~ Linitis plastica; **thoracic** ~ Thoraxmagen *m*; **trifid** ~ dreigeteilter Magen *m*; **upside-down** ~ upside-down stomach, paraösophageale Hernie.

stomachache/*n*: Magenschmerzen.

stomachal/*n, adj*: 1. Magentonikum *s*; 2. Magen-.

stomach brush: Magenzytologiebürste *w*.

stomach bubble: Magenblase *w*.

stomach carcinoma: Magenkarzinom *s*.
stomach contents: Mageninhalt *m*.
stomach dilatation: Magendilatation *w*.
stomach diverticulum: Magendivertikel *s*.
stomach endoscopy: Gastroskopie *w*.
stomachic/*n*: Magentonikum *s*.
stomach pump: Magenpumpe *w*.
stomach reefing: Gastroplikation *w*.
stomach replacement: Magenersatz *m*.
stomach rupture: Magenruptur *w*.
stomach tooth: unterer Eckzahn *m*.
stomach tube: Magensonde *w*.
stomach ulcer: Magenulkus *s*.
stomach volvulus: Magenvolvulus *m*.
stomal/*adj*: stomachal, oral.
stomat-: Stomato-.
stomatal/*adj*: stomachal, oral.
stomatic/*adj*: oral.
stomatitis/*n*: Stomatitis *w*; **acute necrotizing** ~ akute nekrotisierende Stomatitis *w*, Noma; **angular** ~ Cheilitis angularis, Angulus infectiosus; **aphthous** ~ aphthöse Stomatitis *w*; **fusospirochetal** ~ ulzeromembranöse Stomatitis *w*; **gangrenous** ~ Stomatitis gangraenosa, Noma; **mercurial** ~ Quecksilberstomatitis *w*; **mycotic** ~ Pilzstomatitis *w*, Soorstomatitis *w*; **recurrent ulcerative** ~ rekurrierende ulzeröse Stomatitis *w*; **scorbutic** ~ Stomatitis scorbutica.
stomato-: Stomato-.
stomatocyte/*n*: Stomatozyt *m*.
stomatocytosis/*n*: Stomatozytose *w*.
stomatodeum/*n*: Stomodeum *s*.
stomatoglossitis/*n*: Stomatitis mit Zungenbeteiligung.
stomatology/*n*: Stomatologie *w*.
stomatomenia/*n*: menstruelle Mundschleimhautblutung *w*.
stomatomycosis/*n*: Stomatomykose *w*, Pilzstomatitis *w*.
stomatonecrosis/*n*: ulzerierende nekrotisierende Stomatitis *w*, Noma.
stomatopathy/*n*: Munderkrankung *w*.
stomatoplastic/*n*: Stomatoplastik *w*.
stomatoplasty/*adj*: stomatoplastisch.

stomatorrhagia/*n*: orale Blutung *w*.
stomatocephalus/*n*: Stomatokephalus *m*.
stomodeum/*n*: Stomodeum *s*.
stomoschisis/*n*: Stomatoschisis *w*, Mundspalte *w*.
-stomy: -stomie.
stone/*n*: Stein *m*, Calculus; **artificial** ~ Zahnstein *m*; **dental** ~ Zahnstein *m*; **metabolic** ~ Cholesterinstein *m*; **papillary** ~ Papillenstein *m*; **salivary** ~ Speicheldrüsenstein *m*; **ureteral** ~ Ureterstein *m*; **urinary** ~ Harnstein *m*.
stone-blind/*adj*: vollständig blind.
stoned/*adj*: betrunken.
Stookey-Scarff shunt: Scarff-Shunt *m*, Drainage des III. Ventrikels.
stool/*n*: Stuhl *m*, Kot *m*, Faezes; **bilious** ~ braungrünlicher Stuhl *m*; **lienteric** ~ Stuhl mit unverdauten Nahrungsbestandteilen; **watery** ~ wäßriger Stuhl *m*.
stool culture: Stuhlkultur *w*.
stop/*n*, *vb*: 1. Stillstand *m*, Stop *m*; 2. stoppen, anhalten, unterbrechen.
stop codon: Stopkodon *s*, Endkodon *s*.
stoppage/*n*: Unterbrechung *w*.
stopwatch/*n*: Stoppuhr *w*.
storage/*n*: Aufbewahrung *w*, Einlagerung *w*.
storage disease: Speicherkrankheit *w*.
storesinol/*n*: Storaxharz *s*.
storiform/*adj*: mit unregelmäßigem Wirbelmuster.
stork bite: Storchenbiß *m*.
storm/*n*: Krise *w*, plötzliche Verschlechterung *w*.
stove-in chest: Spannungspneumothorax *m*.
STP [*abbr*] **standard temperature and pressure**: Normaltemperatur und Normaldruck.
strabism/*n*: Strabismus *m*, Schielen *s*.
strabismal/*adj*: Schiel-.
strabismic/*adj*: Schiel-.
strabismus/*n*: Strabismus *m*, Schielen *s*; **accomodative** ~ Akkommodationsschielen *s*; **bilateral** ~ alternierendes Schielen *s*, Strabismus alternans; **binocular** ~ al-

ternierendes Schielen *s*, Strabismus alternans; **concomitant** ~ Begleitschielen *s*, Heterotropie *w*, Strabismus concomitans; **convergent** ~ Konvergenzschielen *s*, Esotropie *w*, Einwärtschielen *s*; **divergent** ~ Strabismus divergens, Exotropie *w*; **dynamic** ~ intermittierendes Schielen *s*; **external** ~ Strabismus externus, Exotropie *w*, Auswärtschielen *s*; **incomitant** ~ Lähmungsschielen *s*, Strabismus nonconcomitans; **intermittent** ~ intermittierendes Schielen *s*; **internal** ~ Konvergenzschielen *s*, Einwärtsschielen *s*, Esotropie *w*; **latent** ~ latenter Strabismus *m*; **mechanical** ~ Begleitschielen *s*; **monocular** ~ Monokularschielen *s*; **muscular** ~ Begleitschielen *s*; **noncomitant** ~ Lähmungsschielen *s*, Strabismus non-concomitans; **paralytic** ~ Lähmungsschielen *s*; **relative** ~ relativer Strabismus *m*; **spasmodic** ~ Schielkrampf *m*; **suppressed** ~ latenter Strabismus *m*; **unilateral** ~ Monokularschielen *s*.

strabismus angle: Schielwinkel *m*.

strabotomy/*n*: Strabotomie *w*.

straight/*adj*: gerade, rectus.

straightjacket/*n*: Zwangsjacke *w*.

strain/*n, vb*: 1. Abstammung *w*, Art *w*, Gattung *w*, Stamm *m*, Überanstrengung *w*, Zerrung *w*; **bacterial** ~ Bakterienstamm *m*; **high-jumpers'** ~ Rotatorenzerrung *w*; **inbred** ~ Inzuchtstamm *m*; **isogenic** ~ isogener Stamm *m*; **left ventricular** ~ linksventrikuläre Belastung *w*; **right ventricular** ~ rechtsventrikuläre Belastung *w*; **rough** ~ R-Stamm *m*; **vertebral cervical** ~ posttraumatisches Halswirbelsäulensyndrom *s*; **viral** ~ Virusstamm *m*; **wild-type** ~ Wildtyp *m*; 2. überanstrengen, belasten, filtrieren.

strain fracture: Belastungsbruch *m*.

strait/*n*: Enge *w*; **inferior pelvic** ~ untere Beckenapertur *w*; **superior pelvic** ~ obere Beckenapertur *w*.

straitjacket/*n*: Zwangsjacke *w*.

strand/*n*: Strang *m*, Strähne *w*; **coding** ~ kodierender Strang *m*.

Strandberg syndrome: Groenblad-Strandberg-Syndrom *s*, Pseudoxanthoma elasticum.

strangle/*vb*: erwürgen, ersticken.

strangulate/*vb*: strangulieren, abschnüren.

strangulated/*adj*: abgeschnürt, inkarzeriert.

strangulation/*n*: Strangulierung *w*, Abschnürung *w*.

strangury/*n*: Strangurie *w*.

strap/*n*: Gurt *m*, Riemen *m*.

strap cell: längliche, gestreifte Rhabdomyosarkomzelle *w*.

strapping/*n*: Aufkleben von Pflasterstreifen.

Strassmann-Jones operation: Strassmann-Jones-Operation *w*, Metroplastik *w*.

Strassmann's phenomenon: Strassmann-Zeichen *s*.

stratification/*n*: Schichtung *w*, Stratifikation *w*.

stratified/*adj*: stratifiziert.

stratigraphy/*n*: Stratigraphie *w*.

strawberry nevus: tuberös-subkutanes Hämangiom *s*, strawberry-mark.

strawberry nose: Rhinophym *s*.

strawberry tongue: Erdbeerzunge *w*.

streak/*n*: Streifen *m*, Linie *w*, Stria; **angioid** ~ Knapp-Streifen, Pigmentstreifenerkrankung *w*; **arterial fatty** ~ Arteriosklerose *w*; **atelectatic** ~ Streifenatelektase *w*; **primitive** ~ Primitivstreifen *m*.

streaking/*n*: Nährbodeninokulation *w*.

stream/*n, vb*: 1. Fluß *m*, Strom *m*; **axial** ~ Axialstrom *m*; 2. fließen, strömen.

streaming/*n*: Strömung *w*; **cytoplasmic** ~ protoplasmatische Strömung *w*; **protoplasmic** ~ protoplasmatische Strömung *w*.

street phobia: Agoraphobie *w*.

streetwork/*n*: Streetwork *s*, Straßenarbeit *w*.

strength/*n*: Kraft *w*, Stärke *w*; **biting** ~ Bißkraft *w*; **dioptric** ~ Dioptrie *w*; **ionic** ~ Ionenstärke *w*; **muscular** ~ Muskelkraft *w*; **tensile** ~ Zugfestigkeit *w*, Reißfestig-

keit *w*.
strengthen/*vb*: kräftigen, stärken.
strephenopodia/*n*: Klumpfuß *m*, Pes varus.
strephexopodia/*n*: Knickfuß *m*, Pes valgus.
strephopodia/*n*: Spitzfuß *m*, Pes equinus.
strephosymbolia/*n*: Strephosymbolie *w*.
strepitus/*n*: Geräusch *s*, Strepitus.
strepsitene/*n*: Pachytän *s*.
strepticemia/*n*: Streptokokkensepsis *w*.
streptidine/*n*: Streptidin *s*.
strepto-: Strepto-.
streptoangina/*n*: Streptokokkenangina *w*.
streptocerciasis/*n*: Mansonella-streptocerca-Infektion *w*.
streptococcal/*adj*: Streptokokken-.
streptococcemia/*n*: Streptokokkensepsis *w*.
streptococcosis/*n*: Streptokokkeninfektion *w*.
streptococcus/*n*: Streptokokke *w*; **green** ~ vergrünende Streptokokke *w*, Streptococcus viridans, α-hämolytische Streptokokke; **hemolytic** ~ Streptococcus haemolyticus.
streptodermatitis/*n*: Streptodermie *w*.
streptodornase/*n*: Streptodornase *w*.
streptogenin/*n*: Streptogenin *s*.
streptokinase/*n*: Streptokinase *w*.
streptolydigin/*n*: Streptolydigin *s*.
streptolysin/*n*: Streptolysin *s*.
streptolysin test: Antistreptolysintest *m*.
streptomycete/*n*: Streptomyzet *m*.
streptomycin/*n*: Streptomycin *s*.
streptomycin sulfate: Streptomycinsulfat *s*.
streptomycosis/*n*: Streptomykose *w*.
streptonicozid/*n*: Streptoniazid *s*.
streptose/*n*: Streptose *w*.
streptosepticemia/*n*: Streptokokkensepsis *w*.
streptothrix/*n*: Streptothrix *m*.
streptotrichosis/*n*: Streptotrichose *w*.
streptozotocin/*n*: Streptozotocin *s*.
stress/*n, vb*: 1. Streß *m*, Belastung *w*; **mechanical** ~ mechanische Belastung *w*; **mental** ~ psychische Belastung *w*; **occlusal** ~ Okklusionsbelastung *w*; **physical** ~ körperliche Belastung *w*; **post-traumatic** ~ posttraumatischer Streß *m*; 2. belasten.
stress albuminuria: Belastungsalbuminurie *w*.
stress deformity: Belastungsdeformität *w*.
stress disorder, post-traumatic: akuter exogener Reaktionstyp *m*.
stress erythrocytosis: Gaisböck-Krankheit *w*, Polycythaemia rubra hypertonica.
stress fracture: Belastungsfraktur *w*.
stressful/*adj*: belastend.
stress incontinence, urinary: Streßinkontinenz *w*.
stress management: Streßbewältigung *w*.
stressor/*n*: Streßreiz *m*.
stress polycythemia: Gaisböck-Krankheit *w*, Polycythaemia vera hypertonica.
stress situation: Streßsituation *w*, Belastungssituation *w*.
stress-strain curve: Viskoelastizitätskurve *w*.
stress syndrome, hepatic: Schockleber *w*.
stress test: Belastungstest *m*.
stress ulcer: Streßulkus *s*.
stretch/*n, vb*: 1. Strecken *s*, Anspannung *w*, Spannung *w*; 2. anspannen, strecken, ausdehnen.
stretch activation: Dehnungsaktivierung *w*.
stretcher/*n*: Krankentrage *w*.
stretcher-bearer/*n*: Krankenträger *m*.
stretching/*n*: Dehnung *w*.
stretch receptor: Dehnungsrezeptor *m*, Muskelspindel *w*.
stretch reflex: Dehnungsreflex *m*.
stretch stimulus: Dehnungsreiz *m*.
stretch test, sciatic: Lasègue-Test *m*.
stretchy/*adj*: dehnbar, elastisch.
stria/*n*: Streifen *m*, Stria.
striascope/*n*: Retinoskop *s*.
striatal/*adj*: striatal, Striatum-.
striate/*adj*: gestreift.
striated/*adj*: gestreift.
striation/*n*: Streifung *w*, Streifenbildung *w*.

striatonigral/*adj*: strionigral.
striatopallidal/*adj*: striopallidär.
striatum/*n*: Corpus striatum.
strict/*adj*: streng, rigoros.
strictness/*n*: Strenge *w*, Genauigkeit *w*.
stricture/*n*: Striktur *w*, Verengung *w*; **anal** ~ Analstriktur *w*; **annular** ~ Ringstriktur *w*; **contractile** ~ Kontraktionsstriktur *w*; **esophageal** ~ Ösophagusstriktur *w*; **false** ~ Pseudostriktur *w*; **functional** ~ funktionelle Striktur *w*; **irritable** ~ reizempfindliche Striktur *w*; **linear** ~ Längsstriktur *w*; **organic** ~ organische Striktur *w*; **permanent** ~ Dauerstriktur *w*; **rectal** ~ Rektumstriktur *w*; **spasmodic** ~ funktionelle Striktur *w*; **spastic** ~ funktionelle Striktur *w*; **temporary** ~ funktionelle Striktur *w*; **urethral** ~ Harnröhrenstriktur *w*.
strident/*adj*: schrill, kreischend.
stridor/*n*: Stridor *m*; **congenital** ~ kongenitaler Stridor *m*; **expiratory** ~ exspiratorischer Stridor *m*; **inspiratory** ~ inspiratorischer Stridor *m*; **laryngeal** ~ Stridor laryngealis.
stridulate/*vb*: schwirren.
stridulous/*adj*: stridulös.
string/*n*: Band *s*, Bindfaden *m*.
stringiness/*n*: Faserigkeit *w*.
string sign: Bandzeichen *s*.
string stricture: konzentrische Striktur *w*.
string test: Einhorn-Fadentest *m*.
stringy/*adj*: zäh, faserig.
striocerebellar/*adj*: striozerebellär.
striomotor/*adj*: striomotorisch.
strionigral/*adj*: strionigral.
striopallidal/*adj*: striopallidär.
strip/*n*, *vb*: 1. Streifen *m*; **lightning** ~ Trennstreifen *m*; **moving** ~ Strahlenraster *s*; **separating** ~ Trennstreifen *m*; 2. abstreifen, abziehen, abschälen.
stripe/*n*: Streifen *m*, Stria.
striped/*adj*: gestreift.
stripper/*n*: Stripper *m*, Venenstripper *m*; **external** ~ extraluminaler Stripper *m*, Ringstripper *m*; **internal** ~ intraluminaler Stripper *m*.
stripper's asthma: Byssinose *w*.
stripping/*n*: Abziehen *s*, Abstreifen *s*, Stripping *s*, Ausschälungsoperation *w*.
stripping of the pleura: Pleurektomie *w*.
stripy/*adj*: gestreift.
striving/*n*: Strebung *w*.
strobila/*n*: Strobila, Proglottidenkette *w*.
strobilation/*n*: Strobilabildung *w*.
strobiloid/*adj*: strobilaartig.
stroboscope/*n*: Stroboskop *s*.
stroboscopic/*adj*: stroboskopisch.
strobostereoscope/*n*: Stereostroboskop *s*.
stroke/*n*: Anfall *m*, Schlag *m*, Hieb *m*, zerebrovaskulärer Insult *m*; **apoplectic** ~ Apoplexie *w*; **cerebral** ~ Schlaganfall *m*, Apoplexie *w*; **completed** ~ completed stroke *m*, Apoplexie mit bleibenden neurologischen Defiziten; **hemorrhagic** ~ hämorrhagischer Insult *m*; **lacunar** ~ Apoplexie mit Lakunenbildung; **lightning** ~ Blitzschlag *m*; **paralytic** ~ paralytischer Schlaganfall *m*; **progressive** ~ progressive stroke, Insult mit progredienter neurologischer Symptomatik.
stroke-in-evolution: progressive stroke, Insult mit progredienter neurologischer Symptomatik.
stroke volume: Schlagvolumen *s*.
stroller/*n*: Kinderwagen *m*.
stroma/*n*: Stroma *s*, interstitielles Bindegewebe *s*.
stroma cell: Stromazelle *w*, Bindegewebszelle *w*.
stromal/*adj*: Stroma-.
stromatic/*adj*: Stroma-.
stromatogenous/*adj*: stromatogen.
stromatosis/*n*: Stromatose *w*, Stromaendometriose *w*.
strongyl-: Strongylo-.
strongyle/*n*: Palisadenwurm *m*, Strongylus.
strongyliform/*adj*: strongylusförmig.
strongylo-: Strongylo-, Rund-.
strongyloides/*n*: Strongyloides.
strongyloidiasis/*n*: Strongyloidiasis *w*, Strongyloidose *w*.
strongylus/*n*: Strongylus, Palisadenwurm *m*.

strontium [*abbr*] **Sr**: Strontium *s*, Sr.
strophanthidin/*n*: Strophanthidin *s*.
strophanthin/*n*: Strophanthin *s*.
strophanthinism/*n*: Strophanthinintoxikation *w*.
strophocephaly/*n*: Strophokephalie *w*.
strophulus/*n*: Strophulus *m*.
structural/*adj*: strukturell, Struktur-.
structuralism/*n*: Strukturalismus *m*.
structuration/*n*: Strukturierung *w*, Struktur *w*.
structure/*n*: Struktur *w*; **cognitive** ~ kognitive Struktur *w*; **coiled** ~ Knäuelstruktur *w*; **demographic** ~ Bevölkerungsstruktur *w*; **factorial** ~ Faktorenstruktur *w*; **fibrous** ~ Faserstruktur *w*; **fine** ~ Feinstruktur *w*, Ultrastruktur *w*; **lamellar** ~ Lamellenstruktur *w*; **primary** ~ Primärstruktur *w*; **psychic** ~ psychische Struktur *w*; **quaternary** ~ Quartärstruktur *w*; **social** ~ Sozialstruktur *w*; **tertiary** ~ Tertiärstruktur *w*; **toroid** ~ Toroidstruktur *w*.
structure-activity relationship: Struktur-Wirkungs-Verhältnis *s*.
structured/*adj*: strukturiert.
structureless/*adj*: strukturlos.
Strümpell-Leichtenstern encephalitis: Strümpell-Leichtenstern-Enzephalitis *w*, akute hämorrhagische Leukoenzephalitis *w*.
Strümpell sign: Strümpell-Tibialiszeichen *s*.
Strümpell syndrome: Strümpell-Syndrom *s*.
struggle/*n*, *vb*: 1. Kampf *m*; 2. kämpfen.
struma/*n*: Struma *w*, Kropf *m*; **ligneous** ~ eisenharte Struma Riedel; **retrosternal** ~ retrosternale Struma *w*; **substernal** ~ intrathorakale Struma *w*.
strumectomy/*n*: Strumektomie *w*.
strumiform/*adj*: strumaförmig.
strumiprivous/*adj*: strumipriv.
strumitis/*n*: Strumitis *w*, Thyreoiditis *w*.
strumous/*adj*: strumabedingt.
struvite calculus: Struvitstein *m*.
strychnidine/*n*: Strychnidin *s*.
strychnine/*n*: Strychnin *s*.
strychnine hydrochloride: Strychninhydrochlorid *s*.
strychnine nitrate: Strychninnitrat *s*.
strychninism/*n*: Strychninintoxikation *w*.
strychninization/*n*: Strychnintherapie *w*.
strychnism/*n*: Strychninintoxikation *w*.
strychnospermine/*n*: Strychnospermin *s*.
STS [*abbr*] **serologic test for syphilis**: Syphilisserologie *w*.
ST segment: ST-Strecke *w*.
STU [*abbr*] **skin test unit**: Hauttest-Einheit *w*.
Stuart-Bras syndrome: Stuart-Bras-Syndrom *s*, Lebervenenverschlußkrankheit *w*.
stud bolt: Stiftschraube *w*.
student nurse: Schwesternschülerin *w*.
study/*n*, *vb*: 1. Untersuchung *w*, Studie *w*; **case-control** ~ Fall-Kontroll-Studie *w*, retrospektive Studie *w*; **cross-sectional** ~ Querschnittuntersuchung *w*; **dynamic** ~ dynamische Studie *w*; **experimental** ~ experimentelle Untersuchung *w*; **gastrointestinal** ~ Magen-Darm-Passage *w*; **longitudinal** ~ Longitudinalstudie *w*, Längsschnittuntersuchung *w*; **prospective** ~ prospektive Studie *w*; **randomized open** ~ offene randomisierte Studie *w*; **retrospective** ~ retrospektive Studie *w*; **secretory** ~ Sekretionsstudie *w*; 2. studieren, untersuchen.
study design: Studiendesign *s*, Studienplanung *w*.
study objective: Studienziel *s*.
stuffing/*n*: Füllung *w*, Füllmaterial *s*.
stump/*n*: Stumpf *m*, Amputationsstumpf *m*, Organstumpf *m*.
stump hallucination: Phantomglied *s*.
stun/*vb*: betäuben.
stunt/*n*, *vb*: 1. Kraftleistung *w*; 2. hemmen, verkrüppeln.
stunted/*adj*: verkümmert.
stupe/*n*: heißer Umschlag *m*, Bähung *w*.
stupefacient/*n*, *adj*: 1. Betäubungsmittel *s*; 2. betäubend.
stupefaction/*n*: Betäubung *w*, Abstumpfung *w*, Verblüffung *w*.

stupefactive/*adj*: betäubend.
stupefied/*adj*: betäubt.
stupefy/*vb*: betäuben.
stupid/*adj*: dumm, einfältig.
stupidity/*n*: Stupidität *w*, Dummheit *w*.
stupor/*n*: Betäubung *w*, Benommenheit *m*, Stupor *m*; **benign** ~ depressiver Stupor *m*; **catatonic** ~ katatoner Stupor *m*; **depressive** ~ depressiver Stupor *m*, stuporöse Melancholie *w*; **epileptic** ~ epileptischer Stupor *m*, Petit-mal-Status *m*; **melancholic** ~ depressiver Stupor *m*.
sturdy/*adj*: stabil.
Sturge-Weber encephalotrigeminal angiomatosis: Sturge-Weber-Syndrom *s*, Neuroangiomatosis encephalofacialis.
Sturge-Weber syndrome: Sturge-Weber-Syndrom *s*, Neuroangiomatosis encephalofacialis.
Sturmdorf's operation: Sturmdorf-Bonney-Plastik *w*.
stutter/*n, vb*: 1. Stottern *s*; 2. stottern.
stuttering/*n*: Stottern *s*; **urinary** ~ Harnstottern *s*.
stutter spasm: Stotterkrampf *m*.
sty/*n*: Gerstenkorn *s*, Hordeolum *s*.
stye/*n*: Gerstenkorn *s*, Hordeolum *s*; **meibomian** ~ Hordeolum der Meibom-Drüsen; **zeisian** ~ Zeis-Hordeolum *s*.
style/*n*: Stil *m*, Griffel *m*, Sonde *w*.
stylet/*n*: Stilett *s*, Sonde *w*, Mandrin *m*.
styliform/*adj*: griffelförmig.
stylo-: Stylo-.
styloglossal/*adj*: styloglossal.
stylohyoid/*n, adj*: 1. Musculus stylohyoideus; 2. das Zungenbein betreffend.
styloid/*n, adj*: 1. Griffelfortsatz *m*, Processus styloideus; 2. griffelförmig, Griffel-.
styloiditis/*n*: Styloiditis *w*.
stylosteophyte/*n*: spornförmiger Knochenauswuchs *m*.
stylostixis/*n*: Stylostixis *w*, Akupunktur *w*.
stylus/*n*: Griffel *m*, Stylus *m*, Stift *m*.
stylus maze: Stiftlabyrinth *s*.
stypage/*n*: Lokalanästhesie durch Auflage eines getränkten Tupfers.
stype/*n*: absorbierender Tupfer *m*.

styptic/*n, adj*: 1. Styptikum *s*, blutstillendes Mittel *s*, Hämostyptikum *s*; **chemical** ~ chemisches Hämostyptikum *s*; **mechanical** ~ mechanische Blutstillung *w*; **vascular** ~ vasokonstriktorisch wirkendes Hämostyptikum *s*; 2. blutstillend.
stypticine/*n*: Stypticin *s*.
styracine/*n*: Styracin *s*.
styrene/*n*: Styrol *s*.
styrol/*n*: Styrol *s*.
sub-: Sub-, Unter-, Infra-.
subabdominal/*adj*: infraabdominal.
subabdominoperitoneal/*adj*: infraperitoneal.
subacetabular/*adj*: subazetabulär.
subacid/*adj*: subazid, säuerlich.
subacidity/*n*: Subazidität *w*.
subacromial/*adj*: subakromial.
subacute/*adj*: subakut.
subalimentation/*n*: Unterernährung *w*.
subapical/*adj*: subapikal.
subarachnoiditis/*n*: Leptomeningitis *w*; **acute curable juvenile** ~ lymphozytäre Choriomeningitis *w*.
subarcuate/*adj*: leicht gebogen.
subatomic/*adj*: subatomar.
subbasal/*adj*: unter der Basalmembran.
subbrachial/*adj*: unter dem Colliculus inferior.
subcallosal/*adj*: subkallös, subcallosus.
subcapsular/*adj*: infrakapsulär.
subcartilaginous/*adj*: subchondral, überwiegend knorpelig.
subcerebellar/*adj*: infrazerebellär.
subcerebral/*adj*: unter dem Großhirn.
subchronic/*adj*: subchronisch, überwiegend chronisch.
subclass/*n*: Unterklasse *w*.
subclavian/*adj*: Subklavia-.
subclinical/*adj*: subklinisch.
subcollateral/*adj*: unterhalb des Gyrus collateralis.
subcoma insulin therapy: Insulinschockbehandlung *w*.
subconscious/*adj*: unterbewußt.
subconsciousness/*n*: Unterbewußtsein *s*.
subcortex/*n*: Subkortex *m*.

subcortical/*adj*: subkortikal.
subcostal/*adj*: infrakostal.
subcranial/*adj*: subkranial.
subcrepitant/*adj*: leise knisternd.
subcrepitation/*n*: leiser Crepitus *m*.
subculture/*n*: Subkultur *w*.
subcurative/*adj*: unter der kurativen Dosis.
subcutaneous/*adj*: subkutan.
subcuticular/*adj*: unter der Epidermis.
subdermal/*adj*: subkutan.
subdiaphragmatic/*adj*: subdiaphragmatisch.
subduction/*n*: Infraduktion *w*, Abwärtsbewegung *w*.
subdural/*adj*: subdural.
subendothelial/*adj*: subendothelial.
subependymal/*adj*: subependymal.
subependymoma/*n*: Subependymom *s*.
subepidermal/*adj*: unter der Epidermis.
suberosis/*n*: Suberose *w*.
subfalcial/*adj*: unterhalb der Falx.
subfamily/*n*: Unterfamilie *w*.
subfecundity/*n*: reduzierte Fruchtbarkeit *w*.
subfertility/*n*: reduzierte Fertilität *w*.
subfissure/*n*: feiner Sulcus.
subfornical/*adj*: unter dem Fornix.
subfrontal/*adj*: subfrontal.
subgenus/*n*: Unterart *w*.
subgerminal/*adj*: unter der Keimscheibe.
subgingival/*adj*: subgingival.
subglenoid/*adj*: infraglenoidal.
subglottic/*adj*: subglottisch.
subglottis/*n*: Subglottis *w*.
subgyrus/*n*: tiefliegender Gyrus *m*.
subhepatic/*adj*: subhepatisch.
subhyaloid/*adj*: zwischen Kammerwasser und Retina.
subhyoid/*adj*: infrahyoidal.
subicteric/*adj*: subikterisch.
subiliac/*adj*: subiliakal.
subilium/*n*: tiefster Teil des Os ilium.
subintern/*n*: Medizinstudent im letzten Studienjahr.
subinvolution/*n*: Subinvolution *w*.
subjacent/*adj*: tiefer liegend.

subject/*n*: Subjekt *s*, Person *w*, Proband *m*; **normal** ~ Normalperson *w*.
subjective/*adj*: subjektiv.
subjee/*n*: Marihuana *s*.
subkingdom/*n*: Unterreich *s*.
sublabial/*adj*: sublabial.
sublation/*n*: Sublation *w*, Ablösung *w*.
sublimate/*n*: Sublimat *s*.
sublimation/*n*: Sublimierung *w*, Sublimation *w*.
sublime/*n*: Sublimat *s*.
subliminal/*adj*: unterschwellig.
sublimis/*adj*: oberflächlich.
subline/*n*: Unterstamm *m*.
sublingual/*adj*: sublingual.
sublobe/*n*: Unterlappen *m*, Lappenteil *m*.
subluxation/*n*: Subluxation *w*.
subluxation of the hip, congenital: kongenitale Hüftluxation *w*.
submania/*n*: Hypomanie *w*.
submaxilla/*n*: Unterkiefer *m*.
submaxillary/*adj*: submaxillar, unterhalb des Oberkiefers, mandibulär.
submeningeal/*adj*: submeningeal.
submetacentric/*adj*: submetazentrisch.
submicroscopic/*adj*: ultramikroskopisch.
submit/*vb*: unterwerfen, unterziehen.
submucosa/*n*: Submukosa *w*.
submucosal/*adj*: submukös.
subnatant/*n, adj*: 1. Unterstand *m*; 2. unterhalb.
subneural/*adj*: unter einem Nerv.
subnotochordal/*adj*: unterhalb des Notochords.
subnucleus/*n*: Sekundärkern *m*.
subnutrition/*n*: Unterernährung *w*.
suboperculum/*n*: Region unter dem Operculum.
suboptic/*adj*: unter dem Sehnerv, infraorbital.
suboptimal/*adj*: suboptimal.
suborbital/*adj*: infraorbital.
suborder/*n*: Subordnung *w*.
suboxidation/*n*: Hypoxie *w*.
subparalytic/*adj*: mit inkompletter Lähmung.
subpatellar/*adj*: infrapatellar.

subpeduncular/*adj*: unterhalb des Pedunculus.
subperiosteal/*adj*: subperiostal.
subperitoneoabdominal/*adj*: infraperitoneal.
subpetrosal/*adj*: unterhalb der Pars petrosa.
subphrenic/*adj*: subphrenisch.
subphylum/*n*: Unterstamm *m*.
subpial/*adj*: unter der Pia mater.
subpituitarism/*n*: Hypopituitarismus *m*.
subplacental/*adj*: unterhalb der Plazenta.
subpleural/*adj*: subpleural.
subpontile/*adj*: subpontin.
subpontine/*adj*: subpontin.
subpopulation/*n*: Subpopulation *w*.
subpubic/*adj*: subpubisch.
subpulmonary/*adj*: infrapulmonal.
subpyramidal/*adj*: subpyramidal.
subretinal/*adj*: subretinal, unter der Netzhaut.
subrostral/*adj*: unter dem Rostrum.
subsample/*n*: Teilstichprobe *w*.
subscaphocephaly/*n*: leichte Form der Skaphokephalie.
subsclerotic/*adj*: partiell sklerosiert.
subscription/*n*: Subscriptio, Zubereitungsanweisung *w*.
subscurvy state: asymptomatischer Ascorbinsäuremangel *m*.
subsepsis/*n*: Subsepsis *w*.
subserosa/*n*: Tunica subserosa.
subserous/*adj*: subserös.
subsidiarity/*n*: Subsidiarität *w*.
subsigmoid/*adj*: unter der Sigmoidflexur.
subsistence/*n*: Lebensunterhalt *m*.
subsistence diet: lebensnotwendige Nahrungsmenge *w*.
subsonic/*adj*: mit einer Wellenlänge unterhalb des Hörbereichs.
subspecies/*n*: Subspezies *w*.
subspinous/*adj*: infraspinal.
subsplenial/*adj*: unterhalb des Spleniums.
substance/*n*: Substanz *w*, Substantia; **anterior-pituitarylike** ~ Choriongonadotropin *s*; **antidiuretic** ~ Vasopressin *s*; **anti-immune** ~ Antiantikörper *m*; **basophil** ~ basophile Substanz *w*; **black** ~ Substantia nigra; **central gray** ~ graue Substanz *w*, Substantia grisea; **chromophil** ~ chromophiler Zelleinschluß *m*; **exophthalmos-producing** ~ [*abbr*] EPS Exophthalmus-produzierende Substanz *w*; **filar** ~ Isaac-Granula; **gray** ~ graue Substanz *w*, Substantia grisea; **hyaline** ~ hyaline Substanz *w*; **intercellular** ~ Interzellularsubstanz *w*; **interfilar** ~ Hyaloplasma *s*; **interprismatic** ~ interprismatische Substanz *w*; **interstitial** ~ Grundsubstanz *w*, interstitielle Substanz *w*; **ketogenic** ~ Ketonkörperlieferant *m*; **medullary** ~ Substantia alba, Mark *s*, Medulla; **metachromatic** ~ metachromatischer Einschluß *m*; **periventricular gray** ~ periventrikuläre graue Substanz *w*; **preventive** ~ Antikörper *m*; **released** ~ H-Antigen *s*; **reticular** ~ Isaac-Granula, Formatio reticularis; **sensitizing** ~ Antikörper *m*; **slow-reacting** ~ [*abbr*] SRS slow-reacting substance, langsam reagierende Substanz *w*, SRS; **specific capsular** ~ spezifisches Kapselantigen *s*; **white** ~ weiße Substanz *w*, Substantia alba.
substance abuse: Stoffabhängigkeit *w*.
substance amount: Stoffmenge *w*.
substance concentration: Stoffmenge *w*.
substance fraction: Molfraktion *w*.
substance of bones: Knochensubstanz *w*; **medullary** ~ Knochenmark *s*; **red** ~ rotes Knochenmark *s*; **spongy** ~ Substantia spongiosa; **yellow**~ gelbes Knochenmark *s*.
substance of tooth, bony: Zement *s*.
substance withdrawal, neonatal: Neugeborenen-Abstinenzsyndrom *s*.
substernomastoid/*adj*: unterhalb des Sternokleidmastoideus.
substituent/*n*: Substituent *m*.
substitute/*n*, *vb*: 1. Ersatz *m*; 2. ersetzen.
substitution/*n*: Substitution *w*, Ersatz *m*.
substitution method: Substitutionsmethode *w*.
substitution transfusion: Austauschtransfusion *w*.
substitution therapy: Substitutionsbe-

suction apparatus

handlung *w*.
substrain/*n*: Unterstamm *m*.
substrate/*n*: Substrat *s*.
substrate binding: Substratbindung *w*.
substrate competition: Substratkonkurrenz *w*.
substrate induction: Substratinduktion *w*.
substrate specifity: Substratspezifität *w*.
substructure/*n*: Unterschicht *w*, Grundstruktur *w*.
subsulcus/*n*: tiefliegender Sulcus *m*.
subsylvian/*adj*: subsylvisch.
subsynaptic/*adj*: subsynaptisch.
subtelocentric/*adj*: akrozentrisch.
subtest/*n*: Untertest *m*.
subthalamic/*adj*: subthalamisch.
subthreshold/*adj*: unterschwellig.
subthyroidism/*n*: Hypothyreose *w*.
subtilin/*n*: Subtilin *s*.
subtilisin/*n*: Subtilisin *s*.
subtotal/*adj*: subtotal.
subtrigonal/*adj*: unter dem Trigonum.
subtraction angiography: Subtraktionsangiographie *w*; **digital** ~ digitale Subtraktionsangiographie *w*, DSA.
subtraction technic: Subtraktionsverfahren *s*.
subtrochanteric/*adj*: subtrochantär.
subtype/*n*: Unterart *w*, Untergruppe *w*.
subtypical/*adj*: subtypisch.
subunit/*n*: Untereinheit *w*, Subunit *w*.
subunit vaccine: Subunit-Vakzine *w*, Spaltimpfstoff *m*.
subvaginal/*adj*: subvaginal.
subvalvular/*adj*: subvalvulär.
subvertebral/*adj*: subvertebral.
subviral/*adj*: Subvirus-.
subvitaminosis/*n*: Vitaminmangelkrankheit *w*.
subvolution/*n*: Umkehrplastik *w*.
sub-whole: Teilganzes *s*.
succagogue/*n*: Sekretagogum *s*.
succedaneous/*adj*: sukzedan, Ersatz-, substituierend.
succenturiate/*adj*: akzessorisch.
success/*n*: Erfolg *m*.
successful/*adj*: erfolgreich, gelungen.

succession/*n*: Reihenfolge *w*, Aufeinanderfolge *w*.
succinate/*n*: Sukzinat *s*.
succinate dehydrogenase: Sukzinatdehydrogenase *w*.
succinylcholine/*n*: Sukzinylcholin *s*, Succinylcholin *s*.
succinylcholine chloride: Succinylcholinchlorid *s*, Suxamethoniumchlorid *s*.
succinyl-CoA: Sukzinylkoenzym A *s*.
succinyl-CoA synthetase: Sukzinyl-CoA-Synthetase *w*.
succinylsulfathiazole/*n*: Succinylsulfathiazol *s*.
succorance/*n*: Hilfesuchen *s*.
succorhea/*n*: Sukurrhö *w*.
succory/*n*: Zichorie *w*.
succubus/*n*: Succubus *m*.
succulence/*n*: Sukkulenz *w*, Saftigkeit *w*.
succus/*n*: Saft *m*, Sucus.
succussion/*n*: Erschütterung *w*, Schütteln *s*; **hippocratic** ~ Succussio Hippocratis, intrathorakales Plätschergeräusch *s*.
succusion sound: Plätschergeräusch *s*, Clapotement *s*.
succusion splash: Plätschergeräusch *s*, Clapotement *s*.
suck/*vb*: lutschen, saugen.
sucking/*n, adj*: 1. Lutschen *s*; 2. lutschend, saugend.
sucking cushion: Saugpolster *s*.
suckle/*vb*: säugen.
suckling/*n*: Säugen *s*, Brustkind *s*, Säugling *m*.
suck reflex: Saugreflex *m*.
Sucquet-Hoyer anastomosis: Sucquet-Hoyer-Kanal *m*.
sucralfate/*n*: Sucralfat *s*.
sucrase/*n*: Sukrase *w*.
sucrose/*n*: Sukrose *w*, Saccharose *w*.
sucrosemia/*n*: Sukrosämie *w*.
sucrose tolerance test: Saccharosetoleranztest *m*.
sucrosuria/*n*: Saccharoseausscheidung im Urin.
suction/*n*: Saugen *s*, Absaugen *s*.
suction apparatus: Absauggerät *s*.

suction biopsy: Saugbiopsie w.
suction cannula: Saugkanüle w.
suction cup: Saugnapf m.
suction curettage: Saugkürettage w.
suction drainage: Saugdrainage w.
suction flask: Saugflasche w.
suction irrigation: Saugspülung w.
suction method: Absaugmethode w.
suction pipette: Saugpipette w.
suction pump: Saugpumpe w.
suction socket: Saugschaft m.
suctorial/*adj*: saugend.
Sudan/*n*: Sudanfarbstoff m.
sudanophil/*adj*: sudanophil.
sudanophilia/*n*: Sudanophilie w.
Sudan red: Sudanrot s.
sudation/*n*: Schwitzen s.
sudatory/*n, adj*: 1. Sudatorium s; 2. sudatorisch.
sudden/*adj*: plötzlich.
sudden deafness: Hörsturz m.
Sudeck-Leriche syndrome: Sudeck-Syndrom s.
Sudeck's atrophy: Sudeck-Dystrophie w.
Sudeck's critical point: Sudeck-Punkt m.
sudogram/*n*: Sudogramm s.
sudomotor/*adj*: sudomotorisch.
sudor/*n*: Schweiß m, Sudor.
sudoral/*adj*: Schweiß-.
sudorific/*adj*: sudorifer, schweißtreibend.
sudorometer/*n*: Sudorometer s.
suet/*n*: Talg m.
suffer/*vb*: erleiden, leiden.
suffering/*n, adj*: 1. Leiden s; 2. leidend.
sufficiency/*n*: Suffizienz w.
sufficient/*adj*: suffizient, ausreichend.
suffocant/*n*: Atemgift s.
suffocate/*vb*: ersticken.
suffocation/*n*: Erstickung w.
suffusion/*n*: Suffusion w.
sugar/*n*: Zucker m; **reducing** ~ reduzierender Zucker m; **simple** ~ einfacher Zucker m.
sugar acid: Zuckersäure w.
sugar alcohol: Zuckeralkohol m.
sugar broth: Dextroseagar m.
sugar cane fever: Zuckerrohrfieber s, australische Leptospirose w.
sugar-coated: mit Zucker überzogen.
sugar content: Zuckergehalt m.
sugar diabetes: Diabetes mellitus.
sugar fermentation: Zuckervergärung w.
sugarless/*adj*: ungezuckert.
sugar of lead: Bleiazetat s.
sugar substitute: Zuckeraustauschstoff m.
suggest/*vb*: anregen, vorschlagen, suggerieren.
suggestibility/*n*: Suggestibilität w.
suggestion/*n*: Anregung w, Vorschlag m, Suggestion w; **posthypnotic** ~ hypnotische Suggestion w.
suggilation/*n*: Suggilation w.
suicidal/*adj*: suizidal.
suicide/*n*: Suizid m, Selbsttötung w; **attempted** ~ Suizidversuch m.
suicide prevention: Suizidprävention w.
suicide risk: Suizidrisiko w.
sulbentine/*n*: Sulbentin s.
sulcal/*adj*: Sulcus-, gefurcht.
sulcate/*adj*: gefurcht.
sulcation/*n*: Rinnenbildung w, Furchenbildung w.
sulciform/*adj*: sulcusförmig.
sulcus/*n*: Rinne w, Furche w, Sulcus.
sulfacarbamide/*n*: Sulfacarbamid s.
sulfacetamide/*n*: Sulfacetamid s.
sulfacyanide/*n*: Rhodanid s.
sulfadiazine/*n*: Sulfadiazin s.
sulfadicramide/*n*: Sulfadicramid s.
sulfadimethoxine/*n*: Sulfadimethoxin s.
sulfadimidine/*n*: Sulfadimidin s.
sulfadoxine/*n*: Sulfadoxin s.
sulfa drugs: sulfonamidartige Medikamente.
sulfaethidole/*n*: Sulfaethidol s.
sulfafurazole/*n*: Sulfafurazol s.
sulfaguanidine/*n*: Sulfaguanidin s.
sulfaguanole/*n*: Sulfaguanol s.
sulfa kidney: Sulfonamidniere w.
sulfalene/*n*: Sulfalen s.
sulfamerazine/*n*: Sulfamerazin s.
sulfamethazine/*n*: Sulfadimidin s.
sulfamethizole/*n*: Sulfamethizol s.
sulfamethoxazole/*n*: Sulfamethoxazol s.

sulfamethoxydiazine/*n*: Sulfamethoxydiazin *s*.
sulfamethoxypyridazine/*n*: Sulfamethoxypyridazin *s*.
sulfametrole/*n*: Sulfametrol *s*.
sulfamoxole/*n*: Sulfamoxol *s*.
sulfan blue: Sulfanblau *s*.
sulfanilamide/*n*: Sulfanilamid *s*.
sulfanuria/*n*: Sulfonamidausscheidung im Urin.
sulfaperin/*n*: Sulfaperin *s*.
sulfaphenazole/*n*: Sulfaphenazol *s*.
sulfapyrazine/*n*: sulfapyrazin *s*.
sulfapyridine/*n*: Sulfapyridin *s*.
sulfapyrimidine/*n*: Sulfapyrimidin *s*.
sulfasalazine/*n*: Sulfasalazin *s*.
sulfasomidine/*n*: Sulfasomidin *s*.
sulfatase/*n*: Sulfatase *w*.
sulfatation factor: Somatomedin *s*.
sulfate/*n*: Sulfat *s*.
sulfate adenyltransferase: Sulfatadenyltransferase *w*.
sulfathiazole/*n*: Sulfathiazol *s*.
sulfathiourea/*n*: Sulfathiourea *s*.
sulfatide/*n*: Sulfatid *s*.
sulfatidosis/*n*: Sulfatidose *w*.
sulfatolamide/*n*: Sulfatolamid *s*.
sulfhemoglobin/*n*: Sulfhämoglobin *s*.
sulfhemoglobinemia/*n*: Sulfhämoglobinämie *w*.
sulfhydryl/*adj*: Sulfhydryl-.
sulfide/*n*: Sulfid *s*.
sulfinidine/*n*: Saccharin *s*.
sulfinpyrazone/*n*: Sulfinpyrazon *s*.
sulfisomidine/*n*: Sulfisomidin *s*.
sulfisoxazole/*n*: sulfisoxazol *s*.
sulfite/*n*: Sulfit *s*.
sulfmethemoglobin/*n*: Sulfhämoglobin *s*.
sulfo-: Sulfo-.
sulfoamino/*adj*: Sulfamid-.
sulfobromophthalein/*n*: Sulfobromphthalein *s*, Bromsulfalein *s*.
sulfobromophthalein sodium: Bromsulfaleinnatrium *s*.
sulfogaiacol/*n*: Sulfogaiacol *s*.
sulfonamide/*n*: Sulfonamid *s*.
sulfonamide toxicity: Sulfonamidschädigung *w*.
sulfonamidotherapy/*n*: Sulfonamidtherapie *w*.
sulfonate/*n*: Sulfonat *s*.
sulfone/*n*: Sulfon *s*.
sulfonic/*adj*: Sulfon-.
sulfonium/*n*: Sulfonium *s*.
sulfonmethane/*n*: Sulfonmethan *s*.
sulfonyl/*adj*: Sulfonyl-.
sulfonylurea/*n*: Sulfonylharnstoff *m*.
sulforidazine/*n*: Sulforidazin *s*.
sulfotransferase/*n*: Sulfotransferase *w*.
sulfoxide/*n*: Sulfoxid *s*.
sulfoxism/*n*: Schwefelsäurevergiftung *w*.
sulfur/*n, vb*: 1. Schwefel *m*, S; **elemental** ~ elementarer Schwefel *m*; **precipitated** ~ Sulfur praecipitatum; **radioactive** ~ radioaktiver Schwefel *m*; **sublimed** ~ Sulfur sublimatum, Schwefelblüte *w*; **washed** ~ gewaschene Schwefelblüte *w*, Sulfur lotum; **wettable** ~ Netzschwefel *m*; 2. schwefeln, ausschwefeln.
sulfuration/*n*: Schwefelung *w*.
sulfur bacterium: Schwefelbakterium *s*.
sulfur bath: Schwefelbad *s*.
sulfur chloride: Schwefelchlorid *s*.
sulfur dioxide: Schwefeldioxid *s*.
sulfur hydride: Hydrogensulfid *s*.
sulfuric/*adj*: schwefelsauer.
sulfur monochloride: Schwefelchlorid *s*.
sulfur mustard: Lost *s*.
sulfur test: Schwefelprobe *w*.
sulindac/*n*: Sulindac *s*.
Sulkowitch's reagent: Sulkowitch-Reagens *s*.
Sulkowitch's test: Sulkowitch-Probe *w*.
suloctidil/*n*: Suloctidil *s*.
sulpho-: Sulfo-.
sulpiride/*n*: Sulpirid *s*.
sulprostone/*n*: Sulproston *s*.
sultiame/*n*: Sultiam *s*.
Sulzberger syndrome: Bloch-Sulzberger-Syndrom *s*, Incontinentia pigmenti.
summation/*n*: Summation *w*; **spatial** ~ räumliche Summierung *w*; **temporal** ~ zeitliche Summierung *w*.
summation curve: Häufigkeitssummen-

summation effect

kurve *w*.
summation effect: Summationseffekt *m*.
summation potential: Summationspotential *s*.
summation pulse: Pulssumme *w*.
summation vector: Summationsvektor *m*.
summer complaint: Sommerdiarrhö *w*.
summer diarrhea: Sommerdiarrhö *w*.
summer encephalitis: Sommerenzephalitis *w*, Encephalitis japonica.
summer eruption: Miliaria, Schweißfriesel.
summer rash: Miliaria rubra.
summit/*n*: Gipfel, Höhepunkt *w*, Apex.
sunbath/*n*: Sonnenbad *s*.
sun blindness: Photoretinitis *w*.
sun block: Sonnenschutz *m*.
sunburn/*n*: Sonnenbrand *m*.
sun fever: Dengue-Fieber *s*.
sunflower cataract: sonnenblumenartiger Katarakt bei Kupfervergiftung.
sunlight/*n*: Sonnenlicht *s*.
sunset phenomenon: Sonnenuntergangsphänomen *s*.
sunshine vitamin: Vitamin D *s*.
sunspot/*n*: Sommersprosse *w*.
sunstroke/*n*: Sonnenstich *m*.
suntan/*n*: Sonnenbräunung *w*.
sup-: Sub-.
super-: Super-, Über-.
superacid/*adj*: superazid, hyperazid.
superacidity/*n*: Superazidität *w*, Hyperazidität *w*.
superactivity/*n*: Hyperaktivität *w*.
superacute/*adj*: besonders dringlich.
superalimentation/*n*: Hyperalimentation *w*.
superantigen/*n*: Supraantigen *s*.
supercallosal/*adj*: über dem Corpus callosum.
supercerebellar/*adj*: suprazerebellar.
supercerebral/*adj*: suprazerebral.
superciliary/*adj*: Augenbrauen-.
supercoil/*n*: Superhelix *w*, Über-Helix *w*.
superduction/*n*: Supraduktion *w*.
superdural/*adj*: über der Dura.
superego/*n*: Über-Ich *s*.

superextension/*n*: Hyperextension *w*.
superfamily/*n*: Gattung *w*.
superfecundation/*n*: Superfekundation *w*, Überschwängerung *w*.
superfemale/*n*: Superfemale, Überweibchen *s*.
superfetation/*n*: Superfetation *w*, Überbefruchtung *w*.
superficial/*adj*: oberflächlich, superficialis.
superficies/*n*: Oberfläche *w*.
superfissure/*n*: oberer Sulcus *m*.
superflexion/*n*: Hyperflexion *w*.
supergene/*n*: Supergen *s*.
superhelix/*n*: Superhelix *w*.
superimpose/*vb*: überlagern.
superimposition/*n*: Überlagerung *w*.
superinduce/*vb*: zusätzlich induzieren.
superinfection/*n*: Superinfektion *w*.
superintendent, medical: Chefarzt *m*.
superinvasion, microbial: bakterielle Superinfektion *w*.
superinvolution/*n*: Superinvolution *w*.
superior/*adj*: oberer, superior.
superiority/*n*: Überlegenheit *w*.
superlactation/*n*: Hyperlaktation *w*.
superlethal/*adj*: letal.
superloop/*n*: Superschleife *w*.
supermaxilla/*n*: Oberkiefer *m*.
supermedial/*adj*: superomedial.
supermicroscope/*n*: Elektronenmikroskop *s*.
supernatant/*n*: Überstand *m*.
supernumerary/*adj*: überzählig, akzessorisch.
supernutrition/*n*: Überernährung *w*.
superoccipital/*adj*: supraokzipital.
superolateral/*adj*: superolateral.
superomedial/*adj*: superomedial.
superovulation/*n*: vorzeitige Ovulation *w*.
superoxide/*n*: Superoxid *s*.
superoxide dismutase: Superoxiddismutase *w*.
superparasite/*n*: Parasitenschmotzer *m*.
superpetrosal/*adj*: über der Pars petrosa.
superphosphate/*n*: Superphosphat *s*.
superposition/*n*: Überlagerung *w*.
super-regeneration: übermäßige Regene-

ration *w*.
supersaturate/*vb*: übersättigen.
supersecretion/*n*: Supersekretion *w*, Hypersekretion *w*, Übersekretion *w*.
supersensitive/*adj*: hypersensitiv.
supersonic/*adj*: Überschall-.
superspecies/*n*: nächsthöhere Spezies *w*.
supersphenoid/*adj*: über dem Keilbein.
superstructure/*n*: Überbau *m*.
supertemporal/*adj*: supratemporal.
superthreshold/*adj*: überschwellig.
supervention/*n*: Hinzukommen *s*.
supervision/*n*: Supervision *w*, Aufsicht *w*.
supervitaminosis/*n*: Hypervitaminose *w*.
supervoltage/*n*: Supervoltage *w*.
supervoltage radiotherapy: Supervoltstrahlentherapie *w*.
supinate/*vb*: supinieren, in Rückenlage bringen.
supination/*n*: Supination *w*, Rückenlagerung *w*.
supination of the foot: Klumpfuß *m*, Pes varus.
supinator reflex: Brachioradialisreflex *m*.
supine/*adj*: in Rückenlage.
supple/*adj*: anpassungsfähig.
supplemental/*adj*: zusätzlich.
supply/*n, vb*: 1. Zufuhr *w*, Angebot *s*, Versorgung *w*; 2. versorgen, beliefern.
support/*n, vb*: 1. Unterstützung *w*, Abstützung *w*; **pelvic** ~ Beckenstütze *w*; 2. unterstützen, stützen, tragen.
supporting/*adj*: stützend.
supportive/*adj*: stützend.
support reaction: Magnus-Stützreaktion *w*.
suppository/*n*: Suppositorium *s*, Zäpfchen *s*.
suppress/*vb*: unterdrücken, supprimieren, hemmen.
suppressant/*n, adj*: 1. Suppressor *m*; 2. supprimierend.
suppressibility/*n*: Supprimierbarkeit *w*.
suppression/*n*: Verdrängung *w*, Unterdrückung *w*.
suppression test: Suppressionstest *m*, Hemmtest *m*.

suppressive/*adj*: hemmend.
suppressor/*n*: Suppressor *m*, Suppressorgen *s*; **intergenic** ~ intergener Suppressor *m*.
suppressor cell: Suppressorzelle *w*.
suppressor factor: Suppressorfaktor *m*.
suppressor mutation: Suppressormutation *w*.
suppressor T cell: Suppressor-T-Zelle *w*.
suppurate/*vb*: eitern.
suppuration/*n*: Eiterung *w*.
suppurative/*adj*: suppurativ, eitrig.
supra-: Supra-, Super-, Über-.
supra-aortic/*adj*: supraortal.
supracallosal/*adj*: über dem Corpus callosum.
supracerebellar/*adj*: suprazerebellar.
supracerebral/*adj*: suprazerebral.
supracervical/*adj*: suprazervikal.
suprachoroid/*adj*: zwischen Aderhaut und Sklera.
suprachoroidea/*n*: Lamina suprachorioidea.
supraciliary/*adj*: Augenbrauen-.
supraclinoid/*adj*: über dem Processus clinoideus.
supraclusion/*n*: Überbiß *m*.
supraduction/*n*: Supraduktion *w*.
supradural/*adj*: supradural, über der Dura.
supraepitrochlear/*adj*: über dem medialen Epikondylus.
suprageniculate/*adj*: den Nucleus suprageniculatus betreffend.
supragranular/*adj*: über der Granulosazellschicht.
suprailiac/*adj*: suprailiakal.
supralethal/*adj*: supraletal.
supraliminal/*adj*: überschwellig.
supramamillary/*adj*: supramamillär.
supramaxilla/*n*: Oberkiefer *m*.
supramaxillary/*adj*: Oberkiefer-, oberhalb des Oberkiefers.
supramaximal/*adj*: supramaximal.
supranuclear/*adj*: supranukleär.
supraoccipital/*adj*: supraokzipital.
supraocclusion/*n*: Überbiß *m*.
supraoptic/*adj*: supraopticus, über dem

Sehnerv.
supraorbital/*adj*: supraorbital.
suprapineal/*adj*: über dem Corpus pineale.
suprapontine/*adj*: suprapontin.
suprapromontorial/*adj*: oberhalb des Promontoriums.
suprarenal/*adj*: suprarenal, Nebennieren-.
suprarenalectomy/*n*: Adrenalektomie *w*.
suprarene/*n*: Nebenniere *w*.
suprarenotropic/*adj*: adrenotrop.
suprascapula/*n*: Supraskapularknorpel *m*.
suprascapular/*adj*: supraskapular.
suprascleral/*adj*: außerhalb der Sklera.
suprasegmental/*adj*: suprasegmental.
suprasellar/*adj*: supraseIlär.
suprasternal/*adj*: oberhalb des Sternums.
suprasylvian/*adj*: oberhalb der Sylvius-Furche.
supratemporal/*adj*: supratemporal.
supratentorial/*adj*: supratentoriell.
supraturbinal/*n*: obere Nasenmuschel *w*.
supravalvular/*adj*: supravalvulär.
supraventricular/*adj*: supraventrikulär.
supravergence/*n*: Supraduktion *w*.
supravital/*adj*: supravital.
sura/*n*: Wade *w*, Sura.
sural/*adj*: Waden-.
suralimentation/*n*: Hyperalimentation *w*, Überernährung *w*.
suramin/*n*: Suramin *s*.
surdimutism/*n*: Surdimutitas, Taubstummheit *w*.
surdity/*n*: Taubheit *w*, Surditas.
surface/*n*, *vb*: 1. Oberfläche *w*, Facies; **approximal** ~ Kontaktfläche *w*; **buccal** ~ Backenseite *w*; **morsal** ~ Okklusionsfläche *w*; **occlusal** ~ Okklusionsfläche *w*; **proximal** ~ Kontaktfläche *w*; **tentorial** ~ Tentoriumseite des Kleinhirns; 2. auftauchen.
surface-active: oberflächenaktiv.
surface activity: Oberflächenaktivität *w*.
surface anesthesia: Oberflächenanästhesie *w*.
surface antigen: Oberflächenantigen *s*.
surface area: Körperoberfläche *w*.
surface cell: Deckzelle *w*.

surface charge: Oberflächenladung *w*.
surface culture: Oberflächenkultur *w*.
surface demarcation: Demarkationslinie *w*.
surface film: Oberflächenbeschichtung *w*, oberflächlicher Flüssigkeitsfilm *m*.
surface glycoprotein: Membranglykoprotein *s*.
surface illumination: direkte Beleuchtung *w*.
surface marker: Oberflächenmarker *m*.
surface pressure: Oberflächendruck *m*.
surface properties: Oberflächeneigenschaften.
surface structure: Oberflächenstruktur *w*.
surface tension: Oberflächenspannung *w*.
surfactant/*n*: Surfactant *s*, Oberflächenfaktor *m*; **cationic** ~ kationisches Tensid *s*; **pulmonary** ~ Surfactantfaktor *m*, Antiatelektasefaktor *m*.
surgeon/*n*: Chirurg *m*.
surgeon's knot: chirurgischer Knoten *m*.
surgery/*n*: Chirurgie *w*, Operation *w*, Operationsraum *m*; **abdominal** ~ Bauchchirurgie *w*; **adrenal** ~ Adrenektomie *w*; **ambulatory** ~ ambulante Chirurgie *w*, poliklinische Chirurgie *w*; **anaplastic** ~ Anaplastik *w*; **arthroscopic** ~ arthroskopischer Eingriff *m*; **aseptic** ~ aseptische Chirurgie *w*; **aural** ~ Ohrchirurgie *w*; **biliary** ~ Gallenchirurgie *w*; **cardiac** ~ Herzchirurgie *w*, Herzoperation *w*; **cardiovascular** ~ Herz- und Gefäßchirurgie *w*; **clinical** ~ klinische Chirurgie *w*; **conservative** ~ erhaltende Chirurgie *w*; **cosmetic** ~ kosmetische Operation *w*; **cryogenic** ~ Kryochirurgie *w*; **definitive** ~ definitiver Eingriff *m*; **dental** ~ Kieferchirurgie *w*, Zahnmedizin *w*; **elective** ~ elektiver Eingriff *m*; **esthetic** ~ kosmetische Operation *w*; **exploratory** ~ explorativer Eingriff *m*; **featural** ~ kosmetische Operation *w*; **general** ~ Allgemeinchirurgie *w*; **in-and-out** ~ ambulante Chirurgie *w*; **major** ~ großer Eingriff *m*; **maxillofacial** ~ Kieferchirurgie *w*; **microvascular** ~ Mikrogefäßchirurgie *w*; **minor** ~ kleiner Ein-

griff *m*, kleine Chirurgie *w*; **oral** ~ Kieferchirurgie *w*; **orthopedic** ~ Orthopädie *w*; **palliative** ~ Palliativoperation *w*; **peripheral vascular** ~ Chirurgie der peripheren Gefäße; **plastic** ~ plastische Chirurgie *w*; **radical** ~ Radikaloperation *w*; **reconstructive** ~ Wiederherstellungschirurgie *w*; **rectal** ~ Rektumchirurgie *w*; **sonic** ~ Ultraschalleingriff *m*; **stereotaxic** ~ Stereotaxie *w*; **structural** ~ plastische Chirurgie *w*; **thoracic** ~ Thoraxchirurgie *w*; **transsexual** ~ operative Geschlechtsumwandlung *w*; **vascular** ~ Gefäßchirurgie *w*.
surgical/*adj*: chirurgisch, operativ.
surplus/*n*: Überschuß *m*.
surrogate mother: Ersatzmutter *w*.
surroundings/*n*: Umgebung *w*, Umwelt *w*, Milieu *s*.
sursumduction/*n*: Supraduktion *w*.
surveillance/*n*: Überwachung *w*; **immunological** ~ Immunüberwachung *w*.
survey/*n*, *vb*: 1. Überblick *m*, Befragung *w*; **radiographic** ~ Übersichtsaufnahme *w*; 2. überblicken, eine Umfrage machen.
survey method: Befragungsmethode *w*.
survey radiograph: Übersichtsaufnahme *w*.
survival/*n*: Überleben *s*; **five-year** ~ Fünfjahresüberlebensrate *w*; **short-term** ~ kurzfristige Überlebensdauer *w*.
survival analysis: Überlebensanalyse *w*.
survival of the fittest: Überleben der Tüchtigsten.
survival rate: Überlebensrate *w*.
survival statistics: Überlebensstatistik *w*.
survival time: Überlebensdauer *w*.
survive/*vb*: überleben.
susceptibility/*n*: Empfindlichkeit *w*, Empfänglichkeit *w*.
susceptible/*adj*: empfänglich, empfindlich.
suspect/*vb*, *adj*: 1. verdächtigen; 2. verdächtig.
suspend/*vb*: aufhängen, ausschwemmen, suspendieren.

suspensiometer/*n*: Nephelometer *s*.
suspension/*n*: Aufhängung *w*, Aufschwemmung *w*, Suspension *w*; **aqueous** ~ Hydrosol *s*; **sterile** ~ sterile Lösung *w*.
suspension method: Suspensionsverfahren *s*.
suspensory/*n*, *adj*: 1. Suspensorium *s*; 2. stützend.
suspicion/*n*: Verdacht *m*.
suspire/*vb*: seufzen, stöhnen.
suspirious/*adj*: seufzend.
sustentacular/*adj*: stützend, Sustentaculum-.
susurration/*n*: Geräusch *s*, Murmeln *s*.
Sutton's nevus: Sutton-Phänomen *s*, Halo-Nävus *m*.
sutural/*adj*: Naht-.
suture/*n*, *vb*: 1. Naht *w*, Nahtmaterial *s*, Sutura; **absorbable** ~ resorbierbare Naht *w*; **atraumatic** ~ atraumatische Naht *w*; **bony** ~ knöcherne Naht *w*, Sutura; **buried** ~ versenkte Naht *w*; **circular** ~ zirkuläre Naht *w*; **continuous** ~ fortlaufende Naht *w*; **coronal** ~ Sutura coronalis; **cranial** ~ Schädelnaht *w*; **delayed** ~ aufgeschobene Naht *w*, verzögerte Naht *w*; **delayed primary** ~ primär verzögerte Naht *w*; **denticulate** ~ Sutura serrata; **dermal** ~ Hautnaht *w*; **double-button** ~ Knopflochnaht *w*; **doubly armed** ~ Doppelnadelnaht *w*; **epineural** ~ epineurale Nervennaht *w*; **everting** ~ evertierende Naht *w*; **false** ~ Sutura plana; **far-and-near** ~ Faszienverschluß *m*; **figure-of-eight** ~ Achternaht *w*; **frontal** ~ Sutura frontalis; **hemostatic** ~ blutstillende Naht *w*; **implanted** ~ versenkte Naht *w*; **infolding** ~ invertierende Naht *w*; **interrupted** ~ diskontinuierliche Naht *w*; **intradermal** ~ Subkutannaht *w*; **invaginating** ~ invertierende Naht *w*; **nonabsorbable** ~ nicht resorbierbares Nahtmaterial *s*; **plastic** ~ Kunststoffnahtmaterial *s*; **primary** ~ Primärverschluß *m*; **primary delayed** ~ primär verzögerte Naht *w*; **primo-secondary** ~ verzögerte Naht *w*, aufgeschobene Naht *w*; **secondary** ~ primär verzögerte Naht *w*, sekun-

suture, quilted

däre Naht *w*; **quilted** ~ Matratzennaht *w*; **seroserous** ~ seroseröse Naht *w*; **spiral** ~ fortlaufende Naht *w*; **subcuticular** ~ Subkutannaht *w*; **through-and-through** ~ transmurale Naht *w*; **true** ~ Sutura vera; **uninterrupted** ~ fortlaufende Naht *w*; 2. nähen.
suture clip: Wundklammer *w*.
suture forceps: Nadelhalter *m*.
suture granuloma: Fadengranulom *s*.
suture hook: Fadenfänger *m*.
sutureless/*adj*: nahtlos.
suture material: Nahtmaterial *s*.
suture technique: Nahttechnik *w*.
suxamethonium/*n*: Suxamethonium *s*.
suxamethonium chloride: Suxamethoniumchlorid *s*.
suxamethonium paralysis: Suxamethoniumlähmung *w*.
SV [*abbr*] **simian virus**: Simian-Virus *m*, SV-Virus *m*.
Svedberg sedimentation coefficient: Svedberg-Sedimentationskoeffizient *m*.
swab/*n, vb*: 1. Abstrich *m*, Tupfer *m*, Abstrichtupfer *m*; **rectal** ~ Rektumabstrich *m*; 2. betupfen, abtupfen.
swaddle/*n, vb*: 1. Windel *w*; 2. windeln, wickeln.
swaddling/*n*: Windeln *s*.
swallow/*n, vb*: 1. Schluckakt *m*, Schwalbe *w*; 2. schlucken.
swallowing/*n*: Schlucken *s*; **painful** ~ Schluckschmerz *m*.
swallowing reflex: Schluckreflex *m*.
swamp/*n*: Sumpf *m*.
swamp fever: Sumpffieber *s*, Leptospirose *w*.
Swan-Ganz catheter: Swan-Ganz-Katheter *m*.
swan-neck deformity: Schwanenhalsdeformität *w*.
swarming/*n*: Schwärmen *s*.
S wave: S-Zacke *w*.
swearing, compulsive: Koprolalie *w*.
sweat/*n, vb*: 1. Schweiß *m*; **bloody** ~ Hämathidrose; **fetid** ~ Bromhidrose *w*; 2. schwitzen.

sweat center: Schweißregulationszentrum *s*.
sweat duct: Schweißdrüsenausführungsgang *m*.
sweat gland: Schweißdrüse *w*.
sweat gland abscess: Schweißdrüsenabszeß *m*.
sweat gland absence: Schweißdrüsenaplasie *w*.
sweat gland carcinoma: Schweißdrüsenkarzinom *s*.
sweating/*n*: Schwitzen *s*; **gustatory** ~ gustatorisches Schwitzen *s*; **insensible** ~ Perspiratio insensibilis; **sensible** ~ Perspiratio sensibilis.
sweat pore: Hautpore *w*, Porus sudoriferus.
sweat test: Schweißtest *m*.
Swediaur's disease: Achillessehnenbursitis *w*, Albert-Krankheit *w*.
sweetener/*n*: Süßstoff *m*.
sweetness/*n*: Süße *w*.
Sweet syndrome: Sweet-Syndrom *s*, akute febrile neutrophile Dermatose *w*.
swell/*vb*: schwellen.
swelling/*n*: Schwellung *w*, Geschwulst *w*; **albuminous** ~ trübe Schwellung *w*; **blenorrhagic** ~ gonorrhoischer Gelenkerguß *m*; **bulbar** ~ Bulbuswulst *m*; **cloudy** ~ trübe Schwellung *w*; **fugitive** ~ Kalabarbeule *w*; **genital** ~ Genitalhöcker *m*; **lateral lingual** ~ lateraler Zungenwulst *m*; **mitochondrial** ~ Mitochondrienschwellung *w*; **premenstrual** ~ prämenstruelle Schwellung *w*; **tubular cloudy** ~ tubuläres Ödem *s*; **white** ~ Tumor albus.
swelling of the jaws, familial fibrous: Cherubismus *m*, Cherubinismus *m*.
swelling substance: Quellstoff *m*.
Swenson's operation: Swenson-Operation *w*, abdominoperineale Rektosigmoidektomie *w*.
Swenson's procedure: Swenson-Durchzugverfahren *s*.
Swift's disease: Swift-Feer-Krankheit *w*, Akrodynie *w*, Rosa-Krankheit *w*.
swimmers' ear: Schwimmbadotitis *w*.
swimmers' itch: Schistosomendermatitis *w*.

swine/*n*: Schwein *s*.
swine erysipelas: Schweinerotlauf *m*.
swineherd's disease: Schweinehüterkrankheit *w*, Leptospirose *w*.
swing/*n, vb*: 1. Schwingung *w*, Schaukel *w*, Schwung *m*; 2. schwingen, pendeln.
swing phase: Schwingphase *w*.
switch/*n, vb*: 1. Schalter *m*, Übergang *m*, Wechsel *m*; 2. schalten, umstellen.
switch gene: Schaltgen *s*.
swollen/*adj*: geschwollen, aufgetrieben.
SWS [*abbr*] **slow wave sleep**: non-REM-Schlaf *m*, orthodoxer Schlaf *m*.
Swyer-James-Macleod syndrome: Swyer-James-Syndrom *s*.
sycephalus/*n*: Kephalopagus *m*.
sychnuria/*n*: Pollakisurie *w*.
sycoma/*n*: Warze *w*.
sycosiform/*adj*: sykoseartig.
sycosis/*n*: Sykose *w*.
Sydenham's chorea: Sydenham-Chorea *w*, Chorea minor.
syl-: Syn-.
syllable stuttering: Silbenstottern *s*.
Sylvest's disease: Bornholm-Krankheit *w*.
sylvian/*adj*: Sylvius-.
sym-: Syn-.
symbiont/*n*: Symbiont *m*.
symbiosis/*n*: Symbiose *w*; **antagonistic** ~ Parasitismus *m*.
symbiotic/*adj*: symbiotisch.
symblepharon/*n*: Symblepharon *s*.
symblepharopterygium/*n*: pterygiumartiges Symblepharon *s*.
symbol/*n*: Symbol *s*; **phallic** ~ Phallussymbol *s*; **sexual** ~ Geschlechtssymbol *s*.
symbol cathexis: Symbolbesetzung *w*.
symbolic/*adj*: symbolisch.
symbolism/*n*: Symbolhandlung *w*.
symbolization/*n*: Symbolisierung *w*.
symbrachydactyly/*n*: Symbrachydaktylie *w*.
symelia/*n*: Sirenomelie *w*.
symmelia/*n*: Sirenomelie *w*.
Symmers disease: Brill-Symmers-Krankheit *w*, noduläres Lymphosarkom *s*.
symmetrical/*adj*: symmetrisch.

symmetry/*n*: Symmetrie *w*; **lateral** ~ Seitensymmetrie *w*; **inverse** ~ spiegelbildliche Symmetrie *w*.
sympath-: Sympathiko-.
sympathectomy/*n*: Sympathektomie *w*; **cervical** ~ zervikale Sympathikotomie *w*; **lumbar** ~ lumbale Sympathikotomie *w*; **lumbodorsal** ~ lumbodorsale Splanchnikotomie *w*, untere Smithwick-Operation *w*; **periarterial** ~ periarterielle Sympathektomie *w*.
sympathetectomy/*n*: Sympathektomie *w*.
sympathetic/*adj*: sympathisch, autonom, Sympathikus-.
sympathetico-: Sympathiko-.
sympatheticomimetic/*adj*: adrenerg.
sympatheticoparalytic/*adj*: sympathikolytisch.
sympathicotonia/*n*: Sympathikotonus *m*.
sympathicotonic/*adj*: sympathikoton.
sympatheto-: Sympathiko-.
sympathetoblast/*n*: Sympathoblast *m*.
sympathic/*adj*: sympathisch, autonom, Sympathikus-.
sympathicectomy/*n*: Sympathektomie *w*.
sympathico-: Sympathiko-.
sympathicoblast/*n*: Sympathoblast *m*.
sympathicoblastoma/*n*: Sympathoblastom *s*.
sympathicogenic/*adj*: sympathogen.
sympathicolytic/*adj*: sympatholytisch, antiadrenerg.
sympathicomimetic/*adj*: sympathikomimetisch, adrenerg.
sympathicotherapy/*n*: Sympathikusstimulation *w*.
sympathicotonia/*n*: Sympathikotonus *m*.
sympathicotonic/*adj*: sympathikoton.
sympathicotripsy/*n*: Sympathikotripsie *w*.
sympathicotropic/*adj*: sympathikotrop.
sympathicus/*n, adj*: 1. Sympathikus *m*; 2. sympathicus, sympathisch.
sympathin/*n*: Sympathikusneurotransmitter *m*.
sympathizer/*n*: miterkranktes Auge bei sympathischer Ophthalmie.

sympatho-

sympatho-: Sympathiko-, Sympatho-.
sympathoadrenal/*adj*: sympathikoadrenal.
sympathoblast/*n*: Sympathoblast *m*.
sympathoblastoma/*n*: Sympathoblastom *s*, Neuroblastom *s*.
sympathochromaffin/*adj*: chromaffines Gewebe des sympathischen Nervensystems betreffend.
sympathogonia/*n*: Sympathogonie *w*.
sympathogonioma/*n*: Sympathoblastom *s*, Neuroblastom *s*.
sympatholytic/*adj*: sympatholytisch, antiadrenerg.
sympathomimetic/*adj*: sympathomimetisch, adrenerg.
sympathoparalytic/*adj*: sympathoparalytisch.
sympathy/*n*: Sympathie *w*.
symperitoneal/*adj*: Peritonealadhäsionen betreffend.
symphalangy/*n*: Symphalangie *w*.
symphyocephalus/*n*: Kephalopagus *m*.
symphyseal/*adj*: Symphysen-.
symphysial/*adj*: Symphysen-.
symphysiectomy/*n*: Symphysenresektion *w*.
symphysiolysis/*n*: Symphysiolyse *w*.
symphysiotomy/*n*: Symphyseotomie *w*.
symphysis/*n*: Symphyse *w*.
symphysitis/*n*: Faserknorpelentzündung *w*.
symphysodactyly/*n*: Syndaktylie *w*.
symplasm/*n*: Synzytium *s*.
symplast/*n*: Synzytiumzelle *w*.
sympodia/*n*: Sympodie *w*.
symport/*n*: Kotransportmechanismus *m*.
symptom/*n*: Symptom *s*; **accessory** ~ Begleitsymptom *s*; **assident** ~ Nebensymptom *s*; **cardinal** ~ Leitsymptom *s*; **characteristic** ~ charakteristisches Symptom *s*; **concomitant** ~ Begleitsymptom *s*; **constitutional** ~ Allgemeinsymptom *s*; **delayed** ~ verzögert auftretendes Symptom *s*; **direct** ~ Leitsymptom *s*; **early** ~ Frühsymptom *s*; **endothelial** ~ Rumpel-Leede-Zeichen *s*; **equivocal** ~ unspezifisches Symptom *s*; **focal** ~ Herdsymptom *s*; **guiding** ~ Leitsymptom *s*; **indirect** ~ indirektes Symptom *s*; **induced** ~ provoziertes Symptom *s*; **inflammatory** ~ Entzündungszeichen *s*; **labyrinthine** ~ Labyrinthsymptom *s*; **local** ~ Lokalsymptom *s*; **localized allergic** ~ 's Schockfragment *s*; **main** ~ Hauptsymptom *s*; **neurological** ~ neurologisches Symptom *s*; **objective** ~ objektives Symptom *s*; **passive** ~ persistierendes Symptom *s*; **pathognomonic** ~ pathognomonisches Symptom *s*; **precursory** ~ Prodromalzeichen *s*; **premonitory** ~ Aura *w*; **presenting** ~ subjektives Hauptsymptom *s*; **rational** ~ subjektives Symptom *s*; **static** ~ persistierendes Symptom *s*; **subjective** ~ subjektives Symptom *s*; **sympathetic** ~ reaktives Symptom *s*; **systemic** ~ Allgemeinerscheinung *w*.
symptomatic/*adj*: symptomatisch.
symptomatology/*n*: Symptomatologie *w*.
symptomatolytic/*adj*: die Symptome beseitigend.
symptom complex: Symptomenkomplex *m*.
symptom formation: Symptombildung *w*.
symptom-free: symptomfrei.
symptom neurosis: symptomatische Neurose *w*.
symptomolytic/*adj*: die Symptome beseitigend.
symptom substitute: Symptomersatz *m*.
symptosis/*n*: Kachexie *w*.
sympus/*n*: Sympus *m*.
syn-: Syn-.
synadelphus/*n*: Synadelphus *m*.
synalgia/*n*: Synalgie *w*, fortgeleiteter Schmerz *m*.
synalgic/*adj*: synalgisch.
synanastomosis/*n*: Anastomose verschiedener Gefäße.
synanche/*n*: Atemwegsobstruktion *w*.
synapse/*n*: Synapse *w*; **axoaxonic** ~ axoaxonale Synapse *w*; **axodendritic** ~ axodendritische Synapse *w*; **axosomatic** ~ axosomatische Synapse *w*; **electrogenic**

~ elektrisch erregbare Synapse w; **false** ~ Pseudosynapse w; **inhibitory** ~ hemmende Synapse w; **neuromuscular** ~ neuromuskuläre Synapse w, motorische Endplatte w; **pericorpuscular** ~ axosomatische Synapse w.
synapse time: Synapsenzeit w.
synapsis/n: Synapsis w.
synaptene/n: synaptische Phase w.
synaptic/adj: synaptisch.
synaptosome/n: Synaptosom s.
synarthrophysis/n: Gelenkankylose w.
synarthrosis/n: Synarthrose w.
syncaine/n: Procainhydrochlorid s.
syncanthus/n: Einschränkung der Augenmotilität.
syncephalus/n: Synzephalus m, Kraniopagus m.
syncheilia/n: Synchilie w.
synchiria/n: Synchirie w.
synchondrectomy/n: Synchondrosenresektion w.
synchondroseotomy/n: Synchondrosotomie w.
synchondrosis/n: Synchondrose w.
synchondrotomy/n: Symphyseotomie w.
synchorial/adj: synchorial.
synchronia/n: Gleichzeitigkeit w.
synchronism/n: Synchronismus w, Synchronie w.
synchronization/n: Synchronisation w; **cortical** ~ kortikale Synchronisation w.
synchronization of potentials: Potentialsynchronisation w.
synchronous/adj: synchron.
synchrony/n: Synchronie w.
synchrotron/n: Synchrotron s.
synchysis/n: Glaskörperverflüssigung w, Synchisis w.
synciput/n: Vorderhaupt s, Sinciput.
synclinal/adj: einem gemeinsamen Punkt zuneigend.
synclitism/n: Synklitismus m.
syncopal/adj: synkopal, Synkopen-.
syncope/n: Synkope w; **cardiac** ~ kardiale Synkope w; **exertional** ~ Anstrengungssynkope w; **laryngeal** ~ Hustensynkope w; **orthostatic** ~ orthostatische Synkope w; **postural** ~ orthostatische Synkope w; **tussive** ~ Hustensynkope w; **vasovagal** ~ vasovagale Synkope w.
syncopic/adj: synkopal, Synkopen-.
syncytia formation: Synzytienbildung w.
syncytial/adj: synzytial.
syncytiotoxin/n: Plazentatoxin s.
syncytiotrophoblast/n: Synzytiotrophoblast m.
syncytium/n: Synzytium s.
syndactyly/n: Syndaktylie w.
syndesine/n: Syndesin s.
syndesis/n: Syndese w.
syndesm-: Syndesmo-.
syndesmectomy/n: Syndesmektomie w.
syndesmitis/n: Syndesmitis w.
syndesmo-: Syndesmo-.
syndesmochorial/adj: syndesmochorial.
syndesmodiastasis/n: Bänderlockerung w.
syndesmology/n: Syndesmologie w, Arthrologie w.
syndesmo-odontoid/n: Syndesmoodontoid s.
syndesmophyte/n: Syndesmophyt m.
syndesmosis/n: Syndesmose w, Bandhaft s.
syndrome/n: Syndrom s; **acquired cerebellar** ~ erworbenes Kleinhirnsyndrom s, Goldstein-Reichmann-Krankheit w; **acute cervical centromedullary** ~ akutes Zervikalmarksyndrom s; **acute nephritic** ~ akutes nephritisches Syndrom s; **adiposogenital** ~ adiposogenitales Syndrom s, Fröhlich-Syndrom s; **adrenogenital** ~ adrenogenitales Syndrom s, AGS; **akinetic-abulic** ~ akinetisch-abulisches Syndrom s; **amnestic** ~ Korsakoff-Psychose w; **amnestic-confabulatory** ~ Korsakoff-Psychose w; **androgenital** ~ kongenitale Nebennierenhyperplasie w; **anginal** ~ Angina pectoris; **anorectal** ~ Anorektalsyndrom s; **anterior cerebral** ~ Arteria-cerebralis-anterior-Syndrom s; **anterior tibial** ~ Tibia-Kompartment-Syndrom s, Tibialis-anterior-Syndrom s; **anterolateral** ~ Vorder-Seitenstrang-Syndrom s;

auriculotemporal ~ aurikulotemporales Syndrom *s*, gustatorisches Schwitzen *s*; **callosal** ~ Corpus-callosum-Syndrom *s*, Balkensyndrom *s*; **cardioauditory** ~ kardioauditorisches Syndrom *s*, Jervell-Lange-Nielsen-Syndrom *s*; **cardiofacial** ~ kardiofaziales Syndrom *s*; **celiac** ~ Zöliakie *w*; **cerebellopyramidal** ~ Pyramidenbahn-Kleinhirn-Syndrom *s*; **cerebrocardiac** ~ zerebrokardiales Syndrom *s*; **cerebrohepatorenal** ~ zerebrohepatorenales Syndrom *s*, Zellweger-Syndrom *s*; **cervical radicular** ~ zervikales Bandscheibensyndrom *s*; **cervicobrachial** ~ Zervikobrachialsyndrom *s*; **chancriform** ~ primär extrapulmonale Kokzidioidomykose *w*; **coronary intermediate** ~ instabile Angina pectoris; **costochondral** ~ Kostochondritis *w*; **craniocarpotarsal** ~ kraniokarpotarsale Dystrophie *w*, Freeman-Sheldon-Syndrom *s*; **cubital** ~ Ulnarislähmung *w*; **culture-specific** ~ kulturkreisgebundenes Syndrom *s*; **cutaneomucouveal** ~ Behçet-Syndrom *s*; **depressive** ~ depressives Syndrom *s*; **diencephalic** ~ Zwischenhirnsyndrom *s*; **dumping** ~ Dumpingsyndrom *s*; **dysmnesic** ~ Dysmnesie *w*; **dysmyelopoetic** ~ myelodysplastisches Syndrom *s*; **endocrine polyglandular** ~ multiple endokrine Neoplasie *w*; **eosinophilic** ~ Hypereosinophiliesyndrom *s*; **extrapyramidal** ~ extrapyramidales Syndrom *s*; **fibrosing** ~ fibrosierende Erkrankung *w*; **Gasserian** ~ Gasser-Syndrom *s*; **gray** ~ Graysyndrom *s*, Grausyndrom *s*, Chloramphenicolsyndrom *s*; **hemiconvulsive-hemiplegic** ~ akute infantile Hemiplegie *w*; **hemiparaplegic** ~ Brown-Séquard-Syndrom *s*; **hemispheric** ~ Hemisphärensyndrom *s*; **hemolytic uremic** ~ hämolytisch-urämisches Syndrom *s*; **hepatorenal** ~ hepatorenales Syndrom *s*; **hypereosinophilic** ~ Hypereosinophiliesyndrom *s*; **hyperkinetic** ~ hyperkinetisches Syndrom; **hyperophthalmopathic** ~ Exophthalmus *m*; **hypo-osmolar** ~ Hypoosmolaritätssyndrom *s*; **hypophysial** ~ Fröhlich-Krankheit *w*, Dystrophia adiposogenitalis; **hypothalamic chiasmal** ~ hypothalamisches Kommissurensyndrom *s*; **inferior pontine** ~ unteres Brückensyndrom *s*, Raymond-Syndrom *s*, Millard-Gubler-Syndrom *s*; **infraclinoid** ~ Infraklinoidalsyndrom *s*, Jefferson-Syndrom *s*; **infundibular** ~ Hypothalamussyndrom *s*; **jawwinking** ~ Marcus-Gunn-Phänomen *s*; **jejunal** ~ Postgastrektomiesyndrom *s*; **laryngeal-vertigo** ~ Hustensynkope *w*; **lateral bulbar** ~ Wallenberg-Syndrom *s*; **lateral medullary** ~ laterales Medullaoblongata-Syndrom *s*, Wallenberg-Syndrom *s*; **lateral pontine** ~ laterales Brückensyndrom *s*; **locked-in** ~ Locked-in-Syndrom *s*; **mandibulo-oculofacial** ~ Hallermann-Streiff-Syndrom *s*; **median medullary** ~ Hemiplegia alternans, paramedianes Foix-Syndrom *s*; **megacystic** ~ Megazystissyndrom *s*; **meningeal** ~ meningeales Syndrom *s*; **meningococcic adrenal** ~ Waterhouse-Friderichsen-Syndrom *s*; **motor radicular** ~ Wurzelkompressionssyndrom *s*; **myasthenic** ~ Lambert-Eaton-Syndrom *s*; **myeloproliferative** ~ myeloproliferatives Syndrom *s*; **neoplastic endocrine-like** ~ endokrines paraneoplastisches Syndrom *s*; **nephrotic** ~ nephrotisches Syndrom *s*; **neuroleptic malignant** ~ malignes Neuroleptikasyndrom *s*; **oculoauriculovertebral** ~ Goldenhar-Syndrom *s*; **oculobuccogenital** ~ Behçet-Krankheit *w*; **oculocerebrorenal** ~ okulozerebrorenale Dystrophie *w*, Lowe-Syndrom *s*; **oculocutaneous** ~ Vogt-Koyanagi-Syndrom *s*; **oculoglandular** ~ Parinaud-Konjunktivitis *w*; **oculopharyngeal** ~ okulopharyngealer Symptomenkomplex *m*; **oculovertebral** ~ okulovertebrales Syndrom *s*; **orofaciodigital** ~ orofaziodigitales Syndrom *s*, OFD-Syndrom *s*; **orogenital** ~ orogenitales Syndrom *s*; **osteomyelofibrotic** ~ Osteomyelofibrose *w*; **otopalatodigital** ~ otopalatodigitales Syndrom *s*, OPD-Syndrom *s*;

paleostriatal ~ Parkinson-Syndrom *s*, Pallidumsyndrom *s*; **pallidal** ~ Pallidumsyndrom *s*, Gerlier-Syndrom *s*; **paramedian** ~ Paramediansyndrom *s*; **paramedian pontine** ~ paramedianes Brückensyndrom *s*; **paraneoplastic** ~ paraneoplastisches Syndrom *s*; **paratrigeminal** ~ Raeder-Syndrom *s*; **parietal** ~ Parietallappensyndrom *s*; **parkinsonian** ~ Parkinson-Krankheit *w*; **periodic** ~ zyklisches Erbrechen *s*; **pertussislike** ~ keuchhustenähnliche Erkrankung *w*; **pickwickian** ~ Pickwick-Syndrom *s*; **pineal** ~ Pellizzi-Syndrom *s*; **polyglandular** ~ multiple endokrine Neoplasie *w*; **pontine** ~ Brückensyndrom *s*; **postcardiotomy** ~ Postkardiotomiesyndrom *s*; **postcholecystectomy** ~ Postcholezystektomiesyndrom *s*; **postconcussional** ~ postkommotionelles Syndrom *s*; **posterior cervical sympathetic** ~ Barré-Liéou-Syndrom *s*, Migraine cervicale *w*; **posterior laterocondylar** ~ Collet-Sicard-Syndrom *s*; **posterolateral** ~ Posterolateralsyndrom *s*; **postgastrectomy** ~ Postgastrektomiesyndrom *s*, Dumpingsyndrom *s*; **postpartum panhypopituitary** ~ Sheehan-Syndrom *s*; **postphlebitic** ~ postphlebitisches Syndrom *s*; **postthrombotic** ~ postthrombotisches Syndrom *s*; **post-traumatic cervical** ~ posttraumatisches Halswirbelsäulensyndrom *s*; **premenstrual** ~ prämenstruelles Syndrom *s*; **pulmonary-renal** ~ Goodpasture-Syndrom *s*; **radial** ~ Radialislähmung *w*; **radicular** ~ Wurzelsyndrom *s*; **radiculoneuritic** ~ Guillain-Barré-Syndrom *s*; **runting** ~ Runt-Krankheit *w*; **sideropenic** ~ Plummer-Vinson-Syndrom *s*; **subthalamic** ~ Hemiballismus *m*; **superior caval** ~ Vena-cava-superior-Syndrom *s*; **superior pontine** ~ oberes Brückensyndrom *s*; **surdocardiac** ~ Jervell-Lange-Nielsen-Syndrom *s*; **sylvian** ~ Arteria-cerebri-media-Syndrom *s*; **temporomandibular** ~ Temporomandibularsyndrom *s*, Costen-Syndrom *s*; **thalamic** ~ Thalamussyndrom *s*, Déjerine-Roussy-Syndrom *s*; **thrombopathic** ~ Thrombozytopathie *w*; **uveomeningoencephalitic** ~ Harada-Syndrom *s*; **uveoparotid** ~ Heerfordt-Syndrom *s*; **vertebrobasilar** ~ Vertebrobasilarisinsuffizienz *w*; **wasting** ~ Auszehrungssyndrom *s*; **x-linked lymphoproliferative** ~ X-chromosomal vererbtes lymphoproliferatives Syndrom *s*.

syndrome of childhood, hyperkinetic: hyperkinetisches Syndrom *s*.

syndrome of inappropriate ADH secretion: Syndrom der inappropriaten ADH-Sekretion *w*, Schwartz-Bartter-Syndrom *s*.

syndrome of infancy, diencephalic: dienzephales Syndrom *s*, Russell-Syndrom *s*.

syndromic/*adj*: Syndrom-.

syndromology/*n*: Syndromologie *w*.

synechia/*n*: Synechie *w*; **annular** ~ zirkuläre Synechie *w*; **anterior** ~ vordere Synechie *w*; **posterior** ~ hintere Synechie *w*.

synechial/*adj*: synechial.

synechotomy/*n*: Synechiotomie *w*, Iridolyse *w*.

synencephalocele/*n*: Synenzephalozele *w*.

syneresis/*n*: Synärese *w*.

synergism/*n*: Synergismus *m*.

synergist/*n*: Synergist *m*.

synergy/*n*: Synergie *w*, Synergismus *m*.

synesthesia/*n*: Synästhesie *w*.

syngamous/*adj*: syngam.

syngamy/*n*: Syngamie *w*.

syngeneic/*adj*: syngen, isolog.

syngenesiograft/*n*: syngenes Transplantat *s*.

syngenesis/*n*: geschlechtliche Fortpflanzung *w*.

syngeneic/*adj*: syngen.

syngnathia/*n*: Syngnathie *w*.

syngraft/*n*: Isotransplantat *s*.

synhexyl/*n*: Synhexyl *s*.

synhidrosis/*n*: Begleitschwitzen *s*.

synizesis/*n*: Verklumpung *w*, Zusammenballung *w*.

synkinesis/*n*: Synkinese *w*, Mitbewegung *w*; **brachiobrachial** ~ Armmitbewegung

synkinesis, contralateral

w; **contralateral** ~ kontralaterale Mitbewegung *w*; **crurocrural** ~ Mitbewegung des Beins; **spasmodic** ~ spastische Mitbewegung *w*.
synkinetic/*adj*: synkinetisch.
synnematin/*n*: Cephalosporin N *s*.
synneurosis/*n*: Syndesmosis *w*.
synonychia/*n*: Nagelfusion *w*.
synonym/*n*: Synonym *s*.
synonymize/*vb*: gleichstellen.
synophrys/*n*: Synophrys.
synphthalmia/*n*: Synophthalmie *w*, Zyklopie *w*.
synophthalmus/*n*: Synophthalmus *m*, Zyklopenauge *s*.
synopsy/*n*: Synopsis *w*.
synoptophore/*n*: Synoptophor *s*.
synorchidism/*n*: Synorchidie *w*.
synosteology/*n*: Arthrologie *w*.
synosteosis/*n*: Synostose *w*.
synosteotomy/*n*: Arthrotomie *w*.
synostosis/*n*: Synostose *w*; **cranial** ~ Schädelsynostose *w*; **transphalangeal** ~ Phalangealsynostose *w*; **tribasilar** ~ Tribasilarissynostose *w*.
synostotic/*adj*: synostotisch.
synotia/*n*: Synotie *w*.
synovectomy/*n*: Synovektomie *w*.
synovia/*n*: Synovia *w*, Gelenkschmiere *w*.
synovial/*adj*: synovial.
synovialoma/*n*: Synovialom *s*.
synovianalysis/*n*: Synoviauntersuchung *w*.
synovin/*n*: Synovialschleim *m*.
synovioblast/*n*: Synovialzelle *w*.
synoviocyte/*n*: Synoviozyt *m*.
synovioma/*n*: Synovialiom *s*; **malignant** ~ malignes Synovialiom *s*, Synovialsarkom *s*.
synoviorthosis/*n*: Synoviorthese *w*.
synoviparous/*adj*: Synovialflüssigkeit produzierend.
synovitis/*n*: Synovitis *w*, Synovialitis *w*; **bursal** ~ Bursitis *w*; **chronic purulent** ~ chronisch-eitrige Synovitis *w*; **dry** ~ Synovitis sicca; **filarial** ~ Filariensynovitis *w*; **localized nodular** ~ umschriebene chronische Synovitis *w*; **proliferative** ~ Synovitis hyperplastica; **purulent** ~ eitrige Synovitis *w*; **scarlatinal** ~ Scharlachsynovitis *w*; **serous** ~ seröse Synovitis *w*; **simple** ~ unkomplizierte Synovitis *w*; **tendinous** ~ Tenosynovitis *w*; **transient** ~ transitorische Synovitis *w*; **traumatic** ~ posttraumatische Synovitis *w*; **tuberculous** ~ Synovitis tuberculosa; **vaginal** ~ Tenosynovitis *w*; **villonodular** ~ Synovitis villosa.
synovium/*n*: Gelenkmembran *w*.
synpneumonic/*adj*: während einer Pneumonie.
syntactic/*adj*: syntaktisch.
syntasis/*n*: Strecken *s*.
syntaxis/*n*: Syntaxis *w*.
syntenic/*adj*: synten.
synteny/*n*: Syntenie *w*.
syntexis/*n*: Kachexie *w*.
synthase/*n*: Synthase *w*.
synthermal/*adj*: isotherm.
synthesis/*n*: Synthese *w*; **morphologic** ~ Histogenese *w*.
synthesize/*vb*: synthetisieren.
synthesizer/*n*: Synthesizer *m*.
synthetase/*n*: Synthetase *w*.
synthetic/*n, adj*: 1. Kunststoff *m*; 2. synthetisch.
synthetism/*n*: Osteosynthese *w*.
syntonia/*n*: Syntonie *w*.
syntonic/*adj*: synton.
syntopy/*n*: Syntopie *w*.
syntrophism/*n*: Syntrophismus *m*.
syntrophoblast/*n*: Synzytiotrophoblast *m*.
syntropic/*adj*: syntrop.
syntropy/*n*: Syntropie *w*.
synulosis/*n*: Synulosis *w*, Narbenbildung *w*.
synulotic/*adj*: narbenbildend.
synura/*n*: Synura.
syphil-: Syphilo-.
syphilemia/*n*: Treponemasepsis *w*.
syphili-: Syphilo-.
syphilid/*n*: Syphilid *s*; **accuminate papular** ~ makulopapulöses Syphilid *s*; **annular** ~ anuläres Syphilid *s*; **ecthymatous** ~

pustulöses Syphilid *s*, Ekthyma syphiliticum; **erythematous** ~ syphilitische Roseola *w*; **follicular** ~ follikuläres Syphilid *s*; **macular** ~ syphilitische Roseola *w*; **papulosquamous** ~ papulopustulöses Syphilid *s*; **pemphigoid** ~ syphilitische Blase *w*; **pigmentary** ~ Syphilid mit Pigmentdefekt; **pustular** ~ pustulöses Syphilid *s*, Ekthyma syphiliticum; **roseolar** ~ syphilitische Roseola; **secondary** ~ Syphilid bei sekundärer Syphilis; **serpiginous** ~ chronisches Syphilid *s*.

syphilidophthalmia/*n*: syphilitische Augeninfektion *w*.

syphilis/*n*: Syphilis *w*; **acquired** ~ erworbene Syphilis *w*; **cerebrospinal** ~ zerebrospinale Syphilis *w*; **congenital** ~ angeborene Syphilis *w*, kongenitale Lues *w*; **early latent** ~ Frühsyphilis *w*, Syphilis II *w*; **endemic** ~ endemische Syphilis *w*; **late** ~ Spätsyphilis *w*, Tertiärsyphilis *w*; **late benign** ~ benigne Spätsyphilis *w*; **late latent** ~ späte Syphilis II *w*; **meningovascular** ~ zerebrospinale Syphilis *w*; **noduloulcerative** ~ noduläre ulzerierende Syphilis *w*; **nonvenereal** ~ nichtvenerische Syphilis *w*, Bejel *s*; **parenchymatous** ~ progressive Paralyse *w*; **prenatal** ~ angeborene Syphilis *w*, kongenitale Lues *w*; **primary** ~ primäre Syphilis *w*; **secondary** ~ Sekundärsyphilis *w*, Mesosyphilis *w*; **tertiary** ~ Spätsyphilis *w*, Tertiärsyphilis *w*.

syphilis serodiagnosis: Syphilisserodiagnostik *w*.

syphilitic/*adj*: syphilitisch.

syphilo-: Syphilo-.

syphiloma/*n*: Syphilom *s*, syphilitisches Gumma *s*.

syphilomatous/*adj*: gummatös.

syphilonychia/*n*: syphilitische Nagelläsion *w*.

syring-: Syringo-.

syringadenoma/*n*: Syringozystom *s*.

syringadenous/*adj*: die Schweißdrüsen betreffend.

syringe/*n*: Spritze *w*; **aural** ~ Ohrspritze *w*; **continous-flow** ~ Dauerinjektionsspritze *w*; **hypodermic** ~ Subkutanspritze *w*; **two-way** ~ Zweiwegespritze *w*.

syringe-capillary method: Mikromethode zur Blutgasbestimmung.

syringectomy/*n*: Syringektomie *w*.

syringe jaundice: Hepatitis B *w*.

syringo-: Syringo-.

syringobulbia/*n*: Syringobulbie *w*.

syringocarcinoma/*n*: Schweißdrüsenkarzinom *s*.

syringocele/*n*: Syringozele *w*.

syringocystadenoma/*n*: Syringozystadenom *s*.

syringocystoma/*n*: Syringozystom *s*.

syringoid/*adj*: schlauchförmig.

syringoma/*n*: Hidradenoma eruptivum; **chondroid** ~ gemischter Hauttumor vom Speicheldrüsentyp *m*.

syringomeningocele/*n*: Syringomeningozele *w*.

syringomyelia/*n*: Syringomyelie *w*.

syringomyelobulbia/*n*: Syringomyelobulbie *w*.

syringomyelocele/*n*: Syringomyelozele *w*.

syringotomy/*n*: Syringotomie *w*, Fistelspaltung *w*.

syrinx/*n*: Schlauch *m*, Röhre *w*, Syrinx.

syrosingopine/*n*: Syrosingopin *s*.

syrup/*n*: Sirup *m*; **garlic** ~ Syrupus allii; **herbal** ~ Kräutersirup *m*; **medicated** ~ Medizinalsirup *m*.

syrup of liquid glucose: Glukosesirup *m*.

system/*n*: System *s*, Systema; **absorbent** ~ lymphatisches System *s*; **adrenergic** ~ adrenerges Nervensystem *s*; **alimentary** ~ Verdauungstrakt *m*; **ascending reticular activating** ~ [*abbr*] **ARAS** aufsteigendes retikuläres aktivierendes System *s*, ARAS; **autonomic nervous** ~ autonomes Nervensystem *s*; **balanced lethal** ~ Stamm mit balancierten Letalfaktoren; **biliary** ~ Gallentrakt *m*; **cardiovascular** ~ Herz-Kreislauf-System *s*; **central nervous** ~ Zentralnervensystem *s*, ZNS; **centrencephalic** ~ zentrenzephales System *s*; **cerebellorubral** ~ Tractus cerebellorubralis; **cerebrospinal** ~ Zentralnervensystem *s*; **chromaffin** ~ chromaffines System *s*; **circulatory** ~ Gefäßsystem *s*; **complete nonrebreathing** ~ offenes Narkosesystem ohne Rückatmung; **corticobulbar** ~ Tractus corticonuclearis; **corticopontocerebellar** ~ Großhirnbrückenbahnen; **corticostrionigral** ~ kortikostrionigräres System *s*; **craniosacral autonomic nervous** ~ parasympathisches Nervensystem *s*; **cutaneous** ~ Integument *s*; **dentatorubral** ~ Tractus cerebellorubralis; **dermal** ~ Integument *s*; **digestive** ~ Verdauungstrakt *m*; **dioptric** ~ dioptrisches System *s*; **dopaminergic** ~ dopaminerges System *s*; **dosimetric** ~ Dosierungssystem *s*; **endocrine** ~ Endokrinium *s*; **endothelial** ~ retikuloendotheliales System *s*, RES; **endovestibular** ~ Labyrinthsystem *s*; **exteroceptive nervous** ~ sensibles Nervensystem *s*; **extracorticospinal** ~ extrapyramidales System *s*; **extrapyramidal** ~ extrapyramidales System *s*; **fusimotor** ~ intrafusale Muskelspindeln; **genital** ~ Genitalapparat *m*; **glandular** ~ Endokrinium *s*; **haversian** ~ Osteon *s*; **hematopoietic** ~ hämatopoetisches System *s*; **hemolytic** ~ Hämolysesystem *s*; **hepatic portal** ~ portalvenöses System *s*; **hormonopoietic** ~ Endokrinium *s*; **immune** ~ Immunsystem *s*; **impulse-conducting** ~ Reizleitungssystem *s*; **inducible** ~ induzierbares System *s*; **integumentary** ~ Integument *s*; **interoceptive nervous** ~ viszerosensibles Nervensystem *s*; **interrenal** ~ Nebennierenrinde *w*; **intrafusal motor** ~ intrafusale Muskelspindeln; **involuntary nervous** ~ autonomes Nervensystem *s*; **kinesiodic** ~ motorische Bahnen; **labyrinthine** ~ Labyrinthsystem *s*; **limbic** ~ limbisches System *s*; **lymphatic** ~ Lymphsystem *s*; **metric** ~ metrisches System *s*; **microcirculatory** ~ Kapillarsystem *s*; **musculoskeletal** ~ muskuloskelettales System *s*; **nervous** ~ Nervensystem *s*; **oculomotor** ~ Augenmuskelsystem *s*; **open** ~ offenes Narkosesystem *s*; **pallidal** ~ pallidofugales Fasersystem *s*; **parasympathetic** ~ parasympathisches Nervensystem *s*; **peripheral nervous** ~ peripheres Nervensystem *s*; **periventricular** ~ periventrikuläres System *s*; **phagocytic** ~ Phagozytensystem *s*; **pneumatic** ~ pneumatisches System *s*; **portal** ~ Pfortadergebiet *s*; **reproductive** ~ Genitalapparat *m*; **respiratory** ~ Atemtrakt *m*; **reticular** ~ Formatio reticularis; **reticular activating** ~ aufsteigendes retikuläres aktivierendes System *s*, ARAS; **reticuloendothelial** ~ retikuloendotheliales System *s*, RES; **rubrospinal** ~ Tractus rubrospinalis; **sensory** ~ sensibles Nervensystem *s*; **somesthetic** ~ somatoästhetischer Anteil des Nervensystems; **sympathetic nervous** ~ sympathisches Nervensystem *s*; **thoracicolumbar autonomic nervous** ~ sympathisches Nervensystem *s*; **urogenital** ~ Urogenitaltrakt *m*; **vagal autonomic** ~ autonomer Vagusanteil *m*; **vascular** ~ Kreislaufsystem *s*; **vegetative nervous** ~ vegetatives Nervensystem *s*; **vertebralbasilar** ~ Vertebralis-Basilaris-Kreislauf *m*; **vertebral-venous** ~ Batson-Plexus *m*; **vestibular** ~ Labyrinthsystem *s*; **visceral nervous** ~ viszerales Nervensystem *s*.

systematic/*adj*: systematisch.

systematics/*n*: Systematik *w*, Taxonomie *w*.

system disease: Systemerkrankung *w*.

systemic/*adj*: systemisch, generell.

systemoid/*adj*: systemartig.

systole/*n*: Systole *w*; **atrial** ~ Vorhofsystole *w*; **extra** ~ Extrasystole *w*; **premature** ~ vorzeitig einfallende Extrasystole *w*; **ventricular** ~ Kammersystole *w*.

systolic/*adj*: systolisch.

systremma/*n*: Wadenkrampf *m*.

syzygial/*adj*: syzygial.

syzygiology/*n*: Syzygiologie *w*.

syzygy/*n*: Zygotie *w*.

Szondi's test: Szondi-Test *m*.

Szymanowski's operation: Kuhnt-Szymanowski-Operation *s*.

T

T [*abbr*] 1. **temperature**; 2. **threonine**: 1. Temperatur *w*; 2. Threonin *s*, Thr..

T₃ [*abbr*] **triiodothyronine**/*n*: Trijodthyronin *s*, T₃.

T₄ [*abbr*] **thyroxine**/*n*: Tetrajodthyronin *s*, Thyroxin *s*, T₄.

Ta [*abbr*] **tantalum**/*n*: Tantal *s*, Ta.

tabacism/*n*: Tabakvergiftung *w*.

tabacco poisoning: Tabakvergiftung *w*.

tabac mosaic virus [*abbr*] **TMV**: Tabakmosaikvirus *m*.

tabacosis/*n*: Tabakvergiftung *w*.

tabagism/*n*: Tabakvergiftung *w*.

tabanid/*n*: Bremse *w*, Tabanida.

tabardillo/*n*: Tabardillo-Fieber *s*, mexikanischer Typhus *m*.

tabefaction/*n*: Auszehrung *w*, Muskelschwund *m*.

tabella/*n*: Tablette *w*, Tabella.

tabes/*n*: Tabes *w*, Auszehrung *w*; **cerebral** ~ progressive Paralyse *w*; **cervical** ~ Tabes superior; **diabetic** ~ diabetische Pseudotabes *w*; **peripheral** ~ Pseudotabes peripherica.

tabescence/*n*: Auszehrung *w*.

tabescent/*adj*: ausgezehrt.

tabetic/*adj*: tabisch.

tabetiform/*adj*: tabesähnlich.

tabic/*adj*: tabisch.

tabid/*adj*: tabisch.

tabification/*n*: Auszehrung *w*, Muskelschwund *m*.

tablature/*n*: Tabula compressa.

table/*n*: Tisch *m*, Tafel *w*, Tabelle *w*; **inner** ~ Lamina interna cranii; **occlusal** ~ Okklusionsoberfläche *w*; **outer** ~ Lamina externa cranii; **pseudoisochromatic** ~ pseudoisochromatische Tafel *w*; **tilt** ~ Kipptisch *m*.

table height: Tischhöhe *w*.

table salt: Kochsalz *s*.

tablespoon/*n*: Eßlöffel *m*.

tablespoonfull/*adj*: ein Eßlöffel voll.

tablet/*n*: Tablette *w*; **chewing** ~ Kautablette *w*; **enteric-coated** ~ im Dünndarm lösliche Tablette mit Schutzschicht; **hypodermic** ~ Tablette zur Herstellung von s.c. Injektionslösungen; **sublingual** ~ Sublingualtablette *w*; **sucking** ~ Lutschtablette *w*; **sugar-coated** ~ Dragée *s*.

taboo/*n, adj*: 1. Tabu *s*; 2. tabu.

taboparalysis/*n*: Taboparalyse *w*.

taboparesis/*n*: Taboparalyse *w*.

tabular/*adj*: Tafel-.

tabun/*n*: Tabun *s*.

tache/*n*: Tache *w*, Fleck *m*.

tachistoscope/*n*: Tachistoskop *s*.

tachistoscopy/*n*: Tachistoskopie *w*.

tacho-: Tacho-, Geschwindigkeits-.

tachogram/*n*: Geschwindigkeitskurve *w*.

tachometer/*n*: Tachometer *s*.

tachy-: Tachy-.

tachyarrhythmia/*n*: Tachyarrhythmie *w*.

tachyauxesis/*n*: schnelles Wachstum *s*.

tachycardia/*n*: Tachykardie *w*; **atrial** ~ Vorhoftachykardie *w*; **atrioventricular junctional** ~ AV-Knotentachykardie *w*; **digitalis-induced** ~ digitalisinduzierte Tachykardie *w*; **ectopic** ~ ektope Tachykardie *w*; **fetal** ~ fetale Tachykardie *w*; **junctional** ~ AV-Knoten-Tachykardie *w*; **nodal** ~ AV-Knoten-Tachykardie *w*; **orthostatic** ~ orthostatische Tachykardie *w*; **paroxysmal** ~ paroxysmale Tachykardie *w*, anfallsweises Herzjagen *s*; **paroxysmal supraventricular** ~ paroxysmale supraventrikuläre Tachykardie *w*; **reentrant** ~ Reentrytachykardie *w*; **supranodal** ~ heterotope Tachykardie *w*; **supraventricular** ~ supraventrikuläre Tachykardie *w*; **ventricular** ~ Kammertachykardie *w*.

tachycardiac/*adj*: tachykard.

tachycardic/*adj*: tachykard.

tachygenesis/*n*: beschleunigte Embryogenese *w*.
tachygram/*n*: Geschwindigkeitskurve *w*.
tachygraph/*n*: Geschwindigkeitsmesser *m*.
tachykinin/*n*: Tachykinin *s*.
tachylalia/*n*: Tachylalie *w*.
tachylogia/*n*: Tachylalie *w*.
tachymeter/*n*: Tachometer *s*.
tachyphasia/*n*: Tachylalie *w*.
tachyphemia/*n*: Tachylalie *w*.
tachyphrasia/*n*: Tachyphrasie *w*, Poltern *s*, Battarismus *m*.
tachyphylaxis/*n*: Tachyphylaxie *w*.
tachypnea/*n*: Tachypnoe *w*.
tachypnoea/*n*: Tachypnoe *w*.
tachyrhythmia/*n*: Tachykardie *w*.
tachysterol/*n*: Tachysterin *s*, Tachysterol *s*.
tachysynethia/*n*: Tachyphylaxie *w*.
tachysystole/*n*: tachykarde Extrasystole *w*.
tachytrophic/*adj*: tachytroph.
tack/*n, vb*: 1. Heftstich *m*; 2. anheften.
tactile/*adj*: taktil, Tast-.
tactor/*n*: Tastrezeptor *m*.
tactual/*adj*: Tast-, Berührungs-.
taenia/*n*: Tänie *w*, Taenia.
taeniacide/*n*: Taenicidum, Bandwurmmittel *s*.
taeniafuge/*n*: Bandwurmmittel *s*.
taeniasis/*n*: Bandwurmbefall *m*.
taenioid/*adj*: taenienartig, bandwurmartig.
tag/*n, vb*: 1. Ende *s*, Anhang *m*, Markierung *w*, Tag *m*; **cutaneous** ~ seniles Fibrom *s*; 2. markieren.
tagging/*n*: Markierung *w*; **radioactive** ~ radioaktive Markierung *w*.
Tagliacozzi rhinoplasty: Tagliacozzi-Plastik *w*, italienische Rhinoplastik *w*.
tagma/*n*: Molekülaggregat *s*.
Tahyna virus: Tahyna-Virus *m*.
tail/*n*: Schwanz *m*, Ende *s*, Cauda; **occult** ~ akzessorischer Steißwirbel *m*.
tailor's cramp: Schneiderkrampf *m*.
tailor's muscle: Musculus sartorius.
taint/*n*: Fleck *m*, Makel *m*; **hereditary** ~ erbliche Belastung *w*.
tainted/*adj*: belastet.
Takahara's disease: Takahara-Krankheit *w*, Akatalasämie *w*.
Takatsy technique: Mikrotitration *w*.
Takayasu's arteritis: Takayasu-Krankheit *w*, Aortenbogensyndrom *s*.
take/*n, vb*: 1. Annahme *w*, Aufnahme *w*; 2. nehmen, entnehmen, messen, aufzeichnen.
take up/*vb*: aufnehmen.
taking/*n*: Entnahme *w*, Aufnahme *w*.
talantropia/*n*: Nystagmus *m*.
talar/*adj*: talaris, Sprungbein-.
talc/*n*: Talcum *s*, wasserhaltiges Magnesiumsilikat *s*.
talc dust: Talcstaub *m*.
talcosis/*n*: Talkose *w*; **pulmonary** ~ Talcpneumokoniose *w*.
talc pneumoconiosis/*n*: Talkose *w*, Talkumlunge *w*.
talcum/*n*: Talkum *s*, Magnesiumsilikat *s*.
talectomy/*n*: Talusresektion *w*.
talent/*adj*: Talent *s*.
talented/*adj*: talentiert.
taliped/*adj*: klumpfüßig.
talipedic/*adj*: klumpfüßig.
talipes/*n*: Fußdeformität *w*, Klumpfuß *m*.
talipomanus/*n*: Klumphand *w*.
talk/*n, vb*: 1. Rede *w*, Sprache *w*; 2. sprechen.
talkative/*adj*: geschwätzig.
talon/*n*: Ferse *w*.
talus/*n*: Sprungbein *s*, Talus.
tambour/*n*: Trommel *w*, Aufzeichnungstrommel *w*.
Tamm-Horsfall protein: Tamm-Horsfall-Protein *s*.
tamoxifen/*n*: Tamoxifen *s*.
tampol/*n*: mit einem Medikament getränkter Tampon.
tampon/*n*: Tampon *m*; **tracheal** ~ Trendelenburg-Tampon *m*; **vaginal** ~ Scheidentampon *m*.
tamponade/*n, vb*: 1. Tamponade *w*; **cardiac** ~ Herztamponade *w*; **chronic** ~ chronische Herztamponade *w*; 2. tamponieren.

tamponage/*n*: Tamponade *w*.
tamponment/*n*: Tamponade *w*.
tan/*n, vb*: 1. Hautbräune *w*; 2. bräunen.
tandem lens: Tandemoptik *w*.
tandem repeat: Tandemwiederholung *w*.
tandem schedule: Tandemfolge *w*.
tangential/*adj*: tangential.
tangent screen: Skotometer *s*.
Tangier disease: Tangier-Krankheit *w*, Hypoalphalipoproteinämie *w*.
tangle/*n*: Gewirr *s*, Geflecht *s*; **neurofibrillary** ~ Alzheimer-Fibrille *w*.
tangoreceptor/*n*: Tastrezeptor *m*.
tank/*n*: Behälter *m*.
tank ventilator: eiserne Lunge *w*.
tannate/*n*: Tannat *s*.
Tanner's operation: Tanner-Operation *w*.
Tanner stages: Tanner-Stadien.
tannigen/*n*: Tannigen *s*.
tannin/*n*: Tannin *s*.
tanning/*n*: Tanninbehandlung *w*, Bräunen *s*, Bräunung *w*.
Tansini's operation: Tansini-Operation *w*, Mastektomie *w*.
tantalum [*abbr*] **Ta**: Tantal *s*, Ta.
T antigen: T-Antigen *s*.
tantrum/*n*: Raptus *m*.
tap/*n, vb*: 1. Punktion *w*, Schlag *m*, Perkussion *w*; **bloody** ~ blutige Liquorpunktion *w*; **dry** ~ trockene Punktion *w*; **mitral** ~ hebender Herzspitzenstoß *m*; **patellar** ~ tanzende Patella *w*; **spinal** ~ Lumbalpunktion *w*; 2. perkutieren, punktieren, ablassen, drainieren.
tape/*n*: Band *s*, Pflaster *s*; **adhesive** ~ Heftpflaster *s*; **magnetic** ~ Magnetband *s*; **measuring** ~ Bandmaß *s*; **sterile** ~ steriles Heftpflaster *s*.
tapelike/*adj*: bandförmig.
tape recorder: Bandspeicher *m*.
tapetal/*adj*: tapeto-.
tapetoretinal/*adj*: tapetoretinal.
tapetum/*n*: Auskleidung *w*, Tapetum.
tapeworm/*n*: Bandwurm *m*; **armed** ~ Schweinebandwurm *m*; **broad** ~ Fischbandwurm *m*, Diphyllobothrium latum; **double-pored** ~ Hundebandwurm *m*, Dipylidium caninum; **hookless** ~ Rinderbandwurm *m*; **unarmed** ~ unbewaffneter Bandwurm *m*, Rinderbandwurm *m*, Taenia saginata.
tapeworm infestation: Bandwurmbefall *m*.
Tapia syndrome: Tapia-Syndrom *s*.
tapioca/*n*: Tapioka *w*.
tapir mouth: Tapirlippe *w*.
tapir snout: Tapirschnauze *w*.
tapir snout sign: Tapirlippenzeichen *s*.
tapotement/*n*: Klopfmassage *w*.
tapping/*n*: Klopfen *s*.
tap water: Leitungswasser *s*.
tar/*n*: Teer *m*.
tarantism/*n*: Choreomanie *w*.
tarantula/*n*: Tarantel *w*.
taraxy/*n*: Anaphylaxie *w*.
tar cancer: Teerkrebs *m*.
Tardieu spots: Tardieu-Flecken, Bayard-Ekchymose *w*.
tardive/*adj*: verzögert, tardivus.
tare/*n*: Tariergewicht *s*.
tarentism/*n*: Choreomanie *w*.
target/*n*: Target *s*, Ziel *s*.
target cell: Targetzelle *w*, Zielzelle *w*.
target cell anemia: toxisch-hämolytische Anämie *w*.
target erythrocyte: Targetzelle *w*, Schießscheibenerythrozyt *m*, Kokardenzelle *w*.
targeting/*n*: gezielte Insertion einer Nukleotidsequenz *w*.
target lesion: ringförmige Läsion *w*.
target material: Target *s*.
target organ: Zielorgan *s*.
target sequence: Zielsequenz *w*.
target site: Zielort *m*.
target-skin distance: Fokus-Haut-Abstand *m*.
target test: Zieltest *m*.
target theory: Treffertheorie *w*.
target-to-film distance: Fokus-Film-Abstand *m*.
target voltage: Plattenspannung *w*.
target volume: Zielvolumen *s*.
Tarlov cyst: Sakralzyste *w*.
tarry/*adj*: Teer-.

tarsadenitis/*n*: Meibomitis *w*.
tarsal/*adj*: tarsal.
tarsalgia/*n*: Tarsalgie *w*.
tarsalia/*n*: Tarsalia.
tarsectomy/*n*: Tarsusresektion *w*.
tarsen/*adj*: mit dem Tarsus.
tarsitis/*n*: Tarsitis *w*.
tarso-: Tarso-.
tarsocheiloplasty/*n*: Tarsocheiloplastik *w*.
tarsomegaly/*n*: Tarsomegalie *w*.
tarsorrhaphy/*n*: Tarsorrhaphie *w*, Blepharorrhaphie *w*.
tarsotomy/*n*: Tarsotomie *w*.
tarsus/*n*: Tarsus.
TAR syndrome [*abbr*] **thrombocytopenia absent-radius syndrome**: Holt-Oram-Syndrom *s*, Hand-Herz-Syndrom *s*.
tartar/*n*: Weinstein *m*, Zahnstein *m*.
tartar emetic: Kalium bitartaricum.
tart cell: Tart-Zelle *w*.
tartrate/*n*: Tartrat *s*.
Tarui's disease: Glykogenspeicherkrankheit VII *w*.
task/*n*: Aufgabe *w*, Pflicht *w*.
taste/*n, vb*: 1. Geschmack *m*; 2. schmekken.
taste acuity: Geschmacksschärfe *w*.
taste blindness: Ageusie *w*.
taste bud: Geschmacksknospe *w*.
taste bulb: Geschmacksknospe *w*.
taste cell: Geschmackszelle *w*.
taste center: Geschmackszentrum *s*.
taste corpuscle: Geschmacksknospe *w*.
taste disturbance: Geschmacksstörung *w*.
taste hair: Geschmackshaar *s*.
tasteless/*adj*: geschmacklos.
taste pore: Geschmackspore *w*, Porus gustatorius.
taste quality: Geschmacksqualität *w*.
taster/*n*: Schmecker *m*.
taste receptor: Geschmacksrezeptor *m*.
taste substance: Schmeckstoff *m*.
taste threshold: Geschmacksschwelle *w*.
TAT [*abbr*] **thematic apperception test**: thematischer Apperzeptionstest *m*, TAT.
tattoo/*n, vb*: Tätowierung *w*; **accidental ~** traumatische Tätowierung durch Einbringen von Schmutzpartikeln; 2. tätowieren.
tattooing/*n*: Tätowierung *w*.
tattooing of the cornea: Hornhautpigmentierung *w*.
taurine/*n*: Taurin *s*.
taurocholate/*n*: Taurocholat *s*.
taurocholemia/*n*: Taurocholämie *w*.
taurocyamine/*n*: Taurocyamin *s*.
Taussig-Bing syndrome: Taussig-Bing-Syndrom, angeborener zyanotischer Herzfehler mit Transposition der Aorta.
Taussig's operation: Blalock-Taussig-Operation *w*.
tauto-: Tauto-.
tautomer/*n*: Tautomer *s*.
tautomerase/*n*: Tautomerase *w*.
tautomeric/*adj*: tautomer.
tautomerism/*n*: Tautomerie *w*.
Tawara's node: Aschoff-Tawara-Knoten *m*, Atrioventrikulärknoten *m*, AV-Knoten *m*.
tawny/*adj*: braungelb.
taxis/*n*: Taxis *w*.
taxon/*n*: Taxon *s*.
taxonomic/*adj*: taxonomisch.
taxonomy/*n*: Taxonomie *w*.
-taxy: -taxie.
Taybi syndrome: Rubinstein-Taybi-Syndrom *s*.
Tay-Sachs syndrome: Tay-Sachs-Syndrom *s*, infantile Form der amaurotischen Idiotie.
Tay's choroiditis: Chorioiditis guttata senilis.
Tay spot: Tay-Fleck *m*, kirschroter Makulafleck *m*.
Taylor splint: Taylor-Schiene *w*.
TB [*abbr*] **1. tubercle bacillus; 2. tuberculosis**: 1. Tuberkelbazillus *m*; 2. Tuberkulose *w*.
T bandage: T-Verband *m*.
TBG [*abbr*] **thyroxine-binding globulin**: thyroxinbindendes Globulin *s*, TBG.
TBPA [*abbr*] **thyroxine-binding prealbumin**: thyroxinbindendes Präalbumin *s*, TBPA.
Tc [*abbr*] **technetium**/*n*: Technetium *s*, Tc.

TCA [*abbr*] **1. tricarboxylic acid; 2. trichloracetic acid**: 1. Trikarboxylsäure *w*; 2. Trichloressigsäure *w*.

T cell [*abbr*] **thymus-derived cell**: T-Zelle *w*, T-Lymphozyt *m*.

T-cell growth factor [*abbr*] **TGF**: T-Zell-Wachstumsfaktor *m*, Interleukin-2 *s*.

T clamp: T-Klemme *w*.

tDNA [*abbr*] **transfer DNA**: Transfer-DNS *w*.

tea/*n*: Tee *m*; **carminative** ~ blähungslindernder Tee *m*; **diuretic** ~ Nierentee *m*, Blasentee *m*; **medicinal** ~ Arzneitee *m*; **pectoral** ~ Hustentee *m*; **valerian** ~ Baldriantee *m*.

teach/*vb*: unterrichten.

teaching/*n*: Unterricht *m*, Erziehung *w*.

teaching hospital: Lehrkrankenhaus *s*.

teaching lab: Lehrlabor *s*, Unterrichtsraum *m*.

team/*n*: Team *s*, Gruppe *w*; **surgical** ~ Operationsteam *s*.

team care: Gruppenpflege *w*.

team nursing: Gruppenpflege *w*.

tear/*n, vb*: 1. Riß *m*, Träne *w*; **perineal** ~ Dammriß *m*; **retinal** ~ Netzhauteinriß *m*; 2. zerreißen, tränen.

tear drop fracture: Tear-drop-Fraktur *w*.

tear duct: Tränengang *m*.

tear film: Tränenfilm *m*.

tear fluid: Tränenflüssigkeit *w*.

tear gas: Tränengas *s*.

tear gland: Tränendrüse *w*.

tear passage: Tränenwege.

tear sac: Tränensack *m*.

tear stone: Dakryolith *m*.

tease/*vb*: zerzupfen, reizen.

teaspoon/*n*: Teelöffel *m*.

teaspoonful/*adj*: einen Teelöffel voll.

teat/*n*: Brustwarze *w*, Mamille *w*.

technetium [*abbr*] **Tc**: Technetium *s*, Tc.

Technetium-99m imaging: Technetiumszintigraphie *w*.

technic/*n*: Technik *w*.

technical/*adj*: technisch.

technician/*n*: Techniker *m*; **dental** ~ Zahntechniker *m*; **prosthetic** ~ Orthopädiemechaniker *m*; **radiologic** ~ Röntgenassistent *m*.

technique/*n*: Verfahren *s*, Methode *w*, Technik *w*; **afterloading** ~ Afterloading-Verfahren *s*; **airbrasive** ~ Abstrahltechnik *w*; **aseptic** ~ Asepsis *w*; **bacteriologic** ~ mikrobiologische Technik *w*; **cytologic** ~ Zytologieverfahren *s*; **directed** ~ Zielaufnahmetechnik *w*; **discriminant** ~ Unterscheidungstechnik *w*; **freeze etching** ~ Gefrierätztechnik *w*; **genetic** ~ Gentechnik *w*; **imaging** ~ bildgebendes Verfahren *s*; **micromanipulative** ~ Mikrotechnik *w*; **open-drop** ~ Tropfnarkose *w*; **parallel** ~ Paralleltechnik *w*; **projective** ~ projektives Verfahren *s*; **radiographic** ~ Aufnahmetechnik *w*; **rapid-series** ~ Schnellserientechnik *w*; **stereotaxic** ~ Stereotaxis *w*.

technologist/*n*: Techniker *m*; **medical** ~ medizinisch-technischer Assistent *m*, MTA; **radiologic** ~ Röntgenassistent *m*.

technology/*n*: Technologie *w*, Technik *w*; **dental** ~ Zahntechnik *w*; **medical** ~ Medizintechnik *w*; **pharmaceutical** ~ pharmazeutische Technik *w*, Pharmazietechnik *w*.

tectal/*adj*: Tectum-.

tectocephaly/*n*: Skaphokephalie *w*.

tectology/*n*: Morphologie *w*.

tectonics/*n*: Tektonik *w*.

tectorial/*adj*: tectorius.

tectorium/*n*: Tectorium.

tectospinal/*adj*: tectospinalis.

tectothalamic/*adj*: tectothalamicus.

tectum/*n*: Tectum.

TED [*abbr*] **threshold erythema dose**: Erythemschwellendosis *w*.

teething/*n*: Zahnen *s*.

Teevan's law: Teevan-Frakturgesetz *s*.

teflon/*n*: Teflon *s*.

teflurane/*n*: Tefluran *s*.

tegafur/*n*: Tegafur *s*.

tegmen/*n*: Tegument *s*, Tegmen.

tegmental/*adj*: tegmental.

tegument/*n*: Tegmentum.

tegumental/*adj*: integumental.

teichopsia/n: Teichopsie w, Flimmerskotom s.
teinodynia/n: Sehnenschmerz m.
tela/n: Gewebe s, Tela.
telalgia/n: fortgeleiteter Schmerz m.
telangiectasis/n: Teleangiektasie w; **cephalo-oculocutaneous** ~ Sturge-Weber-Syndrom s; **familial** ~ Osler-Rendu-Weber-Syndrom s; **hereditary hemorrhagic** ~ Osler-Rendu-Weber-Syndrom s; **intestinal** ~ intestinale Teleangiektasie w; **lymphatic** ~ Teleangiectasia lymphatica, Lymphangiektasie w.
teleangiectasia-pigmentation-cataract syndrome: Rothmund-Thomson-Syndrom s.
teleangiectasis/n: Teleangiektasie w.
telangion/n: Endarterie w.
telar/adj: Tela-.
telebinocular/n: Telebinokular s.
telecanthus/n: Lidwinkelhypertelorismus m.
telecardiography/n: fernregistriertes Elektrokardiogramm s.
telecardiophone/n: Stethophon s.
teleceptor/n: Teleorezeptor m.
telecobalt therapy: Telekobalttherapie w.
teledendrite/n: Telodendron s.
teledendron/n: telodendron s.
telediagnosis/n: Ferndiagnose w.
telegony/n: Telegonie w.
telegrammatism/n: Telegrammstil m.
teleirradiation/n: Fernbestrahlung w.
telekinesis/n: Telekinese w.
telemeter/n: Telemeter s.
telemetry/n: Telemetrie w.
telencephal/n: Telencephalon s, Telenzephalon s.
telencephalic/adj: telenzephal.
telencephalization/n: Telenzephalonbildung w.
telencephalon/n: Telencephalon s, Telenzephalon s.
teleneurite/n: Telodendron s, Nervenende s.
teleneuron/n: terminales Neuron s.
teleodendron/n: Telodendron s.

teleology/n: Teleologie w.
teleopsy/n: Teleopsie w.
teleotherapeutics/n: Psychotherapie w, Hypnose w.
telepathic/adj: telepathisch.
telepathy/n: Telepathie w, Gedankenlesen s.
telephone hotline: Telefonberatung w.
teleradiography/n: Fernaufnahme w.
teleradiotherapy/n: Telestrahlentherapie w.
teleroentgenography/n: Fernaufnahme w.
teleroentgenotherapy/n: Telestrahlentherapie w.
telescope/n: Teleskop s.
telescopic/adj: teleskopisch.
telestereoscope/n: Telestereoskop s.
telesthesia/n: Teleästhesie w.
telesthethoscope/n: Stethophon s.
teletherapy/n: Telekobalttherapie w.
telethermography/n: Telethermographie w.
telethermometer/n: Telethermometer s.
television/n: Fernsehen s.
television camera: Fernsehkamera w.
television fluoroscopic control: Fernsehdurchleuchtungskontrolle w.
television fluoroscopy: Fernsehdurchleuchtung w.
television transmission chain: Fernsehübertragungskette w.
telic/adj: telisch.
telluric/adj: tellurisch.
tellurism/n: Tellurschädigung w.
tellurite/n: Tellurit s.
tellurite agar: Telluritnährboden m.
tellurium [abbr] **Te**: Tellur s, Te.
telobiosis/n: Telobiose w.
telocentric/adj: telozentrisch.
telocinesis/n: Telophase w.
telodendrion/n: Telodendron s.
telodendron/n: Telodendron s.
telogen/n: Telogen s.
telokinesis/n: Telophase w.
telolecithal/adj: telolezithal.
telomere/n: Telomer s.
telomeric/adj: Telomer-.

telopeptide/*n*: Telopeptid *s*.
telophase/*n*: Telophase *w*.
telophragma/*n*: Z-Streifen *m*.
teloreceptor/*n*: Teleorezeptor *m*.
telotaxis/*n*: Telotaxie *w*.
temazepam/*n*: Temazepam *s*.
temocillin/*n*: Temocillin *s*.
temp [*abbr*] **temperature**/*n*: Temperatur *w*.
temperament/*n*: Temperament *s*.
temperance/*n*: Nüchternheit *w*.
temperate/*adj*: temperent.
temperature [*abbr*] **temp**: Temperatur *w*; **basal** ~ Basaltemperatur *w*; **critical** ~ kritische Temperatur *w*; **environmental** ~ Umgebungstemperatur *w*; **high** ~ hohes Fieber *s*; **normal** ~ normale Temperatur *w*; **raised** ~ erhöhte Temperatur *w*; **rectal** ~ Rektaltemperatur *w*; **slight** ~ leichtes Fieber *s*.
temperature chart: Fieberkurve *w*.
temperature coefficient: Temperaturkoeffizient *m*.
temperature curve: Temperaturkurve *w*.
temperature-dependent/*adj*: temperaturabhängig.
temperature distribution: Temperaturverteilung *w*.
temperature drop: Temperaturabfall *m*.
temperature gradient: Temperaturgradient *m*.
temperature illusion: Temperaturtäuschung *w*.
temperature increase: Temperaturanstieg *m*.
temperature influence: Temperatureinfluß *m*.
temperature measurement: Temperaturmessung *w*.
temperature method: Temperaturmethode *w*.
temperature optimum: Temperaturoptimum *s*.
temperature perception: Thermästhesie *w*, Temperaturempfinden *s*.
temperature pick-up: Temperaturfühler *m*.
temperature range: Temperaturspanne *w*, Temperaturbereich *m*.
temperature regulator: Thermoschalter *m*.
temperature-resistant/*adj*: temperaturbeständig.
temperature rise: Temperaturanstieg *m*.
temperature sense: Temperaturempfinden *s*.
temperature-sensitive/*adj*: temperaturempfindlich.
temperature sensitivity: Temperaturempfindlichkeit *w*.
temperature sensor: Temperaturfühler *m*.
temperature spot: Temperaturpunkt *m*.
temperature tracer: Temperaturfühler *m*.
temperomandibular/*adj*: temporomandibulär.
template/*n*: Schablone *w*, Abdruck *m*, Matrize *w*.
template strand: Matrizenstrang *w*.
template theory: Matrizentheorie *w*.
temple/*n*: Schläfe *w*, Tempus.
templet/*n*: Schablone *w*, Abdruck *m*, Matrize *w*.
temporal/*adj*: temporal.
temporalis transfer: Temporalmuskelverlagerung *w*.
temporary/*adj*: temporär.
temporo-: Temporal-.
temporoauricular/*adj*: aurikulotemporal.
temporofacial/*adj*: temporofazial.
temporofrontal/*adj*: temporofrontal.
temporomandibular/*adj*: temporomandibulär.
temporo-occipital/*adj*: okzipitotemporal.
temporoparietal/*adj*: temporoparietal.
temporopontile/*adj*: temporopontin.
tenacity/*n*: Tenazität *w*.
tenaculum forceps: Hakenzange *w*.
tenalgia/*n*: Sehnenschmerz *m*.
Tenckhoff peritoneal catheter: Tenckhoff-Bauchhöhlenkatheter *m*.
tendency/*n*: Tendenz *w*, Neigung *w*; **central** ~ Zentraltendenz *w*; **determining** ~ determinierende Tendenz *w*; **directive** ~ Streckungstendenz *w*; **final** ~ finale Ten-

tendency, instinctive

denz *w*; **instinctive** ~ Triebtendenz *w*; **perseverative** ~ Perseverationstendenz *w*.
tendentious/*adj*: tendenziös.
tender/*adj*: empfindlich, berührungsschmerzhaft, weich.
tenderness/*n*: Empfindlichkeit *w*, Berührungsschmerzhaftigkeit *w*, Schwäche *w*.
tendinitis/*n*: Tendinitis *w*; **calcific** ~ Periarthritis humeroscapularis, Duplay-Syndrom *s*; **stenosing** ~ stenosierende Tendovaginitis *w*, Quervain-Krankheit *w*; **traumatic ossifying** ~ Tendinitis ossificans traumatica.
tendinoplasty/*n*: Sehnenplastik *w*.
tendinosuture/*n*: Sehnennaht *w*.
tendinous/*adj*: tendinös.
tendo/*n*: Sehne *w*, Tendo.
tendolysis/*n*: Tendolyse *w*.
tendon/*n*: Sehne *w*, Tendo; **common** ~ gemeinsamer Sehnenansatz *m*; **snapping** ~ schnappende Sehne *w*.
tendon corpuscle: Sehnenorgan *s*.
tendon graft: Sehnentransplantat *s*.
tendon grafting: Sehnentransplantation *w*.
tendonitis/*n*: Tendinitis *w*.
tendon jerk: Sehnenreflex *m*.
tendon organ: Sehnenorgan *s*.
tendon reflex: Sehnenreflex *m*; **deep** ~ Sehnenreflex *m*; **patellar** ~ Patellarsehnenreflex *m*, Quadrizepssehnenreflex *m*.
tendon rupture: Sehnenruptur *w*.
tendon sheath: Sehnenscheide *w*.
tendon shortening: Sehnenverkürzung *w*.
tendon spindle: Golgi-Sehnenorgan *s*.
tendon stripper: Sehnenstripper *m*.
tendon suture: Sehnennaht *w*.
tendon transfer: Sehnenverpflanzung *w*, Sehnenverlagerung *w*.
tendon transplantation: Sehnenverpflanzung *w*.
tendoplasty/*n*: Sehnenplastik *w*.
tendosynovitis/*n*: Tendosynovitis *w*.
tendotome/*n*: Tenotom *s*.
tendovaginal/*adj*: tendovaginal, Sehnenscheiden-.
tendovaginitis/*n*: Tendovaginitis *w*, Sehnenscheidenentzündung *w*.
tenectomy/*n*: Tenonektomie *w*.
tenesmus/*n*: Tenesmus *m*.
teniacide/*n*: Bandwurmmittel *s*.
teniafuge/*n*: Bandwurmmittel *s*.
teniposide/*n*: Teniposid *s*.
tennis elbow: Tennisellenbogen *m*.
tennis thumb: Tennisdaumen *m*.
teno-: Teno-, Sehnen-.
tenodesis/*n*: Tenodese *w*.
tenodynia/*n*: Sehnenschmerz *m*.
tenofibril/*n*: Tonofibrille *w*.
tenolysis/*n*: Tenolyse *w*.
tenomyoplasty/*n*: Myotenoplastik *w*, Muskelsehnenplastik *w*.
tenomyotomy/*n*: Myotenotomie *w*.
tenon-: Teno-, Sehnen-.
tenonectomy/*n*: Tenonektomie *w*.
tenonitis/*n*: Tendinitis *w*.
tenonometer/*n*: Tonometer *s*.
tenonostosis/*n*: Sehnenverknöcherung *w*.
Tenon's capsule: Tenon-Faszie *w*, Vagina bulbi.
tenontitis/*n*: Tendinitis *w*.
tenonto-: Teno-, Sehnen-.
tenontodynia/*n*: Sehnenschmerz *m*.
tenontolemmitis/*n*: Tenosynovitis *w*.
tenontomyoplasty/*n*: Myotenoplastik *w*, Muskelsehnenplastik *w*.
tenontomyotomy/*n*: Myotenotomie *w*.
tenontothecitis/*n*: Tenosynovitis *w*.
tenontotomy/*n*: Tenotomie *w*.
tenopathy/*n*: Sehnenerkrankung *w*, Tendopathie *w*.
tenophony/*n*: Sehnenknarren *s*.
tenophyte/*n*: paratendinöse Neubildung *w*.
tenoplasty/*n*: Sehnenplastik *w*.
tenoreceptor/*n*: Tenorezeptor *m*.
tenorrhaphy/*n*: Tenorrhaphie *w*, Sehnennaht *w*.
tenostosis/*n*: Sehnenverknöcherung *w*.
tenosuspension/*n*: Sehnenaufhängung *w*.
tenosuture/*n*: Sehnennaht *w*, Tenorrhaphie *w*.
tenosynitis/*n*: Tenosynovitis *w*.
tenosynovectomy/*n*: Tenosynovektomie

w.

tenosynovioma/*n*: Synovaliom *s*.

tenosynovitis/*n*: Tenosynovitis *w*, Tendovaginitis *w*; **adhesive** ~ stenosierende Tendosynovitis *w*; **crepitous** ~ Tendovaginitis crepitans; **gonococcic** ~ Gonokokkentendovaginitis *w*; **granulomatous** ~ granulomatöse Tendovaginitis *w*; **ossifying** ~ Tendovaginitis ossificans; **stenosing** ~ Tendovaginitis stenosans; **tuberculous** ~ tuberkulöse Tendovaginitis *w*; **villous** ~ proliferative Tendovaginitis *w*.

tenotic/*adj*: tendinös.

tenotome/*n*: Tenotom *s*.

tenotomy/*n*: Tenotomie *w*; **fenestrated** ~ Fensterungstenotomie *w*; **graduated** ~ Z-förmige Tenotomie *w*; **open** ~ offene Tenotomie *w*; **stapedial** ~ Stapediotenotomie *w*.

tenovaginitis/*n*: Tendovaginitis *w*.

TENS [*abbr*] **transcutaneous electrical nerve stimulation**: transkutane elektrische Nervenstimulation *w*, TENS.

tense/*adj*: straff, angespannt.

tenseness/*n*: Spannung *w*.

tensibility/*n*: Dehnbarkeit *w*.

tensible/*adj*: dehnbar, streckbar.

tension/*n*: Spannung *w*, Dehnung *w*, Zug *m*; **arterial** ~ arterieller Druck *m*; **intraocular** ~ Augeninnendruck *m*; **high** ~ Hochspannung *w*; **intravenous** ~ venöser Druck *m*; **muscular** ~ Muskelspannung *w*; **ocular** ~ Augeninnendruck *m*; **psychic** ~ psychische Anspannung *w*; **premenstrual** ~ prämenstruelles Spannungssyndrom *s*; **specific** ~ spezifischer Zug *m*.

tension curve: Spannungskurve *w*.

tension headache: Spannungskopfschmerz *m*.

tension lines: Hautspaltungslinien.

tension pneumothorax: Spannungspneumothorax *m*.

tension reduction: Spannungslösung *w*.

tension sound: Anspannungston *m*.

tension state: Spannungszustand *m*.

tension suture: Entlastungsnaht *w*.

tension syndrome, premenstrual: prämenstruelles Spannungssyndrom *s*.

tensor/*n*: Tensor *m*, Musculus tensor.

tent/*n*: Zelt *s*.

tentative/*adj*: versuchsweise.

tentorial/*adj*: Tentoriums-.

tentorium/*n*: Tentorium *s*.

tenuis/*adj*: schlank.

tenuity/*n*: Dünnheit *w*.

tenuous/*adj*: dünn.

TEPA [*abbr*] **triethylenephosphoramide**/*n*: Triäthylenphosphoramid *s*, TEPA.

tepid/*adj*: lauwarm.

ter-: Dreifach-.

tera-: Terato-, Tera-.

terabdella/*n*: Schröpfkopf *m*.

teras/*n*: Mißbildung *w*.

teratism/*n*: Fehlbildung *w*, Malformation *w*; **atresic** ~ Atresie *w*; **ceasmic** ~ Spaltmißbildung *w*; **ectogenic** ~ Mißbildung durch exogene Schädigung; **ectopic** ~ Ektopie *w*; **ectrogenic** ~ Ektromelie *w*, Dysmelie *w*; **hypergenic** ~ Verdoppelungsmißbildung *w*; **symphysic** ~ Verschmelzungsmißbildung *w*.

terato-: Terato-.

teratoblastoma/*n*: Teratoblastom *s*.

teratocarcinoma/*n*: Teratokarzinom *s*.

teratogen/*n*: Teratogen *s*.

teratogenesis/*n*: Teratogenese *w*.

teratogenic/*adj*: teratogen.

teratogenicity/*n*: Teratogenität *w*.

teratogeny/*n*: Teratogenese *w*.

teratoid/*n, adj*: 1. Teratoid *s*; 2. monströs.

teratologic/*adj*: teratologisch.

teratology/*n*: Teratologie *w*.

teratoma/*n*: Teratom *s*; **adult** ~ reifes Teratom *s*; **anaplastic malignant** ~ embryonales Karzinom *s*; **benign** ~ reifes Teratom *s*; **coccygeal** ~ Steißbeinteratom *s*; **cystic** ~ zystisches Teratom *s*; **differentiated** ~ reifes Teratom *s*; **immature** ~ malignes Teratom *s*; **malignant** ~ malignes Teratom *s*; **mature** ~ reifes Teratom *s*; **monodermal** ~ von einer Keimschicht ausgehendes Teratom *s*; **tridermal** ~ Teratom mit ektodermalen, mesodermalen und endodermalen Anteilen; **triphyllo-**

teratoma, trophoblastic malignant

matous ~ Teratom mit ektodermalen, mesodermalen und endodermalen Anteilen; **trophoblastic malignant** ~ Chorionkarzinom *s*; **undifferentiated malignant** ~ embryonales Karzinom *s*.
teratomatous/*adj*: teratomartig.
teratosis/*n*: Fehlbildung *w*, Malformation *w*.
teratospermia/*n*: Teratospermie *w*.
terazosin/*n*: Terazosin *s*.
terbutaline/*n*: Terbutalin *s*.
terconazole/*n*: Terconazol *s*.
terebene/*n*: Tereben *s*.
terebinth/*n*: Terebinthe *w*, Terpentinpistazie *w*.
terebinthinism/*n*: Terpentinölvergiftung *w*.
terebrant/*adj*: stechend, bohrend.
terebrating/*adj*: stechend, bohrend.
terebration/*n*: Trepanation *w*.
terfenadine/*n*: Terfenadin *s*.
terizidone/*n*: Terizidon *s*.
terlipressin/*n*: Terlipressin *s*.
term/*n*: Termin *m*, Frist *w*, Terminus *m*, Fachausdruck *m*.
terminad/*adj*: terminal.
terminaison/*n*: Beendigung *w*, Ende *s*.
terminal/*n, adj*: 1. Endigung *w*; **grapelike** ~ traubenförmiges Endstück *s*; 2. terminal, endständig.
terminalization/*n*: Terminalisierung *w*, Beendigung *w*.
terminate/*vb*: beenden.
termination/*n*: Beendigung *w*.
termination codon: Terminatorkodon *s*.
termination sequence: Stopsequenz *w*.
terminator/*n*: Terminator *m*.
terminator gene: Terminatorgen *s*.
terminator region: Terminatorregion *w*.
term infant: termingerechtes Kind *s*, reifes Neugeborenes *s*.
terminological/*adj*: terminologisch.
terminology/*n*: Terminologie *w*.
terminoterminal/*adj*: End-zu-End-.
terminus/*n*: Terminus *m*, Fachausdruck *m*, Endstück *s*, Ende *s*.
ternary/*adj*: ternär.

terpene/*n*: Terpen *s*.
terpenism/*n*: Terpenvergiftung *w*.
terphenyl/*n*: Terphenyl *s*.
terpineol/*n*: Terpineol *s*.
terpin hydrate: Terpinhydrat *s*.
terrestrial/*adj*: terrestrisch, Erd-.
territory/*n*: Gebiet *s*, Versorgungsgebiet *s*.
terror/*n*: starke Angst *w*, Schrecken *m*, Pavor.
Terry syndrome: Terry-Syndrom *s*, retrolentale Fibroplasie *w*.
tertian/*n*: Tertiana *w*.
tertiary/*adj*: tertiär.
Teschendorf syndrome: Barsony-Teschendorf-Syndrom *s*, Ösophagospasmus *m*.
tesselated/*adj*: gesprenkelt.
test/*n, vb*: 1. Test *m*, Untersuchung *w*, Probe *w*, Schale *w*; **auditory** ~ Hörtest *m*; **biochemical** ~ biochemische Funktionsprobe *w*; **caloric** ~ kalorische Prüfung *w*; **chi-squared** ~ Chi-Quadrat-Test *m*; **conjunctival** ~ Calmette-Konjunktivaltest *m*; **developmental** ~ Entwicklungstest *m*; **diagnostic** ~ diagnostischer Test *m*, Suchtest *m*; **double-blind** ~ Doppelblindprüfung *w*; **individual** ~ Einzeltest *m*; **intradermal** ~ Intrakutantest *m*; **labyrinthine** ~ Labyrinthfunktionsprüfung *w*; **motor** ~ motorischer Test *m*; **multiple-puncture** ~ Tine-Test *m*; **nonparametric** ~ parameterfreies Testverfahren *s*; **nonverbal** ~ sprachfreier Test *m*; **objective** ~ objektiver Test *m*; **one-tailed** ~ einseitiger Test *m*; **opsoninocytophagic** ~ Opsonin-Test *m*; **prognostic** ~ prognostischer Test *m*; **projective** ~ projektives Testverfahren *s*; **psychological** ~ psychologischer Test *m*; **psychometric** ~ psychometrischer Test *m*; **psychomotor** ~ psychomotorischer Test *m*; **screening** ~ Screeningtest *m*, Reihentest *m*; **single-tail** ~ einseitiger Test *m*; **spectroscopic** ~ spektroskopische Untersuchung *w*; **standard** ~ Standardtest *m*; **thermal** ~ Temperatursinnesprüfung *w*; **two-glass** ~ Zweigläserprobe *w*; **two-tailed** ~ zweiseitiger Test *m*; **vocabulary**

~ Worttest *m*; 2. testen, untersuchen.
testaceous/*adj*: mit Schale.
test agent: Testsubstanz *w*.
testalgia/*n*: Orchialgie *w*, Hodenschmerz *m*.
test analysis: Testauswertung *w*.
test antigen: Testantigen *s*.
test arrangement: Testanordnung *w*.
test battery: Testbatterie *w*.
test card: Testtafel *w*.
test certificate: Prüfprotokoll *s*.
test condition: Versuchsbedingung *w*.
test construction: Testkonstruktion *w*.
testcross/*n*: Probekreuzung *w*.
test duration: Versuchsdauer *w*.
testee/*n*: Testperson *w*.
tester/*n*: Prüfer *m*, Tester *m*.
test evaluation: Testbewertung *w*.
testicle/*n*: Hoden *m*, Testis; **absent** ~ Anorchidie *w*; **retained** ~ Kryptorchismus *m*; **undescended** ~ Kryptorchismus *m*.
testicular/*adj*: testikulär.
testimony/*n*: Gutachten *s*.
testing/*n*: Testen *s*, Prüfung *w*.
test intercorrelation: Intertestkorrelation *w*.
testis/*n*: Hoden *m*, Testis; **abdominal** ~ Abdominalhoden *m*; **ectopic** ~ ektoper Hoden *m*; **femoral** ~ Leistenhoden *m*; **inguinal** ~ Leistenhoden *m*; **inverted** ~ invertierter Hoden *m*; **retained** ~ Kryptorchismus *m*; **undescended** ~ Kryptorchismus *m*.
testis biopsy: Hodenbiopsie *w*.
testis cancer: Hodenkrebs *m*.
testitis/*n*: Orchitis *w*.
test meal: Probemahlzeit *w*.
test object: Vergleichsobjekt *s*.
testolactone/*n*: Testolacton *s*.
testopathy/*n*: Hodenerkrankung *w*.
testosterone/*n*: Testosteron *s*; **adrenal** ~ Nebennierentestosteron *s*; **ovarian** ~ ovarielles Testosteron *s*.
testosteron 5-alpha-reductase: Testosteron-5-alpha-Reduktase *w*.
testosterone binding globulin: testosteronbindendes Globulin *s*.
testosterone enanthate: Testosteronönanthat *s*.
testosterone heptanoate: Testosteronönanthat *s*.
testosterone phenylpropionate: Testosteronphenylpropionat *s*.
testosterone propionate: Testosteronpropionat *s*.
testosterone synthesis: Testosteronsynthese *w*.
test paper: Indikatorpapier *s*.
test profile: Testprofil *s*.
test protocol: Versuchsprotokoll *s*.
test reliability: Testzuverlässigkeit *w*.
test result: Testergebnis *s*.
test run: Probelauf *m*.
test scaling: Testabstufung *w*.
test score: Testpunktzahl *w*.
test serum: Testserum *s*.
test setup: Versuchsanordnung *w*.
test specification: Prüfvorschrift *w*.
test standardization: Teststandardisierung *w*.
test strip: Teststreifen *m*.
test subject: Versuchsperson *w*.
test theory: Testtheorie *w*.
test tube: Reagenzglas *s*.
test-tube baby: Test-tube-Baby *s*, Retortenbaby *s*.
test type: Sehtest-Schriftgröße *w*.
test validation: Testvalidierung *w*.
test validity: Testvalidität *w*.
test value: Testwert *m*.
tetan-: Tetano-.
tetania/*n*: Tetanie *w*.
tetanic/*adj*: tetanisch.
tetaniform/*adj*: tetaniform.
tetanilla/*n*: Paramyoclonus multiplex.
tetanization/*n*: Tetanisierung *w*.
tetanize/*vb*: tetanisieren.
tetano-: Tetano-.
tetanoid/*adj*: tetanusartig.
tetanospasmin/*n*: Tetanospasmin *s*, Tetanustoxin *s*.
tetanus/*n*: Tetanus *m*; **apyretic** ~ Tetanie *w*; **artificial** ~ toxischer Wundstarrkrampf *m*; **cephalic** ~ Kopftetanus *m*;

chronic ~ schleichender Tetanus *m*; **cryptogenic** ~ kryptogenetischer Tetanus *m*; **delayed** ~ schleichender Tetanus *m*; **intermittent** ~ Tetanie *w*; **localized** ~ umschriebener Tetanus *m*; **mild** ~ leichter Tetanus *m*; **paralytic** ~ paralytischer Tetanus *m*; **partial** ~ umschriebener Tetanus *m*; **puerperal** ~ Wochenbettetanus *m*; **splanchnic** ~ Eingeweidetetanus *m*; **surgical** ~ postoperativer Tetanus *m*; **toxic** ~ toxischer Wundstarrkrampf *m*.

tetanus antitoxin: Tetanusantitoxin *s*.

tetanus bacillus: Tetanusbazillus *m*, Clostridium.

tetanus immune globulin: Tetanusimmunglobulin *s*.

tetanus immunization: Tetanusimmunisierung *w*.

tetanus toxin: Tetanustoxin *s*.

tetanus toxoid: Tetanustoxoid *s*.

tetanus vaccine: Tetanusimpfstoff *m*.

tetany/*n*: Tetanie *w*; **gastric** ~ Magentetanie *w*, chloriprive Tetanie *w*; **hypoparathyroid** ~ parathyreogene Tetanie *m*; **infantile** ~ Spasmophilie *w*; **latent** ~ latente Tetanie *w*; **neonatal** ~ Neugeborenentetanie *w*; **parathyroid** ~ parathyreogene Tetanie *m*; **postoperative** ~ parathyreoprive Tetanie *w*.

tetany of alkalosis: Hyperventilationstetanie *w*.

tetartanope/*n*: Blau-Gelb-Fehlsichtiger *m*.

tetartanopia/*n*: Tetartanopsie *w*, Blau-Gelb-Blindheit *w*.

tetra-: Tetra-, Vier-.

tetra-amelia/*n*: Tetraamelie *w*, komplette Amelie *w*.

tetrabenazine/*n*: Tetrabenazin *s*.

tetrablastic/*adj*: mit vier embryonalen Schichten.

tetrabromophenol blue: Bromophenolblau *s*.

tetracaine/*n*: Tetracain *s*.

tetracaine hydrochloride: Tetracainhydrochlorid *s*.

tetrachlorethane/*n*: Tetrachloräthan *s*, Azetylentetrachlorid *s*.

tetrachloride/*n*: Tetrachlorid *s*.

tetrachloroethylene/*n*: Tetrachloräthylen *s*, Äthylentetrachlorid *s*.

tetrachoric/*adj*: tetrachorisch, viergliedrig.

tetrachromatic/*adj*: vierfarbig, tetrachrom.

tetrachromatism/*n*: Tetrachromatismus *m*.

tetrachromic/*adj*: vierfarbig, tetrachrom.

tetracosactide/*n*: Tetracosactid *s*.

tetracyclic/*adj*: tetrazyklisch.

tetracycline/*n*: Tetracyclin *s*, Tetrazyklin *s*.

tetracycline hydrochloride: Tetracyclin *s*.

tetracycline nephropathy: Tetrazyklinnephropathie *w*.

tetracycline phosphate complex: Tetracyclinphosphatkomplex *m*.

tetrad/*n*: Tetrade *w*.

tetradactyly/*n*: Tetradaktylie *w*.

tetrad criterion: Tetradenkriterium *s*.

tetrad difference: Tetradendifferenz *w*.

tetraethylammonium/*n*: Tetraäthylammonium *s*.

tetraethyl lead: Tetraäthylblei *s*.

tetraethylmonothionopyrophosphate/*n*: Tetraäthylpyrophosphat *s*.

tetraethylthiuram disulfide: Disulfiram *s*, Tetraäthylthiuramidsulfid *s*.

tetrahedron/*n*: Tetraeder *m*.

tetrahydrobiopterin/*n*: Tetrahydrobiopterin *s*.

tetrahydrocannabinol/*n*: Tetrahydrocannabinol *s*.

tetrahydrofolate/*n*: Tetrahydrofolat *s*.

tetrahydrozoline/*n*: Tetrazolin *s*.

tetrahydrozoline hydrochloride: Tetrazolin *s*.

tetralogy/*n*: Tetralogie *w*.

tetralogy of Fallot [*abbr*] **TF**: Fallot-Tetralogie *w*.

tetramastia/*n*: Tetramastie *w*.

tetramastigote/*adj*: mit vier Geißeln.

tetramelus/*n*: Tetramelus *m*.

thalassemia, homozygous

tetramer/*n*: Tetramer *s*.
tetrameric/*adj*: tetramer.
tetramerism/*n*: Tetramerie *w*.
tetramerous/*adj*: tetramer.
tetramethylammonium iodide: Tetramethylammoniumjodid *s*.
tetramethylenediamine/*n*: Tetramethylendiamin *s*, Putreszin *s*.
teramethyl-p-phenylenediamine: Tetramethyl-p-phenylendiamin *s*.
tetramethylrodamine isothiocyanate: Tetramethylrodaminisothiozyanat *s*.
tetramitiasis/*n*: Chilomastix-Infektion *w*.
tetramitus/*n*: Tetramitus, Chilomastix.
tetramon/*n*: Tetrylammoniumbromid *s*.
tetranitromethane/*n*: Tetranitromethan *s*.
tetranophthalmus/*n*: Tetrophthalmus *m*.
tetranopsia/*n*: Quadrantenanopsie *w*.
tetranucleotide/*n*: Tetranukleotid *s*.
tetranychus/*n*: Tetranychus.
tetraodontoxin/*n*: Tetrodotoxin *s*.
tetraodontoxism/*n*: Tetrodotoxinvergiftung *w*.
tetraparesis/*n*: Tetraparese *w*.
tetrapeptide/*n*: Tetrapeptid *s*.
tetraperomelia/*n*: Tetraphokomelie *w*.
tetraphocomelia/*n*: Tetraphokomelie *w*.
tetraplegia/*n*: Tetraplegie *w*.
tetraploid/*adj*: tetraploid.
tetraploidy/*n*: Tetraploidie *w*.
tetrapod/*n*: Vierfüßler *m*.
tetrapus/*n*: Tetrapus.
tetrasomic/*adj*: tetrasom.
tetrasomy/*n*: Tetrasomie *w*.
tetraspore/*n*: Tetraspore *w*.
tetraster/*n*: Tetraster *m*.
tetrathionate/*n*: Tetrathionat *s*.
tetravaccine/*n*: Vierfachimpfstoff *m*.
tetravalent/*adj*: vierwertig.
tetrazepam/*n*: Tetrazepam *s*.
tetrazole/*n*: Tetrazol *s*.
tetrodotoxin/*n*: Tetrodotoxin *s*.
tetrodotoxism/*n*: Tetrodotoxinvergiftung *w*.
tetrose/*n*: Tetrose *w*.
tetroxoprim/*n*: Tetroxoprim *s*.
tetryzoline/*n*: Tetryzolin *s*.

tetter/*n*: Hautausschlag *m*; **moist** ~ nässendes Ekzem *s*.
Teutschländer syndrome: Teutschländer-Syndrom *s*, Lipoidkalkgicht *w*.
Texas catheter: Conduit-Urinal *s*.
text blindness: Alexie *w*.
textiform/*adj*: gewebeähnlich.
texture/*n*: Textur *w*.
textus/*n*: Gewebe *s*, Textus.
TF [*abbr*] **1. tetralogy of Fallot; 2. transfer factor**: 1. Fallot-Tetralogie *w*; 2. Transferfaktor *m*.
TG [*abbr*] **thyreoglobulin**/*n*: Thyreoglobulin *s*.
TGF [*abbr*] **T-cell growth factor**: T-Zell-Wachstumsfaktor *m*, Interleukin-2 *s*.
T-groove: T-Nut *w*.
TGT [*abbr*] **thromboplastin generation test**: Thromboplastinregenerationstest *m*, TGT, Biggs-Test *m*.
Th [*abbr*] **Thorium**/*n*: Thorium *s*, Th.
thalam-: Thalamo-.
thalamectomy/*n*: Thalamotomie *w*.
thalamencephalon/*n*: Thalamencephalon *s*.
thalamic/*adj*: thalamisch.
thalamocoele/*n*: dritter Ventrikel *m*.
thalamocortical/*adj*: thalamokortikal.
thalamocrural/*adj*: thalamopedunkulär.
thalamolenticular/*adj*: thalamolentikulär.
thalamomamillary/*adj*: thalamomamillär.
thalamoparietal/*adj*: thalamoparietal.
thalamopeduncular/*adj*: thalamopedunkulär.
thalamotegmental/*adj*: thalamotegmental.
thalamotomy/*n*: Thalamotomie *w*.
thalamus/*n*: Thalamus *m*; **dorsal** ~ Thalamus dorsalis; **optic** ~ Sehhügel *m*, Thalamus opticus; **ventral** ~ Thalamus ventralis.
thalassaemia/*n*: Thalassämie *w*.
thalassanemia/*n*: Thalassämie *w*.
thalassemia/*n*: Thalassämie *w*; **heterozygous** ~ Thalassaemia minor; **homozygous** ~ Thalassaemia major.

thalassemia trait

thalassemia trait: Thalassaemia minor.
thalassotherapy/*n*: Thalassotherapie *w*.
thalidomide/*n*: Thalidomid *s*.
thalidomide syndrome: Thalidomidembryopathie *w*.
thallium [*abbr*] **Tl**: Thallium *s*, Tl.
thallium poisoning: Thalliumvergiftung *w*.
thanato-: Thanato-.
thanatoid/*adj*: todesähnlich.
thanatology/*n*: Thanatologie *w*.
thanatophobia/*n*: Thanatophobie *w*.
thanatophoric/*adj*: thanatophor.
thanatopsy/*n*: Autopsie *w*.
Thanatos/*n*: Todestrieb *m*.
thaw/*vb*: auftauen, schmelzen.
thawing/*n*: Auftauen *s*.
Thayer-Martin medium: Thayer-Martin-Medium *s*.
Thaysen's disease: Zöliakie *w*, einheimische Sprue *w*.
thea/*n*: Tee *m*.
theaism/*n*: Teinvergiftung *w*.
theatre/*n*: Operationssaal *m*.
theatre nurse: Operationsschwester *w*.
thebaic/*adj*: Opium-.
thebaine/*n*: Thebain *s*, Paramorphin *s*.
Thebesius valve: Thebesius-Klappe *w*.
theca/*n*: Hülle *w*, Kapsel *w*, Theka *w*, Theca.
theca cell: Thekazelle *w*.
theca cell tumor: Thekazelltumor *m*, Thekom *s*.
thecal/*adj*: thekal.
thecitis/*n*: Tendosynovitis *w*.
thecoma/*n*: Thekom *s*, Thekazelltumor *m*.
thecomatosis/*n*: Hyperthekose *w*.
thecostegnosis/*n*: stenosierende Tendovaginitis *w*, Quervain-Krankheit *w*.
theelol/*n*: Östrogen *s*.
Theile's canal: Sinus transversus pericardii.
thelarche/*n*: Thelarche *w*; **precocious ~** prämature Thelarche *w*.
thelazia/*n*: Thelazia.
thele/*n*: Brustwarze *w*.
theleplasty/*n*: Mamillenplastik *w*.

thelerethism/*n*: Brustwarzenerektion *w*.
thelitis/*n*: Thelitis *w*.
thelo-: Thelo-, Brustwarzen-.
thelorrhagia/*n*: Thelorrhagie *w*.
thelyplasty/*n*: Mamillenplastik *w*.
thematic/*adj*: thematisch.
thenad/*adj*: palmar.
thenal/*adj*: Daumenballen-.
thenar/*n*: Daumenballen *m*, Thenar.
thenar muscle: Thenarmuskulatur *w*.
thenar muscle atrophy: Daumenballenatrophie *w*.
thenyldiamine/*n*: Thenyldiamin *s*.
theobroma oil: Kakaoöl *s*.
theobromine/*n*: Theobromin *s*.
theobromine magnesium oleate: Theobrominmagnesiumoleat *s*.
theodrenaline/*n*: Theodrenalin *s*.
theophylline/*n*: Theophyllin *s*.
theophylline aminoisobutanol: Ambuphyllin *s*.
theophylline cholinate: Cholin-theophyllinat *s*, Oxtriphyllin *s*.
theophylline ethanolamine: Theophyllinäthanolamin *s*.
theophylline ethylendiamine: Theophyllin-Ethylendiamin *s*.
theophylline monoethanolamine: Theophyllinmonoäthanolamin *s*.
theophylline sodium: Theophyllin-Natrium *s*.
theophylline sodium acetate: Theophyllin-Natriumacetat *s*.
theophylline sodium glycinate: Theophyllin-Natriumglycinat *s*.
theorem/*n*: Theorem *s*.
theoretical/*adj*: theoretisch.
theory/*n*: Theorie *w*; **causal ~** Kausaltheorie *w*; **chemicoparasitic ~** chemisch-parasitäre Kariestheorie *w*; **cognitive ~** kognitive Theorie *w*; **Darwinian ~** Darwin-Abstammungstheorie *w*; **embryonal ~** Cohnheim-Tumortheorie *w*; **Freudian ~** Freud-Theorie *w*, Psychoanalyse *w*; **humoral ~** Krasenlehre *w*, Humoralpathologie *w*; **malthusian ~** Malthusianismus *m*; **mechanistic ~** Mechanismus *m*; **men-**

delian ~ Mendel-Vererbungstheorie *w*; **physiologic** ~ physiologische Theorie *w*, James-Lange-Theorie *w*; **psychoanalytic** ~ psychoanalytische Theorie *w*; **trichromatic** ~ trichromatische Sehtheorie *w*.

theory of hearing, static: Helmholtz-Hörtheorie *w*.

theory of phonation: Phonationstheorie *w*.

therapeusis/*n*: Therapeutik *w*.

therapeutic/*adj*: therapeutisch.

therapeutical/*adj*: therapeutisch.

therapeutics/*n*: Therapeutik *w*; **alimentary** ~ Diättherapie *w*; **cellular** ~ Frischzellentherapie *w*; **empiric** ~ empirische Behandlung *w*; **massive sterilizing** ~ Therapia magna sterilisans; **mental** ~ Psychotherapie *w*; **rational** ~ rationale Therapie *w*; **specific** ~ spezifische Therapie *w*; **suggestive** ~ Psychotherapie *w*.

therapeutist/*n*: Therapeut *m*.

therapia/*n*: Therapie *w*.

therapist/*n*: Therapeut *m*; **corrective** ~ Krankengymnast *m*; **occupational** ~ Arbeitstherapeut *m*; **physical** ~ Physiotherapeut *m*.

therapy/*n*: Therapie *w*; **active** ~ gerichtete Psychotherapie *w*; **adjuvant** ~ adjuvante Therapie *w*; **alimentary** ~ Diätbehandlung *w*; **analytic** ~ analytische Psychotherapie *w*; **anticoagulant** ~ Antikoagulanzientherapie *w*; **anticonvulsant** ~ antikonvulsive Therapie *w*; **client-centered** ~ klientenzentrierte Therapie *w*; **cognitive** ~ kognitive Therapie *w*; **combined** ~ Kombinationstherapie *w*; **conditioning** ~ Verhaltenstherapie *w*; **convulsive** ~ Krampftherapie *w*; **deep** ~ Tiefentherapie *w*; **deleading** ~ Chelattherapie zur Bleireduktion; **diathermic** ~ Diathermie *w*; **dietery** ~ Diättherapie *w*; **electroconvulsive** ~ Elektrokrampftherapie *w*, EKT; **endocrine** ~ Hormontherapie *w*; **endocrine ablative** ~ hormonelle Ablationstherapie *w*; **expressive** ~ Ausdruckstherapie *w*; **hypoglycemic** ~ Insulinschockbehandlung *w*; **immunosuppressive** ~ immunsuppressive Therapie *w*; **implosive** ~ Implosion *w*; **intermediate** ~ Halbtiefentherapie *w*; **intraosseous** ~ intraossäre Therapie *w*; **intrathecal** ~ intrathekale Therapie *w*; **intravenous** ~ intravenöse Therapie *w*; **larval** ~ Larvenbehandlung *w*; **learning-theory** ~ Verhaltenstherapie *w*; **malarial** ~ Malariakur *w*; **manipulative** ~ manuelle Therapie *w*; **multiple** ~ Gruppentherapie *w*; **nondirective** ~ klientenzentrierte Therapie *w*; **nonspecific** ~ unspezifische Therapie *w*; **occupational** ~ Arbeitstherapie *w*, Beschäftigungstherapie *w*; **oral** ~ orale Therapie *w*; **organic** ~ Frischzellentherapie *w*; **paraspecific** ~ unspezifische Therapie *w*; **physical** ~ physikalische Therapie *w*; **primal** ~ Primärtherapie *w*; **psychoanalytic** ~ psychoanalytische Therapie *w*; **respiratory** ~ Therapie von Atemwegserkrankungen; **single-agent** ~ Monotherapie *w*; **situational** ~ Milieutherapie *w*; **social** ~ Sozialtherapie *w*; **socioenvironmental** ~ Milieutherapie *w*; **supportive** ~ adjuvante Therapie *w*; **tocolytic** ~ Tokolyse *w*; **ultrasonic** ~ Ultraschallbehandlung *w*; **ultraviolet** ~ UV-Therapie *w*.

therapy-resistant/*adj*: therapieresistent.

theriac/*n*: Theriak *s*.

therm-: Thermo-.

thermacogenesis/*n*: medikamentös bedingte Erhöhung der Körpertemperatur *w*.

thermal/*adj*: thermisch.

thermalgesia/*n*: Thermalgesie *w*.

thermalgia/*n*: Kausalgie *w*.

thermanalgesia/*n*: Thermanalgesie *w*.

thermanesthesia/*n*: Thermanästhesie *w*.

thermesthesia/*n*: Thermästhesie *w*.

thermesthesiometer/*n*: Thermästhesiometer *s*.

thermhyperesthesia/*n*: Thermhyperästhesie *w*.

thermhypesthesia/*n*: Thermhypästhesie *w*.

thermic/*adj*: thermisch.

thermion/*n*: Thermion *s*.

thermistor/*n*: Thermistor *m*.

thermo-: Thermo-.

thermoalgesia/n: Thermalgesie w.
thermoanaesthesia/n: Thermanästhesie w.
thermoanalgesia/n: Thermanalgesie w.
thermoanesthesia/n: Thermanästhesie w.
thermoasymmetry/n: asymmetrische Thermästhesie w.
thermocauterectomy/n: Thermokauterresektion w.
thermocautery/n: Thermokaustik w.
thermochroic/adj: thermochrot.
thermochroism/n: Thermochrose w.
thermocoagulate/vb: thermokoagulieren.
thermocoagulation/n: Thermokoagulation w.
thermocouple/n: Thermoelement s.
thermodiffusion/n: Wärmestrahlung w, Wärmediffusion w.
thermodilution/n: Thermodilution w.
thermodilution technique: Thermodilutionsverfahren s.
thermoduric/adj: hitzeresistent.
thermodynamic/adj: thermodynamisch.
thermodynamics/n: Thermodynamik w.
thermoelectricity/n: Thermoelektrizität w.
thermoelement/n: Thermoelement s.
thermoesthesia/n: Thermästhesie w.
thermoesthesiometer/n: Thermästhesiometer w.
thermogenesis/n: Thermogenese w; **nonshivering** ~ nicht muskuläre Wärmeproduktion w; **shivering** ~ Kältezittern s.
thermogram/n: Thermogramm s.
thermography/n: Thermographie w.
thermohyperalgesia/n: Thermhyperalgesie w.
thermohyperesthesia/n: Thermhyperästhesie w.
thermhypesthesia/n: Thermhypästhesie w.
thermojunction/n: Thermoelement s.
thermolabile/adj: thermolabil.
thermology/n: Wärmelehre w.
thermoluminescence/n: Thermolumineszenz w.
thermolysin/n: Thermolysin s.

thermomassage/n: Massage mit Wärmeapplikation.
thermometer/n: Thermometer s; **bimetal** ~ Halbleiterthermometer s; **clinical** ~ Fieberthermometer s; **liquid-in-gas** ~ Ausdehnungsthermometer s.
thermometry/n: Temperaturmessung w.
thermopenetration/n: Thermopenetration w.
thermophile/n: Thermophile.
thermophilic/adj: thermophil.
thermophore/n: Thermophor s.
thermopile/n: Thermosäule w.
thermoplacentography/n: Thermoplazentographie w.
thermoplegia/n: Thermoplegie w, Hitzschlag m.
thermopolypnea/n: Fiebertachypnoe w.
thermoradiotherapy/n: Thermoradiotherapie w.
thermoreceptor/n: Thermorezeptor m.
thermoregulation/n: Thermoregulation w, Wärmeregulation w.
thermoregulator/n: Thermoregulator m, Temperaturregler m.
thermoresistant/adj: thermoresistent.
thermostability/n: Thermostabilität w, Hitzebeständigkeit w.
thermostable/adj: thermostabil, hitzebeständig.
thermostat/n: Thermostat m.
thermostatting/n: Konstanthaltung der Temperatur w.
thermostromuhr/n: Thermostromuhr w.
thermosystaltism/n: durch Hitze ausgelöste Muskelkontraktion w.
thermotherapy/n: Wärmebehandlung w.
thermotics/n: Wärmelehre w.
thermotolerant/adj: thermotolerant.
thermotoxin/n: Thermotoxin s.
thermotropic/adj: thermotrop.
thermotropism/n: Thermotropismus m.
theromorph/n: Theromorph.
thesaurismosis/n: Thesaurismose w, Speicherkrankheit w.
thesaurocyte/n: Speicherzelle w.
thesaurosis/n: Speicherkrankheit w.

theta wave: Thetawelle *w*.
thevetin/*n*: Thevetin *s*.
THF [*abbr*] **tetrahydrofolate**/*n*: Tetrahydrofolat *s*.
thiabendazole/*n*: Thiabendazol *s*.
thiacetazone/*n*: Thioacetazon *s*.
thiamazole/*n*: Thiamazol *s*.
thiambutosine/*n*: Thiambutosin *s*.
thiamine/*n*: Thiamin *s*, Vitamin B$_1$ *s*.
thiamine deficiency: Thiaminmangel *m*.
thiamine diphosphate: Thiamindiphosphat *s*.
thiamine hydrochloride: Thiaminhydrochlorid *s*.
thiamine pyrophosphatase: Nukleosiddiphosphatase *w*.
thiamine pyrophosphate: Thiaminpyrophosphat *s*.
thiamphenicol/*n*: Thiamphenicol *s*.
thiamylal sodium: Natriumthiamylal *s*.
thiazides/*n*: Thiazide.
thiazide diabetes: Thiaziddiabetes *m*.
thiazide diuretic: Thiaziddiuretikum *s*.
thiazine/*n*: Thiazin *s*.
thiazole/*n*: Thiazol *s*.
thiazolidine/*n*: Thiazolidin *s*.
Thibièrge-Weissenbach syndrome: Thibièrge-Weissenbach-Syndrom *s*, metabolische interstitielle Kalzinose *w*.
thick/*adj*: dick.
thick-blooded/*adj*: dickblütig.
thickener/*n*: Verdickungsmittel *s*.
thickening/*n*: Verdickung *w*.
thickness/*n*: Dicke *w*; **half-value** ~ Halbwertschichtdicke *w*.
thickness compensation: Dickenausgleich *m*.
Thiemann's disease: Thiemann-Syndrom *s*, juvenile Epiphyseopathie *w*.
thiemia/*n*: Auftreten von Schwefelverbindungen im Blut.
thienamycin/*n*: Thienamycin *s*.
Thiers syndrome: Achard-Thiers-Syndrom *s*.
Thiersch graft: Thiersch-Lappen *m*, Spalthauttransplantat *s*.
Thiersch knife: Thiersch-Skalpell *s*.

thiethylperazine/*n*: Thiethylperazin *s*.
thigh/*n*: Oberschenkel *m*, Femur.
thigh bone: Femur *m*.
thigh-lift/*n*: kosmetische Hüftoperation *w*.
thigmesthesia/*n*: Tastwahrnehmung *w*.
thigmocyte/*n*: Thrombozyt *m*.
thigmotaxis/*n*: Thigmotaxis *w*, Stereotaxis *w*.
thigmotropic/*adj*: thigmotrop.
thigmotropism/*n*: Thigmotaxis *w*.
thimble/*n*: Fingerhut *m*.
thimerosal/*n*: Thiomersal *s*.
thinking/*n*: Denken *s*; **autistic** ~ dereistisches Denken *s*; **concrete** ~ konkretes Denken *s*; **dereistic** ~ dereistisches Denken *s*; **obsessional** ~ Zwangsdenken *s*; **prelogic** ~ vorlogisches Denken *s*; **pressured** ~ Vorstellungsdruck *m*; **wishful** ~ Wunschdenken *s*.
thinking disorder: Denkstörung *w*.
thin-layer/*adj*: Dünnschicht-.
thinner/*n*: Verdünner *m*.
thinness/*n*: Dünne *w*, Dünnheit *w*.
thioacetamide/*n*: Thioazethamid *s*.
thioacid/*n*: Thiosäure *w*.
thioalcohol/*n*: Thioalkohol *m*.
thioarsenite/*n*: Thioarsenit *s*.
thiobacterium/*n*: Thiobacterium *s*.
thiocarbamide/*n*: Thioharnstoff *m*.
thiocarbanilide/*n*: Thiokarbanilid *s*.
thiochrome/*n*: Thiochrom *s*.
thioclastic/*adj*: thioklastisch.
thiocyanate/*n*: Thiozyanat *s*.
thiocyanate test: Thiozyanatprobe *w*.
thiodiphenylamine/*n*: Phenothiazin *s*.
thiodotherapy/*n*: Schwefeljodtherapie *w*.
thioester/*n*: Thioester *m*.
thioether/*n*: Thioäther *m*.
thioflavine/*n*: Thioflavin *s*.
thioglycolate/*n*: Thioglykolat *s*.
thioglycolate culture medium: Thioglykolatagar *m*.
thioguanine/*n*: Thioguanin *s*.
thiokinase/*n*: Thiokinase *w*.
thiol/*n*: Thiol *s*.
thiolase/*n*: Thiolase *w*.
thiolate/*n*: Thiolat *s*.

thiolester/*n*: Thiolester *m*.
thiol proteinase: Thiolproteinase *w*.
thiomersal/*n*: Thiomersal *s*.
thioneine/*n*: Ergothionein *s*.
thionic/*adj*: Thion-.
thionine/*n*: Thionin *s*.
thiopental sodium: Thiopental-Natrium *s*.
thiopentone/*n*: Thiopental *s*.
thiopropazate/*n*: Thiopropazat *s*.
thiopropazate dihydrochloride: Thiopropazathydrochlorid *s*.
thioquinanthrene/*n*: Thiochinanthren *s*.
thioridazine/*n*: Thioridazin *s*.
thiosemicarbazone/*n*: Thiosemikarbazon *s*.
thiosinamine/*n*: Thiosinamin *s*.
thiosulfate/*n*: Thiosulfat *s*.
thiotenol/*n*: Thiotenol *s*.
thiotepa/*n*: Thiotepa *s*.
thiouracil/*n*: Thiouracil *s*.
thiourea/*n*: Thioharnstoff *m*.
thioxanthene/*n*: Thioxanthen *s*.
thioxanthone/*n*: Thioxanthon *s*.
thiram/*n*: Thiram *s*.
thirst/*n*: Durst *m*.
thirst center: Durstzentrum *s*.
thirst fever: Durstfieber *s*.
Thiry-Vella fistula: Thiry-Fistel *w*.
thistle/*n*: Distel *w*.
thixotropy/*n*: Thixotropie *w*.
Thomas knee splint: Thomas-Knieschiene *w*.
Thomas splint: Thomas-Schiene *w*.
Thomas syndrome: Déjerine-Thomas-Atrophie *w*, olivopontozerebellare Atrophie *w*.
Thomas test: Thomas-Test *m*.
Thoma-Zeiss counting chamber: Thoma-Zeiss-Zählkammer *w*.
Thompson's test: Thompson-Test *m*.
Thomsen's disease: Thomsen-Syndrom *s*, Myotonia congenita hypertrophica.
Thomson sign: Thomson-Zeichen *s*.
Thomson syndrome: Rothmund-Thomson-Syndrom *s*, kongenitale Poikilodermie *w*.
thonzylamine/*n*: Thonzylamin *s*.

thorac-: thorako-.
thoracal/*adj*: thorakal.
thoracalgia/*n*: Thoraxschmerz *m*.
thoracectomy/*n*: Rippenresektion *w*.
thoracentesis/*n*: Pleurapunktion *w*, Thoraxpunktion *w*, Thorakozentese *w*.
thoracic/*adj*: thorakal.
thoracico-: thorako-.
thoracicolumbar/*adj*: thorakolumbal.
thoraco-: Thorako-.
thoracoabdominal/*adj*: thorakoabdominal.
thoracocautery/*n*: Thorakokaustik *w*.
thoracoceloschisis/*n*: Thorakozele *w*.
thoracocentesis/*n*: Thorakozentese *w*, Thoraxpunktion *w*, Pleurapunktion *w*.
thoracocyrtosis/*n*: thorakale Kyphose *w*.
thoracodorsal/*adj*: thorakodorsal.
thoracodynia/*n*: Thorakodynie *w*, Brustschmerz *m*.
thoracogastropagus/*n*: Thorakogastropagus *m*.
thoracolaparotomy/*n*: Laparothorakotomie *w*.
thoracolumbar/*adj*: thorakolumbal.
thoracolysis/*n*: Thorakolyse *w*.
thoracomelus/*n*: Thorakomelus *m*.
thoracomyodynia/*n*: thorakale Myodynie *w*.
thoracoomphalopagus/*n*: Thorakoomphalopagus *m*.
thoracopagus/*n*: Thorakopagus *m*.
thoracoplasty/*n*: Thorakoplastik *w*; **lateral** ~ laterale Thorakoplastik *w*.
thoracoschisis/*n*: Thorakoschisis *w*.
thoracoscope/*n*: Thorakoskop *s*.
thoracoscopy/*n*: Thorakoskopie *w*.
thoracostomy/*n*: Thorakostomie *w*.
thoracotomy/*n*: Thorakotomie *w*.
Thoraeus filter: Thoraeus-Filter *m*.
thorax/*n*: Brustkorb *m*, Thorax *m*; **barrel-shaped** ~ Faßthorax *m*; **bony** ~ knöcherner Thorax *m*; **deformed** ~ Thoraxdeformität *w*; **emphysematous** ~ Emphysemthorax *m*.
Thorel's bundle: Thorel-Bündel *s*.
thoriated/*adj*: thoriert.

thorium [*abbr*] **Th**: Thorium *s*, Th.
thorn/*n*: Dorn *m*, Stachel *m*.
thornapple/*n*: Stechapfel *m*.
Thorn's maneuver: Thorn-Handgriff *m*.
Thorn syndrome: Thorn-Syndrom *s*, Salzverlustsyndrom *s*.
Thornton's nail: Thornton-Knochennagel *m*.
thoron/*n*: Thoron *s*.
thorotrast/*n*: Thorotrast *s*.
thought/*n*: Gedanke *m*; **audible** ~ Gedankenhören *s*; **obsessional** ~ Zwangsgedanke *m*.
thought audition: Gedankenhören *s*.
thought disorder: Denkstörung *w*.
thought echoing: Gedankenhören *s*.
thought reading: Gedankenlesen *s*.
thought transference: Gedankenübertragung *w*.
Thr [*abbr*] **threonine**/*n*: Threonin *s*, Thr.
thread/*n*: Faden *m*.
threadability/*n*: Spinnbarkeit *w*.
thread drainage: Fadendrainage *w*.
thread-forming/*adj*: fädenziehend.
threadworm/*n*: Fadenwurm *m*.
threat behavior: Drohgebärde *w*.
three-dimensional/*adj*: dreidimensional.
threonine [*abbr*] **Thr**: Threonin *s*, Thr.
threonine dehydratase: Threoninedehydratase *w*.
threose/*n*: Threose *w*.
threpsis/*n*: Ernährung *w*.
thresher's lung: Farmerlunge *w*.
threshold/*n*: Schwelle *w*; **achromatic** ~ Farbsehschwelle *w*; **audiometric** ~ audiometrische Schwelle *w*; **auditory** ~ Hörschwelle *w*; **chromatic** ~ Sehschwelle *w*; **convulsant** ~ Krampfschwelle *w*; **differential** ~ Unterschiedsschwelle *w*; **double-point** ~ Zwei-Punkte-Diskriminationsschwelle *w*; **epileptic** ~ Krampfschwelle *w*; **galvanic** ~ Rheobase *w*; **lower** ~ untere Reizschwelle *w*; **myoclonic** ~ Krampfschwelle *w*; **olfactory** ~ Geruchsschwelle *w*; **relative** ~ relative Unterschiedsschwelle *w*; **renal** ~ Nierenschwelle *w*; **sensory** ~ Empfindungsschwelle *w*; **upper** ~ obere Reizschwelle *w*.
threshold dose: Schwellendosis *w*.
threshold effect: Schwelleneffekt *m*.
threshold erythema dose [*abbr*] **TED**: Erythemschwellendosis *w*.
threshold for glucose, renal: renale Glukoseschwelle *w*.
threshold for two-point discrimination: 2-Punkte-Diskriminationsschwelle *w*.
threshold level: Grenzschwellenwert *m*.
threshold of discomfort: Lautstärkegrenze *w*.
threshold shift, auditory temporary: Hörermüdung *w*.
threshold stimulus: Schwellenreiz *m*.
threshold tone decay test: Tonschwellentest *m*.
threshold value: Schwellenwert *m*.
thrill/*n*, *vb*: 1. Schwirren *s*, Schnurren *s*; **aneurysmal** ~ Aneurysmaschwirren *s*; **arterial** ~ arterielles Schwirren *s*; **arteriovenous** ~ arteriovenöses Schwirren *s*; **diastolic** ~ diastolisches Schwirren *s*; **hydatid** ~ Hydatidenschwirren *s*; **presystolic** ~ präsystolisches Schwirren *s*; **systolic** ~ systolisches Schwirren *s*; 2. erschüttern, erschauern.
thrive/*vb*: gedeihen.
thrix/*n*: Haar *s*.
throat/*n*: Hals *m*, Kehle *w*; **septic sore** ~ Streptokokkenangina *w*; **sore** ~ kruppöse Angina *w*; **ulcerated sore** ~ ulzeromembranöse Pharyngitis *w*; **ulceromembranous sore** ~ ulzeromembranöse Pharyngitis *w*.
throat cultures: Rachenabstrichkultur *w*.
throat microphone: Kehlkopfmikrophon *s*.
throat swab: Rachenabstrich *m*.
throat washing: Rachenspülung *w*.
throb/*n*, *vb*: 1. Pulsschlag *m*, Schlagen *s*; 2. schlagen, pulsieren.
Throckmorton's reflex: Throckmorton-Pyramidenbahnzeichen *s*, modifiziertes Babinski-Zeichen *s*.
throe/*n*: stechender Schmerz *m*.

thrombapheresis/*n*: Thrombozytopherese *w*.
thrombase/*n*: Thrombin *s*.
thrombasthenia/*n*: Thrombasthenie *w*, Glanzmann-Syndrom *s*.
thrombectomy/*n*: Thrombektomie *w*.
thrombelastography/*n*: Thrombelastographie *w*.
thrombembolia/*n*: Thrombembolie *w*, Thromboembolie *w*.
thrombembolic/*adj*: thrombembolisch.
thrombin/*n*: Thrombin *s*.
thrombin time: Thrombinzeit *w*.
thrombo-: Thrombo-.
thromboangitis/*n*: Thrombangitis *w*.
thromboarteritis/*n*: Thrombarteriitis *w*.
thromboclasis/*n*: Thrombolyse *w*.
thromboclastic/*adj*: thrombolytisch.
thrombocytasthenia/*n*: Thrombasthenie *w*, Glanzmann-Syndrom *s*.
thrombocyte/*n*: Thrombozyt *m*.
thrombocyte adhesiveness: Thrombozytenadhäsivität *w*.
thrombocyte aggregation: Thrombozytenaggregation *w*.
thrombocyte count: Thrombozytenzahl *w*.
thrombocyte transfusion: Thrombozytentransfusion *w*.
thrombocythemia/*n*: Thrombozythämie *w*, Thrombozytose *w*; **essential** ~ essentielle hämorrhagische Thrombozytose *w*, Mortensen-Syndrom *s*; **hemorrhagic** ~ essentielle hämorrhagische Thrombozytose *w*, Mortensen-Syndrom *s*; **idiopathic** ~ idiopathische Thrombozytose *w*; **primary** ~ essentielle hämorrhagische Thrombozytose *w*.
thrombocytic/*adj*: thrombozytär.
thrombocytocrit/*n*: Thrombozytenzählgerät *s*, relatives Thrombozytenvolumen *s*.
thrombocytolysin/*n*: Thrombozytolysin *s*.
thrombocytolysis/*n*: Thrombozytolyse *w*.
thrombocytopathic/*adj*: thrombozytopathisch.
thrombocytopathy/*n*: Thrombozytopathie *w*; **constitutional** ~ konstitutionelle Thrombozytopathie *w*.
thrombocytopenia/*n*: Thrombozytopenie *w*; **drug-induced** ~ medikamentös bedingte Thrombozytopenie *w*; **essential** ~ essentielle Thrombozytopenie *w*, idiopathische thrombozytopenische Purpura *w*; **malignant** ~ maligne Thrombozytopenie *w*; **primary** ~ essentielle Thrombozytopenie *w*.
thrombocytopenic/*adj*: thrombozytopenisch.
thrombocytopoiesis/*n*: Thrombozytopoese *w*.
thrombocytopoietic/*adj*: thrombozytopoetisch.
thrombocytosis/*n*: Thrombozytose *w*, Thrombozythämie *w*; **essential** ~ essentielle Thrombozytose *w*; **reactive** ~ reaktive Thrombozytose *w*; **secondary** ~ reaktive Thrombozytose *w*.
thromboelastograph/*n*: Thrombelastograph *m*.
thromboelastography/*n*: Thrombelastographie *w*.
thromboembolectomy/*n*: Thrombembolektomie *w*.
thromboembolic/*adj*: thrombembolisch.
thromboembolism/*n*: Thrombembolie *w*, Thromboembolie *w*.
thromboendarterectomy/*n*: Thrombendarterektomie *w*.
thrombogenesis/*n*: Thrombogenese *w*.
thrombogenic/*adj*: thrombogen.
β-thromboglobulin/*n*: β-Thromboglobulin *s*.
thromboid/*adj*: thrombusartig.
thrombokinase/*n*: Thrombokinase *w*.
thrombokinesis/*n*: Thrombenbildung *w*, Blutgerinnung *w*.
thrombolysis/*n*: Thrombolyse *w*.
thrombolytic/*adj*: thrombolytisch.
thrombopathy/*n*: Thrombozytopathie *w*.
thrombopenia/*n*: Thrombopenie *w*.
thrombopenic/*adj*: thrombopenisch.
thrombopeny/*n*: Thrombozytopenie *w*.
thrombophilia/*n*: Thrombophilie *w*,

Thromboseneigung w.

thrombophlebitis/n: Thrombophlebitis w; **intracranial** ~ intrakranielle Thrombophlebitis w; **septic** ~ septische Thrombophlebitis w; **suppurative** ~ septische Thrombophlebitis w.

thromboplastic/adj: thromboplastisch.

thromboplastin/n: Thromboplastin s.

thromboplastin generation test [abbr] TGT: Thromboplastinregenerationstest m, TGT, Biggs-Test m.

thromboplastinopenia/n: Hämophilie w.

thromboplastin time: Thromboplastinzeit w; **activated partial** ~ [abbr] APTT partielle Thromboplastinzeit w, PTT.

thrombopoiesis/n: Thrombozytopoese w.

thrombopoietin/n: Thrombopoetin s.

thrombose/vb: thrombosieren.

thrombosed/adj: thrombosiert.

thrombosis/n: Thrombose w; **arterial** ~ Arterienthrombose w; **atrial** ~ Vorhofthrombose w; **atrophic** ~ Thrombose bei Marasmus; **ball-valve** ~ Kugelventilthrombus m; **calcarine** ~ Kalkarinathrombose w; **cardiac** ~ intrakardiale Thrombusbildung w; **cerebellar** ~ Kleinhirnarterienthrombose w; **cerebral** ~ zerebrale Thrombose w; **cerebrovascular** ~ intrakranielle Thrombose w; **coronary** ~ Koronararterienthrombose w; **deep venous** ~ tiefe Venenthrombose w; **iliofemoral** ~ Becken-Bein-Venenthrombose w; **infective** ~ Thrombose bei Infektion; **intracardiac** ~ intrakardiale Thrombusbildung w; **intraventricular** ~ intraventrikuläre Thrombusbildung w; **jumping** ~ Thrombosis migrans; **marasmic** ~ Thrombose bei Marasmus; **mesenteric** ~ Mesenterialarterienthrombose w; **migrating** ~ Thrombosis migrans; **mural** ~ Wandthrombus m; **placental** ~ Plazentathrombose w; **puerperal** ~ Wochenbettthrombose w; **suppurative venous** ~ eitrige Phlebitis w; **venous** ~ Venenthrombose w.

thrombosis prophylaxis: Thromboseprophylaxe w.

thrombosthenin/n: Thrombosthenin s.

thrombotest/n: Thrombotest m.

thrombotic/adj: thrombotisch.

thromboxane/n: Thromboxan s.

thromboxane synthetase: Thromboxansynthetase w.

thrombus/n: Thrombus m; **agglutinative** ~ hyaliner Thrombus m; **annular** ~ Ringthrombus m; **canalized** ~ kanalisierte Thrombus m; **coronary** ~ Koronararterienthrombus m; **hyaline** ~ hyaliner Thrombus m; **infected** ~ septischer Thrombus m; **laminated** ~ gemischter Thrombus m, Schichtthrombus m; **lateral** ~ wandständiger Thrombus m, Partialthrombus m; **mixed** ~ gemischter Thrombus m; **mural** ~ Wandthrombus m; **occlusive** ~ Verschlußthrombus m; **organized** ~ organisierter Thrombus m; **pale** ~ weißer Thrombus m; **parasitic** ~ parasitärer Thrombus m; **red** ~ roter Thrombus m; **septic** ~ infizierter Thrombus m; **stratified** ~ Schichtthrombus m, gemischter Thrombus m; **traumatic** ~ posttraumatische Thrombose w; **valvular** ~ Klappenthrombus m; **white** ~ weißer Thrombus m, Abscheidungsthrombus m.

throttle/n, vb: 1. Rachen m; 2. ersticken.

throughput/n: Durchsatz m.

throwback/n: Rückschlag m, Wiederauftreten s.

throw up/vb: erbrechen.

thrush/n: Soor m, Mundsoor m.

thrush esophagitis: Soorösophagitis w.

thrush fungus: Candida albicans.

thrust/n, vb: 1. Stoß m, Hieb m; 2. stoßen, einschieben.

thujone/n: Thujon s.

thulium [abbr] **Tm**: Thulium s, Tm.

thumb/n: Daumen m.

thumb forceps: Hakenpinzette w.

thumb reflex: Daumenreflex m.

thumb sign: Daumenzeichen s, Froment-Zeichen s.

thumbsucking/n: Daumenlutschen s.

Thy [abbr] **thymine**/n: Thymin s, Thy.

thylakentrin/n: follikelstimulierendes

thylakoid

Hormon *s*.
thylakoid/*n*: Thylakoid *s*.
thylectomy/*n*: Thylektomie *w*, Lumpektomie *w*.
thyme camphor: Thymuskampfer *m*, Thymol *s*.
thymectomy/*n*: Thymektomie *w*.
thymectomy syndrome, neonatal: Runt-Krankheit *w*, Zwergenkrankheit *w*.
thyme oil: Thymianöl *s*.
-thymia: -thymie.
thymic/*adj*: thymisch.
thymidine/*n*: Thymidin *s*.
thymidine diphosphate: Thymidindiphosphat *s*.
thymidine kinase: Thymidinkinase *w*.
thymidine monophosphate: Thymidinmonophosphat *s*.
thymidine triphosphate: Thymidintriphosphat *s*.
thymidylate/*n*: Thymidylat *s*.
thymin/*n*: Thymopoetin *s*.
thymine [*abbr*] **Thy**/*n*: Thymin *s*, Thy.
thymitis/*n*: Thymitis *w*.
thymo-: Thymus-, Thymo-.
thymoanaleptic/*n*: Antidepressivum *s*.
thymocyte/*n*: Thymozyt *m*.
thymol/*n*: Thymol *s*, Thymuskampfer *m*.
thymol blue: Thymolblau *s*.
thymoleptic/*n, adj*: 1. Thymoleptikum *s*; 2. thymoleptisch.
thymolize/*vb*: mit Thymol behandeln.
thymolphthalein/*n*: Thymolphthalein *s*.
thymolsulfonphthalein/*n*: Thymolblau *s*.
thymol turbidity test: Thymoltrübungsreaktion *w*.
thymolysis/*n*: Thymolyse *w*.
thymoma/*n*: Thymom *s*.
thymopoetin/*n*: Thymopoetin *s*.
thymoprivous/*adj*: thymopriv.
thymosin/*n*: Thymosin *s*.
thymostimulin/*n*: Thymostimulin *s*.
thymus/*n*: Thymus *m*; **accessory** ~ Nebenthymus *m*.
thymus corpuscle: Hassall-Körperchen *s*, Corpusculum thymi.
thymus-dependent/*adj*: thymusabhängig.

thymus-derived/*adj*: thymusabhängig.
thymusectomy/*n*: Thymektomie *w*.
thymus extract: Thymusextrakt *m*.
thymus gland: Thymus *m*.
thymus hyperplasia: Thymushyperplasie *w*.
thymus-independent/*adj*: thymusunabhängig.
thymus struma: persistierender Thymus *m*.
thyreo-: Thyreo-, Thyro-.
thyreoitis/*n*: Thyreoiditis *w*.
thyreoglobulin [*abbr*] **TG**: Thyreoglobulin *s*.
thyro-: Thyro-, Thyreo-.
thyroactive/*adj*: die Schilddrüse stimulierend.
thyroarytenoid/*adj*: Schilddrüse und Aryknorpel betreffend.
thyrocalcitonin/*n*: Thyreokalzitonin *s*.
thyrocarditis/*n*: Thyreokardiopathie *w*.
thyreochondrotomy/*n*: Schildknorpelspaltung *w*, Laryngofissur *w*.
thyrocolloid/*n*: Schilddrüsenkolloid *s*.
thyrocricotomy/*n*: Krikothyreotomie *w*.
thyroepiglottic/*adj*: thyreoepiglottisch.
thyrofissure/*n*: Schildknorpelspaltung *w*, Laryngofissur *w*.
thyrogenic/*adj*: thyreogen.
thyrogenous/*adj*: thyreogen.
thyroglobulin/*n*: Thyreoglobulin *s*.
thyroglobulin antibody: Thyreoglobulinantikörper *m*.
thyroglossal/*adj*: thyreoglossal.
thyrohyal/*adj*: Schilddrüsen-Zungenbein-.
thyrohyoid/*adj*: thyreohyoideus.
thyroid/*n, adj*: 1. Schilddrüse *w*, Thyroidea; **aberrant** ~ Nebenschilddrüse *w*; **accessory** ~ Nebenschilddrüse *w*; **intrathoracic** ~ intrathorakale Struma *w*; **lingual** ~ sublinguale Schilddrüse *w*; 2. Schilddrüsen-, thyreoidal.
thyroidal/*adj*: thyreoidal.
thyroid disease: Schilddrüsenerkrankung *w*.
thyroidectomize/*vb*: thyreoidektomieren.
thyroidectomy/*n*: Thyreoidektomie *w*;

medical ~ medikamentöse Schilddrüsenausschaltung w.
thyroid extract: Schilddrüsenextrakt m.
thyroid function test: Schilddrüsenfunktionstest m.
thyroidism/n: Hyperthyreoidismus m.
thyroiditis/n: Thyreoiditis w; **acute** ~ akute Thyreoiditis w; **acute nonsuppurative** ~ Quervain-Thyreoiditis w; **acute suppurative** ~ akute eitrige Thyreoiditis w; **autoimmune** ~ Autoimmunthyreoiditis w, Hashimoto-Thyreoiditis w; **chronic** ~ Hashimoto-Thyreoiditis w; **chronic atrophic** ~ chronisch-atrophische Thyreoiditis w; **chronic fibrous** ~ Riedel-Struma w; **chronic lymphadenoid** ~ Hashimoto-Thyreoiditis w; **experimental allergic** ~ experimentelle allergische Thyreoiditis w; **focal lymphocytic** ~ fokale lymphozytäre Thyreoiditis w; **giant-cell** ~ Riesenzellthyreoiditis w, Quervain-Thyreoiditis w; **infectious** ~ infektiöse Thyreoiditis w; **invasive** ~ Riedel-Struma w; **ligneous** ~ Riedel-Struma w; **lymphoid** ~ Hashimoto-Thyreoiditis w; **painless** ~ stumme Thyreoiditis w; **parasitic** ~ Chagas-Thyreoiditis w; **pseudotuberculous** ~ pseudotuberkulöse Riesenzellthyroiditis w, Quervain-Thyreoiditis w; **pyogenic** ~ akute Thyreoiditis w; **silent** ~ stumme Thyreoiditis w; **subacute** ~ Quervain-Thyreoiditis w; **woody** ~ Riedel-Struma w.
thyroidotherapy/n: Schilddrüsenextraktbehandlung w.
thyroidotomy/n: Thyreoidotomie w.
thyroid stimulator, long-acting [abbr] **LATS**: Long-acting-thyroid-stimulator, LATS.
thyrolaryngeal/adj: thyreolaryngeal.
thyrolingual/adj: thyreoglossal.
thyrolytic/adj: die Schilddrüse zerstörend.
thyromegaly/n: Kropf m, Schilddrüsenvergrößerung w.
thyronine/n: Thyronin s.
thyroparathyroidectomy/n: Thyreoparathyreoidektomie w.
thyropenia/n: Schilddrüsenunterfunktion w.
thyropharyngeal/adj: thyreopharyngeal.
thyroprival/adj: thyreopriv.
thyroprivia/n: Fehlen von Schilddrüsenhormonen, Hypothyreoidismus m.
thyroprotein/n: Thyroprotein s.
thyroptosis/n: Tauchkropf m.
thyrotherapy/n: Schilddrüsenextraktbehandlung w.
thyrotome/n: Thyreotom s.
thyrotomy/n: Thyreotomie w.
thyrotoxic/adj: thyreotoxisch.
thyrotoxicosis/n: Thyreotoxikose w.
thyrotrope/adj: thyreotrop.
thyrotroph/n: thyreotrope Zelle w.
thyrotrophic/adj: thyreotrop.
thyrotrophin/n: Thyrotrophin s.
thyrotropic/adj: thyreotrop.
thyrotropin/n: Thyrotropin s.
thyrotropin releasing hormone [abbr] **TRH**: Thyreotropin-releasing-Hormon s, TRH.
thyrotropin releasing hormone stimulation test: TRH-Stimulationstest m.
thyroxine [abbr] **T**$_4$/n: Thyroxin s, T$_4$; **free** ~ freies Thyroxin s; **radioactive** ~ radioaktives Thyroxin s.
thyroxine-binding globulin [abbr] **TBG**: thyroxinbindendes Globulin s, TBG.
thyroxine-binding prealbumin [abbr] **TBPA**: thyroxinbindendes Präalbumin s, TBPA.
thyroxine excess: Hyperthyreose w.
thyroxine suppression test: Thyroxinsuppressionstest m.
thyroxinic/adj: Thyroxin-.
TIA [abbr] **transient ischemic attack**: transitorische ischämische Attacke w, TIA.
tiabendazole/n: Tiabendazol s.
tiapride/n: Tiaprid s.
tibia/n: Tibia w; **saber-shaped** ~ Säbelscheidentibia w.
tibiad/adj: tibialwärts.
tibial/adj: tibial.
tibialis posterior reflex: Tibialis-poste-

tibiofibular

rior-Reflex *m*.
tibiofibular/*adj*: Schienbein-Wadenbein-.
tic/*n*: Tic *m*, mimische Zuckung *w*; **blinking** ~ Blinzeltic *m*; **bowing** ~ Spasmus nutans; **compulsive** ~ Tourette-Syndrom *s*; **diaphragmatic** ~ Zwerchfellzuckung *w*; **facial** ~ Fazialistic *m*; **mimic** ~ Gesichtstic *m*; **motor** ~ motorischer Tic *m*; **rocking** ~ Spasmus nutans; **rotatory** ~ Spasmus rotatorius; **saltatory** ~ Nickkrampf *m*; **winking** ~ Blinzeltic *m*.
ticarcillin/*n*: Ticarcillin *s*.
tick/*n*: Zecke *w*; **hard** ~ Schildzecke *w*; **hard-bodied** ~ Schildzecke *w*; **soft** ~ Lederzecke *w*; **soft-bodied** ~ Lederzecke *w*; **spotted-fever** ~ Dermacentor.
tick-bite fever, South African: Boutonneuse-Fieber *s*.
tick-borne/*adj*: durch Zecken übertragen.
tick fever: Zeckenfieber *s*, Rocky-Mountain-Fieber *s*.
tickle/*n*, *vb*: 1. Kitzelgefühl *s*; 2. kitzeln.
tickling/*n*: Kitzeln *s*.
tick paralysis: Zeckenlähmung *w*.
ticlopidine/*n*: Ticlopidin *s*.
tidal drainage: Tidal-Drainage *w*, Ebbe-Flut-Drainage *w*.
tide/*n*: Anflutung *w*.
tie/*n*, *vb*: 1. Verbindung *w*, Nexus *m*, Paarbildung *w*; **social** ~ soziale Bindung *w*; 2. verknüpfen.
tiemonium iodide: Tiemoniumiodid *s*.
Tietze's disease: Tietze-Syndrom *s*, Kostochondrose *w*.
Tiffeneau's test: Tiffeneau-Test *m*, Atemstoßtest *m*.
tiger-spotted/*adj*: tigroid.
tight/*adj*: eng, dicht.
tighten/*vb*: anziehen.
tighting/*n*: Verengung *w*.
tigloidine/*n*: Tigloidin *s*.
tigroid/*adj*: tigroid.
tigrolysis/*n*: Tigrolyse *w*, Chromatolyse *w*.
tilt/*n*, *vb*: 1. Neigung *w*; 2. neigen, kippen.
tilt angle: Neigungswinkel *m*.
tilting/*n*: Neigung *w*.
tilting table: Kipptisch *m*.

timbre/*n*: Klangfarbe *w*.
time/*n*: Zeit *w*; **biologic** ~ biologische Zeit *w*; **bleeding** ~ Blutungszeit *w*; **blocking** ~ Blockadezeit *w*; **clotting** ~ Koagulationszeit *w*; **dead** ~ Totzeit *w*; **doubling** ~ Verdopplungszeit *w*; **insensitive** ~ Totzeit *w*; **mean** ~ mittlere Lebensdauer *w*; **real** ~ Echtzeit *w*, Real-time *w*; **screening** ~ Durchleuchtungszeit *w*.
time constant: Zeitkonstante *w*.
time course: zeitlicher Verlauf *m*.
time delay: Verzögerungszeit *w*.
time difference, interaural: intraaurale Zeitdifferenz *w*.
time experience: Zeiterfahrung *w*.
time interval: Zeitintervall *s*.
time limit: zeitliche Grenze *w*, Grenzzeit *w*.
time motion mode: Time-motion-Betrieb *m*, TM-Mode *m*.
time motion scan: Time-motion-Verfahren *s*.
time perception: Zeitwahrnehmung *w*.
timer/*n*: Zeitschalter *m*, Chronograph *m*.
time range: Zeitbereich *m*.
time sense: Zeitsinn *m*.
time series: Zeitserie *w*.
time span: Zeitspanne *w*.
timid/*adj*: ängstlich, befangen.
timolol/*n*: Timolol *s*.
tin [*abbr*] **Sn**: Zinn *s*, Sn.
tina/*n*: Pinta-Krankheit *w*.
tinct [*abbr*] **tincture**/*n*: Tinktur *w*.
tinctable/*adj*: anfärbbar.
tinction/*n*: Färbung *w*.
tinctorial/*adj*: Tinktur-, Färbung-.
tincturation/*n*: Tinkturzubereitung *w*.
tincture [*abbr*] **tinct**: Tinktur *w*, Auszug *m*; **aqueous** ~ wässerige Tinktur *w*; **aromatic** ~ aromatische Tinktur *w*; **ethereal** ~ ätherischer Auszug *m*; **glycerinated** ~ Glyzerintinktur *w*; **valerian** ~ Baldriantinktur *w*.
tin dust: Zinnstaub *m*.
tine/*n*: Wurzelsonde *w*.
tinea/*n*: Tinea *w*, Dermatophytose *w*; **asbestoslike** ~ Pityriasis amiantacea.

Tinel sign: Hoffmann-Tinel-Zeichen *s*.
Tinel test: Tinel-Test *m*.
tine tuberculin test: Tine-Test *m*.
tinge/*n*: Färbung *w*, Schattierung *w*.
tingible/*adj*: tingibel, anfärbbar.
tingle/*vb*: prickeln, summen, brennen.
tingling/*n*: Prickelgefühl *s*, Kitzeln *s*.
tingling on percussion, distant: Hoffmann-Tinel-Zeichen *s*.
tiniadazole/*n*: Tiniadazol *s*.
tinidazole/*n*: Tinidazol *s*.
tinkle/*n*: Klirren *s*.
tinnitus/*n*: Tinnitus *m*, Ohrgeräusch *s*; **clicking** ~ hochfrequentes Ohrgeräusch *s*; **objective** ~ objektiver Tinnitus *m*; **subjective** ~ subjektiver Tinnitus *m*.
tint/*n*: Färbung *w*.
tioguanine/*n*: Tioguanin *s*.
tiopronin/*n*: Tiopronin *s*.
tiotixene/*n*: Tiotixen *s*.
tioxolone/*n*: Tioxolon *s*.
tip/*n*: Spitze *w*, Apex.
tip foot: Spitzfuß *m*.
tip of nose: Nasenspitze *w*, Apex nasi.
tirefond/*n*: Knochenschraube *w*.
Tiselius electrophoresis cell: Tiselius-Elektrophoresezelle *w*.
tissue/*n*: Gewebe *s*, Textus; **aberrant** ~ ektopes Gewebe *s*, aberrantes Gewebe *s*, Choristom *s*; **adenoid** ~ lymphatische Rachenmandel *w*; **adipose** ~ Fettgewebe *s*; **amniotic** ~ Amniongewebe *s*; **analogous** ~ analoges Gewebe *s*; **aponeurotic** ~ Aponeurose *w*; **areolar** ~ netzförmiges Gewebe *s*; **bony** ~ Knochengewebe *s*; **brown adipose** ~ braunes Fettgewebe *s*; **cartilaginous** ~ Knorpelgewebe *s*; **cavernous** ~ kavernöses Gewebe *s*; **cellular** ~ Zellgewebe *s*; **chondroid** ~ embryonales Knorpelgewebe *s*; **chordal** ~ Chordagewebe *s*; **cicatricial** ~ Narbengewebe *s*; **compact** ~ Kompakta *w*; **connective** ~ Bindegewebe *s*; **dartoid** ~ Dartosgewebe *s*; **dense fibrous connective** ~ straffes Bindegewebe *s*; **elastic** ~ elastisches Bindegewebe *s*; **embryonal connective** ~ embryonales Bindegewebe *s*, Mesenchym *s*; **endothelial** ~ Gefäßendothel *s*; **episcleral** ~ Episklera *w*; **epithelial** ~ Epithelgewebe *s*; **epivaginal connective** ~ Bindegewebsscheide *w*; **erectile** ~ Schwellkörpergewebe *s*; **extracellular** ~ Extrazellulargewebe *s*; **fatty** ~ Fettgewebe *s*; **fibroareolar** ~ netzartiges Fasergewebe *s*; **fibroelastic** ~ fibroelastisches Gewebe *s*; **fibrous** ~ Fasergewebe *s*; **glandular** ~ Drüsengewebe *s*; **hematopoietic** ~ blutbildendes Gewebe *s*; **heterologous** ~ heterologes Gewebe *s*; **heterotopic** ~ heterotopes Gewebe *s*; **homologous** ~ homologes Gewebe *s*; **indifferent** ~ undifferenziertes Gewebe *s*; **inflammatory** ~ entzündlich verändertes Gewebe *s*; **interstitial** ~ Interstitium *s*; **junctional** ~ Purkinje-Fasern; **keratinized** ~ verhorntes Gewebe *s*; **laminated** ~ mehrschichtiges Gewebe *s*; **lymphoid** ~ lymphatisches Gewebe *s*; **mesenchymal** ~ Mesenchym *s*; **mucoid** ~ embryonales Bindegewebe *s*; **mucous** ~ embryonales Bindegewebe *s*; **multilocular adipose** ~ braunes Fettgewebe *s*; **muscular** ~ Muskelgewebe *s*; **nervous** ~ Nervengewebe *s*; **osseous** ~ Knochengewebe *s*; **osteoid** ~ Knochenmatrix *w*; **parenchymatous** ~ Parenchym *s*; **periodontal** ~ Periodontium *s*; **periosteal** ~ Periost *s*; **pigmented connective** ~ pigmentiertes Bindegewebe *s*; **reticular** ~ retikuläres Bindegewebe *s*; **scleral** ~ Skleragewebe *s*; **skeletal** ~ Strukturgewebe *s*; **soft** ~ Bindegewebe *s*; **subcutaneous** ~ Subkutis *w*; **subcutaneous adipose** ~ subkutanes Fettgewebe *s*; **sustentacular** ~ Stützgewebe *s*; **symplastic** ~ Synzytium *s*; **tendinous** ~ Sehnengewebe *s*; **vesicular supporting** ~ embryonales Knorpelgewebe *s*; **white fibrous** ~ weißes Fasergewebe *s*.

tissue activator: Gewebsaktivator *m*.
tissue-active/*adj*: gewebsaktiv.
tissue anoxia: Gewebsanoxie *w*.
tissue bank: Gewebebank *w*.
tissue-borne/*adj*: gewebegestützt.
tissue cell, connective: Bindegewebszelle *w*.

tissue compatibility: Gewebekompatibilität w.
tissue crossmatching: Gewebetypisierung w.
tissue cultivation: Gewebeanzüchtung w.
tissue culture: Gewebekultur w.
tissue damage: Gewebeschädigung w.
tissue disease, connective: Bindegewebserkrankung w.
tissue dose: Gewebedosis w.
tissue equivalent material: gewebsäquivalente Substanz w.
tissue extract: Gewebeextrakt m.
tissue factor: Gewebsthrombokinase w.
tissue fluid: interstitielle Flüssigkeit w.
tissue forceps: Hakenpinzette w.
tissue half-value layer: Gewebehalbwertstiefe w.
tissue hormone: Gewebshormon s.
tissue irritation: Gewebsreizung w.
tissue level: Gewebekonzentration w.
tissue lymph: interstitielle Flüssigkeit w.
tissue matching: Gewebsabgleichung w, Tissue-matching s.
tissue plasminogen activator [abbr] **tPA**: Gewebeplasminogenaktivator m.
tissue polypeptide antigen: Tissue-polypeptide-Antigen s, TPA.
tissue preservation: Gewebekonservierung w.
tissue pressure: Gewebedruck m.
tissue protein: Gewebeprotein s.
tissue respiration: Gewebeatmung w, innere Atmung w.
tissue section: Gewebeschnitt m.
tissue space: Interzellularraum m.
tissue specimen: Gewebeprobe w.
tissue stage: Gewebestadium s.
tissue tension: Gewebespannung w.
tissue therapy: Gewebetherapie w.
tissue tumor, soft: Bindegewebstumor m.
tissue typing: Gewebetypisierung w.
tissular/adj: Gewebs-.
titanium [abbr] **Ti**: Titan s, Ti.
titanium dioxide: Titandioxid s.
titer/n: Titer m.
titillation/n: Titillatus m, Kitzelgefühl s.
titrant/n: Titrationsflüssigkeit w.
titrate/vb: titrieren.
titration/n: Titration w; **back** ~ Rücktitration w; **complexometric** ~ komplexometrische Titration w.
titration curve: Titrationskurve w.
titre/n: Titer m.
titubant/adj: wankend.
titubation/n: Wanken s, Schwanken s; **lingual** ~ Stottern s.
tixocortol/n: Tixocortol s.
tizanidine/n: Tizanidin s.
TKD [abbr] **tokodynamometer**/n: Tokodynamometer s.
TKG [abbr] **tokodynagraph**/n: Tokodynamograph m.
TL [abbr] **1. temporal lobe; 2. tubal ligature; 3. total lipids**: 1. Temporallappen m; 2. Tubenligatur w; 3. Gesamtlipide.
TLC [abbr] **1. thin-layer chromatography; 2. total lung capacity**: 1. Dünnschichtchromatographie w; 2. totale Lungenkapazität w.
TLE [abbr] **thin-layer electrophoresis**: Dünnschichtelektrophorese w.
TLV [abbr] **total lung volume**: Gesamtvolumen s.
T lymphocyte [abbr] **thymus-derived lymphocyte**: T-Lymphozyt m.
Tm [abbr] **transport maximum**: Transportmaximum s.
TMV [abbr] **tabac mosaic virus**: Tabakmosaikvirus m.
Tn [abbr] **normal intraocular tension**: normaler Augeninnendruck m.
TNF [abbr] **tumor necrosis factor**: Tumornekrosefaktor m, TNF.
TNM [abbr] **tumor, node, metastasis**: Tumor, Nodus, Metastase, TNM.
TNM classification: TNM-Klassifikation w.
toad/n: Kröte w.
toad test: Krötentest m.
to-and-fro/adj: Pendel-.
tobacco/n: Tabak m.
tobacco amblyopia: Tabakamblyopie w.
tobacco bag suture: Tabakbeutelnaht w.

tobaccoism/*n*: Tabakvergiftung *w*.
tobacco mosaic virus [*abbr*] **TMV**: Tabakmosaikvirus *m*.
Tobey-Ayer test: Tobey-Ayer-Versuch *m*, Queckenstedt-Probe *w*.
tobramycin/*n*: Tobramycin *s*.
Tobuk splint: Tobuk-Schiene *w*.
tocainide/*n*: Tocainid *s*.
toco-: Toko-, Toco.
tocoalgography/*n*: Tokographie *w*.
tocodynamometer [*abbr*] **TKD**: Tokodynamometer *s*.
tocofersolan/*n*: Tocofersolan *s*.
tocography/*n*: Tokographie *w*.
tocol/*n*: Tocol *s*.
tocology/*n*: Geburtshilfe *w*.
tocolysis/*n*: Tokolyse *w*.
tocolytic/*adj*: tokolytisch.
tocometer/*n*: Tokometer *s*.
tocometry/*n*: Tokometrie *w*.
tocopherol/*n*: Tocopherol *s*, Vitamin E *s*.
tocopherolquinone/*n*: Tocopherolchinon *s*.
toddle/*vb*: watscheln.
toddler/*n*: Kleinkind *s*.
Todd's paralysis: Todd-Paralyse *w*.
toe/*n*: Zehe *w*; **great** ~ Großzehe *w*, Hallux; **little** ~ kleine Zehe *w*; **stiff** ~ Hallux rigidus; **upgoing** ~ abgespreizte Zehe *w*.
toe clonus: Zehenklonus *m*.
toedrop/*n*: Spitzfuß *m*.
toenail/*n*: Zehennagel *m*.
toe phenomenon: Zehenzeichen *s*.
togavirus/*n*: Togavirus *m*.
toilet/*n*: Toilette *w*; **respiratory** ~ Bronchialtoilette *w*.
toilet training: Sauberkeitserziehung *w*.
toko-: Toko-.
tokodynamometer [*abbr*] **TKD**: Tokodynamometer *s*.
tolazamide/*n*: Tolazamid *s*.
tolazoline/*n*: Tolazolin *s*.
tolbutamide/*n*: Tolbutamid *s*.
tolbutamide tolerance test: Tolbutamidtest *m*.
tolciclate/*n*: Tolciclat *s*.
tolerable/*adj*: tolerabel, zulässig.

tomography, whole-body computed

tolerance/*n*: Toleranz *w*, Verträglichkeit *w*; **acoustic** ~ Lautstärkeschwelle *w*; **acquired** ~ erworbene Toleranz *w*; **crossed** ~ Kreuztoleranz *w*; **high-dose** ~ High-zone-Immunparalyse *w*; **immune** ~ Immuntoleranz *w*; **immunologic** ~ Immuntoleranz *w*; **low-dose** ~ Low-zone-Immunparalyse *w*.
tolerance dose: Toleranzdosis *w*.
tolerance limit: Toleranzgrenze *w*.
tolerance range: Toleranzbereich *m*.
tolerance test: Toleranztest *m*, Belastungsprobe *w*.
tolerance threshold: Toleranzschwelle *w*.
tolerant/*adj*: tolerant.
tolerate/*vb*: tolerieren.
tolerogen/*n*: Tolerogen *s*.
tolerogenic/*adj*: tolerogen.
tolidine/*n*: Tolidin *s*.
toliprolol/*n*: Toliprolol *s*.
tolmetin/*n*: Tolmetin *s*.
tolnaftate/*n*: Tolnaftat *s*.
tolonium chloride: Toloniumchlorid *s*.
Tolosa-Hunt syndrome: Tolosa-Hunt-Syndrom *s*.
tolperisone/*n*: Tolperison *s*.
tolpropamine/*n*: Tolpropamin *s*.
toluene/*n*: Toluol *s*.
toluidine/*n*: Toluidin *s*.
toluidine blue: Toluidinblau *s*.
toluidin blue test: Toluidinblauprobe *w*.
tolycaine/*n*: Tolycain *s*.
tomatine/*n*: Tomatin *s*.
-tome: -tom.
Tomes fiber: Tomes-Faser *w*.
Tommaselli syndrome: Tommaselli-Syndrom *s*, Chininismus *m*.
tomo-: Tomo-, Schicht-.
tomofluoroscopy/*n*: Schichtdurchleuchtung *w*.
tomogram/*n*: Tomogramm *s*; **computer-assisted** ~ Computertomogramm *s*.
tomograph/*n*: Tomograph *m*.
tomography/*n*: Tomographie *w*; **computed** ~ Computertomographie *w*; **pulmonary** ~ Lungenschichtaufnahme *w*; **whole-body computed** ~ Ganzkörpertomogra-

phie *w*.
tomolevel/*n*: Schnittebene *w*.
-tomy: -tomie.
tonaphasia/*n*: musikalische Aphasie *w*.
tone/*n*: Ton *m*, Tonus *m*; **arterial** ~ Arteriengeräusch *s*; **audible** ~ hörbarer Ton *m*; **emotional** ~ Gefühlsbetonung *w*; **laryngeal** ~ Kehlkopflaut *m*; **myogenic** ~ myogener Tonus *m*; **nervous** ~ nervaler Tonus *m*; **peripheral vasomotor** ~ peripherer Vasomotorentonus *m*; **uterine** ~ Uterustonus *m*.
tone deafness: Amusie *w*.
tone decay test: Tonschwellentest *m*.
tone gap: Hörlücke *w*.
toneless/*adj*: tonlos.
tonelessness/*n*: Aphonie *w*.
tone limit: Hörgrenze *w*.
tone quality: Klangfarbe *w*.
tone sense: Tonhöhenwahrnehmung *w*.
tongs/*n*: Zange *w*.
tongue/*n*: Zunge *w*, Lingua; **adherent** ~ angewachsene Zunge *w*; **antibiotic** ~ Antibiotikazunge *w*; **bald** ~ glatte Zunge *w*; **beefy** ~ rote Zunge *w*; **bifid** ~ Lingua bifida; **black hairy** ~ schwarze Haarzunge *w*; **coated** ~ belegte Zunge *w*; **fissured** ~ Faltenzunge *w*; **furred** ~ belegte Zunge *w*, pelzige Zunge *w*; **geographic** ~ Lingua geographica, Landkartenzunge *w*; **glassy** ~ glänzend-glatte Zunge *w*; **glazed** ~ glänzend-glatte Zunge *w*; **hairy** ~ Haarzunge *w*, Glossotrichie *w*; **scrotal** ~ Faltenzunge *w*; **smooth** ~ glatte Zunge *w*; **split** ~ Lingua bifida.
tongue apraxia: Zungenapraxie *w*.
tongue bite: Zungenbiß *m*.
tongue blade: Zungenspatel *m*.
tongue depressor: Zungenspatel *m*.
tongue flap: Zungenlappen *m*, zungenförmiger Lappen *m*.
tongueless/*adj*: ohne Zunge, sprachlos.
tongue-shaped/*adj*: zungenförmig.
tongue spatula: Zungenspatel *m*.
tonguetie/*n*: Ankyloglossie *w*.
tongueworm/*n*: Zungenwurm *m*, Pentastomum *s*.

tonic/*n, adj*: 1. Tonikum *s*; 2. tonisch.
tonic-clonic/*adj*: tonisch-klonisch.
tonicity/*n*: Tonus *m*, Spannungszustand *m*.
tonicize/*vb*: tonisieren.
tonicoclonic/*adj*: tonisch-klonisch.
tono-: Tono-, Tonus-.
tonoclonic/*adj*: tonisch-klonisch.
tonofibril/*n*: Tonofibrille *w*.
tonofilament/*n*: Tonofilament *s*.
tonogram/*n*: Tonogramm *s*.
tonography/*n*: Tonographie *w*.
tonometer/*n*: Tonometer *s*.
tonometry/*n*: Tonometrie *w*.
tonoplast/*n*: Vakuole *w*.
tonoscope/*n*: Tonoskop *s*.
tonsil/*n*: Tonsille *w*, Mandel *w*; **abscessed** ~ Tonsillenabszeß *m*; **burried** ~ tiefsitzende Mandeln; **eustachian** ~ Tubenmandel *w*; **faucial** ~ Gaumenmandel *w*; **lingual** ~ Zungentonsille *w*; **nasopharyngeal** ~ Rachenmandel *w*; **third** ~ Rachenmandel *w*; **tubal** ~ Tubenmandel *w*.
tonsil fur: Tonsillenbelag *m*.
tonsil guillotine: Tonsillotom *s*.
tonsilla/*n*: Tonsille *w*, Mandel *w*, Tonsilla.
tonsillar/*adj*: tonsillar.
tonsillectomy/*n*: Tonsillektomie *w*.
tonsillith/*n*: Tonsillenstein *m*.
tonsillitis/*n*: Tonsillitis *w*, Mandelentzündung *w*; **acute parenchymatous** ~ phlegmonöse Tonsillitis *w*; **caseous** ~ verkäsende Tonsillitis *w*; **chronic** ~ chronische Mandelentzündung *w*; **diphtheritic** ~ diphtherische Tonsillitis *w*; **follicular** ~ follikuläre Tonsillitis *w*, Tonsillitis lacunaris; **lacunar** ~ Tonsillitis lacunaris; **lingual** ~ Zungenmandelentzündung *w*; **mycotic** ~ Tonsillomykose *w*; **parenchymatous** ~ phlegmonöse Tonsillitis *w*; **streptococcal** ~ Streptokokkentonsillitis *w*; **superficial** ~ oberflächliche Tonsillitis *w*; **suppurative** ~ eitrige Tonsillitis *w*; **ulceromembraneous** ~ ulzeromembranöse Tonsillitis *w*.
tonsilloadenoidectomy/*n*: Adenotonsillektomie *w*.
tonsillolith/*n*: Tonsillenstein *m*.

tonsillomycosis/*n*: Tonsillomykose *w*.
tonsillotome/*n*: Tonsillotom *s*.
tonsillotomy/*n*: Tonsillotomie *w*, Adenotomie *w*.
tonus/*n*: Tonus *m*; **muscular** ~ Muskeltonus *m*; **postural** ~ Haltetonus *m*.
tool/*n*: Werkzeug *s*, Instrument *s*.
tooth/*n*: Zahn *m*; **accessory** ~ überzähliger Zahn *m*; **artificial** ~ künstlicher Zahn *m*; **auditory** ~ Dens acusticus, Gehörzahn *m*; **buccal** ~ Backenzahn *m*; **canine** ~ Eckzahn *m*; **conical** ~ Zapfenzahn *m*; **cuspid** ~ Eckzahn *m*; **cutting** ~ Schneidezahn *m*; **dead** ~ avitaler Zahn *m*; **decayed** ~ kariöser Zahn *m*; **decidous** ~ Milchzahn *m*; **decital** ~ avitaler Zahn *m*; **drifting** ~ wandernder Zahn *m*; **hereditary brown** ~ Zahndeformität bei Amelogenese; **hutchinsonian** ~ Hutchinson-Zahn *m*; **impacted** ~ impaktierter Zahn *m*; **migrating** ~ wandernder Zahn *m*; **mottled** ~ Dentes scritti, Dentalfluorose *w*; **multicuspid** ~ Molar *m*; **natal** ~ kongenitaler Zahn *m*; **nonvital** ~ avitaler Zahn *m*; **notched** ~ Tonnenzahn *m*; **pegged** ~ Tonnenzahn *m*; **peg-shaped** ~ Zapfenzahn *m*; **permanent** ~ bleibender Zahn *m*; **primary** ~ Milchzahn *m*; **pulpless** ~ avitaler Zahn *m*; **succedaneous** ~ bleibender Zahn *m*; **successional** ~ bleibender Zahn *m*; **supernumerary** ~ akzessorischer Zahn *m*; **syphilitic** ~ Fournier-Zahn *m*; **temporary** ~ Milchzahn *m*; **vital** ~ vitaler Zahn *m*; **wandering** ~ wandernder Zahn *m*.
tooth abscess: Zahnabszeß *m*.
toothache/*n*: Zahnschmerz *m*.
tooth apex: Zahnwurzelspitze *w*.
tooth-borne/*adj*: zahngestützt.
toothbrushing/*n*: Zähnebürsten *s*.
tooth bud: Zahnknospe *w*.
tooth crowding: Okklusionsstörung *w*.
tooth decay: Zahnkaries *w*.
tooth discoloration: Zahnverfärbung *w*.
Tooth disease: Charcot-Tooth-Krankheit *w*.
toothed/*adj*: gezahnt, dentatus.
tooth eruption: Dentition *w*.
tooth extraction: Zahnextraktion *w*.
tooth forceps: Zahnextraktionszange *w*.
tooth germ: Zahnanlage *w*.
toothless/*adj*: zahnlos.
toothpaste/*n*: Zahnpasta *w*.
toothpick/*n*: Zahnstocher *m*.
tooth root: Zahnwurzel *w*.
tooth socket/*n*: Zahnfach *s*, Zahnalveole *w*.
tooth treatment: Zahnbehandlung *w*.
top/*n*: Spitze *w*, Scheitel *m*.
topagnosia/*n*: Topagnosie *w*.
topagnosis/*n*: Topagnosie *w*.
topalgia/*n*: lokalisierter Schmerz *m*, Topalgie *w*.
topectomy/*n*: Topektomie *w*.
topesthesia/*n*: Topästhesie *w*.
tophaceous/*adj*: tophisch.
topholipoma/*n*: kalzifiziertes Lipom *s*.
tophus/*n*: Tophus *m*.
topical/*adj*: topisch, lokal.
topo-: Topo-.
topoalgia/*n*: lokalisierter Schmerz *m*.
topoanesthesia/*n*: Topagnosie *w*.
topoesthesia/*n*: Topästhesie *w*.
topographic/*adj*: topographisch.
topography/*n*: Topographie *w*.
topoisomerase/*n*: Topoisomerase *w*.
topology/*n*: Topologie *w*.
toponeurosis/*n*: Toponeurose *w*.
TORCH syndrome: TORCH-Komplex *m*.
torcular/*n*: Torcular *s*, Arterienkompressorium *s*.
toric/*adj*: torisch.
Torkildsen shunt: Torkildsen-Drainage *w*.
Tornwaldt cyst: Tornwaldt-Zyste *w*.
Tornwaldt's bursitis: Tornwaldt-Krankheit *w*, Bursitis pharyngealis.
torose/*adj*: knotig, knotenartig.
torous/*adj*: knotig, knotenartig.
torpent/*n*: Beruhigungsmittel *s*.
torpid/*adj*: torpid.
torpidity/*n*: Torpidität *w*.
torpitude/*n*: Torpidität *w*.
torpor/*n*: Torpidität *w*, Torpor *m*.

torque/*n*: Drehmoment *s*.
torrefaction/*n*: Rösten *s*.
torrefy/*vb*: rösten, ausdörren.
torsade de pointes: Torsade de pointes.
torsion/*n*: Torsion *w*, Verwindung *w*.
torsion angle: Drehwinkel *m*.
torsion dystonia: Torsionsdystonie *w*.
torsion forceps: Torsionsklemme *w*.
torsion fracture: Torsionsfraktur *w*.
torsionometer/*n*: Torsionsmeßgerät *s*.
torsion spasm: Torsionsdystonie *w*.
torsiversion/*n*: Zahnrotation *w*.
torso/*n*: Rumpf *m*.
torticollis/*n*: Tortikollis *m*, Torticollis *m*, Schiefhals *m*; **acute** ~ akuter Tortikollis *m*; **congenital** ~ angeborener Schiefhals *m*; **intermittent** ~ spastischer Schiefhals *m*; **labyrinthine** ~ labyrinthärer Schiefhals *m*; **myogenic** ~ muskulärer Schiefhals *m*; **nasopharyngeal** ~ atlantoepistrophealer Schiefhals *m*, Grisel-Syndrom *s*; **neurogenic** ~ Torticollis spasticus; **ocular** ~ okulärer Schiefhals *m*; **paralytic** ~ Torticollis spasticus; **spasmodic** ~ Torticollis spasticus, spastischer Schiefhals *m*; **spastic** ~ Torticollis spasticus; **symptomatic** ~ symptomatischer Schiefhals *m*.
tortipelvis/*n*: Dystonia musculorum deformans.
tortua/*n*: Agonie *w*.
tortuous/*adj*: gewunden.
toruloid/*adj*: nodulär.
toruloma/*n*: Torulom *s*.
torulopsis/*n*: Torulopsis.
torulopsosis/*n*: Torulopsidose *w*.
torulosis/*n*: Torulose *w*, Kryptokokkose *w*.
torulus/*n*: Tastballen *m*, Torulus.
torus/*n*: Erhebung *w*, Torus.
tosylarginine/*n*: Tosylarginin *s*.
tosylchloramide sodium: Tosylchloramid-Natrium *s*.
total/*n, adj*: 1. Gesamtheit *w*; 2. gesamt.
totality/*n*: Ganzheit *w*.
totem/*n*: Totem *s*.
totipotence/*n*: Omnipotenz *w*.
totipotency/*n*: Omnipotenz *w*.
totipotent/*adj*: omnipotent, pluripotent.

Toti's operation: Toti-Operation *w*, Dakryozystorhinostomie *w*.
touch/*n, vb*: 1. Berührung *w*, Tastgefühl *s*, Palpation *w*; **double** ~ bimanuelle Untersuchung *w*; **rectal** ~ digitale rektale Untersuchung *w*; **vaginal** ~ vaginale Untersuchung *w*; 2. berühren.
touch corpuscle: Tastkörperchen *s*.
touch perception: Tastwahrnehmung *w*.
touch receptor: Tastrezeptor *m*.
touch sensibility: Tastsinn *m*.
touch spot: Tastpunkt *m*.
tough/*adj*: zäh.
Touraine-Solente-Golé syndrome: Touraine-Solente-Golé-Syndrom *s*, Pachydermoperiostose *w*.
Tourette's disorder: Tourette-Syndrom *s*, maladie des tics.
tourniquet/*n*: Tourniquet *m*, Stauschlauch *m*.
tourniquet syndrome: Tourniquetsyndrom *s*.
tourniquet test: Tourniquettest *m*, Rumpel-Leede-Versuch *m*.
Touton giant cell: Touton-Riesenzelle *w*.
towel/*n*: Handtuch *s*.
towel clamp: Tuchklemme *w*.
towel clip: Tuchklemme *w*.
towel forceps: Tuchklemme *w*.
tower head: Turmschädel *m*, Turrizephalus *m*.
tower reactor: Säulenreaktor *m*.
tox-: Toxiko-.
toxaemia/*n*: Toxämie *w*, Blutvergiftung *w*.
toxalbumin/*n*: Toxalbumin *s*.
toxanemia/*n*: Toxanämie *w*.
toxemia/*n*: Toxämie *w*, Blutvergiftung *w*; **eclamptic** ~ Eklampsie *w*; **preeclamptic** ~ präeklamptische Toxikose *w*.
toxemia of pregnancy: Schwangerschaftstoxikose *w*.
toxemic/*adj*: toxämisch.
toxenzyme/*n*: toxisches Enzym *s*.
toxi-: Toxiko-.
toxic/*adj*: toxisch.
toxicant/*n, adj*: 1. toxische Substanz *w*, Gift *s*; 2. toxisch.

toxication/*n*: Intoxikation *w*.
toxicide/*n*: Gegengift *s*, Antidot *s*.
toxicity/*n*: Toxizität *w*; **antibiotic** ~ Antibiotikatoxizität *w*; **osmotic diuretic** ~ Osmodiuretikumnebenwirkung *w*.
toxicity test: Toxizitätsprüfung *w*; **genetic** ~ Mutagenitätsprüfung *w*.
toxico-: Toxiko-.
toxicodendrol/*n*: Toxicodendrol *s*.
toxicoderma/*n*: Toxikodermie *w*.
toxicogenic/*adj*: giftproduzierend.
toxicoid/*adj*: toxinähnlich.
toxicologic/*adj*: toxikologisch.
toxicology/*n*: Toxikologie *w*; **forensic** ~ forensische Toxikologie *w*.
toxicomania/*n*: Toxikomanie *w*.
toxicopathy/*n*: Toxikonose *w*, Vergiftung *w*.
toxicosis/*n*: Toxikose *w*; **alimentary** ~ Lebensmittelvergiftung *w*; **endogenic** ~ Autointoxikation *w*; **exogenic** ~ exogene Vergiftung *w*; **gestational** ~ Schwangerschaftstoxikose *w*; **hemorrhagic capillary** ~ Schoenlein-Henoch-Purpura *w*; **late** ~ Spättoxikose *w*.
toxicosis of pregnancy: Schwangerschaftstoxikose *w*.
toxiferine/*n*: Toxiferin *s*.
toxiferous/*adj*: toxinbildend.
toxigenic/*adj*: toxigen.
toxigenicity/*n*: Toxinproduktion *w*.
toxigenous/*adj*: toxigen.
toxignomic/*adj*: charakteristisch für ein Toxin.
toximetry/*n*: Toxizitätsmessung *w*.
toxin/*n*: Toxin *s*, Gift *s*; **animal** ~ tierisches Gift *s*; **bacterial** ~ Bakterientoxin *s*; **dermonecrotic** ~ nekrotisierendes Toxin *s*; **endogenous** ~ Endotoxin *s*; **epidermolytic** ~ epidermolytisches Toxin *s*, Exfoliatin *s*; **erythrogenic** ~ Scharlachtoxin *s*; **fungal** ~ Mykotoxin *s*; **gonococcal** ~ Gonokokkentoxin *s*; **labile** ~ hitzelabiles Enterotoxin *s*; **necrotizing** ~ nekrotisierendes Toxin *s*; **staphylococcal** ~ Staphylokokkentoxin *s*; **streptococcal** ~ Streptokokkentoxin *s*; **typhoid** ~ Typhustoxin *s*.

toxin-antitoxin/*n*: Toxin-Antitoxin *s*.
toxinemia/*n*: Toxinämie *w*, Blutvergiftung *w*.
toxinogenic/*adj*: toxigen.
toxinosis/*n*: toxische Reaktion *w*.
toxin-producing: toxinproduzierend.
toxinum/*n*: Toxin *s*.
toxin unit: Toxineinheit *w*.
toxipathy/*n*: Vergiftung *w*.
toxisterol/*n*: Toxisterin *s*.
toxo-: Toxiko-.
toxocara/*n*: Toxocara.
toxocariasis/*n*: Toxocariasis *w*.
toxogen/*n*: toxinproduzierende Substanz *w*, toxigener Organismus *m*.
toxogenin/*n*: Toxogenin *s*.
toxoid/*n*: Toxoid *s*; **adsorbed** ~ Adsorbattoxoid *s*; **bacterial** ~ Bakterientoxoid *s*.
toxolecithin/*n*: Toxolezithin *s*.
toxon/*n*: Toxon *s*.
toxonosis/*n*: Toxikose *w*.
toxophore/*adj*: toxophor.
toxophorous/*adj*: toxophor.
toxoplasma/*n*: Toxoplasma.
toxoplasmatic/*adj*: toxoplasmatisch.
toxoplasmic/*adj*: Toxoplasma-.
toxoplasmin/*n*: Toxoplasmin *s*.
toxoplasmosis/*n*: Toxoplasmose *w*; **acquired** ~ erworbene Toxoplasmose *w*; **congenital** ~ konnatale Toxoplasmose *w*.
toxosis/*n*: Toxikose *w*.
Toynbee's otoscope: Hörrohr *s*.
TP [*abbr*] **1. threshold potential; 2. tuberculin precipitation**: 1. Schwellenpotential *s*; 2. Calmette-Tuberkulin *s*.
tPA [*abbr*] **tissue plasminogen activator**: Gewebeplasminogenaktivator *m*.
TPC [*abbr*] **thromboplastic plasma component**: Faktor VIII *m*.
TPHA test [*abbr*] **treponema pallidum hemagglutination test**: Treponema-pallidum-Hämagglutinationstest *m*, TPHA-Test *m*.
T pipe: T-Rohr *s*.
TPI test [*abbr*] **treponema pallidum immobilization test**: Treponema-pallidum-Immobilisationstest *m*, TPI-Test *m*, Nel-

son-Test *m*.
TPN [*abbr*] **triphosphopyridine nucleotide**: Triphosphopyridinnukleotid *s*, TPN.
TR [*abbr*] **1. tricuspid regurgitation; 2. tuberculine residue**: 1. Trikuspidalisinsuffizienz *w*; 2. Neutuberkulin *s*.
trabecular/*adj*: trabekulär.
trabecularism/*n*: Trabekelstruktur *w*.
trabeculate/*adj*: trabekulär.
trabeculation/*n*: Trabekelbildung *w*.
trabeculation of the bladder dome: Trabekelblase *w*, Balkenblase *w*.
trabs/*n*: Gewebsstrahl *m*.
trace/*n*, *vb*: 1. Spur *w*; **mnemonic** ~ Engramm *s*; 2. aufspüren, aufzeichnen.
trace analysis: Spurenanalyse *w*.
trace element: Spurenelement *s*.
trace material: Spurenelement *s*.
tracer/*n*: Tracer *m*, Markierungssubstanz *w*; **radioactive** ~ radioaktiver Tracer *m*, Radioindikator *m*.
tracer substance: Tracersubstanz *w*.
trace theory: Engrammtheorie *w*.
trachea/*n*: Luftröhre *w*, Trachea.
tracheal/*adj*: tracheal.
tracheitis/*n*: Tracheitis *w*.
trachel-: Trachelo-.
trachelectomy/*n*: Zervixresektion *w*.
trachelism/*n*: spastische Halsmuskelkontraktion *w*.
trachelitis/*n*: Zervizitis *w*.
trachelo-: Trachelo-, Hals-, Zervix-.
trachelocele/*n*: Tracheozele *w*.
trachelocyllosis/*n*: Tortikollis *m*, Torticollis *m*, Schiefhals *m*.
trachelodynia/*n*: Zervikalgie *w*.
trachelopexy/*n*: Zervixfixation *w*.
tracheloplasty/*n*: Zervixplastik *w*.
trachelorrhaphy/*n*: Zervixnaht *w*.
trachelos/*n*: Collum.
tracheloschisis/*n*: Halsspalte *w*.
trachelotomy/*n*: Zervixinzision *w*.
tracheo-: Tracheo-, Luftröhren-.
tracheoaerocele/*n*: Trachealdivertikel *s*.
tracheobronchial/*adj*: tracheobronchial.
tracheobronchitis/*n*: Tracheobronchitis *w*.

tracheobronchomegaly/*n*: Erweiterung von Bronchien und Trachea.
tracheocele/*n*: Tracheozele *w*.
tracheoesophageal/*adj*: tracheoösophageal.
tracheography/*n*: Tracheographie *w*.
tracheolaryngotomy/*n*: Tracheolaryngotomie *w*.
tracheomalacia/*n*: Tracheomalazie *w*.
tracheopathy/*n*: Tracheopathie *w*.
tracheoplasty/*n*: Luftröhrenplastik *w*.
tracheorrhaphy/*n*: Trachealnaht *w*.
tracheoschisis/*n*: Trachealspalte *w*.
tracheoscope/*n*: Tracheoskop *s*.
tracheoscopy/*n*: Tracheoskopie *w*.
tracheostenosis/*n*: Trachealstenose *w*.
tracheostoma/*n*: Tracheostoma *s*.
tracheostome/*n*: Tracheostoma *s*.
tracheostomy/*n*: Tracheostomie *w*.
tracheostomy tube: Trachealkanüle *w*.
tracheotomy/*n*: Tracheotomie *w*.
trachi-: Tracheo-.
trachoma/*n*: Trachom *s*.
trachoma bodies: Trachomeinschlußkörperchen.
trachoma inclusion conjunctivitis [*abbr*] **TRIC**: Trachomeinschlußkörperchen-Konjunktivitis *w*, TRIC.
trachomatous/*adj*: trachomatös.
trachoma virus: Chlamydia trachomatis.
tracing/*n*: Aufspüren *s*, Aufzeichnen *s*.
track/*n*: Spur *w*, Bahn *w*, Weg *m*.
tracking/*n*: Verfolgen *s*.
tract/*n*: Bahn *w*, Trakt *m*, Tractus; **ascending** ~ aufsteigender Trakt *m*; **biliary** ~ Gallensystem *s*; **cerebropontine** ~ Großhirnbrückenbahn *w*; **descending** ~ absteigender Trakt *m*; **extrapyramidal** ~ extrapyramidales System *s*; **gastrointestinal** ~ Gastrointestinaltrakt *m*; **genital** ~ Genitaltrakt *m*; **genitourinary** ~ Urogenitaltrakt *m*; **intestinal** ~ Magen-Darm-Kanal *m*; **long** ~ lange Bahn *w*; **lower respiratory** ~ untere Atemwege; **olfactory** ~ Tractus olfactorius; **optic** ~ Tractus opticus; **pyramidal** ~ Pyramidenbahn *w*; **respiratory** ~ Respirationstrakt *m*, Atemwe-

ge; **spinal** ~ Rückenmarkbahn w; **tracheobronchial** ~ Tracheobronchialbaum m; **upper respiratory** ~ obere Atemwege; **urinary** ~ Harntrakt m; **urogenital** ~ Urogenitaltrakt m.

tract infection, respiratory: Atemwegsinfektion w; **upper** ~ Infektion der oberen Atemwege.

tract infection, urinary: Harnweginfektion w.

traction/n: Traktion w, Zug m, Extension w, Extraktion w; **external** ~ äußere Extension w; **isometric** ~ isometrischer Zug m; **isotonic** ~ isotonischer Zug m; **skeletal** ~ Skelettextension w; **vertebral** ~ Wirbelextension w; **vitreous** ~ Glaskörpertraktion w.

traction aneurysm: Traktionsaneurysma s, Narbenzuganeurysma s.

traction atrophy: Striae cutis atrophicae, Striae distensae.

traction bandage: Zugverband m.

traction bed: Extensionsbett s.

traction bow: Extensionsbügel m.

traction device: Extensionsapparat m.

traction dislocation: Distraktionsluxation w.

traction diverticulum: Traktionsdivertikel s.

traction fiber: Zugfaser w.

traction hook: Zughaken m.

traction splint: Extensionsschiene w.

traction table: Extensionstisch m.

traction test: Zugtest m.

traction wire: Extensionsdraht m.

tractor/n: Traktionsinstrument s.

tractotomy/n: Traktotomie w; **intramedullary** ~ intramedulläre Traktotomie w; **pyramidal** ~ Pyramidenbahndurchtrennung w; **spinothalamic** ~ Chordotomie w; **trigeminal** ~ Sjöquist-Traktotomie w, Traktotomie des Tractus spinalis nervi trigemini.

tractus/n: Trakt m, Bahn w, Tractus.

traffic accident: Verkehrsunfall m.

traffic medicine: Verkehrsmedizin w.

tragacanth/n: Tragant s.

tragal/adj: Tragus-.

tragopodia/n: X-Bein s, Genu valgum.

tragus/n: Tragus m.

tragus pain: Tragusdruckschmerz m.

train/n, vb: 1. Reihe w, Serie w; 2. trainieren, schulen.

train-dispatchers' nystagmus: optokinetischer Nystagmus m.

trainee/n: Auszubildender m.

training/n: Training s, Übung w, Schulung w; **auditory** ~ Hörtraining s; **autogenic** ~ autogenes Training s; **physical** ~ körperliche Übung w.

training analysis: Lehranalyse w.

training support: Übungshilfe w.

train of pulses: Stimulusserie w.

trait/n: Eigenschaft w, Charakterzug m; **dominant** ~ dominante Eigenschaft w; **native** ~ angeborene Eigenschaft w; **recessive** ~ rezessive Eigenschaft w.

tramadol/n: Tramadol s.

tramazoline/n: Tramazolin s.

trance/n: Trance w, Dämmerzustand m; **alcoholic** ~ alkoholischer Dämmerzustand m; **hypnotic** ~ hypnotische Trance w; **induced** ~ hypnotische Trance w; **somnambulistic** ~ Somnambulismus m.

tranquilizer/n: Tranquilizer m, Beruhigungsmittel s; **major** ~ Major Tranquilizer m, Neuroleptikum s; **minor** ~ Minor Tranquilizer m, Anxiolytikum s.

tranquillizer/n: Tranquilizer m.

trans-: Trans-, Über-.

transacetylase/n: Acetyltransferase w.

transactional/adj: Transaktions-.

transacylase/n: Acetyltransferase w.

transaldolase/n: Transaldolase w.

transamidate/vb: transamidieren.

transamidation/n: Transamidierung w.

transamidinase/n: Amidinotransferase w.

transaminase/n: Transaminase w; **glutamic-oxalacetic** ~ Glutamat-Oxalat-Transaminase w, GOT; **glutamic-pyruvic** ~ Glutamat-Pyruvat-Transaminase w, GPT.

transaminate/vb: transaminieren.

transamination/n: Transaminierung w.

transanimation

transanimation/*n*: Wiederbelebung *w*, Mund-zu-Mund-Beatmung *w*.
transantral/*adj*: durch das Antrum.
transaortic/*adj*: transaortal.
transatrial/*adj*: transatrial.
transaxonal/*adj*: transaxonal.
transcalent/*adj*: hitzedurchlässig.
transcarbamoylase/*n*: Carbamyltransferase *w*.
transcavitary/*adj*: transkavitär.
transcendental/*adj*: transzendental.
transcervical/*adj*: transzervikal.
transcobalamin/*n*: Transcobalamin *s*.
transcondylar/*adj*: transkondylär.
transcortical/*adj*: transkortikal.
transcortin/*n*: Transkortin *s*.
transcribe/*vb*: transkribieren.
transcriptase/*n*: Transkriptase *w*; **reverse** ~ reverse Transkriptase *w*.
transcription/*n*: Transkription *w*; **complementary** ~ komplementäre Transkription *w*; **reverse** ~ reverse Transkription *w*; **symmetric** ~ symmetrische Transkription *w*.
transcription control: Transkriptionskontrolle *w*.
transcutaneous/*adj*: perkutan.
transdermal/*adj*: transdermal.
transdermic/*adj*: transdermal.
transdetermination/*n*: Transdetermination *w*.
transducer/*n*: Transducer *m*, Umwandler *m*; **acoustic** ~ akustischer Umwandler *m*; **electrochemical** ~ elektrochemischer Umwandler *m*; **piezoelectric** ~ piezoelektrischer Tranducer *m*.
transductant/*n*: Transduktionskeim *m*.
transduction/*n*: Transduktion *w*; **abortive** ~ Abortivtransduktion *w*; **genetic** ~ genetische Transduktion *w*; **vestibular** ~ vestibuläre Transduktion *w*.
transduction frequency: Transduktionsfrequenz *w*.
transduodenal/*adj*: transduodenal.
transect/*vb*: quer durchschneiden.
transection/*n*: Querschnitt *m*.
transethmoidal/*adj*: transethmoidal.

transfaunation/*n*: Symbiontentransfer *m*.
transfection/*n*: Transfektion *w*.
transfer/*n, vb*: 1. Übertragung *w*, Transfer *m*; **bilateral** ~ gegenseitige Übertragung *w*; **negative** ~ negative Übertragung *w*; **nuclear** ~ Kerntransfer *m*; **passive** ~ passive Übertragung *w*; **placental** ~ diaplazentare Übertragung *w*; 2. übertragen.
transferable/*adj*: übertragbar.
transferance/*n*: Übertragung *w*.
transferance neurosis: Übertragungsneurose *w*.
transferase/*n*: Transferase *w*.
transfer DNA [*abbr*] **tDNA**: Transfer-DNS *w*.
transference/*n*: Übertragung *w*.
transfer energy: Transferenergie *w*.
transfer factor [*abbr*] **TF**: Transferfaktor *m*, T-Faktor *m*.
transfer host: Überträgerwirt *m*.
transferrin/*n*: Transferrin *s*.
transferrin deficiency: Transferrinmangel *m*, Atransferrinämie *w*.
transfer RNA: Transfer-RNS *w*.
transfix/*vb*: durchstechen.
transfixion/*n*: Transfixion *w*, Transfixation *w*.
transfixion suture: Durchstichnaht *w*.
transform/*vb*: umwandeln.
transformation/*n*: Transformation *w*, Umwandlung *w*; **antigenic** ~ Antigentransformation *w*; **bacterial** ~ Bakterientransformation *w*; **genetic** ~ Gentransformation *w*; **globular-fibrous** ~ Aktintransformation *w*; **membranous** ~ pseudomembranöse Umwandlung *w*; **neoplastic** ~ neoplastische Umwandlung *w*.
transformation zone: Umbauzone *w*, Looser-Umbauzone *w*.
transformed/*adj*: transformiert.
transformer/*n*: Transformator *m*.
transformer coil: Transformatorspule *w*.
transformiminase/*n*: Formiminotransferase *w*.
transfuse/*vb*: transfundieren, übertragen.
transfusion/*n*: Transfusion *w*, Bluttransfusion *w*; **arterial** ~ intraarterielle Transfu-

sion *w*; **autologous** ~ Eigenbluttransfusion *w*; **direct** ~ Soforttransfusion *w*; **fetofetal** ~ fetofetale Transfusion *w*; **fetomaternal** ~ fetomaternale Transfusion *w*; **indirect** ~ indirekte Bluttransfusion *w*; **intra-arterial** ~ intraarterielle Transfusion *w*; **massive** ~ massive Transfusion *w*; **mediate** ~ indirekte Bluttransfusion *w*; **sternal** ~ intrasternale Transfusion *w*.

transfusional/*adj*: Transfusions-.

transfusion complication: Transfusionszwischenfall *m*.

transfusion hepatitis: Transfusionshepatitis *w*.

transfusion jaundice: Serumhepatitis *w*, Hepatitis B *w*.

transfusion medicine: Transfusionsmedizin *w*.

transfusion nephritis: transfusionsbedingtes Nierenversagen *s*.

transfusion reaction: Transfusionszwischenfall *m*.

transfusion set: Transfusionsbesteck *s*.

transfusion syndrome, placental: Syndrom der fetofetalen Bluttransfusion.

transgenic/*adj*: transgen.

transglycosidation/*n*: Transglykosidierung *w*.

transgression/*n*: Transgression *w*.

transhemophilin/*n*: Faktor-VIII-assoziiertes Antigen *s*.

transhepatic/*adj*: transhepatisch.

transhiatal/*adj*: durch eine Öffnung.

transhydrogenase/*n*: Transhydrogenase *w*.

transient/*adj*: vorübergehend, transitorisch.

transilient/*adj*: vorübergehend.

transilluminate/*vb*: durchleuchten.

transillumination/*n*: Transillumination *w*, Diaphanoskopie *w*.

transistor/*n*: Transistor *m*.

transit/*n*: Übergang *m*, Passage *w*; **colonic** ~ Darmpassage *w*.

transition/*n*: Übergang *m*, Transition *w*; **cervicothoracic** ~ thorakozervikaler Übergang *m*; **forbidden** ~ verbotener Übergang *m*.

transitional/*adj*: transitorisch.

transition douche: Heiß-kalt-Spülung *w*.

transition state: Übergangszustand *m*.

transition zone: Übergangszone *w*.

transitivity/*n*: Transitivität *w*.

transitory/*adj*: transitorisch.

transit time: Durchgangszeit *w*, Transitzeit *w*.

transketolase/*n*: Transketolase *w*.

translateral/*adj*: Seit-zu-Seit-.

translation/*n*: Translation *w*, Übersetzung *w*.

translocase/*n*: Translokase *w*.

translocation/*n*: Translokation *w*; **balanced** ~ balancierte Translokation *w*; **chromosomal** ~ Chromosomentranslokation *w*; **insertional** ~ Insertionstranslokation *w*; **interchromosomal** ~ interchromosomale Translokation *w*; **nonreciprocal** ~ einfache Translokation *w*; **reciprocal** ~ reziproke Translokation *w*; **robertsonian** ~ Robertson-Translokation *w*.

translocation Down syndrome: Translokationstrisomie 21 *w*.

translocation mongolism: Translokationsmongolismus *m*.

translucent/*adj*: strahlendurchlässig, durchsichtig.

transluminal/*adj*: transluminal.

transmeatal/*adj*: transmeatal.

transmethylase/*n*: Methyltransferase *w*.

transmethylation/*n*: Transmethylierung *w*.

transmigrate/*vb*: übersiedeln, wandern.

transmigration/*n*: Durchwanderung *w*.

transmineralization/*n*: Transmineralisation *w*.

transmissibility/*n*: Übertragbarkeit *w*.

transmissible/*adj*: übertragbar.

transmission/*n*: Transmission *w*, Übertragung *w*, Infektionsübertragung *w*, Überlieferung *w*; **cochlear** ~ kochleäre Übertragung *w*; **ephaptic** ~ ephaptische Übertragung *w*; **horizontal** ~ horizontale Übertragung *w*; **humoral** ~ humorale Übertragung *w*; **nerval** ~ nervale Über-

tragung w; **neurohumoral** ~ humorale Übertragung w; **placental** ~ diaplazentare Übertragung w; **sexual** ~ sexuelle Übertragung w; **synaptic** ~ synaptische Übertragung w; **vertical** ~ vertikale Übertragung w.
transmission deafness: Leitungsschwerhörigkeit w.
transmission electron microscopy: Transmissionselektronenmikroskopie w.
transmission light microscopy: Durchlichtmikroskopie w.
transmission time, synaptic: synaptische Übertragungsdauer w.
transmit/vb: übertragen.
transmittance/n: Übertragung w.
transmitter/n: Überträger m, Transmitter m.
transmitter substance: Neurotransmitter m.
transmural/adj: transmural.
transmutation/n: Transmutation w, Konversion w.
transmute/vb: umwandeln.
transnasal/adj: transnasal.
transorbital/adj: transorbital.
transosseous/adj: transossär.
transovarial/adj: transovariell.
transpalatal/adj: transpalatal.
transparietal/adj: transparietal.
transpeptidation/n: Transpeptidierung w.
transphosphorylation/n: Transphosphorylierung w.
transpiration/n: Transpiration w, Schwitzen s; **pulmonary** ~ pulmonale Wasserabgabe w.
transpire/vb: transpirieren.
transplacental/adj: transplazentar, diaplazentar.
transplant/n, vb: 1. Transplantat s; **renal** ~ Nierentransplantat s; 2. transplantieren.
transplantable/adj: transplantierbar.
transplantation/n: Transplantation w; **autologous** ~ autologe Transplantation w; **cardiac** ~ Herztransplantation w; **corneal** ~ Hornhauttransplantation w; **hepatic** ~ Lebertransplantation w; **heterotopic** ~ xenogenetische Transplantation w; **homotopic** ~ allogenetische Transplantation w; **orthopic** ~ orthotope Transplantation w; **pancreatic** ~ Pankreastransplantation w; **pancreaticoduodenal** ~ Pankreas-Duodenum-Transplantation w; **renal** ~ Nierentransplantation w.
transplantation antigen: Transplantationsantigen s.
transplantation complication: Transplantationszwischenfall m.
transplantation immunology: Transplantationsimmunologie w.
transplantation pneumonia: Transplantationspneumonie w, interstitielle plasmazelluläre Pneumonie w.
transplantation surgery: Transplantationschirurgie w.
transplant bank: Organbank w.
transplant lung syndrome: Transplantationspneumonie w, interstitielle plasmazelluläre Pneumonie w.
transplant recipient: Transplantatempfänger m.
transplant rejection: Transplantatabstoßung w.
transpleural/adj: transpleural.
transport/n, vb: 1. Transport m; **active** ~ aktiver Transport m; **active renal tubular** ~ aktiver Tubulustransport m; **competitive** ~ kompetitiver Transport m; **competitive renal tubular** ~ kompetitiver Tubulustransport m; **passive** ~ passiver Transport m; **tubal** ~ Tubentransport m; 2. transportieren.
transportation/n: Transport m.
transportation of patients: Krankentransport m.
transport carriage: Transporttrage w.
transport defect: Transportstörung w.
transport host: Überträgerwirt m.
transport maximum [abbr] **Tm**: Transportmaximum s; **excretory** ~ sekretorisches Tubulustransportmaximum s; **tubular** ~ tubuläres Transportmaximum s.
transport medium: Transportmedium s.
transport protein: Transportprotein s.

transposable/*adj*: transponierbar.
transposition/*n*: Transposition *w*, Verlagerung *w*; **congenitally corrected** ~ korrigierte Form der Transposition der großen Gefäße.
transposition flap: Transpositionslappen *m*.
transposition of the aorta: Aortentransposition *w*.
transposition of the arterial stems: Transposition der großen Gefäße.
transposition of the arterial trunk: Transposition der großen Gefäße.
transposition of the colon: Kolontransposition *w*.
transposition of the great vessels: Transposition der großen Gefäße.
transposition of the intestine: intestinaler Situs inversus.
transposition of the pulmonary veins: Pulmonalvenentransposition *w*.
transposition of the stomach: Situs inversus des Magens.
transposon/*n*: Transposon *s*.
transposon tagging: Gen-Tagging *s*, Genmarkierung *w*.
transpyloric/*adj*: transpylorisch.
transrectal/*adj*: transrektal.
transsacral/*adj*: transsakral.
transscleral/*adj*: transskleral.
transsection/*n*: Querschnitt *m*.
transsexual/*n*, *adj*: 1. Transsexueller *m*; 2. transsexuell.
transsexualism/*n*: Transsexualismus *m*.
transsphenoidal/*adj*: transsphenoidal.
transsynaptic/*adj*: transsynaptisch.
transtadial/*adj*: von einem Stadium zum anderen.
transtemporal/*adj*: transtemporal.
transtentorial/*adj*: transtentoriell.
transthalamic/*adj*: transthalamisch.
transthoracic/*adj*: transthorakal.
transthyretin/*n*: Präalbumin *s*.
transtracheal/*adj*: transtracheal.
transtrusion/*n*: Seitwärtsbewegung *w*.
transtympanic/*adj*: durch das Trommelfell.
transudate/*n*: Transsudat *s*; **pleural** ~ Pleuratranssudat *s*.
transuranic/*adj*: Transuran-.
transureteroureterostomy/*n*: Transureteroureterostomie *w*.
transurethral/*adj*: transurethral.
transvaginal/*n*: transvaginal.
transvector/*n*: Überträger *m*.
transvenous/*adj*: transvenös, durch eine Vene hindurch.
transversal/*adj*: transversal, quer.
transverse/*adj*: transversal, quer.
transversectomy/*n*: Transversektomie *w*.
transversion/*n*: Transversion *w*.
transversocostal/*adj*: kostotransversal.
transvesical/*adj*: transvesikal.
transvestism/*n*: Transvestismus *m*.
transvestite/*n*: Transvestit *m*.
transvestition/*n*: Transvestitismus *m*.
transvestitism/*n*: Transvestismus *m*.
Trantas dots: Trantas-Flecken.
tranylcypromine/*n*: Tranylcypromin *s*.
tranylcypromine sulfate: Tranylcyprominsulfat *s*.
trap/*vb*: auffangen.
trapezial/*adj*: Trapezius-.
trapeziform/*adj*: trapezförmig.
trapezius/*n*: Musculus trapezius.
trapezoid/*n*, *adj*: 1. Os trapezoideum; 2. trapezförmig.
Traube's corpuscle: Erythrozytenkernschatten *m*.
Traube's murmur: Traube-Doppelton *m*.
Traube space: Traube-Raum *m*, Spatium semilunare.
traum-: Traumato-.
trauma/*n*: Trauma *s*, Verletzung *w*; **abdominal** ~ Bauchtrauma *s*; **acoustic** ~ Lärmtrauma *s*; **auditory** ~ Lärmtrauma *s*; **cranial** ~ Schädeltrauma *s*; **electrical** ~ Stromverletzung *w*; **multiple** ~ Polytrauma *s*; **psychic** ~ psychisches Trauma *s*; **spinal** ~ spinales Trauma *s*, Rückenmarkverletzung *w*.
trauma center: traumatologisches Zentrum *s*.
traumatherapy/*n*: Unfallbehandlung *w*.

traumatic/*adj*: traumatisch.
traumatism/*n*: Zustand nach Trauma, Traumatisierung *w*.
traumatization/*n*: Traumatisierung *w*.
traumatize/*vb*: traumatisieren, verletzen.
traumato-: Traumato-.
traumatogenic/*adj*: traumatogen.
traumatology/*n*: Traumatologie *w*.
traumatopathy/*n*: Unfallfolge *w*.
traumatophilia/*n*: Traumatophilie *w*.
traumatophobia/*n*: Traumatophobie *w*.
traumatopnea/*n*: Traumatopnoe *w*.
traumatosis/*n*: Verletzung *w*.
Trautmann's triangle: Trautmann-Dreieck *s*.
traveler's diarrhea: Reisediarrhö *w*.
travel sickness: Reisekrankheit *w*, Kinetose *w*.
travel time: Ablaufzeit *w*.
tray/*n*: Tablett *s*, Abdruckplatte *w*.
trazodone/*n*: Trazodon *s*.
TRBF [*abbr*] **total renal blood flow**: gesamte Nierendurchblutung *w*.
Treacher Collins-Franceschetti syndrome: Franceschetti-Syndrom *s*, Dysostosis mandibulofacialis.
treacle/*n*: Melasse *w*.
treat/*vb*: behandeln.
treatment/*n*: Behandlung *w*, Therapie *w*; **alleviating** ~ palliative Therapie *w*; **causal** ~ kausale Behandlung *w*; **clinical** ~ klinische Versorgung *w*; **conservative** ~ konservative Behandlung *w*; **dietetic** ~ Diättherapie *w*; **early** ~ Frühbehandlung *w*; **electroconvulsive** ~ Elektroschocktherapie *w*; **empiric** ~ Erfahrungsheilkunde *w*; **expectant** ~ abwartende Behandlung *w*; **fractionated** ~ Fraktionierung *w*; **medical** ~ ärztliche Behandlung *w*, konservative Therapie *w*; **palliative** ~ palliative Behandlung *w*; **preventive** ~ Prävention *w*; **prophylactic** ~ Prophylaxe *w*; **radical** ~ Radikaltherapie *w*; **rational** ~ rationale Behandlung *w*; **solar** ~ Heliotherapie *w*; **specific** ~ spezifische Therapie *w*; **symptomatic** ~ symptomatische Behandlung *w*; **thyroid** ~ Schilddrüsenhormonbehandlung *w*.
treatment chart: Beobachtungsbogen *m*.
treatment cone: Bestrahlungstubus *m*.
treatment duration: Behandlungsdauer *w*.
treatment plan: Behandlungsplan *m*.
treatment research: Therapieforschung *w*.
treatment room: Behandlungszimmer *s*.
treatment table: Behandlungstisch *m*.
tree/*n*: Baum *m*, Arbor; **arterial** ~ arterielles System *s*; **bronchial** ~ Bronchialbaum *m*; **tracheobronchial** ~ Tracheobronchialbaum *m*; **vascular** ~ Gefäßsystem *s*; **venous** ~ venöses System *s*.
tree test: Baumtest *m*.
trehalase/*n*: Trehalase *w*.
trehalose/*n*: Trehalose *w*.
Treitz arch: Treitz-Gefäßbogen *m*.
Treitz hernia: Treitz-Hernie *w*.
trema/*n*: Trema *s*.
trematode/*n*: Trematode *w*, Saugwurm *m*.
trematode infection: Trematodeninfektion *w*.
trematodiasis/*n*: Trematodeninfektion *w*.
trematoid/*n, adj*: 1. Trematode *w*; 2. trematodenartig.
trematol/*n*: Tremetol *s*.
tremble/*vb*: zittern.
trembling/*n, adj*: 1. Zittern *s*, Tremor *m*; 2. zitternd.
tremetol/*n*: Tremetol *s*.
tremogram/*n*: Tremoraufzeichnung *w*.
tremograph/*n*: Tremograph *m*.
tremolabile/*adj*: erschütterungsempfindlich.
tremolousness/*n*: Schlottern *s*.
tremometer/*n*: Tremometer *s*.
tremor/*n*: Tremor *m*; **alternating** ~ alternierender Tremor *m*; **arsenic** ~ Arsentremor *m*; **attitudinal** ~ Bewegungstremor *m*; **benign familial** ~ essentieller Tremor *m*, hereditärer Tremor *m*; **bread-crumbling** ~ Pillendrehertremor *m*; **convulsive** ~ Paramyoclonus multiplex; **essential** ~ hereditärer Tremor *m*; **familial** ~ hereditärer Tremor *m*; **fine** ~ feinschlägiger Tre-

mor *m*; **flapping** ~ Asterixis, Flattertremor *m*; **gross** ~ grober Tremor *m*; **lenticulostriate** ~ Pillendrehertremor *m*; **motor** ~ Aktionstremor *m*; **muscular** ~ Faszikulation *w*; **parkinsonian** ~ Parkinson-Tremor *m*; **passive** ~ Ruhetremor *m*; **persistent** ~ Aktionstremor; **physiologic** ~ physiologischer Tremor *m*; **pill-rolling** ~ Pillendrehertremor *m*; **postural** ~ Lagetremor *m*; **progressive cerebellar** ~ Dyssynergia cerebellaris myoclonica; **resting** ~ Ruhetremor *m*; **saturnine** ~ Tremor bei Bleivergiftung; **senile** ~ Alterstremor *m*; **static** ~ Ruhetremor *m*; **striocerebellar** ~ striatozerebellärer Tremor *m*; **titubating** ~ Ja-nein-Tremor *m*.
tremorgram/*n*: Tremoraufzeichnung *w*.
tremo or tongue, trombone: Magnan-Zeichen *s*.
tremostable/*adj*: erschütterungssicher.
tremulation/*n*: Zittern *s*.
tremulous/*adj*: zitternd.
trench fever: Wolhynisches Fieber *s*.
trench foot: Schützengrabenfuß *m*.
trench hand: erfrorene Hand *w*.
trench mouth: nekrotisierende ulzeröse Gingivitis *w*.
trench nephritis: Feldnephritis *w*.
trend/*n*: Trend *m*, Neigung *w*, Inklination *w*.
trend analysis: Trendanalyse *w*.
Trendelenburg gait: Trendelenburg-Hinken *s*, Hüfthinken *s*.
Trendelenburg sign: Trendelenburg-Zeichen *s*.
Trendelenburg's operation: Trendelenburg-Operation *w*, pulmonale Embolektomie *w*.
Trendelenburg's position: Trendelenburg-Lagerung *w*.
Trendelenburg's test: Trendelenburg-Versuch *m*.
trend forecast: Trendprognose *w*.
treosulfan/*n*: Treosulfan *s*.
trepan/*n*: Trepan *s*.
trepanation/*n*: Trepanation *w*.
trepanize/*vb*: trepanieren.

trepanning/*n*: Trepanieren *s*.
trephination/*n*: Trepanation *w*, Trepaneinsatz *m*.
trephine/*n, vb*: 1. Trephine *s*; 2. trepanieren.
trephine biopsy: Stanzbiopsie *w*.
trephining/*n*: Trepanieren *s*.
trephocyte/*n*: Trophozyt *m*.
trepidant/*adj*: zitternd.
trepidation/*n*: Trepidation *w*, Ängstlichkeit *w*, Unruhe *w*.
treponema/*n*: Treponema.
treponemal/*adj*: Treponema-.
treponema pallidum hemagglutination test [*abbr*] **TPHA test**: Treponema-pallidum-Hämagglutinationstest *m*, TPHA-Test *m*.
treponema pallidum immobilization test [*abbr*] **TPI test**: Treponema-pallidum-Immobilisationstest *m*, TPI-Test *m*, Nelson-Test *m*.
treponematosis/*n*: Treponematose *w*.
treponeme/*n*: Treponema.
treponemiasis/*n*: Treponematose *w*.
treponemicidal/*adj*: Treponema-abtötend.
tretamine/*n*: Tretamin *s*, Triäthylenmelamin *s*.
tretinoin/*n*: Tretinoin *s*, Vitamin-A-säure *w*.
Trevor's disease: Dysplasia epiphysialis hemimelica.
TRF [*abbr*] **thyrotropin releasing factor**: Thyreotropin-releasing-factor *m*, TRF.
TRH [*abbr*] **thyrotropin releasing hormone**: Thyreotropin-releasing-Hormon *s*, TRH.
tri-: Tri-, Dreifach-.
TRIAC [*abbr*] **triiodothyroacetic acid**: Trijodthyroessigsäure *w*.
triacanthine/*n*: Triacanthin *s*.
triacetin/*n*: Triacetin *s*.
triacylglycerol/*n*: Triacylglyzerin *s*.
triad/*n*: Triade *w*, Trias *w*; **hepatic** ~ Lebertrias *w*; **meningitic** ~ Meningitiszeichen; **portal** ~ Lebertrias *w*.
triadic/*adj*: triadisch.

triaditis/*n*: Entzündung der Lebertrias.
triage/*n*: Triage *w*.
trial/*n*: Studie *w*, Probe *w*, Versuch *m*; **blind** ~ Blindversuch *m*; **clinical** ~ klinische Studie *w*; **double-blind** ~ Doppelblindstudie *w*; **preventive** ~ experimentelle Studie *w*; **randomized controlled** ~ randomisierte kontrollierte Studie *w*.
trial and error method: empirisches Verfahren *s*.
triamcinolone/*n*: Triamcinolon *s*.
triamcinolone acetonide: Triamcinolonacetonid *s*.
triamcinolone diacetate: Triamcinolondiacetat *s*.
triamelia/*n*: Agenesie dreier Extremitäten.
triamterene/*n*: Triamteren *s*.
triangle/*n*: Dreieck *s*, Trigonum, Triangulum.
triangular/*adj*: dreieckig.
triatoma/*n*: Triatoma.
triatomic/*adj*: dreiatomig.
triatrial/*adj*: mit drei Vorhöfen.
triaxial/*adj*: triaxial, dreiachsig.
triazine/*n*: Triazin *s*.
triazolam/*n*: Triazolam *s*.
triazologuanine/*n*: Azaguanin *s*.
tribade/*n*: Tribade *w*.
tribadism/*n*: Tribadie *w*.
tribasic/*adj*: dreibasisch.
tribasilar/*adj*: tribasilär.
tribe/*n*: Stamm *m*.
tribenoside/*n*: Tribenosid *s*.
tribenzylamine/*n*: Tribenzylamin *s*.
triboluminescence/*n*: Triboluminészenz *w*.
tribrachia/*n*: Dreiarmigkeit *w*.
TRIC [*abbr*] **trachoma inclusion conjunctivitis**: Trachomeinschlußkörperchen-Konjunktivitis *w*, TRIC.
triceps/*n*: Trizeps *m*.
triceps reflex: Trizepsreflex *m*.
trichalgia/*n*: Trichalgie *w*.
tricheiria/*n*: Tricheirie *w*.
trichesthesia/*n*: Trichästhesie *w*.
trichiasis/*n*: Trichiasis *w*.
trichilemmoma/*n*: Tricholemmom *s*.

trichina/*n*: Trichine *w*.
trichinella/*n*: Trichinella, Trichine *w*.
trichinelliasis/*n*: Trichinose *w*.
trichinellosis/*n*: Trichinose *w*.
trichiniasis/*n*: Trichinose *w*.
trichiniferous/*adj*: trichinenhaltig.
trichinization/*n*: Trichineninfektion *w*.
trichinoscope/*n*: Trichinoskop *s*.
trichinosed/*adj*: trichinenhaltig.
trichinosis/*n*: Trichinose *w*.
trichinotic/*adj*: trichinös.
trichinous/*adj*: trichinös.
trichlormethiazide/*n*: Trichlormethiazid *s*.
trichloroethylene/*n*: Trichloräthylen *s*.
trichloromethane/*n*: Trichlormethan *s*, Chloroform *s*.
trichloromethylchloroformate/*n*: Diphosgen *s*, Grünkreuz *s*.
trichlorophenol/*n*: Trichlorphenol *s*.
tricho-: Tricho-, Haar-.
trichobezoar/*n*: Trichobezoar *m*.
trichobilharzia/*n*: Trichobilharzia.
trichocephaliasis/*n*: Trichuriasis *w*.
trichocephalosis/*n*: Trichuriasis *w*.
trichocephalus/*n*: Trichocephalus, Trichuris trichiura.
trichoclasis/*n*: Trichoklasie *w*.
trichodarteriitis/*n*: Arteriolitis *w*.
trichoderma/*n*: Trichoderma.
trichodynia/*n*: Trichalgie *w*.
trichoepithelioma/*n*: Trichoepitheliom *s*.
trichofolliculoma/*n*: vom Haarfollikel ausgehender Tumor *m*.
trichographism/*n*: Piloerektionsreflex *m*.
trichohyalin/*n*: Hyalin des Haars.
trichoid/*adj*: haarähnlich.
trichology/*n*: Lehre vom Haar.
trichomalacia/*n*: Trichomalazie *w*.
trichomonacidal/*adj*: Trichomonaden abtötend.
trichomonacide/*n*: Trichomonaden abtötende Substanz *w*.
trichomonadida/*n*: Trichomonade *w*.
trichomonal/*adj*: trichomonal.
trichomonas/*n*: Trichomonas.
trichomoniasis/*n*: Trichomoniasis *w*.

trichomonosis/*n*: Trichomoniasis *w*.
trichomyces/*n*: Trichophyton *s*.
trichomycosis/*n*: Trichomykose *w*.
trichon/*n*: Trichophytin *s*.
trichonocardiosis/*n*: Trichomycosis axillaris.
trichopathy/*n*: Haarerkrankung *w*.
trichophagia/*n*: Trichophagie *w*.
trichophyte/*n*: Trichophyton *s*.
trichophytid/*n*: Trichophytid *s*.
trichophytin/*n*: Trichophytin *s*.
trichophytobezoar/*n*: Trichophytobezoar *m*.
trichophyton/*n*: Trichophyton *s*.
trichophytosis/*n*: Trichophytose *w*.
trichoptera/*n*: Trichoptera.
trichoptilosis/*n*: Trichoptilose *w*.
trichorrhexis/*n*: Trichorrhexis *w*, Haarbrüchigkeit *w*.
trichoschisis/*n*: Trichoschisis *w*, Trichoptilose *w*.
trichosiderin/*n*: Trichosiderin *s*.
trichosis/*n*: Trichose *w*.
trichostrongyle/*adj*: Trichostrongylus-.
trichostrongylus/*n*: Trichostrongylus.
trichothiodystrophy/*n*: Trichothiodystrophie *w*.
trichotillomania/*n*: Trichotillomanie *w*.
trichotomous/*adj*: trichotom.
trichotomy/*n*: Trichotomie *w*, Dreiteilung *w*.
trichromat/*n*: Trichromat *m*.
trichromatic/*adj*: trichromatisch.
trichromatopsia/*n*: Trichromatopsie *w*.
trichrome stain: Trichromfärbung *w*.
trichromic/*adj*: trichromatisch.
trichterbrust/*n*: Trichterbrust *w*.
trichuriasis/*n*: Trichuriasis *w*.
trichuris/*n*: Trichuris.
tricipital/*n, adj*: 1. Trizeps *m*; 2. tricipitalis, dreiköpfig.
triclocarban/*n*: Triclocarban *s*.
triclosan/*n*: Triclosan *s*.
tricornute/*adj*: dreizackig.
tricresol/*n*: Trikresol *s*.
tricresyl phosphate: Trikresylphosphat *s*.
tricrotic/*adj*: trikrotisch, dreigipflig.

tricrotism/*n*: Trikrotie *w*.
tricuspid/*adj*: dreizipflig, tricuspidalis.
tricyclamol/*n*: Tricyclamol *s*.
tricyclics/*n*: trizyklische Antidepressiva.
tridermic/*adj*: mit drei Keimschichten.
tridigitate/*adj*: dreifingerig.
tridihexethyl/*n*: Tridihexaäthyl *s*.
tridihexethyl chloride: Tridihexaäthylchlorid *s*.
tridymus/*n*: ein Triplett *s*.
triethanolamine/*n*: Triäthanolamin *s*.
triethylamine/*n*: Triäthylamin *s*.
triethylbenzene/*n*: Triäthylbenzol *s*.
triethylene diamine: Triäthylendiamin *s*.
triethylenemelamine/*n*: Triäthylenmelamin *s*, Tretamin *s*.
triethylenephosphoramide [*abbr*] **TEPA**/*n*: Triäthylenphosphoramid *s*, TEPA.
triethylenerhodamine/*n*: Triäthylenrhodamin *s*.
trifacial/*adj*: Trigeminus-.
trifascicular/*adj*: trifaszikulär.
triferrin/*n*: Triferrin *s*.
trifid/*adj*: dreigespalten.
trifluoperazine/*n*: Trifluoperazin *s*.
trifluoperazine hydrochloride: Trifluoperazinhydrochlorid *s*.
5-trifluoromethyldeoxyuridine/*n*: Trifluridin *s*.
trifluperidol/*n*: Trifluperidol *s*.
triflupromazine/*n*: Triflupromazin *s*.
trifluridine/*n*: Trifluridin *s*.
trifocal/*adj*: trifokal.
trifurcate/*adj*: dreiastig.
trifurcation/*n*: Trifurkation *w*.
trigastric/*adj*: dreibäuchig.
trigeminal/*adj*: Trigeminus-.
trigeminus/*n*: Trigeminus *m*.
trigeminy/*n*: Trigeminie *w*.
trigger/*n, vb*: 1. Auslöser *m*; 2. auslösen.
trigger action: auslösende Wirkung *w*.
trigger finger: schnellender Finger *m*.
trigger point: Triggerpunkt *m*, Reizpunkt *m*.
trigger point massage: Triggerpunktmassage *w*.

trigger reaction: Triggerreaktion *w*.
trigger thumb: schnappender Daumen *m*.
trigger zone: Triggerzone *w*.
triglyceride/*n*: Triglyzerid *s*.
trigon/*n*: Dreieck *s*, Trigonum.
trigonal/*adj*: dreieckig, triangularis.
trigone/*n*: Dreieck *s*, Trigonum.
trigonectomy/*n*: Trigonumresektion *w*.
trigonelline/*n*: Trigonellin *s*.
trigonitis/*n*: Trigonitis *w*.
trigonocephaly/*n*: Trigonozephalie *w*.
trigonum/*n*: Dreieck *s*, Trigonum.
trihexosan/*n*: Trihexosan *s*.
trihexyphenidyl/*n*: Trihexyphenidyl *s*.
trihexyphenidyl hydrochloride: Trihexyphenidyl *s*, Benzhexol *s*.
trihydroxyestrin/*n*: Östriol *s*.
triiodomethane/*n*: Jodoform *s*.
triiodothyronine [*abbr*] **T3**: Trijodthyronin *s*, T3.
triiodothyronine uptake test: Trijodthyronintest *m*, T3-Test *m*, Hamolsky-Test *m*.
triketohydrindene hydrate: Ninhydrin *s*.
trilaminar/*adj*: dreischichtig.
trilobate/*adj*: dreilappig.
trilocular/*adj*: dreikammerig.
trilogy/*n*: Trilogie *w*.
trilogy of Fallot: Fallot-Trilogie *w*.
trim/*vb*: abgleichen, trimmen.
trimagnesium phosphate: tribasisches Magnesiumphosphat *s*.
trimalleolar/*adj*: trimalleolär.
trimastigote/*n*: Trimastigote *w*.
trimazosine/*n*: Trimazosin *s*.
trimenon/*n*: Trimenon *s*.
trimeprazine/*n*: Alimemazin *s*.
trimer/*n*: Trimer *s*.
trimeric/*adj*: trimer.
trimester/*n*: Trimenon *s*.
trimethadione/*n*: Trimethadion *s*.
trimethaphan camsylate: Trimethaphan-Kamphersulfonat *s*.
trimethobenzamide/*n*: Trimethobenzamid *s*.
trimethoprim/*n*: Trimethoprim *s*.
trimethylamine/*n*: Trimethylamin *s*.
trimethylene/*n*: Zyklopropan *s*.
trimethylenediamine/*n*: Trimethylendiamin *s*.
trimethylglycocoll/*n*: Betain *s*.
trimethylhydroquinone/*n*: Trimethylhydrochinon *s*.
trimethylpentane/*n*: Trimethylpentan *s*.
trimethylsilane/*n*: Trimethylsilan *s*.
trimethylxanthine/*n*: Trimethylxanthin *s*, Coffein *s*.
trimetozine/*n*: Trimetozin *s*.
trimipramine/*n*: Trimipramin *s*.
trimming/*n*: Einfassen *s*.
trimorphic/*adj*: trimorph.
trimorphism/*n*: Trimorphismus *m*.
trinitrin/*n*: Nitroglyzerin *s*.
trinitrobenzene/*n*: Trinitrobenzol *s*.
trinitroglycerol/*n*: Nitroglyzerin *s*.
trinitromethane/*n*: Nitroform *s*.
trinitrophenol/*n*: Trinitrophenol *s*.
trinitrophenol/*n*: Trinitrophenol *s*.
trinitrostilbene/*n*: Trinitrostilben *s*.
trinitrotoluene/*n*: Trinitrotuluol *s*.
trinucleate/*adj*: dreikernig.
trinucleotide/*n*: Triplett *s*.
triocephalus/*n*: Triozephalus *m*.
triolism/*n*: Triolismus *m*.
triorchidism/*n*: Triorchidie *w*.
triorthocresyl phosphate neuropathy: Triorthokresylphosphatneuropathie *w*.
triose/*n*: Triose *w*.
triose kinase: Triosekinase *w*.
triose phosphate/*n*: Triosephosphat *s*.
triose phosphate isomerase: Triosephosphatisomerase *w*.
triose phosphate isomerase deficiency: Triosephosphatisomerasemangel *m*.
trioxide, arsenic: Arsentrioxid *s*, weißes Arsenik.
trioxsalen/*n*: 8-Trimethylpsoralen *s*.
tripalmitin/*n*: Tripalmitin *s*.
triparanol/*n*: Triparanol *s*.
tripartite/*adj*: dreigeteilt.
tripelennamine/*n*: Tripelennamin *s*.
tripeptide/*n*: Tripeptid *s*.
triphalangia/*n*: Triphalangie *w*.
tripharmacon/*n*: Dreifachkombinationspräparat *s*.

triphenylchlorethylene/*n*: Triphenylchloräthylen *s*.
triple/*adj*: dreifach.
triplegia/*n*: Triplegie *w*.
triplet/*n*: Triplett *s*, Drilling *m*.
triplet pregnancy: Drillingsschwangerschaft *w*.
triplet series: Triplettserie *w*.
triplet state: Triplettzustand *m*.
triplex/*adj*: Drei-.
triploblastic/*adj*: die drei Keimschichten betreffend.
triploid/*adj*: triploid.
triploidy/*n*: Triploidie *w*.
triplopia/*n*: Triplopie *w*.
tripod/*n, adj*: 1. Dreifuß *m*; 2. dreibeinig.
tripodia/*n*: Tripodie *w*.
tripotassium dicitrate bismuthate: kolloidales Wismutsubzitrat *s*.
triprolidine/*n*: Triprolidin *s*.
tripsis/*n*: Verreiben *s*.
-tripsy: -tripsie.
tripus/*n*: Dreifuß *m*, Tripus.
triquetrous/*adj*: dreieckig, triquetrus.
TRIS [*abbr*] **trishydroxymethylaminomethane**/*n*: Tris-Hydroxymethyl-Aminomethan *s*, Tris-Puffer *m*, Trometamol *s*, Tham *s*.
trisect/*vb*: dreiteilen.
trismic/*adj*: Trismus-.
trismoid/*adj*: trismusartig.
trismus/*n*: Trismus *m*.
trisomic/*adj*: trisom.
trisomy/*n*: Trisomie *w*.
trisomy syndrome: Trisomiesyndrom *s*.
trisplanchnic/*adj*: Dreihöhlen-.
tristichia/*n*: Trichistiasis *w*.
tristimania/*n*: Melancholie *w*.
trisulcate/*adj*: mit drei Sulci.
trisulfapyrimidine/*n*: Trisulfapyrimidin *s*.
tritanomaly/*n*: Tritanomalie *w*, Blauschwäche *w*.
tritanope/*n*: Tritanoper *m*.
tritanopia/*n*: Tritanopsie *w*, Blaublindheit *w*.
tritanopsia/*n*: Tritanopsie *w*, Blaublindheit *w*.

tritium [*abbr*] **T**: Tritium *s*, T.
triton/*n*: Triton *s*.
tritoqualine/*n*: Tritoqualin *s*.
tritubercular/*adj*: dreihöckrig.
triturable/*adj*: pulverisierbar.
triturate/*vb*: pulverisieren, zerreiben.
trituration/*n*: Pulverisierung *w*.
trivalent/*adj*: dreiwertig.
trivalvular/*adj*: trivalvulär, mit drei Klappen.
trivial/*adj*: trivial.
trizonal/*adj*: dreizonig, dreischichtig.
tRNA [*abbr*] **transfer RNA**: Transfer-RNS *w*, tRNS.
trocar/*n*: Trokar *m*; **piloting** ~ Führungstrokar *m*; **rectal** ~ Rektumtrokar *m*.
trochanter/*n*: Trochanter *m*; **greater** ~ Trochanter major; **lesser** ~ Trochanter minor; **third** ~ Trochanter tertius.
trochanteric/*adj*: Trochanter-.
trochanteritis/*n*: Trochanterentzündung *w*.
trochanterplasty/*n*: Trochanterplastik *w*.
troche/*n*: Hustenbonbon *m*, Pastille *w*.
trochiscation/*n*: Pastillenherstellung *w*.
trochlea/*n*: Rolle *w*, Trochlea.
trochlear/*adj*: trochlear.
trochocephaly/*n*: Trochozephalie *w*, Turmschädel *m*.
trochoid/*adj*: radförmig, trochoideus.
Trömner sign: Trömner-Zeichen *s*.
Trömner's reflex: Trömner-Zeichen *s*.
trofosfamide/*n*: Trofosfamid *s*.
Troisier sign: Troisier-Zeichen *s*.
Troisier's node: Troisier-Knoten *m*.
Trolard's net: Trolard-Plexus *m*, Plexus venosus canalis hypoglossi.
Trolard's vein: Trolard-Vene *w*, Vena anastomotica superior.
trolley/*n*: Transporttisch *m*.
tromantadine/*n*: Tromantadin *s*.
trombicula/*n*: Trombicula.
trombiculosis/*n*: Trombidiose *w*, Trombikulose *w*.
trombiculid/*n, adj*: 1. Trombicula; 2. trombiculaartig.
trombiculosis/*n*: Trombidiose *w*.

trombidiosis/*n*: Trombidiose *w*.
tromethamine/*n*: Trometamol *s*.
tromantadine/*n*: Tromantadin *s*.
trometamol/*n*: Trometamol *s*.
tropan/*n*: Tropan *s*.
tropanol/*n*: Tropanol *s*.
-trope: -trop.
tropeine/*n*: Tropein *s*.
tropeinism/*n*: Tropeinvergiftung *w*.
tropeolin/*n*: Tropäolin *s*.
troph-: Tropho-.
trophectoderm/*n*: Trophoblast *m*.
trophedema/*n*: Trophödem *s*.
trophic/*adj*: trophisch.
tropho-: Tropho-.
trophoblast/*n*: Trophoblast *m*.
trophoblastoma/*n*: Chorionepitheliom *s*.
trophocyte/*n*: Trophozyt *m*.
trophoderm/*n*: Trophoblast *m*.
trophodynamics/*n*: Trophodynamik *w*.
trophoedema/*n*: Trophödem *s*.
tropholecithus/*n*: Nährdotter *m*.
trophoneurosis/*n*: Trophoneurose *w*; **disseminated** ~ Sklerodermie *w*; **facial** ~ Romberg-Syndrom *s*, Hemiatrophia facialis progressiva; **lingual** ~ Hemiatrophie der Zunge.
trophoneurotic/*adj*: trophoneurotisch.
trophonucleus/*n*: Trophonukleus *m*.
trophopathy/*n*: ernährungsbedingte Erkrankung *w*.
trophoplast/*n*: Plastid *s*.
trophospongium/*n*: Trophospongium *s*.
trophotherapy/*n*: Diättherapie *w*.
trophotropic/*adj*: trophotrop.
trophotropism/*n*: Trophotropismus *m*.
trophozoite/*n*: Trophozoit *m*.
-tropia: -tropie.
-tropic: -trop, -troph.
tropical/*adj*: tropisch.
tropical-proof/*adj*: tropenfest.
tropicamide/*n*: Tropicamid *s*.
tropine/*n*: Tropin *s*.
tropism/*n*: Tropismus *m*.
tropocollagen/*n*: Tropokollagen *s*.
tropoelastin/*n*: Tropoelastin *s*.
tropometer/*n*: Tropometer *s*.

tropomyosin/*n*: Tropomyosin *s*.
troponin/*n*: Troponin *s*.
trospium chloride: Trospiumchlorid *s*.
trotyl/*n*: Trinitrotoluol *s*.
trough/*n*: Rinne *w*, Sulcus; **gingival** ~ Zahnfleischrand *m*; **synaptic** ~ synaptischer Spalt *m*.
Trousseau-Lallemand bodies: Bence-Jones-Proteine.
Trousseau's phenomenon: Trousseau-Zeichen *s*.
Trousseau's point: Trousseau-Apophysenpunkt *m*.
Trousseau's triad: Trousseau-Trias *w*.
troxerutin/*n*: Troxerutin *s*.
troxidone/*n*: Trimethadion *s*.
troy weight: Troygewicht *s*.
Trp [*abbr*] **tryptophan**/*n*: Tryptophan *s*, Trp.
true/*adj*: echt, verus.
truncal/*adj*: trunkulär.
truncus/*n*: Stamm *m*, Truncus.
trunk/*n*: Stamm *m*, Truncus.
trunk apraxia: Rumpfataxie *w*.
trusion/*n*: Zahnverlagerung *w*.
truss, hernial: Bruchband *s*.
try/*vb*: versuchen, erproben.
trypan blue: Trypanblau *s*.
trypanicide/*n*: Trypanosomen abtötende Substanz *w*.
trypanid/*n*: Trypanosomenschanker *m*.
trypanocidal/*adj*: Trypanosomen abtötend.
trypanocide/*n*: Trypanosomen abtötende Substanz *w*.
trypanolysis/*n*: Trypanosomenauflösung *w*.
trypanolytic/*adj*: Trypanosomen zerstörend.
trypanosoma/*n*: Trypanosoma.
trypanosomacide/*n*: Trypanosomen abtötende Substanz *w*.
trypanosomal/*n, adj*: 1. Trypanosomatida; 2. trypanosomal.
trypanosomatic/*adj*: trypanosomatisch.
trypanosomatosis/*n*: Trypanosomiasis *w*.
trypanosomatotropic/*adj*: Trypanoso-

men anziehend.
trypanosome/*n*: Trypanosoma, trypomastigote Trypanosome *w*.
trypanosome fever: Trypanosomiasis *w*.
trypanosome infection: Trypanosomiasis *w*.
trypanosome stage: Trypomastigot *m*.
trypanosomiasis/*n*: Trypanosomiasis *w*; **acute** ~ afrikanische Trypanosomiasis *w*, Schlafkrankheit *w*; **American** ~ amerikanische Trypanosomiasis *w*, Chagas-Krankheit *w*; **East African** ~ ostafrikanische Trypanosomiasis *w*; **Gambian** ~ afrikanische Trypanosomiasis *w*, Schlafkrankheit *w*; **South American** ~ südamerikanische Trypanosomiasis *w*, Chagas-Krankheit *w*.
trypanosomic/*adj*: Trypanosoma-.
trypanosomicide/*n*: Trypanosomen abtötende Substanz *w*.
trypanosomosis/*n*: Trypanosomiasis *w*.
trypan red: Trypanrot *s*.
tryparsamide/*n*: Tryparsamid *s*.
trypochetes/*n*: Döhle-Körperchen.
trypomastigote/*n*: Trypomastigot *m*.
tryponarsyl/*n*: Tryparsamid *s*.
trypsin/*n*: Trypsin *s*.
trypsin inhibitor: Trypsininhibitor *m*.
trypsinize/*vb*: mit Trypsin behandeln.
trypsin-like/*adj*: trypsinartig.
trypsinogen/*n*: Trypsinogen *s*.
tryptamine/*n*: Tryptamin *s*.
tryptase/*n*: Tryptase *w*.
tryptic/*adj*: tryptisch.
tryptophan [*abbr*] **Trp**: Tryptophan *s*, Trp.
tryptophanase/*n*: Tryptophanase *w*.
tryptophan deficiency: Tryptophanmangel *m*.
tryptophan 2,3-dioxygenase: Tryptophandioxygenase *w*.
tryptophane/*n*: Tryptophan *s*.
tryptophan tolerance test: Tryptophanbelastungstest *m*.
tryptophanuria/*n*: Tryptophanurie *w*.
tryptophol/*n*: Tryptophol *s*.
TS [*abbr*] **1. test solution; 2. tricuspid stenosis**: 1. Testlösung *w*; 2. Trikuspidalstenose *w*.
tsetse fly: Tsetse-Fliege *w*.
TSH [*abbr*] **thyroid-stimulating hormone**: Thyreotropin *s*, TSH.
TSH-RF [*abbr*] **thyroid-stimulating hormone-releasing factor**: Thyreotropin-Releasing-Faktor *m*, TSHRF.
tsp [*abbr*] **teaspoon**/*n*: Teelöffel *m*.
tsutsugamushi disease: Tsutsugamushi-Krankheit *w*.
t-test for paired values: t-Test für gepaarte Stichproben *m*.
TTP [*abbr*] **1. thymidine triphosphate; 2. thrombotic thrombocytopenic purpura**: 1. Thymidintriphosphat *s*; 2. thrombotisch-thrombozytopenische Purpura *w*.
T-tube cholangiography: T-Drain-Cholangiographie *w*.
tuaminoheptane/*n*: Tuaminoheptan *s*.
tuaminoheptane sulfate: Tuaminoheptansulfat *s*.
tub/*n*, *vb*: 1. Bottich *m*, Wannenbad *s*; 2. baden.
tuba/*n*: Röhre *w*, Tuba.
tubal/*adj*: tubar.
tubba/*n*: Fußframbösiom *s*.
tube/*n*: Sonde *w*, Röhre *w*, Tuba; **auditory** ~ Tuba auditiva; **bronchial** ~ Bronchus *m*, Bronchialtubus *m*; **capillary** ~ Kapillarröhrchen *s*, Haargefäß *s*; **cardiac** ~ Herzschlauch *m*; **cerebromedullary** ~ Neuralrohr *s*; **corneal** ~ Bowman-Sonde *w*; **cuffed** ~ Cuff-Kanüle *w*; **distal** ~ Mittelstück *s*; **endobronchial** ~ Endobronchialtubus *m*; **endotracheal** ~ Endotrachealtubus *m*; **esophageal** ~ Ösophagussonde *w*; **eustachian** ~ Eustachio-Röhre *w*, Tuba auditiva; **fallopian** ~ Tuba uterina, Eileiter *m*; **feeding** ~ Ernährungssonde *w*; **high-resolution image-intensifier** ~ hochauflösende Bildverstärkerröhre *w*; **intestinal** ~ Darmschlauch *m*; **medullary** ~ Neuralrohr *s*; **nasogastric** ~ Nasen-MagenSonde *w*; **nasotracheal** ~ Nasotrachealtubus *m*; **neural** ~ Neuralrohr *s*; **orotra-**

tube, pharyngotympanic

cheal ~ Orotrachealtubus *m*; **pharyngotympanic** ~ Tuba auditiva; **rotating-anode** ~ Drehanodenröhre *w*; **speaking** ~ Sprechkanüle *w*; **tracheal** ~ Trachealtubus *m*; **uterine** ~ Tuba uterina, Eileiter *m*.
tube carriage: Röhrenlaufwagen *m*.
tube characteristic: Röhrenkennlinie *w*.
tubectomy/*n*: Salpingektomie *w*.
tube defect, neural: Neuralrohrdefekt *m*.
tube drainage: Schlauchdrainage *w*.
tube envelope: Röhrenkolben *m*.
tube feeding: Sondenernährung *w*.
tube graft: Rundstiellappentransplantat *s*.
tube housing: Röhrengehäuse *s*.
tube loading: Röhrenbelastung *w*, Leistungsaufnahme *w*.
tube malfunction: Tubenfunktionsstörung *w*.
tube patency: Tubendurchgängigkeit *w*, Eileiterdurchgängigkeit *w*.
tuber/*n*: Tuberkel *s*, Tuber.
tube rating: Röhrenleistung *w*.
tubercle/*n*: Tuberkel *s*, Knötchen *s*, Tuberculum; **caseous** ~ verkäsendes Tuberkel *s*; **gray** ~ graues Tuberkel *s*; **olfactory** ~ Bulbus olfactorius.
tubercle bacillus: Tuberkelbazillus *m*.
tubercul-: Tuberkulo-.
tubercular/*adj*: höckrig, tuberkulös.
tuberculase/*n*: Tuberkulase *w*.
tuberculate/*adj*: höckrig, mit Tuberkeln.
tuberculid/*n*: Tuberkulid *s*; **papular** ~ papulöses Tuberkulid *s*; **papular necrotic** ~ papulonekrotisches Tuberkulid *s*; **papulonecrotic** ~ papulonekrotisches Tuberkulid *s*; **rosacealike** ~ granulomatöse Rosazea *w*.
tuberculin/*n*: Tuberkulin *s*; **autogenous** ~ Autotuberkulin *s*; **old** ~ Alttuberkulin *s*; **original** ~ Alttuberkulin *s*; **purified** ~ Calmette-Tuberkulin *s*.
tuberculination/*n*: Tuberkulindiagnostik *w*.
tuberculinization/*n*: Tuberkulindiagnostik *w*.
tuberculin precipitation: Tuberkulinpräzipitation *w*.
tuberculin reaction: Tuberkulinreaktion *w*.
tuberculin skin testing, intradermal: intrakutane Tuberkulinprobe *w*, Mendel-Mantoux-Test *m*.
tuberculin test: Tuberkulintest *m*.
tuberculization/*n*: Tuberkelbildung *w*, Tuberkulosedurchseuchung *w*.
tuberculo-: Tuberkulo-.
tuberculoalbumin/*n*: Tuberkuloalbumin *s*.
tuberculocele/*n*: Hodentuberkulose *w*.
tuberculocidal/*adj*: tuberkulozid.
tuberculocide/*n*: Tuberkulozid *s*.
tuberculoderm/*n*: Tuberkuloderm *s*.
tuberculoderma/*n*: Tuberkuloderm *s*.
tuberculoid/*adj*: tuberkuloid.
tuberculoidin/*n*: Tuberkuloidin *s*.
tuberculoma/*n*: Tuberkulom *s*.
tuberculoprotein/*n*: Tuberkuloprotein *s*.
tuberculosarium/*n*: Tuberkuloseheilstätte *w*.
tuberculose/*adj*: tuberkulös.
tuberculosilicosis/*n*: Silikotuberkulose *w*.
tuberculosis [*abbr*] **TB**: Tuberkulose *w*; **active** ~ aktive Tuberkulose *w*; **acute miliary** ~ akute Miliartuberkulose *w*; **adrenal** ~ Nebennierentuberkulose *w*; **aerogenic** ~ aerogen übertragene Tuberkulose *w*; **anthracotic** ~ Anthrakotuberkulose *w*; **attenuated** ~ attenuierte Verlaufsform der Tuberkulose *w*; **bovine** ~ Rindertuberkulose *w*; **bronchial** ~ Bronchustuberkulose *w*; **bronchogenic** ~ bronchogene Tuberkulose *w*; **bronchopneumonic** ~ bronchopneumonische Tuberkulose *w*; **caseous** ~ verkäsende Tuberkulose *w*; **cerebral** ~ tuberkulöse Meningitis *w*; **chronic fibroid** ~ chronisch-fibröse Tuberkulose *w*; **chronic ulcerative** ~ chronisch-ulzeröse Tuberkulose *w*; **cutaneous** ~ Hauttuberkulose *w*; **disseminated** ~ disseminierte Tuberkulose *w*; **endogenous** ~ endogene Tuberkulose *w*; **extrapulmonary** ~ extrapulmonale Tuberkulose *w*; **exudative** ~ exsudative Tuberkulose *w*; **fibrocaseous** ~ fibrös-käsige Tuberkulo-

se w; **fibrosing** ~ fibrosierende Tuberkulose w; **gastrointestinal** ~ Tuberkulose des Magen-Darm-Trakts; **genital** ~ Genitaltuberkulose w; **genitourinary** ~ Urogenitaltuberkulose w; **glandular** ~ Lymphknotentuberkulose w; **hematogenous** ~ hämatogene Tuberkulose w; **ileocecal** ~ Ileozäkaltuberkulose w; **laryngeal** ~ Kehlkopftuberkulose w; **latent** ~ latente Tuberkulose w, inaktive Tuberkulose w; **lymphogenous** ~ lymphogene Tuberkulose w; **meningeal** ~ tuberkulöse Meningitis w; **miliary** ~ Miliartuberkulose w; **minimal** ~ tuberkulöse Infiltration w; **open** ~ offene Tuberkulose w; **peritoneal** ~ Peritonealtuberkulose w; **postprimary** ~ postprimäre Tuberkulose w; **primary** ~ Primärtuberkulose w; **productive** ~ produktive Tuberkulose w; **pulmonary** ~ Lungentuberkulose w; **quiescent** ~ inaktive Tuberkulose w; **renal** ~ Nierentuberkulose w; **skeletal** ~ Knochentuberkulose w; **spinal** ~ Wirbelsäulentuberkulose w; **surgical** ~ operable Tuberkulose w; **urogenital** ~ Urogenitaltuberkulose w; **warty** ~ Tuberculosis cutis verrucosa.

tuberculosis of lymph nodes: Lymphknotentuberkulose w.

tuberculosis of the bones: Knochentuberkulose w.

tuberculosis of the joints: Gelenktuberkulose w.

tuberculosis reactivation: Tuberkulosereaktivierung w.

tuberculosis sanatorium: Tuberkuloseheilstätte w.

tuberculosis vaccine: Tuberkuloseimpfstoff m, BCG-Impfstoff m.

tuberculostatic/n, adj: 1. Tuberkulostatikum s; 2. tuberkulostatisch.

tuberculotic/adj: tuberkulös.

tuberculotoxin/n: Tuberkulotoxin s.

tuberculous/adj: tuberkulös.

tuberculum/n: Höcker m, Tuberculum.

tuberosity/n: Rauhigkeit w, Tuberositas.

tuberous/adj: tuberös.

tube shield: Röhrengehäuse s.

tube tension: Röhrenspannung w.

tube voltage: Röhrenspannung w.

tuboabdominal/adj: Eileiter und Bauch betreffend.

tubocurare/n: Tubokurare s.

tubocurarine/n: Tubocurarin s.

tubocurarine chloride: Tubocurarinchlorid s.

tubogastrostomy/n: Magenstoma s.

tuboligamentous/adj: tuboligamentär.

tubo-ovarian/adj: tuboovarial.

tubo-ovariectomy/n: Salpingo-oophorektomie w, Salpingoovarektomie w.

tubo-ovaritis/n: Salpingoovaritis w.

tuboplasty/n: Tubenplastik w.

tubotympanal/adj: Tube und Trommelfell betreffend.

tubular/adj: tubulär.

tubule/n: Röhrchen s, Kanal m, Tubulus; **collecting** ~ Sammelrohr s; **connecting** ~ Tubulus renalis arcuatus; **convoluted** ~ Tubulus contortus; **distal** ~ distaler Tubulus; **pronephric** ~ Pronephros m; **proximal** ~ proximaler Tubulus; **renal** ~ Nierentubulus m; **straight** ~ Tubulus rectus; **uriniferous** ~ Nephron s; **vertical** ~ Tubulus des Epoophorons.

tubule dysgenesis, seminiferous: chromatinpositives Klinefelter-Syndrom s.

tubuliform/adj: röhrenförmig, tubulär.

tubulin/n: Tubulin s.

tubuloacinar/adj: azinotubulär.

tubuloacinous/adj: azinotubulär.

tubulocyst/n: Tubuluszyste w.

tubulorrhexis/n: Tubulusnekrose w.

tubulovillous/adj: tubulovillös.

tubulous/adj: mit Tubuli.

tubulus/n: Röhrchen s, Tubulus.

tubus/n: Röhre w, Tuba.

Tucker-McLean forceps: Tucker-Klemme w.

tucking/n: Fältelung w.

Türck's degeneration: Türck-Degeneration w.

tuft/n: Büschel s.

tuft fracture: Berstungsfraktur w.

tug/n: Ruck m, Zug m.

tugging, tracheal: Oliver-Cardarelli-Zeichen s.

tularaemia/n: Tularämie w.

tularemia/n: Tularämie w; **oculoglandular** ~ okuloglanduläre Tularämie w; **pneumonic** ~ pulmonale Tularämie w; **typhoidal** ~ typhöse Tularämie w; **ulceroglandular** ~ ulzeroglanduläre Tularämie w.

tularine/n: Tularin s.

tulobuterol/n: Tulobuterol s.

tumbling/n: Tumbling s, Taumeln s.

tumefacient/adj: eine Schwellung bewirkend.

tumefaction/n: Schwellung w, Intumeszenz w.

tumefy/vb: anschwellen.

tumescence/n: Tumeszenz w, Intumeszenz w, Schwellung w.

tumid/adj: geschwollen.

tumor/n: Tumor m, Herd m; **acute splenic** ~ akute Splenomegalie w; **adenoid** ~ Adenom s; **adenomatoid** ~ angiomatöser Tumor m; **adenomatoid odontogenic** ~ Adenoameloblastom s; **adipose** ~ Lipom s; **alveolar** ~ bronchoalveolärer Tumor m; **ameloblastic adenomatoid** ~ Adenoameloblastom s; **angiomatoid** ~ angiomatöser Tumor m; **benign** ~ benigner Tumor m; **benign mixed** ~ pleomorphes Adenom s; **brown** ~ brauner Tumor m; **chromophil** ~ Phäochromozytom s; **colloid** ~ Myxom s; **colloid ovarian** ~ muzinöses Kystadenom s; **connective** ~ Bindegewebstumor m; **cystic** ~ zystischer Tumor m; **dentinoid** ~ Dentinom s; **dysontogenetic** ~ embryonaler Tumor m; **embryonal** ~ embryonaler Tumor m; **embryonal mixed** ~ Hepatoblastom s; **epithelial** ~ Epithelzelltumor m; **extramedullary hematopoietic** ~ Erythroblastom s; **false** ~ Pseudotumor m; **fibroepithelial** ~ Fibroepitheliom s; **fibroplastic** ~ Fibrom s, Fibrosarkom s; **fibrous** ~ Fibrom s; **fungating** ~ fungoider Tumor m; **germinal** ~ Keimzelltumor m; **gummy** ~ Gumma; **hypophyseal** ~ Hypophysentumor m; **infiltrating** ~ infiltrierender Tumor m; **innocent** ~ benigner Tumor m; **iron-hard** ~ Riedel-Struma w; **ivorylike** ~ Eburnisation w; **juxtaglomerular** ~ juxtaglomerulärer Tumor m; **lacteal** ~ Galaktozele w; **large-bowel** ~ Dickdarmtumor m; **malignant** ~ maligner Tumor m, Karzinom s; **melanotic neuroectodermal** ~ melanotischer neuroektodermaler Tumor m; **metastatic** ~ Metastase w; **mixed** ~ Mischtumor; **neuroepithelial** ~ Neuroepitheliom s; **papillary** ~ papillärer Tumor m; **parvilocular pseudomucinous** ~ muzinöses Kystadenom s; **pineal** ~ Hypophysentumor m; **polypoid** ~ polypoider Tumor m; **primary** ~ Primärtumor m; **ranine** ~ Froschgeschwulst w, Ranula; **salivary** ~ Speicheldrüsentumor m; **secondary** ~ Sekundärtumor m; **soft-tissue** ~ Weichteiltumor m; **teratoid** ~ Teratom s; **tridermic** ~ von den drei Keimschichten abstammender Tumor; **true** ~ Neoplasma s; **unknown primary** ~ unbekannter Primärtumor m; **varicose** ~ variköse Schwellung w; **villous** ~ villöser Tumor m; **white** ~ tuberkulöse Arthritis w.

tumor antibody: Tumorantikörper m.

tumor antigen: Tumorantigen s.

tumor cell: Tumorzelle w.

tumor diagnosis: Tumordiagnostik w.

tumor dose: Herddosis w.

tumor formation: Tumorbildung w.

tumor growth: Tumorwachstum s.

tumoricidal/adj: Tumorzellen abtötend.

tumorigenesis/n: Tumorbildung w.

tumorigenic/adj: Tumoren bildend.

tumorigenicity/n: Karzinogenität w.

tumor induction: Tumorinduktion w.

tumor initiator: Initiator m, Karzinogen s.

tumorlet/n: Tumorlet s, kleiner Lungentumor m.

tumorlike/adj: tumorartig.

tumor marker: Tumormarker m.

tumor metabolite marker: Tumorstoffwechselmarker m.

tumor necrosis factor [abbr] **TNF**: Tumornekrosefaktor m.

tumor of salivary gland type, mixed: Chondroidsyringom *s*.
tumorous/*adj*: tumorös.
tumor promotor: Tumorpromotorfaktor *m*.
tumor recurrence: Tumorrezidiv *s*.
tumor staging: Tumor-Staging *s*, Tumorstadieneinteilung *w*.
tumor stem cell: Tumorstammzelle *w*.
tumor tissue: Tumorgewebe *s*.
tumor virus: Tumorvirus *m*, Onkovirus *m*.
tumour/*n*: Tumor *m*.
tune/*vb*: abstimmen.
tunga penetrans: Tunga penetrans.
tungiasis/*n*: Tungiasis *w*.
tungstate/*n*: Wolframat *s*.
tungsten/*n*: Wolfram *s*.
tunic/*n*: Hülle *w*, Tunica; **fibrous** ~ Tunica fibrosa; **mucous** ~ Tunica mucosa; **muscular** ~ Tunica muscularis; **pharyngeal** ~ Fascia pharyngealis; **proper** ~ Tunica propria.
tunicamycin/*n*: Tunicamycin *s*.
tunnel/*n*: Tunnel *m*, Kanal *m*; **aortico-left ventricular** ~ Aorto-linksventrikulärer Kanal *m*; **carpal** ~ Karpaltunnel *m*; **tarsal** ~ Tarsaltunnel *m*.
tunnel anemia: Ankylostoma-Anämie *w*.
tunnel disease: Ankylostomiasis *w*, Dekompressionskrankheit *w*.
tunnel flap: Rundstiellappen *m*.
tunnel syndrome, carpal: Karpaltunnelsyndrom *s*.
tunnel vision: röhrenförmiges Gesichtsfeld *s*.
TUR [*abbr*] **transurethral resection:** transurethrale Resektion *w*.
turban tumor: Turbantumor *m*.
turbidimetric/*adj*: turbidimetrisch.
turbidity/*n*: Trübung *w*.
tuurbidity method: Trübungsreaktion *w*.
turbinal/*adj*: gewunden, turbinal.
turbinate/*n*: Concha nasalis; **middle nasal** ~ mittlere Nasenmuschel *w*; **nasal** ~ Nasenmuschel *w*, Concha nasalis.
turbinated/*adj*: gewunden.
turbinectomy/*n*: Turbinektomie *w*, Konchektomie *w*.
turbinotome/*n*: Konchotom *s*.
turbinotomy/*n*: Konchotomie *w*.
turbulence/*n*: Turbulenz *w*.
turbulent/*adj*: turbulent.
Turcot syndrome: Turcot-Syndrom *s*.
turgescence/*n*: Turgeszenz *w*.
turgid/*adj*: geschwollen.
turgidization/*n*: Schwellung *w*.
turgor/*n*: Schwellung *w*, Turgor.
turn/*n, vb*: 1. Umdrehung *w*; 2. umdrehen, wenden.
Turner sign: Turner-Cullen-Symptom *s*.
Turner syndrome: Turner-Syndrom *s*, Nagel-Patella-Syndrom *s*.
Turner-Ullrich syndrome: Ullrich-Turner-Syndrom *s*.
turning/*n*: Wendung *w*.
turnover/*n*: Turnover *m*, Umsatz *m*.
turnover intervall: Durchgangsintervall *s*.
turnsol/*n*: Lackmus *m*.
turntable/*n*: Drehtisch *m*.
turomycin/*n*: Turomycin *s*.
TURP [*abbr*] **transurethral resection of prostate:** transurethrale Resektion der Prostata, TURP.
turpentine/*n*: Terpentin *s*.
turpentine camphor: Terpentinkampher *m*.
turqoise/*n*: Türkis *s*.
turricephaly/*n*: Turrizephalus *m*, Turmschädel *m*.
tussal/*adj*: Husten-.
tussicular/*adj*: Husten-.
tussis/*n*: Husten *m*, Tussis.
tussive/*adj*: Husten-.
tutamen/*n*: Schutz *m*, Tutamen.
twang/*n*: Näseln *s*.
T wave: T-Welle *w*.
tween-brain/*n*: Zwischenhirn *s*, Dienzephalon *s*, Diencephalon *s*.
tweezers/*n*: Pinzette *w*.
twig/*n*: Nervenendast *m*, Endarterie *w*.
twilight blindness: Dämmerungsamblyopie *w*.
twilight sleep: Dämmerschlaf *m*.
twilight state: Dämmerzustand *m*.
twilight vision: Dämmerungssehen *s*, sko-

topisches Sehen *s*.
twin birth: Zwillingsgeburt *w*.
twin delivery: Zwillingsgeburt *w*.
twinge/*n*: kurzer, stechender Schmerz *m*, Zwicken *s*.
twinning/*n*: Verdopplung *w*.
twin pregnancy: Zwillingsschwangerschaft *w*.
twin research: Zwillingsforschung *w*.
twins: Zwillinge; **acardiac** ~ Acardius *m*; **binovular** ~ zweieiige Zwillinge; **conjoined** ~ Doppelfehlbildung *w*, siamesische Zwillinge; **dichorial** ~ zweieiige Zwillinge; **dissimilar** ~ zweieiige Zwillinge; **dizygotic** ~ zweieiige Zwillinge; **false** ~ zweieiige Zwillinge; **fraternal** ~ zweieiige Zwillinge; **homozygotic** ~ eineiige Zwillinge; **impacted** ~ Kryptodydimus; **monoamniotic** ~ eineiige Zwillinge mit einem Amnion; **monochorionic** ~ monochoriale Zwillinge; **monozygotic** ~ eineiige Zwillinge; **placental parasitic** ~ Omphalosit *m*; **Siamese** ~ siamesische Zwillinge; **true** ~ eineiige Zwillinge; **two-egg** ~ zweieiige Zwillinge; **uniovular** ~ eineiige Zwillinge; **unlike** ~ zweieiige Zwillinge.
twin transfusion syndrome: fetofetale Transfusion *w*.
twist/*vb*: winden, drehen.
twisting/*n*: Drehung *w*.
twitch/*n*: Zuckung *w*; **fibrillar** ~ fibrilläre Zuckung *w*; **isometric** ~ isometrische Kontraktion *w*.
twitching/*n*: Zuckung *w*; **fascicular** ~ faszikuläre Zuckung *w*; **fibrillar** ~ fibrilläre Zuckung *w*.
two-dimensional/*adj*: zweidimensional.
two-point/*adj*: Zwei-Punkte-.
two-sided/*adj*: zweiseitig.
two-tailed/*adj*: zweiseitig.
tybamate/*n*: Tybamat *s*.
tylectomy/*n*: Tylektomie *w*, Schwielenexzision *w*.
tylosin/*n*: Tylosin *s*.
tylosis/*n*: Tylosis *w*, Keratodermie *w*.
tyloxapol/*n*: Tyloxapol *s*.

tympan-: Tympano-.
tympanal/*adj*: tympanisch.
tympanectomy/*n*: Tympanektomie *w*.
tympanic/*adj*: tympanisch, Trommelfell-.
tympanicord/*n*: Chorda tympani.
tympanites/*n*: Tympanie *w*; **false** ~ Pseudotympanie *w*; **uterine** ~ Physometra, Tympania uteri.
tympanitic/*adj*: tympanitisch.
tympano-: Tympano-, Trommelfell-.
tympanogram/*n*: Tympanogramm *s*.
tympanomastoid/*adj*: tympanomastoidal.
tympanomastoiditis/*n*: Tympanomastoiditis *w*.
tympanometry/*n*: Tympanometrie *w*.
tympanoplasty/*n*: Tympanoplastik *w*.
tympanosclerosis/*n*: Tympanosklerose *w*, Paukensklerose *w*.
tympanosis/*n*: Tympanie *w*.
tympanosympathectomy/*n*: Tympanosympathektomie *w*.
tympanotomy/*n*: Myringotomie *w*, Parazentese *w*.
tympanous/*adj*: tympanisch, tympanitisch.
tympanum/*n*: Trommel *w*, Tympanum.
tympany/*n*: Tympanie *w*.
Tyndall effect: Tyndall-Effekt *m*.
Tyndall phenomenon: Tyndall-Effekt *m*.
type/*n*, *vb*: 1. Typ *m*, Typus *m*; **athletic** ~ athletischer Typus *m*; **compulsive** ~ zwanghafter Charakter *m*; **cycloid** ~ zyklothyme Persönlichkeit *w*; **indifferent** ~ Indifferenztyp *m*; **intravert** ~ introvertierter Typus *m*; **leptosome** ~ leptosomer Typus *m*; **mixed** ~ Mischtyp *m*; **physical** ~ Körperbautyp *m*; **primary** ~ Grundtyp *m*; **pycnic** ~ Pykniker *m*; **schizoid** ~ schizoide Persönlichkeit *w*; **wild** ~ Wildtyp *m*; 2. typisieren.
type culture: Typisierungskultur *w*.
type-1 diabetes: Typ-1-Diabetes *m*, insulinabhängiger Diabetes mellitus *m*, IDDM.
type-specific/*adj*: artspezifisch.
typhemia/*n*: Typhämie *w*.
typhinia/*n*: Rückfallfieber *s*.

typhlectasis/*n*: Zäkumdilatation *w*.
typhlectomy/*n*: Zäkotomie *w*.
typhlitis/*n*: Typhlitis *w*.
typhlo-: Typhl-, Zäkum-, Blind-.
typhloappendicitis/*n*: Zäkum- und Blinddarmentzündung *w*.
typhlodicliditis/*n*: Ileozäkalklappenentzündung *w*.
typhlolexia/*n*: Wortblindheit *w*.
typhlomegaly/*n*: Zäkumvergrößerung *w*.
typhlon/*n*: Typhlon *s*, Zäkum *s*.
typhlopexy/*n*: Zäkumfixation *w*.
typhlostomy/*n*: Zäkostomie *w*.
typhloureterostomy/*n*: Ureterozäkostomie *w*.
typho-: Typho-.
typhobacterin/*n*: Typhoidvakzine *w*.
typhoid/*n, adj*: 1. Typhoid *s*; 2. typhusähnlich.
typhoidal/*adj*: typhös.
typhose/*adj*: typhös.
typhus/*n*: Fleckfieber *s*, Flecktyphus *m*; **amarillic** ~ Gelbfieber *s*; **benign** ~ Brill-Zinsser-Krankheit *w*; **chigger-borne** ~ Tsutsugamushi-Krankheit *w*; **European** ~ epidemisches Läusefleckfieber *s*; **flea-borne** ~ endemisches Fleckfieber *s*; **murine** ~ endemisches Fleckfieber *s*, murines Fleckfieber *s*; **recrudescent** ~ Brill-Zinsser-Krankheit *w*; **scrub** ~ Tsutsugamushi-Krankheit *w*.
typhus fever: Flecktyphus *m*.
typhus nodule: Fleckfieberknoten *m*.
typhus vaccine: Typhus-Vakzine *w*.
typical/*adj*: typisch.
typing/*n*: Typisierung *w*; **bacterial** ~ Bakterientypisierung *w*.
typological/*adj*: typologisch.
typology/*n*: Typologie *w*.
typus/*n*: Typ *m*, Typus *m*.
Tyr [*abbr*] **tyrosine**/*n*: Tyrosin *s*, Tyr.
tyraminase/*n*: Tyraminase *w*, Monoaminooxidase *w*.
tyramine/*n*: Tyramin *s*.
tyramine oxidase: Tyraminase *w*, Monoaminooxidase *w*.
tyrannism/*n*: Sadismus *m*.
tyro-: Tyro-, Käse-.
tyrocidine/*n*: Tyrocidin *s*.
Tyrode solution: Tyrode-Lösung *w*.
tyroid/*adj*: käsig.
tyrosinase/*n*: Tyrosinase *w*.
tyrosine [*abbr*] **Tyr**: Tyrosin *s*, Tyr.
tyrosine hydroxylase: Tyrosinhydroxylase *w*.
tyrosinemia/*n*: Tyrosinämie *w*.
tyrosinosis/*n*: Tyrosinose *w*.
tyrosinuria/*n*: Tyrosinurie *w*.
tyrosyluria/*n*: Tyrosylurie *w*, Tyrinose *w*.
tyrothricin/*n*: Tyrothricin *s*.
tyrotoxicon/*n*: Tyrotoxin *s*.
tyrotoxicosis/*n*: Tyrotoxikose *w*, Käsevergiftung *w*.
tyrotoxism/*n*: Käsevergiftung *w*.
tysonitis/*n*: Entzündung der Tyson-Drüsen.
tyvelose/*n*: Tyvelose *w*.
Tzanck cell: Tzanck-Zelle *w*.
Tzanck test: Tzanck-Test *m*.
tzetze/*n*: Tsetse-Fliege *w*.

U

U [*abbr*] 1. uracil; 2. uranium; 3. uridine; 4. unit: 1. Uracil *s*; 2. Uran *s*; 3. Uridin *s*; 4. Einheit *w*.
uabain/*n*: Ouabain *s*.
uarthritis/*n*: Gicht *w*.
uberous/*adj*: fruchtbar.
uberty/*n*: Fruchtbarkeit *w*.
ubiquinone/*n*: Ubichinon *s*, Coenzym Q *s*.
ubiquitous/*adj*: ubiquitär, allgegenwärtig.
ubiquity/*n*: Ubiquität *w*.
UDP [*abbr*] **uridine 5'-diphosphate**: Uridindiphosphat *s*.
UDPG [*abbr*] **uridine 5'-diphosphate glucose**: Uridindiphosphatglukose *w*.
UFA [*abbr*] **unesterified fatty acids**: freie Fettsäuren.
UGI [*abbr*] **upper gastrointestinal tract**: oberer Gastrointestinaltrakt *m*.
Uhl's anomaly: Uhl-Anomalie *w*.
ula/*n*: Gingiva *w*.
ulatrophy/*n*: Zahnfleischschwund *m*.
ulcer/*n*: Ulkus *s*, Geschwür *s*; **amputating** ~ Amputationsulkus *s*; **anastomotic** ~ Anastomosenulkus *s*; **aphthous** ~ Aphthe *w*; **chancroidal** ~ Schanker *m*; **corneal** ~ Hornhautgeschwür *s*; **creeping** ~ Ulcus serpens; **decubital** ~ Dekubitalulkus *s*, Druckgeschwür *s*; **duodenal** ~ Duodenalulkus *s*; **elusive** ~ Ulcus simplex vesicae, Hunner-Ulkus *s*; **frenal** ~ Riga-Frede-Geschwür *s*; **gastric** ~ Magenulkus *s*; **gastroduodenal** ~ gastroduodenales Ulkus *s*; **herpetic** ~ herpetisches Ulkus *s*; **hyperkeratotic** ~ hyperkeratotisches Ulkus *s*; **kissing** ~ kissing ulcer, Abklatschgeschwür *s*; **marginal** ~ Randulkus *s*; **penetrating** ~ penetrierendes Ulkus *s*; **peptic** ~ peptisches Ulkus *s*; **perforating** ~ perforierendes Ulkus *s*; **rodent** ~ Epithelioma basocellulare exulcerans; **serpiginous** ~ Ulcus serpens; **syphilitic** ~ Ulcus durum, harter Schanker *m*; **trophic** ~ trophisches Ulkus *s*.
ulcerate/*vb*: ulzerieren.
ulceration/*n*: Ulzeration *w*, Geschwürbildung *w*.
ulcerative/*adj*: ulzerös.
ulcer cancer: Ulkuskarzinom *s*.
ulcer crater: Ulkuskrater *m*.
ulcer-healing/*n*: Ulkusheilung *w*.
ulcer hemorrhage: Ulkusblutung *w*.
ulcer margin: Ulkusrand *m*.
ulcer niche: Ulkusnische *w*.
ulcero-: Ulkus-.
ulcerocancer/*n*: Ulkuskarzinom *s*.
ulcer of small intestine: Dünndarmgeschwür *s*.
ulcer of the lower leg: Unterschenkelgeschwür *s*.
ulcerogangrenous/*adj*: ulzerogangränös.
ulcerogenesis/*n*: Ulzerogenese *w*.
ulcerogenic/*adj*: ulzerogen.
ulceroglandular/*adj*: ulzeroglandulär.
ulceromembranous/*adj*: ulzeromembranös.
ulcerous/*adj*: ulzerös, geschwürig.
ulcer pain: Ulkusschmerz *m*.
ulcer relapse: Ulkusrezidiv *s*.
ulcer treatment: Ulkusbehandlung *w*.
ulcus carcinoma: Ulkuskarzinom *s*.
ulcus crater: Ulkuskrater *m*.
ulcus durum: harter Schanker *m*, Ulcus durum.
ulcus molle/*n*: weicher Schanker *m*, Ulcus molle.
ulectomy/*n*: Zahnfleischentfernung *w*.
ulegyria/*n*: Ulegyrie *w*.
ulerythema ophryogenes: Ulerythema ophryogenes.
ulitis/*n*: Gingivitis *w*.
Ullrich-Feichtiger syndrome: Ullrich-Feichtiger-Syndrom *s*, Dyskranio-Pygophalangie *w*.
Ullrich-Turner syndrome: Ullrich-Tur-

ner-Syndrom *s*.
ulna/*n*: Ellbogen *m*, Ulna.
ulnar/*adj*: ulnar.
ulo-: Gaumen-, Gingiva-, Narben-.
ulocarcinoma/*n*: Gingivakarzinom *s*.
ulodermatitis/*n*: Ulodermatitis *w*.
uloglossitis/*n*: Uloglossitis *w*.
ulorrhagia/*n*: Zahnfleischbluten *s*.
ulosis/*n*: Narbenbildung *w*.
ulotic/*adj*: vernarbend.
ulotomy/*n*: Ulotomie *w*, Narbenschnitt *m*.
ultimobranchial/*adj*: ultimobranchial.
ultracentrifugation/*n*: Ultrazentrifugation *w*.
ultracentrifuge/*n*: Ultrazentrifuge *w*.
ultracryotomy/*n*: Ultragefrierschnittechnik *w*.
ultrafilter/*n*: Ultrafilter *m*.
ultrafiltrate/*n*: Ultrafiltrat *s*.
ultrafiltration/*n*: Ultrafiltration *w*, Diafiltration *w*; **peritoneal** ~ Peritonealdialyse *w*.
ultrafiltration chamber: Ultrafiltrationskammer *w*.
ultrafiltration membrane: Ultrafiltrationsmembran *w*.
ultrahard/*adj*: ultrahart.
ultrahigh/*adj*: ultrahoch.
ultramicron/*n*: Submikron *s*.
ultramicroscope/*n*: Ultramikroskop *s*, Elektronenmikroskop *s*.
ultramicroscopical/*adj*: ultramikroskopisch.
ultramicroscopy/*n*: Ultramikroskopie *w*.
ultramicrotome/*n*: Ultramikrotom *s*.
ultraphagocytosis/*n*: Pinozytose *w*.
ultrapore/*n*: Feinpore *w*.
ultraprophylaxis/*n*: Ultraprophylaxe *w*.
ultraradical/*adj*: ultraradikal.
ultra-red/*adj*: infrarot.
ultrasensitivity/*n*: Überempfindlichkeit *w*.
ultrashortwave/*n*: Ultrakurzwelle *w*.
ultrashortwave diathermy: Ultrakurzwellentherapie *w*.
ultrasonic/*adj*: Ultraschall-.
ultrasonication/*n*: Ultraschallbehandlung *w*.
ultrasonics/*n*: Ultraschall *m*.
ultrasonogram/*n*: Echogramm *s*.
ultrasonograph/*n*: Ultraschallgerät *s*.
ultrasonographic/*adj*: sonographisch.
ultrasonography/*n*: Ultraschallsonographie *w*.
ultrasound/*n*: Ultraschall *m*.
ultrasound diagnosis: Ultraschalldiagnostik *w*.
ultrasound examination: Ultraschalluntersuchung *w*, Sonographie *w*.
ultrasound-guided/*adj*: ultraschallgeleitet.
ultrastructural/*adj*: ultrastrukturell.
ultrastructure/*n*: Ultrastruktur *w*, Feinstruktur *w*.
ultrathin/*adj*: extrem dünn.
ultraviolet/*n, adj*: 1. Ultraviolettstrahlung *w*; 2. ultraviolett, UV-.
ultravirus/*n*: Ultravirus *m*.
ultravisible/*adj*: ultramikroskopisch sichtbar.
umbauzonen: Looser-Umbauzonen.
umbellatine/*n*: Berberin *s*.
umbilectomy/*n*: Nabelexzision *w*.
umbilical/*adj*: umbilikal, Nabel-.
umbilication/*n*: zentrale Eindellung *w*.
umbilicus/*n*: Nabel *m*; **amniotic** ~ Amnionnabel *m*.
umbrella/*n*: Schirm *m*; **caval** ~ Kavaschirm *m*.
umbrella filter: Kavaschirm *m*.
umbrella iris: Napfkucheniris *w*.
UMP [*abbr*] **uridine 5'-monophosphate**: Uridinmonophosphat *s*.
unadultered/*adj*: unverfälscht.
unassisted/*adj*: ohne Assistenz, ohne Hilfe, bloß.
unattached/*adj*: frei flottierend.
unbalance/*n*: Gleichgewichtsstörung *w*.
unbalanced/*adj*: unausgeglichen, unbalanciert, unabgeglichen.
unbearable/*adj*: unerträglich.
unbiased/*adj*: erwartungstreu, fehlerfrei, unvoreingenommen, verzerrungsfrei.
unblocking/*n*: Entblocken *s*.

unborn/*adj*: ungeboren.
unbranched/*adj*: unverzweigt.
uncalcified/*adj*: nicht kalzifiziert, nicht verkalkt.
uncertainty/*n*: Unsicherheit.
uncertainty factor: Unsicherheitsfaktor *m*.
uncharged/*adj*: ungeladen.
unciform/*adj*: hakenförmig.
uncinariasis/*n*: Uncinariasis *w*, Hakenwurmkrankheit *w*.
uncinate/*adj*: hakenförmig, uncinatus.
uncoating/*n*: Uncoating, Enthüllen *s*.
uncommunicable/*adj*: nicht ansteckend, nicht übertragbar.
uncompensated/*adj*: unkompensiert, nicht kompensiert, unausgeglichen.
uncompetitive/*adj*: nicht-kompetitiv.
unconditioned/*adj*: nicht-konditioniert, unbedingt.
unconjugated/*ajd*: unkonjugiert, nicht konjugiert.
unconscious/*n, adj*: 1. Unbewußtsein *s*; **collective ~** kollektives Unbewußtsein *s*; 2. bewußtlos, unbewußt.
unconsciousness/*n*: Bewußtlosigkeit *w*.
uncontrolled/*adj*: unkontrolliert.
uncoordinated/*adj*: unkoordiniert.
uncorrigated/*adj*: unkorrigiert, nicht korrigiert.
uncouple/*vb*: auskuppeln.
uncoupler/*n*: Entkoppler *m*.
uncoupling/*n*: Entkopplung *w*.
uncovertebral/*adj*: Unkovertebral-.
uncrossed/*adj*: ungekreuzt.
unction/*n*: Öl *s*, Salbe *w*, Einreibemittel *s*, Einreiben *s*.
unctuous/*adj*: ölig, fettig.
uncture/*n*: Salbe *w*.
uncurable/*adj*: unheilbar.
undamped/*adj*: ungedämpft.
under/*adv*: unter, unterhalb.
underage/*adj*: minderjährig, unmündig.
underarm/*n*: Unterarm *m*.
undercut/*n, vb*: 1. Ankerrinne *w*; 2. unterminieren.
underdeveloped/*adj*: unterentwickelt.

underdevelopment/*n*: Unterentwicklung *w*.
underdosage/*n*: Unterdosierung *w*.
underexposure/*n*: Unterbelichtung *w*.
underfeed/*vb*: unterernähren.
underfunction/*n*: Unterfunktion *w*.
underlay/*vb*: unterschichten, unterlegen.
underlip/*n*: Unterlippe *w*.
undermethylation/*n*: Untermethylierung *w*.
undermine/*vb*: unterhöhlen.
undernourished/*adj*: unterernährt.
undernourishment/*n*: Unterernährung *w*, Mangelernährung *w*.
undernutrition/*n*: Unterernährung *w*, Mangelernährung *w*.
underperfusion/*n*: Minderperfusion *w*.
underpopulated/*adj*: unterbevölkert.
underpressure/*n*: Unterdruck *m*.
undersaturation/*n*: Untersättigung *w*.
underserved/*adj*: unterversorgt.
understanding/*n*: Verstehen *s*.
undersurface/*n*: Unterseite *w*.
undertable fluoroscopy: Untertischdurchleuchtung *w*.
undertable image intensifier: Untertisch-Bildverstärker *m*.
untertable spotfilm device: Untertischzielgerät *s*.
underventilation/*n*: Hypoventilation *w*.
undervoltage/*n*: Unterspannung *w*.
underwater exercise: Unterwassergymnastik *w*.
underwater treatment: Unterwasserbehandlung *w*.
underweight/*n*: Untergewicht *s*.
Underwood's disease: Sklerema neonatorum.
undescended/*adj*: nicht deszendiert.
undifferentiated/*adj*: undifferenziert.
undiffracted/*adj*: ungebeugt.
undigested/*adj*: unverdaut.
undigestible/*adj*: unverdaulich.
undinism/*n*: Urolagnie *w*.
undiscerning/*adj*: einsichtslos, uneinsichtig.
undifferentiated/*adj*: undifferenziert.

undressed/*adj*: unverbunden.
Undritz anomaly: Undritz-Leukozytenanomalie *w*, Hypersegmentierung der Neutrophilen.
undulant/*adj*: undulierend.
undulate/*vb*: schwingen.
undulatory/*adj*: wellenförmig, Wellen-.
undyed/*adj*: ungefärbt.
uneconomical/*adj*: unwirtschaftlich.
unemotional/*adj*: teilnahmslos, leidenschaftslos.
unequal/*adj*: ungleich.
unesterified/*adj*: unverestert.
uneven/*adj*: uneben, höckrig.
unfavourable/*adj*: ungünstig.
unfertile/*adj*: unfruchtbar.
unfertilized/*adj*: nicht befruchtet.
unfit to plead: nicht aussagefähig.
unfolding/*n*: Entfaltung *w*.
unformed/*adj*: ungeformt, formlos.
ungrounded/*adj*: ungeerdet.
ungual/*adj*: Nagel-, ungualis.
unguent/*n*: Salbe *w*.
unguicular/*adj*: nagelförmig.
unguinal/*adj*: Nagel-, ungualis.
unhealthful/*adj*: ungesund.
unhealthiness/*n*: Kränklichkeit *w*.
unhealthy/*adj*: ungesund, kränklich, krankhaft, gesundheitsschädigend.
unhygienic/*adj*: unhygienisch.
uni-: uni-, ein-.
uniarticular/*adj*: monoartikulär.
uniaural/*adj*: monaural.
unicellular/*adj*: einzellig.
unidentified/*adj*: nicht identifiziert.
unidimensionality/*n*: Eindimensionalität *w*.
unidirected/*adj*: gleichgerichtet.
unidirectional/*adj*: unidirektional.
uniflagellate/*adj*: monotrich.
unifocal/*adj*: unifokal.
uniform/*adj*: uniform, einheitlich, gleichförmig, gleichmäßig.
unify/*vb*: vereinheitlichen.
unigravida/*n*: Primigravida.
unilaminar/*adj*: einschichtig.
unilateral/*adj*: unilateral, einseitig, halbseitig.
unimmunized/*adj*: nicht immunisiert.
unimodal/*adj*: unimodal, eingipflig.
uninephrectomy/*n*: unilaterale Nephrektomie *w*.
uninfected/*adj*: infektfrei, nicht infiziert.
uninuclear/*adj*: mononukleär.
uninucleate/*adj*: mononukleär.
uniocular/*adj*: monokulär.
union/*n*: Vereinigung *w*, Bindung *w*, Verbindung *w*, Heilung *w*; **faulty** ~ Nichteinigung *w*; **immediate** ~ Primärheilung *w*; **primary** ~ Primärheilung *w*; **syngamic nuclear** ~ syngame Kernverschmelzung *w*; **vicious** ~ Verheilung in Fehlstellung *w*.
uniovular/*adj*: monozygot, eineiig.
uniparenteral/*adj*: uniparenteral.
unipolar/*adj*: unipolar.
unipotency/*n*: Unipotenz *w*.
unipotent/*adj*: unipotent.
unique/*adj*: einzigartig, einmalig.
unirritable/*adj*: unerregbar.
unisexual/*adj*: eingeschlechtlich.
unit/*n*: Einheit *w*, Enzymeinheit *w*, Apparatekonfiguration *w*; **derived** ~ abgeleitete Einheit *w*; **electrostatic** ~ elektrostatische Einheit *w*; **feto-placental** ~ fetoplazentare Einheit *w*; **motor** ~ motorische Einheit *w*.
unit cell: Einheitszelle *w*.
unite/*vb*: verbinden.
unit factor: Erbfaktor *m*.
unit membrane: Einheitsmembran *w*, Elementarmembran *w*.
unit of measure: Maßeinheit *w*.
unit operation: Grundoperation *w*.
univalent/*adj*: einwertig.
universal/*adj*: universal, universell.
universe/*n*: Gesamtheit *w*, Grundgesamtheit *w*.
univitelline/*adj*: eineiig.
unlaboured/*adj*: leicht, natürlich, mühelos, ohne Anstrengung.
unloaded/*adj*: unbelastet.
unloading/*n*: Entladung *w*.
unloading reflex: Entladungsreflex *m*.

unmedullated/*adj*: marklos, nicht myelinisiert.
unmodified/*adj*: nativ.
unmovable/*adj*: unbeweglich.
unmyelinated/*adj*: marklos, nicht myelinisiert.
Unna-Pappenheim stain: Pappenheim-Färbung *w*.
Unna's boot: Zinkleimverband *m*.
Unna's disease: seborrhoische Dermatitis *w*, Petaloid *s*.
Unna's nevus: Nävus Unna *m*, Storchenbiß *m*.
unobstructed/*adj*: durchgängig, frei, ungehindert.
unofficial/*adj*: nicht offizinell.
unorganized/*adj*: unorganisiert.
unpaired/*adj*: unpaarig.
unpasteurised/*adj*: nicht pasteurisiert.
unphysiological/*adj*: unphysiologisch.
unpigmented/*adj*: unpigmentiert.
unprimed/*adj*: nicht stimuliert, nicht sensibilisiert.
unreactive/*adj*: reaktionslos, ohne Reaktion.
unrectified/*adj*: nicht gereinigt.
unreduced/*adj*: nicht reponiert, nicht eingerenkt.
unreliable/*adj*: unzuverlässig.
unreproducable/*adj*: nicht reproduzierbar.
unresectable/*adj*: nicht resezierbar.
unresolved/*adj*: unaufgelöst.
unresponsiveness/*n*: Nichtansprechen *s*.
unsaturated/*adj*: ungesättigt.
unsex/*vb*: kastrieren.
unsharpness/*n*: Unschärfe *w*, Verwischung *w*.
unsound/*adj*: angegriffen, krank, ungesund.
unsoundness/*n*: Gesundheitsstörung *w*.
unspecific/*adj*: unspezifisch, uncharakteristisch, untypisch.
unstable/*adj*: instabil, labil.
unstained/*adj*: ungefärbt.
unstriated/*adj*: glatt, nicht gefasert.
unstructured/*adj*: nicht strukturiert.

unsymmetrical/*adj*: asymmetrisch.
Unterberger's test: Unterberger-Tretversuch *m*.
untested/*adj*: ungeprüft, nicht ausgetestet.
untight/*adj*: undicht.
unusual/*adj*: ungewöhnlich, selten.
Unverricht syndrome: Unverricht-Syndrom *s*, Myoklonusepilepsie *w*.
unvoluntary/*adj*: unfreiwillig.
unwanted/*adj*: unerwünscht.
unwell/*adj*: krank, unwohl, unpäßlich.
unwholesome/*adj*: ungesund, gesundheitsschädlich.
unwinding/*n*: Entwindung *w*.
update/*vb*: aktualisieren.
uperisation/*n*: Ultrahocherhitzung *w*.
UPJ stenosis: Ureterabgangsstenose *w*.
upper/*n, adj*: 1. Stimulans *s*; 2. oberes, Ober-.
upperarm/*n*: Oberarm *m*.
upright/*adj, vb*: 1. aufrecht, stehend; 2. aufrichten.
upset/*n, vb, adj*: 1. Verwirrung *w*, Verstimmung *w*, Störung *w*; 2. verderben, umwerfen, verstimmen; 3. verstimmt, verdorben.
upstream/*adj*: stromaufwärts, entgegen der Strömungsrichtung.
uptake/*n, vb*: 1. Aufnahme *w*, Transport *m*; 2. aufnehmen.
uptake of nutrients: Nährstoffaufnahme *w*.
ur-: Uro-.
urachus/*n*: Urachus *m*, Harngang *m*.
uracil [*abbr*] U: Uracil *s*, 2,4,-Dihydroxipyrimidin *s*.
uraemia/*n*: Urämie *w*.
uraemic/*adj*: urämisch.
uramine/*n*: Guanidin *s*.
uranalysis/*n*: Urinstatus *m*, Urinuntersuchung *w*.
uraniscoplasty/*n*: Palatoplastik *w*, Uranoplastik *w*.
uranism/*n*: Homosexualität *w*.
uranium [*abbr*] U: Uran *s*, U.
urano-: Urano-, Gaumen-.
uranoplasty/*n*: Uranoplastik *w*, Staphylo-

plastik w.
uranoplegia/n: Gaumensegellähmung w.
uranoschisis/n: Uranoschisis w, Gaumenspalte w.
uranostaphyloplasty/n: Gaumenplastik w, Palatoplastik w.
uranostaphyloschisis/n: Gaumenspalte w.
urapidil/n: Urapidil s.
urarthritis/n: Gicht w.
urate/n: Urat s.
urate calculus: Uratstein m.
urate cast: Uratzylinder m, Harnsäurezylinder m.
urate deposition: Uratablagerung w.
urateemia/n: Hyperurikämie w.
urate kidney: Uratnephropathie w.
urate oxidase: Uratoxidase w, Urikase w.
uratolytic/adj: uratolytisch.
uratosis/n: Uratablagerung w.
uraturia/n: Urikosurie w, Uraturie w.
Urbach-Oppenheim disease: Necrobiosis lipoidica.
ur-defense: Urvertrauen s.
urea/n: Harnstoff m, Carbamid s.
urea clearance: Harnstoff-Clearance w.
urea cycle: Harnstoffzyklus m, Ornithinzyklus m.
urea degrading: Harnstoffspaltung w.
ureametry/n: Harnstoffbestimmung w.
urea nitrogen: Harnstoff-Stickstoff m.
ureaplasma/n: Ureaplasma s.
ureapoiesis/n: Harnstoffbildung w.
urease/n: Urease w, Harnstoff-Amidohydrolase w.
urease biopsy: Urease-Biopsie-Test m.
urease test: Urease-Test m.
urea syndrome: Dysäquilibriumsyndrom s.
urea synthesis: Harnstoffsynthese w.
urecchysis/n: Urinphlegmone w.
ureide/n: Ureid s.
uremia/n: Urämie w; **prerenal** ~ prärenale Urämie w.
uremic/adj: urämisch.
ureolysis/n: Harnstoffabbau m.
uresis/n: Urese w, Harnbereitung w.
ureter/n: Harnleiter m, Ureter m; **aberrant** ~ fehlmündender Harnleiter m; **dilated** ~ Ureterdilatation w; **double** ~ doppelter Harnleiter m; **ectopic** ~ Ureterektopie.
ureteral/adj: Harnleiter-, Ureter-.
ureter dystopia: Harnleiterdystopie w.
ureterectasis/n: Ureterektasie w, Ureterdilatation w.
ureterectomy/n: Ureterektomie w.
ureter injury: Ureterverletzung w.
ureteritis/n: Ureteritis w, Harnleiterentzündung w.
uretero-: Ureter-, Harnleiter-.
ureterocele/n: Ureterozele w, Ureterzyste w, intraureterale Zyste w.
ureterocolic/adj: ureterokolisch.
ureterocolostomy/n: Ureterokolostomie w.
ureterocutaneostomy/n: Ureterokutaneostomie w.
ureterocystoneostomy/n: Ureterozystoneostomie w.
ureteroenterostomy/n: Ureteroenterostomie w, Ureteroenteroanastomose w.
ureterogram/n: Ureterogramm s.
ureterography/n: Ureterographie w.
ureteroileostomy/n: Ureteroileostomie w.
ureterolith/n: Ureterstein m, Harnleiterstein m.
ureterolithotomy/n: Ureterolithotomie w.
ureterolysis/n: Ureterolyse w.
ureteroneocystostomy/n: Ureterozystoneostomie w.
ureteronephrectomy/n: Ureteronephrektomie w.
ureteropathy/n: Harnleitererkrankung w.
ureteropelvioplasty/n: Ureteropelvioplastik w.
ureteroplasty/n: Ureterplastik w.
ureteroproctostomy/n: Ureteroproktostomie w.
ureteropyelitis/n: Ureteropyelitis w.
ureteropyelography/n: Ureteropyelographie w.
ureteropyeloneostomy/n: Ureteropyeloneostomie w.
ureteropyeloplasty/n: Ureteropyeloplastik w.
ureteroscopy/n: Ureteroskopie w.

ureterosigmoidostomy/*n*: Ureterosigmoidostomie *w*.
ureterostenosis/*n*: Ureterstenose *w*, Harnleiterverengung *w*.
ureterostoma/*n*: Ureterostoma *s*.
ureterostomy/*n*: Ureterostomie *w*.
ureterotomy/*n*: Ureterotomie *w*.
ureter-ovarian vein syndrome: Ureter-Ovarika-Kompressionssyndrom *s*.
ureterovesical/*adj*: ureterovesikal.
urethane/*n*: Urethan *s*.
urethra/*n*: Harnröhre *w*, Urethra; **imperforate** ~ undurchgängige Urethra *w*.
urethral/*adj*: urethral, Urethra-, Harnröhren-.
urethratresia/*n*: Harnröhrenatresie *w*.
urethrectomy/*n*: Urethroektomie *w*.
urethritis/*n*: Urethritis *w*; **gonococcal** ~ gonorrhoische Urethritis; **nonspecific** ~ unspezifische Urethritis; **simple** ~ unspezifische Urethritis; **specific** ~ gonnorrhoische Urethritis.
urethro-: Urethro-.
urethrocutanoeous/*adj*: urethrokutan.
urethrocystitis/*n*: Urethrozystits *w*.
urethrocystocele/*n*: Urethrozystozele *w*.
urethrocystography/*n*: Urethrozystographie *w*.
urethrocystometry/*n*: Urethrozystometrie *w*.
urethrogram/*n*: Urethrogramm *s*.
urethrography/*n*: Urethrographie *w*.
urethrometry/*n*: Urethrometrie *w*, Sphinkterometrie *w*.
urethropexy/*n*: Urethropexie *w*.
urethroplasty/*n*: Urethroplastik *w*.
urethroscope/*n*: Urethroskop *s*.
urethroscopy/*n*: Urethroskopie *w*.
urethrostenosis/*n*: Harnröhrenstenose *w*.
urethrostomy/*n*: Urethrostomie *w*.
urethrotomy/*n*: Urethrotomie *w*.
urethrovaginal/*adj*: urethrovaginal.
uretic/*adj*: harntreibend.
urge/*n, adj, vb*: 1. Drang *m*; 2. dringend, Drang-; 3. drängen.
urgency/*n*: Harndrang *m*.
urhidrosis/*n*: Urhidrose *w*.

URI [*abbr*] **upper respiratory infection**: Infektion der oberen Atemwege.
-uria: -urie.
uric-: Harnsäure-, Uriko-.
-uric: -urisch.
uricacidemia/*n*: Hyperurikämie *w*.
uricaciduria/*n*: Urikosurie *w*.
uricaemia/*n*: Urikämie *w*.
uricase/*n*: Urikase *w*, Uratoxidase *w*.
uricolysis/*n*: Urikolyse *w*.
uricometer/*n*: Urikometer *s*.
uricopoiesis/*n*: Harnsäurebildung *w*.
uricosuria/*n*: Urikosurie *w*.
uricosuric/*adj*: urikosurisch.
uridine [*abbr*] **U**: Uridin *s*.
uridine 5'-diphosphate [*abbr*] **UDP**: Uridindiphosphat *s*, UDP.
uridine 5'-diphosphate glucose [*abbr*] **UDPG**: Uridindiphosphatglukose *w*, UDPG.
uridine 5'-monophosphate [*abbr*] **UMP**: Uridinmonophosphat *s*, UMP.
uridine phosphoric acid: Uridinphosphorsäure *w*.
uridine 5'-triphosphate [*abbr*] **UTP**: Uridintriphosphat *s*, UTP.
uridrosis/*n*: Urhidrose *w*.
uridyltransferase/*n*: Uridyltransferase *w*.
urin-: Urin-, Harn-.
urinal/*n*: Urinflasche *w*, Harnbehälter *m*.
urinal bladder: Harnblase *w*.
urinal calculus: Blasenstein *m*.
urinalysis/*n*: Urinstatus *m*, Urinuntersuchung *w*.
urinary/*adj*: Harn-, Urin-.
urinate/*vb*: urinieren.
urination/*n*: Miktion *w*, Wasserlassen *s*.
urination disorder: Miktionsstörung *w*.
urine/*n*: Urin *m*, Harn *m*; **black** ~ dunkler Urin *m*; **cloudy** ~ flockiger Urin *m*; **milky** ~ Trübes Urin *m*; **primary** ~ Primärharn *m*; **residual** ~ Restharn *m*; **turbid** ~ trüber Urin *m*.
urine analysis: Urinstatus *m*, Urinuntersuchung *w*.
urine culture: Urinkultur *w*.
urine salt: Harnsalz *s*.

urine sediment: Harnsediment *s*.
urine spindle: Harnspindel *w*.
urinidrosis/*n*: Urhidrose *w*.
uriniferous/*adj*: harnleitend.
urinogenital/*adj*: urogenital.
urinogenous/*adj*: urinproduzierend.
urinoma/*n*: Urinzyste *w*.
urinometer/*n*: Urometer *s*.
urinometry/*n*: Urometrie *w*.
urinose/*adj*: urinartig.
urobilin/*n*: Urobilin *s*.
urobilinogen/*n*: Urobilinogen *s*.
urobilinogenuria/*n*: Urobilinogenurie *w*.
urocanase/*n*: Urokanase *w*.
urocanate hydratase: Urokanase *w*.
urocele/*n*: Urozele *w*.
urochezia/*n*: Urochezie *w*.
urochrome/*n*: Urochrom *s*.
uroclepsia/*n*: Harninkontinenz *w*.
urocyst/*n*: Harnblase *w*.
urocystitis/*n*: Zystitis *w*, Blasenentzündung *w*.
urodynamics/*n*: Urodynamik *w*.
urodynia/*n*: Urodynie *w*, Schmerzen beim Wasserlassen.
uroflow/*n*: Harnfluß *m*, Uroflow.
uroflowmetry/*n*: Uroflowmetrie *w*.
urogastrone/*n*: Urogastron *s*.
urogenital/*adj*: urogenital.
urogenous/*adj*: urinproduzierend.
urogram/*n*: Urogramm *s*.
urographic/*adj*: urographisch.
urography/*n*: Urographie *w*; **ascending ~** retrograde Urographie *w*; **descending ~** Ausscheidungsurographie *w*.
urokinase/*n*: Urokinase *w*.
urolagnia/*n*: Urolagnie *w*.
urolith/*n*: Urolith *m*, Harnstein *m*.
urolithiasis/*n*: Urolithiasis *w*.
urology/*n*: Urologie *w*.
uromelus/*n*: Uromelie *w*.
urometer/*n*: Urometer *s*.
urometry/*n*: Urometrie *w*.
uron/*n*: Uron *s*.
uropathy/*n*: Harnwegserkrankung *w*; **obstructive ~** obstruktive Harnwegserkrankung *w*.

urophanic/*adj*: urophan.
urophilia/*n*: Urolagnie *w*.
uropoeisis/*n*: Harnbildung *w*.
uroporphyrin/*n*: Uroporphyrin *s*.
uroporphyrinogen/*n*: Uroporphyrinogen *s*.
uropsammus/*n*: Harnsand *m*.
uropterin/*n*: Uropterin *s*.
urorectal/*adj*: urorektal.
urorrhodin/*n*: Urosein *s*.
uroscheocele/*n*: Uroscheozele *w*, Urozele *w*.
uroscopy/*n*: Harnschau *w*.
urosepsis/*n*: Urosepsis *w*.
urothelium/*n*: Urothel *s*.
urotoxin/*n*: Urotoxin *s*.
uroxanthin/*n*: Uroxanthin *s*.
urticaria/*n*: Urtikaria *w*, Nesselsucht *w*, Quaddelsucht *w*.
urticarial/*adj*: urtikariell.
urticating/*adj*: Urtikaria-induzierend.
use/*n*, *vb*: 1. Anwendung *w*, Verwendung *w*; 2. anwenden, verwenden.
useful/*adj*: nützlich.
user/*n*: Benutzer.
user friendliness: Benutzerfreundlichkeit *w*.
Usher syndrome: Usher-Syndrom *s*.
U.S.P. [*abbr*] **United States Pharmacopeia**: Pharmakopoe der USA.
ustilaginism/*n*: Ustilaginismus *m*.
ustion/*n*: Kauterisation *w*.
usual/*adj*: üblich, gewöhnlich.
uta/*n*: Uta, südamerikanische Leishmaniase *w*.
utensil/*n*: Gerät *s*.
uterectomy/*n*: Hysterektomie *w*.
uterine/*adj*: Uterin-, uterinus.
utero-: Uterus-.
uterofixation/*n*: Uterusfixation *w*.
uterogestation/*n*: Intrauterinschwangerschaft *w*.
uterography/*n*: Uterographie *w*, Hysterographie *w*.
uteropexy/*n*: Hysteropexie *w*.
uteroplacental/*adj*: uteroplazentar.
uteroplasty/*n*: Uteroplastik *w*, Hysteropla-

uterosacral

stik *w*.
uterosacral/*adj*: uterosakral.
uterosalpingography/*n*: Hysterosalpingographie *w*.
uteroscope/*n*: Hysteroskop *s*.
uterotomy/*n*: Uterotomie *w*.
uterotonic/*n*: Uterotonikum *s*.
uterotubography/*n*: Hysterosalpingographie *w*.
uterovaginal/*adj*: uterovaginal.
uterovesical/*adj*: uterovesikal.
uterus/*n*: Uterus *m*, Gebärmutter *w*; **arcuate** ~ Uterus arcuatus; **bicornate** ~ Uterus bicornis; **bifid** ~ Uterus bicornis; **bipartite** ~ Uterus septus; **double-mouthed** ~ Uterus biforis; **embryonic** ~ embryonale Uterusanlage *w*; **fetal** ~ fetaler Uterus *m*; **fibroid** ~ Uterusleiomyom *s*; **gravid** ~ schwangerer Uterus *m*; **infantile** ~ Uterus infantilis; **pubescent** ~ Uterus infantilis; **sacculated** ~ Uteruswandaussackung *w*; **saddle-shaped** ~ Uterus arcuatus; **scarred** ~ narbiger Uterus *m*.
uterus carcinoma: Uteruskarzinom *s*.
uterus contraction: Uteruskontraktion *w*.
uterus myoma: Uterusmyom *s*.
uterus prolapse: Uterusprolaps *m*.
UTI [*abbr*] **urinary tract infection**: Harnwegsinfekt, HWI.
utility wax: Allzweckwachs *m*.
utilization/*n*: Utilisation *s*, Verwendung *w*, Verwertung *w*.
utilization coefficient: Ausnutzungskoeffizient *m*.
utilization of oxygen: Sauerstoffutilisation *w*.
utilization time: Nutzzeit *w*.
UTP [*abbr*] **uridine 5'-triphosphate**: Uridintriphosphat *s*, UTP.
utricle/*n*: Utriculus; **prostatic** ~ Utriculus prostaticus; **urethral** ~ Utriculus prostaticus.
utriculitis/*n*: Utrikulitis *w*.
UV [*abbr*] **ultraviolet**: ultraviolett, UV.
UV absorption: UV-Absorption *w*.
UV cell: UV-Küvette *w*.
uvea/*n*: Uvea *w*.
uveitis/*n*: Uveitis *w*; **anterior** ~ vordere Uveitis *w*, Iridozyklitis *w*; **granulomatous** ~ granulomatöse Uveitis *w*; **lens-induced** ~ phakogene Uveitis *w*; **phacoanaphylactic** ~ phakogene Uveitis *w*; **posterior** ~ hintere Uveitis *w*, Choroiditis *w*.
uveoparotitis/*n*: Febris uveoparotidea, Heerfordt-Syndrom *s*.
uvioresistant/*adj*: resistent gegen UV-Strahlen.
UV lamp: UV-Lampe *w*.
UV light: UV-Licht *s*.
UVR [*abbr*] **ultraviolet radiation**: Ultraviolettstrahlung *w*.
UV radiation: UV-Strahlung *w*.
UV-sensitive/*adj*: UV-empfindlich.
UV spectrometer: UV-Spektrometer *s*.
UV spectroscopy: UV-Spektroskopie *w*.
UV transparency: UV-Durchlässigkeit *w*.
uvula/*n*: Zäpfchen *s*, Uvula.
uvular/*adj*: uvulär, Uvula-.
uvulectomy/*n*: Staphylektomie *w*.
uvulo-: Uvulo-, Gaumenzäpfchen-.
uvulotomy/*n*: Staphylotomie *w*.
UV-VIS spectrometry: UV-Vis-Spektrometrie *w*.
U wave: U-Welle *w*.
uzarin/*n*: Uzarin *s*.

V

V [*abbr*] **1. vanadium; 2. vision**: 1. Vanadium *s*, V; 2. Sehvermögen *s*.
va [*abbr*] **1. viral antigen; 2. visual acuity**: 1. Virusantigen *s*; 2. Sehschärfe *w*.
vacancy/*n*: Vakanz *w*, vakante Bindungsstelle *w*.
vacant/*adj*: leer, ausdruckslos, nicht besetzt.
vaccigenous/*adj*: vakzinogen.
vaccina: Impfstoffe.
vaccinal/*adj*: Impf-.
vaccinate/*vb*: impfen.
vaccination/*n*: Impfung *w*; **antirabic** ~ Tollwutschutzimpfung *w*; **compulsary** ~ Pflichtimpfung *w*, Impfzwang *m*; **double** ~ Doppeltimpfung *w*; **initial** ~ Erstimpfung *w*; **oral** ~ Schluckimpfung *w*; **protective** ~ Schutzimpfung *w*; **repeated** ~ Wiederholungsimpfung *w*; **triple** ~ Dreifachimpfung *w*.
vaccination certificate: Impfnachweis *m*.
vaccination gap: Impflücke *w*.
vaccination lancet: Impflanzette *w*.
vaccinator/*n*: Impfpistole *w*, Impfgerät *s*, Impfarzt *m*.
vaccine/*n*: Impfstoff *m*, Vakzin *s*; **adsorbed** ~ Adsorbat-Impfstoff *m*; **attenuated** ~ attenuierter Impfstoff *m*; **chemical** ~ synthetischer Impfstoff *m*; **combined** ~ Kombinationsimpfstoff *m*; **inactivated** ~ inaktivierter Impfstoff *m*; **mixed** ~ Kombinationsimpfstoff *m*; **polyvalent** ~ polyvalenter Impfstoff *m*; **staphylococcal** ~ Staphylokokkenvakzin *s*; **univalent** ~ univalenter Impfstoff *m*.
vaccinee/*n*: Impfling.
vaccine production: Impfstoffgewinnung *w*.
vaccinia/*n*: Windpocken *w*, Impfreaktion *w*, Vaccinia.
vaccinid/*n*: Impfpocken *w*.
vacciniform/*adj*: pockenähnlich.
vaccinostyle/*n*: Impfstift *m*, Impflanzette *w*, Impffeder *w*.
vaccinotherapy/*n*: Vakzinetherapie *w*.
vaccinum/*n*: Impfstoff *m*.
vacuity/*n*: Leere *w*.
vacuojunction/*n*: Vakuumthermoelement *s*.
vacuolar/*adj*: vakuolär.
vacuolated/*adj*: vakuolär, vakuolisiert.
vacuole/*n*: Vakuole *w*.
vacuolization/*n*: Vakuolisierung *w*, Vakuolenbildung *w*.
vacuometer/*n*: Vakuummesser *m*.
vacuum/*n*: Vakuum *s*; **high** ~ Hochvakuum *s*; **partial** ~ Unterdruck *m*.
vacuum aspiration: Vakuumaspiration *w*.
vacuum casting: Vakuumguß *m*.
vacuum cell: Vakuumzelle *w*.
vacuum constant: Vakuumkonstante *w*.
vacuum curettage: Vakuumkürettage *w*, Saugkürettage *w*.
vacuum degassing: Vakuumentgasung *w*.
vacuum distillation: Vakuumdestillation *w*.
vacuum drying: Vakuumtrocknung *w*.
vacuum drying cabinet: Vakuumtrockenschrank *m*.
vacuum extractor: Vakuumextraktor *m*.
vacuum filtration: Vakuumfiltration *w*.
vacuum freeze dryer: Vakuumgefriertrockner *m*.
vacuum intrauterine sound: Vakuumintrauterinsonde *w*.
vacuum investing: Vakuumeinbettung *w*.
vacuum pump: Vakuumpumpe *w*.
vacuumtight/*adj*: vakuumdicht.
vacuum tube: Vakuumröhre *w*.
VAD [*abbr*] **ventricular assist device**: Herzkammerschrittmacher *m*.
vagabond ray: Irrstrahl *m*.
vagabondage/*n*: Ambulationsautomatismus *m*.

vagabond's disease: Vagantenhaut *w*.
vagal/*adj*: vagal.
vagina/*n*: Scheide *w*, Vagina; **artificial** ~ künstliche Vagina *w*; **septate** ~ septierte Vagina *w*.
vaginal/*adj*: vaginal.
vaginalitis/*n*: Periorchitis *w*.
vaginapexy/*n*: Kolpopexie *w*.
vaginate/*vb*: eine Scheide bilden, einscheiden.
vaginectomy/*n*: Kolpoplastik *w*.
vaginism/*n*: Vaginismus *m*, Scheidenkrampf *m*.
vaginitis/*n*: Vaginitis *w*, Kolpitis *w*, Sehnenscheidenentzündung *w*; **candidial** ~ Candidavaginitis *w*, Soorkolpitis *w*; **gonococcal** ~ gonorrhoische Vaginitis *w*; **granular** ~ Colpitis granularis; **monilial** ~ Candidavaginitis *w*, Soorkolpitis *w*.
vagino-: Vagino-, Vaginal-.
vaginoabdominal/*adj*: vaginoabdominal.
vaginocele/*n*: Vaginozele *w*.
vaginodynia/*n*: Scheidenneuralgie *w*.
vaginofixation/*n*: Kolpopexie *w*.
vaginogram/*n*: Vaginogramm *w*.
vaginography/*n*: Vaginographie *w*.
vaginolabial/*adj*: vaginolabial.
vaginomycosis/*n*: Vaginalmykose *w*.
vaginoperineal/*adj*: vaginoperineal, Scheiden-Damm-.
vaginoperineorrhaphy/*n*: Kolpoperineorrhaphie *w*, Scheidennaht *w*.
vaginopexy/*n*: Vaginopexie *w*, Kolpopexie *w*.
vaginoplasty/*n*: Scheidenplastik *w*.
vaginorectal/*adj*: vaginorektal.
vaginoscope/*n*: Scheidenspekulum *s*, Kolposkop *s*.
vaginoscopy/*n*: Scheidenspiegelung *w*, Kolposkopie *w*.
vaginotomy/*n*: Kolpotomie *w*.
vago-: Vagus-, Vago-.
vagolysis/*n*: Vagolyse *w*.
vagolytic/*adj*: parasympatholytisch.
vagomimetic/*adj*: parasympathomimetisch.
vagotomize/*vb*: eine Vagotomie durchführen.
vagotomy/*n*: Vagotomie *w*; **highly selective** ~ [*abbr*] **HSV** supraselektive Vagotomie *w*; **medical** ~ medikamentöse Vagotomie *w*; **proximal** ~ proximale Vagotomie *w*; **selective** ~ selektive Vagotomie *w*; **truncular** ~ trunkuläre Vagotomie *w*.
vagotonia/*n*: Vagotonie *w*.
vagotonic/*adj*: vagoton.
vagotonin/*n*: Vagotonin *s*.
vagotropic/*adj*: vagotropisch.
vagovagal/*adj*: vagovagal.
vagrancy/*n*: Nichtseßhaftigkeit *w*.
vagrant/*adj*: wandernd.
vague/*adj*: unscharf, verschwommen.
vagueness/*n*: Unschärfe *w*, Verschwommenheit *w*.
vagus crisis: Vaguskrise *w*.
vagus death: Vagustod *m*.
vagus nerve/*n*: Nervus vagus.
vagus pressure test: Vagusdruckversuch *m*.
vagus reflex: Vagusreflex *m*.
valence/*n*: Valenz *w*, Wertigkeit *w*.
valence bond: Valenzbindung *w*.
valence change: Valenzwechsel *m*.
valence electron: Valenzelektron *s*.
valence orbital: Valenzorbital *s*.
valence shell: Valenzschale *w*.
valency/*n*: Valenz *w*, Wertigkeit *w*.
valency electron: Valenzelektron *s*.
valent/*adj*: valent.
valerate/*n*: Valerianat *s*.
valerian/*n*: Baldrian *m*.
valetudinarian/*n*, *adj*: 1. Kränkelnder; 2. kränklich, kränkelnd.
valgus/*adj*: valgus, krumm.
valid/*adj*: gültig, valide.
validation/*n*: Validierung *w*.
validity/*n*: Validität *w*, Gültigkeit *w*; **general** ~ Allgemeingültigkeit *w*; **internal** ~ interne Gültigkeit *w*; **predictive** ~ Vorhersagegültigkeit *w*.
validity coefficient: Validitätskoeffizient *m*.
validity criterion: Validitätskriterium *s*.
valine/*n*: Valin *s*.

valinomycin/*n*: Valinomycin *s*.
vallate/*adj*: von einem Wall umgeben, vallatus.
Valleix's points: Valleix-Nervendruckpunkte.
valley fever: Kokzidioidomykose *w*.
vallum/*n*: Wall *m*.
valproate/*n*: Valproat *s*.
Valsalva maneuver: Valsalva-Versuch *m*.
valuation/*n*: Bewertung *w*.
value/*n*: Wert *m*, Nutzen *m*; **absolute** ~ Absolutwert *m*; **accidental** ~ Zufallswert *m*; **actual** ~ Istwert *m*; **approximate** ~ Näherungswert *m*; **average** ~ Mittelwert *m*; **basic** ~ Grundwert *m*; **blank** ~ Blindwert *m*; **calculated** ~ Sollwert *m*; **caloric** ~ Brennwert *m*, Nährwert *m*; **constant** ~ Festwert *m*; **critical** ~ kritischer Wert *m*; **estimated** ~ erwarteter Wert *m*; **fasting** ~ Nüchternwert *m*; **initial** ~ Ausgangswert *m*; **intermediate** ~ Zwischenwert *m*; **liminal** ~ Schwellenwert *m*; **limiting** ~ Grenzwert *m*; **mean** ~ Mittelwert *m*; **normal** ~ Normalwert *m*; **nutritional** ~ Nährwert *m*; **observed** ~ beobachteter Wert *m*; **relative** ~ Bezugswert *m*; **resting** ~ Ruhewert *m*.
value orientation: Wertorientierung *w*.
value system: Wertesystem *s*.
valve/*n*: Ventil *s*, Klappe *w*; **anal** ~ Analklappe *w*; **aortic** ~ Aortenklappe *w*; **atrioventricular** ~ Atrioventrikularklappe *w*; **bicuspidal** ~ Mitralklappe *w*; **cardiac** ~ Herzklappe *w*; **iliocolic** ~ Iliozökalklappe *w*; **left atrioventricular** ~ Mitralklappe *w*; **lymphatic** ~ Lymphgefäßklappe *w*; **mitral** ~ Mitralklappe *w*; **pulmonary** ~ Pulmonalklappe *w*; **right atrioventricular** ~ Trikuspidalklappe *w*; **semilunar** ~ Semilunarklappe *w*; **venous** ~ Venenklappe *w*; **ventricular** ~ Kammerklappe *w*.
valve action: Ventilwirkung *w*.
valve atrophy: Klappenschrumpfung *w*.
valve dehiscence: Klappendehiszenz *w*.
valve insufficiency: Klappeninsuffizienz *w*.
valve leaflet: Klappensegel *s*.
valveless/*adj*: klappenlos.
valve level: Ventilebene *w*.
valve of Hasner: Plica lacrimalis.
valve of Kerkring: Kerkring-Falte *w*, Plica circularis.
valve of the vein: Venenklappe *w*.
valve prolapse: Herzklappenprolaps *m*; **aortic** ~ Aortenklappenprolaps *m*; **mitral** ~ Mitralklappenprolaps *m*.
valve stenosis: Klappenstenose *w*.
valviform/*adj*: klappenförmig.
valvotomy/*n*: Valvulotomie *w*.
valvula/*n*: kleine Klappe *w*, Valvula.
valvular/*adj*: valvulär, Klappen-.
valvula venosa: Venenklappe *w*.
valvulitis/*n*: Herzklappenentzündung *w*.
valvuloplasty/*n*: Valvuloplastik *w*.
valvulotomy/*n*: Valvulotomie *w*; **transventricular closed** ~ transventrikuläre Infundibulektomie *w*, Brock-Operation *w*.
valyl/*n*: Valyl *s*, Valeryldiäthylamid *s*.
vampirism/*n*: Vampirismus *m*.
vanadic/*adj*: vanadiumhaltig.
vanadium [*abbr*] **V**: Vanadium *s*, V.
vanadiumism/*n*: Vanadiumvergiftung *w*.
vanadium pentoxide: Vanadiumpentoxid *s*.
vancomycin/*n*: Vancomycin *s*.
van der Waals forces: van-der-Waals-Kräfte.
van der Waals interaction: van-der-Waals-Wechselwirkung *w*.
vane/*n*: Schaufel *w*, Blatt *s*, Flügel *m*.
vanilla/*n*: Vanille *w*.
vanillin/*n*: Vanillin *s*.
vanish/*vb*: schwinden.
van't Hoff's law: van't Hoff-Gesetz *s*.
vapocauterization/*n*: Dampfkauterisation *w*.
vapor/*n, vb*: 1. Dampf *m*; **mercury** ~ Quecksilberdampf *m*; 2. dampfen.
vapor density: Dampfdichte *w*, Gasdichte *w*.
vaporization/*n*: Verdampfung *w*, Vaporisation *w*.

vaporize

vaporize/*vb*: verdampfen, vaporisieren.
vaporizer/*n*: Verdampfer *m*.
vapor phase: Gasphase *w*.
vapor pressure: Dampfdruck *m*.
vapor trap: Dampffalle *w*.
Vaquez's disease: Vaquez-Osler-Krankheit *w*, Polycythaemia rubra vera.
var. [*abbr*] **variety**: Spielart *w*, Varietät *w*, Verschiedenheit *w*, Abwechslung *w*, Unterordnung *w*, Varietas *w*.
variability/*n*: Variabilität *w*, Unbeständigkeit *w*.
variability coefficient: Variabilitätskoeffizient *m*.
variable/*n, adj*: 1. Variable *w*, **controlled** ~ Regelgröße *w*; **dependent** ~ abhängige Variable *w*; **independent** ~ unabhängige Variable *w*; **intervening** ~ intervenierende Variable *w*; 2. unbeständig, variabel, veränderlich, einstellbar.
variance/*n*: Varianz *w*, Veränderung *w*.
variance analysis: Varianzanalyse *w*.
variance ratio test: Varianz-Verhältnis-Test *m*, F-Test *m*.
variant/*n*: Variante *w*, Mutante *w*.
variation/*n*: Abwandlung *w*, Veränderung *w*, Schwankung *w*, Variation *w*, Variante *w*; **allowable** ~ Toleranz *w*; **antigenic** ~ Antigenvariation *w*; **diurnal** ~ Tagesschwankung *w*; **phenotypic** ~ phänotypische Variante *w*.
variation coefficient: Variationskoeffizient *m*.
varication/*n*: Krampfaderbildung *w*.
varicectomy/*n*: chirurgische Varizenentfernung *w*.
variceal/*adj*: varikös.
varicella: Varizellen, Windpocken *w*.
varicella-zoster virus: Varicella-Zoster-Virus *m*.
varicelliform/*adj*: windpockenförmig.
varices: Varizen; **gastric** ~ Magenvarizen; **esophageal** ~ Ösophagusvarizen.
varico-: Variko-, Varizen-.
varicoblepharon/*n*: Varikoblepharon *s*.
varicocele/*n*: Varikozele *w*, Krampfaderbruch *m*.

varicocelectomy/*n*: Varikozelektomie *w*.
varicography/*n*: Varikographie *w*.
varicoid/*adj*: varizenartig.
varicole/*n*: Varikozele *w*.
varicophlebitis/*n*: Varikophlebitis *w*.
varicosclerosation/*n*: Varizensklerosierung *w*.
varicose/*adj*: varikös.
varicosis/*n*: Varikose *w*; **spinal** ~ spinale Varikose *w*, Foix-Alajouanine-Syndrom *s*, subakute nekrotisierende Myelitis *w*.
varicosity/*n*: Varikosität *w*, Krampfaderleiden *s*.
varicotomy/*n*: Varikotomie *w*.
variegation/*n*: Scheckung *w*.
variety [*abbr*] **var.**/*n*: Spielart *w*, Varietät *w*, Verschiedenheit *w*, Abwechslung *w*, Unterordnung *w*, Varietas *w*.
variform/*adj*: vielgestaltig.
variola/*n*: Variola *w*, Blattern *w*, Pocken *w*.
variolation/*n*: Variolation *w*, Kuhpockenimpfung *w*.
varioloid/*n*: Variolois.
varistor/*n*: Varistor *m*.
varix/*n*: Varix *w*, Varize *w*.
varnish/*n*: Politur *w*, Glasur *w*.
varus/*adj*: varus.
vary/*vb*: abwandeln, variieren, verändern, sich unterscheiden.
vas-: Vaso-.
vasal/*adj*: vasal, Gefäß-.
vasalgia/*n*: Gefäßschmerz *m*.
vascul-: Vaskulo-, Gefäß-.
vascular/*adj*: vaskulär, Gefäß-.
vascularity/*n*: Vaskularität *w*.
vascularization/*n*: Vaskularisierung *w*.
vascularize/*vb*: vaskularisieren.
vasculature/*n*: Gefäßsystem *s*.
vasculitis/*n*: Vaskulitis *w*, Angiitis *w*; **necrotizing** ~ nekrotisierende Vaskulitis *w*; **nodular** ~ noduläre Vaskulitis *w*.
vasculo-: Vaskulo-, Gefäß-.
vasculogenesis/*n*: Gefäßbildung *w*, Vaskulogenese *w*.
vasculomotor/*n, adj*: 1. Vasomotor *m*; 2. vasomotorisch.

vasculopathy/*n*: Gefäßkrankheit *w*.
vasculotoxic/*adj*: gefäßtoxisch.
vasectomy/*n*: Vasektomie *w*.
vaseline/*n*: Vaselin *s*; **carbolated** ~ Karbolvaseline *w*.
vasifactive/*adj*: gefäßbildend.
vasoactive/*adj*: vasoaktiv.
vasoconstricting/*adj*: vasokonstriktorisch.
vasoconstriction/*n*: Vasokonstriktion *w*.
vasoconstrictive/*adj*: vasokonstriktiv.
vasodentin/*n*: Vasodentin *s*.
vasodepression/*n*: Vasodepression *w*.
vasodepressor/*n*: Vasodepressor *m*.
vasodepressor syncope: Entspannungskollaps *m*.
vasodilatin/*n*: Vasodilatator *m*.
vasodilating/*adj*: vasodilatatorisch, gefäßerweiternd.
vasodilatation/*n*: Vasodilatation *w*.
vasodilatative/*adj*: vasodilatativ.
vasodilator/*n*: Vasodilatator *m*.
vasoepididymography/*n*: Vasoepididymographie *w*.
vasofactive/*adj*: gefäßbildend.
vasoformative/*adj*: gefäßbildend.
vasography/*n*: Vasographie *w*.
vasohypertonic/*n*: Vasokonstriktor *m*.
vasohypotonic/*adj*: Vasodilatator *m*.
vasoligation/*n*: Vasoligatur *w*, Gefäßligatur *w*.
vasoligature/*n*: Vasoligatur *w*, Gefäßligatur *w*.
vasomotion/*n*: Vasomotorik *w*.
vasomotor/*n, adj*: 1. Vasomotor *m*; 2. vasomotorisch.
vasomotoric/*adj*: vasomotorisch.
vasomotor reflex: Vasomotorenreflex *m*.
vasoneuropathy/*n*: Vasoneuropathie *w*.
vasoneurosis/*n*: Gefäßneurose *w*.
vasoneurotic/*adj*: vasoneurotisch.
vasoparalysis/*n*: Gefäßlähmung *w*.
vasoparesis/*n*: Gefäßlähmung *w*.
vasopathy/*n*: Vasopathie *w*.
vasopermeability/*n*: Gefäßpermeabilität *w*.
vasopressin/*n*: Vasopressin *s*, Antidiuretin *s*, antidiuretisches Hormon *s*, ADH.
vasopressor/*n*: Vasopressor *m*, vasopressorische Substanz *w*.
vasoreflex/*n*: Vasoreflex *m*.
vasoregulation/*n*: Vasoregulation *w*.
vasorelaxation/*n*: Reduktion der Gefäßspannung.
vasoresection/*n*: Gefäßresektion *w*.
vasorrhaphy/*n*: Vasorrhaphie *w*.
vasospasm/*n*: Vasospasmus *m*, Gefäßkrampf *m*, Angiospasmus *m*.
vasospastic/*adj*: vasospastisch.
vasostomy/*n*: Vasostomie *w*.
vasotocin/*n*: Vasotocin *s*.
vasotomy/*n*: Vasotomie *w*.
vasotonia/*n*: Gefäßtonus *m*.
vasotonic/*adj*: vasotonisch.
vasotonine/*n*: Vasotonin *s*.
vasotribe/*n*: Gefäßklemme *w*.
vasotripsy/*n*: Angiotripsie *w*.
vasotrophic/*adj*: vasotroph.
vasotropic/*adj*: vasotrop.
vasovagal/*adj*: vasovagal.
vasovasostomy/*n*: Vasovasostomie *w*.
vasovesiculectomy/*n*: Vasovesikulektomie *w*.
VATER association: Vater-Syndrom *s*.
vault/*n*: Gewölbe *s*, Kuppel *w*.
VC [*abbr*] **vital capacity**: Vitalkapazität *w*, VK.
VCG [*abbr*] **vectorcardiography**/*n*: Vektorkardiographie *w*, VKG.
VD [*abbr*] **venereal disease**: Geschlechtskrankheit *w*.
VDRL test [*abbr*] **venereal disease research laboratory test**: VDRL-Test *m*.
VE [*abbr*] **ventricular extrasystoles**: ventrikuläre Extrasystolen, Kammerextrasystolen.
Veau's operation: Veau-Operation *w*.
vection/*n*: Ansteckung *w*, Übertragung *w*, Infektion *w*.
vector/*n, vb*: 1. Vektor *m*, Träger *m*; **biological** ~ biologischer Vektor *m*; **spatial** ~ räumlicher Vektor *m*; 2. übertragen.
vector analysis: Vektoranalyse *w*.
vectorcardiogram/*n*: Vektorkardiogramm *s*.

vectorcardiography [*abbr*] **VCG**/*n*: Vektorkardiographie *w*, VKG.
vector energy fluency: vektorielle Energiefluenz *w*.
vectorial/*adj*: vektoriell.
vector plasmid: Vektorplasmid *s*.
VEE [*abbr*] **Venezuelan equine encephalomyelitis**: venezuelanische Pferdeenzephalomyelitis *w*.
vegetable/*n*, *adj*: 1. Gemüse *s*, Pflanze *w*, Vegetabilien; 2. pflanzlich.
vegetable extract: Pflanzenextrakt *m*.
vegetable jelly: Pektin *s*.
vegetal/*adj*: pflanzlich, vegetativ.
vegetarian/*n*: Vegetarier.
vegetarianism/*n*: Vegetarismus *m*.
vegetation/*n*: Vegetation *w*, Auswuchs *m*; **adenoid** ~ adenoide Vegetation *w*; **bacterial** ~ bakterielle Vegetation *w*; **verrucous** ~ verruköse Vegetation *w*.
vegetative/*adj*: vegetativ, autonom, ungeschlechtlich, wachstumsfördernd.
vehicle/*n*: Vehikel *s*, Träger *m*, Hilfsmittel *s*.
veil/*n*: Schleier *m*, Eihaut *w*; **acquired** ~ leichte Heiserkeit *w*; **uterine** ~ Okklusivpessar *s*.
vein/*n*: Vene *w*.
vein occlusion, hepatic: Lebervenenverschluß *m*, Budd-Chiari-Syndrom *s*.
veinous/*adj*: venös.
vein patch: Venenpatch *m*.
vein stone: Phlebolith *m*.
vein stripping: Venenstripping *s*.
veiny/*adj*: venenhaltig.
vein thrombosis: Venenthrombose *w*; **deep** ~ tiefe Venenthrombose *w*; **pelvic** ~ Beckenvenenthrombose *w*.
velamentous/*adj*: schleierförmig, membranartig, velamentös.
velar/*adj*: velar, Gaumensegel-, Velum-.
velleity/*n*: Veilleität *w*.
velocity/*n*: Geschwindigkeit *w*; **angular** ~ Winkelgeschwindigkeit.
velocity constant: Geschwindigkeitskonstante *w*.
velocity of nerve conduction: Nervenleitungsgeschwindigkeit *w*.
velocity of reaction: Reaktionsgeschwindigkeit *w*.
velocity of transmission/*n*: Fortpflanzungsgeschwindigkeit *w*.
velonoskiascopy/*n*: Schattenprobe *w*.
velopharyngeal/*adj*: velopharyngeal.
Velpeau's bandage: Velpeau-Verband *m*.
venacavography/*n*: Kavographie *w*.
venation/*n*: venöse Versorgung *w*.
venectasia/*n*: Venektasie *w*, Venenerweiterung *w*.
venectomy/*n*: Venektomie *w*.
veneer/*n*: Verblendung *w*.
veneer crown: Verblendkrone *w*.
venenation/*n*: Vergiftung *w*.
venenosity/*n*: Giftigkeit *w*.
venenous/*adj*: giftig.
venepuncture/*n*: Venenpunktion *w*.
venereal/*adj*: venerisch, Geschlechts-.
venerological/*adj*: venerologisch.
venerology/*n*: Venerologie *w*.
venery/*n*: Geschlechtsverkehr *m*, Koitus *m*, Beischlaf *m*.
venesection/*n*: Venaesectio *w*, Phlebotomie *w*, Aderlaß *m*.
venesuture/*n*: Venennaht *w*.
veni-: Veno-, Phlebo-.
veniplex/*n*: venöser Plexus *m*.
venipuncture/*n*: Venenpunktion *w*.
venisection/*n*: Venaesectio *w*, Phlebotomie *w*.
venisuture/*n*: Venennaht *w*.
veno-: Veno-, Phlebo-.
venoarterial/*adj*: arteriovenös.
venoclysis/*n*: intravenöse Infusion *w*.
venoconstriction/*n*: Venenkonstriktion *w*.
venofibrosis/*n*: Venenverödung *w*, Phlebosklerose *w*.
venogram/*n*: Venographie *w*, Phlebographie *w*.
venography/*n*: Venographie *w*; **caval** ~ Kavographie ~ **postal** ~ Portographie *w*; **spleno-portal** ~ Splenoportographie *w*.
venom/*n*: tierisches Gift *s*.
venomization/*n*: Schlangengiftbehandlung *w*.

venomous/*adj*: giftig.
venosclerosis/*n*: Phlebosklerose *w*.
venose/*adj*: mit Venen versehen.
venosity/*n*: venöse Beschaffenheit *w*.
venostasis/*n*: venöse Stasis *w*.
venostomy/*n*: Venostomie *w*.
venotomy/*n*: Phlebotomie *w*.
venous/*adj*: venös.
venovenostomy/*n*: Venovenostomie *w*.
vent/*n*: Ventil *s*.
venter/*n*: Bauch *m*, Muskelbauch *m*, Venter.
ventilate/*vb*: lüften, ventilieren, oxygenieren.
ventilation/*n*: Lüftung *w*, Ventilation *w*, Atmung *w*; **artificial** ~ künstliche Beatmung *w*; **impaired** ~ Ventilationsstörung *w*; **maximal mechanical** ~ künstliche Beatmung *w*; **voluntary** ~ Atemgrenzwert *m*; **pulmonary** ~ Lungenventilation *w*.
ventilation scan: Ventilationsszintigramm *s*.
ventilator/*n*: Respirator *m*, Beatmungsgerät *s*.
ventilatory/*adj*: ventilatorisch.
ventouse/*n*: Schröpfkopf *m*.
ventrad/*adj*: ventralwärts.
ventral/*adj*: ventral.
ventralward/*adj*: ventralwärts.
ventri-: ventro-, abdomino-.
ventricle/*n*: Ventrikel *m*, Kammer *w*, Hirnventrikel *m*.
ventricle filling: Ventrikelfüllung *w*.
ventricular/*adj*: ventrikulär.
ventriculitis/*n*: Ventrikulitis *w*.
ventriculo-: ventrikulo-.
ventriculoatrial/*adj*: ventrikuloatrial.
ventriculoatriostomy/*n*: Ventrikuloaurikulostomie *w*.
ventriculocisternostomy/*n*: Ventrikulozisternotomie *w*.
ventriculocordectomy/*n*: Ventrikulokordektomie *w*.
ventriculogram/*n*: Ventrikulogramm *s*.
ventriculography/*n*: Ventrikulographie *w*.
ventriculojugostomy/*n*: ventrikulojugulärer Shunt *m*.
ventriculometry/*n*: intrakranielle Druckmessung *w*.
ventriculonector/*n*: His-Bündel *s*.
ventriculoperitoneal/*adj*: ventrikuloperitoneal.
ventriculopuncture/*n*: Ventrikelpunktion *w*.
ventriculostomy/*n*: Ventrikulostomie *w*.
ventriculotomy/*n*: Ventrikulotomie *w*.
ventriculus/*n*: Magen *m*.
ventricumbent/*adj*: in Bauchlage.
ventro-: ventro-, abdomino-.
ventrocystorrhaphy/*n*: Ventrozystorraphie *w*.
ventrodorsal/*adj*: ventrodorsal.
ventrofixation/*n*: Ventrifixation *w*.
ventrohysteropexy/*n*: Ventrifixation *w*.
ventrolateral/*adj*: ventrolateral.
ventromedial/*adj*: ventromedial.
ventroptosia/*n*: Gastroptose *w*.
ventroscopy/*n*: Laparoskopie *w*.
ventrosuspension/*n*: Ventrifixation *w*.
ventrotomy/*n*: Laparotomie *w*.
venture/*n*: Wagnis *s*, Risiko *s*.
venule/*n*: Venole *w*, Venula.
Venushair/*n*: Frauenhaar *s*, Adiantum capillus veneris.
Veraguth's fold: Veraguth-Falte *w*.
verapamil/*n*: Verapamil *s*.
veratralbine/*n*: Veratralbin *s*.
veratramine/*n*: Veratramin *s*.
veratridine/*n*: Veratridin *s*.
veratrine/*n*: Veratrin *s*.
veratrosine/*n*: Veratrosin *s*.
veratrum/*n*: Nieswurz *w*, Helleborus.
veratrum alkaloid: Veratrumalkaloid *s*.
verbal/*adj*: verbal, Wort-.
verbigeration/*n*: Verbigeration *w*.
verbose/*adj*: wortreich, weitschweifig.
verdamycin/*n*: Verdamycin *s*.
verdoglobin/*n*: Verdoglobin *s*.
verdohemin/*n*: Verdohämin *s*.
verdohemochromogen/*n*: Verdohämochromogen *s*.
verdohemoglobin/*n*: Verdohämoglobin *s*.
verge/*n*: Grenze *w*, Rand *m*.

vergence

vergence/*n*: Vergenz *w*, Annäherung *w*.
Verger-Déjerine syndrome: Déjerine-Syndrom *s*.
Verhoeff stain: Verhoeff-Färbung *w*.
verifiable/*adj*: verifizierbar.
verification/*n*: Verifikation *w*, Bestätigung *w*, Nachweis *m*.
verify/*vb*: bestätigen, verifizieren.
verm-: Vermi-, Wurm-.
Vermel sign: Vermel-Zeichen *s*.
vermi-: Vermi-, Wurm-.
vermian/*adj*: wurmartig.
vermicidal/*adj*: vermizid.
vermicide/*n*: Wurmmittel *s*, Anthelmintikum *s*, Vermizid *s*.
vermiculation/*n*: Peristaltik *w*.
vermiform/*adj*: wurmförmig.
vermifugal/*adj*: anthelminthisch.
vermifuge/*n*: Anthelminthikum *s*.
vermilion/*n*: Zinnober *s*.
vermilion border: Lippenrot *s*.
vermilionectomy/*n*: operative Entfernung des Lippenrots.
vermin/*n*: Ungeziefer *s*, Schädling *m*.
verminal/*adj*: parasitär.
vermination/*n*: Parasitenbefall *m*.
verminosis/*n*: Parasitenbefall *m*.
vermis/*n*: Vermis.
vermix/*n*: Appendix vermiformis.
vermuth/*n*: Wermuth *m*.
vernacular/*adj*: endemisch.
vernal/*adj*: Frühlings-.
Verner-Morrison syndrome: Verner-Morrison-Syndrom *s*, WDHH-Syndrom *s*, WDHA-Syndrom *s*.
Vernes test: Flockungsreaktion *w*.
Vernet syndrome: Vernet-Syndrom *s*.
vernine/*n*: Vernin *s*.
vernier scale: Noniusskala *w*.
verosterine/*n*: Verosterin *s*.
verruca/*n*: Warze *w*, Verruca; **venereal** ~ Kondylom *s*.
verruciform/*adj*: warzenförmig, verrukös.
verrucose/*adj*: warzenförmig, verrukös.
verrucous/*adj*: warzenförmig, verrukös.
versatile/*adj*: vielseitig.
Verse's disease: Calcinosis intervertebralis.

versicolor/*adj*: die Farbe wechselnd.
version/*n*: Wendung *w*; **abdominal** ~ äußere Wendung *w*; **bimanual** ~ bimanuelle Wendung *w*; **bipolar** ~ kombinierte Wendung *w*, Braxton-Hicks-Wendung *w*; **combined** ~ kombinierte Wendung *w*; **external** ~ äußere Wendung *w*; **internal** ~ innere Wendung *w*; **spontaneous** ~ spontane Wendung *w*.
versive/*adj*: versiv.
vertebr-: vertebro-.
vertebra: Wirbel.
vertebral/*adj*: vertebral, Wirbel-.
vertebrate/*n*: Wirbeltier *s*, Vertebrat *m*.
vertebrectomy/*n*: Wirbelresektion *w*.
vertebro-: vertebro-.
vertebrobasilar/*adj*: vertebrobasilär.
vertebrochondral/*adj*: vertebrochondral.
vertebrogenic/*adj*: vertebragen.
vertebrosternal/*adj*: vertebrosternal.
vertex/*n*: Scheitel *m*, Vertex.
vertex presentation: Scheitellage *w*; **deflexed** ~ Vorderhauptlage *w*.
vertical/*adj*: vertikal, senkrecht, steil.
vertiginous/*adj*: vertiginös, schwindlig, Schwindel-.
vertigo/*n*: Schwindel *m*, Vertigo; **angiospastic** ~ arteriosklerotischer Schwindel *m*; **auditory** ~ Menière-Schwindel *m*; **cardiovascular** ~ kardiovaskulär bedingter Schwindel *m*; **endemic paralytic** ~ Gerlier-Krankheit *w*; **epileptic** ~ epileptischer Schwindel *m*; **essential** ~ Labyrinthschwindel *m*; **horizontal** ~ Horizontalschwindel *m*; **labyrinthine** ~ Labyrinthschwindel *m*; **laryngeal** ~ Kehlkopfschwindel *m*; **objective** ~ Drehschwindel *m*; **paralytic** ~ paralytischer Schwindel *m*; **positional** ~ Lageschwindel *m*; **postural** ~ Lageschwindel *m*; **rotatory** ~ Drehschwindel *m*; **systematic** ~ Drehschwindel *m*; **vestibular** ~ Vestibularisschwindel *m*.
vertigraphy/*n*: Vertigraphie *w*.
verumontanitis/*n*: Samenhügelentzündung *w*, Verumontanitis *w*.
vesic-: Vesiko-, Blasen-.

vesica/*n*: Blase *w*, Harnblase *w*.
vesical/*adj*: vesikal, Blasen-.
vesicant/*n*, *adj*: 1. baseninduzierende Substanz *w*; 2. blasenziehend.
vesication/*n*: Blasenbildung *w*.
vesicle/*n*: Bläschen *s*, Samenblase *w*, Vesikel *s*; **allantoic** ~ Allantoisblase *w*; **blastodermic** ~ Blastula *w*, Keimblase *w*; **germinal** ~ Keimbläschen *s*, Purkinje-Bläschen *s*; **graafian** ~ Graaf-Follikel *m*; **ocular** ~ Augenbläschen *s*; **optic** ~ Augenbläschen *s*; **seminal** ~ Samenblase *w*; **synaptic** ~ synaptisches Vesikel *s*; **umbilicated** ~ Bläschen mit zentraler Eindellung.
vesico-: Vesiko-, Blasen-.
vesicocele/*n*: Vesikozele *w*.
vesicoclysis/*n*: Blaseninstillation *w*.
vesicoenteric/*adj*: vesikoenteral.
vesicofixation/*n*: Vesikofixation *w*.
vesicosigmoidostomy/*n*: Vesikosigmoidostomie *w*.
vesicostomy/*n*: Zystostomie *w*.
vesicotomy/*n*: Zystotomie *w*.
vesicourethral/*adj*: vesikourethral.
vesicouterine/*adj*: vesikouterin.
vesicovaginal/*adj*: vesikovaginal.
vesicul-: Vesikulo-.
vesicular/*adj*: vesikulär, blasenförmig.
vesiculation/*n*: Blasenbildung *w*.
vesiculectomy/*n*: Vesikuloektomie *w*.
vesiculitis/*n*: Vesikulitis *w*, Spermatozystitis *w*; **seminal** ~ Samenblasenentzündung *w*, Spermatozystitis *w*.
vesiculo-: Vesikulo-.
vesiculobullous/*adj*: vesikobullös.
vesiculography/*n*: Vesikulographie *w*.
vesiculopapular/*adj*: vesikulopapulös.
vesiculopustular/*adj*: vesikopustulär.
vesiculotomy/*n*: Vesikulotomie *w*.
vessel/*n*: Gefäß *s*, Vas; **afferent** ~ afferentes Gefäß *s*; **arterial** ~ arterielles Gefäß *s*; **artificial** ~ Gefäßprothese *w*; **capillary** ~ Kapillare *w*; **collateral** ~ Kollateralgefäß *s*; **coronary** ~ Herzkranzgefäß *s*; **efferent** ~ efferentes Gefäß *s*; **lymphatic** ~ Lymphgefäß *s*; **mesenteric** ~ Mesenterialgefäß *s*; **nutrient** ~ ernährendes Gefäß *s*; **pulmonary** ~ Lungengefäß *s*; **venous** ~ venöses Gefäß *s*; **vitilline** ~ Dottersackgefäß *s*.
vestibular/*adj*: vestibulär, Gleichgewichts-.
vestibule/*n*: Vorhof *m*, Vestibulum.
vestibulocochlear/*adj*: vestibulokochleär.
vestibulopathy/*n*: Vestibulopathie *w*.
vestibuloplasty/*n*: Vestibulumplastik *w*.
vestibulospinal/*adj*: vestibulospinal.
vestige/*n*: Rudiment *s*, rudimentärer Körperteil *m*, Überbleibsel *s*.
vestigial/*adj*: rudimentär.
veta/*n*: Andenkrankheit *w*.
veteran's disease: Veteranenkrankheit *w*, Legionärskrankheit *w*.
veterinarian/*n*: Tierarzt.
veterinary/*adj*: Veterinär-.
vetrabutine/*n*: Vetrabutin *s*.
VF [*abbr*] **1. ventricular fibrillation; 2. visual field**: 1. Kammerflimmern *s*; 2. Sehfeld *s*.
V gene: V-Gen *s*.
VHD [*abbr*] **ventricular heart disease**: ventrikuläre Herzkrankheit *w*.
viability/*n*: Lebensfähigkeit *w*, Vermehrungsfähigkeit *w*.
viable/*adj*: lebendig, lebensfähig, wachstumsfähig, vermehrungsfähig.
vial/*n*: Phiole *w*.
vi antigen: Vi-Antigen *s*.
vibrate/*vb*: vibrieren, schwingen.
vibration/*n*: Vibration *w*, Schwingung *w*.
vibration disease: Preßluftschädigung *w*.
vibration sense: Schwingungswahrnehmung *w*, Vibrationsempfinden *s*.
vibrator/*n*: Vibrator *m*.
vibratory/*adj*: vibrierend, schwirrend.
vibrio/*n*: Vibrio *m*.
vibrion/*n*: Vibrion *s*.
vibriosis/*n*: Vibrioinfektion *w*.
VIC [*abbr*] **vaso-inhibitory center**: Vasomotorenhemmzentrum *s*.
vicarious/*adj*: vikariierend, stellvertretend.
vicat needle: Vicat-Nadel *w*.
vice/*n*: Mangel *m*, Defekt *m*.

Vicq d'Azyr's band: Vicq-d'Azyr-Streifen *m*, Gennari-Streifen *m*.
Vicq d'Azyr's bundle: Vicq-d'Azyr-Bündel *s*, Fasciculus mamillothalamicus.
victim/*n*: Opfer *s*.
Victoria blue: Viktoriablau *s*.
Vidal's disease: Vidal-Krankheit *w*, Lichen chronicus simplex.
vidarabine/*n*: Vidarabin *s*.
video-densitometry: Videodensitometrie *w*.
videognosis/*n*: Videodiagnostik *w*.
video signal: Bildsignal *s*.
vidicon tube: Vidiconröhre *w*.
view/*n, vb*: 1. Sicht *w*, Ansicht *w*, Aufnahme *w*; **anterior** ~ Vorderansicht *w*; **lateral** ~ Seitenaufnahme *w*; **posterior** ~ Rückansicht *w*; 2. betrachten.
view box: Schaukasten *m*, Filmbetrachtungsgerät *s*.
vigil/*n*: Schlaflosigkeit *w*.
vigilambulism/*n*: Vigilambulismus *m*, Automatismus ambulatorius vigile.
vigilance/*n*: Vigilanz *w*.
vigilant/*adj*: wachsam.
vigility/*n*: Vigilität *w*.
vignetting/*n*: Vignettierung *w*.
vignetting compensation: Vignettierungsausgleich *w*.
vigorous/*adj*: kräftig, stark.
Villard's button: Villard-Knopf *m*.
villi: Zotten, Darmzotten.
villiferous/*adj*: villös, zottig.
villiform/*adj*: zottenförmig.
villikinin/*n*: Villikinin *s*.
villoma/*n*: villöses Papillom *s*.
villonodular/*adj*: villös-nodulär.
villous/*adj*: villös, zottig.
villus/*n*: Zotte *w*, Villus; **articular** ~ Gelenkzotte *w*; **chorionic** ~ Chorionzotte *w*; **intestinal** ~ Darmzotte *w*; **synovial** ~ Synovialzotte *w*.
viloxazine/*n*: Viloxazin *s*.
Vim-Silverman needle: Vim-Silverman-Biopsienadel *w*.
vinbarbital/*n*: Vinbarbital *s*.
vinblastine/*n*: Vinblastin *s*.
vinca alkaloid/*n*: Vinca-Alkaloid *s*.
vincaine/*n*: Vincain *s*.
vincaleukoblastine/*n*: Vinblastin *s*.
vincamine/*n*: Vincamin *s*.
Vincent's angina: Plaut-Vincent-Angina *w*.
Vincent's infection: Fusospirochätose *w*.
Vincent's organisms: Fusobacterium fusiforme, Borellia vincentii.
vincristine/*n*: Vincristin *s*.
vindesine/*n*: Vindesin *s*.
Vineberg procedure: Vineberg-Operation *w*.
vinegar/*n, vb*: 1. Essig *m*; 2. säuern, marinieren.
vinegar bacteria: Essigsäurebakterien.
vinegar fermentation: Essigsäurefermentation *w*.
vinyl/*n*: Vinyl *s*.
vinylbital/*n*: Vinylbital *s*.
vinyl chloride: Vinylchlorid *s*, Chloräthylen *s*.
vinyl chloride cancer: Vinylchloridkrebs *m*.
vinyl cyanide: Akrylnitril *s*.
viocid/*n*: Gentianaviolett *s*.
violaceous/*adj*: violett.
violate/*vb*: verletzen.
violation/*n*: Verletzung *w*, Übertretung *w*.
violence/*n*: Gewalt *w*; **direct** ~ direkte Gewalteinwirkung *w*; **traumatic** ~ traumatische Gewalteinwirkung *w*.
violet/*n*: Violet *s*; **crystal** ~ Kristallviolett *s*; **gentiana** ~ Gentianaviolett *s*.
viomycin/*n*: Viomycin *s*.
viosterol/*n*: Ergocalciferol *s*.
VIP [*abbr*] **vasoactive intestinal peptide**: vasoaktives intestinales Peptid *s*, VIP.
VIP stain [*abbr*] **vaginal identification of pathogens stain**: VIP-Färbung *w*.
viquidil/*n*: Viquidil *s*.
veragenity/*n*: Viraginität *w*.
viral/*adj*: viral.
Virchow-Robin space: Virchow-Robin-Raum *m*.
Virchow's crystals: Virchow-Kristalle.
Virchow's degeneration: Amyloidose *w*.

Virchow's disease: Kranioklerose *w*, Leontiasis ossium.
Virchow's node: Virchow-Drüse *w*, supraklavikulärer Lymphknoten *m*.
viremia/*n*: Virämie *w*.
virgimycine/*n*: Virgimycin *s*.
virginiamycin/*n*: Virginiamycin *s*.
virginity/*n*: Virginität *w*, Jungfräulichkeit *w*.
viricidal/*adj*: viruzid.
viricide/*n*: Viruzid *s*.
viridin/*n*: Viridin *s*.
virile/*adj*: männlich, maskulin.
virilism/*n*: Virilismus *m*.
virilize/*vb*: virilisieren.
virilization/*n*: Virilisierung *w*, Vermännlichung *w*.
virilizing/*adj*: virilisierend.
virion/*n*: Virion *s*, Viruspartikel *s*.
viroid/*n, adj*: 1. Viroid *s*, nackter Mini-Virus *m*; 2. viral.
virology/*n*: Virologie *w*.
viroplasm/*n*: Viroplasma *s*.
virosis/*n*: Viruserkrankung *w*.
virosome/*n*: Virosom *s*.
virostatic/*n, adj*: 1. Virostatikum *s*; 2. virostatisch.
virtual/*adj*: virtuell.
virucidal/*adj*: viruzid.
virucide/*n*: Viruzid *s*.
virulence/*n*: Virulenz *w*; **high grade** ~ starke Virulenz *w*; **low grade** ~ geringe Virulenz *w*.
virulent/*adj*: virulent.
virus/*n*: Virus *m*; **enteric** ~ Enterovirus *m*; **hemagglutinating** ~ hämagglutinierender Virus *m*; **helical** ~ helikaler Virus *m*; **human enteric** ~ Enterovirus *m*; **lymphadenopathy-associated** ~ [*abbr*] **LAV** Lymphadenopathie-assoziierter Virus *m*, LAV; **masked** ~ maskierter Virus *m*; **oncogenic** ~ onkogener Virus *m* ; **respiratory-syncytial** ~ RS-Virus *m*; **simian** ~ Simianvirus *m*.
virus disease: Viruserkrankung *w*.
virusemia/*n*: Virämie *w*.
virus encephalitis: Virusenzephalitis *w*.
virus hepatitis: Virushepatitis *w*.
virus-like/*adj*: virusähnlich.
virus multiplication: Virusvermehrung *w*.
virus neutralization test: Virusneutralisationstest *m*.
virus pneumonia/*n*: Viruspneumonie *w*.
virus replication: Virusvermehrung *w*.
virustatic/*adj*: virostatisch.
virus vaccine: Virusvakzin *s*; **killed** ~ Totvirusvakzin *s*.
viscera: Viszera, Eingeweide.
visceral/*adj*: viszeral.
visceralgia/*n*: Eingeweideschmerz *m*.
viscero-: Viszero-.
visceroceptor/*n*: Viszerozeptor *m*.
viscerocranium/*n*: Gesichtsschädel *m*, Viszerokranium.
viscerogenic/*adj*: viszerogen, von den Eingeweiden ausgehend.
visceroinhibitory/*adj*: viszeroinhibitorisch.
visceromegaly/*n*: Viszeromegalie *w*.
visceromotor/*adj*: viszeromotorisch.
visceroptosis/*n*: Viszeroptose *w*, Eingeweidevorfall *m*.
viscerosensory/*adj*: viszerosensorisch.
viscerotome/*n*: Viszerotom *s*.
viscerotonia/*n*: Viszerotonie *w*.
viscerotropic/*adj*: viszerotropisch.
viscid/*adj*: viskös, klebrig, haftend.
viscidity/*n*: Dickflüssigkeit *w*, Zähflüssigkeit *w*, Zähigkeit *w*.
viscometer/*n*: Viskosimeter *s*.
viscometry/*n*: Viskosimetrie *w*.
viscose/*n, adj*: 1. Viskose *w*; 2. viskös, zähflüssig.
viscosimeter/*n*: Viskosimeter *s*.
viscosimetry/*n*: Viskosimetrie *w*, Viskositätsmessung *w*.
viscous/*adj*: viskös, zähflüssig.
viscousity/*n*: Viskosität *w*, Zähflüssigkeit *w*.
visibility/*n*: Sichtbarkeit *w*, Sicht *w*, Visibilität *w*.
visibility coefficient: Visibilitätskoeffizient *m*.
visibility curve: Visibilitätskurve *w*.

visibility range: Visibilitätsrang *m*.
visible/*adj*: sichtbar.
vision/*n*: Sehvermögen *s*, Sehen *s*; **achromatic** ~ totale Farbenblindheit *w*; **binocular** ~ Simultansehen *s*, binokulares Sehen *s*; **chromatic** ~ Farbensehen *s*; **double** ~ Doppeltsehen *s*, Diplopie *w*; **entoptic** ~ entoptische Wahrnehmung *w*; **half** ~ Hemianopsie *w*; **normal** ~ Emmetropie *w*, Normalsichtigkeit *w*; **phototopic** ~ Tagessehen *s*, photopisches Sehen *s*; **scotopic** ~ Dämmerungssehen *s*, skotopisches Sehen *s*; **stereoscopic** ~ Tiefenwahrnehmung *w*; **yellow** ~ Xanthopsie *w*, Gelbsehen *s*.
vision changes: Visusänderung *w*.
vision disorder: Sehstörung *w*.
vision test: Sehtest *m*.
visit/*n, vb*: 1. Visite *w*, Arztbesuch *m*; 2. besuchen, visitieren.
visnadin/*n*: Visnadin *s*.
visual/*adj*: visuell, sichtbar.
visualization/*n*: Visualisierung *w*, Kontrastmitteldarstellung *w*, Sichtbarmachung *w*.
visualize/*vb*: visualisieren, sichtbar machen.
visuoauditory/*adj*: audiovisuell.
visuomotor/*adj*: visomotorisch.
visuosensory/*adj*: visosensorisch.
vitachrome/*n*: Vitachrom *s*.
vitagonist/*n*: Vitaminantagonist *m*.
vital/*adj*: vital, lebend, lebendig, lebenswichtig.
vitalism/*n*: Vitalismus *m*.
vitalistic/*adj*: vitalistisch.
vitality/*n*: Vitalität *w*.
vitality test: Vitalitätsprüfung *w*.
vitalize/*vb*: beleben.
vitals: lebenswichtige Organe.
vitamer/*n*: Vitamer *s*.
vitamin/*n*: Vitamin *s*; **antihemorrhagic** ~ Vitamin K; **antineuritic** ~ Vitamin B; **antirachitic** ~ Vitamin D; **antiscorbutic** ~ Vitamin C.
vitamin A acid: Retinsäure *w*.
vitamin B complex: Vitamin-B-Komplex *m*.
vitamin content: Vitamingehalt *m*.
vitamin deficiency: Vitaminmangel *m*, Avitaminose *w*.
vitamine/*n*: Vitamin *s*.
vitamin enrichment: Vitaminanreicherung *w*.
vitaminization/*n*: Vitaminbildung *w*.
vitaminize/*vb*: vitaminieren, mit Vitaminen anreichern.
vitamin K test: Vitamin-K-Test *m*, Koller-Test *m*.
vitaminoid/*n*: Vitaminoid *s*.
vitamin precursor: Provitamin *s*.
vitellin/*n*: Eidotter *m*, Vitellin *s*.
vitelline/*adj*: vitellinus.
vitellogenesis/*n*: Dottersackbildung *s*.
vitellointestinal/*adj*: omphalomesenterisch.
vitiation/*n*: Verunreinigung *w*.
vitiliginous/*adj*: scheckig, Vitiligo-.
vitiligo/*n*: Vitiligo *w*, Scheckhaut *w*, Leucopathia acquisita.
vitochemical/*adj*: organisch.
vitodynamics: Biodynamik *w*.
vitrectomy/*n*: Vitrektomie *w*.
vitreoretinal/*adj*: vitreoretinal.
vitreous/*adj*: gläsern, glasig, vitreus, Glaskörper-.
vitriol/*n*: Vitriol *s*.
vitriolize/*vb*: vitriolisieren.
vitropressure/*n*: Diaskopie *w*.
vivi-: vivi-, lebend-.
vividialysis/*n*: Dialyse durch lebendige Membranen.
vividiffusion/*n*: Hämodialyse *w*.
viviication/*n*: Belebung *w*.
viviparity/*n*: Viviparie *w*.
viviparous/*adj*: lebendgebärend.
vivisection/*n*: Vivisektion *w*.
VLDL [*abbr*] **very low density lipoproteins**: Lipoproteine sehr niedriger Dichte, VLDL.
V leads: präkordiale Ableitungen.
VMA [*abbr*] **vanillylmandelic acid**: Vanillinmandelsäure *w*.
vocabulary/*n*: Wortschatz *m*.
vocal/*adj*: vokal, oral, Stimm-.

vocalisation/*n*: Stimmbildung *w*, Vokalisierung *w*.
vocational/*adj*: beruflich.
Voges-Proskauer reaction: Voges-Proskauer-Reaktion *w*, VPR.
Vogt-Koyanagu syndrome: Vogt-Koyanagu-Syndrom *s*.
Vogt's disease: Athétose double *w*.
Vogt-Spielmeyer syndrome: Vogt-Spielmeyer-Stock-Krankheit *w*, juvenile Form der amaurotischen Idiotie.
Vogt syndrome: Status marmoratus.
voice/*n*: Stimme *w*, Laut *m*; **amphoric** ~ amphorische Stimme *w*; **dead** ~ klanglose Stimme *w*; **double** ~ Doppelstimme *w*, Diphonie *w*; **high-pitched** ~ schrille Stimme *w*; **raucous** ~ rauhe Stimme *w*; **rough** ~ rauhe Stimme *w*; **speaking** ~ Sprechstimme *w*; **thick** ~ belegte Stimme *w*; **whispering** ~ Flüsterstimme *w*.
voice disorder: Stimmstörung *w*.
voice key: Lippenschlüssel *m*.
voiceless/*adj*: stimmlos.
voicelessness/*n*: Stimmlosigkeit *w*, Tonlosigkeit *w*.
voice prosthesis: künstlicher Kehlkopf *m*.
voice training: Stimmtraining *s*.
void/*n*, *vb*: 1. Hohlraum *m*, Lücke *w*; 2. leeren.
voiding/*n*: Entleerung *w*, Wasserlassen *s*.
voiding cysturethrogram: Miktionszysturethrogramm *s*.
vol [*abbr*] **volume**/*n*: Volumen *s*, Menge *w*.
volality/*n*: Verdampfungsfähigkeit *w*, Verflüchtigungsfähigkeit *w*.
volar/*adj*: volar.
volatile/*adj*: ätherisch, gasförmig, volatil.
volatileness/*n*: Flüchtigkeit *w*.
volatilization/*n*: Verdampfung *w*.
volatilize/*vb*: verdampfen.
volatizer/*n*: Verdampfungsapparat *m*.
volition/*n*: Wollen *s*.
volitional/*adj*: willkürlich.
Volkmann's canal: Volkmann-Kanal *m*.
Volkmann's contracture: Volkmann-Muskelkontraktur *w*.

volume energy

Volkmann's paralysis: Volkmann-Lähmung *w*.
Volkmann splint: Volkmann-Schiene *w*.
Volkmann's triangle: Volkmann-Dreieck *s*.
voltage/*n*: Spannung *w*; **high** ~ Hochspannung *w*.
voltage compensation: Spannungsausgleich *m*.
voltage control: Spannungsregelung *w*.
voltage-dependent resistor: Varistor *m*.
voltage detector: Spannungsprüfer *m*.
voltage source: Spannungsquelle *w*.
voltage therapy, high: Hochvolttherapie *w*.
voltaic/*adj*: galvanisch.
voltmeter/*n*: Voltmeter *s*.
volume/*n*: Volumen *s*, Rauminhalt *m*; **alveolar** ~ Lungenvolumen *s*; **alveolar dead-space** ~ alveoläres Totraumvolumen *s*; **atomic** ~ Atomvolumen *s*; **circulating** ~ zirkulierendes Blutvolumen *s*; **corpuscular** ~ Blutkörperchenvolumen *s*; **end-diastolic ventricular** ~ enddiastolisches Ventrikelvolumen *s*; **end-systolic** ~ endsystolisches Volumen *s*; **forced expiratory** ~ [*abbr*] **FEV** Sekundenausatmungsvolumen *s*; **mean corpuscular** ~ [*abbr*] **MCV** mittleres Zellvolumen *s*; **molar** ~ Molvolumen *s*; **packed-cell** ~ [*abbr*] **PCV** Hämatokrit *m*, Hk; **partial** ~ Partialvolumen *s*; **residual** ~ Residualvolumen *s*; **respiratory** ~ Atemvolumen *s*; **systolic** ~ Schlagvolumen des Herzens *s*; **tidal** ~ Atemzugvolumen *s*; **total** ~ Gesamtmenge *w*; **ventricular** ~ Ventrikelvolumen *s*.
volume contamination: Volumenkontamination *w*.
volume control: Mengenregler *m*.
volume deficiency: Volumenmangel *m*.
volume deficiency shock: Volumenmangelschock *m*.
volume density: Volumendichte *w*.
volume dose: Volumendosis *w*, Gesamtdosis *w*.
volume energy: Volumenenergie *w*.

volume fraction: Volumenfraktion w.
volume loading: Volumenbelastung w.
volume measurement: Volumenbestimmung w.
volume of distribution: Verteilungsvolumen s.
volume percent: Volumenprozent s.
volume replacement: Volumenersatz m.
volumetric/*adj*: volumetrisch, maßanalytisch.
voluminous/*adj*: umfangreich.
voluntary/*adj*: freiwillig.
voluntomotoricity/*n*: Willkürmotorik w.
volutin/*n*: Volutin s, Polkörperchen s, Metachromatin s.
volvulus/*n*: Volvulus m.
vomicose/*adj*: ulzerös.
vomit/*vb*: sich übergeben, erbrechen.
vomiting/*n*: Erbrechen s; **fecal** ~ Koterbrechen s; **forcible** ~ Zwangserbrechen s; **functional** ~ funktionelles Erbrechen s; **incessant** ~ unstillbares Erbrechen s; **persistent** ~ unstillbares Erbrechen s.
vomiting center: Brechzentrum s.
vomiting of bile: Galleerbrechen s.
vomiting of blood: Bluterbrechen s, Hämatemesis w.
vomiting of pregnancy: Schwangerschaftserbrechen s.
vomiting reflex: Würgreflex m.
vomition/*n*: Erbrechen s.
vomitory/*n*: Brechmittel s, Emetikum s.
vomiturition/*n*: Brechreiz m.
von Graefe sign: von-Graefe-Zeichen s.
von Hippel-Lindau disease: Hippel-Lindau-Krankheit w, Angiomatosis retinae cystica.
von Recklinghausen's disease: Recklinghausen-Krankheit w, Neurofibromatosis generalisata.
von Willebrand's disease: Willebrand-Jürgens-Syndrom s, konstitutionelle Thrombopathie w.

Voorhoeve's disease: Osteopathia striata.
vortex/*n*, *vb*: 1. Wirbel m, Haarwirbel m; 2. wirbeln.
vorticity/*n*: Wirbelströmung w.
voxel/*n*: Voxel s, Volumenelement s.
voyeur/*n*: Voyeur m.
voyeurism/*n*: Voyeurismus m.
VP [*abbr*] **venous pressure**: venöser Blutdruck m.
VPC [*abbr*] **volume packed cells**: Hämatokrit m, Hk.
VP test [*abbr*] **Voges-Proskauer test**: Voges-Proskauer-Reaktion w.
Vrolik's disease: Vrolik-Krankheit w, Osteogenesis imperfecta congenita.
VS [*abbr*] **1. ventricular septum; 2. vesicular sound; 3. vesicular stomatitis**: 1. Ventrikelseptum s; 2. vesikuläres Atemgeräusch s; 3. vesikuläre Stomatitis w.
VSD [*abbr*] **ventricular septal defect**: Ventrikelseptumdefekt m, VSD.
vulnerability/*n*: Vulnerabilität w.
vulnerable/*adj*: vulnerabel, verletzlich.
vulnerary/*adj*: Wunden heilend, heilsam.
Vulpian-Heidenhain-Sherrington phenomenon: Vulpian-Phänomen s.
vulsellum/*n*: Knochenzange w, Hakenzange w.
vulv-: Vulvo-.
vulva/*n*: Vulva.
vulvectomy/*n*: Vulvektomie w.
vulvitis/*n*: Vulvitis w; **leukoplakic** ~ Kraurosis vulvae.
vulvo-: Vulvo-.
vulvopathy/*n*: Erkrankung der Vulva.
vulvovaginal/*adj*: vulvovaginal.
vulvovaginitis/*n*: Vulvovaginitis w; **gonorrheal** ~ gonorrhoische Vulvovaginitis w; **neonatal** ~ Neugeborenenvulvovaginitis w; **senile** ~ atrophische Vaginitis w.
Vv [*abbr*] **venae**: Venen.
Vx [*abbr*] **vertex**: Scheitel m.
VX: Cholinesterasehemmer VX.

W

W [*abbr*] **1. Watt;** 2. **tungsten**: 1. Watt; 2. Tungsten *s*, Wolfram *s*.
Waaler-Rose reaction: Waaler-Rose-Test *m*.
Waardenburg syndrome: Waardenburg-Syndrom *s*, Dystopia canthi medialis laterotransversa.
wad/*n, vb*: 1. Bausch *m*; 2. polstern.
wadding/*n*: Watte *w*, Füllmaterial *s*.
waddle/*vb*: watscheln.
Wade's balsam: Tinctura balsamica.
wafer/*n*: Oblate *w*.
Wagner's disease: Kolloidakne *w*, Pseudomilium *s*.
WAIS [*abbr*] **Wechsler Adult Intelligence Scale**: Wechsler-Erwachsenen-Intelligenz-Skala *w*.
waist/*n*: Taille *w*.
waistline: Taillenlinie *w*.
wait/*vb*: warten.
waiting room: Wartezimmer *s*.
wake/*adj*: wach sein.
wakeful/*adj*: schlaflos.
wakefulness/*n*: Schlaflosigkeit *w*.
wake-sleep cycle: Wach-Schlaf-Rhythmus *m*.
waking dream: Tagtraum *m*, Wachtraum *m*.
Walcher's position: Walcher-Hängelage *w*.
Waldenström's macroglobulinemia: 1. Waldenström-Krankheit *w*, Makroglobulinämie *w*; 2. Purpura hyperglobulinaemica.
Waldeyer's gland: Waldeyer-Drüse *w*.
Waldeyer's tonsillar ring: Waldeyer-Rachenring *m*.
walk/*n, vb*: 1. Gang *m*; 2. gehen.
walker/*n*: Gehstütze *w*.
walking/*n, adj*: 1. Gehen *s*; 2. ambulant, geh-.
walking caliper: Gehschiene *w*, Unterschenkelorthose *w*.
walking cast: Gehgips *m*.
walking stick: Gehstock *m*.
wall/*n*: Wall *m*, Wand *w*; **basal** ~ Murein *s*; **gastric** ~ Magenwand *w*; **splanchnic** ~ Viszeropleura *w*, viszerales Mesoderm *s*; **visceral** ~ Viszeropleura *w*, viszerales Mesoderm *s*.
Wallace's rule of nine: Wallace-Neunerregel *w*.
wall bracket: Wandkonsole *w*.
wall charge: Wandladung *w*.
wall effect: Wandeffekt *m*.
Wallenberg syndrome: Wallenberg-Syndrom *s*.
Wallerian degeneration: Waller-Degeneration *w*.
Waller's law: Waller-Gesetz *s*.
walleye/*n*: Exotropie *w*, Leukom *s*.
wall friction: Wandreibung *w*.
Wallgren's aseptic meningitis: lymphozytäre Choriomeningitis *w*, LCM.
wall growth: Wandwachstum *s*.
wall mount: Wandbefestigung *w*.
wall socket: Wandsteckdose *w*.
wall stress: Wandspannung *w*.
wall tension: Wandspannung *w*.
wall thickness: Wandstärke *w*.
walnut/*n*: Walnuß *w*.
walnut oil: Walnußöl *s*.
Walthard's cell inclusions: Walthard-Einschlußkörperchen.
Walthard's cell islets: Walthard-Zellinseln.
Walthard's cell nests: Walthard-Zellinseln.
Walther's duct: Ductus sublingualis minores.
Walther's ganglion: Ganglion impar.
wander/*vb*: wandern.
wandering/*n, adj*: 1. Wanderung *w*, Dislokation *w*; 2. wandernd.

Wangensteen's drainage: Wangensteen-Dauerdrainage w.

want/n, vb: 1. Bedürfnis s, Wunsch m; 2. wünschen.

Warburg's respiratory systeme: Warburg-Atmungsferment s.

W arch: W-Bogen m.

ward/n: Abteilung w, Station w.

Wardill flap method: Palatinallappenplastik w.

Ward's triangle: Ward-Dreieck s.

warfarin/n: Warfarin s.

war gas: Kampfgas s.

warm/n, adj, vb: 1. Wärme w; 2. warm; 3. erwärmen, aufwärmen.

warm antibody: Wärmeantikörper m.

warm-blooded/adj: warmblütig.

war medicine: Wehrmedizin w.

warm sensation: Wärmeempfindung w.

warmth/n: Wärme w.

warm up/n, vb: 1. Erwärmung w; 2. aufwärmen.

warm-up time: Aufheizzeit w.

war nephritis: Feldnephritis w.

war neurosis: Kriegsneurose w.

warning/n: Warnung w.

war psychosis: Kriegspsychose w.

Warren shunt: Warren-Shunt m, distale splenorenale Anastomose w.

wart/n: Warze w; **acuminate** ~ Condyloma acuminata; **anatomical** ~ Leichentuberkel s, Tuberculosis cutis verrucosa; **common** ~ Verruca vulgaris; **digitate** ~ Verruca digitata; **filiform** ~ Verruca filiformis; **fugitive** ~ flüchtige Warze w; **genital** ~ Kondylom s, Feigwarze w, Condyloma acuminata; **juvenile plane** ~ Verruca plana juvenilis; **necrogenic** ~ Leichentuberkel s, Tuberculosis cutis verrucosa; **Peruvian** ~ Verruga peruana, Bartonellose w, Peru-Warze w; **plane** ~ Verruca planaris; **soft** ~ seniles Fibrom s; **teleangiectatic** ~ Angiokeratom s; **venereal** ~ Kondylom s.

Wartegg's design test: Wartegg-Zeichentest m.

Wartenberg's disease: Wartenberg-Krankheit w, Cheiralgia paraesthetica.

Wartenberg sign: Wartenberg-Daumenzeichen s.

Warthin-Finkeldey cell: Warthin-Finkeldey-Zelle w.

Warthin-Starry silver stain: Warthin-Starry-Silberfärbung w.

Warthin's tumor: Warthin-Tumor m, Kystadenolymphoma papilliferum.

wart virus: Warzenvirus m, humaner Papillomavirus m, HPV.

warty/adj: warzenförmig, verrukös.

wash/n, vb: 1. Spülung w, Lotion w; **vaginal** ~ Scheidenspülung w; 2. waschen, spülen.

wash bottle: Spritzflasche w.

washer/n: Unterlegscheibe w.

washerwoman's hands: Waschfrauenhände.

washing/n: Spülung w, Waschen s; **obsessional** ~ Waschzwang m.

washing compulsion: Waschzwang m.

wash out/vb: auswaschen, ausschwemmen.

wash-out-phenomenon: Wash-out-Phänomen s, Auswaschphänomen s.

washout test: Auswaschtest m.

wash solution: Waschlösung w.

wasp sting: Wespenstich m.

wasp venom: Wespengift s.

wasserhell/adj: wasserhell.

Wassermann reaction [abbr] **WR**: Wassermann-Reaktion w, WaR.

Wassilieff's disease: Weil-Krankheit w, Leptospirose w.

wastage/n: Verlust m.

waste/n: Abfall m, Verschwendung w, Abfallprodukt s; 2. verschwenden, auszehren.

waste disposal: Entsorgung w.

waste heat: Abwärme w.

waste liquor: Ablauge w.

waste product: Abfallprodukt s.

waste water: Abwasser s.

waste water clarifying plant: Abwasserkläranlage w.

wasting/n: Schwund m, Auszehrung w,

Marasmus *m*.
wasting syndrome: Wasting-Syndrom *s*, Auszehrungssyndrom *s*.
watch-glass: Uhrglas *s*, Uhrglasschale *w*.
watch-glass nail: Uhrglasnagel *m*, hippokratischer Nagel *m*.
water/*n*: Wasser *s*; **aluminous** ~ Alaunwasser *s*; **carbonated** ~ kohlensäurehaltiges Wasser *s*; **distilled** ~ destilliertes Wasser *s*; **fresh** ~ Trinkwasser *s*; **heavy** ~ schweres Wasser *s*, Deuterium *s*; **mineral** ~ Mineralwasser *s*; **purified** ~ destilliertes Wasser *s*.
water absorption: Wasseraufnahme *w*.
water and electrolyte balance: Wasser- und Elektrolythaushalt *m*.
water balance: Wasserhaushalt *m*.
water bath: Wasserbad *s*.
water bed: Wasserbett *s*.
water-bite: Schützengrabenfuß *m*.
water blister: Wasserblase *w*.
water-borne/*adj*: durch Wasser übertragen.
water brash: Sodbrennen *s*.
water cancer: Wasserkrebs *m*, Noma *w*.
water-clear/*adj*: wasserhell.
water column pressure: Wassersäulendruck *m*.
water contamination: Wasserverseuchung *w*.
water content: Wassergehalt *m*.
water cooling: Wasserkühlung *w*.
water cure: Wasserbehandlung *w*, Hydrotherapie *w*.
water equilibrium: Wasserhaushalt *m*.
waterfall stomach: Kaskadenmagen *m*.
water farcy: Rotz *m*.
water for injection: Aqua ad iniectionem.
water-hammer pulse: Wasserhammerpuls *m*.
Waterhouse-Friderichsen syndrome: Waterhouse-Friderichsen-Syndrom *s*.
wateriness/*n*: Wässrigkeit *w*.
water intoxication: Wasserintoxikation *w*.
water itch: Ankylostoma-Dermatitis *w*.
water jacket: Wassermantel *m*.
water jet pump: Wasserstrahlpumpe *w*.
water lack: Wassermangel *m*.
waterlogged/*adj*: voll Wasser, ödematös.
water loss: Wasserverlust *m*.
water mains: Wasserleitung *w*.
water of combustion: Oxidationswasser *s*.
water on the brain: Hydrozephalus *m*.
water pick: Munddusche *w*.
waterpox/*n*: Bodenkrätze *w*.
water pressure: Wasserdruck *m*.
waterproof/*adj*: wasserdicht.
water purification: Wasserreinigung *w*, Wasserdestillation *w*.
water-repellent/*adj*: wasserabweisend.
water retention: Wassereinlagerung *w*.
waters: Amnionflüssigkeit *w*; **false** ~ Vorwasser *s*.
watershed infarction: Grenzlinieninfarkt *m*.
water slurry: wäßrige Suspension *w*.
water-soluble/*adj*: wasserlöslich.
Waters projection: Waters-Einstellung *w*.
water supply: Wasserversorgung *w*.
water toothpick: Munddusche *w*.
water vapor: Wasserdampf *m*.
watery/*adj*: wässrig.
Watson-Crick helix: Doppelhelix *w*.
Watson-Schwartz reaction: Watson-Schwartz-Test *m*.
wattmeter/*n*: Wattmeter *s*.
wave/*n*: Welle *w*; **anacrotic** ~ anakrote Welle *w*; **catacrotic** ~ katakrote Welle *w*; **catadicrotic** ~ katakrote Welle *w*; **dicrotic** ~ dikrote Welle *w*; **electroencephalographic** ~ EEG-Welle *w*; **electromagnetic** ~ elektromagnetische Welle *w*; **fast** ~ schnelle Welle *w*; **fibrillary** ~ Flimmerwelle *w*; **longitudinal** ~ Longitudinalwelle *w*; **monomorphic** ~ monorhythmische Welle *w*; **peristaltic** ~ peristaltische Welle *w*; **polymorphic** ~ polymorphe Welle *w*; **progressive** ~ Wanderwelle *w*; **random** ~ irreguläre Welle *w*; **sharp** ~ spitze Welle *w*; **slow** ~ langsame Welle *w*; **standing** ~ stehende Welle *w*; **tidal** ~ Woge *w*; **transverse** ~ Transversalwelle; **traveling** ~ Wanderwelle *w*; **ultrasonic** ~ Ultraschallwelle *w*.

wave band: Wellenbereich *m*.
waveform/*n*: Wellenform *w*.
wavelength/*n*: Wellenlänge *w*; **effective ~** effektive Wellenlänge *w*.
wave motion: Wellenbewegung *w*.
wave optics: Wellenoptik *w*.
wave propagation: Wellenausbreitung *w*.
wave range: Wellenbereich *m*.
wave rectifier: Wellengleichrichter *m*.
waveshape/*n*: Wellenform *w*.
wave theory: Wellentheorie *w*.
waviness/*n*: Welligkeit *w*.
wavy/*adj*: gewellt.
wax/*n*: Wachs *s*; **bleached ~** gebleichtes Wachs *s*; **casting ~** Abgußwachs *s*; **emulsifying ~** Emulsionswachs *s*; **sticky ~** Klebewachs *s*.
wax bath: Paraffinbad *s*.
wax ointment: Wachssalbe *w*.
wax pattern: Wachsschablone *w*.
wax template: Wachsschablone *w*.
waxy/*adj*: wachsartig, wachsig.
wax-yellow/*adj*: wachsgelb.
way of life: Lebensweise *w*.
way of transmission: Übertragungsweg *m*.
WB [*abbr*] **whole blood**: Vollblut *s*.
WBC [*abbr*] **1. white blood cell; 2. white blood count**: 1. weißes Blutkörperchen *s*, Leukozyt *m*; 2. Leukozytenzählung *w*.
WDLC [*abbr*] **well-differentiated lymphocytic lymphoma**: lymphozytäres Lymphosarkom *s*.
weak/*adj*: schwach.
weakness/*n*: Schwäche *w*, Debilität *w*; **episodic ~** episodische Schwäche *w*; **fluctuant ~** fluktuierende Schwäche *w*.
weakness of memory: Gedächtnisschwäche *w*.
weakness of spinal column: Wirbelsäuleninsuffizienz *w*.
weakness of voice: Stimmschwäche *w*.
weal/*n*: Hautschwiele *w*.
wean/*vb*: abstillen, entwöhnen.
weaning/*n*: Abstillen *s*, Entwöhnen *s*.
weanling/*n*: Flaschenkind *s*.
wear/*n, vb*: 1. Verschleiß *m*, Abnutzung *w*; 2. tragen.

wear and tear: Verschleiß *m*, Abnützung *w*.
wear facets: Abrasionsfacetten.
weariness/*n*: Ermüdung *w*.
wearisome/*adj*: langwierig.
wearsand/*n*: Luftröhre *w*, Trachea *w*.
weather/*n*: Wetter *s*.
weather factor: Witterungseinfluß *m*.
weave/*n*: Gewebe *s*.
web/*n*: Gewebe *s*, Interdigitalfalte *w*, Netz *s*; **terminal ~** terminal web, Endgespinst *s*.
webbing/*n*: Schwimmhautbildung *w*.
webbing of the neck, congenital: Pterygium colli.
Weber-Christian disease: Weber-Christian-Krankheit *w*, Panniculitis nodularis non suppurativa febrilis et recidivans.
Weber-Fechner law: Weber-Fechner-Gesetz *s*.
Weber's paralysis: Weber-Lähmung *w*, Hemiplegia alternans oculomotoria.
Weber's test: Weber-Hörprüfung *w*.
web-eye/*n*: Pterygium *s*.
web-fingered/*adj*: mit einer Schwimmhaut.
Wechsberg's phenomenon: Komplementabweichung *w*.
Wechsler adult intelligent scale [*abbr*] **WAIS**: Wechsler-Intelligenztest für Erwachsene.
Wechsler-Bellevue test: Wechsler-Bellevue-Intelligenztest *m*.
Wedelstaedt chisel: Wedelstaedt-Meißel *m*.
Wedensky's inhibition: Wedenski-Hemmung *w*.
Wedensky's phenomenon: Wedenski-Effekt *m*.
wedge/*n*: Keil *m*; **dental ~** Mundkeil *m*.
wedge bone: Keilbein *s*.
wedge filter: Keilfilter *m*.
wedge osteotomy: Keilosteotomie *w*.
wedge pressure: Pulmonalarterienverschlußdruck *m*.
wedge resection: Keilresektion *w*.
wedge-shaped/*adj*: keilförmig.

WEE [*abbr*] **western equine encephalomyelitis**: Westliche Pferdeenzephalitis *w*.
weed/*n*: Unkraut; **jimson** ~ Stramonium.
weed killer: Unkrautvertilgungsmittel *s*.
Weeks bacillus: Koch-Weeks-Bakterium *s*, Haemophilus aegypticus.
Weeks conjunctivitis: akute kontagiöse Konjunktivitis *w*.
weep/*vb*: weinen, nässen.
weeping/*n*: Weinen *s*, Exsudation *w*, Nässen *s*.
weeping sinew: Ganglion *s*, Überbein *s*.
Wegener's disease: Wegener-Krankheit *w*, Parrot-Pseudoparalyse *w*, Osteochondritis syphilitica.
Wegener's granulomatosis: Wegener-Klinger-Granulomatose *w*.
Wegner's disease: Wegner-Krankheit *w*, spezifische Osteochondritis *w*.
Weichselbaum's diplococcus: Neisseria meningitidis.
Weigert solution: Weigert-Lösung *w*, Eisenhämatoxylinlösung *w*.
Weigert stain: Weigert-Färbung *w*.
weigh/*vb*: wiegen.
weight/*n*: Gewicht *s*; **atomic** ~ Atomgewicht *s*; **combining** ~ Äquivalentgewicht *s*; **constant** ~ Gewichtskonstanz *w*; **dry** ~ Trockengewicht *s*; **equivalent** ~ Äquivalentgewicht *s*; **ideal** ~ Idealgewicht *s*, Sollgewicht *s*; **initial** ~ Ausgangsgewicht *s*, Geburtsgewicht *s*; **molecular** ~ Molekulargewicht *s*; **specific** ~ spezifisches Gewicht *s*.
weight change: Gewichtsänderung *w*.
weight control: Gewichtskontrolle *w*.
weight curve: Gewichtskurve *w*.
weight discrimination: Gewichtsunterscheidung *w*.
weight gain: Gewichtszunahme *w*.
weighting/*n*: Gewichtung *w*.
weightlessness/*n*: Schwerelosigkeit *w*.
weight loss: Gewichtsverlust *m*.
weight reduction diet: Reduktionskost *w*.
weight sense: Gewichtsempfinden *s*.
weight traction: Gewichtsextension *w*.
Weil-Felix reaction: Weil-Felix-Reaktion *w*.

Weill-Marchesani syndrome: Marchesani-Weill-Syndrom *s*.
Weil's disease: Weil-Krankheit *w*, Leptospirose *w*.
Weingarten syndrome: Weingarten-Syndrom *s*, tropische Eosinophilie *w*.
Weir-Mitchell's disease: Weir-Mitchell-Krankheit *w*, Erythromelalgie *w*.
Weir's operation: Appendikostomie *w*.
Welch's bacillus: Welch-Fraenkel-Gasbrandbazillus *m*, Emphysembazillus *m*, Clostridium perfringens.
welder's eye: Schweißerophthalmopathie *w*, Keratoconjunctivitis photoelectrica.
welfare/*n*: Wohlfahrt *w*, Fürsorge *w*.
welfare agency: Sozialamt *s*.
welfare care: Fürsorge *w*.
welfare organization: Wohlfahrtsverband *m*.
well/*n*, *adj*: 1. Quelle *w*, Eindellung *w*; 2. gesund, geheilt.
well-balanced/*adj*: ausgeglichen.
well-defined/*adj*: gut abgegrenzt, eindeutig.
well-developped/*adj*: deutlich ausgeprägt.
well-established/*adj*: feststehend.
wellness/*n*: Wohlbefinden *s*.
welt/*n*: Schmiß *m*, Strieme *w*.
wen/*n*: Geschwulst *w*, Epidermiszyste *w*, Talgdrüsenzyste *w*.
Wenckebach period: Wenckebach-Periode *w*, AV-Block II. Grades *m*.
Wenckebach's bundle: Wenckebach-Bündel *s*.
Wenckebach's phenomenon: Wenckebach-Periodik *w*.
Werdnig-Hoffmann paralysis: Werdnig-Hoffmann-Krankheit *w*, neurogene Muskelatrophie *w*.
Werlhof's disease: Werlhof-Krankheit *w*, thrombozytopenische Purpura *w*.
Wermer syndrome: Wermer-Syndrom *s*, multiple endokrine Adenomatose *w*.
Werner-His disease: Werner-His-Krankheit *w*, Fünftagefieber *s*, Wolhynisches Fieber *s*.
Werner syndrome: Werner-Syndrom *s*,

Progeria adultorum *w*.
Wernicke area: Wernicke-Zentrum *s*.
Wernicke-Mann type: Wernicke-Mann-Prädilektionsparese *w*.
Wernicke's aphasia: Wernicke-Aphasie *w*, sensorische Aphasie *w*.
Wernicke's disease: Wernicke-Enzephalopathie *w*, Polioencephalopathia haemorrhagica superior.
Wernicke's encephalopathy: Wernicke-Enzephalopathie *w*, Polioencephalopathia haemorrhagica superior.
Wernicke sign: Wernicke-Reaktion *w*, hemianopische Pupillenreaktion *w*.
Wernicke's reaction: Wernicke-Reaktion *w*, hemianopische Pupillenreaktion *w*.
Wertheim-Schauta operation: Wertheim-Schauta-Operation *w*.
Wertheim's operation: Wertheim-Meigs-Operation *w*.
Werth's tumor: Pseudomyxoma peritonei.
Westergren erythrocyte sedimentation rate: Blutkörperchensenkungsrate nach Westergren.
Westergren method: Westergren-Methode *w*.
Western blotting: Western-Blotting *s*.
Western hybridization: Western-Hybridisierung *w*.
Western technique: Western-Blottechnik *w*.
Western transfer: Western-Transfer *m*.
West operation: West-Operation *w*, Dakryorhinostomie *w*.
Westphal's disease: Westphal-Krankheit *w*, periodische Lähmung *w*.
Westphal sign: Westphal-Plicz-Zeichen *s*, Lidschlußreaktion *w*.
Westphal-Strümpell pseudosclerosis: Westphal-Strümpell-Pseudosklerose *w*, hepatolentikuläre Degeneration *w*.
West syndrome: West-Syndrom *s*.
wet/*adj*: feucht, naß.
wetnurse: Amme *w*.
wetting/*n*: Durchnässung *w*, Anfeuchten *s*.
Wever-Bray effect: kochleäres Mikrophonpotential *s*.
Weyers-Thier syndrome: Weyers-Thier-Syndrom *s*, okulovertebrales Syndrom *s*.
Wharton's duct: Wharton-Gang *m*, Ductus submandibularis.
Wharton's jelly: Wharton-Sulze *w*.
wheal/*n*: Quaddel *w*.
wheat bran: Weizenkleie *w*.
wheat germ: Weizenkeim *m*.
wheat germ system: Weizenkeimsystem *s*.
wheat starch: Weizenstärke *w*.
wheel bur: Scheibenbohrer *m*.
wheelchair/*n*: Rollstuhl *m*.
wheeze/*vb*: keuchen, schnaufen.
wheezing/*n*: Stenoseatmung *w*, Giemen *s*.
whelk/*n*: Pickel *m*, Pustel *w*, Finne *w*.
whetstone crystal: Wetzsteinkristall *m*.
whey/*n*: Molke *w*.
whimsy/*adj*: schrullig.
whip catheter: Peitschenkatheter *m*.
whiplash injury: Schleudertrauma *s*.
whiplash syndrome: Peitschenschlagphänomen *s*.
Whipple's disease: Whipple-Krankheit *w*, intestinale Lipodystrophie *w*.
Whipple's operation: Whipple-Operation *w*, erweiterte Duodenopankreatektomie *w*.
Whipple's triad: Whipple-Trias *w*.
whipworm/*n*: Peitschenwurm *m*, Trichuris trichiura.
whirl/*n, vb*: 1. Wirbel *m*; 2. wirbeln.
whirlbone/*n*: Kniescheibe *w*, Patella *w*.
whirlpool rash: Whirlpool-Ausschlag *m*.
whirr/*n, vb*: 1. Schwirren *s*; 2. schwirren.
whisky nose: Rhinophym *s*.
whisper test: Flüstertest *m*.
whistle-tip catheter: Flötenschnabelkatheter *m*.
whistle-tip fracture: Flötenschnabelfraktur *w*.
whistling face-windmill vane hand syndrome: kraniokarpotarsale Dystrophie *w*, Freeman-Sheldon-Syndrom *s*, Dysplasia cranio-carpo-tarsalis.
white/*n, adj*: 1. Weiß *s*; 2. weiß.
white-cap/*n*: Favus *m*, Kopfgrind *m*.

white-faced/*adj*: bleich, blaß.
whitehead/*n*: Milium *s*, Hautgrieß *m*.
Whitehead's operation: Whitehead-Operation *w*, Hämorrhoidenexzision *w*.
whiteleg/*n*: Phlegmasia alba dolens.
whiteness/*n*: Weiße *w*, Blässe *w*.
whiteness of hair: Weißhaarigkeit *w*.
whitepox/*n*: Alastrim *s*, Variola minor.
whites: Leukorrhö *w*, Fluor albus.
White's classification: Kauffmann-White-Schema *s*.
whitespot disease: Weißfleckenkrankheit *w*.
Whitfield's ointment: Whitfield-Salbe *w*.
whitish/*adj*: weißlich.
whitlow/*n*: Nagelgeschwür *s*, Paronychie *w*, Umlauf *m*; **painless** ~ Morvan-Syndrom *s*, Panaritium analgicum; **thecal** ~ eitrige Tendovaginitis *w*, Panaritium tendinosum.
Whitman's plaster: Gipshöschen *s*.
Whitmore's fever: Whitmore-Krankheit *w*, Meliodose *w*, Nasenrotz *m*.
Whitney's test: Mann-Whitney-Test *m*, U-Test *m*.
WHO [*abbr*] **World Health Organization**: Weltgesundheitsorganisation *w*.
whole/*n, adj*: 1. Ganze *s*, Ganzheit *w*, Gesamtheit *w*; 2. voll, ganz, ganzheitlich.
whole-body counter: Ganzkörperzähler *m*.
whole-body irradiation: Ganzkörperbestrahlung *w*.
wholeness/*n*: Gesamtheit *w*.
wholesome/*adj*: gesund, gesundheitsfördernd, heilsam.
wholesomeness/*n*: Zuträglichkeit *w*, Gesundheit *w*.
whoop/*vb*: keuchen.
whooping/*n*: Keuchen *s*.
whooping cough: Keuchhusten *m*, Pertussis *w*.
whorl/*n*: Wirbel *m*, Vortex.
Whytt's disease: tuberkulöse Meningitis *w*, Meningitis tuberculosa.
wick/*n*: Docht *m*.
Wickham striae: Wickham-Streifen.

wicking/*n*: Gazestreifen *m*.
Widal reaction: Widal-Reaktion *w*, Gruber-Widal-Reaktion *w*.
wide/*adj*: weit.
wide-angle glaucoma: Weitwinkelglaukom *s*.
wide-field ocular: Weitwinkelokular *s*.
widening/*n*: Verbreiterung *w*.
wide-spectrum/*adj*: Breitband-.
widespread/*adj*: weitverbreitet.
Widmark's conjunctivitis: Widmark-Konjunktivitis *w*.
Widowitz' sign: Puppenaugenphänomen *s*.
width/*n*: Weite *w*, Spannbreite *w*, Bereich *m*.
Wien's displacement law: Wien-Verschiebungsgesetz *s*.
Wien's radiation law: Wien-Strahlungsgesetz *s*.
Wigand-Martin-Winckel maneuver: Wigand-Martin-Winkel-Handgriff *m*.
Wilcoxon signed rank test: Wilcoxon-Test für Paardifferenzen *m*.
wild/*adj*: wild, nicht domestiziert.
Wildermuth's ear: Wildermuth-Ohr *s*.
Wildervanck syndrome: Wildervanck-Syndrom *s*.
Wilde's incision: Wilde-Inzision *w*.
widfire rash: Schweißfriesel *m*.
wild-type/*n*: wilde Form *w*.
Wilkinson's anemia: Wilkinson-Anämie *w*, achrestische Anämie *w*.
Wilkinson's disease: Wilkinson-Krankheit *w*.
Wilks' syndrome: Myasthenia gravis.
will/*n*: Wille *m*; **split** ~ Schizobulie *w*.
Willebrand's factor: Willebrand-Faktor *m*, Faktor VIII a *m*.
willful/*adj*: willkürlich.
willow fracture: Grünholzfraktur *w*.
Wilms' tumor: Wilms-Tumor *m*, Nephroblastom *s*.
Wilson-Mikity syndrome: Wilson-Mikity-Syndrom *s*, Blasenlungensyndrom *s*, interstitielle mononukleäre, herdförmig fibrosierende Pneumonie *w*.
Wilson's disease: Wilson-Brocq-Krank-

Wilson's lichen

heit *w*, Dermatitis exfoliativa generalisata.
Wilson's lichen: Lichen ruber planus.
Wilson's pronator sign: Wilson-Pronatorzeichen *s*.
Wilson syndrome: Wilson-Krankheit *w*, hepatolentikuläre Degeneration *w*.
Winckel's disease: Winckel-Krankheit *w*, Neugeborenensepsis *w*.
wind/*n*: Wind *m*, Luftstrom *m*, Darmgas *s*, Blähung *w*.
windburn/*n*: Windbrand *m*.
winded/*adj*: außer Atem, -atmig.
winding/*n*: Wicklung *w*.
windkessel/*n*: Windkesselphänomen *s*.
windlass/*n*: Winde *w*; **Spanish** ~ Tourniquet-Presse *w*.
window/*n*: Fenster *s*, Fenestra; **acoustic** ~ akustisches Fenster *s*; **aortic** ~ Aortenfenster *s*; **aortopulmonary** ~ aortopulmonales Fenster *s*, aortopulmonaler Defekt *m*; **oval** ~ ovales Fenster *s*; **round** ~ rundes Fenster *s*; **vestibular** ~ ovales Fenster *s*.
windowing/*n*: Fensterung *w*, Fensterungsoperation *w*.
window level: Fensterlage *w*.
window technique: Fenstertechnik *w*.
window type: Fenstertyp *m*.
window width: Fensterbreite *w*.
windpipe/*n*: Luftröhre *w*, Trachea.
windshield syndrome: Windschutzscheiben-Syndrom *s*.
wine/*n*: Wein *m*; **medicated** ~ Kräuterwein *m*.
wine stone: Weinstein *m*.
wing/*n*: Flügel *m*, Ala.
wing cell: Stachelzelle *w*.
winging, scapular: Scapula alata, Abstehen der Schulterblätter.
winglike/*adj*: flügelartig.
wing plate: Flügelplatte *w*.
wink/*vb*: 1. Zwinkern *s*, Blinzeln *s*; 2. zwinkern, blinzeln.
winking/*n*: Augenwinkern *s*, Blinzeln *s*.
winking reflex: Blinzelreflex *m*.
winking spasm: Blinzelkrampf *m*, Spasmus nictitans.

Winkler's disease: Winkler-Krankheit *w*, Chondrodermatitis nodularis chronica helicis.
wink reflex: Blinzelreflex *m*.
Winterbottom sign: nuchale Lymphknotenschwellung *w*.
wintergreen oil: Gaultherinaöl *s*.
winter itch: Pruritus hiemalis.
Wintersteiner rosette: Stephanozyten.
winter vomiting: Norwalk-Krankheit *w*, Wintererbrechen *s*, epidemische Gastroenteritis *w*.
Wintrich sign: Wintrich-Schallwechsel *m*.
Wintrobe method: Wintrobe-Hämatokritbestimmung *w*.
wipe/*vb*: wischen.
wipe contact: Wischkontakt *m*.
wire/*n*, *vb*: 1. Draht *m*; 2. verdrahten.
wire cerclage: Drahtumschlingung *w*.
wire cross-section: Leitungsquerschnitt *m*.
wire extension: Drahtextension *w*.
wire fixation: Drahtfixation *w*.
wire ligature: Drahtligatur *w*.
wire-like/*adj*: drahtartig.
wire loop: Impföse *w*.
wire needle: Impfnadel *w*.
wire saw: Giglisäge *w*.
wire sling: Drahtnaht *w*.
wire splinting: Drahtschienung *w*.
wire suture: Drahtnaht *w*.
wire traction: Drahtextension *w*.
wireworm/*n*: Drahtwurm *m*.
wiring/*n*: Drahtschienung *w*, Verdrahtung *w*, Schaltung *w*; **circumferential** ~ Circumferential wiring *s*, Drahtumschlingung *w*.
wiring diagram: Schaltbild *s*.
Wirsung's duct: Wirsung-Gang *m*, Ductus pancreaticus Wirsungi.
wiry/*adj*: sehnig, drahtig.
WISC [*abbr*] **Wechsler intelligence scale for children**: Wechsler-Intelligenzskala für Kinder *w*.
wisdom tooth: Weisheitszahn *m*.
wish/*n*, *vb*: 1. Wunsch *m*; 2. wünschen.
wishful thinking: Wunschdenken *s*.
Wiskott-Aldrich syndrome: Wiskott-Al-

drich-Syndrom *s*.
Wissler-Fanconi syndrome: Wissler-Krankheit *w*, Subsepsis allergica Wissler.
Wistar rat: Wistar-Ratte *w*.
witch hazel: Hamamelis *w*, Zaubernuß *w*.
witch's milk: Hexenmilch *w*, Kolostrum *s*.
withdraw/*vb*: entnehmen, entziehen.
withdrawal/*n*: Entnahme *w*, Entzug *m*.
withdrawal bleeding: Abbruchblutung *w*.
withdrawal delirium: Entzugsdelir *s*.
withdrawal of affect: Affektentzug *m*.
withdrawal reflex: Abwehrreflex *m*.
withdrawal symptom: Entzugssymptom *s*.
withdrawal syndrome: Entzugssyndrom *s*.
Witkop-van Sallmann disease: hereditäre benigne intraepitheliale Dyskeratose *w*.
Witzel's operation: Witzel-Fistel *w*.
witzelsucht/*n*: Witzelsucht *w*, Moria.
wobble/*vb*: schlottern, wackeln.
wobble base: Wobble-Base *w*.
wohlfartia/*n*: Wohlfartia.
Wolff-Eisner reaction: Calmette-Reaktion *w*.
Wolffian body: Wolff-Körper *m*, Urniere *w*.
Wolffian duct: Wolff-Gang *m*, Urnierengang *m*.
Wolff-Parkinson-White syndrome [*abbr*] **WPW syndrome**: Wolff-Parkinson-White-Syndrom *s*, WPW-Syndrom *s*.
Wolff's law: Wolff-Transformationsgesetz *s*.
wolfjaw/*n*: Wolfsrachen *m*, Lippen-Kiefer-Gaumenspalte *w*, Cheilognathopalatoschisis *w*.
wolfram [*abbr*] **W**: Wolfram *s*, W.
wolfsbane: Bergwohlverlei, Arnica montana.
Wolhynia fever: Wolhynisches Fieber *s*, Fünftagefieber *s*, Werner-His-Krankheit *w*.
Wolman's disease: Wolman-Krankheit *w*.
woman/*n*: Frau *w*; **parturient** ~ Kreißende *w*.
woman-years: Frauenjahre.

womb/*n*: Gebärmutter *w*, Uterus.
wood/*n*: Holz *s*.
wood alcohol: Methanol *s*.
wooden/*adj*: bretthart.
wooden-shoe heart: Holzschuhherz *s*.
Wood's light: Wood-Licht *s*.
wood sugar: Xylose *w*.
wood tick: Holzzecke *w*.
wood wool: Zellstoffwatte *w*.
woody/*adj*: hölzern.
wool fat: Wollwachs *s*, Lanolin *s*, Adeps lanae anhydricus.
wool grease: Wollfett *s*.
woolsorter's disease: Weberhusten *m*, Wollarbeiterkrankheit *w*.
wool test: Wollfadentest *m*.
word/*n*: Wort *s*.
word association test: Wortassoziationstest *m*.
word blindness: Wortblindheit *w*, Alexie *w*.
word center, auditory: Wernicke-Sprachzentrum *s*.
word deafness: Worttaubheit *w*, auditorische Aphasie *w*.
word fluency: Wortflüssigkeit *w*.
word hash: Wortsalat *m*.
word mutism: Wortstummheit *w*.
word salad: Wortsalat *m*, Schizophasie *w*.
work/*n, vb*: 1. Arbeit *w*; social ~ Sozialarbeit *w*; 2. arbeiten.
work addiction: Arbeitsabhängigkeit *w*.
workaholism/*n*: Workaholism *m*, Arbeitssucht *w*.
work hypertrophy: Arbeitshypertrophie *w*.
working through: Durcharbeiten *s*.
work load: Arbeitsbelastung *w*.
work of breathing: Atemarbeit *w*.
work of grief: Trauerarbeit *w*.
work physiology: Arbeitsphysiologie *w*.
work therapy: Arbeitstherapie *w*.
work up: Durchuntersuchung *w*.
World Health Organization [*abbr*] **WHO**: Weltgesundheitsorganisation *w*.
worm/*n*: Wurm *m*; **flat** ~ Plathelminthe *w*, Plattwurm *m*; **serpent** ~ Medinawurm *m*,

Dracunculus medinensis.
worm colic: Wurmkolik w.
worm egg/n: Wurmei s.
worm gear: Schneckengetriebe s.
Wormian bones: Worm-Knochen, Ossa saturarum.
worm infestation: Wurmbefall m.
wormlike/adj: wurmförmig, vermiform.
wormwood/n: Absinth m.
worsen/vb: verschlechtern, verschlimmern, schlimmer werden.
worsening/n: Verschlechterung m.
Woulfe's bottle: Woulfe-Flasche w.
wound/n, vb: 1. Wunde; **aseptic** ~ aseptische Wunde w; **blowing** ~ offener Pneumothorax m; **contused** ~ Kontusionswunde w, Quetschwunde w; **crushed** ~ Quetschwunde w; **dirty** ~ verschmutzte Wunde w; **incised** ~ Schnittwunde w; **lacerated** ~ Rißwunde w; **open** ~ offene Wunde w; **penetrating** ~ Penetrationswunde w; **perforating** ~ perforierende Wunde w; **septic** ~ infizierte Wunde w; **sucking** ~ offener Pneumothorax m; **surgical** ~ Operationswunde w; **traumatopneic** ~ offener Pneumothorax m; 2. verwunden.
wound care: Wundversorgung w.
wound clamp: Wundklammer w.
wound clip: Wundklammer w.
wound closure: Wundverschluß m.
wound dehiscence: Nahtdehiszenz w.
wound diphtheria: Wunddiphtherie w.
wound dressing: Wundverband m.
wounded/n, adj: 1. Verwundeter m; 2. verwundet.
wound edema: Wundödem s.
wound excision: Wundexzision w.
wound fever: Wundfieber s.
wound healing: Wundheilung w.
wound infection: Wundinfektion w.
wound management: Wundbehandlung w, Wundversorgung w.
wounds, multiple: Polytrauma s.
wound suture: Wundnaht w.

wound treatment: Wundbehandlung w.
W-plasty: W-Plastik w.
WPW syndrome [abbr] **Wolff-Parkinson-White syndrome**: Wolff-Parkinson-White-Syndrom s, WPW-Syndrom s.
WR [abbr] **Wassermann reaction**: Wassermann-Reaktion w, WaR.
wrap/vb: ummanteln, umhüllen.
wrapping/n: Wrapping s, Umhüllungsoperation w.
wreath/n, vb: 1. Kranz m, Gewinde s; 2. winden, sich ringen.
wrench/n, vb: 1. Verrenkung w, Verstauchung w; 2. verstauchen, verzerren.
Wright stain: Wright-Färbung w.
wrinkle/n: Hautfältchen s.
Wrisberg's cartilage: Wrisberg-Knorpel m, Cartilago cuneiformis.
Wrisberg's ganglion: Wrisberg-Ganglion s, Ganglia cardiaca.
wrist/n: Handgelenk s, Handwurzel w.
wrist block: Handgelenkblock m.
wristbone/n: Handwurzelknochen m.
wrist clonus: Handklonus m.
wristdrop/n: Fallhand w.
wrist flexion reflex: Fingerbeugereflex m.
wrist joint: Handgelenk s.
wristlet/n: Pulswärmer m, Armband s.
writer's cramp: Schreibkrampf m, Mogigraphie w.
writing/n: Schreiben s; **specular** ~ Spiegelschrift w.
wryhead/n: Plagiozephalie w.
wryneck/n: Schiefhals m, Tortikollis m.
ws [abbr] **water-soluble**: wasserlöslich.
wt [abbr] **weight**/n: Gewicht s.
Wuchereria/n: Wuchereria w.
wuchereriasis/n: Wuchereriasis w, Filariose w.
Wunderlich's curve: Wunderlich-Kurve w.
Wyatt syndrome: Sturge-Weber-Krabbe-Syndrom s, enzephalofasziale Angiomatose w.
wyeomyia: Wyeomyia.

X

xanth-: xantho-, gelb-.
xanthaline/*n*: Xanthalin *s*.
xanthan/*n*: Xanthan *s*.
xanthelasma/*n*: Xanthelasma *s*, Xanthoma palpebrum.
xanthelasmatosis/*n*: Xanthomatose *w*.
xanthemia/*n*: Hyperkarotinämie *w*.
xanthene/*n*: Xanthen *s*.
xanthic/*adj*: gelblich, Xanthin-.
xanthine/*n*: Xanthin *s*, 2,6,-Dihydroxypurin *s*.
xanthine alkaloid: Xanthinalkaloid *s*.
xanthine calculus: Xanthinstein *m*.
xanthine dehydrogenase [*abbr*] **XDH**: Xanthindehydrogenase *w*.
xanthine oxidase: Xanthinoxidase *w*.
xanthine oxidase deficiency: Xanthinoxidasemangel *m*.
xanthinol/*n*: Xanthinol *s*.
xanthinuria/*n*: Xanthinurie *w*.
xanthiol/*n*: Xanthiol *s*.
xanthism/*n*: Xanthismus *m*.
xanthiuria/*n*: Xanthinurie *w*.
xanthochromatic/*adj*: xanthochrom.
xanthochromia/*n*: Xanthochromie *w*.
xanthochromic/*adj*: xanthochrom.
xanthocillin/*n*: Xanthocillin *s*.
xanthocyanopsia/*n*: Xanthozyanopsie *w*, Zärulopsie *w*.
xanthocyte/*n*: Xanthozyt *m*.
xanthodermia/*n*: Xanthodermie *w*, Karotingelbsucht *w*.
xanthodontia/*n*: Xanthodontie *s*.
xanthofibroma/*n*: Xanthofibrom *s*, Fibroxanthom *s*, Histiozytom *s*.
xanthogenate/*n*: Xanthogenat *s*.
xanthogranuloma/*n*: Xanthogranulom *s*; **juvenile** ~ juveniles Xanthogranulom *s*, Nävoxanthoendotheliom *s*.
xanthogranulomatous/*adj*: xanthogranulomatös.
xanthom/*n*: Xanthom *s*.

xanthoma/*n*: Xanthom *s*; **diabetic** ~ diabetisches Xanthom *s*; **eruptive** ~ eruptives Xanthom *s*; **generalized** ~ generalisiertes Xanthom *s*, Xanthomatose *w*; **tendinous** ~ tendinöses Xanthom *s*, Sehnenxanthom *s*.
xanthomatosis/*n*: Xanthomatose *w*; **biliary hypercholestrolemic** ~ biliäre hypercholesterinämische Xanthomatose *w*; **cerebrotendinous** ~ Bogaert-Scherer-Epstein-Syndrom *s*; **chronic idiopathic** ~ Hand-Schüller-Christian-Krankheit *w*; **familial** ~ Wolman-Krankheit *w*; **normocholesteremic** ~ normocholesterinämische Xanthomatose *w*.
xanthomatous/*adj*: xanthomatös.
xanthone/*n*: Xanthon *s*.
xanthopathy/*n*: Xanthochromie *w*.
xanthophane/*n*: Xanthophan *s*.
xanthophyll/*n*: Xanthophyll *s*.
xanthopia/*n*: Xanthopsie *w*, Gelbsehen *s*.
xanthoproteic/*adj*: xanthoproteinös.
xanthoprotein/*n*: Xanthoprotein *s*.
xanthopsia/*n*: Xanthopsie *w*, Gelbsehen *s*.
xanthopsin/*n*: Xanthopsin *s*.
xanthopterin/*n*: Xanthopterin *s*.
xanthorrhea/*n*: gelblicher Fluor vaginalis *m*.
xanthosarcoma/*n*: Xanthosarkom *s*, malignes fibröses Histiozytom *s*.
xanthosine/*n*: Xanthosin *s*.
xanthosine monophosphate/*n*: Xanthosinmonophosphat *s*.
xanthosis/*n*: Xanthose *w*.
xanthotoxin/*n*: Xanthotoxin *s*.
xanthuria/*n*: Xanthinurie *w*.
xanthydrol/*n*: Xanthydrol *s*.
xantinol/*n*: Xantinol *s*.
xantinol nicotinate/*n*: Xantinolnikotinat *s*.
xantocillin/*n*: Xantocillin *s*.
xantorubin/*n*: Xantorubin *s*.
x-axis: X-Achse *w*, Abszisse *w*.
x chromatin: X-Chromatin *s*, Barr-Kör-

perchen *s*.
x-chromatin test: Chromatinbestimmung *w*.
X chromosome: X-Chromosom *s*.
x coordinate: X-Achse *w*, Abszisse *w*.
XDH [*abbr*] **xanthine dehydrogenase**: Xanthindehydrogenase *w*.
Xe [*abbr*] **xenon**: Xenon *s*.
xen-: xeno-, fremd-.
xenipentone/*n*: Xenipenton *s*.
xenobiotic/*n, adj*: 1. Fremdstoff *m*; 2. xenobiotisch.
xenoderma/*n*: Ichthyosis *w*.
xenodiagnosis/*n*: Xenodiagnose *w*.
xenogeneic/*adj*: xenogen, heterolog, heterogen.
xenogenous/*adj*: xenogen, heterolog, heterogen.
xenoglossia/*n*: Xenoglossie *w*.
xenograft/*n*: Xenotransplantat *s*, Heterotransplantat *s*.
xenograft bioprosthesis: xenogene Bioprothese *w*.
xenology/*n*: Xenologie *w*.
xenon/*n*: Xenon *s*, Xe.
xenon lamp: Xenonlampe *w*.
xenon pulmonary perfusion imaging: Xenon-Lungenventilationsszintigraphie *w*.
xenoparasite/*n*: Xenoparasit *m*, Xenosit *m*.
xenophobia/*n*: Fremdenfurcht *w*, Fremdenfeindlichkeit *w*.
xenoplasty/*n*: Heterotransplantat *s*.
Xenopsylla/*n*: Xenopsylla.
xenorexia/*n*: Pikazismus *m*, Pica-Syndrom *s*.
xenotope/*adj*: heterotop.
xenotropic/*adj*: heterotrop.
xenotype/*n*: Xenotyp *m*.
xenthiorate/*n*: Xenthiorat *s*.
xengloxal/*adj*: xengloxal.
xenyrate/*n*: Xenyrat *s*.
xenysalate/*n*: Xenysalat *s*.
xenytropium/*n*: Xenytropium *s*.
xero-: xero-.
xerocheilia/*n*: Lippentrockenheit *w*.
xeroderma/*n*: Xeroderma *s*.
xeroderma pigmentosum: Xeroderma pigmentosum *s*.
xerography/*n*: Xeroradiographie *w*.

xeromammography/*n*: Xeromammographie *w*.
xeromenia/*n*: vikariierende Menstruation *w*.
xerophagy/*n*: Essen trockener Nahrungsmittel.
xerophthalmia/*n*: Xerophthalmie *w*.
xeroradiographical/*adj*: xeroradiographisch.
xeroradiography/*n*: Xeroradiographie *w*.
xerosis/*n*: Xerose *w*.
xerostomia/*n*: Xerostomie *w*, Mundtrockenheit *w*.
xerotic/*adj*: trocken.
xerotocia/*n*: Partus siccus.
xerotomographical/*adj*: xerotomographisch.
xerotomography/*n*: Xerotomographie *w*.
x-factor/*n*: Hämin *s*.
xibornol/*n*: Xibornol *s*.
ximoprofen/*n*: Ximoprofen *s*.
xinomiline/*n*: Xinomilin *s*.
xipamide/*n*: Xipamid *s*.
xiphisternum/*n*: Processus xiphoideus.
xipho-: Xiphoid-.
xiphodidymus/*n*: Xiphopagus *m*.
xiphodynia/*n*: Xiphalgie *w*, Xiphoidalgie *w*, Xiphoidsyndrom *s*.
xiphoid/*adj*: schwertförmig, xiphoideus.
xiphoiditis/*n*: Xiphoiditis *w*.
xiphopagus/*n*: Xiphopagus *m*.
xipranolol/*n*: Xipranolol *s*.
x-irradiation/*n*: Röntgenstrahlung *w*.
X-linked/*adj*: X-chromosomal vererbt.
X-matching/*n*: Kreuzprobe *w*.
X0 syndrome: Turner-Syndrom *s*.
x-radiation/*n*: Röntgenstrahlung *w*.
x-ray/*n, vb*: 1. Röntgenstrahl *m*, Röntgenaufnahme *w*; 2. röntgen.
x-ray absorption: Röntgenstrahlenabsorption *w*.
x-ray analysis: Röntgenanalyse *w*.
x-ray apparatus: Röntgengerät *s*.
x-ray beam: Röntgenstrahlenbündel *s*.
x-ray castration: Strahlenkastration *w*.
x-ray contact therapy: Röntgennahbestrahlung *w*.
x-ray contrast medium: Röntgenkontrastmittel *s*.
x-ray crystallographic analysis: Rönt-

genstrukturanalyse w.
x-ray department: Röntgenabteilung w.
x-ray dermatitis: Strahlendermatitis w.
x-ray diffraction: Röntgenstrahlenbeugung w.
x-ray diffraction analysis: Röntgenfeinstrukturuntersuchung w.
x-ray diffraction pattern: Röntgenstrahlenbeugungsmuster s.
x-ray emission spectrometry: Röntgenemissionsspektrometrie w.
x-ray equipment: Röntgengerät s.
x-ray exposure: Röntgenaufnahme w.
x-ray film: Röntgenfilm m.
x-ray film archive: Röntgenarchiv s.
x-ray fluoroscopy: Röntgenfluoroskopie w, Röntgendurchleuchtung w.
x-ray image: Röntgenbild s.
x-ray image amplifier: Röntgenbildverstärker m, RBV.
x-ray institute: Röntgeninstitut s.
x-ray intensifying screen: Röntgenverstärkerfolie w.
x-ray microanalysis: Röntgenmikroanalyse w.
x-ray negative/*adj*: röntgennegativ.
x-ray pelvimetry: Röntgenpelvimetrie w.
x-ray picture: Röntgenbild s.
x-ray processor: Röntgenfilm-Entwicklungsmaschine w.
x-ray protection: Röntgenstrahlenschutz m.
x-rays: Röntgenstrahlen; **characteristic** ~ charakteristische Röntgenstrahlen; **hard** ~ harte Röntgenstrahlen; **soft** ~ weiche Röntgenstrahlen; **supersoft** ~ sehr weiche Röntgenstrahlen; **ultrahard** ~ ultraharte Röntgenstrahlen.
x-ray scattering: Röntgenstrahlung w.
x-ray sickness: Röntgenkater m.
x-ray stereofluoroscopy: Röntgen-Stereo-Durchleuchtung w.
x-ray structural analysis: Röntgenstrukturanalyse w.
x-ray technician, medical: medizinisch-technischer Röntgenassistent, MTRA.
x-ray television: Röntgenfernsehen s.
x-ray television chain: Röntgenfernsehkette w.
x-ray therapy: Röntgenbestrahlung w.
x-ray tomography, computed: Röntgencomputertomographie w.
x-ray tube: Röntgenröhre w.
x-ray unit: Röntgenanlage w.
x-ray videotape recorder: Röntgenbandspeicher m.
x-ray window: Strahlenaustrittsfenster s.
x strain/*n*: X-Stamm m.
XXY syndrome: Klinefelter-Syndrom s.
xylamidine/*n*: Xylamidin s.
xylan/*n*: Xylan s.
xylene/*n*: Xylol s, Dimethylbenzol s.
xylenol/*n*: Xylenol s.
xylidine/*n*: Xylidin s.
xylidine red: Xylidinrot s.
xylitol/*n*: Xylitol s, Xylit s.
xylitol dehydrogenase deficiency: Xylitdehydrogenasemangelkrankheit w.
xylocaine/*n*: Xylokain s.
xylocoumarol/*n*: Xylokumarol s.
xyloflavine/*n*: Xyloflavin s.
xyloketose/*n*: Xyloketose w.
xylol/*n*: Xylol s.
xylometazoline/*n*: Xylometazolin s.
xylose/*n*: Xylose w.
xylose absorption test: Xyloseabsorptionstest m.
xylose tolerance test: Xylosetoleranztest m.
xylostamin/*n*: Xylostamin s.
xylosuria/*n*: Xylosurie w.
xylulose/*n*: Xylulose w.
xylulose 5-phosphate: Xylulose-5-Phosphat s.
xylulosuria/*n*: Xylulosurie w.
xyphoid/*adj*: schwertförmig, xiphoideus.
xyrospasm/*n*: Xyrospasmus m, Keirospasmus m.
xysma/*n*: Xysma s.
xyster/*n*: Schabemesser s.
XYY chromosome constitution: XYY-Syndrom s.
X-zone/*n*: Zone X w.
XZ syndrome: Ullrich-Turner-Syndrom s.

Y

Y [*abbr*] **yttrium**: Yttrium *s*, Y.
y [*abbr*] **1. yellow; 2. young**: 1. gelb; 2. jung.
Yaba virus: Yaba-Virus *m*.
yageine/*n*: Yajein *s*.
yam/*n*: Yamwurzel *w*.
yarn/*n*: Garn *s*.
Yates correction: Yates-Korrektur *w*.
Yates correction for continuity: Kontinuitätskorrektur nach Yates *w*.
yaw/*n*: Frambösie-Ekzem *s*.
yawn/*vb*: gähnen.
yawning/*n*: Gähnen *s*.
yaws/*n*: Frambösie *w*.
y-axis: Y-Achse *w*, Ordinate *w*.
Yb [*abbr*] **Ytterbium**: Ytterbium *s*, Yb.
y cell: Y-Zelle *w*.
y chromatin: Y-Chromatin *s*.
y-chromatin test: Y-Chromatin-Test *m*.
Y chromosome: Y-Chromosom *s*.
y coordinate/*n*: Y-Achse *w*, Ordinate *w*.
year/*n*: Jahr *s*.
year of birth: Geburtsjahr *s*.
yeast/*n, vb*: 1. Hefe *w*; 2. gären, fermentieren.
yeast culture: Hefekultur *w*.
yeast fermentation: Hefegärung *w*.
yeast head: Gärdecke *w*.
yeast-like/*adj*: hefeähnlich.
yeast phase: Hefephase *w*.
yeast plasmid: Hefeplasmid *s*.
yellow/*n, adj*: 1. Gelb *s*; **visual ~** Sehgelb *s*, Xanthopsin *s*; 2. gelb.
yellowish/*adj*: gelblich.
Yerkes-Dodson law: Yerkes-Dodson-Gesetz *s*.
yersinia/*n*: Yersinie *w*.
yersinia infection: Yersiniose *w*.
yersiniosis/*n*: Yersiniose *w*.
yield/*vb*: 1. Ertrag bringen; 2. (Resultat) ergeben; 3. tragen, sich fügen.
yield increase: Ausbeuteerhöhung *w*.
Y ligament: Ligamentum iliofemorale, Bertin-Band *s*.
yoga/*n*: Yoga *s*.
yogurt/*n*: Yoghurt *m*.
yohimbine/*n*: Yohimbin *s*.
yohimbone/*n*: Yohimbon *s*.
yoke/*n*: Jugum.
yoke bone: Jochbein *s*.
yolk/*n*: Dotter *m*, Eigelb *s*, Wollschweiß *m*.
yolk sac: Dottersack *m*.
yolk sac circulation: Dottersackkreislauf *m*.
yolk sac tumor: Dottersacktumor *m*.
yolk stalk: Ductus omphaloentericus, Dottergang *m*.
Yoshida sarcoma: Yoshida-Sarkom *s*.
young/*adj*: jung.
Young-Helmholtz theory: Young-Helmholtz-Dreifarbentheorie *w*.
Young's disease: experimenteller Zuckerstich-Diabetes *m*.
Young's modulus: Young-Koeffizient *m*.
youth/*n*: 1. Jugend *w*; 2. Frühstadium *s*.
Yuge syndrome: Vogt-Koyanagi-Syndrom *s*.
yperite/*n*: Senfgas *s*.
Y-plasty/*n*: Y-Plastik *w*.
yr [*abbr*] **year**/*n*: Jahr *s*.
yrs [*abbr*] **years**: Jahre.
ys [*abbr*] **yellow spot**: gelber Fleck *m*, Macula lutea.
y-shaped/*adj*: Y-förmig.
ytterbium [*abbr*] **Yb**/*n*: Ytterbium *s*, Yb.
yttrium [*abbr*] **Y**/*n*: Yttrium *s*, Y.

Z

Z [*abbr*] **1. atomic number; 2. proton number**: 1. Ordnungszahl *w*; 2. Protonenzahl *w*.
Zahn's pocket: Zahn-Tasche *w*.
Zahn's ribs: Zahn-Linien.
Zahorsky's disease: Zahorsky-Krankheit *w*, Erythema subitum, Angina herpetica.
Zangemeister's maneuver: Zangemeister-Handgriff *m*.
zanosar: Zanosar *s*.
zapizolam/*n*: Zapizolam *s*.
Zappert's chamber: Zappert-Zählkammer *w*.
Zaufal sign: Sattelnase *w*.
z band/*n*: Z-Linie *w*.
z chart: Z-Diagramm *s*.
Z chromosome: Z-Chromosom *s*.
z disk/*n*: Z-Streifen *m*.
z distribution: Z-Verteilung *w*.
Z-DNA: Z-DNA *w*.
zeatin/*n*: Zeatin *s*.
zebra bodies: Zebra bodies.
zedoary/*n*: Zitwerwurzel *w*.
Zeeman effect: Zeeman-Effekt *m*.
Zeigarnik effect: Zeigarnik-Effekt *m*.
Zeigarnik phenomenon: Zeigarnik-Effekt *m*.
zein/*n*: Zein *m*.
zein agar: Zeinagar *m*.
Zeis glands: Zeis-Drüsen.
zeism/*n*: Zein-Mangelkrankheit *w*.
Zeis stye: Gerstenkorn *s*, Hordeolum *s*.
zeitgeber/*n*: Zeitgeber *m*.
Zeller's test: Moloney-Underwood-Test *m*.
Zellweger syndrome: Zellweger-Syndrom *s*, zerebrohepatorenales Syndrom *s*.
Zener's diode: Zener-Diode *w*.
Zenker's degeneration: Zenker-Muskeldegeneration *w*, wachsige Degeneration *w*.
Zenker's diverticulum/*n*: Zenker-Divertikel *s*.
Zenker's leiomyoma: Leiomyosarkom *s*.
Zenker's paralysis: Peronäuslähmung *w*.
zeolite/*n*: Zeolith *m*.
zepastine/*n*: Zepastin *s*.
zeranol/*n*: Zeranol *s*.
zero: null, Null *w*, Nullpunkt *m*; **absolute ~** absoluter Nullpunkt *m*; **physiological ~** physiologischer Nullpunkt *m*.
zero error: Nullpunktabweichung *w*.
zero line transition: Nulldurchgang *m*.
zero mark: Nullstrich *m*.
zero order kinetics: Kinetik nullter Ordnung.
zero point: Nullpunkt *m*.
zero point adjustment: Nullpunkteinstellung *w*.
zero population growth: Bevölkerungsstillstand *m*.
zero setting: Nullpunkteinstellung *w*.
ZE syndrome [*abbr*] **Zollinger-Ellison syndrome**: Zollinger-Ellison-Syndrom *s*.
zetidoline/*n*: Zetidolin *s*.
zeugmatography/*n*: Zeugmatographie *w*.
Z-flap/*n*: Z-Lappen *m*.
zidovudin: Zidovudin *s*.
Ziehen-Oppenheim syndrome: Ziehen-Oppenheim-Krankheit *w*, Torsionsdystonie *w*, Dystonia musculorum deformans.
Ziehl-Neelsen stain: Ziehl-Neelsen-Färbung *w*.
Zieve syndrome: Zieve-Syndrom *s*.
zigzag/*n, adj*: 1. Zickzack *s*; 2. zickzack.
zike virus: Zike-Virus *m*.
zilantel: Zilantel *s*.
zimelidine/*n*: Zimelidin *s*.
zinc [*abbr*] **Zn**/*n*: Zink *s*, Zn.
zinc acetate: Zinkazetat *s*.
zincalism/*n*: Zinkvergiftung *w*.
zinc chill: Gießerfieber *s*.
zinc chloride: Zinkchlorid *s*.
zinc deficiency: Zinkmangel *m*.
zinc eugenol cement: Zink-Eugenol-Zement *m*.

zinc-fume fever: Gießerfieber *s*.
zinciferous/*adj*: zinkhaltig.
zinc ointment: Zinksalbe *w*.
zinc oxide: Zinkoxid *s*.
zinc oxychloride: Zinkoxychlorid *s*.
zinc paste: Zinkpaste *w*.
zinc permanganate: Zinkpermanganat *s*.
zinc poisoning: Zinkvergiftung *w*.
zinc sulphate: Zinksulfat *s*.
zinc suspension: Zinksuspension *w*.
Zinn's zonula: Zonula ciliaris Zinni, Zinn-Zone *w*.
Zinser-Cole-Engman syndrome: Zinser-Cole-Engman-Syndrom *s*, Dyskeratosis congenita.
zinstatin/*n*: Zinstatin *s*.
zinterol/*n*: Zinosterol *s*.
zinviroxime/*n*: Zinviroxim *s*.
zipeprol/*n*: Zipeprol *s*.
ziram/*n*: Ziram *s*.
zirconium/*n*: Zirkonium *s*, Zr.
z line/*n*: Z-Streifen *m*.
Zn [*abbr*] **zinc**/*n*: Zink *s*, Zn.
zocainone/*n*: Zocainon *s*.
Zöllner's illusion: Zöllner-Täuschung *w*.
zoescope/*n*: Stroboskop *s*.
zoficonazole/*n*: Zoficonazol *s*.
zoite/*n*: Merozoit *m*.
zolamine/*n*: Zolamin *s*.
zolertine/*n*: Zolertin *s*.
Zollinger-Ellison syndrome: Zollinger-Ellison-Syndrom *s*.
zoloperone/*n*: Zoloperon *s*.
zomepirac/*n*: Zomepirac *s*.
zona/*n*: Gürtel *m*, Bezirk *m*.
zonal/*adj*: zonal.
zone/*n*: Zone *w*; **abdominal** ~ Bauchregion *w*; **anal** ~ Analzone *w*; **dead** ~ tote Zone *w*; **erogenous** ~ erogene Zone *w*; **erotogenic** ~ erogene Zone *w*; **genital** ~ Genitalbereich *m*; **hyperesthetic** ~ hyperästhetische Zone *w*; **marginal** ~ Randzone *w*; **nuclear** ~ Kernzone *w*; **polar** ~ Polzone *w*.
zone electrophoresis: Zonenelektrophorese *w*.
zone of demyelination: Lückenfeld *s*.
zone of development: Entwicklungszone *w*.
zone of inhibition: Hemmzone *w*.
zone of lysis: Lysishof *m*.
zone of ossification: Verknöcherungszone *w*, Ossifikationszone *w*.
zone of pain irradiation: Foerster-Subsidiärzone *w*.
zonesthesia/*n*: Zonästhesie *w*, Gürtelgefühl *s*.
zone therapy: Reflexzonentherapie *w*.
zonifugal/*adj*: zonifugal.
zoning/*n*: Zonenreaktion *w*.
zonipetal/*adj*: zonipetal.
zonography/*n*: Zonographie *w*.
zonula/*n*: Zonula *w*.
zonular/*adj*: zonular, gürtelförmig.
zonule/*n*: Zone *w*.
zonule of Zinn: Zinn-Zone *w*, Zonula ciliaris.
zonulitis/*n*: Zonulitis *w*.
zonulolysis/*n*: Zonulolyse *w*; **enzymatic** ~ enzymatische Zonulolyse *w*.
zonulotomy/*n*: Zonulotomie *w*.
zoo-: Zoo-, Tier-.
zooanthroponosis/*n*: Zooanthroponose *w*.
zoocide/*n*: Zoozid *s*.
zooerastia/*n*: Zooerastie *w*, Zoophilie *w*, Sodomie *w*.
zooerasty/*n*: Zooerastie *w*, Zoophilie *w*, Sodomie *w*.
zooglea/*n*: Zoogloea.
zoogony/*n*: Zoogonie *w*.
zoograft/*n*: Tiertransplantat *s*.
zoological/*adj*: zoologisch.
zoology/*n*: Zoologie *w*.
Zoomastigophorea: Zoomastigophorea.
zoom lens: Zoom-Optik *w*.
zoonosis/*n*: Zoonose *w*.
Zoon's erythroplasia: Erythroplasie *w*.
zooparasite/*n*: Zooparasit *m*.
zoopery/*n*: Tierversuch *m*.
zoophilia/*n*: Zoophilie *w*, Sodomie *w*.
zoophilism/*n*: Zoophilie *w*, Sodomie *w*.
zoophobia/*n*: Tierphobie *w*.
zoophysiological/*adj*: tierphysiologisch.
zoophysiology/*n*: Tierphysiologie *w*.
zoophyte/*n*: Zoophyt *m*.

zoosperm/*n*: Spermatozoon *s*.
zoospermia/*n*: Zoospermie *w*.
zoospore/*n*: Zoospore *w*.
zoosterol: Zoosterin *s*.
zootoxin/*n*: Zootoxin *s*, tierisches Toxin *s*.
zorubicin/*n*: Zorubicin *s*.
zoster/*n*: Zoster *m*; **symptomatic** ~ symptomatischer Zoster *m*.
zosteriform/*adj*: zosterartig.
zotepine/*n*: Zotepin *s*.
zoxazolamine/*n*: Zoxazolamin *s*.
zpg [*abbr*] **zero population growth**: Bevölkerungsnullwachstum *s*.
Z-plasty/*n*: Z-Plastik *w*.
Z-plasty relaxing operation: Z-Plastik *w*.
z point/*n*: Z-Punkt *m*.
Zr [*abbr*] **zirconium**: Zirkonium *s*, Zr.
z-score: Z-Score *m*.
z-test: Z-Test *m*.
zuckerguss/*n*: Zuckergußphänomen *s*.
zuckerguss spleen: Zuckergußmilz *w*.
Zuckerkandl's body: Zuckerkandl-Organ *s*, Paraganglion *s*.
Zuckerkandl's organ: Zuckerkandl-Organ *s*, Paraganglion *s*.
Zuckerkandl tumor: Zuckerkandl-Tumor *m*.
zuclopenthixol/*n*: Zuclopenthixol *s*.
z value/*n*: z-Wert *m*.
zwitterion/*n*: Zwitterion *s*.
zygapophysis/*n*: Zygapophyse *w*, Processus articularis vertebrae.
zygocyte/*n*: Zygote *w*.
zygodactyly/*n*: Zygodaktylie *w*.
zygogenesis/*n*: geschlechtliche Vermehrung *w*.
zygoid/*adj*: diploid.
zygoma/*n*: Jochbogen *m*.
zygomatic/*adj*: Jochbein-.
zygomatico-: zygomatiko-.
zygomaticofacial/*adj*: zygomatikofazial.
zygomaticofrontal/*adj*: zygomatikofrontal.
zygomaticoorbital/*adj*: zygomatikoorbital.
zygomaxillary/*adj*: zygomaxillär.
zygomycetes: Zygomyzeten, Zygosporen, Jochsporen.
zygomycosis/*n*: Zygomykose *w*, Mukormykose *w*.
zygospore/*n*: Zygospore *w*.
zygosporin/*n*: Zygosporin *s*.
zygote/*n*: Zygote *w*.
zygotene/*n*: Zygotän *s*.
zygotic/*adj*: zygot.
zygotoblast/*n*: Sporoblast *m*.
zym-: Zym-, Enzym-.
zymase/*n*: Zymase *w*.
zymic/*adj*: zymisch.
zymin/*n*: Gärungserreger *m*.
zymochemistry/*n*: Enzymchemie *w*.
zymogen/*n, adj*: 1. Zymogen *s*, Proenzym *s*; 2. zymogen, Gärungs-.
zymogen granules: Zymogengranula.
zymogenic/*adj*: fermentativ.
zymogram/*n*: Zymogramm *s*.
zymohexase/*n*: Zymohexase *w*.
zymohydrolysis/*n*: enzymatische Hydrolyse *w*.
zymology/*n*: Zymologie *w*, Fermentlehre *w*.
zymolysis/*n*: Zymolyse *w*.
zymosan/*n*: Zymosan *s*.
zymosis/*n*: Gärung *w*, Infektionskrankheit *w*.
zymosterol/*n*: Zymosterin *s*.
zymosthenic/*adj*: zymosthenisch.
zymotic/*adj*: zymotisch, ansteckend, infektiös.

Please use the form on the right to send us your comments or critique on this dictionary. All correspondence will be forwarded to the author.

VCH publishers
edition medizin
Boschstraße 12
D-6940 Weinheim
Federal Republic of Germany

Verlag und Autor sind für jeden Hinweis auf Fehler oder fehlende Stichwörter dankbar. Bitte benutzen Sie das nebenstehende Blatt, um uns Ihre Anregung und Kritik mitzuteilen.

Re.: Dressler, Dictionary Clinical Medicine

For further details, please use reverse side.

Sender:

Re.: Dressler, Dictionary Clinical Medicine

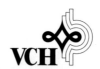